Diagnostiek van alledaagse klachten

Diagnostiek van alledaagse klachten

Bouwstenen voor rationeel probleemoplossen

drs. T.O.H. de Jongh
dr. H. de Vries
dr. H.G.L.M. Grundmeijer

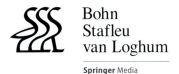

Houten 2011

© 2011 Bohn Stafleu van Loghum, onderdeel van Springer Media

Alle rechten voorbehouden. Niets uit deze uitgave mag worden verveelvoudigd, opgeslagen in een geautomatiseerd gegevensbestand, of openbaar gemaakt, in enige vorm of op enige wijze, hetzij elektronisch, mechanisch, door fotokopieën of opnamen, hetzij op enige andere manier, zonder voorafgaande schriftelijke toestemming van de uitgever.

Voor zover het maken van kopieën uit deze uitgave is toegestaan op grond van artikel 16b Auteurswet j° het Besluit van 20 juni 1974, Stb. 351, zoals gewijzigd bij het Besluit van 23 augustus 1985, Stb. 471 en artikel 17 Auteurswet, dient men de daarvoor wettelijk verschuldigde vergoedingen te voldoen aan de Stichting Reprorecht (Postbus 3051, 2130 KB Hoofddorp). Voor het overnemen van (een) gedeelte(n) uit deze uitgave in bloemlezingen, readers en andere compilatiewerken (artikel 16 Auteurswet) dient men zich tot de uitgever te wenden.

Samensteller(s) en uitgever zijn zich volledig bewust van hun taak een betrouwbare uitgave te verzorgen. Niettemin kunnen zij geen aansprakelijkheid aanvaarden voor drukfouten en andere onjuistheden die eventueel in deze uitgave voorkomen.

ISBN 978 90 313 8363 4
NUR 871

Ontwerp omslag: Bottenheft, Marijenkampen
Ontwerp binnenwerk: Studio Bassa, Culemborg
Automatische opmaak: Pre Press Media Groep, Zeist

Diagnostiek van alledaagse klachten I:
Eerste druk, 2002
Eerste druk, tweede oplage, 2003
Eerste druk, derde en vierde oplage, 2004
Eerste druk, vijfde en zesde oplage, 2005

Diagnostiek van alledaagse klachten II:
Eerste druk, 2003
Eerste druk, tweede oplage, 2004

Tweede herziene druk, 2005
Tweede herziene druk, tweede oplage, 2007
Tweede herziene druk, derde oplage, 2008

Derde herziene druk, 2011

Bohn Stafleu van Loghum
Het Spoor 2
Postbus 246
3990 GA Houten

www.bsl.nl

Inhoud

Redactie en auteurs 7

Woord vooraf 13

Inleiding 15

ALGEMEEN

1. Duizeligheid 27
2. Gewichtstoename 41
3. Gewichtsverlies 51
4. Koorts bij kinderen 63
5. Koorts bij volwassenen 75
6. Lymfeklieren, vergrote 93
7. Moeheid 107
8. Wegraking 121

HOOFD/HALS

9. Hoofdpijn 137
10. Horen, slechter 149
11. Keelpijn 161
12. Mondklachten 171
13. Nekpijn 183
14. Neusverstopping 195
15. Rood oog 203
16. Ooglidklachten 219
17. Oor, jeuk en/of afscheiding 227
18. Oorpijn 237
19. Oorsuizen 249
20. Stemklachten 255
21. Visusdaling, acute 267
22. Visusdaling, geleidelijke 275

BORST

23. Hartkloppingen 291
24. Hoesten 307
25. Knobbel in de borst 325
26. Kortademigheid 337
27. Pijn op de borst 351

BUIK

28. Amenorroe/oligomenorroe 367
29. Anale klachten 383
30. Bovenbuikklachten, niet-acute 391
31. Buikpijn, acute 403
32. Buikpijn, chronische 423
33. Diarree 441
34. Dyspareunie (pijn bij de coïtus) 455
35. Erectiele disfunctie 465
36. Mictie, moeilijke 473
37. Mictie, pijnlijke 485
38. Misselijkheid en braken 499
39. Obstipatie 511
40. Rectaal bloedverlies 521
41. Urine-incontinentie 537
42. Vaginaal bloedverlies, abnormaal 551
43. Vaginale klachten 567
44. Verzakkingsgevoel 577

EXTREMITEITEN

45	Elleboogklachten	*589*
46	Enkelklachten	*595*
47	Gewrichtsklachten	*609*
48	Hand- en polsklachten	*621*
49	Knieklachten	*633*
50	Oedeem, voeten	*651*
51	Pijn in het been	*667*
52	Rugpijn, lage	*683*
53	Schouderklachten	*695*
54	Ulcus aan het onderbeen en de voet	*711*
55	Voetklachten	*723*

HUID

56	Eczeem	*741*
57	Erytheem (roodheid van de huid)	*755*
58	Jeuk	*771*
59	Lokale zwelling huid	*779*
60	Pustulae	*795*

PSYCHISCH

61	Angstig voelen	*809*
62	Slaapklachten	*819*
63	Sombere stemming	*831*
64	Vergeetachtigheid	*841*
65	Verwardheid	*855*

Bronvermelding afbeeldingen *863*

Register *865*

Redactie en auteurs

Redacteuren

DRS. T.O.H. DE JONGH
Huisarts (np), Utrecht

DR. H. DE VRIES
Huisarts, VUmc, afdeling Huisartsgeneeskunde

DR. H.G.L.M. GRUNDMEIJER
Huisarts, AMC-UvA, afdeling Huisartsgeneeskunde

Auteurs

DR. M.A. VAN AGTMAEL
Internist-infectioloog, VUmc

DRS. M.K. VAN ALPHEN
Huisarts, VUmc, afdeling Huisartsgeneeskunde

DR. F. BAARVELD
Huisarts, UMC Groningen, afdeling Huisartsgeneeskunde

DRS. P.C. BARNHOORN
Huisarts-seksuoloog, LUMC, afdeling PHEG

DRS. J.F. BASTIAANS
Huisarts, VUmc, afdeling Huisartsgeneeskunde

Prof. dr. J.G. Becher
Revalidatiearts, VUmc, afdeling Revalidatiegeneeskunde

PROF. DR. A.T.F. BEEKMAN
Psychiater, VUmc, afdeling Psychiatrie en GGZ in Geest, Amsterdam

DRS. J.V.C. TEN BERGE
Huisarts, Nijmegen

DRS. H.J. BESSELINK
Huisarts, Winterswijk

DR. P.J.M.J. BESSEMS
Dermatoloog, Orbis Medisch en Zorgconcern, Sittard-Geleen

PROF. DR. S.M.A. BIERMA-ZEINSTRA
Erasmus MC, afdeling Huisartsgeneeskunde en afdeling Orthopedie

PROF. DR. P.J.E. BINDELS
Huisarts, Erasmus MC, afdeling Huisartsgeneeskunde

DR. A.H. BLANKENSTEIN
Huisarts, VUmc, afdeling Huisartsgeneeskunde en EMGO-Instituut

DR. A.J.P. BOEKE
Huisarts, Amsterdam

DR. B.S.P. BOODE
Huisarts, UM, afdeling Huisartsgeneeskunde

PROF. DR. P.J. VAN DEN BROEK
Internist, LUMC, afdeling Interne geneeskunde

DRS. M.F. BROUWER
Huisarts, Leiden

DRS. M.B.R. BUURMAN
Huisarts-onderzoeker, Diemen en UMC St Radboud

DRS. F.A.P. CLAESSEN
Internist-infectioloog, VUmc, afdeling Algemene inwendige geneeskunde

DRS. S.W.M. CORSSMIT
Huisarts, AMC-UvA, afdeling Huisartsgeneeskunde

DRS. E.G.M. COUTURIER
Neuroloog, Medisch Centrum Boerhaave, Amsterdam

DR. C.F. DAGNELIE
Huisarts, UMC Utrecht, Julius Centrum

DR. J.H. DEKKER
Huisarts, UMC Groningen, afdeling Huisartsgeneeskunde

PROF. DR. J.P.M. DENEKENS
Vicerector, Universiteit Antwerpen, Antwerpen

PROF. DR. R.L. DIERCKS
Orthopedisch chirurg, UMC Groningen, afdeling Sportgeneeskunde

PROF. DR. J.G. VAN DIJK
Neuroloog/klinisch fysioloog, LUMC, afdeling Neurologie

DRS. P.C. DIRVEN-MEIJER
Huisarts, Renswoude

DRS. H. EEKHOF
Huisarts, Diemen

DR. J.A.H. EEKHOF
Huisarts, LUMC, afdeling PHEG

DR. G.C. VAN ENST
Sportarts, Isala klinieken Zwolle, locatie Sophia Ziekenhuis

DR. P.H.J. GIESEN
Huisarts, UMC St Radboud

DRS. V.J.F. VAN GOOL
Huisarts, Amsterdam

DR. H. VAN GOOR
Chirurg, UMC St Radboud, afdeling Heelkunde

DR. K.J. GORTER
Huisarts-epidemioloog, UMC Utrecht, Julius Centrum

DR. J. GREIDANUS
Huisarts, UMC Groningen, afdeling Huisartsgeneeskunde

DR. H.G.L.M. GRUNDMEIJER
Huisarts, AMC-UvA, afdeling Huisartsgeneeskunde

DR. W. HAMEETEMAN
Internist, UM, afdeling Interne geneeskunde

PROF. DR. G.J. DEN HEETEN
Radioloog, AMC-UvA, afdeling Radiologie

DR. G.P.H. HERMANS
Gepensioneerd orthopedisch chirurg, Hilversum

PROF. P.H.T.G. HEUTS
Revalidatiearts, VUmc

DR. S.O. HOBMA
Huisarts-onderzoeker, UM, afdeling Huisartsgeneeskunde

DR. R. HOEKZEMA
Dermatoloog, Onze Lieve Vrouwe Gasthuis, Amsterdam

DR. P.G.A. HOMPES
Gynaecoloog, VUmc, afdeling Gynaecologie en Verloskunde

DR. F.J.A. VAN DEN HOOGEN
Internist, UMC St Radboud

PROF. DR. H.E. VAN DER HORST
Huisarts, VUmc, afdeling Huisartsgeneeskunde

DR. J.H. HULSHOF
KNO-arts, Woerden, Hofpoortziekenhuis

DR. M.M. IJLAND
Gynaecoloog, Academisch Ziekenhuis Maastricht

DR. F.J. VAN ITTERSUM
Internist-nefroloog, VUmc, afdeling Inwendige geneeskunde

DRS. R.A.M. DE JONCKHEERE
Klinisch geriater, Amphia Ziekenhuis Breda

DR. D. DE JONG
Chirurg, VUmc

DRS. M.H. DE JONG
Huisarts, LUMC, afdeling PHEG

DRS. T.O.H. DE JONGH
Huisarts (np), Utrecht

DR. L.M. DE JONG-TIEBEN
Dermatoloog, Ziekenhuis Gelderse Vallei, Ede

DR. J. JOUSTRA
KNO-arts, Onze Lieve Vrouwe Gasthuis, Amsterdam

PROF. DR. J.H. KLEIBEUKER
Maag-darm-leverarts, UMC Groningen, afdeling Maag-, darm- en leverziekten

DRS. C.A.L. VAN DER KLUIT-DIJKEN
Huisarts, Zwanenburg

PROF. DR. J.A. KNOTTNERUS
huisarts, Universiteit Maastricht

DR. A. KNUISTINGH NEVEN
LUMC, afdeling PHEG

DR. J.A.P.M. DE LAAT
Audioloog, LUMC, afdeling Keel-, Neus- en Oorheelkunde

DRS. O.J.M. LACKAMP
AMC-UvA, afdeling Huisartsgeneeskunde

DR. E.J.P. LAMFERS
Cardioloog, Canisius Wilhelmina Ziekenhuis, Nijmegen

DR. E.H. VAN DE LISDONK,
Huisarts, UMC St Radboud

DR. J.W.K. LOUWERENS
Orthopedisch chirurg, St. Maartens Kliniek, Nijmegen

DRS. O.R. MAARSINGH
Huisarts, VUmc

DR. H.W.J. VAN MARWIJK
Huisarts, VUmc, afdeling Huisartsgeneeskunde; EMGO+ Instituut

PROF. DR. E.M.H. MATHUS-VLIEGEN
Maag-darm-leverarts, AMC-UvA

PROF. DR. K. VAN DER MEER
Huisarts, UMC Groningen, afdeling Huisartsgeneeskunde

DR. J.R. MEKKES
Dermatoloog, AMC-UvA

DR. J.W.M. MURIS
Huisarts, Universiteit Maastricht

MR. DR. R.J.C. NORG
Huisarts, Haelen, Universiteit Maastricht

PROF. DR. M.E. NUMANS
Huisarts, VUmc, afdeling Huisartsgeneeskunde; UMC Utrecht, Julius Centrum

PROF. DR. T.W.D.P. VAN OS
Psychiater, UMC Groningen

PROF. DR. R.J.G. PETERS
Cardioloog, AMC-UvA

DR. Y.A.L. PIJNENBURG
Neuroloog, VUmc, afdeling Neurologie

DRS. F.G. PINGEN
Huisarts, Amsterdam

DR. J.F. PLANTENGA
KNO-arts, Amphia Ziekenhuis Breda

PROF. DR. TH.M. DE REIJKE
Uroloog, AMC-UvA

DRS. E. ROOYACKERS-LEMMENS
Huisarts, Beuningen

DR. A.P.E. SACHS
Huisarts, Groningen; UMC Utrecht, Julius Centrum

DRS. G.A.F. SAES
Huisarts, Breda

PROF. DR. P.J.J. SAUER
Kinderarts, UMC Groningen

PROF. DR. C.P. VAN SCHAYCK
Huisarts, Universiteit Maastricht, afdeling Huisartsgeneeskunde

DR. H.J. SCHERS
Huisarts, UMC St Radboud, afdeling Eerstelijnsgeneeskunde

DR. R.J. SCHIMSHEIMER
Neuroloog, Medisch Centrum Haaglanden, locatie Westeinde

DR. J.T.M. VAN DER SCHOOT
Gynaecoloog, Sint Lucas Andreas Ziekenhuis, Amsterdam

DRS. L.J. SCHOT
KNO-arts, AMC-UvA

DR. M.M.J. SCHUURMANS
Internist-nefroloog n.p., Canisius Wilhelmina Ziekenhuis, Nijmegen

DR. J.H. SILLEVIS SMITT
Dermatoloog, AMC-UvA

DRS. M.J. SLETTENHAAR
Huisarts, Almere

DR. B. TERLUIN
Huisarts, VUmc, afdeling Huisartsgeneeskunde en EMGO Instituut, Amsterdam

DR. B.P.A. THOONEN
Huisarts, UMC St Radboud, afdeling Eerstelijnsgeneeskunde

DRS. B. VELDMAN
Huisarts en universitair docent, AMC-UvA, afdeling Huisartsgeneeskunde

DRS. M.E.J.M. VERHAEGH
Dermatoloog, Atrium Medisch Centrum Heerlen

DR. A.P. VERHAGEN
Senior onderzoeker, EMC, afdeling Huisartsgeneeskunde

PROF. DR. TH.J.M. VERHEIJ
Huisarts, UMC Utrecht, Julius Centrum

DR. C.J. VOS
Huisarts-onderzoeker, EMC, afdeling Huisartsgeneeskunde

DR. H. DE VRIES
Huisarts, VUmc, afdeling Huisartsgeneeskunde

DRS. R.R. DE VRIES
Huisarts, AMC-UvA, afdeling Huisartsgeneeskunde

DRS. S.J. DE VRIES
KNO-arts, Canisius Wilhelmina Ziekenhuis, Nijmegen

PROF. DR. I. VAN DER WAAL
Kaakchirurg, VUmc

DRS. TH.HAM. VAN DER WAART
Huisarts, Universiteit Maastricht, afdeling Huisartsgeneeskunde

DRS. J.M.B. VAN WARMERDAM
Huisarts, VUmc, afdeling Huisartsgeneeskunde

DRS. O. WASSENAAR
Huisarts, VUmc, afdeling Huisartsgeneeskunde

PROF. DR. C. VAN WEEL
Huisarts, UMC St Radboud, afdeling Eerstelijnsgeneeskunde

PROF. DR. H.C.P.M. VAN WEERT
Huisarts, AMC-UvA, afdeling Huisartsgeneeskunde

DRS. P.C. WILLEMS
Orthopedisch chirurg, UM, afdeling Orthopedie

DR. A.W. WIND
Huisarts, Hoorn; LUMC, afdeling PHEG

DR. R.A.G. WINKENS
Huisarts, UM, afdeling Huisartsgeneeskunde

DR. J.C. WINTERS
Huisarts, Glimmen

PROF. DR. N.J. DE WIT
Huisarts, UMC Utrecht, Julius Centrum

DR. B.J.M. WITTEMAN
Maag-darm-leverarts, Gelderse Vallei Ziekenhuis, Ede

DR. H. WOUTERSEN-KOCH
Arts, Nederlands Huisartsen Genootschap, afdeling Richtlijnontwikkeling en Wetenschap

DR. M.J.W. ZAAL
Oogarts, VUmc

DR. S. ZWART
Huisarts, UMC Utrecht, Julius Centrum

Woord vooraf

Het doel van dit boek is *evidence-based* gegevens aan te reiken bij de diagnostiek van veelvoorkomende klachten.

In het onderwijs aan de medische faculteiten heeft het klachtgericht probleemoplossen een centrale plaats gekregen. Hierdoor ontstond bij docenten en studenten grote behoefte aan een boek waarin de diagnostiek van de belangrijkste gezondheidsklachten wordt beschreven. De bestaande leerboeken gaan over het algemeen uit van aandoeningen en ziekten, niet van de klachten waarmee mensen naar de arts komen. Bovendien zijn de richtlijnen voor diagnostiek meestal gebaseerd op de geselecteerde populatie die specialisten bezoekt; ze zijn daarom niet altijd van toepassing op de populatie die wordt gezien in de huisartspraktijk. De NHG-Standaarden, die daar wel van uitgaan, hebben een didactische opzet die vooral gericht is op de therapeutische mogelijkheden van de huisarts.

Behalve voor het medisch basiscurriculum blijkt dit boek een belangrijke informatiebron in de vervolgopleidingen, voor praktiserende artsen en in paramedische opleidingen. Het diagnostisch handelen van artsen berust vaak op persoonlijke ervaring en het is goed dit handelen te toetsen aan de gegevens die in de literatuur bekend zijn over de waarde ervan.

Dit boek is geschreven door huisartsen in samenwerking met specialisten; medewerkers van alle medische faculteiten zijn bij de totstandkoming betrokken.

Nota bene: ondanks het feit dat het merendeel van de medische studenten op dit moment van het vrouwelijk geslacht is, wordt in de tekst doorgaans 'hij' gebruikt voor student of arts.

Bij de derde druk

In 2002 is deel 1 van *Diagnostiek van alledaagse klachten* verschenen, gevolgd door deel 2 in 2003. Bij de tweede druk zijn de delen samengevoegd en werden zeven nieuwe hoofdstukken toegevoegd. Inmiddels wordt het boek intensief gebruikt in het onderwijs aan de medische faculteiten en paramedische opleidingen in Nederland en België en door praktiserende artsen. Het commentaar heeft geleid tot herziening van de hoofdstukken en toevoeging van enkele nieuwe hoofdstukken over dyspareunie, erectiele disfunctie, enkelklachten, pijn in het been en ulcus aan het onderbeen en de voet.

Daarnaast is aan deze derde druk de website extras.bsl.nl/alledaagseklachten gekoppeld, waar de integrale inhoud van het boek en video's te vinden zijn. De video's laten huisartsconsulten zien die aansluiten op een groot deel van de klachten die in het boek behandeld worden.

Wij hopen dat deze herziene druk nog meer aan de behoefte in het onderwijs en van de praktiserende artsen tegemoetkomt dan bij de eerste drukken al het geval was.

De redactie

Inleiding

T.O.H. de Jongh, H. de Vries en H.G.L.M. Grundmeijer

In dit boek is ernaar gestreefd de gegevens die beschikbaar zijn voor de diagnostiek van alledaagse klachten systematisch te verzamelen en op een wetenschappelijk verantwoorde manier te beschrijven. In dit hoofdstuk wordt verantwoording afgelegd van de wijze waarop dat is gedaan en worden de problemen besproken die daarbij zijn ervaren.

Waarom een boek over de diagnostiek van alledaagse klachten?

Het onderwijs aan de medische faculteiten in ons land is van oudsher sterk gericht op ziekten en aandoeningen. Hoewel de afgelopen jaren de aandacht voor het probleemgeoriënteerd denken – dat wil zeggen het denken vanuit een medische klacht of symptoom – sterk is toegenomen, zijn de wetenschappelijke onderbouwing en de didactiek van dit soort onderwijs nog nauwelijks ontwikkeld.[1] Het onderwijs wat betreft duidelijke symptomen zoals geelzucht of een verhoogde bloedingsneiging wil nog wel van de grond komen. Het onderwijs over veelvoorkomende klachten die een orgaansysteem overschrijden, zoals hoofdpijn, buikpijn en duizeligheid, staat echter nog in de kinderschoenen. De differentiële diagnostiek bestaat uit lange rijen van mogelijke diagnosen, zonder een duidelijke ordening naar waarschijnlijkheid. Dit maakt het onmogelijk hypothesegestuurde diagnostiek aan te leren. Er is dan ook behoefte aan een boek dat de bouwstenen levert om onderwijs te geven in de diagnostiek van de gewone, veelvoorkomende klachten.

Waarom evidence-based?

Bij een bepaalde patiënt met een klacht zal het diagnostisch handelen van verschillende artsen variëren. Deze variatie berust vooral op de opgedane eigen ervaringen, gecombineerd met schriftelijke en mondelinge informatie die verkregen is uit de literatuur, van collegae en in nascholingen.

Aan de eigen ervaringen wordt vaak doorslaggevende waarde toegekend, hoewel slechts weinig artsen voldoende patiënten zien met een bepaalde klacht om statistisch relevante conclusies over die klacht te kunnen trekken. Daarnaast wordt de waarneming sterk beïnvloed (vertekend) door eigen voorkeuren en kennis: wat je niet kent, herken je niet en waarin je gelooft, zie je weer te vaak.

Al te vaak zijn in het onderwijs de ervaringen van personen met gezag van generatie op generatie als algemeen geldende waarheden doorgegeven, al dan niet in leerboeken beschreven. Tot op een dag een goed wetenschappelijk onderzoek aantoont dat de ervaring onjuist was of in ieder geval geen algemene geldigheid had.

Bij het verzamelen van gegevens voor dit boek bleek dat de diagnostiek van veelvoorkomende alledaagse klachten vaak niet is gebaseerd op bewezen nut, maar op overlevering en veronderstellingen. Dit geldt niet alleen voor de anamnese, maar ook voor de fysische diagnostiek en zelfs voor veel aanvullend onderzoek.

> **Hyperventilatie kan niet worden vastgesteld met een hyperventilatieprovocatietest**
>
> Sinds de introductie van het begrip 'hyperventilatiesyndroom' in 1937 is de hyperventilatieprovocatietest[2] de meest gebruikte en meest geac-

cepteerde manier om het hyperventilatiesyndroom vast te stellen: willekeurige geforceerde hyperventilatie gedurende enkele minuten wekt de typerende klachten op die de patiënt zelf herkent. Deze klachten zouden veroorzaakt worden door de lage koolzuurspanning in rust (end-tidal $pCO_2 < 4,0$ kPa). Het is echter bewezen dat noch klachtenherkenning noch fysiologische bepalingen tijdens de hyperventilatieprovocatietest bruikbare instrumenten zijn om een hyperventilatiesyndroom vast te stellen.[3] Er was in klachten geen verschil tussen gezonde mensen en 'hyperventilatiepatiënten', en toevoeging van CO_2 aan de inademingslucht gaf slechts een zeer beperkte klachtenvermindering.

In dit boek wordt ernaar gestreefd de diagnostiek van klachten te beschrijven die is getoetst aan de bestaande wetenschappelijke kennis. Het sluit hiermee aan bij de huidige traditie van de *evidence-based medicine*. Evidence-based medicine beoogt de individuele ervaring van de behandelaar te combineren met de resultaten van het beste klinische onderzoek.[4] Er zijn ons geen boeken bekend die evidence-based diagnostiek beschrijven uitgaande van de primaire klacht van de patiënt. De boeken die diagnostiek beschrijven vanuit de klacht gaan niet in op de 'evidence'.[5,6,7,8]

Er zijn wel enkele boeken waarin bevindingen bij het lichamelijk onderzoek evidence-based beschreven zijn.[9,10]

Bronnen

STUDIES NAAR HET VÓÓRKOMEN VAN KLACHTEN IN DE BEVOLKING

Er zijn weinig betrouwbare registraties van klachten in de bevolking. In Nederland is er de Tweede Nationale Studie (het Nivel-onderzoek[11]), waarin in een interview naar de ervaren klachten in de voorafgaande twee weken is gevraagd en chronische klachten zijn geregistreerd. In de studie van Van de Lisdonk[12] hebben mensen hun klachten een maand lang in een dagboek bijgehouden.

Daarnaast zijn voor verschillende klachten buitenlandse registraties geraadpleegd, van landen met een gezondheidstoestand van de bevolking die vergelijkbaar is met die in Nederland: met name West-Europese landen en de Verenigde Staten.

Voor één klacht kunnen de cijfers met betrekking tot de incidentie en prevalentie in de algemene bevolking sterk variëren. Hiervoor is een aantal redenen te geven.
– Klachten van mensen zijn niet objectief te definiëren: wanneer noem je een gewaarwording 'hoofdpijn', 'keelpijn' of 'hartkloppingen'? Voor diagnosen bestaan classificatiesystemen met uitgebreide omschrijvingen, maar een klacht is een klacht als een patiënt iets als een klacht ervaart.
– Er is een grote variatie in de gehanteerde meetmethodieken, van dagboekonderzoeken tot gestructureerde vragenlijsten, waardoor de resultaten onderling niet goed te vergelijken zijn. Bij bevolkingsonderzoek met behulp van vragenlijsten zijn de antwoorden sterk afhankelijk van de vraagstelling. Bij dagboekonderzoek is de uitkomst afhankelijk van de interpretatie van de onderzoeker.
– De periode waarop de vraag naar de klacht betrekking had, kan variëren. Bijvoorbeeld: 'Had u de afgelopen vier weken last van diarree?' tegenover: 'Hebt u op dit moment last van diarree?'
– Er zijn verschillen tussen de onderzoekspopulaties met betrekking tot demografische factoren zoals sociaaleconomische verschillen, leeftijdsopbouw enzovoort. Het presenteren van klachten en de betekenis die eraan wordt gegeven, zijn sterk afhankelijk van cultuur en opvoeding.
– Bij de interpretatie van buitenlandse onderzoeken kunnen taalkundige verschillen een rol spelen. Is *sore throat* wel synoniem met keelpijn?

STUDIES NAAR HET VÓÓRKOMEN VAN KLACHTEN IN HET GEZONDHEIDSZORGSYSTEEM

Met betrekking tot de registratie van klachten bij de huisarts zijn gegevens uit het Transitieproject[13] gebruikt, het enige registratieproject waarin zowel de contactreden (= klacht van de patiënt) als de diagnose door de arts wordt vastgelegd en aan elkaar wordt gekoppeld. Hierdoor is het ook een geschikt medium om de a-priorikans op aandoeningen bij een bepaalde klacht te bepalen. Ook geeft het daarvan een leeftijdsverdeling weer. De cijfers uit het Transitieproject zijn op verschillende manieren gepubliceerd.[13,14,15] Voor dit boek is bij voorkeur gebruikgemaakt van de meest recente gegevens.[13]

De huisarts moet in het Transitieproject bij ieder consult één of meer klachten (= contactredenen) van de patiënt registreren. Hierbij kan een aantal problemen optreden.
- De contactreden van de patiënt wordt door de arts bepaald en gerubriceerd. Bij een patiënt die hoofdpijn en daarmee samenhangende huwelijksproblemen aan de orde stelt, kan de arts als contactreden 'hoofdpijn' of 'huwelijksproblemen' invullen. Wat voor de patiënt de belangrijkste contactreden (hoofdklacht) was, is dan niet meer te achterhalen.
- Er kunnen aan het begin van een episode meerdere contactredenen zijn, maar de arts mag slechts een beperkt aantal registreren (tot 1995 maximaal drie). Dit impliceert voor de registratie soms een keuze uit de contactredenen en dat kan onderregistratie met zich meebrengen.

ONDERZOEKEN NAAR HET VÓÓRKOMEN VAN AANDOENINGEN IN DE HUISARTSPRAKTIJK

Er hebben in Nederland verschillende onderzoeken plaatsgevonden naar morbiditeit in de eerste lijn. Ook in Engeland zijn enkele onderzoeken verricht. Deze onderzoeken zijn eigenlijk alleen mogelijk in landen waar patiënten op naam van een huisarts zijn ingeschreven, omdat dan ook de epidemiologische noemer bekend is om de incidentie en prevalentie te kunnen vaststellen. De drie belangrijkste Nederlandse studies zijn de volgende.

Continue Morbiditeits Registratie

De Continue Morbiditeits Registratie (CMR)[16] is in 1967 begonnen en vindt nog steeds plaats in vier huisartspraktijken rond de afdeling Huisarts-, Verpleeghuis- en Sociale geneeskunde van de (voorheen Katholieke) Universiteit Nijmegen. De kracht van deze studie is dat de registratie al vele jaren plaatsvindt en door zeer ervaren huisartsen wordt uitgevoerd. Mede daardoor levert de CMR betrouwbare prevalentiegegevens op en inzicht in incidentie- en prevalentiegegevens in de tijd. Een nadeel van de studie is dat er geen klachten geregistreerd worden.

Transitieproject

Het Transitieproject[13] is in Nederland van 1985 tot 1995 uitgevoerd in een groot aantal praktijken gedurende één tot twee jaar en in een beperkt aantal praktijken gedurende vele jaren. De kracht van deze studie is dat klachten en diagnosen aan elkaar gekoppeld zijn doordat episodegewijs geregistreerd is en dat transitie van diagnosen mogelijk is. Onder 'episodegewijs registreren' wordt verstaan het registreren van alle contacten die plaatsvinden rond één klacht of klachtenpatroon. Binnen deze episode is een transitie mogelijk van de diagnose. Zo kan uitgaande van de klacht 'hoesten' de diagnose aanvankelijk pneumonie zijn, maar later de oorzaak daarvan een 'longcarcinoom'. Dan wordt de einddiagnose van de episode longcarcinoom. Een probleem van deze studie is dat de gestelde diagnose vaak een symptoomdiagnose blijft en zeldzame maar levensbedreigende aandoeningen door de lage incidentie niet in de tabellen worden vermeld.

Tweede Nationale Studie naar ziekten en verrichtingen in de huisartspraktijk (Nivel-studie)

In 2001 zijn 375.000 patiënten gevolgd in hun contacten met de huisarts. De ziekten en de verrichtingen van de arts zijn geregistreerd.[11]

De variatie in morbiditeitsgegevens tussen de verschillende registraties kan worden veroorzaakt door verschillende factoren.
- Er zijn verschillende coderingssystemen gebruikt.
- Bij meerdere contactredenen moet toch één episodediagnose worden gegeven; daardoor is als diagnose bij de contactreden 'verstopte neus' in 3% acute bronchitis vermeld, omdat de nevencontactreden blijkbaar 'hoesten' was.
- De ziekte-episode is afgesloten als de patiënt geen contact meer heeft met de huisarts over deze klacht. In een aantal gevallen wordt de einddiagnose niet aangepast, bijvoorbeeld wanneer een patiënt is verhuisd, verwezen of overleden; of de registratie stopt terwijl de episode nog niet is beëindigd.
- Demografische verschillen tussen de onderzochte populaties. De Tweede Nationale Studie is redelijk representatief voor de Nederlandse

populatie. De andere registraties zijn door de selectie van de deelnemende huisartsen en de beperkte omvang van de regio minder representatief.

Behalve uit de hiervoor genoemde registraties, zijn cijfers gebruikt uit aparte onderzoeken met onderzoeksvragen naar specifieke klachten en aandoeningen. Deze cijfers kunnen soms flink afwijken van de algemene morbiditeitsregistraties. Gerichte onderzoeken brengen specifieke in- en uitsluitcriteria met zich mee voor de betreffende klacht. Er is zodoende door de huisarts vaak zorgvuldiger gecodeerd. Verder is een beperkte groep met een bepaalde klacht langdurig gevolgd en is vaak speciaal geprotocolleerd en uitvoerig onderzoek gedaan om uiteindelijk een diagnose te stellen. Hierdoor leveren deze onderzoeken een veel hoger percentage specifieke aandoeningen op, terwijl bij algemene registraties vaker een symptoomdiagnose wordt gebruikt.

Bij internationale onderzoeken speelt behalve de selectie ook een rol dat de positie van de eerstelijnsarts in die landen meestal een andere is dan in Nederland, wat de kansverdeling van de gevonden aandoeningen beïnvloedt.

Omdat de lijst van aandoeningen die worden gediagnosticeerd bij een bepaalde klacht in registraties vaak onvolledig is door kleine aantallen van voorkomen, is in alle hoofdstukken in paragraaf 4 bij de differentiële diagnose een tabel opgenomen met een frequentieverdeling van de aandoeningen in de huisartspraktijk bij *deze* klacht. De frequentie is aangegeven met 'vaak', 'soms' of 'zelden' waarbij 'vaak' > 10%, 'soms' 1-10% en 'zelden' < 1% betekent. Meestal moest bij gebrek aan specifieke gegevens hiervoor de persoonlijke ervaring worden gebruikt van een aantal Nederlandse huisartsen.[17] In deze tabel is ook aangegeven welke aandoeningen zo ernstig zijn dat ze in ieder geval uitgesloten moeten worden; deze zijn cursief gedrukt.

LITERATUURONDERZOEK NAAR DE TESTEIGENSCHAPPEN VAN DIAGNOSTISCHE PROCEDURES

Onder een test wordt elk diagnostisch gegeven verstaan, of het nu een anamnesevraag betreft, het beluisteren van de longen of een longfoto. Onderzoek naar testeigenschappen is over het algemeen nog slecht ontwikkeld en is voor de meeste klachten op meerdere diagnostische onderdelen nog niet verricht. Hoewel er een checklist is opgesteld om de diagnostische accuratesse van tests te beoordelen, is de kwaliteit van onderzoek naar testeigenschappen vaak nog matig.[18]

Literatuur is gezocht via *Medline* met het betreffende probleem of de klacht als trefwoord. Op trefwoord is naar *reviews* gezocht en daarnaast meestal naar empirisch onderzoek met behulp van combinaties met *incidence*, *primary care* of *diagnosis*.

In principe is naar literatuur gezocht tot juni 2010. Ook de afgeleide literatuur is nagegaan. Daarnaast zijn als bronnen gebruikt:
- extern gerefereerde wetenschappelijke huisartsgeneeskundige tijdschriften zoals *European Journal of General Practice* en *Huisarts en Wetenschap*;
- Nederlandse dissertaties;
- informatie uit leerboeken is alleen gebruikt voor algemeen aanvaarde gegevens.

De redactie heeft geen expliciete criteria opgesteld voor het opnemen van referenties. Het wegen en besluiten om een referentie al dan niet op te nemen is door de auteurs naar eigen inzicht gedaan.

Mate van bewijskracht

Om de lezer een indruk te geven van de mate van bewijskracht ter onderbouwing van een aantal belangrijke diagnostische stappen, is deze onderbouwing door de auteurs als volgt aangegeven:
- [E] = voldoende bewijskracht; dat wil zeggen meerdere goed opgezette onderzoeken met eensluidende uitkomsten in een vergelijkbare populatie;
- [A] = sterke aanwijzingen of indirect bewijs; dat wil zeggen één goed opgezet onderzoek met betrekking tot een vergelijkbare populatie, of meerdere onderzoeken in andere, niet geheel vergelijkbare populaties;
- [C] = consensus uit richtlijnen of standaarden met betrekking tot de populatie.

CONSENSUS, RICHTLIJNEN, STANDAARDEN

Consensusafspraken worden gemaakt tussen deskundigen uit een beroepsgroep, indien mogelijk gebaseerd op de best mogelijke bewijskracht. Er zijn verschillende vormen van consensusafspraken: binnen een beroepsgroep dan wel 'transmuraal', nationaal of internationaal.

Richtlijnen zijn (vrijblijvende) adviezen voor te volgen gedrag.

Het Engelse begrip *standard* heeft betrekking op minimumeisen waaraan een beroepsgroep dient te voldoen. De Nederlandse NHG-Standaarden zijn veeleer richtlijnen, aanbevelingen voor de dagelijkse praktijk waarvan (gemotiveerd) kan worden afgeweken. Er is gebruikgemaakt van de volgende documenten.

NHG-Standaarden

Over een aantal in dit boek beschreven klachten bestaan NHG-Standaarden,[19] waarin ook op basis van bewijskracht adviezen worden gegeven over de diagnostiek. In verscheidene hoofdstukken is hiervan dankbaar gebruikgemaakt. Om verwarring te voorkomen, is ernaar gestreefd duidelijke discrepanties met de standaarden te vermijden. Wanneer recente ontwikkelingen echter aanleiding gaven tot andere inzichten, is dit expliciet aangegeven. Dit boek verdient een eigen plaats naast de standaarden, omdat het in een aantal belangrijke opzichten daarvan verschilt.
- Het is voor alle toekomstige artsen geschreven, niet specifiek voor huisartsen.
- Het beschrijft alleen de diagnostiek, geen therapie.
- Altijd wordt uitgegaan van de klacht, terwijl in de standaarden vaak een diagnose centraal staat, bijvoorbeeld 'angststoornissen' in plaats van 'angstig voelen'. Van de mensen die komen met de klacht dat zij zich angstig voelen, wordt slechts bij een beperkt percentage de diagnose angststoornis gesteld. Vaak betreft het andere psychische of somatische problematiek.
- Er wordt een aantal klachten beschreven waarover (nog) geen standaarden zijn verschenen;
- Het heeft een didactische opbouw die belangrijk is voor het onderwijs.
- Er is meer aandacht voor de pathofysiologie van de klacht.
- Er wordt alleen maar informatie verstrekt als basis voor een diagnostische beslissing; praktijkrichtlijnen worden niet gegeven.

CBO-richtlijnen

CBO-richtlijnen zijn landelijke Nederlandse richtlijnen die in eerste instantie voor specialisten waren opgesteld. Bij de ontwikkeling van latere richtlijnen zijn ook huisartsen betrokken en is getracht om discrepanties met de NHG-Standaarden te voorkómen.

INTERNATIONALE RICHTLIJNEN

Vooral in de Verenigde Staten en Groot-Brittannië zijn door landelijke specialistenverenigingen richtlijnen ontwikkeld. Daarnaast zijn er internationale organisaties die richtlijnen ontwikkelen, zoals de *International Headache Society*.

> **Verschillen tussen richtlijnen**
>
> Tussen verschillende richtlijnen of consensusafspraken over een bepaald onderwerp kunnen grote verschillen bestaan, hoewel zij in principe altijd evidence-based zijn. Deze verschillen worden veroorzaakt door:
> - verschillen in doelgroep. Zo zijn er in Nederland soms verschillen tussen de CBO-richtlijnen (voor specialisten) en de NHG-Standaarden (voor huisartsen), hoewel in toenemende mate geprobeerd wordt gezamenlijke afspraken te maken (transmurale werkafspraken), zowel op landelijk als op regionaal niveau;
> - verschil in interpretatie van onderzoeksgegevens bij een ongeveer identieke populatie. Op internationaal niveau zijn er bijvoorbeeld verschillen tussen consensusafspraken in de Verenigde Staten en Nederland, waarbij in de Verenigde Staten in de regel uitgebreider aanvullend onderzoek wordt geadviseerd. Dit heeft ook te maken met de bereidheid om het risico te lopen van een gemiste diagnose – in de Verenigde Staten bestaat de neiging om ook ernstige aandoeningen met een minimale voorafkans te willen uitsluiten.

De inhoud van dit boek

De algemene vaardigheden die nodig zijn voor het medisch probleemoplossen zijn beschreven in

Het geneeskundig proces, Klinisch redeneren van klacht naar therapie.[20] De aldaar beschreven diagnostische stappen zijn ook voor de structuur van de hoofdstukken in dit boek gebruikt. Hierbij wordt de weg gevolgd van iemand die een klacht ervaart, de redenen om daarmee naar de arts te gaan, de mogelijke oorzaken, de differentiaaldiagnostische overwegingen van de arts en vervolgens de waarde van de gegevens uit anamnese, lichamelijk onderzoek en aanvullend onderzoek met betrekking tot de mogelijke diagnosen. Gestreefd is naar zo groot mogelijke uniformiteit in de structuur van de hoofdstukken en in het gebruik van kaders, figuren en tabellen.

De klacht

In dit boek is gekozen voor het bespreken van veelvoorkomende klachten en problemen waarmee iemand naar een arts gaat. Voor de keuze van deze klachten is aan de hand van het Transitieproject[13] een selectie gemaakt. In principe zijn de klachten die gemiddeld vaker dan eenmaal per maand bij de huisarts voorkomen, geselecteerd. Een van de problemen bij het beoordelen van de literatuur voor dit boek is de definiëring van het begrip 'klacht'. Wanneer wordt een fysiologische gebeurtenis een probleem of een klacht? Iedereen hoest en kucht regelmatig, vaak meerdere malen per dag. Op welk moment kan men spreken over de klacht hoesten? Uit pragmatische overwegingen is een gewaarwording een klacht genoemd op het moment dat iemand een verschijnsel als een klacht of probleem ervaart die met ziekte of gezondheid te maken heeft. De inhoud van deze klachten is zeer verschillend: een waargenomen knobbel in de borst, rectaal bloedverlies, maar ook angstig of depressief voelen, zijn klachten die in dit boek worden beschreven.

Het probleem van de definiëring van het begrip 'klacht' als subjectieve beleving is dat objectieve registratie moeilijk is: een klacht is niet afhankelijk van de ernst en/of de frequentie van het verschijnsel, maar van iemands perceptie van wat normaal of draaglijk is.

DE KLACHT IN DE BEVOLKING

Om een klacht op het spreekuur van de arts te kunnen beoordelen, is het noodzakelijk informatie te hebben over het vóórkomen van die klacht in de bevolking. Indien klachten zeer veel voorkomen in de bevolking en het bekende natuurlijk beloop goedaardig is, is het vaak niet noodzakelijk om uitgebreide diagnostiek naar een mogelijke oorzaak te verrichten. Dit geldt voor klachten als acute hoest, diarree en neusverstopping.

Er is meestal gebruikgemaakt van het tweede Nivel-onderzoek, waarin geïnformeerd is naar klachten in de voorafgaande twee weken.[11]

In deze paragraaf is ook steeds informatie opgenomen over de betekenis van de klacht en wat er bekend is over de gevolgen.

DE EERSTE PRESENTATIE BIJ DE DOKTER

Het grootste deel van de klachten die een patiënt ervaart, wordt nooit aan een arts gepresenteerd: het zogeheten ijsbergfenomeen. In dit boek wordt uitgegaan van de eerste presentatie van een bepaalde klacht van de patiënt in de gezondheidszorg. Dit betekent niet dat de klacht kortgeleden begonnen is; deze kan al jaren aanwezig zijn.

Omdat mensen met klachten in Nederland die professionele hulp zoeken meestal in eerste instantie bij de huisarts komen, is in dit boek over het algemeen uitgegaan van de presentatie van de klacht bij de huisarts. Acute klachten worden echter ook vaak op de Spoedeisende Hulp aangeboden, terwijl ook fysiotherapeuten, bedrijfsartsen, verpleeghuisartsen en kinderartsen of andere specialisten soms de eerste diagnostiek bij in dit boek genoemde klachten doen. Aangezien bij deze artsen geen systematische registratie van nieuwe klachten plaatsvindt, zijn hierover meestal geen gegevens beschikbaar.

In dit boek is, indien de gegevens uit het Transitieproject aanwezig zijn, in deze paragraaf een figuur opgenomen waarin de incidentie van de klacht als contactreden aan het begin van de episode als staafdiagram is weergegeven met een leeftijdsverdeling. Het begrip incidentie kan hierbij verwarring scheppen: het betreft niet het aantal keren dat de huisarts de diagnose stelt, maar de incidentie van de aan het begin van het consult door de patiënt geuite klacht. In het Transitieproject wordt dit *rate* genoemd. Er kan een groot verschil bestaan met de incidentie van de door de arts gestelde diagnose.

Er wordt in dit boek over diagnostiek ook aandacht besteed aan het selectieproces dat bepaalt of een ervaren klacht bij de arts wordt gepresenteerd. Dit proces heeft invloed op de kans dat een ernstige aandoening aanwezig is. Daarnaast is het vooral bij alledaagse klachten van belang dat de arts zich realiseert wat de wensen en verwachtingen van de patiënt zijn. Deze wensen (hulpvragen) en verwachtingen bepalen het diagnostisch proces in belangrijke mate, indien de arts geen reden heeft om aan een ernstige ziekte te denken.[20]

PATHOFYSIOLOGIE EN DIFFERENTIËLE DIAGNOSE

In deze paragraaf is, indien relevant, een diagnostisch schema geplaatst op basis van pathofysiologie of anatomie met een frequentieverdeling, aangegeven met vaak, soms of zelden. Deze verdeling betreft de kans op het vóórkomen van deze aandoening indien de patiënt met de klacht uit het betreffende hoofdstuk naar de dokter gaat. Deze frequentie kan dus sterk afwijken van het totaal aantal keren dat de huisarts deze diagnose stelt.

KANSVERDELING VAN DE DIAGNOSEN

In deze paragraaf is een tabel opgenomen met de relatieve frequentie van de einddiagnosen bij de betreffende klacht met een leeftijdsverdeling. Deze tabel uit het Transitieproject betreft weer alleen de verhouding van de gestelde diagnosen aan het einde van de ziekte-episode met de betreffende ingangsklacht. Daarnaast zijn in deze paragraaf soms cijfers opgenomen van de incidentie van de verschillende diagnosen zoals deze door de huisarts zijn gesteld, onafhankelijk van de contactreden.

De betekenis van het diagnostisch proces

In dit boek is de waarde van de informatie uit voorgeschiedenis, anamnese, lichamelijk en aanvullend onderzoek weergegeven voor de te stellen diagnosen. Daarbij doet zich een aantal problemen voor.

Er zijn verschillende niveaus van diagnostiek: een symptoomdiagnose (bijv. hoofdpijn), een syndroomdiagnose (bijv. depressie, migraine) of een ziektediagnose (pathologisch-anatomisch, pathofysiologisch of etiologisch).[20] Hoe ver ga je in de diagnostiek: is diarree of bacteriële diarree voldoende, of moet de bacteriesoort ook nog uitgezocht worden? Meestal wordt geprobeerd de diagnose zoveel mogelijk te stellen op het niveau van een ziektediagnose, voor zover dat zinvol en mogelijk is.

Bij diagnostische bevindingen moet men er rekening mee houden dat de aard van de relatie niet per se oorzakelijk is. Indien bij een verstopte neus 10% van alle mensen astma heeft, is dat een toevallige samenhang indien ook 10% van alle mensen zonder verstopte neus astma heeft.

DE WAARDE VAN EEN TEST

De bewijskracht van een anamnesevraag of onderzoeksbevinding is meestal moeilijker te bepalen dan die van een therapeutische ingreep, omdat bij één klacht een grote diversiteit van oorzaken bestaat en omgekeerd bij één diagnose heel verschillende klachtencombinaties horen. Er is dan ook weinig onderzoek naar gedaan. In veel gevallen voldoet dit onderzoek ook niet aan de daaraan te stellen kwaliteitseisen.[21] Een onderzoekspopulatie behoort te bestaan uit een aselecte steekproef uit de patiënten voor wie een specifiek diagnostisch probleem geldt. Niet zelden wordt echter één groep patiënten met een bepaalde aandoening en één groep zonder die aandoening (*case-control design*) onderzocht met een specifieke test. Dit leidt, door het ontbreken van patiënten met atypische symptomen, tot een overschatting van de waarde van de testkenmerken en wordt *spectrum bias* genoemd. Een andere tekortkoming is dat in een aantal studies niet alle patiënten met een negatieve uitkomst van de indextest dezelfde referentietest ondergaan als de patiënten met een positieve uitkomst. Bij verdenking op een appendicitis is bijvoorbeeld een verhoogde CRP reden voor laparotomie; bij een normale CRP wordt echter het natuurlijk beloop afgewacht, waardoor lichte vormen van appendicitis met spontaan herstel niet ontdekt worden. Hierdoor treedt een overschatting van de voorspellende waarde van de CRP op.[21]

Bij het vermelden van testkarakteristieken wordt uitgegaan van de betekenis van geïsoleerde gegevens voor het stellen van een diagnose. Dit is een vereenvoudiging van het proces van het medisch probleemoplossen zoals dat in de praktijk plaatsvindt. Daarbij wordt een diagnose altijd gesteld door het combineren van alle beschikbare gegevens, met name informatie uit de context, anamnestische en onderzoeksgegevens. Zo vloeien anamnesevragen meestal voort uit reeds aanwezige hypothesen, waarbij de verkregen gegevens in een bestaand kader worden ingevoegd. Zo worden sequentieel anamnese en onderzoek verricht. Als gevolg hiervan verandert de a-priorikans op een aandoening gedurende het diagnostisch proces onder invloed van de eerder verkregen gegevens: de posteriorkans na een bepaalde test is de a-priorikans voor de test die daarop volgt.[22]

De verandering van de a-priorikans in een posteriorkans wordt weergegeven door de likelihood ratio (LR). De LR+ is de kans op een positieve test bij personen met de ziekte, gedeeld door de kans op een positieve test bij personen zonder die ziekte. De LR– is de kans op een negatieve test bij aanwezigheid van ziekte, gedeeld door de kans op een negatieve test bij personen zonder die ziekte. De LR is onafhankelijk van de a-priorikans. Hoe groter de LR+, hoe groter de posteriore kans bij een positieve test.

Bij de toepassing van diagnostische gegevens moet men verder met het volgende rekening houden. De waarde van het onderzoek naar een bepaalde aandoening wordt sterk bepaald door de a-priorikans bij deze persoon.[20] In populaties met een lage prevalentie van een aandoening heeft het pas zin om een test te doen nadat door het verkrijgen en combineren van verschillende gegevens de kans op de betreffende aandoening is opgevoerd. De betekenis voor de klinische besluitvorming is het grootst bij een a-priorikans tussen 30 en 70%. In de praktijk blijken artsen diverse valkuilen tegen te komen bij het toepassen van deze principes.[23]

Bij de paragrafen over de betekenis van de diagnostiek is elke keer zoveel mogelijk uitgegaan van de volgende drie vragen.
– Wat is het doel van de anamnese c.q. het onderzoek?
– Wat is de inhoud van de anamnese c.q. het onderzoek?
– Wat is de betekenis van de uitkomst voor de verschillende diagnosen?

Alle gegevens hebben betrekking op de situatie waarbij een patiënt met een klacht voor de eerste keer bij een arts komt, tenzij anders is aangegeven. Die arts zal meestal een huisarts zijn, maar de gegevens gelden voor alle artsen, rekening houdende met de a-priorikans van de verklarende aandoeningen in de patiëntenpopulatie van de betreffende arts.

BETEKENIS VAN DE VOORGESCHIEDENIS

Bij de betekenis van de voorgeschiedenis zijn die gegevens vermeld waarvan de huisarts in het algemeen op de hoogte is op het moment dat een hem bekende patiënt zijn spreekkamer betreedt. Dit betreft meestal gegevens uit de medische voorgeschiedenis, sociale factoren, erfelijke aandoeningen en medicijngebruik. Alleen die factoren die relevant zijn voor bepaalde diagnosen zijn vermeld. In de praktijk zal gedurende de anamnese vaak nogmaals geïnformeerd worden naar relevante factoren uit de voorgeschiedenis en de huidige medicatie. Voor artsen die een patiënt voor het eerst zien (zoals specialisten bij een nieuwe patiënt) worden de voorgeschiedenis en de medicatie meestal in de anamnese uitgevraagd.

BETEKENIS VAN DE ANAMNESE

Hoewel algemeen aangenomen wordt dat bij alledaagse klachten de anamnese het belangrijkste diagnostische instrument is, valt het tegen wat er bewezen is met betrekking tot de voorspellende waarde van de verschillende anamnesevragen. Er zijn slechts weinig vragen met een zeer hoge voorspellende waarde. In de meeste gevallen is de waarde niet bewezen, in andere gevallen is zelfs bewezen dat de voorspellende waarde zeer gering is.

Zo heerst onder artsen algemeen het geloof dat purulent sputum bij hoesten duidt op een bacteriële infectie,[2] zodat antibiotica mogelijk zinvol zijn. Aangetoond is echter dat de voorspellende waarde van purulent sputum voor een bacteriële infectie zeer beperkt is. Hooguit kan gezegd worden dat de *afwezigheid* van purulent sputum een bacteriële infectie onwaarschijnlijk maakt.

Hoewel geïsoleerde anamnestische gegevens meestal een zeer beperkte waarde hebben, geldt dat een combinatie van factoren welhaast bewijzend kan zijn. Zo is er geen geïsoleerd overtuigend gegeven voor astma of COPD, maar kan een combinatie van gegevens dit zo waarschijnlijk maken dat aanvullend onderzoek overbodig is. Ook bij de klacht pijn op de borst is de voorspellende waarde van de anamnese voor een coronair probleem erg groot.

BETEKENIS VAN HET LICHAMELIJK ONDERZOEK

Evenals voor de anamnese geldt dat het lichamelijk onderzoek meestal gericht wordt uitgevoerd, op basis van de diagnostische hypothesen die zijn gesteld. Slechts zelden hoeft bij een klacht systematisch een totaal lichamelijk onderzoek verricht te worden. Dit is meestal het geval bij aspecifieke klachten.

BETEKENIS VAN AANVULLEND ONDERZOEK

Het aanvullend onderzoek is gesplitst in eenvoudig en complex aanvullend onderzoek.

Eenvoudig aanvullend onderzoek is onderzoek dat meestal door huisartsen zelf in de eigen praktijk wordt verricht of dat kan worden aangevraagd bij een streeklaboratorium of in het ziekenhuis. Voor complex aanvullend onderzoek is veelal een verwijzing noodzakelijk naar een specialist, die ook de uitslag van het onderzoek zal interpreteren.

Meestal kan bij alledaagse klachten op basis van de anamnese en het lichamelijk onderzoek een waarschijnlijkheidsdiagnose worden gesteld; niet zelden is dit een symptoom- of syndroomdiagnose. Aanvullend onderzoek wordt alleen aangevraagd indien het prognostische of therapeutische consequenties heeft om een ziektediagnose te stellen.

Diagnosticeren is meer dan een procedure afwerken

Diagnosticeren is niet het klakkeloos achter elkaar uitvoeren van diagnostische procedures. Bij elke stap moet de zinvolheid of het nut van die stap overwogen worden. Enkele belangrijke overwegingen die hierbij een rol kunnen spelen, zijn de volgende.

DE MOGELIJKE OPBRENGST VAN DE DIAGNOSTIEK

De mate van zekerheid met betrekking tot het uitsluiten van een aandoening of de zekerheid van de therapeutische winst bij het aantonen van een aandoening is belangrijk. Is het zinvol en nuttig voor de patiënt om diagnostiek te doen teneinde een afwijking op te sporen waarvan het te verwachten is dat therapie niet mogelijk is, bijvoorbeeld een gemetastaseerd bronchuscarcinoom bij een oude patiënt in slechte conditie?

KOSTEN VERSUS BATEN

Steeds dient de inzet van een bepaalde diagnostische methode afgewogen te worden tegen de bezwaren van het onderzoek, zoals:
– mogelijk lichamelijke schade voor de patiënt;
– de geestelijke belasting voor de patiënt;
– kosten van het onderzoek;
– het risico op somatisering bij de patiënt.

RISICOAFWEGING

Hoeveel risico durf je als arts te nemen om een belangrijke aandoening te missen? Is 1% kans op een mammacarcinoom reden om een mammografie te doen, of ligt de grens bij 0,1%? Of is bijvoorbeeld de kans die iedere vrouw op haar 35e levensjaar heeft al voldoende?

Het complexe samenspel tussen wetenschappelijke kennis uit dit boek en de hiervoor beschreven overwegingen maken de geneeskunde tot een boeiend vak.

Literatuur

1 Bastiaans JF, Vries H de, Haan M de. Klinisch redeneren in het onderwijs aan de Nederlandse medische faculteiten. Tijdschrift voor Medisch Onderwijs 2002;21:111-21.
2 Everdingen JJE van, Kaandorp CJE (red). Medische misvattingen. Houten: Bohn Stafleu van Loghum, 1999.
3 Hornsveld HK, Garssen B, Fiedeldij Dop MJC, et al. Double-blind placebo-controlled study of the hyperventilation provocation test and the validity of hyperventilation syndrome. Lancet 1996;348:154-8.

4 Offringa M, Assendelft WJJ, Scholten RJPM. Inleiding in de evidence-based medicine. 3e druk. Houten: Bohn Stafleu van Loghum, 2008.
5 Beenakker EAC, Schers HJ (red). Probleemgeoriënteerd denken in de huisartsgeneeskunde. Utrecht: De Tijdstroom, 2010.
6 Seller RH. Differential diagnosis of common complaints. 4th ed. Philadelphia: Saunders, 2000.
7 Weiss BD (ed). Twenty common problems in primary care. New York: McGraw-Hill, 1999.
8 Hopcroft K, Forte V. Symptom sorter. 2nd ed. Abingdon: Radcliffe Medical press, 2003.
9 Jongh TOH de (red). Fysische diagnostiek. Houten: Bohn Stafleu van Loghum, 2010.
10 McGee S. Evidence-based physical diagnosis. 2e druk. New York: Saunders Elsevier, 2007.
11 Linden MW van der, Westert GP, Bakker DH de, Schellevis FG. Tweede Nationale Studie naar ziekte en verrichtingen in de huisartspraktijk. Basisrapport: gezondheid en gezondheidsgedrag in de praktijkpopulatie. Utrecht: Nivel, 2004.
12 Lisdonk EH van de. Ervaren en aangeboden morbiditeit in de huisartspraktijk [dissertatie]. Nijmegen: Universiteit van Nijmegen, 1985.
13 Okkes IM, Oskam SK, Lamberts H. Van klacht naar diagnose. Episodegegevens uit de huisartspraktijk. Bussum: Coutinho, 1998.
14 Lamberts H. Morbidity in general practice. Utrecht: Uitgeverij Huisartsenpers, 1984.
15 Lamberts H. In het huis van de huisarts. Verslag van het Transitieproject. Lelystad: Meditekst, 1991.
16 Lisdonk EH van de, Bosch WJHM van den, Lagro-Janssen ALM, Schers HJ. Ziekten in de huisartspraktijk. 5e druk. Maarssen: Elsevier, 2008.
17 Kruys E, Lackamp O, Grundmeijer HGLM. Leidraad huisartsgeneeskunde. Houten: Bohn Stafleu van Loghum, 2005.
18 Devill WLJM, Bossuyt PMM. Beoordeling van de kwaliteit van rapportage van diagnostisch onderzoek. Huisarts Wet 2004;47 (7):340-5.
19 Wiersma Tj, Boukes FS, Geijer RMM, Goudswaard AN. NHG-Standaarden voor de huisarts. Houten: Bohn Stafleu van Loghum, 2010. De geactualiseerde versies van deze standaarden zijn te vinden op de NHG-internetsite (http:/nhg.artsennet.nl/standaarden).
20 Grundmeijer HGLM, Reenders K, Rutten GEHM. Het geneeskundig proces. Klinisch redeneren van klacht naar therapie. 3e druk. Maarssen: Elsevier Gezondheidszorg, 2009.
21 Lijmer JG, Mol BW, Heisterkamp S, et al. Empirical evidence of design-related bias in studies of diagnostic tests. JAMA 1999;282:1061-6.
22 Gill CJ, Sabin L, Schmid CH. Why clinicians are natural Bayesians. BMJ 2005;330:1080-3.
23 Elstein AS, Schwarz A. Clinical problem solving and diagnostic decision making: selective review of the cognitive literature. BMJ 2002;324:729-32.

Belangrijke internetsites

http:/nhg.artsennet.nl/standaarden. Hierop zijn de meest recente versies van de NHG-Standaarden te raadplegen, met de wetenschappelijke verantwoording.
www.nivel.nl/nationalestudie biedt de incidentie- en prevalentiecijfers uit het Nivel II-onderzoek.
www.cbo.nl biedt een overzicht van alle CBO-consensusafspraken.
www.consort-statement.org/stardstatement.htm. STARD-checklist voor de rapportage van diagnostische accuratesse.

Algemeen

Duizeligheid

G.A.F. Saes, O.R. Maarsingh, H. de Vries, R.A.M. de Jonckheere en K.F. Plantenga

Ga naar de website extras.bsl.nl/alledaagseklachten voor de video bij dit hoofdstuk

1 Inleiding

Duizeligheid is voor de patiënt vaak een moeilijk te omschrijven gevoel dat veel onzekerheid oproept bij degenen die het ervaren én bij de artsen die hen behandelen. Duizeligheid is moeilijk te objectiveren. Het is een sensatie van beweging of onzekerheid, waarmee de patiënt van alles kan bedoelen, ook loopstoornissen, angst of het gevoel bijna weg te raken. Meestal wordt onderscheid gemaakt tussen enerzijds draaiduizeligheid (echte vertigo) en anderzijds een licht gevoel – meestal in het hoofd. Omdat vertigo ook wel als synoniem voor duizeligheid wordt gebruikt, geven we in dit hoofdstuk de voorkeur aan de term draaiduizeligheid.

Draaiduizeligheid is een bewegingssensatie, waarbij de patiënt het gevoel heeft dat de wereld om hem heen beweegt of dat hij zelf beweegt. Een licht gevoel in het hoofd wordt ook wel omschreven als het gevoel bijna flauw te vallen. In dit hoofdstuk komt alleen het *bijna* flauwvallen aan de orde; bewustzijnsverlies wordt in het hoofdstuk *Wegraking* beschreven.

Bij draaiduizeligheid zijn de belangrijkste diagnosen benigne paroxismale positieveranderingsduizeligheid (BPPD), de ziekte van Ménière en neuritis vestibularis. Een CVA of TIA in het basilarisgebied is zeldzaam, maar moet worden uitgesloten. Bij een licht gevoel in het hoofd zal de huisarts meestal angst, orthostase, vasovagale collaps en medicatie als oorzaken tegenkomen. Ritmestoornissen en uitstroombelemmering van het hart zijn zeldzame ernstiger oorzaken van lichtheid in het hoofd.

Bij ouderen komt een licht, zweverig gevoel nogal eens voor bij staan en lopen. Dit heet bewegingsonzekerheid (desequilibrium).

De klacht duizeligheid kan variëren van een acute, heftige, kortdurende aanval tot een vage, langdurige sensatie. Zowel bij acute als chronische duizeligheid is een ernstige onderliggende aandoening mogelijk, al is dit in beide gevallen zeldzaam.

Meestal wordt de diagnose gesteld op basis van de anamnese en het lichamelijk onderzoek; de betekenis van aanvullend onderzoek is beperkt. Slechts een gering percentage van de duizelige patiënten wordt voor verdere diagnostiek verwezen naar een specialist (in Nederland minder dan 5%),[1] zoals een KNO-arts, een neuroloog of een cardioloog. Omdat de diagnostiek van duizeligheid bij ouderen vaak complex is, kan bij deze groep verwijzing naar een klinisch geriater zinvol zijn.

> Om de lezer een indruk te geven van de mate van bewijskracht ter onderbouwing van een aantal belangrijke diagnostische stappen; is deze onderbouwing door de auteurs als volgt aangegeven.
> - [E] = Voldoende bewijskracht; dat wil zeggen meerdere goed opgezette onderzoeken met eensluidende uitkomsten in een vergelijkbare populatie.
> - [A]) = Sterke aanwijzingen of indirect bewijs; dat wil zeggen één goed opgezet onderzoek met betrekking tot een vergelijkbare populatie, of meerdere onderzoeken in andere, niet geheel vergelijkbare populaties.
> - [C] = Consensus uit richtlijnen of standaarden met betrekking tot de populatie.

2 De klacht in de bevolking

Duizeligheid komt veel voor in de algemene bevolking. In het Nivel-onderzoek bleek 10% van de ondervraagde personen in de algemene bevolking in de voorafgaande twee weken last te hebben gehad van duizeligheid.[1] Ander onderzoek laat zien dat het vóórkomen van duizeligheid sterk leeftijdafhankelijk is. Ongeveer 20% van de volwassenen ervaart enige vorm van duizeligheid,[2-6] boven de 65 jaar geldt dit voor 30% en bij mensen van 80 jaar en ouder is het zelfs 40 tot 50%.[4,7-10] Slechts een klein deel van hen roept medische hulp in voor de duizeligheid. Van de volwassenen jonger dan 65 jaar bezoekt 1 tot 4% in een jaar een arts in verband met duizeligheid.[3,11,12] Dit neemt toe tot 8% boven de 65 en 11% boven de 85 jaar.[13]

Angst speelt vaak een rol bij de klacht duizeligheid. De relatie tussen duizeligheid en angst is complex: angst kan leiden tot een sensatie van duizeligheid, maar duizeligheid kan ook angst veroorzaken.[14] Gevolgen van duizeligheid zijn in het bijzonder belangrijk voor ouderen. Het gaat dan vooral om de kans om te vallen en daardoor fracturen op te lopen. Daarnaast leidt duizeligheid regelmatig tot het vermijden van activiteit en inperking van sociale mogelijkheden.[15,16] Ten slotte kunnen heftige vegetatieve verschijnselen bij acute vertigo, vooral braken, belemmerend zijn voor de patiënt.

3 De eerste presentatie bij de dokter

Duizeligheid is een regelmatig voorkomende klacht op het spreekuur van de huisarts. In het Transitieproject (zie figuur 1) heeft duizeligheid als contactreden aan het begin van een episode een incidentie van 27/1.000/jaar.[17] De incidentie is bij vrouwen bijna tweemaal zo hoog als bij mannen en neemt sterk toe met de leeftijd tot 71/1.000/jaar bij 75+.[15] Uit bevolkingsonderzoek is gebleken dat 15 tot 30% van de mensen, vooral vrouwen, op enig moment in hun leven zoveel last heeft van duizeligheid dat zij hiervoor een arts raadplegen.[10,18,19] Recent Nederlands onderzoek liet zien dat 8,3% van de patiënten boven de 65 jaar minimaal één keer per jaar de huisarts bezoekt vanwege duizeligheid.[13]

Ongerustheid over een ernstige onderliggende aandoening ligt vaak ten grondslag aan een spreekuurbezoek. Het is daarom zinvol hiernaar te informeren bij de patiënt. Angst en vermijden van beweging zijn belangrijke factoren bij het persisteren van de klacht duizeligheid.[20]

Voorspellers van persisterende dan wel invaliderende duizeligheid zijn onder andere duizeligheid > 1 jaar, dagelijkse duizeligheid, afname activiteit als gevolg van de duizeligheid, vermijden van situaties die duizeligheid uitlokken, duizeligheid als gevolg van psychiatrische oorzaken en de aanwezigheid van drie of meer chronische ziekten.[15,21,22]

Van de patiënten die de huisarts met nieuwe duizeligheidklachten ziet, komt 80% hiervoor na een maand niet meer terug.[23]

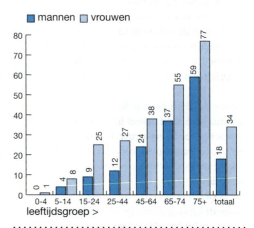

Figuur 1 Incidentie van de klacht duizeligheid aan het begin van een episode in de huisartspraktijk, per 1.000 patiënten per jaar.[17]

4 Pathofysiologie en differentiële diagnose

PATHOFYSIOLOGIE

Draaiduizeligheid
Voor draaiduizeligheid wordt een aandoening van het vestibulair apparaat verantwoordelijk gesteld.[24] Perifere oorzaken betreffen het labyrint of de nervus vestibularis. Eenzijdige ziekte van een evenwichtsorgaan leidt tot ongelijke informatie uit beide vestibulaire gebieden en daardoor tot duizeligheid. Bij heftige prikkeling van het evenwichtsorgaan aan beide zijden, zoals bij reisziekte, kan ook duizeligheid ontstaan. Voor de ziekte van Ménière zijn er aanwijzingen dat deze berust op hydrops van het evenwichtsorgaan. De aandoening benigne paroxismale posi-

tieveranderingsduizeligheid (BPPD) wordt toegeschreven aan klontering van de vloeistof in de halfcirkelvormige kanalen. Dit concept verklaart dat er al bij geringe beweging, bijvoorbeeld omhoogkomen uit liggende toestand, duidelijke klachten ontstaan. Door herhaalde beweging wordt de klontering als het ware uit elkaar geschud. Het gevolg is dat bij herhaalde beweging 'uitdoven' van de duizeligheid optreedt. Bij de neuritis vestibularis is een virale infectie van N. VIII mogelijk de oorzaak. Verondersteld wordt dat het om een immunologische reactie gaat.[25] Bij de centrale oorzaken van draaiduizeligheid gaat het om aandoeningen gelokaliseerd in de hersenstam of het cerebellum. Meestal betreft het vasculaire oorzaken, zoals het CVA.

Licht gevoel (in het hoofd)

Wanneer een licht gevoel in het hoofd op cardiovasculaire oorzaken berust, is de term 'presyncope' van toepassing. Syncope is een tijdelijke wegraking veroorzaakt door afgenomen cerebrale perfusie. Presyncope is het gevoel van lichtheid in het hoofd en zwakte dat hieraan voorafgaat of optreedt bij enigszins afgenomen cerebrale perfusie waarbij het niet tot een volledige wegraking komt. Het mechanisme hiervan is bij verschillende aanleidingen anders. Bij een vasovagale collaps lokt een prikkel als angst, pijn, mictie/defecatie of hoesten een vagale reactie uit. Dat leidt tot tensiedaling en bradycardie. Van orthostatische hypotensie is sprake als de bloeddruk sterk daalt na opstaan. Verondersteld wordt dat de normale compensatiemechanismen onvoldoende functioneren, waardoor de bloeddrukdaling te lang duurt of te sterk is. Een voorbeeld is de orthostatische hypotensie ten gevolge van autonome neuropathie, die als langetermijncomplicatie van diabetes mellitus dikwijls samen met perifere neuropathie optreedt. Een kortdurende bloeddrukdaling na het opstaan is fysiologisch. Bij (bijna) wegraken *tijdens* inspanning is een hartziekte mogelijk. Dit berust op een onvermogen om het hartminuutvolume (HMV) te verhogen. Het gaat bijvoorbeeld om aortaklepstenose, coronairziekte en cardiomyopathie. Ritmestoornissen kunnen ook een verminderd HMV geven.

Er is een duidelijk statistisch verband tussen duizeligheid bij ouderen en onder andere een doorgemaakt myocardinfarct of CVA, hypertensie, diabetes en roken.[17] Dit kan erop wijzen dat atherosclerose een belangrijke rol speelt bij de pathofysiologie van duizeligheid bij ouderen.[19]

Een licht gevoel in het hoofd werd tot voor kort in een deel van de gevallen geweten aan het hyperventilatiesyndroom. Recent is dit pathofysiologische concept ter discussie gesteld.[26] Het gaat waarschijnlijk om angst en vooral om een paniekaanval. Vaak is er een continu gevoel van zweverigheid. Dat laatste komt ook voor als bijwerking van medicatie.

Bewegingsonzekerheid

Soms blijkt er bij doorvragen over de klacht duizeligheid een gevoel van bewegingsonzekerheid (desequilibrium) te zijn. Dit is een gevoel van onevenwichtigheid dat eerder in het lichaam, vooral in de benen, wordt gevoeld dan in het hoofd. Het treedt op bij staan en lopen, in het bijzonder bij ouderen. Juist bij hen zijn er vaak verschillende orgaansystemen betrokken. Voor de oriëntatie bij staan en lopen is input van verschillende sensore systemen nodig. De belangrijkste zijn het evenwichtsorgaan, de visus en de propriocepsis. Minder goed functioneren van een van deze systemen kan een gevoel van minder evenwicht veroorzaken. Verondersteld wordt dat gedeeltelijke vermindering van verschillende functies dit gevoel veroorzaakt. Men spreekt daarom van multipele sensore defecten.[27]

Overige vormen van duizeligheid

Het concept vertebrobasilaire insufficiëntie is inmiddels verlaten. Een nieuwere verklaring kan zijn dat er bij ouderen met duizeligheid vaak microvasculaire afwijkingen in de witte stof en lacunaire infarcten worden gevonden.[28]

Het is niet duidelijk of er, zoals vroeger wel gedacht werd, een feitelijk verband bestaat tussen duizeligheid en afwijkingen in de cervicale regio, bijvoorbeeld hypertonie van de nekspieren of artrose van de cervicale wervelkolom.[25]

Na stoppen met SSRI (selective serotonin reuptake inhibitors) komt duizeligheid vaak voor. Dit wordt geweten aan een plotse vermindering van het gehalte aan serotonine in de vestibulaire kernen.[29]

DIFFERENTIËLE DIAGNOSE

De aandoeningen die duizeligheid kunnen verklaren, zijn geordend naar het type duizeligheid.

Bij veel patiënten is er overigens sprake van meer dan één type duizeligheid, vooral bij ouderen.[19,28,30]

Draaiduizeligheid
Bij draaiduizeligheid (vertigo) is er onderscheid tussen perifere en centrale oorzaken. De perifere oorzaken gaan uit van het evenwichtsorgaan en zijn BPPD, neuritis vestibularis, syndroom van Ménière en een restgroep zeer zeldzame oorzaken.

Benigne paroxismale positieveranderingsduizeligheid (BPPD) BPPD is verreweg de meest frequente oorzaak van draaiduizeligheid.[6,31] Het gaat om seconden durende aanvallen van draaiduizeligheid die uitgelokt worden door hoofdbewegingen. Er is een korte latentietijd tussen beweging en klacht (seconden). De klacht is snel over, binnen veertig seconden, en is uitputbaar: na een aantal hoofdbewegingen wordt de reactie steeds minder.

BPPD kan ook voorkomen na of in combinatie met neuritis vestibularis en het syndroom van Ménière.[30]

Neuritis vestibularis Neuritis (neuronitis) vestibularis is een dagen (tot weken) durende aanval van heftige draaiduizeligheid, met braken gedurende de eerste dagen. Waarschijnlijk ligt een recent doorgemaakte virale infectie ten grondslag aan dit ziektebeeld. Er zijn geen problemen met het gehoor, er is geen oorsuizen en er worden geen neurologische afwijkingen gevonden. Indien ook gehoorverlies optreedt, is een labyrintitis aannemelijk.[33]

Ziekte van Ménière Indien er sprake is van terugkerende aanvallen van draaiduizeligheid met gehoorvermindering en oorsuizen en deze klachten aanvankelijk reversibel zijn, vermoedt men de ziekte van Ménière. Hierbij treedt ook geleidelijk progressief blijvend gehoorverlies op. De aanvallen van vertigo bij Ménière duren in de regel uren. Voor de diagnose moet audiometrisch een perceptief gehoorverlies zijn vastgesteld. De overige criteria zijn twee episoden van duizeligheid, oorsuizen of een drukgevoel in het oor; andere oorzaken dienen uitgesloten te zijn. Meestal is de oorzaak onbekend. In enkele gevallen is de oorzaak een middenoorziekte. Dan spreekt men van het syndroom van Ménière.[34] De ziekte van Ménière is zeldzaam, al noemen patiënten Ménière vaak als synoniem voor duizeligheid.

Overige labyrintpathologie Indien bij een acute of chronische otitis media het labyrint betrokken raakt bij het ontstekingsproces, kunnen er koorts, acute draaiduizeligheid en (verergering van) gehoorverlies optreden als symptomen van een bacteriële labyrintitis. Ook andere aandoeningen van het labyrint (aantasting door cholesteatoom, infarct, herpes zoster oticus of trauma) kunnen leiden tot duizeligheid en slechter horen.[35]

Centrale oorzaken Centrale oorzaken van draaiduizeligheid zijn aandoeningen van de hersenstam of het cerebellum, onder meer ten gevolge van een CVA of TIA in het vertebrobasilair gebied. In de regel zijn er dan ook andere, neurologische, verschijnselen, zoals ataxie, dysartrie, diplopie, dysfagie of een zogenoemde centrale nystagmus. Bij migraine en multipele sclerose treedt in de loop van de ziekte ook wel duizeligheid op. Een neurinoom van de N. acusticus (brughoektumor) leidt tot uitval van de N. VIII en andere hersenzenuwen (V, VI en VII). Het is een zeldzaam beeld, waarbij eenzijdig, progressief gehoorverlies optreedt, evenals oorsuizen, later gevolgd door een licht gevoel in het hoofd, een onstabiel gevoel en soms draaiduizeligheid.

Reisziekte Wagenziekte en zeeziekte ontstaan door blootstelling aan sterk schommelende bewegingen. Reisziekte treedt dikwijls bij kinderen op. De duizeligheid gaat gepaard met heftige misselijkheid en braken.

Licht gevoel (in het hoofd)
Een licht gevoel in het hoofd of het gevoel bijna flauw te vallen kan het gevolg zijn van onvoldoende cerebrale perfusie (presyncope). Dit wordt niet zelden veroorzaakt door orthostatische hypotensie of vasovagale collaps, soms door hartziekten, ernstig bloedverlies of extreme anemie.

Orthostatische hypotensie Orthostatische hypotensie komt meer op middelbare en oudere leeftijd voor. De diagnose wordt gesteld bij een systolische bloeddrukdaling van minimaal 20 mmHg of een systolische bloeddruk van minder dan 90 mmHg binnen vijf minuten na opstaan.[36]

Tabel 1	Diagnostisch schema duizeligheid.			
draaiduizeligheid	perifeer	BPPD		v
		neuritis vestibularis		s
		M. Ménière		z
		reisziekte		s
		overige labyrintpathologie		z
	centraal	*CVA (incl. TIA)*		s
		migraine		z
		multipele sclerose		z
		cerebellaire processen		z
licht gevoel (in het hoofd)	cardiovasculair	orthostatische hypotensie		v
		hartritme- of geleidingsstoornissen		z
		structurele hartafwijkingen		z
		ernstig bloedverlies of extreme anemie		z
	psychisch	somatisatie		s
		depressie		z
		angststoornissen		s
	medicatie	bijwerking medicatie		s
bewegingsonzekerheid		visusstoornissen		s
		loopstoornissen		s
overig		hypoglykemie		z
		postcommotioneel syndroom		s

v = vaak oorzaak van duizeligheid in de huisartspraktijk;
s = soms;
z = zelden.
Schuingedrukt: noodzakelijk in elk geval uit te sluiten.

Overigens kunnen ook bij een geringere bloeddrukdaling al klachten optreden.[37] Provocatie kan optreden na een maaltijd, door warmte en stoppen met inspanning. Flauwvallen *na* inspanning berust dus op een orthostatisch effect. Typisch is ook het optreden van orthostatische klachten bij ouderen die diuretica gebruiken bij warm weer. Orthostatische hypotensie als bijwerking van een medicament komt veel voor.

Vasovagale collaps Vasovagale collaps (flauwvallen) en bijna-collaps komen veelal bij jongeren voor. Lang staan, warmte en emoties (bijv. flauwvallen na een injectie) zijn aanleidingen. Ook pijn, mictie en defecatie kunnen een dergelijke reactie uitlokken.[38] Hierbij treden bleekheid, misselijkheid en transpireren op. De polsfrequentie is kenmerkend verlaagd. Dit kan leiden tot ongerustheid, maar meestal is voor de arts de aanleiding en daardoor het goedaardige karakter van de klacht duidelijk.

Hartziekten Een aantal cardiale aandoeningen, zoals aortastenose of cardiomyopathie, uit zich in flauwvallen bij inspanning. Dit berust in principe op onvermogen om het hartminuutvolume te verhogen. Ritmestoornissen kunnen optreden zonder aanleiding en zonder prodromale verschijnselen, al voelt men soms hartkloppingen. Een cardiale voorgeschiedenis en vooral een eerder doorgemaakt infarct in de anamnese of op het ECG maakt verdere cardiologische analyse noodzakelijk.[38] Flauwvallen bij schrikken of duiken kan wijzen op een lang QT-syndroom. Daarbij treden soms fatale ritmestoornissen op. Bij deze aandoeningen betreft het bewustzijnsverlies (syncope) of bijna-flauwvallen; in het laatste geval kan de patiënt dit omschrijven als duizeligheid.

Ernstig bloedverlies of extreme anemie Ook bij ernstig bloedverlies of extreme anemie kan een licht gevoel in het hoofd optreden, vooral bij opstaan en lopen. Er is dan tevens sprake van extreme moeheid, bleekheid en van symptomen die met de oorzaak samenhangen – zoals melaena.

Psychische problemen Bij 15 tot 40% van de patiënten met duizeligheid in de eerste lijn hebben psychische problemen een causale of bijdragende rol.[16,20,39,40] Met name angststoornissen kunnen leiden tot een licht gevoel in het hoofd. In het bijzonder bij chronische duizeligheid en bij jongere patiënten moet hieraan gedacht worden.[41] Het gaat meestal om een licht zweverig gevoel dat langdurig aanwezig is. Andere klachten die dikwijls functioneel zijn, zoals hoofdpijn en moeheid, zijn vaak tegelijk aanwezig. Navraag naar symptomen van angststoornissen is nuttig. In de NHG-Standaard Angststoornissen worden genoemd: hartkloppingen, transpireren, trillen, benauwdheid, pijnklachten, maagklachten, tintelingen, dove gevoelens, warmte- of koudesensaties, derealisatie- of depersonalisatiegevoelens, rusteloosheid, snel vermoeid zijn, concentratieproblemen, prikkelbaarheid en slaapproblemen.[42] Hierbij kan hyperventilatie optreden. Vroeger sprak men dan van het hyperventilatiesyndroom. De moderne term is paniekaanval met hyperventileren. Minder vaak is er sprake van een depressie of somatisatiestoornis.[43,44]

Medicatie Medicamenten die tot duizeligheid kunnen leiden, zijn antihypertensiva, vasodilatantia, NSAID's, antiparkinsongeneesmiddelen, alfablokkers (bij prostaathyperplasie) en psychotrope stoffen. Niet zelden gaat het om orthostatische hypotensie. Lisdiuretica zoals furosemide en vrijwel alle antibiotica kunnen ook echte vertigo veroorzaken.[45]

Bewegingsonzekerheid
Bij bewegingsonzekerheid (desequilibrium) zijn er vrijwel altijd verschillende contribuerende factoren. Het is daarom zinvol systematisch een aantal mogelijkheden na te lopen. Visusstoornissen (ernstige refractiestoornis, oogspierpareses, maculadegeneratie), loopstoornissen (bijv. in het kader van M. Parkinson) en aandoeningen van de cervicale wervelkolom kunnen bijdragen aan het gevoel van desequilibrium.

Overige oorzaken
Hypoglykemie Duizeligheid in het kader van een hypoglykemie bij diabetes mellitus berust op een metabole oorzaak. De hersenen zijn vrijwel geheel van toevoer van voldoende glucose afhankelijk. Waarden onder 2,5 mmol/l geven daarom zogenoemde neuroglykopene verschijnselen: duizeligheid, hoofdpijn, eventueel verwardheid en bewustzijnsdaling (delier). Bij nog lagere waarden treedt het hypoglykemisch coma in.

Postcommotioneel syndroom Na een schedeltrauma komen soms nog enige tijd klachten voor van hoofdpijn, misselijkheid en ook duizeligheid. Dit geeft in de regel geen diagnostische problemen.

Vaak is er sprake van meer dan één oorzaak van duizeligheid, vooral bij ouderen.[39]

5 Kansverdeling van diagnosen

De verdeling van diagnosen bij patiënten met duizeligheid als contactreden bij de huisarts is weergegeven in tabel 2. In ruim een derde van de gevallen komt de huisarts niet verder dan de symptoomdiagnose duizeligheid.[17] In 16% van de gevallen kan een van de vertigineuze syndromen gediagnosticeerd worden. Het gaat daarbij meestal om BPPD.[31] Er zijn aanwijzingen dat deze diagnose vaak gemist wordt.[46,47] Slechts 3% krijgt de diagnose 'hyperventilatie'. In buitenlandse literatuur worden veel hogere cijfers gevonden voor angstklachten, vooral onder de 40 jaar.[48,49] [A]

INVLOED VAN DE LEEFTIJD

Bij draaiduizeligheid is ook bij ouderen BPPD het meest waarschijnlijk.[50] Bij ouderen met aanhoudende vertigo of acute vertigo moet gedacht worden aan een CVA of TIA in het vertebrobasilair gebied, zeker indien er sprake is van een verhoogd cardiovasculair risico. Recent Nederlands onderzoek liet zien dat bij ouderen in de huisartspraktijk een cardiovasculaire aandoening de meest voorkomende oorzaak van duizeligheid was; bijwerking van medicatie droeg bij één op de vier ouderen bij aan de duizeligheid.[39] Bij ouderen komt een angststoornis nogal eens voor, maar dit is zelden de enige oorzaak van duizeligheid.[16,34,39,51] Bij kinderen komt duizeligheid niet vaak voor; oorzaken bij hen zijn vooral migraine, oogafwijkingen, BPPD en reisziekte.[52]

Tabel 2	Einddiagnosen bij de klacht duizeligheid in de huisartspraktijk (a-priorikansen in procenten).[17]
symptoomdiagnose duizeligheid	36
vertigineuze syndromen/labyrintitis	16
orthostatische hypotensie	4
hypertensie	1
ijzergebrekanemie	3
bovenste luchtweginfectie en andere virusziekten	3
CVA en TIA	2
psychische problemen	6
geneesmiddelenbijwerking	3
hersenschudding	1
overige oorzaken	25
totaal	100

De percentuele verdeling van de verschillende aandoeningen die ten grondslag liggen aan de klacht duizeligheid is sterk afhankelijk van de setting.[53] Op KNO-poliklinieken werd bij 35 tot 55% een perifere vestibulaire stoornis gevonden, bij 10 tot 25% een psychische oorzaak en bij 5% een cerebrovasculaire verklaring.[18] Binnen de groep vestibulaire stoornissen komt bij de KNO-arts het syndroom van Ménière relatief vaak voor; de huisarts stelt juist vaker de diagnose BPPD en neuritis vestibularis.[54] Een hersentumor als oorzaak van duizeligheid komt in de huisartspraktijk zelden voor.[18,25]

6 Betekenis van de voorgeschiedenis

Bij vertigo is van belang of er in het verleden episodes van de ziekte van Ménière zijn geweest. Het is belangrijk de verschijnselen goed na te vragen, want de indruk bestaat dat patiënten (en ook artsen?) deze diagnose in het verleden vaak ten onrechte hebben gesteld. Bij ouderen met acute vertigo en een verhoogd cardiovasculair risico moet men eerder denken aan een TIA of CVA.

Hartritmestoornissen, die vooral bij ouderen worden gezien, kunnen leiden tot een acute duizeligheid die zich niet als vertigo maar als presyncope manifesteert. Bij presyncope zijn daarom vooral de leeftijd en voorgeschiedenis van belang voor de te verwachten diagnose. Een angststoornis of depressie in het verleden maakt een recidief als oorzaak voor de actuele klacht meer waarschijnlijk.

7 Betekenis van de anamnese

De anamnese is verreweg het belangrijkst bij het onderscheiden van de verschillende klinische entiteiten.[18,20,25,55] [C]

Gevraagd wordt naar de volgende aspecten.

AARD VAN DE KLACHT

Wat bedoelt de patiënt met duizeligheid: het gevoel te bewegen of te draaien, het gevoel dat dingen om de patiënt bewegen (dat is draaiduizeligheid), een licht gevoel in het hoofd, een onvast/wankel gevoel of het gevoel flauw te vallen? Het al of niet aanwezig zijn van een draaisensatie is van belang, maar de patiënt geeft dit niet altijd goed aan. Daarom moeten ook andere aspecten zoals onderstaand bij de diagnostiek betrokken worden.[56,57]

INTENSITEIT

Blijft de patiënt in bed (dat valt vooral bij neuritis vestibularis en bij Ménière te verwachten)? In hoeverre worden ADL belemmerd?

BEGIN EN BELOOP

Zijn het begin en beloop acuut, aanvalsgewijs zonder aanleiding (ziekte van Ménière, hartritmestoornissen), continu (bijwerking medicatie), of steeds recidiverend afhankelijk van houding of beweging (BBPD, orthostatische hypotensie)?

DUUR

Draaiduizeligheid komt meestal in episoden, bijna altijd met een acuut begin. De duur ervan is bij BPPD seconden, bij de ziekte van Ménière uren en bij neuritis vestibularis dagen. Bij orthostatische hypotensie, vasovagale aanvallen en aritmieën duren aanvallen meestal minuten. Zich chronisch licht in het hoofd te voelen komt vaak voor bij angststoornissen[41,58] en bij duizeligheid als bijwerking van medicatie.

BEGELEIDENDE VERSCHIJNSELEN

Misselijkheid, braken en transpireren zijn vasovegetatieve gevolgen van acute draaiduizeligheid; ook angst kan daarbij optreden. Andere begeleidende verschijnselen die kunnen optreden: hartkloppingen (meestal bij paniekaanval, soms gevolg van ritmestoornis), oorsuizingen of afname gehoor (passen vooral bij ziekte van Ménière, eventueel ook bij acusticusneurinoom), dubbelzien, gestoorde spraak of ataxie (CVA of TIA). Ook is het zinvol om te vragen naar klachten passend bij angst en depressie.[33]

CONTEXT

Was er sprake van een voorafgaand trauma? Was er al ziekte, stress?

MEDICATIE

Het is belangrijk om na te gaan welke medicamenten de patiënt sinds wanneer gebruikt ('medicatiecheck').

BEÏNVLOEDENDE FACTOREN

Beïnvloedende factoren zijn hoofdbeweging (lokt BPPD uit), opstaan vanuit liggende of zittende houding (bij orthostase en ook bij desequilibrium) en inspanning (eventueel bij hartafwijking).

GEVOLGEN

Bij ouderen is het goed expliciet te vragen naar (regelmatig) vallen. Ook de heteroanamnese is daarbij van belang.

> **Alarmsignalen[25]**
>
> - draaiduizeligheid met acuut begin, met bij neurologisch onderzoek aanwijzingen voor uitval in hersenstam of cerebellum: TIA of CVA
> - licht gevoel in het hoofd of neiging tot flauwvallen met bij onderzoek afwijkend hartritme (bradycardie, tachycardie irregulier) of lage tensie: overweeg ritme- of geleidingsstoornis. Bij ouderen > 65 jaar, bij cardiovasculaire problemen in de voorgeschiedenis of bij cardiovasculaire medicatie neemt de verdenking hierop toe
> - duizeligheid die optreedt tijdens inspanning kan wijzen op een uitvloedbelemmering van het hart zoals bij aortastenose of cardiomyopathie
> - langdurige duizeligheid met eenzijdig gehoorverlies kan wijzen op een acusticusneurinoom

8 Betekenis van het lichamelijk onderzoek

POLS EN BLOEDDRUK

Pols: frequentie, regelmaat (evt. hartritmestoornis).

Bloeddruk: meting in liggende of zittende positie na vijf minuten rust.

Orthostatische hypotensietest: bloeddrukmeting na vijf minuten in liggende positie, gevolgd door bloeddrukmeting in staande positie na resp. één, twee en drie minuten. Indien de systolische bloeddruk tussen minuut 2 en 3 nog daalt: ook nog meting na vier en vijf minuten. De test is positief indien de systolische bloeddruk minimaal 20 mmHg daalt of indien de systolische bloeddruk minder dan 90 mmHg wordt.[36]

AUSCULTATIE VAN HET HART

Van belang zijn hartritme en souffles (evt. klepafwijkingen).

INSPECTIE VAN DE TROMMELVLIEZEN

Trommelvlies beoordelen op indicatie (gehoorverlies, pijn, KNO-voorgeschiedenis). Men kan bijvoorbeeld de aanwezigheid van een acute middenoorontsteking of chronisch loopoor vaststellen of tekenen van aantasting van het horizontale kanaal van het evenwichtsorgaan (fistelsymptoom) door een cholesteatoom.

NYSTAGMUS

Bij draaiduizeligheid (vertigo) is nystagmus te verwachten. Kenmerken van een centrale nystagmus (passend bij een intracerebrale aandoening) zijn nystagmus die niet verdwijnt bij fixeren, nystagmus in verticale richting en positiegebonden duizeligheid die niet afneemt in de ingenomen positie van het hoofd. Ook een nystagmus *zonder* duizeligheidsklachten wijst op een centrale neurologische aandoening (zie ook kader).

Nystagmus[59]

Voor het opsporen van een nystagmus is de bril van Frenzel een nuttig instrument. De sterk positieve glazen bemoeilijken de visuele fixatie en daarmee de onderdrukking van de nystagmus. Bovendien vergemakkelijken ze de inspectie van de oogbeweging, zeker wanneer aan de binnenzijde van de bril twee kleine lampjes branden.

Soorten nystagmus
Nystagmus is een onwillekeurige, ritmische oogbeweging. Meestal is de nystagmus van het zaagtandtype; er is een langzame beweging naar één kant en een snelle terug. De richting van de nystagmus wordt benoemd naar de snelle fase.
Instelnystagmus: bij wat verder kijken naar opzij treedt een nystagmus op die snel weer uitdooft. Dit is fysiologisch.
Congenitale nystagmus: sommige mensen hebben een aangeboren nystagmus. Deze is meestal niet van het zaagtandtype. In de regel weet de patiënt dat hij dit verschijnsel heeft.
Optokinetische nystagmus: men laat de patiënt naar horizontaal bewegende beelden kijken; normaal treedt dan een nystagmus op met een langzame fase met de beelden mee, waarna een snelle beweging volgt tegengesteld aan de richting van de prikkel.
Vestibulaire nystagmus: bij ziekte van het labyrint treedt spontaan of na provocatie (bijvoorbeeld bij de dix-hallpike-test) een nystagmus op die horizontaal (of horizontaal-rotatoir) is. Bij uitval van een labyrint is de richting (de snelle fase dus) van de nystagmus van het zieke labyrint af. Vaak zijn er tevens misselijkheid en braken.
Centrale nystagmus: een nystagmus door neurologische oorzaak, in het bijzonder in de hersenstam of het cerebellum. Deze nystagmus kan allerlei vormen hebben en hoeft niet met duizeligheid en braken gepaard te gaan. Aanwijzingen voor een centrale aard van de nystagmus zijn verticale nystagmus, nystagmus die verandert van richting met de blikrichting en nystagmus die niet verdwijnt bij fixatie.

Interpretatie
Hoe moet de algemeen arts een nystagmus interpreteren? Interpretatie is moeilijk en zoeken naar nystagmus is niet nodig voor de diagnostiek van de huisarts.[25] Indien een nystagmus wordt gezien, is het zinvol te beoordelen of er een onschuldige oorzaak bekend is. Daarvoor zijn de volgende vragen belangrijk.
1. Is dit een instelnystagmus? (fysiologisch)
2. Zo nee, is het vestibulaire nystagmus die past bij de klachten, dat wil zeggen horizontaal (rotatoir) en snel uitdovend bij een patiënt met draaiduizeligheid? (perifeer, onschuldig)
3. Zo nee, is de patiënt allang bekend met dit fenomeen? (waarschijnlijk congenitaal)

Indien een van deze vragen met 'ja' wordt beantwoord, is geen verdere actie nodig. Indien niet, dan kan het om een centrale nystagmus gaan en is verder neurologisch onderzoek noodzakelijk.

OVERIG NEUROLOGISCH ONDERZOEK

Oriënterend neurologisch onderzoek is bij ouderen met heftige vertigo zinvol in verband met een mogelijk CVA. Men zoekt dan naar uitvalsverschijnselen van de hersenstam of het cerebellum (diplopie, dysartrie, dysfagie, ernstige ataxie, van richting wisselende of verticale nystagmus).

SPECIFIEKE TESTS

Hoewel richtlijnen voor duizeligheid tal van testen adviseren voor de diagnostiek van duizeligheid, is het goed dat men zich realiseert dat er tot op heden maar weinig evidentie is voor de toepassing van diagnostische testen. Slechts een klein gedeelte van alle beschikbare testen is daadwerkelijk onderzocht op z'n diagnostische waarde (het gaat hierbij vooral om testen voor vestibulaire aandoeningen). Bij de daadwerkelijk onderzochte testen vond onderzoek meestal plaats in een tweede- of derdelijnssetting, waarbij de onderzoekspopulatie niet representatief was voor de huisartsenpraktijk.[60]

De volgende testen worden in de praktijk regelmatig toegepast.

- Bij vertigo wordt vaak de *dix-hallpiketest* aanbevolen (zie figuur 2). Dit is een dynamische evenwichtsproef. De opgewekte nystagmus treedt op na een korte latentieperiode, is horizontaal-rotatoir van richting met de snelle slag in de richting van het onderliggende oor, uitputbaar, duurt ongeveer een halve minuut, wijst op een perifere labyrintaire aandoening en zou kenmerkend zijn voor BPPD. De sensitiviteit varieert van 59 tot 87%.[61,62] [E] Voor de huisarts voegt hij weinig toe aan de anamnese die meestal voldoende duidelijk is.[25] [C]

- Bij ouderen wordt wel de *get up and go*-test gedaan: opstaan vanuit zit, lopen naar de andere kant van de kamer, omdraaien en teruglopen.[63] De interpretatie is als volgt. Indien de patiënt deze procedure binnen twintig seconden kan uitvoeren, is er geen ernstige kracht- of balansstoornis; de patiënt zou dan bijvoorbeeld zonder problemen alleen naar buiten kunnen.[64] Bij moeite met opstaan is de kracht van de quadriceps mogelijk onvoldoende. Circumductiebeweging past bij parese, bijvoorbeeld na CVA; breed gangspoor bij cerebellaire afwijking of polyneuropathie (in het laatste geval veel erger bij gesloten ogen). Parkinsonisme valt op door onder meer startproblemen, voorovergebogen houding, niet meebewegen van armen en moeite met omdraaien. Als er een loopstoornis is, moet men vervolgens ook de mobiliteit van heupen, knieën en enkels beoordelen (voor de differentiaaldiagnose).

- Moeilijker tests die bruikbaar zijn, zijn *koorddansergang, op één been staan* en *hinkelen*. Bij de koorddansergang loopt de patiënt zes tot acht passen voetje voor voetje. Iets moeilijker is het dertig seconden op één been staan. Het moeilijkst is het afwisselend hinkelen op één been. De koorddansergang is vooral gestoord bij cerebellaire stoornissen. Bij lichte piramidebaanstoornissen is ook staan op één been onmogelijk. Hinkelen is geschikt om geringe en asymmetrische functiestoornissen op te sporen bij patiënten die in een normaal looptempo geen afwijkingen laten zien.[65]

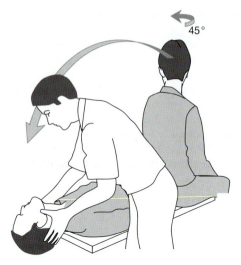

Figuur 2 Dix-hallpiketest.

De test van Unterberger is ongeschikt om de vestibulaire functie te testen. De proef onderscheidt niet tussen patiënten met klachten of afwijkingen en gezonden.[66] De romberg-test is een achterstrengtest. Deze test is bij gezonden en veel patiënten met niet-organische evenwichtsstoornissen ook vaak positief.[65] Om deze redenen wordt de romberg-test niet aanbevolen bij het onderzoek naar duizeligheid.[25] [C]

9 Betekenis van eenvoudig aanvullend onderzoek

Laboratoriumonderzoek heeft een zeer beperkte betekenis bij de diagnostiek van duizeligheid.

BLOEDONDERZOEK

Alleen Hb en glucose zijn (zeer zelden) wel eens afwijkend.[18]

ECG

Nader cardiologisch onderzoek zoals ECG of ambulante ECG-registratie kan zinvol zijn bij een licht gevoel in het hoofd met daarbij syncope, bleek zien, hartkloppingen, hogere leeftijd of cardiovasculaire voorgeschiedenis c.q. medicatie of het ontbreken van aanwijzingen voor een psychogene oorzaak.[25] [C]

OVERIG AANVULLEND ONDERZOEK

Ander aanvullend onderzoek dat soms van toegevoegde waarde kan zijn, is visusonderzoek, onderzoek naar polyneuropathie (bijvoorbeeld met behulp van semmes-weinstein-monofilament)[67,68] en screenend psychiatrisch onderzoek (bijvoorbeeld met behulp van een vragenlijst zoals de PRIME-MD Patient Health Questionnaire).[69,70]

10 Betekenis van complex aanvullend onderzoek

Bij het specialistisch onderzoek zal gezocht worden naar labyrintaire en niet-labyrintaire oorzaken van duizeligheid met behulp van de volgende onderzoeken. Verwijzing hiervoor is geïndiceerd bij acute draaiduizeligheid met oorproblemen, bij tekenen van centrale neurologische pathologie (hersenstam-, cerebellum-, of andere uitvalsverschijnselen), bij aanwijzingen voor cardiale problemen en soms bij duizeligheid zonder duidelijke oorzaak, vanwege de ernst of de ongerustheid.[18,25] [C]

AUDIOMETRIE

Een eenzijdig *fluctuerend perceptief* gehoorverlies is obligaat voor de diagnose ziekte van de ziekte van Ménière. Het acusticus neurinoom kenmerkt zich door een eenzijdig perceptief gehoorverlies met een slechte spraakverstaanbaarheid in het aangedane oor. Bij een neuritis vestibularis zijn er geen cochleaire verschijnselen.

ELEKTRONYSTAGMOGRAFIE

Elektronystagmografie (ENG) met provocatietests en calorisatie met koud en warm water is een techniek voor registratie van nystagmus. Een partiële of totale uitval van een evenwichtsorgaan hierbij kan wijzen op brughoekpathologie (acusticusneurinoom), een neuritis vestibularis of de ziekte van Ménière. De sensitiviteit voor vestibulaire afwijkingen is redelijk, maar er zijn twijfels over het vermogen van de test om onderscheid te maken tussen centrale en perifere vestibulaire aandoeningen.[18,21]

CT-SCAN OF MRI

Beeldvormend onderzoek is onmisbaar ter uitsluiting van brughoekpathologie, bij verdenking op een fistel van het horizontale kanaal of bij verdenking op een aandoening van het cerebellum of de hersenstam. MRI heeft de voorkeur.[35]

Met behulp van complex aanvullend onderzoek is het helaas veelal niet goed mogelijk om te bepalen welke van de systemen die een rol spelen bij de handhaving van het evenwicht, uitgevallen is. De opbrengst is namelijk slecht wanneer er geen klachten zijn of wanneer de bevindingen bij lichamelijk onderzoek in de richting wijzen van een neurologische of cardiovasculaire aandoening.[18] Het specialistisch-diagnostisch onderzoek bij duizeligheid leidt dan ook zelden in slechts één bepaalde diagnostische richting. In de praktijk levert het beperkte informatie op over de onderliggende oorzaak.[19]

VALPOLIKLINIEK

Bij ouderen met duizeligheidsklachten kan op steeds meer plaatsen uitvoerige analyse door de geriater worden verricht. Dit lijkt vooral aangewezen bij frequent vallen in verband met de dan sterk toenemende kans op ernstige fracturen. Mogelijkheden zijn onder andere functieonderzoek naar balansstoornissen (stabilometrie) en naar orthostatische hypotensie (tilt-tabletests). Vanuit deze zogenaamde valpoli kan zo nodig gericht naar andere specialisten worden verwezen.

11 Samenvatting

Duizeligheid is voor arts en patiënt een vage klacht. Voor de patiënt is ongerustheid regelmatig een aanleiding voor een bezoek aan de arts. Vooral de anamnese is behulpzaam bij een indeling in een diagnostische categorie. Zeer zelden is er sprake van een ernstige aandoening die verwijzing nodig maakt. Duizeligheid bij de huisarts is geen typisch KNO-probleem, zoals vaak gedacht wordt; het meest komen ouderen met presyncope of bewegingsonzekerheid voor. Bij de diagnostiek gaat men uit van het type van de duizeligheid en het beloop. Is er sprake van een echte bewegingssensatie, zoals draaiduizeligheid, dan is het evenwichtsorgaan dikwijls de bron van de klacht. Als het daarbij gaat om een acute, heftige en langerdurende draaiduizeligheid, dan is de oorzaak de ziekte van Ménière, neuritis vestibularis of een CVA. Bij herhaalde, korte aanvallen gaat het dikwijls om een benigne paroxismale positieveranderingsduizeligheid. Vaak vormt de aanleiding de sleutel voor de diagnose: provocatie van klachten door opstaan (orthostase), bij opstaan en gaan lopen (desequilibrium), bij schrik of pijn (vasovagale collaps) of bij inspanning (hartaandoening?).

Een licht gevoel in het hoofd kan vrijwel continu zijn (angststoornis, medicatiegebruik). Bij vertigo wordt vaak de dix-hallpiketest aanbevolen. Of die iets toevoegt aan de anamnese bij het stellen van de diagnose BPPD is niet zeker.

Indien geen duidelijke diagnose gesteld kan worden, is het zinvol ervan uit te gaan dat verschillende oorzaken een bijdrage aan de klacht kunnen leveren. Nalopen van enkele factoren die te verbeteren zijn, lijkt dan de beste tactiek. Daartoe behoren medicatiegebruik, visus, gehoor, mobiliteit en psychische status (angst, depressie).

Alarmsignalen zijn vooral langdurige, eenzijdige duizeligheid en gehoorverlies (acusticusneurinoom) en neurologische symptomen zoals diplopie, dysartrie, ataxie of parese (aandoeningen cerebellum of hersenstam).

Vooral bij ouderen is een centrale oorzaak mogelijk. Het is zinvol daarbij niet klakkeloos uit te gaan van atherosclerose als oorzaak, maar alleen objectiveerbare aandoeningen als oorzaak te accepteren.

Literatuur

1 Linden MW van der, Westert GP, Bakker D de, et al. Tweede Nationale Studie naar ziekten en verrichtingen in de huisartspraktijk: klachten en aandoeningen in de bevolking en in de huisartspraktijk. Utrecht: Nivel, 2004.
2 Kroenke K, Price RK. Symptoms in the community. Prevalence, classification, and psychiatric comorbidity. Arch Intern Med 1993 November 8;153(21):2474-80.
3 Neuhauser HK, Radtke A, Brevern M von, Lezius F, Feldmann M, Lempert T. Burden of dizziness and vertigo in the community. Arch Intern Med 2008 October 27;168(19):2118-24.
4 Tamber AL, Bruusgaard D. Self-reported faintness or dizziness – comorbidity and use of medicines. An epidemiological study. Scand J Public Health 2009 August;37(6):613-20.
5 Wiltink J, Tschan R, Michal M et al. Dizziness: anxiety, health care utilization and health behavior – results from a representative German community survey. J Psychosom Res 2009 May;66(5):417-24.
6 Yardley L, Owen N, Nazareth I, Luxon L. Prevalence and presentation of dizziness in a general practice community sample of working age people. Br J Gen Pract 1998 April;48(429):1131-5.
7 Colledge NR, Wilson JA, Macintyre CC, MacLennan WJ. The prevalence and characteristics of dizziness in an elderly community. Age Ageing 1994 March;23(2):117-20.
8 Gassmann KG, Rupprecht R. Dizziness in an older community dwelling population: a multifactorial syndrome. J Nutr Health Aging 2009 March;13(3):278-82.
9 Jonsson R, Sixt E, Landahl S, Rosenhall U. Prevalence of dizziness and vertigo in an urban elderly population. J Vestib Res 2004;14(1):47-52.
10 Sloane P, Blazer D, George LK. Dizziness in a community elderly population. J Am Geriatr Soc 1989 February;37(2):101-8.
11 Kruschinski C, Kersting M, Breull A, Kochen MM, Koschack J, Hummers-Pradier E. [Frequency of dizziness-related diagnoses and prescriptions in a general practice database]. Z Evid Fortbild Qual Gesundhwes 2008;102(5):313-9.
12 Sloane PD. Dizziness in primary care. Results from the National Ambulatory Medical Care Survey. J Fam Pract 1989 July;29(1):33-8.
13 Maarsingh OR, Dros J, Schellevis FG, Weert HC van, Bindels PJ, Horst HE van der. Dizziness reported by elderly patients in family practice: prevalence, incidence, and clinical characteristics. BMC Fam Pract 2010 January 11;11(1):2.
14 Simon NM, Pollack MD, Tuby KS, Stern ThA. Dizziness and panic disorder: a review of the association between vestibular dysfunction and anxiety. Ann Clin Psychiatry 1998;10:75-80.
15 Bailey KE, Sloane PD, Mitchell M, Preisser J. Which primary care patients with dizziness will develop persistent impairment? Arch Fam Med 1993 August;2(8):847-52.
16 Kroenke K, Lucas CA, Rosenberg ML, Scherokman BJ. Psychiatric disorders and functional impairment in patients with persistent dizziness. J Gen Intern Med 1993 October;8(10):530-5.
17 Okkes IM, Oskam SK, Lamberts H. Van klacht naar diagnose. Bussum: Coutinho, 1998.
18 Hoffman RM, Einstadter D, Kroenke K. Evaluating dizziness. Am J Med 1999 November;107(5):468-78.
19 Colledge NR, Barr-Hamilton RM, Lewis SJ, Sellar RJ, Wilson JA. Evaluation of investigations to diagnose the cause of dizziness in elderly people: a community based controlled study. BMJ 1996;313(7060):788-92.

20 Kroenke K, Lucas CA, Rosenberg ML, et al. Causes of persistent dizziness. A prospective study of 100 patients in ambulatory care. Ann Intern Med 1992; 117(11):898-904.
21 Therapeutics and Technology Assessment Subcommittee. Assessment: electronystagmography. Report of the Therapeutics and Technology Assessment Subcommittee. Neurology 1996;46:1763-6.
22 Nazareth I, Yardley L, Owen N, Luxon L. Outcome of symptoms of dizziness in a general practice community sample. Fam Pract 1999 December;16(6):616-8.
23 Lamberts H. In het huis van de huisarts. Verslag van het Transitieproject. Lelystad: Meditekst, 1994.
24 Lawson J, Fitzgerald J. Birchall J, et al. Diagnosis of geriatric patients with severe dizziness. J Am Geriatr Soc 1999;47:12-7.
25 Verheij AAA, Weert HCPM van, Lubbers WJ, et al. NHG-Standaard Duizeligheid. Huisarts Wet 2002; 45:601-9.
26 Hornsveld HK. Farewell to the hyperventilation syndrome. Dissertatie. Amsterdam: Universiteit van Amsterdam, 1996.
27 Drachman DA, Hart CW. An approach to the dizzy patient. Neurology 1972;22:323-34.
28 Baloh RW, Yue Q, Socotch TM, Jacobson KM. White matter lesions and disequilibrium in older people. A case control comparison. Arch Neurol 1995;52:970-4.
29 Smith PF, Darlington CL. A possible explanation for dizziness following SSRI discontinuation. Acta Otolaryngol 2010 Feb 10 [Epub ahead of print].
30 Sloane PD, Baloh RW. Persistent dizziness in geriatric patients. J Am Geriatr Soc 1989 November;37(11): 1031-8.
31 Plas JPL van der, Tijssen CC. Benigne paroxysmale positieduizeligheid. Ned Tijdschr Geneeskd 1998; 142:2669-74.
32 Koelliker P, Summers R, Hawkins B. Benign paroxysmal positional vertigo: Diagnosis and treatment in the emergency department – a review of the literature and discussion of Canalith-repositioning maneuvers. An Emerg Med 2001;37:392-8.
33 Baloh RW. Vestibular neuritis. N Eng J Med 2003; 348:1027-32.
34 James AL, Burton MJ. Betahistine for Meniere's disease or syndrome (Cochrane review). In: The Cochrane Library, Issue 1. Oxford: Update Software; 2001.
35 Leusden HAIM van (red). Diagnostisch Kompas 2003. Amstelveen: College voor Zorgverzekeringen, 2003.
36 Brignole M, Alboni P, Benditt DG et al. Guidelines on management (diagnosis and treatment) of syncope-update 2004. Europace 2004 November;6(6): 467-537.
37 Hackel A, Linzer M, Anderson N. Cardiovascular and cathecholamine responses to head-up tilt in the diagnosis of recurrent unexplained syncope in elderly patients. J Am Geriatr Soc 1991;39:663-8.
38 Kapoor W.N. Syncope. N Eng J Med 2000;343:1856-62.
39 Maarsingh OR, Dros J, Schellevis FG et al. Causes of persistent dizziness in elderly patients in primary care. Ann Fam Med 2010 May;8(3):196-205.
40 Sloane PD, Dallara J, Roach C, Bailey KE, Mitchell M, McNutt R. Management of dizziness in primary care. J Am Board Fam Pract 1994 January;7(1):1-8.
41 Eckhardt-Henn A, Breuer P, Thomalske C, et al. Anxiety disorders and other psychiatric subgroups in patients complaining of dizziness. J Anxiety Disord 2003;17:369-88.
42 Terluin B, Heest FB van, Meer K van der, Neomagus GJH, Hekman J, Aulbers LPJ, Starreveld JS, Grol MH. NHG Standaard Angststoornissen. Huisarts Wet 2004;47:26-37.
43 Furman JM, Jacob RG. Psychiatric dizziness. Neurology 1997;48:1161-6.
44 Asmundson GJG, Larsen DK, Stein MB. Panic disorder and vestibular disturbance: an overview of empirical findings and clinical implications. J Psychosom Res 1998;44:107-20.
45 Rascoll O, Hain TC, Brefel C, et al. Antivertigo medications and drug-induced vertigo. Drugs 50;5: 777-91.
46 Pollak L. Awareness of benign paroxysmal positional vertigo in central Israel. BMC Neurol 2009 Apr 22;9:17.
47 Kruschinski C, Kersting M, Breull A, Kochen MM, Koschack J, Hummers-Pradier E. Frequency of dizziness-related diagnoses and prescriptions in a general practice database. Z Evid Fortbild Qual Gesundhwes 2008;102(5):313-9.
48 Simon NM, Pollack MD, Tuby KS, Stern ThA. Dizziness and panic disorder: a review of the association between vestibular dysfunction and anxiety. Ann Clin Psychiatry 1998;10:75-80.
49 Clark MR, Sullivan MD, Fischl M, et al. Symptoms as a clue to otologic and psychiatric diagnosis in patients with dizziness. J Psychosom Res 1994;38: 461-70.
50 Oghalai JS, Manolidis S, Barth JL, et al. Unrecognized benign paroxysmal positional vertigo in elderly patients. Otolaryngol Head and Neck Chir 2000;122: 630-4.
51 Sloane PD, Hartman M, Mitchell CM. Psychological factors associated with chronic dizziness in patients aged 60 and older. J Am Geriatr Soc 1994 August; 42(8):847-52.
52 Wiener-Vacher SR. Vestibular disorders in children. Int J Audiol 2008 Sep;9:578-83.
53 Sloane PD, Coeytaux RR, Beck RS, Dallara J. Dizziness: State of the science. Ann Intern Med 2001; 134:823-36.
54 Hanley K, O'Dowd T. Symptoms of vertigo in general practice: a prospective study of diagnosis. Br J Gen Pract 2002;52:809-812.
55 Linstrom CJ. Office management of the dizzy patiënt. Otolaryngol Clinics North Am 1992;25:745-80.
56 Newman-Toker DE, Cannon LM, Stofferahn ME, et al. Imprecision in patient reports of dizziness symptom quality: A cross-sectional study conducted in an acute care setting. Mayo Clin Proc 2007;82:1329.
57 Stanton VA, Hsieh YH, Camargo CA Jr, et al. Overreliance on symptom quality in diagnosing dizziness: results of a multicenter survey of emergency physicians. Mayo Clin Proc 2007;82:1319.

58 Baloh RW. Dizziness in older people. J Am Geriatr Soc 1992;40:713-21.
59 Crevel H van, Hijdra A. Handleiding neurologisch onderzoek. Houten: Bohn Stafleu van Loghum, 1993:46-9.
60 Dros J, Maarsingh OR, Horst HE van der, Bindels PJ, ter RG, Weert HC van. Tests used to diagnose dizziness in primary care. CMAJ 2010;11:2.
61 Norre ME. Diagnostic problems in patients with benign paroxysmal positional vertigo. Laryngoscope 1994 November;104(11 Pt 1):1385-8.
62 Cohen HS. Side-lying as an alternative to the Dix-Hallpike test of the posterior canal. Otol Neurotol 2004 March;25(2):130-4.
63 Wertelaers A, Govaerts F. WVVH-aanbeveling voor goede medische praktijkvoering: Preventie van letsels ten gevolge van vallen bij 65-plussers. Berchem: WVVH, 2002.
64 Podsialo D, Richardson S. The timed 'up and go' test: a test of basic functional mobility for frail elderly persons. JAGS 2000;48(1):104-5.
65 Brinkman DMC, Kuipers-Upmeijer J, Oosterhuis HJGH. Kwantificering en evaluatie van 5 neurologische evenwichtstests bij proefpersonen en patiënten. Ned Tijdschr Geneeskd 1996;140:2176-80.
66 Kuipers-Upmeijer J, Oosterhuis HJGH. De proef van Unterberger niet bruikbaar om de vestibulaire functie te testen. Ned Tijdschr Geneeskd 1994;138: 136-9.
67 Boulton J, Vinik A, Arezzo J et al. Diabetic neuropathies, a statement by the American Diabetes Association. Diabetes Care 2005 April;28(4):956-62.
68 Singh N, Armstrong DG, Lipsky BA. Preventing foot ulcers in patients with diabetes. JAMA 2005 January 12;293(2):217-28.
69 Persoons P, Luyckx K, Desloovere C, Vandenberghe J, Fischler B. Anxiety and mood disorders in otorhinolaryngology outpatients presenting with dizziness: validation of the self-administered PRIME-MD Patient Health Questionnaire and epidemiology. Gen Hosp Psychiatry 2003 September;25(5):316-23.
70 Spitzer RL, Williams JB, Kroenke K, et al. Utility of a new procedure for diagnosing mental disorders in primary care. The PRIME-MD 1000 study. JAMA 1994 December 14;272(22):1749-56.

Gewichtstoename

T.O.H. de Jongh, M.F. Brouwer en E.M.H. Mathus-Vliegen

1 Inleiding

In dit hoofdstuk wordt de klacht van de patiënt over elke gewichtstoename als uitgangspunt genomen. Voor de klacht gewichtstoename bestaan geen objectieve criteria; het gaat om het probleem zoals de patiënt dit ervaart. Indien een mager iemand enkele kilo's zwaarder wordt, wordt dit meestal niet als klacht ervaren. Bij personen met overgewicht is gewichtstoename meestal ongewenst en zal het als klacht worden gepresenteerd. De klacht gewichtstoename is dan ook sterk verbonden met overgewicht.

Gewichtstoename kan in principe veroorzaakt worden door een toename van alle weefsels (vet, spier) of water. In het dagelijks taalgebruik refereren adipositas, overgewicht en obesitas aan een absolute of relatieve overmaat aan vetweefsel.

Overgewicht is volgens de definitie van de WHO een te hoog gewicht in verhouding tot de lengte. De mate van overgewicht wordt uitgedrukt in de *body mass index* (BMI), ook wel *queteletindex* (QI) genoemd. De BMI wordt bepaald door het lichaamsgewicht (kg) te delen door het kwadraat van de lengte in meters (kg/m^2) (zie kader).

Indeling gewichtscategorieën

De WHO onderscheidt vijf verschillende gewichtscategorieën:[1]
- ondergewicht: BMI < 18,5 kg/m^2;
- normaal gewicht: BMI 18,5-24,9 kg/m^2;
- overgewicht (obesitas graad 1): BMI 25-29,9 kg/m^2;
- obesitas (graad 2): BMI 30-39,9 kg/m^2;
- morbide obesitas (graad 3): BMI ≥ 40 kg/m^2.

Overgewicht en vetverdeling

Bij het gezondheidsrisico van overgewicht speelt behalve de absolute overmaat aan vetmassa ook de vetverdeling een belangrijke rol. Minder gewenst is een intra-abdominale of centrale vetafzetting, ook wel *androïd* of appelvormig type vetzucht genoemd. Daartegenover staat de vetafzetting rond de heupen: het *gynaecoïd* of peervormige type. De verdeling wordt uitgedrukt in een middel-heupratio (MHR) of *waist-hip ratio*. Deze maat wordt de laatste jaren vervangen door de absolute buikomvang: een omvang ≥ 80 cm bij vrouwen en van ≥ 94 cm bij mannen komt overeen met overgewicht met een licht verhoogd risico, een buikomvang van ≥ 88 cm bij vrouwen en ≥ 102 cm bij mannen betekent obesitas en geeft een sterk verhoogd risico op hart- en vaatziekten.[2,3,4]

Dit hoofdstuk gaat alleen over de diagnostiek van gewichtstoename en het daardoor ongewenste overgewicht; de preventie en de therapie komen niet aan de orde.

2 De klacht in de bevolking

Over de klacht gewichtstoename in de bevolking zijn geen betrouwbare gegevens bekend, wel met betrekking tot overgewicht. Wereldwijd variëren de prevalentiecijfers van overgewicht sterk, maar zij zijn het hoogst in zich snel ontwikkelende landen en verstedelijkte gebieden, met een duidelijke toename in de laatste decennia.[3]

Ook het aantal Nederlanders met overgewicht stijgt. Was in het begin van de jaren tachtig van de vorige eeuw ongeveer een derde van de bevolking te zwaar (BMI > 25), in 2009 is dit percentage opgelopen tot ruim 47;[5,6] bij vrouwen 42 en bij mannen 53. Voor ernstig overgewicht (BMI > 30) geldt een prevalentie van 12% bij vrouwen en 11% bij mannen.[5]

Het RIVM komt in 2009 tot de volgende getallen bij Nederlanders ouder dan 20 jaar:[7]

ondergewicht	257.000
normaal gewicht	6.809.000
overgewicht	2.827.000
obesitas	1.038.000
morbide obesitas	64.000

Bij mannen neemt de prevalentie van overgewicht toe tot het 50-59e levensjaar en daarna buigt deze af, bij vrouwen zien wij een stijging tot op hoge leeftijd. Marokkaanse en Turkse vrouwen als subgroep hebben een duidelijk hogere prevalentie van ernstig overgewicht.[3]

Van alle kinderen tussen de 4 en 16 jaar heeft 16% overgewicht en 3% ernstig overgewicht. Overgewicht is nog sterker aanwezig bij Turkse en Marokkaanse, Surinaamse en Antilliaanse kinderen dan bij Nederlandse kinderen.

In psychologisch opzicht verschillen mensen met gewichtstoename en overgewicht in het algemeen niet van de normale bevolking. Patiënten met ernstige obesitas die klinisch voor dit probleem worden gezien, zeggen wel minder zelfvertrouwen te hebben en zich voor hun uiterlijk te schamen, wat tot sociale isolatie en stemmingsstoornissen kan leiden.[8] Met name vrouwen hebben meer kans op suïcidale gedachten en suïcidepogingen.[9]

Behalve de psychologische gevolgen van overgewicht is ook een groot aantal aandoeningen in meer of mindere mate met overgewicht geassocieerd (tabel 1 en 2). Daarnaast kan snellere vermoeidheid en belemmering van de beweeglijkheid optreden. De hiermee samenhangende verminderde neiging tot bewegen bevordert weer gewichtstoename.

GEZONDHEIDSPROBLEMEN DOOR GEWICHTSTOENAME

Gewichtstoename op zichzelf is een belangrijk gezondheidsprobleem. Zo bleek een toename van 10 kg een ongeveer tweemaal zo grote kans op reflux te geven.[10] Ook verhoogt gewichtstoename de kans op non-alcoholic fatty liver disease (NAFLD) met een factor 1,5 tot 1,6.[11] Gewichtstoename die resulteert in overgewicht of obesitas is een nog groter gezondheidsprobleem.

Er is een bijna lineaire relatie tussen de BMI en de overlijdenskans.[2,3] De levensverwachting na het veertigste levensjaar wordt door obesitas bekort met 5,8 jaar bij niet-rokende mannen en met 7,1 jaar bij niet-rokende vrouwen; bij roken zijn deze getallen respectievelijk 13,7 en 13,3 jaar.[12] De mate van overgewicht is een directe risicofactor voor hart- en vaatziekten, maar verhoogt het risico hierop nog eens extra door de met overgewicht gepaard gaande risicofactoren zoals hypertensie, hyperlipidemie en insulineresistentie.[2] De clustering van deze factoren tezamen met een viscerale vetverdeling, die een verhoogd risico op hart- en vaatziekten aangeven, noemt men het metabool syndroom. Het toegenomen gezondheidsrisico geldt vooral op jonge en middelbare leeftijd; op 70-jarige leeftijd lijkt dit te zijn verdwenen.[3]

Vrouwen met BMI > 30 hebben een 3,3 maal verhoogd risico op cardiovasculaire ziekten, vergeleken met vrouwen met een BMI < 21.[13] Het verband met CVA is veel minder duidelijk en ontstaat waarschijnlijk via een toegenomen kans op hypertensie.

Bij een gewichtstoename > 20 kg na het achttiende jaar stijgt de kans op diabetes mellitus zeer sterk.[13]

Overgewicht is verantwoordelijk voor 5% van alle gevallen van kanker (3% bij mannen en 6% bij vrouwen).[14] Calle et al. vonden dat obesitas verantwoordelijk was voor 4,2% van alle carcinomen bij mannen en voor 14,3% van alle carcinomen bij vrouwen, getallen die met respectievelijk 14,2% en 19,8% bij niet-rokers beduidend hoger lagen.[15] De relatie is het sterkst voor endometrium-, nier- en galblaaskanker, maar geldt ook voor colon-, prostaat- en borstkanker bij menopauzale vrouwen.[14] Het risico op borstkanker wordt sterk beïnvloed door de hoeveelheid buikvet (hogere oestrogeenconcentraties). Het voorkómen van kanker door het vermijden van gewichtstoename is bekend voor colon-, mamma-, en endometriumcarcinoom en wordt toegeschreven aan de invloeden van insuline, IGF-1 en geslachtshormonen, en de afname van het oesofaguscarcinoom door de verminderde reflux.[14]

Onderzoek in Finland geeft aan dat werkverzuim en arbeidsongeschiktheid bij mannen voor 13% en bij vrouwen voor 32% geassocieerd is met overgewicht en obesitas.[18]

Tabel 1	Ziekten die mogelijk door adipositas worden bevorderd.[2,13]
Atherosclerose: cardiovasculaire ziekten, cerebrovasculaire ziekten en perifeer arterieel vaatlijden	
Diabetes mellitus type 2, hyperlipidemie, hypertensie	
Maligniteiten zoals postmenopauzaal mammacarcinoom, endometriumcarcinoom, galblaascarcinoom, niercarcinoom, prostaatcarcinoom, coloncarcinoom, pancreascarcinoom en oesofagus-adenocarcinoom	
Cholelithiasis en pancreatitis	
Leverafwijkingen zoals NASH en NAFLD	
Refluxoesofagitis	
Fertiliteitproblematiek door oligomenorrhoea, hypermenorrhoea, anovulatie, polycysteus ovariumsyndroom en oligospermie en/of impotentie	
Incontinentie	
Respiratoire problematiek zoals slaapapneu, pulmonale hypertensie, pickwick-syndroom, kortademigheid	
Gewrichtsaandoeningen zoals jicht en artrose	
Veneuze insufficiëntie en varices	

Tabel 2	RR op ziekten bij overgewicht en obesitas.		
	overgewicht	obesitas BMI 30-35	obesitas BMI ≥ 35
coronaire hartziekten[16]			
– vrouwen	1,4	1,5	1,5
– mannen	1,5	2,0	2,2
hypertensie[16]			
– vrouwen	1,7	2,1	2,3
– mannen	1,7	2,7	3,0
diabetes mellitus[16]			
– vrouwen	4,6	10,0	17,0
– mannen	3,5	11,2	23,4
galblaasaandoeningen[16]			
– vrouwen	1,9	2,5	3,0
– mannen	1,4	2,3	2,9
metabool syndroom[17]			
– vrouwen	5,2	14,0	34,5
– mannen	5,4	25,2	67,7

3 De eerste presentatie bij de dokter

De incidentie van de klacht gewichtstoename bij de huisarts wordt wisselend aangegeven. In het Transitieproject voor mannen 0,7 per 1.000 patiënten per jaar en voor vrouwen 4,0 per 1.000 per jaar;[19] in het Nivel-onderzoek ligt de incidentie van de diagnose gewichtstoename op respectievelijk 0,2 en 0,8.[20]

Het al dan niet presenteren van de klacht gewichtstoename bij de huisarts wordt bepaald door het ongewenst zijn van deze klacht. Dit hangt samen met de perceptie van het gewenste lichaamsgewicht. Zo kunnen (vooral jonge) vrouwen komen met de klacht van gewichtstoename, terwijl hun BMI niet verhoogd is of zelfs laag. De vraag om medicijnen of adviezen om het ongewenste overgewicht weer kwijt te raken, is meestal de reden voor het bezoek aan de huisarts.

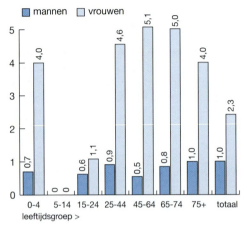

Figuur 1 Incidentie van de klacht gewichttoename aan het begin van een episode in de huisartspraktijk per 1.000 patiënten per jaar.[20]

4 Pathofysiologie en differentiële diagnose

FYSIOLOGIE

Volgens de wet van behoud van energie kan energie niet verloren gaan of vernietigd worden. Vindt meer energie-inname plaats dan wordt opgebruikt, dan vindt energieopslag plaats, merendeels in de vorm van vet. Bij de energieopname staat vet centraal vanwege een tweemaal hoger energiegehalte en relatief weinig verzadigend effect ten opzichte van koolhydraten en eiwitten, waardoor er relatief veel van gegeten moet worden om de eetlust te stoppen.

Eetpatronen, voedselsamenstelling en voedselkeuze liggen binnen gezinnen relatief vast. De voedingsmiddelen die kinderen na de borstvoeding leren eten, reflecteren de voorkeuren van de ouders; vooral eetgedrag van moeders wordt doorgegeven aan de kinderen.

Lichaamsbeweging is belangrijk in verband met positieve effecten op de cardiopulmonaire functie, reductie van de coronaire risicofactoren en psychologische effecten.[4] Vooral het stimuleren van dagelijkse activiteiten en verminderen van het aantal uren tv-kijken en computerspelletjes spelen is voor kinderen belangrijk. Aanbevolen wordt 30 tot 60 minuten wandelen per dag of geprogrammeerde inspanning, bijvoorbeeld twee- tot driemaal per week 45 tot 60 minuten fitness.[4,12]

Het energieverbruik bij een volwassen man van 70 kg[21]

Stilliggen	5,4 kJ/min
Wandelen	23 kJ/min
Fietsen	25 kJ/min
Voetballen	38 kJ/min
Hardlopen	73 kJ/min

REGELMECHANISMEN GEWICHT(STOENAME)

Hormonen

In vetcellen wordt leptine geproduceerd, afhankelijk van het aantal vetcellen, om de hypothalamus te informeren over de energievoorraad. Het leptine heeft in de hersenen (hypothalamus) een eetlustremmende invloed en verhoogt het energieverbruik (figuur 2). Bij bijna alle mensen met adipositas is de leptinespiegel in het bloed verhoogd zonder de regulerende effecten zoals beschreven.[22] De precieze rol van leptine is echter nog niet duidelijk. Er zijn wel enkele families bekend met adipositas door een stoornis in de leptineaanmaak of de leptinereceptoraanmaak.

DIFFERENTIËLE DIAGNOSE

Verhoogde calorie-inname

Teveel eten per maaltijd, veel maaltijden, nachtelijk eten, een vreetbuistoornis of een verkeerde samenstelling van het eten, kunnen oorzaken zijn waardoor het gewicht toeneemt. Ook overmatig alcoholgebruik kan gewichtstoename geven.

De meeste mensen hebben geen idee van de hoeveelheid calorieën die voedingsmiddelen bevatten, zoals veel suikerbevattende frisdranken, snacks en *fastfood*.

Eetgewoonten en de daarbij behorende calorie-inname zijn vaak cultureel bepaald.

Verlaagd energiegebruik

Door overgewicht bestaat de neiging om minder lichamelijke inspanning te verrichten, omdat dit erg vermoeiend is. Hierdoor vindt verdere gewichtstoename plaats.

Gewichtstoename kan ook een gevolg zijn van een gedwongen rustige levensstijl door bijvoorbeeld postoperatieve inactiviteit, invaliditeit of ouderdom.

Medicatie

Bij een gewichtstoename door medicijngebruik kunnen verschillende factoren een rol spelen: mogelijke toename van eetlust, verminderde activiteiten en metabole processen.

Tricyclische antidepressiva verlagen het metabolisme en versterken een voorkeur voor zoetigheid.[23] Bètablokkers remmen de opname van glucose in de spier en de lipolyse.

Prednison verhoogt viscerale vetophoping en bevordert het ontstaan van oedeem.

Insuline stimuleert het hongergevoel en remt de lipolyse.

Ook medicijnen tegen hyperthyreoïdie kunnen een gewichtstoename veroorzaken.[24]

In tegenstelling tot wat algemeen wordt aangenomen, kon in onderzoek niet worden aangetoond dat hormonale anticonceptie of toediening van progestagenen een gewichtstoename veroorzaakt.[25,26]

Hormonale afwijkingen

Bij obesitas is in 1-10% van de gevallen een hormonale stoornis aanwezig, zoals het cushing-syndroom of hypothyreoïdie, afhankelijk van de

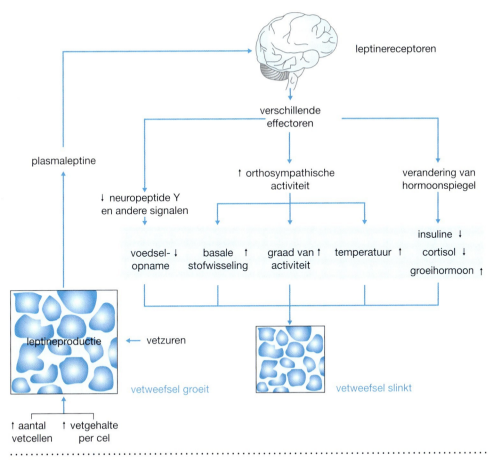

Figuur 2 Schematische voorstelling van de mogelijke functie van het vetweefsel in de regulering van de voedselopname en de rol die leptine daarbij speelt.[21]

Tabel 3	Diagnostisch schema gewichtstoename.		
gewichtstoename door vet	primaire gewichtstoename	verhoogde intake van calorieën (vet, alcohol)	v
		verlaagd energieverbruik	v
	secundaire gewichtstoename	medicatie (corticosteroïden, insuline, oestrogenen, antidepressiva, antipsychotica)	s
		hormonale afwijkingen	
		- hypothyreoïdie	s
		- M. Cushing	z
		- groeihormoondeficiëntie	z
		- hypothalamusdisfunctie	z
		- polycysteus ovariumsyndroom	z
		genetische afwijkingen, zeer zeldzame syndromen zoals Alström, Bardet-Biedl, Carpenter, Cohen en Prader-Willi	z
niet veroorzaakt door overmatig vet	zwangerschap		s
	vocht (bijv. enkeloedeem bij hartfalen, intra-abdominaal bij ascites)		s
	tumor		z
	spiermassa		z

v = vaak oorzaak van gewichtsverlies in de huisartspraktijk;
s = soms;
z = zelden.
Schuingedrukte diagnosen dienen te worden uitgesloten.

onderzochte populatie.[7,27,28] Andere tekenen van hypothyreoïdie zijn traagheid, myxoedeem, schorre stem en bros haar of haaruitval. Hoewel algemeen aangenomen wordt dat hypothyreoïdie leidt tot overgewicht, betekent het samengaan van overgewicht en een lage schildklierfunctie nog niet een direct oorzakelijk verband.[28]

Genetische afwijkingen
Genetische factoren bepalen 25-40% van de gevallen van overgewicht; ook de vetverdeling is voor ongeveer 50% genetisch bepaald.[12] Om deze genetische aanleg tot uiting te laten komen, moet er wel van een positieve energiebalans sprake zijn.

Daarnaast zijn er genetische syndromen die bij kinderen tot overgewicht leiden, zoals het prader-willi-syndroom.[29]

Toename door vocht
Zie het hoofdstuk *Oedeem, voeten* voor de oorzaken van oedeem. Hartfalen is een belangrijke oorzaak waarmee rekening gehouden moet worden. Kenmerkend hierbij is dat de gewichtstoename meestal binnen een termijn van enkele dagen optreedt.

Toename door tumor
Een tumor in de buik kan leiden tot gewichtstoename en soms onopgemerkt blijven.

Ook een niet-bekende zwangerschap is soms de oorzaak van ongewenste gewichtstoename.

Toename door organisch weefsel
In bijzondere gevallen kan gewichtstoename optreden door bijvoorbeeld een vergrote spiermassa bij bijvoorbeeld krachtsporters, eventueel na gebruik van anabole steroïden.

Roken en alcohol
Twintig sigaretten roken kost 200 kcal (840 kJ). Nicotine heeft directe invloed op de maagwand, waardoor bij stoppen met roken de eetlust kan toenemen. Roken scheelt 2 tot 5 kg, bij starten en stoppen.

De invloed van alcohol is niet eenduidig: matig drinken lijkt de BMI ten opzichte van geheelonthouders te verlagen, fors drinken verhoogt de BMI bij mannen en verlaagt die bij vrouwen.[30]

Problematisch eetgedrag

Problematisch eetgedrag kan gebaseerd zijn op:[31]
- aanleg;
- cognities (kennis, informatie, sociaal-culturele geboden en verboden);
- aangeleerd gedrag (klassieke en operante conditionering, sociaal leren);
- emoties.

Vanuit de psychologische hoek kunnen drie soorten obees eetgedrag worden onderscheiden.[24]
1. *Lijngericht eten:* het overslaan van eten door zelf opgelegde eetregels. Deze eetregels kunnen leiden tot ontremd gedrag met overtreden van de regels. Het overtreden geeft onaangename emoties, die dan weer moeten worden weggegeten.
2. *Emotioneel eten:* hongergevoel en onaangename gevoelens kunnen onvoldoende worden onderscheiden. Hierdoor treden negatieve zelfwaardering en ontbreken van adequate copingmechanismen op.
3. *Externe eters.* Prikkels die voedselopname voorspellen ontlokken fysiologische responsen en activeren psychologische schema's die tot sterke eetdrang aanzetten.

De Nederlandse Vragenlijst voor eetgedrag is een gevalideerde vragenlijst die deze eetgedragingen kan kwantificeren en is voor artsen en diëtisten een goed hulpmiddel.[32]

5 Kansverdeling van diagnosen

Er is geen onderzoek bekend naar de incidentie van de verschillende oorzaken van gewichtstoename. Aangenomen moet worden dat het overgrote deel (90%) veroorzaakt wordt door een verstoorde balans tussen calorie-intake en verbranding.

Bij kinderen met obesitas is 95% primaire, 5% secundaire obesitas.

Van alle patiënten die klinisch worden gezien met overgewicht heeft 35% een eetbuistoornis.[33]

Definitie eetbuistoornis[34]

Bij een eetbuistoornis zijn in ieder geval de volgende twee kenmerken aanwezig.
1. De hoeveelheid voedsel is binnen een beperkte tijd beslist groter dan wat de meeste mensen in dezelfde periode en onder dezelfde omstandigheden zouden eten.
2. Patiënten hebben het gevoel de beheersing over het eten tijdens die periode kwijt te zijn, bijvoorbeeld niet kunnen stoppen of zelf bepalen hoeveel zij eten.

Daarnaast moeten minimaal drie van de volgende criteria aanwezig zijn.
- De patiënt eet veel sneller dan gewoonlijk.
- De patiënt eet door tot een ongemakkelijk vol gevoel is bereikt.
- Het gaat om grote hoeveelheden voedsel zonder dat fysieke honger bestaat.
- De patiënt eet alleen, uit schaamte over de grote hoeveelheden die hij eet.
- Na het overeten walgt de patiënt van zichzelf, voelt zich depressief of erg schuldig.

6 Betekenis van de voorgeschiedenis

In de Nederlandse bevolking hebben de volgende groepen een verhoogd risico op gewichtstoename en overgewicht:[12]
- zwangeren;
- allochtonen;
- personen met een positieve familieanamnese met betrekking tot overgewicht of DM;
- personen die stoppen met roken of met lichamelijke activiteit;
- mensen uit een lage sociaaleconomische klasse, met een laag educatieniveau;
- personen met veranderende levensstijl door sociale verandering.

Een cardiale voorgeschiedenis, met name een doorgemaakt hartinfarct, maakt het vasthouden van vocht door decompensatio cordis meer waarschijnlijk.

> **Dikke kinderen**
>
> Voor kinderen jonger dan 2 jaar zijn nog geen internationale criteria vastgesteld en wordt de diagnose overgewicht vastgesteld op basis van het gewicht plus $\geq$ 2 SD. Boven de 2 jaar wordt de diagnose gesteld op basis van de BMI. Hiervoor zijn verschillende tabellen in omloop.[35] Vanaf 18 jaar worden de waarden voor volwassenen gehanteerd. Vanaf het 13e jaar is de correlatie tussen adipositas als kind en als volwassene hoog.[36]
> Een BMI boven het 95e percentiel op 18 jaar geeft een kans op overgewicht op 35 jaar van 70% voor mannen en 60% voor vrouwen.[37] Daardoor is overgewicht in de jeugd of adolescentie geassocieerd met een grotere sterfte aan cardiovasculaire aandoeningen en aan coloncarcinoom op volwassen leeftijd.[36]

7 Betekenis van de anamnese

Bij de diagnostiek van de klacht gewichtstoename is het allereerst zinvol om een lichamelijke oorzaak hiervoor uit te sluiten. Bij de aanwezigheid van overgewicht is het daarnaast belangrijk aandacht te besteden aan de energiebalans en adipositas als gezondheidsrisico.

Ook de betekenis voor de patiënt van de gewichtstoename en eventueel aanwezige adipositas moet worden nagegaan.

Om te beginnen wordt navraag gedaan naar de totale gewichtstoename en de snelheid van optreden. Een snelle gewichtstoename (binnen enkele weken) vergroot de kans op een lichamelijke oorzaak. Bij snelle gewichtstoename zonder duidelijke oorzaak is gericht onderzoek naar hormonale aandoeningen als hypothyreoïdie of ziekte van Cushing zinvol.[38] Sterk wisselend gewicht maakt oedeem meer waarschijnlijk. Vragen over dikke voeten en zwelling van de buik zijn dan zinvol.

Vragen naar medicatieveranderingen, andere klachten en indien toepasselijk vragen naar de mogelijkheid van een zwangerschap, is verder zinvol om een organische oorzaak van de gewichtstoename uit te sluiten.

Bij kinderen is het zinvol aandacht te besteden aan de groeisnelheid. Een afwijkende groei kan duiden op mogelijk genetische of endocriene factoren.[5]

Indien geen aanwijzingen worden gevonden voor een somatische oorzaak, zal de anamnese gericht zijn op energie-intake en -verbruik. Daarbij is het vooral belangrijk te vragen naar eetpatroon en lichaamsbeweging, om inzicht te krijgen in energie-intake en -verbruik.

Bij de beoordeling van deze anamnestische gegevens is het belangrijk te bedenken dat er onderrapportage is van de energie-inname door 47% van de obese mensen (door 19% van de mensen met een normaal gewicht) en overrapportage van de lichaamsactiviteit door 51% van de obese mensen (en door 30% van de mensen met een normaal gewicht). Beide nemen toe bij een toegenomen lichaamsgewicht en kunnen de beoordeling van de energiebalans ernstig bemoeilijken. Ter correctie van de onderrapportage zou ongeveer 1500 kJ aan de gerapporteerde voeding moeten worden toegevoegd.[39]

Bij vrouwen is het eventueel zinvol te vragen naar de menstruatie(cyclus) in verband met hormonale afwijkingen en mogelijke zwangerschap.

Het is ook zinvol te vragen naar gedragsfactoren zoals roken en alcoholgebruik.

Voor de diagnostiek, maar vooral voor de bewustwording van het eetgedrag, kan het zinvol zijn een diëtiste in te schakelen.

> **Alarmsignalen**
>
> - gewichtstoename met dyspneu of dikke voeten (decompensatio cordis)
> - gewichtstoename en zwelling van de buik (tumor)

8 Betekenis van het lichamelijk onderzoek

Bij klachten van gewichtstoename is het zinvol om de lengte en het gewicht vast te leggen en de BMI te berekenen.

Lichamelijk onderzoek naar een specifieke oorzaak is alleen zinvol indien daar anamnestische aanwijzingen voor zijn, bijvoorbeeld bij verdenking op decompensatio cordis (zie het hoofdstuk *Oedeem, voeten*) of verdenking op hormonale afwijkingen.

Bij kinderen is het zinvol de lengte en lichamelijke ontwikkeling te beoordelen: indien deze vertraagd zijn, is dit een aanwijzing voor een mogelijk organische oorzaak.

Indien overgewicht aanwezig is, is het voor het bepalen van risico op HVZ zinvol om de buikomvang vast te stellen. Een toegenomen hoeveelheid buikvet geeft een verhoogde kans op hartaandoeningen, onafhankelijk van de BMI.[7] Ook andere risicofactoren voor HVZ zullen dan overwogen moeten worden.[40]

9 Betekenis van eenvoudig aanvullend onderzoek

LABORATORIUMONDERZOEK

Bij aanwijzingen voor endocriene afwijkingen is het zinvol laboratoriumonderzoek te doen:[38]
- bij hypothyreoïdie: TSH;
- bij ziekte van Cushing: vrij cortisol en creatinine in 24-uurs urine.

10 Betekenis van complex aanvullend onderzoek

Uitgebreid aanvullend onderzoek is alleen zinvol wanneer dit gericht plaatsvindt bij aanwijzingen voor een somatische oorzaak van de gewichtstoename.

11 Samenvatting

In overgrote meerderheid worden bij de klacht gewichtstoename geen lichamelijke oorzakelijke afwijkingen gevonden. Indien anamnestisch hiervoor geen aanwijzingen zijn, kan het onderzoek zich verder richten op de energiebalans: de intake en het verbruik van calorieën.

Omdat de meeste mensen met gewichtstoename ook lijden aan overgewicht, is het zinvol ook aandacht te besteden aan de risico's van het overgewicht, vooral het risico op hart- en vaatziekten.

Literatuur

1 WHO. WHO technical report series 854 Physical status. The use and interpretation of anthropometry. Geneve: WHO, 1995.
2 Jongh TOH de, Mathus-Vliegen EMH. Overgewicht. In: Jongh TOH de, Grundmeijer HGLM, Lisdonk EH van de. Praktische preventie. Houten: Bohn Stafleu van Loghum, 2009.
3 Mathus-Vliegen EMH. Overgewicht. Prevalenties en trends. Ned Tijdschr Geneesk 1998;142(36):1982-9.
4 Mathus-Vliegen EMH. Overgewicht. II Determinanten van overgewicht en strategieën voor preventie. Ned Tijdschr Geneeskd 1998;142(36):1989-95.
5 Permanent Onderzoek Leefsituatie, gezondheid en welzijn (CBS) (geraadpleegd via www.Nationaal Kompas.nl op 29 maart 2010).
6 Hurk K van den, Dommelen P van, Buuren S van, Verkerk PH, Hirasing RA. Prevalence of overweight and obesity in the Netherlands compared to 1980 and 1997. Arch Dis Child 2007;92:992-5.
7 www.rivm.nl/vtv/object_document/04237n16906.html.
8 Wadden TA, Womble LG, Stunkard AJ, Anderson DA. Psychosocial consequences of obesitas and weight loss. In: Wadden TA, Stunkard AJ (eds). Handbook of obesitas treatment. New York: Guilford Press, 2002.
9 Carpenter KM, Hasin DS, Allison DB, Faith MS. Relationship between obesity and DSM-IV major depressive disorder, suicide ideation and suicide attempts: results from a general population study. American J Public Health 2000;90:251-7.
10 Jacobson BC, Somers SC, Fuchs CS, Kelly CP, Camargo CA Jr. Body-mass index and symptoms of gastroesophageal reflux in women. N Engl J Med 2006;354(22):2340-8.
11 Hamaguchi M, Kojima T, Takeda N, Nakagawa T, Taniguchi H, Fujii K, et al. The metabolic syndrome as a predictor of nonalcoholic fatty liver disease. Ann Intern Med 2005;143(10):722-8.
12 Peeters A, Barendregt JJ, Willekens F, Mackenbach JP, Al Mamun A, Bonneux L. Obesity in adulthood and its consequences for life expectancy: a life-table analysis. Ann Intern Med 2003 Jan 7;138(1):24-32.
13 Pijl H. Adipositas: pathofysiologie en gevolgen voor de gezondheid. In: Boerhavecursus: Over- en ondergewicht, 1999.
14 Bergstrom A, Pisani P, Tenet V et al. Overweight as an avoidable cause of cancer in Europe. In: J Cancer 2001;92(6):927.
15 Calle EE, Rodriguez C, Walker-Thurmond K, Thun MJ. Overweight, obesity, and mortality from cancer in a prospectively studied cohort of U.S. adults. N Engl J Med 2003;348(17):1625-38.
16 Coldiz GA, Manson JE, Hankinson GE. Nurses' Health study and Health professionals study. J of Women's health 1997;6(1):49-62.
17 Alexander CM, Landsman PB, Teutsch SM, Haffner SM. NCEP-Defined metabolic syndrome, diabetes, and prevalence of coronary heart disease among NHANES III participants age 50 years and older. Diabetes 2003;52(5):1210-4.

18 Rissanen A, Heliövaara M, Lnekt P, et al. Risk of disability and mortality due to overweight in a Finnish population. BMJ 1990;301:835-7.
19 Okkes IM, Oskam, SK, Lamberts H. Van klacht naar diagnose. Bussum: Coutinho, 1998.
20 Linden MW van der, Westert GP, Bakker DH de, Schellevis FG. Tweede Nationale Studie naar ziekte en verrichtingen in de huisartspraktijk. Klachten in de bevolking en in de huisartspraktijk. Utrecht: Nivel, 2004.
21 Bouman LN, Bernards JA, Boddeke HWGM. Medische fysiologie. Houten: Bohn Stafleu van Loghum, 2008.
22 Meinders AE. Het begrip voor het ontstaan van adipositas neemt toe. In: Boerhavecursus: Over- en ondergewicht, 1999.
23 Fava M. Weight gain and antidepressants. J Clin Psychiatry 2000;61(Suppl 11): 37-41.
24 Dale J, Daykin J, Holder R et al. Weight gain following treatment of hyperthyroidism. Clin Endocrin 2001;55(2):233-9.
25 Gallo MF, Grimes DA, Schulz KF, Helmerhorst FM. Combination contraceptives: effects on weight. Cochrane Database Syst Rev 2003;2:CD 003987.
26 Pelkman C. Hormones and weight change. J Reprod Med 2002;47(Suppl 9):791-4.
27 Mehta S, Mathur D, Chaturvedi M, et al. Thyroid hormone profile in obese subjects – a clinical study. J Indian med assoc 2001;99(5):260-72.
28 Douyon L, Schteingart DE. Effects of obesity and starvation on thyroid hormone, growth hormone and cortisol secretion. Endocrinol Metab Clin North Am 2002 Mar;31(1):173-89.
29 Comuzie AG, Allison DB. The search for human obesity genes. Science 1998;280:1374-8.
30 Liu S, Serdala MK, Williamson DF, Mokdad AH, Byers T. A prospective study of alcohol intake and change in body weight among US adults. Am J Epidemiol 1994;140:912-20.
31 Daansen PJ. Cognitieve gedragstherapie voor gewichtsreductie bij primaire obesitas. Huisarts Wet 2003;46(5):262-6.
32 Strien T van, Frijters JER, Bergers GPA, Defares PB. Handleiding bij de Nederlandse Vragenlijst voor Eetgedrag (NVE). Lisse: Swets & Zeitlinger BV, 1986.
33 Marcus M. Binge eating and obesity. In: Brownell K, Fairburn C (eds). Eating disorders and obesity. New York/London: Guilford Press, 1995.
34 American Psychiatric Association. Diagnostische criteria van de DSM-IV. Swets en Zeitlinger, 1995.
35 CBO Conceptrichtlijn Diagnostiek en behandeling van obesitas bij volwassenen en kinderen. CBO, 2007.
36 Power C, Lake JK, Cole TJ. Measurement and long-term health risks of child and adolescent fatness. Int J Obes Relat Metab Disord 1997;21:507-26.
37 Guo SS, Roche AF, Gumlea WC et al. The predictive value of childhood body mass index values for overweight at 35 y. Am J Clin Nutr 1994;59:810-9.
38 College voor zorgverzekeringen. Diagnostisch kompas, 2003.
39 Briefel RR, Sempos CT, Mc Dowell MA et al. Dietary methods research in the third National Health and Nutrition Examination Survey: underreporting of energy intake. Am J Clin Nutr 1997; 65(suppl 4): 1203S-9S.
40 NHG-Standaard Cardiovasculair risicomanagement (geraadpleegd via www.artsennet.nl/richtlijnen/richtlijn/cardiovasculair-risicomanagement op 10 april 2010).

Gewichtsverlies

H. de Vries, V.J.F. van Gool, J.F. Bastiaans en F.J. van Ittersum

Ga naar de website extras.bsl.nl/alledaagseklachten voor de video bij dit hoofdstuk

1 Inleiding

Onder gewichtsverlies wordt in dit hoofdstuk verstaan: *onbedoeld* gewichtsverlies bij volwassenen van meer dan 5% van het oorspronkelijk gewicht, ontstaan in een tijdsbestek van zes maanden of minder. De meest gebruikte Engelse termen zijn *unintentional, unintended* en *involuntary weight loss*.

Dat *ongewenst* gewichtsverlies een minder geschikte term is, blijkt uit het volgende. Indien een patiënt met obesitas spontaan begint af te vallen, dat wil zeggen zonder dat in die periode specifieke maatregelen zoals een caloriebeperkt dieet en extra lichaamsbeweging ingezet zijn, kan men dat als gewenst gewichtsverlies ervaren. De kans bestaat dan dat een eventueel ernstige intercurrente aandoening die het gewichtsverlies veroorzaakt (bijvoorbeeld een maligniteit) niet tijdig wordt ontdekt. Daarom is de term 'onbedoeld' de meest geschikte ingang voor diagnostiek.

Epidemiologisch onderzoek maakt ook duidelijk dat onbedoeld gewichtsverlies ten opzichte van bedoelde gewichtsreductie ('lijnen') vaker geassocieerd is met somatische en psychische indicatoren van ziekte, zoals hogere leeftijd, roken, slechtere gezondheidstoestand, kanker, ziekten van ademhalingsorganen, depressie en stress.[1-3] Onbedoeld gewichtsverlies is voor de arts een manifestatie van mogelijke pathologie en behoort aanleiding te zijn voor het verrichten van nadere diagnostiek.[4,5]

In de baby-, peuter- en kleutertijd hebben gewichtsverlies en onvoldoende toename van het lichaamsgewicht, of breder nog: *failure to thrive*, een ander palet van oorzaken dan gewichtsverlies bij volwassenen en blijven hier buiten beschouwing. Ook het hebben van een (te) laag lichaamsgewicht blijft hier onbesproken, omdat dit een opzichzelfstaand probleem is, dat wat diagnostiek en beleid betreft weinig overlap heeft met ongewenst gewichtsverlies.

Gewichtsverlies komt aan de orde als de patiënt erover klaagt, als diens omgeving er ongerust over wordt (zoals bij anorexia nervosa) of wanneer de arts het zelf opmerkt en er geen verklaring voor heeft. Over de criteria voor pathologisch gewichtsverlies lopen de opvattingen vrij sterk uiteen in de literatuur. Sommige auteurs geven het gewichtsverlies in kilo's aan (2-5 kg),[6] de meeste hanteren percentages van het uitgangs- dan wel het ideaalgewicht: 4 tot 10%, waarbij 5% relatief vaak wordt aangehouden.[6-16] Wat betreft de periode waarin het gewichtsverlies moet zijn ontstaan, geven sommige auteurs drie maanden aan, andere een jaar, de meeste zes maanden. De onderbouwing van deze grenswaarden is betrekkelijk mager.

De relatie tussen gewichtsverlies en een toegenomen mortaliteit is vanaf 4% gewichtsverlies aantoonbaar.[10,14] Overigens moet men zich realiseren dat het lichaamsgewicht dagelijks ongeveer 1,5% fluctueert, ruim 1 kg.[6] Daarnaast kunnen er aanzienlijke meetfouten optreden bij het bepalen van het gewicht.

Patiënten met onbedoeld gewichtsverlies worden vooral gezien door de huisarts, maar ook internisten en verpleeghuisartsen worden regelmatig met gewichtsverlies als diagnostisch probleem geconfronteerd. Gewichtsverlies komt voor in de chirurgie, vooral postoperatief na verblijf op de intensive care. Er blijkt weinig onderzoek gewijd te zijn aan de diagnostiek bij gewichtsverlies. De opgave voor de arts bij een patiënt met onbedoeld gewichtsverlies is zo efficiënt mogelijk de ernstige oorzaken na te gaan die niet zelden achter deze klacht schuilgaan.

> Om de lezer een indruk te geven van de mate van bewijskracht ter onderbouwing van een aantal belangrijke diagnostische stappen, is deze onderbouwing door de auteurs als volgt aangegeven.
> - [E] = Voldoende bewijskracht; dat wil zeggen meerdere goed opgezette onderzoeken met eensluidende uitkomsten in een vergelijkbare populatie.
> - [A] = Sterke aanwijzingen of indirect bewijs; dat wil zeggen één goed opgezet onderzoek met betrekking tot een vergelijkbare populatie, of meerdere onderzoeken in andere, niet geheel vergelijkbare populaties.
> - [C] = Consensus uit richtlijnen of standaarden met betrekking tot de populatie.

2 De klacht in de bevolking

Over het vóórkomen van onbedoeld gewichtsverlies optredend in de loop van enkele maanden tot een jaar in de algemene bevolking zijn geen cijfers beschikbaar. Wel is bekend dat 15 tot 20% van de ouderen in een periode van vijf tot tien jaar duidelijk in gewicht afneemt (> 5 kg of > 5%).[17]

Gewichtsverlies wordt vrij algemeen gezien als een teken van ernstige ziekte. De onderliggende aandoeningen hebben uiteenlopende implicaties. Dikwijls gaat gewichtsverlies samen met deficiënties aan nutriënten, indien bijvoorbeeld onvoldoende voedingsstoffen worden opgenomen. Ook brengen diverse onderliggende aandoeningen, bijvoorbeeld maligniteiten, een toegenomen mortaliteit met zich mee. Maar ook na correctie voor pre-existente aandoeningen is gewichtsverlies statistisch significant geassocieerd met een verhoogde mortaliteit.[10,18,19]

Het verliezen van gewicht geeft op zichzelf weinig klachten. Wel kan het samengaan met het uitblijven van de menstruatie. De last die men van ongewenst gewichtsverlies heeft, wordt doorgaans voornamelijk bepaald door ongerustheid en het niet kunnen verklaren van het afvallen.

Relatief groot gewichtsverlies kan bijdragen aan doorliggen (decubitus)[10,20] en aan verminderde botmassa en daardoor heupfracturen.[21-23] Verlies van spiermassa bij ernstige vermagering gaat ten koste van de mobiliteit en de kwaliteit van leven bij ouderen.[24] Ook heeft extreem gewichtsverlies een algemene weerstandsvermindering tot gevolg, die op haar beurt weer ulcera cruris en sepsis faciliteert.[25,26]

3 De eerste presentatie bij de dokter

De incidentie van episodes waarbij aan het begin gewichtsverlies als contactreden explicitet is genoteerd, bleek in het Transitieproject 3 per 1.000 ingeschreven patiënten per jaar te zijn; 3 bij mannen en 4 bij vrouwen.[27] Bij mensen van 75 jaar en ouder is de incidentie het hoogst: 7 per 1.000 per jaar.[27] Bij kinderen speelt gewichtsverlies als contactreden nauwelijks een rol.[27] Omdat ook contactredenen als verminderde eetlust, anorexia nervosa, calorisch voedingsprobleem en algehele achteruitgang veelal met gewichtsverlies gepaard gaan en samen een incidentie van 8 per 1.000 per jaar hebben, is de totale incidentie van gewichtsverlies en ermee samenhangende contactredenen ruim 10 per 1.000 per jaar, wat overeenkomt met twee keer per maand in een normpraktijk. De periode dat over gewichtsverlies contact met de huisarts bestond was bij 85% korter dan vier weken; bij 5% tussen de één en zes maanden en bij 3% langer dan zes maanden.[28]

Onbedoeld gewichtsverlies is een aspecifieke klacht, die zowel op psychisch als op somatisch gebied vele oorzaken kan hebben. Een deel hiervan is ernstig (zie tabel 1). De presentatie van de klacht is doorgaans duidelijk ('Dokter, ik val de laatste tijd zo af'; 'Ik kan nu eten wat ik wil, maar aankomen doe ik niet'). De last die men van ongewenst gewichtsverlies ondervindt, bepaalt mede of de klacht bij de huisarts wordt gepresenteerd. Vooral bij dementerende ouderen en depressieve mensen wordt het verlies niet door henzelf maar door derden opgemerkt. Bij patiënten in verzorgings- of verpleeghuizen komt men slechts door regelmatig wegen op het spoor van gewichtsverlies.

4 Pathofysiologie en differentiële diagnose[4,29]

Uit Amerikaans longitudinaal onderzoek naar het verloop van het lichaamsgewicht gedurende tien jaar is gebleken dat volwassenen tot gemiddeld 55

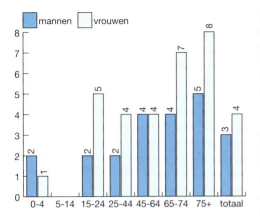

Figuur 1 Incidentie van de klacht gewichtsverlies aan het begin van een episode in de huisartspraktijk, per 1.000 patiënten per jaar.[27]

jaar geleidelijk zwaarder worden en vervolgens boven deze leeftijd de neiging hebben 1 tot 2% gewicht per jaar te verliezen.[6] In alle leeftijdsgroepen hebben vrouwen een iets grotere tienjaarsvariatie in lichaamsgewicht dan mannen.[30] Daarnaast bestaat er enige fluctuatie rond de menstruatie. De dagelijkse variatie door normale veranderingen in inname en verlies van water, NaCl en voeding is ongeveer 1,5%.[6]

PATHOFYSIOLOGIE

Een veelgebruikte indeling van oorzaken van onbedoeld gewichtsverlies volgt systematisch de wijze waarop het menselijk lichaam met voedingsstoffen en energie omgaat. De factoren die daarbij het lichaamsgewicht bepalen, zijn voedselinname, opname van voedingsstoffen, verbruik van energie en verlies van voedingsstoffen. Zie ook het diagnostisch schema in tabel 1.

Onvoldoende voedselinname

Een bepaalde groep mensen is niet in staat zelf aan voedsel te komen, door geldgebrek of een insufficiënt zorgsysteem. Sommige mensen zijn niet meer in staat zelf te eten, bijvoorbeeld ernstig verstandelijk gehandicapten of demente patiënten.

Anorexie (geen trek hebben) speelt een rol bij tal van gastro-intestinale aandoeningen, levercirrose, nierinsufficiëntie, ernstig hart- of longfalen, maligniteiten, bijnierschorsinsufficiëntie, hypercalciëmie, tabaks-, drugs- en alcoholmisbruik, acute stress, depressie, angststoornissen, en kan een bijwerking zijn van medicatie of juist het gevolg van onttrekking, bijvoorbeeld van psychofarmaca.

Onvoldoende voedselinname kan ook het gevolg zijn van problemen met kauwen, door een slecht gebit of niet-passende gebitsprothese, als gevolg van malocclusie,[31] door slikproblemen, ten gevolge van neurologische aandoeningen zoals ALS of als gevolg van pijn, bijvoorbeeld door een ulcus in mond of keel. Obstructie van de oesofagus kan een rol spelen. Vrees voor pijn na voedselinname kan leiden tot onvoldoende voeding, bijvoorbeeld bij refluxoesofagitis, peptisch ulcus, galstenen of cholecystitis.

Apart genoemd wordt anorexia nervosa (zie het kader), omdat het gewichtsverlies weliswaar voor de patiënt juist niet onbedoeld is,[32] maar de omgeving dit wel als probleem ziet. Ook kan gewichtsverlies het gevolg zijn van ernstig braken, bijvoorbeeld bij hyperemesis gravidarum.

Anorexia nervosa

Anorexia nervosa is een eetstoornis, dat wil zeggen dat het eetgedrag gestoord is. Er is geen sprake van een gebrek aan eetlust zoals de term suggereert. Eigenlijk wil de patiënt niet eten. 'Magerzucht' zou daarom een betere benaming zijn.[32] Het gewichtsverlies kan door patiënten worden versterkt door opwekken van braken, laxantiagebruik of (incidenteel) het nemen van bepaalde dieetpillen.[33]

De stoornis wordt volgens de DSM-IV-R gekenmerkt door:
- weigering een normaal gewicht te handhaven (het gewicht is minder dan 85% van het ideale lichaamsgewicht, wat overeenkomt met een BMI < 18,5);
- een sterke angst om in gewicht aan te komen, zelfs bij een laag lichaamsgewicht;
- een gestoorde lichaamsbeleving: de patiënten zijn ervan overtuigd dat zij te dik zijn of te dik zullen worden;
- bij vrouwen is er amenorroe aanwezig (minstens drie cycli bestaand).

De incidentie van anorexia nervosa wordt geschat op 8 per 100.000 patiënten in de huisartspraktijk per jaar.[34] Eetstoornissen komen vooral bij jonge vrouwen voor; slechts 5 tot 10% van de patiënten is mannelijk.

De prognose van anorexia nervosa is globaal als volgt: 40 tot 50% wordt uiteindelijk 'genezen' verklaard, ongeveer 30% verbetert beduidend en 20% blijft erg gestoord.[32]

Het sterftecijfer is gemiddeld 6% bij een follow-upduur van tien jaar, waarbij de sterfte het hoogst is in de eerste jaren en bij lager lichaamsgewicht.[35] Doodsoorzaken zijn complicaties van de anorexia nervosa, zelfmoord en comorbiditeit.[36]

Enkele somatische gevolgen van de ondervoeding bij deze patiënten zijn:[33]
- een verlaagd basaal metabolisme;
- hypoglykemie;
- hypothermie;
- hypotensie;
- sinusbradycardie;
- risico van plotse hartdood door verlengd QT-interval;
- osteoporose;
- pancytopenie;
- het ontbreken van koorts bij infecties;
- subjectieve maag-darmklachten.

Onvoldoende opname van voedingsstoffen

Dit wordt aangeduid als malabsorptie en kan het gevolg zijn van coeliakie (glutenenteropathie), pancreasinsufficiëntie en resectie van maag of dunne darm.[4] Indien deze aandoeningen al tot klachten leiden, hoeft het gewichtsverlies daarbij overigens niet op de voorgrond te staan. Bij inflammatoire darmziekten zoals de ziekte van Crohn en colitis ulcerosa zijn naast malabsorptie nog andere pathofysiologische mechanismen betrokken, onder meer anorexie, obstructie met braken en ontsteking van de darm.[4]

Verhoogd energieverbruik

Dit is het geval bij hyperthyreoïdie, ernstige infectieziekten zoals aids en TBC, maligniteiten en COPD in de eindfase. Bij infectieziekten spelen verhoogde cytokinen waarschijnlijk een rol in de pathofysiologie van het gewichtsverlies.[4] Ook sommige maligne tumoren, waaronder longkanker, produceren cytokinen en mogelijk nog andere stoffen die het basaal metabolisme verhogen.[29] Bij het feochromocytoom is een verhoogde adrenerge activiteit verantwoordelijk voor de toegenomen verbranding.[29] Tevens is er sprake van verhoogd energieverbruik bij excessieve fysieke activiteit en gebruik van drugs zoals XTC en amfetaminen, vooral in combinatie met extreem langdurige inspanning, bijvoorbeeld bij dansen op houseparty's. Ook gedurende manische episoden is vaak sprake van hyperactiviteit.

Verlies van voedingsstoffen

In de eerste plaats vindt verlies van voedingsstoffen plaats bij diabetes mellitus, waarbij veel glucose via de urine verdwijnt ten gevolge van hyperglykemie en de overschrijding van de nierdrempel voor glucose: glucosurie. Indien gewichtsverlies een van de symptomen is die de arts op het spoor van de diabetes mellitus zet, moet deze bedacht zijn op de aanwezigheid van een type-1-diabetes. Bij diabetes mellitus spelen bij de gewichtsafname overigens ook het toegenomen verlies van water met de urine en een verhoogde proteolyse en lipolyse een rol.[4] Men spreekt van een *protein-losing enteropathy* bij eiwitverlies in de darm ten gevolge van uitgebreide enteritiden zoals ziekte van Crohn en colitis ulcerosa.

Bij veel aandoeningen zijn meerdere pathofysiologische mechanismen betrokken, bijvoorbeeld bij maligniteiten (afgenomen eetlust, braken, passageproblemen, toegenomen verbranding) en ernstige infectieziekten (bijvoorbeeld hiv/aids: afgenomen eetlust, diarree, bijkomende infecties). Bij ouderen met gewichtsverlies spelen diverse fysiologische en pathologische mechanismen een rol.[17]

Bij een aantal aandoeningen valt op dat het gewichtsverlies gepaard gaat met een toegenomen eetlust: hyperthyreoïdie, (onvoldoende gereguleerde) diabetes mellitus, malabsorptiesyndromen, feochromocytoom, leukemie en maligne lymfoom.[4]

DIFFERENTIËLE DIAGNOSE

Een systematische indeling van oorzaken van gewichtsverlies gebaseerd op de hiervoor genoemde pathofysiologische processen is weergegeven in tabel 1. Een deel van de gevallen blijft uiteindelijk ook na uitvoerig diagnostisch onderzoek onverklaard.[8]

Tabel 1	Diagnostisch schema onbedoeld gewichtsverlies.			
onvoldoende inname van voedsel	onvoldoende voedsel beschikbaar	armoede	z	
		sociaal isolement	s	
		drugsverslaving	z	
	verminderde eetlust	depressie	s	
		angststoornis	s	
		psychische stress	v	
		anorexia nervosa	z	
		alcoholmisbruik	s	
		maligniteiten	s	
		nierinsufficiëntie	z	
		hartfalen in eindfase	z	
		bijnierinsufficiëntie	z	
		bijwerking van een medicament	s	
	vrees voor pijn na voedselinname	refluxoesofagitis	s	
		peptisch ulcus	z	
		gastritis	z	
		galsteenlijden	z	
	problemen met eten, kauwen of slikken	dementie	z	
		gebitsproblemen	z	
		CVA	z	
		amyotrofische lateraalsclerose (ALS)	z	
	obstructie tractus digestivus	oesofagusstrictuur	z	
		oesofaguscarcinoom	z	
		peptisch ulcus	z	
		maagcarcinoom	z	
		compressie door intra-abdominale massa	z	
onvoldoende opname van voedingsstoffen		pancreasinsufficiëntie	z	
		coeliakie	z	
		parasitaire darmziekten	z	
		diarree	s	
verhoogd energieverbruik		hyperthyreoïdie	s	
		maligniteiten	z	
		chronische infectieziekten	z	
		ontstekingsprocessen	z	
		COPD	z	
		extreme lichamelijke activiteit	z	
verlies van voedingsstoffen		diabetes mellitus	s	
		inflammatory bowel disease	z	
onverklaard			v	

v = vaak oorzaak van gewichtsverlies in de huisartspraktijk;
s = soms;
z = zelden.
Schuingedrukt: noodzakelijk in elk geval uit te sluiten.

5 Kansverdeling van de diagnosen

Het Transitieproject geeft hyperthyreoïdie (4%) en diabetes mellitus (4%) als einddiagnosen bij episoden die beginnen met gewichtsverlies. Bij 63% bleef de symptoomdiagnose gewichtsverlies gehandhaafd, wat betekent dat er geen verklaring gevonden was. Ten slotte bleek bij 4% geen ziekte te zijn vastgesteld, wat suggereert dat de huisarts het gewichtsverlies als niet-pathologisch beoordeeld had.[28]

Tot dusverre is slechts één onderzoek naar de oorzaken van gewichtsverlies in de huisartspraktijk beschikbaar en dan nog beperkt tot ouderen.[11] In zeven huisartspraktijken in de Verenigde Staten werden retrospectief de oorzaken van gewichtsverlies nagegaan bij 45 patiënten van 63 jaar en ouder. Men vond bij 16% een maligniteit en bij 31% een andere organische oorzaak. Bij 18% werd een depressie vastgesteld. Bij 9% werd het gewichtsverlies geduid als bijwerking van een medicament. Bij 24% bleef het gewichtsverlies onverklaard.

In specialistische populaties, overwegend bestaande uit in het ziekenhuis opgenomen patiënten, werd bij 2 tot 36% van de patiënten met gewichtsverlies een maligniteit vastgesteld. In alle studies werden andere organische diagnosen vaker gesteld (20-68%). Het betrof dan vooral aandoeningen van de tractus digestivus. Het gewichtsverlies bleef onverklaard bij 10 tot 29%.[3,7,8,37-39] [A]

In onderzoek onder ouderen werden de volgende oorzaken relatief vaak vastgesteld: maligniteiten, slechte voeding (onder meer ten gevolge van sociaal isolement), kauw- of slikproblemen, dementie, depressie en bijwerking van medicatie.[11,17,31,40-44]

6 Betekenis van de voorgeschiedenis

Een deel van het onbedoeld afvallen is een direct gevolg van reeds bekende aandoeningen, bijvoorbeeld maligniteiten, ernstig chronisch long- of hartlijden, ernstige infecties, zoals tuberculose, en ontstekingsprocessen, bijvoorbeeld ziekte van Crohn. Ook bij depressieve patiënten kan gewichtsverlies in tweede instantie optreden. Bij een bekende maligniteit kan bijvoorbeeld als gevolg van chemotherapie gewichtsverlies optreden. Daarom behoort de arts eerst een volledig beeld van de voorgeschiedenis te verkrijgen, zo nodig met behulp van een heteroanamnese. Het meest frequent worden hierbij chronische longaandoeningen en maligniteiten geïdentificeerd.[3] Wanneer er echter niet direct een verklaring voorhanden is, wordt het gewichtsverlies tot een diagnostische opgave voor de dokter.

7 Betekenis van de anamnese

Bij gewichtsverlies dat niet door een bekende aandoening verklaard wordt, is een grondige anamnese essentieel. Bij vermoeden van een eetstoornis of bij ouderen met bijvoorbeeld cognitieve problemen kan een heteroanamnese nodig zijn.[29] De aanbevelingen uit de literatuur ten aanzien van de anamnese zijn als volgt.[4,15,42,43,45-48] [C]

OBJECTIVEREN EN KWANTIFICEREN

Allereerst zal het gewichtsverlies anamnestisch moeten worden geobjectiveerd en gekwantificeerd. Is er wel sprake van (onbedoeld) gewichtsverlies? Hoe is het gewichtsverlies vastgesteld (ruimer zittende kleding?). Is telkens dezelfde weegschaal gebruikt? Hoeveel gewichtsverlies is er opgetreden, in hoeveel tijd?

VERKLARING VAN PATIËNT

In de tweede plaats moet gevraagd worden of de patiënt zelf een voor de hand liggende verklaring heeft voor het gewichtsverlies, zoals extra inspanningen (bijvoorbeeld verhuizing, intensieve training) of recente diarree of griep.

BIJKOMENDE KLACHTEN

Omdat gewichtsverlies een aspecifieke klacht is, is het van groot belang te informeren naar bijkomende klachten die richting kunnen geven aan het speuren naar oorzaken. Koorts is onder meer van belang met het oog op infectieziekten. Klachten passend bij hyperthyreoïdie zijn gejaagdheid, tremor, diarree, hartkloppingen en warmte-intolerantie. Een veranderd defecatiepatroon of rectaal bloedverlies kunnen bijvoorbeeld op een colorectaal carcinoom wijzen en recidiverende pneumonie of hemoptoë bij een roker op een bronchuscarcinoom. Bij vermoeden van hiv/aids worden de anamnesevragen gericht op (de kans op) hiv-positief zijn, diarree, hoesten, recidiverende (long)infecties en lymfeklierzwellingen.

PATHOFYSIOLOGISCHE MECHANISMEN

Aangezien er bij gewichtsverlies dikwijls weinig aanknopingspunten naar voren komen, is de arts genoodzaakt vervolgens de anamnese systematisch af te nemen, gericht op de pathofysiologische mechanismen betrokken bij het energieverbruik dan wel het verlies van voedingsstoffen.

Onvoldoende inname van voedsel

De arts schat in of de voeding wat betreft hoeveelheid en variatie adequaat is. Soms kan daarbij een diëtist behulpzaam zijn. Men vraagt naar het aanbod van voedsel en drinken en vergeet ook niet te informeren naar financiële of fysieke drempels om voedsel te bemachtigen; wie doet de boodschappen? Hoe is de belangstelling voor eten en drinken? Is er verminderde trek? Is er sprake van ernstige vermoeidheid, waardoor het eten of drinken niet lukt? Veel oorzaken van gewichtsverlies gaan gepaard met een verminderde eetlust (anorexie); er is een klein aantal aandoeningen waarbij afname van het gewicht juist samengaat met een toegenomen eetlust. Zijn er problemen met kauwen of slikken? Is er pijn in verband met voedselinname? Ook moet onderzocht worden of er wellicht sprake is van aandoeningen die met een verminderde voedselinname gepaard gaan, zoals cognitieve stoornissen, depressie, chronische angst, anorexia nervosa of eventueel boulimie. Ook dient de mogelijkheid van drugs- en alcoholmisbruik nagegaan te worden.

Onvoldoende opname van voedingsstoffen

Bij onveranderde inname zal verminderde opname van voedsel eigenlijk altijd gepaard gaan met vergroot verlies uit de darm: meer ontlasting, diarree, andere geur en kleur, buikpijn en buikkrampen. Steatorroe is de kenmerkende vorm van ontlasting waarbij veel vet niet opgenomen is: de ontlasting is volumineus, brijig, grijs, stinkt, plakt aan de pot, drijft op het water en laat hierop vetoogjes achter.

Verhoogd verbruik van energie

Is er sprake van een sterke toename van lichamelijke activiteiten (sport, zwaar werk, stimulantia). Heeft de patiënt langere tijd koorts gehad? Warmte-intolerantie past bij hyperthyreoïdie.

Verlies van voedingsstoffen

Diabetes mellitus: meer dorst en meer plassen bij gelijk gebleven of toegenomen inname van voedsel. Diarree en buikpijn passen bij M. Crohn en colitis ulcerosa.

Er is weinig onderzoek gedaan naar de voorspellende waarde van anamnesevragen. Marton en medewerkers onderzochten in een specialistische populatie van oudere patiënten met gewichtsverlies (n = 59) de voorspellende waarde van diagnostische methoden.[8] Met betrekking tot de anamnese vonden zij dat ongeveer de helft van de patiënten met een organische oorzaak een bijkomende klacht had die wees op een ziekte van een specifiek orgaan. De volgende vier anamnestische gegevens discrimineerden statistisch significant tussen de organische oorzaken (onder meer kanker, infecties en medicatie-effecten) en de niet-organische oorzaken (psychiatrische aandoeningen en gewichtsverlies e.c.i.):
– minstens twintig pakjaren gerookt hebben (het aantal pakjaren is het gemiddeld aantal sigaretten per dag maal het aantal gerookte jaren);
– afname van activiteiten door moeheid, misselijkheid of braken;
– recent toegenomen eetlust;
– recent veranderde hoest.

Bij ouderen met gewichtsverlies wordt screening op dementie en depressie aanbevolen. Hierbij kan men gebruikmaken van de MMSE (zie het hoofdstuk *Vergeetachtigheid*), respectievelijk gestandaardiseerde vragenlijsten (zie het hoofdstuk *Sombere stemming*).[17]

8 Betekenis van het lichamelijk onderzoek

Bij het lichamelijk onderzoek zal men zich altijd in hoge mate door de uitkomsten van de anamnese laten leiden. Gelet op de meest voorkomende oorzaken moet in ieder geval worden gelet op de volgende zaken.

- *Het lichaamsgewicht*: let op: steeds dezelfde weegschaal gebruiken en ongeveer evenveel kleding aanhouden, bijvoorbeeld steeds wegen zonder schoenen en (colbert)jas. Om afname van gewicht tijdig op te sporen, wordt tegenwoordig aanbevolen om alle patiënten in een ziekenhuis, verpleeg- of verzorgingshuis wekelijks te wegen. Wegen maakt daarom ook deel uit van de geriatrische screening van thuiswonende ouderen.
- *De algemene indruk*: droge tong (hydratietoestand), gejaagdheid (i.v.m. hyperthyreoïdie), bloeduitstortingen in de huid (hematologische maligniteit); exophthalmus (i.v.m. ziekte van Graves).
- *Polsfrequentie* (tachycardie past bij hyperthyreoïdie).
- Een globale beoordeling van de *status psychicus* (tekenen van depressie, angst of manie).
- *Het gebit*, wondjes of andere mogelijk verklarende afwijkingen in de *mondholte en keel* (kauwproblemen).
- *Nek en hals*: zwellingen, vooral van de lymfeklieren (chronische infecties, hematologische maligniteiten) en de schildklier (hyperthyreoïdie of carcinoom).
- *Mammae*: knobbel, ulcus of tepeleczeem (i.v.m. mammacarcinoom).
- *Hart* (i.v.m. hartfalen).
- *Longen* (ontstekingsprocessen, maligniteit, hartfalen).
- *Lever*: vergroot of hobbelig oppervlak (bijv. i.v.m. metastasen); *milt* palpabel (hematologische maligniteiten).
- *Abdomen verder*: caput Medusae, naevus araneus en vrij vocht (aanwijzingen voor levercirrose), abnormale zwellingen (ziekte van Crohn, maligniteit) of geluiden (obstructie).
- *Rectaal toucher* (rectumcarcinoom).
- *Oedemen* aan de extremiteiten of aan de stuit bij bedlegerige patiënten (mogelijk duidend op hartfalen). Soms wordt een afname van gewicht door extreme anorexie ten gevolge van hartfalen gemaskeerd door een gewichtstoename door oedemen.

Het hier opgesomde onderzoek komt grotendeels overeen met het algemeen lichamelijk onderzoek.

In de literatuur zijn weinig cijfers te vinden over de voorspellende waarde van het lichamelijk onderzoek. In een specialistische populatie bleek het lichamelijk onderzoek op zichzelf significant aan het onderscheiden van organische oorzaken bij te dragen.[7] [A] Ook is gebleken dat bij patiënten bij wie uiteindelijk een maligniteit vastgesteld werd, het lichamelijk onderzoek in veel gevallen afwijkingen opleverde: een palpabele massa (27%) of een vergrote lever (27%).[8] [A] In een onderzoek in de huisartspraktijk bleek bij drie van de zeven patiënten met kanker een afwijkende fysisch-diagnostische bevinding van het betreffende orgaansysteem aanwezig te zijn.[11] [A]

9 Betekenis van eenvoudig aanvullend onderzoek

Het volgende aanvullend onderzoek wordt in de literatuur aanbevolen indien anamnese en lichamelijk onderzoek geen aanknopingspunten opleveren.

BLOEDONDERZOEK

Het gaat bij gewichtsverlies om BSE, leukocytengetal, Hb, bloedglucose, TSH, alkalische fosfatase, gamma-GT, ALAT, ASAT, serumalbumine, calcium en creatinine.[7,29,37,43,45,46-50] [A] Ook het bepalen van hiv-antistoffen wordt wel aanbevolen.[29] Het urineonderzoek betreft sediment, nitriet, glucose en ketonen (type-1-diabetes). Het CEA heeft een te lage sensitiviteit en specificiteit om bij de individuele patiënt geschikt te zijn om colorectaal carcinoom op te sporen.[51] Sinds kort is het mogelijk om specifieke antistoffen te bepalen voor het vaststellen van coeliakie: IgA-tTGA (tissue transglutaminase-antilichamen) en IgA-EmA (anti-endomysiale antilichamen).[51]

X-THORAX

Met behulp van een X-thorax is na te gaan of een longcarcinoom het gewichtsverlies verklaart. Dit onderzoek wordt door alle auteurs aanbevolen, onder meer in verband met de hoge incidentie van longcarcinoom.[7,20,37,42,43,44,45,47] [C] De testkenmerken van een röntgenfoto van de thorax in het algemeen vallen echter tegen. De sensitiviteit voor een longcarcinoom is 50 tot 80%. Niet zelden wordt een longcarcinoom dus op een röntgenfoto niet gezien![52,53] [E] In onderzoek naar de waarde van diagnostische methoden bij patiënten met gewichtsverlies was dit zelfs het geval bij alle vier de patiënten die uiteindelijk een longcarcinoom bleken te hebben.[7] Opmerkelijk is dat retrospectief een longtumor vaak wel zichtbaar is op de thoraxfoto. De specificiteit van de X-thorax is 55 tot 65%, wat betekent dat bij nader (beeldvormend) onderzoek van suspecte afwijkingen vaak toch geen maligniteit wordt gevonden.[52,53] [E] Een X-thorax is verder zinvol met het oog op eventuele longtuberculose.

Indien gewichtsverlies het enige symptoom is en bij het hiervoor beschreven diagnostisch onderzoek geen afwijkingen zijn gevonden, achten de meeste auteurs een expectatief beleid (*watchful waiting*) geïndiceerd, omdat de kans klein is dat uitputtend onderzoek naar een verborgen maligniteit iets oplevert.[7,20,42,46,48] [C] In de serie van Marton werden alle achterliggende aandoeningen binnen zes maanden manifest.

ECHOGRAFIE

Sommige auteurs bevelen aan om bij onverklaard gewichtsverlies een echo van de gehele buik te verrichten om een verborgen maligniteit op te sporen.[37,50] [A]

10   Betekenis van complex aanvullend onderzoek

De opvattingen over de betekenis van specialistisch onderzoek lopen uiteen. Het verrichte onderzoek in selecte populaties levert geen aanwijzingen op voor extra opbrengst hiervan, tenzij de anamnese, het lichamelijk onderzoek of eenvoudig laboratoriumonderzoek duidelijke aanwijzingen geven voor het ondernemen van verdere diagnostiek.[7,8,11,42] [C] Indien gewichtsverlies bijvoorbeeld gepaard gaat met een ferriprieve anemie, ligt het voor de hand om met behulp van scopieën van de tractus digestivus de oorzaak te lokaliseren, indien andere oorzaken (inadequate voeding, menorragie) minder waarschijnlijk zijn. Dat betekent dat in de praktijk dan bij maagklachten eerst een oesofagogastroscopie wordt verricht en bij het ontbreken van aanwijzingen bij patiënten ouder dan circa 45 jaar eerst een rectosigmoïdoscopie en eventueel een coloscopie gedaan wordt. Een enkele auteur beveelt aan om ook zonder aanknopingspunten zoals anemie, bij patiënten ouder dan 50 jaar met gewichtsverlies oesofagogastroscopie en rectosigmoïdoscopie te gebruiken als screeningsinstrument.[38] Een CT-scan ingezet als screeningsinstrument bij 45 patiënten ouder dan 63 jaar in Amerikaanse huisartspraktijken bleek geen aanvullende waarde te hebben.[11] Gezien de hiervoor genoemde matige testeigenschappen van de X-thorax kan men overwegen om bij een patiënt met gewichtsverlies en eventueel langdurig hoesten die een verhoogd risico op longkanker heeft (middelbare of hogere leeftijd, veel gerookt) een CT-thorax aan te vragen. Aan de betekenis van aanvullende diagnostiek bij onbedoeld gewichtsverlies zijn tot dusverre in eerstelijnspopulaties geen andere wetenschappelijke studies gewijd.

11   Samenvatting

Onbedoeld gewichtsverlies wordt veelal als pathologisch beschouwd indien het meer dan 5% van het uitgangsgewicht betreft, ontstaan in zes maanden. De oorzaken variëren van ernstige organische aandoeningen (bijv. maligniteiten, infecties, endocriene afwijkingen, malabsorptiesyndromen) tot psychiatrische stoornissen, waaronder depressie het vaakst gevonden wordt als oorzaak bij ouderen in de huisartspraktijk. Incidenteel wordt een anorexia nervosa vastgesteld. Er zijn bijzonder weinig onderzoeksgegevens beschikbaar over de diagnostiek in eerstelijnspopulaties. In een aantal gevallen kan het gewichtsverlies aan een reeds bekende aandoening worden toegeschreven. De huisarts wordt naar schatting minstens eenmaal per maand geconfronteerd met gewichtsverlies als contactreden voor een nieuwe ziekte-episode.

Een systematische anamnese gericht op de factoren die van invloed zijn op het lichaamsgewicht (inname, opname, verbruik, verlies) levert de belangrijkste bijdrage aan de diagnostiek. Er zijn aanwijzingen dat een algeheel lichamelijk onderzoek zinvol is. De meeste auteurs bevelen verder screenend bloed- en urineonderzoek aan.

Wat aanvullend onderzoek betreft, zijn er argumenten om bij ouderen een X-thorax aan te vragen. Verdergaand specialistisch onderzoek dat zonder aanwijzingen uit de anamnese of het lichamelijk onderzoek wordt gedaan, wordt niet zinvol geacht, zodat een afwachtend beleid gevoerd kan worden indien de hier genoemde onderzoeken geen afwijkingen opleverden.

Aan specifieke oorzaken van gewichtsverlies bij ouderen (o.a. onvoldoende zorg, dementie, slikproblemen, maligniteiten, ernstige orgaandisfunctie en medicatie) dient aandacht besteed te worden.

Literatuur

1. Meltzer AA, Everhart JE. Unintentional weight loss in the United States. Am J Epidemiol 1995;142:1039-46.
2. French SA, Jeffery RW, Folson AR, et al. History of intentional and unintentional weight loss in a population-based sample of women aged 55 to 69 years. Obes Res 1995;3:163-70.
3. Wannamathee SG, Shaper AG, Whincup PH, et al. Characteristics of older men who lose weight intentionally or unintentionally. Am J Epidemiol 2000; 151:667-75.
4. Reife CM. Weight loss. In: Fauci AS, Braunwald E, Kasper DL, et al. (eds). Harrison's principles of internal medicine. 17th ed. New York: McGraw-Hill, 2007.
5. Bouras EP, Lange SM, Scolapio JS. Rational approach to patients with unintentional weight loss. Mayo Clin Proc 2001;76:923-9.
6. Drossman DA. Approach to the patient with unexplained weight loss. In: Yamada T, Alpers DH, Owyang C, et al. (eds). Textbook of gastroenterology. Philadelphia: Lippincott, 1991:634-46.
7. Marton KI, Sox HC Jr., Krupp JR. Involuntary weight loss: Diagnostic and prognostic significance. Ann Int Med 1981;95:568-74.
8. Rabinovitz M, Pitlik SD, Leifer M, et al. Unintentional weight loss: A retrospective analysis of 154 cases. Arch Intern Med 1986;146:186-7.
9. Fischer J, Johnson MA. Low body weight and weight loss in the aged. J Am Diet Ass 1990;90:1697-1706.
10. Wannamathee SG, Shaper AG. Weight change, perceived health status and mortality in middle-aged British men. Postgrad Med J 1990;66:910-3.
11. Thompson MP, Morris LK. Unexplained weight loss in the ambulatory elderly. J Am Ger Soc 1991;39:497-500.
12. Morley JE. Nutritional status of the elderly. Am J Med 1986;81:679-95.
13. Muris JWM, Starmans R, Fijten GH, et al. Non-acute abdominal complaints in general practice: Diagnostic value of signs and symptoms. Br J Gen Pract 1995;45:313-6.
14. Wallace JI, Schwartz RS, LaCroix AZ, et al. Involuntary weight loss in older outpatients: Incidence and clinical significance. J Am Ger Soc 1995;432:329-37.
15. Beck ER, Francis JL, Souhami RL. Tutorials in differential diagnosis. 3rd ed. Edinburgh: Churchill Livingstone, 1992.
16. Horst HE van der, Meijer JS, Muris JWM, et al. NHG-Standaard Prikkelbare darm syndroom. Huisarts Wet 2001;44:58-65.
17. Alibhai SMH, Greenwood C, Payette H. An approach to the management of unintentional weight loss in elderly people. CMAJ 2005;172:773-80.
18. Pamuk ER, Williamson DF, Serdula MK, et al. Weight loss and subsequent death in a cohort of U.S. adults. Ann Int Med 1993;119:744-8.
19. Yaari S, Goldbourt U. Voluntary and involuntary weight loss: associations with long term mortality in 9,228 middle-aged and elderly men. Am J Epidemiol 1998;148:546-55.
20. Reife CM. Involuntary weight loss. Med Clin N Am 1995;79:299-313.
21. Bauer DC, Browner W, Cauley JA, et al. Factors associated with appendicular bone mass in older women. Ann Int Med 1993;118:657-65.
22. Langlois JA, Harris T, Looker AC, et al. Weight change between age 50 years and old age is associated with risk of hip fracture in white women aged 67 years and older. Arch Intern Med 1997;156:989-94.
23. Ensrud KE, Cauley J, Lipschutz R, et al. Weight change and fractures in older women. Study of Osteoporotic Fractures Research Group. Arch Intern Med 1997;157:857-63.
24. Launer LJ, Harris T, Rumpel C, et al. Body mass index, weight change, and risk of mobility disability in middle-aged and older women: The epidemiologic follow-up study of NHANES I. J Am Med Assoc 1994;271:1093-8.
25. Nogues R, Sitges-Serra A, Sancho JJ, et al. Influence of nutrition, thyroid hormones, and rectal temperature on in-hospital mortality of elderly patients with acute illness. Am J Clin Nutr 1995;61:597-602.
26. Sullivan DH, Walls RC, Bopp MM. Protein-energy undernutrition and the risk of mortality within one year of hospital discharge: A follow-up study. J Am Ger Soc 1995;43:509-12.
27. Okkes IM, Oskam SK, Lamberts H. Van klacht naar diagnose. Episodegegevens uit de huisartspraktijk. Bussum: Coutinho, 1998.
28. Lamberts H. In het huis van de huisarts. Verslag van het Transitieproject. Lelystad: Meditekst, 1991.
29. Rolla AR. Appraoch to the patient with weight loss. Uptodate 2010 (www.uptodate.com), topic last updated May 25 2010.
30. Williamson DF. Descriptive epidemiology of body weight and weight change in U.S. adults. Ann Int Med 1993;119:646-9.
31. Sullivan DH, Martin W, Flaxman N, et al. Oral health problems and involuntary weight loss in a population of frail elderly. J Am Geriatr Soc 1993;41:725-31.
32. Vandereycken W. Eetstoornissen. In: Vandereycken W, Hoogduin CAL, Emmelkamp PGM (eds). Handboek psychopathologie. Deel 1. Houten: Bohn Stafleu van Loghum, 1990.
33. Rijn CA van. Anorexia nervosa en boulimia nervosa. II Somatische gevolgen van ondervoeding. Ned Tijdschr Geneeskd 1998;142:1863-6.
34. Hoek HW, Furth EF van. Anorexia nervosa en boulimia nervosa. I Diagnostiek en behandeling. Ned Tijdschr Geneeskd 1998;142:1859-63.

35 Sullivan PF. Mortality in anorexia nervosa. Am J Psychiatry 1995;152:1073-4.
36 Nielsen S, Moller-Madsen S, Isager T, et al. Standardized mortality in eating disorders – a quantitative summary of previously published and new evidence. J Psychosom Res 1998;44:413-34.
37 Leduc D, Rouge PE, Rousset H, et al. Clinical study of 105 cases of isolated weight loss in internal medicine. Rev Med Interne 1988;9:480-6.
38 Huerta G, Viniegra L. Involuntary weight loss as a clinical problem. Rev Invest Clin 1989;41:5-9.
39 Lankisch P, Gerzmann M, Gerzmann JF, et al. Unintentional weight loss: diagnosis and prognosis. The first prospective follow-up study from a secondary referral centre. J Intern Med 2001;249:41-6.
40 Morley JE, Kraenzle D. Causes of weight loss in a community nursing home. J Am Ger Soc 1994;42:583-5.
41 Egbert AM. The dwindles: failure to thrive in older patients. Nutr Rev 1996;54:S25-30.
42 Wallace JI, Schwartz RS. Involuntary weight loss in elderly outpatients. Clin Geriatr 1997;13:717-35.
43 Gazewood JD, Mehr DR. Diagnosis and management of weight loss in the elderly. J Fam Pract 1998; 47:19-25.
44 Moriguti JC, Moriguti EK, Ferriolli E, et al. Involuntary weight loss in elderly individuals: assessment and treatment. Sao Paulo Med 2001;119:72-7.
45 Holdcroft C. Evaluating involuntary weight loss in older adults. Nurse Practitioner; Am J Prim Health Care 1988;13:9-11, 14-15.
46 Robbins LJ. Evaluation of weight loss in the elderly. Geriatrics 1989;44(31):4, 37.
47 Schwenk A. Was ist zu tun bei unklarem Gewichtsverlust? Med Klin 1998;93:719-25.
48 Wise GR, Craig D. Evaluation of involuntary weight loss. Where do you start? Postgrad Med 1994;95:143-50.
49 Hernandez JL, Matorras P, Riancho JA, et al. Involuntary weight loss without specific symptoms: a clinical prediction score for malignant neoplasm. QJM 2003;96:649-55.
50 Hernandez JL, Riancho JA, Matorras P, et al. Clinical evaluation for cancer in patients with involuntary weight loss without specific symptoms. Am J Med 2003;114:631-7.
51 Leusden HAIM van. Diagnostisch kompas. Amstelveen: College voor zorgverzekeringen, 2003.
52 Hayabuchi N, Russell WJ, Murakami J, et al. Screening for lung cancer in a fixed population by biennial chest radiography. Radiology 1983;148:369-73.
53 Muhm JR, Miller WE, Fontana RS, et al. Lung cancer detected during a screening program using four-month chest radiographs. Radiology 1983;148:609-15.

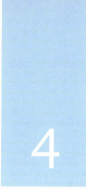

Koorts bij kinderen

O. Wassenaar, H. de Vries en P.J.J. Sauer

Ga naar de website extras.bsl.nl/alledaagseklachten voor de video bij dit hoofdstuk

1 Inleiding

Koorts is een verhoging van de rectaal gemeten lichaamstemperatuur tot boven 38 graden Celsius.[1,2] De normale temperatuur varieert tussen 36,5 en 37,5 °C. Koorts bij kinderen is een symptoom dat zeer frequent aan de (huis)arts gepresenteerd wordt.[3-6] Koorts is meestal een uiting van een onschuldige infectieziekte, maar soms van een ernstige aandoening (bijv. meningitis, pneumonie) en kan ook gepaard gaan met convulsies.

Angst voor ernstige ziekten speelt een belangrijke rol bij het zoeken van professionele hulp,[7-9] vooral bij ouders van jonge kinderen.

Het is de taak van de arts om een ernstige ziekte tijdig te onderkennen, maar ook indien mogelijk om de ouders gerust te stellen, voor te lichten over de betekenis van deze klacht en uitleg te geven over alarmsymptomen. Daarnaast is het van belang om adviezen te geven met betrekking tot eventuele symptoombestrijding. In dit hoofdstuk gaat het vooral over koorts bij kinderen van 0 tot 14 jaar.

> Om de lezer een indruk te geven van de mate van bewijskracht ter onderbouwing van een aantal belangrijke diagnostische stappen, is deze onderbouwing door de auteurs als volgt aangegeven.
> - [E] = Voldoende bewijskracht; dat wil zeggen meerdere goed opgezette onderzoeken met eensluidende uitkomsten in een vergelijkbare populatie.
> - [A] = Sterke aanwijzingen of indirect bewijs; dat wil zeggen één goed opgezet onderzoek met betrekking tot een vergelijkbare populatie, of meerdere onderzoeken in andere, niet geheel vergelijkbare populaties.
> - [C] = Consensus uit richtlijnen of standaarden met betrekking tot de populatie.

2 De klacht in de bevolking

Kinderen met koorts voelen warm aan en zweten. Ouders zeggen vaak dat hun kind koorts heeft zonder de temperatuur gemeten te hebben. Uit onderzoek bij kinderen die zich presenteerden op de ziekenhuispolikliniek bleek dat de mening van de ouders over het al of niet hebben van koorts bij hun kind redelijk betrouwbaar was.[10,11] Huisartsen waren ook van mening dat twee van de drie ouders de koorts goed konden inschatten.[12,13] Diezelfde dokters vonden dat ze zelf meestal (83%) de koorts goed konden inschatten zonder deze te meten. Toch is het belangrijk de hoogte van de temperatuur objectief vast te stellen, om zo ook het beloop van de koorts beter te kunnen volgen.

Meten van lichaamstemperatuur

Met de thermometer kan men op verschillende plaatsen meten: oraal, axillair, rectaal (tegenwoordig meestal digitaal) of via het oor (infrarood). Welke plaats men kiest is afhankelijk van de betrouwbaarheid en toepasbaarheid. Axillaire meting is minder betrouwbaar dan de rectale.[14] Tegen de rectale meting bestaan echter bij de ouders bezwaren, vooral wanneer het baby's betreft. Ouders zijn bang dat ze de baby pijn doen, vinden deze meting minder hygiënisch en moeilijker toe te passen.[15] De meting met de oorthermometer is snel, niet invasief en gemakkelijk toe te passen.[16]

Over de betrouwbaarheid van de oorthermometer verschillen de uitkomsten van diverse studies. Vergeleken met de in de Arteria pulmonalis gemeten lichaamstemperatuur (de gouden standaard) meet de oorthermometer lager en is de rectale meting heel goed vergelijkbaar (hoewel ook niet 100% betrouwbaar in vergelijking, vooral bij snelle temperatuursveranderingen).[16,17] In een aantal onderzoeken was er geen verschil in uitkomst tussen de oorthermometer en de rectale meting,[18,19] maar in andere studies bleek de oorthermometer minder betrouwbaar.[20] Ongeveer in een kwart van de metingen waarbij koorts (38 °C of hoger) met de rectale digitale meter was vastgesteld, werd met de oorthermometer lager dan 38 °C gemeten. Het is verstandig daarmee rekening te houden bij het gebruik van de oorthermometer. De NHG-Standaard adviseert bij kinderen onder de 3 maanden de temperatuur altijd rectaal te meten.[1] [A]

Van de kinderen tot 14 jaar bleek in een studie 9,5% de voorafgaande twee weken koorts te hebben gehad, tegen 5,3% in de totale bevolking.[3] Koorts komt dus zeer veel voor bij kinderen, maar leidt lang niet altijd tot een bezoek aan de arts.

3 De eerste presentatie bij de dokter

Uit twee grote onderzoeken in ons land blijkt de incidentie van koorts als hoofdklacht in de huisartspraktijk sterk te verschillen tussen jongere (0-4 jaar) en oudere (5-14 jaar) kinderen.[4,5] Van de jongere kinderen hebben 20 à 22 per 1.000 jaarlijks contact met de huisarts wegens koorts, van de oudere kinderen 2 à 3 per 1.000 (figuur 1). In een Noors onderzoek waarin koorts werd (over)-gemeten in de huisartspraktijk was de incidentie bij kinderen jonger dan 7 jaar vijfmaal zo hoog als bij kinderen van 7 jaar of ouder.[6]

Koorts als belangrijkste contactreden (A03) maakt slechts 4 tot 5% uit van alle contactredenen waarbij koorts een rol speelt.[4] Meestal wordt koorts genoemd in combinatie met klachten die wijzen op een mogelijk onderliggende (causale) ziekte: hoesten, oor- of keelpijn, diarree.

Of koorts leidt tot een aan de huisarts gepresenteerd probleem hangt van tal van factoren af. De kennis en ervaring met koorts bepalen in sterke mate de ongerustheid van de ouders bij een kind met koorts. Ouders ervaren koorts nogal eens als een levensbedreigende ziekte.[7,8] De opvatting dat koorts op zichzelf gevaarlijk is en dat daarom altijd snel medische hulp moet worden gezocht is onjuist, zoals in de volgende paragrafen wordt uiteengezet.

4 Pathofysiologie en differentiële diagnose

PATHOFYSIOLOGIE

Onder normale omstandigheden is de lichaamstemperatuur de resultante van warmteproductie via het basale metabolisme en spierarbeid en warmteafgifte via directe, droge warmteafgifte en verdamping.

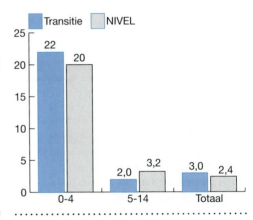

Figuur 1 Incidentie van de klacht kind met koorts in de huisartspraktijk, per 1.000 patiënten per jaar.[4,5]

Hyperthermie

Bij hyperthermie is de lichaamstemperatuur verhoogd zonder dat de thermostaat van het warmteregulatiecentrum in de hypothalamus hoger staat. De warmteafgifte is bij hyperthermie onvoldoende, bijvoorbeeld door een te hoge omgevingstemperatuur of te hoge vochtigheidsgraad. Ook kan de warmteproductie te hoog zijn door overmatige inspanning of hyperthyreoïdie.

Koorts

Bij koorts is de instelwaarde (het *setpoint*) van het warmteregulatiecentrum in de hypothalamus wel verhoogd. Dit komt doordat in eerste instantie exogene factoren (virussen, bacteriën, endotoxinen) macrofagen en monocyten activeren tot het produceren van endogene pyrogenen. Deze werken op de hypothalamus in, zodat de thermostaat hoger wordt ingesteld. Bij deze regeling spelen prostaglandinen een belangrijke rol. Koorts wordt beschouwd als gunstig voor de gastheer omdat deze de infectie daardoor beter kan overwinnen.[21] Bij koorts vermenigvuldigen de virussen zich minder snel en ook bacteriën zouden in hun groei geremd worden.[22] Zie voor meer details het hoofdstuk *Koorts bij volwassenen*, paragraaf 4.

Koorts stijgt zelden boven de 41 °C, dankzij een tegenregulatie.[23] Koorts leidt op zichzelf ook nooit tot een hersenbeschadiging en is dus per se niet gevaarlijk. Wel kan koorts complicaties geven waarop de arts verdacht moet zijn, namelijk dehydratie en koortsstuipen (koortsconvulsies). Het dagelijkse ritme met een lage ochtendtemperatuur en een hogere avondtemperatuur blijft overigens veelal bestaan tijdens de koortsperiode.[24]

Koortsconvulsies

Koortsconvulsies komen vooral voor bij oplopende koorts bij kinderen in de leeftijd tussen 3 maanden en 5 jaar. De kans dat een kind in die periode van zijn leven een koortsstuip krijgt, ligt tussen 3 en 4%.[25,26] Een typische koortsstuip wordt gekenmerkt door een aanhoudende strekkramp (tonisch) gevolgd door een serie gegeneraliseerde schokken (klonisch), die meestal enige tot maximaal vijftien minuten duren.[27] Na de aanval komt het kind snel weer volledig bij bewustzijn en er zijn geen postictale verschijnselen.

Een dergelijke aanval mag men pas als koortsstuip benoemen wanneer het kind niet bekend is met epilepsie en de koorts niet veroorzaakt wordt door een infectie van het centraal zenuwstelsel (bijv. meningitis of encefalitis). In dat geval is er geen koortsstuip maar een convulsie bij koorts en is verder onderzoek noodzakelijk. Kinderen met koortsstuipen in de familie hebben een 4,5 keer hogere kans op het krijgen van een koortsstuip. Ook is de kans op een recidief hoog: 30 tot 40%. Een typische of simpele koortsstuip laat geen beschadiging achter van het centraal zenuwstelsel, zo bleek uit diverse studies.[28-30] [E]. Dit in tegenstelling tot de atypische koortsstuip, waarbij er meer kans is op epilepsie op latere leeftijd.[31]

Dehydratie

Dehydratie kan optreden als complicatie bij koorts, omdat het kind een relatief groot lichaamsoppervlak heeft en er veel vocht verloren kan gaan door transpiratie via de huid en verdamping via de ademhaling. De kans op uitdroging is uiteraard groter indien de koorts hoog is, de vochtopname is afgenomen (minder dan de helft van normaal drinken) en extra vochtverlies optreedt via braken en/of diarree.

De volgende symptomen kunnen op dehydratie wijzen:
- gewichtsverlies > 5%;
- minder plassen (droge luiers);
- minder kwijlen;
- huilen zonder tranen.

Bij onderzoek kan de fontanel ingezonken zijn, zijn de ogen hol, is de huid droog en de turgor verminderd. Een uitgedroogd kind is vaak suf en apathisch. Het is dus van het grootste belang de vochtbalans in de gaten te houden en op symptomen van dehydratie te letten.

Atypische koortsstuip

Een atypische koortsstuip wordt gekenmerkt door:
- leeftijd: jonger dan 3 maanden of ouder dan 5 jaar;
- niet gegeneraliseerde maar focale trekkingen;
- de convulsie duurt langer dan vijftien minuten;
- recidief treedt op tijdens dezelfde koortsperiode.

Bij aanwezigheid van één of meer van deze kenmerken is de kans op een onderliggende meningitis/encefalitis, een hersenbeschadiging of epilepsie groter en is nader onderzoek gewenst.

DIFFERENTIËLE DIAGNOSE

Virale infectieziekten

Virale infectieziekten komen verreweg het meest voor als oorzaak van koorts. Meestal betreft het een bovensteluchtweginfectie met hoesten, zagen, piepen en een snotneus. Ook bronchitis en gastro-enteritis worden meestal door een virus veroorzaakt en verlopen self-limiting. Bof, mazelen en rode hond zijn ook virusziekten, maar ko-

Tabel 1	Diagnostisch schema kind met koorts.			
virale infectieziekten	meningitis			z
	pneumonie			z
	bovensteluchtweginfectie			v
	acute bronch(iol)itis			v
	otitis media			s
	acute tonsillitis			v
	virusziekte (n.a.o.)			v
	gastro-enteritis			v
bacteriële infectieziekten	meningitis			z
	pneumonie			s
	urineweginfectie			s
	otitis media			v
	darminfectie			s
niet-infectieus	na vaccinatie			v
	collageen/auto-immuun		juveniel reuma	z
	medicamenteus		drugfever	z
	maligniteit		leukemie	z
	congenitaal		geen zweetklieren	z
	psychogeen			z
koorts e.c.i				s

n.a.o.: niet anders omschreven
v = vaak oorzaak van de klacht koorts in de huisartspraktijk;
s = soms;
z = zelden.
Schuingedrukte afwijkingen dienen snel te worden uitgesloten.

men door de vaccinaties haast niet meer voor. Influenza is een vrij ernstig beeld met spierpijn en langdurige algemene malaise, maar ook deze is zeldzaam bij kinderen. Ten slotte is er nog een groot aantal virale kinderziekten die gepaard gaan met koorts en soms vlekjes of blaasjes, zoals varicella zoster (waterpokken) en exanthema subitum (zesde ziekte).

Bacteriële infectieziekten
De meeste kinderen met koorts als enige symptoom blijken geen ernstige ziekte te hebben. Toch zijn er belangrijke door bacteriën veroorzaakte ziekten die aanvankelijk alleen met koorts gepaard gaan en die, in het geval van meningitis, pneumonie, of (hoge) urineweginfecties, ernstige afwijkingen kunnen geven tenzij zij tijdig worden bestreden met antibiotica. Vooral bij jonge kinderen zijn de symptomen van deze onderliggende infectie vaak weinig specifiek. Het gaat om de hierna beschreven aandoeningen.

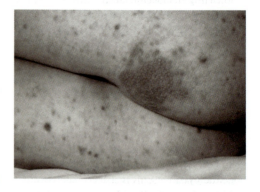

Figuur 2 Petechiën en ecchymosen in de huid bij meningokokkensepsis en meningitis.

Meningitis Meningitis kan door een virus veroorzaakt worden (bijv. als gevolg van het herpessimplexvirus of een enterovirus); het beloop van deze virusmeningitis is meestal gunstig. Een bacteriële meningitis daarentegen is voor een kind zeer bedreigend. Met name de meningokokkensepsis kan binnen twaalf uur dodelijk verlopen.

Hoe eerder meningitis wordt vermoed, des te beter, omdat snelle behandeling met antibiotica restverschijnselen kan voorkomen. De bacteriële meningitis kwam ongeveer 700 à 800 keer per jaar voor in ons land, meestal bij jonge kinderen van 3 tot 8 maanden oud.[32] Na introductie van de vaccinatie met *Haemophilus influenzae* B (1993), daarna de vaccinatie tegen meningokokken C (2002) en het pneumokokkenvaccin in 2006 is dit aantal sterk afgenomen, tot 100 gevallen per jaar bij kinderen van 0 tot 4 jaar en circa 175 bij oudere kinderen.[33,34] Een huisarts ziet gemiddeld eenmaal per tien jaar deze ziekte, die op zichzelf zeer ernstig is. Voorspellende symptomen zijn koorts, overgeven, lethargie en het plotseling veel zieker worden van een koortsig kind. Bij onderzoek is er meestal nekstijfheid met positieve testen van Kernig en Brudzinski.

Alleen bij zuigelingen ontbreekt deze nekstijfheid in de helft van de gevallen.[32,33] Prikkelbaarheid, luierpijn, sufheid en voedingsproblemen zijn verschijnselen die op de zuigelingenleeftijd aan meningitis moeten doen denken. Petechiën en purpura kunnen wijzen op een meningokokkensepsis en/of -meningitis (figuur 2). Deze vorm van meningitis verloopt zeer stormachtig en mogelijk fataal, soms zelfs binnen enige uren. Het kind met koorts wordt snel steeds zieker, vooral suffer, soms gepaard gaand met stuipen. In dat geval is snelle beoordeling van het kind gewenst om een ernstig verlopende meningokokkensepsis of -meningitis uit te sluiten. Snelle toediening van antibiotica is noodzakelijk om overlijden of ernstige schade te voorkomen.[32]

Pneumonie Meestal heeft een ondersteluchtweginfectie (waaronder een pneumonie) bij een kind met koorts een virale oorzaak, vooral bij kinderen onder de 5 jaar.[35] Soms is er een bacteriële verwekker in het spel (bijvoorbeeld als superinfectie bij een virale bovensteluchtweginfectie), met vaak een ernstiger beloop. Men dient ook rekening te houden met atypische bacteriële verwekkers zoals Chlamydia of Mycoplasma. Naast een tachypneu (zie lichamelijk onderzoek) zijn een stotende ademhaling en intrekkingen verdacht voor pneumonie. De afwezigheid van tachypneu maakt de diagnose pneumonie onwaarschijnlijk, zeker wanneer de koorts al enkele dagen bestaat.[1,36]

Over de longen kunnen verminderd ademgeruis of vochtige rhonchi gehoord worden.[1,37]

Urineweginfectie Vooral bij zuigelingen met koorts kan er sprake zijn van een urineweginfectie, ook als er geen symptomen zijn die daarop wijzen. Prikkelbaarheid naast koorts bleek bij zuigelingen met een urineweginfectie veel voor te komen.[38] Het is belangrijk een urineweginfectie vooral bij het jonge kind tijdig op te sporen en adequaat te behandelen, vanwege het gevaar op het aantasten van het nierparenchym.[39] Van alle kinderen met koorts zonder duidelijke focus heeft naar schatting 5% een urineweginfectie.[1] Bij meisjes jonger dan 2 jaar met koorts is de kans op een urineweginfectie 7,4%.[40]

Gastro-enteritis Bij kinderen met koorts en waterige, vaak bloederige diarree is de kans op een bacteriële infectie van het maag-darmkanaal aanwezig. Vooral bij darminfecties in de omgeving of bij een kind dat uit de tropen komt, is die kans veel groter. Een feceskweek is dan aan te raden. Indien de koorts hoog is, het vochtverlies via de darm aanzienlijk en wanneer de vochtinname minder wordt, is er tevens een verhoogde kans op dehydratie.

NIET-INFECTIEUS: ZELDZAAM

Hierbij gaat het om zeldzame ziekten, waarbij de koorts aanvankelijk de enige reden is om de dokter te raadplegen:
– collageen auto-immuunziekten: juveniel reuma, ziekte van Kawasaki;
– medicamenteus: drugfever;
– maligniteit: leukemie;
– psychogene koorts (weinig bekend over mechanisme en voorkomen);
– congenitaal: ontbreken of verminderd aanwezig zijn van zweetklieren.

KOORTS E.C.I.

Ondanks zorgvuldig afgenomen anamnese en uitgebreid lichamelijk en aanvullend onderzoek is er na één of twee weken koorts (de definities verschillen) nog steeds geen oorzaak gevonden voor de koorts.

Tabel 2	Einddiagnosen bij de klacht kind met koorts in de huisartspraktijk[4] (a-priorikansen in procenten per leeftijdsgroep).	
	0-4	5-14
virusziekte	24	27
bovensteluchtweginfectie	18	15
acute bronch(iol)itis	10	10
otitis media	12	6
acute tonsillitis	7	10
koorts e.c.i.	4	2
gastro-enteritis	3	3
rest gezamenlijk	22	27
totaal	100	100

5 Kansverdeling van diagnosen

Na anamnese en lichamelijk en aanvullend onderzoek van kinderen met koorts stelden de huisartsen in het Transitieproject de diagnosen als weergegeven in tabel 2.

Kinderen van 0 tot 4 jaar komen veel vaker bij de arts wegens koorts dan kinderen van 5 tot 14 jaar. Maar er is nauwelijks verschil tussen beide leeftijdsgroepen in de frequentieverdeling van diagnosen die aan het eind van het consult worden gesteld.[5] Wel is de incidentie van bacteriële meningitis het hoogst in de tweede helft van het eerste levensjaar.[32] De verklaring hiervoor zou zijn dat het niveau van antistoffen die het kind via de placenta van de moeder heeft na zes maanden het laagste peil bereikt en de eigen productie van antistoffen nog op gang moet komen.

Ook urineweginfecties kunnen op jonge leeftijd (< 2 jaar) als enige symptoom koorts geven.[39] Er is geen duidelijk verschil in de frequentieverdeling tussen jongens en meisjes. Alleen zouden urineweginfecties bij jongetjes jonger dan 3 maanden meer voorkomen dan bij meisjes en dan ook vaker berusten op een anatomische afwijking.[40,43]

6 Betekenis van de voorgeschiedenis

Kinderen bekend met een verminderde weerstand tegen infecties door op zichzelf zeldzame ziekten als aids, leukemie of cystische fibrose lopen meer risico op het krijgen van ernstige bacteriële infecties met koorts. Kinderen met een vaak erfelijk bepaalde allergische constitutie hebben meer kans op met name bovensteluchtweginfecties.

7 Betekenis van de anamnese[1] [C]

TELEFONISCHE ANAMNESE

Ouders die professionele hulp zoeken voor hun kind met koorts hebben vaak eerst contact met de doktersassistente of achterwacht van de huisarts. Deze persoon heeft als taak te beoordelen of de dokter het kind zelf moet zien, al of niet na een telefonisch consult. Ook het bepalen van de urgentie is daarbij van belang. Deze voorselectie is uitermate belangrijk, omdat vaak volstaan kan worden met geruststelling en voorlichting. Voorwaarde is wel dat per telefoon een zorgvuldige anamnese wordt afgenomen.

Het is overigens niet bezwaarlijk een kind met koorts naar de praktijk te laten komen.

Op een telefoonkaart kan de doktersassistente lezen welke vragen bij koorts gesteld moeten worden en wanneer het verstandig is dat de dokter het kind onderzoekt (NHG-telefoonkaarten zijn verkrijgbaar bij het Nederlands Huisartsen Genootschap).

De volgende vragen zijn van belang.
– De voorgeschiedenis van het kind. Aangeboren afwijkingen, belangrijke comorbiditeit, eventueel gebruikte medicatie.
– De leeftijd van het kind. Koorts komt onder de 3 maanden weinig voor. Vanwege kans op ernstige onderliggende oorzaken moeten zuigelingen van die leeftijd naar de huisarts verwezen worden (en kinderen jonger dan 1 maand daarna altijd naar de kinderarts[1,31]).
– Hoe is de koorts gemeten en hoe hoog is de temperatuur? Slechts de rectaal gemeten temperatuur is adequaat. De hoogte is van belang om de ongerustheid van de ouders in te schatten en hun idee over de gevolgen van de koorts.

- De duur van de koorts. De meeste virale infecties duren niet langer dan drie dagen. Blijft de koorts langer hoog of loopt deze op na een aantal koortsvrije dagen, dan moet men rekening houden met andere oorzaken en het kind verwijzen naar de huisarts.
- Andere symptomen, zoals een snotneus, hoesten of keelpijn. Deze geven vaak een aanwijzing over de oorzaak van de koorts. Hetzelfde geldt voor oorpijn, buikpijn, braken, diarree of pijn bij plassen; deze laatste klachten zijn vrijwel altijd reden voor een consult bij de huisarts. Indien er geen verklarende symptomen zijn, zeker bij een kind jonger dan 2 jaar, is dit ook een reden voor een consult.
- De aanwezigheid van vlekjes of puntvormige bloedinkjes in de huid. Deze laatste zijn reden voor spoedonderzoek door de huisarts in verband met verdenking op meningitis.
- De mate van ziek zijn. Dit is een zeer belangrijk aspect (en moeilijk telefonisch te beoordelen).

  Belangrijk is te informeren naar drinken (alarmsymptoom: baby's die minder dan de helft van de normale voeding drinken. Natte luiers, kwijlen en flinke traanproductie duiden op een goede vochttoestand), sufheid (loopt het kind rond, maakt het goed contact?) en huilen (voortdurend ontroostbaar huilen kan wijzen op een ernstige onderliggende oorzaak, luierpijn is een alarmsymptoom). Verder dient gevraagd te worden naar benauwdheid, een versnelde of kreunende ademhaling.

Bij deze telefonisch afgenomen anamnese is het ook belangrijk een beeld te vormen van de ouders of de verzorgers:
- hoe is hun inschattingsvermogen en zijn ze gerust te stellen;
- betreft het allochtone patiënten: angst voor koorts is vaak groot door ervaringen opgedaan in het land van herkomst; daarnaast kan de communicatie problemen opleveren;
- een gesprek dat niet goed verloopt (irritatie, boosheid) bemoeilijkt het verhelderen van de hulpvraag.

Overleg dan wel een consult met de huisarts is nodig bij:
- een kind jonger dan 3 maanden;
- koorts langer dan drie dagen;
- terugkerende koorts;
- ernstige dan wel persisterende ongerustheid bij de ouders;[1]
- telefonisch onvoldoende duidelijkheid over de ernst van het ziektebeeld.

Alarmsignalen en dus reden voor een beoordeling op zeer korte termijn zijn:
- leeftijd jonger dan één maand;
- ernstig ziek zijn (suf, niet drinken, ontroostbaar huilen);
- snelle achteruitgang;
- ernstige begeleidende symptomen (diarree én braken/hevig hoesten);
- combinatie van koorts en vlekjes of puntbloedingen;
- veranderde/versnelde ademhaling, kreunen.

ANAMNESE TIJDENS HET CONSULT VAN DE DOKTER

In principe worden dezelfde vragen gesteld als tijdens het telefoongesprek en deze worden zo nodig verder uitgediept. Alleen de aanwezigheid van het kind en de ouders maakt vaak al veel duidelijk. Eventueel aanvullende vragen, indien nog niet gesteld:
- de ongerustheid van de ouders en hun angst dat er iets ernstigs aan de hand is;
- voeding, vooral bij de jonge kinderen: hoeveel komt er binnen;
- braken: hoe vaak en in relatie met de voeding;
- ontlasting: de mate van eventuele diarree;
- pijn bij het plassen en de hoeveelheid urine;
- (recente) vaccinaties;
- zieken in de omgeving;
- recent verblijf in buitenland.

8 Betekenis van het lichamelijk onderzoek

Het doel van het lichamelijk onderzoek is de mate van ziekzijn te beoordelen en een mogelijke focus van de koorts te vinden.

ALGEMENE INDRUK

Hiermee kan een goede indruk over de ernst van de ziekte verkregen worden. Van belang zijn de volgende aspecten.

Wekbaarheid
Is het kind goed wakker na wekken of blijft het suffig? Sufheid is een alarmsymptoom, dat kan wijzen op een meningitis, een zeer ernstige pneumonie of dehydratie.

Stilliggen of apathie
Apathie is een ernstig symptoom, dat kan wijzen op een meningitis, een zeer ernstige pneumonie of dehydratie.

Huilen
Zwak, jengelig of kreunend huilen kunnen duiden op een ernstige infectie. Ook het ontbreken van een reactie op troosten is omineus.

Tachypneu en/of gebruik van hulpademhalingsspieren
Een verhoogde ademhalingsfrequentie (> 60/min bij zuigelingen tot 2 maanden, > 50/min bij zuigelingen van 2 maanden tot 1 jaar, > 40/min bij kinderen ouder dan 1 jaar) kan wijzen op een pneumonie, zeker indien er bij auscultatie (eenzijdige) rhonchi zijn te horen.[37]

SYMPTOMEN VAN MENINGEALE PRIKKELING

- Nekstijfheid. Kin is niet op de borst te krijgen. Bekend is dat bij de helft van de zuigelingen nekstijfheid ontbreekt, terwijl er wel sprake was van een bacteriële meningitis.[32] [A] Bij oudere kinderen is het vrijwel altijd aanwezig.
- Teken van Brudzinski: bij flexie van de nek bij een liggend kind worden beide heupen en knieën reflectoir in flexie gebracht.
- Teken van Kernig: bij flexie van de heupen bij een liggend kind wordt weerstand geboden bij extensie van de knieën wegens pijn ter hoogte van de rug.
- Vincent-test uitvoeren als vorige testen dubieus zijn of moeilijk uit te voeren zijn: bij zittend kind met knieën in extensie wordt nek in flexie gebracht. Bij meningeale prikkeling wordt daarbij rug niet in kyfose gebracht, maar recht gehouden. Bij klein kind speeltje tussen knieën plaatsen, zodat het voorover gaat kijken. Vaak driepootstand kind bij zithouding: steunt rug door armen erachter te plaatsen.
- Luierpijn: bij luier omdoen gaat de baby huilen, omdat de heupen daarbij in flexie worden gebracht.

Koorts met sufheid en één van de hiervoor beschreven symptomen van meningeale prikkeling is zeer verdacht voor meningitis.

Palpatie fontanel
Een bomberende fontanel bij een zuigeling kan wijzen op meningitis, maar dit symptoom ontbreekt vaak bij pasgeborenen en bij dehydratie.

ASPECT VAN HUID EN SLIJMVLIEZEN

Cyanose wijst op zuurstofgebrek, vlekkig grauw op shock. Petechiën: puntvormige bloedinkjes onder de huid die niet wegdrukbaar zijn en die verdacht kunnen zijn voor een meningokokkensepsis. Een verminderde capillaire refill kan duiden op dehydratie, evenals een verminderde huidturgor of droge slijmvliezen.

ONDERZOEK VAN HET KNO-GEBIED

Keel
Roodheid en zwelling van de amandelen duiden op een tonsillitis. Als er pus op te zien is, is er een iets grotere kans dat er sprake is van een angina op basis van een streptokokkeninfectie.

Oren
Bij otoscopie wijst een rood trommelvlies of het zelden voorkomende bomberende trommelvlies op een otitis media. Ook uitvloed uit een oor, otorroe, kan hierbij passen (geperforeerd trommelvlies).

ONDERZOEK VAN DE LONGEN

Percussie
Demping bij kleine kinderen is zeer moeilijk te horen wegens het kleine te bekloppen gebied en omdat het kind vaak huilt en niet stil blijft liggen.

Klinische indruk (clinical impression scale)

Er wordt gekeken naar vier gemakkelijk waar te nemen items die met een cijfer worden gewaardeerd: 0 = normaal; 1 = matig gestoord; 2 = ernstig gestoord.
Door summatie van deze vier getallen komt een eindoordeel tot stand: 0-2 = normaal; 3-5 = matig; 6-8 = ernstig.
De vier items zijn:
- het kind kijkt rond in de kamer;
- het kind beweegt armen/benen spontaan;
- het kind reikt naar voorwerpen;
- hoe is de kleur (let op cyanotisch/bleek).

Kinderartsen hanteren vaak een lijst van items die allemaal normaal moeten zijn om een ernstige bacteriële infectie uit te sluiten.[50] Een lijst die een heel goede voorspeller bleek te zijn, bevat de volgende items:
- tevoren gezond kind;
- ziet er niet ziek uit (volgens de *impression scale*);
- geen focale bacteriële infectie (behalve een otitis media);
- leukocyten in bloed: < 15.000 per mm^3;
- normale urine;
- bij tachycardie was de X-foto van de longen normaal;
- bij diarree was de feceskweek negatief.

Alarmsymptomen

- ernstig ziek kind; waaronder ook de volgende symptomen kunnen vallen
- voeding: minder dan de helft van normaal wordt gedronken
- aanhoudend braken
- wekbaarheid: suffig, niet goed wekbaar
- reacties: let niet op, kijkt niet rond, is angstig
- huilen: voortdurend en/of zwak, jengelig of kreunend
- troostbaarheid: lukt amper
- kleur: bleek/cyanotisch of grauw/vlekkig
- huid: petechiën
- meningeale prikkeling aanwezig
- tachypneu/gebruik hulpademhalingsspieren, in combinatie met bevindingen bij auscultatie

Auscultatie

Soms zijn bij een pneumonie rhonchi te horen. Het ontbreken van rhonchi sluit een pneumonie niet uit. Zowel auscultatie als percussie van de longen heeft een lage sensitiviteit in het kader van het diagnosticeren van een pneumonie.[1]

ONDERZOEK VAN HET ABDOMEN

Een diffuus gevoelige, niet-geprikkelde buik kan passen bij de diagnose gastro-enteritis. Een meer gelokaliseerde buikpijn in de rechter onderbuik met eventueel défense musculaire geeft meer verdenking op een appendicitis.

TESTEN VAN SLAGPIJN IN DE NIERLOGES

Bij verdenking op een urineweginfectie/pyelonefritis. Dit is bij kinderen onder de 4 jaar echter moeilijk te onderzoeken en vrij aspecifiek.

9 Betekenis van eenvoudig aanvullend onderzoek

Meestal is er, na anamnese en lichamelijk onderzoek, een duidelijk focus voor de koorts, veelal een virale bovensteluchtweginfectie.
Aanvullend onderzoek is alleen nodig bij alarmsymptomen of bij koorts die langer duurt dan drie dagen zonder duidelijk focus. Een uitzondering hierop vormt het urineonderzoek bij kinderen jonger dan 2 jaar met koorts zonder focus.[1] In Nederland vindt aanvullend onderzoek bij slechts 2% van de kinderen plaats die met koorts bij de dokter komen.[4]

URINEONDERZOEK[42]

Urineonderzoek vindt plaats bij aanwijzingen voor een urineweginfectie na anamnese en lichamelijk onderzoek.
Ook bij onbegrepen koorts die langer dan drie dagen duurt, wordt onderzoek van de urine op een urineweginfectie geadviseerd. De NHG-Standaard adviseert direct urineonderzoek bij kinderen jonger dan 2 jaar met koorts zonder focus.[1]
[C]

Urine opvangen in een plakzakje vergroot de betrouwbaarheid.

Zeker bij zuigelingen kan koorts het enige symptoom zijn van een urineweginfectie.[39,40]
1 Nitriettest:
   a indien positief dan urineweginfectie;
   b indien negatief stap 2.
2 Bacteriën vaststellen via dipslide. In wachttijd eventueel sediment bekijken op leukocyten.
3 Bij aanwijzingen voor een urineweginfectie op geleide van de dipslide dient altijd een kweek met resistentiebepaling te worden verricht.

BLOEDONDERZOEK

Leukocyten: > 15.000 per mm^3 pleit voor een bacteriële infectie, eventueel uitgebreid met bepaling van een leukocytendifferentiatie (verhoogd aantal neutrofielen kan passen bij een bacteriële infectie). Andere veelgebruikte bepalingen zijn de CRP en bezinking (BSE), hoewel ook hiervan de sensitiviteit en specificiteit beperkt zijn en grote verschillen vertonen in diverse onderzoeken.[43-46]

RÖNTGENFOTO VAN THORAX

Alleen bij twijfel over het bestaan van een pneumonie bij een zeer ziek kind.[1,47]

FECESKWEEK

Bij aanhoudende gastro-enteritis.

10 Betekenis van complex aanvullend onderzoek[48]

Dit gebeurt in Nederland maar zeer zelden.

LUMBAALPUNCTIE

Indien er verdenking bestaat op een meningitis, vooral bij meningeale prikkeling maar ook bij suffe, niet-reagerende kinderen. Soms bestaan er contra-indicaties tegen een lumbaalpunctie wegens vermoeden op intradurale drukverhoging, die met een CT-scan kan worden vastgesteld.

BLOEDKWEEK

Om de bacterie op te sporen bij een zeer ziek kind zonder focale symptomen, vooral als er petechiën zijn.

UROLOGISCH ONDERZOEK

In het geval van een urineweginfectie bij jonge kinderen is een verwijzing noodzakelijk om anatomische afwijkingen (waaronder vesico-ureterale reflux) op te sporen. Dit dient te gebeuren bij álle kinderen onder de 1 jaar, bij alle jongens tot 12 jaar en bij meisjes tot en met 4 jaar. Meisjes van 5 tot 12 jaar dienen verwezen te worden bij een recidief urineweginfectie of een eerste pyelonefritis.[40,42]

NEUROLOGISCH ONDERZOEK

Onderzoek naar pre-existente neurologische afwijkingen door een (kinder)neuroloog dient plaats te vinden bij kinderen met een atypische koortsconvulsie.

Wanneer complex aanvullend onderzoek

Bij kinderen jonger dan 3 maanden is koorts zeldzaam. Een focus is dan in eerste instantie moeilijk vast te stellen. Uitgebreid complex aanvullend onderzoek is in dat geval meestal nodig.[50]

Bij ernstig zieke kinderen is niet altijd de klassieke sequens van eerst de diagnose stellen en dan therapie vol te houden. Antibiotica moeten bij verdenking op een pneumonie of meningitis gestart worden voordat de uitslag van de kweek bekend is. Kinderen die door uitdroging bedreigd worden, worden gerehydreerd voordat de oorzaak van de dehydratie bekend is.

De specialist staat vaak voor de keuze: poliklinisch onderzoek doen of toch opname ter observatie. Die keuze is afhankelijk van de indruk die het kind maakt op de arts. Daarbij kan gebruik worden gemaakt van de *clinical impression scale* (zie kader).[51]

11 Samenvatting

Koorts komt bij kinderen veel voor, maar leidt lang niet altijd tot een bezoek aan de arts. Een eerste selectie vindt plaats door de doktersassistente of de achterwacht van de arts met behulp van een vragenlijst (telefoonkaart). Koorts wordt vooral bij jonge kinderen (jonger dan 5 jaar) aan de arts gepresenteerd.

Na anamnese en gericht lichamelijk onderzoek

wordt er meestal een oorzaak gevonden voor de koorts. Slechts zelden is aanvullend onderzoek noodzakelijk. Vaak is er sprake van een onschuldige virale infectie van de bovenste luchtwegen. Soms is er sprake van een ernstiger bacteriële infectie waarvoor behandeling met antibiotica nodig is. Het is de taak van de arts die het kind met koorts ziet om vooral de ouders gerust te stellen, maar anderzijds alarmsymptomen tijdig te onderkennen en vervolgens adequaat te handelen. Dit geldt vooral bij verdenking op een meningitis. Ook kunnen als complicaties van koorts dehydratie en koortsstuipen voorkomen.

Literatuur

1 Berger MY, Boomsma LJ, Albeda FW, Dijkstra RH, Graafmans TA, Laan JR van der, et al. NHG-Standaard Kinderen met koorts. Huisarts Wet 2008:51(6): 287-96.
2 Herzog LW, Coyne LJ. What is fever? Normal temperature in infants less than 3 months old. Clinical Pediatrics 1993:142-6.
3 Hart HE, Bruynzeels MA, Wouden JC van der, et al. Het kind met koorts in de huisartspraktijk. Huisarts Wet 1992;35:246-8.
4 Okkes IM, Oskam SK, Lamberts H. Van klacht naar diagnose. Bussum: Coutinho, 1998.
5 Linden MW van der, Westert GP, Bakker DH de, Schellevis FG. Tweede Nationale Studie naar ziekten en verrichtingen in de huisartspraktijk: klachten en aandoeningen in de bevolking en in de huisartspraktijk. Utrecht: Nivel, 2004.
6 Eskerud JR, Laerum E, Fagerthum H, et al. Fever in general practice I: Frequency and diagnoses. Family Practice 1992:263-9.
7 Blumenthal I. What parents think of fever. Family Practice 1998;513-6.
8 Kallestrup P, Bro F. Parent's beliefs and expectations when presenting with a febrile child at an out-of-hours general practice clinic. Br J Gen Pract 2003;53: 43-4.
9 Hansen BWL. Acute illnesses in children. A description and analysis of parents' perception of illness threat. Scand J of Primary Health Care 1994; 12:15-9.
10 Graneto JW, Soglin DF. Maternal screening of childhood fever by palpation. Pediatric Emergency Care 1996:183-4.
11 Hooker EA, Smith SW, Miles T, et al. Subjective assessment of fever by parents. Ann Emerg Medic 1996;313-7.
12 Clarke S. Use of thermometers in general practice. BMJ 1992;304:961-2.
13 Ipp M, Jaffe D. Physicians attitude towards diagnosis and management of fever in children 3 months to 2 years of age. Clinic Pediatr 1993:67-9.
14 Craig JV, Lancaster GA, Williamson PR, et al. Temperature measured at the axilla compared with rectum in children and young people: systemic review. BMJ 2000;320:1174-8.
15 Kai Joe. Parents' perception of taking babies rectal temperature. BMJ 1993;307:660-1.
16 Moran J.L. Tympanic temperature measurements; are they reliable in the critically ill? A clinical study of measures of agreement. Critical Care Med 2007 Jan;35(1);155-64.
17 Stavem K, Saxholm H, Smith-Erichsen N. Accuracy of infrared ear thermometry in adult patients. Intensive Care Med 1997;23:100-5.
18 Draaisma JMTH, Lemmen RJ van, Jong AAM de, et al. Temperatuurmeting bij kinderen met de trommelvliesinfraroodmeter en de rectale kwikthermometer even goede resultaten op de spoedeisendehulpafdeling. Ned Tijdschr Geneeskd 1997;141:938-41.
19 Meer JWM van der. Temperatuurmeting bij volwassenen: met de trommelvliesinfraroodmeter en met rectale digitale meter even goede resultaten op de afdeling Interne. Ned Tijdschr Geneeskd 1997:141: 942-6.
20 Craig JV, Lancaster GA, Taylor A, et al. Infrared ear thermometry compared with rectal thermometry in children: a systemic review. Lancet 2002;360:603-9.
21 Dinarello CA, Cannon JG. New concepts on the pathogenesis of fever. Reviews of infectious diseases 1988;10:168-89.
22 Winterberg GH, Groot CJ de. Bestrijding koorts als gevolg van infecties bij kinderen; zinvol of gevaarlijk? Ned Tijdschr Geneeskd 1987;131:1959-61.
23 Mc Carthy M, Dolan TF. Hyperpyrexia in children. Am J Diss Children 1976;130:849-51.
24 Uptodate; pathofysiology and treatment of fever in infants and children. Geraadpleegd 6 april 2010.
25 Offringa M, Derksen-Lubsen G, Bossuyt PMM, et al. Risicofactoren voor het optreden van recidiefconvulsies na een eerste koortsconvulsie. Ned Tijdschr Geneeskd 1992;136:516-21.
26 Speelman-Verburgh ME, Bruynzeels MA, Suylekom-Smit LWA van, et al. De incidentie van koortsconvulsies bij kinderen van 3-72 maanden oud. Ned Tijdschr Geneeskd 1996;140:664-7.
27 Brouwer OF, Kamphuis DJ, Begeer JH. Koortsconvulsies: prognose en behandeling. Ned Tijdschr Geneeskd 1996;140:1801-3.
28 Kolfen W, Pehle K, Konig S. Is the long-term outcome of children following febrile convulsions favorable? Dev Med Child Neur 1998;40:667-71.
29 Ellenberg JH, Nelson KB. Febrile seizures and later intellectual performance. Arch Neurol 1978;35:17-21.
30 Verity CM. Do seizures damage the brain? The epidemiological evidence. Arch Dis 1998;78:78-84.
31 Brande JL van den, Dercksen-Lubsen, Heymans HSA, Kollée LAA. Leerboek kindergeneeskunde. Utrecht: de Tijdstroom, 2009.
32 CBO. Consensus Bacteriële meningitis. In: Everdingen, JJE van (ed). Consensus in de geneeskunde. Maarssen: Elsevier/Bunge, 1999.
33 Bleker SE, Moll HA. Het jonge kind met koorts zonder focus in het 'post-Haemofilus-influenza-tijdperk'. Ned Tijdschr Geneeskd 2002;146:3-5.

34 Website Nederlandse Meningitis Stichting, geraadpleegd 15 juni 2010 via www.meningitis-stichting.nl.
35 Uptodate: Epidemiology, pathogenesis, and etiology of pneumonia in children, geraadpleegd 29 juni 2010.
36 Uptodate: Clinical features and diagnosis of community-acquired pneumonia in children, geraadpleegd 29 juni 2010.
37 Zukin DD, Hoffman JR, Cleveland RH, et al. Correlation of pulmonary signs and symptoms with chestradiography in pediatric age group. Ann Emerg Med 1986;15:792-6.
38 Ginsburg CM, Cracken GH. Urinary tract infections in young infants. Pediatrics 1982;69:409-12.
39 Roberts KB, Charney E, Swaren RJ, et al. Urinary tract infection in infants with unexplained fever: a collaborative study. J Pediatrics 1983;103:864-7.
40 CBO. Consensus Urineweginfecties. In: Everdingen, JJE van (ed). Consensus in de geneeskunde. Maarssen: Elsevier/Bunge, 2000.
42 Haaren KAM van, Visser HS, Vliet S van, Timmermans AE, Yadava R, Geerlings SE, et al. NHG-Standaard Urineweginfectie. Huisarts Wet 2005;48:341-52.
42 Oostenbrink R, Moons KGM, Donders ART, et al. Prediction of bacterial meningitis in children with meningeal signs: reduction of lumbar punctures. Acta Pediatrica 2001;90:611-7.
43 Uptodate: Fever without a source in children 3 tot 36 months of age, geraadpleegd 7 juli 2010.
44 Hsiao AL, Baker MD. Fever in the new millennium: a review of recent studies of markers of serious bacterial infection in febrile children. Curr Opin Pediatr 2005;17:56.
45 Andreola B, Bressan S, Callegaro S, et al. Procalcitonin and C-reactive protein as diagnostic markers of severe bacterial infections in febrile infants and children in the emergency department. Pediatr Infect Dis J 2007;26(8):672-7.
46 Diagnostisch Kompas. Amstelveen: CVZ, 2003.
47 Baker MD, Bell LM, Avner JR. The efficacy of routine outpatient management without antibiotics of fever in selected infants. Pediatrics 1999;103:627-31.
48 Baker MD. Evaluation and management of infants with fever. Pediatric Clin North America 1999;46: 1061-71.
50 Oostenbrink R, Groot R de, Moll HA. Het jonge kind met koorts zonder focus; diagnostiek en beleid. Ned Tijdschr Geneeskd 1999;143:185-9.
51 Berger RMF, Berger MY, Steensel-Moll HA van, et al. A predictive model to estimate the risk of serious bacterial infections in febrile infants. Eur J Pediatr 1996;155:468-73.

Koorts bij volwassenen

H. de Vries, M.A. van Agtmael en J.F. Bastiaans

5

Ga naar de website extras.bsl.nl/alledaagseklachten voor de video bij dit hoofdstuk

1 Inleiding

Koorts is in ons land gedefinieerd als een lichaamstemperatuur hoger dan 38,0 °C bij een persoon in rust, bij voorkeur rectaal gemeten.[1] In de Angelsaksische literatuur vindt men ook wel 38,3 °C als grenswaarde. Koorts is een in principe gezonde reactie op weefselschade en daarmee een van de belangrijkste en meest voorkomende symptomen van ziekte.[2] Het geldt als klassiek voorbeeld van een diagnostisch probleem. Dit is wel verwoord als: 'It is in the diagnosis of a febrile illness that the science and art of medicine come together.'[3] Hiermee is ook de moeilijkheid van het probleem aangegeven. De oorzaken van koorts zijn uitermate talrijk en divers, zodat aan een beschrijving van de diagnostische methoden noodzakelijkerwijs beperkingen moeten worden opgelegd. Dit hoofdstuk gaat daarom alleen in op de diagnostiek van koorts als nieuwe klacht (minder dan twee weken aanwezig) bij ambulante, immuuncompetente volwassenen. De diagnostiek bij volwassenen met koorts in het ziekenhuis, bij mensen met een gestoorde afweer en bij mensen die recent in het buitenland zijn geweest, valt buiten het bestek van dit boek. Hiervoor is het hoofdstuk *Koorts bij kinderen* opgenomen. Gezien de uitgebreidheid van het onderwerp kon ook de *evidence* van de aanbevolen diagnostiek slechts in beperkte mate achterhaald worden.

Infectie is verreweg de meest voorkomende oorzaak van koorts in de eerste en tweede lijn.[1,4] Daarbij gaat het meestal om een systemische virusinfectie.[2] Ook bij focale infecties kunnen lokaliserende symptomen ontbreken, bijvoorbeeld bij intra-abdominale abcessen.

De arts moet echter bij confrontatie met een patiënt met koorts zonder duidelijke aanwijzingen voor een infectieuze oorzaak ook denken aan de mogelijkheid van weefselbeschadiging, trombose en embolie, een maligniteit, auto-immuunziekte of een geneesmiddelenreactie.

Koorts kan een diagnostisch probleem zijn voor de huisarts, maar ook de algemeen internist, internist-infectioloog, hematoloog, oncoloog, intensivist, chirurg, gynaecoloog, KNO-arts, geriater en verpleeghuisarts krijgen er dikwijls mee te maken. Een diagnostische opgave is veeleer de atypische presentatie van bekende ziekten dan wat men vaak denkt: de aanwezigheid van een onbekende ziekte.[5]

Context, voorgeschiedenis, anamnese en lichamelijk onderzoek behoren in al deze settings in sterke mate richting te geven aan het aanvullend onderzoek.[1,3,6,7] Dit zou tijdige opsporing van behandelbare oorzaken bevorderen en kosten besparen.[6,7]

> Om de lezer een indruk te geven van de mate van bewijskracht ter onderbouwing van een aantal belangrijke diagnostische stappen, is deze onderbouwing door de auteurs als volgt aangegeven.
> - [E] = Voldoende bewijskracht; dat wil zeggen meerdere goed opgezette onderzoeken met eensluidende uitkomsten in een vergelijkbare populatie.
> - [A] = Sterke aanwijzingen of indirect bewijs; dat wil zeggen één goed opgezet onderzoek met betrekking tot een vergelijkbare populatie, of meerdere onderzoeken in andere, niet geheel vergelijkbare populaties.
> - [C] = Consensus uit richtlijnen of standaarden met betrekking tot de populatie.

2 De klacht in de bevolking

INCIDENTIE

In het Nivel-onderzoek gaf 4,5% van de 15 tot 65-jarigen aan de afgelopen veertien dagen last te hebben gehad van koorts; van de ouderen was dat 3%.[8]

GEVOLGEN

Koorts op zichzelf heeft naast voordelen voor de afweer ook nadelige gevolgen op de korte en lange termijn.[3] Koorts belast het centraal zenuwstelsel. De patiënt wordt minder alert en dit kan leiden tot wisselend of gedaald bewustzijn, met in het ergste geval een koortsdelier. Bij kinderen kunnen zich koortsconvulsies voordoen. Koorts luxeert soms een insult bij een epilepsiepatiënt.

Koorts stelt ook eisen aan de stofwisseling. Per graad verhoging van de lichaamstemperatuur neemt de O_2-consumptie met 13% toe. De behoefte aan calorieën en vloeistofinname stijgt eveneens. Zweten gaat gepaard met verlies van zouten. Bij onvoldoende intake van vloeistof en elektrolyten kan zich dehydratie ontwikkelen. Op langere termijn is gewichtsverlies mogelijk, met een negatieve stikstofbalans door afbraak van spiereiwit.

Sommige patiënten hebben geen goed begrip van de lichaamstemperatuur en denken dat koorts schadelijk is. In een Noors onderzoek onder de algemene bevolking werd de betekenis nagevraagd die mensen aan koorts hechten. Een derde dacht (ten onrechte) dat een temperatuur van 40,5 °C levensbedreigend was.[9,10]

3 De eerste presentatie bij de dokter

Koorts als contactreden aan het begin van een episode van huisartsbezoek doet zich voor bij 58 patiënten per 1.000 per jaar.[11] Er is geen verschil tussen mannen en vrouwen. De leeftijd is sterk bepalend. De incidentie bij kinderen is zeer hoog, vooral bij 0- tot 4-jarigen (zie het hoofdstuk *Koorts bij kinderen*). Bij 15 tot 75-jarigen ligt de incidentie rond de 30/1.000/jaar en stijgt daarboven weer tot circa 50/1.000/jaar (zie figuur 1).

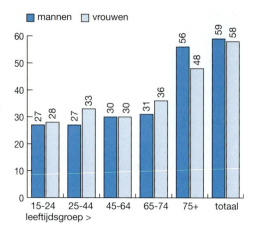

Figuur 1 Incidentie van de klacht koorts bij volwassenen aan het begin van een episode in de huisartspraktijk, per 1.000 patiënten per jaar.[11]

4 Pathofysiologie en differentiële diagnose

PATHOFYSIOLOGIE

Koorts[1-3,12]

We spreken van koorts als de lichaamstemperatuur hoger is dan 38,0 °C. Bij gezonde mensen vertoont de lichaamstemperatuur fluctuaties over de dag en onder invloed van lichamelijke inspanning. In de vroege ochtend (6.00 uur) is de temperatuur het laagst, in de namiddag het hoogst. Als grenzen gelden 36,0 °C en 38,0 °C. Bij zware inspanning kan de temperatuur kortdurend boven de 38,0 °C uitkomen. Bij ouderen is de temperatuur doorgaans wat lager.

Koorts is het gevolg van resetting van de thermostaat in de hypothalamus. Dit wordt veroorzaakt door zogenoemde endogene pyrogenen. Deze stoffen, zoals interleukine-1 en cytokines, komen vrij uit onder meer macrofagen en endotheelcellen onder invloed van micro-organismen en van endogene stoffen, die vrijkomen bij weefselbeschadiging. Ook circulerende immuuncomplexen zetten de genoemde cellen aan tot afgifte van pyrogenen (zie figuur 2). De pyrogenen stimuleren de prostaglandineafgifte in de hypothalamus en dat verhoogt het setpoint van de thermostaat. Dit leidt via autonome zenuwbanen tot verhoogde spieractiviteit en vaatvernauwing in de huid, waardoor de lichaamstemperatuur stijgt.

Bij koorts bereikt de temperatuur zelden waarden boven de 41,4 °C; dit is het maximum van de hypothalame thermostaat.[2] Waarden boven de 41,7 °C worden als gevaarlijk beschouwd.

Functie Koorts heeft een functie bij de afweer. Koorts remt de groei van virussen en een aantal bacteriesoorten en stimuleert de fagocytose en bactericide activiteit van leukocyten.

Begeleidende verschijnselen Als de temperatuur van het setpoint stijgt, voelt de patiënt zich *koud en rillerig* (Engels: *chills*). Dit komt doordat de werkelijke temperatuur van het lichaam (nog) onder de temperatuur van het setpoint ligt. Als dit gepaard gaat met klappertanden en onbedwingbaar schudden, spreekt men van een *koude rilling* (KR, Engels: *shaking chills* of *severe shivering*). Bij dalende temperatuur van het setpoint is de lichaamstemperatuur hoger dan de setpointtemperatuur en daarom heeft de patiënt het warm en gaat *zweten*. Deze veranderingen van het setpoint ontstaan als gevolg van de ziekte, maar ze gebeuren bijvoorbeeld ook na toediening van antipyretica, zoals paracetamol. Bij koorts zijn de schommelingen gedurende de dag meestal sterker dan

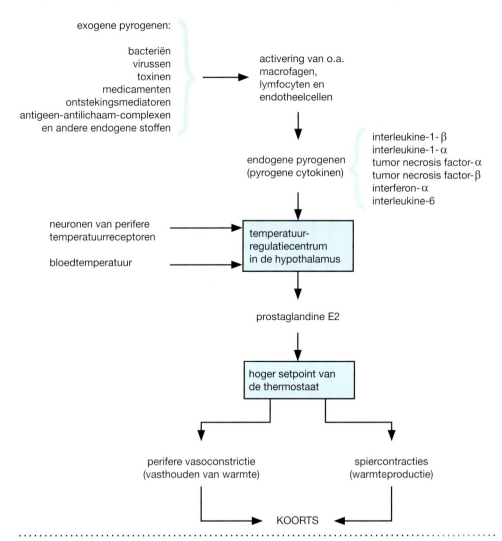

Figuur 2 Pathofysiologie van koorts.

normaal, wat vooral merkbaar is aan de tekenen van dalende temperatuur in de voornacht: het zogenoemde *nachtzweten*.

De pyrogenen/cytokinen die een rol spelen bij het ontstaan van koorts hebben ook een aantal algemene verschijnselen tot gevolg: *hoofdpijn, rugpijn, spierpijn elders, gewrichtspijn, verminderde eetlust en sufheid.*

Hyperthermie is een verhoging van de lichaamstemperatuur bij een normaal setpoint van de thermostaat en is het gevolg van excessieve warmteproductie of onvoldoende warmteafgifte. Dit komt voor in een zeer warme omgeving en bij remming van de zweetsecretie (bijv. bij het maligne neurolepticasyndroom).

Sepsis

Bij sepsis is er sprake van een systemische ontstekingsreactie of *systemic inflammatory response syndrome* (SIRS) ten gevolge van een bacteriële infectie, bijvoorbeeld een pneumonie of een urineweginfectie. De diagnose sepsis moet volgens de bone-criteria voldoen aan alle vier de volgende criteria:[13]

– koorts boven de 38,5 °C of hypothermie < 36 °C;
– tachycardie > 90/min;
– leukocytose > 12 × 10^9/l of > 10% staven of leukopenie < 4 × 10^9/l; *en*
– tachypneu > 20/min of een vergroot teugvolume.

Het nadeel van deze bone-criteria is dat ze wel heel sensitief zijn maar weinig specifiek. Bij een stevige griep kun je al aan de vier eisen van SIRS voldoen. Bij sepsis ziet men vaak tevens een veranderd bewustzijn, variërend van sufheid tot verwardheid, vroeger ook wel 'omfloerst bewustzijn' genoemd. Naast evaluatie van het bewustzijn is evaluatie van de diurese belangrijk. Oligurie kan het gevolg zijn van dehydratie bij de koorts, maar kan ook een nierfalen betekenen bij sepsis. In het laatste geval komt de diurese niet op gang bij het hydreren van de patiënt.

Bij sepsis kan een bacteriëmie optreden, maar dit is niet obligaat. Ook een gelokaliseerde bacteriële infectie kan tot het klinische beeld van sepsis leiden. Omgekeerd is bacteriëmie beschreven zonder enige klacht, bijvoorbeeld na tanden flossen. De begrippen bacteriëmie en sepsis zijn dus zeker niet synoniem. De mortaliteit van sepsis is 15%, maar stijgt tot 45% bij septische shock. Dit is per definitie een sepsis met hypotensie die niet herstelt na rehydratie. Risicofactoren voor het ontstaan van sepsis zijn chronische ziekten, middelen of ziekten die het immuunsysteem onderdrukken, (functionele) asplenie (ontbreken van de (functie van de) milt) en invasieve ingrepen. De diagnostiek bij sepsis valt buiten de bespreking in dit hoofdstuk.

Infectieziekten zonder koorts

Wanneer infecties mild verlopen (bijvoorbeeld een rinitis) of de ontsteking van de weefsels beperkt is (vaak bij een cystitis), hoeft er geen koorts op te treden. Bij hoogbejaarden kunnen infectieziekten zonder koorts verlopen (net als bij pasgeborenen). Het gebruik van koortswerende middelen, corticosteroïden en antibiotica kan koorts mitigeren. Ook bij patiënten met ernstige lever- of nierinsufficiëntie, met ernstig ontregelde diabetes mellitus en bij septische shock kan koorts bij infectie afwezig zijn.[3,14] Hypothermie kan dan zelfs wijzen op een ernstige infectie (zie criteria voor sepsis).[3]

DIFFERENTIËLE DIAGNOSE

Infectieziekten

Acute virusinfecties Virale infecties (enterovirus, rinovirus, ECHO-virus, epstein-barr-virus, cytomegalievirus, influenza) vormen de meest voorkomende oorzaak van koorts en kenmerken zich door een acuut begin, duidelijke algemene verschijnselen en meestal, bij voorheen gezonde mensen, een kortdurend beloop (meestal enkele dagen). Vaak zijn er verschijnselen van de luchtwegen, soms van de darmen. Verscheidene verwekkers veroorzaken een specifieke symptomatologie, bijvoorbeeld tonsillitis, gegeneraliseerde lymfeklierzwelling, eventueel een exantheem en leverfunctiestoornissen bij mononucleosis infectiosa. Bij een coxsackievirus staan pleuritis (*devils grip*) en pericarditis meer op de voorgrond, bij het cytomegalievirus de hepatitis. Influenza is berucht om een secundaire bacteriële pneumonie, waaronder de zeer zeldzame maar foudroyant verlopende *Staphylococcus aureus* pneumonie. Omdat veel virusinfecties zich aerogeen verspreiden, ziet men nogal eens andere ziektegevallen in de omgeving van de patiënt. Begin 2003 was er een epidemie van een virale pneumonie (SARS: *severe acute respiratory syndrome*, veroorzaakt door een coronavirus) in China, waarbij veel artsen en verpleegkundigen besmet raakten. Door het frequente vliegverkeer verspreidde de ziekte zich ook naar andere landen, onder meer Canada. In 2009 was er een influenzapandemie waarbij de WHO vreesde dat het H1N1-virus virulenter zou zijn dan bij eerdere influenza-epidemieën. Dit bleek gelukkig niet het geval.

Acute bacteriële infecties Bij acute bacteriële infecties is er eveneens meestal een acuut begin, soms met koude rillingen. Sommige zijn levensbedreigend, zoals meningitis en sepsis. Meestal zijn er lokaliserende verschijnselen. De belangrijkste bacteriële infecties in de eerste lijn zijn huidinfecties, KNO- en luchtweginfecties, meestal veroorzaakt door grampositieve bacteriën, en urineweginfecties alsmede intra-abdominale infecties, meestal veroorzaakt door gramnegatieve bacteriën. Het onderscheid tussen een bacteriële en virale infectie kan, zeker in het begin, moeilijk zijn. Bloedonderzoek is hierbij vaak nuttig; leukocytose met linksverschuiving duidt bijvoorbeeld op een bacteriële infectie, leukopenie met lymfocytose past eerder bij een virale infectie. Niet elke bacteriële infectie hoeft met antibiotica behandeld te worden, een aantal is self-limiting en soms is alleen chirurgische behandeling aangewezen, bijvoorbeeld incisie van een abces.

Gezien het potentiële risico van een sepsis is bij een bacteriële infectie bij duidelijk zieke patiënten wel snel antibiotische behandeling gewenst. Nederland is uniek ten opzichte van de rest van de wereld wat betreft de relatief lage frequentie van resistente bacteriën. Dit weerspiegelt een terughoudend antibioticabeleid.

In 2008 en 2009 kende Nederland een epidemie van Q-koorts, zie kader bij diercontacten.

Chronische infecties Een voorbeeld van een chronische infectie is tuberculose, de meest voorkomende chronische infectie bij patiënten met onbegrepen koorts.[5] Tuberculose manifesteert zich met koorts tot 39 °C met nachtzweten, malaise en gewichtsverlies; soms is de temperatuur 's avonds lager dan 's morgens. Andere voorbeelden van chronische infecties zijn aids, brucellose, yersiniose en endocarditis lenta. Aan de laatste diagnose moet altijd worden gedacht bij een patiënt met koorts met een nieuw of veranderd hartgeruis.

De belangrijkste parasitaire infectie die koorts geeft bij de mens is malaria. Denk hieraan ook bij mensen met onbegrepen koorts die in de buurt van een vliegveld wonen of werken (*airport malaria*). De dodelijk verlopende malaria tropica (veroorzaakt door *Plasmodium falciparum*) kent niet een karakteristiek koortspatroon zoals dat wel bij de andere niet-dodelijke vormen wordt gezien en is daarom extra verraderlijk. Toxoplasmose en schistosomiasis (= Bilharzia) zijn andere voorbeelden van parasitaire infecties. Koorts door invasieve gisten (zoals candidiasis) en schimmelinfecties (zoals aspergillose) ziet men vooral bij mensen met een sterk gestoorde afweer. Een voorbeeld van een invasieve fungale infectie bij patiënten met aids is de pneumonie veroorzaakt door *Pneumocystis jiroveci*, voorheen de parasiet *Pneumocystis carinii* genoemd.

Toxinesyndromen

Er bestaan ook koortssyndromen als gevolg van exotoxinen geproduceerd door grampositieve bacteriën. Een voorbeeld hiervan is het stafylokokken toxische shocksyndroom, waarvan het belangrijkste het menstruele toxische shocksyndroom of 'tamponziekte' heet. Deze ziekte werd voor het eerst in 1980 beschreven bij vrouwen die dagenlang een bepaald type tampon in situ lieten. Wanneer er een speciale toxineproducerende stafylokokkenstam achter de tampon aanwezig is en de vrouw geen antistoffen tegen deze speciale toxine heeft, wat uitzonderlijk is, ontstaat er snel een ernstige sepsis.[15]

Een ander toxinesyndroom is het streptokokken toxische shocksyndroom. Dit gaat soms gepaard met een ernstige progressieve wekedeleninfectie. De verwekker is de *Streptococcus pyogenes*, ook wel hemolytische streptokok groep-A genoemd (of, in de lekenpers, 'de vleesetende bacterie').

Weefselbeschadiging

Incidenteel presenteert een groot hematoom zich met koorts. Het ontstaat bijvoorbeeld door een trauma, peri/postoperatief of als bijwerking van antistollingstherapie. Hierbij blijft de temperatuur meestal onder de 39 °C. Ook na een groot myocardinfarct kan koorts een bijkomend verschijnsel zijn. Grote hematomen in de buikholte of retroperitoneaal kunnen ook koorts veroorzaken.

Trombose en longembolie
Bij diepe veneuze trombose of trombose in de venen van het kleine bekken en vooral bij longembolie kan koorts optreden. Dit is niet vaak de hoofdklacht. De temperatuur is in de regel niet hoger dan 39 °C.[5] Het nagaan van predisponerende factoren (o.a. immobiliteit, hartfalen, kanker) is essentieel voor de diagnostiek.

Maligniteiten
Koorts is een symptoom van hematologische maligniteiten zoals acute leukemie, maligne lymfoom en de ziekte van Hodgkin. Het niercarcinoom (grawitz-tumor) is de meest voorkomende vaste tumor die met koorts gepaard gaat.[5] Ook bij sarcomen, carcinomen van de tractus digestivus en bij levermetastasen kan koorts als bijkomend verschijnsel optreden. Meestal is koorts dan niet de hoofdklacht. Bij de hematologische maligniteiten heeft de koorts vaak een grillig beloop (zgn. koortstype van Pel-Ebstein).[14,16]

Auto-immuunziekten/systeemziekten
Bij verscheidene auto-immuunziekten en systeemziekten kan koorts voorkomen. Deze heeft een chronisch beloop. Het gaat onder meer om reumatoïde artritis, systemische lupus erythematodes, reuscelarteriitis (arteriitis temporalis, resp. polyarteriitis nodosa), polymyalgia rheumatica, sarcoïdose, de ziekte van Wegener en de ziekte van Still. In een beperkt aantal gevallen is koorts het eerste symptoom. Met behulp van biopsie en histologisch onderzoek van het aangedane weefsel kan men zekerheid over de diagnose verkrijgen.

Allergie
Een allergie voor bijvoorbeeld een geneesmiddel kan zich met koorts manifesteren. Een exantheem hoeft hierbij niet aanwezig te zijn. De koorts kan weken tot maanden na het starten met het middel opkomen, maar verdwijnt na staken ervan binnen enkele dagen. Eosinofilie in het perifere bloed kan helpen deze moeilijke diagnose te stellen.

Febris factitia
Wanneer een patiënt zelf op kunstmatige wijze de temperatuur van de thermometer verhoogt, of zichzelf bewust besmet met infectieus materiaal, spreken we van febris factitia. Dit doet zich slechts bij uitzondering voor. Meestal betreft het jonge vrouwen.[2] Er zijn geen algemene verschijnselen van koorts en de patiënt maakt geen zieke indruk. De normale dagschommelingen in het temperatuursverloop ontbreken. Als de thermometertemperatuur kunstmatig is opgehoogd, laat meting door een ander geen verhoogde waarden zien en is de temperatuur van de urine normaal.

Overige aandoeningen
Ten slotte kan koorts het gevolg zijn van inflammatory bowel disease (IBD), jicht, hyperthyreoïdie, thyreoïditis, de ziekte van Addison, een hemolytische crisis, intracraniële aandoeningen die gepaard gaan met een verhoogde hersendruk en van familiaire mediterrane koorts.

Febris e.c.i.
Men spreekt van febris e.c.i. (e causa ignota; Engelse term: *fever/pyrexia of unknown origin*, FUO/PUO) wanneer de koorts langer duurt dan past bij een gewone *self-limiting* infectie en de arts geen verklaring kan vinden. De literatuur is niet eenduidig over de criteria voor minimale duur en aard van het verrichte onderzoek. Over het algemeen wordt de term in de tweede lijn gebruikt voor patiënten met herhaaldelijk vastgestelde koorts, die minstens drie weken bestaat en bij wie na ten minste één week intensief onderzoek in het ziekenhuis geen diagnose kan worden gesteld.[3,16,17] [C] Nader onderzoek en follow-up brengen uiteindelijk bij 47 tot 89% een oorzaak aan het licht, meestal een infectieziekte, maligniteit of bindweefselziekte.[18] Bij de dan nog onverklaarde gevallen verdwijnt de koorts in de meeste gevallen uiteindelijk spontaan en is de mortaliteit in vijf jaar slechts 3%.[19]

Koorts bij volwassenen

Tabel 1 Diagnostisch schema koorts bij volwassenen.

infectieziekten	acute virusinfecties	diverse verwekkers	v
	acute bacteriële infecties	diverse verwekkers	v
	chronische infecties	*tuberculose*	z
		aids	z
		brucellose	z
		yersiniose	z
		endocarditis lenta	z
toxinesyndromen		stafylococcen toxische shock syndroom	z
		streptococcen toxische shock syndroom	z
weefselbeschadiging		groot hematoom	s
		myocardinfarct	s
trombose/longembolie		diepe veneuze trombose	s
		bekkenvenentrombose	z
		longembolie	s
maligniteiten		*acute leukemie*	z
		maligne lymfoom	z
		ziekte van Hodgkin	z
		Grawitz-tumor	z
		sarcomen	z
		tr. digestivus carcinomen	s
		levermetastasen	s
auto-immuunziekten/systeem-ziekten		reumatoïde artritis	s
		systemische lupus erythematodes	z
		arteriitis temporalis/polyarteriitis nodosa	z
		polymyalgia rheumatica	s
		sarcoïdose	z
		ziekte van Wegener	z
		ziekte van Still	z
allergie		*medicamenten*	s
febris factitia			z
overige aandoeningen		IBD	z
		jicht	z
		hyperthyreoïdie/thyreoïditis	z
		ziekte van Addison	z
		hemolytische crisis	z
		verhoogde hersendruk	z
		familiaire mediterrane koorts	z
koorts e.c.i.			v

v = vaak oorzaak van koorts in de huisartspraktijk;
s = soms;
z = zelden.
Schuingedrukt: noodzakelijk in elk geval uit te sluiten.

5 Kansverdeling van diagnosen

IN DE HUISARTSPRAKTIJK

De kansverdeling van einddiagnosen van episoden die beginnen met koorts zoals geregistreerd in het Transitieproject zijn weergegeven in tabel 2. Deze zogenoemde a-priorikansen zijn per leeftijdscategorie genoteerd. De koorts wordt in ruim een derde van de gevallen verklaard door een aspecifieke virale infectie, vaak met verschijnselen van de luchtwegen. Van de infecties met meer specifieke symptomatologie, waarvan een deel bacterieel is, worden acute bronchitis, acute tonsillitis, acute otitis media, sinusitis en pneumonie het vaakst vastgesteld. Bij 5% van alle nieuwe koortsepisoden kon geen nadere diagnose worden gesteld.[11]

BIJ OUDEREN

In het Transitieproject was bij patiënten van 75 jaar en ouder met koorts als contactreden de meest frequent gestelde diagnose acute bronchitis, gevolgd door aspecifieke virale (luchtweg)-infecties, urineweginfecties inclusief acute pyelonefritis/pyelitis en pneumonie. Het bleef bij koorts als symptoomdiagnose bij 11%.[11] De verdeling van oorzaken van koorts bij ouderen verschilt dus duidelijk van die in de totale praktijkpopulatie. Dat geldt ook voor de oorzaken van febris e.c.i. bij in het ziekenhuis opgenomen patiënten: bij ouderen wordt in dat geval het vaakst een systeemziekte gevonden, met als meest frequente diagnosen arteriitis temporalis en polymyalgia reumatica.[20]

Verpleeghuispatiënten hebben een verhoogde kans op infecties.[21] Het vaakst worden aangetroffen: urineweginfecties (cystitis en pyelonefritis), luchtweginfecties (pneumonie en bronchitis), huid- en wekedeleninfecties (geïnfecteerde drukulcera en cellulitis). Hoewel de relatief ernstige infecties meestal van bacteriële aard zijn, veroorzaken influenza en herpes zoster ook flinke morbiditeit. De verschijnselen van infectie bij ouderen zijn dikwijls atypisch.[21] Niet zelden is opname in het ziekenhuis nodig voor verdere evaluatie. De mortaliteit van infecties in het verpleeghuis varieert van 12 tot 35%.[22]

> **Koorts in het kraambed[23]**
>
> De arts moet bedacht zijn op de volgende specifieke oorzaken van koorts in het kraambed:
> - endometritis, salpingitis of parametritis;
> - diepveneuze trombose ('kraambeen');
> - mastitis.
>
> Een bekende ezelsbrug: denk aan de drie B's: borst, buik en benen. De eerste week na de bevalling is een endometritis vaak de oorzaak (vooral op dag 3 en 4), een trombosebeen wordt meestal vanaf de zesde dag en in de tweede week gezien, een mastitis veelal na twee weken. Daarnaast komen urineweginfecties relatief frequent voor in het kraambed. Sepsis in het kraambed is in ons land tegenwoordig zeldzaam. Verwekkers daarvan zijn de *E. Coli* en de streptokok (de verwekker van de klassieke kraamvrouwenkoorts).

FEBRIS E.C.I.

De verdeling van oorzaken van febris e.c.i. bij in het ziekenhuis opgenomen patiënten is weergegeven in tabel 3.[16,18,21,24] [A] De gevonden infecties waren meestal een atypische presentatie van op zichzelf niet-zeldzame infectieziekten zoals pneumonie, diverticulitis, pyelitis, yersiniose, abces (subfrenisch, perirenaal, in kleine bekken), bacteriële endocarditis, osteomyelitis of tuberculose.

6 Betekenis van de voorgeschiedenis

IMMUUNGECOMPROMITTEERDEN

> **Koorts bij immuungecompromitteerden[25]**
>
> Bij patiënten met een verminderde functie van hun afweersysteem kunnen vele micro-organismen een infectieziekte veroorzaken, ook die welke bij mensen met een ongestoorde afweer als commensaal worden beschouwd. Immuungecompromitteerd zijn patiënten met aids, kanker behandeld met chemo- of radiotherapie (vaak met leukopenie), reumatische aandoeningen

Tabel 2	Einddiagnosen bij de klacht koorts in de huisartspraktijk (a-priorikansen in procenten per leeftijdscategorie).[11]				
	15-24	25-44	45-64	65-74	75+
andere virusziekten n.a.o.	23	19	19	17	14
acute bovensteluchtweginfectie	12	12	10	9	6
acute bronchitis/bronchiolitis	6	8	13	20	25
acute tonsillitis	8	8	4	2	-
influenza bewezen, excl. pneumonie	7	13	12	10	5
symptoomdiagnose koorts	6	5	7	9	11
acute/chronische sinusitis	5	7	4	5	1
pneumonie	2	3	4	8	7
gastro-enteritis n.a.o.	2	3	3	1	3
acute laryngitis tracheïtis	3	2	3	1	2
andere virusziekte met exantheem	-	1	-	-	-
streptokokken angina/roodvonk	1	1	1	-	-
cystitis/urineweginfectie n.a.o.	-	1	2	3	8
acute pyelonefritis/pyelitis	1	1	2	3	3
mononucleosis infectiosa	5	1	-	-	-
infectieuze diarree/dysenterie	-	1	1	1	1
otitis media acuta en andere infecties luchtwegen	2	1	-	-	-
andere infectieziekten	-	-	-	1	2
overige aandoeningen	17	17	15	10	12
totaal	100	100	100	100	100

Tabel 3	Oorzaken van febris e.c.i. bij in het ziekenhuis opgenomen patiënten in procenten, in Nederlandse en Belgische studies.			
	Knockaert [16]	De Kleijn[24]	Vanderschueren[21]	Bleeker[18]
	(n = 199)	(n = 167)	(n = 185)	(n = 73)
infectieziekten	23	26	11	16
maligniteiten	7	13	10	7
niet-infectieuze ontstekingen	23	24	18	22
geneesmiddelenkoorts	3	2	1	3
febris factitia	4	1	0	0
overige oorzaken	15	5	8	1
onverklaard	26	30	53	51

behandeld met immunosuppressiva, status na transplantatie, een onderhoudsdosering corticosteroïden op andere indicaties of, zelden, een congenitale immuundeficiëntie. Ook patiënten zonder milt (asplenie) hebben een verminderde afweer. Vaak presenteren de infecties bij immuungecompromitteerde patiënten zich met alleen koorts. De verdeling van oorzaken en de diagnostiek vallen buiten het bestek van dit hoofdstuk.

CHRONISCHE ZIEKTEN

Diabetes mellitus gaat gepaard met een hoger risico op bacteriële infecties, die ook ernstiger verlopen. Maligniteiten, auto-immuunziekten en andere systeemziekten kunnen met koorts gepaard gaan, evenals hemoglobinopathie.

RECENTE REIS NAAR TROPEN

Na een verblijf in de tropen moet eerst aan een tropische ziekte worden gedacht, met name aan malaria. Belangrijk hierbij is aan welke risico's de patiënt tijdens zijn reis is blootgesteld (onhygiënisch voedsel, zwemmen in zoet water, dieren, insecten, seks, enz.). Voor de diagnostiek is kennis nodig van de epidemiologie van infectieziekten van het land van herkomst en kennis van de incubatietijden van de verschillende tropische infectieziekten, ook wel importziekten genoemd. De bespreking hiervan valt buiten het bestek van dit hoofdstuk.

RECENTE OPERATIEVE INGREEP OF BEVALLING

Koorts na een ingreep kan onder meer wijzen op een wondinfectie, een groot hematoom, trombose of een pneumonie. Zie voor koorts in het kraambed het kader.

BEROEP

Van belang is expositie aan mensen met een infectieziekte (contact met mogelijke tuberculosepatiënten, beroepen in de gezondheidszorg) en in beroepen waar met dieren wordt gewerkt. Bij veehouders is de melkerskoorts bekend. Zeldzame infectieziekten die men door het beroep kan oplopen, zijn onder andere cutane antrax bij huidenverwerkers, *Campylobacter* bij kippenslachters, brucellose op een geitenboerderij en legionellose via whirlpool of sauna.

DIERCONTACTEN

Bij diercontacten gaat het om expositie aan dieren met een besmettelijke ziekte. Katten kunnen via hun uitwerpselen toxoplasmose overbrengen. Ook kunnen vlooien van vooral jonge katjes bartonellose veroorzaken. Dit heette vroeger wel kattenkrabziekte, maar we weten nu dat je niet noodzakelijk gekrabd hoeft te worden, omdat de bacterie via de kattenvlo kan worden overgebracht. Een hondenbeet kan een zeer ernstige bacteriëmie met een gramnegatieve bacterie veroorzaken, met aantasting van de hartkleppen. Vogels (o.a. duiven) kunnen via hun uitwerpselen met *Chlamydia psittaci* een aandoening veroorzaken die zich als pneumonie manifesteert: psittacose. Contact met (rauwe melk van) geiten en schapen kan leiden tot brucellose.

> In de periode 2007 tot en met 2009 werd in Nederland een sterke toename van het aantal gevallen van Q-koorts gezien, vooral in Noord-Brabant, maar ook in Gelderland, Utrecht, Limburg en Overijssel. Dit is een infectie met de bacterie *Coxiella burnetii*, die zich in gebieden met intensieve geitenhouderij (ook schapen en runderen kunnen besmet zijn) via besmette droge stofdeeltjes aerogeen verspreidt tot op tientallen kilometers afstand. Bij geboortes komen veel bacteriën vrij, waardoor de meeste ziektegevallen in maart tot en met juli optreden. Q-koorts verloopt meestal symptoomloos, maar kan zich presenteren met een griepachtig beeld. In ernstiger gevallen treedt in het begin heftige hoofdpijn op, gevolgd door een wisselende koorts met spierpijn, droge hoest, misselijkheid, braken en/of diarree. Kenmerkend is de relatieve bradycardie. Een bijkomende hepatitis verloopt meestal symptoomloos. Een (ernstige) pneumonie en een endocarditis zijn de belangrijkste complicaties. De diagnose wordt gesteld door middel van een serologische test. De diagnose is praktisch van groot belang, omdat de behandeling verschilt van die bij banale *'community acquired'* pneumonieën. Preventief zijn eind 2009 veel drachtige dieren geruimd, waarna het aantal gemelde besmettingen in 2010 sterk afnam.[26]

7 Betekenis van de anamnese

In medische leerboeken is de anamnese bij koorts gedetailleerd beschreven.[1,3,14] [C] Onderzoek naar de testkenmerken van anamnesevragen is helaas uitermate schaars.

KOORTS EN ALGEMENE BEGELEIDENDE VERSCHIJNSELEN

Voelt de patiënt zich alleen koortsig of is de temperatuur ook gemeten? Op welke plaats, met welke methode en op welk tijdstip is gemeten? Is er een temperatuurlijst? Was er een typische koude rilling? Zweten? Nachtzweten? Hoofdpijn, rugpijn, spierpijn elders, gewrichtspijn, verminderde eetlust, sufheid? Gewichtsverlies?

Deze vragen zijn bedoeld om een indruk te krijgen van de ernst van het beeld en met het oog op eventueel symptomatische behandeling.

Een koude rilling wijst op onder meer pyelonefritis, sepsis of een abces. Uitgesproken nachtzweten kan wijzen op tuberculose of een lymfoproliferatieve aandoening.

KANS OP BESMETTING

Contact met patiënten met koorts, thuis, op school, op het werk?

Specifieke aandachtspunten: onbeschermde seksuele contacten met wisselende partners of met partner met klachten passend bij SOA; reizen in (sub)tropische streken en juiste vaccinaties respectievelijk adequaat gebruik van malariaprofylaxe; zieke dieren in omgeving; voeding: niet-gepasteuriseerde melk, rauw vlees, rauwe vis?

BEGIN EN BELOOP

Wanneer precies begonnen? Waren er specifieke omstandigheden?

Duur en beloop? Koortswerende medicatie, antibiotica of corticosteroïden gebruikt (i.v.m. onderdrukken van de koorts)? Nieuw medicament gestart (i.v.m. allergie)?

Het patroon van de koorts is, in tegenstelling tot wat vroeger werd gedacht, weinig specifiek.[1,2,5] Uitzondering is een koortspiek om de dag na terugkeer uit de tropen, wat zeer suggestief is voor malaria tertiana. Ook de periodieke koorts: enkele dagen koorts, steeds afgewisseld met enkele koortsvrije weken, is een specifiek koortstype, kenmerkend voor familiaire mediterrane koorts.

Naarmate de koorts langer blijft bestaan, neemt de kans op een infectie als oorzaak af.[12]

LOKALISERENDE KLACHTEN

Voor het verkrijgen van aanwijzingen over lokale oorzaken van de koorts is het essentieel te vragen naar bijkomende klachten; zie hiervoor tabel 4.

MEDICIJNGEBRUIK

Wanneer de koorts is ontstaan na het starten met een geneesmiddel, moet aan een allergie gedacht worden. Daarbij moet men niet alleen voorgeschreven middelen maar ook zelfmedicatie in aanmerking nemen. Overigens kan allergie ook ontstaan voor een al jaren gebruikt middel. Bij koorts en diarree na een antibioticumkuur moet gedacht worden aan pseudomembraneuze colitis veroorzaakt door de toxinen van *Clostridium difficile*. Doordat de darmflora daarbij door het antibioticum wordt verstoord, ontstaat overgroei van deze grampositieve commensaal. De diagnose is van belang in verband met een specifieke behandeling.

8 Betekenis van het lichamelijk onderzoek

DE DIAGNOSTISCHE STRATEGIE

In de eerste lijn is bij koorts bij patiënten die niet immuungecompromitteerd zijn en niet recent terugkeerden van een buitenlandse reis, overwegend sprake van onschuldige virale infecties. Dus past de huisarts het lichamelijk onderzoek selectief en stapsgewijs toe.
– *Onderzoek van vitale functies.* Wanneer de algemene indruk daartoe aanleiding geeft (onder meer: ernstig zieke indruk, verminderd bewustzijn, bleekheid of klamheid) is het lichamelijk onderzoek allereerst gericht op eventuele stoornissen in de vitale functies, omdat deze onmiddellijk therapeutische implicaties hebben.[14]
– *Onderzoek van de luchtwegen.* Bij een niet-ernstig zieke patiënt met sinds enkele dagen bestaande

Tabel 4	Anamnese bij koorts in de huisartspraktijk, gericht op lokaliserende klachten.[14]
klacht	kan wijzen op
huiduitslag	virusinfecties, roodvonk, vasculitis
hoofdpijn, aangezichtspijn of tand/kiespijn	meningitis, encefalitis, hersenabces, sinusitis, kaakabces/flegmone, arteriitis temporalis, wortel/kaakabces
rinorroe	virale luchtweginfectie, sinusitis
keelpijn of pijn in de hals	tonsillitis/faryngitis, peritonsillair infiltraat/abces, lymfadenitis, thyreoïditis
hoesten en/of dyspneu	virale luchtweginfectie, acute bronchitis, pneumonie, pleuritis/pleura-empyeem, tuberculose
sternale of thoracale pijn	pneumonie, pleuritis, acuut myocardinfarct, longembolie
tijdelijk geel geweest	cholecystitis, cholangitis, leverabces, hepatitis, syndroom van Weil, hemolyse
buikpijn	pancreatitis, peritonitis lokaal/algemeen, gastro-enteritis, endometritis, salpingitis
vaginale afscheiding of abnormaal vaginaal bloedverlies	endometritis, salpingitis
diarree	gastro-enteritis, inflammatory bowel disease
mictieklachten	cystitis, pyelitis/pyelonefritis, prostatitis
gewrichtspijn	bacteriële of reumatoïde artritis
kuitpijn of eenzijdig oedeem	diepveneuze trombose

koorts zonder lokaliserende klachten let men bij het lichamelijk onderzoek eerst op tekenen van een luchtweginfectie: onderzoek van KNO-gebied en longen. Wanneer die niet gevonden worden en urineonderzoek levert geen aanwijzingen voor een urineweginfectie op (zie aanvullend onderzoek), neemt men aan dat het om een virale infectie gaat en wacht het beloop af.
– *Uitgebreid lichamelijk onderzoek.* Bij verandering van het beeld en wanneer de koorts nog een aantal dagen aanhoudt, wordt uitgebreid lichamelijk onderzoek gedaan om richtinggevende klachten/verschijnselen op te sporen. Over de periode waarna algemeen lichamelijk onderzoek noodzakelijk wordt geacht, is weinig te vinden in de literatuur. Mede op grond van eigen ervaring bevelen de auteurs aan om dit na één week onbegrepen koorts te doen.
– *Herhalen.* Omdat de aandoening zich in een aantal gevallen pas in de loop van de tijd manifesteert, wordt het lichamelijk onderzoek evenals de anamnese steeds na enkele dagen herhaald.

ONDERDELEN VAN HET LICHAMELIJK ONDERZOEK

Algemene indruk
Bij de algemene indruk gaat het om de mate van ziekzijn, warm aanvoelen, transpireren, bleekheid, cyanose, dyspneu en icterus.

Stoornis in vitale functies
Bewustzijn, beoordelen van de circulatie aan de hand van de pols, bloeddruk en inschatten van de acra (koud?), ademhaling.[14] Een verminderd bewustzijn kan wijzen op meningitis, encefalitis of sepsis. Tachycardie en hypotensie passen bij septische shock. Cave warme acra: de aanwezigheid hiervan kan onderdeel zijn van septische shock. Relatieve bradycardie zou passen bij tyfus en bij verhoogde hersendruk.

Tekenen van meningeale prikkeling
Tekenen van meningeale prikkeling treden op bij meningitis en een subarachnoïdale bloeding, doordat de patiënt reageert op door de onderzoeker geïnduceerde rek aan geïrriteerde meningeale vliezen. Men onderzoekt de nekstijfheid door te

proberen de kin op de borst te brengen. De test van Kernig is het gestrekt heffen van beide onderbenen, c.q. één onderbeen. Deze is positief als hiertegen weerstand wordt geboden in verband met pijn in de rug c.q. als de patiënt het andere been buigt.. De Brudzinski I is positief als bij extreem buigen van het hoofd de patiënt de benen optrekt. Brudzinski II betekent dat bij gestrekt heffen van één been het andere wordt opgetrokken. Uit onderzoek bij volwassenen is gebleken dat tests voor meningeale prikkeling op zichzelf geen aanvullende waarde hebben door te hoge fout-positieve respectievelijk fout-negatieve uitslagen.[27]

Het meten van de lichaamstemperatuur

Subjectief versus objectief Een klacht van aanwezige koorts moet zoveel mogelijk geobjectiveerd worden.

Methode De temperatuur wordt bij voorkeur rectaal gemeten. Oraal is de temperatuur 0,6 °C lager dan rectaal. Axillaire meting is onbetrouwbaar. De betrouwbaarheid van de oorthermometer is discutabel; die het kader *Meten van lichaamstemperatuur* in het hoofdstuk *Koorts bij kinderen*. De temperatuur van vers geloosde urine is gelijk aan de rectale temperatuur. Indien de urinetemperatuur minstens 2,7 °C lager is dan de door de patiënt gemeten rectale temperatuur, is dit bewijzend voor febris factitia.[3,28]

Hoogte en patroon De hoogte en het patroon van de koorts hebben weinig diagnostische waarde.[2,5] Grote dagschommelingen, eventueel met koude rillingen, zouden passen bij sepsis, abcessen, cholangitis, miliaire tuberculose en lymfoproliferatieve ziekten. Een koortspiek om de dag wijst op malaria tertiana.

Huid

Een exantheem is meestal diffuus erythemateus (passend bij vele banale virale infecties). Bij allergie ten gevolge van een geneesmiddel passen urticaria of gegeneraliseerde erythemateuze vlekken. Niet-wegdrukbare (paars- of bruin)rode vlekken passen bij petechiën (purpura) of vasculitis. Een jongvolwassene (of kind) die in enkele uren ernstig ziek is geworden met hoge koorts, eventueel verminderd bewustzijn, eventueel met tekenen van meningeale prikkeling en/of petechiën (romp, enkels, polsen) is suspect voor een meningokokkensepsis. Kleine bloedinkjes onder de nagel kunnen wijzen op endocarditis lenta. Vesiculaire erupties wijzen op herpes simplex (koorts bij primo-infectie) of herpes zoster. Lokale roodheid past bij erysipelas. Dit is meestal aan onderbeen of voet gelokaliseerd, soms elders, bijvoorbeeld in het gelaat, uitgaande van een otitis externa.

Littekens kunnen wijzen op operaties of verwondingen waarbij een vreemd lichaam achtergebleven kan zijn, dat soms na jaren tot infectie en koorts kan leiden.[5]

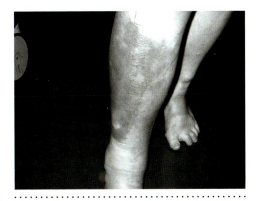

Figuur 3 Fasciitis necroticans.

Lymfeklieren (zie ook het hoofdstuk *Lymfeklieren, vergrote*)

Lokale lymfeklierzwelling past bij bacteriële infecties. Verscheidene infectieziekten (o.a. mononucleosis infectiosa en toxoplasmose), hematologische maligniteiten en auto-immuunziekten/systeemziekten gaan gepaard met een gegeneraliseerde lymfeklierzwelling.

Arteria temporalis

Palperen van de arteria temporalis is nodig bij eenzijdige hoofdpijn en bij langer bestaan van koorts bij 50-plussers. Suspect zijn afwezige pulsaties en drukpijn in het verloop van de arterie. De diagnose arteriitis temporalis bevestigt men met een biopsie en PA.

Ogen

Iridocyclitis (zie het hoofdstuk *Rood oog*) past bij auto-immuunziekten en andere systeemaandoeningen. Fundoscopie kan onder meer tekenen van een endocarditis aan het licht brengen (Roth-spots).

Onderzoek mondholte en KNO-gebied

Bij onderzoek van mondholte en KNO-gebied kunnen tekenen van een sinusitis gevonden worden (pus bij rinoscopie), een tonsillitis, een acute otitis media of tekenen van een kaakabces (oedeem huid, drukpijnlijke en temperatuurgevoelige gebitselementen). Een tonsillitis zonder exsudaat wordt bij vele virale luchtweginfecties gezien ('griepkeel'). De aanwezigheid van witte stippen of exsudaat en vergrote lymfeklieren past bij angina tonsillaris of mononucleosis infectiosa.

Thorax

Mammae: inspectie en palpatie zijn nodig bij koorts in het kraambed in verband met eventuele mastitis.

Hart: een hartgeruis kan wijzen op een endocarditis, pericardwrijven wijst op pericarditis.

Longen: lokaal crepiteren past bij een pneumonie. Een infiltraat manifesteert zich in het klassieke geval door rhonchi en een demping, met positieve bronchofonie en stemfremitus. Het fysisch-diagnostisch onderzoek heeft echter een beperkte sensitiviteit voor het opsporen van een pneumonie. Vooral links-rechtsverschillen zijn van belang. (Zie de paragraaf over de betekenis van het lichamelijk onderzoek (par. 8) in het hoofdstuk *Hoesten*.)

Abdomen

Lever: hepatomegalie bij koorts kan wijzen op hepatitis, maligne tumoren/metastasen of hematologische maligniteiten. Denk ook aan een subfrenisch of intrahepatisch abces.

Milt: een splenomegalie past bij hematologische aandoeningen, verscheidene specifieke infecties, waaronder M. Pfeiffer, malaria en andere tropische verwekkers, bindweefselziekten en sarcoïdose.

Genitalia

Bij mannen: pijnlijke, vergrote epididymis of prostaat.

Bij vrouwen: speculumonderzoek en VT in verband met gele/groene fluor (past bij SOA, endometritis of salpingitis), vergrote weke drukpijnlijke uterus (endometritis), slingerpijn (salpingitis), vergroot pijnlijk adnexa (salpingitis).

Gewrichten

Roodheid en hydrops van één gewricht wijzen op bacteriële artritis. Multipele gewrichtszwellingen passen bij reumatoïde artritis.

Onderbenen

Een rood, warm, glanzend onderbeen en eenzijdig enkeloedeem wijst op een diepveneuze trombose. Meestal zijn de symptomen daarvan echter weinig uitgesproken. Goed begrensde lokale roodheid met braken past bij erysipelas. Veelal is ook een wondje als porte d'entrée te vinden. De verwekker is meestal een streptokok, soms een stafylokok. Als er een discrepantie is in de zin van geringe afwijkingen bij lichamelijk onderzoek en ernstige pijn, moet gedacht worden aan een fasciitis necroticans (figuur 4), waarvoor snelle verwijzing naar een ziekenhuis noodzakelijk is, voor chirurgische exploratie en antibiotica intraveneus.

9 Betekenis van eenvoudig aanvullend onderzoek

STRATEGIE

Bij een ernstig zieke patiënt, c.q. bij tekenen van sepsis, is snel nader onderzoek geïndiceerd.[3,12] Ook bij vermoeden van specifieke oorzaken op grond van anamnese en lichamelijk onderzoek zal men uiteraard gericht aanvullend onderzoek verrichten. Dit valt buiten het bestek van dit hoofdstuk. Indien risicofactoren voor specifieke aandoeningen, lokaliserende klachten of richtinggevende fysisch-diagnostische verschijnselen ontbreken, gaat men eerst de mogelijkheid van een urineweginfectie na met urineonderzoek. Men moet zich realiseren dat bijvoorbeeld een urosepsis aanwezig kan zijn met weinig of geen symptomen van de urinewegen. Wanneer urineonderzoek geen afwijkingen oplevert en de patiënt maakt geen zieke indruk, dan neemt men aan dat het om een onschuldige virale infectie gaat en wacht gedurende een aantal dagen het beloop af.

Over de periode waarna uitgebreid lichamelijk onderzoek en aanvullende diagnostiek noodzakelijk is en het te verrichten onderzoek vindt men in de literatuur opvallend weinig op onderzoek gebaseerde aanwijzingen. Whitby geeft aan dat het te verwachten beloop van koorts bij een acute infectie is dat deze na drie dagen begint af te nemen.[12] De auteurs bevelen mede op grond van eigen ervaring aan om na één week verder aanvullend onderzoek in te zetten. Het volgende is dus bedoeld als onderzoeksplan bij onbegrepen koorts na één week. Daarbij kunnen bloed- en urineonderzoek en een X-thorax als *basic screening examinations* worden ingezet en de overige op indicatie of als volgende stap in het kader van een uitgebreidere screening.[12]

METHODEN

Urineonderzoek

Urine wordt onderzocht op nitriet, leukocyten en bacteriën (kweek) (tekenen van urineweginfectie) en op aanwezigheid van bloed/erytrocyten.

Bloedonderzoek

Zinvol zijn CRP, BSE, leukocytengetal en -differentiatie, Hb, celindices en leverenzymen.[12] Anderen voegen daaraan toe: creatinine, serumelektrolyten, ANF en AST.[5] Het trombocytengetal is soms van belang omdat trombopenie een aanwijzing is voor malaria, dengue of een virale infectie. Een verhoogd LDH kan wijzen op een maligne lymfoom. Het bewaren van spijtserum is essentieel. Bij een oudere met koorts zonder lokaliserende verschijnselen is een hoge bezinking reden om de mogelijkheid van een reuscelarteriitis (arteriitis temporalis, c.q. polymyalgia reumatica) nader te exploreren door middel van een biopsie van de a. temporalis.

Bloedkweken

Gebruikelijk is om twee- tot driemaal een bloedkweek af te nemen om de sensitiviteit te verhogen. In de meeste studies bij patiënten met koorts in het ziekenhuis heeft 15 tot 20% een positieve bloedkweek. Het is in deze setting dus een zeer relevant onderzoek. Dit geldt in veel mindere mate voor de eerste lijn. Overigens is de bacterie gevonden in de bloedkweek niet altijd de veroorzaker van de koorts maar kan een contaminatie zijn opgetreden bij het afnemen (dan meestal een coagulase-negatieve stafylokok).[29]

Microbiologisch onderzoek

Omdat de betreffende infecties symptoomarm kunnen verlopen, is een urinekweek zinvol, evenals een feceskweek op Salmonella, Shigella, Campylobacter en Yersinia. Het inzetten van serologie zonder aanwijzingen voor specifieke infectieziekten is niet zinvol.[18]

X-thorax

Hiermee kunnen onder meer infecties (pneumonie, abces, tuberculose), een maligniteit en sarcoïdose worden opgespoord.[5,30] [C] Het onderscheid tussen een infiltraat (passend bij o.a. pneumonie) en transsudaat, bloed, geaspireerd materiaal en tumorweefsel is radiologisch moeilijk. Bovendien kan de X-thorax bij een beginnende pneumonie nog normaal zijn en na de genezing ervan nog wekenlang afwijkend. Een normale thoraxfoto sluit een maligniteit niet uit.[30] Ook intra-abdominale abcessen kunnen op de X-thorax afwijkingen te zien geven, zoals een verhoogd diafragma of pleuravocht.

Mantoux

Alleen bij mensen die niet uit een endemisch gebied komen en die geen BCG-vaccin hebben gehad, kan een positieve mantouxreactie wijzen op

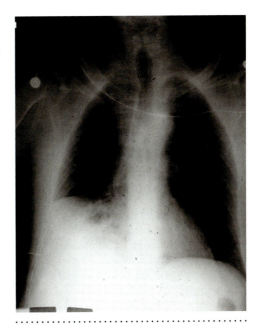

Figuur 4 X-thorax: infiltraat in rechter onderkwab op basis van een pneumonie.

tuberculose. Bij de miliaire vorm is de mantoux-reactie overigens vaak negatief, net als bij patiënten met een verminderde cellulaire immuniteit (bijv. diabetes, of corticosteroïdgebruik).

X-neusbijholten

Met een röntgenfoto van de neusbijholten kunnen aanwijzingen verkregen worden voor de aanwezigheid van acute en chronische infecties van de sinus maxillares, frontales en ethmoidales. Bij alleen slijmvlieszwelling is de sensitiviteit 99%, de specificiteit echter slechts 46%; bij volledige sluiering en/of vloeistofspiegel is de specificiteit 92%, maar de sensitiviteit 54%.[30] Het is aannemelijk dat deze testkenmerken in atypische gevallen (alleen koorts als symptoom) slechter zijn.[31]

X-boven/onderkaak

Periapicale abcessen zijn soms alleen met behulp van een röntgenfoto op te sporen.[5] Een specifieke methode hiervoor is de orthopantomografie.

Staken van verdachte medicatie

Bij koorts in het kader van een medicijnallergie zal de temperatuur bij staken van het middel binnen 72 uur normaliseren; herintroductie geeft binnen enkele uren weer koorts.[5]

Proefbehandeling

Proefbehandeling wordt wel ingezet als uitgebreid screenend onderzoek geen afwijkingen heeft opgeleverd. Het gaat dan om antibiotica (o.a. bij vermoeden op endocarditis met negatieve kweken), tuberculostatica of corticosteroïden (o.a. bij mogelijke reuscelarteriitis). Argumenten hiertegen zijn: men weet niet welk middel doeltreffend is, het kan schadelijk zijn, meestal staat niet vast op welke termijn het betreffende middel effectief zou moeten zijn en dalen van de temperatuur kan ook het gevolg zijn van het natuurlijk beloop van de aandoening.[5] Bij ernstig zieke patiënten kan het zogenoemd blind geven van antibiotica in de praktijk echter onontkoombaar zijn. Ook bij patiënten, meestal hoogbejaarden, die aangeven niet in het ziekenhuis geëvalueerd te willen worden, kan een proefbehandeling met antibiotica een reële optie zijn.

10 Betekenis van complex aanvullend onderzoek

Bij ernstig zieke patiënten en als er aanwijzingen zijn voor specifieke pathologie die complexe diagnostiek of behandeling vereist, is (poli)klinische zorg geïndiceerd. Ook wanneer de koorts gedurende circa twee weken bestaat en onverklaard blijft ondanks herhaalde anamnese, lichamelijk onderzoek en screenend aanvullend onderzoek, is verdergaand specialistisch onderzoek noodzakelijk.[12] Ook de specialist moet, net als de huisarts, zoveel mogelijk zoeken naar aanknopingspunten in anamnese, lichamelijk en eenvoudig aanvullend onderzoek. Wanneer bij febris e.c.i. routinematig complex aanvullend onderzoek wordt ingezet, is het aantal fout-positieve uitslagen in dezelfde orde van grootte als het aantal zinvolle uitslagen (d.w.z. behulpzaam bij het stellen van een diagnose).[7,18] Daarom heeft complex aanvullend onderzoek vooral zin als het gebaseerd is op duidelijke aanwijzingen vanuit de context, anamnese, lichamelijk of eenvoudig aanvullend onderzoek.[6,7,17] Voor de volgende onderzoeken zijn er aanwijzingen dat inzet als screenende methode bij onverklaarde koorts, bij *in het ziekenhuis* opgenomen patiënten zinvol is:[5] [A]

– bloedonderzoek: *bloedkweken, cryoglobuline*;
– *CT-scan thorax en buik*;
– *beenmergpunctie*;
– *leverbiopsie*;
– *biopsie van de arteria temporalis* bij patiënten ouder dan 55 jaar.

Naast de conventionele kweekmethoden zijn er nieuwe *moleculaire detectiemethoden* op komst waarbij het mogelijk is om veel sneller een pathogeen te identificeren.[32] Vooral bij traag of slecht groeiende micro-organismen kan dit van klinische waarde zijn (M. tuberculosis, T. whipplei). Ook een snellere bloedkweekuitslag verkregen met deze moderne detectiemethoden bij een patiënt met een sepsis kan de prognose mogelijk verbeteren. Met het determineren van resistentiegenen zal de gevoeligheid van het micro-organisme sneller bekend zijn, waarmee meer gerichte antibiotische therapie in de initiële behandeling van de patiënt mogelijk wordt.[32]

Bij klinische evaluatie van febris e.c.i. heeft een *PET-scan* meerwaarde.

Een *laparoscopie*, *proeflaparotomie* of *percutane biopsie* is soms de enige mogelijkheid om materiaal voor kweek of histologisch onderzoek te verkrijgen bij aanwijzingen voor een intra-abdominale oorzaak (bijvoorbeeld verkregen met behulp van een CT-scan) en om overigens symptoomarme oorzaken op te sporen (bijvoorbeeld tuberculeuze peritonitis of peritonitis carcinomatosa).[5]

11 Samenvatting

Koorts wordt bij niet-immuungecompromitteerde volwassenen in de eerste lijn zonder recent verblijf in het buitenland meestal veroorzaakt door een luchtweginfectie. Bij ouderen vormen urineweginfecties een relatief frequente oorzaak van koorts. Bij ontbreken van richtinggevende voorgeschiedenis, klachten of verschijnselen volstaat men in eerste instantie met lichamelijk onderzoek van KNO-gebied en longen. Bij negatieve bevindingen volgt urineonderzoek. Wanneer geen afwijkingen gevonden worden, gaat men uit van een onschuldige virale oorzaak.

Bij een ernstig zieke indruk of verminderd bewustzijn is het lichamelijk onderzoek allereerst gericht op eventuele stoornissen in de vitale functies, omdat deze onmiddellijke therapeutische implicaties hebben. Als de koorts een week aanhoudt of eerder bij verandering van het beeld, dient een uitgebreide anamnese en algemeen lichamelijk onderzoek plaats te vinden om diagnostische aanknopingspunten op te sporen. Ook kan de arts dan aanvullend onderzoek laten verrichten: in eerste instantie bloed-, urine- en fecesonderzoek en een X-thorax, eventueel gevolgd door X-sinussen en een mantouxreactie. Medicatie wordt zoveel mogelijk gestaakt om een allergie aan te tonen of uit te sluiten. Na enkele dagen herhaalt men anamnese en lichamelijk onderzoek. Twee weken onbegrepen koorts is reden voor verdere (poli)klinische evaluatie.

Concrete aanwijzingen op grond van steeds herhaalde anamnese en lichamelijk onderzoek zijn richtinggevend voor de inzet van complex aanvullend onderzoek. Dit bestaat onder meer uit bloedkweken, uitgebreider bloedonderzoek, leverbiopsie, beenmergpunctie en CT-scan buik en thorax. Bij patiënten ouder dan 55 jaar met koorts en een verhoogde bezinking is een biopsie van de arteria temporalis zinvol.

Literatuur

1 Berger MY, Boomsma LJ, Albeda FW, Dijkstra RH, Graafmans TA, Laan JR van der, et al. NHG-Standaard Kinderen met koorts. Huisarts Wet 2008:51(6): 287-96.
2 Goldman L, Ariello D, et al. Cecil Medicine. 23rd ed. Philadelphia: Saunders Elsevier, 2008.
3 Fauci AS, Braunwald E, Kasper DL, et al. (eds). Harrison's principles of internal medicine. 17th ed. New York: McGraw-Hill, 2007.
4 Eskerud JR, Laerum E, Fagerthun H, et al. Fever in general practice. I. Frequency and diagnoses. Fam Pract 1992;9:263-9.
5 Hirschmann JV. Fever of unknown origin in adults. Clin Infect Dis 1997;24:291-302.
6 O'Grady NP, Barie PS, Bartlett JG, Bleck T, Carroll K, Kalil AC, et al. Practice guidelines for evaluation of new fever in critically ill adult patients: 2008 update from the American College of Critical Care medicine and the Infectous Diseases Society of America. Crit Care Med 2008;36:1330-49.
7 Bor DH, Weller PF, Thorner AR. Approach to the adult with fever of unknown origin. Uptodate 2010 (www.uptodate.com, topic last updated September 2009).
8 Linden MW van der, Westert GP, Bakker D de, et al. Tweede Nationale Studie naar ziekten en verrichtingen in de huisartspraktijk: klachten en aandoeningen in de bevolking en in de huisartspraktijk. Utrecht: Nivel, 2004.
9 Eskerud JR, Hoftvedt BO, Laerum E. Fever: knowledge, perception and attitudes. Results from a Norwegian population study. Fam Practice 1991;8: 32-6.
10 Fletcher JL, Creten D. Perceptions of fever among adults in a family practice setting. J Fam Practice 1986;22:427-30.
11 Okkes I, Oskam SK, Lamberts H. Van klacht naar diagnose. Episodegegevens uit de huisartspraktijk. Bussum: Coutinho, 1998.
12 Whitby M. The febrile patient. Aust Fam Phys 1993; 22:1753-61.
13 Bone RC. Toward an epidemiology and natural history of SIRS (systemic inflammatory response syndrome). JAMA 1992;268:3452-5.
14 Thijs LG, Delooz HH, Goris RJA (red). Acute geneeskunde. 6e druk. Maarssen: Elsevier gezondheidszorg, 2005.
15 Davis JP, Chesney PJ, Wand PJ, et al. Toxic-shock syndrome: epidemiologic features, recurrence, risk factors, and prevention. N Engl J Med 1980;303: 1429-35.
16 Knockaert DC, Vanneste IJ, Vanneste SB, et al. Fever of unknown origin in the 1980s. An update of the diagnostic spectrum. Arch Intern Med 1992;152:51-5.
17 Kleijn EM de, Lier HJ van, Meer JW van der. Fever of unknown origin (FUO). II. Diagnostic procedures in a prospective multicenter study of 167 patients. The Netherlands FUO Study Group. Medicine 1997;76: 401-14.
18 Blecker-Rovers CP, Vos FJ, Kleijn EM de, et al. A prospective multicenter study on fever of unknown

origin: the yield of a structured diagnostic protocol. Medicine (Baltimore) 2007;86:26-38.
19 Knockaert DC, Dujardin KS, Bobbaers HJ. Long-term follow-up of patients with undiagnosed fever of unknown origin. Arch Intern Med 1996;156:618-20.
20 Tal S, Guller V, Gurevich A, et al. Fever of unknown origin in older adults. Clin Geriatr Med 2007;23: 649-68.
21 High KP, Bradley SF, Gravenstein S, Mehr DR, Quagliarello VJ, Richards C, Yoshikawa TT. Clinical practice guidelines for the evaluation of fever and infection in older adult residents of long-term care facilities: 2008 update by the Infectious diseases Society of America. J Am Geriatr Soc 2009;57:375-94.
22 Yoshikawa TT, Norman DC. Approach to fever and infection in the nursing home. J Am Geriatr Soc 1996;44:74-82.
23 Heineman MJ, Bleker OP, Evers JLH, et al. (red). Obstetrie en gynaecologie. De voortplanting van de mens. Maarssen: Elsevier/Bunge, 1999.
24 Kleijn EMHA de, Vandenbroucke JP, Meer J van der and the Netherlands FUO Study Group. Fever of unknown origin (FUO). I. A prospective multicenter study of 167 patients with FUO, using fixed epidemiologic entry criteria. Medicine 1997;76:392-400.
25 Mendelson M. Fever in the immunocompromised host. Emerg Clin North Am 1998;4:761-79.
26 RIVM, geraadpleegd via www.rivm.nl/cib/infectieziekten-A Z/infectieziekten/Q_koorts/Q_koorts_I-SI.jsp (laatste update 12 aug. 2010).
27 Jongh TOH de. Fysische diagnostiek. Houten: Bohn Stafleu van Loghum, 2010.
28 Seller RH. Differential diagnosis of common complaints. 4th ed. Philadelphia: Saunders, 2000.
29 Mandell GL, Bennett JE, Dolin R (eds). Mandell, Douglas, and Bennett's Principles and Practice of Infectious Diseases. Edinburgh: Churchill Livingstone, 2000.
30 Leusden HAIM van (red). Diagnostisch Kompas 2003. Amstelveen: College voor zorgverzekeringen, 2003.
31 Knottnerus JA. Medical decision making by general practitioners and specialists. Fam Practice 1991; 8305-7.
32 Peters RP, Agtmael MA van, Danner SA, et al. New developments in the diagnosis of bloodstream infections. Lancet Infect Dis 2004;4:751-60.

Lymfeklieren, vergrote

O.J.M. Lackamp en H.G.L.M. Grundmeijer

6

Ga naar de website extras.bsl.nl/alledaagseklachten voor de video bij dit hoofdstuk

1 Inleiding

Van de 600 lymfeklieren die een mens heeft, ligt een aantal op plaatsen die onbereikbaar zijn voor lichamelijk onderzoek, vooral in de buik en in het mediastinum. De meeste klieren liggen onder de huid en zijn normaal niet voelbaar. Bij vergroting zijn ze bijvoorbeeld te palperen op het achterhoofd, onder de kaak, in de oksels en in de liezen. Bij elke voelbare lymfeklier spreekt men al van een vergrote klier.

Vergrote lymfeklieren worden meestal solitair aangetroffen, maar soms op meerdere plaatsen tegelijk. Vaak gaat het om onschuldige aandoeningen. Lymfeklieren zijn meestal vergroot als reactie op een infectie of een wond in het aangrenzende gebied. Als er in het aangrenzende gebied geen verklaring voor de zwelling gevonden wordt, moet gekeken worden of er een gegeneraliseerde lymfekliervergroting bestaat. In zeldzame gevallen is een zwelling van een lymfeklier gerelateerd aan een ernstige aandoening, zoals een maligne proces in de klier(en) zelf, of is hij het gevolg van lymfogene metastasering.[1]

Belangrijke vraag is: hoe kunnen de patiënten met een ernstige onderliggende ziekte bijtijds onderscheiden worden van de grote groep patiënten met een onschuldige aandoening? Zowel huisartsen, kinderartsen, kno-artsen, internisten als chirurgen kunnen primair geconfronteerd worden met vergrote lymfeklieren waarvan de oorzaak niet duidelijk is. De scheiding tussen wel en niet-ernstige aandoeningen is lang niet altijd even duidelijk.

Welke gegevens maken het waarschijnlijker dat het gaat om een niet-onschuldige aandoening; wat is de betekenis van de plaats van de lymfeklier, van de grootte en consistentie, van patiëntkenmerken? Wat zijn oorzaken van gegeneraliseerde lymfekliervergroting? Hoe betrouwbaar is aanvullende diagnostiek?

Het aantreffen van één (of meer) vergrote klier(en) bij lichamelijk onderzoek is het uitgangspunt van dit hoofdstuk. Er wordt niet ingegaan op aandoeningen waarbij lymfeklierzwellingen voorkomen maar andere ziekteverschijnselen op de voorgrond staan. Evenmin wordt aandacht besteed aan stageringsdiagnostiek, dat wil zeggen de diagnostiek die verricht wordt om verspreiding naar lymfeklieren bij een gevonden maligniteit in kaart te brengen.

Wanneer ouders met een jong kind dat recent een bovensteluchtweginfectie heeft gehad, op het spreekuur van een huisarts komen omdat het een aantal vergrote lymfekliertjes in de hals heeft, zal de arts hen hierover kunnen geruststellen. Wanneer echter bij een 50-jarige vrouw een supraclaviculaire klier wordt gevoeld, is dit een alarmerende bevinding die direct noodzaakt tot verdere diagnostiek.

Om de lezer een indruk te geven van de mate van bewijskracht ter onderbouwing van een aantal belangrijke diagnostische stappen, is deze onderbouwing door de auteurs als volgt aangegeven.
- [E] = Voldoende bewijskracht; dat wil zeggen meerdere goed opgezette onderzoeken met eensluidende uitkomsten in een vergelijkbare populatie.
- [A] = Sterke aanwijzingen of indirect bewijs; dat wil zeggen één goed opgezet onderzoek met betrekking tot een vergelijkbare populatie, of meerdere onderzoeken in andere, niet geheel vergelijkbare populaties.
- [C] = Consensus uit richtlijnen of standaarden met betrekking tot de populatie.

2 De klacht in de bevolking

Hoe vaak vergrote lymfeklieren in de populatie voorkomen, is niet bekend. Vergrote lymfeklieren geven zelden pijn en ongemak. Veel mensen weten dat een 'bobbeltje' kanker kan zijn. Het is dan ook veelal vanuit ongerustheid dat zij een afspraak bij de huisarts maken.

3 De eerste presentatie bij de dokter

De incidentie in de huisartspraktijk van de klacht 'vergrote lymfeklier' is 5,1 per 1.000 patiënten per jaar.[2] Er zijn geen cijfers beschikbaar over de kans dat bij een patiënt met andere klachten bij onderzoek één of meer vergrote klieren gevonden worden. Uit een Amerikaanse studie blijkt dat wanneer de huisarts bij een patiënt een vergrote klier vindt, het in driekwart van de gevallen om een lokaal vergrote klier gaat. Van de vergrote klieren komt 55% voor in de hals, 1% supraclaviculair, 5% onder de oksels en 14% in de liezen (figuur 2). In 25% van de gevallen komen de vergrote klieren op meerdere plaatsen voor en is er dus sprake van een gegeneraliseerde lymfekliervergroting.[1]

4 Pathofysiologie en differentiële diagnose

In de eerste plaats moet de vraag gesteld worden of de gevonden zwelling wel een lymfeklier is. Meestal is het duidelijk dat er sprake is van een zwelling van een lymfeklier, maar soms blijkt de zwelling uit te gaan van een andere structuur. Ook atheroomcysten, lipomen, fibroadenomen en hidradenitis kunnen de oorzaak zijn van een onderhuidse zwelling in hetzelfde gebied als waar lymfeklieren gevoeld kunnen worden. Bij de kaak moet ook gedifferentieerd worden van een zwelling van de submandibulaire speekselklier. In de hals kan het, vooral bij kinderen, ook om een kieuwboogcyste gaan.

Gaat het inderdaad om een lymfeklier, dan kan de zwelling op verschillende pathofysiologische processen berusten. En dan is ook nog het onderscheid tussen het aantreffen van één klier ('de solitaire klier') en van multiple klieren ('gegeneraliseerde lymfeklierzwelling') van belang voor de differentiële diagnostiek.

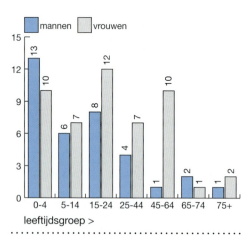

Figuur 1 Incidentie van de klacht 'vergrote lymfeklier' aan het begin van een episode in de huisartspraktijk, per 1.000 patiënten per jaar.[2]

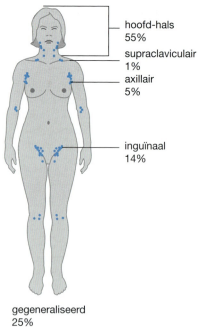

Figuur 2 Lokalisatie van lymfeklieren die bij lichamelijk onderzoek gevonden kunnen worden.

PATHOFYSIOLOGIE

Het immuunsysteem bestaat uit de primaire lymfoïde organen, namelijk beenmerg en thymus, waar de B-lymfocyten en T-lymfocyten tot ontwikkeling komen, en uit de secundaire lymfoïde organen, de lymfeklieren (en tonsillen) en de milt, waar zich uitsluitend immuuncompetente of rijpe lymfocyten bevinden. De lymfeklieren functioneren als een filtersysteem voor de lymfevaten. Antigene stimulering van lymfocyten vindt vrijwel uitsluitend in de lymfeklieren plaats. Deze bevinden zich dan ook op strategische plaatsen in het lichaam, waar de antigenen moeten worden geattaqueerd.

Een lymfeklier is opgebouwd uit merg en schors, onderverdeeld in cortex en paracortex (figuur 3). In het merg bevinden zich de plasmacellen die antilichamen afscheiden (de 'humorale afweer'), in de cortex bevinden zich voornamelijk B-lymfocyten en in de paracortex T-lymfocyten; daar stroomt het lymfevocht langs. Wanneer zich daarin antigenen bevinden, meestal micro-organismen maar ook bestanddelen van weefselverval (necrose), komt het afweerproces op gang. Komt het antigeen met een macrofaag in de lymfeklieren terecht, dan ontstaan cytotoxische T-cellen die de besmette cellen attaqueren: de cellulaire afweer. T-helpercellen stimuleren door middel van cytokinen de B-lymfocyten tot het maken van plasmacellen die antistoffen produceren (humorale afweer).

Na een infectie blijven geheugencellen bewaard. De gezwollen lymfeklier weerspiegelt deze activiteit: in korte tijd kunnen veel lymfocyten worden gevormd; met name de proliferatie van plasmacellen in het merg leidt tot toename in omvang van de klier.[3] Snelle groei kan pijn geven door rekking van het kapsel.

DIFFERENTIËLE DIAGNOSE

Infecties
Mogelijke oorzaken van lymfeklierzwelling zijn infecties door virussen, bacteriën, parasieten en schimmels. Vooral virusinfecties van de bovenste luchtwegen gaan vaak gepaard met zwelling van lymfeklieren in de hals. Een aantal virusinfecties is specifiek: mononucleosis infectiosa (ziekte van Pfeiffer) en cytomegalievirus. Dit geldt ook voor toxoplasmose, dat door een parasiet wordt veroorzaakt. Bij bacteriën is meestal de porte d'entrée duidelijk en gaat het om een gelokaliseerde infectie, zoals een furunkel. Ook de kattenkrabziekte wordt veroorzaakt door een bacterie, maar het wondje van de krab is vaak niet meer zichtbaar als de gezwollen klier wordt opgemerkt. Geslachtsziekten als gonorroe en syfilis en aids in het beginstadium gaan vaak gepaard met vergrote klieren.

Systeemaandoeningen
Uiterst zeldzaam is dat lymfeklieren het eerste symptoom zijn van systeemaandoeningen zoals sarcoïdose en lupus erythematosus.

Metastasering in de klier
Kankercellen kunnen via infiltratieve groei in de lymfevaten terechtkomen en versleept worden naar de lymfeklieren, waar ze zich vermenigvuldigen. Men spreekt dan van metastasen.

Maligniteit van de klieren zelf
Een lymfeklier kan ook in omvang toenemen door primair kwaadaardige processen van het lymfoïde weefsel. Bij maligne lymfomen is er een proliferatie van neoplastische cellen, te onderscheiden in hodgkinlymfomen, de verzamelgroep non-hodgkinlymfomen en lymfatische leukemie.

Bij de ziekte van Hodgkin wordt in de lymfeklieren een karakteristiek histologisch beeld aangetroffen met sternberg-reedreuscellen. De ziekte verspreidt zich naar aangrenzende gebieden. De prognose is afhankelijk van de uitgebreidheid van de ziekte en het histologisch beeld, maar vooral bij jongeren kan bij de meerderheid complete remissie bereikt worden.

Het 'non-hodgkinlymfoom' bestaat uit een aantal verschillende histologische vormen, waarvoor meerdere classificatiesystemen in gebruik zijn en die mede de prognose bepalen. Er vindt al vroeg metastasering plaats; ook de uitgebreidheid hiervan is van invloed op de prognose.

Bij chronische lymfatische leukemie vindt men vaak vergrote lymfeklieren. Deze ziekte komt vooral voor bij ouderen; de prognose is afhankelijk van het histologisch beeld. Bij acute lymfatische leukemie staan meestal de symptomen van beenmergdepressie (anemie, infecties, bloedingen) op de voorgrond; de prognose (na intensieve behandeling) is circa 50% vijfjaarsoverleving.

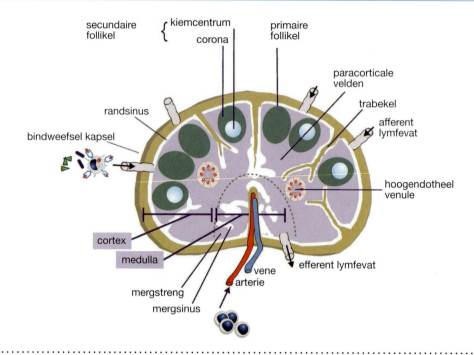

Figuur 3 Doorsnede lymfeklier. Onder het collagene kapsel zit de randsinus, met langs de wanden fagocyterende cellen. Lymfocyten en antigenen van de omliggende weefsels of aangrenzende lymfeklieren bereiken de sinus via afferente lymfevaten.
De cortex bevat aggregaten van B-cellen (primaire follikels) waarvan de meeste gestimuleerd zijn (secundaire follikels) en gebieden met actieve proliferatie (kiemcentra). De paracortex bevat hoofdzakelijk T-cellen, waarvan vele geassocieerd zijn met interdigiterende cellen (APC's). Elke lymfeklier heeft zijn eigen arteriële en veneuze voorziening. Lymfocyten komen de lymfeklier binnen vanuit de circulatie via de gespecialiseerde HEV's in de paracortex. De medulla bevat zowel T- als B-cellen, en de meeste lymfeklierplasmacellen, georganiseerd in de lymfoïde weefselstrengen. Lymfocyten kunnen de lymfeklier alleen verlaten via het efferente lymfevat.

Overige oorzaken

Ook is lymfeklierzwelling als bijwerking van geneesmiddelen beschreven (o.a. bij fenytoïne).[4]

LOKAAL OF GEGENERALISEERD

Voor de differentiële diagnostiek is het van belang een onderscheid te maken tussen een lokaal vergrote klier en gegeneraliseerde lymfadenopathie. Dit laatste is het geval als twee of meer niet onderling verbonden lymfeklierstations vergrote klieren bevatten.

Bij één vergrote klier is de diagnostiek gericht op het gebied dat op de betreffende lymfeklier draineert. Dus wordt gezocht naar een plaatselijk ontstekingsproces of een wond.

Als de oorzaak van een vergrote klier niet duidelijk is, moeten ook andere lymfeklierstations gepalpeerd worden om er zeker van te zijn dat het niet om een gegeneraliseerde lymfekliervergroting gaat.

Indien een klier solitair of in een regio is vergroot biedt de lokalisatie aanknopingspunten voor de diagnose.

Indien er sprake is van meerdere lymfeklieren (gegeneraliseerde lymfadenopathie) is er bijna altijd sprake van een systemische aandoening. In veel gevallen gaat een gegeneraliseerde aandoening samen met algemene ziekteverschijnselen zoals malaise, koorts, nachtzweten en gewichtsverlies.

Lymfklieren, vergrote

Tabel 1 Oorzaken van vergrote lymfklieren.[5,6]

		lokaal/regionaal	frequentie	gegeneraliseerd	frequentie
infectieus	viraal	lokale virusinfectie bv keelontsteking	v	allerlei virussen, waaronder mononucleosis infectiosa, cytomegalievirus, *hiv*	v
	bacterieel	bij wondinfectie, *lymphadenitis colli*, geslachtsziekte, kattenkrabziekte, andere lokale infecties	v	*tuberculose, tropische aandoeningen*	s
	parasitair			toxoplasmose	s
maligniteit		*in drainagebied van primaire tumor*	s	*hodgkinlymfoom, non-hodgkinlymfoom, lymfatische leukemie, metastasen*	s
systeemziekten				systemische lupus erythematodes, sarcoïdose	z
geneesmiddelen				fenytoïne, carbamazepine, allopurinol (vaak treden hierbij andere allergische verschijnselen op, zoals huiduitslag en artralgieën)	z

v = vaak voorkomen van deze diagnose in de huisartspraktijk;
s = soms;
z = zelden.
Schuingedrukte afwijkingen dienen met spoed te worden uitgesloten.

5 Kansverdeling van de diagnosen

Bij een retrospectief onderzoek in Nederland werden gegevens verzameld over patiënten die door de huisarts in verband met een onverklaarde lymfkliervergroting naar een specialist werden verwezen. (Huisartsen verwijzen – meestal na enige tijd – circa 5% van de mensen die zij met één of meer vergrote lymfklieren op het spreekuur zien.[2]) Bij één op de drie verwezen patiënten werd histologisch of cytologisch onderzoek van de klier verricht en daarbij werd weer bij circa een derde een maligniteit vastgesteld. Uit die gegevens bleek dat 1,1% van de patiënten die met aanvankelijk onverklaarde lymfkliervergroting bij de huisarts kwamen een maligniteit had.[3] In gespecialiseerde centra worden hoge incidenties van kanker bij vergrote lymfklieren gevonden.

INFECTIES

Zie tabellen voor frequentieverdeling.

Vaak verlopen de infecties mononucleosis infectiosa, cytomegalievirus en toxoplasmose bij immuuncompetente mensen asymptomatisch. Over de hele wereld blijkt 80-90% van de volwassenen antistoffen tegen het epstein-barr-virus te hebben.[7]

SYSTEEMZIEKTEN

Het gaat om relatief weinig voorkomende aandoeningen. Hoe vaak het voorkomt dat vergrote lymfklieren de eerste presentatie zijn, is niet bekend.

MALIGNITEITEN

In de eerste lijn is de kans op kanker bij patiënten boven 40 jaar bij onbegrepen lymfkliervergroting (lokaal of systemisch) circa 4%, tegen 0,4% bij patiënten jonger dan 40 jaar.[3]

Klier(en) in de hals bij volwassenen zijn lang niet altijd goedaardig. Tumoren in het hoofd-halsgebied (inclusief die uitgaande van de schildklier, maar uitgezonderd huid- en maligne lymfomen) hebben een incidentie van 19 per 100.000 patiënten per jaar. Uit een studie blijkt dat bij 13% van de patiënten die met een onbegrepen vergrote klier in de hals de kno-arts bezoeken, een plaveiselcelcarcinoom in het hoofd-halsgebied als oorzaak gevonden wordt.[8]

Bij de ziekte van Hodgkin (piekend tussen 15 en 45 jaar) en non-hodgkinlymfomen (vooral bij ouderen) is een vergrote (hals)klier vaak de eerste presentatie. Acute lymfatische leukemie komt relatief meer bij kinderen voor, chronische lymfatische leukemie komt vooral bij ouderen voor. Lymfatische leukemie presenteert zich meestal niet met een vergrote klier, maar met algemene klachten.

LEEFTIJD

Leeftijd is een belangrijk gegeven, afgezien van de bij alle leeftijdsgroepen voorkomende afweerreacties op wonden en infecties.[7] [E]

Bij jonge kinderen zijn palpabele halslymfeklieren in verreweg de meeste gevallen een reactie op (recidiverende) bovensteluchtweginfecties. Soms kunnen ook de klieren zelf geïnfecteerd worden door bacteriën. Men spreekt dan van lymfadenitis colli (eenzijdig). Een vergrote klier als gevolg van een maligniteit is bij een jong kind uitermate zeldzaam. Als dit al het geval is, staan de andere symptomen op de voorgrond.

Bij pubers en jongvolwassenen komen, vooral bij klierzwellingen in de hals en bij multipele klieren, mononucleosis infectiosa en ook toxoplasmose vaker voor. De ziekte van Hodgkin heeft eveneens een piekincidentie in deze leeftijdsgroep.

Bij volwassenen neemt de kans toe dat er sprake is van een metastase wanneer er geen duidelijk andere oorzaak is.

VERSCHILLEN IN GESLACHT

Vergrote lymfeklieren komen bij beide geslachten even vaak voor.

6 Betekenis van de voorgeschiedenis

Veelvuldig gebruik van alcohol en nicotine (bij een leeftijd > 40 jaar) zijn risicofactoren voor het ontstaan van maligne tumoren in het hoofd-halsgebied, vooral in de nasofarynx.[7,9] [E] Riskant seksueel gedrag kan het risico op geslachtsziekten en aids vergroten. Drugsgebruik maakt, door de manier van leven die daar meestal bij hoort, kwetsbaar voor het optreden van infectieziekten. In dit verband moet vooral aan tuberculose gedacht worden. Meestal zullen andere ziekteverschijnselen op de voorgrond staan, maar soms kan een gegeneraliseerde lymfadenopathie een eerste uiting van deze ziekten zijn.

Bij mensen die uit de tropen (Suriname) komen, moeten andere infectieziekten overwogen worden, zoals filariasis, lymphogranuloma venereum, tuberculose, kala-azar en trypanosomiasis.

Uiteraard wordt bij een patiënt die bekend is met een maligniteit en bij wie lymfeklierzwelling

Tabel 2	De top zes van einddiagnosen gerelateerd aan de klacht vergrote lymfeklieren (a-priorikansen in procenten per leeftijdsgroep).[2]							
	totaal	0-4	5-14	15-24	25-44	45-64	65-74	75+
vergrote lymfeklieren e.c.i.	40	44	30	33	42	46	47	33
mononucleosis infectiosa	7	-	3	18	5	3	-	-
andere virusziekten n.a.o.	7	10	14	5	6	3	-	-
acute tonsillitis	6	9	9	10	4	-	-	-
acute lymfadenitis	5	9	16	1	6	3	-	8
bovensteluchtweginfectie	3	3	9	2	5	8	-	-

Tabel 3	Incidentie van enkele kwaadaardige aandoeningen van het lymfeklierstelsel (per 100.000 levensjaren).			
soort kanker		mannen	vrouwen	leeftijd
hodgkinlymfoom		2,8	1,8	piek bij adolescenten en bij jongvolwassenen
non-hodgkinlymfoom		15,1	12,2	vooral bij ouderen
acute lymfatische leukemie		1,2	1,1	relatief meer bij kinderen
chronische lymfatische leukemie		2,9	2,1	vooral bij ouderen

Bron: Netherlands Cancer Registration, 2002.

kan voorkomen (mammacarcinoom, maligne melanoom, enz.), eerst aan díe mogelijkheid gedacht.

7 Betekenis van de anamnese

De vragen die gesteld moeten worden, zijn vooral bedoeld om de oorzaak op het spoor te komen of de kans op een bepaalde aandoening in te schatten.

– Hoe lang is de vergrote lymfeklier al aanwezig?
Van belang is allereerst hoe lang de klier bestaat. In leerboeken wordt een termijn van drie tot vier weken genoemd, waarna verder onderzoek moet plaatsvinden als er geen duidelijke verklaring is voor de vergroting van de klier. Deze vuistregel is waarschijnlijk gebaseerd op het gegeven dat de immuunrespons op een prikkel na drie weken over het hoogtepunt heen is, gecombineerd met de wetenschap dat ook voor ernstige ziekten als Hodgkin, maligniteiten en tuberculose een uitstel van drie of vier weken geen nadelige gevolgen heeft voor het behandelresultaat.[10] [A] Een langzame groei is meer verdacht voor een maligniteit.

– Doen de klieren pijn?
Meestal zijn klieren niet pijnlijk. Pijn past meer bij een ontsteking, waarbij door snelle groei kapselrek optreedt. Het ontbreken van pijn – bij naar de specialist verwezen patiënten – vergroot de kans op het bestaan van een maligniteit.[7] [E] Ook bij de ziekte van Hodgkin wordt echter pijn beschreven – na het drinken van alcohol!

– Infectie, verwonding of neoplasma.
Zijn er symptomen of klachten die een infectie, een verwonding of neoplasma in het betreffende gebied waarschijnlijk maken?

– Zijn er algemene symptomen?
Als de diagnose nog niet duidelijk is, zijn er dan symptomen die passen bij een virale infectie of bacteriële infecties? In een onderzoek door kinderartsen, waarbij bij jonge kinderen nagegaan werd of een klierbiopsie geïndiceerd was, bleek het gegeven dat er recent een bovensteluchtweginfectie was geweest een van de belangrijkste voorspellers. De kans dat er dan sprake was van een ernstige aandoening (maligniteit of granulomateuze ontsteking) bleek vrijwel nihil.[11] [E]

– Is er koorts, nachtzweten, gewichtsverlies, zoals bij een maligne aandoening of een systeemziekte, zoals tuberculose? Gegeneraliseerde jeuk heeft een positief voorspellende waarde voor maligniteit bij verwezen patiënten.[7]

– Infectieuze agentia.
Is de patiënt in aanraking geweest met infectieuze agentia? Is de patiënt in de tropen geweest?

– Informatie over risico's van besmetting, bijvoorbeeld over zieke mensen in de omgeving van de patiënt (tuberculose), maar ook over het houden van jonge katten (kattenkrabziekte door bacterie en toxoplasmose door besmetting via de feces van katten) en het eten van rauw vlees (*Toxoplasma* in filet américain) kunnen bijdragen aan de diagnostiek. Of was er sprake van risicogedrag (seks, drugs), met grotere kans op het krijgen van een infectieziekte?

GENEESMIDDELEN

Gebruikt de patiënt geneesmiddelen, waarvan bekend is dat ze zwelling van lymfeklieren kunnen veroorzaken?

8 Betekenis van het lichamelijk onderzoek

De eerste vraag is: gaat het hier om een vergrote lymfeklier of is dit een ander soort zwelling? Voor de patiënt kan dit onduidelijk zijn; de arts kan het onderscheid meestal snel maken. Is de zwelling gelegen in de gebieden waar geen lymfeklieren worden aangetroffen, dan is er geen twijfel. Maar vooral in de oksels en de liezen kunnen ook ontstoken zweetklieren en atheroomcysten voorkomen. Deze zijn in het algemeen te herkennen doordat ze met de huid verbonden zijn, en bij atheroomcysten is het centrale punt meestal goed te onderscheiden. Lipomen zijn juist dieper gelegen, los van de huid en meestal groter dan lymfeklieren.

Is men er zeker van dat het om lymfeklieren gaat, dan dient een aantal aspecten bij lichamelijk onderzoek te worden beoordeeld, namelijk lokalisatie, consistentie, pijn/gevoeligheid, grootte en samenhang met andere klieren of omgeving.[1]

LOKALISATIE

Vooral in de hals bevinden zich veel lymfeklieren; er zijn twee horizontale ketens (submandibulair en supraclaviculair) en twee verticale. Voor verdere informatie over de drainagegebieden, zie tabel 4. Een supraclaviculaire klier is altijd verdacht voor een maligniteit.[7]

CONSISTENTIE

Een zacht of week aanvoelende klier is meestal 'onschuldig'. Zeer vaste klieren berusten vaak op metastasering; soms komen ze ook voor bij bepaalde vormen van de ziekte van Hodgkin en bij tuberculose en andere granulomateuze aandoeningen. Een rubberachtige consistentie past meer bij maligne lymfoom en chronische leukemie.[7,9] [A] Bij acute leukemie worden zachtere lymfeklieren gevonden.

GROOTTE

In leerboeken wordt er vaak van uitgegaan dat een klier met een diameter kleiner dan een centimeter als normaal beschouwd moet worden. Gegevens vanuit de eerste lijn leverden geen significante verschillen op tussen grote en kleine klieren.[3]

In gespecialiseerde centra bleek de kans op een maligniteit als oorzaak van de zwelling wel toe te nemen met de grootte van de klier (factor 1,5 bij diameter 1,5 cm).[8,12] [E]

Het ging daarbij om klieren die al geruime tijd vergroot waren. In de huisartspraktijk worden frequent grotere lymfeklieren gezien, die daarna weer vrij snel in omvang afnemen.

DE SAMENHANG VAN DE KLIEREN MET ELKAAR EN/OF OMRINGENDE WEEFSELS

Vergrote, aan elkaar en aan de huid vastzittende lymfeklieren (lymfeklierpakketten) waarbij de huid rood en warm is, zijn verdacht voor ontsteking (mycobacteriën, streptokokken). Verkleefde, zeer vast aanvoelende en met de omgeving vergroeide lymfeklieren zijn verdacht voor een maligniteit.[9] [A]

Er zijn ook specifieke, maar zelden voorkomende, lymfeklieraandoeningen die vooral bij kinderen voorkomen, waarbij de ontstoken klieren kunnen gaan pussen. Bij de lymfadenitis colli, waarbij vooral de klieren onder de kaakhoek betrokken zijn, kan vergroeing met de huid optreden. Dit kan tot abcesvorming leiden. Dit type zwelling kan ook voorkomen bij tuberculose. Dan is de langzaam groter wordende klier niet warm en spreekt men van een 'koud abces' dat ook kan gaan fistelen. Ook de kattenkrabziekte kan dit beeld geven.

ALGEMEEN LICHAMELIJK ONDERZOEK

Wanneer er gegeneraliseerde lymfekliervergroting is én bij een solitaire klier die verdacht is zonder dat een duidelijke oorzaak kan worden gevonden, wordt algemeen lichamelijk onderzoek aangeraden. Een vergrote milt en/of lever past bij een systemische aandoening.

Tabel 4 Plaats lokale vergrote lymfeklieren, drainagegebieden, frequenties en mogelijke oorzaken.

plaats	drainagegebied	voorkomen	mogelijke oorzaken
suboccipitaal	hoofdhuid	vaak	bijna altijd infectie in het kno-gebied of van de hoofdhuid; toxoplasmose, zelden maligne
preauriculair	oogleden, conjunctiva, huid, slaap, gehoorgang	soms	vaak infectie van oog, oor, parotis zelden maligne
retroauriculair	huid van gehoorgang, hoofdhuid	soms	past ook bij rode hond
submentaal	onderlip, mondbodem, tongpunt	soms	infecties in de mond of tanden
submandibulair	tong, speekselklier, lip, mond, conjunctiva	vaak	meestal infectie in mond, keel of tanden, zelden maligne
hals, anterieur/oppervlakkig	tonsillen, oor, parotis, schedel, nek, schildklier, mondholte, hypofarynx en larynx	vaak	bij gegeneraliseerde virusinfecties, bij kinderen soms lymfadenitis colli, door streptokok of stafylokok; kan abcederen
posterieur/dieper	huid van armen en thorax, diepe structuren: slokdarm secundair vanuit hogere stations	vaak	cave: solitaire klieren in de hals bij volwassene; mogelijk metastase van solide tumor in het hoofd-halsgebied of primair maligne lymfoom
laag cervicaal	larynx en secundair vanuit mond-keelholte	zelden	verdacht voor metastasering
supraclaviculair	schildklier rechts: mediastinum, longen en oesofagus links: thorax, buik, geslachtsorganen (via ductus thoracicus)	zelden	verdacht! kan passen bij maligniteiten in long, maag, mamma, ovarium en prostaat
bij de elleboog	mediale kant onderarm	zeer zelden	ziekte van lymfeweefsel of bindweefsel van de onderarm
oksels	arm, borstwand, mamma	soms	zelden verdacht, mits ze klein en losliggend zijn; meestal t.g.v. infecties arm en hand, kan echter ook passen bij mammacarcinoom! bij ouderen wel verdacht
liezen	penis, scrotum, vulva, perineum, bilstreek, anus, onderste buikwand, navel, benen	vaak	zelden verdacht, vaak t.g.v. infecties of wondjes in been, voet of geslachtsdelen; vaak palpabel zonder duidelijke oorzaak

Alarmsymptomen bij vergrote lymfeklier

- leeftijd > 40 jaar
- afwezigheid van pijn
- grootte van de klier > 1cm
- gegeneraliseerde jeuk
- supraclaviculaire klier
- zeer vaste consistentie

9 Betekenis van eenvoudig aanvullend onderzoek

Bij lokale lymfeklierzwelling is afwachtend beleid van drie tot vier weken gerechtvaardigd. Mocht er toch een ernstige ziekte bestaan, dan wordt door deze observatieperiode de effectiviteit van de behandeling niet nadelig beïnvloed.[13]

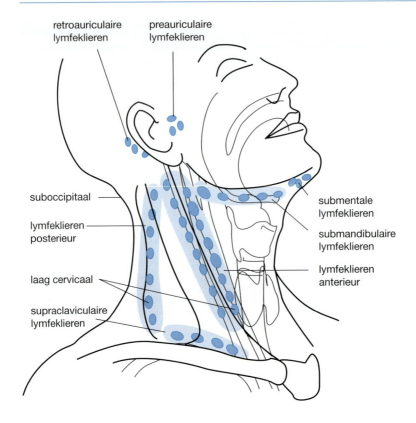

Figuur 4 Lokalisatie van de halslymfeklieren.

HEMATOLOGIE

We hebben geen prospectief onderzoek kunnen vinden naar de voorspellende waarde van aanvullend hematologisch onderzoek bij vergrote lymfeklieren. Wanneer gedacht wordt aan een maligniteit van de lymfeklier(en), sluiten normale waarden van hematologisch onderzoek (Hb, leukocytendifferentiatie, BSE) een beginnende ernstige aandoening niet uit, bleek uit onderzoek bij jongeren.[14] [E]

Wel is bekend welke afwijkingen in het bloed gevonden kunnen worden bij bekende ziektebeelden. Laboratoriumonderzoek kan dan een diagnose, die op grond van anamnese en onderzoek vermoed wordt, bevestigen.

Bij een infectie kan de BSE verhoogd zijn, maar de specificiteit en sensitiviteit zijn gering en dus voor de diagnostiek van weinig waarde. Van het totaal aantal leukocyten zijn de sensitiviteit en specificiteit laag.[11] Bij een infectie kan leukocytose optreden, soms met linksverschuiving, maar ook neutropenie kan passen bij virale infecties.

Bij mononucleosis infectiosa is het relatief grote aantal atypische lymfocyten (plasmacellen) wel diagnostisch van belang: > 50% lymfocyten in de differentiatie met > 10% atypische lymfocyten maakt deze diagnose hoogstwaarschijnlijk.[15] Ook bij cytomegalievirusinfecties, toxoplasmose en rubella kunnen deze aangetroffen worden, zij het in mindere mate.[16] [A]

Bij chronische lymfatische leukemie kan het aantal lymfocyten sterk variëren, van licht tot zeer sterk verhoogd.

Bij de ziekte van Hodgkin en bij non-hodgkinlymfomen worden lage waarden van trombocyten, erytrocyten (en Hb) en een aanvankelijk groot aantal leukocyten pas aangetroffen wanneer ook het beenmerg is geïnfiltreerd.[4]

Tabel 5	Aandoeningen met mogelijk hematologische en/of serologische afwijkingen.	
aandoening	daarbij mogelijke hematologische afwijkingen	mogelijke serologische afwijkingen
bacteriële infectie	BSE ↑, leuko's ↑	
EBV	atypische lymfo's (plasmacellen)	EBV, Ig M
chronische lymfatische leukemie	leuko's ↑ (hoeft niet altijd)	
(non-)Hodgkin	anemie, trombopenie, weinig ery's, aanvankelijk veel leuko's	

SEROLOGIE

Het vermoeden op mononucleosis infectiosa kan bevestigd worden door serologisch onderzoek.[16] Als gouden standaard voor het vaststellen van een recente infectie geldt het aantreffen van een combinatie van antistoffen tegen bestanddelen van het kapsel en vroege antigenen (viraal capside antigeen en *early antigen*) en de afwezigheid van anti-EBNA-titers (*epstein-barr-virus associated nuclear antigen*). In de reconvalescentieperiode verschijnen anti-EBNA-titers; deze blijven hoog en zijn dus bewijzend voor het doorgemaakt hebben van een epstein-barr-virusinfectie. Er zijn de afgelopen jaren meerdere snelle tests ontwikkeld, waarvan de sensitiviteit en specificiteit nog in onderzoek zijn. Een positieve paul-bunneltest is hoog specifiek, maar wordt tegenwoordig weinig meer gebruikt. De test is namelijk vaak negatief bij kinderen met een acute infectie.[16] [A]

Het verrichten van serologische diagnostiek bij een patiënt met vergrote klieren (in de hals) heeft in het algemeen geen therapeutische consequenties. Er is geen specifieke therapie voorhanden en met de begeleiding van de patiënt vaart men helemaal op de klinische verschijnselen en spelen ook de gevonden laboratoriumwaarden geen rol.

> In de praktijk zal serologisch onderzoek vaak plaatsvinden om andere redenen dan het aantreffen van vergrote lymfeklieren. Het onderzoek naar toxoplasmose is vooral van belang wanneer men denkt dat er een risico bestaat op het optreden van congenitale toxoplasmose. Voor cytomegalievirusdiagnostiek is meestal ook een andere indicatie, bijvoorbeeld pneumonie bij patiënten met een immunodeficiëntie.

BEELDVORMENDE DIAGNOSTIEK

Bij gegeneraliseerde lymfekliervergroting kan een X-thorax informatie geven over de mogelijke oorzaak. Wanneer in het mediastinum afwijkingen worden aangetroffen of wanneer lymfeklieren rond de hilus worden gezien, blijkt bij kinderen een grote kans op een granulomateuze ontsteking of een maligniteit te bestaan. Afwijkingen op de thoraxfoto zijn een zeldzaamheid.[11,14] [E]

Echoscopie geeft nauwkeurige informatie over de grootte van een klier en biedt ondersteuning bij het verrichten van een cytologische punctie. Wanneer de klier klinisch verdacht is, heeft echoscopie een hoge zowel positief als negatief voorspellende waarde voor een maligniteit.[17] Doppleronderzoek en MRI zijn soms van waarde voor diagnostiek bij verdenking op een maligniteit in het hoofd-halsgebied.

Het lymfangiogram is vrijwel geheel vervangen door CT-scan.

10 Betekenis van complex aanvullend onderzoek

In het voorgaande is een aantal kenmerken van lymfeklieren beschreven waarbij een ernstig onderliggend ziektebeeld moet worden overwogen. Daarnaast kunnen algemene symptomen als langer durende koorts, vermagering en nachtzweten alarmerend zijn. Pathologisch onderzoek is dan de volgende stap. Dat kan zijn via een cytologische punctie of een biopsie.

CYTOLOGIE

Een cytologische punctie is patiëntvriendelijker dan een biopsie; het is weinig pijnlijk en nauwelijks ingrijpend en het resultaat is snel beschikbaar. Als er een infectie wordt gevonden, kan een kweek worden ingezet (bijv. op tuberculose). Een cytologische punctie levert betrouwbare gegevens op, vooral bij de diagnostiek van metastasen en bij verdenking op recidieven. Bij verdenking op Hodgkin en non-hodgkinlymfoom heeft een cytologisch punctie geen zin.[12] Bij een cervicale klier waarbij een verhoogde kans op een tumor in het hoofd-halsgebied bestaat, is een cytologische punctie eerste keus.[8] [C]

Bij een cytologische punctie is de kans op foutnegatieve bevindingen groter dan op fout-positieve, ten gevolge van misprikken en verkeerde interpretatie; er is vaak een mix van normale en abnormale cellen.

Een cytologische punctie is ook geïndiceerd bij patiënten met hiv, bij wie verdenking bestaat dat de lymfeklier door een complicerende factor (mycobacterie, Kaposi) wordt veroorzaakt.[9]

> Bij de ziekte van Hodgkin is de kans op foutnegatieve cytologie groter omdat er vaak veel reactieve lymfecellen bij de tumorcellen zijn. Bij metastasen in het hoofd-halsgebied en bij non-hodgkinlymfomen zijn er minder reactieve cellen. In een onderzoek waarbij de uitkomsten van cytologisch onderzoek van klieren in de hals achteraf vergeleken werden met de uitkomsten van histologisch onderzoek werd een sensitiviteit van 96% en een specificiteit van 58% gevonden. Daarbij bleek dat 80% van de fout-negatieve uitkomsten op het conto van de ziekte van Hodgkin moest worden geschreven.[12,18]

HISTOLOGIE (BIOPSIE)

Voor het stellen van de diagnose ziekte van Hodgkin moet altijd een biopsie verricht worden. Ook voor verder classificeren van het non-hodgkinlymfoom is histologisch onderzoek noodzakelijk.

Een biopsie wordt, als er sprake is van gegeneraliseerde lymfekliervergroting, bij voorkeur niet uit oksel- en liesklieren genomen omdat daarin veel reactief weefsel wordt aangetroffen.

Met de huidige technieken is het mogelijk bij veruit de meeste lymfeklierbiopsieën een duidelijke diagnose te stellen. Aanbevolen wordt om van tevoren met de patholoog te overleggen over de klinische gegevens, zodat deze gerichter kan zoeken.[5]

11 Samenvatting

Vergrote lymfeklieren zijn geen zeldzame klacht. Bij patiënten die met deze klacht bij de huisarts komen, wordt in de meeste gevallen een verklaring gevonden doordat in het drainagegebied van de lymfeklier een infectie of wond wordt aangetroffen – zelden een tumor. Bij kinderen is een voorafgaande bovensteluchtweginfectie veelal de oorzaak van voelbare lymfeklieren, vooral in de hals.

Als er in het betreffende drainagegebied geen verklaring wordt gevonden, is het aan te raden om de andere klierstations te palperen om te kijken of er een gegeneraliseerde lymfekliervergroting bestaat. Zo ja, dan dient verder onderzoek naar de oorzaak plaats te vinden. Zo nee, dan kan afgewacht worden. Meestal wordt hiervoor een termijn van drie à vier weken aangehouden, al is niet geheel duidelijk waarop deze termijn gebaseerd is. Blijft de klier vergroot, dan dient verder onderzoek plaats te vinden.

Speciale alertheid is geboden bij een supraclaviculaire klier, en bij de solitaire klier in de hals als het om volwassenen gaat, vanwege de sterk verhoogde kans op een maligniteit.

Naast de lokalisatie hebben de grootte, de consistentie en de gevoeligheid van de klier een voorspellende waarde.

Een belangrijk gegeven is ook de leeftijd van de patiënt. Hoe ouder, hoe groter het risico op een maligniteit. Bij kinderen geldt: bij een grootte < 2 cm en aanwezigheid van een bovensteluchtweginfectie (en afwezigheid van afwijkingen op de thoraxfoto) is een afwachtend beleid gerechtvaardigd.

Bij mensen ouder dan 40 jaar is het meest verdacht: grootte > 1 cm, vaste consistentie van de klier, het ontbreken van pijn, supraclaviculaire of laagcervicale lokalisatie en de aanwezigheid van gegeneraliseerde jeuk.

Aanvullend laboratoriumonderzoek kan niet differentiëren tussen een kwaadaardige aandoening van de klier en een infectie. Voor verder aanvullend onderzoek geldt dat afwijkingen op de thoraxfoto passen bij een ernstige aandoening (maligniteit of granulomateuze ontsteking), maar dat een normale thoraxfoto bij volwassenen een dergelijke aandoening niet uitsluit.

Als er een verdachte klier bestaat, kan een cytologische punctie veelal voldoende informatie geven over (metastasen van) solide tumoren. Bij verdenking op een maligne lymfoom (Hodgkin en non-Hodgkin) geeft een biopsie veel meer informatie.

Literatuur

1. Ferrer R. Lymphadenopathy: differential diagnosis and evaluation. Am Fam Physician 1998;58:1313-20.
2. Okkes IM, Oskam SK, Lamberts H. Van klacht naar diagnose. Bussum: Coutinho, 1998.
3. Fijten GH, Blijham GH. Unexplained lymphadenopathy in family practice. An evaluation of the probability of malignant causes and the effectiveness of physicians' workup. J Fam Pract 1988;27:373-6.
4. Ghirardelli ML, Jemos V, Gobbi PG. Diagnostic approach to lymph node enlargement. Haematologica 1999;84:242-7.
5. Haberman TM, Steensma DP. Lymphadenopathy (review). Mayo Clinic Proceedings 2000;75:723-32.
6. Pangalis GA, Vassilakopoulos TP, Boussiotis VA, Fessa P. Clinical approach to lymphadenopathy. Seminars in Oncology 1993;20:570-82.
7. Vassilakopoulos ThP, Pangalis GA. Application of a prediction rule to select which patients presenting with lymphadenopathy should undergo a lymph node biopsy. Medicine 2000;79:338.
8. Klop WM, Balm AJM, Keus RB, Hilgers FJM, Tan IB. Diagnostiek en behandeling van 39 patiënten met halskliermetastasen van plaveiselcelcarcinoom van onbekende primaire origine, verwezen naar het NKI/AvL 1979/'98. Ned Tijdschr Geneeskd 2000;144: 1355-9.
9. Fletcher RH. Evaluation of peripheral lymphadenopathy in adults. geraadpleegd in september 2004 via www.utdol.com.
10. Schellekens JFP. Kattenkrabziekte en andere infecties met Bartonella-species. Ned Tijdschr Geneeskd 1996;140:144-7.
11. Perkins SL, Segal GH, Kjeldsberg CR. Work-up of lymphadenopathy in children. Seminars in Diagnostic Pathology 1995;12:284-7.
12. Lioe TF, Elliot H, Allen D, et al. The role of fine needle aspiration cytology (FNAC) in the investigation of superficial lymphadenopathy; Uses and limitations of the technique. Cytopathology 1999;10: 291-7.
13. Hehn ST, Grogan TM, Miller TP. Utility of fine-needle aspiration as a diagnostic technique in lymphoma. J Clin Oncol 2004 Aug 1;22(15):3046-52.
14. Slap GB, Brooks JSJ, Schwartz JS. When to perform biopsies of enlarged peripheral lymph nodes in young patients. JAMA 1984;252:1321-6.
15. Hurt, C, Tammaro, D. Diagnostic evaluation of mononucleosis-like illnesses. Am J Med 2007;120: 911.
16. Papesch M, Watkins R. Epstein-Barr virus infectious mononucleosis. Clin Otolaryngol 2001;26:3-8.
17. Chau, I, Kelleher, MT, Cunningham, D, et al. Rapid access multidisciplinary lymph node diagnostic clinic: analysis of 550 patients. Br J Cancer 2003;88: 354.
18. Tarantino DR, McHenry CR, Strickland T, Khiyami A. The role of fine-needle aspiration biopsy and flow cytometry in the evaluation of persistent neck adenopathy. Am J Surg 1998;176:413-7.

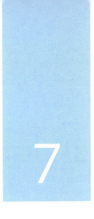

Moeheid

H. de Vries en F.A.P. Claessen

Ga naar de website extras.bsl.nl/alledaagseklachten voor de video bij dit hoofdstuk

1 Inleiding

Moeheid (Engels: *fatigue*) is een klacht met een bij uitstek subjectief karakter en wordt wel omschreven als '… een overweldigend, aanhoudend gevoel van uitputting en een verminderd vermogen tot lichamelijke en geestelijke inspanning'.[1] Onder het aldus gedefinieerde begrip valt zowel het 'moe zijn' als het 'snel moe worden' bij inspanning, oftewel de 'vermoeibaarheid'. De term 'algemene malaise' heeft een bredere betekenis: deze omvat ook een algemeen gevoel van ziekzijn. Ondanks dat moeheid een frequent gepresenteerde klacht is, zijn er zeer uiteenlopende opvattingen over de diagnostiek en is er betrekkelijk weinig bekend uit wetenschappelijk onderzoek in eerstelijnspopulaties.

Moeheid is een uitermate aspecifieke klacht. Met andere woorden: er is een breed spectrum van mogelijk lichamelijke en psychische oorzaken, waarvan slechts een klein deel 'ernstig' is.[2] Hierdoor is de diagnostiek geen gemakkelijke opgave. Het is de taak van de arts die met moeheid als nieuwe klacht wordt geconfronteerd om in de eerste plaats op een zo rationeel mogelijk wijze ernstige oorzaken uit te sluiten, of eventueel aan te tonen. Een tweede aandachtspunt bij de diagnostiek is het exploreren van psychologische en sociale factoren, omdat de moeheid niet zelden hierop terug te voeren is. Dikwijls blijft de klacht onverklaard, wat een zorgvuldig afgewogen beleid vraagt. De arts zal enerzijds serieus moeten overwegen aanvullende diagnostiek te doen naar aanleiding van de hulpvraag, anderzijds is het belangrijk overdiagnostiek en medicalisering of zelfs *medical shopping* te voorkomen.

Moeheid wordt in de huisartspraktijk na hoesten en koorts het vaakst genoteerd als contactreden aan het begin van een ziekte-episode.[3] Bij een groot deel van deze patiënten is de klacht niet invaliderend en van relatief korte duur.[4]

> Om de lezer een indruk te geven van de mate van bewijskracht ter onderbouwing van een aantal belangrijke diagnostische stappen, is deze onderbouwing door de auteurs als volgt aangegeven.
> - [E] = Voldoende bewijskracht; dat wil zeggen meerdere goed opgezette onderzoeken met eensluidende uitkomsten in een vergelijkbare populatie.
> - [A] = Sterke aanwijzingen of indirect bewijs; dat wil zeggen één goed opgezet onderzoek met betrekking tot een vergelijkbare populatie, of meerdere onderzoeken in andere, niet geheel vergelijkbare populaties.
> - [C] = Consensus uit richtlijnen of standaarden met betrekking tot de populatie.

2 De klacht in de bevolking

Bij onderzoek in de algemene bevolking wordt moeheid frequent gemeld. Bij navraag in West-Europese algemene populaties gaf 14 tot 28% van de mannen en 20 tot 43% van de vrouwen aan de afgelopen twee tot vier weken last te hebben gehad van moeheid.[5-9] Dat moeheid een belangrijke klacht is, wordt geïllustreerd door de bevinding dat moeheid bij ouderen een onafhankelijke voorspeller is van de sterfte binnen een periode van tien jaar.[10] In een populatie van 15.283 mensen ingeschreven in vijf Engelse huisartspraktijken is onderzocht waaraan mensen die last hadden van moeheid deze klacht zoal toeschreven.[8] Deze eigen verklaringen worden attributies genoemd. De meest voorkomende attributies waren de (psycho)sociale, waaronder werk, gezin en leefstijl, gevolgd door psychische problemen:

meestal angst of depressie. Hierna volgden de lichamelijke oorzaken, bijvoorbeeld operatie of bloedarmoede. Een restcategorie bevatte meestal omgevingsinvloeden, inclusief het weer en milieuvervuiling. Slechts 1% schreef de moeheid toe aan het chronisch vermoeidheidssyndroom (zie kader *Criteria voor het chronischevermoeidheidssyndroom*). Andere bronnen vermelden nog angst voor kanker, voedselallergie en een hormonale stoornis als voorbeelden van somatische attributies.[11]

3 De eerste presentatie bij de dokter

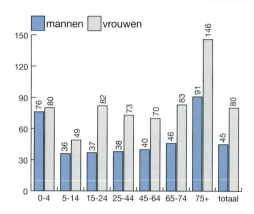

Figuur 1 Incidentie van de klacht moeheid aan het begin van een episode in de huisartspraktijk, per 1.000 patiënten per jaar.[2]

Voor moeheid geldt het ijsbergfenomeen in bijzondere mate. In een onderzoek onder de algemene bevolking met zelfregistratie in dagboeken werd bijvoorbeeld gevonden dat van de vierhonderd episoden van moeheid onder jonge vrouwen er slechts één gemeld werd bij de huisarts.[12] Van alle bezoekers van het spreekuur in een Engelse huisartspraktijk bleek bij navraag ruim 10% langer dan een maand vermoeid, terwijl velen van hen hierover toch niet expliciet klaagden.[13] Van de mensen in de algemene Nederlandse bevolking die last hebben van moeheid consulteert 6 tot 16% hiervoor de huisarts.[14,15] Met moeheid als contactreden aan het begin van een episode presenteerden zich in ons land, blijkens gegevens uit het Transitieproject, gemiddeld 63 mensen per 1.000 van de praktijkpopulatie per jaar.[2] Verder bleek dat vrouwen bijna tweemaal zo vaak met deze klacht komen als mannen en dat de kans op moeheid als presenterende klacht stijgt met de leeftijd (zie figuur 1).[2] In de praktijken van het Transitieproject werd moeheid vaker gezien bij chronisch zieken, bij mensen met psychosociale problemen en bij patiënten met een hoge medische consumptie. Bij slechts 10% was er over moeheid gepresenteerd als nieuwe klacht na vier weken nog contact met de huisarts, bij 4% was dat langer dan zes maanden.[4] Desgevraagd blijkt echter na een jaar 58% van de patiënten nog steeds of opnieuw last van moeheid te hebben.[16] Uit het Nivel-onderzoek kwam een incidentie van de klacht moeheid/zwakte in de huisartspraktijk van 19 per 1.000 per jaar naar voren: voor vrouwen 24, voor mannen 13 per 1.000 per jaar.[7]

De huisarts, geconfronteerd met een nieuwe episode van moeheid, beleeft dit niet zelden als een *heart-sinker*. De moed zinkt de dokter in de schoenen, omdat het vaak veel tijd kost en de kans klein is dat er iets wordt gevonden of dat de patiënt uiteindelijk tevreden is.[17,18] Bovendien bleek in enkele studies dat de artsen meestal een psychologische oorzaak vermoeden wanneer de moeheid waarmee de patiënt een arts consulteert in eerste instantie onverklaard blijft, terwijl een deel van de patiënten zelf een lichamelijke kwaal vreest en zich tegen psychiatrische labels verzet.[18-20]

Evenals bij andere moeilijk te omschrijven klachten, moet de arts bij moeheid relatief veel aandacht besteden aan de exploratie van de klachten en de hulpvraag.[17] Het is verstandig om hierbij eerst een overzicht van *alle* klachten te verkrijgen. Bijkomende klachten van meer specifieke aard bieden namelijk meestal een beter aanknopingspunt voor verdere diagnostiek.

Maar ook kan in de fase van probleemverheldering en -omschrijving al een belangrijk (psycho)sociaal probleem naar voren komen dat de moeheid zou kunnen verklaren. In elk geval zijn de invloed van de klachten op het dagelijks functioneren, de eigen ideeën van patiënten en hun omgeving en de hulpvraag van belang voor het diagnostisch beleid.[18,21,22,23] Een voorbeeld van een specifieke hulpvraag is het verzoek aan de huisarts om bloedonderzoek te laten doen omdat men een virusinfectie of bloedarmoede vreest. Angst voor een ernstige ziekte kan aanleiding zijn voor een vraag om verwijzing naar een specialist. Bij doorvragen naar 'de vraag achter de vraag' blijkt soms dat andere belangen een rol spelen dan de gezondheid op zichzelf, bijvoorbeeld een conflict over arbeidsgeschiktheid of een schadeclaim na een ongeval.

4 Pathofysiologie en differentiële diagnose

PATHOFYSIOLOGIE

Niet duidelijk is welke lichamelijke processen een rol spelen bij het ontstaan en blijven bestaan van het gevoel van moeheid, afgezien van metabole kortetermijneffecten zoals lactaatvorming in spieren bij fysieke inspanning.

Het ontstaan van moeheid (en andere klachten) in samenhang met belastende omstandigheden is onder meer beschreven in het stressmodel.[24] Op welke wijze zeer uiteenlopende oorzaken tot éénzelfde gevoel van moeheid kunnen leiden, kan misschien het best begrepen worden wanneer moeheid wordt beschouwd als een uiting van een disbalans tussen draaglast en draagkracht van een individu.[25] Aan de ene kant staan belastende factoren van somatische aard (bijv. recent ontstane ziekte), psychische aard (bijv. rouw) of van sociale oorsprong (bijv. in de werksfeer). Daartegenover staat de draagkracht die wordt bepaald door factoren die de gezondheid ondermijnen (chronische ziekten) of juist bevorderen, zoals rust, ontspanning, een regelmatig leefritme en goede voeding, door psychologische factoren als persoonlijkheid en copingvaardigheden en door de beschikbare sociale steun. Een typisch huisartsgeneeskundige diagnose bij overschrijding van de draagkracht is 'surmenage' (zie kader).

> **Surmenage**
>
> Surmenage[25] (overspannen zijn) wordt beschouwd als het gevolg van een langdurig te zware belasting door emotionele factoren en/of mentale en/of fysieke inspanning. Surmenage gaat gepaard met klachten als moeheid, lusteloosheid, prikkelbaarheid, slapeloosheid, hoofdpijn, concentratieproblemen, duizeligheid, gejaagdheid, gespannenheid en emotionele labiliteit. Deze symptomen worden ook wel aangeduid als neurastheen syndroom of als hyperesthetisch emotioneel syndroom. Surmenage speelt een belangrijke rol bij ziekteverzuim. Doorgaans wordt de draaglastproblematiek als belangrijkste oorzaak gezien. Toch spelen soms draagkrachtproblemen een rol, zoals een minder goede lichamelijke gezondheid of persoonlijkheidsproblemen, bijvoorbeeld perfectionisme. De prognose zou over het algemeen gunstig zijn, met een volledig herstel in weken tot maanden.

Een ander voorbeeld waarbij verschillende oorzaken samenspelen, is moeheid bij kankerpatiënten. Hier spelen de effecten van de aandoening zelf, van de behandeling (radiotherapie, chemotherapie) en van een eventuele depressie een rol. Omgekeerd kan bij patiënten die langere tijd vermoeid zijn, ongeacht de oorzaak, het beperkte prestatievermogen secundaire effecten opwekken die weer tot problemen op het werk of in sociale relaties kunnen leiden.

DIFFERENTIËLE DIAGNOSE

De arts die wordt geconfronteerd met moeheid als nieuwe klacht zal in de eerste plaats moeten nagaan of er sprake is van fysiologische dan wel pathologische moeheid. Kenmerken van fysiologische moeheid zijn een aanwijsbare relatie met belastende omstandigheden die passen bij het gewone leven en een goede reactie op rust en slaap.[26,27] Voorbeelden zijn intensieve lichamelijke inspanning, verstoorde slaap, zwangerschap, jetlag, ploegendienst en overwerk. De beoordeling wat men een 'normale belasting' vindt, is overigens sterk afhankelijk van de eigen normen van de arts.

Bij de niet-fysiologische gevallen van moeheid kan de arts misschien komen tot een specifieke diagnose. Deze kan liggen op het gebied van de somatische aandoeningen, de psychische of de sociale problemen. Een deel blijft onverklaard.

Somatische aandoeningen

De somatische aandoeningen die bij patiënten met moeheid in eerstelijnspopulaties uiteindelijk vastgesteld worden, zijn de volgende:[4,19,28]
– infectieziekten;

- cardiovasculaire aandoeningen;
- gastro-intestinale aandoeningen;
- aandoeningen van het bewegingsapparaat;
- hematologische aandoeningen;
- hormonale stoornissen, waaronder diabetes mellitus en hypothyreoïdie.

Deze categorieën hadden elk een prevalentie van minstens 1% bij de onderzochte patiënten. Relatief vaak werd een bijwerking van een geneesmiddel als oorzaak van de moeheid gevonden (2-8%).[4,19] Een aantal specifieke diagnosen is opgesomd in tabel 1. Wat anemie als potentiële oorzaak betreft, moet onderstreept worden dat alleen Hb-waarden < 6,5 mmol/l geassocieerd zijn met moeheid.[29] Het is de vraag of artsen bij gewone morbiditeitsregistraties zich hiervan rekenschap geven en misschien ten onrechte moeheid aan een lichte anemie toeschrijven.

Psychische en sociale problemen

Er zijn verscheidene psychische aandoeningen die zich met moeheid kunnen manifesteren; het meest frequent echter worden angststoornissen en depressie gezien. Een aantal patiënten met langdurige moeheid en andere vage klachten, zoals gebrek aan eetlust of obstipatie, blijkt bij nauwkeurige anamnese aan een depressie te lijden. Een dergelijk beeld, waarbij vooral somatische klachten op de voorgrond staan in plaats van de stemmingsstoornis, wordt wel aangeduid als gemaskeerde depressie. Bij patiënten met aanhoudende moeheid is het nagaan van kenmerken van een mogelijke depressie bij de diagnostiek een vast aandachtspunt.[30]

Wanneer de moeheid het gevolg is van een abnormale belasting in de leefomgeving, wordt dit tegenwoordig aangeduid als sociaal probleem. Voorbeelden zijn werkproblemen of relatie- en gezinsproblemen. In het verleden werd deze categorie dikwijls met de term *psycho*sociale problemen aangeduid, omdat bij belastende omstandigheden altijd psychische processen als perceptie en verwerking een rol spelen.

In tabel 1 is een aantal oorzaken van moeheid samengevat. De lijst bevat van alle categorieën voorbeelden, maar kan niet uitputtend zijn.

Onverklaarde moeheid

In een aantal gevallen blijft de moeheid onverklaard. Moeheid is ook de meest voorkomende onverklaarde klacht in de huisartspraktijk.[31] Uit een recent verrichte internationale studie in de huisartspraktijk bleek dat patiënten met onverklaarde moeheid een grotere kans hadden om na verloop van tijd een depressieve episode door te maken. Omgekeerd hadden patiënten met een depressie later meer kans op onverklaarde moeheid. Dit kan duiden op onderlinge beïnvloeding en/of op gemeenschappelijke risicofactoren.[32]

Onder bepaalde voorwaarden wordt bij onverklaarde moeheid van een chronischevermoeidheidssyndroom (CVS) gesproken (zie kader *Criteria voor het chronischevermoeidheidssyndroom*). Hiervoor wordt ook wel de incorrecte en af te raden term ME gebruikt (myalgische encefalomyelitis).

Criteria voor het chronischevermoeidheidssyndroom[33]

- klachten van extreme vermoeidheid
- ten minste zes maanden bestaand
- aanzienlijke (> 50%) beperkingen in beroepsmatig, sociaal of persoonlijk functioneren
- geen lichamelijke verklaring gevonden door middel van anamnese, lichamelijk onderzoek en eenvoudig laboratoriumonderzoek

5 Kansverdelingen van diagnosen

ALGEMENE KANSVERDELING

In tabel 2 zijn de uitkomsten weergegeven van het prospectief morbiditeitsonderzoek in de huisartspraktijk in het kader van het Transitieproject wat betreft de episodegebonden einddiagnosen na één jaar bij moeheid als contactreden aan het begin van een episode.[34]

Opvallend in de cijfers van het Transitieproject is ten eerste het grote aandeel van onverklaarde gevallen: 43%. In recent onderzoek in de Nederlandse huisartspraktijk (n = 571) werd bij 53% geen verklarende diagnose gesteld.[35] Andere auteurs vinden zelfs een nog hoger aandeel van onverklaarde moeheid, namelijk 70%.[28] Ten tweede lijken zowel in de genoemde Nederlandse studie als in het Transitieproject meer patiënten een (zuiver) somatisch diagnose te krijgen (30% in beide onderzoeken) dan een psychische of sociale (17% in eerstgenoemde studie, 8% in het Transi-

Tabel 1 Diagnostisch schema moeheid.[2,19,21,28,36]

fysiologisch		zwangerschap	v
		overwerk, ploegendienst	s
		extreme fysieke inspanning	z
		jetlag	z
somatische aandoeningen	infectieziekten, viraal	luchtweginfectie	v
		hepatitis	z
		hiv-infectie	z
		mononucleosis infectiosa	s
	bacterieel	*tuberculose*	z
		endocarditis	z
		ziekte van Lyme	z
	hart- en longziekten	decompensatio cordis	s
		chronische respiratoire insufficiëntie	s
		COPD	s
		pulmonale hypertensie	z
	gastro-intestinale aandoeningen	inflammatory bowel disease	z
	aandoeningen van het bewegingsapparaat	fibromyalgie	z
		reumatoïde artritis	z
	hematologische en oncologische aandoeningen	*lymfoproliferatieve aandoeningen*	z
		ernstige anemie	z
		uitgezaaide carcinomen	s
	hormonale stoornissen	*diabetes mellitus*	s
		hypothyreoïdie	z
		hyperthyreoïdie	s
		ziekte van Addison	z
		ziekte van Cushing	z
	metabole stoornissen	hypercalciëmie	z
		ernstige nierinsufficiëntie	z
		ernstige leverinsufficiëntie	z
	neuromusculaire aandoeningen	*polymyalgia rheumatica*	z
		myasthenia gravis	z
		polyneuropathie	z
		multiple sclerose	z
		M. Parkinson	z
psychische problemen		*depressie*	v
		angststoornis	s
		surmenage	v
		middelengebruik	s
		somatisatie	s
sociale problemen		relatie- of gezinsproblemen	v
		werkproblemen	v
		stressreacties	s
overige oorzaken		bijwerking medicament	s
onverklaard		symptoomdiagnose 'moeheid'	v
		chronischevermoeidheidssyndroom	z

v = vaak oorzaak van moeheid in de huisartspraktijk;
s = soms;
z = zelden.
Schuingedrukt: noodzakelijk in elk geval uit te sluiten.

Tabel 2	Einddiagnosen bij de klacht moeheid/ziektegevoel in de huisartspraktijk (a-priorikansen in procenten).[34]
moeheid/ziektegevoel als symptoomdiagnose	43
andere virusziekten	6
bovensteluchtweginfectie	4
ijzergebrekanemie	3
acute bronchitis/bronchiolitis	3
bijwerking van geneesmiddel	2
depressie	2
andere psychische stoornis	1
acute/chronische sinusitis	2
influenza, exclusief pneumonie	2
crisis/voorbijgaande stressreactie	2
angst/nerveus/gespannen gevoel	1
problemen met werksituatie	1
acute tonsillitis	1
down/depressief gevoel	1
mononucleosis infectiosa	1
pneumonie	1
otitis media acuta/myringitis	1
hyperventilatie	1
cystitis	1
verondersteld gastro-intestinale infectie	1
hypertrofie/chron. infectie tonsillen/adenoïd	1
hartfalen	1
acute laryngitis/tracheïtis	1
overige diagnosen	19
totaal	100

Alleen diagnosen met een prevalentie van minstens 0,5% zijn vermeld.

tieproject). In ander onderzoek kwam overigens een ongeveer even hoog aandeel van beide categorieën naar voren (17% somatische, 16% psychische of sociale diagnosen).[28] Bij de somatische diagnosen worden veel *symptoomdiagnosen* gesteld, circa een derde van het bewegingsapparaat, onder andere nek-, rug- of gewrichtsklachten en spierpijn.[35] Bij 8% van het totaal was sprake van een duidelijk somatische *aandoening*: een anemie, endocriene aandoening (schildklierfunctiestoornis, diabetes mellitus), long-, hart of darmaandoening, maligniteit, reumatoïde artritis of geneesmiddelenbijwerking.[28] De psychische diagnosen omvatten vooral depressies, angststoornissen en stressgerelateerde klachten.[2,35] De patiënten zelf rapporteerden overigens in de genoemde studie veel vaker depressieve klachten, spanningsklachten en slaapproblemen in vragenlijstonderzoek dan de huisartsen vermeldden als (symptoom)diagnosen. Dit betekent dat psychische klachten door huisartsen misschien niet herkend of niet geregistreerd worden.[35]

Verder is het van belang te weten dat bij een deel van de patiënten met moeheid zowel somatische als psychische of sociale diagnosen gesteld worden.

MOEHEID MET EEN ERNSTIGE SOMATISCHE OORZAAK

In een aantal studies is nagegaan welk deel van de uiteindelijk aangetoonde somatische oorzaken bij moeheid in eerstelijnspopulaties belangrijke consequenties voor de patiënt had (ernstige ontstekingen en maligniteiten). Dit bleek bij 1 tot 3% van de patiënten het geval te zijn.[19,28,37-40] [A]

DUUR VAN DE MOEHEID

Naarmate de moeheid langer duurde, was in het Transitieproject de kans groter dat er een chronische ziekte of psychosociaal probleem aan ten grondslag lag. Voor patiënten die langer dan zes maanden over moeheid klaagden, was dit het geval bij een derde, respectievelijk de helft. In een andere studie werd geen verband gevonden tussen de duur van de moeheid en de kans dat er een somatische diagnose werd gesteld.[28] Overigens kan men zich voorstellen dat in dergelijke studies het effect niet meetbaar is van de betrekkelijk zeldzame gevallen van kort bestaande ernstige vermoeidheid die men als praktiserend arts wel eens meemaakt en die het eerste teken van een ernstige ziekte kunnen zijn, bijvoorbeeld extreme vermoeidheid voorafgaand aan een myocardinfarct.

LEEFTIJD

Bij patiënten jonger dan 40 jaar werd de moeheid door de huisartsen relatief vaak toegeschreven aan bovensteluchtweginfecties, terwijl ouderen een betrekkelijk grote kans hadden dat een bijwerking van medicijnen de oorzaak was (4%).[3] Uit een eerdere analyse van de gegevens van het Transitieproject was al gebleken dat ouderen, vooral patiënten boven de 75 jaar, een relatief hoge a-priorikans hebben op een ernstige somatische aandoening zoals een maligniteit.[41]

ONVERKLAARDE MOEHEID

Van de onverklaarde episoden met moeheid zal uiteindelijk 0,5-1% als chronischevermoeidheidssyndroom (CVS) worden gelabeld, afhankelijk van de toegepaste criteria.[42] Als we ervan uitgaan dat ongeveer de helft van alle nieuwe moeheidklachten onverklaard blijft, zal dus een CVS bij hoogstens 1 op de 200 vermoeidheidsklachten worden vastgesteld.

6   Betekenis van de voorgeschiedenis

Indien moeheid als nieuwe klacht optreedt bij een pre-existente chronische aandoening, is het vooral van belang om af te wegen of de moeheid hierdoor verklaard wordt of er juist los van staat. Een samenhang is waarschijnlijker als de mate van moeheid een relatie vertoont met bepaalde graadmeters van de betreffende aandoening, bijvoorbeeld een gelijktijdig toenemen van de aanvalsfrequentie van angina pectoris en van de mate van moeheid die zich uit in afnemende inspanningstolerantie. Is een dergelijke relatie niet duidelijk, dan moet gezocht worden naar een andere verklaring.

Bij chronische aandoeningen en maligniteiten ziet men ook dikwijls moeheid als neveneffect van de behandeling. Dit is onder meer het geval bij het instellen op nieuwe medicijnen, cytostaticakuren en radiotherapie. Bij elke patiënt met moeheid moet daarom nagegaan worden of deze verklaard kan worden door (onderhouds)medicatie.

Bij depressie of een angststoornis in de voorgeschiedenis moet men steeds overwegen of er misschien sprake is van een recidief, zonder overigens de diagnostiek op het somatische spoor achterwege te laten.

Moeheid past in het klinische beeld van infectieziekten. Kortdurende episoden van moeheid worden door huisartsen dan ook vaak aan (virale) infecties in de recente voorgeschiedenis toegeschreven. De veronderstelling dat langerdurende moeheid (> 4 weken) geassocieerd is met voorafgaande virale infecties (de zgn. postvirale moeheid) wordt niet ondersteund door prospectief onderzoek.[43,44] [E] Uiteraard kan moeheid wel voorkomen als symptoom bij infectieziekten met een chronisch beloop, zoals tuberculose en hiv-infectie.

De ziekte van Pfeiffer, moeheid en depressie[45]

In een prospectief cohortonderzoek onder 250 patiënten in de Engelse huisartspraktijk werden vóórkomen en beloop van moeheidklachten en psychiatrische beelden bestudeerd bij patiënten met een gewone acute bovensteluchtweginfectie, vergeleken met patiënten met de ziekte van Pfeiffer. Na een luchtweginfectie rapporteerde 20% moeheid met een mediane duur van drie weken (kwartielen: 2 resp. 4 weken). Na de ziekte van Pfeiffer was 47% moe. Het verschil ten opzichte van bovensteluchtweginfecties was statistisch significant: het relatieve risico van moeheid was 2,3 (95% betrouwbaarheidsinterval 1,3-4,1). De mediane duur van de moeheid bij de ziekte van Pfeiffer was acht weken (kwartielen: 4 resp. 16 weken). Hoewel de ziekte van Pfeiffer bij een aantal patiënten tevens het ontstaan van een depressie triggerde, had deze een mediane duur van slechts drie weken.

Soms kan de familieanamnese aanwijzingen geven voor een bepaalde diagnose, bijvoorbeeld type-2-diabetes. Ook risicofactoren voor bepaalde aandoeningen kunnen richting geven aan de diagnostiek, zoals bij hart- en vaatziekten.

7 Betekenis van de anamnese

Het beschikbare onderzoek naar de opbrengst van diagnostische activiteiten bij moeheid ondersteunt de opvatting dat vooral de anamnese belangrijke aanknopingspunten voor een verklaring kan opleveren.[22,23,41] [A] Is dit niet het geval, dan is de kans klein dat met verdergaande diagnostiek een ernstige somatische aandoening gevonden wordt.[28,38-40] [A]

In de literatuur over het diagnostisch beleid bij moeheid als hoofdklacht worden de volgende anamnesevragen aanbevolen.[21,22,39] [C]

AARD VAN DE KLACHT

Moeheid moet onderscheiden worden van sufheid of slaperigheid, ook al gaat het er vaak mee samen.[23] Moeheid in de zin van lusteloosheid, verlies van energie of interesse in activiteiten past bij depressie. Wanneer de patiënt snel moe wordt bij inspanning, is een somatische oorzaak waarschijnlijker. Ook patiënten met CVS klagen echter over een sterk beperkte inspanningstolerantie.

INTENSITEIT

Het gaat hierbij om de mate van belemmering in het dagelijks functioneren. Ernst en betekenis van de moeheid – leeftijd en tevoren bestaand prestatieniveau in aanmerking genomen – kunnen zo worden geschat. Een belangrijke reductie (geschat als minstens 50%) is een voorwaarde voor het vaststellen van een chronischevermoeidheidssyndroom.

BEGIN EN BELOOP

Het is van belang te vragen hoe lang de patiënt al last heeft van moeheid, en vooral of dit korter of langer is dan zes maanden. Het laatste vooral vanwege een eventueel chronischevermoeidheidssyndroom. Ook kan worden gevraagd of de moeheid plotseling of geleidelijk begon en aanvankelijk gerelateerd was aan een stressvolle gebeurtenis. Deze vragen kunnen de arts op het spoor van een mogelijk causale factor zetten. In verband met een verdenking op depressie kan worden gevraagd of de patiënt 's ochtends al moe is en 's avonds minder moe. Als de moeheid in de loop van de dag erger wordt, is dit een aanwijzing voor een somatische oorzaak.

CONTEXT

In dit kader kan de arts vragen naar de taken en dagelijkse bezigheden voor het begin van de moeheid. Ook kan hij vragen of de patiënt voldoende slaap en ontspanning heeft en hoe hij zich voedt. Met deze vragen gaat men fysieke, mentale en emotionele belasting en gebruikelijke belastbaarheid na om af te wegen of de moeheid als een fysiologisch verschijnsel dan wel als uiting van psychosociale problematiek te duiden is. Belastende gezinsomstandigheden of problemen op het werk verdienen exploratie. Daarbij is ook informatie over sociale steun (praktisch en emotioneel) nodig.

BEÏNVLOEDENDE FACTOREN

Hierbij valt te denken aan omstandigheden die de moeheid verergeren of verminderen, zoals het gebruik van (nieuwe) medicijnen en van alcohol.

Een duidelijk gunstig effect van rust past bij fysiologische moeheid en bij somatische oorzaken.

BIJKOMENDE KLACHTEN

Eventuele bijkomende klachten kunnen van doorslaggevend belang zijn als uitgangspunt voor meer gerichte diagnostiek. Zo is het raadzaam om vragen te stellen die zijn gericht op het uitsluiten van infecties en maligniteiten:[21]
- koorts;
- nachtzweten;
- verminderde eetlust;
- vermagering;
- veranderd defecatiepatroon.

Overige relevante bevindingen zijn de volgende:
- dyspneu d'effort, nachtelijke dyspneu en oedemen passen bij hartfalen;
- proximale spierpijn of stijfheid wijst op een polymyalgia rheumatica;
- dorst en veel plassen kunnen op een diabetes mellitus wijzen;
- bij gejaagdheid, hartkloppingen en vermagering valt te denken aan een hyperthyreoïdie;

- hartkloppingen of gejaagdheid kunnen naast hyperthyreoïdie ook duiden op een angststoornis;
- spierzwakte past bij somatische oorzaken;
- met het oog op mogelijk psychische oorzaken vraagt men naar een sombere stemming en gewichtsverlies. Dit kan passen bij depressie.

Ten slotte is ook het uitvragen van risicogedrag van belang bij in eerste instantie onverklaarde moeheid:
- roken;
- misbruik van alcohol en andere middelen (incl. overmatig gebruik van psychofarmaca);
- risico op SOA.

Over de voorspellende waarde van specifieke anamnesevragen zijn geen onderzoeksgegevens voorhanden. Als de anamnese geen aanknopingspunten voor een verklaring geeft, kunnen een heteroanamnese en een 'moeheiddagboek' aanvullende informatie opleveren over het dagelijks functioneren, over factoren die de klacht beïnvloeden en over bijkomende klachten.

Er bestaan korte vragenlijsten om de moeheid te kwantificeren.[46,47] Deze meetinstrumenten zijn eenvoudig toe te passen en kunnen gebruikt worden om het beloop van de moeheid te objectiveren. Het belang hiervan voor de praktijk staat nog niet vast.

8   Betekenis van het lichamelijk onderzoek

Het is vooral de informatie verkregen uit de anamnese op grond waarvan de arts het verdere diagnostische beleid bij moeheid uitzet, waaronder gericht lichamelijk en aanvullend onderzoek.[48] Indien de anamnese daarentegen geen aanknopingspunten oplevert, kan men zich afvragen wat de waarde is van een screenend algeheel lichamelijk onderzoek. De studies die naar de betekenis hiervan verricht zijn, laten een betrekkelijk geringe opbrengst zien.[20,22,41,42] [A] Bij honderd volwassenen, verwezen in verband met moeheid als hoofdklacht die minstens één maand bestond, leverde een volledig lichamelijk onderzoek in slechts twee gevallen een bijdrage aan de diagnose.[40]

Voordelen van een algeheel lichamelijk onderzoek zijn dat het bijdraagt aan de zekerheid van arts en patiënt over het uitsluiten van belangrijke somatische aandoeningen, dat het eenvoudig uitvoerbaar is door elke algemeen arts, goedkoop is en mogelijk ingrijpender diagnostiek voorkomt. Het versterkt bovendien het gevoel van de patiënt serieus genomen te worden. Bij aanwijzingen voor een somatisatiestoornis is juist het lichamelijk onderzoek een belangrijk middel om een argument te hebben verdere diagnostiek achterwege te laten, tenzij er afwijkingen gevonden worden. Bij oudere patiënten, die soms relatief weinig klachten hebben bij somatische ziekten ('symptoomverarming') en bij wie de a-priorikans op somatische kwalen toch al veel hoger is, ligt het voor de hand om niet met een (hetero)anamnese te volstaan.[49]

Enkele voorbeelden van belangrijke bevindingen uit lichamelijk onderzoek bij ouderen met moeheid als hoofdklacht zijn een vergrote lymfeklier, een voelbare tumor, aanwijzingen voor een endocriene ziekte (orthostatische hypotensie, habitus) en een (pijnlijke) zwelling van de arteria temporalis. Enkele voorbeelden van aandoeningen bij ouderen, meestal zonder afwijkingen bij het lichamelijk onderzoek maar met een verhoogde bezinking, zijn polymyalgia rheumatica, de met arteriitis temporalis verwante aortitis, retroperitoneale fibrose en een niercelcarcinoom.

9   Betekenis van eenvoudig aanvullend onderzoek

Huisartsen vragen bij ongeveer de helft van alle patiënten met moeheid bloedonderzoek aan.[32,50] Bij onderzoek naar de waarde van screenend laboratoriumonderzoek bij moeheidklachten in eerstelijnspopulaties bleek dit bij slechts 2 tot 11% bij te dragen aan het stellen van een somatische diagnose.[28,38-40,51-53] [A] Dit was vaker het geval bij ouderen.[51] De meest gevonden afwijkingen betreffen de volgende bepalingen.

Bloedonderzoek:
- BSE;
- Hb;
- TSH/T_4;
- glucose;
- leukocytengetal en differentiatie.

Urineonderzoek:
- nitriet;
- leukocyten;
- erytrocyten;
- dipslide of kweek.

Laboratoriumonderzoek bij de klacht moeheid bleek in een onderzoek gebaseerd op gegevens uit de nationale studie (Nivel 2) vooral te dienen om de huisarts meer zekerheid te geven over een bepaalde diagnose.[54] Daarbij maakte het niet uit of de huisartsen somatische dan wel psychosociale beginhypothesen hadden. Anderzijds wordt beperkt screenend bloedonderzoek bij moeheid wel gebruikt om relatief veelvoorkomende diagnosen uit te sluiten, zoals diabetes mellitus en schildklierfunctiestoornissen.[55]

> **Het onderscheidend vermogen van de BSE in de huisartspraktijk**
>
> Het onderzoek van de BSE heeft slechts beperkte waarde.[56] In een onderzoek naar het onderscheidend vermogen van de BSE bij patiënten voor wie de huisarts een BSE-bepaling geïndiceerd achtte (n = 362), bleek de kans op een ontsteking of maligniteit bij follow-up gedurende drie maanden 16% te zijn.[57] De BSE had voor maligniteiten en inflammatoire aandoeningen tezamen ('niet-pluis') bij een afkappunt van 27 mm in het eerste uur een sensitiviteit van 53% en een specificiteit van 94%. In deze onderzoekspopulatie bracht dit een positief voorspellende waarde van 48% respectievelijk een negatief voorspellende waarde van 91% met zich mee. Voor maligniteiten afzonderlijk was de sensitiviteit hoger (78%), de specificiteit was hetzelfde als voor ontstekingen (94%). Het afkappunt met het grootste onderscheidend vermogen ligt voor mannen rond 12 mm en voor vrouwen rond 28 mm. In dit onderzoek werd geen invloed van de leeftijd op het onderscheidend vermogen gevonden. Andere onderzoekers bevelen hogere afkapwaarden aan bij ouderen. De voorspellende waarde van een negatieve testuitslag van 91% vergeleken met de a-priorikans van 84% (immers 16% 'niet pluis') betekent een winst van slechts 7% en de kans op een ontsteking of maligniteit is ondanks een uitslag lager dan 27 mm toch nog 9%. Daarom is het niet mogelijk om ontstekingen of maligniteiten met voldoende zekerheid voor arts en patiënt *uit te sluiten*. Het blijft essentieel om te trachten subtiele aanwijzingen voor onder meer een maligniteit te ontwaren, eventueel bij een volgend contact. Als men zulke aanwijzingen vindt, dient gerichte diagnostiek te worden verricht en niet te worden volstaan met een BSE. Als het gaat om het *aantonen* van een maligniteit of ontsteking moet opgemerkt worden dat een positief voorspellende waarde van 48% betekent dat een bezinking boven de 27 mm bij 52% fout-positief is. Dit komt door de lage voorafkans op afwijkingen (16%). Hoe scherper de arts de indicatie stelt voor de bepaling om de voorafkans op te hogen, des te minder fout-positieve uitslagen men krijgt.

In een Nederlands overzichtsartikel over het beleid bij onverklaarde moeheid wordt voorgesteld om beperkt laboratoriumonderzoek te verrichten bij ouderen en alle patiënten bij wie de moeheid langer dan één maand bestaat, omdat in beide gevallen de a-priorikans op somatische aandoeningen toeneemt.[33] Dit beleid stemt overeen met de aanbevelingen van de NHG-Standaard *Bloedonderzoek* uit 1996 omtrent vage klachten zoals moeheid.[55] [C] Ook een expliciet verzoek van de patiënt kan reden zijn voor het verrichten van bloedonderzoek. De NHG-Standaard suggereert een beperkt pakket aan te vragen: BSE, Hb, glucose en TSH (indien afwijkend ook vrij-T_4).[55] [C] Urineonderzoek op nitriet, leukocyten en erytrocyten is vooral bij ouderen zinvol om overigens asymptomatische chronische urineweginfecties op te sporen.[41] Met het oog op de lage prevalentie van lever- en nieraandoeningen (zelfs bij patiënten met moeheid als hoofdklacht) achten sommigen daarop gerichte tests niet zinvol, terwijl anderen meten van het serumcreatinine wel aanraden, omdat dit in combinatie met het bepalen van eiwit in de urine, een goede en eenvoudig te bepalen maat is voor het vaststellen van een nierinsufficiëntie. Bovendien is er verder geen enkele mogelijkheid om een lichte tot matige nierinsufficiëntie door anamnese of lichamelijk onderzoek vast te stellen. Bepaling van leverenzymen en nierfunctiematen blijkt incidenteel tot een verklarende diagnose te kunnen leiden.[52] Serologische tests waaronder IgM-EBV en hiv-antistoffen worden bij voorkeur alleen op indicatie gedaan.[23]

Hoe meer bepalingen men aanvraagt, des te

groter het aantal fout-positieve uitslagen: 55% bij zeventien bepalingen tegen (toch nog) 22% bij vier.[53] Hierbij treden overigens, in tegenstelling tot wat men zou verwachten, geen cascade-effecten op: artsen neigen bij afwijkende waarden zonder andere aanwijzingen voor pathologie niet tot herhalen van het onderzoek of tot verwijzing van de patiënt.[58]

10 Betekenis van complex aanvullend onderzoek

Uitsluitend op basis van specifieke bevindingen bij anamnese, lichamelijk onderzoek of aanvullend onderzoek of een volgehouden hulpvraag is het zinvol de patiënt te verwijzen naar een medisch specialist of hulpverlener in de maatschappelijke of geestelijke gezondheidszorg. Moeheid is immers een zodanig aspecifieke klacht dat het zonder verdere aanknopingspunten onmogelijk is om een indicatie te stellen voor specialistisch aanvullend onderzoek. De a-priorikansen op specifieke aandoeningen zijn daarvoor te laag, indien bij grondige anamnese, lichamelijk en eenvoudig aanvullend onderzoek geen afwijkingen gevonden zijn. Nadelen van verwijzing zijn medicalisering, c.q. somatische fixatie, druk op en kosten van tweedelijnsvoorzieningen en fout-positieve bevindingen. Er worden bij patiënten met vage klachten wel MRI-scans verricht in priveklinieken. Dit leidt dikwijls tot fout-positieve of niet-relevante bevindingen.

Een overweging die pleit voor verwijzing naar bijvoorbeeld een internist is dat de eenvoudige diagnostiek nog eens overgedaan wordt door een collega, wat meer zekerheid geeft. Herhaling leidt immers tot hogere betrouwbaarheid. Het is de vraag of daarvoor een andere huisarts niet volstaat. Voor het stellen van de diagnose CVS levert verwijzing mogelijk een extra ondersteuning als zich problemen voordoen rond arbeidsgeschiktheid.

11 Samenvatting

Moeheid is een veelvoorkomende klacht. Ook al blijft het meestal bij één of enkele consulten in de huisartspraktijk, de helft van deze patiënten heeft er na een jaar nog of opnieuw last van. De mogelijke oorzaken zijn zeer divers. Naar de a-priorikansen van de verschillende oorzaken van moeheid is in eerstelijnspopulaties weinig onderzoek verricht. Wel is duidelijk dat naast een groot aantal somatische, psychische en sociale oorzaken een belangrijk deel onverklaard blijft. In het diagnostisch beleid dient de arts zoveel mogelijk ruimte te geven voor overleg over specifieke hulpvragen van de zijde van de patiënt. Voorgeschiedenis en anamnese leveren de belangrijkste diagnostische informatie op bij moeheid als hoofdklacht. Pre-existente chronische aandoeningen en bijkomende klachten kunnen tot verklarende diagnosen leiden. Gezien de lage a-priorikansen op ernstige aandoeningen indien de anamnese geen aanknopingspunten oplevert, is over het algemeen een terughoudende opstelling ten aanzien van laboratoriumonderzoek en specialistische verwijzingen gewettigd. Bij patiënten ouder dan 50 jaar en bij langer dan een maand bestaande klachten kan men overwegen om een volledig lichamelijk onderzoek en een beperkt pakket eenvoudig laboratoriumonderzoek uit te voeren. Gezien de lage voorafkans op ernstige aandoeningen (1-3%) is bij het ontbreken van specifieke indicaties een terughoudende opstelling ten aanzien van laboratoriumonderzoek en specialistische verwijzing gewettigd.

Literatuur

1 NANDA. Fatigue. In: MacFarland G, MacFarlane E. Nursing diagnosis and intervention. 2nd ed. St. Lewis: Mosby, 1993:288-92.
2 Okkes IM, Oskam SK, Lamberts H. Van klacht naar diagnose. Episodegegevens uit de huisartspraktijk. Bussum: Coutinho, 1998.
3 Lamberts H. In het huis van de huisarts. Verslag van het Transitieproject. Lelystad: Meditekst, 1991.
4 Kenter EGH, Okkes IM. Prevalentie en behandeling van vermoeide patiënten in de huisartspraktijk; gegevens uit het Transitieproject. Ned Tijdschr Geneeskd 1999;143:796-801.
5 Chen MK. The epidemiology of self-percieved fatigue among adults. Prevent Med 1986;15:74-81.
6 Bensing JM, Schreurs K. Sekseverschillen bij moeheid. Huisarts Wet 1995;138:412-21.
7 Linden MW van der, Westert GP, Bakker D de, et al. Tweede Nationale Studie naar ziekten en verrichtingen in de huisartspraktijk: klachten en aandoeningen in de bevolking en in de huisartspraktijk. Utrecht: Nivel, 2004.
8 Pawlikowska T, Chalder T, Hirsch SR, et al. Population based study of fatigue and psychological distress. BMJ 1994;308:763-6.

9   Rijken PM, Velden J van der, Dekker J, et al. Moeheid en het chronisch vermoeidheidssyndroom. Utrecht: Nivel, 1996.
10 Hardy SE, Studenski SA. Fatigue predicts mortality in older adults. J Am Geriatr Soc 2008;56:1910-4.
11 Bleijenberg G. Attributies en chronische vermoeidheid. Ned Tijdschr Geneeskd 1997;141:1510-2.
12 Morrel DC, Wale CJ. Symptoms perceived and recorded by patients. J R C Gen Pract 1976;26:192-9.
13 David A, Pelosi A, McDonald E, et al. Tired, weak, or in need of rest: fatigue among general practice attenders. BMJ 1990;301:1199-202.
14 Windt DA van der, Dunn KM, Spies-Dorgelo MN, Mallen CD, Blankenstein AH, Stalman WA. Impact of physical symptoms on perceived health in the community. J Psychosom Res 2008;64:265-74.
15 Cardol M, Bensing J, Verhaak P, Bakker D. Fatigue: determinants, course and care [Moeheid: determinanten, beloop en zorg]. Utrecht: Nivel, 2005.
16 Nijrolder I, Windt DA van der, Horst HE van der. Prognosis of fatigue and functioning in primary care: a 1-year follow-up study. Ann Fam Med 2008;6:519-27.
17 Ellis J. Symptoms that can depress the doctor but should not. Malaise and fatigue. Br J Hosp Med 1984;32:312-4.
18 Ridsdale L, Evans A, Jerrett W, et al. Patients who consult with tiredness: frequency of consultation, perceived causes of tiredness and its association with psychological distress. Br J Gen Practice 1994;44:413-6.
19 Kirk J, Douglas R, Nelson E, et al. Chief complaint of fatigue: a prospective study. J Fam Pract 1990;30:33-41.
20 Matthews DA, Manu P, Lane TJDA. Evaluation and management of patients with chronic fatigue. Am J Med Sci 1991;302:269-77.
21 Zaat JOM, Haan M de, Claessen FAP. Huisarts en moeheid. Maarssen: Elsevier/Bunge, 1998.
22 Ruffin MT, Cohen M. Evaluation and management of fatigue. Review. Am Fam Physician 1994;50:625-34.
23 Fosnocht KM. Approach to the adult patient with fatigue. Uptodate 2010; www.uptodate.com, topic last updated december 7, 2009.
24 Lazarus RS. The stress and coping paradigm. In: Bond LA, Rosen JC (eds). Competence and coping during adulthood. London: University Press of New England, 1980.
25 Terluin B. Overspanning onderbouwd. Een onderzoek naar de diagnose surmenage in de huisartspraktijk. Dissertatie. Utrecht: Universiteit van Utrecht, 1994.
26 Solberg LI. Lassitude. A primary care evaluation. JAMA 1984;251:3273-6.
27 Bates B, Bickley LS, Hoekelman RA. Physical examination and history taking. Philadelphia: Lippincott Company, 1995.
28 Knottnerus JA, Starmans R, Vissers A. Diagnostische conclusies van de huisarts naar aanleiding van onverklaarde moeheid. Huisarts Wet 1987;30:9-12.
29 Hjelm M, Wadman B. Clinical symptoms, haemoglobin concentrations and erythrocyte biochemistry. Clin Haematol 1974;3:689-703.
30 Marwijk H van, Grundmeijer H, Bijl D, et al. NHG-Standaard Depressieve stoornis (depressie). Eerste herziening. Huisarts Wet 2003;46:614-23.
31 Koch H, Bokhoven MA van, Riet G ter, Hessels KM, Weijden T van der, Dinant G-J, Bindels PJE. What makes general practitioners order blood tests for patients with unexplained complaints? A cross-sectional study. Eur J Gen Pract 2008;15:22-8.
32 Skapinakis P, Lewis G, Mavreas V. Temporal relations between unexplained fatigue and depression: longitudinal data from an international study in primary care. Psychosom Med 2004;66:330-5.
33 Meer JWM van der, Rijken PM, Bleijenberg G, et al. Aanwijzingen voor het beleid bij langdurige lichamelijk onverklaarde moeheidsklachten. Ned Tijdschr Geneeskd 1997;141:1516-9.
34 Kenter EGH, Okkes IM, Oskam SK, Lamberts H. Tiredness in Dutch family practice. Data on patients complaining of and/or diagnosed with 'tiredness'. Family Practice 2003;20:434-40.
35 Nijrolder I, Windt D van der, Vries H de, Horst HE van der. Diagnoses during follow-up of patients presenting with fatigue in primary care. Can Med Ass J 2009;181:683-6.
36 Meer J van der, Laar A van 't. Anamnese en lichamelijk onderzoek. Utrecht: Bunge, 2001.
37 Sugarman JR, Berg AO. Evaluation of fatigue in a family practice. J Fam Pract 1984;19:643-7.
38 Kroenke K, Wood DR, Mangelsdorff D, et al. Chronic fatigue in primary care. Prevalence, patient characteristics and outcome. JAMA 1988;260:929-34.
39 Valdini A, Steinhardt S, Feldman E. Usefulness of a standard battery of laboratory tests in investigating chronic fatigue in adults. Fam Pract 1989;6:286-91.
40 Lane TJ, Matthews DA, Manu P. The low yield of physical examinations and laboratory investigations of patients with chronic fatigue. Am J Med Sci 1990;299:313-8.
41 Weert HCPM van, Grundmeijer HGLM. Vage klachten in de huisartspraktijk: epidemiologie en beleid. Bijblijven 1993;9:38-42.
42 Bazelmans E, Vercoulen JHMM, Swanink CMA, et al. Chronic fatigue syndrome and primary fibromyalgia syndrome as recognized by GP's. Fam Pract 1999;16:602-4.
43 Wessely S, Chalder T, Hirsch S, et al. Postinfectious fatigue: a prospective cohort study in primary care. Lancet 1995;345:1333-8.
44 Kapsenberg JG. Moe van de virussen. Ned Tijdschr Geneeskd 1988;132:997-9.
45 White PD, Thomas JM, Amess J, et al. Incidence, risk and prognosis of acute and chronic fatigue syndromes and psychiatric disorders after glandular fever. Br J Psychiatry 1998;173:475-81.
46 Alberts M, Smets EMA, Vercoulen JHMM, et al. Verkorte moeheidsvragenlijst: een praktisch hulpmiddel bij het scoren van vermoeidheid. Ned Tijdschr Geneeskd 1997;141:1526-30.
47 Tiesinga LJ. Fatigue and exertion fatigue. From description through validation to application of the Dutch Fatigue Scale (DUFS) and the Dutch Exertion Fatigue Scale (DEFS). Dissertation. Groningen: Rijksuniversiteit Groningen, 1999.

48 Grundmeijer HGLM, Reenders K, Rutten, GEHM (eds). Het geneeskundig proces. Klinisch redeneren van klacht naar therapie. Maarssen: Elsevier gezondheidszorg, 2009.

49 Eulderink F, Heeren TJ, Knook DL, Ligthart GJ. Inleiding gerontologie en geriatrie. 4e druk. Houten: Bohn Stafleu van Loghum, 2004.

50 Harrison M. Pathology testing in the tired patient – a rational approach. Aust Fam Physician 2008;37: 908-10.

51 Ridsdale L, Evans A, Jerrett W, et al. Patients with fatigue in general practice: a prospective study. BMJ 1993;307:103-6.

52 Gialamas A, Beilby JJ, Pratt NL, et al. Investigating tiredness in Australian general practice. Do pathology tests help in diagnosis? Aust Fam Physician 2003;32:663-6.

53 Koch H, Bokhoven A van, Riet G ter, Alphen-Jager JMT van, Weijden T van der, Dinant G-J, Bindels PJE. Ordering blood tests for patients with unexplained fatigue in general practice: what does it yield? Results of the VAMPIRE trial. Br J Gen Pract 2009;59:93-100.

54 Zaat JOM, Schellevis FG, Kluijt I, et al. Laboratoriumonderzoek bij de klacht moeheid in de huisartspraktijk. Huisarts Wet 1992;35:183-7.

55 Dinant GJ, Wijk MAM van, Janssens HJEM, et al. NHG-Standaard Bloedonderzoek. Algemene principes en uitvoering in eigen beheer. In: Thomas G, Geyer RMM, Laan JR van der, Wiersma Tj (red). NHG-Standaarden voor de huisarts II. Utrecht: Bunge, 1996;84-93.

56 Jurado RL. Why shouldn't we determine the erythrocyt sedimentation rate? Clin Infect Dis 2001; 33(4):548-9.

57 Dinant GJ, Knottnerus JA, Wersch JWJ van. Het onderscheidend vermogen van de BSE-bepaling in de dagelijkse praktijk. Huisarts Wet 1992;35:197-224.

58 Houben PHH, Weijden T van der, Winkens RAG, Grol RPTM. Cascade effects of laboratory testing are found to be rare in low disease probability situations: prospective cohort study. J Clin Epidemiol 2010;63:452-8.

8 Wegraking

T.O.H. de Jongh en J.G. van Dijk

Ga naar de website extras.bsl.nl/alledaagseklachten voor de video bij dit hoofdstuk

1 Inleiding

Het woord wegraking en de verschillende vormen ervan worden niet altijd consistent gebruikt; voorbeelden zijn flauwvallen, black-out, syncope en collaps. Syncope en flauwvallen worden bijna alleen gebruikt wanneer er een systemische circulatoire oorzaak is voor het wegraken, maar 'collaps' wordt zo weinig specifiek gebruikt dat men het maar beter kan weglaten.

In dit hoofdstuk wordt de volgende definitie van wegraking gebruikt: een wegraking is een tijdelijke, acuut beginnende, kortdurende, spontaan overgaande bewusteloosheid. Het Engelse synoniem is *transient loss of consciousness* (TLOC).[1]

De eerste indeling is tussen traumatische (hersenschuddingen) en niet-traumatische vormen. De laatste groep wordt in dit hoofdstuk besproken en bestaat uit vier groepen: syncope (flauwvallen), epileptische insulten, functionele wegrakingen en een restgroep van zeldzame aandoeningen.[1]

Een syncope is een wegraking door cerebrale hypoperfusie; bij epilepsie is sprake van abnormale neuronale overactiviteit. Dit hoofdstuk richt zich vooral op syncope, omdat dit de meest voorkomende oorzaak is als iemand met de klacht wegraking bij een arts komt.

De tijdsduur waarbij men nog spreekt van wegraking wisselt. Meestal wordt enkele minuten als grens genomen, en dat is ook het geval in dit hoofdstuk. Bij langerdurende bewusteloosheid is sprake van een andere reeks oorzaken, waardoor het niet verstandig is om deze onder 'wegraking' te scharen. Hieronder vallen bijvoorbeeld metabole ontregelingen en intoxicaties. Bij een langere duur van het bewustzijnsverlies spreekt men van coma (figuur 1).

Soms kan het onderscheid met duizeligheid een probleem vormen, vooral bij zeer kortdurende bewustzijnsdalingen waarbij de patiënt niet op de grond valt (zie het hoofdstuk *Duizeligheid*)

De meeste mensen zijn wel eens een keer flauwgevallen. Vooral op jonge leeftijd is dit een veelvoorkomend verschijnsel waarvoor lang niet altijd een arts wordt geraadpleegd. Aangezien een wegraking kort duurt, ziet de arts de patiënt gewoonlijk pas als de aanval voorbij is. Is de arts wel bij een aanval aanwezig, dan is het belangrijk direct te beoordelen of het een onschuldige vorm van flauwvallen betreft of dat er een cardiale aandoening is. Bij de laatste is acuut handelen vereist, omdat een infarct of ritmestoornis levensbedreigend kan zijn.

> Om de lezer een indruk te geven van de mate van bewijskracht ter onderbouwing van een aantal belangrijke diagnostische stappen, is deze onderbouwing door de auteurs als volgt aangegeven.
> - [E] = Voldoende bewijskracht; dat wil zeggen meerdere goed opgezette onderzoeken met eensluidende uitkomsten in een vergelijkbare populatie.
> - [A] = Sterke aanwijzingen of indirect bewijs; dat wil zeggen één goed opgezet onderzoek met betrekking tot een vergelijkbare populatie, of meerdere onderzoeken in andere, niet geheel vergelijkbare populaties.
> - [C] = Consensus uit richtlijnen of standaarden met betrekking tot de populatie.

2 De klacht in de bevolking

Hoe vaak wegrakingen vóórkomen in de algemene bevolking is niet met zekerheid bekend. Een groot probleem is dat men in de literatuur syncope soms gebruikt in brede zin als synoniem

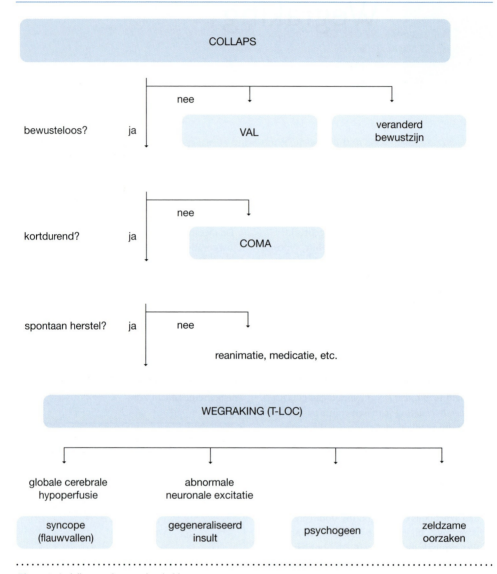

Figuur 1 Indeling van bewusteloosheid.

voor wegraking, dus inclusief epilepsie en soms in engere zin, dus als wegraking door cerebrale hypoperfusie. Het vóórkomen van syncope in de bevolking in de verschillende studies luidt als volgt.
- De lifetimeprevalentie is 35 tot 50%, bij vrouwen hoger dan bij mannen.[2]
- De meeste personen (80%) hebben de eerste aanval voor het 30e jaar.[2]
- Bij onderzoek onder medisch studenten gaf 35% aan wel eens te zijn flauwgevallen.[3]
- Bij geïnstitutionaliseerde ouderen is de incidentie van syncope hoog (tot 20% per jaar).[2]

BELEVING

Over het algemeen is een wegraking beangstigend voor de patiënt, enerzijds door het onvermogen overeind te blijven met daardoor een kans op verwonding, en anderzijds door de angst voor een mogelijk ernstige oorzaak zoals een hartafwijking of epilepsie. De beleving is echter sterk afhankelijk van de persoon die het betreft. Voor een meisje van 18 jaar dat geregeld flauwvalt bij het zien van bloed, is het meestal een lastig, niet-verontrustend verschijnsel. Voor een oudere die het de eerste keer overkomt, is het vaak zeer beangstigend. Dat spontaan en totaal herstel zal volgen, is in het begin van een acute aanval ook nog niet duidelijk.

GEVOLGEN VOOR DAGELIJKS LEVEN

Een eenmalige wegraking zelf heeft meestal geen gevolgen voor het dagelijks leven. Bij herhaald voorkomen verminderen de ADL-functies en de mobiliteit en neemt de kans op depressie en ongemak toe.[1,4] Ontzegging van de rijvaardigheid is een van de meer belemmerende gevolgen. De gevolgen van een wegraking kunnen ook belangrijke consequenties hebben, zoals bij een oudere die valt en een heup breekt.

Het natuurlijk beloop van syncope hangt volledig af van de oorzaak: een vasovagale syncope bij een jong persoon heeft een uitstekende prognose, maar bij syncope door autonoom falen of een hartziekte is de prognose die van de onderliggende ziekte.

3 De eerste presentatie bij de dokter

Patiënten met een wegraking komen niet alleen geregeld op het spreekuur van de huisarts, maar ook bij de verpleeghuisarts, op afdelingen Spoedeisende Hulp en bij cardiologen en neurologen. In de Verenigde Staten heeft 3% van de bezoeken aan de SEH en 1 tot 6% van de ziekenhuisopnamen als reden een syncope.[5] In Nederland is bij ongeveer 1% van alle patiënten op de SEH sprake van een wegraking.[2]

Hoeveel mensen na een wegraking naar de dokter gaan, is niet bekend. In een Amerikaanse studie (gemiddelde leeftijd 51 jaar) betrof dit 56%,[6] in Nederland is dit percentage lager, zeker bij jongeren.[2] De praktijk leert dat een bezoek aan de dokter veelal volgt op een aanval die anders verloopt dan iemand van zichzelf gewend is.

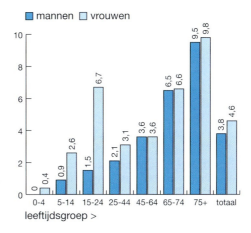

Figuur 2 Incidentie van de klacht syncope/flauwvallen aan het begin van een episode in de huisartspraktijk, per 1.000 patiënten per jaar.[7]

INCIDENTIE IN DE HUISARTSPRAKTIJK

De incidentie van flauwvallen (contactreden A06) bij de huisarts is 2-5/1.000 patiënten/jaar.[7,8] Vrouwen komen vaker met die klacht bij de huisarts dan mannen, vooral in de puberteit.[7,8] Meestal betreft de ziekte-episode één contact (85%), bij 13% twee contacten en bij 2% meer contacten.[7]

Flauwvallen komt in de puberteit soms zo vaak voor dat de klacht als onbelangrijk wordt gezien, zodat de dokter er niet meer voor hoeft te worden geraadpleegd.[4] Gaat iemand wel naar de dokter, dan is het meestal ofwel vanwege ongerustheid ofwel vanwege een anders dan gewone presentatie; de vraag zal zijn of het flauwvallen kwaad kan. Bij frequent recidiveren wordt ook de vraag om preventieve maatregelen en/of medicatie belangrijk.

Slechts bij een klein percentage van de mensen met een wegraking is sprake van een ernstige situatie; vooral bij epilepsie en hartklachten is spoedeisende hulp noodzakelijk.

4 Pathofysiologie en differentiële diagnose

PATHOFYSIOLOGIE

Zoals gezegd ligt de oorzaak van een epileptisch insult in abnormale neuronale excitatie (epilepsie), en van syncope in een tijdelijk verminderde perfusie van de hersenen (syncope) (figuur 1).

Bij vele vormen van syncope speelt staan een belangrijke rol in de pathogenese, doordat de staande houding het op zichzelf al moeilijker maakt de hersenen van bloed te voorzien. Onder normale omstandigheden leidt staan tot een initiële bloeddrukdaling die via de baroreflex leidt tot een compensatoire stijging van hartfrequentie en bloeddruk. Hierdoor wordt de cerebrale doorstroming instandgehouden. Binnen één minuut na opstaan is een stabiele situatie ontstaan waarbij de diastolische bloeddruk ongeveer 10 mm Hg hoger is en de systolische bloeddruk nauwelijks is veranderd. De hartfrequentie is met ongeveer tien slagen per minuut gestegen. Veel mensen wordt het bij het opstaan even zwart voor de ogen en ze zijn wat duizelig. Dit is een normaal fenomeen dat wordt veroorzaakt door een kortdurende bloeddrukdaling bij het opstaan, die zich binnen dertig seconden herstelt; het wordt aangeduid als 'initiële orthostatische hypotensie'.

Indien het hartminuutvolume te veel daalt, treedt eerst lichtheid in het hoofd op. Wanneer de circulatie zich niet herstelt, treedt na vijf tot tien seconden bewustzijnsverlies op. De patiënt valt daarbij. Zelfs als de circulatie volledig stilstaat, gaat de ademhaling nog enige tijd door, gestuurd door de hersenstam. Tijdens de bewusteloosheid kunnen trekkingen optreden, een snorkende ademhaling en incontinentie. Na herstel van de circulatie is de patiënt meteen weer helder.

Syncope is in verschillende hoofdgroepen te verdelen:[1]
– reflexsyncope, waaronder vasovagale syncope: de hersenen geven een vreemd commando dat de hartslag verlaagt en de bloedvaten verwijdt;
– orthostatische hypotensie: het autonome zenuwstelsel is niet in staat de bloeddruk in staande houding op peil te houden;
– hartziekten: syncope door een ritmestoornis of een structurele stoornis.

De rol van staan als uitlokkende factor is vooral groot bij de volgende fenomenen.[9]
– *Initiële orthostatische hypotensie.* Er treedt bij snel opstaan een kortdurende krachtige daling van de bloeddruk op die soms tot syncope leidt, maar veelal beperkt blijft tot lichtheid in het hoofd en zwart zien voor de ogen. Belangrijk is dat de bloeddruk en hartslag zich vanzelf herstellen in staande houding. Meestal treft dit magere adolescenten.
– *Vasovagale syncope.* Een *vasovagale reactie* wordt, net als elke reflexsyncope, gekenmerkt door gelijktijdige parasympathische activatie (bradycardie) en orthosympathische remming (lage bloeddruk).[4] De perifere vaatweerstand daalt omdat vaatverwijding optreedt in de spieren. De opwekking van deze respons via pijn, emoties of staan maakt de respons 'vasovagaal'; hoe de reflex precies wordt opgewekt, is onduidelijk; vermoedelijk is sprake van een 'centrale hypovolemie'.
– *Orthostatische hypotensie.* Door falen van het autonome zenuwstelsel blijft de normale sympathische vasoconstrictieve reactie op orthostatische stress uit. Dit kan optreden door afwijkingen in het autonome zenuwstelsel of de centrale hersenkernen, bijvoorbeeld bij diabetes mellitus, ziekte van Parkinson of multisysteematrofie.[3] Medicijnen vormen echter de meest voorkomende reden van autonoom falen. Typerend voor orthostatische hypotensie is dat heel vaak bij staan klachten optreden en dat dit bij vasovagale syncope slechts zelden gebeurt. Bij orthostatische hypotensie treedt ook geen bradycardie op.

DIFFERENTIËLE DIAGNOSE

Reflexsyncope
De meest voorkomende vorm van reflexsyncope is de *vasovagale syncope*. De wisselende prevalentie hiervan komt ten dele doordat er geen 'harde' criteria zijn gedefinieerd, en doordat de hulpvraag sterk wisselt. Meestal is er een uitlokkend moment: angst, pijn, of staan (zie kader). Factoren die een vasovagale collaps bevorderen, zijn alles wat de bloeddruk verlaagt of het circulerend volume vermindert: lang staan, warme omgeving, medicijngebruik (vooral nitroglycerine of diuretica), alcoholgebruik, koorts en diarree. De symptomen zijn: het geleidelijk beroerd worden

Tabel 1	Classificatie van wegrakingen (TLOC)[1,10]		
syncope	reflexsyncope	vasovagaal (uitgelokt door emotionele of orthostatische stress)	v
		situationeel (hoesten, niezen, defecatie, mictie)	v
		sinuscaroticussyndroom	v
		atypische vormen (zonder duidelijke trigger)	s
	syncope door orthostatische hypotensie	primair autonoom falen (puur autonoom falen, neurologische afwijkingen)	z
		secundair autonoom falen (diabetes, amyloïdose, enz.)	z
		medicatie-geïnduceerde orthostatische hypotensie (alcohol, vasodilatantia, diuretica, fenothiazine, antidepressiva)	s
		volumedepletie (bloeding, diarree, spugen, enz.)	s
	cardiale syncope	aritmie als primaire oorzaak:	
		- bradycardie	z
		- tachycardie	z
		anatomische afwijkingen:	
		- cardiaal (klepafwijkingen, myocardinfarct, cardiomyopathie, enz.)	z
		- andere (longembolie, aortadissectie, pulmonale hypertensie)	z
epileptische aanvallen		*primair gegeneraliseerd (tonisch, klonisch of atonisch)*	s
		secundair gegeneraliseerd	z
functionele wegrakingen		pseudotoevallen	z
		pseudosyncope	s
restgroep: zeldzame oorzaken		*vertebrale TIA en CVA*	z
		subclavian steal syndroom	z
		kataplexie	z
		excessieve slaperigheid overdag	z
		metabole aandoeningen (hypoglykemie)	z
		drop attacks	z
onbekende oorzaak			v

v = vaak voorkomen van deze diagnose bij de klacht wegraking in de huisartspraktijk;
s = soms;
z = zelden.
Schuingedrukte afwijkingen dienen te worden uitgesloten.

met 'autonome activatie', zoals bleekheid, misselijkheid, transpireren, geeuwerigheid. Bijzondere vormen van reflexsyncope zijn *sinuscaroticussyncope* en de *situationele syncope* (slik-, mictie- en defecatiesyncope). Bij een sinuscaroticussyndroom wekt druk in de hals onterecht een baroreflex op, die via de n. vagus leidt tot bradycardie of zelfs asystolie en via de sympathicus tot een bloeddrukdaling.

Veelvoorkomende uitlokkende factoren voor reflexsyncope[11-13]

- langdurig staan
- warme of benauwde omgeving
- snel opstaan vanuit hurkzit of na lang liggen of zitten
- fysieke uitputting, honger, uitdroging, bloedverlies
- onverwachte pijn, onplezierig schouwspel, geluid of geur
- na inspanning

- ziekten vooral in combinatie met koorts of bedrust
- persen
- excessief alcoholgebruik, drugs

Orthostatische hypotensie, autonoom falen

Hoewel 'orthostase' vaak gehoord wordt, is het als term en als diagnose onjuist. Als term geeft het slechts 'rechtop' aan; 'orthostatische hypotensie' is wel juist. 'Orthostatische hypotensie' betekent niet meer dan een abnormaal resultaat van een bloeddrukmeting: de bloeddruk daalt binnen drie minuten na het opstaan systolisch minstens 20 mm kwik, of diastolisch 10 mm kwik.

Er hoeven niet eens klachten bij op te treden. Zijn die klachten er wel, zoals syncope, dan moet naar een onderliggende oorzaak gezocht worden.

Het flauwvallen is gebonden aan de staande houding en treedt meestal op binnen enkele minuten na het opstaan, maar dit kan ook veel later zijn. De patiënt voelt het meestal aankomen en valt als hij niet gaat zitten of liggen. Ouderen zijn vatbaar voor orthostatische hypotensie; de prevalentie varieert van 5 tot 60%.[14]

Verschillende factoren kunnen invloed hebben op het ontstaan van orthostatische hypotensie.

Medicamenten. Vooral antidepressiva, diuretica en antihypertensiva kunnen orthostatische hypotensie bevorderen, daarnaast antiangineuze middelen, analgetica en sedativa.[15] De meeste antihypertensiva kunnen bij orthostatische hypotensie veilig worden toegepast en kunnen deze zelfs verbeteren.[16] Dit geldt niet voor perifere vasodilatantia (α-adrenerge blokkeerders en calciumantagonisten), die de wegrakingen kunnen bevorderen.[17]

Aandoeningen van de hersenen of het autonome zenuwstelsel. De ziekte van Parkinson en diabetes mellitus kunnen bijvoorbeeld autonoom falen veroorzaken. Diabetes mellitus veroorzaakt relatief zelden orthostatische hypotensie, maar door het grote aantal personen met diabetes ziet men het toch regelmatig.

Wegraking na inspanning. Staken van inspanning geeft normaal een bloeddrukdaling. Bij autonoom falen gebeurt dit ook, zelfs als de bloeddruk door de inspanning nauwelijks gestegen was. Dit levert flauwvallen op bovenaan de trap of op een brug, vooral als men stilstaat om te rusten.

Ook *postprandiaal* treedt het falen van het autonome zenuwstelsel sneller op.

Cardiaal

Een *ritmestoornis* kan syncope geven; dat geldt veel vaker voor een trage (bradyaritmie) dan voor een snelle hartslag (tachyaritmie). De oorzaak is meestal een myocardinfarct of op oudere leeftijd een degeneratieve geleidingsstoornis. Door wegvallen van de pompfunctie daalt het hartminuutvolume en treedt een syncope op. Een verlengde QT-tijd (soms erfelijk) kan wegrakingen maar ook acute hartdood veroorzaken.[18,19] Een *verminderd hartminuutvolume* kan behalve door een ritmestoornis ook ontstaan door een aortastenose, obstructieve cardiomyopathie of pulmonale hypertensie.

Bij een myocardinfarct, longembolie of een aortadissectie kan ook een syncope optreden, maar meestal staan dan andere bijkomende cardiale symptomen op de voorgrond, zodat geen differentiaaldiagnostische problemen optreden.

Epilepsie

Niet alle vormen van epilepsie leiden tot bewustzijnsverlies; dit zijn vooral de gegeneraliseerde vormen. Vrijwel altijd is er sprake van abnormale bewegingen zoals tonisch/klonische trekkingen. Deze bewegingen moeten onderscheiden worden van de veel minder grove trekkingen die bij syncope kunnen voorkomen. Een tongbeet en incontinentie kunnen optreden. Vaak is er verwardheid en een inprentingsstoornis achteraf, zodat patiënten steeds hetzelfde zeggen. Na syncope kan weliswaar moeheid en een slaapneiging ontstaan, maar geen inprentingsstoornis.

Onder de zeer zeldzame oorzaken van wegrakingen vallen ook atone epileptische aanvallen (bij zeer jonge kinderen).

Functioneel

Indien geen somatische verklaring wordt gevonden maar een psychologisch mechanisme wordt verondersteld, noemt men de wegraking 'functioneel'. Deze term wordt wel gebruikt in plaats van 'psychisch' of 'psychiatrisch'. Hoewel vaak de relatie met een paniekaanval en/of hyperventilatie wordt verondersteld, is dit onjuist, omdat bij hyperventilatie op zichzelf geen bewustzijnsverlies optreedt.[14,20] Bij conversie of somatoforme stoornissen komen zowel aanvallen met schokken voor (pseudo-epilepsie) als zonder schokken (pseudosyncope tot pseudocoma).

Bij mensen met 'syncope' zonder duidelijke oorzaak die de Spoedeisende Hulp in de Verenigde Staten bezochten, werd een hoge prevalentie psychiatrische aandoeningen (35%) gevonden, vooral depressie, angststoornissen en alcoholafhankelijkheid.[21]

Op functionele syncope dient men vooral bedacht te zijn als de aanvallen zeer frequent vóórkomen (tot tientallen keren per dag), als ze erg lang duren (bijv. een half uur) en als de ogen tijdens de syncope altijd dicht zijn; verder komen de aanvallen vaker voor bij jonge vrouwen met een psychiatrische voorgeschiedenis.

Restgroep

Een *transient ischemic attack* (TIA) geeft in principe géén bewustzijnsdaling.[22] Theoretisch kan een vertebrobasilaire TIA een syncopeachtig beeld opleveren, maar in de praktijk blijken ook dan uitvalsverschijnselen zoals ataxie en dubbelzien op de voorgrond te staan.

Met het woord *drop attack* wordt van alles bedoeld. In de klassieke vorm, van onbekende aard, valt de patiënte (meestal vrouwen) plots op de knieën. Er is echter geen syncope, want er treedt geen bewustzijnsverlies op: ze kunnen zich het neerkomen herinneren.

Vooral *hypoglykemie* bij medicamenteus behandelde diabetes mellitus kan bewusteloosheid veroorzaken, maar dat duurt bijna altijd te lang om het een wegraking te noemen. Bovendien gaat het niet altijd vanzelf over.

Geen oorzaak

De diagnose 'geen oorzaak' wordt bij uitsluiting gesteld. De frequentie van voorkomen is dan ook afhankelijk van de kennis van zaken, waarbij vasovagale syncope met een wat ongewone presentatie en psychogene aanvallen vaak ongediagnosticeerd blijven.

> **Zwangerschap en wegraking**
>
> In de zwangerschap bestaat er een toename van de neiging tot vasovagale syncope. Naar de oorzaak is nog weinig onderzoek gedaan. Een vermindering van het circulerend volume door de toegenomen uterusdoorbloeding speelt waarschijnlijk een belangrijke rol. Daarnaast kan in het derde trimester door druk op de aorta reflectoir een verminderd circulerend volume ontstaan.[16,23]

5 Kansverdeling van diagnosen

De kans op de verschillende vormen van wegrakingen wordt sterk bepaald door de populatie die is onderzocht.[2] In de algemene populatie is de oorzaak in overgrote meerderheid een vasovagale syncope en orthostatische hypotensie.[4,11] Dit geldt ook voor de mensen die in Nederland bij de huisarts komen.[7,8] Bezoekers aan de SEH hebben vaker een cardiaal of neurologisch probleem.[2,11] Bij mensen die in verband met een wegraking naar de neuroloog worden verwezen, zal nog vaker sprake zijn van epilepsie, en bij verwijzingen naar de cardioloog zal de kans op een hartlijden nog groter zijn. Hoe uitgebreider het onderzoek en gespecialiseerder de instelling, hoe groter het aantal specifieke diagnosen. Vasovagale syncope, orthostatische hypotensie en 'onbekend' blijven echter de meest voorkomende diagnosen.

Bij het beoordelen van de incidentiecijfers in de verschillende werkomgevingen is het volgende van belang.
- Bij metingen na invoering van de ESC-richtlijnen is een sterke afname te zien van 'onbekend' en een sterke toename van reflexsyncope.
- Metingen zijn sterk afhankelijk van de telling; zo worden evidente insulten meestal niet meegeteld.
- Bij de (oude) registratie van mensen die in Nederland bij de huisarts komen met de klacht wegraking wordt meestal geen oorzakelijke diagnose gesteld. Het blijft in 45% van de gevallen bij de symptoomdiagnose flauwvallen en verder worden veel uitlokkende factoren zoals orthostatische hypotensie, virusinfectie, geneesmiddelbijwerking en hyperventilatie genoemd.[7] Dit wordt vooral veroorzaakt door het feit dat het in 85% van de gevallen slechts één consult betreft, er meestal slechts zeer beperkt onderzoek wordt gedaan en er geen uniform classificatiesysteem bestond.[7] Waar-

schijnlijk is er in de meeste gevallen bij de symptoomdiagnose flauwvallen sprake van een reflexsyncope ten gevolge van een vasovagale reactie.

De leeftijd heeft invloed op de kansverdeling van de diagnosen. Jongeren hebben vaker een vasovagale syncope[2,3] of psychiatrische aandoeningen.[2,21] Ouderen hebben vaker orthostatische hypotensie en cardiale aandoeningen (ritmestoornissen, infarct) en sinuscaroticussyndroom.[2,11,25]

Vrouwen hebben vaker een psychiatrische aandoening als oorzaak dan mannen (OR 5,88).[26]

6 Betekenis van de voorgeschiedenis

Bekend zijn met epilepsie of een sterke familiaire belasting daarvoor maakt een epilepsieaanval meer waarschijnlijk. Ook vasovagale syncope komt vaak familiair voor. Een familiaire belasting van cardiale syncope of acute hartdood maakt syncope door verlengde QT-tijd waarschijnlijker.[15]

Het zelf bekend zijn met cardiovasculaire klachten doet de kans op een cardiale oorzaak van syncope stijgen van 5 naar 22%,[6] in het bijzonder bij een voorgeschiedenis met angina pectoris ($p = 0{,}0006$), ventriculaire aritmie ($p = 0{,}0001$), congestief hartfalen ($p = 0{,}0001$) en myocardinfarct ($p = 0{,}02$).[5] [A]

Duizeligheidsklachten in het verleden verhoogt bij mensen met een wegraking de kans op een psychiatrische oorzaak van 5 tot 24%.[15]

Diagnosen op de SEH

In Nederland is onderzoek gedaan onder alle patiënten die in 2000-2002 op de SEH van een universitair ziekenhuis verschenen, waarbij kinderen en bekende epilepsiepatiënten waren uitgesloten. Bijna 1% (N = 672) van de bezoekers had een wegraking. Er was geen langdurige follow-up.[2]

De volgende diagnosen werden gesteld.

syncope totaal 50% waarvan:			
reflexsyncope			39%
	vasovagale syncope	38%	
	sinuscarotissyncope	< 1%	
	situationele syncope	1%	
orthostatische hypotensie			5%
hartziekten			5%
	ritmestoornis	3%	
	structurele afwijking	2%	
neurologische aandoening			14%
metabole aandoening			1%
psychiatrische aandoening			2%
onbekend			33%

Ongeveer vergelijkbare cijfers zijn gevonden in een Italiaanse studie, waarin uitgebreider onderzoek werd gedaan en een lager percentage (18%) onverklaard bleef.[24] In vergelijkbaar onderzoek op de SEH in de Verenigde Staten (gemiddelde leeftijd 79 jaar) werd relatief vaak geen oorzaak gevonden (47%) en vaak een ritmestoornis (12%).[25]

Alarmsignalen

Aanwijzingen voor cardiale syncope zijn:
- familieanamnese van acute hartdood of onverklaarde plotse dood op jonge leeftijd
- cardiale voorgeschiedenis
- syncope tijdens inspanning
- syncope in liggende houding
- afwijkend ECG

Aanwijzingen voor een epileptisch insult zijn:
- neurologische symptomen of afwijkingen

7 Betekenis van de anamnese

De anamnese is het belangrijkste instrument bij het stellen van de diagnose bij een wegraking.[1,10,11] [E]

ANAMNESE

Er bestaan verschillende vragenlijsten voor wegrakingen, die echter niet zo vaak worden gehanteerd. Het is wel belangrijk systematisch naar een aantal factoren te vragen.

VERSCHIJNSELEN VOOR DE AANVAL

Het is essentieel naar *uitlokkende factoren* te vragen. Indien duidelijk pijn of angst aanwezig waren, is een vasovagale syncope waarschijnlijk. Bij optreden binnen enkele minuten na overeind komen is een orthostatische hypotensie waarschijnlijk. Alcoholgebruik kan een epileptische aanval bevorderen, onttrekking nog sterker.

Medicatiegebruik, vooral nitraten en diuretica, vergroten de kans op orthostatische hypotensie.[17,27] Indien een wegraking optreedt tijdens inspanning, duidt dit bij ouderen meestal op een structurele hartziekte. Een wegraking na stoppen van inspanning pleit voor autonoom falen, maar bij jonge atleten kan het zeer wel vasovagaal zijn. Een wegraking tijdens mictie wijst op een reflexsyncope, of op orthostatische hypotensie.

Indien het bewustzijnsverlies in liggende houding optreedt, moet men denken aan epilepsie, aan een syncope door een ritmestoornis of aan psychogene aanvallen.

De aanwezigheid en de aard van *prodromale verschijnselen* zijn belangrijk. Het niet voelen aankomen van het flauwvallen wijst op epilepsie of een ritmestoornis. Prodromale verschijnselen, zoals bleekheid, zweten en misselijkheid, duiden op een vasovagale oorzaak, palpitaties wijzen op een ritmestoornis, pijn op de borst op een myocardinfarct. Trekkingen vóór het vallen zijn een bewijs voor epilepsie. De duur van de prodromale verschijnselen is belangrijk. Bij een cardiale of neurologische oorzaak duren deze meestal korter dan bij een vasovagale syncope of orthostatische hypotensie. Bij een vasovagale collaps is dit gemiddeld 2,5 minuut, in 27% van de gevallen echter korter dan tien seconden. Bij een cardiale oorzaak kunnen soms ook langer presyncopale verschijnselen optreden.[28]

VERSCHIJNSELEN TIJDENS DE WEGRAKING

Voor de verschijnselen tijdens de wegraking zelf is de heteroanamnese van belang: zag de patiënt blauw met schuim op de mond, dan is epilepsie waarschijnlijker, bij extreme bleekheid een vasovagale collaps. Was er een diep bewustzijnsverlies, dan stijgt de kans op epilepsie als oorzaak.

Ritmisch schokken kan optreden bij epilepsie, maar ook bij syncope.[29] Treden de schokken voor de bewusteloosheid op, dan is dit een sterke aanwijzing voor epilepsie.[30]

Urineverlies tijdens een wegraking heeft geen voorspellende waarde met betrekking tot de oorzaak; een tongbeet is wel een sterke aanwijzing voor epilepsie, vooral als de beet de zijkant van de tong betreft.

Ooggetuigen beoordelen een epileptische aanval als erger dan een circulatoire collaps: zij schatten de duur langer in en zijn vaker bang dat de patiënt doodgaat.[30]

Zowel bij toevallen als bij syncope zijn de ogen tijdens de bewusteloosheid open, maar bij psychogene aanvallen zijn ze bijna altijd gesloten.

VERSCHIJNSELEN BIJ/NA HET BIJKOMEN

Indien na de aanval langdurig verwardheid, slaperigheid en spierpijn aanwezig zijn, is dit een aanwijzing voor epilepsie.[19,31] [E] Hoofdpijn na afloop heeft geen voorspellende waarde.

> **Factoren in de anamnese van mensen met een wegraking die pleiten voor epilepsie[12,32]**
>
> | | LR+ |
> |---|---|
> | tongbeet | 7,3-16,5 |
> | wegdraaien hoofd | 13,5 |
> | spierpijn | 2,6-3,4 |
> | duur > 5 minuten | 1,5 |
> | blauw zien | 5,8-16,9 |
> | postictale verwardheid | 3,0-5,0 |
>
> LR+ = positieve likelihood ratio

8 Betekenis van het lichamelijk onderzoek

Wanneer de arts bij een aanval aanwezig is, is het zinvol te letten op het uiterlijk en, indien aanwezig, op het soort trekkingen. Het is essentieel de bloeddruk en de hartfrequentie tijdens de aanval te meten, om onderscheid te maken tussen epilepsie (beide eerder hoog dan laag) en syncope (bloeddruk laag, hartslag kan laag of hoog zijn).

LICHAMELIJK ONDERZOEK NA EEN AANVAL

Als de anamnese al een zo goed als zekere diagnose oplevert, kan men zich hierdoor laten leiden. Als dat niet zo is, moet altijd de bloeddruk liggend en staand gemeten worden en moet auscultatie van het hart plaatsvinden.

Daalt de systolische *bloeddruk* in staande houding gedurende 3 minuten meer dan 20 mm kwik, of de diastolische meer dan 10 mm kwik, dan is er volgens de definitie sprake van orthostatische hypotensie.[1] [C] Indien dit gebeurde, was het na gemiddeld 2,4 minuten staan.[33] Wanneer orthostatische hypotensie optreedt, wil dit niet zeggen dat dit ook de oorzaak is van het flauwvallen; orthostatische hypotensie treedt ook op bij 29% van de mensen met een cardiale oorzaak, bij 55% van de mensen met een mictiecollaps en bij 22% van de mensen met een vasovagale collaps.[33]

Auscultatie van het hart zal slechts zelden een afwijking opleveren, maar als die een cardiale oorzaak oplevert, is het belang erg groot.

Bij een kennelijk eerste epileptisch insult dient altijd een neurologisch onderzoek plaats te vinden.

Vele andere onderzoeken worden soms aanbevolen wanneer de oorzaak niet duidelijk is, van auscultatie van de arteria carotis tot rectaal toucher (om een bron van occult bloedverlies op te sporen).[5] Er zijn geen aanwijzingen dat dit zinvolle onderzoeken zijn bij iemand die een wegraking heeft gehad.

9 Betekenis van eenvoudig aanvullend onderzoek

De eerste evaluatie bij een wegraking houdt in: de anamnese en lichamelijk onderzoek inclusief bloeddrukmeting in staande en liggende houding. Volgens de ESC-richtlijnen hoort daar ook een ECG bij.[1] In 50 tot 85% van de gevallen wordt dan een oorzaak vastgesteld.[2,15,31] Indien bij deze evaluatie geen etiologische diagnose mogelijk is, is verder onderzoek afhankelijk van de frequentie van de aanvallen en het risico op cardiovasculaire problemen of acute dood.[1] [C] Overbodige onderzoeken dienen vermeden te worden. Slechts zelden wordt bij ongericht uitgebreid onderzoek achteraf een onverwachte oorzaak gevonden.[30,34]

Laboratoriumonderzoek wordt niet aangeraden als routinehandeling, alleen op indicatie.[1,15] [C] Bij syncope wordt bij 2-3% van de patiënten in een geselecteerde populatie hyponatriëmie, hypocalciëmie, hypoglykemie of nierfalen gevonden,[15] maar de betekenis hiervan is twijfelachtig. Een zwangerschapstest bij fertiele vrouwen is misschien zinvol.

Een *ECG* wordt aanbevolen bij bijna alle patiënten met wegraking, vooral bij ouderen.[1,15] Een ECG na een aanval of een ritmestrook geeft echter in minder dan 5% van de gevallen de oorzaak van de wegraking aan[14,18,30,31] en geeft ook vals-positieve bevindingen. Een eerstegraads hartblok, bundeltakblok of sinusbradycardie maakt een syncope door een bundeltakblok waarschijnlijk. Een oud infarct en linker ventrikelhypertrofie hebben mogelijk een relatie met ventriculaire tachycardie. Indien de wegraking is opgetreden bij inspanning, is een inspannings-ECG geïndiceerd.

Carotismassage is zinvol bij mensen ouder dan 40 jaar indien bij evaluatie geen oorzaak is gevonden, zeker als er aanwijzingen zijn voor een sinuscaroticussyndroom.[1] Relatieve contra-indicaties zijn een arteria carotis souffle of recent CVA, myocardinfarct of ventriculaire tachycardie in de voorgeschiedenis.[1]

Bij een overgevoelige sinus caroticus treedt bij massage een asystolie op van langer dan drie seconden en/of een daling van de systolische bloeddruk > 50 mm Hg.[1] Indien bij massage klachten ontstaan, is dit een sterke aanwijzing voor een sinuscarotissyndroom. Het risico is een vals-positieve test. Bij mensen verwezen in verband met onverklaarde syncope is de carotismassage bij 46% positief, maar de positief voorspellende waarde voor een sinuscarotissyndroom is niet bekend.[34]

10 Betekenis van complex aanvullend onderzoek

KANTELPROEF

Voor een kantelproef (ook wel tilt table test of kieptest genoemd) worden patiënten vanuit liggende houding passief overeind gebracht, meestal tot zestig graden, onder continue bloeddrukmeting en hartslagmeting. Het gaat erom de klachten van de patiënt of een typerende meting te verkrijgen. Indien geen effect optreedt, kan bij verdenking op reflexsyncope de gevoeligheid van de patiënt gestimuleerd worden door toediening van nitroglycerine sublinguaal of eventueel isoproterenol intraveneus.[1,34] De meest voorkomende indicaties zijn bevestiging van vasovagale syncope. Het onderzoek leent zich uitstekend om onder feedback van de continue bloeddruk patiënten bloeddrukverhogende manoeuvres aan te leren. De opbrengst hangt af van de a-priorikans. Bij reflexsyncope ligt de sensitiviteit rond de 65% en de specificiteit boven de 90%.[1] Bij mensen zonder syncope is de kantelproef in ongeveer 10% van de gevallen afwijkend, maar dat geldt alleen voor het optreden van de respons; even belangrijk is of er sprake is van klachtenherkenning.[36]

ECHOCARDIOGRAFIE

Echocardiografie is alleen geïndiceerd bij mensen die verdacht worden van een structurele hartafwijking. Bij een ongeselecteerde populatie met een wegraking vindt men 5 tot 10% afwijkende bevindingen,[37] evenveel als met een ECG, maar echocardiografie is veel duurder. Echocardiografie is vooral zinvol bij verdenking op hypertrofische cardiomyopathie bij inspanningssyncope.

INSPANNINGSTEST

Een inspanningstest met ECG-registratie is zinvol bij mensen met inspanningsgebonden syncope of verdenking op cardiale ischemie.[34]

24 UUR HOLTER-REGISTRATIE

Een holter-registratie wordt bijna altijd verricht bij een cardiologische analyse van syncope, maar wordt door de Europese cardiologische richtlijn voor syncope afgeraden: het gaat erom een aanval te 'vangen', maar dat lukt alleen bij extreem frequente aanvallen. Bij holter-registraties van mensen met syncope zijn bij 19% weliswaar afwijkingen te zien, maar meestal vals-positief; slechts bij 4% is er gelijktijdig een (pre)syncope.[34] Bij langerdurende registratie neemt wel het aantal perioden met aritmie toe, maar niet in samenhang met klachten.

LOOPMONITOR

Een 'externe loopmonitor' of 'event recorder' registreert het ECG gedurende dagen tot een week of twee. Na een wegraking wordt een knop ingedrukt en blijft het ECG van de laatste paar minuten bewaard, zodat de eventueel veroorzakende ritmestoornis kan worden gevonden. Dit heeft nut als de kans groot is dat een aanval in die periode optreedt. Een 'interne looprecorder' is een implanteerbaar ECG-apparaatje met geheugen, dat gebruikt kan worden voor aanvallen die niet frequent optreden; de apparaten kunnen tot een jaar of twee meegaan. Bij registratie gedurende één tot vier maanden in een geselecteerde populatie met frequente aanvallen en/of palpitaties vond men bij 8 tot 20% syncope met aritmie (vooral bij patiënten met palpitaties) en bij 12 tot 27% syncope zonder aritmie.[33,38]

INTRACARDIAAL ELEKTROFYSIOLOGISCH ONDERZOEK

In verband met het risico van complicaties is intracardiaal elektrofysiologisch onderzoek alleen zinvol bij verdenking op gevaarlijke ritmestoornissen (ventriculaire tachycardie). Dit is bij patiënten met een myocardinfarct of congestief hartfalen; eventueel bij mensen met een geleidingsstoornis op ECG of holter.[34]

Bij patiënten met een hartziekte of afwijkend ECG had 34% bradycardie en 21% ventriculaire tachycardie (normaal 1% ventriculaire tachycardie en 10% bradycardie) ($p < 0{,}001$).[34]

EEG, CT-SCAN, VAATONDERZOEK

Een EEG is alleen zinvol als men vermoedt dat een wegraking berust op epilepsie.[1] [C] Beeldvorming van de hersenen is alleen nuttig om te zoeken naar een oorzaak van vermoedelijke epilepsie, en is vrijwel nooit geïndiceerd bij syncope. Dopplerecho van de arteria carotis of transcraniaal is noch bij epilepsie, noch bij syncope aangewezen; deze zijn alleen zinvol bij TIA's.

11 Samenvatting

De diagnostiek van flauwvallen is moeilijk, omdat de arts slechts zelden bij een aanval aanwezig is. Een zorgvuldige (hetero)anamnese is daarom extra belangrijk. Met behulp van de anamnese en lichamelijk onderzoek kan een groep patiënten worden geselecteerd waarbij een ernstige oorzaak erg onwaarschijnlijk is. Vaak spelen verschillende uitlokkende momenten een rol. Het kan zinvol zijn hiernaar verder onderzoek te doen.

Uitgebreid aanvullend onderzoek bij een wegraking van onbekende oorsprong is zelden zinvol. Het levert meestal ook geen diagnose op en wel veel vals-positieve uitslagen. Indien bij ouderen geen duidelijke oorzaak wordt gevonden, kan het wel zinvol zijn te zoeken naar een cardiale oorzaak, aangezien deze duidelijk van invloed is op de prognose.[1]

Omdat bij de meeste patiënten in de huisartspraktijk geen uitgebreid onderzoek zal worden verricht, is aandacht voor mogelijke alarmsymptomen extra belangrijk.

Literatuur

1. European Society of Cardiology (ESC). Guidelines for the diagnosis and management of syncope (version 2009). Eur Heart J 2009;30:2631-71.
2. Olde Nordkamp LRA, Dijk N van, Ganzeboom KS, Reitsma JB, Luitse JSK, Dekker LCR et al. Syncope prevalence in the ED compared to the general practice and population: a strong selection process. Am J Emerg Med 2009;27:271-9.
3. Ganzeboom KS, Colman N, Reitsma JB, et al. Prevalence and triggers for syncope in medical students. Am J Cardiol 2003;91:1006-8.
4. Lieshout JJ van, Wieling W, Karemaker JM. De vasovagale reactie. Ned Tijdschr Geneeskd 1993;137:989-95.
5. Meyer MD, Handler J. Evaluation of the patient with syncope: an evidence based report. Emergency medicine clinics of North America 1999;17(1):189-201.
6. Soteriades ES, Evans JC, Larson MG, et al. Incidence and prognosis of syncope. N Engl J Med 2002; 347(12):878-85.
7. Okkes IM, Oskam SK, Lamberts H. Van klacht naar diagnose. Bussum: Coutinho, 1998.
8. Lisdonk EH van de, Bosch WJHM van den, Lagro-Jansen ALM, Schers HJ. (red). Ziekten in de huisartspraktijk. 5e dr. Maarssen: Elsevier gezondheidszorg, 2008.
9. Dijk N van, Harms MPM, Wieling W. Drie patiënten met een niet herkende orthostatische intolerantie. Ned Tijdschr Geneeskd 2000;144(6):249-53.
10. Dijk JG, Thijs RD, Benditt DG, Wieling W. A guide to disorders causing transient loss of consciousness: focus on syncope. Nat Rev Neurol 2009;5:438-48.
11. Wieling W, Ganzeboom KS, Krediet CTP, et al. Initiële strategie bij wegrakingen: het belang van de anamnese. Ned Tijdschr Geneeskd 2003;147(18):849-53.
12. Sheldon R, Rose S, Ritchie D, et al. Historical criteria that distinguish syncope from seizures. J Am Coll Card 2002;40:145-8.
13. Graham LA, Kenny RA. Clinical characteristics of patients with vasovagal reactions presenting as unexplained syncope. Europace 2001;3:141-6.
14. Thijs R. Syncope an integrative physiological approach. Proefschrift. Leiden: LUMC, 2008.
15. Linzer M, Yang EH, Estes NA 3rd, et al. Diagnosing syncope. Part 1: Value of history, physical examination and electrocardiography. Clinical Efficacy Assessment Project of the American College of Physicians. Ann Intern Med 1997 June 15;126(12):989-96.
16. CBO-richtlijn Hoge bloeddruk. Utrecht: CBO kwaliteitsinstituut voor de gezondheidszorg, 2000.
17. Vlek ALM, Jansen PAF. Orthostatische hypotensie; de rol van antihypertensiva. Ned Tijdschr Geneeskd 2006;9(2):24-8.
18. Alboni P, Brignole M, Menozzi C, et al. Diagnostic value of history in patients with syncope with or without heart disease. J Am Coll Cardiol 2001;37:1921-8.
19. Wilde AA, Langen IM. From gene tot disease; ion channel proteins and the long QT syndrome. Ned Tijdschr Geneeskd 2000;144:2205-7.

20. Dijk JG van. Conditions that mimic syncope. In: Benditt DG, Blanc JJ, Brignole M, et al (eds). The evaluation and treatment of syncope: a handbook for clinical practice. Oxford: Blackwell/Futura, 2003.
21. Kapoor WN, Fortunato M, Hanusa BH, Schilberg HC. Psychiatric illnesses in patients with syncope. Am J Med 1995;99:505-12.
22. Binsbergen JJ van, Verhoeven S, Bentum STB van, et al. NHG-Standaard TIA. Huisarts Wet 2004;47(10):458-67.
23. Cruishank DP, Hays PM. Maternal physiology in pregnancy. In: Gabbe SG, Niebyl JR, Simpson JL (eds). Obstetrics: normal and problem pregnancies. 2nd ed. New York: Churchill Livingstone, 1991:125-46.
24. Brignole M, Ungar A, Casagrabde I, Guliza M, Lunati M, Ammirati F et al. Prospective multicentre systematic guideline-based management of patients referred to the Syncope Units of general hospitals. Europace 2010;12:109-18.
25. Mendu ML, Mc Avay G. Yield of diagnostic tests in evaluation of syncopal periods in older patients. Arch Intern Med 2009;169:1269-305.
26. Sloane P, Linzer M, Pontinen M, et al. Clinical significance of a dizziness history in medical patients with syncope. Arch Int Med 1991;151:1625-8.
27. Brignole M, Alboni P, Benditt D, et al. Guidelines on management (diagnosis and treatment) of syncope. Eur Heart J 2001;22:1256-1306.
28. Martin G, Adams S, Martin HG, et al. Prospective evaluation of syncope. Ann Emerg Med 1984;13:499-504.
29. Romkes JH, Froger CL, Wever EFD, Westerhof PW. Wegrakingen: epileptische aanval of syncope? Een prospectief onderzoek. Ned Tijdschr Geneeskd 1997;141(19):950-3.
30. Kapoor W. Evaluation and outcome of patients with syncope. Medicine 1990;69:160-75.
31. Colman N, Nahm K, Dijk JG van, et al. Diagnostic value of history taking in reflex syncope. Clin Auton Res 2004;14 (suppl 1):1/37-1/44.
32. Hoefnagels WAJ, Padberg GW. Wegrakingen: epileptische aanval of syncope? Een prospectief onderzoek. Ned Tijdschr Geneeskd 1993;137(20):1002-6.
33. Atkins D, Hanusa B, Sefcik T, et al. Syncope and orthostatic hypotension. Am J Med 1991;91:179-87.
34. Linzer M, Yang EH, Estes, NA 3rd, et al. Diagnosing syncope. Part 2: Unexplained syncope. Clinical Efficacy Assessment Project of the American College of Physicians. Ann Intern Med 1997 Jul 1;127(1):76-86.
35. Panhuyzen-Goedkoop NM, Crijns HJGM. Iatrogene collaps; is die te voorkomen. Ned Tijdschr Geneeskd 1997;141(6):27-37.
36. Kapoor WN, Smith MA, Miller NL. Upright tilt testing in evaluating syncope: a comprehensive literature review. Am J Med 1994;97:78-88.
37. Krumholz HM, Douglas PS, Goldman L, Waksmonski C. Clinical utility of transthoracic two-dimensional and Doppler echocardiography. J Am Coll Cardiol 1994;24:125-31.
38. Brown AP, Dawkins KD, Davies JG. Detection of arrhythmias: use of a patient-activated ambulatory electrocardiogram device with a solid-state memory loop. Br Heart J 1987;58:251-3.

Hoofd/hals

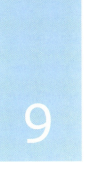

Hoofdpijn

T.O.H. de Jongh, A. Knuistingh Neven en E.G.M. Couturier

9

Ga naar de website extras.bsl.nl/alledaagseklachten voor de video bij dit hoofdstuk

1 Inleiding

Hoofdpijn komt zeer frequent voor: bijna iedereen heeft wel eens hoofdpijn. In verreweg de meeste gevallen is het een onschuldige klacht. Slechts zelden is hoofdpijn een alarmsymptoom.[1]

Hoofdpijn kan op verschillende manieren worden gepresenteerd bij de arts: als zeer heftige acute hoofdpijn, als hinderlijke recidiverende klacht of als dagelijkse hoofdpijn. Hoofdpijn kan dus vóórkomen als geïsoleerde klacht, maar ook als begeleidend symptoom bij andere aandoeningen zoals een virusinfectie of nerveuze klachten.

In het dagelijkse taalgebruik worden pijn in het hoofd en pijn in het aangezicht niet strikt gescheiden. Dit hoofdstuk gaat over het probleem dat door de patiënt wordt omschreven als hoofdpijn en waarbij de pijn door de patiënt niet wordt aangegeven in de nek, oren, neus of kaken.

> Om de lezer een indruk te geven van de mate van bewijskracht ter onderbouwing van een aantal belangrijke diagnostische stappen, is deze onderbouwing door de auteurs als volgt aangegeven.
> - [E] = Voldoende bewijskracht; dat wil zeggen meerdere goed opgezette onderzoeken met eensluidende uitkomsten in een vergelijkbare populatie.
> - [A] = Sterke aanwijzingen of indirect bewijs; dat wil zeggen één goed opgezet onderzoek met betrekking tot een vergelijkbare populatie, of meerdere onderzoeken in andere, niet geheel vergelijkbare populaties.
> - [C] = Consensus uit richtlijnen of standaarden met betrekking tot de populatie.

2 De klacht in de bevolking

Hoofdpijn is een onder de bevolking zeer veelvoorkomende klacht. Bij onderzoek onder de Nederlandse bevolking meldde 34% van de respondenten de afgelopen twee weken hoofdpijnklachten te hebben gehad; 16% van de mensen meldde chronisch ernstige hoofdpijn of migraine te hebben.[2] Ongeveer 4% van de mensen heeft chronisch dagelijkse hoofdpijn[3] en 1% medicatie-geïnduceerde hoofdpijn.[4] De lifetimeprevalentie van hoofdpijn is 96%, van spanningshoofdpijn 78% en van migraine 16%.[5,6]

Hoewel er verschillen bestaan tussen verschillende etnische groeperingen[5] is de incidentie van hoofdpijn wereldwijd zeer hoog.[6,7]

> **De prevalentie van hoofdpijn**
>
> Bij onderzoek onder de bevolking in Denemarken werden de volgende gegevens over de prevalentie van hoofdpijn gevonden:[5]
> - lifetimeprevalentie 96%;
> - jaarprevalentie 84%;
> - maandprevalentie 52%;
> - weekprevalentie 31%;
> - puntprevalentie 16%.

Hoofdpijn kan in ernst sterk variëren: van lichte, hinderlijke pijn tot invaliderende pijnaanvallen zoals bij clusterhoofdpijn en migraine. Bij de beleving van de klacht spelen voor de patiënt twee factoren een belangrijke rol: de angst voor een ernstige aandoening zoals een hersentumor of hersenbloeding en de verstoring van het normale functioneren, bijvoorbeeld op het werk, op school of bij de sociale activiteiten. Hoofdpijn kan grote invloed hebben op het sociaal functioneren en is een belangrijke bron van ziekteverzuim (tabel 1).[1,8]

Tabel 1	Ziektegedrag indien iemand hoofdpijn krijgt (meer dan één reactie mogelijk).[1]
rustiger aan doen/vroeg naar bed	37%
zelfmedicatie gebruiken	27%
niets doen	26%
huismiddeltje gebruiken	18%
met anderen erover praten	12%
minder alcohol drinken	10%
de normale activiteiten staken	9%
medicatie op doktersvoorschrift gebruiken	8%
extra op voeding letten/minder roken	7%
meer lichaamsbeweging/ontspanningsoefeningen	5%
ziek in bed blijven	5%
hulp van mantelzorg krijgen	2%
naar de dokter gaan	1%
naar een andere hulpverlener gaan	1%

3 De eerste presentatie bij de dokter

In meer dan 95% van de gevallen gaat iemand die hoofdpijn heeft *niet* naar de huisarts.[1,2,8,9] Zelfs chronisch recidiverende hoofdpijn is in een meerderheid van de gevallen geen reden om de huisarts te bezoeken. Uit onderzoek blijkt dat slechts 25 tot 50% van de migrainepatiënten bekend is bij de huisarts en slechts één van de zes patiënten met spanningshoofdpijn.[1,2,6,10] Bij ongeveer 2% van alle contacten bij de huisarts (45 per 1.000 patiënten per jaar) is hoofdpijn de contactreden.[11,12] Net als bij de huisarts is ook op het spreekuur van de neuroloog hoofdpijn een veelvoorkomende klacht. Volgens een Deens onderzoek komt 20% van de mensen naar het spreekuur van de neuroloog in verband met hoofdpijn.[12] Op de SEH is hoofdpijn voor 2 tot 5% van alle patiënten de belangrijkste klacht.[13]

Met betrekking tot de leeftijd geldt het volgende. Hoofdpijn komt op alle leeftijden voor,

met een incidentiepiek tussen 15 en 35 jaar,[2,5,6,16] terwijl de prevalentie tot 65 jaar toeneemt.[1,11] De huisarts ziet het meest frequent hoofdpijnpatiënten in de leeftijdscategorie 45 en 64 jaar.[1]

Er zijn vele redenen om met hoofdpijn naar de dokter te gaan. Hoewel er geen onderzoeksliteratuur bekend is, komt de volgende indeling waarschijnlijk overeen met de Nederlandse situatie.[15]

Bij ongeveer de helft van alle mensen is ongerustheid de belangrijkste reden. De angst van de patiënt voor een ernstige aandoening zoals een hersentumor komt vaak voor, maar wordt meestal niet spontaan naar voren gebracht. Vaak betreft het mensen die hoofdpijn hebben ondanks zelfmedicatie.[15]

Bij 20 tot 30% van de mensen is de vraag om medicatie de belangrijkste reden van de komst.[16] Dit betreft meestal mensen bij wie de zelfmedicatie onvoldoende effectief is.[15] Huisartsen daarentegen denken dat bij de meerderheid van de mensen de medicatievraag de belangrijkste reden is om naar de dokter te gaan.[16]

Minder vaak zijn het zorgen en vragen over de praktische consequenties en het disfunctioneren ten gevolge van de hoofdpijn, waarvoor iemand naar de dokter gaat. Men is als gevolg van de hoofdpijn niet in staat om te werken, naar school te gaan of andere (sociale) activiteiten te ontplooien. Ook deze zorgen of vragen worden doorgaans niet spontaan gemeld op het spreekuur.

Soms heeft de patiënt zelf geen vraag, maar is hij gestuurd door een familielid of de partner.

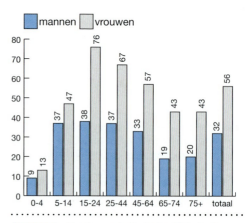

Figuur 1 Incidentie van de klacht hoofdpijn in de huisartspraktijk (contactreden No1), aan het begin van een episode, per 1.000 patiënten per jaar.[14]

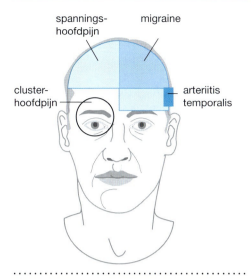

Figuur 2 Relatie tussen lokalisatie en soort hoofdpijn.

Het is voor de arts dan ook altijd belangrijk om te vragen naar de eigen ideeën van de patiënt over de oorzaak van de klacht en zijn verwachtingen van de arts met betrekking tot de hoofdpijn.

4 Pathofysiologie en differentiële diagnose

PATHOFYSIOLOGIE

De volgende structuren kunnen hoofdpijn veroorzaken:
- binnen de schedel: de grote arteriën, de veneuze sinussen, de basale hersenvliezen;
- buiten de schedel: het periost, de spieren, de fascie, de grote bloedvaten, de neusbijholten, de ogen en het gebit.

Hersenweefsel en het grootste deel van de hersenvliezen zijn niet pijngevoelig.

De relatie tussen de verschillende soorten hoofdpijn en de pathofysiologie die eraan ten grondslag ligt, is in veel gevallen onduidelijk.

Migraine is een neurovasculaire hoofdpijn. Neurale prikkeling leidt tot vernauwing en verwijding van de bloedvaten. Dit resulteert in pijn en verdere stimulatie van het centrale zenuwstelsel.[17]

Spanningshoofdpijn werd vroeger ook wel spierspanningshoofdpijn of psychogene hoofdpijn genoemd. Een directe relatie met stress en/of tonusverhoging in hoofd- en nekspieren is niet aangetoond. Wel speelt een verhoogde gevoeligheid van de schedelmusculatuur en peesaanhechtingen een grote rol. De rol van psychische factoren is nog niet duidelijk.[17] Mogelijk spelen dezelfde pathofysiologische processen als bij migraine een rol bij spanningshoofdpijn.

Bij *ruimte-innemende processen* speelt de druk op of trek aan de grote vaten of hersenvliezen mogelijk een rol bij het ontstaan van hoofdpijn.

Bij *clusterhoofdpijn* worden in de grijze stof van de hypothalamus structurele afwijkingen gevonden die verantwoordelijk lijken te zijn voor de circadiane ontregeling.[18]

Van veel andere soorten hoofdpijn is over de pathogenese nog weinig bekend. Toekomstig onderzoek zal hierover meer duidelijkheid moeten bieden.

Tabel 2	Diagnostisch schema van oorzaken van de klacht hoofdpijn.	
hoofdpijn e.c.i.		v
primaire hoofdpijn	spanningshoofdpijn	v
	migraine	v
	clusterhoofdpijn	z
secundaire hoofdpijn	trauma	s
	vaataandoening	z
	hersentumor/infectie	z
	middelengeïnduceerd	v
	koortsende ziekte	v
	metabole aandoening	z
	afwijkingen van nek, ogen, oren, sinussen, mond, tanden of kaken	v
	trigeminusneuralgie	z

v = vaak voorkomen van deze diagnose bij de klacht hoofdpijn;
s = soms;
z = zelden.
Schuingedrukte afwijkingen dienen te worden uitgesloten.

DIFFERENTIËLE DIAGNOSE

De meest gebruikte indeling van hoofdpijn is die van de International Headache Society (IHS), opgesteld in 1988 en in 2004 herzien.[19] Deze indeling is een combinatie van diagnostische criteria en etiologie en is primair opgesteld voor onderzoeksdoeleinden. We onderscheiden een aantal goed gedefinieerde, primaire hoofdpijnsyndromen (bijv. migraine, spanningshoofdpijn en clusterhoofdpijn); de andere hoofdpijnvormen zijn secundaire hoofdpijnsyndromen.

Migraine, met of zonder aura

Recidiverende aanvallen van matige tot heftige, vaak bonzende hoofdpijn, met meestal misselijkheid en/of braken, die erger wordt bij lichamelijke activiteit. De aanval duurt 4 tot 72 uur. Begeleidende verschijnselen als foto- of fonofobie zijn nodig voor de diagnose. In 15% van de gevallen worden de aanvallen voorafgegaan door auraverschijnselen.

> **Aura**
>
> Een aura is een focaal neurologisch symptoom en bestaat uit voor de patiënt stereotiepe, meestal visuele sensaties. De duur is maximaal zestig minuten (gemiddeld 22 minuten); de hoofdpijn ontstaat binnen zestig minuten na het einde van de aura. Niet altijd wordt een aura gevolgd door een hoofdpijnaanval; in die gevallen kan differentieeldiagnostisch verwarring ontstaan met een TIA. Een TIA kan visuele sensaties geven aan één oog, bij migraine ontstaan de klachten aan één zijde van beide ogen. Bij een TIA ontstaan de klachten acuut, terwijl een aura zich geleidelijk ontwikkelt. Behalve een aura kunnen ook andere *premonitory signs* optreden; de patiënt heeft de dag voorafgaand aan de migraineaanval vreemde stemmingen, gevoelens of gedragingen.

Spanningshoofdpijn (tension-type headache)

De symptomen zijn drukkende of klemmende hoofdpijn gedurende enkele minuten tot vele dagen, zonder misselijkheid of braken. Foto- en fonofobie zijn afwezig, of slechts één van beide treedt op. Meestal is de hoofdpijn gering tot matig, tweezijdig diffuus gelokaliseerd en wordt de pijn niet erger bij lichamelijke inspanning.

Clusterhoofdpijn en chronische paroxismale hemicrania

Het klinische beeld van clusterhoofdpijn (neuralgie van Horton) wordt niet altijd herkend, maar is zeer typisch. Het is een aanvalsgewijs optredende, zeer hevige, eenzijdige hoofdpijn rond het oog en temporaal. De aanvallen treden op in clusters van enkele weken: de episodische vorm. De duur van een aanval is vijftien minuten tot drie uur, met een frequentie van eenmaal per twee dagen tot achtmaal per dag, vaak 's nachts. De pijn treedt altijd aan dezelfde zijde op. Begeleidende verschijnselen kunnen zijn: ipsilateraal een tranend rood oog, ptosis, miosis en een loopneus. Van de patiënten is 75% man. Een chronische vorm komt veel minder vaak voor.

Chronische paroxismale hemicrania lijkt op clusterhoofdpijn; het is echter een zeer zeldzame aandoening, mogelijk de vrouwelijke variant van clusterhoofdpijn.

Middelengeïnduceerde hoofdpijn (medicatieovergebruikshoofdpijn)

Chronische hoofdpijnklachten kunnen optreden als gevolg van overmatig gebruik van medicijnen tegen hoofdpijn (analgetica, NSAID's of specifieke antimigrainemiddelen). Het betreft chronische hoofdpijn (meer dan vijftien dagen per maand) waartegen medicatie niet meer helpt.[4,19] Bij het staken van de medicatie treedt een rebound-fenomeen op; later dient de hoofdpijn te verdwijnen. Ook gebruik van veel coffeïnehoudende consumpties kan hoofdpijn opwekken,[17] evenals het staken ervan.[20] Hoofdpijn ten gevolge van overmatig medicijngebruik wordt waarschijnlijk meestal niet gediagnosticeerd.[4]

Ook kan hoofdpijn optreden als acute bijwerking van de medicatie. Honderden medicamenten en zelfzorgmiddelen kunnen hoofdpijn veroorzaken. Ook voedingsmiddelen en alcohol kunnen soms aspecifieke hoofdpijn veroorzaken.

Een menggroep van hoofdpijnsyndromen zonder anatomische afwijkingen

Hieronder valt hoofdpijn door tijdelijke drukverhoging zoals hoesten, heftige inspanning of een orgasme. De hoofdpijn kan zeer heftig zijn, maar is onschuldig en duurt enkele minuten tot uren.

De differentiële diagnose met een ruimte-innemend proces kan moeilijk zijn.

Ook hoofdpijn veroorzaakt door koude, ijs eten of een te strakke bromfietshelm behoort tot deze groep.

Hoofdpijn na een hoofdtrauma, acuut of chronisch

Meestal is na een trauma de hoofdpijn binnen enkele dagen weer over. Indien de hoofdpijn persisteert, moet de arts bedacht zijn op een subdurale bloeding (toename van de hoofdpijn enkele dagen na het ongeval) of een postcommotioneel syndroom (hoofdpijn tot maanden na een ongeval).

Hoofdpijn ten gevolge van een vaataandoening

Deze hoofdpijn kan van het type migraine of spanningshoofdpijn zijn. Retrospectief geven veel mensen met een CVA aan daarvoor hoofdpijn gehad te hebben, maar deze pijn heeft geen specifieke (voorspellende) kenmerken. Uitzondering is een subarachnoïdale bloeding, waarbij het beeld bestaat uit peracute occipitale hoofdpijn, vaak optredend na inspanning. De patiënt voelt vaak een 'knap' in het hoofd (*warning leak*). Begeleidende verschijnselen zijn vaak misselijkheid of braken (77%) en syncope (53%), neurologische verschijnselen (64%) en nekstijfheid (35%).[13,21]

Arteriitis temporalis kan zich als verschillende typen hoofdpijn voordoen. Een dikke, pijnlijke arteria temporalis en in mindere mate een verhoogde bezinking hebben een grote voorspellende waarde.[22]

Hoofdpijn door niet-vasculaire intracraniale aandoeningen zoals een infectie of een tumor

Vijftig procent van de mensen met een hersentumor heeft hoofdpijn.[23] De pijn is soms houdingsafhankelijk en neemt in de tijd toe; drukverhoging geeft meer klachten. Slechts bij een klein percentage (circa 5%) van de patiënten met een hersentumor was de hoofdpijn de enige reden om medische hulp te zoeken.[23] Meestal treden andere neurologische verschijnselen op, zoals epilepsie, motorische uitval of bewustzijnsstoornissen. Hoofdpijn die onveranderd langer dan drie maanden bestaat als enig symptoom sluit een hersentumor uit.[6,24] [E]

Hoofdpijn door niet-cerebrale infecties

Hoofdpijn bij koorts tijdens een ziekte is doorgaans goed herkenbaar; meningitis blijft een adder onder het gras.

Hoofdpijn door een metabole aandoening

Hoofdpijn kan veroorzaakt worden door hypoxie, hypercapnie, hypoglykemie of nierdialyse.

Hoofdpijn door aangezichtsstructuren

In deze groep vallen hoofdpijn of aangezichtspijn door aandoeningen van nek, ogen, oren, neus, sinussen, tanden, mond of andere aangezichtsstructuren. De groep bevat vele soorten hoofdpijn, door verschillende oorzaken. De relatie tussen de pijn en de aandoening is soms moeilijk aan te tonen. Voorwaarde is dat na behandeling van de afwijking de hoofdpijn verdwijnt.

Hoofdpijn vanuit de nek is wisselend in duur en intensiteit, niet bonzend. De pijn kan uitstralen naar de schouders en armen.

Een acuut glaucoom geeft zeer heftige pijn in het oog zelf, diffuse pericorneale roodheid en een matig wijde, lichtstijve pupil.

Sinusitis en bovensteluchtweginfecties zijn meestal anamnestisch en bij lichamelijk onderzoek goed te diagnosticeren. Hoofdpijn wordt waarschijnlijk te vaak aan sinusitis en neusafwijkingen toegeschreven.[25]

Neuralgische aangezichtspijn

Trigeminusneuralgie geeft zeer heftige, scherp stekende, eenzijdige pijn die soms weken kan aanhouden en uitgelokt kan worden door druk (*trigger points*) of spieractiviteit. De lokalisatie van de pijn is afhankelijk van de tak van de vijfde hersenzenuw die is aangedaan.

5 Kansverdeling van diagnosen

Een probleem bij het beoordelen van de incidentiecijfers van hoofdpijn is dat vooral kortdurende hoofdpijn lang niet altijd in een diagnostische categorie onder te brengen is. Een groot percentage wordt gecodeerd als hoofdpijn e.c.i.[2,16] Ook treden vaak combinaties op van verschillende soorten hoofdpijn. Berucht is de combinatie van migraine en spanningshoofdpijn, later vermengd met medicatieafhankelijke hoofdpijn. Patiënten met migraine hebben in 83% van de gevallen ook wel eens spanningshoofdpijn gehad, terwijl patiënten met spanningshoofdpijn in 23% van de gevallen ook migraine gehad hebben.[5]

In het Transitieproject zijn de diagnosen van de huisarts geregistreerd bij alle mensen die met de klacht hoofdpijn kwamen aan het einde van de ziekte-episode. De frequentie van de verschillende diagnosen wordt getoond in tabel 3.[14]

De incidentie en prevalentie van de verschillende soorten hoofdpijn is bij vrouwen anderhalf tot tweemaal zo hoog als bij mannen, zowel onder de bevolking als op het spreekuur van de huisarts.[3,5,10,22,24,25] Alleen clusterhoofdpijn komt bij mannen vaker voor dan bij vrouwen.

Met betrekking tot de leeftijdsverdeling van de verschillende soorten hoofdpijn geldt het volgende.[2,16,26]

– Migraine begint meestal rond de puberteit; tot het vijftigste levensjaar is er een langzame stijging van de incidentie, waarna er een daling optreedt.
– Spanningshoofdpijn doet zich vooral bij vrouwen het meest tussen de 15 en 65 jaar voor.
– Bij patiënten bij wie de hoofdpijn na het vijftigste levensjaar begint, moet de arts extra waakzaam zijn voor secundaire hoofdpijn of een ernstige oorzaak (bijv. hersentumoren, arteriitis temporalis).[17,27] [C]

De rest betreft nog zeldzamere diagnosen. De incidentie van clusterhoofdpijn en trigeminusneuralgie is ongeveer 1 per 10.000 mensen per jaar. Chronische paroxismale hemicrania is nog veel zeldzamer.

> **Hoofdpijn bij kinderen**
>
> Hoofdpijn komt ook bij kinderen frequent voor: 40% van alle kinderen beneden de 7 jaar en 75% van de kinderen tot 15 jaar hebben wel eens hoofdpijnklachten;[7] van de 13-jarigen ruim 20% eenmaal per maand.[28]
>
> De prevalentie van migraine bij kinderen tussen 5 en 15 jaar wordt wisselend opgegeven van 3 tot 10%.[7,29] De prevalentie neemt met de leeftijd geleidelijk toe. Vóór de puberteit vaker bij jongens, na de puberteit vooral bij meisjes. Ongeveer de helft van de kinderen met migraine heeft daar op volwassen leeftijd nog steeds last van.[30]
>
> Bij kinderen die met hoofdpijn bij de huisarts komen, spelen relatief vaak infectieziekten en psychosociale problemen een rol.[31]
>
> Kinderen met migraine hebben vrijwel altijd (98%) vegetatieve verschijnselen bij een aanval: braken (90%), misselijkheid (88%) en transpireren (50%). Naast een voornamelijk visuele aura (9-32%) zijn er veelvuldig focale neurologische stoornissen (48%).[32,33] Bij heel jonge kinderen kunnen de buikpijn en het braken sterk op de voorgrond staan; soms is de hoofdpijn zelfs afwezig ('abdominale migraine').
>
> De afgelopen decennia is een aantal paroxismale aandoeningen beschreven die mogelijk een vroege uiting van migraine zijn, zoals benigne paroxismale torticollis, benigne paroxismale vertigo en alternerende hemiplegie. Bij zeer kortdurende hoofdpijnaanvallen bij kinderen worden in een relatief hoog percentage epileptiforme afwijkingen in het EEG gevonden.[34,35]
>
> Migraine bij kinderen is korter van duur (64% korter dan vijf uur) dan bij volwassenen en meestal niet zo ernstig.[35] Vaak is de pijn bilateraal gelokaliseerd (65%).
>
> Spanningshoofdpijn komt bij jonge kinderen weinig voor; bij adolescenten relatief frequent. In de literatuur worden wisselende percentages (6-16% bij pubers tot 15 jaar) van voorkomen aangegeven.[7] Bij ongeveer 50% van de volwassen patiënten met spanningshoofdpijn kwam dit ook al voor het tiende levensjaar voor.

6 Betekenis van de voorgeschiedenis

Het voorkomen van migraine is familiair bepaald: vooral een eerstegraads familielid met migraine met aura geeft een sterk verhoogde kans ook migraine met aura te krijgen.[17] Bij andere hoofdpijnsoorten is dit minder duidelijk. Bij iedereen die langdurig hoofdpijnmedicatie gebruikt, moet men aan middelengeïnduceerde hoofdpijn denken. Dit geldt nog sterker bij patiënten van wie de voorgeschiedenis aanwijzingen bevat voor polyfarmacie.

In een onderzoek onder de Nederlandse bevolking is enige relatie gevonden tussen het vóórkomen van hoofdpijn en enkele sociaaldemografische kenmerken.[1] Zo zou hoofdpijn relatief het meest voorkomen bij alleenstaande mensen met een lage opleiding of een uitkering.

Tabel 3	Einddiagnosen bij de klacht hoofdpijn (N01) in de huisartspraktijk (a-priorikansen in procenten per leeftijdsgroep).[14]							
	totaal	0-4	5-14	15-24	25-44	45-64	65-74	75+
hoofdpijn e.c.i.	22	5	23	22	20	21	27	33
bovensteluchtweginfectie, sinusitis	20	23	21	19	22	20	19	13
spanningshoofdpijn	11	2	2	11	14	12	8	7
nek- of spierpijn	8	-	2	5	7	13	11	13
ander virus	8	35	18	7	7	3	4	5
migraine	4	-	3	4	6	4	-	1
commotio	2	2	5	2	2	1	2	2
medicament	1	-	-	1	1	1	5	1
rest	24	33	23	29	21	25	24	25

7 Betekenis van de anamnese

Een zorgvuldige anamnese met betrekking tot de hoofdpijnklacht is cruciaal, omdat de diagnose bij verreweg de meeste patiënten op grond van de anamnese wordt gesteld.[6] [C] De volgende gegevens zijn belangrijk.
- Bij acute en/of nieuwe hoofdpijn moeten vooral de volgende diagnosen worden overwogen: cerebrovasculaire accidenten, hersentumoren, clusterhoofdpijn, cervicogene hoofdpijn, sinusitis en secundaire hoofdpijn als gevolg van infecties. Bij chronisch recidiverende hoofdpijn moet vooral aan migraine, middelengeïnduceerde hoofdpijn en spanningshoofdpijn gedacht worden. Bij dagelijkse hoofdpijn wordt de kans op middelengeïnduceerde hoofdpijn nog groter.
- Is de hoofdpijn unilateraal (bijvoorbeeld migraine, clusterhoofdpijn, sinusitis), over het hele hoofd of bitemporaal (bij spanningshoofdpijn), eenzijdig temporaal (bij arteriitis temporalis), in het voorhoofd (bij verkoudheid, sinusitis) of in één oog (bij acuut glaucoom, clusterhoofdpijn)?
- Stekende pijn, die de patiënt onrustig maakt (bij clusterhoofdpijn), of bonzende pijn, waarbij de patiënt stil blijft liggen (bij migraine), of meer drukkende pijn (bij spanningshoofdpijn).
- Zeer heftige, invaliderende pijn duidt op clusterhoofdpijn, matige of lichte pijn meer op spanningshoofdpijn.
- Migraine verloopt aanvalsgewijs, van spanningshoofdpijn heeft de patiënt vaak dagen achtereen last, bij clusterhoofdpijn verlopen de aanvallen in clusters.
- Aanvallen van hoofdpijn in de nacht waarvan de patiënt wakker wordt, duiden op clusterhoofdpijn. Hoofdpijn bij het opstaan kan duiden op depressie, slaapstoornis, medicatieafhankelijkheid of een hersentumor. Hoofdpijn die gedurende de dag toeneemt, wijst op spanningshoofdpijn. Hoofdpijn die persisteert ondanks toenemende medicatie duidt mogelijk op middelengeïnduceerde hoofdpijn.
- Het ontstaan van hoofdpijn bij ontspanning, menstruatie, wijn en onvoldoende nachtrust wijst op migraine. Clusterhoofdpijnaanvallen worden tijdens een clusterperiode geprovoceerd door alcoholgebruik. Hoofdpijn bij intracerebrale drukverhoging (hoesten, persen) kan duiden op een ernstige intracerebrale oorzaak. Bij het ontstaan van hoofdpijn na een trauma moet gedacht worden aan een sub- of epiduraal hematoom.
- Moeheid, slecht slapen en concentratieproblemen duiden op spanningshoofdpijn; misselijkheid en braken vooral op migraine. Het tegelijkertijd eenzijdig optreden van oog- en neussymptomen is een aanwijzing voor clusterhoofdpijn. Verkoudheid duidt op een bovensteluchtweginfectie of sinusitis als oorzaak.

> **Alarmsymptomen voor een ernstige aandoening**
>
> - nieuwe hoofdpijn boven de 50 jaar (tumor, arteriitis temporalis)
> - eerste migraineaanval boven de 40 jaar (tumor)
> - acute, zeer heftige pijn (CVA, subarachnoïdale bloeding)
> - neurologische afwijkingen/nekstijfheid (meningitis, tumor)
> - koorts en braken (meningitis)
> - ochtendbraken; braken niet gerelateerd aan hoofdpijn (hersentumor)
> - persoonlijkheidsveranderingen (hersentumor)
> - ouderen met pijn temporaal (arteriitis temporalis)
> - hoofdpijn met tekenen van drukverhoging (tumor)
> - toenemende hoofdpijn na een ongeval (sub- of epiduraal hematoom)
> - zwangerschap en onbekende hoofdpijn (pre-eclampsie)

Indien een patiënt vertelt dat de hoofdpijn die hij of zij altijd heeft, duidelijk van aard of ernst is veranderd, dient de arts bedacht te zijn op een nieuwe hoofdpijnsoort die een ernstige oorzaak kan hebben.

8 Betekenis van het lichamelijk onderzoek

Bij een patiënt met hoofdpijn wordt lichamelijk onderzoek verricht ter bevestiging van de diagnostische hypothese of ter uitsluiting van ernstige oorzaken. Het draagt echter meestal weinig bij tot de diagnose.[6] [C] Wel kan het onderzoek zinvol zijn voor de relatie tussen patiënt en arts, omdat de arts op deze manier aangeeft dat de klacht van de patiënt serieus wordt genomen. De aanwezigheid van koorts, afwijkingen van de ogen of in het keel-, neus- en oorgebied zijn een aanwijzing voor een specifieke hoofdpijnoorzaak. Patiënten met een clusterhoofdpijn worden tijdens een aanval gemakkelijk herkend door de aanwezigheid van een tranend, rood oog, een loopneus en de zichtbare reactie op de heftige pijn.

Palpatie van de nekmusculatuur is weinig zinvol, omdat er geen duidelijke relatie is tussen spanningshoofdpijn en de tonus van de nekspieren. De bloeddruk wordt door de arts vaak opgemeten ter geruststelling van de patiënt: hypertensie als

	datum	begin hoofdpijn	einde hoofdpijn	ernst mild, matig, ernstig	verschijnselen misselijk, braken, enz.	medicatie (ook zelf-medicatie)	oorzaken
zondag							
maandag							
dinsdag							
woensdag							
donderdag							
vrijdag							
zaterdag							

Figuur 3 Hoofdpijndagboek: om een goede indruk te krijgen van het soort hoofdpijn waarmee men te maken heeft, kan het bijhouden van een hoofdpijndagboek nuttige aanvullende informatie verstrekken.[27] Hierbij moeten kenmerken van de hoofdpijn genoteerd worden, zoals duur, ernst, begeleidende verschijnselen, gebruikte medicatie en uitlokkende factoren. Bovendien kan op deze wijze ook de effectiviteit van de aanvalsbehandeling en profylaxe geëvalueerd worden.

Hoofdpijn

Tabel 4	Invloed van anamnestische gegevens op diagnose spanningshoofdpijn of migraine (kans in percentages).[36]		
	kans op migraine bij aanwezigheid	kans op spanningshoofdpijn bij afwezigheid	positieve likelihood ratio voor migraine
braken	82	96	23,2
fotofobie	79	87	6,0
fonofobie	69	87	5,2
toename bij lichamelijke inspanning	81	78	3,7
unilaterale pijn	66	78	3,1
stekende/pulserende pijn	76	77	3,3
duur < 4 uur	26	51	0,52
duur 4-24 uur	57	75	1,7
duur 24-72 uur	13	91	1,4
uitlokkende factoren			
chocolade	22	95	4,6
kaas	38	92	4,9
stress	50	57	1,2
alcohol	30	77	1,3
menstruatie	44	56	1,0
parfum of geuren	32	44	0,58

oorzaak van hoofdpijn is dubieus. Bij een verhoogde systolische druk en bij een diastolische druk minder dan 125 mm kwik is geen oorzakelijk verband met hoofdpijn aangetoond.[6] [A]

Pupilverschil wijst op acuut glaucoom, clusterhoofdpijn of een neurologische afwijking. Soms is neurologisch onderzoek van de hersenzenuwen en/of een algemeen neurologisch onderzoek zinvol, ter uitsluiting van ernstige neurologische oorzaken zoals een hersentumor of cerebrovasculair accident. Nekstijfheid is uiteraard een zeer suspect verschijnsel (meningitis, subarachnoïdale bloeding), waarna met spoed tot actie moet worden overgegaan.

Een algemeen lichamelijk onderzoek is zinvol bij verdenking op secundaire hoofdpijn, vooral bij kinderen of ouderen die communicatief gestoord zijn of bij patiënten die erg ziek zijn.

9 Betekenis van eenvoudig aanvullend onderzoek

Bij het vermoeden van arteriitis temporalis is het vaststellen van een hoge BSE een belangrijke aanwijzing voor de diagnose. Voor ander bloedonderzoek is geen indicatie bij hoofdpijn.[6] [C] Röntgenonderzoek van nek en/of schedel is slechts geïndiceerd indien na een trauma gedacht wordt aan een fractuur.

10 Betekenis van complex aanvullend onderzoek

Reden voor verwijzing voor verder onderzoek is er bij patiënten van wie de huisarts vermoedt dat aan de hoofdpijn een ernstige oorzaak ten grondslag ligt. In de praktijk zullen ook vaak patiënten verwezen worden met chronische hoofdpijn, omdat zij door de huisarts niet gerustgesteld kunnen worden.

ACUTE HOOFDPIJN

Bij patiënten met zeer heftige acute hoofdpijn en verdenking op een SAB is een CT-scan van het hoofd geïndiceerd (sensitiviteit binnen 24 uur 95%).[13] Indien de CT-scan niet duidelijk is, kan een lumbaalpunctie, MRI of angiografie worden uitgevoerd.

Bij verdenking op een meningitis moeten een CT-scan en een lumbaalpunctie worden uitgevoerd.[13]

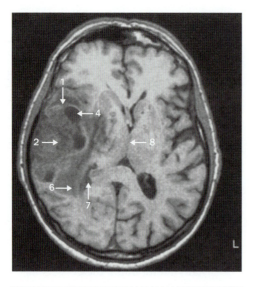

Figuur 4 MRI in het axiale vlak. T2-gewogen beeld van een turbo-spin-echosequentie. Er is een tumor in de frontale (1) en temporale (2) kwab, met inhomogene signaalintensiteit (4), inhomogene aankleuring, perifocaal oedeem (6) en ruimte-innemende werking, met compressie van de homolaterale ventrikel (7) en verplaatsing van de mediaanlijn (8).

CHRONISCHE HOOFDPIJN

De Nederlandse Vereniging voor Neurologie adviseert het volgende diagnostisch beleid.[6] [C]
– Bij een patiënt met migraine of chronische spanningshoofdpijn is een EEG of aanvullend beeldvormend onderzoek over het algemeen niet geïndiceerd. De kans op het vinden van een relevante afwijking op een CT- of MRI-scan bij patiënten met chronische hoofdpijn zonder neurologische afwijkingen, is gelijk aan de te verwachten kans op afwijkingen bij de algehele populatie zonder hoofdpijn waarbij geen neurologische afwijkingen worden vastgesteld.[35] [A] Op een CT- of MRI-scan worden bij patiënten met migraine wel in hogere frequentie kleine afwijkingen in de subcorticale witte stof gevonden in vergelijking met controlepatiënten. Dit heeft echter geen consequenties voor verdere diagnostiek of behandeling.[6]
– Een CT- of MRI-scan is mogelijk wel geïndiceerd bij patiënten met:[6]
  • atypische hoofdpijnpatronen of recente verandering in het hoofdpijnpatroon;
  • herhaalde, steeds aan dezelfde zijde optredende neurologische auraverschijnselen;
  • epileptische aanvallen in de voorgeschiedenis;
  • focale neurologische symptomen of neurologische afwijkingen bij het lichamelijk onderzoek.
– Bij kinderen met hoofdpijn is een EEG alleen zinvol indien epilepsie in de differentiële diagnose voorkomt.[3]

11 Samenvatting

Hoofdpijn is een zeer veelvoorkomende klacht met voor de patiënt vaak hinderlijke consequenties: angst voor een ernstige aandoening, hinder en sociale belemmeringen. Omdat de meeste mensen met hoofdpijn niet naar de huisarts gaan, is aandacht voor de reden van de komst en de verwachtingen van de arts van groot belang.

Hoewel bij verreweg de meeste patiënten de hoofdpijn een onschuldig verschijnsel is, is het toch van belang om alert te zijn op mogelijk ernstige oorzaken. Bij de diagnostiek is een zorgvuldig afgenomen anamnese het belangrijkste; de bijdrage van het lichamelijk onderzoek is meestal zeer beperkt. Aanvullend onderzoek of verwijzing is alleen zinvol indien bij secundaire hoofdpijn aan een ernstige oorzaak wordt gedacht.

Het indelen van hoofdpijn in een diagnostische classificatie is bij kortdurende klachten niet altijd mogelijk; bij langerdurende hoofdpijn is het belangrijk attent te zijn op de mogelijkheid dat verschillende vormen tegelijkertijd kunnen voorkomen.

Ook al wordt bij iemand met hoofdpijn geen oorzaak gevonden voor de klacht, door een patiëntgerichte benadering kan de arts toch van grote betekenis voor de patiënt zijn.

Literatuur

1 Donker G, Hutten J, Bijl D, Flierman H, et al. Hoofdbrekens en kopzorgen. Epidemiologie en handelen van patiënt en huisarts bij migraine en andere vormen van hoofdpijn. Utrecht: Nivel, 1992.
2 Linden MW van der, Westert GP, Bakker DH de, Schellevis FG. Tweede Nationale Studie naar ziekte en verrichtingen in de huisartspraktijk. Klachten in de bevolking en in de huisartspraktijk. Utrecht: Nivel, 2004.
3 Lanteri-Minet M, Auray J, Hasnaoui A el, et al. Prevalence and description of chronic daily headache in the general population in France. Pain 2003;102:143-9.
4 Limroth V, Katsarava Z. Medication overuse headache. Curr Opin Neurol 2004;17:301-6.
5 Rasmussen BK, Jensen R, Schroll M, et al. Epidemiology of headache in a general population; A prevalence study. J Clin Epidemiol 1991;44:1147-57.
6 Commissie Kwaliteitsbewaking van de Nederlandse Vereniging voor Neurologie. Werkgroep richtlijnen hoofdpijn. Richtlijnen diagnostiek en behandeling chronisch recidiverende hoofdpijn zonder neurologische afwijkingen. Eerste herz. Amsterdam: 2007.
7 Stovner L, Hagen K, Jensen R, Katsarava Z, Lipton R, Scher A, Steiner T, Zwart JA. The global burden of headache: a documentation of headache prevalence and disability worldwide. Cephalalgia 2007;27(3):193-210.
8 MacGregor A. Managing migraine in primary care. Oxford: Blackwell Science, 1999.
9 Launer LJ, Terwindt GM, Ferrari MD. The prevalence and characteristics of migraine in population-based cohort; the GEM study. Neurology 1999;53:537-42.
10 Lisdonk EH van de. Perceived and presented morbidity in general practice. A study with diaries in four general practices in the Netherlands. Scand J Prim Health Care 1989;7:73-8.
11 Lamberts H. In het huis van de huisarts. Verslag van het Transitieproject. Lelystad: Meditekst, 1991.
12 Rasmussen BK, Olsen J. Symptomatic and non-symptomatic headaches in a general population. Neurology 1992;42:1225-31.
13 Cortelli P, Cevoli S, Nonino F, et al. Evidence based diagnosis of Nontraumatic Headache in the Emergency Department. Headache 2004;44:587-95.
14 Okkes IM, Oskam, SK, Lamberts H. Van klacht naar diagnose. Bussum: Coutinho, 1998.
15 Walling AD. Headache. In: Weiss B (ed). 20 common problems in primary care. New York: McGraw Hill, 1999.
16 Jongh TOH de, Lentze K. Ongerustheid en het bezoek aan de huisarts. Med Cont 1992 27/28;47:853-6.
17 Knuistingh Neven A, Bartelink MEL, Jongh TOH de, et al. NHG-Standaard Hoofdpijn. Huisarts Wet 2004;46(9):411-22.
18 May A, Bahra A, Buchel C, et al. Hypothalamic activation in cluster headache attacks. Lancet 1998;352:275-8.
19 Headache classification committee of the International Headache Society. Classification and diagnostic criteria for headache disorders, cranial neuralgias, and facial pain. Cephalalgia 2004; 24(suppl 1):1-160.
20 Couturier EGM. Wie uitgeslapen is slaapt nooit meer uit; 'weekendhoofdpijn' door te late en te geringe inname van cafeïne. Ned Tijdschr Geneeskd 1993;137(39):1953-5.
21 Vermeulen M. Subarachnoid hemorrhage: diagnosis and treatment. J Neur 1996;243:496-501.
22 Hayreh SS, Podhajsky PA, Raman R, Zimmerman B. Giant cell arteritis: validity and reliability of various diagnostic criteria. Am J Ophtalmol 1997;123:196-285.
23 Pfund Z, Szapary L, Jaszberenyi O, et al. Headache in intracranial tumors. Cephalalgia 1999;19:787-90.
24 Salander P, Bergenheim AT, Hamberg K, et al. Pathways from symptoms to medical care: a descriptive study of symptom development and obstacles to early diagnosis in brain tumour patients. Fam pract 1999;16:143-8.
25 Silberstein SD. Headaches due to nasal and paranasal sinus disease. Neurol Clin N Am 2004;22:1-19.
26 Lisdonk EH van de, Bosch WJHM van den, Lagro-Janssen ALM, Schers HJ. Ziekten in de huisartspraktijk. Maarssen: Elsevier Gezondheidszorg, 2008.
27 Silberstein SD, Lipton RB, Goadsby PJ. Headache in clinical practice. Oxford: Isis Medical Media, 1998.
28 Sillanpaa, M, Piekkala P. Prevalence of migraine and other headaches in early puberty. Scand J of Prim Health Care 1984;2:27-32.
29 Hockaday IM. Migraine in childhood and other non-epileptic paroxysmal disorders. Cambridge: Butterworth Ltd, 1988.
30 Bille B. Migraine in children: prevalence, clinical features and a 30-year follow-up. In: Ferrari MD, Lataste X (eds). Migraine and other headaches. New York: Parthenon, 1989:29-38.
31 Wouden JC van der, Pas P van der, Bruynzeels MA, et al. Headache in children in Dutch general practice. Cephalalgia 1999;19:147-50.
32 Silberstein SD. Twenty questions about headaches in children and adolescents. Headache 1990;30:716-24.
33 Hockaday IM. Basilar migraine in childhood. Developmental Medicine and Child Neurology 1979; 21:455-63.
34 Kramer U, Nevo Y, Neufeld MY, et al. The value of EEG in children with chronic headaches. Brain Dev 1994;16:304-8.

35 Schoenen J. Clinical neurophysiology studies in headache: a review of data and pathofysiological hints. Funct neurol 1992;7:191-204.
36 Smetana GW. The diagnostic value of historical features in primary headache syndromes. Arch Intern Med 2000;160:1729-37.

Nuttige websites

www.hoofdpijncentra.nl
www.hoofdpijnpatienten.nl

Horen, slechter

J.A.H. Eekhof en J.A.P.M. de Laat

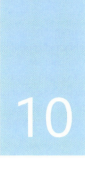

1 Inleiding

Slechthorendheid is een veelvoorkomend probleem dat op alle leeftijden voorkomt. De klacht slechter horen kan zowel één als beide oren betreffen. Hoewel eenzijdig gehoorverlies bijzonder hinderlijk kan zijn, wordt voor definities meestal uitgegaan van het gehoorverlies aan het beste oor. Bij slechthorendheid kan de subjectieve klacht slechter horen onderscheiden worden van de objectieve gehoorstoornis die met een gehoormeting (audiogram) is vastgesteld. Klacht en stoornis overlappen elkaar maar gedeeltelijk; de klacht kan voorkomen zonder dat het audiogram afwijkend is en er kan een gehoorverlies op het audiogram worden vastgesteld zonder dat er klachten over het gehoor worden geuit.

De subjectieve klacht slechthorendheid wordt meestal gedefinieerd als een verminderde waarneming van geluid en minder verstaan van spraak.

Voor een objectieve gehoorstoornis wordt over het algemeen de grens van 35 dB gehoorverlies aangehouden (overeenkomend met de gemiddelde geluidsterkte van fluisteren), omdat ziektekostenverzekeraars bij deze arbitraire grens de kosten van een hoortoestel vergoeden. In dit hoofdstuk is de klacht slechter horen als ingang genomen. Daarnaast wordt ook aandacht besteed aan een afwijkende uitkomst van gehoorscreening op het consultatiebureau, omdat dat voor ouders een reden kan zijn om de huisarts te consulteren over het gehoor van hun kind.

Er zijn vele oorzaken die ten grondslag liggen aan slechter horen. Deze oorzaken variëren in ernst en duur, van tijdelijk en niet ernstig (bijv. bij verkoudheid of cerumen) tot blijvend en ernstig (aangeboren perceptief gehoorverlies bij pasgeborenen). Bij oorzaken in de gehoorgang tot en met het middenoor spreekt men van geleidingsdoofheid; bij oorzaken na de geleidingsoverdracht van de gehoorbeentjes aan het binnenoor van perceptiedoofheid. Voor dit hoofdstuk gaan wij ervan uit dat vanaf het moment dat de patiënt zelf benoemt dat hij slechter hoort of dat bij een test objectief een gehoorverlies van meer dan 35 dB is vastgesteld, er sprake is van de klacht slechter horen.

> Om de lezer een indruk te geven van de mate van bewijskracht ter onderbouwing van een aantal belangrijke diagnostische stappen, is deze onderbouwing door de auteurs als volgt aangegeven.
> - [E] = Voldoende bewijskracht; dat wil zeggen meerdere goed opgezette onderzoeken met eensluidende uitkomsten in een vergelijkbare populatie.
> - [A] = Sterke aanwijzingen of indirect bewijs; dat wil zeggen één goed opgezet onderzoek met betrekking tot een vergelijkbare populatie, of meerdere onderzoeken in andere, niet geheel vergelijkbare populaties.
> - [C] = Consensus uit richtlijnen of standaarden met betrekking tot de populatie.

2 De klacht in de bevolking

Eenduidige cijfers over het vóórkomen van verminderd gehoor in de algemene populatie zijn niet voorhanden, omdat prevalentie en incidentie erg afhankelijk zijn van de gebruikte methode en het gekozen afkappunt voor gehoorverlies. In tabel 1 wordt een overzicht gegeven van wat er bekend is over het voorkomen bij verschillende leeftijdsgroepen. In drie verschillende enquêtes, die sterk verschillen in de wijze waarop naar slechthorendheid werd gevraagd, wordt voor alle leeftijdsgroepen tezamen een prevalentie van 4,5 tot 11,4% gevonden.[1]

Bij jonge kinderen wordt soms door de ouders aan het gehoor getwijfeld, omdat er een afwijkend gehooronderzoek bij het consultatiebureau is geweest, of op grond van een (vermeende) spraaktaalstoornis. Vanaf ongeveer het 15e levensjaar en bij jongvolwassenen komt de klacht slechter horen minder vaak voor. Bij oudere volwassenen komen, met het stijgen van de leeftijd, gehoorstoornissen steeds vaker voor. Bij ouderen behoort gehoorverlies, samen met visus- en mobiliteitsstoornissen, incontinentie en dementie, tot de topvijf van de veelvoorkomende verouderingsaandoeningen.

Bij ouderen wordt gehoorverlies relatief zelden als klacht op het spreekuur geuit, omdat het gehoorverlies niet als probleem wordt ervaren of omdat de oudere zich hiervan (nog) niet bewust is. Ouderen noemen het niet meer goed kunnen volgen van gesprekken het belangrijkste probleem bij het verminderde gehoor. Het gehoorverlies bij ouderen gaat ook vaak gepaard met *recruitment*, een abnormale toename van de luidheid als het geluid harder is. Hierbij worden zwakke geluiden nauwelijks gehoord, terwijl harde geluiden als onaangenaam hard ervaren worden.

Bij onderzoek in de bevolking komt slechter horen vaker voor bij mannen dan bij vrouwen. Slechter horen kan grote gevolgen hebben voor het dagelijks leven. Bij een gehoorverlies van meer dan 35 dB is het verstaan van spraak moeilijk en zal iemand problemen hebben gesprekken in geroezemoes goed te kunnen volgen. De invloed van een verminderd gehoor verschilt van persoon tot persoon en is afhankelijk van de aard en mate van het gehoorverlies en ook van het soort werkzaamheden en de hobby's (muziek) van de slechthorende.

Slechthorendheid bemoeilijkt de sociale contacten en heeft negatieve maatschappelijke gevolgen voor ouderen, ook al omdat publiek en hulpverleners vaak onvoldoende kennis van slechthorendheid hebben en er geen rekening mee houden.

3 De eerste presentatie bij de dokter

De incidentie van de klacht slechter horen op het spreekuur van de huisarts neemt toe van circa dertien per 1.000 per jaar op de leeftijd van 15 jaar tot veertig bij mensen boven de 75 jaar. De prevalentie van bij de huisarts bekende slechthorenden is onder de 65 jaar minder dan 5% en boven de 75 jaar meer dan 25% van de vrouwen en bijna 35% van de mannen.[3]

Bij jonge kinderen is het niet goed kunnen horen vaak een onderdeel van een complex van symptomen en wordt verminderd gehoor in de huisartsregistraties zelden als reden van komst of belangrijkste diagnose gecodeerd. Het slechter horen wordt dan geregistreerd als behorende bij

Tabel 1	Incidentie van gehoorstoornissen in de Nederlandse bevolking.[2]		
onderzoekspopulatie	methode dataverzameling (afkappunt)	leeftijd	puntprevalentie gehoorstoornissen
algemene Nederlandse bevolking	enquête	13 jaar en ouder	4,5%
		16 jaar en ouder	11,4%
pasgeborenen	Ewing-test	9-13 maanden	6%
schoolkinderen	audiogram (= 30 db)	4-18 jaar	3%
	enquête	4-17 jaar	3%
keuringen dienstplicht	audiogram (= 30 db)	18 jaar	1,3%
werkende bevolking	enquête (mannen)	15-64 jaar	12%
	audiogram (= 20 db)	15-64 jaar	22%
ouderen	audiogram (= 35 db)	57 jaar en ouder	23,1%
		60 jaar en ouder	37,4%

Tabel 2	Diagnostisch schema van de klacht slechter horen.			
geen gehoorverlies				v
gehoorverlies	geleidingsdoofheid		cerumen	v
			otitis media acuta/met effusie	v
			tubadisfunctie	v
			trommelvliesperforatie	s
	perceptiedoofheid (binnenoor)		presbyacusis	v
			lawaaidoofheid	s
			otosclerose	z
			medicamenten	z
			acuut idiopathisch gehoorverlies	z
			ziekte van Ménière	z
			brughoektumor	z

v = vaak voorkomen van deze diagnose bij de klacht slechter horen in de huisartspraktijk;
s = soms;
z = zelden.
Schuingedrukte diagnosen dienen te worden uitgesloten.

het middenoorprobleem (bijv. otitis media acuta of otitis media met effusie).[3] Het slechter horen bij kinderen wordt opgemerkt door ouders en/of begeleiders of vermoed op grond van stoornissen in het gedrag of de spraak-taalontwikkeling.

Lichte gehoorverliezen veroorzaken weinig klachten en blijven vaak onopgemerkt. Patiënten komen meestal pas op het spreekuur van de huisarts als door de slechthorendheid beperkingen in het functioneren worden ervaren. Gehoorverlies komt soms samen voor met oorsuizen. Het gecombineerd voorkomen van beide klachten heeft echter geen betekenis voor de ernst of prognose van het gehoorverlies.

Hoewel slechthorendheid een van de meest voorkomende gezondheidsproblemen is, wordt de klacht naar verhouding niet zo vaak op het spreekuur gepresenteerd.[4,5] Redenen hiervoor zijn onder andere het geleidelijke verloop van de aandoening, het toeschrijven van het slechter horen aan de leeftijd en de angst voor hoortoestellen. Van alle contactredenen betreft circa 1% klachten over het gehoor (H02).

Behalve de consultatiebureauarts, de huisarts en de KNO-arts wordt ook de kinderarts geregeld met vragen over slechter horen geconfronteerd.

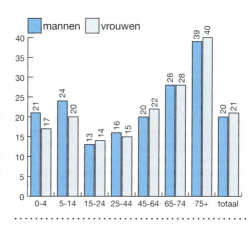

Figuur 1 Incidentie van de klacht slechter horen (contactreden H02) in de huisartspraktijk, per 1.000 patiënten per jaar.[4]

4 Pathofysiologie en differentiële diagnose

Het gehoor werkt kort gezegd als volgt: het geluid komt binnen via de oorschelp en gaat door de gehoorgang naar het trommelvlies. Door het geluid gaat het trommelvlies trillen en daardoor worden de drie gehoorbeentjes (hamer, aambeeld en stijgbeugel) in het middenoor in beweging gebracht. De stijgbeugel brengt de vloeistof in het slakkenhuis (cochlea) in beweging, waardoor trilhaartjes gaan bewegen. Door een chemische potentiaalverandering in de haarcellen worden elektrische signalen afgegeven die door de gehoorzenuw naar de hersenen worden voortgeleid.[6]

Slechter horen kan worden veroorzaakt door verschijnselen in de uitwendige gehoorgang (cerumen), het trommelvlies (perforatie), het middenoor (otitis media acuta of met effusie) of het binnenoor (lawaaidoofheid, presbyacusis).

OORZAKEN IN DE UITWENDIGE GEHOORGANG

Slechter horen veroorzaakt door cerumen ontstaat geleidelijk, met een plotselinge verergering (bijv. na zwemmen of douchen, waarbij het cerumen opzwelt door het vocht en de gehoorgang geheel afsluit).

OORZAKEN IN HET MIDDENOOR

Otitis media met effusie
Bij jonge kinderen wordt gehoorverlies vooral veroorzaakt door otitis media met effusie. Over het ontstaan van otitis media met effusie bestaat nog veel onduidelijkheid. De meest gangbare theorie is dat een disfunctie van de buis van Eustachius leidt tot een vacuüm in het middenoor, waarna sereus of mukeus vocht uittreedt in het middenoor bij een gesloten trommelvlies. Immunologische, infectieuze of erfelijke factoren spelen mogelijk ook een rol. De mate van het gehoorverlies door otitis media met effusie is meestal niet meer dan gemiddeld 40 dB en is wisselend in de loop van de tijd.[7]

Acute disfunctie van de buis van Eustachius
Deze ontstaat bij verkoudheid, en als gevolg van bijvoorbeeld de verandering van de cabinedruk bij vliegreizen is het gehoor vaak minder. Door de onderdruk in het middenoor is de beweeglijkheid van het trommelvlies minder, waardoor de patiënt minder goed hoort. De aandoening gaat spontaan weer over.

Otitis media acuta
Otitis media acuta is een infectie van het middenoor en gaat vaak gepaard met oorpijn en koorts of andere algemene verschijnselen (bij kinderen bijv. braken of diarree). De diagnose wordt gesteld wanneer men bij de genoemde klachten trommelvliesafwijkingen vindt: roodheid of bomberen. Alleen een bomberend trommelvlies maakt de diagnose zeker (de gouden standaard is het verkrijgen van purulent vocht bij het doorprikken van het trommelvlies: paracentese). Het verloop is over het algemeen mild en de aandoening geneest meestal in de loop van de tijd spontaan. Bij 90% is binnen vier dagen de koorts verdwenen.[8]

Myringitis
Een myringitis is een meestal virale ontsteking van het trommelvlies zelf. Deze gaat gepaard met heftige pijn en verminderd horen aan de aange-

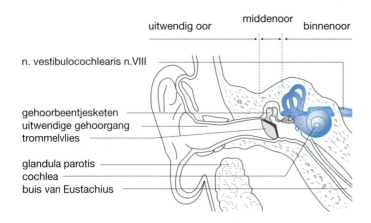

Figuur 2 Het gehoororgaan.

dane zijde. De aandoening geneest spontaan na één à twee dagen.

Cholesteatoom

In zeldzame gevallen kan slechthorendheid worden veroorzaakt door een cholesteatoom, een benigne tumor die kan ontstaan door of gepaard gaat met chronische otitis media. Hierbij is epitheel van de uitwendige gehoorgang binnengegroeid en vormt de matrix van het gezwel.

OORZAKEN IN HET BINNENOOR

Acuut idiopathisch gehoorverlies

Acuut idiopathisch gehoorverlies ontstaat snel, binnen enkele dagen. Het betreft meestal een eenzijdig perceptief gehoorverlies waarvan de helft van de mensen spontaan geneest; bij de andere helft is het gehoor blijvend verminderd.[9] Oorzaken kunnen virale of bacteriële infecties en metabole aandoeningen zijn.

Lawaaidoofheid

Bij lawaaidoofheid is het langdurig blootgesteld zijn aan lawaai (werkomstandigheden, harde muziek, enz.) de belangrijkste factor bij het verminderde gehoor. Omgevingsgeluid dat hard genoeg is om een pijnsensatie of een tijdelijk gevoel van doofheid te veroorzaken (meestal geluid harder dan 80 dBA) kan bij langdurige expositie tot slechthorendheid leiden. De gehoorsvermindering wordt veroorzaakt door beschadiging van het binnenoor. Het bezoek van popconcerten en het dragen van koptelefoons veroorzaakt bij 25.000 jongeren per jaar gehoorschade.[10] Dit uit zich bij audiometrie in een lawaaidip bij 4 kHz, die soms oploopt tot 40 à 50 dB. Bij langdurige (jarenlange) geluidsoverbelasting ontstaat een zodanig gehoorverlies dat normaal communiceren op latere leeftijd (al vanaf 30 jaar) ernstig wordt bemoeilijkt.

Presbyacusis

Bij presbyacusis is het gehoorverlies meestal het resultaat van alle grotere en kleinere gehoorbeschadigingen van voornamelijk het binnenoor die in de loop van het leven zijn opgelopen door bijvoorbeeld langdurige otitiden, lawaai en ototoxische beschadiging. Het meest kenmerkend is de degeneratie van haarcellen. Deze degeneratie is het grootst in de basale windingen van het slakkenhuis en gaat gepaard met het slijten van de bijbehorende zenuwvezels. Bij het ouder worden vermindert ook de beweeglijkheid van het trommelvlies en de gehoorbeentjes, waardoor er een geringe geleidingscomponent bij kan komen.[1]
Bij ouderen vanaf 60 jaar treedt gehoorverlies in de hoge tonen op. Dat neemt progressief toe naarmate de leeftijd vordert (zie figuur 3).[11] Bij 25% van alle 60-jarigen is het gehoorverlies zodanig (35 dB bij 1,2 en 4 kHz) dat het dragen van gehoorapparaten geïndiceerd is.[10,12]

Otosclerose

Otosclerose is een relatief zeldzame aandoening waarbij langzaam progressieve geleidingsdoofheid optreedt. De oorzaak is waarschijnlijk een abnormale botvorming van het labyrintkapsel rond het ovale venster.

Ziekte van Ménière

Bij de ziekte van Ménière komt de slechthorendheid in aanvallen voor en gaat gepaard met duizeligheid, misselijkheid en oorsuizen. De gedachte is dat het veroorzaakt wordt door hydrops in het labyrint.

Brughoektumor

Daarnaast kan in uiterst zeldzame gevallen slechthorendheid worden veroorzaakt door een brughoektumor, die drukt op de gehoorzenuw.

Tabel 3	Blijvende of voorbijgaande slechthorendheid.
voorbijgaande slechthorendheid	blijvende slechthorendheid
cerumen	perceptief gehoorverlies (congenitaal/perinataal)
otitis media acuta	lawaaidoofheid
tubadisfunctie/bovensteluchtweginfectie	presbyacusis (= ouderdomsslechthorendheid), toxisch (medicamenten)

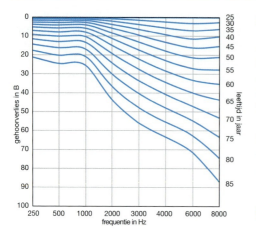

Figuur 3 Spoorlijnen; het gemiddelde gehoorverlies op de verschillende leeftijden.

Geneesmiddelen

Slechthorendheid ten gevolge van geneesmiddelen is zeldzaam (oorzaak voor circa 0,2% van totale slechthorendheid en doofheid) en wordt in de meeste gevallen (circa 75%) veroorzaakt door antibiotica (aminoglycosiden) en andere geneesmiddelen zoals kinine- en salicylpreparaten.[1,13]

5 Kansverdeling van diagnosen

Bij kinderen tot de leeftijd van 7 jaar bij wie aan het gehoor wordt getwijfeld, is de kans het grootst dat er sprake is van otitis media met effusie.[4] In de winter wordt deze diagnose anderhalf maal zo vaak gesteld als in de zomer.[3]

Bij slechthorende ouderen zijn vaak meerdere factoren aanwezig. Over het algemeen heeft de ouderdomsslechthorendheid meer invloed op het gehoorverlies dan een aanwezige cerumenprop.

6 Betekenis van de voorgeschiedenis

Bij een in de familie voorkomende erfelijke perceptieve gehoorstoornis wordt uiteraard de kans op de aanwezigheid ervan bij het kind ook overwogen.

Factoren die de kans op otitis media met effusie verhogen, zijn de aanwezigheid van frequente (neus)verkoudheden en andere gezinsleden met een doorgemaakte otitis media met effusie, eerder doorgemaakte middenoorontstekingen, immuunstoornis, palatoschisis of het syndroom van Down.[7]

Na een doorgemaakte meningitis komt vaker (één- of tweezijdig) perceptief gehoorverlies voor.

Eerder doorgemaakte trommelvliesoperaties

Tabel 4	Einddiagnosen bij de klacht slechter horen (contactreden H02) in de huisartspraktijk (a-priorikansen in procenten per leeftijdsgroep).[4]							
	0-4	5-14	15-24	25-44	45-64	65-74	75+	alle leeftijden
cerumen	11	11	27	36	46	52	56	39
otitis media met effusie; bovenste-luchtweginfecties; tubaire catarre	57	60	48	36	27	18	8	32
doofheid*	-	1	2	3	15	16	20	9
gehoorklachten**	8	8	5	7	5	5	5	6
otitis media acuta	16	11	5	4	1	-	1	4
otitis externa	-	1	5	5	3	2	5	4
otosclerose	-	1	-	-	-	1	2	1
restgroep	8	7	8	9	3	6	3	3

* Diagnose gesteld op basis van geobjectiveerd gehoorverlies (H86).
** Diagnose op klachtniveau, gesteld op basis van de klachten van de patiënt (H02).

(ook buisjes) geven een grotere kans op later gehoorverlies.[1]

Langdurig werken in een lawaaiige omgeving of veelvuldige bezoeken aan popconcerten maken de kans op lawaaidoofheid groter.

7 Betekenis van de anamnese

De volgende vragen zijn van belang bij de anamnese.[11]

DUUR EN BELOOP

Hierbij wordt een onderscheid gemaakt tussen een nieuw probleem of een probleem dat al langer aanwezig is.

ACUUT BEGIN

Bij een acuut begin van gehoorklachten wordt aan een lawaaitrauma gedacht als er klachten begonnen zijn na een grote geluidsbelasting (vuurwerk). Bij plotseling gehoorverlies na het zwemmen wordt gedacht aan cerumenproppen als oorzaak, hoewel het gehoorverlies ook geleidelijk kan optreden (bij douchen of zwemmen zwelt de prop door het vocht en sluit de gehoorgang dan ineens geheel af). Bij een acuut begin kan er ook sprake zijn van acuut idiopathisch gehoorverlies, hoewel dit zeer zelden voorkomt.

GELEIDELIJKE ONTWIKKELING

Wanneer de klachten zich op volwassen leeftijd geleidelijk ontwikkelen, wordt de diagnose lawaaidoofheid overwogen als de persoon (langdurig) in een lawaaiige omgeving heeft gewerkt. Wanneer de klachten zich openbaren na het 55e jaar en er is geen duidelijke voorgeschiedenis van geluidsbelasting, is ouderdomsslechthorendheid de meest waarschijnlijke diagnose.

KINDEREN

Bij kinderen wordt altijd gevraagd naar de uitkomsten van eerder gemaakte gehoortests. De kans op een perceptief gehoorverlies is klein als bij eerdere gehoortests het gehoor goed was. Of het bij kinderen echt gehoorverlies of 'Oost-Indische' doofheid betreft, wordt in eerste instantie in de heteroanamnese met de ouders bepaald. Het subjectieve oordeel van de ouders over het gehoor van hun kinderen heeft helaas een slechte voorspellende waarde.[1]

ERNST

Het is zinvol om bij volwassenen te vragen naar de gevolgen voor het dagelijks leven en bij kinderen naar de spraak-taalontwikkeling en eventuele gedragsstoornissen. De relatie tussen slechter horen en gedragsstoornissen is niet duidelijk.[1]

EEN- OF TWEEZIJDIGHEID

Eenzijdig gehoorverlies kan voorkomen bij eenzijdige otitis media met effusie, bij lawaaitrauma, bij acuut idiopathisch gehoorverlies en – als zeer zeldzaam gevolg – bij een brughoektumor.

Het meeste gehoorverlies is tweezijdig omdat de oorzaak voor het gehoorverlies beide oren aandoet. Zowel otitis media met effusie als lawaaidoofheid of presbyacusis treft in de meeste gevallen beide oren.

OORPIJN, JEUK OF OTORROE

Een otitis media acuta gaat in de helft van de gevallen gepaard met oorpijn, en als het trommelvlies is doorgebroken, met otorroe en soms jeuk. Otitis externa gaat over het algemeen ook gepaard met oorpijn, jeuk en otorroe.

VERKOUDHEDEN OF BOVENSTELUCHTWEGINFECTIES

Gehoorverlies bij verkoudheden of andere bovensteluchtweginfecties maakt de kans op otitis media met effusie of tubadisfunctie groter.

GEBRUIK VAN ANTIBIOTICA OF ANDERE OTOTOXISCHE GENEESMIDDELEN

Bij (langdurig) gebruik van bepaalde geneesmiddelen met ototoxische bijwerkingen wordt het gebruik van deze medicatie als oorzaak van gehoorverlies overwogen.

> **Alarmsignalen**
>
> - slechter horen en het gebruik van ototoxische medicatie
> - acuut ernstig eenzijdig gehoorverlies (lawaaitrauma of acute idiopathische doofheid)

8 Betekenis van het lichamelijk onderzoek

Het doel van het lichamelijk onderzoek is de ernst en mogelijke oorzaken van het gehoorverlies na te gaan.

OTOSCOPIE

Otoscopie is gericht op het vinden van de oorzaken van het gehoorverlies. Over de validiteit en betrouwbaarheid van otoscopie is weinig bekend. In één onderzoek werd een sensitiviteit gevonden van 78% en een specificiteit van 98% bij het stellen van de diagnose otitis media met effusie. In geval van de diagnose perceptief gehoorverlies was in 96% van de gevallen het onderzoek met de otoscoop normaal.[14] [A]

Bij otoscopie wordt beoordeeld of er sprake is van slechter horen door de volgende oorzaken:
- cerumenproppen, deze veroorzaken over het algemeen pas gehoorverlies als zij de gehoorgang geheel afsluiten;
- otitis media acuta, hierbij is het trommelvlies rood en soms bomberend (uitpuilend in de gehoorgang);
- otitis media met effusie, de aanwezigheid van bellen achter het trommelvlies is bewijzend hiervoor, bij een 'normaal' trommelvlies kan otitis media met effusie niet worden uitgesloten;[7]
- otitis externa, hierbij wordt gelet op zwelling, schilfering, roodheid, otorroe, vesiculae en erosies;
- myringitis, roodheid en vesikels/bullae bij een normale stand van het trommelvlies.

Wanneer een van de voorgaande oorzaken met zekerheid wordt vastgesteld, hoeft er geen verdere diagnostiek meer te worden gedaan. Wanneer geen oorzaken kunnen worden vastgesteld, kan de mate van gehoorverlies worden geobjectiveerd met de fluisterspraaktest.

FLUISTERSPRAAKTEST

Indien de (huis)arts niet beschikt over een screeningsaudiometer, kan vanaf het zesde jaar ook de fluisterspraaktest worden uitgevoerd. De sensitiviteit en specificiteit van de fluisterspraaktest in de huisartspraktijk zijn respectievelijk 90% en 80% voor het vaststellen van gehoorverlies.[15,16] [A]

> **Uitvoering van de fluisterspraaktest**
>
> De fluisterspraaktest[1] kan bij de patiënt zowel staand als zittend worden uitgevoerd. Bij uitvoering van het onderzoek fluistert de onderzoeker met de mond op oorhoogte. De onderzoeker staat op armlengte achter de patiënt (om liplezen te voorkomen). De patiënt wordt gevraagd te herhalen wat wordt gezegd.
> Om te kijken of de patiënt de instructie heeft begrepen, wordt eerst luid een woord gezegd. Als de patiënt het woord herhaalt, heeft hij of zij de instructie begrepen en wordt de test uitgevoerd. De onderzoeker fluistert na een volledige uitademing zo duidelijk mogelijk zonder de stembanden te gebruiken.
> Fluister per oor zes combinaties van cijfers en letters (bijv. 3F6, G7L, enz.). Fluister aan het andere oor zes andere combinaties van cijfers en letters. Vermijd de combinaties B en D, M en N en H en A (zelfde klanken) om verwarring te voorkomen. Indien de patiënt een combinatie niet goed herhaalt, wordt de combinatie niet opnieuw genoemd.
> De test is afwijkend als meer dan vier combinaties per oor niet goed worden herhaald.

STEMVORKPROEVEN VOLGENS RINNE EN WEBER

Stemvorkproeven volgens Rinne en Weber kunnen aanvullende waarde hebben om een uitspraak te doen over de aard van het gehoorverlies. De testkarakteristieken laten zien dat de sensitiviteit van beide tests voor het aantonen van geleidingsverlies laag is (beide 43%) en de specificiteit redelijk hoog (98% voor de Rinne-proef, 76% voor de

Weber-proef).[14] Deze uitkomsten worden bevestigd door ander onderzoek.[1,17,18] [E]

Dit betekent dat alleen een negatieve Rinne-uitslag (de testuitslag is positief in de normale situatie, wanneer de stemvork voor het oor beter wordt gehoord dan op het mastoïd) aanvullende waarde heeft bij anamnese en lichamelijk onderzoek en een aanwijzing kan zijn voor de aanwezigheid van geleidingsverlies. Deze informatie voegt echter meestal weinig toe aan wat de huisarts al weet op basis van eerder verkregen informatie uit anamnese, lichamelijk onderzoek en fluisterspraaktest.[1] Omdat huisartsen in de dagelijkse praktijk de stemvorkproeven maar zelden uitvoeren, is er grote intra- en interbeoordelaarsvariatie en dat maakt de test minder geschikt om beslissingen voor verder beleid betrouwbaar op te baseren.

Uitvoering van stemvorkproeven

Bij de proef van Weber wordt een trillende stemvork met de voet midden op de schedel geplaatst. Als de patiënt het geluid in het midden hoort, wijst dit op symmetrisch gehoor. Hoort hij het geluid aan het oor waarmee hij het slechtste kan horen, dan zou dit wijzen op geleidingsverlies aan dat oor. Hoort hij het geluid aan het beste oor, dan zou dit wijzen op perceptieverlies aan het slechtste oor.

Bij de proef van Rinne wordt vergeleken of de stemvork beter wordt gehoord na het aanslaan met de voet tegen het mastoïd of vlak voor het oor. De uitslag is positief wanneer de stemvork voor het oor beter gehoord wordt; de luchtgeleiding is fysiologisch immers beter dan de botgeleiding.

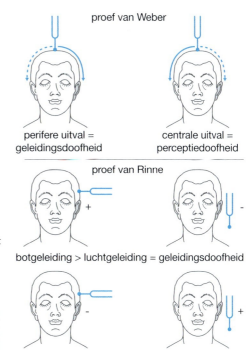

Figuur 4 Stemvorkproeven volgens Weber (boven) en Rinne (onder). Met deze proeven kan onderscheid gemaakt worden tussen perceptieve en geleidingsdoofheid.

ningaudiometrie in de huisartspraktijk vergeleken met klinische audiometrie liggen in de orde van grootte van 95 tot 100% respectievelijk 40 tot 100%, afhankelijk van het gekozen afkappunt.[12,19,20] [E]

9 Betekenis van eenvoudig aanvullend onderzoek

SCREENINGAUDIOMETRIE

Met een screeningaudiometer kan de ernst van het gehoorverlies worden geobjectiveerd door het maken van een audiogram. Hierdoor kan een inschatting worden gemaakt of verbetering valt te verwachten met een hoortoestel. Vanaf het zesde jaar kan (screening)audiometrie worden uitgevoerd. De sensitiviteit en specificiteit van scree-

Uitvoering van screeningaudiometrie[1]

- De patiënt plaatst de koptelefoon op de juiste manier op het hoofd.
- Laat de patiënt zodanig zitten dat deze de onderzoeker en de bediening van de audiometer niet kan zien.
- Bij het onderzoek wordt begonnen met de frequentie van 1.000 Hz, vervolgens worden 2.000 Hz en 4.000 Hz aangeboden en eventueel worden ook nog 6.000 Hz, 8.000 Hz en 500 Hz getest.
- Begin met het aanbieden van een toon van 60 dB.

- Vraag aan de patiënt of de toon wordt gehoord.
- Verlaag de geluidssterkte met stappen van 10 dB om te bepalen welke sterkte de patiënt nog net kan horen.
- Kies eventueel een niveau hoger en daarna weer een niveau lager om te controleren of de patiënt consistente antwoorden geeft.
- Noteer de resultaten van de metingen in een audiogram; het rechteroor wordt aangegeven met een rondje en het linkeroor met een kruisje.
- Bepaal het gemiddelde gehoorverlies door het aantal dB verlies bij 1.000 Hz, 2.000 Hz en 4.000 Hz bij elkaar op te tellen en daarna door drie te delen.

TYMPANOMETRIE

Wanneer wordt vermoed dat de klacht slechter horen wordt veroorzaakt door otitis media, kan tympanometrie worden verricht. Door middel van tympanometrie (met een testtoon) kan de impedantie (weerstand, beweeglijkheid) van het trommelvlies worden bepaald. De impedantie wordt grafisch weergegeven in een curve. Bepaalde curven duiden op otitis media met effusie.

De testkarakteristieken van tympanometrie laten evenwel een hoge sensitiviteit (94%) maar een lage specificiteit (48%) zien.[21] [E] Dit heeft tot gevolg dat bij een normaal tympanogram de kans op otitis media met effusie gering is, terwijl van de patiënten met een afwijkend tympanogram slechts de helft otitis media met effusie heeft. Op basis van anamnese en lichamelijk onderzoek kan de diagnose otitis media met effusie met redelijke waarschijnlijkheid (70-80%) worden gesteld.[7] Tympanometrie heeft daarom bij het stellen van de diagnose geen aanvullende waarde. Bij de follow-up na otitis media met effusie is het maken van een tympanogram zinvol om te beoordelen of er nog steeds sprake is van otitis media met effusie.[7]

10 Betekenis van complex aanvullend onderzoek

Bij gehoorverlies met ernstige gevolgen voor de patiënt of bij blijvende twijfel over gehoorverlies bij kinderen kan verder diagnostisch onderzoek worden verricht door een KNO-arts en een audiologisch centrum.

Subjectieve audiometrie kan bestaan uit normale subjectieve audiometrie door middel van een audiogram of een spraakaudiogram. De belangrijkste objectieve audiometrische tests zijn oto-akoestische emissies (OAE), *brainstem electric response audiometry* (BERA) en elektrocochleografisch onderzoek (ECoG).[22]

SUBJECTIEVE AUDIOMETRIE

Audiogram

Bij volwassenen en bij kinderen vanaf de leeftijd van 2 tot 2½ jaar kan de gevoeligheid van beide gehoororganen worden gemeten voor toonstootjes (*warble tones*) van 500, 1.000, 2000 en 4000 Hz. Maskeren van het goede oor en het meten van de beengeleiding kan pas vanaf de leeftijd van 3½ tot 4 jaar. Bij jongere kinderen kan een verschil van meer dan 40 dB tussen beide oren niet gemeten worden en is differentiatie tussen geleidings- en perceptief gehoorverlies niet goed mogelijk.

Spraakaudiogram

Bij volwassenen en bij kinderen vanaf de leeftijd van 4½ tot 5 jaar kan ook een spraakaudiogram worden gemaakt. Dit geeft informatie over de praktische consequenties van slechthorendheid, ook weer met het oog op het aanpassen en instellen van gehoorapparatuur.

Spraak-taalonderzoek

Bij kinderen is het altijd aanbevelenswaardig naast het audiologisch onderzoek ook spraaktaalonderzoek aan te bieden en, indien noodzakelijk, aanvullend linguïstisch en psychologisch (cognitief, sociaal emotioneel) onderzoek en begeleiding door maatschappelijk werk, mede met het oog op eventuele plaatsing in of ambulante begeleiding vanuit het speciaal onderwijs.

Op adolescentenleeftijd komt het nogal eens voor dat kinderen aggraveren. Indien dit bij de beoordeling van het gehoorverlies problemen oplevert, kan zo nodig psychologisch onderzoek worden aangevraagd.

OBJECTIEVE AUDIOMETRIE

Otoakoestische emissies (OAE)

In vrijwel geheel Nederland is de neonatale gehoorscreening ingevoerd waarbij otoakoestische emissies worden gemeten. Deze screening vindt plaats in de eerste weken na de geboorte. De sensitiviteit van deze test is meer dan 80% en de specificiteit meer dan 90%.[23]

Sinds eind jaren negentig is een nieuwe vorm van objectieve audiometrie beschikbaar gekomen: het meten van zogenaamde otoakoestische emissies. Otoakoestische emissies zijn meetbare geluidssignalen veroorzaakt door mechanische activiteit van de buitenste trilhaarcellen in de cochlea. Deze methode leent zich goed voor screeningaudiometrie bij (zeer) jonge kinderen.

> **Uitvoering van OAE**
>
> Met een dopje in het oor worden korte geluidstootjes aangeboden, waarna de snel daaropvolgende reactie van het binnenoor gemeten worden. Als het binnenoor goed functioneert, meet het microfoontje in het oordopje een terugkerend geluidssignaaltje. De aanwezigheid van deze respons toont goed gehoor aan, afwezigheid ervan vraagt om nader onderzoek. Door de stimuli in toonhoogte te variëren, kan het zogeheten emissieaudiogram opgetekend worden.

Brainstem electric response audiometry (BERA)

Diepgaander dan OAE is het BERA-onderzoek. Met elektroden op het hoofd wordt de activiteit van de auditieve zenuwvezels (*evoked potentials*) gemeten na het aanbieden van korte geluidspulsjes (*clicks*). Dit onderzoek is de 'gouden standaard' voor het meten van de gradatie van gehoorverlies bij (zeer) jonge kinderen vanwege de hoge betrouwbaarheid (sensitiviteit > 99%, specificiteit > 90%).[24] [E]

Elektrocochleografisch onderzoek (ECoG)

ECoG wordt vooral gedaan als er verdenking is van (bijna) totale doofheid beiderzijds. Het verschil met het BERA-onderzoek is dat bij ECoG één elektrode door het trommelvlies vlak vóór het promontorium geplaatst wordt, waardoor actiepotentialen van de zenuw veel nauwkeuriger gemeten kunnen worden. Daardoor kan een compleet objectief audiogram (van het restgehoor, dus zwakke zenuwsignaaltjes) opgetekend worden, terwijl bij BERA alleen de zogeheten clickrespons verkregen wordt (een globale aanduiding van gehoorverlies, zonder frequentie-informatie). De audiometrische resultaten worden gebruikt voor het instellen van gehoorapparatuur en het op de juiste wijze geven van hoor-, spraak- en taaltraining aan (zeer) jonge slechthorende en dove kinderen.

Overige audiologische tests

Indien retrocochleaire pathologie wordt vermoed, is er weliswaar een aantal eenvoudige audiologische tests (toonvervaltest, balanstest, akoestische reflexdrempel en -verval) die een bijdrage leveren aan de diagnostiek, maar meestal zal ook in dit geval BERA-onderzoek de beste aanwijzing geven, door het latentieverloop van de zenuwreactie als gevolg van het (herhaald) aanbieden van geluidspulsjes in kaart te brengen. Als de latenties meer dan 10% langer zijn dan normaal, is nauwkeurige beeldvormende diagnostiek (bij voorkeur een MRI-scan) aangewezen.

AUDITIEVE VERWERKINGSPROBLEMATIEK

Vanaf de basisschoolleeftijd komt het voor dat kinderen auditieve afwezigheid vertonen zonder duidelijk aanwijsbaar gehoorprobleem. Het kind lijkt onvoldoende reacties op aanspreken te geven. Ook op adolescentenleeftijd komt dat voor. Niet te verwarren met aggraveren: het min of meer bewust niet reageren op geluiden zonder aanwijsbare afwijking van het gehoororgaan. Als deze problematiek persisteert en er is geen sprake van ADHD of een verstandelijke beperking, dan is het verstandig de hulp in te roepen van het Audiologisch Centrum. Daar bestaat de mogelijkheid om een auditieve verwerkingstest te doen waarin naast de basale audiometrie (met meestal goed resultaat) spraakverstaan-in-geroezemoes gemeten wordt, enkele centrale testen (gefilterd spraakverstaan, binaurale fusie) en bovendien auditieve factoren in het spraak-/taalonderzoek, zoals auditief geheugen, foneembewustzijn en auditieve codering. Met de resultaten kan revalidatie plaatsvinden, zoals het inzetten van hulpmiddelen (Edulink) of speciale behandeling door de logopedist.

11 Samenvatting

Slechter horen is een zeer veelvoorkomende klacht, die voor alle leeftijdsgroepen grote gevolgen kan hebben. Bij jonge kinderen is otitis media met effusie en bij ouderen presbyacusis (ouderdomsslechthorendheid) de meest waarschijnlijke oorzaak voor het slechter horen.

Omdat men niet snel met de klacht naar de huisarts gaat, is het van belang dat wanneer een patiënt met de klacht 'slechter horen' op het spreekuur komt, de huisarts adequaat handelt. Aan de hand van voorgeschiedenis, anamnese en lichamelijk onderzoek kan over het algemeen goed een diagnose worden gesteld.

Bij de neonatale gehoorscreeningstest worden kinderen met een afwijkend gehoor direct naar een Audiologisch Centrum verwezen. Wanneer kinderen op latere leeftijd vanwege een screening op het consultatiebureau of vanwege de klacht 'minder goed horen' bij de huisarts komen, wordt in eerste instantie met anamnese en lichamelijk onderzoek de diagnose otitis media met effusie waarschijnlijk gemaakt. Wanneer er geen aanwijzingen zijn voor otitis media met effusie, wordt verder onderzoek verricht.

Indien bij een kind ouder dan 7 jaar met de fluisterspraaktest of met screeningaudiometrie een tweezijdig gehoorverlies van meer dan 30 dB is vastgesteld, wordt verder onderzoek verricht. Bij een volwassen patiënt zijn de klachten van de patiënt en de ervaren beperkingen bepalend welke diagnostiek verder moet worden uitgevoerd.

Literatuur

1 Eekhof JAH, Balen FAM van, Fokke HE, Mul M, Ek JW, Boomsma LJ, NHG-Standaard Slechthorendheid. Eerste herziening. Huisarts Wet 2005;49(1):28-37.
2 Schaapveld K, Chorus AMJ, Oortwijn WJ, et al. Slechthorendheid: een onderschat volksgezondheidsprobleem. Medisch Contact 1997;52:297-9.
3 Lisdonk EH van de, Bosch WJHM van den, Lagro-Jansen ALM, Schers HJ (red). Ziekten in de huisartspraktijk. 5e druk. Maarssen: Elsevier, 2008.
4 Okkes IM, Oskam SK, Lamberts H. Van klacht naar diagnose. Bussum: Uitgeverij Coutinho, 1998.
5 Grote JJ. Slechthorendheid, een vergeten volksgezondheidsprobleem. Ned Tijdschr Geneeskd 1992; 136:2402-6.
6 Frijns JHM, Eekhof JAH. Anatomie en fysiologie van het oor. In: Sutter A de, Dhooge I, Ree JW van. Keel-neus-oor-aandoeningen. Houten: Bohn Stafleu van Loghum, 2009:9-27.
7 Balen FAM van, Rovers MM, Eekhof JAH, Weert HCPM van, Eizenga WH, Boomsma LJ. NHG-Standaard Otitis media met effusie. Tweede herziening. Huisarts Wet 2005;49(13):683-95.
8 Damoiseaux RAMJ, Balen FAM van, Leenheer WAM, Kolnaar BGM. NHG-Standaard Otitis media acuta. Tweede herziening. Huisarts Wet 2006;49(12):615-21.
9 Stokroos RJ, Cremers CWRJ, Fokke HE. Aandoeningen van het binnenoor. In: Sutter A de, Dhooge I, Ree JW van. Keel-neus-oor-aandoeningen. Houten: Bohn Stafleu van Loghum, 2009:57-79.
10 Chorus AMJ, Kremer A, Oortwijn WJ, et al. Slechthorendheid in Nederland. Leiden: TNO Preventie en Gezondheid, 1995.
11 Spoor A. Presbyacusis values in relation to noise induced hearing loss. Audiology 1967;6:48-57.
12 Smith MC, Cable HR, Wilmot JF. Pure tone audiometry: Comparison of general practice and hospital services. J R Coll Gen Pract 1988 Dec;38(317):552-5.
13 Tange RA. Preventie van gehoorverlies door geneesmiddelengebruik. Ned Tijdschr Geneeskd 1987;131: 709-12.
14 Stankiewicz J, Mowry M. Clinical accuracy of tuning fork tests. Laryngoscope 1979;89:1956-63.
15 Eekhof JAH, Bock GH de, Laat JAPM de, et al. The whispered voice: the best test for screening for hearing impairment in general practice? Br J Gen Practice 1996;46:473-4.
16 Pirozzo S, Papinczak T, Glasziou P. Whispered voice test for screening for hearing impairment in adults and children: systematic review. BMJ 2003; 327(7421):967.
17 Chole RA, Cook GB. The Rinne test for conductive deafness. Arch Orolaryngol Head Neck Surg 1988; 114:399-403.
18 Browning GG, Swan IRC. Sensitivity and specificity of Rinne tuning fork test. BMJ 1988;21:229-30.
19 Lichtenstein MJ, Bess FH, Logan SA. Validation of screening tools for identifying hearing-impaired elderly in primary care. JAMA 1988;259:2875-8.
20 Uhlmann R, Rees T, Psaty B, et al. Validity and reliability of auditory screening tests in demented and non-demented older adults. J Gen Int Med 1989; 4:90-6.
21 Balen FAM van. Otitis media with effusion in general practice: A diagnostic and therapeutic study in children aged 6 months to 6 year. Dissertation. Utrecht: Rijksuniversiteit Utrecht, 1995.
22 Laat JAPM de, Rietveld WJ, Grote JJ, Frijns JHM, Koenen EMHW. Oren en horen. Cahier Bio-Wetenschappen en Maatschappij 2005;24:3-4.
23 RIVM (www.nationaalkompas.nl/preventie/gericht-op-doelgroepen/jeugd/detaildocument-over-effecten-jeugdgezondheidszorg/).
24 Hall, JW. Handbook of auditory evoked responses. Boston: Allyn & Bacon, 1992.

Keelpijn

S. Zwart en C.F. Dagnelie

1 Inleiding

Keelpijn is een veelvoorkomende klacht, die meestal kortdurend is. We spreken dan van acute keelpijn (< 14 dagen), waarbij veelal een ontsteking de oorzaak is. Duurt de klacht langer dan veertien dagen, dan spreken we van chronische keelpijn. Hierover zijn minder wetenschappelijke gegevens uit de eerstelijnsgezondheidszorg beschikbaar.

Het probleem van de patiënt die de huisarts bezoekt, is veelal de hinder en soms bezorgdheid of angst. Het probleem is voor de dokter niet zo groot. Meestal hoeft deze niets te doen dan geruststellen en informatie geven over mogelijke complicaties of problemen.

> Om de lezer een indruk te geven van de mate van bewijskracht ter onderbouwing van een aantal belangrijke diagnostische stappen, is deze onderbouwing door de auteurs als volgt aangegeven.
> - [E] = Voldoende bewijskracht; dat wil zeggen meerdere goed opgezette onderzoeken met eensluidende uitkomsten in een vergelijkbare populatie.
> - [A] = Sterke aanwijzingen of indirect bewijs; dat wil zeggen één goed opgezet onderzoek met betrekking tot een vergelijkbare populatie, of meerdere onderzoeken in andere, niet geheel vergelijkbare populaties.
> - [C] = Consensus uit richtlijnen of standaarden met betrekking tot de populatie.

Definitie

In de literatuur worden verschillende definities gebruikt voor de begrippen acute tonsillitis en acute faryngitis. In Nederland wordt tonsillitis vaak vereenzelvigd met een bacteriële keelontsteking en faryngitis met een virale ontsteking. In de Verenigde Staten noemt men elke ontsteking *pharyngitis*, waarschijnlijk mede om het definitieprobleem van een ontsteking in een keel zonder tonsillen te vermijden. Wij kiezen hier voor de meer algemene term 'keelontsteking'.

2 De klacht in de bevolking

Keelpijn is hinderlijk, maar meestal kunnen de dagelijkse activiteiten worden voortgezet. Indien vergezeld van koorts en andere klinische verschijnselen, is de kans op school- of werkverzuim 80 tot 90%.[1] [E] In veel gevallen wordt gebruikgemaakt van zelfzorgmiddelen, zoals zuigtabletten of een eenvoudige pijnstiller.

Keelpijn blijkt een regelmatig voorkomende klacht in de populatie. In een drie maanden durende dagboekregistratie gaf 5% van de mensen aan één of meer keer keelpijn te hebben gehad.[2] [A] In een cross-sectionele studie in Nederland (Nivel) bleek 10,4% (mannen 8,4%, vrouwen 12,1%) van de ondervraagden twee weken voor het interview pijn in de keel te hebben gehad.[3]

3 De eerste presentatie bij de dokter

De meeste mensen verwachten – terecht – dat de keelpijn na enkele dagen spontaan verdwijnt en raadplegen dan ook geen arts. Veel mensen brengen pas een bezoek aan de huisarts als ze veel pijn en beperkingen ervaren in het dagelijks leven.[4] [A] Naar schatting 10% van de mensen met keelpijn raadpleegt de huisarts.[5] [C] Gemiddeld ziet de huisarts dus één patiënt per week met als hoofdklacht acute keelpijn. Een scala van factoren bepaalt of de patiënt uiteindelijk de dokter bezoekt. Niet alleen de klinische factoren, zoals koorts, slikpijn of moeite met openen van de mond (trismus), maar ook de bezorgdheid van de patiënt of diens omgeving, eerdere ervaringen en verwachtingen van de zorg die de arts zal bieden, zijn van invloed.[6] [E] De één wil zo snel mogelijk af van pijn en beperkingen, de ander is ongerust over het eigen afweersysteem of is bang om de directe omgeving te besmetten.[7,8] [A] De angst van sommige patiënten voor een bacterie in de keel heeft waarschijnlijk te maken met bacteriële complicaties die vroeger vaak optraden, zoals poststreptokokken glomerulonefritis en acuut reuma. De incidentie van beide ziektebeelden is in onze huidige samenleving echter zeer gering (voor elk kleiner dan 2 per 100.000).[9] [E] Voor mensen die wel een arts bezoeken – veelal nadat al telefonisch advies is gegeven door een praktijkassistente – is van belang na te gaan wat zij van de arts verwachten (hulpvraag) en na anamnese en lichamelijk onderzoek hierop aansluitend onder andere informatie te geven over de aard van de aandoening en het te verwachten beloop. De vraag van patiënten om antibiotica leeft vaak meer in het hoofd van de arts.[7,10] [A]

Bij langer bestaande keelpijn speelt naast hinder ongerustheid een belangrijke rol bij het al dan niet de huisarts bezoeken. Soms is sprake van langerdurende keelpijn, waarbij andere factoren een rol spelen, zoals globusgevoel en angst voor kanker.

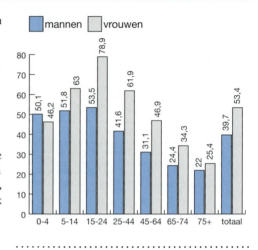

Figuur 1 Incidentie van keelsymptomen en keelklachten aan het begin van een episode in de huisartspraktijk, per 1.000 patiënten per jaar.[3]

4   Pathofysiologie en differentiële diagnose[

ACUTE KEELPIJN

De meest voorkomende oorzaak van acute keelpijn is een ontsteking van het keelslijmvlies en de tonsillen. Aerogene druppelinfectie van micro-organismen kan leiden tot kolonisatie in de mond-keelholte. Deze kolonisatie vindt vaak plaats op de tonsillen, vanwege het enorme oppervlak van epitheel aldaar. Soms (dus niet altijd!) wordt kolonisatie gevolgd door adherentie van de micro-organismen: het micro-organisme hecht zich aan de epitheelcel, waarna ontstekingscellen naderen en een ontstekingsreactie (inflammatie) doen ontstaan.

Minder vaak is een ontsteking van de sinus maxillaris of het tandvlees oorzaak van keelpijn. Bij sinusitis maxillaris kan prikkeling van het slijmvlies in de keel ontstaan door postnasale pusafvloed.

Virussen

Vooral de rino- en adenovirussen (70% van de gevallen) kunnen keelpijn veroorzaken, meestal in het kader van een bovensteluchtweginfectie. Er zijn dan tevens verschijnselen van neusverkoudheid en hoesten. Ook kan een infectie meer geïsoleerd optreden als een keelontsteking of tracheïtis.

Het epstein-barr-virus veroorzaakt mononucleosis infectiosa (ziekte van Pfeiffer). Deze ziekte begint meestal met acute keelpijn en kan gepaard gaan met hoge koorts, exsudaat in de keel en gezwollen halslymfeklieren. Mononucleosis wordt vooral gezien bij oudere kinderen en jongvolwassenen. Veel jonge kinderen hebben deze infectie reeds doorgemaakt als aspecifieke bovensteluchtweginfectie, zonder duidelijke keelpijn. De incidentie van mononucleosis, indien wel als zodanig

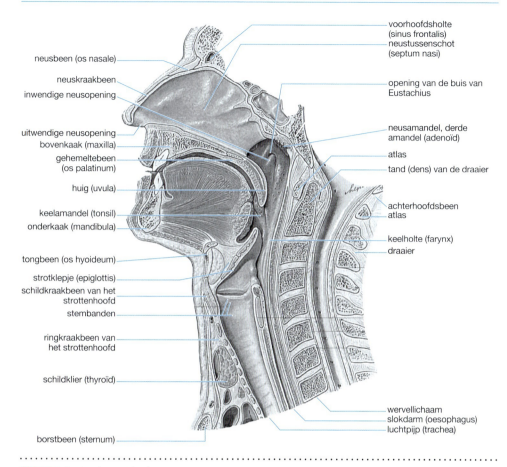

Figuur 2 Anatomie neus/keel.

herkend in de huisartspraktijk, is 1 per 1.000 patiënten per jaar. Gedurende de eerste dagen is er vaak geen verschil tussen mononucleosis infectiosa en het ziektebeeld van een streptokokkenkeelontsteking. Vaak treedt pas na een week een gegeneraliseerde lymfadenopathie op, vooral opvallend in de hals, met soms hepatosplenomegalie. De 'postvirale' moeheid kan bij adolescenten enkele weken tot maanden in beslag nemen.

Meer zeldzaam zijn het herpessimplex- en het cytomegalievirus.[11] [A]

Bacteriën

Naar schatting 20% van de keelontstekingen, gepresenteerd aan de huisarts, wordt veroorzaakt door bètahemolytische streptokokken. Met name de groep-A-streptokokken zijn pathogeen, maar ook de groep-C- en groep G-streptokokken zijn potentieel pathogeen gebleken.[12,24] [A]

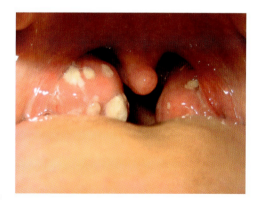

Figuur 3 Keelontsteking door groep-A-streptokokken.

Minder dan 5% wordt veroorzaakt door andere bacteriën, zoals *Haemophilus influenzae* en *Staphylococcus aureus*. Wat betreft symptomatologie zijn bacteriële keelontstekingen niet van elkaar te onderscheiden.

Difterie geeft echter wel een ander beeld: grauw, niet-afveegbaar beslag in de mond-keelholte, algehele malaise, tachycardie en braken. Difterie komt in Nederland hoogst zelden voor, alleen als importziekte.

Soms blijft de infectie niet beperkt tot de tonsil en de slijmvliezen, maar breidt deze zich achter en rond de tonsil tot een infiltraat of een abces uit. Een dergelijk peritonsillair infiltraat of abces komt vrijwel altijd eenzijdig voor. De patiënt is dan meestal flink ziek en heeft soms last van kaakklem (trismus).

Ontstekingen aan gebit en het tandvlees achter in de mond kunnen imponeren als keelpijn.
Aften zitten meestal op het wangslijmvlies. Zitten deze achter in de mondholte, dan geven ze ook keelpijn.

CHRONISCHE KEELPIJN

Met name bij langer dan veertien dagen bestaande keelpijn liggen vaker niet-infectieuze oorzaken ten grondslag aan de keelpijn, zoals:
– chronische irritatie door het frequent inademen van droge lucht, roken of keelschrapen, of door verkeerd stemgebruik;
– gebits- of tandvleesproblemen achter in de mondholte;
– een trauma door bijvoorbeeld een visgraat of botje;
– refluxoesofagitis, de pijn is dan meestal lager gelokaliseerd maar verwarring is mogelijk. Het maagzuur komt in dat geval hoog in de slokdarm, met name bij bukken of in liggende houding;
– carcinoom van de mond-keelholte (zeer zeldzaam, larynxcarcinoom 1 : 10.000).

5   Kansverdeling van diagnosen

Bij de mensen die de huisarts bezoeken, is de kans op een bacteriële oorzaak van de keelontsteking waarschijnlijk groter dan in de open populatie. Toch is bij de meerderheid van de mensen die de huisarts bezoeken een virus de oorzaak van de keelpijn.[13,14,15]

Samenvattend zijn de meest waarschijnlijke oorzaken van keelpijn de volgende.

KINDEREN 0-4 JAAR

Bij zeer jonge kinderen maakt keelpijn meestal deel uit van een acute tonsillitis of van een virale bovensteluchtweginfectie, en gaat gepaard met neusverkoudheid, oorpijn, koorts en/of hoesten.

KINDEREN 5-14 JAAR

Ook in deze groep wordt het symptomencomplex acute keelpijn gecombineerd met koorts meestal (70-80%) veroorzaakt door een virus.[12] [A]
Bij 15-30% van de kinderen met keelontsteking zijn groep-A-streptokokken de causale micro-organismen. De kans dat deze streptokokken worden aangetroffen in de keelflora is echter veel hoger: rond 60%. Veel kinderen blijken groep-A-streptokokkendrager te zijn: in de regio Zwolle gold dat voor 30% van de gezonde kinderen.[12] De andere 30% is dus echt geïnfecteerd.

VOLWASSENEN 15-44 JAAR

Jongvolwassenen hebben eveneens 15-30% kans dat hun keelontsteking veroorzaakt wordt door groep-A-streptokokken. Met name in de adolescentie speelt mononucleosis infectiosa een rol. De kans op een acute tonsillitis neemt met de leeftijd af. Bij langer bestaande keelpijn kunnen diverse oorzaken een rol spelen (zie eerder).

VOLWASSENEN VAN 45 JAAR EN OUDER

Ouderen komen minder vaak met keelpijn naar de dokter dan jongeren. De kans op een streptokokkenkeelontsteking is ook lager dan bij jongere volwassenen, meestal is een virus de oorzaak. Bij keelpijn langer dan veertien dagen moet ook aan niet-infectieuze oorzaken gedacht worden (zie eerder). Daarnaast kan op deze leeftijd incidenteel een carcinoom optreden.

Keelpijn

Tabel 1 Topzeven van de einddiagnosen van episoden die beginnen met de contactreden symptomen of klachten in de keel (a-priorikansen in procenten per leeftijdsgroep).[17]

	totaal	0-4	5-14	15-24	25-44	45-64	65-74	75+
bovensteluchtweginfectie	32	22	27	33	31	36	37	34
acute tonsillitis/streptokokkenangina, roodvonk	22	40	38	28	22	10	9	9
keelpijn e.c.i.	18	6	10	15	20	26	24	25
acute laryngitis, tracheïtis	6	4	5	6	7	5	5	11
andere virusziekten n.a.o.	3	7	5	3	2	2	2	1
acute/chronische sinusitis	3	1	1	3	3	4	3	1

Tabel 2 Diagnostisch schema van oorzaken van de klacht keelpijn.

acute keelpijn	virale keelontsteking		v
		rino- en adenovirussen	v
		mononucleosis infectiosa	s
		herpes simplex	z
		CMV	z
	bacteriële keelontsteking	bètahemolytische streptokokken (A, C en G)	s
		Haemofilus influenzae	z
		Staphylococcus aureus	z
		difterie	z
		peritonsillair abces/infiltraat	z
	gebits- of tandvleesproblemen		s
	aften		s
	herpes simplex in keelholte		s
chronische keelpijn		pusafvloed uit de sinus (bij sinusitis; kan ook kort bestaan)	s
		gebits- of tandvleesproblemen	s
		pijn door surmenage of angst, functionele klacht	s
		verkeerd stemgebruik, keelschrapen, overmatig gebruik van zuigtabletten	s
		roken, inademen van droge lucht (laryngitis sicca)	s
		refluxoesofagitis	s
		maligne aandoening in (omgeving) keel	z

v = vaak gediagnosticeerde oorzaak van keelpijn in de huisartspraktijk;
s = soms;
z = zelden.
Schuingedrukte afwijkingen dienen met spoed te worden uitgesloten.

6 Betekenis van de voorgeschiedenis

Recidiverende episoden van acute keelpijn vergroten waarschijnlijk de kans op een keelontsteking door streptokokken. Zulke episoden komen mogelijk relatief vaak voor bij kinderen die drager zijn van groep-A-streptokokken.[16] [A]

Bij een immuunstoornis en bij congenitale afwijkingen, zoals die voorkomen bij het syndroom van Down, kunnen streptokokken eerder een keelontsteking veroorzaken dan bij overigens gezonde personen. De ontsteking verloopt bij zulke patiënten ook heftiger.

De kans op langdurende keelpijn neemt toe bij mensen die:
- recent een behandeling met cytostatica hebben ondergaan;
- aids hebben;
- veelvuldig klachten van de sinus maxillaris hebben;
- bekend zijn met refluxoesofagitis;
- een beroep hebben met veelvuldige overbelasting van de stem.

7 Betekenis van de anamnese

KLACHTENPATROON

De *duur van de keelpijn* geeft iets aan over een mogelijke ontsteking als oorzaak (keelpijn korter dan veertien dagen) of een leefgewoonte (langer dan veertien dagen).

Koorts gecombineerd met keelpijn is een uiting van een ontsteking van de keel. In ernst toenemende *slikklachten* of het *onvermogen de mond volledig te openen* (trismus) kan duiden op een infiltraat of abces. Indien *neusverkoudheid* en *hoesten* de keelpijn vergezellen, is een virus als oorzaak waarschijnlijk. Bij kinderen is echter op basis van het klachtenpatroon niet te differentiëren tussen een virus of een bacterie. Kinderen met een keelontsteking geven ook vaak hoofd- of buikpijn aan.

Gegeneraliseerde *huiduitslag* bij een kind met keelpijn wijst meestal op roodvonk. *Heesheid* die gepaard gaat met acute keelpijn duidt op een laryngitis. Deze ontsteking wordt bijna altijd door een virus veroorzaakt en kan met koorts gepaard gaan.

Wekenlange heesheid of *gewichtsverlies* zijn alarmsignalen voor een eventuele maligniteit.

LEEFGEWOONTEN

Algemeen wordt verondersteld dat kinderen uit een groot gezin, of die frequent in een crèche verblijven, meer kans op keelontsteking (viraal of bacterieel) hebben dan hun leeftijdgenoten.[18,19] [A] Een studie uit 1997 kon dit echter niet bevestigen.[20] [A] Onder volwassenen in een gesloten gemeenschap, zoals een kazerne of gezinsvervangend tehuis, kunnen streptokokken een lokale epidemie veroorzaken.[21] [E] In West-Europa is de kans op een keelontsteking door streptokokken groter in de herfst en winter dan in de overige jaargetijden.[12,20]

Bij langerdurende keelpijn kunnen leefgewoonten (*roken, stem forceren*) en leefomgeving (*droge lucht* of *specifieke stoffen*) een aanknopingspunt bieden. Als veel gebruik wordt gemaakt van *ontsmettende tabletten* voor de keel, kan slijmvliesirritatie optreden.

8 Betekenis van het lichamelijk onderzoek

Het doel van lichamelijk onderzoek is een inschatting te maken van de mate van algemeen ziekzijn. Hoe zieker de patiënt, des te groter de kans op een ernstige keelontsteking en des te meer reden tot behandeling.

INSPECTIE VAN MOND EN KEEL

- Het klinische beeld is van beperkte waarde bij de differentiatie tussen virale en bacteriële oorzaken van de keelontsteking. Exsudaat kan bijvoorbeeld passen bij een bacteriële keelontsteking, maar ook bij mononucleosis infectiosa. *Exsudaat* op tonsillen, in tonsilnissen of op de farynxachterwand heeft, evenals *gemeten koorts* en afwezigheid van hoest, bij volwassenen een voorspellende waarde voor de aanwezigheid van groep-A-streptokokken van circa 30%. De combinatie van deze klinische factoren bewerkstelligt een verhoging van de voorspellende waarde tot boven de 50% (zie tabel 3).[22] [E] *Rode* (hyperemische), *gezwollen slijmvliezen en tonsillen* komen bij bijna elke ontsteking voor.

Tabel 3	Waarschijnlijkheid van bepaalde oorzaak bij keelpijn met koorts, op grond van voorgeschiedenis, anamnese en lichamelijk onderzoek.[12,22,24,25]			
			kind (4-14 jaar)	volwassene (15-44 jaar)
anamnese		herfst/winter	v, s	s
		crowding	v, s	s
		loopneus	v	v
		hoest	v	v
onderzoek		zieke indruk	s, v	s, m
		hyperemie keel	v, s, m	v, s, m
		exsudaat	v, s, m	s, m
		unilaterale tonsil(nis)zwelling	s	s
		petechiën palatum	m	m
		halsklieren palpabel voor en achter	v, m	m, v
		gegeneraliseerd exantheem	s, v	–
centorcriteria (alle vier aanwezig)	1 koorts 2 hoest afwezig 3 exsudaat 4 voorste halsklieren pijnlijk en palpabel		niet duidelijk voorspellend	s (50% kans)

Denk als meest waarschijnlijke oorzaak van de keelpijn aan (in volgorde van waarschijnlijkheid):
v = virale infectie;
s = streptokokkeninfectie;
m = mononucleosis infectiosa.

- *Unilaterale zwelling van een tonsil* of peritonsillair weefsel, waardoor de uvula naar contralateraal geduwd wordt, alsmede *trismus* komen weinig voor, maar hebben een voorspellende waarde voor een streptokokkenkeelontsteking en infiltraat of abces van meer dan 90%. [A]
- *Blaasjes of erosies* in de mond-keelholte (denk aan herpes simplex); *petechiën* op het palatum (mononucleosis infectiosa); *tandvlees- of gebitsproblemen* (gingivitis, wortelabces).
- *Slijmvliezen*: indien bij keelpijn de slijmvliezen van de mond-keelholte en van de conjunctivae *bleek* zijn, behoren zeldzame aandoeningen als leukemie (lokale infectie) of agranulocytose (vaak met ulceraties) overwogen te worden.

INSPECTIE VAN DE HUID

Indien een keelontsteking gepaard gaat met een *gegeneraliseerd fijnvlekkig exantheem*, is roodvonk (*scarlatina*) waarschijnlijk. Deze streptokokkenontsteking is zeker als de neus-monddriehoek niet is aangedaan ('narcosekapje'), de tong 'aardbeirood' is met een onregelmatig oppervlak en de handpalmen en voetzolen gaan vervellen na een week. Zonder de hiervoor genoemde klassieke verschijnselen is een virale oorzaak van keelpijn en exantheem meer waarschijnlijk.

PALPATIE

Indien alleen de *voorste halslymfeklieren* palpabel en pijnlijk zijn, neemt de kans op een streptokokkenkeelontsteking toe.[22] [A] In alle andere gevallen zullen opgezette halslymfeklieren eerder het gevolg zijn van een reactie op een virale dan een bacteriële ontsteking van de bovenste luchtwegen. Als de patiënt reeds langer dan een week ziek is, is het zinvol elders naar andere lymfeklierstations te voelen (oksels en liezen) en de lever en milt te palperen (soms palpabel bij mononucleosis infectiosa).

> **Centorcriteria**
>
> De voorafkans van 15 tot 30% op groep-A-streptokokken in de leeftijdsgroep van jongvolwassenen kan verhoogd worden tot ongeveer 50% (inclusief dragers), indien de patiënt voldoet aan de volgende vier klinische criteria, opgesteld door Centor en medewerkers:[22]
>
> 1. koorts;
> 2. afwezigheid van hoest;
> 3. exsudaat tonsillen/tonsilnissen;
> 4. pijnlijke voorste halslymfeklieren bij palpatie.
>
> In een dergelijke geselecteerde patiëntengroep blijken ook groep-C- en groep-G-streptokokken als causale micro-organismen te kunnen worden aangetroffen (15-20%);[12] andere bacteriën zelden (< 5%).[15]

De ernst van de klachten voorspelt tot op zekere hoogte (relatief risico 1,3) een vertraagd of gecompliceerd beloop van de keelpijnepisode bij jongvolwassenen.[5] Worden bij langerbestaande keelpijn weinig opvallende bevindingen gedaan bij lichamelijk onderzoek (geen zwelling van tonsillen of regionale lymfeklieren, geen afwijkingen van gebit of mondslijmvlies), dan is een (chronisch) ontstekingsproces niet waarschijnlijk.

> **Alarmsymptomen**
>
> voor peritonsillair abces:
> - toenemende pijn bij slikken of moeite met slikken
> - moeite mond wijd te openen (trismus)
> - toenemende zwelling voorste halslymfeklieren
> - aanzienlijke asymmetrie bij keelinspectie (uvula naar lateraal verplaatst)
>
> voor maligniteiten:
> - ernstig ziek zijn > 1 week
> - ulceraties of abnormaal weefsel in mond-keelholte > 2 weken
> - vaste of harde lymfeklierzwelling in de hals

9 Betekenis van eenvoudig aanvullend onderzoek

Aanvullend onderzoek bij acute keelpijn is er meestal op gericht pathogene streptokokken te detecteren. Indien ze aanwezig zijn, zal penicilline de ziekteduur kunnen bekorten en de kans op complicaties verkleinen.[23] [C] Omdat een streptokokkenkeelontsteking bijna altijd spontaan geneest en omdat er aan penicillinebehandeling ook nadelen kleven, laten huisartsen aanvullend onderzoek veelal achterwege.

Bij langerbestaande keelpijn kan bloedonderzoek houvast geven voor het aantonen of uitsluiten van ernstig verminderde weerstand, een ontstekingsproces of een maligniteit.

BLOEDONDERZOEK

Bloedonderzoek wordt vooral uitgevoerd bij verdenking op mononucleosis infectiosa. In de *leukocytendifferentiatie* wordt dan een absolute en relatieve lymfocytose gezien. Een *snelle serologische test*, zoals de monosticon-test, kan fout-positieve (soms bij cytomegalie of toxoplasmose) en fout-negatieve (60% in de eerste ziekteweek) uitslagen geven. Een positieve uitslag dient dan ook bevestigd te worden door een hoge IgM-titer tegen het epstein-barr-virus.

De bepaling van het *C-reactief proteïne* (CRP) is eenvoudig uitvoerbaar, echter niet ingeburgerd in de huisartspraktijk. Bij volwassenen met acute keelpijn en koorts heeft deze test een voorspellende waarde voor een streptokokkenkeelontsteking van ongeveer 60% (bij CRP 35 mg/l of hoger).[24,25] [E]

Een adequate titerstijging van antilichamen tegen streptokokkenenzymen, zoals *antistreptolysine* (AST) en *anti-DNAse-B*, is bewijzend voor een streptokokkeninfectie. Hiervoor zijn twee titerbepalingen nodig, met een interval van twee à drie weken. Om deze reden, en tevens omdat een eventuele titerstijging mogelijk onderdrukt wordt door antimicrobiële therapie, wordt deze test zelden uitgevoerd.

KEELUITSTRIJKJE

Met behulp van een wattenstok, uitgestreken over de tonsillen (onder stevige druk) of de tonsilnissen (bij status na tonsillectomie) en zo mogelijk

over de farynxachterwand, kan ontstekingsmateriaal verzameld worden. Vervolgens kunnen daarin op twee manieren streptokokken worden aangetoond.
- Binnen vijf minuten met de '*streptest*', een antigeen-antilichaam-detectietest voor groep-A-streptokokken.
- Na minstens twee dagen met de *keelkweek*, waarbij standaard anaeroob gekweekt wordt op twee verschillende voedingsbodems.

Indien de streptest wordt vergeleken met de kweek als gouden standaard, is de voorspellende waarde van een positieve test rond 90%. De sensitiviteit van de test is 60 tot 85%, de specificiteit rond 95%, bij patiënten die zich met acute keelpijn aan de huisarts presenteren. Deze patiënten hebben een a-priorikans van 20% (volwassenen) tot 50% (kinderen) op de aanwezigheid van groep-A-streptokokken, waardoor de voorspellende waarde van de test hoger is bij kinderen dan bij volwassenen.[27] [E] Bij volwassenen zal bij een positieve streptest meestal een groep-A-streptokokkenkeelontsteking aanwezig zijn. Bij kinderen is dit echter niet het geval, omdat 20 tot 30% van de gezonde kinderen drager is van deze streptokokken. Indien een kind met keelpijn een positieve streptest heeft, is er toch rond 50% kans dat het als streptokokkendrager ziek is geworden van een virus.[12] In de discussie rond het gebruik van deze test[28] stellen voorstanders dat penicilline meer gericht, en dus bij minder mensen, wordt voorgeschreven.[29] [A] Tegenstanders stellen het omgekeerde, omdat artsen soms toch penicilline voorschrijven bij een negatieve streptest of het bij een positieve test voorschrijven, terwijl ze dat zonder test niet gedaan zouden hebben.[30] [A] Bovendien detecteert de streptest niet de potentieel pathogene groep-C- en groep-G-streptokokken. In Nederland en Engeland wordt de streptest weinig gebruikt, in tegenstelling tot bijvoorbeeld in de Scandinavische landen.

LARYNGOSCOPIE

Indirecte of directe laryngoscopie kan vooral bij chronische keelklachten informatie geven over het gebied ter hoogte van de stembanden. Bij acute keelpijn is hiervoor geen indicatie, tenzij de pijn laag in de keel wordt aangegeven en de standaard keelinspectie geen afwijkingen laat zien.

10 Samenvatting

Ongeveer 10% van de mensen met keelpijn raadpleegt een arts. Acute keelpijn (< 14 dagen) wordt meestal veroorzaakt door een virus. Een keelontsteking door een virus gaat veelal gepaard met neusverkoudheid en hoesten.

Een keelontsteking van virale, maar ook een van bacteriële oorsprong, heeft meestal een mild natuurlijk beloop en duurt niet langer dan een week. Uiteindelijk bepaalt de ernst van het klinisch beeld, zoals toenemende slikpijn, trismus, unilaterale peritonsillaire zwelling en/of ernstige beperking van dagelijkse activiteiten, of de patiënt in aanmerking komt voor penicilline.

Langerbestaande keelpijn (> 14 dagen) heeft vaak een niet-infectieuze oorzaak, zoals inademing van droge lucht of rook, verkeerd stemgebruik of keelschrapen en, zelden, een maligniteit.

Bij risicopatiënten of een langerdurend beloop kan nadere diagnostiek zinvol zijn. Bloedonderzoek is slechts geïndiceerd indien aan een ernstige aandoening (maligniteit) wordt gedacht of het vaststellen van een eventuele mononucleosisinfectie van belang wordt geacht.

Literatuur

1 Zwart S, Sachs APE, Ruijs GJHM, Gubbels JW, Hoes AW, Melker RA de. Penicillin for acute sore throat: randomised double blind trial of seven days versus three days treatment or placebo in adults. Br Med J 2000;320:150-4.
2 Evans CE, McFarlane AH, Norman GR, et al. Sore throat in adults: who sees a doctor? Can Fam Physician 1982;28:453-8.
3 Berg MJ van den, Kolthof ED, Bakker DH de, Zee J van der. Tweede Nationale Studie naar ziekten en verrichtingen in de huisartspraktijk. Utrecht: Nivel, 2004.
4 Zwart S, Hoes AW, Post D, et al. Determinants of deterioration in the course of acute sore throat episodes. In: Zwart S. Sore throat, streptococci and penicillin. Dissertation. Utrecht: Universiteit Utrecht, 1999.
5 Zwart S, Dagnelie CF, Staaij BK van, Balder FA, Boukes FS, Starreveld JS. NHG-Standaard Acute keelpijn. Tweede herziening. Huisarts Wet 2007; 50(2):59-68.
6 Driel ML van, Sutter A de, Deveugele M, Peersman W, Butler CC, Meyere M de, Maeseneer J de, Christiaens T. Are sore throat patients who hope for antibiotics actually asking for pain relief? Ann Fam Med 2006 Nov-Dec;4(6):494-9.

7 Butler CC, Rollnick S, Pill R, Maggs-Rapport F, Stott N. Understanding the culture of prescribing: qualitative study of general practitioners' and patients' perceptions of antibiotics for sore throats. BMJ 1998 Sep 5;317(7159):637-42.
8 Lisdonk EH van de. Adviezen bij keelpijn. Huisarts Wet 1997;40:106-9.
9 Hoogendoorn D. Acuut reuma en acute glomerulonefritis; huidige klinische incidentie en de sterfte in Nederland. Ned Tijdschr Geneeskd 1989;133:2334-8.
10 Cals JW, Butler CC, Hopstaken RM, Hood K, Dinant GJ. Effect of point of care testing for C reactive protein and training in communication skills on antibiotic use in lower respiratory tract infections: cluster randomised trial. BMJ 2009 May 5;338:b1374.
11 Bisno AL. Acute pharyngitis. N Engl J Med 2001; 344:205-11.
12 Zwart S, Ruijs GJHM, Sachs APE, et al. Beta-haemolytic streptococci isolated from acute sore-throat patients: cause or coincidence? A case-control study in general practice. Scand J Infect Dis 2000;32: 377-84.
13 Huovinen P, Lahtonen R, Ziegler T, et al. Pharyngitis in adults: the presence and coexistence of viruses and bacterial organisms. Ann Int Med 1989;110:612-6.
14 Meyere M de. Acute keelpijn in de eerste lijn. Een beschrijvende en experimentele studie over epidemiologie, diagnose en beleid. Dissertatie. Gent: Rijksuniversiteit Gent, 1990.
15 Dagnelie CF, Touw-Otten FWMM, Kuyvenhoven MM, et al. Bacterial flora in patients presenting with sore throat in Dutch general practice. Fam Pract 1993;10:371-7.
16 Pichichero ME. Sore throat after sore throat after sore throat. Are you asking the critical questions? Postgrad Med 1997;101:205-25.
17 Okkes IM, Oskam SK, Lamberts H. Van klacht naar diagnose. Bussum: Coutinho, 1998.
18 Meyer RJ, Haggerty RJ. Streptococcal infections in families. Pediatrics 1962;29:539-49.
19 Begovac J, Bobinac E, Benic B, Desnica B, Maretic T, Basnec A, et al. A symptomatic pharyngeal carriage of beta-haemolytic streptococci and streptococcal pharyngitis among patients at an urban hospital in Croatia. Eur J Epidemiol 1993;9:405-10.
20 Gunnarsson RK, Holm SE, Söderström M. The prevalence of beta-haemolytic streptococci in throat specimens from healthy children and adults. Implications for the clinical value of throat cultures. Scand J Prim Health Care 1997;15:149-55.
21 Falck G, Holm SE, Kjellander J, et al. The role of household contacts in the transmission of group A streptococci. Scand J Infect Dis 1997;29:239-44.
22 Centor RM, Whitherspoon JM, Dalton HP, Brody ChE, Link K. The diagnosis of strep throat in adults in the emergency room. Med Decis Making 1981;1: 239-46.
23 Spinks A, Glasziou PP, Del Mar CB. Antibiotics for sore throat. (Cochrane Review.) The Cochrane Library, Issue 2010;4.
24 Lindbaek M, Høiby EA, Lermark G, Steinsholt IM, Hjortdahl P. Clinical symptoms and signs in sore throat patients with large colony variant beta-haemolytic streptococci groups C or G versus group A. Br J Gen Pract 2005 Aug;55(517):615-9.
25 Ebell ME, Smith MA, Barry HC, Ives K, Carey M. Does this patient have strep throat? JAMA 2000;284: 2912-8.
26 Gulich MS, Matschiner A, Gluck R, Zeitler HP. Improving diagnostic accuracy of bacterial pharyngitis by near patient measurement of C-reactive protein (CRP). Br J Gen Pract 1999;49:119-21.
27 Dagnelie CF, Bartelink ML, Graaf Y van der, Goessens W, Melker RA de. Towards a better diagnosis of throat infections (with group A beta-hemolytic streptococcus) in general practice. Br J Gen Pract 1998;48:959-62.
28 Kolmos HJ, Little P. Controversies in management. Should general practitioners perform diagnostic tests on patients before prescribing antibiotics? BMJ 1999;318:799-802.
29 Humair JP, Revaz SA, Bovier P, Stalder H. Management of acute pharyngitis in adults:reliability of rapid streptococcal tests and clinical findings. Arch Intern Med 2006 Mar 27;166(6):640-4.
30 Linder JA, Chan JC, Bates DW. Evaluation and treatment of pharyngitis in primary care practice: the difference between guidelines is largely academic. Arch Intern Med. 2006 Jul 10;166(13):1374-9.

Mondklachten

A.J.P. Boeke en I. van der Waal

1 Inleiding

De mondklachten waarvan de diagnostiek in dit hoofdstuk wordt beschreven, zijn klachten die zich manifesteren in de mondholte, de tanden, de tong en de lippen. Het gaat om pijn, zwellingen, blaasjes of zweertjes of verandering van aspect (kleur).

Genoemde klachten worden frequent op het spreekuur van de huisarts gepresenteerd. De zorg voor mondaandoeningen ligt op het grensvlak van tandheelkunde en geneeskunde. Ook voor patiënten is niet altijd duidelijk of ze zich met een mondklacht bij de huisarts of bij de tandarts moeten vervoegen. Ook KNO-artsen en kaakchirurgen kunnen een rol spelen bij de diagnostiek.

De klachten zijn hinderlijk, bijna nooit ernstig en gaan vaak weer over. Kernpunt voor de arts is het herkennen van hinderlijke en behandelbare afwijkingen (zoals spruw, herpes simplex en drukulcus) en anderzijds vroege opsporing van maligniteiten, die overigens heel zeldzaam zijn. Het is daarnaast van belang dat de arts herkent welke veelvoorkomende aandoeningen door een tandarts of een mondhygiëniste moeten worden behandeld, zoals een dentogeen abces, cariës en parodontale aandoeningen.

2 De klacht in de bevolking

Mondklachten komen in de algemene bevolking frequent voor. De puntprevalentie in de algemene bevolking wordt geschat tussen 10 en 65% bij volwassenen en rond de 4% bij kinderen.[1-3] Vooral klachten veroorzaakt door herpesinfecties en aften komen veel voor (tweejaarsprevalentie 17 resp. 18%).[4,5]

3 De eerste presentatie bij de dokter

De incidentie van symptomen/klachten van tanden en tandvlees in de huisartspraktijk is 4,4 per 1.000 ingeschreven patiënten per jaar, die van symptomen/klachten van mond/tong/lippen is 11,1 per 1.000 per jaar; samen 15,5.[6]

Zie figuur 1 en 2 voor de verdeling van de klacht over geslacht en leeftijd.

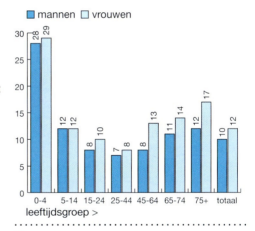

Figuur 1 Incidentie van klachten betreffende mond, tong of lippen aan het begin van een episode in de huisartspraktijk, per 1.000 patiënten per jaar.[6]

4 Pathofysiologie en differentiële diagnose

De verschillende functies van mond en gebit worden bij de lezer als bekend verondersteld.[7] In het kader van dit hoofdstuk zullen slechts de meest voorkomende afwijkingen worden besproken waarmee een patiënt zich tot de huisarts wendt.

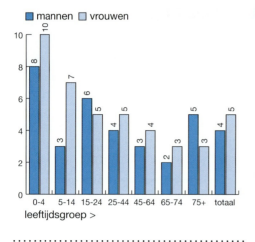

Figuur 2 Incidentie van klachten betreffende tanden of tandvlees aan het begin van een episode in de huisartspraktijk, per 1.000 patiënten per jaar.[6]

ONTWIKKELINGSSTOORNISSEN

Torus palatinus

Een aandoening die in de praktijk nogal eens tot verwarring aanleiding geeft, is de torus palatinus. Een torus palatinus is een onschuldige botuitwas, die meestal pas op middelbare leeftijd als een harde, overigens asymptomatische, knobbel tot uiting komt in de mediaanlijn van het harde gehemelte. De meeste patiënten zijn zich er niet van bewust, maar kunnen ongerust worden wanneer zij de knobbel voor het eerst gewaarworden. De beenharde kwaliteit van de knobbel bij palpatie met de vinger en het precies in de mediaanlijn gelegen zijn, maken dat de diagnose vrijwel altijd op klinische gronden kan worden gesteld.

INFECTIES

Candidose

Candidose van de mond komt bij volwassenen, in tegenstelling tot bij kleine kinderen, betrekkelijk zelden voor. Het meest bekend is de pseudomembraneuze vorm ('spruw'), waarbij witte, roomachtige plekjes met een gaasje gemakkelijk van het slijmvlies kunnen worden afgeveegd (figuur 3). Minder vaak voorkomend en ook minder gemakkelijk te herkennen is de erythemateuze vorm. Daarbij heeft het mondslijmvlies – meestal betreft het de tongrug en het gehemelte – een

Tabel 1	Pathofysiologisch schema mondklachten.	
ontwikkelings- stoornissen	torus palatinus	z
infecties	candidose	v
	herpes simplex	v
	gingivitis/parodontitis	s
	dentogeen abces	s
traumata	uitgeslagen tand	s
	slijmvliesverwonding	s
neoplasmata		
– benigne	fibroom	z
– premaligne	leukoplakie	z
– maligne	*plaveiselcelcarcinoom*	z
	non-hodgkinlymfoom	z
	speekselkliertumor	z
	maligne melanoom	z
	metastase	z
auto-immuun- ziekten	aften	v
	lichen planus	s
	syndroom van Sjögren	z
overig	tong/mondbranden	s
	(pernicieuze) anemie	z
	landkaarttong	s
	slijmretentiecysten: mucokèle, ranula	s
	cheilitis actinica	s
	perlèche	v
	epulis	z
	varices	z

v = vaak oorzaak van mondklachten in de huisartspraktijk;
s = soms;
z = zelden.
Schuingedrukt: noodzakelijk in elk geval uit te sluiten.

vurig, rood aspect. Bij orale candidose klaagt de patiënt over een branderig gevoel van het slijmvlies. De diagnose wordt doorgaans gesteld op grond van het klinische beeld.

Een bekende lokale oorzaak is het gebruik van inhalatiecorticosteroïden of, van een geheel andere orde, bestraling van het hoofd-halsgebied. Algemeen predisponerende factoren zijn afweerstoornissen (zoals hiv-infectie), diabetes mellitus, anemie en het gebruik van breedspectrumantibiotica.

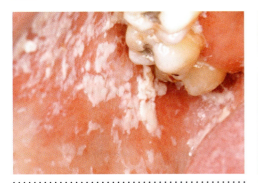

Figuur 3 Pseudomembraneuze candidose van het wangslijmvlies (afveegbaar).

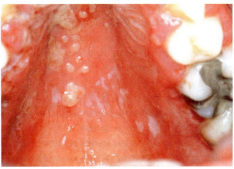

Figuur 4 Herpetiforme stomatitis.

Herpes simplex

Primaire herpessimplexinfecties van de mond komen vooral bij kleine kinderen voor. In de mond kunnen talrijke blaasjes ontstaan die snel stukgaan en oppervlakkige zweertjes achterlaten (figuur 4). De infectie gaat gepaard met koorts en algehele malaise. Het virus wordt vermoedelijk via speeksel overgedragen. De diagnose wordt meestal op klinische gronden gesteld. De genezing duurt één tot twee weken.

Secundaire herpessimplexinfectie treedt, vaak recidiverend, op bij kinderen en volwassenen door reactivatie van het virus. De precieze oorzaak van de reactivatie is onbekend. Predisponerende factoren zijn weerstandsvermindering en blootstelling aan zonlicht, zoals bij herpes labialis wordt verondersteld. Er zijn minder algehele ziekteverschijnselen dan bij de primaire infectie.

Gingivitis en parodontitis

Onder *gingivitis* wordt verstaan een ontsteking van het tandvlees zonder dat daarbij het onderliggende alveolaire bot is aangetast. Gingivitis is meestal chronisch en is het gevolg van tandplaque die bij onvoldoende mondhygiëne accumuleert op de tandoppervlakken. In langdurig aanwezige tandplaque kan bovendien tandsteen ontstaan. Ontsteking van het tandvlees uit zich in zwelling, roodheid en snel bloeden bij aanraken. Van pijn is bij chronische gingivitis meestal niet of nauwelijks sprake. Wanneer ontsteking van het tandvlees heeft geleid tot afbraak van de tandkas, wordt gesproken van *parodontitis*; hierbij kunnen de tanden los gaan staan en uiteindelijk zelfs verloren gaan.

Dentogeen abces

Een, meestal door cariës, afgestorven tand leidt tot een soms acute maar dikwijls chronische en vaak subklinisch verlopende ontstekingsreactie in het alveolaire bot rond de wortelpunt. In sommige gevallen ontstaat vanuit een dergelijke periapicale ontsteking een submuceus of subcutaan abces, dat aanleiding kan geven tot een intraorale, respectievelijk extraorale (huid)fistel. Daarnaast kunnen dentogene abcessen zich uitbreiden in de diverse anatomische loges in het hoofd-halsgebied, bijvoorbeeld in de submandibulaire loge of in de mondbodem. Uitbreiding van een periapicale ontsteking aan een gebitselement in de bovenkaak kan leiden tot chronische sinusitis maxillaris of tot een palatumabces. In zeldzame gevallen kan een periapicale ontsteking aanleiding geven tot een levensbedreigende flegmone in de weke delen van de mond en hals.

TRAUMATA

De uitgeslagen tand

Bij tandtraumata bij kleine kinderen gaat het meestal om één of meer bovensnijtanden die in de bovenkaak gedrukt zijn. Op zichzelf behoeft een dergelijke in de kaak verplaatste tand geen behandeling, omdat het betreffende element meestal weer spontaan zal doorbreken; toch is het verstandig in een dergelijke situatie de patiënt naar de tandarts te verwijzen.

Wanneer bij een volwassene één of meer tanden door een trauma zijn verplaatst of zelfs uit de tandkas zijn losgekomen, is het belangrijk dat een tandarts of kaakchirurg zo mogelijk binnen een uur na trauma tot repositie en fixatie overgaat. Wanneer tevens verdenking bestaat op de aanwezigheid van een kaak- of aangezichtsfractuur, kan de patiënt beter direct naar een kaakchirurg worden verwezen.

De slijmvliesverwonding

Door trauma ontstane verwondingen van het mondslijmvlies behoeven meestal niet te worden gehecht, tenzij sprake is van een persisterende bloeding. Wel moet men zich ervan vergewissen dat er geen afgebroken stukjes tand in een dergelijke wond zijn terechtgekomen.

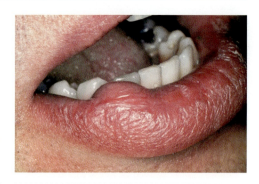

Figuur 5 Week aanvoelende zwelling op de onderlip; het betreft vrijwel zeker een mucokèle.

NEOPLASMATA

Benigne tumoren

Fibroom Het meest in de mond voorkomende 'gezwel' is het fibroom. De zwelling wordt vrijwel altijd veroorzaakt door mechanische irritatie in de vorm van bijten of kauwen op het slijmvlies ('bijtfibroom'). Bekende plaatsen van voorkomen zijn de tongpunt en het wangslijmvlies op de plaats waar de boven- en ondertanden en -kiezen op elkaar komen. Een fibroom is meestal gesteeld en voelt bij palpatie met de vingers week aan. De kleur van het fibroom is dezelfde als die van het omgevende mondslijmvlies (figuur 5 en 6). Bij twijfel aan de diagnose dient een (excisie)biopsie te worden verricht.

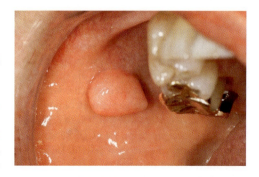

Figuur 6 Gesteelde week aanvoelende zwelling van het wangslijmvlies; het betreft vrijwel zeker een 'bijtfibroom'.

Premaligne afwijkingen

Leukoplakie De meest voorkomende premaligne afwijking van het mondslijmvlies is de leukoplakie. Leukoplakie kan glad en egaal wit zijn, maar ook afwisselend wit en rood (erytroleukoplakie) en soms ook een wit, wratachtig aspect hebben.

Leukoplakie komt vooral bij rokers voor. Globaal geldt dat leukoplakie op de tongranden en in de mondbodem een grotere kans op maligne ontaarding in een plaveiselcelcarcinoom heeft dan elders in de mond. Bij het behandelingsbeleid wordt meestal gebruikgemaakt van histopathologisch onderzoek van één of meer biopten. Wanneer sprake is van epitheeldysplasie, is de kans op maligne ontaarding relatief groot. Voor alle leukoplakie gezamenlijk geldt dat 1 tot 2% per jaar overgaat in een plaveiselcelcarcinoom.[8]

Maligniteiten

Plaveiselcelcarcinoom Ongeveer 80 tot 90% van de maligne aandoeningen die zich in de mond kunnen voordoen, betreft plaveiselcelcarcinoom uitgaande van het slijmvlies. De incidentie in Nederland bedraagt ongeveer twee per 100.000 per jaar. Mondholtecarcinomen zijn derhalve in vergelijking met bijvoorbeeld mammacarcinoom, tumoren van de long en andere organen, betrekkelijk zeldzaam. Door deze zeldzaamheid en ook door de onbekendheid ermee bij het grote publiek blijkt in de praktijk niet zelden een lang patiënten- en doktersdelay op te treden.

Roken en alcoholgebruik worden als belangrijkste oorzaken van mondkanker beschouwd. Mondkanker komt iets vaker voor bij mannen dan bij vrouwen en openbaart zich meestal pas boven het veertigste levensjaar. Een mondholtecarcinoom uit zich vaak in de vorm van een geïndureerd ulcus. Voorkeursplaatsen zijn de onder-

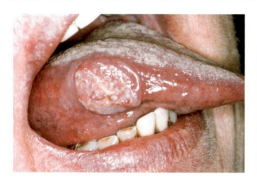
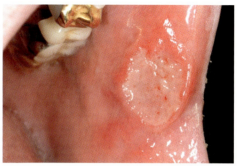

Figuur 7 Ulcus van de tongrand, bij palpatie geïndureerd aanvoelend; zeer verdacht voor plaveiselcelcarcinoom; biopsie geïndiceerd.

Figuur 8 Afte van de mondhoek, grote type.

lip, de tongranden en het slijmvlies vooraan in de mondbodem (figuur 7).

Voor de definitieve diagnose is histopathologisch onderzoek vereist. Het doen van exfoliatief cytologisch onderzoek is weinig zinvol, omdat altijd alsnog bevestiging door middel van een proefexcisie vereist zal zijn. In feite leidt een dergelijke praktijk alleen maar tot vertraging of een eventuele fout-negatieve uitslag.

De prognose van het mondholtecarcinoom wordt in belangrijke mate bepaald door het stadium waarin de tumor is gediagnosticeerd. Globaal bedraagt het vijfjaarsoverlevingspercentage 50 tot 60.

AUTO-IMMUUNZIEKTEN

Aften

Aften zijn pijnlijke, recidiverende, solitair of multipel voorkomende oppervlakkige ulceraties van het mondslijmvlies. Zij zijn over het algemeen gelokaliseerd op de binnenkant van de lippen, de tong en de binnenkant van de wang (niet verhoornend plaveiselepitheel) (figuur 8). De oorzaak en het mechanisme van ontstaan zijn onbekend; verondersteld wordt dat het om een auto-immuunziekte gaat. Aften moeten namelijk onderscheiden worden van soms enigszins op aften gelijkende ulceraties die kunnen voorkomen bij bijvoorbeeld de ziekte van Crohn, het syndroom van Behçet of als bijwerking van het gebruik van bepaalde geneesmiddelen.

Over het algemeen zijn de anamnese en het klinische beeld kenmerkend voor de diagnose en is geen aanvullend onderzoek vereist. De meeste aften zijn slechts enkele millimeters groot en genezen spontaan binnen ongeveer een week.

Lichen planus

Lichen planus is een vermoedelijk op auto-immuniteit gebaseerde afwijking van huid en slijmvliezen. De huid- en slijmvliesafwijkingen kunnen gelijktijdig, na elkaar, maar ook geïsoleerd voorkomen. Betrouwbare gegevens over prevalentie en incidentie ontbreken. De afwijking komt ongeveer even vaak bij mannen als bij vrouwen voor, meestal op middelbare leeftijd. Lichen planus van het mondslijmvlies kan zich in verschillende vormen uiten. De meest bekende is de reticulaire vorm, waarbij een netwerk van witgrijze lijntjes (striae van Wickham) op het slijmvlies voorkomt (figuur 9a en b). Daarnaast wordt een erosieve vorm onderscheiden, waarin naast witte ook rode veranderingen voorkomen. Het is vooral de erosieve vorm die gepaard gaat met klachten over een branderig of pijnlijk gevoel. De klachten verlopen in golven met periodes van remissie en exacerbatie. Belangrijk voor het klinisch kunnen herkennen van lichen planus van het mondslijmvlies is het vaak min of meer symmetrisch voorkomen op het wang- of tongslijmvlies. Niettemin kan lichen planus klinisch soms moeilijk te onderscheiden zijn van de eerder besproken leukoplakie, een witte slijmvliesafwijking die potentieel kwaadaardig is. Bij twijfel over de diagnose lichen planus dient dan ook een proefexcisie te worden verricht.

Syndroom van Sjögren

Het naar Sjögren – een Zweedse, in 1899 geboren oogarts – genoemde syndroom wordt als een auto-immuunziekte beschouwd. In zijn volledige vorm wordt het syndroom gekenmerkt door een trias van afwijkingen: droge ogen (xeroftalmie), een droge mond (xerostomie) en een bestaande andere auto-immuunziekte, zoals reumatoïde artritis. Bij aanwezigheid van een dergelijke auto-immuunziekte spreekt men van *secundair* sjögrensyndroom. Bij twijfel over de diagnose kan men proberen antinucleaire antistoffen (anti-SS-A en anti-SS-B) aan te tonen of lymfocytenophopingen in speekselklierweefsel verkregen met een lipbiopsie. Hoewel bij de meerderheid van de patiënten met het secundaire syndroom van Sjögren reumatoïde artritis wordt gezien, kunnen ook andere idiopathische auto-immuunziekten voorkomen, zoals lupus erythematodes, periarteriitis nodosa, polymyositis, dermatomyositis, sclerodermie of macroglobulinemie.

Het syndroom van Sjögren doet zich vooral voor bij vrouwen van middelbare en oudere leeftijd; de geschatte prevalentie bedraagt 0,01%. Het is derhalve een relatief zeldzame aandoening. De met het syndroom van Sjögren gepaard gaande klachten zijn over het algemeen weinig specifiek. In de praktijk blijken klachten over een droge mond slechts zelden een uiting te zijn van het syndroom van Sjögren, zoals dat volgens vrij goed omschreven criteria is gedefinieerd.[9]

Cysten

Vooral in de onderlip en minder vaak in de mondbodem kunnen zich slijmretentiecysten voordoen. De oorzaak is vermoedelijk obstructie van een van de kleine uitvoergangen van de speekselkliertjes. Cysteachtige zwellingen op andere plaatsen in de mond berusten meestal op cysteus veranderde (speekselklier)tumoren. De slijmretentiecyste op de onderlip wordt mucokèle genoemd, in de mondbodem een ranula.

ENKELE AANDOENINGEN NAAR LOKALISATIE IN DE MOND

De tong

Vooral bij mensen boven het veertigste jaar dient men bij ulceraties op de tongranden rekening te houden met de mogelijkheid van een plaveiselcelcarcinoom. Van een geheel andere orde zijn de klachten over een beslagen tong of een haartong. De oorzaak van dergelijke veranderingen op de tongrug is onbekend en er zijn ook geen goede criteria om aan te geven wanneer er sprake is van een daadwerkelijk beslagen tong of een haartong. Bovendien kan het aspect van de tongrug per individu in de tijd wisselen en is er weinig samenhang tussen het klinische beeld en de aanwezigheid of ernst van de klachten. Op de tongrug kunnen zich vlekvormige veranderingen voordoen, die ook wisselen in de tijd. Het blijkt in de meeste gevallen te gaan om een landkaarttong (figuur 10). De oorzaak is onbekend. Soms zijn er klachten van lokale irritatie, vooral bij het drinken van bijvoorbeeld sinaasappelsap. Er is helaas geen behandeling mogelijk.

Een relatief zeldzame klacht is die van tong- of mondbranden. Men spreekt pas van tong- of mondbranden wanneer er bij inspectie van het mondslijmvlies geen zichtbare afwijkingen zijn die de branderige klachten kunnen verklaren. Bovendien mag men de term alleen gebruiken bij dubbelzijdige klachten. De oorzaak van tong- en

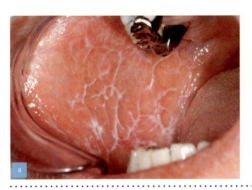
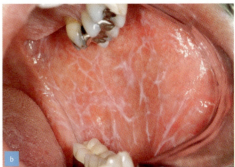

Figuur 9 a en b Lichen planus, reticulaire vorm, beiderzijds in het wangslijmvlies.

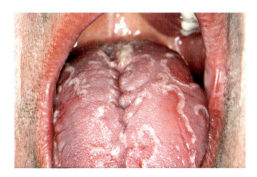

Figuur 10 Kenmerkend klinisch beeld van lingua geografica (landkaarttong).

mondbranden is onbekend, hoewel velen suggereren dat er altijd een psychogene component in het spel is. Vaak verondersteld, maar vrijwel nooit aangetoond, zijn interne ziekten als oorzaak. Aangezien tong- en mondbranden veel vaker bij vrouwen dan bij mannen voorkomen, wordt vaak gedacht aan hormonale veranderingen, temeer daar de klacht vooral op middelbare en oudere leeftijd voorkomt. Ook hier blijkt in de praktijk zelden een dergelijke oorzaak aantoonbaar te zijn. De klachten kunnen soms maanden tot jaren blijven bestaan. Begeleidende klachten kunnen die van een droge mond en afwijkende smaak zijn.

Gehemelte

Genoemd is al de in de mediaanlijn voorkomende exostose, de torus palatinus. Bij niet in de mediaanlijn gelegen zwellingen op het palatum durum moet, vooral bij snel ontstane zwellingen, gedacht worden aan een dentogene afwijking en is verwijzing naar de tandarts op zijn plaats. Bij langer aanwezige zwellingen moet worden gedacht aan de op zichzelf relatief zeldzaam voorkomende speekselkliertumoren. Een enkele maal kan een non-hodgkinlymfoom zich als eerste uiting van de ziekte presenteren, als een enkel- of dubbelzijdige zwelling op het gehemelte. Dit neemt soms snel maar vaak ook zeer langzaam in omvang toe. Eveneens zeldzaam is een metastase afkomstig van een elders in het lichaam gelegen primaire tumor. Bij een gepigmenteerde vlakke of verheven verandering van het gehemelteslijmvlies moet worden gedacht aan de mogelijkheid van een maligne melanoom, hoe zeldzaam dat in de mond ook is.

Lippen en mondhoeken

Eerder is al genoemd de op de onderlip voorkomende slijmretentiecyste. Een dergelijke cyste doet zich nooit voor in de bovenlip. Bij een gelokaliseerde zwelling in de bovenlip moet vooral worden gedacht aan de mogelijkheid van een speekselkliertumor.

Bij oudere mensen, vooral wanneer er sprake is van regelmatige blootstelling aan zonlicht, kunnen zich op de onderlip diffuse oppervlakkige korstvormige veranderingen voordoen, behorend bij cheilitis actinica. Behalve klachten over de esthetiek kunnen dergelijke veranderingen soms ook pijn veroorzaken. De kans op maligne ontaarding in een plaveiselcelcarcinoom is gering. Bij twijfel zal niettemin een biopsie moeten worden genomen.

Oppervlakkige veranderingen van het onderlipslijmvlies bij herpes labialis kunnen lijken op die van cheilitis actinica, maar de herpetiforme laesies doen zich meestal juist bij jongere mensen voor.

De onderlip is een van de voorkeursplaatsen voor het voorkomen van een plaveiselcelcarcinoom. Het betreft vooral mannen. In dit verband wordt verondersteld dat het gebruik van lipstick bij vrouwen het lage voorkomen van plaveiselcelcarcinoom van de onderlip bij vrouwen verklaart.

Een lastige klacht is die van pijnlijke of branderige mondhoeken, perlèche, vooral voorkomend bij vrouwen van middelbare en hogere leeftijd. Bij patiënten met een volledige prothese in de boven- en onderkaak wordt gedacht dat door inzakken van de beethoogte tussen de kaken, er enige plooivorming optreedt van de mondhoeken die het ontstaan van candidose bevordert. Soms blijkt inderdaad dat na het vervaardigen van een nieuwe gebitsprothese, met aanpassing van de beethoogte, de klachten verdwijnen.

5 Kansverdeling van diagnosen

In een onderzoek onder 354 personen die met mondklachten de huisarts bezochten, werd door getrainde huisartsen en huisartsen in opleiding de diagnose gesteld.[7] In tabel 2 staat de frequentieverdeling van de aandoeningen vermeld. Meer dan 50% van alle gepresenteerde problemen wordt vertegenwoordigd door aften, candidose en herpes. Verder kwamen tongafwijkingen zoals landkaarttong en tongbranden en goedaardige tumoren zoals fibromen veel voor. Maar ook aandoeningen die door de tandarts behandeld moeten worden, werden veel aan de huisarts gepresenteerd, zoals een dentogeen abces, gingivitis en cariës. Een maligne aandoening behoorde tot de minst gepresenteerde problemen.

Tabel 3 is gebaseerd op hetzelfde onderzoek en geeft weer wat de leeftijdspecifieke kans is op de drie meest voorkomende mondaandoeningen. Bij jonge kinderen (1-4 jaar) is de kans op orale candidose sterk verhoogd. Jonge en oudere kinderen hebben een relatief hoge kans op een herpessimplexinfectie.

Lichen planus is een aandoening van de middelbare leeftijd. Maligniteiten en leukoplakie worden vooral gezien boven de 40 jaar.

6 Betekenis van de voorgeschiedenis

Uit de voorgeschiedenis kan de arts leren of sprake is van een recidief aandoening, opflakkering van een chronische aandoening of een complicatie van een al bekende predispositie. Herpes en aften zijn kwalen die frequent kunnen recidiveren. Lichen planus en M. Sjögren zijn chronische aandoeningen die af en toe veel klachten kunnen geven en dan weer maanden minder. Problemen met het gebit, zoals cariës en een uitgeslagen of afgebroken tand of kies, kunnen leiden tot late complicaties zoals een dentogeen abces of fistel. Een prothese kan bij een krimpende kaak aanleiding geven tot een pijnlijk drukulcus.

7 Betekenis van de anamnese

In tabel 4 is aangegeven hoe de zwellingen op grond van voorgeschiedenis, anamnestische en andere diagnostische gegevens zijn te onderscheiden.

Tabel 2 Frequentieverdeling van diagnosen bij patiënten met mondklachten (n = 354).[10]

diagnose	frequentie (%)*
aften	27
orale candidose	15
herpessimplexinfectie	10
benigne tumor	8
tongafwijkingen	7
mondbranden	7
gingivitis	6
drukulcus	6
normaal of onbekend	4
dentogeen abces	4
trauma/wond	4
cariës of afgebroken tand	2
cheilitis angularis	2
orale lichen planus	1
halitosis	1
leukoplakie	1
vermoeden maligniteit	1
andere diagnosen	5

* De totale frequentie overstijgt de 100% omdat bij enkele patiënten meer dan één diagnose werd gesteld.

AARD VAN DE KLACHT

Pijn

Bij een pijnlijke zwelling in kaak, palatum of wang is meestal sprake van een dentogeen abces. Een pijnloze zwelling kan berusten op een goedaardige cyste, een fibroom of een aangeboren torus palatinus. In zeldzame gevallen is sprake van een maligniteit.

Een pijnlijke zweer wordt vaak veroorzaakt door een aft of een drukulcus, pijnlijke zweertjes in de meeste gevallen door herpes simplex. Witte uitslag met pijn berust meestal op candidose, in een enkel geval op lichen planus. Een brandende pijn van de tong of het mondslijmvlies duidt op een candidose of op mond- en tongbranden. Een

Tabel 3	Leeftijdspecifieke kansen bij 354 patiënten op de drie meest voorkomende mondaandoeningen.[10]			
	alle patiënten	aften (%)	orale candidose (%)	herpessimplexinfectie (%)
aantal gevallen	354	95 (27)	52* (15)	36 (10)
leeftijdscategorieën				
0 tot 4 jaar	71	17 (24)	24 (34)	11 (15)
5 tot 9 jaar	29	12 (41)	3 (10)	6 (21)
10 tot 19 jaar	29	13 (45)	1 (3)	4 (14)
20 tot 39 jaar	90	27 (30)	6 (7)	8 (9)
40 tot 59 jaar	71	13 (18)	8 (11)	4 (6)
> 60 jaar	63	13 (21)	9 (14)	3 (5)

* Van één deelnemer zijn er geen gegevens over de leeftijd.

Tabel 4	Zwelling in de mondholte en de belangrijkste karakteristieken.					
diagnose	lokalisatie	pijn	duur	ander belangrijk criterium	leeftijd patiënt
dentogeen abces	omslagplooi onder- of bovenkaak, mondbodem, gehemelte	ja	dagen	vrijwel altijd een relatie met een carieus element of element met een grote vulling	alle
torus palatinus	midden op het palatum	neen	jaren	beenhard bij palpatie	meestal pas na 25e jaar
slijmretentiecyste	onderlip (mucokèle), mondbodem (ranula)	neen	weken/maanden	recidiverend karakter week aanvoelend	alle
fibroom	wangslijmvlies/tongpunt	neen	maanden/jaren	zacht aanvoelend, gesteeld	alle
epulis	tandvlees in boven- of onderkaak	neen	maanden	vast elastisch	alle
varices	tongranden, mondbodem, onderlip, bovenlip	neen	maanden/jaren	meestal multipel	middelbaar en oud
maligniteit	onderlip, tongrand, mondbodem, onderkaakwal	ja/ neen	weken/maanden	voelt bij palpatie geïndureerd aan, vaak ulceratie van het slijmvlies	middelbaar en oud
speekselkliertumor	overgang palatum durum-molle bovenlip	neen	maanden/jaren	intact slijmvliesoppervlak	middelbaar en oud

pijnloze verandering van het aspect van de mond of een deel ervan berust meestal op een onschuldige conditie zoals een landkaarttong, maar kan ook een leukoplakie zijn of lichen planus.

Zwelling

Een door de patiënt gevoelde zwelling kan berusten op een cyste, abces, nieuwvorming of torus palatinus.

TIJDSVERLOOP

Als een zweer of zwelling langer bestaat dan twee à drie weken, moet de arts alert zijn op een maligniteit. Een recidiverend beloop past bij aften en herpes simplex.

INVLOEDEN

Roken en alcohol zijn beide sterk geassocieerd met mondholtecarcinomen. Opvallend is dat roken minder kans geeft op aften. Medicatiegebruik zoals antibiotica en inhalatie van corticosteroïden vergroten de kans op Candida-infecties.

8 Betekenis van het lichamelijk onderzoek

INSPECTIE

Goede inspectie van de mond is eenvoudig te verrichten met een goede lichtbron. Het is belangrijk dat de patiënt ontspannen zit. Partiële of volledige gebitsprothesen moeten worden uitgenomen. Het gebruik van een spatel is een vereiste.

PALPATIE

Naast inspectie is zorgvuldige palpatie een tweede belangrijk element bij het onderzoek. De arts draagt daarbij handschoenen. Voor het onderzoek van de tong wordt de patiënt verzocht de tong uit te steken. De arts houdt met behulp van een gaasje de tongpunt vast. De patiënt wordt gevraagd daarbij de tong te ontspannen. Zo kan de arts de tongranden, de tongrug en ook de mondbodem goed inspecteren en palperen. Palpatie van het wangslijmvlies en van de mondbodem kan bimanueel worden verricht.[11] Palpatie is een nuttige aanvulling bij de diagnostiek van zwellingen en van een ulcus. Beenhard voelt de torus palatinus aan. Vast aanvoelen van een zwelling wijst op een maligne oorzaak, evenals perifere induratie van een ulcus. Fluctuatie van een zwelling past bij een abces of grote cyste. De epulis voelt vast elastisch aan; fibromen, de bodemcyste en varices voelen week aan.

De grote meerderheid van mondaandoeningen wordt met behulp van inspectie, al dan niet gecombineerd met palpatie, gediagnosticeerd. Zie tabel 4 voor de betekenis van anamnestische en onderzoeksbevindingen bij zwellingen.

De arts kan een waarschijnlijkheidsdiagnose verifiëren door het beloop van de aandoening te monitoren. Een zweer die langer blijft bestaan dan drie weken is verdacht.

Verwijzing voor onderzoek door een tandarts, een kaakchirurg of een KNO-arts is zinvol bij twijfel over de diagnose. Het lichamelijk onderzoek kan dan verricht worden door een collega met meer ervaring. De tandarts kan in diagnostische twijfelgevallen goed beoordelen of een aandoening berust op een dentogene oorzaak (drukulcus, dentogeen abces, gingivitis en parodontitis).

> **Alarmsymptomen**
>
> - vast aanvoelende zwelling, langer bestaand dan drie weken
> - ulcus langer bestaand dan drie weken
> - geïndureerd ulcus
>
> Dit zijn bij mondklachten alarmsymptomen voor een maligne oorzaak.

9 Betekenis van eenvoudig aanvullend onderzoek

Men kan een KOH 10%-preparaat maken van wit beslag om een spruw aan te tonen of uit te sluiten. Het preparaat wordt onder de microscoop bekeken bij 400× vergroting en toont bij aanwezigheid van Candida-gist de karakteristieke gistdraden en sporen in de vorm van bolletjes.

Röntgendiagnostiek, eventueel uitgevoerd door een tandarts in diens praktijk, kan behulpzaam zijn bij het aantonen van een kaakabces en/of achtergebleven gebitsfragmenten.

10 Betekenis van complex aanvullend onderzoek

BIOPSIE EN HISTOLOGISCHE DIAGNOSTIEK

Vermoedt de huisarts dat sprake is van een (pre)- maligne aandoening, dan kan een kaakchirurg een biopsie verrichten van de bewuste laesie. De patholoog-anatoom kan de diagnose dan op grond van het histologisch beeld aantonen of verwerpen. Dat onderzoek is dikwijls ook aangewezen bij aandoeningen zoals het syndroom van Sjögren en lichen planus.

Als er een vermoeden bestaat van een parotis- of andere speekselkliertumor, verricht de KNO-arts meestal de biopsie voor histologische diagnostiek.

Samenwerking

Het is opvallend dat er over het algemeen weinig samenwerking bestaat tussen huisarts en tandarts. Toch bleek dat ongeveer 20% van de aandoeningen die de huisarts ziet, net zo goed of misschien beter in eerste instantie door een tandarts beoordeeld en behandeld kan worden.[10]

11 Samenvatting

Mondklachten komen in de bevolking veel voor. De huisarts wordt regelmatig voor deze klachten geconsulteerd. Het grootste deel van de klachten wordt veroorzaakt door slechts enkele aandoeningen, zoals aften, Candida en herpes. Maligniteiten komen weinig voor.

De meeste aandoeningen gaan snel over. Met behulp van kennis over de voorgeschiedenis, anamnese en inspectie kunnen verreweg de meeste aandoeningen eenvoudig worden gediagnosticeerd. Bij een zweer of een zwelling die langer dan drie weken bestaat, moet men bedacht zijn op een maligniteit. Bij twijfel over de exacte aard van de aandoeningen kan worden verwezen naar een tandarts of kaakchirurg en soms naar een KNO-arts.

Literatuur

1. Thorstensson B, Hugoson A. Prevalence of some oral complaints and their relation to oral health variables in an adult Swedish population. Acta Odontol Scand 1996;54:257-62.
2. Zain RB, Ikeda N, Razak IA, et al. A national epidemiological survey of oral mucosal lesions in Malaysia. Community Dent Oral Epidemiol 1997;25:377-83.
3. Kleinman DV, Swango PA, Pindborg JJ. Epidemiology of oral mucosal lesions in United States schoolchildren: 1986-87. Community Dent Oral Epidemiol 1994;22:243-53.
4. Axell T, Liedholm R. Occurrence of recurrent herpes labialis in an adult Swedish population. Acta Odontol Scand 1990;48:119-23.
5. Axell T, Henricsson V. The occurrence of recurrent aphthous ulcers in an adult Swedish population. Acta Odontol Scand 1985;43:121-5.
6. Okkes IM, Oskam SK, Lamberts H. Van klacht naar diagnose. Bussum: Coutinho, 1998.
7. Visscher JGAM de, Waal I van der. Mondziekten en kaakchirurgie voor de medische praktijk. Houten: Bohn Stafleu van Loghum, 2005.
8. Schepman KP, Meij EH van der, Smeele LE et al. Malignant transformation of oral leukoplakia: a follow-up study of a hospital-based population of 166 patients with leukoplakia from The Netherlands. Oral Oncol 1998;34:270-5.
9. Vitali S, Vitali C, Bombardieri S, et al. Classification criteria for Sjögren's syndrome: a revised version of the European criteria proposed by the American-European Consensus Group. Ann Rheum Dis 2002; 61:554-8.
10. Boeke AJP, Windt DAWM van der, Deconinck S, et al. Is de mond de huisarts een zorg? Huisarts Wet 2004;47:136-41.
11. Boeke AJP, Waal I van der. Mondaandoeningen in de huisartspraktijk. Maarssen: Elsevier/Bunge, 1998.

Nekpijn

C.J. Vos, A.P. Verhagen en G.P.H. Hermans

Ga naar de website extras.bsl.nl/alledaagseklachten voor de video bij dit hoofdstuk

1 Inleiding

Nekpijn is pijn ervaren in het gebied dat aan de bovenkant begrensd wordt door het occiput, aan de laterale zijden door de musculi trapezii en aan de onderzijde door een horizontale lijn door de spinae scapulae. Wat nekpijn is en waar dat gelokaliseerd moet worden, is zowel voor patiënt als dokter eigenlijk direct duidelijk.

Nekpijn gaat vaak samen met uitstralende pijn naar het hoofd, de rug, arm of schouderregio. Het is veelal het terrein van de huisarts en fysiotherapeut. Overige medische disciplines zoals de neuroloog, orthopedisch chirurg en neurochirurg zijn er minder vaak bij betrokken.

Nekpijn komt in de bevolking veel voor. De meest voorkomende klachten behoren tot de aspecifieke categorie. Van de acute nekpijnklachten aan de huisarts gepresenteerd, wordt uiteindelijk één op de tien chronisch.[1,2,3,4] Na een whiplashongeval is het percentage met chronische klachten beduidend hoger.[5,6,7] Dit betekent dat de huisarts een behoorlijk aantal patiënten in zijn praktijk heeft met chronische nekklachten. Naast ongemak en beperkingen in het dagelijkse leven, zorgt het voor verminderde kwaliteit van leven en frequent ziekteverzuim.

Aspecifieke nekpijn is vaak self-limiting. Specifieke oorzaken zoals tumoren, infecties, fracturen en vasculaire oorzaken komen relatief weinig voor, maar zijn wel belangrijk. De arts dient hiermee telkens rekening te houden. Het is de kunst de specifieke oorzaken van nekpijn te onderkennen. Hierbij is de anamnese het belangrijkste diagnostische hulpmiddel.

> Om de lezer een indruk te geven van de mate van bewijskracht ter onderbouwing van een aantal belangrijke diagnostische stappen, is deze onderbouwing door de auteurs als volgt aangegeven.
> - [E] = Voldoende bewijskracht; dat wil zeggen meerdere goed opgezette onderzoeken met eensluidende uitkomsten in een vergelijkbare populatie.
> - [A] = Sterke aanwijzingen of indirect bewijs; dat wil zeggen één goed opgezet onderzoek met betrekking tot een vergelijkbare populatie, of meerdere onderzoeken in andere, niet geheel vergelijkbare populaties.
> - [C] = Consensus uit richtlijnen of standaarden met betrekking tot de populatie.

2 De klacht in de bevolking

Veel mensen in de algemene bevolking hebben last van nekpijn. De meeste internationale transversale studies noemen voor de punt*prevalentie* (vóórkomen op één moment) getallen voor nekpijn tussen de 10 tot 15%.[4,8] Prevalentiecijfers voor nekpijn in de algemene bevolking voor Nederland zijn door Picavet berekend op 31%.[9] Een andere studie vermeldt dat in de loop van een heel jaar ongeveer 30% van de bevolking wel eens last heeft van nekpijn. Veertien procent heeft hier langer dan zes maanden last van.[10] Het Nivel-onderzoek vermeldt dat in de voorafgaande veertien dagen 21% van de deelnemers last had van pijn in de nek/schouder/boven in de rug.[11] De prevalentie van nekpijn neemt toe met de leeftijd en is voor vrouwen hoger dan voor mannen.[2,4,7,8]

In een Nederlandse studie worden *incidentie*cijfers van nekpijn voor mannen genoemd van 10% en voor vrouwen van 18%.[3]

Voor whiplash gelden andere getallen; zie paragraaf 4 onder differentiële diagnose.[12,13,14]

Van dit enorme aantal mensen zoekt slechts een beperkt deel de huisarts op voor onderzoek en advies. De meest gemelde klacht is pijn. Deze gaat vaak samen met een stijf gevoel en/of uitstralende pijn. De meeste patiënten ervaren hun nekpijn als een hinderlijk fenomeen en als een beperking in hun dagelijks leven. Nekpijn is vaak een reden voor ziekteverzuim. In sommige industrieën veroorzaakt het bijna net zoveel verzuim als lage rugpijn.[4] In onderzoek naar de beperkingen die zij ervaren, blijken patiënten met nekpijn het meest last te hebben bij tillen, lezen en autorijden. Het minst worden zij gehinderd bij de persoonlijke verzorging en het slapen.[15,16]

3 De eerste presentatie bij de dokter

Voor nekpijn gaan we ervan uit dat de huisarts maar het topje van de ijsberg ziet. Voorzichtige schattingen op basis van Nederlands onderzoek gaan uit van een bezoek aan de huisarts in 20 tot 28% van de gevallen.[9] Volgens Nivel-onderzoek zijn er vijftien bezoeken voor neksymptomen/-klachten aan de huisarts per 1.000 patiënten per jaar.[11] Het Transitieproject gaat uit van een incidentie van nekklachten in de huisartsenpraktijk van 24 per 1.000 patiënten per jaar.[17]

Vooral plotselinge, heftige pijn, functiebeperking en onzekerheid over de oorzaak zullen de patiënt om hulp doen vragen. Bij een bezoek aan de huisarts spelen vooral pijnstilling, geruststelling of een doorverwijzing naar bijvoorbeeld de fysiotherapeut een rol.[18] In het geval van een kop-staartbotsing spelen ook nog andere factoren een rol, zoals het verzoek van politie of verzekeraars een bezoek aan de huisarts te brengen. Ook familie, buren en collega's dringen er bij de patiënt vaak op aan vooral de huisarts te bezoeken. Of het daarbij gaat om de te verwachten lange duur van de klachten, onzekerheid over de mogelijke schade of de eventuele financiële consequenties ervan is niet bekend.

Bij kinderen met een plotseling begin van een stijve nek zijn ouders soms bang dat dit het begin van een meningitis kan betekenen. Onderzoek van de nek in verschillende richtingen kan hierop een antwoord geven. Wanneer de flexie beperkt is en de overige bewegingen vrij, is sprake van nekstijfheid als symptoom van meningeale prikkeling.

4 Pathofysiologie en differentiële diagnose

PATHOFYSIOLOGIE

De pathofysiologie van aspecifieke nekpijn is onderwerp van veel discussie. Binnen de vele stromingen van paramedische beroepsbeoefenaren die zich met het houdings- en bewegingsapparaat bezighouden, leven verschillende opvattingen over de rol en belangrijkheid van de diverse structuren in de nek bij het ontstaan en aanhouden van nekpijn. De *facetgewrichten* zouden een belangrijke rol spelen bij chronische nekpijn, vooral bij de pijn die is ontstaan na een trauma.[5] De facetgewrichten vormen eigenlijk het enige directe contactpunt tussen de nekwervels en deze zijn gevoelig voor beschadiging. De tussenwervelschijf of *discus* kan door een trauma beschadigd raken. Direct na een trauma is deze vaak oedemateus en op den duur krimpt deze versneld.[19] Tussenwervelschijfversmalling of *discopathie* treedt echter ook op als een natuurlijk, leeftijdsafhankelijk degeneratief proces. Op 40-jarige leeftijd heeft 30% van de mensen een vooral laagcervicaal gelegen discopathie en op 50-jarige leeftijd geldt dit voor 50%.[19] Discusprotrusie is het uitpuilen van de discus richting myelum (figuur 3). Als deze het myelum heeft bereikt en indrukt,

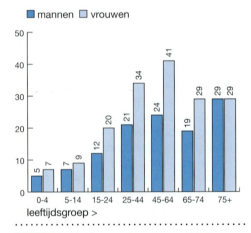

Figuur 1 Incidentie van neksymptomen/-klachten aan het begin van een episode in de huisartspraktijk, per 1.000 patiënten per jaar.[17]

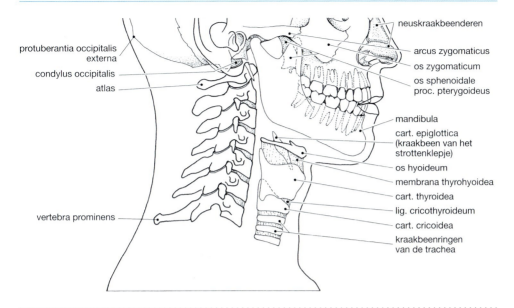

Figuur 2 Anatomie van de nek.

spreken we van een graad 4 protrusie of ook wel van *nekhernia*. *S*pondylolisthesis is het verglijden van de bovenliggende wervel ten opzichte van de onderliggende wervel. De oorzaak kan congenitaal zijn, een trauma, maar ook verder voortgeschreden stadia van degeneratieve veranderingen.[20]

Over de pathofysiologie van whiplash bestaat veel discussie. De hyperextensie en -flexiebewegingen van de nek worden niet meer als de belangrijkste veroorzaker van de afwijkingen gezien. Nu gaat men ervan uit dat door de klap bij een achteraanrijding de romp omhoog beweegt, waarbij tegelijk een S-vormige deformatie van de nek ontstaat, bestaande uit een laag-cervicale hyperextensie en een hoog-cervicale hyperflexie.[21] Postmortemstudies laten een uitgebreide variëteit aan afwijkingen van facetgewrichten, tussenwervelschijven en ligamenten zien.[22,23] Bijna geen enkele van deze laesies was van tevoren zichtbaar op röntgenfoto's.

DIFFERENTIËLE DIAGNOSE

Aspecifieke nekpijn
Aspecifieke nekpijn is nekpijn waarbij geen aanwijzingen kunnen worden gevonden voor beschadiging van specifieke anatomische structuren in de nek. Het ontstaansmoment kan heel verschillend zijn: acuut door een trauma zoals het stoten van het hoofd of een val. Regelmatig is de oorzaak echter niet direct duidelijk en noemt de patiënt als verklaring voor het ontstaan ervan zaken als 'ik zal wel kou hebben gevat' of 'ik zal wel verkeerd op mijn kussen hebben gelegen, want het zat er toen ik wakker werd'. Wat meer richting oorzaak gaan de verklaringen 'het schoot erin' of 'ik heb mijn nek verrekt'. Het ontstaansmechanisme van de pijn heeft bijna altijd met acute of chronische overbelasting van de cervicale wervelkolom te maken. Bij beroepen waar een repeterende excentrische belasting van de nek plaatsvindt, komt veel nekpijn voor.[24] Hoe deze belasting precies uitwerkt op de wervelkolom is echter onbekend. Welke waarde aan veelgebruikte begrippen als 'sliding disc', 'facetblokkade' en 'passieve instabiliteit' moet worden toegekend, is onduidelijk. Wetenschappelijke onderbouwing is veelal niet voorhanden en is voor de huisarts verder van weinig diagnostische waarde. Vaak vindt men hypertonie van de nekspieren, wat niets zegt over de oorzaak, net zomin als de in verband hiermee vaak gebruikte aanduiding 'myogene nekklachten'.

Nekhernia

Wanneer er binnen enkele dagen bij een tevoren gezonde patiënt heftige pijn in één arm ontstaat en deze zo heftig is dat de nachtrust eronder leidt, is het aantal mogelijke diagnosen vrij beperkt.[24] Bij de nekhernia, de meest voorkomende oorzaak van een cervicaal radiculair syndroom, staat de pijn in de arm op de voorgrond (figuur 3). Pijn in de nek ontbreekt soms zelfs. Het karakter van de pijn wordt omschreven als scherp, schietend of snijdend. Dit in tegenstelling tot de pseudoradiculaire pijn vanuit de facetgewrichten, die als dof, zeurend of drukkend wordt ervaren.[25] Daarnaast ontstaat tintelen in een dermatoom en vaak enig krachtsverlies. In 60% van de gevallen betreft het een hernia op C6-C7-niveau. Hierdoor ontstaat radiculopathie van C7, wat uitstralende pijn over de strekzijde van boven- en onderarm geeft, met tintelen van de wijs- en middelvinger, zwakte van de triceps brachii en een verlaagde tricepsreflex.[24] Bij 20 tot 25% veroorzaakt het C5-C6-niveau het C6-syndroom, wat pijn en tintelen van de laterale zijde van de onderarm geeft, met zwakte van de onderarmsflexoren en een verlaagde bicepsreflex.[26]

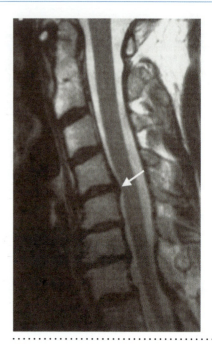

Figuur 3 Discusprotrusie.

Whiplash

Door zijn unieke etiologie en zijn relatie met verzekeringskwesties heeft de whiplash zijn eigen, wat aparte plaats in de nekpijnliteratuur. De definitie van whiplash is volgens de Quebec Task Force[27] een acceleratie-deceleratiemechanisme, waarbij energieoverdracht naar de nek plaatsvindt. Het meest bekend is dit als gevolg van een achteraanrijding. Maar whiplash komt ook voor bij frontale of zijwaartse botsingen van motorvoertuigen. Ook ongelukken bij duiken en bungee jumping kunnen het veroorzaken. Het specifieke ontstaansmechanisme onderscheidt de whiplash van de overige oorzaken van aspecifieke nekpijn.[14] Bij 1 tot 2% is er aantoonbare neurologische schade, vooral bestaand uit sensibiliteitsstoornissen.[12] In de overige gevallen betreft het vooral beschadigingen van het steun- en bewegingsapparaat van de nek. De meeste whiplashpatiënten hebben verschillende bijkomende klachten. De belangrijkste daarvan zijn, in afnemende frequentie, nekpijn, hoofdpijn, schouderpijn, vermoeidheid, vergeetachtigheid, concentratiestoornissen, pijn tussen de schouders, duizeligheid, tintelingen in de armen en handen en visusstoornissen.[14] De incidentie bedraagt 1 tot 2% per jaar. De meeste gevallen van whiplash herstellen binnen één jaar. Na twaalf maanden heeft 20 tot 30% echter nog steeds klachten en 5% heeft ernstige klachten.[12] Na twee jaar heeft 14 tot 20% nog steeds klachten en is 4% fors gehandicapt.[5] Ongeveer 0,5 tot 1% van de totale bevolking heeft chronische nekpijn ten gevolge van een auto-ongeval.[6,7] De verhouding man-vrouw bedraagt 1 : 2. De patiënten zijn vooral tussen de 20 en 35 jaar oud.[13]

Spondylolisthesis

Het afschuiven van een wervel (bijna altijd naar dorsaal) ten opzichte van de onderliggende wervel heet spondylolisthesis (figuur 4). Het is een diagnose die eigenlijk alleen röntgenologisch gesteld kan worden. In lichte mate optredend leidt het tot een verminderde propriocepsisfunctie op segmentaal niveau, zich uitend in een verminderde of afwezige functie van de kleine nekspieren. De patiënt heeft het gevoel dat zijn nek 'wat loszit' en heeft de neiging deze zoveel mogelijk met één of beide handen te ondersteunen. Bij ernstiger vormen staan vooral de pijnklachten voorop; deze nemen toe bij omhoogkijken.

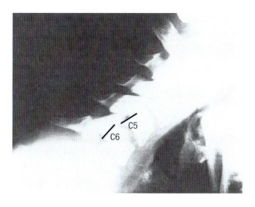

Figuur 4 Spondylolisthesis.

Cervicale artrose

Bij het ouder worden vindt er een natuurlijke degeneratie plaats van de cervicale wervelkolom. Deze begint laag-cervicaal. Duidelijk spondylotische en spondylartrotische veranderingen vinden we op de röntgenfoto al in de helft van de gevallen bij 50-jarigen. Hoewel typisch dubbelzijdig gelokaliseerd, zijn de klachten die optreden niet anders dan bij aspecifieke nekpijn. De diagnose kan alleen op de röntgenfoto worden gesteld en de afwijkingen worden sterk door de leeftijd bepaald. De foto's correleren slecht met de klachten die de patiënt heeft.[5] Cervicale artrose komt zelfs meer voor bij mensen die geen nekklachten hebben.[28] Wel is er een sterk positieve correlatie tussen pijnklachten in de suboccipitaalregio en artrose van het C1-C2-gewricht.[29]

Weinig voorkomende oorzaken

Tot de weinig voorkomende oorzaken behoort een aantal ziektebeelden die vanwege hun bedreigende karakter wel van belang zijn om te herkennen.

Maligniteiten hebben zelden hun primaire oorsprong in de nek; vaker betreft het een metastase van een maligniteit waarvan bekend is dat deze neigt tot metastasering naar de botten, zoals het long-, prostaat- of mammacarcinoom. Bij een leeftijd boven de 50 jaar en een onduidelijk, sluipend begin van nekpijn dient de arts hiervoor op zijn hoede te zijn. Primaire tumoren in de nek gaan uit van een nekwervel of van het ruggenmerg.

Subarachnoïdale bloedingen en meningitis kunnen zich met heftige hoofd- en/of nekpijn presenteren. Het peracute begin en het heftige pijnkarakter vormen hierbij de leidraad, bij meningitis bovendien de koorts en de mate van ziekzijn.

Reumatoïde artritis geeft in minder dan 2% van de gevallen klachten van de nek. Als het C1-C2-gewricht daarbij wordt aangedaan, ontstaat een potentieel gevaarlijke situatie, doordat hoog-cervicale instabiliteit kan optreden met myelumbeschadiging.

Torticollis is een heftige eenzijdige, soms dubbelzijdige hypertonie van de m. sternocleidomastoideus of de mm. scaleni. Soms is dit aangeboren of treedt het op als contractuur na een verbranding. Bij kinderen en adolescenten kan het ook door medicijngebruik worden veroorzaakt. In dit verband is (overdosering) van metoclopramide bekend. Het is dan een onschuldige aandoening die vanzelf weer overgaat na het staken van het medicament.

Tabel 1	Diagnostisch schema nekpijn.
aspecifieke nekpijn	v
whiplash	s
cervicale artrose	s
nekhernia	z
spondylolisthesis	z
botmetastase	z
subarachnoïdale bloeding	z
meningitis	z
reumatoïde artritis	z
torticollis	z

v = vaak oorzaak van nekpijn in de huisartspraktijk;
s = soms;
z = zelden.
Schuingedrukt: noodzakelijk in elk geval uit te sluiten.

5 Kansverdeling van diagnosen

Cijfers uit specifiek onderzoek gericht op uitsplitsing van nekpijn naar diagnosen in de huisartspraktijk zijn niet bekend. Er wordt van uitgegaan dat zeker 90% van de gevallen aspecifiek is.[3] De uitkomsten van de algemene registratie van einddiagnosen bij de contactreden neksymptomen/-klachten in het Transitieproject bevestigen dit beeld (zie tabel 2). Bij slechts een klein deel van de patiënten stelt de huisarts de diagnose whiplash. Nekhernia's komen waarschijnlijk in minder dan 1% van de aangeboden gevallen voor. Andere, zogeheten specifieke diagnosen worden door auteurs die hierover rapporteren aangeduid als weinig tot zeldzaam voorkomend. Onderzoeken onder kinderen op de middelbare school geven aan dat nekpijn de meest voorkomende klacht is van het bewegingsapparaat. Incidenties van minstens een dag per maand nekpijn variëren van 21 tot 27%.[30,31]

Tabel 2	Einddiagnosen bij neksymptomen/-klachten in de huisartspraktijk (a-priorikansen in procenten).[17]
nekklachten als symptoomdiagnose	45
spierpijn/fibrositis	18
syndromen CWK	14
spierspanningshoofdpijn	2
ander trauma bewegingsapparaat (bijv. whiplash)	2
andere ziekten bewegingsapparaat	2
virusziekte	2
artrose	2
distorsie	1
schouderaandoening	1
verworven afwijking wervelkolom	1
andere ziekten zenuwstelsel (bijv. nekhernia)	1
overige aandoeningen	9
	----
totaal	100

6 Betekenis van de voorgeschiedenis

Reumatoïde artritis in de voorgeschiedenis kan van belang zijn omdat het een weinig voorkomende maar ernstige complicatie kan veroorzaken in het hoog-cervicale gebied, namelijk een dislocatie van de dens. Dit kan tot myelumcompressie leiden. Bij een bekende maligniteit ontstaat eerder de verdenking op een wervelmetastase. Jicht, psoriasis arthropathica en het syndroom van Reiter kunnen geïsoleerde nekpijn veroorzaken.

7 Betekenis van de anamnese

De anamnese is het belangrijkste hulpmiddel bij het stellen van een waarschijnlijkheidsdiagnose. Hiermee maakt men het onderscheid tussen aspecifieke en specifieke nekklachten. Daarnaast kan men zich aan de hand van een aantal vragen naar prognostisch belangrijke factoren een indruk vormen van de kans op chroniciteit.

AARD, ERNST EN LOKALISATIE VAN DE PIJN

– Wat voor soort pijn is het?
– Hoe erg is de pijn?
– Waar zit de pijn precies?
– Straalt de pijn ook uit?

Aspecifieke nekpijn wordt meestal gevoeld als een dof, zeurend of zwaar gevoel.

De pijn bij een nekhernia heeft een veel scherper, snijdender karakter.[25]

Ook een als erg heftig beleefde pijn past beter bij een specifieke oorzaak zoals een hernia, wervelmetastase of primaire tumor. De lokalisatie is enkel- of dubbelzijdig: bovenin de nek juist onder de schedelrand of meer ter hoogte van de cervicothoracale overgang. Hoe scherper de pijn wordt ervaren, hoe vaker de patiënt in staat is deze nauwkeurig te lokaliseren.

Uitstraling van de pijn naar hoofd, schouder, arm of naar het gebied tussen de schouderbladen zegt wat over het niveau in de nek waar de aandoening zich bevindt.[32]

Bij cervicogene hoofdpijn ontstaat de pijn in de nek door bewegingen van de nek of door lang volgehouden vervelende posities van het hoofd, waarna de pijn zich uitbreidt naar het hoofd.[33] Een cervicale hernia geeft, omdat deze bijna altijd laag-cervicaal is gelokaliseerd, uitstraling naar de arm en hand volgens de grenzen bepaald door het dermatoom. De tekening van figuur 5 laat die uitstralingsgebieden zien. De pijn bij een cervicale hernia kan erger worden door hoesten en niezen. Vaak veroorzaakt omhoogkijken in de richting van de aangedane zijde een duidelijke toename van de pijnklachten.

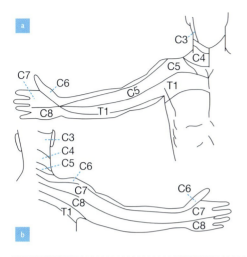

Figuur 5 Radiculaire uitbreiding. a = vooraanzichten; b = achteraanzicht.

ONTSTAAN EN BELOOP

– Wat is volgens u de oorzaak van de pijn?
– Wanneer is deze ontstaan?
– Hebt u eerder klachten van de nek gehad?
– Draagt uw werk bij aan het ontstaan van nekklachten?

Bij de aspecifieke nekpijn is de oorzaak vaak niet duidelijk. Dit in tegenstelling tot whiplash. Hierbij is het ontstaansmechanisme door bijvoorbeeld een auto-ongeval belangrijk, omdat dit het onderscheid vormt met de aspecifieke vorm van nekpijn. De nekbelasting die het beroep oplevert, kan een belangrijke veroorzaker van de klachten van de patiënt blijken te zijn. Denk daarbij aan monotone beroepen met veel eenzijdige belasting of beroepen met een sterk excentrische repeterende belasting.[34]

Hoe lang er nekklachten zijn en hoe vaak ze voorkomen, bepaalt of ze als acuut, chronisch of recidiverend gekenmerkt dienen te worden.

INVLOEDEN

– Wat maakt de pijn erger en wat minder?
– Wordt de pijn ook wat minder in de loop van de tijd?
– Hebt u het gevoel dat u de nek moet ondersteunen?

Meestal is extensie de pijnlijkste beweging. Het hoofd langere tijd buiten de neutrale middenstand houden wekt vaak pijn op. Het lezen van een boek en werken achter de computer zijn hiervan bekende voorbeelden. Belangrijk is te weten welke andere belastingen in werk en privé pijnklachten provoceren. Het in kaart brengen van deze invloeden vormt een basis voor de behandeladviezen. Bij instabiliteit heeft de patiënt het gevoel dat de nek ondersteuning nodig heeft. Het hoofd voelt zo zwaar. Hij heeft een vermoeid gevoel in de nek.

BIJKOMENDE KLACHTEN

– Hoe is het met de kracht en het gevoel in de armen en handen?
– Zijn er loopstoornissen?86
– Onhandigheid van de handen?
– Duizeligheid?
– Vergeetachtigheid en concentratiestoornissen?
– Visusklachten?
– Oorsuizen?
– Overgevoeligheid voor licht en geluid?

Krachtsverlies en sensibiliteitsstoornis komen vooral voor bij cervicale hernia's, in veel mindere mate bij whiplash. Gevoel van onhandigheid van de handen, krachtsverlies van de handen, gevoelsstoornissen van handen en voeten en loopstoornissen kunnen uitingen zijn van myelumcompressie, zoals bij het syndroom van Verbiest. Duizeligheid, vergeetachtigheid, concentratiestoornissen, visus- en gehoorklachten en overgevoeligheid voor licht en geluid komen vooral bij whiplash voor, bij aspecifieke nekpijn echter veel minder.

BETEKENIS VAN DE NEKPIJN EN GEVOLGEN

– Welke invloed heeft de nekpijn op het werk, tillen, autorijden, slapen en de vrijetijdsbesteding?
– Maakt u zich zorgen over de oorzaak van de nekpijn of over het verdere beloop ervan?
– Bent u bang uw nek te bewegen?

Het in kaart brengen van de hinder die de nekpijn op verschillende terreinen veroorzaakt, geeft een indruk van de ervaren beperkingen.[16] Angst voor een ernstige ziekte of angst voor blijvende invaliditeit is een sterk remmende factor in het herstel van een patiënt en het is zinvol om in een zo vroeg mogelijk stadium uit te zoeken of dit een rol speelt.[35] [C]

Hetzelfde geldt voor bewegingsangst.[36,37,38] [E]

> **Alarmsymptomen**
>
> - pijn van onduidelijke oorsprong bij een maligniteit, of met osteoporose in de voorgeschiedenis (metastase of pathologische fractuur)
> - heftige uitstralende pijn naar één arm met sensibiliteits- en/of krachtsverlies en reflexafwijkingen (nekhernia)
> - nekpijn met geleidelijk progressief krachts- en/of sensibiliteitsverlies in armen of benen (myelumcompressie)
> - nekpijn of nekstijfheid en hoge koorts (meningitis)

PROGNOSTISCHE FACTOREN

Het voorkómen van het chronisch worden van nekpijn is een uitdaging voor elke arts. Om te voorspellen wie er meer kans maakt op een chronisch beloop bij aspecifieke nekpijn, kan gebruikgemaakt worden van een aantal bekende prognostische factoren. Voor whiplashpatiënten zijn dit de volgende factoren, in afnemende volgorde van belangrijkheid:[12,13] [A]
– verminderde beweeglijkheid van de nek;
– hoofdpijn in de voorgeschiedenis;
– trauma van het hoofd in de voorgeschiedenis;
– hoge intensiteit van de initiële nekpijn;
– heftige hoofdpijn al in het begin;
– afwijkende scores op vragenlijsten die nervositeit, neuroticisme en aandacht meten.

Hoewel algemeen wordt aangenomen dat degeneratieve veranderingen van de CWK een prognostische factor vormen, is de relatie met de prognose niet statistisch significant wanneer deze gecorrigeerd wordt voor de leeftijd.[14,19] [A]

8   Betekenis van het lichamelijk onderzoek

Lichamelijk onderzoek bij de patiënt met nekpijn is voor de arts eenvoudig uit te voeren. Het betreft een beperkt aantal onderdelen. Cijfers die de waarde van elk onderdeel van het fysisch-diagnostisch onderzoek in de huisartspraktijk ondersteunen, zijn er niet.

INSPECTIE

Bij de inspectie kijken we vooral naar de stand van het hoofd ten opzichte van de nek en de romp: houdt de patiënt zijn hoofd scheef in een soort voorkeursstand? Dit kan een gewoontestand zijn, maar ook een houding waarbij hij minder pijn heeft. Soms is in deze stand het hoofd vrijwel onbeweeglijk en is het in feite een dwangstand. De vraag blijft echter vaak of het de pijn zelf is die deze stand onderhoudt of dat het eerder bewegingsangst is. Bij patiënten met chronische nekpijn zien we regelmatig een anteropositie van het hoofd door een verscherping van de cervicothoracale overgang.

LOKALISATIE VAN DE PIJN

Vraag aan de patiënt om aan te wijzen waar hij de meeste pijn heeft en hoe de uitstraling precies verloopt. Bij aspecifieke nekpijn wordt deze vaak als een dof, zeurend gevoel ervaren, wat het moeilijk maakt om deze exact te lokaliseren. Bij pijn door bijvoorbeeld een wervelmetastase lukt dit vaak beter. Van een radiculaire klacht die scherp van aard is, kan de uitstraling meestal wel vrij nauwkeurig worden aangegeven. Bij cervicogene hoofdpijn wekt druk op de achterhoofdsknobbels of druk hoog in de nek hoofdpijn op. Daarnaast dient er volgens de criteria van de *Internationale Cervicogene Hoofdpijn Studiegroep* ook bewegingsbeperking van de nek te zijn en ipsilaterale nek-, schouder- of armpijn van een tamelijk vaag niet-radiculair karakter, wil men mogen spreken van cervicogene hoofdpijn.[33] [C]

PALPATIE

Het palperen van de processus spinosi heeft geen diagnostische waarde, maar het kan helpen de 'aanraakbaarheid' van de patiënt te bepalen en hem te laten wennen aan lichamelijk contact. Het bepalen van de tonus van de nekspieren en mm. trapezii heeft alleen betekenis als er een duidelijk links-rechtsverschil aanwezig is.

ONDERZOEK VAN DE BEWEEGLIJKHEID VAN DE NEK

Laat de patiënt in zittende houding actief rotatie en lateroflexie uitvoeren. Kijk daarbij of deze links en rechts verschillend wordt uitgevoerd. Vraag daarna of hij flexie en extensie wil uitvoeren. Hierbij kan de onderzoeker zowel voor als achter de patiënt gaan staan. Bij het toenemen van de leeftijd nemen de normale bewegingsuitslagen af. Voor het schatten of de beweeglijkheid nog net normaal of afwijkend is, dient hiermee rekening te worden gehouden.

Na het actieve bewegingsonderzoek volgt het passieve uitvoeren van de bewegingen. Ga daartoe achter de patiënt staan. Een passief uitgevoerde beweging is eenvoudiger te maken direct na een actief uitgevoerde. Doe dit vooral rustig en voorzichtig, anders leidt het door toename van de pijn tot actief spierverzet en is verder bewegingsonderzoek vaak niet goed meer mogelijk. Passief onderzoek kan vervangen worden door geleid actief bewegen. Vraag aan de patiënt bij het inzetten van de passieve beweging actief mee te bewegen. Dit geeft hem het gevoel dat hij controle heeft over de beweging en deze kan daardoor vaak een stuk gemakkelijker worden uitgevoerd.

SPECIFIEKE TESTS

Bij verdenking op een cervicale hernia wordt de test van Spurling wel uitgevoerd (figuur 6). Dit is het roteren van het hoofd naar de aangedane kant, waarna door druk uit te oefenen op het hoofd gekeken wordt of er uitstralende pijn in de arm ontstaat door compressie van de uittredende zenuw in zijn foramen. De test is redelijk sensitief en specifiek.[39] [A] Hij kan het vermoeden op een cervicale hernia ondersteunen, maar levert in de praktijk weinig meerwaarde op.[26]

Over de waarde van fysisch onderzoek heerst veel controverse. Binnen de paramedische opleidingen op het gebied van het bewegingsapparaat wordt er veel aandacht aan besteed, om niet goed functionerende specifieke structuren van de nek te kunnen herkennen en eventueel te beïnvloe-

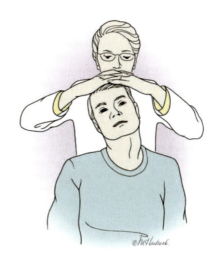

Figuur 6 Spurling-test.

den. Het vergt veel oefening om wat gedetailleerder uitspraken te kunnen doen over de mobiliteit van de nek. Daarbij blijkt de interbeoordelaarsbetrouwbaarheid dikwijls gering tot matig te zijn.[39] [A] Voor de arts lijkt het voorlopig ook niet zinvol op deze manier de specifieke versus aspecifieke oorzaken van nekpijn te herkennen. Hypertonie, van de cervicale musculatuur is vaak reactief op de onderliggende oorzaak en is zelden een opzichzelfstaand fenomeen.[5,26] [C]

Een verminderde beweeglijkheid kan bij elke oorzaak van nekpijn aanwezig zijn en is op zichzelf niet indicatief voor een specifieke diagnose. Nekstijfheid bij meningitis geeft een beperking van de actieve en passieve flexiemogelijkheid, terwijl de rotaties en lateroflexies onbeperkt zijn. De bepaling van hypertonie, evenals die van zogenoemde triggerpoints, is van geringe voorspellende waarde.[5] Daarentegen heeft het vinden van reflex-, kracht- en/of sensibiliteitsafwijkingen bij verdenking op een nekhernia juist een grote voorspellende waarde.[24] [E]

9 Betekenis van eenvoudig aanvullend onderzoek

BLOEDONDERZOEK

De bepaling van de bezinkingssnelheid of CRP kan zinvol zijn bij verdenking op een maligniteit, reumatoïde artritis of infecties. Aantonen van de oorzaak doet het niet. Het geeft alleen een extra aanwijzing in de richting van de bestaande verdenking. Een normale bezinking sluit een maligniteit of infectie echter niet uit!

RÖNTGENONDERZOEK

Angst voor het missen van een maligniteit of een fractuur is waarschijnlijk de meest gebruikte reden voor artsen om een röntgenfoto van de nek te laten maken. Uit een grote Amerikaanse studie hiernaar met vijf jaar follow-up kwam als conclusie dat er geen medisch belangrijke diagnose gemist zou zijn als er geen nekfoto's waren gemaakt. In deze studie was de prevalentie van 'relevante' afwijkingen 0,38%.[19] Bij een patiënt met aspecifieke nekpijn is op een gewone röntgenfoto niets te zien wat correleert met nekpijn.[5] [C] Een uitzondering wordt gevormd door artrose van het C1-C2-gewricht, wat alleen te zien is op de zogeheten 'open-mondfoto'. Hierbij wordt de patiënt gevraagd het hoofd naar achteren te kantelen en de mond zover mogelijk open te doen, zodat de draaier van de tweede wervel en het atlantoaxiale gewricht goed zichtbaar gemaakt kunnen worden. Het vermoeden op een retrolisthesis rechtvaardigt het aanvragen van zogeheten functiefoto's. Hierbij wordt van de patiënt in maximale flexie en maximale extensie een röntgenfoto gemaakt. Het is bij het aanvragen van deze opnamen wel belangrijk om aan te geven dat er instabiliteitsklachten zijn, om een goede interpretatie mogelijk te maken.

10 Betekenis van complex aanvullend onderzoek

Onderzoek door de specialist bij aspecifieke nekpijn is over het algemeen niet zinvol. Soms zijn er andere dan louter medische overwegingen om toch een advies te vragen, zoals bij hevige ongerustheid van de patiënt, onder druk van een dreigende arbeidsongeschiktheid of bij verzekeringsprocedures. Anders ligt dit bij verdenking op specifieke oorzaken. Bij verdenking op een nekhernia kan een MRI van de nek worden aangevraagd; een verwijzing naar een neuroloog of neurochirurg is ook een mogelijkheid. Op welk moment dit moet gebeuren is discutabel. Bij niet al te heftige klachten en beperkte motorische uitval lijkt een afwachtende houding gedurende drie tot vier weken gerechtvaardigd.[24,26]

MRI

Bij een verdenking op een specifieke oorzaak, zoals een hernia of metastase of infectie, is de MRI op dit moment het onderzoek van eerste keus. Voor het ontdekken van metastasen is de MRI sensitiever dan een botscan.[26] De specialist kan met de MRI de mate van discusprotrusie bepalen en stelt eventueel de indicatie voor een chirurgische ingreep. Ook het bestaan van aanhoudende pijnklachten bij instabiliteit vormt een indicatie voor verwijzing voor een MRI. Mede met behulp van dit onderzoek bepaalt de neurochirurg of er mogelijkheden zijn voor een spondylodese.

BOTSCAN

Met een botscan wordt bestudeerd of er een verhoogde opname van radioactief materiaal in de wervels plaatsvindt, vaak Tc99. Een verhoogde mate van botombouw vindt bij bottumoren plaats. Een botscan wordt vooral gebruikt bij het nader bekijken van op de gewone röntgenfoto's van de nek zichtbare osteolytische haarden.

DISCOGRAFIE

Discografie wordt gebruikt om na het aanprikken van de discus en opspuiten met contrastof te kijken of er beschadiging van de anulus fibrosus of de discus zelf is.[40] Aanhoudende, heftige en invaliderende pijnklachten vormen de indicatie voor dit onderzoek. Het is wel noodzakelijk verschillende disci te beoordelen, omdat discopathie zich vaak op verschillende niveaus tegelijk afspeelt.[2,7]

11   Samenvatting

Nekpijn is een veelvoorkomende klacht. De arts ziet hiervan slechts het topje van de ijsberg en hij dient zich telkens af te vragen waarom juist deze patiënt de moeite neemt om hem hiervoor te consulteren. Is het angst voor een ernstige oorzaak, angst voor een chronisch of invaliderend beloop? Als de vraagstelling eenmaal helder is, is het een stuk eenvoudiger bij aspecifieke nekpijn uit te leggen dat verder onderzoek zelden nodig is. Nekpijn betreft meestal aspecifieke nekpijn.

De grote lijn in de diagnostiek van nekpijn is het uitsluiten van specifieke oorzaken. Is dat eenmaal gebeurd op grond van vooral de anamnese, dan volstaat een beperkt lichamelijk onderzoek. Daarbij wordt vooral gekeken naar beperkingen van de mobiliteit. Aanvullende diagnostiek is vaak niet nodig. Verder is het zinvol op basis van bekende prognostische factoren alert te zijn op dreigende chroniciteit en hieraan in het onderzoek apart aandacht te besteden. Het is een uitdaging voor de arts te proberen een chronisch beloop zoveel mogelijk tegen te gaan.

Literatuur

1. Gore DR, Sepic SB Gardner GM et al. Neck pain; a long-term follow-up of 205 patients. Spine 1987;12:1-5.
2. Binder A. Neck pain. Clin Evidence (http://clinicalevidence.bmj.com/ceweb/index.jsp) 2008;aug 4:pii 1103.
3. Hoving JL. Neck pain in primary care; the effect of commonly applied interventions. Proefschrift. Amsterdam: Vrije Universiteit, 2001.
4. Ariens GAM, Borghouts JAJ, Koes BW. Neck pain. In: Crombic IK. Epidemiology of pain. Seattle: IASP Press, 1999:235-55.
5. Bogduk N. The neck. Baillière's Clinical Rheumatology 1999;13:261-85.
6. Croft PR, Lewis M, Papageorgiou AC et al. Risk factors for neck pain: a longitudinal study in the general population. Pain 2001;93:317-25.
7. Guez M, Hildingsson C, Stegmayr B, et al. Chronic neck pain of traumatic and non-traumatic origin. A population based study. Acta Orthop Scand 2003;74:576-9.
8. Cote P, Cassidy JD, Caroll L. The Saskatchewan Health and Back Pain Survey. Spine 1998;23:1689-98.
9. Picavet HSJ, Schouten JSAG. Musculoskeletal pain in the Netherlands: prevalences, consequences and risk groups, the DMC3-study. Pain 2003;102:167-78.
10. Borghouts JAJ, Koes BW, Bouter LM. The clinical course and prognostic factors of non-specific neckpain. Pain 1998;77:1-13.
11. Linden MW van der, Westert GP, Bakker DH de, et al. Tweede Nationale Studie naar ziekten en verrichtingen in de huisartspraktijk: klachten en aandoeningen in de bevolking en in de huisartspraktijk. Utrecht, Bilthoven: Nivel/RIVM, 2004.
12. Ozegovic D, Carroll LJ, Cassidy JD. Factors associated with recovery expectations following vehicle collision: a population-based study. J Rehabil Med 2010;42:66-73.
13. Scholten-Peters GGM. Whiplash and its treatment. Thesis. Nijmegen: Radboud University, 2004.
14. Vos CJ, Hermans GPH, Schmickli SL. Whiplash: een hardnekkig probleem. Den Haag: Onderzoeksverslag Whiplash Centrum Nederland, 2002.
15. Heijmans WFGJ, Lutke Schipholt HJA, Evers JWH, et al. Neck disability index. Ned Tijdschr Fysiother 2002;112:94-9.
16. Vos CJ, Verhagen AP, Koes BW. Reliability and responsiveness of the Dutch version of the Neck Disability Index in patients with acute neck pain in general practice. Eur Spine J 2006;15:1729-36.
17. Okkes IM, Oskam SK, Lamberts H. Van klacht naar diagnose. Episodegegevens uit de huisartspraktijk. Bussum: Coutinho, 1998.
18. Vos CJ, Verhagen AP, Passchier J, Koes BW. Management of acute neck pain in general practice: a prospective study. British J Gen Practice 2007;57:23-8.
19. Jenkner FL. Das Cervicalsyndrom. Wien: Springer Verlag, 1982.
20. Johnson MJ, Lucas GL. Value of cervical spine radiographs as a screening tool. Clinic Orthop 1992;340:102-8.
21. Panjabi MM. The stabilizing system of the spine. Part 2. Neutral zone and instability hypothesis. J Spinal Disord 1992;5:390-7.
22. Johnson H, Bring G, Rausching W. Hidden cervical spine injuries in traffic accident victims with skull fractures. J Spinal Disord 1991;4:251-63.
23. Taylor JR, Twomey LT. Acute injuries to the cervical joints; an autopsy study of neck sprain. Spine 1993;18:1115-22.
24. Gijn J van. Pijn in de arm met tintelende wijs- en middelvinger; discusprolaps. NTvG 1989;133:1529-31.
25. Bogduk N. On the definitions and physiology of back pain, referred pain, and radicular pain. Pain 2009;147:17-9.
26. Devereaux M. Neck pain. Med Clin N Am 2009;93:273-84.
27. Spitzer WO, Skovron ML, Dupuis M et al. Scientific monograph of the Quebec Task Force on whiplash-associated disorders. Spine 1995;20:1S-73S.
28. Binder AI. Cervical spondylosis and neck pain. BMJ 2007;334:527-31.
29. Zapletal J, Hekster R, Straver EM et al. The relationship between atlanto-odontoid osteoarthritis and idiopathic suboccipital neck pain. Neuroradiology 1996;38:62-5.
30. Wedderkopp N, Leboeuf-Yde C, Andersen LB, et al. Back pain reporting pattern in a Danish population-

based sample of children and adolescents. Spine 2001;26:187-93.
31 El-Metwally A, Salminen JJ, Auvinen A, et al. Risk factors for development of non-specific musculoskeletal pain in preteens and early adolescents: a prospective 1-year follow-up study.BMC Musculoskelet Disord 2007;23:46.
32 Dwyer A, April C, Bogduk N. Cervical zygapophyseal joint pain patterns. A study in normal volunteers. Spine 1990;15:453-7.
33 Sjaastad O, Frederiksen TA. Cervicogenic headache: Diagnostic criteria. Headache 1998;38:442-5.
34 Hagen KB, Harms K, Enger N, et al. Relationship between subjective neck disorders and cervical spine mobility and motion-related pain in male machine operators. Spine 1997;22:1501-7.
35 Turk DC. Rehabilitation and back-to-work program (verslag whiplashcongres). Bern, 2001.
36 Vlaeyen JWS, Linton SJ. Fear-avoidance and its consequences in chronic musculoskeletal pain: a state of the art. Pain 2000;85:317-32.
37 Nederhand MJ, IJzerman MJ, Hermens HJ, et al. Predictive value of fear avoidance in developing chronic neck pain disability: consequences for clinical decision making. Archives Phys Med Rehab 2004;8:496-501.
38 Denison E, Asenlof P, Lindberg P. Self-efficacy, fear avoidance, and pain intensity as predictors of disability in subacute and chronic musculoskeletal pain patients in primary health care. Pain 2004;111:245-54.
39 Nordin M, Carragee EJ, Hogg-Johnson S et al. Assessment of neck pain and its associated disorders. Results of the Bone and Joint Decade 2000-2010 Task Force. Spine 2008;33:S101-S122.
40 Grubb SA, Kelly CK. Cervical discography. Spine 2000;25:1382-9.

Neusverstopping

T.O.H. de Jongh, M.H. de Jong en J.H. Hulshof

Ga naar de website extras.bsl.nl/alledaagseklachten voor de video bij dit hoofdstuk

1 Inleiding

De neus is bij de mens niet alleen belangrijk voor het uiterlijk, maar de neusholten hebben ook een belangrijke functie bij de reuk, de smaak en de ademhaling. De ingeademde lucht wordt op een temperatuur van 31 tot 37 °C en een vochtigheidsgraad van 75% gebracht. Daarnaast worden micropartikels weggefilterd.[1]

Neusverstopping is gedefinieerd als het gevoel van onvoldoende luchtstroom door de neus.[2] Het is een subjectieve klacht die niet altijd gepaard gaat met objectief verhoogde luchtweerstand in de neus. Neusverstopping is vaak een onderdeel van een uitgebreider klachtenpatroon, waarbij ook andere slijmvliezen van de bovenste luchtwegen betrokken kunnen zijn. Nachtelijke neusverstopping, gepaarde gaande met slaapapnoeaanvallen, komt in dit stuk niet aan de orde.

> Om de lezer een indruk te geven van de mate van bewijskracht ter onderbouwing van een aantal belangrijke diagnostische stappen, is deze onderbouwing door de auteurs als volgt aangegeven.
> - [E] = Voldoende bewijskracht; dat wil zeggen meerdere goed opgezette onderzoeken met eensluidende uitkomsten in een vergelijkbare populatie.
> - [A] = Sterke aanwijzingen of indirect bewijs; dat wil zeggen één goed opgezet onderzoek met betrekking tot een vergelijkbare populatie, of meerdere onderzoeken in andere, niet geheel vergelijkbare populaties.
> - [C] = Consensus uit richtlijnen of standaarden met betrekking tot de populatie.

Neusverstopping is een probleem dat iedereen frequent ervaart in het kader van een normale verkoudheid en waarmee slechts weinig mensen naar de dokter gaan. In de meeste gevallen zijn de klachten binnen enkele dagen weer verdwenen.

Bij ernstige hinder, frequent reciediveren en/of chroniciteit wordt medische hulp gezocht. Voor de arts is neusverstopping meestal een onschuldige, voorbijgaande klacht die alleen bij een chronisch beloop aanleiding geeft voor verdere diagnostiek en waarbij slechts in extreem zeldzame gevallen een ernstige oorzaak wordt gevonden.

2 De klacht in de bevolking

Vanwege de subjectieve gewaarwording bij neusverstopping, geven onderzoeken naar het vóórkomen onder de bevolking grote verschillen te zien.

Bij onderzoek onder de Nederlandse bevolking meldde 21% van de respondenten dat zij de voorafgaande twee weken last hadden gehad van een verstopte neus, het meest frequent in de leeftijd tussen 15 en 24 jaar.[3]

Ook zijn er registratiegegevens bekend over oorzaken van neusverstopping zoals verkoudheid en allergische rinitis in de algemene bevolking. Een virale bovensteluchtweginfectie komt het meest voor op kinderleeftijd: gemiddeld zes- tot achtmaal per jaar, bij kinderen in een kinderdagverblijf nog aanzienlijk vaker. Volwassenen zijn drie tot vier keer per jaar verkouden.[4]

Onder de bevolking is de prevalentie van allergische rinitis en hyperreactieve rinitis beide ongeveer 100 per 1.000 personen per jaar;[2,3,5,6] deze lijkt in de loop der jaren in de geïndustrialiseerde wereld te zijn toegenomen.[2] De prevalentie van allergische rinitis is het hoogst tussen het 5e en het 45e jaar, met een piek tussen 15 en 24 jaar.[2,3,7] Over de leeftijdsverdeling van patiënten met hyperreactieve rinitis is weinig bekend.[5]

Het is belangrijk te beseffen dat, hoewel neusverstopping vaak voorkomt en onschuldig is, patiënten door langdurende en/of recidiverende klachten in het dagelijks leven sterk belemmerd kunnen worden. Ook hierbij zijn slechts gegevens bekend over de gevolgen van specifieke aandoeningen zoals verkoudheid en allergische rinitis.[8] Het ziekteverzuim door verkoudheid is aanzienlijk.[4] Bijna de helft van het ziekteverzuim in de Verenigde Staten en 30% van het schoolverzuim door kinderen wordt erdoor veroorzaakt.[9] Vaak bestaan er klachten van onrustig slapen en frequent wakker zijn, waardoor moeheid en een verminderde productiviteit overdag optreden. Ook onvoldoende behandelde allergische rinitis heeft aanzienlijke invloed op de schoolprestaties.[10]

3 De eerste presentatie bij de dokter

De incidentie van de klacht neusverstopping bij de huisarts is niet bekend, omdat deze in registratieprojecten niet apart wordt geregistreerd. De contactreden niezen/neusverstopping/loopneus (R07) heeft een incidentie van 2 tot 15 per 1.000 patiënten per jaar, met de hoogste frequentie bij kinderen van 0 tot 4 jaar.[3,12]

De patiënt klaagt over een- of tweezijdige neusverstopping of noemt het verkoudheid. Daarnaast kan hij klagen over een loopneus of bijkomende klachten zoals hoofdpijn, kaakpijn, kiespijn, pijn bij bukken, koorts, hoesten, niezen en jeukende ogen.

De meeste patiënten komen pas bij de huisarts als de klachten langere tijd duren en de toegepaste huismiddeltjes onvoldoende resultaat hebben gehad. De patiënt kan met verschillende vragen bij de huisarts komen.
- Wat is de oorzaak van de blijvende klachten?
- Hebt u iets effectiefs tegen de klachten?
- Is er sprake van een allergie (zoals ook eventueel bij een familielid voorkomt)?

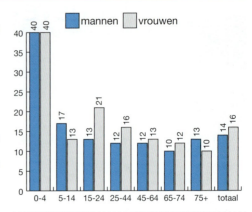

Figuur 1 Incidentie van de klacht niezen/neusverstopping/loopneus (contactreden R07) aan het begin van een episode in de huisartspraktijk, per 1.000 patiënten per jaar.[11]

Bij herhaald bezoek en onvoldoende therapeutisch resultaat kunnen patiënten om verder onderzoek en een verwijzing vragen.

4 Pathofysiologie en differentiële diagnose

PATHOFYSIOLOGIE

De neus draagt voor ongeveer 50% bij aan de totale luchtweerstand in de luchtwegen.[1] De weerstand in de neus wordt bepaald door slijmvlieszwelling onder invloed van temperatuur, vochtigheid, houding en emoties.[12] Indien aan één zijde van de neus door slijmvlieszwelling de weerstand toeneemt, neemt deze aan het andere neusgat reflectoir af.[2]

Infectie met een virus geeft prikkeling van het slijmvlies, waardoor de mucusproductie toeneemt en vermindering van de ciliaire functie en versterkte afscheiding van epitheliale cellen optreden.[5] Door infiltratie van de submucosa met ontstekingscellen vindt oedeemvorming plaats, waardoor zwelling optreedt.[4] Bij deze zwelling spelen ook de afweermechanismen (histamine, interferon en bradykinine) een belangrijke rol, net als bij allergie.[4]

Tabel 1	Pathofysiologisch schema van de klacht neusverstopping.	
infectie	virale rinitis	v
	virale rinosinusitis	v
	bacteriële rinosinusitis	s
allergie/hyperreactiviteit		v
obstructie	poliepen	s
	septumafwijkingen	s
	corpus alienum	s
	maligniteit	z
reactief	medicatie	s
	rhinitis medicamentosa	s

v = vaak vóórkomen van deze diagnose bij de klacht neusverstopping in de huisartspraktijk;
s = soms;
z = zelden.
Schuingedrukte diagnosen dienen te worden uitgesloten.

DIFFERENTIËLE DIAGNOSE

Acute neusverstopping

Acute neusverstopping wordt meestal veroorzaakt door een acute rinitis, al dan niet in samenhang met een sinusitis (rinosinusitis). In zeldzamere gevallen is het een eerste uiting van allergie of hyperreactiviteit.

Acute virale rinitis Een acute virale rinitis (verkoudheid) is de meest voorkomende oorzaak van acute neusverstopping. De incubatietijd van verkoudheid is 1-3 dagen, de duur 3-7 dagen.[13] De klachten zijn afhankelijk van het virus:[4] neusverstopping (95%), hoesten (80%), keelpijn (70%) en algemene malaise (60%). Daarbij kunnen ook een loopneus, koorts en conjunctivitis optreden. Verkoudheid is seizoensgebonden (wintermaanden) en komt vaker voor in gesloten gemeenschappen, waar de infectiekans het grootste is.

Sinusitis als oorzaak voor een neusverstopping komt alleen voor in samenhang met een rinitis; daarom spreekt men liever van rinosinusitis. De verwekker is meestal viraal en soms bacterieel.

Rinosinusitisdiagnostiek

Het onderscheid tussen een rinitis en een sinusitis kan heel moeilijk zijn, omdat een sinusitis meestal deel uitmaakt van een gegeneraliseerde bovensteluchtweginfectie. De mucosa van de sinussen vormt immers een continuüm met de mucosa van de neus. Volgens de NHG-Standaard *Rhinosinusitis* kan er van een rinosinusitis gesproken worden als er zowel klachten of symptomen zijn van de neus (rinorroe en/of verstopte neus) als van de bijholten (aangezichtspijn, frontale hoofdpijn, tandpijn of pijn bij kauwen in de bovenste tanden en/of kiezen, maxillaire of frontale pijn bij bukken).[14]

Corpus alienum Bij kinderen kan een corpus alienum de oorzaak zijn van acute neusverstopping. In het begin geeft deze weinig klachten, alleen een eenzijdig verstopte neus, een licht onbehagen en lokale prikkeling. Na enige tijd kan een ontstekingsreactie optreden en een stinkende, bloederige of purulente afscheiding uit één neusgat komen.

Chronische en/of recidiverende neusverstopping

De meest voorkomende oorzaken van chronische en/of recidiverende neusverstopping zijn allergische en hyperreactieve rinitis, ook wel vasomotorische rinitis genaamd.

Allergische rinitis Bij een allergische rinitis speelt een IgE-gemedieerde allergie voor inhalatieallergenen een rol. Door contact met het allergeen ontstaat een migratie van mestcellen, waarna er een degranulatie plaatsvindt en histamine vrijkomt. Het directe effect van histamine op het vaatbed geeft oedeemvorming met als gevolg neusverstopping. Daarnaast ontstaat een niesreflex en stimulatie van klieren, waardoor er een rinorroe optreedt. Deze is waterig of slijmerig. De allergische rinitis kan incidenteel zijn (bijv. bij katten- of hondenallergie), seizoensgebonden (bij boompollen en grassenallergie) of chronisch (bij huisstofmijtallergie). Omdat huisstofmijtallergie een late-fase allergische reactie is, kan de relatie tussen expositie en het optreden van klachten onduidelijk zijn.[15] Allergische rinitis is vaak een onderdeel van het atopisch syndroom en kan familiair voorkomen.[5]

Hyperreactieve rinitis Bij hyperreactiviteit veroorzaken aspecifieke niet-immunologische prikkels (zoals stof, tabaksrook, parfums of temperatuurverschillen) de rinitis. Dergelijke prikkels wekken bij gezonde individuen geen of veel geringere neusklachten op. Herhaalde allergeenexpositie of provocatie kan aanleiding geven tot een verhoogde gevoeligheid van het neusslijmvlies voor aspecifieke prikkels (nasale hyperreactiviteit). Allergische rinitis en hyperreactieve rinitis kunnen dan ook gecombineerd voorkomen. Een hyperreactieve rinitis blijkt soms na jaren gediagnosticeerd te kunnen worden als een allergische rinitis.[16]

In ongeveer een kwart van de chronische neusklachten is er geen sprake van allergische of hyperreactieve rinitis. Andere, meer zeldzame oorzaken zijn de volgende.

Anatomische afwijkingen Anatomische afwijkingen van het neusseptum en conchahypertrofie geven zelden neusobstructie. Hoewel deformiteiten van het neusseptum een prevalentie hebben van ongeveer 30%, heeft slechts 1 tot 3% van deze mensen last van neusverstopping.[2,6]

Neuspoliepen Een poliep is een gesteelde uitzakking van ontstoken slijmvlies; meestal neusslijmvlies, soms vanuit etmoïdale cellen.[17] Een poliep is zichtbaar als een grijsbleke bol met een glad en weinig gevasculariseerd oppervlak (figuur 2). Poliepen ontstaan door ontsteking van het neusslijmvlies, maar allergie is mogelijk een predisponerende factor.[18]

Neuspoliepen (polyposis nasi) kunnen eenzijdige maar ook tweezijdige obstructie geven. Neuspoliepen zijn bij 1 tot 4% van de bevolking aanwezig;[19] bij autopsie worden bij 2 tot 25% van alle mensen poliepen gevonden. Deze geven echter meestal geen klachten.[17,18]

Medicamenteuze rinitis Medicamenteuze rinitis is een dubbelzijdige neusverstopping ten gevolge van misbruik van decongestieve neusdruppels. Deze veroorzaken lokale vasoconstrictie, maar bij langer gebruik kan een secundaire hyperemie ontstaan (rebound-effect). Dit effect kan uren later optreden. Bij langer gebruik kunnen een ta-

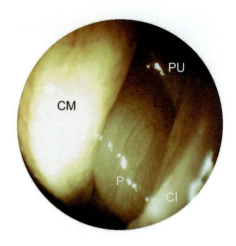

Figuur 2 Neuspoliep. P = poliep; CM = concha media; CI = concha inferior.

chyfylaxie (d.w.z. het effect van een bepaalde dosis neemt af na herhaald gebruik) en een lokale irritatie met een toenemende prikkelbaarheid van het neusslijmvlies ontstaan. De patiënt kan niet meer zonder neusdruppels en het gebruik van deze druppels geeft meer klachten dan de oorspronkelijke afwijking.

Acetylsalicylzuur Acetylsalicylzuur kan behalve astma ook een toename van neuspoliepen en neusobstructie veroorzaken. Het verband tussen neusklachten en andere geneesmiddelen zoals sommige bètablokkers, schildklierhormoon en orale anticonceptiva is niet zeker.[5] Ook direct werkende vasodilatantia, alfablokkers en ACE-remmers geven mogelijk neusklachten.[20]

Atrofische rinitis Bij atrofische rinitis bestaat wel het gevoel van neusobstructie, maar is de neusdoorgankelijkheid toegenomen.

Maligne nasofaryngeale tumoren Zeer zeldzame oorzaken van neusobstructie zijn maligne nasofaryngeale tumoren. Zij ontstaan meestal uit een papilloom, melanoom of lymfoom.[18] Maligne tumoren veroorzaken meestal neusverstopping (67%) en epistaxis (55%). Zij komen bij mannen driemaal zo vaak voor als bij vrouwen, met een hoogste incidentie tussen 50 en 60 jaar (gemiddelde leeftijd 55 jaar).[21]

Tabel 2 Einddiagnosen bij de klacht niezen/neusverstopping/loopneus (contactreden R07) in de huisartspraktijk (a-priorikansen in procenten per leeftijdsgroep).[11]

	totaal	0-4	5-14	15-24	25-44	45-64	65-74	75+
bovensteluchtweginfectie	43	67	44	38	37	39	45	39
allergie	15	1	20	23	22	9	12	11
verstopte neus e.c.i.	15	11	13	12	15	19	15	25
sinusitis	0	2	6	12	14	11	13	9
poliepen	1	-	-	1	1	4	1	2
rest	16	19	17	14	11	18	14	14

5 Kansverdeling van diagnosen

In de huisartspraktijk in Nederland is de incidentie van bovensteluchtweginfectie (R74) 91 per 1.000 patiënten per jaar; de prevalentie is 93.[3] De hoogste incidentie is bij schoolkinderen. De prevalentie van allergische rinitis is 12 per 1.000 patiënten per jaar.[11,22] Deze cijfers zijn vergelijkbaar met die van andere West-Europese landen.[5] De exacte incidentie van hyperreactieve rinitis in de huisartspraktijk is niet bekend.

De prevalentie bij de huisarts van obstructieklachten door neuspoliepen is 0,6 per 1.000 patiënten per jaar.[22] De prevalentie van de andere oorzaken van chronische neusverstopping is waarschijnlijk nog lager; betrouwbare gegevens hierover zijn niet voorhanden. De leeftijd speelt een rol bij de incidentie van de verschillende afwijkingen:
- bij neonaten is er een grotere kans op een aangeboren afwijking (choana-atresie);
- bij kinderen komt een corpus alienum relatief vaak voor.

De verwekkers van gewone verkoudheid (er is variatie door populatie, leeftijd en tijd van het jaar) zijn:[4]
- rinovirus 10-40%;
- coronavirus 10-20%;
- para-influenzavirus 5-20%.

Minder dan 5% van de verkoudheden wordt veroorzaakt door het RS-virus, adenovirus, influenzavirus, ECHO-virus of coxsackievirus.

De *bacteriële* verwekkers van een rinosinusitis zijn:[23]

- *Streptococcus pneumoniae*;
- *Haemophilus influenzae*;
- *Moraxella catarrhalis*;
- *Staphylococcus aureus*.

6 Betekenis van de voorgeschiedenis

Tekenen van een atopische constitutie (constitutioneel eczeem, hooikoorts en astma) bij de patiënt of zijn naaste familie maken een allergie waarschijnlijker.

7 Betekenis van de anamnese

Bij de anamnese zijn de volgende gegevens van belang.

Bij acute neusverstopping is verkoudheid het meest waarschijnlijk, bij intermitterende of chronische klachten een allergie of hyperreactiviteit.

Een constante verstopping aan één kant is pathologisch: gedacht moet worden aan een anatomische afwijking van het neusseptum of neuspoliepen. Bij kinderen kan een corpus alienum of een choana-atresie de oorzaak van eenzijdige neusverstopping zijn.

Zijn er behalve klachten van de neus ook (pijn)klachten van de bijholten, dan is er sprake van een rinosinusitis.

Bij bloederige afscheiding is meestal sprake van een bloeding uit de locus van Kiesselbach, in zeldzame gevallen van een tumor in de neus.

Verkoudheid in de omgeving of familie maakt

een virale bovensteluchtweginfectie waarschijnlijker.

De omstandigheden waaronder de klachten optreden, geven een aanwijzing voor de mogelijke oorzaak. Treden zij op na contact met stof (hyperreactief), huisdieren (allergie) of in bepaalde omstandigheden: op het werk of thuis, rokerige ruimten, overgang van warmte naar koude enzovoort (hyperreactiviteit of allergie)? Treden de klachten op in de lente of zomer en bij droog en zonnig weer (hooikoorts)?

Indien er ook sprake is van niezen, een loopneus, klachten van de ogen en/of jeuk, is een allergische oorzaak waarschijnlijk; dit is ook het geval indien atopisch eczeem of astma aanwezig is.

De aanwezigheid van koorts duidt op een infectieuze oorzaak (virale rinitis of rinosinusitis).

Indien er ooit een neustrauma is geweest, is de kans op een anatomische afwijking groter.

Bij langerdurende neusverstopping is het altijd zinvol te vragen hoe lang en hoe vaak neusdruppels worden gebruikt, in verband met de mogelijkheid van medicamenteuze rinitis.

> **Alarmsignalen**
>
> - chronisch gebruik van decongestiva: medicamenteuze rinitis
> - persisterende eenzijdige bloederige afscheiding: tumor
> - eenzijdige verstopping met foetide afscheiding bij kinderen: corpus alienum

8 Betekenis van het lichamelijk onderzoek

Het lichamelijk onderzoek beperkt zich tot de neus.
- Controleer de doorgankelijkheid van de neus aan beide zijden door de patiënt de neus te laten ophalen.
- Inspecteer de beide neusgaten: een vergelijking van rechts en links is van belang. Eventueel herhaalt men de inspectie bij een sterk gezwollen slijmvlies tien minuten na ontzwellen met bijvoorbeeld xylometazoline 0,1% spray of druppels.

- Beoordeel kleur en zwelling van het slijmvlies. Normaal is dit roze; een felrode kleur met beslag kan wijzen op een infectie; een bleke of bleekblauwe, livide kleur kan bij een allergische rinitis voorkomen, hoewel dit niet pathognomonisch is.
- Beoordeel de kleur en plaats van het secreet. Een persisterende waterige, heldere afscheiding duidt op een allergische of hyperreactieve oorzaak. De voorspellende waarde van purulente afscheiding voor een bacteriële infectie (rinitis) is gering. Dit kan ook bij een virale rinitis voorkomen.
- Let op de aanwezigheid van poliepen, andere tumoren of een corpus alienum.

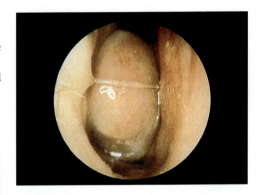

Figuur 3 Bleek gezwollen neusslijmvlies bij allergische rinitis.

Of de neusklachten daadwerkelijk verband houden met een eventueel gevonden afwijking (poliepen, septumafwijkingen of conchahypertrofie) is niet altijd duidelijk, aangezien deze afwijkingen ook vaak voorkomen bij mensen zonder klachten.[2]

Indien een bacteriële infectie wordt vermoed, verricht men ook keelinspectie met aandacht voor de kleur en het aspect van het slijmvlies van de farynxachterwand. Let op het aanwezig zijn van pus, de zogeheten *postnasal drip*.

9 Betekenis van eenvoudig aanvullend onderzoek

Het is mogelijk om bij bovensteluchtweginfecties nadere laboratoriumdiagnostiek te bedrijven om meer zekerheid te krijgen over de oorzaak. In de praktijk wordt dit weinig toegepast, omdat de voorspellende waarde ervan meestal beperkt is en het geen therapeutische consequenties heeft. Een uitzondering vormt allergische rinitis, waarbij vermindering van de expositie aan het allergeen vaak mogelijk is.

ALLERGIEONDERZOEK

Bij het vermoeden van een allergische rinitis kan aanvullend onderzoek worden gedaan, vooral als de uitslag praktische consequenties heeft.[5] Eerst wordt een screeningstest voor diverse inhalatieallergenen aangevraagd, zoals de Phadiatop. Een allergische rinitis is onwaarschijnlijk bij een negatieve Phadiatop. Indien de Phadiatop positief is, wordt een RAST-test gedaan op huisstofmijt en/of kat of hond, indien deze in huis aanwezig zijn. Een RAST op andere dierlijke allergenen (cavia/konijn) wordt gedaan indien er een duidelijk verband is tussen de klachten en de expositie aan die dieren, ook bij een negatieve screeningstest. Bij een vermoeden van een graspollenallergie (alleen klachten in de zomer, bij droog en zonnig weer en het bestaan van jeukende ogen) is nader aanvullend onderzoek niet nodig, behalve wanneer het belangrijke consequenties heeft voor het beleid.[5] [C] Huidpriktesten zijn een gelijkwaardig alternatief voor de RAST.[5] [C]

Bij patiënten die met chronische neusklachten bij de huisarts komen, is de positief voorspellende waarde van eosinofielen in de neusuitstrijk voor allergische rinitis 81%, de negatief voorspellende waarde 55%.[24] [E]. Ook bij hyperreactieve (nietallergische rinitis) komen frequent eosinofielen in het neusslijmvlies voor.[25]

BACTERIEEL OF VIRAAL?

In bijzondere gevallen kan het zinvol zijn om onderscheid te kunnen maken tussen een bacteriële en virale bovensteluchtweginfectie. Hierbij zijn de volgende laboratoriumonderzoeken behulpzaam:[4]
- sneltesten op influenza-A- en RS-virus;
- CRP > 40 dan bacterieel, CRP < 20 dan nietbacterieel;
- hoge BSE en hoog granulocytenaantal duiden op een bacteriële oorzaak;
- viruskweken: specificiteit > 97% en sensitiviteit 95%,[4] [A] maar de uitslag duurt 3 tot 14 dagen.

10 Betekenis van complex aanvullend onderzoek

Complex aanvullend onderzoek zal bij persisterende neusobstructie slechts zelden geïndiceerd zijn.

RINOMANOMETRIE

Met rinomanometrie kan de doorgankelijkheid van de neus worden gemeten. Er is wel een relatie tussen de gemeten neusobstructie en de klachten van neusverstopping van de patiënt, maar de meting geeft geen aanwijzingen voor een diagnose.

CT- OF MRI-SCAN

Een CT-scan is bij verdenking op een chronische rinosinusitis een zinvol onderzoek. Een MRI wordt slechts bij uitzondering, alleen bij verdenking op een tumor, toegepast.

11 Samenvatting

Acute neusverstopping is een frequente aandoening. Meestal is het geen geïsoleerd symptoom, maar treedt zij gecombineerd op met andere klachten van de neus. In overgrote meerderheid is de oorzaak een virale infectie die vanzelf overgaat, en heeft verdere diagnostiek geen consequenties voor de therapie.

Bij chronische klachten is verdere diagnostiek wel zinvol; een allergie of hyperreactiviteit is het meest waarschijnlijk. Bij chronische neusverstopping is aandacht voor chronisch gebruik van decongestieve neusdruppels van belang. Persisterende eenzijdige neusverstopping, zeker wanneer dit gepaard gaat met bloederige afscheiding, is een alarmsymptoom.

Literatuur

1. Phaff Ch. Het onderzoek van neus-, mond- en keelholte. Utrecht: Bunge, 1988.
2. Jessen M, Malm L. Definition, prevalence and development of nasal obstruction. Allergy 1997;52 (Suppl 40):3-6.
3. Linden MW van der, Westert GP, Bakker DH de, Schellevis FG. Klachten en aandoeningen in de bevolking en in de huisartspraktijk. Tweede Nationale Studie naar ziekten en verrichtingen in de huisartspraktijk, deel 1. Utrecht: Nivel, 2004.
4. Kirckpatrick GL. The common cold. Prim Care 1996; 23:657-75.
5. Sachs A, Berger MY, Lucassen PLBJ, Wal J van der, Balen JAM van, Verduijn MM. NHG-Standaard Allergische en niet- allergische rhinitis. Huisarts Wet 2006;49(5):254-65.
6. Jessen M, Janzon L. Prevalence of non-allergic nasal complaints in an urban and a rural population in Sweden. Allergy 1989;582-7.
7. Danielsson J, Jessen M. The natural course of allergic rhinitis during 12 years of follow. Allergy 1997; 52:331-4.
8. Bousquet J, Neukirch F, Bousquet PJ, Gehano P, Klossek JM, Le Gal M, Allaf B. Severity and impairment of allergic rhinitis in patients consulting in primary care. J Allergy Clin Immunol 2006 Jan; 117(1):158-62.
9. Thompkins RK.The effectiveness and cost of acute respiratory illness: medical care provided by physicians. Med Care 1977;15:991-1103.
10. Simons FE. Learning impairment and allergic rhinitis. Allergy and Asthma Proceedings 1996;17(4): 185-9.
11. Okkes IM, Oskam SK, Lamberts H. Van klacht naar diagnose. Bussum: Uitgeverij Coutinho, 1998.
12. Stroud RH, Wright ST, Calhoun KH. Nocturnal nasal congestion and nasal resistance. Laryngoscope 1999;109(9):1450-3.
13. Gogd RS. The common cold. N Engl J Med 1954;250: 689-91.
14. Sutter A de, Burgers JS, Bock GH de, Dagnelie CF, Labots-Vogelesang SM, Oosterhuis WW, et al. NHG-Standaard Rhinosinusitis. Huisarts Wet 2005:48(12): 615-26.
15. Crobach MJJS. Chronic and recurrent nasal symptoms. Dissertation. Leiden, 1995.
16. Rondon C, Dona I, Torres MJ, Campo P, Blanca M. Evolution of patients with nonallergic rhinitis supports conversion to allergic rhinitis. J Allergy Clin Immunol 2009 May;123(5):1098-102.
17. Larsen PL, Tos M. Origin of nasal polyps. Laryngoscope 1991;101:305-12.
18. Drake-Lee A. Nasal polyps. In: Mackay I (ed). Rhinitis. London: Royal Society of medicine Services, 1989;145.
19. Baan S van der. Epidemiology and natural history. In: Mygind N, Lildholdt T (ed). Nasal polyposis. Kopenhagen: Munksgaard, 1997:13-6.
20. Farmacotherapeutisch Kompas 2003. Amstelveen: College voor zorgverzekeringen, 2003.
21. Haraguchi H, Ebihara S, Saikawa M, et al. Malignant tumors of the nasal cavity. Jpn J Clin Oncol 1995;25(5):188-94.
22. Lisdonk EH van de, Bosch WJHM van den, Lagro-Janssen ALM, Schers HJ. Ziekten in de huisartspraktijk. 5e druk. Maarssen: Elsevier Gezondheidszorg, 2008.
23. Payne SC, Benninger MS. Staphylococcus aureus is a major pathogen in acute bacterial rhinosinusitis: a meta-analysis. Clin Infect Dis 2007 Nov;45(10):121-7.
24. Crobach M, Hermans J, Kaptein A, et al. Nasal smear eosinophilia for the diagnosis of allergic rhinitis and eosinophilic non-allergic rhinitis. Scan J Prim Health Care 1996 Jun;14(2).
25. Mullarkey MF, Hill JS, Webb DR. Allergic and non-allergic rhinitis: their characterisation with attention to the meaning of nasal eosinophilia. J Allergy Clin Immunol 1980;65:122-5.

Rood oog

H. de Vries, M.J.W. Zaal en A.H. Blankenstein

1 Inleiding

Met een 'rood oog' wordt in dit hoofdstuk de klacht aangeduid die betrekking heeft op een rode verkleuring ter plaatse van het oogwit.[1-3] Bij het normale oog ziet men de witte kleur van de sclera door de dunne, vrijwel transparante conjunctiva heen. Roodheid ontstaat meestal door verwijding van de bloedvaten van de conjunctiva zelf of van de sclera, of door een bloeding. In dit hoofdstuk wordt roodheid van de oogleden of van de huid rondom het oog (bijvoorbeeld ten gevolge van een orbita flegmone) niet begrepen onder de term 'rood oog', evenmin als een rode verkleuring in de voorste oogkamer (bijvoorbeeld door een bloeding: hyphaema).

Het rode oog is de meest voorkomende contactreden van de oogaandoeningen in de Nederlandse huisartspraktijk[4] en op afdelingen Spoedeisende Hulp in de Verenigde Staten.[5] Meestal is de oorzaak onschuldig; bijvoorbeeld bij de diverse vormen van conjunctivitis, de subconjunctivale bloeding, oppervlakkige corpora aliena en oppervlakkige cornea-erosies.[6] Deze aandoeningen zijn niet bedreigend voor het gezichtsvermogen. Er zijn echter enkele aandoeningen die in korte tijd blindheid tot gevolg kunnen hebben.[3,7,8] Dit is bijvoorbeeld het geval bij keratitis, iridocyclitis, acuut glaucoom en ernstige traumata zoals contusie of perforatie van de oogbol. Het is de taak van de arts om deze aandoeningen tijdig te onderkennen. Verder moet de arts bedacht zijn op stoornissen in het kader van een systeemziekte, onder andere iridocyclitis en scleritis.

Bij de diagnostiek kan in de meeste gevallen worden volstaan met een adequate anamnese en een systematisch uitgevoerd onderzoek van het oog, zonder dat hierbij gebruikgemaakt hoeft te worden van aanvullend of specialistisch onderzoek.[1,7,9] Literatuuronderzoek levert overigens overwegend expert reviews op en zeer weinig publicaties gebaseerd op patiëntgegevens.

> Om de lezer een indruk te geven van de mate van bewijskracht ter onderbouwing van een aantal belangrijke diagnostische stappen, is deze onderbouwing door de auteurs als volgt aangegeven.
> - [E] = Voldoende bewijskracht; dat wil zeggen meerdere goed opgezette onderzoeken met eensluidende uitkomsten in een vergelijkbare populatie.
> - [A] = Sterke aanwijzingen of indirect bewijs; dat wil zeggen één goed opgezet onderzoek met betrekking tot een vergelijkbare populatie, of meerdere onderzoeken in andere, niet geheel vergelijkbare populaties.
> - [C] = Consensus uit richtlijnen of standaarden met betrekking tot de populatie.

2 De klacht in de bevolking

Over het vóórkomen van het rode oog in de algemene bevolking is niets bekend.

Acute roodheid van één of beide ogen roept dikwijls angst op voor verlies van het gezichtsvermogen. Daarnaast kan er hinder optreden in de vorm van een vreemd-lichaam-gevoel of branderigheid. Pusuitvloed kan leiden tot 's ochtends dichtgeplakte ogen en zorg over besmettelijkheid. De virale en bacteriële conjunctivitis hebben ook inderdaad een vrij hoog besmettingsrisico. Allergische conjunctivitis, waaronder de seizoensgebonden vorm, kan veel hinder geven door jeuk en lichtschuwheid. Bij ernstiger oorzaken van het rode oog is er sprake van pijn en slechter zien. In hoeveel gevallen een rood oog uiteindelijk geassocieerd is met onomkeerbaar verlies van het gezichtsvermogen of zelfs blindheid is niet bekend. De gevolgen van keratitis, iridocyclitis en acuut glaucoom zijn sterk afhankelijk van tijdige onderkenning en behandeling.

3 De eerste presentatie bij de dokter

Alleen de gegevens van het Transitieproject geven inzicht in het rode oog als contactreden aan het begin van een episode bij de huisarts.[4] Per 1.000 ingeschreven patiënten is deze genoteerd in twaalf gevallen per jaar (zie figuur 1). Daarbij waren er geen belangrijke verschillen tussen de geslachten en trad er een bescheiden piek op bij 0- tot 4-jarigen: 18/1.000/jaar. Wanneer men uitgaat van de incidentie van alle aandoeningen die gepaard kunnen gaan met een rood oog, komt men op 38-45/1.000/jaar.[4,10]

De ervaring in de huisartspraktijk is dat patiënten in elk geval een grondig onderzoek verwachten. Niet zelden vragen zij om medicatie om de hinder van een 'vies, plakkerig oog' of jeuk tegen te gaan.

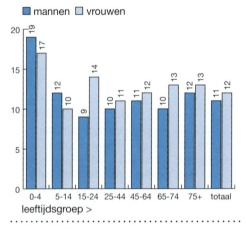

Figuur 1 Incidentie van de klacht rood oog aan het begin van een episode in de huisartspraktijk, per 1.000 patiënten per jaar.[4]

4 Pathofysiologie en differentiële diagnose

PATHOFYSIOLOGIE

Roodheid van het oog kan ontstaan door bloeding of vaatverwijding.

Een bloeding onder de conjunctiva of in de sclera kan het gevolg zijn van een scherp of stomp oogtrauma. Een subconjunctivale bloeding (hyposphagma) treedt meestal spontaan op, soms bij anticoagulantiagebruik, een stollingsstoornis of hypertensie.

Vasodilatatie in de conjunctiva en/of sclera treedt op in het kader van een ontsteking veroorzaakt door mechanische of chemische irritatie, infectie, allergie of auto-immuunprocessen. Macroscopisch waarneembare verwijde vaatjes worden aangeduid als (versterkte) 'vaatinjectie'.

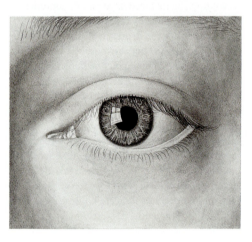

Figuur 2 Normaal uitwendig oog.

Het type vaatinjectie is van groot belang voor de diagnostiek. Bij *conjunctivale vaatinjectie* (conjunctivale roodheid) is er een gegeneraliseerde roodheid van de conjunctiva, waarbij het pericorneale gebied niet rood is.[11] De roodheid is het meest uitgesproken in de omslagplooi (fornix). De vaatjes zijn oppervlakkig gelegen (zie figuur 3). Dit type past bij diverse vormen van conjunctivitis. *Pericorneale vaatinjectie* (pericorneale roodheid) is geheel of gedeeltelijk rondom de limbus (overgang cornea-sclera) gelegen, de vaattekening is fijner en de vaatjes liggen dieper (zie figuur 4).

Deze roodheid ontstaat doordat de pericorneale conjunctiva de bloedtoevoer deelt met het corpus ciliare en de iris. Daarom heet dit type vaatinjectie ook wel ciliair. Pericorneale injectie is kenmerkend voor iridocyclitis, maar kan ook wijzen op acuut glaucoom of keratitis. Bij een laesie van of corpus alienum in de cornea dicht bij de limbus is de vaatinjectie vaak beperkt tot het aanliggende deel van het oogwit. Wanneer er behalve pericorneale ook conjunctivale injectie aanwezig is, spreekt men van 'gemengde' vaatinjectie.

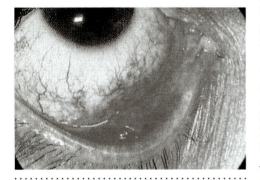

Figuur 3 Conjunctivale vaatinjectie.

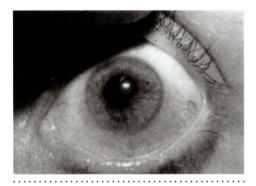

Figuur 4 Pericorneale vaatinjectie.

DIFFERENTIËLE DIAGNOSE[1,3,8]

De aandoeningen die met een rode verkleuring van het oogwit gepaard kunnen gaan, worden meestal ingedeeld naar het aangedane deel van het oog: conjunctiva, sclera, cornea, uvea (corpus ciliare, iris, choroidea).

Conjunctivitis

Conjunctivitis is een ontsteking van het bindvlies van het oog. De ontsteking geneest meestal spontaan binnen een week en er treden zelden complicaties op.[1] Kenmerkend is de conjunctivale vaatinjectie en het ontbreken van alarmsymptomen (zie kader verderop).

Virale conjunctivitis wordt meestal veroorzaakt door een adenovirus, soms als onderdeel van de faryngoconjunctivale koorts. Daarbij klaagt de patiënt ook over keelpijn en koorts en zijn de preauriculaire lymfeklieren vergroot.[1] Soms tast het adenovirus ook de cornea aan: keratoconjunctivitis. Daarbij kunnen hardnekkige corneainfiltraten optreden.

Bacteriële conjunctivitis gaat gepaard met pusuitvloed en 's ochtends dichtgeplakte ogen. Deze conjunctivitis wordt bij volwassenen in de huisartspraktijk meestal veroorzaakt door streptokokken (52%), *Haemophilus influenzae* of stafylokokken, af en toe door gramnegatieve bacteriën.[1] Bij kinderen vindt men meestal *Haemophilus influenzae* (60%) of *Streptococcus pneumoniae*.[1] Bij pasgeborenen werden in ons land in het verleden – in ontwikkelingslanden nog steeds – de *N. gonorrhoeae* en *Chlamydia trachomatis* dikwijls als verwekker gevonden. De laatste is de oorzaak van trachoom, waarbij slechte hygiëne en inadequate therapie tot blindheid kunnen leiden. Trachoom is een belangrijke oorzaak van blindheid in de wereld.

Conjunctivitis veroorzaakt door *N. gonorrhoeae* komt vooral voor bij seksueel actieve mensen tussen de 15 en 24 jaar. Karakteristiek is besmetting van het oog aan de zijde van de dominante hand.[12] In 50% van de gevallen met *Chlamydia trachomatis* als verwekker wordt ook een genitale Chlamydia-infectie gevonden: cervicitis of *pelvic inflammatory disease* bij vrouwen, urethritis bij mannen, die in een deel van de gevallen asymptomatisch verloopt. Infectie ontstaat meestal door directe besmetting via genitaliën en handen, hoewel ook besmetting door oog-oogcontact of zwembaden voorkomt.[13,14]

Allergische conjunctivitis kan seizoengebonden optreden in het kader van een atopie: conjunctivitis vernalis. Hierbij is meestal sprake van allergie voor boom- of graspollen (figuur 5). Contactallergie door medicijnen of cosmetica is evenmin zeldzaam.

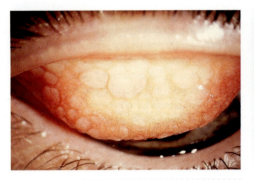

Figuur 5 Allergische conjunctivitis.

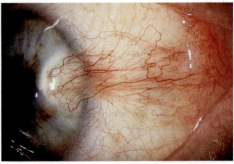

Figuur 7 Pterygium.

Ook *irriterende stoffen* of *contactlenzen* kunnen de oorzaak van een conjunctivitis zijn.

Subconjunctivale bloeding

Een subconjunctivale bloeding is een bloeding onder het bindvlies. Meestal is de oorzaak onduidelijk. Soms speelt een klein trauma, persen of hoesten een rol, soms antistolling of hypertensie (figuur 6).[8]

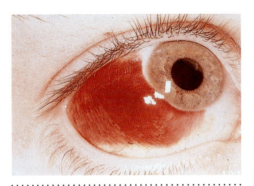

Figuur 6 Subconjunctivale bloeding.

Corpus alienum op/in de conjunctiva

Een corpus alienum kan zich in het weefsel van de conjunctiva bevinden, op de oogbol of onder een ooglid. Het kan gepaard gaan met een lokale bloeding en met lokale vaatinjectie.

Pterygium

Pterygium is een lokale oppervlakkige ingroei van bindweefsel en vaatjes in de cornea, meestal aan de mediale zijde (figuur 7).

Conjunctivitis secundair aan ooglidaandoening of traanklier/-buisontsteking

Secundair aan blefaritis, chalazion, hordeolum of ontstekingen van het traanapparaat kan de conjunctiva geïrriteerd raken.

(Epi)scleritis

Een (epi)scleritis is een ontstekingsreactie van het diepe subconjunctivale weefsel en van de oppervlakkige laag van de sclera, dikwijls veroorzaakt door een reumatische aandoening. De roodheid is lokaal, meestal lateraal gelegen, wat blauwrood van kleur (figuur 8). Er is lokale drukpijn. Recidivering is gebruikelijk. Incidenteel treedt perforatie op.

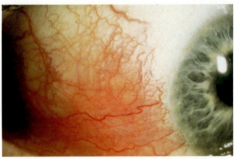

Figuur 8 (Epi)scleritis.

Perforatie van de sclera

Door een trauma of klein voorwerp dat met hoge snelheid aankomt (bijvoorbeeld bij machinaal slijpen van metaal) kan een corpus alienum de sclera doorboren (figuur 9). Meestal is er een lokale bloeding zichtbaar. Spleetlamponderzoek is noodzakelijk om de perforatie in dat geval aan te tonen of uit sluiten. Er is een risico van intraoculaire infectie.

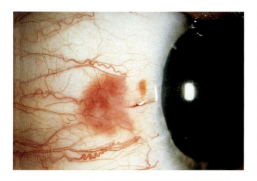

Figuur 9 Perforatie van de oogbol met bloeding.

Erosie van de cornea

Door relatief gering trauma (prikken met een vinger of tegen een takje aan lopen) kan al een oppervlakkige corneabeschadiging (erosie) ontstaan. Het epitheeldefect is met fluoresceïne aantoonbaar (figuur 10).

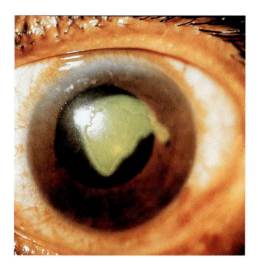

Figuur 10 Cornea-erosie.

Corpus alienum op/in de cornea

Een corpus alienum kan zich op of in de oppervlakkige lagen van de cornea bevinden. IJzer leidt in enkele dagen tot de vorming van een roestringetje. Corpora aliena perforeren de cornea zeer zelden, omdat de binnenste laag van het stroma uitermate sterk is.

Keratitis

Een keratitis is elke ontsteking van het hoornvlies. Het herpessimplexvirus is in de westerse wereld de meest frequente verwekker en kan diverse ernstige cornea-afwijkingen veroorzaken. Kenmerkend is het vertakkende ulcus: de keratitis dendritica. Een gestoorde afweer zoals bij gebruik van corticosteroïden bevordert het ontstaan ervan. Ook herpes zoster kan een keratitis veroorzaken. De verwekker van keratitis kan een virus, bacterie of een Chlamydia species zijn en zelden een schimmel of amoebe. Een infectie van de cornea kan in korte tijd leiden tot een perforatie, vooral wanneer er sprake is van vitamine-A-gebrek (ontwikkelingslanden). Etsing met zuren of logen kan eveneens een keratitis veroorzaken. Kenmerkend voor een keratitis zijn pijn, lichtschuwheid, afgenomen gezichtsscherpte, lokale troebeling of ulceratie van de cornea die aankleurt met fluoresceïne en pericorneale vaatinjectie. Spleetlamponderzoek is noodzakelijk.

Keratoconjunctivitis sicca

Droge ogen kunnen door tal van factoren worden veroorzaakt. Een sterke vermindering van de traanvochtproductie komt vooral voor bij ouderen, soms in het kader van het syndroom van Sjögren of reumatoïde artritis. Bij het syndroom van Sjögren is er sprake van een chronische ontsteking van de slijmproducerende kliertjes, waardoor behalve droge ogen ook een droge mond ontstaat.

Iridocyclitis

Synoniem voor iridocyclitis is uveïtis anterior. Hiermee worden ontstekingen, infectieus en nietinfectieus, van de iris en het corpus ciliare aangeduid. Wanneer er daarbij ook sprake is van een ontsteking van de choroidea, noemt men het panuveïtis. Kenmerkend zijn een diepe pijn in het oog, lichtschuwheid en verminderde gezichtsscherpte. Dit ontstaat in enkele dagen door fibrine en celneerslagen in de voorste oogkamer (descemet-stippen aan de binnenzijde van de cornea). De vaatinjectie is pericorneaal (of gemengd). Verder vallen pupilvernauwing of -vervorming op (door verkleving aan de lens: synechiae posteriores) en een pijnlijke directe en consensuele lichtreactie. Spleetlamponderzoek en fundoscopie (gericht op eventuele choroïditis) zijn nodig voor de diagnose. Oorzaken voor het ontstaan van uveïtis zijn onder andere de ziekte van Bechterew, sarcoïdose, juveniele reumatoïde artritis, trauma en oogoperaties.

Acuut glaucoom

Acuut glaucoom wordt veroorzaakt door een sterk verhoogde oogboldruk ten gevolge van een afsluiting van de kamerhoek. Het wordt ook wel *closed-angle* glaucoma genoemd. De kenmerkende verschijnselen zijn een rood oog met pericorneale of gemengde vaatinjectie, een middelwijde lichtstijve pupil en een minder transparante cornea. De patiënt heeft veel pijn in het oog; de oogbol kan palpatoir vaster aanvoelen (niet obligaat). Er is misselijkheid en/of braken. Het beeld maakt spoedpresentatie en behandeling in het ziekenhuis noodzakelijk. Predisponerende factoren zijn Aziatische afkomst, hypermetroop/kort oog, hogere leeftijd, plotse pupilverwijding (donkeradaptatie, medicamenteus, stress).

Contusio bulbi

Een trauma met flinke geweldsinwerking (bijvoorbeeld een hockeybal) kan een contusie van de oogbol veroorzaken. Er is soms bloed in de voorste oogkamer zichtbaar, wat een risico van secundair glaucoom meebrengt.

5 Kansverdeling van diagnosen

De kansen op specifieke diagnosen bij het rode oog als contactreden aan het begin van een episode in de huisartspraktijk zijn weergegeven in tabel 2.

In 70% van de gevallen stelt de huisarts een conjunctivitis vast. Deze is bij volwassenen vaker viraal dan bacterieel.[15]

De incidentie van de aandoeningen is als volgt: voor infectieuze conjunctivitis 16/1.000/jaar, bij 0- tot 4-jarigen zelfs 42/1.000/jaar. Een allergische conjunctivitis wordt bij 7/1.000/jaar gediagnosticeerd, een corpus alienum bij 4/1.000/jaar, bij mannen van 15 tot 65 jaar relatief vaak: circa 10/1.000/jaar.[4] [A] De incidentie van keratitis, iridocyclitis en acuut glaucoom bij de huisarts is niet bekend.

NB Naar de beweringen over de diagnostiek in paragraaf 6 t/m 9 is vrijwel geen empirisch onderzoek gedaan. Er bestaat over het algemeen wel consensus onder experts.[1,2,3,5-8]

6 Betekenis van de voorgeschiedenis

De volgende aspecten uit de voorgeschiedenis van een patiënt met een rood oog zijn van belang bij de diagnostiek.

De *oogheelkundige voorgeschiedenis* en een eventuele recente *laserbehandeling* of *oogoperatie* kunnen van belang zijn.

Systeemziekten zoals reumatische aandoeningen en aids kunnen gepaard gaan met een (epi)scleritis of iridocyclitis.

Een voorgeschiedenis van *atopie* (hooikoorts,

Tabel 1	Diagnostisch schema rood oog, naar lokalisatie.	
conjunctiva	conjunctivitis	v
	corpus alienum	s
	pterygium	z
	subconjunctivale bloeding	s
	reactie op ooglidaandoening	s
	conjunctivitis e.c.i.	v
sclera	(epi)*scleritis*	z
cornea	corpus alienum	s
	cornea-erosie	s
	keratitis	s
	keratoconjunctivitis sicca	s
uvea en voorste oogkamer	*iridocyclitis*	s
	acuut glaucoom	z
oogbol	contusio bulbi	z
	perforerend trauma	z

v = vaak oorzaak van rood oog in de huisartspraktijk;
s = soms;
z = zelden.
Schuingedrukt: noodzakelijk in elk geval uit te sluiten.

Tabel 2	Einddiagnosen bij de klacht rood oog in de huisartspraktijk (a-priorikansen in procenten).[4]
infectieuze conjunctivitis	49
allergische conjunctivitis	21
symptoomdiagnose rood oog	4
secundair aan ooglidafwijking	3
corpus alienum	2
ander trauma	4
andere ontstekingen oog	3
andere oogziekten	7
geen ziekte/preventie	1
overige aandoeningen	6
totaal	100

astma, eczeem) verhoogt de kans op allergische conjunctivitis.[8,16]

Stollingsstoornissen, antistollingstherapie en *hypertensie* kunnen bijdragen aan het ontstaan van een subconjunctivale bloeding.[8,17]

Een nauwe kamerhoek doet zich vaker voor bij *hypermetropie* en vormt een risico voor het ontstaan van acuut glaucoom.[8]

Bij 58% van de patiënten met *rosacea* worden oogafwijkingen gevonden, waaronder conjunctivitis, vascularisatie van de cornea, corneaperforaties, episcleritis en iritis.[18]

Systeemziekten en het rode oog

- Bij 15% van de patiënten met de *ziekte van Bechterew*, meest jonge mannen, komt iridocyclitis voor. Bij patiënten met de ziekte van Bechterew met een iritis wordt in 90% van de gevallen het HLA-B27 antigeen gevonden.[19] [E] Ook *sarcoïdose, het syndroom van Reiter, het syndroom van Behçet, reumatoïde artritis, inflammatory bowel disease, syfilis, tuberculose* en *maligniteiten* zijn geassocieerd met iritis.[5,19-21] [E]
- Scleritis is vaker geassocieerd met systeemziekten dan episcleritis.[22] Van de patiënten met scleritis heeft 57% een systeemziekte die hiermee verband houdt.[23] Dit geldt voor 26 tot 32% van de patiënten met episcleritis.[24] [A]
- Van de systeemziekten heeft *reumatoïde artritis* de sterkste associatie met scleritis en episcleritis. Bij patiënten met scleritis komt in 10 tot 33% van de gevallen reumatoïde artritis voor. Bij patiënten met reumatoïde artritis wordt in 0,15 tot 6,3% van de gevallen scleritis gezien. De associatie met episcleritis is minder sterk.[25] [A]
- Verder worden onder andere de volgende systeemziekten geassocieerd met scleritis en episcleritis: *de ziekte van Wegener, SLE, polyarteriitis nodosa, sarcoïdose, inflammatory bowel disease, tuberculose, syfilis, herpes zoster* en *atopie*.[23-25] [E]
- In het kader van *hiv/aids* komen verscheidene oogaandoeningen vaker voor: conjunctivitis of keratitis door schimmels, keratoconjunctivitis sicca, infectie met het varicellazostervirus en uveïtis.[26,27] [E] Een kaposi-sarcoom van oogleden en conjunctiva komt bij 20 tot 24% van de aidspatiënten voor.[26] Wanneer een subconjunctivale bloeding niet lijkt te verdwijnen, kan men denken aan deze aandoening.[8,17,28]

7 Betekenis van de anamnese

TRAUMA

Men moet denken aan een oogbolperforatie wanneer het oog in contact is geweest met een scherp voorwerp, na een auto-ongeval waarbij de voorruit is beschadigd of wanneer er sprake is van werkzaamheden waarbij een corpus alienum het oog met hoge snelheid kan treffen, bijvoorbeeld bij hout- of metaalbewerking.[29-31] Cornea-erosies kunnen ontstaan door direct contact tussen het oog en een voorwerp, bijvoorbeeld een vingernagel, boomtak of een scherpe papierrand, door een corpus alienum[5,28] of een chemisch trauma.[32] Een stomp oogtrauma kan optreden tijdens bijvoorbeeld balsporten, boksen of een gevecht. Soms ziet men dan bloed in de voorste oogkamer (hyphaema).[30] Ook kan er een subconjunctivale bloeding zichtbaar zijn.[8]

ALARMKLACHTEN

Men gaat de aanwezigheid van alarmklachten na (zie kader).

Pijn, daling of verandering van het gezichtsvermogen en lichtschuwheid kunnen wijzen op een visusbedreigende oogaandoening.[1,3,8] Over de negatief voorspellende waarde ervan in de eerste lijn zijn helaas geen gegevens beschikbaar.

PIJN

Pijnklachten moeten nauwkeurig worden omschreven. Het kan voorkomen dat de patiënt klaagt over pijn, terwijl de klacht eigenlijk irritatie betreft. Pijn die de patiënt 's nachts wakker houdt, is een klacht die meestal optreedt bij een ernstige oogaandoening. Hierbij moet men denken aan acuut glaucoom, een acute iridocyclitis, een cornea-erosie, keratitis, cornea-ulcus, scleritis en eventueel aan een cellulitis orbitae.[6,8,30] Vooral het hoornvlies is rijkelijk voorzien van sensibele neuronen, waardoor een klein defect in het epitheel gepaard kan gaan met sterke pijn bij beweging van het oog.[3,5] Pijn bij accommodatie kan een uiting zijn van iritis. De pijn ontstaat dan door beweging van de ontstoken iris.[11] Pijn wordt overigens ook aangegeven bij minder ernstige aandoeningen, zoals een cornea-erosie of lasogen.

SLECHTER ZIEN

Daling of verandering van het gezichtsvermogen bij een rood oog wijst op een aandoening van de cornea (centraal), iridocyclitis, acuut glaucoom of troebeling in de voorste oogkamer.

Het zien van halo's rond lichtpunten (gekleurde of regenbooghalo's) wordt verklaard door corneaoedeem en is een van de kenmerkende symptomen van acuut glaucoom.[6,29,30,33,34]

Posttraumatische visusdaling is een alarmsignaal voor ernstig oogletsel (perforatie of contusie van de oogbol).[1]

LICHTSCHUWHEID

Lichtschuwheid (fotofobie) is een pijnlijk of onprettig gevoel dat optreedt wanneer licht op het oog valt. Het kan een symptoom zijn van ernstige oogaandoeningen zoals keratitis, acuut glaucoom en iritis.[6] Fotofobie is bij iritis altijd aanwezig en is dan consensueel (zie lichamelijk onderzoek).[5] Daarnaast wordt fotofobie ook gezien bij cornea-erosies, virale of allergische conjunctivitis.[13,16]

MISSELIJKHEID OF BRAKEN

De pijn bij een aanval van acuut glaucoom kan zeer hevig zijn. Ook komt het voor dat de patiënt vooral klaagt over misselijkheid en braken[5,11,33,34] en in eerste instantie opgenomen wordt ter evaluatie van een 'acute buik'.

Alarmsignalen

anamnese	ernstig trauma
	pijn
	lichtschuwheid
	slechter zien
	misselijkheid of braken
	recidiverend rood oog
lichamelijk onderzoek	pericorneale of gemengde roodheid
	verminderde visus
	bloed of pus in de voorste oogkamer
	groot cornea-ulcus
	pupilafwijkingen (vervorming, anisocorie)

OVERIGE KLACHTEN

Om te kunnen differentiëren tussen de verschillende oorzaken van een rood oog zijn de volgende aspecten verder van belang.[1]

Enkel- of dubbelzijdigheid

Allergische conjunctivitis komt bijna altijd bilateraal voor. Bacteriële en virale conjunctivitis komen meestal aanvankelijk unilateraal voor. Het tweede oog vertoont dan één of twee dagen later infectieverschijnselen door zelfbesmetting. De overige oogaandoeningen die een rood oog kunnen veroorzaken komen meestal unilateraal voor.[13,16]

Begin en beloop

Begin Een virale conjunctivitis ontwikkelt zich vaak tijdens of na een bovensteluchtweginfectie, of na contact met een persoon met een rood oog of een bovensteluchtweginfectie.[1,8,35]

Typisch voor aanvallen van acuut glaucoom is dat ze ontstaan in het donker, door stress of na gebruik van anticholinergica of sympathicomimetica, bijvoorbeeld bij COPD. Door de dilatatie van de pupil wordt de kamerhoek en daarmee de afvoer van het kamerwater geblokkeerd. Ook kan het zijn dat de patiënt dergelijke aanvallen heeft gehad, die door slapen overgingen. Door slaap treedt pupilconstrictie op, waardoor de blokkade van de kamerhoek weer wordt opgeheven.[5,7,33]

Meestal is er geen aanleiding voor een subconjunctivale bloeding, maar het kan voorkomen dat de bloeding is ontstaan na een trauma, een episode van hoesten, braken of persen of na zware lichamelijke inspanning.[8,36]

Recidivering Een recidiverend rood oog kan een uiting zijn van een allergische conjunctivitis. Het optreden van de allergische conjunctivitis kan seizoengebonden zijn of verband houden met contact met andere allergenen, zoals huisstofmijt of huisdieren.[6,8,11]

Herpessimplexinfecties kunnen recidiveren doordat de cornea minder gevoelig is geworden door de reeds doorgemaakte infectie. De kans op beschadiging is dan groter dan normaal.[3] In 25% van de gevallen is er sprake van recidivering.[13] Recidief herpessimplexinfecties van de cornea komen steeds vaker voor en kunnen het gezichtsvermogen van het aangedane oog in ernstige mate aantasten. Recidieven van episcleritis en iritis treden dikwijls op.[3]

Afscheiding/tranen

Afscheiding bij conjunctivitis kan variëren van waterig tot uitgesproken purulent.[13] Bij infectieuze conjunctivitis is er sprake van toegenomen waterige afscheiding. (Muco)purulente afscheiding lijkt niet altijd op een bacteriële infectie te wijzen.[15] Een bacteriële oorzaak is wel aannemelijk indien hierdoor ('s ochtends) één of beide ogen dichtgeplakt zitten, de patiënt geen last heeft van jeuk en geen eerdere episoden van oogontsteking heeft doorgemaakt.[15] Vooral bij een *Neisseria gonorrhoeae* conjunctivitis ziet men veel purulente afscheiding, die snel terugkomt nadat het is weggeveegd. Ook bij cornea-ulcera kan purulente afscheiding voorkomen. Bij een allergische conjunctivitis is de afscheiding waterig tot slijmerig/stroperig.[6,8,13,16] Beschadiging van cornea-epitheel veroorzaakt vooral tranen.[31]

Irritatie/corpus-alienum-gevoel

Droge ogen geven een gevoel van irritatie.[6,30] Een corpus-alienum-gevoel (zandkorrelgevoel) dat verergert bij knipperen is suggestief voor een corpus alienum onder het bovenooglid (figuur 11). Dit gevoel kan aanwezig blijven nadat het corpus alienum is verdwenen of verwijderd, omdat er nog een cornea-erosie aanwezig is, veroorzaakt door het corpus alienum.[5,31] Bij bacteriële en virale conjunctivitis is eerder sprake van irritatie of een corpus-alienum-gevoel dan van pijn.[5,8,16]

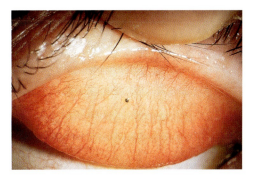

Figuur 11 Corpus alienum onder bovenooglid.

Jeuk of klachten van atopie

Jeuk is het kenmerk van allergische conjunctivitiden ('geen jeuk, geen allergie'), maar kan ook voorkomen bij blefaritis, keratoconjunctivitis sicca en soms bacteriële conjunctivitis.[13,28] Extraoculaire klachten passend bij een atopisch syndroom zijn niezen, loopneus, dyspneu, piepen bij expiratie en eczeem.[1]

Contactlenzen

Het dragen van contactlenzen kan de oorzaak zijn van conjunctivale hyperemie, (allergische) conjunctivitis en keratitis (zie kader).

> **Complicaties van contactlenzen**
>
> Infectieuze keratitis, eventueel gecompliceerd door een cornea-ulcus, wordt vooral gezien bij patiënten die *extended-wear* contactlenzen dragen. Cornea-ulcera worden bij deze mensen tienmaal vaker gezien dan bij mensen die *daily-wear* contactlenzen gebruiken.[6] Een pijnlijk rood oog bij een contactlensdrager wordt veroorzaakt door een infectieuze keratitis tot het tegendeel is bewezen. Conjunctivale hyperemie, cornea-infiltraten, keratitis en keratoconjunctivitis kunnen worden veroorzaakt door overgevoeligheid voor of toxiciteit van contactlensvloeistoffen of aanslag op de contactlenzen. *Giant-papillary* conjunctivitis (GPC) of contactlensgerelateerde allergie komt vaker voor bij dragers van zachte contactlenzen. Herhaaldelijke irritatie en sensibilisatie voor het conserveringsmiddel dat zich in de contactlens kan ophopen, veroorzaken deze lokale immunologische reactie.[13]

Medicijngebruik en cosmetica

Gebruik van oogdruppels kan een oorzaak zijn van allergische conjunctivitis.[8,11] Het ontstaan van deze contactallergie kan het resultaat zijn van het medicament zelf of van de conserveringsmiddelen. Geneesmiddelen die een allergische conjunctivitis kunnen veroorzaken zijn onder andere atropine, aminoglycosiden, fenylefrine en antivirale middelen.

Ook kunnen de genees- en conserveringsmiddelen een direct toxisch effect hebben. Naast eerdergenoemde middelen betreft het in dit geval ook antiglaucoommedicatie.[13] Cosmetica kunnen door lokale irritatie of allergie tevens een conjunctivitis veroorzaken.

Kans op SOA

Soms heeft de arts bij een patiënt met een rood oog voorkennis over seksueel gedrag en voorgeschiedenis van patiënt of partner en overweegt hij op grond daarvan de mogelijkheid van een gonokok of Chlamydia als verwekker van een conjunctivitis. In dat geval kan hij de kans op SOA nader exploreren door expliciet te vragen naar onbeschermd seksueel contact met een recent nieuwe partner of met wisselende partners. Wat betreft de partner gaat hij in op recent bewezen SOA, urethritisklachten, penisuitvloed en wisselende contacten. Deze vragen over de kans op SOA zijn in onderzoek valide bevonden.[37]

8 Betekenis van het lichamelijk onderzoek

De uitwendige structuren van het oog worden eerst onder diffuse belichting bij voorkeur met behulp van een (voorhoofds)loep geïnspecteerd. Het aangedane oog kan zo geïrriteerd zijn dat de patiënt niet in staat is het open te houden door een reflectoir spasme van de musculus orbicularis (blefarospasme). Met een druppel oppervlakteanestheticum is de patiënt snel pijnvrij en goed te onderzoeken.[31,36] De onderooglleden kan men inspecteren door deze naar beneden te trekken. Voor het everteren van de bovenoogleden vraagt men de patiënt naar beneden te kijken en plaatst dan bijvoorbeeld een wattenstaafje juist boven de tarsus. Men trekt dan voorzichtig het bovenooglid iets naar beneden en naar voren, terwijl men het wattenstaafje licht naar achteren drukt. Het bovenooglid rolt zich dan om het wattenstaafje heen.[36]

De volgende aspecten zijn van belang bij het lichamelijk onderzoek.

HUID

Huidafwijkingen kunnen aanwijzingen geven over de oorzaak van een rood oog. Periorbitaal eczeem en jeuk zijn aanwijzingen voor contactallergie, bijvoorbeeld voor oogdruppels. *Rosacea* is een huidafwijking van het gelaat, gekenmerkt door erytheem met teleangiëctasieën, papels en pustels. Bij 58% van de patiënten met rosacea worden oogafwijkingen gevonden, waaronder conjunctivitis, keratoconjunctivitis sicca, vascularisatie van de cornea, corneaperforaties, episcleritis en iritis.[13,18] Een sterke aanwijzing voor herpes zoster ophthalmicus is de aanwezigheid van unilaterale vesiculaire laesies in het verzorgingsgebied van de n. ophthalmicus: het voorhoofd en de zijkant van de neus. Meestal gaat hieraan een lokale overgevoeligheid van de huid vooraf, gecombineerd met progressieve pijnaanvallen. Een herpessimplexinfectie in het gelaat of op de oogleden kan een aanwijzing zijn voor de aanwezigheid van een herpessimplexinfectie van het oog. Dit kan een conjunctivitis, keratitis of een cornea-ulcus betreffen.[1,13,35] *Molluscum contagiosum* kan een chronische conjunctivitis veroorzaken. Men dient hieraan te denken wanneer de typische molluscen in het gelaat of op oogleden aanwezig zijn.[13] *Eczema seborrhoicum* kan samengaan met een verminderde traanproductie. Dit is een veelvoorkomende oorzaak van rode en geïrriteerde ogen bij personen ouder dan 65 jaar. In ernstige gevallen kan een keratitis ontstaan.[13]

OOGLEDEN

Conjunctivale vaatinjectie kan secundair zijn aan afwijkingen van de oogleden. Hierbij kan men denken aan blefaritis, ectropion, entropion, trichiasis,[8] een hordeolum of een chalazion.[30]

CONJUNCTIVAE

Aspect en lokalisatie van de roodheid
Bloeding. De roodheid bij een subconjunctivale bloeding is scherp omschreven en egaal rood, de onderliggende sclera is meestal niet zichtbaar en de omringende conjunctiva vertoont geen tekenen van ontsteking (figuur 6).[8,11]

Type vaatinjectie. Conjunctivale vaatinjectie (zie figuur 3) past bij de diverse typen conjunctivitis. Pericorneale of gemengde roodheid (zie figuur 4) past bij een intraoculair ontstekingsproces, zoals iridocyclitis. De afwezigheid van pericorneale roodheid sluit de aanwezigheid van iridocyclitis echter niet uit.[20] Ook keratitis, bijvoorbeeld veroorzaakt door herpes simplex, of een beschadiging van de cornea, geeft een pericorneale roodheid.[6,31,35] Bij acuut glaucoom kan men een gegeneraliseerde roodheid waarnemen die pericorneaal het meest uitgesproken is.[5,8] De roodheid bij episcleritis is gelokaliseerd en omgeven door normaal weefsel. De gedilateerde episclerale vaten verlopen radiair en tussen deze vaten is normale witte sclera zichtbaar.[11] De roodheid bij scleritis is ook gelokaliseerd en omgeven door normaal weefsel. In tegenstelling tot bij een episcleritis, is bij scleritis de sclera niet wit, maar rood en verdikt. Soms is de sclera juist dun, waardoor de blauwe, onderliggende choroidea doorschemert.[11]

De roodheid bij het pterygium is beperkt tot het gebied van de verheven, gelige laesie. De verhevenheid bevindt zich meestal aan de nasale zijde van de conjunctiva.[8]

Corpus alienum
Er kan zich een corpus alienum bevinden op de conjunctiva van de oogbol of onder een ooglid. Wanneer de pijn of het corpus-alienum-gevoel na everteren van het ooglid verdwijnt, is dit suggestief voor een nog aanwezig corpus alienum aan de onderzijde van het ooglid (figuur 11).[36]

Follikels en papillen
Follikels zijn avasculaire, gelatineuze verhevenheden van de conjunctiva van de oogleden.[35] Ze zijn een teken van een lymfocytaire reactie. Deze reactie wordt vooral gezien bij een virale conjunctivitis en een *Chlamydia trachomatis* conjunctivitis, maar kan ook veroorzaakt worden door het toxisch effect van oogdruppels.[13] Papillen zijn conjunctivale verhevenheden met een vasculair centrum.[35] Een fijnpapillaire reactie van de conjunctiva van de oogleden is weinig specifiek, maar wordt relatief vaak gezien bij bacteriële conjunctivitis.[5] Reuzenpapillen (giant papillae, groter dan 1 mm) op de conjunctiva van de bovenoogleden wijzen op een allergische reactie. Ze worden niet gezien bij virale of bacteriële conjunctivitis.[13]

Oedeem
Zwelling van de conjunctiva van de oogbol (chemosis) kan men bij alle typen conjunctivitis aantreffen. Bij allergische conjunctivitis is deze zwelling soms heel uitgesproken.

FLUORESCEÏNEONDERZOEK

Fluoresceïneonderzoek[1]
Een strookje papier met fluoresceïne wordt langs de conjunctiva van het onderste deel van de oogbol gestreken. Na enkele malen knipperen om de kleurstof te verspreiden, wordt het uitwendig oog met blauw licht geïnspecteerd met behulp van een (voorhoofds)loep. Aankleuring ontstaat waar het epitheel is beschadigd, waardoor de kleurstof zich hecht aan de onderliggende basaalmembraan en het stroma van de cornea.[30,31] Beschadigd weefsel kleurt blauwgroen aan. Hiermee kunnen kleine traumatische erosies of laesies door keratoconjunctivitis zichtbaar gemaakt worden. Ook ulcera van de cornea

komen hiermee duidelijker in beeld. Typisch voor de herpessimplexkeratitis is het grillig vertakte epitheeldefect, het ulcus dendritica.[12,31] Bij de meeste patiënten zijn de laesies van het corneaepitheel echter relatief klein en atypisch, waardoor de diagnose onzeker kan blijven.

CORNEA

De onderzoeker onderzoekt het voorste deel van de oogmedia in een verduisterde ruimte met een (voorhoofds)loep en met behulp van een staaflamp of oogspiegel (stand: C = cornea) of met een handspleetlamp. De cornea wordt bij voorkeur zijdelings belicht.

Er kan een corpus alienum zichtbaar zijn op of in de cornea, of erosies. Als de reflectie niet helder is, kan dit wijzen op een corneaoedeem, corneainfiltraten of een cornea-ulcus.[30,35]

Met doorvallend licht worden voorste oogkamer, iris en pupillen onderzocht.

VOORSTE OOGKAMER

De celneerslagen in de voorste oogkamer, die kunnen optreden bij iritis en cornea-ulcera, kunnen macroscopisch zichtbaar zijn als een *descemetbeslag* aan de binnenzijde van de cornea of als een *hypopyon*: een geelwitte pusspiegel in de onderhelft van de voorste oogkamer.[3,19] Onder een *hyphaema* verstaat men een bloeding in de voorste oogkamer. Het bloed zinkt tot onder in de voorste oogkamer en vormt daar een sikkel met horizontale bovenbegrenzing.[3] Een hyphaema kan ontstaan na een stomp oogtrauma[30] of na perforatie (figuur 9).[35] De diepte van de voorste oogkamer kan worden beoordeeld met strijklicht vanaf de zijkant van het oog of met een spleetvormige lichtbundel. Bij een ondiepe voorste oogkamer bestaat de verdenking op acuut glaucoom.[3]

IRIS

Men vergelijkt de irissen van beide ogen. De fijne structuur van de iris is bij iritis door hyperemie en exsudatie minder duidelijk.[3] Dit resulteert in een viltig, fluwelig of dof aspect en een wat groenere kleur (heterochromie). Bij een iritis kan de volledige pupilrand verkleven met de lens, waardoor het oogvocht van het corpus ciliare niet meer naar de voorste oogkamer kan circuleren en de iris naar voren wordt gedrukt. Dit noemt men een iris bombans. De oogdruk kan hierbij pijnlijk oplopen.[3] Ook bij acuut glaucoom kan door afvloedbelemmering van het oogvocht een iris bombans ontstaan.

PUPILLEN

Vorm

Normale pupillen zijn altijd rond.[3] Bij iritis kan een onregelmatig gevormde pupil optreden door verklevingen (synechiae) tussen de iris en de lens of tussen de iris en de cornea.[3,19] Een corneaperforatie veroorzaakt vaak vervorming van de pupil. De pupil wordt traanvormig door de irisprolaps.[3,31]

Symmetrie

Normale pupillen zijn even groot. Bij patiënten met anisocorie, waarbij het rode oog een minstens 0,5 mm kleinere pupil heeft, is het negenmaal waarschijnlijker dat zij een ernstige oogaandoening (cornea-erosie, herpessimplexkeratitis, iritis) hebben dan wanneer het verschil in pupildiameter minder dan 0,5 mm is.[38] De nauwe pupil (miosis) wordt bij een iritis veroorzaakt door prikkeling van de sfincter.[3,7] Bij een acuut glaucoom heeft het aangedane oog een lichtstijve, middelwijde pupil.[33,34,39]

Pupilreacties

Bij een sterke lichtintensiteit wordt de pupil nauwer, bij een zwakke lichtintensiteit neemt de pupilgrootte toe. De directe pupilreactie is de vernauwing van de pupil na verlichting. De consensuele of indirecte pupilreactie is de pupilvernauwing van de contralaterale pupil. De pupilreactie van beide ogen behoort gelijk te zijn. Een afwezige pupilreactie is altijd pathologisch.[3] De pupilreactie bij iritis is vaak verzwakt door ontsteking van de iris.[3,5,20] Daarnaast is er sprake van fotofobie wanneer er licht in het aangedane oog wordt geschenen, maar ook wanneer het in het andere oog wordt geschenen. Deze consensuele fotofobie kan helpen om een iritis te onderscheiden van andere oogaandoeningen waarbij ook fotofobie kan optreden, zoals conjunctivitis. De pijn ontstaat door beweging van de iris.[5] Een lichtstijve halfgedilateerde pupil is een symptoom van acuut glaucoom.[33,34,39] Oorzaak hiervan is ischemie van de iris.[5]

VISUSONDERZOEK

Visusonderzoek

Bij twijfel over al dan niet verminderd zijn van de gezichtsscherpte moet deze geobjectiveerd worden (zie het Hoofdstuk *Visusdaling, acute*) met eigen correctie.[30,35] Bij contactlensdragers die de lens op dat moment niet verdragen, kan de stenopeïsche opening gebruikt worden. Bij reeds bestaande verminderde visus is vergelijken met eerdere uitkomsten van belang.

Acute visusdaling in combinatie met een rood oog is suggestief voor een ernstige oogaandoening. Visusdaling kan optreden bij cornea-erosies, wanneer de laesie zich in de optische as bevindt.[5] Bij keratitis en cornea-ulcera vermindert de visus door hoornvliestroebelingen.[3] Visusdaling bij iritis ontstaat door ophoping van fibrine of celneerslagen in de voorste oogkamer.[3] Bij acuut glaucoom wordt de visusdaling veroorzaakt door cornea-oedeem.[3]

PALPATIE VAN DE OOGBOL

Men kan de oogbol palperen om een indruk te krijgen van de oogdruk of om eventuele pijn te evalueren. Het palpatoir meten van de oogdruk gebeurt door met twee wijsvingers door gesloten oogleden een fluctuatiefenomeen van de oogbol op te wekken.[3] Het aangedane oog is bij acuut glaucoom vaak duidelijk harder, door de verhoogde oogdruk, dan het andere oog.[8,33,34] De oogbol kan na een perforatie zacht aanvoelen.[30]

Het deel van de oogbol waar de roodheid zich bevindt, is bij episcleritis en scleritis vaak pijnlijk bij aanraking.[7,8] Pijn bij iritis neemt toe bij druk op het oog.[3]

OOGSTAND EN OOGBEWEGINGEN

Wanneer na een ernstig trauma oogstand of -bewegingen afwijkend zijn, wijst dit op inklemming van één of meer oogspieren door een orbitafractuur.[1]

PALPATIE VAN LYMFEKLIEREN

Bij virale conjunctivitis kan men bij palpatie preauriculaire of submandibulaire lymfeklierzwelling aantreffen. Bij bacteriële conjunctivitis treedt dit zelden op, met uitzondering van conjunctivitis veroorzaakt door *Neisseria gonorrhoeae* of *Chlamydia trachomatis*.[8,13,16]

9 Betekenis van eenvoudig aanvullend onderzoek

LOKAAL ANESTHETICUM

Met indruppelen van een lokaal anestheticum kan men differentiëren tussen oppervlakkige cornealaesies en intraoculaire aandoeningen. Wanneer de pijn na het indruppelen niet verdwijnt, wijst dit op een dieper gelegen oorzaak, zoals iridocyclitis.

KWEEK

Kweken van het oogvocht is geïndiceerd bij overvloedige purulente afscheiding (i.v.m. een verhoogde kans op gonorroe) en bij chronische of recidiverende conjunctivitis (om gerichte antibiotische behandeling mogelijk te maken). Bij pasgeborenen met purulente conjunctivitis zijn een grampreparaat en een PCR of kweek op gonorroe en een PCR op Chlamydia noodzakelijk.

RAST

Bij klinische verdenking op een allergische conjunctivitis op grond van bijvoorbeeld seizoenafhankelijkheid, niezen en een loopneus of de associatie met expositie aan bepaalde allergenen, kan een radioallergosorbenttest (RAST) in het bloed informatie geven over inhalatieallergenen.

TESTS TRAANVOCHT

Een afgenomen hoeveelheid en veranderde samenstelling van het traanvocht passen bij keratoconjunctivitis sicca. Objectiveren is mogelijk met de schirmer-test, respectievelijk het meten van de *break-up time* (zie kader). De waarde van deze tests voor de diagnostiek is echter discutabel, omdat de testkenmerken tegenvallen en proefbehandeling met kunsttranen of een ooggel voor de praktijk een goed alternatief is.[1]

> **Traanvochttests**[1]
>
> De schirmer-test meet de hoeveelheid traanvocht die het oog produceert. Een strookje filtreerpapier onder het onderooglid gehouden aan de temporale kant, moet bij gesloten ogen na vijf minuten minstens 5 mm vochtig geworden zijn. De positief en negatief voorspellende waarde is 84%.
>
> De *break-up time* is de tijd die verloopt tussen de laatste lidslag en het ontstaan van droge plekken op de cornea, waargenomen met fluoresceïnekleuring. Waarden onder de tien seconden zouden wijzen op instabiliteit van de traanfilm. De test heeft helaas een vrij slechte reproduceerbaarheid (intra-individuele variatiecoëfficiënt: 30%).

10 Betekenis van complex aanvullend onderzoek

SPLEETLAMPONDERZOEK

Spleetlamponderzoek is noodzakelijk na een ernstig oogtrauma, een corpus alienum in de cornea dat niet in de eerste lijn kon worden verwijderd, cornea-ulcera en bij verdenking op afwijkingen in de voorste oogkamer op grond van alarmtekenen. Met behulp van een spleetlamp kunnen cornea en het voorste oogsegment in detail worden beoordeeld door optimaal gebruik te maken van smalle lichtbundels en een hoge beeldvergroting.

ALLERGOLOGISCH ONDERZOEK

Bij verdenking op een contactallergie voor bestanddelen van oogheelkundige medicatie valt allergologisch onderzoek te overwegen. Een andere indicatie is vermoeden op contactallergie voor cosmetica.

DNA-DIAGNOSTIEK VAN MICRO-ORGANISMEN

Voor steeds meer microbiële verwekkers van een conjunctivitis is DNA-diagnostiek mogelijk met behulp van een PCR. Het voordeel hiervan is een hoge sensitiviteit en specificiteit. De uitslag is bovendien snel beschikbaar. Deze techniek wordt onder meer toegepast bij therapieresistente gevallen, neonaten en immuungecompromitteerden en wanneer men ziekteverwekkers vermoedt die met conventionele methoden niet goed te ontdekken zijn.

CT-SCAN OOG EN ORBITA

Bij een stomp oogletsel met afwijkende oogstand of oogbewegingen is beeldvormend onderzoek met de CT-scan noodzakelijk om een orbitabodemfractuur op te sporen. Wanneer er sprake is van een perforatie van de oogbol, kan de CT ook worden gebruikt om een intraoculair corpus alienum te lokaliseren en andere afwijkingen van het oog te inventariseren.

11 Samenvatting

Voorgeschiedenis, anamnese en gericht lichamelijk onderzoek zijn belangrijke hulpmiddelen voor de arts bij de diagnostiek van een rood oog. Conjunctivitiden komen verreweg het meest voor. Iritis en scleritis zijn geassocieerd met systeemziekten. Een ernstig trauma van de oogkas kan leiden tot een orbitabodemfractuur met inklemming van oogspieren en een contusie of perforatie van de oogbol. Pijn, lichtschuwheid, verminderde visus en pupilafwijkingen zijn signalen die wijzen op een ernstige oogaandoening. Over de voorspellende waarde van deze symptomen werden echter geen publicaties gevonden. 's Ochtends aan elkaar geplakte oogleden wijzen op een bacteriële conjunctivitis. Jeuk is het belangrijkste kenmerk van allergische conjunctivitis. Het dragen van contactlenzen is een risicofactor voor het ontstaan van cornea-ulcera. Pathologie van de cornea, zoals keratitis en het cornea-ulcus, gaat gepaard met pericorneale roodheid en een vermindering van het gezichtsvermogen. Kenmerkende bevindingen bij iridocyclitis zijn een eenzijdig nauwe of vervormde pupil, een pijnlijke consensuele lichtreactie en visusvermindering. Ernstige pijn, braken, een middelwijde, lichtstijve pupil en een palpatoir verhoogde oogboldruk wijzen op acuut glaucoom. Met behulp van spleetlamponderzoek kunnen kleine corpora aliena, lokale ontstekingsprocessen en afwijkingen in de structuren van het voorste oogsegment worden opgespoord, bijvoorbeeld een microperforatie. De waarde van het overig aanvullend onderzoek bij een acuut rood oog is beperkt.

Literatuur

1. Rietveld RP, Cleveringa JP, Blom GH, Baggen MEJM, Bink D, Oltheten JMT, et al. NHG-Standaard Het rode oog. Huisarts Wet 2006;49:78-91.
2. Cronau H, Kankanala RR, Mauger T. Diagnosis and management of red eye in primary care. Am Fam Physician 2010;81:137-44.
3. Stilma JS, Voorn ThB (red). Oogheelkunde. 2e, herziene druk. Houten: Bohn Stafleu van Loghum, 2008.
4. Okkes IM, Oskam SK, Lamberts H. Van klacht naar diagnose. Episodegegevens uit de huisartspraktijk. Bussum: Coutinho, 1998.
5. Bertolini J, Pelucio M. The red eye. Emerg Med Clin North Am 1995;13:561-79.
6. Hara JH. The red eye: diagnosis and treatment. Am Fam Physician 1996;54:2423-30.
7. Elkington AR, Khaw PT. The red eye. BMJ 1988;296:1720-4.
8. Leibowitz HM. The red eye. New Engl J Med 2000;343:345-51.
9. Sheldrick JH, Vernon SA, Wilson A. Study of diagnostic accord between general practitioners and an ophthalmologist. BMJ 1992;304:1096-8.
10. Velden J van der, Bakker DH de, Claessen AAMC, et al. Basisrapport Morbiditeit in de huisartspraktijk. Nationale studie naar ziekten en verrichtingen in de huisartspraktijk. Utrecht: Nivel, 1992.
11. Duguid G. Red eye: avoid the pitfalls. Practitioner 1997;241:188-95.
12. Howes DS. The red eye. Emerg Med Clin North Am 1988;6:43-56.
13. Jackson WB. Differentiating conjunctivitis of diverse origins. Surv Ophthalmol 1993;38:91-104.
14. An BB, Adamis AP. Chlamydial ocular diseases. Int Ophthalmol Clin 1998;221-30.
15. Rietveld RP, Riet G ter, Bindels PJE, Sloos JH, Weert HCPM van. Predicting bacterial cause in infectious conjunctivitis: cohort study on informativeness of combinations of signs and symptoms. BMJ 2004;329:206-10.
16. Morrow GL, Abbott RL. Conjunctivitis. Am Fam Physician 1998;57:735-46.
17. Schaller UC. Wann ist das rote Auge ein Alarmsignal? MMW – Fortschr Med 2002;144:30-3.
18. Tanzi EL, Weinberg JM. The ocular manifestations of rosacea. Cutis 2001;68:112-4.
19. Nishimoto JY. Iritis. How to recognize and manage a potentially sight-threatening disease. Postgrad Med 1996;99:255-7, 61-2.
20. Au YK. Recognition of iritis. J Fam Pract 1996;42:314.
21. Stanbury RM, Graham EM. The eye in systemic disease. Br J Hosp Med 1996;55:19-26.
22. Jabs DA, Mudun A, Dunn JP, et al. Episcleritis and scleritis: clinical features and treatment results. Ophthalmology 2000;130:469-76.
23. Sainz de la Maza M, Foster CS, Jabbur NS. Scleritis associated with systemic vasculitic diseases. Ophthalmology 1995;102:687-92.
24. Akpek EK, Uy HS, Christen W, et al. Severity of episcleritis and systemic disease association. Ophthalmology 1999;106:729-31.
25. Pavesio CE, Meier FM. Systemic disorders associated with episcleritis and scleritis. Curr Opin Ophthalmol 2001;12:471-8.
26. Guembel HOC, Ohrloff C. Opportunistic infections of the eye in immunocompromised patients. Ophthalmologica 1997;211:53-61.
27. Ah-Fat FG, Batterbury M. Ophthalmic complications of HIV/Aids. Postgrad Med J 1996;72:725-30.
28. Shields SR. Managing eye disease in primary care. Part 2. How to recognize and treat common eye problems. Postgrad Med 2000;108:83-96.
29. Shields SR. Managing eye disease in primary care. Part 3. When to refer for ophthalmologic care. Postgrad Med 2000;108:99-106.
30. Davey CC, Hurwitz B. Red or uncomfortable eye. Occasional paper of the Royal College of General Practitioners 1992;58:56-61.
31. Torok PG, Mader TH. Corneal abrasions: diagnosis and management. Am Fam Physician 1996;53:2521-9.
32. Manolopoulos J. Emergency primary eye care. Aust Fam Physician 2002;31:233-7.
33. Chaudhry I, Wong S. Recognizing glaucoma. A guide for the primary care physician. Postgrad Med 1996;99:247-8, 51-2, 57-9, 63.
34. Sharma S. Optaprobleem. Acute angle-closure glaucoma. Can Fam Physician 2000;46:303, 310-2.
35. Beaver HA, Lee AG. The management of the red eye for the generalist. Compr Ther 2001;27:218-27.
36. Garcia GE. Management of ocular emergencies and urgent eye problems. Am Fam Physician 1996;53:565-74.
37. Bergen JEAM van, Dekker JH, Boeke AJP, Mastboom MT, Pijnenborg L, Lieshout J van. NHG-Standaard: Het soa-consult. Huisarts Wet 2004;47:636-51.
38. Rose GE, Pearson RV. Unequal pupil size in patients with unilateral red eye. BMJ 1991;302:571-2.
39. Bensinger R. Glaucoma. JFMA 1994;81:243-7.

Ooglidklachten

P.H.J. Giesen en J.V.C. ten Berge

1 Inleiding

Gemiddeld krijgt de huisarts iets meer dan één keer per maand te maken met een aandoening van het ooglid.[1,2,3] Deze aandoeningen behoren tot de 'kleine kwalen' in de huisartsenpraktijk en betreffen vrijwel nooit een ernstige afwijking.[1,4] Motieven van de patiënt om met ooglidklachten de huisarts te bezoeken worden vooral ingegeven door de lokale irritatie en cosmetische hinder. Ooglidafwijkingen kunnen de patiënt belemmeren in het contact met andere mensen.

Klachten van de oogleden betreffen meestal infecties, lokale zwellingen of vormafwijkingen.

Andere aandoeningen van de oogleden, zoals eczeem, oedeem, tumoren die niet specifiek zijn voor de oogleden en traanbuisaandoeningen, blijven in dit hoofdstuk buiten beschouwing.

2 De klacht in de bevolking

Over de incidentie van ooglidafwijkingen in de bevolking zijn geen gegevens in de literatuur te vinden. In het algemeen zijn ooglidafwijkingen voor een patiënt belangrijk vanwege het ontsierende aspect. Bij een ontsteking van de ooglidrand kunnen gevoelens van schaamte optreden; een lokale zwelling kan leiden tot ongerustheid. Bij sterk gezwollen of afhangende oogleden kan een beperking van het gezichtsveld optreden. Bij standafwijkingen van het ooglid kan door irritatie van de oogbol een prikkend gevoel of tranenvloed optreden.

3 De eerste presentatie bij de dokter

De incidentie van symptomen of klachten van de oogleden (ICPC-code F16) bij de huisarts in Nederland bedraagt 8,0 per 1.000 patiënten per jaar.[2] Het is waarschijnlijk dat aandoeningen van de oogleden vaker voorkomen dan de presentatie aan de huisarts doet vermoeden. Zeker bij recidieven wordt niet altijd de hulp van de huisarts ingeroepen. Het probleem voor de patiënt wordt vooral bepaald door het cosmetische aspect van ooglidafwijkingen: ze zijn zowel letterlijk als figuurlijk in het oog springend en om die reden willen patiënten graag ervan af. Urgentie speelt hierbij bijna nooit een rol. Een enkele keer maakt een patiënt zich ongerust dat de afwijking invloed kan hebben op het oog zelf en op de visus.

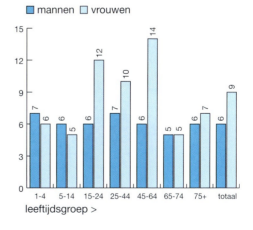

Figuur 1 Incidentie van de contactreden ooglidklachten in de huisartspraktijk, per 1.000 patiënten per jaar.[2]

4 Pathofysiologie en differentiële diagnose

ANATOMIE EN FYSIOLOGIE[5]

De oogleden bestaan uit een buitenblad en een binnenblad. Het buitenblad wordt gevormd door wimpers (cilia), huid, bindweefsel en twee dwarsgestreepte spieren, de m. orbicularis oculi en de m. levator palpebrae. De m. orbicularis sluit de oogleden, de m. levator opent ze.

Het binnenblad van het ooglid bestaat uit de tarsus, een stugge bindweefselplaat waarin zich de klieren van Meibom bevinden, het bindvlies (conjunctiva) en een gladde spier, de m. tarsalis. De m. tarsalis bepaalt de tonus van het bovenlid en daarmee de grootte van de lidspleet.

De oogleden hebben een beschermende functie voor het oog. Door de oogleden snel (reflectoir) te sluiten, wordt beschadiging van de cornea van buitenaf voorkomen. Daarnaast wordt de cornea bij iedere lidslag gereinigd en bevochtigd. Hierdoor worden uitdroging en beschadiging van het hoornvlies voorkomen. De oogleden verdelen bij iedere lidslag het traanvocht gelijkmatig over de cornea. De klieren van Meibom zijn talgklieren die de ooglidrand 'invetten', waardoor bij normale traanproductie de ogen niet overlopen met traanvocht. In de klieren van Meibom kunnen door stuwing zogeheten 'kalkinfarcten' ontstaan. Deze steken uit in de conjunctiva tarsi en geven een gevoel alsof er een vuiltje in het oog zit. Door incisie op de mucocutane scheidslijn kan het ooglid worden gespleten in het achterste conjunctiva-tarsusblad en het voorste huid-spierblad. Het septum orbitale is een fascie die van de rand van de orbita afkomt en als een dun, stevig membraan naar de onderste en bovenste tarsus loopt. Het septum ligt achter de m. orbicularis oculi, houdt het vetweefsel terug en vormt een onderdeel van de begrenzing van de orbita naar voren. De tarsi zijn in zekere zin een voortzetting van het septum orbitale.

DIFFERENTIËLE DIAGNOSE

Klachten van de oogleden betreffen meestal infecties, lokale zwellingen of vormafwijkingen.

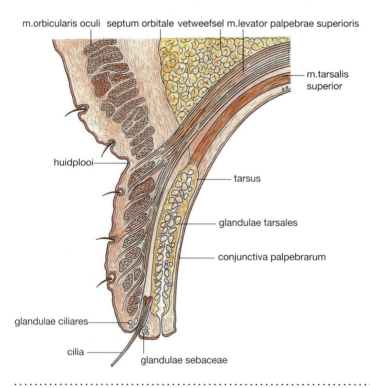

Figuur 2 Schematische doorsnede van het bovenste ooglid.

Ooglidklachten

Tabel 1	Indeling van ooglidafwijkingen.	
infectie oogharen	blefaritis squamosa	v
	blefaritis ulcerosa	z
	talgklier hordeolum externum/internum	v
lokale zwelling	chalazion	v
diffuse zwelling	*cellulitis*	z
stand ooglid afwijkend	ectropion	s
	entropion	s
huidoverschot ooglid		s
afhangend ooglid (ptosis)	congenitaal	z
	verworven	z
bell-parese		z
blefarospasme		z
floppy eyelid syndroom (FES)		z

v = vaak voorkomen van deze diagnose bij ooglidklachten in de huisartspraktijk;
s = soms;
z = zelden.
Schuingedrukte diagnosen dienen te worden uitgesloten.

Infectie speelt een rol bij het hordeolum[6] en bij blepharitis.[7] Bij een lokale zwelling van de oogleden is meestal sprake van een chalazion.[8] Vormafwijkingen betreffen vooral het entropion, het ectropion en de ptosis.

Blefaritis

Blefaritis is een meestal chronische ontsteking van de ooglidranden van beide ogen.[7] Bij een blefaritis klaagt de patiënt over jeukende, irriterende, rode, verdikte en schilferende ooglidranden.[5,7,9] Over het algemeen duurt het maanden tot jaren voor de patiënt naar de huisarts gaat: het is immers een milde aandoening en omdat deze in exacerbaties en remissies verloopt, neemt de patiënt meestal een afwachtende houding aan.[5,7] In de literatuur worden twee subtypen onderscheiden, blefaritis squamosa en blefaritis ulcerosa.[5]

Blefaritis squamosa Blefaritis squamosa gaat gepaard met droge of vettige schilfering van de ooglidranden; deze vorm wordt in de huisartsenpraktijk verreweg het meest gezien.[5] Over de oorzaak is weinig bekend. Bij de meeste patiënten worden, naast veranderde talgsamenstelling uit de klieren van Meibom, andere uitingen van talgklierdisfunctie gevonden, zoals seborroïsch eczeem en acne rosacea. Een relatie met deze aandoeningen ligt dus voor de hand.[1,9] De rol die bacteriën spelen in het ziekteproces is nog onduidelijk. Mogelijk bevordert de veranderde talgsamenstelling de bacteriegroei vice versa, maar zeker is dit allerminst. Een duidelijke rol van *Staphylococcus aureus* bij het ontstaan van blefaritis squamosa is niet aangetoond.[7] Andere bacteriën die vaak van de ooglidranden gekweekt worden, zoals *Staphylococcus epidermidis*, *Propionibacterium acnes* en *Corynebacterium* zijn gewone huidcommensalen en waarschijnlijk niet pathogeen.[7] Bij immuungecompromitteerden ziet men *Pseudomonas aeruginosa*-infecties voorkomen.[10] Uitlokkende factoren die beschreven worden, zijn vooral stof, cosmetica en wrijven (contactdermatitis).[1,7]

Blefaritis ulcerosa Blefaritis ulcerosa komt weinig voor in Nederland.[7] Hierbij staan naast de schilfering vooral kleine ulcera en microabcesjes op de voorgrond. Deze vorm zou vooral door *Staphylococcus aureus* worden veroorzaakt.

Hordeolum

Het hordeolum, in de volksmond 'strontje' genoemd, is een acute, lokale, abcederende infectie

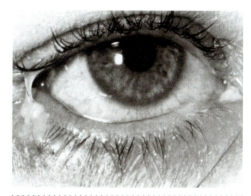

Figuur 3 Hordeolum externum (vrouw, 42 jaar): acute ontsteking van een talgklier (folliculitis) van het onderste ooglid aan de temporale ooghoek. Het abces is spontaan geperforeerd langs een ooghaar. De dikke pus kleeft aan de rand van het bovenste ooglid.

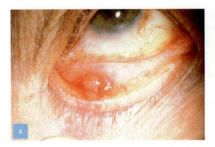 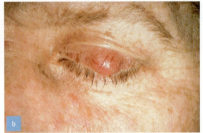

Figuur 4 Hordeolum internum: a onderooglid; b bovenooglid.

in het ooglid. De klachten bestaan uit een gezwollen ooglid met een pijnlijk, zwaar en irriterend gevoel. De zwelling ontstaat binnen één à twee dagen. Bij het hordeolum wordt de infectie vrijwel altijd veroorzaakt door *Staphylococcus aureus*. Er worden twee typen beschreven:[6]
- hordeolum externum is oppervlakkig gelegen, ter hoogte van de wimper, en uitgaande van de talgproducerende klier van Zeis;
- hordeolum internum is diep onder het ooglid gelegen en uitgaande van de eveneens talgproducerende klier van Meibom (figuur 4).

Het weinig voorkomende hordeolum internum geeft heftiger en langduriger klachten, met soms algemene verschijnselen zoals koorts.[5,6,11] Bij laterale lokalisatie van het hordeolum zal, door veneuze afvloedbelemmering, oedeem op de voorgrond staan.[6,11]

Chalazion

Bij het chalazion, ook wel gerstekorrel of hagelkorrel genoemd, komt de patiënt met de klacht dat er een niet-pijnlijk knobbeltje te voelen is in het ooglid (figuur 5). Dit knobbeltje zit er vaak al langere tijd, bijvoorbeeld één tot drie maanden.[5,8,12]

Het chalazion is te beschouwen als een door talgretentie uitgelokte chronische granulomateuze ontsteking van de klier van Meibom zonder acute ontstekingsverschijnselen.[5,8,12] De inhoud van de klier, hoofdzakelijk bestaande uit lipiden, vermengt zich met het traanvocht en voorkomt te snelle verdamping van de traanfilm. Door verstopping van de afvoergang van een klier treedt een steriele ontstekingsreactie op in de vorm van een granuloom met reuscellen.[12]

De belangrijkste differentiaaldiagnostische aandoening is het hordeolum.[8,11] Bij hoge uitzondering kan men te doen hebben met een nae-

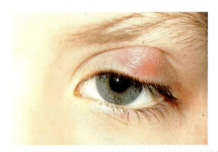

Figuur 5 Chalazion (vrouw, 49 jaar): chronische stuwing in een talgklier van Meibom, ontstekingsverschijnselen ontbreken en er is een pijnloze zwelling midden in het ooglid.

vus, hyperkeratose of een huidcarcinoom, met name een basaalcelcarcinoom. Er bestaat een overlap tussen het hordeolum internum en het chalazion door hun lokalisatie. De pathogenese is echter anders: het hordeolum wordt veroorzaakt door bacteriën, analoog aan de furunkel. Het chalazion wordt veroorzaakt door retentie van talg, analoog aan de atheroomcyste. Het is ook mogelijk dat een chalazion ontstaat in vervolg op een (uitgedoofd) hordeolum. Differentiaaldiagnostisch dient het hordeolum van het chalazion onderscheiden te worden op de wijze zoals tabel 2 weergeeft.[8,11]

Cellulitis

Cellulitis is een weinig frequente oorzaak van ooglidinfecties, maar is belangrijk om snel te herkennen vanwege het risico op ernstige complicaties als meningitis en sinus cavernosus

Tabel 2	Differentiaaldiagnostische kenmerken van hordeolum internum, hordeolum externum en chalazion.[7]		
	hordeolum externum	hordeolum internum	chalazion
plaats	haarfollikel of klier van Zeis	klier van Meibom	klier van Meibom
oorzaak	bacterieel (stafylokok)	bacterieel (stafylokok)	granulomateuze ontsteking
snelheid ontstaan	snel (enkele dagen)	snel (meestal binnen enkele dagen)	langzaam (weken)
klachten:			
– pijn	++	+++	–
– circumscripte zwelling	+	+ (–)	+
– oedeem	+	++	–
– zwelling preauriculaire klieren	– (+)	+	–

thrombosis. Het komt vaker bij kinderen voor dan bij volwassenen.[13] Als oorzaken worden genoemd: bovensteluchtweginfecties, sinusitis, lokaal huidtrauma en insectenbeet.[14] De meest voorkomende verwekkers van cellulitis zijn *Haemophilus influenzae*, stafylokokkenstammen en streptokokkenstammen.[13]

Vormafwijkingen van de oogleden (ooglidstandafwijkingen) komen vrijwel alleen voor bij ouderen.

Ectropion

Bij het ectropion hangt het onderste ooglid los van de oogbol als gevolg van functieverlies van spier- (m. orbicularis oculi) en bindweefsel (figuur 6). Door het naar buiten hangende ooglid kan de tranenvloed niet meer afgevoerd worden via de ductus lacrimalis en rollen de tranen rechtstreeks over de ooglidrand ('krokodillentranen'). Hoewel er veel traanvocht wordt geproduceerd, komt het niet op de goede plaats en treedt uitdroging op van de conjunctiva en cornea. Behalve bij ouderen komt het ectropion ook voor bij een parese van de n. facialis.[14]

Entropion

Bij het entropion is het onderooglid naar binnen gekanteld (figuur 7). De aandoening ontstaat tijdens een langere periode van prikkeling van de conjunctiva. Er ontstaat vervolgens een spasme van het buitendeel van de m. orbicularis oculi, waarbij het ooglid naar binnen wordt geklapt. Hierbij schuren de oogharen vervolgens over de oogbol (trichiasis) en veroorzaken irritatie en een chronische bacteriële ontsteking. Uiteraard houdt dit de vicieuze cirkel vervolgens in stand.

In het beginstadium is er bij inspectie van het oog soms geen afwijking te zien. Bij het laten

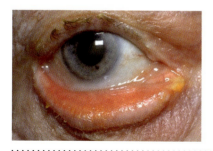

Figuur 6 Seniel ectropion.

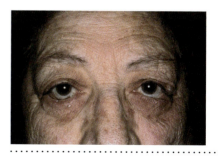

Figuur 7 Entropion.

dichtknijpen van het oog is vervolgens het naar binnen klappen van het ooglid te zien.[14]

Huidoverschot

Enkele keren per jaar worden huisartsen geconfronteerd met meestal oudere patiënten die bij het lezen of tv-kijken klachten hebben van gezichtsveldbeperking ('alsof er een zwart gordijntje voorhangt') aan het bovenste deel van het gezichtsveld. Om deze schaduw te voorkomen, kantelen zij het hoofd achterover. Soms is er sprake van jeuk en irritatie van het bovenooglid. Bij inspectie wordt een dun huidexces (= dermatochalasis) gevonden van ongeveer 2 bij 3 cm, waarbij de huid tegen of deels over de wimpers hangt. Vanwege deze hinder of om cosmetische redenen vragen patiënten vaak om verwijdering van het huidoverschot, oftewel blefaroplastiek (= bovenooglidcorrectie). Differentiaaldiagnostisch dient gedacht te worden aan ptosis van het bovenooglid.[1,6]

Ptosis

Ptosis betekent het hangen van één of beide oogleden. Dit komt zeer zeldzaam voor als genetisch bepaalde congenitale bilaterale aandoening. Het berust dan op een dysplasie van de m. levator palpebrae. Minder zeldzaam komt de verworven ptosis voor. Deze is meestal eenzijdig en de uitlokkende factor is daarbij een niet goed functioneren van de n. oculomotorius of de m. levator palpebrae ten gevolge van een tumor, ontsteking of trauma. De oorzaak kan gelegen zijn in het verloop van de n. oculomotorius zelf of in de sympathische innervatie (syndroom van Horner).

Bij myasthenia gravis kan ook dubbelzijdige ptosis optreden.

> **Syndroom van Horner**[14]
>
> Oorzaak: eenzijdige sympathicusverlamming als gevolg van compressie door tumor of trauma. De klachten zijn:
> - ptosis;
> - miosis;
> - schijnbare enophthalmus;
> - eenzijdige anhidrose van het gelaat.

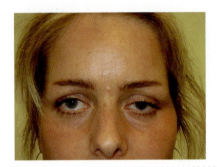

Figuur 8 Linkszijdige ptosis.

Bell-parese

Bell-parese is een idiopathische, acute perifere parese van de nervus facialis. Ziekten geassocieerd met bell-parese zijn onder andere otitis media, ziekte van Lyme, Guillain Barré, sarcoïdose, tumoren (cholesteatoom) en Ramsay Hunt Syndroom (herpes zoster in het facialisgebied).[15]

Blefarospasme[16]

Blefarospasme is een focale dystonie waarbij het ooglid onwillekeurig sluit. Het onwillekeurig sluiten ontstaat door ofwel spasmen van de m. orbicularis oculi of door het falen van de contractie van de m. levator palpebrae. De pathofysiologie is nog niet opgehelderd.

Patiënten klagen vooral over droge ogen en fotofobie. Over het algemeen ontstaat de aandoening na het 40e jaar. Bij sommige patiënten verspreidt de dystonie zich naar andere lichaamsdelen.

Floppy eyelid syndroom (FES)[17]

Het floppy eyelid syndroom wordt gekenmerkt door gemakkelijk te everteren oogleden en conjunctivitis. De symptomen bestaan uit tranende ogen, plakken en wazig zien van het aangedane oog, waarbij de klachten bij het ontwaken het sterkst aanwezig zijn. Het aangedane oog is meestal het oog aan de zijde van de voorkeurshouding waarin de patiënt slaapt.

Bij het lichamelijk onderzoek let men op milde ptosis, en naar beneden gerichte of zelfs geïnverteerde wimpers. Papillaire conjunctivitis is aanwezig in het aangedane oog en opwaartse tractie aan het bovenooglid zorgt dikwijls voor het blootleggen van de onderliggende tarsale conjunctiva.

Floppy eyelid syndroom wordt geassocieerd met het obstructieve slaapapneusyndroom.[18,19]

5 Kansverdeling van diagnosen

Voor blefaritis is de incidentie bij de huisarts 2,6 per 1.000 voor mannen en 3,6 voor vrouwen. De incidentie neemt toe met de leeftijd.[1]

Voor het hordeolum bedragen deze incidenties 2,9 per 1.000 mannen, en 3,8 per 1.000 vrouwen per jaar.[1]

Voor het chalazion bedragen de incidenties 1 per 1.000 mannen en 1,4 per 1.000 vrouwen, vrijwel alleen bij volwassenen.[1]

Van de andere ooglidafwijkingen zijn geen incidentiecijfers beschikbaar, maar deze liggen veel lager dan de hiervoor genoemde.

6 Betekenis van de voorgeschiedenis

De voorgeschiedenis speelt bij ooglidafwijkingen nauwelijks een rol. Mogelijk zijn bij blefaritis seborroïsch eczeem en acne rosacea van belang.[1,5,7,9]

Het hordeolum lijkt meer voor te komen bij patiënten met blefaritis, recidiverende stafylokokkeninfecties (furunculosis), seborroïsch eczeem, diabetes en allergie.[6]

Bij het chalazion bestaat een mogelijke samenhang met blefaritis, rosacea en vitamine-A-deficiëntie.[8,12] Bij een ptosis vraagt men naar het aangeboren zijn van de aandoening.

7 Betekenis van de anamnese

Klachten van langdurige irritatie of jeuk van de oogleden doen denken aan een blefaritis. Een pijnlijke, kortdurende aandoening doet denken aan een hordeolum. Een in de loop van weken tot maanden ontstaan pijnloos knobbeltje duidt op een chalazion. Soms geven grotere chalazia gezichtsveldbeperkingen of astigmatisme door druk op de cornea.

Klachten over irritatie in het oog en overmatige tranenvloed wijzen bij ouderen op een entropion of een ectropion.[14]

Bij ptosis vraagt men naar voorafgaande regionale of algemene infecties, naar trauma's in verband met de mogelijkheid van het syndroom van Horner en naar gezichtsveldbeperkingen.[8,9]

8 Betekenis van het lichamelijk onderzoek

Het belangrijkste en enige onderdeel van het lichamelijk onderzoek is de inspectie. De diagnosen worden à vue gesteld.

Bij blefaritis vinden we een rode ondergrond, schilfering tussen de wimpers, waarvan de haren vaak scheef staan of uitvallen.[5,7]

Bij het hordeolum vindt de huisarts bij inspectie een rood gezwollen ooglid. Aan de binnenzijde (hordeolum internum) of aan de buitenzijde (hordeolum externum) is een circumscripte zwelling zichtbaar. Soms is reeds een puskopje aanwezig. De preauriculaire klieren zijn soms pijnlijk en vergroot.[6]

Het chalazion geeft een vaste, ronde zwelling van enkele millimeters. Meestal bevindt de zwelling zich op enige afstand van de ooglidrand. De bovenliggende huid heeft een normaal aspect en is over de zwelling verschuifbaar. Bij eversie van het ooglid ziet men een knobbeltje.[8,12]

De diagnose bij ptosis is gemakkelijk à vue te stellen:[5] een afhangend ooglid met daarbij vaak (compensatoir) een opgetrokken wenkbrauw. Bij ptosis let men op andere aandoeningen van het ooglid, zoals littekens, ontstekingen en zwellingen. Deze kunnen een pseudoptosis geven. Een andere oorzaak voor pseudoptosis is het vooral bij ouderen voorkomende huidexces, waarbij overtollige huid over het bovenooglid zakt. Men let bij ptosis op de pupil: is er ook sprake van een miosis, dan dient gedacht te worden aan het syndroom van Horner.[14]

Ook de diagnosen ectropion en entropion zijn eenvoudig à vue te stellen: bij ectropion hangt het onderooglid naar buiten, bij entropion is het oog vaak rood en ziet men de oogharen over de oogbol schuiven.

Alarmsignaal

– nieuw ontstane ptosis

9 Betekenis van eenvoudig aanvullend onderzoek

Bij blefaritis kan men eventueel een bacteriekweek doen bij niet-reageren op de therapie. Bij de overige ooglidaandoeningen is geen aanvullend onderzoek nodig.

10 Betekenis van complex aanvullend onderzoek

Voor de diagnostiek is specialistisch onderzoek niet van belang. Een uitzondering vormt de *verworven* ptosis, die verwezen dient te worden. De specialist zal onderzoek doen naar de oorzaak: infectie, trauma of tumor.

11 Samenvatting

Ooglidafwijkingen zijn eenvoudig te diagnosticeren. Zij zijn meestal niet bedreigend voor de patiënt; er is eerder sprake van een vooral cosmetisch ongemak dan van een aandoening.

Literatuur

1. Lisdonk EH van de, Bosch WJHM van den, Lagro-Janssen ALM, Schers HJ. Ziekten in de huisartspraktijk. 5e druk. Maarssen: Elsevier Gezondheidszorg, 2008.
2. Okkes IM, Oskam SK, Lamberts H. Van klacht naar diagnose. Bussum: Coutinho, 1998.
3. Baggen JL. Oogheelkunde in de huisartspraktijk. Dissertatie. Maastricht, 1990.
4. Eekhof JAH, Knuistingh Neven A, Opstelten W. Kleine kwalen in de huisartsenpraktijk. 5e druk. Maarssen: Elsevier, 2007.
5. Carter SR. Eyelid disorders: diagnosis and management. Am Fam Physicians 1998;(57):2695-2702.
6. Giesen PHJ, Lisdonk EH van de. Diagnostiek en behandeling van het hordeolum in de huisartsenpraktijk. Verslag van een huisartsgeneeskundige conferentie. Huisarts Wet 1995;38(8):348-50.
7. Schers HJ, Giesen PHJ. Blepharitis meer dan rode randjes. Huisarts Wet 1995;38(12):571-5.
8. Baijens ATJM, Giesen PHJ. Het chalazion: de plaats van corticosteroïdinjecties. Huisarts Wet 1997;40:644-8.
9. Bijsterveld OP van, Ekdom B. Blepharitis. Ned Tijdschr Geneeskd 1983;127:1434-7.
10. Marinkovic M, Witmer JP. Ned Tijdschr Geneeskd 2006;150:2489.
11. Briner AM. Treatment of common eyelid cysts. Austr Fam Physician 1987;16:828-30.
12. Bergink GJ, Gill K. Kleine kwalen in de huisartsgeneeskunde: Het chalazion. Ned Tijdschr Geneeskd 1989;133:2024-5.
13. Mawn LA, Jordan DR, Donajue SP. Preseptal and orbital cellulitis. Ophtalmol Clin North Am 2000;1:633-41.
14. Stilma JS, Voorn ThB. Oogheelkunde (reeks Praktische huisartsgeneeskunde). Houten: Bohn Stafleu van Loghum, 2008.
15. Tiemstra JD, Khatkhate N. Bell's palsy: diagnosis and management. Am Fam Physician 2007;76:997-1002.
16. Hallett M, Evinger C, Kankovic J, et al. Update on blepharospasm. Report from the BEBRF international workshop. Neurology 2008;71:1275-82.
17. Waller EA, Bendel RE, Kaplan J. Sleep disorders and the eye. Mayo Clin Proc 2008;83(11):1251-61.
18. Karger RA, White WA, Park WC, et al. Prevalence of floppy eyelid syndrome in obstructive sleep-apneahypopnea syndrome. Ophtalmology 2006;113:1669-74.
19. McNab AA. Floppy eyelid syndrome and obstructive sleep apnea. Ophtal Plast Reconst Surg 1997;13:98-114.

Oor, jeuk en/of afscheiding

E. Rooijackers-Lemmens en S.J. de Vries

1 Inleiding

Klachten van het oor komen regelmatig voor. Meestal klagen patiënten over pijn; minder vaak over slechter horen, een verstopt gevoel, oorsuizen, afscheiding of jeuk. De meeste patiënten komen met een combinatie van klachten. Deze berusten zelden op een ernstige aandoening. Over het algemeen scharen artsen deze klachten dan ook onder de 'kleine kwalen'. De valkuil is dat er te weinig aandacht aan wordt besteed.

In dit hoofdstuk hebben we het alleen over patiënten die als klacht jeuk of afscheiding uit het oor presenteren.

> Om de lezer een indruk te geven van de mate van bewijskracht ter onderbouwing van een aantal belangrijke diagnostische stappen, is deze onderbouwing door de auteurs als volgt aangegeven.
> – [E] = Voldoende bewijskracht; dat wil zeggen meerdere goed opgezette onderzoeken met eensluidende uitkomsten in een vergelijkbare populatie.
> – [A] = Sterke aanwijzingen of indirect bewijs; dat wil zeggen één goed opgezet onderzoek met betrekking tot een vergelijkbare populatie, of meerdere onderzoeken in andere, niet geheel vergelijkbare populaties.
> – [C] = Consensus uit richtlijnen of standaarden met betrekking tot de populatie.

2 De klacht in de bevolking

Er zijn geen gegevens bekend over het vóórkomen van jeuk of afscheiding uit het oor in de algemene bevolking. Jeuk kan zo hinderlijk zijn dat patiënten gaan krabben. De gehoorgang is echter niet goed toegankelijk voor vingers, waardoor men gaat peuteren met (lange) nagels, wattenstaafjes, pennen, paperclips, luciferhoutjes en dergelijke. Dit kan een beschadiging van de gehoorgangwand geven die tot een ontsteking kan leiden, of sporadisch tot een perforatie van het trommelvlies. Afscheiding uit het oor wordt over het algemeen als vies ervaren, maar ook oorsmeer vinden patiënten nogal eens vies. Een afscheiding met een onaangename geur duidt meestal op een bacteriële infectie. De afscheiding kan variëren van debris van huidschilfers, wat nattig vocht, tot een overvloedige witte of geelgroene romige afscheiding (het 'loopoor'). Patiënten vragen zich af waar de afscheiding vandaan komt. Soms is men bang dat deze afscheiding 'naar binnen slaat': de gehoorgang ligt dicht bij het gehoororgaan en dat ligt weer dicht bij de hersenen. Men is bang dat op deze manier de hersenen worden aangetast. Een van de complicaties van een otitis media is inderdaad een hersenabces. Tegenwoordig komt dit nog zelden voor.

Oorsmeer beschermt de gehoorgang tegen ontsteking. Individueel wisselen de hoeveelheid en consistentie van oorsmeer.[1] Als er veel cerumen wordt geproduceerd, kan dit hinderlijk zijn. Men probeert dan oorsmeer te verwijderen met behulp van wattenstokjes, zakdoeken enzovoort. Het gevaar is dat het cerumen hierdoor juist verder de gehoorgang in wordt verplaatst, zodat het tegen het trommelvlies aan en vast komt te zitten, of dat de gehoorgang beschadigd en het natuurlijk proces van reiniging verstoord wordt. Als gevolg hiervan kunnen de klachten juist toenemen. Wanneer cerumen de gehoorgang afsluit, kan dit klachten van gehoorverlies, oorsuizen of jeuk geven.[2]

3 De eerste presentatie bij de dokter

Afscheiding uit het oor is een begrijpelijke reden om een arts te bezoeken. Men verwacht namelijk, behalve oorsmeer, geen afscheiding uit het oor. Als de afscheiding niet uit cerumen bestaat, is er dus een andere oorzaak voor de afscheiding: deze kan uit de gehoorgang of uit het middenoor komen. De gemiddelde huisarts ziet per jaar ongeveer dertien patiënten die zich melden met klachten van afscheiding uit het oor.[3] Hierbij is er geen verschil tussen mannen en vrouwen. Wel is er verschil in leeftijd: vooral kinderen (jonger dan 15 jaar) komen met klachten van afscheiding uit het oor.

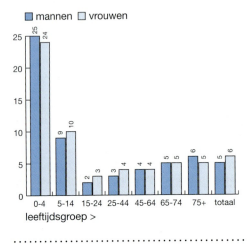

Figuur 1 Incidentie van de klacht afscheiding uit het oor aan het begin van een episode in de huisartspraktijk, per 1.000 patiënten per jaar.[3]

Per jaar bezoeken ongeveer 87 patiënten per normpraktijk de huisarts met als reden jeuk. Het is niet bekend hoe vaak patiënten komen met jeuk aan het oor. In ieder geval is dit beduidend minder.[3]

4 Pathofysiologie en differentiële diagnose

PATHOFYSIOLOGIE

De gehoorgang wordt op natuurlijke wijze beschermd tegen infectie en het binnendringen van stof en water door de vetfilm en het bacteriostatische effect van het zure cerumen.[1] De gehoorgang reinigt zichzelf doordat afgestorven huidcellen zich naar lateraal verplaatsen en het cerumen meenemen, waardoor dit ten slotte uit de gehoorgang zal vallen. Ook kauwbewegingen oefenen mogelijk een masserende werking uit die deze verplaatsing bevordert. Gewoonlijk bevindt cerumen zich in het laterale gedeelte van de gehoorgang. Als cerumen vooral in het mediale gedeelte wordt gevonden, wijst dit meestal op een mechanische verplaatsing die door de patiënt zelf kan zijn veroorzaakt, bijvoorbeeld door peuteren.[2]

De gehele gehoorgang is bedekt met squameus epitheel. Het laterale derde deel van de gehoorgang bestaat uit huid en huidadnexen zoals haren, talg- en cerumenklieren; het mediale deel bestaat ook uit huid, maar zonder huidadnexen. Dit betekent dat alle aandoeningen van de huid kunnen voorkomen in de gehoorgang.

Het uitwendige oor bestaat uit de oorschelp, de gehoorgang en het trommelvlies. Het trommelvlies vormt de scheiding tussen gehoorgang en middenoor. De tragus (het klepje aan de voorste rand van de oorschelp) en antitragus (de kleine verhevenheid tegenover de tragus) vormen samen met haren en de S-vorm van de gehoorgang een barrière voor het binnendringen van stof en ander materiaal van buiten. Achter het trommelvlies bevindt zich het middenoor (de trommelholte). Het middenoor is een afgesloten ruimte van ongeveer 1 cm^3. Deze heeft verbinding met het mastoïd en via de buis van Eustachius met de nasofarynx.

DIFFERENTIËLE DIAGNOSE

Differentiële diagnose van afscheiding
De volgende *middenoorproblemen* veroorzaken afscheiding uit het oor.

Otitis media acuta met perforatie van het trommelvlies Bij otitis media acuta (OMA) met perforatie van het trommelvlies is er een ontste-

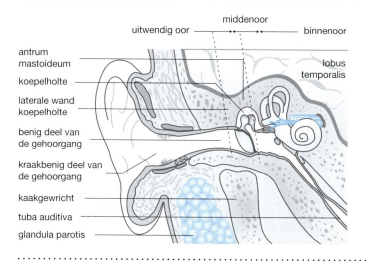

Figuur 2 Indeling van het gehoororgaan.

king van het slijmvlies van het middenoor met ophoping van vocht. Door de vochtophoping ontstaat er druk op het trommelvlies met als gevolg lokale necrose, waardoor een (spontane) perforatie van het trommelvlies kan optreden. Via de perforatie kan de geproduceerde afscheiding weglopen in de gehoorgang. Aangenomen wordt dat een ventilatie- en drainagestoornis van de buis van Eustachius in combinatie met een bovensteluchtweginfectie de belangrijkste oorzaak is van een otitis media. Bij otitis media acuta zijn de meest voorkomende verwekkers de *Streptococcus pneumoniae*, *Haemophilus influenzae* en *Moraxella catarrhalis*.[4]

Chronische otitis media De otitis media chronica is een chronische slijmvliesontsteking van het middenoor die zich presenteert als otorroe via een trommelvliesperforatie. Ook hier is een disfunctie van de buis van Eustachius een belangrijke oorzakelijke factor. Een chronische otitis media kan voorkomen met en zonder cholesteatoom. Men spreekt van een gemaskerde mastoïditis als de otorroe meer dan vier weken aanhoudt, zonder dat er een duidelijke mastoïditis bestaat. Daarbij zijn er nauwelijks andere klachten. De meest gekweekte bacteriën zijn *Staphylococcus aureus*, *Pseudomonas aeruginosa* en *Escherichia coli*.[2] Een genezen otitis media chronica kan restverschijnselen nalaten, zoals een trommelvliesperforatie, aantasting van de gehoorbeenketen en verlittekening of verkalking van het trommelvlies, met als gevolg gehoorverlies.

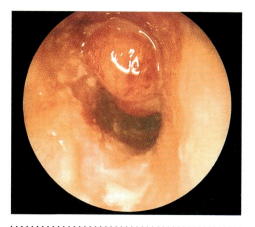

Figuur 3 Chronische otitis media rechts: purulente secretie met secundaire otitis externa en poliepmassa boven.

Chronische otitis media cholesteatoma Een zelden voorkomende maar bedreigende aandoening, vooral voor het gehoor en het evenwichtsorgaan, is de otitis media cholesteatoma. Cholesteatoom is een laagsgewijs opgebouwde massa van keratine, afkomstig van huidepitheel van het trommelvlies. Deze groeit in het middenoor of mastoïd. De oorzaak is onduidelijk. Men denkt onder andere aan een ventilatiestoornis ten gevolge van een functiestoornis van de buis van Eustachius, maar de aandoening komt ook congenitaal voor,

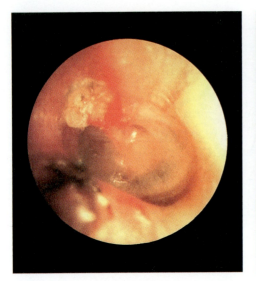

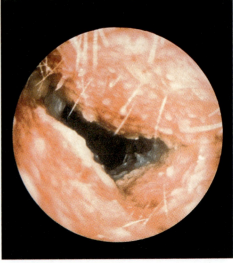

Figuur 4 Epitympanaal cholesteatoom linkeroor; via perforatie in de membraan van Shrapnell is een cholesteatoommassa in de koepelholte zichtbaar.

Figuur 5 Otitis externa links.

door een ontwikkelingsstoornis. Het onderscheid met een chronische otitis media is moeilijk. Complicaties die kunnen optreden, zijn dezelfde als bij een chronische otitis media (figuur 4).

De volgende problemen van het *uitwendig oor* veroorzaken afscheiding uit het oor.

Otitis externa op basis van een bacteriële of schimmelinfectie De otitis externa op basis van een bacteriële of schimmelinfectie is een diffuse ontsteking van de huid van de gehoorgang, die gepaard gaat met pijn, zwelling, jeuk en/of afscheiding (figuur 5 en 6). Aangenomen wordt dat otitis externa ontstaat door verandering van het lokale zure milieu in de gehoorgang, met als gevolg een verandering van de plaatselijke bacteriële flora. In een vochtige, warme omgeving macereert de huid, waardoor deze kwetsbaarder is voor trauma en bacteriegroei gemakkelijker optreedt. De relatie met zwemmen is duidelijk aangetoond.[5] Er vindt soms een explosieve toename van otitis externa plaats door zwemmen in onzuiver (besmet) water.[6] Daarnaast kunnen oorpeuteren en apparaten die in het oor gedragen worden (zoals hoortoestellen, walkman met koptelefoon) het lokale milieu in de gehoorgang verstoren. Zeep en shampoo veroorzaken door ontvetting en door alkalische werking een vermindering van de natuurlijke barrière. De meest voorkomende verwekkers zijn *Pseudomonas aeruginosa* (vooral na zwemmen) en *Staphylococcus aureus*. Een schimmelinfectie komt weinig voor, maar vooral bij gebruik van corticosteroïden of antibiotica (lokaal of systemisch) of bij immuungecompromitteerde patiënten.[7]

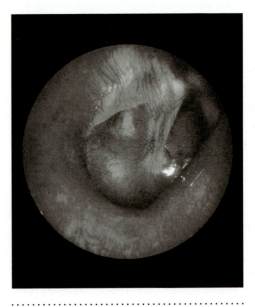

Figuur 6 Otitis externa van de rechter gehoorgang met normaal trommelvlies.

Otitis externa op basis van eczeem De otitis externa op basis van eczeem is een met vochtontwikkeling gepaard gaande ontstekingsreactie van dermis en epidermis. Dit komt voor in het kader van de gegeneraliseerde huidaandoening eczeem, maar kan ook veroorzaakt worden door een contactallergie. Bij patiënten met otitis externa die langer dan drie maanden bestaat, blijkt ongeveer de helft van de patiënten positief te reageren op plakproeven, vooral voor bestanddelen van oordruppels, maar ook voor bestanddelen van een hoorapparaat of voor haarspray.[8,9] Combinatiepreparaten van antibiotica- en steroïdbevattende oordruppels worden regelmatig gebruikt. Deze corticosteroïden kunnen de allergische reactie op het antibioticum maskeren, waardoor de ontsteking instandgehouden wordt.

Otitis externa maligna De otitis externa maligna is een zelden voorkomende, maar zeer bedreigende aandoening, die bij (oudere) diabeten en patiënten met verminderde weerstand kan voorkomen. Het is een invasieve infectie, veroorzaakt door *Pseudomonas aeruginosa*, met destructie van bot en kraakbeen. Het gaat gepaard met hevige pijn, algemeen ziekzijn en zwelling rond het oor.

Overmatig cerumen Overmatig cerumen is geen afwijking. Als er sprake is van veel cerumen kunnen patiënten dit ervaren als afscheiding uit het oor. Ook klachten van druk, pijn of gehoorvermindering kunnen hierdoor ontstaan. Per individu wisselen de hoeveelheid oorsmeer en de consistentie: droog, korrelig of meer vloeibaar.

Differentiële diagnose van jeuk

Jeuk in het oor (met of zonder afscheiding) kan door de volgende aandoeningen worden veroorzaakt.

Otitis externa op basis van een bacteriële infectie of op basis van eczeem Deze aandoeningen zijn hierboven besproken. Eczeem wordt gekenmerkt door jeuk; afscheiding kan ontbreken. Het mechanisme van jeuk (een onaangename huidsensatie die wordt verlicht door wrijven of krabben) is nog niet opgehelderd. Ten gevolge van de jeuk wordt er vaak in de oren gepeuterd, waardoor extra irritatie c.q. ontsteking van de gehoorgang kan ontstaan.

Otitis externa op basis van een schimmelinfectie (dermatomycose) Een otitis externa op basis van een schimmelinfectie (dermatomycose) is een ontstekingsreactie van de huid veroorzaakt door schimmels of gisten. Bij een otitis externa die niet wil genezen, neemt de kans toe dat we te maken hebben met een schimmelinfectie of contactallergie. In 17% van de gevallen van een otitis externa die langer bestaat dan twee maanden is er sprake van een schimmelinfectie.[10]

Seborroïsch eczeem c.q. psoriasis Bij seborroïsch eczeem c.q. psoriasis gaat het om eczeemachtige ontstekingsreacties die zich vanuit de follikels ontwikkelen en uitbreiden. Bij ongeveer 18% van de patiënten met psoriasis zijn de oren erbij betrokken. Dit is vooral het geval bij patiënten bij wie ook het behaarde hoofd is aangedaan. Onderzoek van het behaarde hoofd en andere predilectieplaatsen kan helpen bij het stellen van de diagnose.[11]

5 Kansverdeling van diagnosen

Afscheiding uit het oor blijkt even vaak te berusten op otitis externa als op OMA (zie tabel 1). Het is van belang dat de arts de oorzaak van de afscheiding opspoort. Bij het maken van onderscheid tussen afscheiding uit de gehoorgang of het middenoor kunnen leeftijd en seizoen richting geven.

Leeftijd: tussen 0 en 15 jaar is er meer kans op otitis media acuta; een leeftijd ouder dan 15 jaar wijst meer in de richting van otitis externa (zie tabel 1).

Seizoenen: in de zomerperiode komt vaker otitis externa voor, in de winter otitis media acuta. Otitis media acuta komt dikwijls voor tijdens een kinderziekte of een bovensteluchtweginfectie. Deze komen beide vaker voor op de kinderleeftijd en in de winterperiode.[5] [E] Soms is er sprake van een combinatie van otitis media en otitis externa. Men spreekt van een secundaire otitis externa als de gehoorgang geïnfecteerd is door de purulente afscheiding van een otitis media. Ongeveer 5% van de patiënten met otitis media met perforatie van het trommelvlies heeft tevens een otitis externa.[3]

Tabel 1	Einddiagnosen bij de klacht afscheiding uit oor in de huisartspraktijk (a-priorikansen in procenten per leeftijdsgroep).[3]							
	0-4	5-14	15-24	25-44	45-64	65-74	75+	alle leeftijden
otitis externa	10	13	63	55	62	52	59	37
OMA	63	59	17	16	18	19		36
cerumen (overmatig)	7	3		7	2	10	11	6
otitis media chronica	2	5	1			11	3	3
overig	18	20	20	21	18	19	19	18

6 Betekenis van de voorgeschiedenis

Eerdere episoden van oorklachten kunnen een waarschijnlijkheidsdiagnose ondersteunen. Zowel otitis media als otitis externa kan recidiveren.[5,12] [E] Daarnaast is het van belang te weten of de patiënt bekend is met een huidaandoening, diabetes of immuungecompromitteerd is. Vragen naar de mogelijke aanwezigheid van een gaatje in het trommelvlies of eerdere kno-operaties is vooral van belang voor de behandeling.[5,12] [C]

7 Betekenis van de anamnese

Hoewel de voorspellende waarde van anamnestische gegevens niet bekend is, geeft de anamnese wel aanknopingspunten om te kunnen differentiëren tussen afscheiding afkomstig uit het middenoor en die uit de gehoorgang (zie tabel 2).
– Hoe lang bestaan de klachten?
   Naarmate de klachten langer duren, wordt de kans op een gehoorgangprobleem groter. Van de episoden otitis externa duurt 6,8% langer dan zes maanden; van de episoden otitis media is dit 1,5%.[3]
– Zijn er klachten die passen bij een bovensteluchtweginfectie, zoals hoesten, keelpijn en neusverkoudheid?
   Passen de klachten bij een bovensteluchtweginfectie, dan wijst dit in de richting van een otitis media. Als het om kleine kinderen gaat, zijn algemene symptomen zoals koorts, braken, diarree, slecht drinken en sufheid van belang om de ernst te kunnen inschatten.[5,12] [C]
– Was er pijn in het oor vóór er afscheiding kwam en verdween deze met het optreden van afscheiding?
   Was er pijn in het oor vóór er afscheiding kwam en verdween deze met het optreden van afscheiding, dan past dit bij een otitis media acuta. In het stadium van een otitis media, waarbij er zich vochtophoping achter een gesloten trommelvlies bevindt, heeft de patiënt vaak pijn. Op het moment dat het vocht door het trommelvlies heen naar buiten breekt, is de druk verdwenen en daarmee de pijn. [C]
– Is er koorts?
   Koorts wijst in de richting van een otitis media. Een otitis media in het kader van een bovensteluchtweginfectie gaat regelmatig gepaard met koorts. Een otitis externa echter zelden. In dat geval wijst dit op uitbreiding van de ontsteking buiten de gehoorgang. [C]
– Is er pijn, gehoorverlies, duizeligheid?
   Bij een chronisch beloop kunnen pijn, gehoorverlies en duizeligheid wijzen op de aanwezigheid van complicaties. [C]
– Heeft de patiënt gezwommen vóórdat hij klachten kreeg?
   Wanneer de patiënt heeft gezwommen vóórdat hij klachten kreeg, wijst dit in de richting van een otitis externa, vooral in de zomer. [A]
– Is de jeuk het grootste probleem?
   Is het grootste probleem de jeuk, dan wijst dit in de richting van een otitis externa. [C]
– Is er ook jeuk op andere plaatsen van het lichaam?
   De jeuk van het oor kan onderdeel zijn van een gegeneraliseerde huidaandoening.

Tabel 2	Afscheiding en/of jeuk uit oor: differentiële diagnose voor de praktijk.	
otitis externa op basis van een bacteriële of schimmelinfectie		v
otitis media acuta met perforatie van het trommelvlies		v
overmatig cerumen		v
otitis externa op basis van eczeem		s
chronische otitis media		s
chronische otitis media cholesteatoma		s
seborroïsch eczeem c.q. psoriasis		z
otitis externa maligna		z

v = vaak oorzaak van afscheiding en/of jeuk uit oor in de huisartspraktijk;
s = soms;
z = zelden.
Schuingedrukt: dient met spoed te worden uitgesloten.

Tabel 3	Factoren die behulpzaam kunnen zijn bij het maken van onderscheid tussen uitvloed op basis van otitis media en otitis externa.[5,12] [E]
otitis media met afscheiding	*otitis externa*
verkoudheid	zwemmen
winter	zomer
leeftijd < 15 jaar	leeftijd > 15 jaar
kortdurend klachten	langdurig klachten
pijn, vóór het optreden van afscheiding	jeuk
koorts/algemeen ziekzijn	geen algemeen ziekzijn

Alarmsymptonen

- Facialisparese kan ontstaan doordat door arrosie van het benige kanaal van de zenuw, de zenuw onder druk komt te staan.
- Hevige duizeligheid, misselijkheid, braken, nystagmus en snel progressief gehoorverlies doen denken aan een labyrintitis. Deze kan ontstaan door toxinen die geproduceerd worden bij het ontstekingsproces; minder frequent door doorbraak van een cholesteatoom in het labyrint. Aan deze klachten kan een periode met vage duizeligheid voorafgaan;
- Verschijnselen van meningitis of intracraniale drukverhoging: cave hersenabces, epiduraal abces of subduraal abces.

8 Betekenis van het lichamelijk onderzoek

Ook van lichamelijk onderzoek is de voorspellende waarde niet bekend. Het lichamelijk onderzoek bestaat uit de volgende onderdelen.

INSPECTIE

Meestal zullen er aan het uitwendig oor geen bijzonderheden waar te nemen zijn. Als er een rode gezwollen oorschelp wordt gevonden, is de ontsteking uitgebreid en niet beperkt tot de gehoorgang. Bij een lang bestaande purulente afscheiding kan de huid van de oorschelp geïrriteerd zijn. Een geelbruine afscheiding past bij cerumen.

OTOSCOPIE

Bij otoscopie wordt het kraakbenige deel van de gehoorgang gestrekt door de oorschelp tussen duim en wijsvinger naar achter-boven en lateraal te trekken (bij kinderen meer naar achter-onder), waardoor dit gedeelte van de gehoorgang in het verlengde van het benige deel gebracht wordt. Als de tractie die hierbij aan de oorschelp wordt uitgeoefend pijnlijk is, wijst dit op een ontstoken gehoorgang. Als de gehoorgang zo gezwollen is dat het zicht op het trommelvlies ontnomen wordt, is er in ieder geval sprake van een gehoorgangprobleem. Dit sluit echter een middenoorprobleem niet uit. Behalve een gezwollen gehoorgang kan ook afscheiding het zicht op zowel gehoorgang als trommelvlies ontnemen.

Om zekerheid te krijgen over het bestaan van een middenoorprobleem is het noodzakelijk het trommelvlies te kunnen beoordelen. Dit kan op verschillende manieren: ontzwellen van een oedemateuze gehoorgang door zure oordruppels op een tampon, reinigen van de gehoorgang door uitspuiten of uitzuigen, of met een watje voorzichtig wat afscheiding wegnemen. Uitspuiten is niet altijd mogelijk, omdat het bij een ontstoken gehoorgang te pijnlijk kan zijn. Contra-indicaties voor uitspuiten zijn het bestaan van of de verdenking op een trommelvliesperforatie, status na middenoorchirurgie (trommelvliessluiting en/of gehoorbeenketenreconstructie) en patiënten met diabetes mellitus of met verminderde weerstand.[5] [C] Uitzuigen gebeurt meestal door een kno-arts, aangezien de meeste huisartsen in Nederland niet over uitzuigapparatuur beschikken.

Met de otoscoop kunnen de gehoorgang en het trommelvlies worden beoordeeld. Zwelling, schilfering en/of roodheid van de gehoorgang passen bij een gehoorgangontsteking. Bij een otitis media met trommelvliesperforatie kan de perforatie te zien zijn als de pus in de gehoorgang het zicht op het trommelvlies niet belemmert. Hierbij zal de gehoorgang juist niet afwijkend zijn. Het al dan niet intact zijn van het trommelvlies is, behalve voor de diagnose, ook van belang voor de behandeling. Het onderscheid tussen een otitis media en een cholesteatoom kan lastig zijn. Bij otitis media acuta is er sprake van een centrale perforatie. Bij chronische otitis media cholesteatoma is er sprake van een perforatie in het membraan van Shrapnell (pars flaccida) of een randstandige perforatie in de pars tensa.[2] [E]

9 Betekenis van eenvoudig aanvullend onderzoek

In de meeste gevallen zullen anamnese en lichamelijk onderzoek voldoende informatie geven om tot een diagnose dan wel werkhypothese te komen. Aanvullend onderzoek is meestal niet nodig.

Bij een gehoorgangprobleem kan men, als de klachten lang duren of de ingestelde therapie geen resultaat geeft, aanvullend onderzoek doen, zoals een kweek. Een kweek zal echter in de meeste gevallen niet wezenlijk bijdragen aan de behandeling, aangezien niet bewezen is dat gerichte behandeling met lokale antibiotica effectief is.[5] [E]

10 Betekenis van complex aanvullend onderzoek

MICROSCOPISCH ONDERZOEK VAN HET TROMMELVLIES

Een goede beoordeling van het trommelvlies is een essentieel onderdeel van de diagnostiek.[13] [A] Daarvoor kan onderzoek door de keel-, neus- en oorarts nodig zijn.

RÖNTGENONDERZOEK: OPNAME VOLGENS SCHÜLLER

De opname volgens Schüller is een klassieke röntgenfoto van het oor. Bij een mastoïditis zal dit onderzoek afwijkend zijn: je ziet een diffuse sluiering van het mastoïd en 'insmelting' van de beenbalkjes. De schüller-opname wordt eigenlijk niet meer gebruikt. De CT-scan geeft meer informatie en is nauwkeuriger.

CT-SCAN

Met een CT-scan kan van een chronische otitis media (cholesteatoma) of een maligne otitis externa de uitbreiding van de ontsteking nauwkeurig beoordeeld worden, evenals de gehoorbeenketen en eventuele botdestructie. De diagnose mastoïditis kan bevestigd worden.[2]

11 Samenvatting

Klachten van jeuk en uitvloed van het oor berusten meestal op een ontsteking. Het is van belang te kunnen differentiëren of deze ontsteking van het middenoor of de gehoorgang uitgaat. Ligt de oorzaak in een ontsteking van het middenoor, dan bestaat er een perforatie van het trommelvlies. Een ontsteking van de gehoorgang is in wezen een dermatologische aandoening, waartoe ook eczeem en psoriasis behoren. In ongeveer 5% van de gevallen is er een gecombineerd probleem. Een ontsteking van het middenoor zal vaker tot complicaties leiden. Met behulp van een goede anamnese en zorgvuldig lichamelijk onderzoek is in de meeste gevallen de diagnose te stellen. Hierbij staat de beoordeling van het trommelvlies met otoscopie centraal. Aanvullend of specialistisch onderzoek is soms nodig. Dit komt vaker voor bij een middenoorontsteking.[3]

Literatuur

1. Stone M, Fulghum RS. Bactericidal activity of wet cerumen. Ann Otol Rhinol Laryngol 1984;93:183-6.
2. Huizing EH, Snow GB, Vries N de, Graamans K, Heyning P van de (red.). Keel-neus-oorheelkunde en hoofd-halschirurgie. 3e druk. Houten: Bohn Stafleu van Loghum, 2007.
3. Okkes IM, Oskam SK, Lamberts H. Van klacht naar diagnose. Bussum: Uitgeverij Coutinho, 2002.
4. Faden H. The microbiologic and immunologic basis for recurrent otitis media in children. Eur J Pediatr 2001;160(7):407-13.
5. NHG-Standaarden voor de huisarts 2010. Houten: Bohn Stafleu van Loghum, 2010:193-242.
6. Asperen IA van, et al. Risk of otitis externa after swimming in recreational fresh water lakes containing Pseudomonas aeruginosa. BMJ 1995;311:1407-10.
7. Falser N. Fungal infection of the ear. Dermatologica 1984;169(Suppl 1):135-40.
8. Ginker C van, Bruintjes Tj, Huizing E. Allergy due to topical medications in chronic otitis externa and chronic otitis media. Clin Otolaryngol 1995;20:326-8.
9. Devos S, Mulder J, Valk P van der. The relevance of positive patch test reactions in chronic otitis externa. Contact Dermatitis 2000;42:354-5.
10. Hawke M, Wong J, Krajden S. Clinical and microbiological features of otitis externa. J Otolaryng 1984;13:289-95.
11. Shea CR. Dermatologic diseases of the external auditory canal. Otolaryngol Clin North Am 1996; 29(5):783-94.
12. Damoiseaux RAMJ, Balen FAM van, Leenheer WAM, et al. NHG-standaard Otitis media acuta bij kinderen. Tweede herziening. Huisarts Wet 2006; 49:615-21.
13. Hicks SC. Otitis externa: are we giving adequate care? J R Coll Gen Pract 1983;33:581-3.

Oorpijn

C.A.L. van der Kluit-Dijken, M.J. Slettenhaar en J. Joustra

Ga naar de website extras.bsl.nl/alledaagseklachten voor de video bij dit hoofdstuk

1 Inleiding

Oorpijn is een vervelende klacht en kan aanleiding zijn voor een bezoek aan de dokter.

De dokter en de patiënt associëren oorpijn vaak met een middenoorontsteking. De pijn kan ook afkomstig zijn vanuit de gehoorgang of structuren buiten het oor.

Voor de dokter is oorpijn meestal geen groot diagnostisch probleem zolang de oorzaak het middenoor en de gehoorgang betreft. De anamnese is duidelijk en onderzoek van het oor leidt tot de diagnose.

De oorzaak van de pijn kan buiten het oor liggen (gerefereerde oorpijn); de pijn is dan vaak minder heftig en heeft een zeurend karakter.

> Om de lezer een indruk te geven van de mate van bewijskracht ter onderbouwing van een aantal belangrijke diagnostische stappen, is deze onderbouwing door de auteurs als volgt aangegeven.
> - [E] = Voldoende bewijskracht; dat wil zeggen meerdere goed opgezette onderzoeken met eensluidende uitkomsten in een vergelijkbare populatie.
> - [A] = Sterke aanwijzingen of indirect bewijs; dat wil zeggen één goed opgezet onderzoek met betrekking tot een vergelijkbare populatie, of meerdere onderzoeken in andere, niet geheel vergelijkbare populaties.
> - [C] = Consensus uit richtlijnen of standaarden met betrekking tot de populatie.

2 De klacht in de bevolking

In de Nivel-studie is de incidentie van oorpijn 4,2 per 1.000 patiënten per jaar en de prevalentie 5,5.[1] Oorpijn als gevolg van een middenoorontsteking kan zeer heftig zijn. De pijn veroorzaakt veel ongemak. Baby's zetten het op een krijsen, ouders lopen de hele nacht met hen op en zijn na één of twee nachten uitgeput en radeloos, en verzuimen daardoor van hun werk.

Volwassenen met een acute otitis media bezoeken de huisarts sneller dan kinderen.[2] Zij kunnen zelf gaan en zelf de pijn aangeven. Behalve over oorpijn, klagen ze over verminderd gehoor, keelpijn en uitvloed uit het oor. Ook de oorpijn bij hoogteverschillen door vliegen is meestal zeer heftig.

Oorpijn waarvan de oorzaak afkomstig is van de gehoorgang of de gehoorschelp neemt toe bij aanraking of liggen op de aangedane zijde.

3 De eerste presentatie bij de dokter

Van de duizend patiënten die de huisarts bezoeken, komen er 38 met de klacht oorpijn.[3]

Vooral kinderen komen (vergezeld van hun ouders) op het spreekuur met oorpijn als klacht (figuur 1). In de Nivel-studie wordt een verschil in incidentie tussen mannen en vrouwen gevonden, respectievelijk 3,4 en 5,0/per 1.000 patiënten/jaar.[2]

Een ontsteking van het middenoor (otitis media acuta) is een voornamelijk bij jonge kinderen zeer dikwijls voorkomende en tot recidief neigende aandoening.

Uit onderzoek[4] blijkt dat als ouders eenmaal met het verschijnsel van een middenoorontsteking bekend zijn, zij aanvankelijk dikwijls geen geneeskundige hulp meer inroepen, omdat ze de symptomatische behandeling (o.a. pijnstilling en neusdruppels) kunnen toepassen. Pas als deze niet volstaat, bezoeken ouders met hun kind het spreekuur.

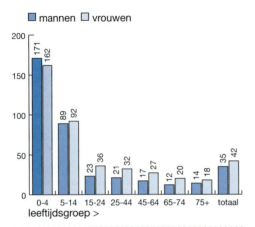

Figuur 1 Incidentie van de klacht oorpijn aan het begin van een episode in de huisartspraktijk, per 1.000 patiënten per jaar.[3]

Middenoorontsteking blijkt vooral in de winter en in het voorjaar voor te komen. Dit wordt verklaard door het seizoengebonden voorkomen van verkoudheid. De verkoudheid in de winter ontstaat niet door koude, maar door crowding. Mensen leven in huis dichter op elkaar en besmetten elkaar gemakkelijker.

Patiënten willen van de pijn af en vragen om advies. De klachten bepalen de urgentie van consultatie.[1]

Bij zuigelingen zijn de alarmsymptomen bij acute otitis media: heftig algemeen ziekzijn, hoge koorts en, naar we aannemen, niet te stillen pijn. Bij peuters kan een middenoorontsteking zich uiten als buikpijn, al dan niet met algemene verschijnselen (koorts, overgeven), zonder dat oorpijn wordt aangegeven.

4 Pathofysiologie en differentiële diagnose

MIDDENOOR

Acute otitis media

Onder otitis media acuta (OMA) wordt een infectie van het middenoor verstaan, met als symptomen acuut begin, algemeen ziekzijn, koorts, oorpijn, loopoor en een rood en/of soms bomberend trommelvlies.[5]

Algemeen wordt aangenomen dat een ventilatie-drainagestoornis van de tuba auditiva (de buis van Eustachius) in combinatie met een boven-

Tabel 1	Mogelijke oorzaken van oorpijn.	
middenoor	acute otitis media	v
	otitis media met effusie	s
	myringitis	s
	drukverschil tussen middenoor en omgeving (vliegtuig, duiken, bergen)	s
	bovenmatig geluid (pijndrempel 120 dB)	z
gehoorgang	ontsteking uitwendige gehoorgang (otitis externa acuut of chronisch, furunkel)	v
	corpus alienum	z
oorschelp	perichondritis	s
	herpes zoster	z
gerefereerde oorpijn (*referred pain*)	cariës van de achterste molaren	s
	kaakproblemen (costen-syndroom)	s
oorpijn ervaren door oorzaken buiten het gehoororgaan	farynxafwijkingen (tonsillitis, farynxcarcinoom)	z
	larynxcarcinoom, als de n. laryngeus superior (tak n. vagus) erbij betrokken is	z

v = vaak oorzaak van oorpijn in de huisartspraktijk;
s = soms;
z = zelden.

steluchtweginfectie predisponeert voor een otitis media.

De bovensteluchtweginfectie leidt tot een ontsteking van het mucoperiost van het middenoor. Hierdoor ontstaat oedeem van het slijmvlies. Dit leidt tot een vermindering van de trilhaarbeweging, waardoor secreet in de tuba auditiva niet kan worden afgevoerd. De blokkade veroorzaakt een relatieve onderdruk, waardoor de sensorische vezels van de nervus trigeminus – die het trommelvlies innerveren – geprikkeld raken, wat leidt tot pijn.

Door de onderdruk treedt zwelling van het slijmvlies op, gevolgd door transsudatie (uittreden van waterig vocht) van plasma uit de bloedbaan naar het middenoor. Bij aanhouden van de afvoerproblemen (dus toename van de onderdruk) kunnen zich hierin bacteriën nestelen zodat een ontsteking ontstaat.

Bij toename van de ontsteking verandert het transsudaat in exsudaat, gepaard met heftige oorpijn (vaak pulserend); het trommelvlies is dan rood en staat soms bol (bombeert). Als gevolg van de ontsteking kan temperatuurverhoging ontstaan. Soms zijn er vloeistofspiegels achter het trommelvlies waarneembaar of luchtbellen.

In 90% van de gevallen zijn de klachten binnen drie dagen verdwenen. Soms ontstaat er een loopoor door perforatie van het trommelvlies. Pukander vond in de Finse populatie bij 4,6% van 2.254 gevallen van otitis media bij kinderen onder de 16 jaar een spontane trommelvliesperforatie.[6] Als het trommelvlies perforeert (door lokale necrose) verdwijnt de pijn. De algemene ziekteverschijnselen (koorts en pijn) verdwijnen dan binnen een dag, het loopoor binnen twee weken.

Recidieven kunnen ontstaan zonder nieuwe rinosinusitis, omdat sommige micro-organismen (bijv. *Haemophilus influenza*) zich in het middenoor nestelen. Ook kan de infectie recidiveren doordat via een gaatje in het trommelvlies water van buiten in het middenoor komt, waardoor de ontsteking geactiveerd wordt of er een nieuwe infectie ontstaat. Door de chronische ontsteking kan het trommelvlies deels naar binnen gaan groeien. Dan hoopt een deel van de huidcellen die afgestoten worden zich op in het middenoor. Dit heet een cholesteatoom. Verdere groei van een choles-

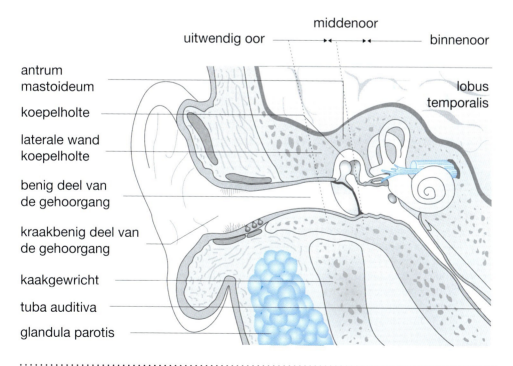

Figuur 2 Anatomisch schema van het oor.

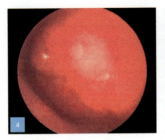 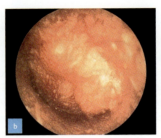 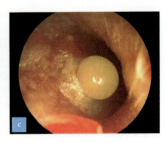

Figuur 3 Acute otitis media purulenta.
a Rood, sterk bomberend (vooral achter-boven) linker trommelvlies.
b Bomberend linker trommelvlies met ischemie en maceratie.
c 'Spontane' perforatie achter-onder van het rechter trommelvlies met pusafvloed.

teatoom leidt tot beschadiging van de gehoorbeentjesketen en zo tot gehoorvermindering. Een cholesteatoom kan alleen operatief behandeld worden.

Otitis media acuta komt meer voor bij kinderen dan bij volwassenen omdat:
- de tuba bij jonge kinderen vrijwel parallel aan de schedelbasis loopt, terwijl deze bij volwassenen een meer verticale stand heeft, zodat er een betere drainage en ventilatie van het middenoor is;
- kinderen een grotere infectiegevoeligheid hebben; ze moeten hun afweer nog opbouwen (vandaar de benaming 'kinderziekten'). Kinderen die crèches en scholen bezoeken, besmetten elkaar gemakkelijk;
- adenoïdhypertrofie de tubafunctie kan belemmeren en luchtweginfecties kan onderhouden.

In alle studies is de meest voorkomende verwekker van otitis media acuta de pneumokok (20-50%).[5,6,7] Ongeveer 40% van de kweken van het middenoor blijkt negatief, terwijl *Haemophilus influenza* en *Moraxella catarrhalis* elk zo'n 10% van de infecties voor hun rekening nemen. *Staphylococcus pyogenes* wordt slechts in 1% van de gevallen aangetroffen. Ook virussen zijn aangetoond in middenoorvloeistof bij otitis media acuta. Alle respiratoire virussen kunnen een otitis media acuta veroorzaken.[8] Virussen spelen ook een rol in de pathogenese, in de zin van 'virale voorbereiding' van de slijmvliezen, voorafgaand aan een bacteriële infectie.[9,10]

Ouders vinden soms dat hun kinderen 'schoolziek' zijn, omdat ze de oorpijn wisselend links en rechts aangeven. Dit heeft te maken met de fysiologische wisselingen van slijmvlieszwelling tussen linker- en rechterzijde van de neus-keelholte, 'het bioritme van de slijmvliezen'.
Deze wisseling van de zwellinggraad verklaart het verspringen van de pijn in het begin van de bovensteluchtweginfectie.

Een zeldzame maar gevaarlijke complicatie van een acute middenoorontsteking is een ontsteking van het mastoïd (0,2% van de episoden van otitis media acuta).[4] Van Zuijlen et al. vinden in Nederland tweemaal zo vaak een mastoïditis als in de Verenigde Staten.[11]
Bij een middenoorontsteking kan ook het slijmvlies van de mastoïdcellen betrokken zijn. Hierdoor kan drainage van het mastoïd worden belemmerd, met als gevolg infectie van het onderliggend bot. Er treden necrose en abcesvorming op, met een drukgevoel achter het oor. Er ontstaat zwelling van de gehoorgang achter-boven, waardoor het oor gaat afstaan. De algemene ziekteverschijnselen nemen toe (koorts).[12]

Een chronische otitis media (langer bestaand dan drie weken) geeft in het algemeen geen pijnklachten, wel een loopoor en gehoorverlies.

Otitis media met effusie
Van een otitis media met effusie spreken we als er vloeistof achter een gesloten trommelvlies aanwezig is, zonder tekenen van een acute infectie.

Het vocht achter het trommelvlies leidt tot gehoorverlies en heel soms tot pijn.[13]

Myringitis

Een tot het trommelvlies beperkte ontsteking noemt men een myringitis. Een myringitis bullosa is de meest voorkomende vorm. Het trommelvlies is rood en tussen de epitheellagen zijn één of meer met vocht gevulde bullae (blazen) ontstaan. De oorzaak is waarschijnlijk viraal. De aandoening kan zeer pijnlijk zijn en binnen enkele uren ontstaan. In de wandelgangen heet dit een 'griepoor'.

Lawaaitrauma

Bovenmatig geluid kan een gehoorbeschadiging veroorzaken door luxatie of fracturering van de gehoorbeentjesketen. Als het geluid zo hard is, treedt vaak ook een trommelvliesperforatie op, wat kortdurend pijn veroorzaakt.

De perforatie geneest meestal spontaan als infectie voorkomen kan worden.

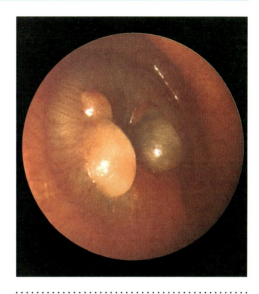

Figuur 4 Myringitis bullosa. Multipele met sereus vocht gevulde bullae in het rechter, licht geïnjiceerde trommelvlies.

Een lawaaitrauma heeft twee componenten.
1 *Mechanisch*: door de kortdurende zeer hoge geluidsdruk bij bijvoorbeeld een knal kan door de grote bewegingsuitslag van trommelvlies en keten het trommelvlies scheuren en de keten beschadigen. Deze beweging wordt doorgegeven aan het ovale venster en via de cochlea ook aan het ronde venster. Ook deze vensters kunnen scheuren, vaak met schade aan de cochleaire structuren. Dit mechanisme is vergelijkbaar met dat van een barotrauma.
2 *Functioneel*: bij een te hoog continu geluidsvolume zal er vooral pijn aangegeven worden door de overprikkelde cochlea (> 120 dB). De kans op beschadiging van het middenoor is dan nog miniem. Iemand die zeer slecht hoort, draagt immers soms een hoortoestel met een uitgangsvermogen tot 140 dB(!). Daarbij zien we geen middenoor- of trommelvliesproblemen. De cochleaire 'pijn' werkt dus preventief voor het middenoor.

Druktrauma (barotrauma)

Direct trauma door plotselinge drukverhoging (een explosie of een klap op de oren) geeft acuut hevige pijn door mechanische beschadiging van het trommelvlies. Daarna gehoorverlies, soms duizeligheid, mede door – meestal tijdelijke – cochleaire beschadiging, en/of bloed uit het oor.

Barotrauma: dit veroorzaakt in korte tijd sterke onderdruk in het middenoor waardoor een hemorragisch exsudaat optreedt, met als gevolg hevige oorpijn, gehoorverlies met suizen en duizeligheid (als onderdeel van caissonziekte bij duikers, vliegen met een bovensteluchtweginfectie, i.c. een insufficiënte functie van de tuba). Een barotrauma is primair een drukprobleem en secundair een geluidsprobleem. Het mechanisme is gelijk aan het mechanisme bij een lawaaitrauma.

GEHOORGANG

Otitis externa

Otitis externa is een verzamelnaam voor ontstekingen van de huid van de gehoorgang uitgezonderd die van de gehoorschelp.

Otitis externa ontstaat meestal door verstoring van het plaatselijke zure milieu in de gehoorgang door bijvoorbeeld zwemmen ('s zomers komen meer gevallen van otitis externa voor), oorpeuteren, oorreiniging, het dragen van apparaten in het oor zoals een hoorapparaat of een walkman, waardoor de kans op een (microbiële) infectie toeneemt.[14]

Een otitis externa kan gepaard gaan met exsudaatvorming (een natte otitis externa) of 'droog' zijn met schilfering (eczeem).

Soms wordt oorpijn in de gehoorgang veroorzaakt door een huidinfectie zoals een furunkel, een ontstoken atheroomcyste of herpes zoster.

Furunkel

Een furunkel (steenpuist) is een ontsteking uitgaande van een haarzakje, veroorzaakt door een huidbacterie, meestal *Staphylococcus aureus*. De 'normale huid' met huidaanhangsels bevindt zich in het laterale gedeelte van de gehoorgang; daar is een furunkel dan ook gelokaliseerd. De belangrijkste klacht is pijn. De pijn ontstaat door oedeem. Doordat er binnen de benige begrenzing van de gehoorgang weinig ruimte is, is dit extreem pijnlijk. De pijn neemt toe door drukverhoging (kauwen) of door druk op het uitwendige oor of tractie aan de oorschelp.

Na enige dagen breekt de furunkel door, de necrotische prop komt vrij en de pijn verdwijnt. Tijdelijk gehoorverlies treedt alleen op als de gehoorgang door de zwelling wordt afgesloten.

Corpus alienum

– Insect in de gehoorgang; dit veroorzaakt lawaai, kriebel en pijn.
– Kraal of iets dergelijks. Doordat het corpus alienum irritatie geeft en vuil zich erachter ophoopt, ontstaat irritatie van de uitwendige gehoorgang. Hierdoor ontstaan zwelling, pijn en ontstekingsverschijnselen, soms zelfs pusuitvloed.

OORSCHELP

Perichondritis

Een perichondritis kan optreden na een trauma (fysisch, thermisch (bevriezing), operatief) of door infectie. Er is heftige pijn van huid en kraakbeenvlies; tevens is er zwelling en roodheid. Soms ontstaat abcedering en/of necrose, waardoor een verschrompeling van de oorschelp kan optreden (bloemkooloor of bokseroor).

Een solitaire vorm van perichondritis is *chondrodermatitis nodularis helicis*, een pijnlijke laesie aan de oorschelprand, die ontstaat door lokale druk en onvoldoende doorbloeding. Vooral druk (bijvoorbeeld bij liggen) op het aangedane oor is pijnlijk.

Herpes zoster

Herpes zoster kan zowel in de gehoorgang als in de oorschelp voorkomen. Er is sprake van een activeren van het zostervaricellavirus; een endogene re-infectie vanuit het homolaterale sensibele spinale of craniale ganglion dat correspondeert met het aangedane dermatoom.

In feite kan men spreken van een lokaal recidief van de varicella-infectie. Vooral in de beginfase, als de blaasjes nog niet zichtbaar zijn en de pijn hevig is, is het stellen van de diagnose een probleem.

GEREFEREERDE OORPIJN

Als bij onderzoek van het uitwendige oor geen afwijkingen worden gevonden, er geen doofheid is en de pijnklachten aanhouden, kan dat betekenen dat aan de gerefereerde oorpijn een aandoening elders in het hoofd-halsgebied ten grondslag ligt.[15,16,17] Soms is dat een (zeldzame) maligniteit. De differentieeldiagnostische overwegingen bij gerefereerde oorpijn behoren gericht te zijn op de complexe sensorische innervatie van het oor en de relatie ervan met de andere hoofd-halsstructuren (zie figuur 5).

Gerefereerde oorpijn heeft meestal een minder acuut karakter dan de pijn bij een otitis media acuta of otitis externa en is vaak zeurend en stekend van aard.

Cariës

Cariës ontstaat door bacteriën (tandplaque) die het tandglazuur aantasten. Er ontstaan secundair periapicale infecties van de gebitselementen, die zich via de open tandwortelkanalen in de bloedbaan kunnen verspreiden. Ontsteking van de pulpa geeft uitstralende pijn naar het oor.

Kaakproblemen (temporomandibulaire disfunctie of syndroom van Costen)

Retropositie van het kaakkopje, gepaard gaand met mandibulaire overbeet, zou compressie van de chorda tympani of n. auriculotemporalis veroorzaken. Hierdoor zou de buis van Eustachius geïrriteerd raken met als gevolg veranderingen van de druk in het middenoor, wat dan weer tot oorklachten zou leiden.

Er bestaat veel verwarring over het syndroom van Costen. De diverse specialistische disciplines veronderstellen verschillende oorzaken van de klachten, variërend van spanningsklachten tot mechanische disfunctie.[17,18,19]

5 Kansverdeling van diagnosen

Otitis media is een ziekte die hoofdzakelijk bij kleine kinderen voorkomt. Otitis externa komt voornamelijk voor bij volwassenen (tabel 2).

6 Betekenis van de voorgeschiedenis

Risicogroepen voor een afwijkend beloop van *otitis media* zijn kinderen jonger dan 2 jaar met een recidief binnen twaalf maanden, patiënten met het syndroom van Down, met een palatoschisis of met een gecompromitteerd immuunsysteem.[6] [E]

Het recidiveren van otitiden op de kinderleeftijd heeft te maken met de frequentie van verkoudheden op deze leeftijd; Pukander[6] [E] vond bij 80% van de gevallen van otitis media bij kinderen jonger dan 16 jaar een voorafgaande bovensteluchtweginfectie.

Pneumokokkenvaccinatie maakt geen verschil voor de incidentie bij kinderen van 1-7 jaar met recidiverende otitiden.[20] [A]

Roken in het gezin is een risicofactor voor het ontstaan van een bovensteluchtweginfectie.[6] [A]

Volwassenen hebben vaker een adenotomie of tonsillectomie in de voorgeschiedenis.

Voor een *otitis externa* predisponeren een nauwe gehoorgang, eczeem, psoriasis en veel manipuleren (schoonmaken met wattenstokjes etc.) aan de gehoorgang. Ook kan een contactallergie voor haarlak, een haarkleurstof of shampoo, of het materiaal van een hoortoesteloorstukje de uitlokkende factor zijn.[12] [A]

Aziatische afkomst, belaste familieanamnese, aanzienlijk alcoholgebruik, flink roken en begeleidende symptomen (heesheid, slikproblemen of gewichtsverlies) maken de kans op een maligniteit groter en zijn redenen om de patiënt voor aanvullend onderzoek te verwijzen.

Duiken of vliegen terwijl men een bovensteluchtweginfectie heeft, vergroot de kans op het ontstaan van oorpijn.

Tabel 2 Einddiagnosen van de klacht oorpijn in de huisartspraktijk (a-priorikansen in procenten per leeftijdsgroep).[3] [E]

	0-4	5-14	15-24	25-44	45-64	65-74	75+	totaal
otitis media acuta/myringitis	62	55	23	17	10	6	5	36
otitis externa	3	6	26	26	31	35	28	17
tubair catarre/tubastenose	5	8	14	13	14	11	7	10
otitis media sereus/glue ear	10	8	9	5	5	1	3	7
bovensteluchtweginfectie	6	6	6	7	4	3	3	6
cerumen (overmatig)	1	3	4	6	12	15	19	6
kaaksymptomen/-klachten		1	2	1	2	2		1
furunkel/karbonkel/cellulitis			2	2			3	1
ziekte tanden/tandvlees		1	1	1		2		0,5
perforatie trommelvlies	1		1					0,5
overige*	12	12	12	22	21	25	32	15

* Oorpijn, sinusitis, tonsillitis, andere virusziekten n.a.o., otitis media chron./en infectie oor, andere ziekten oor/mastoïd, syndromen CWK, neksymptomen/-klachten, spierpijn/fibrositis.

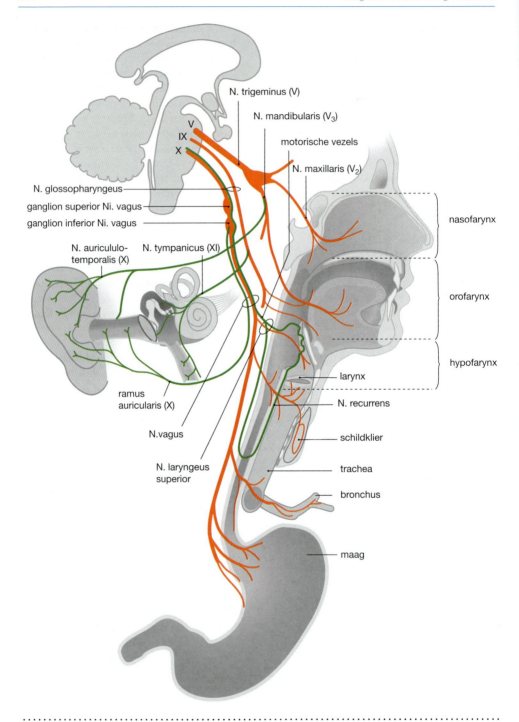

Figuur 5 Gerefereerde oorpijn: zijtakken van de verschillende sensorische hersenzenuwen.[16]

7 Betekenis van de anamnese

Otitiden worden vaak voorafgegaan door verkoudheden; de bovensteluchtweginfectie veroorzaakt een verminderde functie van de tuba tympani. Dit kan overigens ook het gevolg zijn van een hyperreactiviteitsreactie van het slijmvlies (bijv. chloorwater). Begeleidende verschijnselen bij jonge kinderen zijn koorts, een purulente rinitis en slecht drinken.

Bij verdenking op een otitis externa vraagt de arts naar oorpijn, jeuk in het oor, uitvloed uit het oor en gehoorverlies. Heeft de patiënt eerdere perioden met soortgelijke klachten doorgemaakt? Is er mogelijk een gaatje in het trommelvlies? Bij oorpijn zonder voorafgaande bovensteluchtweginfectie moet ook altijd naar een trauma worden gevraagd (geluid/druk/klap).

8 Betekenis van het lichamelijk onderzoek

INSPECTIE

Oorschelp

– Let op vorm, kleur en stand van het oor.
– Zijn er drukplekken? Wondjes (perichondritis)?
– Is er zwelling achter het oor?
– Drukpijn achter het oor?
– Pijn bij druk op de trachus naar mediaal of onder de oorschelp naar craniaal wijst op een ziekteproces in de gehoorgang.

Gehoorgang

– Trek met duim en wijsvinger de oorschelp naar boven en naar achter. De gehoorgang wordt zo recht getrokken en komt volledig in zicht.
– Let op pijn bij tractie aan de oorschelp en op het bestaan van littekens rond het oor.
– Inspecteer de ingang van de gehoorgang.
– Let op:
  • schilfering, roodheid, pus (wijst mogelijk op otitis externa);
  • zwelling: furunkel;
  • blaasjes: herpes zoster.
– Plaats met de andere hand de trechter van de otoscoop in de gehoorgang, inspecteer de wand (schilfering, ontsteking, vocht, blaasjes, erosies, trauma, cerumen) en het verloop van de gehoorgang.

– Inspecteer vervolgens het trommelvlies. Let op vorm, kleur (vaatinjectie), stand van het trommelvlies (bomberend, ingetrokken, normaal), lichtreflex, perforaties, bloed, vocht, luchtbellen of kalkafzettingen voor of achter het trommelvlies.

Als het trommelvlies niet te beoordelen is door debris of pus, wordt de gehoorgang bij niet al te veel zwelling voorzichtig gereinigd met een wattendrager of uitzuigapparaat. Bij een bekende trommelvliesperforatie of bij vermoeden daarvan mag er niet uitgespoten worden. Uitspuiten wordt bij een pijnlijk oor ontraden, omdat de pijn mogelijk veroorzaakt wordt door ontsteking, met als gevolg een zwakke plek in het trommelvlies, Uitspuiten kan dan een perforatie veroorzaken. Na reinigen van de gehoorgang wordt het trommelvlies beoordeeld.

Het trommelvlies is bij baby's dikwijls moeilijk à vue te krijgen door haartjes en cerumen in de vaak smalle gehoorgang.

Wanneer er bij inspectie pus in de gehoorgang is, bij een intact trommelvlies, ligt de diagnose ontsteking van huidadnexen voor de hand (furunkel, geabcedeerde atheroomcyste).

Als het trommelvlies niet te beoordelen blijft door pus, is er sprake van een middenoorontsteking met een perforatie en/of van een otitis externa.

Indien er een trauma door druk is, is er meestal een perforatie van het trommelvlies met een driehoekige vorm, met hemorragische randen. Een deel van het trommelvlies is naar binnen geklapt.

Een corpus alienum in de gehoorgang kan aanleiding zijn voor een chronische otitis externa; meestal is deze diagnose met inspectie te stellen.

Bij een perichondritis is er roodheid van de huid en zwelling, vaak ook een afstaan van het oor. Een herpes zoster oticus gaat gepaard met blaasjes, gevuld met helder vocht; soms doet ook de homolaterale gehemeltehelft mee en het wangslijmvlies.

Tot de diagnose otitis media acuta wordt besloten bij oorpijn en algemeen ziekzijn in de anamnese, waarbij tevens een rood of bomberend trommelvlies wordt gezien of bij een duidelijk verschil in roodheid tussen linker en rechter trommelvlies of bij kort bestaande otorroe met trommelvliesperforatie.[5] [C]

Een rood trommelvlies (vaatinjectie) kan, behalve door een otitis media acuta, ontstaan door huilen of bij een verkoudheid; er is dan geen links-rechtsverschil. Een rood trommelvlies met blaren (vocht tussen de lagen van het trommelvlies) hoort bij een myringitis bullosa. De met helder vocht gevulde blaren bevinden zich meestal in de achterste helft van het trommelvlies.

Ziet men geen afwijkingen aan het trommelvlies na een periode van (recidiverende) oorpijn, dan kan de combinatie van algemeen ziekzijn en drukpijn achter het oor leiden tot de diagnose mastoïditis.[12] [A] Bij onderzoek met de otoscoop kan een inzakken van de achter-bovenwand van de gehoorgang worden waargenomen.

Als er bij inspectie geen afwijkingen te vinden zijn, komen oorzaken in het gebit (wortelabces) en van het kaakgewricht aan de orde. Een enkele maal is de oorzaak van de pijn gelegen in een carcinoom van de larynx.

9 Betekenis van eenvoudig aanvullend onderzoek

Voor het stellen van de diagnose bij oorpijn is meestal geen aanvullend onderzoek nodig.

De stemvorkproeven volgens Rinne en Weber hebben bij oorpijn waarbij ook gehoorverlies optreedt, een toegevoegde waarde bij het maken van onderscheid tussen otitis externa en otitis media acuta (zie het hoofdstuk *Slechter horen*). Bij otitis externa treedt in het algemeen geen geleidingdoofheid op.

Als er wel afname van de luchtgeleiding is opgetreden (door vocht in het middenoor bijvoorbeeld), zal de trillende stemvork die midden op het hoofd wordt geplaatst in het aangedane oor sterker gehoord worden.

Bij recidiverende ontstekingen met trommelvliesperforatie (looporen) kan een kweek met een antibiogram het juiste antibioticum aanwijzen, zodat een effectieve therapie kan worden ingezet.

10 Betekenis van complex aanvullend onderzoek

Complex onderzoek is aangewezen bij recidiverende klachten en bij een afwijkend beloop.

Een orthopantomogram (een panoramische röntgenfoto) geeft een overzicht van de dentitie, inclusief kaakkopjes. Het geeft informatie over een wortelabces respectievelijk kaakkopproblematiek. Bij gerefereerde oorpijn draagt het maken van een röntgenfoto slechts weinig bij aan de diagnostiek.

Als bij herhaald onderzoek en aanhoudende pijn geen diagnose kan worden gesteld, wordt verwezen naar een KNO-arts. Deze verricht een algemeen KNO-onderzoek inclusief otoscopie met behulp van een microscoop. Hiermee is, na eventuele reiniging van de gehoorgang, trommelvlies en (bij een perforatie) het middenoor, een driedimensionaal beeld te scheppen van gehoorgang en trommelvlies. Dit maakt beoordeling van de stand van het trommelvlies en daarmee ook de aanwezigheid van onder- c.q. overdruk in het middenoor mogelijk. Afhankelijk van de transparantie van het trommelvlies is soms ook het aspect van het middenoor te beoordelen. Bij een patiënt met oorpijn kan dan worden gedifferentieerd tussen een acute otitis media en een acuut moment in een chronische otitis media.

Functieonderzoek in de vorm van een audiogram is alleen geïndiceerd bij een verdenking op blijvende schade.

Röntgenonderzoek is geen routine bij oorpijnklachten. Traditionele foto's zijn obsoleet. Alleen een CT-scan wordt soms gemaakt als aanvullend diagnosticum, in het bijzonder bij een chronische otitis media.

11 Samenvatting

Oorpijn staat in de top100 van contactredenen voor de huisarts. Meestal is het een self-limiting probleem, wat betekent dat de klachten zonder interventie verdwijnen. De meest gestelde diagnose bij oorpijn bij kinderen is otitis media acuta.

De diagnose otitis media acuta bij kinderen wordt gesteld op de symptomen oorpijn, bovensteluchtweginfectie en koorts; inspectie van het trommelvlies maakt de diagnose definitief of sluit deze uit.

Bij volwassenen is de meest gestelde diagnose otitis externa.

De bevindingen bij het lichamelijk onderzoek bij een acute middenoorontsteking bij kinderen en volwassenen verschillen niet. Ook de verwekkers en hun resistentiepatronen verschillen niet tot nauwelijks.

Oorpijn is in het algemeen geen diagnostisch probleem voor de arts.

Literatuur

1 Linden MW van der, Westert GP, Bakker DH de, Schellevis FG. De Tweede Nationale Studie naar ziekten en verrichtingen in de huisartspraktijk. Kernrapport 1, Klachten en aandoeningen in de bevolking en in de huisartspraktijk. Utrecht/Bilthoven: Nivel, 2004.
2 Culpepper L, Froom J, Bartelds AI, et al. Acute otitis media in adults: a report from the international primary Care Network. J Am Board Fam Oract 1993; 6(4):333-9.
3 Okkes IM, Oskam SK, Lamberts H. Van klacht naar diagnose. Bussum: Coutinho, 1998.
4 Lisdonk EH van de, Bosch WJHM van den, Lagro-Janssen ALM, Schers HJ. Ziekten in de huisartspraktijk. Maarssen: Elsevier Gezondheidszorg, 2008.
5 Damoiseaux RAMJ, Balen FAM van, Leenheer WAM et al. NHG-Standaard Otitis media acuta. Huisarts Wet 2006;49(12):615-21.
6 Pukander J. Clinical features of acute otitis media among children. Acta otolaryngol 1983;95:117-22.
7 Bluestone CD, Stephenson JS, Martin LM. Ten-year review of otitis media pathogens. Pediatr Infect Dis J 1992;11(8 Suppl):S7-11.
8 HeikkinenT, Thint M, Chonmaitree T. Prevalence of various respiratory viruses in the middle ear during acute otitis media. N Engl J Med 1999;340:260-4.
9 Ruuskanen O, Heikkinen T. Viral bacterial interaction in acute otitis media. Pediatr Infect Dis J 1994; 13:1047-9.
10 Arola M, Ruuskanen O, Ziegler T, et al. Clinical role of respiratory virus infection in acute otitis media. Pediatrics 1990;86:848-55.
11 Zuijlen DA van, Schilder AGM, Balen FAM van, et al. National differences in incidence of acute mastoiditis: relationship to prescribing patterns of antibiotics for acute otitis media? Pediatr Infect Dis J 2001:140-4.
12 Huizing EH, Snow GB, Vries N de, Graamans K, Heyning P van de. Keel-neus-oorheelkunde en hoofd-halschirurgie. Houten: Bohn Stafleu van Loghum, 2007.
13 Balen FAM van, Rovers MM, Eekhof JAH, et al. NHG-Standaard Otitis media met effusie. Huisarts Wet 2005.
14 Rooijackers-Lemmens E, Balen FAM van, Opstelten W, Wiersma Tj. NHG-Standaard Otitis externa. Huisarts Wet 2006:886-93.
15 Bondt RB de, Balm AJM, Hilgers FJM, et al. Gerefereerde oorpijn; een belangrijk oncologisch signaal in het hoofd-hals gebied. Ned Tijdschr Geneeskd 1998;142(31):1753-6.
16 Aukema AAC, Feenstra L. Oorpijn door oorzaken buiten het oor. Ned Tijdschr Geneeskd 2003;147(20): 945-8.
17 Charlett SD, Coatesworth AP. Referred otalgia: a structured approach to diagnosis and treatment. Int J Clin Pract 2007;61:1015-21.
18 Ely JW, Handen MR, Clark EC. Diagnosis of ear pain. Am Fam Physician 2008 Mar;77(5):621-8.
19 Bush FM, Harkins SW, Harrington WG. Otalgia and aversive symptoms in temporomandibular disorders. Ann Otol Rhinol Laryngol 1999;108:884-92.
20 Brouwer CNM, Maille AR, Rovers MM et al. Effect of pneumococcal vaccination on quality of life in children with recurrent acute otitis media: A randomized, controlled trial. Pediatrics 2005 feb;115(2): 273-9.

Oorsuizen

E.H. van de Lisdonk en F.J.A. van den Hoogen

1 Inleiding

Oorsuizen of tinnitus is het waarnemen van geluid dat zijn bron niet heeft in de buitenwereld maar in het hoofd van betrokkene. In een aantal gevallen berust een tinnitus op het waarnemen van lichaamsgeluiden zoals het stromen van bloed, luchtwervelingen, samentrekken van spieren of bewegingen in een al dan niet afwijkend gewricht, zoals het kaakgewricht of de cervicale wervelkolom. Deze tinnitus kan soms ook geobjectiveerd worden. Meestal is een tinnitus echter een subjectieve beleving die vermoedelijk ontstaat door een beschadiging van de haarcellen in de cochlea. Het waargenomen geluid wordt afhankelijk van de oorzaak zeer divers omschreven met woorden als brommen, fluiten, suizen of zoemen. Het kan permanent, intermitterend of als een pulserend fenomeen worden waargenomen en wordt gewoonlijk als onaangenaam en storend ervaren.

Vrijwel iedereen heeft kortdurende ervaringen met oorsuizen. Bij een klein deel van de mensen is het echter continu aanwezig of wordt het als zodanig hinderlijk ervaren dat het oorsuizen het dagelijks functioneren belemmert. Omgevingslawaai overstemt het geluid vaak geheel of gedeeltelijk. Dikwijls is het niet of slechts op de achtergrond aanwezig wanneer betrokkene in een rustige omgeving een gesprek voert of met een radio zacht aan wat leest, maar treedt het in stilte, zoals bij het slapengaan, hinderlijk op de voorgrond.

Bij een klein deel van deze mensen betekent het verschijnsel een ferme inbreuk op de ervaren kwaliteit van leven, maar zelden is oorsuizen zo intens dat men zijn leven niet op normale wijze kan leiden.

Oorsuizen kan geïsoleerd voorkomen of een symptoom zijn van een onderliggend lijden.

Diverse aandoeningen kunnen gepaard gaan met tinnitus, maar in de meeste gevallen zal oorsuizen berusten op een onschuldige aandoening.

2 De klacht in de bevolking

Al in 1953 werd aangetoond dat vrijwel iedereen in een perfect stille kamer een soort oorsuizen ervaart.[1] In de Tweede Nationale Studie van het Nivel meldt 6,6% van de ondervraagden klachten van oorsuizen in de veertien dagen voorafgaand aan het onderzoek.[2] Cijfers over het vóórkomen variëren met de definitie van tinnitus, de ernst ervan, de ondervraagde populatie en de toegepaste methodologie. McCombe et al. vatten de (vooral Britse) bevindingen van diverse epidemiologische studies als volgt samen:[3] een derde van de volwassenen rapporteert ooit in zijn leven tinnitus te hebben gehad, 10 tot 15% van de volwassenen rapporteert langer dan vijf minuten tinnitus te hebben gehad zonder bekende oorzaak als overmatig geluid of het gebruik van bepaalde geneesmiddelen, ongeveer 5% van de volwassenen vindt de tinnitus dusdanig hinderlijk dat gewoon slapen erdoor wordt belemmerd, 0,5 tot 1% van de volwassenen zegt dat de tinnitus zo ernstig is dat het een serieus negatief effect op de ervaren kwaliteit van leven heeft. De auteurs doen vervolgens een voorstel om de ernst van oorsuizen te classificeren, waarbij zij aantekenen dat de informatie waarop de classificatie berust per definitie subjectief is (zie kader).

> **De ernst van oorsuizen**
>
> Graad 1 – licht. Het oorsuizen treedt alleen op in een rustige omgeving en wordt gemakkelijk gemaskeerd. Geen negatieve invloed op slaap en activiteiten overdag.

Graad 2 – mild. Het oorsuizen is gemakkelijk te maskeren door omgevingsgeluid en wordt vergeten bij activiteiten. Slechts nu en dan verstoort het de slaap.

Graad 3 – matig. Het oorsuizen is ook aanwezig bij achtergrondgeluiden, maar de dagelijkse activiteiten vinden gewoon doorgang. Verstoort met enige regelmaat de slaap.

Graad 4 – ernstig. Het oorsuizen wordt vrijwel permanent gehoord, verstoort de slaap en soms de dagelijkse activiteiten, en wordt als ernstig genoeg ervaren om hiervoor de huisarts te consulteren.

Graad 5 – catastrofaal. Het oorsuizen is niet maskeerbaar, ontwricht de slaap en de dagelijkse activiteiten, leidt tot artsenbezoek en is geassocieerd met psychologische problemen.

In deze classificatie is geen rekening gehouden met belangrijke geassocieerde klachten zoals gehoorverlies en hyperacusis. Het standaardwerk *Cummings Otolaryngology Head & Neck Surgery* meldt een onderzoek waarbij de prevalentie van tinnitus onder mensen met een normaal gehoor 26% bedroeg, onder mensen met matige gehoorverlies 35% en onder mensen met ernstig gehoorverlies 20%.[4] Tinnitus en gehoorverlies komen dus zowel gezamenlijk als los van elkaar voor. De combinatie van deze klachten zal naar verwachting de beleving van tinnitus in sterke mate beïnvloeden. In wetenschappelijk onderzoek waarin de beleving van de klacht oorsuizen en de invloed ervan op de ervaren kwaliteit van leven belangrijke parameters zijn, maakt men gebruik van diverse generieke vragenlijsten en van klachtspecifieke vragenlijsten zoals de Tinnitus Handicap Inventory (THI).[5]

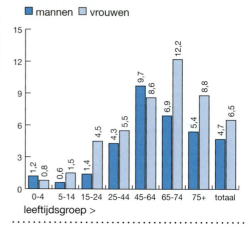

Figuur 1 Incidentie van de klacht oorsuizen in de huisartspraktijk aan het begin van een episode, per 1.000 patiënten per jaar.[8]

3 De eerste presentatie bij de dokter

Men verwacht dat de klacht oorsuizen waarvoor iemand hulp vraagt van de huisarts ernstiger is dan wanneer dat niet gebeurt, maar onderzoek hiernaar is niet verricht en de redenen van de komst liggen zelden alleen in de aard en de ernst van de klacht. Als de klacht een chronisch karakter krijgt, kan een symptomatische in plaats van een causale behandeling worden gestart met antidepressiva of cognitieve gedragstherapie.[6,7]

4 Pathofysiologie en differentiële diagnose

Oorsuizen vindt zijn pathogenetische basis ergens in het neurosensorische auditieve systeem, van de cochlea tot de auditieve hersenschors. Waarschijnlijk speelt beschadiging van de haarcellen in de basale cochlea een belangrijke rol bij de subjectieve tinnitus. De meest voorkomende oorzaken van oorsuizen staan in tabel 1.

Naast de in tabel 1 genoemde oorzaken zijn er casuïstische oorzaken beschreven zoals arterioveneuze fistels, aberrante bloedvaten en glomustumoren. Verder worden tinnitusklachten soms gesignaleerd in het kader van een depressie- of angststoornis. In het geval geen van de genoemde oorzaken waarschijnlijk kan worden gemaakt, spreekt men van idiopathisch oorsuizen.

Diagnosen waarbij het van groot belang is om precies te weten wat er speelt teneinde progressie en irreparabele gevolgen te voorkomen, zijn het gebruik van ototoxische geneesmiddelen (die immers gestopt kunnen worden), cholesteatoom en acusticusneurinoom (brughoektumor). Cholesteatoom is zeldzaam: het heeft een incidentie van ongeveer vijf per 100.000 per jaar.[10] Een neurinoom van de nervus acusticus is nog zeldzamer. Ongeveer 160 patiënten worden per jaar in Nederland met deze tumor gediagnosticeerd.[11]

Tabel 1   De meest voorkomende oorzaken van oorsuizen, ingedeeld naar lokalisatie.[9]

buiten- en middenoor	afsluitend cerumen	v
	tubadisfunctie, otitis media met effusie, chronische otitis media, *cholesteatoom*	v
	schade aan gehoorbeentjes, otosclerosis	z
	myoclonus van de palatummusculatuur of van de tensor tympani	z
	kaakkopdisfunctiesyndroom	s
binnenoor	cochleapathologie (lawaaitrauma, presbyacusis, ziekte van Ménière, labyrintitis, *sudden deafness*)	s
	schade aan haarcellen in de cochlea ten gevolge van ototoxische geneesmiddelen	s
centraal zenuwstelsel	*tumor nervus acusticus (brughoektumor)*	z
	multipele sclerose	s
	hersenstam CVA	z
bloedvaten	veneuze bijgeluiden	z
	versterkte arteriële doorstroming bij anemie, zwangerschap en hyperthyreoïdie	z
	arteriële bijgeluiden ten gevolge van arteriosclerose	s
	arteriële bijgeluiden ten gevolge van aneurysma	z

v = vaak voorkomen van deze diagnose bij de klacht oorsuizen in de huisartspraktijk;
s = soms;
z = zelden.
Schuingedrukte diagnosen dienen met spoed te worden uitgesloten.

5   Kansverdeling van diagnosen

De meest voorkomende oorzaken van tinnitus zijn de otogene, vasculaire en neurogene oorzaken.[12] De otogene zijn het meest frequent, de neurologische het minst frequent.

Ten aanzien van de otogene oorzaken betreft het bij kinderen vooral otitis media met effusie; bij volwassenen otitis externa, lawaaidoofheid en klachten ten gevolge van het gebruik van ototoxische medicatie en bij ouderen cerumen, presbyacusis en ziekte van Ménière.

Ten aanzien van de vasculaire oorzaken betreft het vooral volwassenen en ouderen, en gaat het in het bijzonder om vaatgeruisen van de arteria carotis nabij het os temporale ten gevolge van arteriosclerose.

Ten aanzien van de neurogene oorzaken betreft het bij kinderen een schedeltrauma, bij volwassenen whiplash en multipele sclerose en bij ouderen een CVA gelokaliseerd in de hersenstam.

De klacht tinnitus leidt in ongeveer een derde van de gevallen tot de diagnose idiopathische tinnitus, in één op de vijf gevallen tot de diagnose tubadisfunctie en in één op de vijf gevallen tot de diagnose cerumen (tabel 2).

6   Betekenis van de voorgeschiedenis

Een medische historie met oorproblemen of een beroep waarbij in een lawaaiige omgeving wordt gewerkt, vergroot de kans op een otogene oorzaak van de tinnitus.

Cardiovasculaire aandoeningen zoals een hypertensie, hartinfarct, angina pectoris of een CVA kunnen een aanwijzing vormen voor een vasculaire genese van de tinnitus.

Bij patiënten met een neurologische aandoening kan de tinnitus geassocieerd zijn met deze aandoening.

7   Betekenis van de anamnese

KLACHTEN

Belangrijke gegevens uit de anamnese betreffen ontstaan, aard, duur, ernst en frequentie van het oorsuizen. Daarnaast is een verkenning van bijkomende klachten van belang.

Klachten als slechthorendheid (zeker een recent gehoorverlies), otalgie en otorroe wijzen in de

Tabel 2 Einddiagnosen bij de klacht tinnitus in de huisartspraktijk (a-priorikansen in percentage per leeftijdsgroep).[13]

	0-4	5-14	15-24	25-44	45-64	65-74	> 75	totaal
tinnitus	-	10,0	16,7	28,6	38,0	37,5	37,7	32,9
tubadisfunctie	-	10,0	22,2	32,7	16,6	14,4	8,2	19,8
cerumen	-	20,0	11,1	10,9	20,2	23,1	37,7	19,4
otitis media met effusie	20,0	10,0	13,9	5,4	6,7	1,9	-	5,3
bovensteluchtweginfectie	20,0	20,0	5,6	4,1	3,1	2,9	3,3	4,0
otitis media acuta	40,0	20,0	8,3	4,1	1,2	1,9	-	3,2
otitis externa	-	-	2,8	3,4	2,5	1,9	-	2,3
labyrintitis	-	-	-	2,0	1,8	4,8	1,6	2,3
rest	20,0	10,0	19,4	8,8	9,9	11,6	11,5	10,8

Gezien het geringe aantal patiënten jonger dan 15 jaar met de klacht oorsuizen zijn deze percentages onbetrouwbaar.

richting van een otologische oorzaak van de tinnitus.

Acute of chronische blootstelling aan lawaai kan een tijdelijke of blijvende beschadiging veroorzaken aan het binnenoor, die vaak gepaard gaat met oorsuizen.

Pijn bij het kauwen of problemen met het gebit doen een relatie vermoeden met afwijkingen van slijtage van het kaakgewricht.

Indien de tinnitus een pulsatiel karakter heeft, is een vasculaire genese van de tinnitus waarschijnlijk.

In perioden van fysieke en psychische belasting kan oorsuizen optreden. Daarvoor zijn in dat geval geen otogene, neurologische of vasculaire verklaringen te vinden. Zelden is tinnitus een eerste symptoom van een depressie of angststoornis.

Na een trauma kan een schedelbasisfractuur, al dan niet in combinatie met een breuk door de binnenoorstructuren, oorsuizen veroorzaken.

MEDICATIE

Gebruik van ototoxische geneesmiddelen vormt een belangrijk anamnestisch gegeven. Het betreft vooral geneesmiddelen die naast tinnitus gehoorverlies kunnen veroorzaken die gewoonlijk irreversibel (aminoglycosiden, chemotherapeutica zoals cisplatine) of reversibel is (lisdiuretica, salicylaten, vancomycine, erytromycine, NSAID's, kinine en kininederivaten).[14]

8 Betekenis van het lichamelijk onderzoek

Bij iedere patiënt met oorsuizen moet een otoscopisch onderzoek worden verricht; verder onderzoek is afhankelijk van de bevindingen.

OTOSCOPIE

Met behulp van otoscopie worden het uitwendige oor, de gehoorgang en het trommelvlies beoordeeld, alsook de luchthoudendheid van het middenoor. Diverse otologische aandoeningen kunnen zo gediagnosticeerd worden. Te denken valt aan cerumen impactie, otitis externa, tubadisfunctie, otitis media (met effusie, acuta of chronica met of zonder cholesteatoom). Bloed in de gehoorgang, een beschadiging van het trommelvlies of de gehoorbeentjes duiden op een mogelijk traumatische oorzaak.

GEHOORONDERZOEK

Het verdient aanbeveling de stemvorkproeven van Rinne en Weber uit te voeren (zie het hoofdstuk *Horen, slechter*). Hiermee kunnen middenoor- en binnenooraandoeningen worden opgespoord.

Behandeling ervan kan de tinnitus doen verbeteren of verdwijnen.

CIRCULATIE

Een objectieve tinnitus kan door de onderzoeker worden gehoord door een (eventueel met een microfoontje uitgeruste) stethoscoop op de schedel te plaatsen nabij het oor.[14] Objectieve tinnitus kan berusten op vaatgeruisen (arteriosclerose, vaatanomalieën, hypertensie, glomustumoren), spiergeruisen, een myoclonus van middenoorspieren of spieren van het palatum molle (een klikkend geluid) of afwijkingen van het kaakgewricht. Veneuze bijgeluiden zijn continue geluiden met een brommend karakter ('venous hum'). Deze 'venous hums' zijn op jonge leeftijd fysiologisch, bij ouderen wijzen ze op een verhoogde veneuze druk.[15] Arteriële vaatgeluiden die op arteriosclerose duiden zijn gewoonlijk alleen tijdens systole hoorbaar. Een aneurysma of arterioveneuze malformatie als oorzaak van de tinnitus kan men er niet mee aantonen of uitsluiten.

Screenend onderzoek naar afwijkingen op cardiovasculair gebied, zoals arteriosclerose en ritmestoornissen, kan van belang zijn (bloeddrukmeting, auscultatie hart en halsslagaders, palpatie pols).

ZENUWSTELSEL

Een oriënterend neurologisch onderzoek vindt plaats bij verdenking op een neurologische oorzaak van tinnitus.

Uitvalsverschijnselen zoals van de gelaatsmusculatuur, de oogbewegingen of het slikken, spraak- en taalstoornissen gecombineerd met een in de loop van maanden progressief gehoorverlies, verwijzen naar een neurologische oorzaak voor het oorsuizen.

Bevindingen die op potentieel ernstige aandoeningen wijzen, staan vermeld in het kader.

Alarmsignalen

bevinding	differentieeldiagnostische betekenis
progressief perceptief gehoorverlies	presbyacusis; otosclerose; brughoektumor
uitval gelaatsmusculatuur, slik-, spraak-, taalstoornissen	neurologische aandoening, denk aan MS; brughoektumor
granulatieweefsel, eventueel purulent debris op trommelvlies	cholesteatoom

9 Betekenis van eenvoudig aanvullend onderzoek

Vaak gaat tinnitus gepaard met gehoorverlies. Met behulp van een audiogram kan men dit gehoorverlies kwantificeren (zie hoofdstuk *Horen, slechter*). Ernstige hoorstoornissen moeten leiden tot aanvullend onderzoek naar de aard en oorzaak van het gehoorverlies. De operatieve of prothetische behandeling van een gehoorverlies kan ook de tinnitus doen wegnemen of verbeteren tot een acceptabel niveau.

10 Betekenis van complex aanvullend onderzoek

De belangrijkste indicaties voor complex aanvullend onderzoek zijn verdenking op ernstige midden- en binnenoorafwijkingen, acusticusneurinoom, vasculaire afwijkingen en neurologische ziekten zoals multipele sclerose.

Uitgebreid keel-, neus- en oorheelkundig onderzoek omvat toon- en spraakaudiometrie, tympanometrie (meten van de spanning van het trommelvlies en de druk in het middenoor), een suisanalyse (bepaling van de frequentie en intensiteit van de tinnitus), bepaling van de LDL (*loudness discomfort level*; geeft aanwijzingen voor het bestaan van hyperacusis) en een BERA (*brainstem evoked response audiometry*). Daarnaast kan, zeker indien tevens een asymmetrisch perceptief verlies bestaat, een acusticusneurinoom worden aangetoond of uitgesloten met een MRI van de brughoek. In sommige gevallen kan een ENG (elektronystagmografie; evenwichtsonderzoek) daarbij behulpzaam zijn.

Bij de verdenking op vasculaire afwijkingen kan een echodoppler van de halsvaten, een angiogram of MRA zijn aangewezen.

De diagnostiek van multipele sclerose ligt in handen van de neuroloog en omvat onder andere een lumbaalpunctie, MRI en EEG (*visual evoked potentials*).

11 Samenvatting

Tinnitus betreft meestal een subjectieve klacht die moeilijk objectiveerbaar is. De beleving van de klacht is zeer divers en wordt door allerlei omgevingsfactoren maar ook door de gemoedstoestand van de patiënt bepaald. In het merendeel van de gevallen lijdt de kwaliteit van leven weinig en is het voornamelijk een hinderlijk verschijnsel waarvoor ten behoeve van de diagnostiek geen uitgebreid onderzoek nodig is.

Tinnitus doet zich meestal op middelbare en oudere leeftijd voor. Veroudering van het otoakoestische, het vasculaire en het neurosensorische systeem liggen gewoonlijk ten grondslag aan tinnitus; minder vaak spelen specifieke en behandelbare ziekten een rol.

De diagnostiek is gericht op tekenen die op een specifieke ziekte wijzen en op bijkomende problemen zoals gehoorstoornissen. Anamnese, otoscopie en gehooronderzoek vormen daarbij de hoeksteen. Alleen bij het vermoeden van ernstige otologische, neurologische of vasculaire pathologie wordt verder aanvullend onderzoek verricht.

Literatuur

1 Heller MF, Bergman M. Tinnitus aurium in normally hearing persons. Ann Rhinol Laryngol 1953; 62:72-83.
2 Linden MW van der, Westert GP, Bakker DH de, Schellevis FG. Klachten en aandoeningen in de bevolking en in de huisartspraktijk. Tweede Nationale Studie naar ziekten en verrichtingen in de huisartspraktijk, deel 1. Utrecht: Nivel, 2004.
3 McCombe A, Baguley D, Coles R, et al. Guidelines for the grading of tinnitus severity: the results of a working group commissioned by the British Association of otolaryngologists, Head and neck Surgeons, 1999. Clin Otolaryngol 2001;26:388-93.
4 Cummings Otolaryngology Head & Neck surgery. 5th ed. St. Louis: Mosby, 2010.
5 Newman CW, Jacobson GP, Spitzer JB. Development of the Tinnitus Handicap Inventory. Arch Otolaryngol Head Neck Surg 1996 Feb;122(2):143-8.
6 Martinez-Devesa P, Waddell A, Perera R, Theodoulou M. Cognitive behavioural therapy for tinnitus. Cochrane Database of Systematic Reviews 2007, Issue 1. CD005233. DOI:10.1002/ 14651858.CD005233.pub2.
7 Baldo P, Doree C, Lazzarini R, Molin P, McFerran D. Antidepressants for patients with tinnitus. Cochrane Database of Systematic Reviews 2006, Issue 4. CD003853. DOI:10.1002/ 14651858.CD003853.pub2.
8 Okkes I, Oskam SK, Lamberts H. Van klacht naar diagnose. Episodegegevens uit de huisartspraktijk. Bussum: Coutinho, 1998.
9 Baloh RW. Dizziness, hearing loss and tinnitus. Philadelphia: F.A. Davis Company, 1998.
10 Eekhof JAH, Balen FAM van, Fokkee HE, et al. NHG-Standaard Slechthorendheid. Eerste herziening. Huisarts Wet 2005;49:28-37.
11 www.kno.nl/informatie.
12 Crummer RW, Hassan GA. Diagnostic approach to tinnitus. American Family Physician 2004;69:120-6.
13 Schots EDCM, Eekhof JAH, Knuistingh Neven A. Oorsuizen. Huisarts Wet 2004;47:662-4.
14 Liong A, Jin K. Tinnitusstethoscoop en -microfoontje. Medisch Contact 2005;60:2068.
15 Bickley. Bates guide to physical examination and history taking. 9th ed. Philadelphia: Lippincott Williams and Wilkins, 2007.

Stemklachten

H.G.L.M. Grundmeijer en L.J. Schot

1 Inleiding

De stem is van groot belang voor de communicatie. Boosheid, verdriet, blijdschap zijn allemaal in de stem te horen. 'Ik heb een brok in de keel' is een veelgebruikte en herkenbare metafoor voor geëmotioneerd zijn. Een stoornis in het stemgeluid kan problemen geven in het functioneren. Zo is een hese acteur die zich op het toneel niet meer verstaanbaar kan maken, of een telefoniste die de telefoon niet meer kan beantwoorden, flink gehandicapt. Een definitie van stemklachten is afwijkende klank van het stemgeluid, en wordt ook wel hees of schor genoemd. Een andere benaming voor stemklacht is dysfonie. Wanneer er helemaal geen klank meer is, wordt er van afonie gesproken.

Om de lezer een indruk te geven van de mate van bewijskracht ter onderbouwing van een aantal belangrijke diagnostische stappen, is deze onderbouwing door de auteurs als volgt aangegeven.
- [E] = Voldoende bewijskracht; dat wil zeggen meerdere goed opgezette onderzoeken met eensluidende uitkomsten in een vergelijkbare populatie.
- [A] = Sterke aanwijzingen of indirect bewijs; dat wil zeggen één goed opgezet onderzoek met betrekking tot een vergelijkbare populatie, of meerdere onderzoeken in andere, niet geheel vergelijkbare populaties.
- [C] = Consensus uit richtlijnen of standaarden met betrekking tot de populatie.

2 De klacht in de bevolking

De prevalentie van stemklachten in de algemene populatie is onbekend. In hoeverre de stoornis van het stemgeluid als probleem wordt ervaren, is afhankelijk van de patiënt en zijn omgeving. De hese stem van een patiënt met een slechthorende partner vormt waarschijnlijk een groter probleem dan de hese stem van een schrijver tijdens zijn beroepswerkzaamheden. Een kantoormedewerker zal zich in de regel minder zorgen maken over de kwaliteit van zijn stem dan een beroepszanger. Dit neemt natuurlijk niet weg dat iemand met een hees, schor stemgeluid weliswaar geen last van zijn stem hoeft te hebben, maar dat het toch om een 'zieke' stem gaat.

3 De eerste presentatie bij de dokter

Uit registratiegegevens in de huisartspraktijk blijkt dat 7 per 1.000 patiënten per jaar de huisarts consulteren in verband met klachten over hun stem (figuur 1).

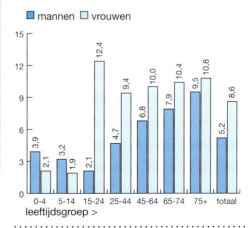

Figuur 1 Incidentie van de klachten/symptomen van de stem aan het begin van een episode in de huisartspraktijk, per 1.000 patiënten per jaar.[1]

Opvallend is dat jongens tussen 5 en 14 jaar vaker dan meisjes uit dezelfde leeftijdsgroep de huisarts bezoeken met klachten van de stem. Mogelijk heeft dat te maken met 'schreeuwgedrag' van jongens van die leeftijd. Waarom vrouwen tussen 15 en 24 jaar de huisarts voor deze klacht meer bezoeken dan hun mannelijke leeftijdsgenoten is onduidelijk. Bij de volwassenen die de dokter bezoeken met de klacht heesheid blijkt de verdeling tussen man en vrouw ongeveer gelijk te zijn.[1]

4 Pathofysiologie en differentiële diagnose

PATHOFYSIOLOGIE

Stemgeluid komt tot stand wanneer in de larynx geadduceerde stembanden door lucht tijdens de uitademing in trilling worden gebracht (figuur 3). De frequentie van de trillingen bepaalt de hoogte van de stem. De beide stembanden (de glottis) hebben van bovenaf bekeken een V-vormige structuur. Voor een goede stemgeving is het van belang dat er een juist spanningsevenwicht bestaat tussen de spieren in en rondom de larynx en de ademdruk tijdens het spreken. De ademdruk is de wisselwerking tussen supra- en subglottische druk. Tijdens inspiratie worden de stembanden geopend, tijdens hoesten, slikken en spreken gesloten.[2]

De oorzaken die het meest voorkomen bij stemklachten zijn weergegeven in tabel 1.

Stemklachten zonder organische afwijking

Bij functionele heesheid worden geen organische afwijkingen gevonden bij onderzoek van de larynx en stembanden.[3] [C] Het kan dan gaan om een uit het evenwicht geraakt gebruik van de stem, waarbij de patiënt de natuurlijke beheersing over de stem kwijtgeraakt is. Te denken valt aan een blijvend verkeerd stemgebruik na een laryngitis. Ook emoties kunnen verkeerd stemgebruik veroorzaken, door een hyperfunctie van de stembanden. Soms komt afonie voor als conversieverschijnsel.

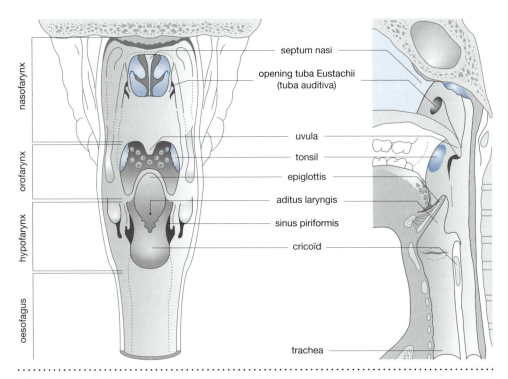

Figuur 2 Anatomie larynx.

Stemklachten

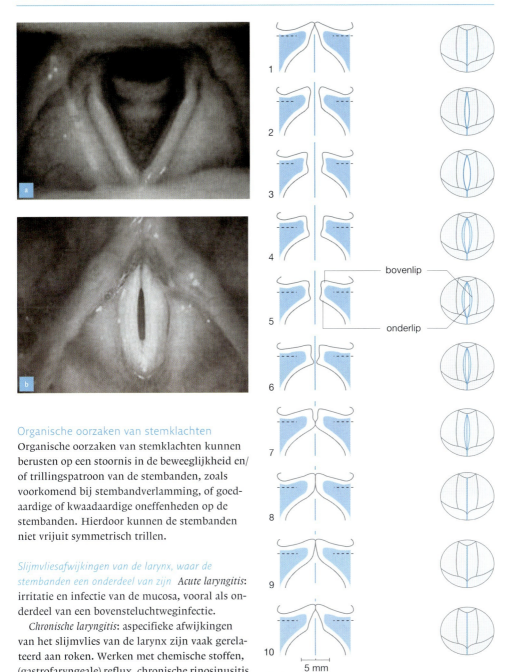

Organische oorzaken van stemklachten

Organische oorzaken van stemklachten kunnen berusten op een stoornis in de beweeglijkheid en/of trillingspatroon van de stembanden, zoals voorkomend bij stembandverlamming, of goedaardige of kwaadaardige oneffenheden op de stembanden. Hierdoor kunnen de stembanden niet vrijuit symmetrisch trillen.

Slijmvliesafwijkingen van de larynx, waar de stembanden een onderdeel van zijn Acute laryngitis: irritatie en infectie van de mucosa, vooral als onderdeel van een bovensteluchtweginfectie.

Chronische laryngitis: aspecifieke afwijkingen van het slijmvlies van de larynx zijn vaak gerelateerd aan roken. Werken met chemische stoffen, (gastrofaryngeale) reflux, chronische rinosinusitis als onderdeel van een bovensteluchtweginfectie, chronisch alcoholmisbruik of langdurig verkeerd gebruik van de stem kan een rol spelen.

Figuur 3 De stembanden (a) tijdens inspiratie, (b) bij foneren en (c) stembanden tijdens het foneren.

Tabel 1	Oorzaken van heesheid.		
niet-organische afwijkingen van stembanden		blijvend verkeerd stemgebruik, al dan niet na een laryngitis	v
		bij emoties door een hyperfunctie van de stembanden (brok in de keel)	v
		conversie	z
organische afwijkingen van stemband	slijmvlieszwelling van larynx	acute laryngitis	v
		chronische laryngitis	s
		gastrofaryngeale reflux	z
		reinke-oedeem	z
		intubatie	s
		medicatie	z
	goedaardige afwijkingen van stemband	stembandknobbels	v
		stembandpoliep	s
		stembandcyste	z
		contactulcus	z
		juveniel larynxpapilloom	z
		granulomen	z
	larynxcarcinoom		z
	parese/paralyse van de n. recurrens en de n. laryngeus superior	bij bronchuscarcinoom/oesofaguscarcinoom/pancoastcarcinoom	z
		na (hemi)strumectomie	z
		bij neurologische aandoeningen als M. Parkinson, ALS, MS en myasthenia gravis	s

v = vaak de oorzaak van heesheid in de huisartspraktijk;
s = soms;
z = zelden.
Schuingedrukte afwijkingen dienen te worden uitgesloten.

Gastro-oesofageale reflux met gastrofaryngeale reflux:[4] [A] hierbij treedt een pathologische reflux van maagzuur op tot in de farynx, waarbij rode arytenoïden zichtbaar zijn. Gastrofaryngeale reflux gaat gepaard met keelschrapen (98,3%), voordurend niet-productief hoesten (96,6%), zuurbranden (95,7%), globusgevoel (94,9%), en heesheid (94,9%).[5]

Reinke-oedeem: een afwijking waarbij nagenoeg altijd beide stembanden sterk gezwollen zijn (figuur 5). De kleur is vaak grijs. Het komt vrijwel uitsluitend bij vrouwen voor en de patiënten zijn altijd forse rokers. Reinke-oedeem veroorzaakt een lage stem.[2] [C]

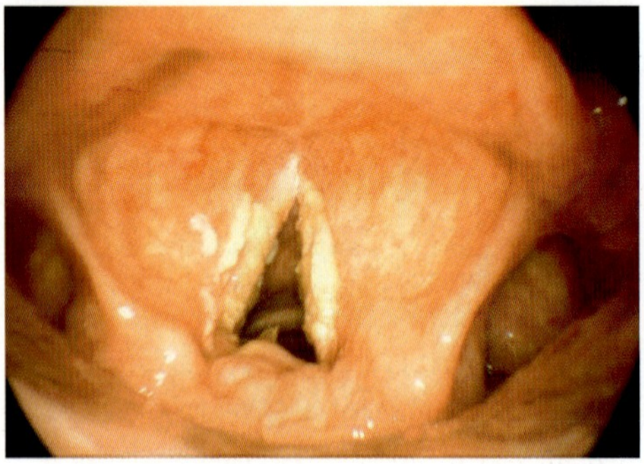

Figuur 4 Chronische laryngitis.

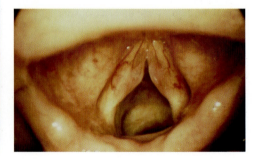

Figuur 5 Beeld van reinke-oedeem bij indirecte laryngoscopie.

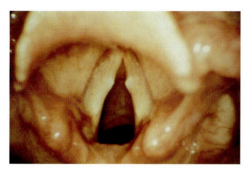

Figuur 6 Beeld van stembandknobbels bij indirecte laryngoscopie.

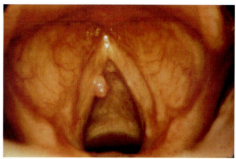

Figuur 7 Stembandpoliep.

Door intubatie
Ten gevolge van intubatie en laryngoscopie kan een arytenoïdluxatie of een stembandgranuloom optreden.

Door medicatie
Medicamenten zoals pulmonale sprays met corticosteroïden kunnen een candida-infectie geven

Afwijkingen van de stembanden zelf
Stembandnoduli (knobbels)
Stembandnoduli (knobbels), ook wel zangers- of schreeuwersnoduli genoemd, zijn zwellingen op de grens van voorste en middelste derde deel van meestal beide stembanden (figuur 6).[6] De oorzaak is niet geheel duidelijk, maar verkeerd stemgebruik en overbelasting van de stembanden spelen een rol.[7] Andere medische factoren, zoals infectie, allergie en reflux, hebben mogelijk ook invloed op het ontstaan van stembandnoduli.

Stembandpoliep
Poliepen op de stemband zijn meestal unilaterale zwellingen op de stemplooi (figuur 7), met brede basis of met een steel gefixeerd. Ze zijn vaak gelokaliseerd in het voorste deel van de stemplooi. Het oppervlak van de poliep is glad. Poliepen komen voor vanaf de puberteit tot op hoge leeftijd, meestal echter tussen de 20 en 50 jaar, vaker bij mannen dan bij vrouwen. Een van de belangrijkste oorzaken is luid schreeuwen.

Stembandcyste
Cysten zijn intra-epitheliale of submuceus gelegen zwellingen in de stembanden, die bleekwit doorschemeren. Cysten kunnen in aanleg aanwezig zijn (epidermoïdcyste), of geleidelijk ontstaan door ophoping van vocht (retentiecyste).[2]

Contactulcus of -granuloom
Een contactulcus is een ringvormige afwijking met een lichte ontstekingscomponent aan de mediale zijde van een van de stembanden, ter hoogte van het arytenoïd, ontstaan door een afwijking aan de andere zijde van de stemband (figuur 8). Een aantal factoren kan in het ontstaan een rol spelen, zoals verkeerd stemgebruik (bijvoorbeeld sergeantgranulomen), roken of gastrofaryngeale reflux.

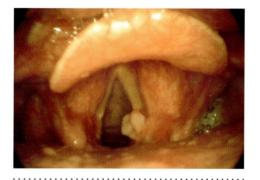

Figuur 8 Contactgranuloom.

Juveniel larynxpapilloom
Juveniel larynxpapilloom ontstaat waarschijnlijk op basis van een HPV-infectie. Het heeft een weke consistentie en komt vaak voor op verschillende locaties van de larynx. Het beeld is zeer karakte-

ristiek: wratachtige trosjes vooral op ware stembanden (figuur 9). Het kan leiden tot ademwegobstructie.

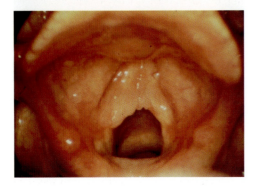

Figuur 9 Larynxpapilloom.

Granulomen
Granulomen zijn licht hyperemische, gelobde zwellingen op het dorsale gedeelte van de stembanden. De afwijkingen kunnen zowel enkel- als dubbelzijdig voorkomen. Onder de granulomen van de stembanden komt het intubatiegranuloom het meest voor. Zij verschillen van stembandknobbels vooral in lokalisatie, consistentie en grootte.

Larynxcarcinoom Van alle larynxcarcinomen gaat 66% uit van de stembanden (glottis), 30% van de supraglotticus en 4% van de subglotticus. Bij het glottis larynxcarcinoom is heesheid vrijwel altijd het eerste symptoom. Opvallend is dat keelpijn aanwezig kan zijn, uitstralend naar het oor als uiting van gerefereerde oorpijn. Ook slikklachten komen voor bij een larynxcarcinoom. Bij het supraglotticus larynxcarcinoom is globusgevoel of een kliermetastase in de hals het eerste teken. Bij het subglotticus carcinoom staat hoesten of benauwdheid op de voorgrond. Het larynxcarcinoom heeft geen karakteristiek aspect; het kan zich uiten als een verruceuze afwijking, een ulceratieve afwijking, leukoplakie of hyperkeratose (figuur 10). Biopsie geeft de diagnose. Veel roken en/of overmatig alcoholgebruik zijn de belangrijkste risicofactoren voor het ontstaan van deze maligniteit.[8] [A]

Verminderde beweeglijkheid van de stembanden
Een larynx(helft)verlamming ontstaat door parese/paralyse van de n. recurrens en/of de n. laryngeus superior, beide zijn takken van n. vagus. Tumoren, zoals bronchus-, pancoast- en oesofaguscarcinoom, kunnen als eerste symptoom paralyse van de n. recurrens veroorzaken. De halfzijdige uitval van de n. recurrens is een beruchte complicatie na (hemi)strumectomie. Een parese van uitsluitend de n. laryngeus superior veroorzaakt geen stembandstilstand, maar door uitval van de m. cricothyroideus ontstaat een tonusverlies van de betreffende stemband. Deze patiënten klagen erover dat ze de hoge tonen niet meer kunnen halen en geen lange zinnen kunnen uitspreken op één adem. Bij uitval van de n. recurrens of n. vagus bepaalt vooral de mogelijkheid van stembandsluiting tijdens fonatie de heesheid. Bij unilaterale uitval kan de goed functionerende stemband compensatoir stembandsluiting opleveren. De mogelijkheid om tot sluiting te komen houdt verband met de positie van de stilstaande stemband: mediaan, paramediaan, intermediaan of lateraal. Naarmate de stemband in een meer

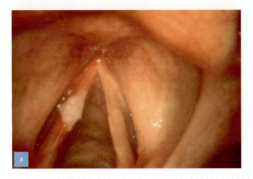
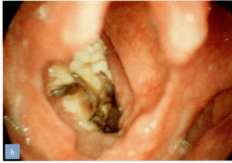

Figuur 10 a Klein carcinoom van de linker ware stemplooi. b Groot larynxcarcinoom links.

laterale positie stilstaat, is stembandsluiting, en dus ook een goede stem, problematischer. Indien de stembanden in paramediaanstand staan (bijna dicht) en de stembandstilstand is dubbelzijdig, staan dyspneu en stridor meer op de voorgrond en kan de stem vrijwel normaal klinken. Indien de stembanden meer in laterale positie staan, is weinig stemgeluid mogelijk. De patiënt kan tijdens hoesten de stembanden niet sluiten en er is kans op verslikken.[9,10] [C]

Bij M. Parkinson, ALS, MS en bij myasthenia gravis kunnen tremoren en paresen van de stembanden voorkomen.

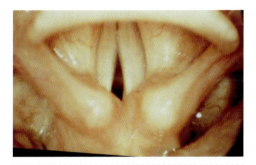

Figuur 11 Onvolledige sluiting glottis dorsaal.

5 Kansverdeling van diagnosen, invloed van leeftijd en geslacht

Uit registratieonderzoek in de huisartspraktijk is voor de contactreden hees, schor (klachten van de stem toegeschreven aan larynx of stembanden) een 'topvijf' van diagnosen gemaakt. Alle andere diagnosen die niet in de topvijf voorkomen (met een totale frequentie lager dan 10), zijn onder de overige 15% ondergebracht (tabel 2).[1]

De klacht heesheid waarmee patiënten bij de huisarts komen, is meestal een onderdeel van een luchtweginfectie die spontaan geneest. Chronisch recidiverende heesheid is bijna altijd het gevolg van benigne vormafwijkingen van de stembanden, in het bijzonder stembandknobbeltjes. De incidentie van larynxcarcinoom in Nederland is 5,0/100.000; dat wil zeggen dat circa 700 nieuwe gevallen per jaar gediagnosticeerd worden. Dit betekent dat een huisarts eenmaal in de acht jaar een patiënt met een larynxcarcinoom in zijn praktijk kan verwachten. Een keel-neus-oorarts zal per jaar twee patiënten met deze aandoening op zijn spreekuur zien. De ziekte treedt vooral op tussen het 50e en 70e levensjaar. De ziekte komt nog altijd veel meer voor bij mannen dan bij vrouwen (m : v = 7:1). Bij heesheid van patiënten die langer duurt dan drie weken, dient laryngoscopie plaats te vinden om een larynxcarcinoom uit te sluiten, volgens de recente richtlijn van het CBO.[11] Dit advies is niet leeftijdafhankelijk. In 2007 kwamen er geen larynxcarcinomen voor bij personen onder de 35 jaar.[12]

Bij de meeste patiënten die de huisarts bezoeken met klachten van recent ontstane heesheid, wordt een virale laryngitis of geen diagnose (klacht/symptoom van de stem) gesteld, zonder dat de larynx wordt bekeken. Wanneer de heesheid na twee tot drie weken weer over is, lijkt de hypothese van de huisarts juist en correct te zijn geweest, zonder dat de stembanden zijn geïnspecteerd. Heesheid heeft bij kinderen vaak met schreeuwgedrag te maken. Het ontstaan van heesheid hangt af van de stembelasting en de kwaliteit van het strottenhoofd. Bij 23% van de

Tabel 2	Einddiagnosen bij stemklachten in de huisartspraktijk (a-priorikansen in procenten per leeftijdsgroep).[1]							
	0-4	5-14	5-24	25-44	45-64	65-74	75+	totaal
geen diagnose	36	32	35	23	27	38	35	29
bovensteluchtweginfectie	30	32	26	29	28	26	25	27
acute laryngitis/tracheïtis	18	23	24	34	23	13	12	24
acute bronchitis/bronchiolitis	6	4	2		2	1	4	2
acute/chronische sinusitis				1	7	1		2
overige	10	9	13	13	13	21	24	15

kinderen met heesheid worden stembandknobbeltjes gevonden.[7] [A] Bij een ander deel van deze kinderen ziet men geen afwijkingen. Zeldzame oorzaken van heesheid bij kinderen zijn het juveniele larynxpapilloom en congenitale afwijkingen van de larynx, bijvoorbeeld vanaf na de geboorte een larynxweb. Reinke-oedeem wordt vaak gezien bij vrouwen (zij hebben kortere stembanden dus meer last van reinke-oedeem) tussen de 40 en 60 jaar, in combinatie met roken.[10] Chronische laryngitis komt veel voor op oudere leeftijd, vooral als gevolg van roken. Bij mannen in de zesde en zevende levensdecade komt het larynxcarcinoom frequent voor als oorzaak van heesheid. Bij vrouwen komt het larynxcarcinoom minder vaak voor.[8] Jaarlijks wordt bij 700 patiënten een larynxtumor vastgesteld.[13]

6 Betekenis van de voorgeschiedenis

Heesheid bij een operazangeres heeft een andere waarschijnlijkheidsdiagnose dan heesheid bij roken. Roken en overmatig alcoholgebruik geven een grotere kans op het ontstaan van chronische laryngitiden en maligne aandoeningen van de stembanden. Chronische longaandoeningen (astma, COPD) en medicijngebruik (corticosteroïdbevattende inhalatoren en daarmee schimmelinfectie van de stembanden) geven chronische irritatie en/of ontstekingvan de larynx. Na schildklierchirurgie kan een recurrens paralyse als complicatie optreden. Intubatie kan postoperatieve stembandbeschadiging veroorzaken.

7 Betekenis van de anamnese

Omdat heesheid meestal het gevolg is van virale infecties van de bovenste luchtwegen, vraagt men in eerste instantie naar klachten over koorts, hoesten, keelpijn, rinitis en rinosinusitis. Langdurige heesheid met een wisselend beloop bij zangers en leerkrachten wijst op verkeerd stemgebruik. Ook bij langdurige wisselende heesheid bij een kind zal eerder aan stembandknobbeltjes worden gedacht. Emoties kunnen verkeerd stemgebruik initiëren en heesheid doen ontstaan. Een langer dan drie weken bestaande heesheid, eventueel gecombineerd met keelpijn die uitstraalt naar het oor, vooral bij rokende mannen tussen 50 en 70 jaar, zijn alarmsymptomen voor het larynxcarcinoom.[5,10,14] [C] Slikklachten en hemoptoë verhogen de kans op een larynxcarcinoom als oorzaak voor de heesheid.

8 Betekenis van het lichamelijk onderzoek

Bij verdenking op een bovensteluchtweginfectie inspecteert men de neus en mond-keelholte. Bij vergrote halslymfeklieren is een infectieuze etiologie zeer waarschijnlijk, vooral bij een anamnese van koorts, hoesten, rinitis. Vergrote halslymfeklieren bij ouderen zouden kunnen wijzen op een maligniteit.

Tabel 3	Factoren van invloed op de diagnose bij heesheid.
bovensteluchtweginfectie	alle leeftijden
stembandknobbels	bij overbelasting (bijv. bij marktkooplui en kinderen die veel schreeuwen)
functioneel	bij somatoforme stoornissen
reinke-oedeem	bij rokende vrouwen van 40-60 jaar
schimmelinfectie	bij gebruik van corticosteroïdsprays
op basis van gastrofaryngeale reflux	meestal in combinatie met zuurbranden
stembandpoliep	meestal tussen de 20 en 50 jaar
stembandcyste	
granulomen	na intubatie
contactulcus	
juveniel larynxpapilloom	bij kinderen
larynxcarcinoom	bij rokende 50-plussers
recurrens parese	na (hemi)strumectomie bij bronchuscarcinoom/oesofaguscarcinoom (rokende 50-plussers)

Alarmsymptomen

Stemstoornis
- die langer dan drie weken bestaat
- bij een persoon ouder dan 35 jaar
- in combinatie met slikklachten
- in combinatie met hemoptoë
- in combinatie met pijn uitstralend naar het oor

9   Betekenis van eenvoudig aanvullend onderzoek

LARYNGOSCOPIE

De stembanden kunnen beoordeeld worden met indirecte of directe laryngoscopie.

Indirecte laryngoscopie

Zowel vorm- als bewegingsafwijkingen kunnen worden opgespoord door middel van indirecte laryngoscopie (kader, figuur 12). Een geoefend onderzoeker zal een zeer groot gedeelte van de larynx goed kunnen zien. Vooral de wurgreflex van patiënten kan de indirecte laryngoscopie onmogelijk/moeilijk maken.

Techniek indirecte laryngoscopie

De tong van de patiënt wordt iets uit de mond getrokken en vervolgens wordt een keelspiegel (doorsnee 1,5-2 cm) onder een hoek van 45 graden gebracht vlak voor het weke verhemelte, waarbij de steel van de keelspiegel rust in de laterale mondhoek. Om te voorkomen dat de keelspiegel beslaat, kan deze verwarmd worden, van tevoren met wat vloeibare zeep worden ingesmeerd of met een brillenschoonmaakdoekje worden ingewreven. Vraag de patiënt tijdens het invoeren te foneren (het liefst een hoge 'e' zoals in hek of een 'i' zoals in dier), waardoor de wurgreflex wordt onderdrukt en de larynx wordt gekanteld waardoor deze beter te beoordelen is. Op deze wijze wordt de larynx van bovenaf gespiegeld en is het verkregen beeld een spiegelbeeld van de werkelijkheid. Hierbij krijgt men een goed overzicht van de larynx inclusief het voorste gedeelte van de stembanden, zowel tijdens ademhalen als tijdens foneren, evenals van omliggende structuren als tongbasis, vallecula en sinus piriformis.

Directe laryngoscopie

Voor de directe laryngoscopie gebruikt men een fiberendoscoop. Deze wordt via de neus in de farynx geleid, waarbij de stembanden zowel tijdens het foneren als tijdens de ademhaling worden geobserveerd. Slijmvlieslaesies en mobiliteit van de stemplooien, met speciale aandacht voor symmetrie, hyper- en hypokinesie kunnen worden beoordeeld. Narcose is voor dit onderzoek niet noodzakelijk. Het grote voordeel is dat met deze techniek rustig gekeken kan worden zonder het opwekken van een wurgreflex. Ook kunnen slikstoornissen opgespoord worden: is bij inspectie de sinus piriformis gevuld met slijm/speeksel, dan is de kans op een slikstoornis groot.

Indien met behulp van de fiberendoscoop niet voldoende informatie kan worden verkregen, kan de larynx met een starre buis onder algehele narcose worden geïnspecteerd.[14]

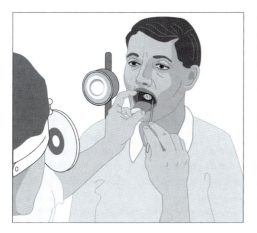

Figuur 12 De techniek van het stembandspiegelen (indirecte laryngoscopie).

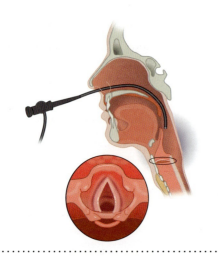

Figuur 13 Directe laryngoscopie.

10 Betekenis van complex aanvullend onderzoek

LARYNGOSTROBOSCOPIE

Bij laryngostroboscopie wordt het trillingspatroon van de stembandmucosa en de glottissluiting beoordeeld met een stroboscoop. Het voordeel van dit onderzoek is dat ook kleine laesies van de stemplooimucosa, zoals kleine noduli of poliepen, zichtbaar worden door een onvolledig trillingspatroon.

EEN PROEFBEHANDELING MET PROTONPOMPREMMER

Indien afwijkingen in de vorm een erytheem gezien worden bij laryngoscopie, is een proefbehandeling met een protonpompremmer gedurende twee maanden geïndiceerd. Indien de stemklachten en erytheem verdwijnen, is reflux als oorzaak zeer waarschijnlijk.

CT-SCAN VAN DE HALSREGIO

De CT-scan wordt gebruikt voor stadiëring van tumoren in het hoofd-halsgebied. De sensitiviteit bedraagt 60 tot 92% en de specificiteit 35 tot 85%.[14] [A] Het belangrijkste doel van CT is het bepalen van de optimale behandelingsstrategie en prognose. Het gebied boven de mandibula geeft echter meestal zoveel stralingsproblemen dat men de voorkeur geeft aan MRI.

MRI-SCAN

Ook de MRI-scan wordt gebruikt voor stadiëring van maligne tumoren in de hals. Voor de detectie van kliermetastasen van hoofd-halstumoren heeft deze een sensitiviteit van 60 tot 81% en een specificiteit 88 tot 97%.[14] [A] Belangrijkste doel van de MRI-scan is het bepalen van de prognose en de beste behandelingsstrategie.

BIOPSIE

Maligniteit dient uiteindelijk te worden vastgesteld door scopie met een biopt, waarmee de typering van de afwijking op grond van de PA wordt gemaakt.

11 Samenvatting

Klachten over de stem is voor 7 van de 1.000 patiënten per jaar een reden om hun huisarts te bezoeken. De stem is van groot belang voor de communicatie: boosheid, verdriet of blijdschap zijn allemaal in de stem te horen. Stemstoornissen kunnen het functioneren ernstig belemmeren, vooral bij mensen die voor hun beroep afhankelijk zijn van hun stem (leerkrachten, zangers). De oorzaken van stemstoornissen kunnen variëren van verkeerd gebruik van de stembanden, virale infecties, stembandknobbeltjes tot maligniteit. Bij het gelijktijdig optreden van verkoudheid en koorts is een infectieuze oorzaak waarschijnlijker. Uit gegevens in de huisartspraktijk blijkt dat bij 85% van de patiënten die de huisarts bezoeken met klachten over hun stem, sprake is van een virale of functionele oorzaak. Bij heesheid die langer dan drie weken bestaat en bij rokende patiënten ouder dan 50 jaar, staat een maligniteit van de larynx hoog in de differentiële diagnose.

Voorgeschiedenis, anamnese, leeftijd, beroep, medicatie, roken en duur van klachten zijn alle belangrijke elementen voor het stellen van een diagnose. Indien de heesheid langer dan drie weken duurt, is laryngoscopie aangewezen vanwege de kans op een maligniteit. De huisarts kan zelf indirecte laryngoscopie uitvoeren, mits hij daarin goed getraind is. Indien het beeld niet volledig is, of de huisarts geen indirecte laryngoscopie kan toepassen, is laryngoscopie door de kno-arts aangewezen.

Literatuur

1. Okkes IM, Oskam SK, Lamberts H. Van klacht naar diagnose. Bussum: Coutinho, 1998.
2. Schutte HK, Goorhuis-Brouwer SM. Handboek klinische stem-, spraak-, en taalpathologie. Amersfoort/Leuven: Acco, 1992.
3. Wilson JA, Diary IJ, Scott S, Mackenzie K. Functional dysphony. BMJ 1995;311:1039-40.
4. Smit CF, Leeuwen JAMJ van, Mathus-Vliegen LMH, Devriese PP, Semin A, Tan J, Schouwenburg PF. Gastropharyngeal and gastroesophageal reflux, globus and hoarseness. Archives of Otolaryngology, Head & Neck Surgery 2000;126:827-30.
5. Remacle M, Lawson G. Diagnosis and management of laryngopharyngeal reflux disease. Curr Opin Otolaryngol Head Neck Surg 2006 Jun;14(3):143-9.
6. Dettelbach M, Eibling DE, Johnson JT. Hoarseness, from viral laryngitis to glottic cancer. Postgraduate medicine 1994;95:143-54.
7. Pedersen M, Clachan J. Surgical versus non-surgical interventions for vocal cord nodules. The Cochrane Library, Issue 1. Oxford: Update Software, 2001.
8. Jones AS. The history, aetiology and epidemiology of laryngeal carcinoma. Clin Otolaryngol 2001;26:442-6.
9. Mazel JA, Drijber NW, Flikweert S, Zanten ME van. Met het oog op de stembanden: huisarts en heesheid. Ned Tijdschr Geneeskd 2001;145(21):985-9.
10. Costa da SP, Gerritsma EJ. Stem- en spraakstoornissen. Bijblijven 1992;4 (mei).
11. Hordijk GJ, Kaanders JHAM. CBO-richtlijn 'Larynxcarcinoom'. Utrecht: CBO, 2010 (www.cbo.nl/Downloads/285/rl_larynxc_08.pdf).
12. Kankerregistratie in Nederland 2007 (www.ikc.nl).
13. Head- and necktumors in the Netherlands 1990-1995. Utrecht: Vereniging voor Integrale Kankercentra, 1998.
14. Diagnostisch kompas 2003. Amstelveen: College voor zorgverzekeringen.

Visusdaling, acute

O.J.M. Lackamp

1 Inleiding

Onder een acute visusdaling wordt verstaan: een gezichtsvermindering tot 0,1 of minder, die in enkele uren tot dagen ontstaat. Voor dit hoofdstuk wordt uitgegaan van de acute visusdaling waarbij geen andere symptomen (bijv. pijn, roodheid, verlamming) op de voorgrond staan, en waarbij geen trauma heeft plaatsgevonden. Acuut glaucoom wordt hier dus niet besproken.

> Veel van de gegevens in dit hoofdstuk zijn afkomstig uit het boek *Oogheelkunde* (reeks Praktische huisartsgeneeskunde), door J.S. Stilma en Th.B. Voorn (red), Houten: Bohn Stafleu van Loghum, 2008.

2 De klacht in de bevolking

Het komt niet vaak voor dat iemand plotseling niets meer ziet (met één oog). Cijfers zijn niet bekend.[1] De uitval kan worden voorafgegaan door lichtflitsen of een vlek voor het oog. Meestal zijn er geen voortekenen. Een enkele keer wordt de uitval pas door de patiënt opgemerkt als toevallig het andere oog wordt afgedekt. Het alarmerende karakter van de klacht maakt deze tot een belangrijk probleem voor patiënt en arts. De patiënt wil weten wat er aan de hand is, maar ook wat de prognose is. Voor de arts is het van belang te weten hoe snel moet worden ingegrepen om de schade te beperken of erger te voorkomen.

3 De eerste presentatie bij de dokter

De klacht acute visusdaling wordt niet expliciet in registratiesystemen van huisartsen en oogartsen vermeld. Een indicatie van de incidentie vormt de registratie van de klacht met de code voor blindheid en visusvermindering. Daarbij gaat het om 0,1 tot 0,3 per 1.000 patiënten per jaar (zie figuur 1).[1,2] Opvallend is dat het een aandoening is die ouderen treft. Dit cijfer komt wel overeen met de vermelding van de diagnose 'blindheid' op de probleemlijst door huisartsen. Daarbij wordt een prevalentie van 1,2/1.000 gevonden, waarbij in een kwart van de gevallen de omschrijving een diagnose vermeldt die past bij acute visusdaling, zoals in dit hoofdstuk wordt beschreven.[3]

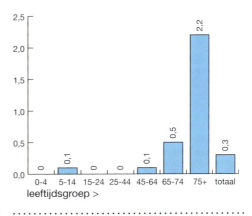

Figuur 1 Incidentie van de klacht blindheid en visusvermindering aan het begin van een episode in de huisartspraktijk, per 1.000 patiënten per jaar.[2]

4 Pathofysiologie en differentiële diagnose

De (patho)fysiologie en anatomie van het oog worden beschreven en geïllustreerd in het hoofdstuk *Visusdaling, geleidelijke*. Pijnloze acute visusdaling wordt vooral veroorzaakt door stoornissen in de bloedvoorziening van het oog, loslating van glasvocht en retina, en afwijkingen van de n. opticus.

De arteria centralis retinae voorziet de retina van bloed; de ciliaire arteriën verzorgen de bloedvoorziening van de choroidea en de papil. Alle toevoer van bloed naar het oog vindt plaats door de a. ophthalmica; dit is een tak van de a. carotis interna.

INDELING NAAR ANATOMIE, VANAF DE CORNEA NAAR DE OCCIPITALE SCHORS

Glasvochtbloeding
Glasvochtbloeding ontstaat door bloedverlies uit de vaten van choroidea, retina of corpus ciliare en veroorzaakt een acute visusdaling. Soms kan de patiënt nog wel wat zien, maar kijkt dan tussen zwarte vlekken door. De oorzaak kan systemisch zijn (proliferatieve retinopathie bij diabetes, hypertensie, antistolling), maar ook een afwijking in het oog zelf.

Snel onderzoek is vooral nodig om na te gaan of er niet ook een netvliesloslating bestaat. Er kan spontaan herstel optreden in de loop van enkele maanden.

Netvliesloslating
Bij een netvliesloslating (ablatio retinae) treedt er een splijting op tussen het neurosensore (binnenste) deel van de retina en het onderliggende pigmentepitheel, waardoor er acuut een verlies van gezichtsscherpte en gezichtsveld ontstaat. Er zijn allerlei oogheelkundige afwijkingen met invloed op de drukverhoudingen binnen het oog, die predisponeren voor het ontstaan van scheuren in het netvlies. Toch is het een zelden voorkomende aandoening, die wel een snelle – dezelfde dag! – interventie vereist. Risicofactoren zijn vooral hoge (> 8D) myopie en voorafgaande cataractoperatie.

Bij vroege herkenning is vaak nog behandeling met lasercoagulatie mogelijk. Als er al vocht onder de retina is gekomen, is de therapie veel ingrijpender. De behandeling vindt plaats in gespecialiseerde centra. Als niet behandeld wordt, kan de patiënt alleen nog licht en donker onderscheiden.[4]

Afsluiting van arteria centralis retinae
Meestal is een embolie de oorzaak van een afsluiting van de a. centralis retinae. Er ontstaat een acute, niet-pijnlijke visusdaling van het oog. De visusdaling treedt van het ene op andere moment op. In enkele gevallen wordt deze voorafgegaan door amaurosis fugax. Soms wordt de patiënt ermee wakker. Betreft het een tak van de arterie, dan is de visusdaling beperkt tot een deel van het gezichtsveld.

De onderliggende oorzaak is algemeen vaatlijden, vaak boezemfibrilleren en/of hypertensie.

Er dient met spoed (binnen acht uur) gediagnosticeerd te worden, omdat behandeling dan nog succesvol kan zijn, hoewel die kans heel klein is. Doel van de behandeling is de embolus verder naar perifeer te laten doorschieten door de oogdruk snel te laten dalen.

Indien de visusdaling samenhangt met reuscelarteriitis (arteriitis temporalis, polymyalgia rheumatica), is snelle behandeling met corticosteroïden nodig om uitbreiding van het proces te voorkomen, vooral om schade aan het andere oog te voorkomen. De ontsteking kan zich ook uitbreiden naar hart en hersenen.[5]

Afsluiting van de vena centralis retinae
Bij afsluiting van de v. centralis retinae ontstaat een visusdaling die geleidelijk kan toenemen in de loop van enkele dagen. Wanneer het een tak betreft, is de visusdaling soms gering, afhankelijk van de plaats van afsluiting. Er zijn ischemische en niet-ischemische vormen (bijvoorbeeld als gevolg van compressie); de laatste hebben een betere prognose.

Ook hier is er geen behandeling die tot herstel leidt, maar is behandeling vooral gericht op bestrijding van oorzaken. Bij zowel de arteriële als de veneuze afsluiting bestaat vaak diabetes en/of hypertensie. Controle is in alle gevallen belangrijk, vooral met het oog op latere complicaties zoals vaatnieuwvorming en glaucoom.

Amaurosis fugax
Amaurosis fugax is een vluchtige totale blindheid van één oog. Soms is de uitval gedeeltelijk, of

begint met het zien van vlekken. De uitval ontstaat plotseling, duurt seconden tot minuten en herstelt volledig. Dit wordt beschouwd als een TIA in het stroomgebied van de a. carotis interna en wordt veroorzaakt door micro-emboliëen of vaatspasmen. Verder onderzoek naar de onderliggende oorzaak (boezemfibrilleren, stenose van de a. carotis) dient snel plaats te vinden. Het beleid is zoals gebruikelijk bij TIA.[6]

Ischemische opticusneuropathie
Ischemische opticusneuropathie is een infarct in het voorste gedeelte van de n. opticus, ook anterieure ischemische opticusneuropathie (AION) genoemd.

Het kan een gevolg zijn van afsluiting van de a. centralis retinae of van kleine arteriolen die de n. opticus van bloed voorzien. Herstel is zeldzaam. Het beleid is hetzelfde als bij afsluiting van de a. centralis retinae.

Neuritis van de n. opticus (neuritis retrobulbaris en papillitis)
Neuritis van de n. opticus is een ontsteking die het gevolg kan zijn van een virusziekte, demyelinisatie, bijwerkingen van medicatie (tuberculostatica!), bestraling of chemische invloeden. Vaak wordt echter geen oorzaak gevonden.

Een speciale vorm is de *papillitis*, een lokale ontsteking waarbij papiloedeem optreedt.

De visus daalt in enkele dagen tot vrijwel nul. De ontsteking wordt vaak voorafgegaan door een centraal scotoom. Bij onderzoek van het oog worden geen afwijkingen gevonden ('de patiënt ziet niets en de dokter ook niet'). Wel kan de diagnose gesteld worden bij onderzoek van de pupilreactie. Er is meestal spontaan herstel.

Verder onderzoek heeft therapeutisch nauwelijks consequenties en hoeft dus niet met spoed plaats te vinden. Is de ontsteking gelokaliseerd achter de oogbol, dan spreekt men van *neuritis retrobulbaris*. De bewegingen van het oog zijn dan vaak pijnlijk. Dit kan het beginsymptoom zijn van multipele sclerose, maar kan ook voorkomen in het verloop van de ziekte. Over het algemeen neemt de kans op MS met afwijkingen op de MRI na neuritis retrobulbaris geleidelijk toe in de loop van jaren, tot ruim 40% na tien jaar. Het betreft overigens meestal milde vormen.[7]

Hemianopsie door cerebrovasculair accident
Bij een laesie in de tractus opticus of in de pariëto-occipitale schors ontstaat een gezichtsvelddefect. Bij een laesie in de tractus opticus is vaak ook het centrale zien uitgevallen. Bij laesies in de occipitale schors is het centrale zien meestal intact en merkt de patiënt het defect niet op. (Zie voor informatie over de relatie tussen laesie en gezichtsvelddefect figuur 3 van het hoofdstuk *Visusdaling, geleidelijke*.)

Blindheid als conversie
Blindheid als conversie is een zeldzame aandoening die ook bij kinderen kan optreden. Als iemand verdacht wordt van psychogene blindheid, kan men eerst eenvoudig onderzoek doen. Wanneer knipperreflexen optreden als de onderzoeker zijn handen snel voor het oog beweegt en als de pupilreflexen normaal zijn, neemt het vermoeden hierop toe. Bij verder onderzoek worden geen afwijkingen gevonden en is ook dikwijls sprake van inconsistenties. Deze aandoening wordt hier verder niet besproken.

5 Kansverdeling van diagnosen

De verdeling van oorzaken bij de klacht acute visusdaling bij de huisarts en oogarts is niet bekend.

Van netvliesloslating is wel bekend dat het bij 1/10.000 mensen per jaar voorkomt[1] (in een gemiddelde oogheelkundige praktijk vier tot vijf gevallen per jaar).[8] Meer cijfers zijn niet beschikbaar.

De *leeftijd* is een belangrijk gegeven.

Netvliesloslating kan op elke leeftijd optreden. Tussen 20 en 40 jaar komt neuritis retrobulbaris het meest voor. Boven de 40 jaar, en vooral bij ouderen, glasvochtbloeding en vaatafsluitingen in de retina.[9]

6 Betekenis van de voorgeschiedenis

FAMILIE

Alleen netvliesloslating vertoont een familiair voorkomen.

Tabel 1	De geschatte kans op voorkomen van aandoeningen die een acute visusdaling veroorzaken.	
glasvochtbloeding		s
netvliesloslating		s
afsluiting van arteria centralis retinae		s
afsluiting van de vena centralis retinae		s
amaurosis fugax		v
ischemische opticusneuropathie		z
neuritis van de n. opticus (neuritis retrobulbaris en papillitis)		z
hemianopsie door cerebrovasculair accident		s
blindheid als conversie		z

v = vaak oorzaak van de klacht acute visusdaling in de huisartspraktijk;
s = soms;
z = zelden.
Schuingedrukte afwijkingen dienen te worden uitgesloten.

OOGHEELKUNDIGE VOORGESCHIEDENIS

Na cataractoperaties is er een duidelijk verhoogd risico op netvliesloslating (1-3%).[10]

Ook bij hoge myopie is het risico op netvliesloslating verhoogd.

Bij verhoogde oogdruk is er een grotere kans op trombose van de v. centralis retinae.[4]

RISICOFACTOREN

Bij hypertensie, hypercholesterolemie en diabetes bestaat een verhoogd risico op alle vaatafwijkingen, dus ook die in het oog, en op glasvochtbloeding.

Arteriitis temporalis en polymyalgia rheumatica leiden tot een verhoogd risico op afsluiting van de a. centralis retinae.

Bij patiënten met multipele sclerose treedt een passagère neuritis retrobulbaris bij 30% op in het verloop van de ziekte.

MEDICATIE

Bij ontregeling van de antistolling is er een verhoogde kans op glasvochtbloeding. Visusdaling kan ook het gevolg zijn van bijwerking van medicatie, bijvoorbeeld tuberculostatica.

7 Betekenis van de anamnese

Alarmsymptomen

in principe vereist een acute visusdaling altijd een acute verwijzing naar een oogarts of neuroloog voor verdere diagnostiek, tenzij de arts er zeker van is dat conversie de oorzaak is

- Betreft het één of beide ogen?

    Als het beide ogen betreft, is een oogaandoening zeer onwaarschijnlijk. Dan wordt het probleem veroorzaakt op het niveau van het chiasma of in het hersenweefsel.[5]
- Hoe acuut trad blindheid op?

    Het verloop van de visusdaling geeft belangrijke informatie over de mogelijke oorzaak.

    Een amaurosis fugax duurt in het totaal enkele seconden tot minuten.

    Een arteriële afsluiting, glasvochtbloeding – en soms ook een netvliesloslating – ontstaat in enkele minuten.

    Bij netvliesloslating en neuritis retrobulbaris is het beloop meestal in enkele uren tot dagen progressief.

    Als de visusdaling geleidelijk in de loop van dagen plaatsvindt, is trombose van de v. centralis retinae het meest waarschijnlijk.
- Waren er voortekenen?

    Bij lichtflitsen is een netvliesloslating het meest waarschijnlijk.

    Een 'gordijn dat dichtgaat', of 'een berg die oprijst' wijst op gezichtsvelduitval en is een alarmsymptoom dat ook bij netvliesloslating past.

    Bij amaurosis fugax kan de patiënt een gordijn zien dat 'naar beneden zakt'.

    Soms kan het zien van zwarte vlekken het eerste symptoom zijn van een glasvochtbloeding.

    Het zien van een scotoom past bij neuritis van de n. opticus.
- Zijn er begeleidende verschijnselen?

    Lichte pijn achter oog tijdens bewegen ervan past bij neuritis retrobulbaris.

Is er tevens hoofdpijn, vooral eenzijdig, dan moet aan arteriitis temporalis gedacht worden.

8 Betekenis van het lichamelijk onderzoek

Bij een niet-pijnlijke acute visusdaling zijn er aan het oog uitwendig geen afwijkingen te zien.

PUPILREACTIE

De directe pupilreactie (snelle pupilvernauwing bij extra licht) is afwezig of vertraagd bij arteriële en veneuze vaatafsluitingen, en intact bij ablatio retinae en glasvochtbloeding.

Het afferente pupildefect is bij neuritis van de n. opticus gestoord. De pupillen zijn dan bij normale belichting gelijk. Bij belichting van het gezonde oog worden beide pupillen nauw, bij afdekken van het gezonde oog worden beide pupillen wijd. Bij belichting van het niet-ziende oog ontstaat beiderzijds pupilverwijding. (Dit wordt ook het *swinging flashlight* fenomeen of de pupilreactie volgens Marcus Gunn genoemd.)

FUNDUSREFLEX

Door op ca. 30 cm afstand van de patiënt het oog te belichten, liefst bij een verwijde pupil, kan de fundusreflex beoordeeld worden. Bij een normaal oog zal deze egaal rood oplichten (figuur 3).

Bij neuritis optica en vaatafsluitingen in het oog is dat ook nog het geval.

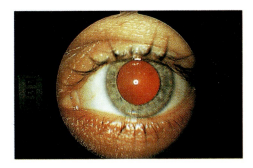

Figuur 2 De rode retinareflex wordt ongehinderd weerkaatst, geen lenstroebeling.

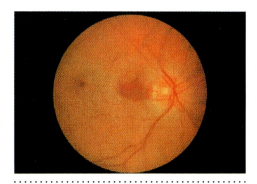

Figuur 3 Afsluiting tak van de vena centralis retinae.

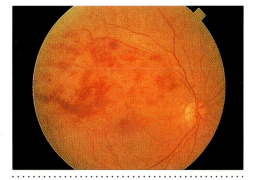

Figuur 4 Volledige veneuze afsluiting.

De volgende afwijkingen van de fundusreflex kunnen gezien worden bij acute visusdaling. Bij glasvochtbloeding blijft de pupil zwart. Bij een beginnende glasvochtbloeding worden soms beweeglijke zwarte vlekken op een rode achtergrond gezien.

Rood met grijs komt voor bij ablatio retinae. Bij veneuze afsluiting is er een vlekkerig rood beeld (zie figuur 4).

GEZICHTSVELDBEPALING MET DE METHODE VAN DONDERS

Bij verdenking op netvliesloslating kan door een gezichtsveldbepaling met de methode van Donders een redelijke indruk over de uitval worden verkregen. Ook levert dit onderzoek informatie op bij verdenking op hemianopsie.

Tabel 2	Hoe zijn de verschillende aandoeningen te herkennen?					
	arteriële afsluiting	ablatio retinae	veneuze afsluiting	glasvocht-bloeding	amaurosis fugax	neuritis optica
duur van ontstaan	acuut	uren-dagen	enkele dagen	acuut	seconden tot minuten en herstel	uren-dagen
pupilreacties	afwezig	normaal	vertraagd	normaal	vertraagd	afferent pupildefect
fundusreflex extra gegeven	rood/grijs	grijs/rood, vaak met lichtflitsen, gordijn	rood	zwart, soms zwarte vlekken	rood	rood
voorgeschiedenis	hypertensie DM	myopie/afakie	hypertensie DM	hypertensie DM, antistolling	hypertensie DM, atriumfibrilleren	soms neurologische symptomen

9 Betekenis van eenvoudig aanvullend onderzoek

VISUSONDERZOEK

Uiteraard dient altijd visusonderzoek plaats te vinden bij acute visusdaling. Zie voor een uitleg hiervan het hoofdstuk *Visusdaling, geleidelijke*.

Bij acute visusdaling is de bovenste regel van de Snellenkaart niet meer te lezen (visus minder dan 0,1 of 0). Dan kan men nog een indruk krijgen over de restvisus door vingers te laten tellen op 1 m afstand (visus 1/60) en als zelfs die niet meer onderscheiden worden, kan men vragen of bewegingen van de hand op 1 m gezien worden (1/300).

FUNDOSCOPIE

> **Techniek van de directe fundoscopie**
>
> De onderzoeker zit tegenover de patiënt. De patiënt fixeert de blik op een punt achter de schouder van de onderzoeker. Met behulp van de fundoscoop wordt een lichtbundel uit het oog van de patiënt teruggekaatst naar het oog van de onderzoeker.
> - De kamer moet schemerdonker zijn.
> - Om de fundus goed te beoordelen, is het beter de pupil te verwijden met een mydriaticum (mits er geen contra-indicaties zijn zoals acuut glaucoom of hypermetropie (4D)).
> - Oogspiegel (van de Heinemeter) op fundus (F)-stand.
> - Zo nodig refractieafwijking van patiënt en arts corrigeren met opgetelde correctie door middel van de lensjesschijf.
> - Het rechteroog van de patiënt bekijken met het rechteroog van de onderzoeker en links met links.
> - Bij de papil beginnen.
> - Hoe dichter bij de patiënt, hoe beter het beeld.

Bij afsluiting a. centralis retinae: een witgrijze retina met rode macula, de arteriën zijn nauw.

Bij trombose van v. centralis: gestuwde venen en bloedingen.

Bij netvliesloslating: rood oplichtende defecten in de retina en een geplooid aspect van het netvlies.

Bij ontsteking van de papil: nauwe arteriën en gestuwde venen.

AMSLERKAARTJE

Het amslerkaartje (zie figuur 6 in het hoofdstuk *Visusdaling, geleidelijke*) kan nuttig zijn, omdat een patiënt met neuritis optica een centraal scotoom kan aangeven. Als er een acute visusdaling optreedt, is dat stadium echter meestal al gepasseerd.

GEZICHTSVELDONDERZOEK

(Zie voor de techniek van het gezichtsveldonderzoek volgens de methode van Donders het hoofdstuk *Visusdaling, geleidelijke*.)

Het gezichtsveld is gedeeltelijk afwijkend bij (beginnende) ablatio en papillitis, en niet te bepalen bij arteriële afsluiting en glasvochtbloeding.

KLEURENZIEN

Bij een neuropathie van de n. opticus is het kleurenzien verstoord. Door een klein rood voorwerp aan beide ogen afzonderlijk te tonen, blijkt dat het oog met de neuritis de rode kleur veel minder uitgesproken of zelfs helemaal niet waarneemt.[11]

OVERIG AANVULLEND ONDERZOEK

Meten van bloeddruk en pols en auscultatie van het hart – om atriumfibrilleren op te sporen – en auscultatie van de a. carotis dienen plaats te vinden bij verdenking op vaatafsluiting en bij amaurosis fugax.

Bij verdenking op arteriitis temporalis levert een BSE een bijdrage aan de diagnostiek; deze is dan sterk verhoogd tot 80-100 mm.

10 Betekenis van complex aanvullend onderzoek

In alle gevallen van acute visusdaling zal uitgebreid onderzoek met spleetlamp en indirecte fundoscopie moeten plaatsvinden.

(Zie voor indirecte fundoscopie het hoofdstuk *Visusdaling, geleidelijke*.)

ULTRASONOGRAFIE

Met deze methode kan nagegaan worden of bij glasvochtloslating ook netvliesloslating is opgetreden. In dat geval is met fundoscopie het netvlies in het algemeen niet te beoordelen.[12]

FLUORESCENTIEANGIOGRAM

Door intraveneuze injectie van fluoresceïne kunnen de capillaire vaten van de retina in beeld worden gebracht. Bij veneuze trombose kan zo onderscheid worden gemaakt tussen ischemische en niet-ischemische vormen.

MRI

Bij neuritis optica kan een MRI nuttig zijn. Wanneer daarop geen afwijkingen worden gevonden die passen bij multipele sclerose, is de kans dat de patiënt de ziekte zal krijgen zeer klein.

11 Samenvatting

De klacht acute visusdaling komt zelden voor, maar is zo bedreigend dat de arts in staat moet zijn snel te onderkennen wat er aan de hand is. Iemand met een acute arteriële afsluiting moet binnen zes tot acht uur uitgebreid gediagnosticeerd en behandeld worden. Bij netvliesloslating, glasvochtbloeding en veneuze trombose moet binnen één dag behandeling plaatsvinden. Met behulp van kennis over ziekteduur en onderzoek van visus, fundusreflex en pupilreacties is diagnostiek van deze aandoeningen goed mogelijk.

Literatuur

1. Linden MW van der, Westert GP, Bakker DH de, Schellevis FG. Tweede Nationale Studie naar ziekten en verrichtingen in de huisartspraktijk: klachten en aandoeningen in de bevolking en in de huisartspraktijk. Utrecht/Bilthoven: Nivel/RIVM, 2004.
2. Okkes IM, Oskam SK, Lamberts H. Van klacht naar diagnose. Bussum: Coutinho, 1998.
3. Registratie van het huisartsennetwerk van de afdeling Huisartsgeneeskunde AMC-UvA (HAG-net-AMC), 2003.
4. Ghazi NG, Green WR. Pathology and pathogenesis of retinal detachment. Eye 2002;16: 411-21.
5. Dinowitz M, Leen JS, et al. Sudden painless visual loss. Surv Ophtalmol 2001;46(2):143-8.
6. Donders RC, Kapelle LJ et al. How do general practitioners diagnose and manage patients with transient monocular loss of vision of sudden onset? J Neurol 1999;246:1145-50.
7. Ghezzi A, Martinelli V, Torri V, et al. Long-term follow-up of isolated optic neuritis: the risk of developing multiple sclerosis, its outcome, and the prognostic role of paraclinical tests. J Neur 1999; 246(9):770-5.
8. Stilma JS, Voorn ThB. Oogheelkunde (reeks Praktische huisartsgeneeskunde). Houten: Bohn Stafleu van Loghum, 2008.

9 Stilma JS. Alarmsymptomen in de oogheelkunde. Ned Tijdschr Geneeskd 1987;131:2249-51.
10 Banker AS, Freeman WR. Retinal detachment. Ophthalmol Clin North Am 2001;14(4):695-704.
11 Goold L, Durkin S, Crompton J. Sudden loss of vision – history and examination. Aust Fam Physician 2009 Oct;38(10):764-7.
12 Shinar Z, Chan L, Orlinsky M. Use of ocular ultrasound for the evaluation of retinal detachment. J Emerg Med 2009 Jul 20.

22 Visusdaling, geleidelijke

O.J.M. Lackamp

1 Inleiding

Slechter zien kan veel betekenissen hebben: minder scherp of wazig zien, dubbel zien, gedeeltelijk niet zien of andere dingen zien. Minder goed kunnen zien komt vaak voor.[1] Voor zover het een probleem betreft dat met behulp van een bril of contactlenzen is op te lossen, wordt het niet als een gezondheidsprobleem beschouwd. Huisartsen vermelden refractieafwijkingen alleen in uitzonderlijke gevallen op de probleemlijst.[2]

Slecht zien kan vergaande consequenties hebben voor de kwaliteit van leven. Veel ouderen ervaren het als een groot gemis wanneer lezen en televisiekijken niet goed meer mogelijk zijn en ze voor veel zaken op hulp van anderen zijn aangewezen.

De klacht slechter zien is zeker niet synoniem aan de objectief aan te tonen visusstoornis. Bij veel oogaandoeningen die gepaard gaan met een verslechtering van het gezichtsvermogen, merken mensen zelf aanvankelijk vaak niets. Dat kan komen doordat het gezichtsvermogen heel langzaam afneemt, of pas klachten geeft als het centrale zien gestoord is. Dit laatste is bijvoorbeeld het geval bij chronisch glaucoom en bij retinopathie. Daarom wordt ernaar gestreefd deze aandoeningen in een vroeg, klachtenvrij stadium op te sporen, zodat voorkomen wordt dat slechtziendheid of blindheid ontstaat.

Jonge kinderen klagen niet over slecht zien. Naar visusstoornissen bij kinderen wordt gericht onderzoek gedaan op het consultatiebureau: opsporen van aangeboren oogafwijkingen en latent strabisme om amblyopie te voorkomen. Bij mensen met een verstandelijke handicap (vooral bij het syndroom van Down) komen visusstoornissen in veel hogere frequentie voor dan in de rest van de bevolking. Ook deze mensen brengen de klacht meestal niet zelf naar voren. Gericht onderzoek hiernaar wordt sterk aanbevolen.[3]

Voor dit hoofdstuk gaan we uit van de patiënt die zich presenteert met de klacht slechter zien, waarbij geen andere klachten, zoals pijn in en roodheid van het oog op de voorgrond staan (zie daarvoor het hoofdstuk *Rood oog*). Onder geleidelijke visusdaling wordt verstaan: een vermindering van gezichtsscherpte van één of beide ogen in de loop van maanden tot jaren.

Slechter zien als gevolg van bekende problemen, bijvoorbeeld strabismus, trauma, ziekte (diabetes) en operatie, wordt hier buiten beschouwing gelaten.

Veel van de gegevens in dit hoofdstuk zijn afkomstig uit het boek *Oogheelkunde* (reeks Praktische huisartsgeneeskunde), door J.S. Stilma en Th.B. Voorn (red), Houten: Bohn Stafleu van Loghum, 2008.

2 De klacht in de bevolking

Over de klacht 'slechter zien' in de bevolking zijn geen cijfers te vinden. Wel zijn er gegevens over slechtziendheid of visuele functiestoornissen. Deze berusten op schattingen. Zo wordt aangenomen dat er in Nederland 6.000.000 mensen zijn met een refractieafwijking.[1] Dat zou betekenen dat circa twee van de vijf mensen een refractieafwijking hebben.

Een aantal oogaandoeningen die tot visusvermindering leiden, komt vooral op oudere leeftijd voor. Deze hebben een negatieve invloed op de zelfredzaamheid en vergroten tevens het risico op vallen en andere ongelukken. De kwaliteit van leven is vaak ernstig aangetast, vooral bij mensen die lijden aan leeftijdsgebonden maculadegeneratie. Hulpverleners beseffen dit vaak onvoldoende.[4]

In de Tweede Nationale Studie worden klachten van slecht zien niet gerapporteerd.[5] In een Brits onderzoek naar het vóórkomen van visusstoornissen bij mensen boven de 75 jaar werd bij 20% van de mensen een binoculair gemeten visus van < 0,5 gevonden. Significant meer vrouwen hadden een slechte visus. Bijna 7% van de mensen ouder dan 90 jaar was blind.[6]

Op basis van bevolkingsonderzoek wordt in Nederland voor leeftijdgebonden maculadegeneratie een prevalentiecijfer van 3,8/1.000 gevonden.[7] Bij een epidemiologisch onderzoek in Rotterdam werd echter een veel lager cijfer gevonden, namelijk 1,7/1.000.[8] Het aantal mensen dat cataract heeft wordt afgeleid van degenen die bij de huisarts bekend zijn, en dan komt men op een prevalentiecijfer van ruim 12/1.000.

Cijfers over het vóórkomen van glaucoom en retinopathie geven geen inzicht in hoeverre deze aandoeningen al tot een visusstoornis geleid hebben.

3   De eerste presentatie bij de dokter

De incidentie van klachten over slecht zien in de huisartspraktijk is vrij laag. Veel mensen gaan direct naar de opticien of oogarts. Ook voor het aanschaffen van een leesbril op middelbare leeftijd consulteren mensen slechts zelden de huisarts. Wel is er een duidelijke toename van de klachten op oudere leeftijd (zie figuur 1).

Ouders van kinderen kunnen naar de huisarts gaan, omdat ze vermoeden dat hun kind minder goed ziet of met de vraag of hun kind misschien een bril nodig heeft, omdat het last van hoofdpijn heeft. Ook kan een arts het verzoek krijgen van ouders en verzorgers die zich ervan bewust zijn dat dit probleem vaak voorkomt, om onderzoek te doen naar het gezichtsvermogen van mensen met een verstandelijke handicap.

Voor mensen met een geleidelijke visusdaling is het van belang dat de huisarts onderscheid kan maken tussen degenen die naar de oogarts verwezen moeten worden en degenen die naar de opticien of optometrist verwezen kunnen worden.[9]

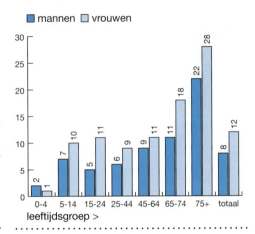

Figuur 1 Incidentie van de klacht andere problemen met zien, waaronder minder scherp zien, aan het begin van een episode in de huisartspraktijk, per 1.000 patiënten per jaar.[10]

4   Pathofysiologie en differentiële diagnose

FYSIOLOGIE

Lichtstralen, afkomstig van een object, passeren in het oog een aantal doorzichtige structuren. Dit zijn achtereenvolgens de cornea (hoornvlies), de voorste oogkamer met het oogkamervocht, de lens, het corpus vitreum en de retina (het netvlies). Een scherpe afbeelding komt tot stand doordat de lichtstralen door het optisch systeem, met name cornea en lens, zodanig worden afgebogen dat het brandpunt precies op de fovea centralis van de macula (de gele vlek) wordt geprojecteerd.

In de retina bevinden zich de staafjes (vooral perifeer) en de kegeltjes (meer geconcentreerd in de fovea, met het meest onderscheidend vermogen), die fotopigmenten bevatten en aangesloten zijn op ganglioncellen. De kegeltjes hebben een belangrijke functie bij het zien van kleuren.

Vervolgens wordt dit beeld via de optische baan naar de optische schors overgebracht. In het chiasma opticum kruisen de mediaan gelegen vezels, waarna de tractus opticus vezels bevat uit het nasale deel van het ene oog en het temporale deel van het andere oog, zodat het rechter gezichtsveld geprojecteerd wordt in de linker hemisfeer en het linker in de rechter hemisfeer. In de occipitale schors eindigt de visuele baan (figuur 2).

Uitval van gedeelten van het gezichtsveld is afhankelijk van de plaats van de laesie. Beschadiging vóór de kruising in het chiasma leidt tot uitval van één oog, en een laesie verderop in het verloop leidt tot hemianopsie of quadrant anopsie (zie figuur 3).

PATHOFYSIOLOGIE

Verminderd scherp zien wordt veroorzaakt door gestoorde beeldvorming (afwijkingen in de lengte van de oogas, troebelingen van cornea, lens of glasvocht, en onregelmatige breking door cornea en lens) óf door verminderd waarnemen (aandoeningen van het netvlies, de n. opticus, de vaatvoorziening, de cerebrale cortex).

Vanaf de geboorte vindt geleidelijk ontwikkeling van gezichtsscherpte plaats. Op 4-jarige leeftijd is deze voltooid. In de eerste levensjaren is het oog hypermetroop (verziend). Er bestaat wel een groot vermogen tot accommoderen van de lens.

Tijdens de groei kan, bij mensen die daar aanleg voor hebben, de oogas te lang worden en dan ontstaat er myopie (bijziendheid). Ook kan het vermogen tot accommoderen afnemen, waardoor – tot dan toe latente – hypermetropie aan het licht treedt door een korte oogas. Vaak is dit merkbaar rond het 10e levensjaar. Niet-ernstige eenzijdige myopie wordt dikwijls niet opgemerkt. Hypermetropie bij kinderen kan door versterkte accommodatie gecompenseerd worden, maar leidt soms tot andere klachten zoals hoofdpijn.[11]

Een bijzondere vorm van slechtziendheid is amblyopie. Dat betekent visusdaling van één oog die niet met een bril te corrigeren is en waarbij geen organische afwijking kan worden vastgesteld. Deze blindheid ontstaat op jonge leeftijd, meestal wanneer er sprake is van dubbelbeelden die veroorzaakt worden door een, soms latent, strabismus. In de visuele cortex wordt dan een van de beelden onderdrukt, met als gevolg een niet meer door een bril te corrigeren afname van de visus.

Op middelbare leeftijd neemt bij vrijwel iedereen het vermogen tot accommoderen zodanig af dat een leesbril nodig wordt.

Bij ouderen ontstaan oogafwijkingen die toegeschreven kunnen worden aan degeneratieve afwijkingen. De lens kan troebel worden (cataract) doordat er degeneratieve veranderingen in de samenstelling van kern en schors plaatsvinden; dit komt op oudere leeftijd zeer frequent voor.

Het netvlies, vooral in de macula, is kwetsbaar door de snelle stofwisseling van de fotopigmen-

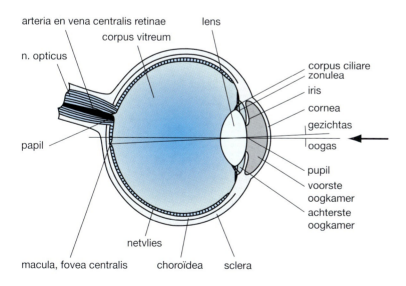

Figuur 2 Anatomie van het oog.

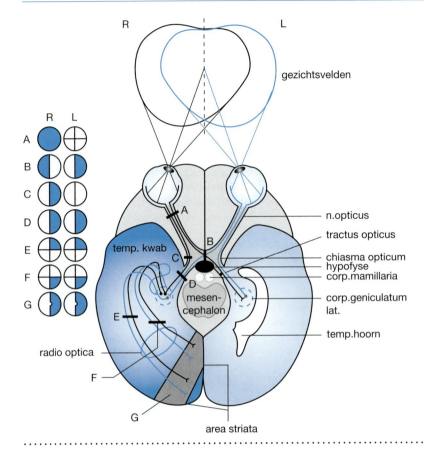

Figuur 3 Verloop van de zenuwbanen vanuit de retina naar de occipitale schors. Weergave van de uitval van het gezichtsveld door laesies op verschillende niveaus.

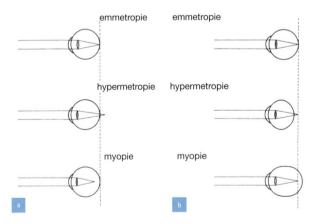

Figuur 4 a Refractie-ametropie; b as-ametropie.

ten en de subtiele bloedvoorziening van de kegeltjes. Door vasculaire stoornissen kunnen er ophopingen van vocht, lekkages, bloedingen en nieuwvorming van vaten ontstaan. De seniele of leeftijdgebonden maculadegeneratie vormt een groot probleem en is in de westerse wereld de belangrijkste oorzaak van blindheid.

DIFFERENTIËLE DIAGNOSE

Refractieafwijkingen
Refractieafwijkingen zijn het gevolg van afwijkingen in de lengte van de oogas (as-ametropie) en/of de brekende media (refractieametropie) (figuur 4).

Voor de projectie van het beeld is de lengte van de oogas van belang, maar de onderlinge verhoudingen bepalen of het brandpunt inderdaad op de macula valt. Het brekende vermogen van het oog wordt vooral bepaald door de kromming van de cornea en in mindere mate door de bolling van de lens. Voorste oogkamer en glasvocht leveren een kleine bijdrage.

Myopie Is de oogas te lang in verhouding tot het brekende vermogen van het oog, dan komen de afgebogen lichtstralen samen op een plek vóór het netvlies. Het beeld is dan onscherp. Door een voorwerp dichterbij te houden, kan het wel scherp gezien worden. Men spreekt van myopie of bijziendheid.

Hypermetropie Is de oogas – relatief – te kort, dan komen de lichtstralen bij elkaar op een denkbeeldige plek achter het netvlies. Men spreekt dan van hypermetropie of verziendheid. Door sterkere bolling van de lens kan dit gecorrigeerd worden, zodat het beeld toch nog scherp gezien wordt.

Astigmatisme Behalve myopie en hypermetropie onderscheidt men astigmatisme. In het laatste geval is de corneakromming niet gelijk in het horizontale en verticale vlak, waardoor er niet één brandpunt ontstaat. Zo kunnen ook dubbelbeelden ontstaan.

De sterkte van lenzen

Om de afwijking te corrigeren, worden lenzen gebruikt waarvan de sterkte wordt uitgedrukt in dioptrieën. Een positieve lens van 1 dioptrie betekent dat de lens evenwijdig invallende stralen zodanig convergeert dat het brandpunt op 1 meter achter de lens ligt. Bij een negatieve lens van 1 dioptrie worden de stralen gedivergeerd, zodat het lijkt of deze uit een punt komen dat 1 meter voor de lens ligt. Een dioptrie geeft aan: 1/brandpunt in meters. Bij een lens van 4 dioptrie ligt het brandpunt dus op 25 cm.

Presbyopie Presbyopie treedt meestal na het 45ste levensjaar op. Hierbij ontstaat geleidelijk slechtziendheid op korte afstand als gevolg van het afnemen van het accommoderend vermogen van de lens, waardoor een positieve lens, de leesbril, noodzakelijk wordt.

Aandoeningen van de cornea
De cornea draagt door zijn kromming in belangrijke mate bij aan de breking van de lichtbundel.

Beschadiging en ontstekingen Hoewel afwijkingen van de cornea een slechtere visus tot gevolg hebben, is dit niet de klacht die als eerste gepresenteerd wordt. De cornea is rijk voorzien van zenuwvezels. Bij beschadiging en ontstekingen staat pijn daarom altijd op de voorgrond. Wel kunnen onregelmatigheden in de cornea door beschadigingen die in het verleden zijn opgetreden, tot diffuus astigmatisme leiden.

Keratoconus Keratoconus is een vervorming van het hoornvlies door verdunning van het centrum. Dit resulteert in een pijnloze vermindering van de visus. Dit komt nogal eens voor bij het Downsyndroom. De vervorming ontstaat tijdens de puberteit en is geleidelijk progressief.

Aandoeningen van de voorste oogkamer
Nauwehoekglaucoom Bij een nauwehoekglaucoom ontstaat verhoogde oogdruk door de weerstand die het kamerwater ondervindt. Er bestaan een primaire en een secundaire vorm. De laatste ontstaat vaak als gevolg van een infectie of door druk bij nieuwvorming. Bij de primaire vorm kunnen zeer

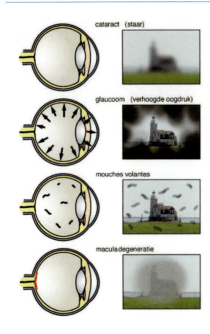

Figuur 5 Beeld bij verschillende oogafwijkingen.[12]

Cataract Troebeling in de lens leidt tot lichtverstrooiing en visusdaling. Pijn komt niet voor. De belangrijkste klachten zijn minder scherp zien en flets zien, een enkele keer dubbelzien met één oog. De klachten zijn geleidelijk progressief.

Er bestaan congenitale vormen, maar deze zijn zeldzaam. Vooral op oudere leeftijd komt deze aandoening zeer frequent – en vaak dubbelzijdig – voor. Diabetes is een risicofactor. Er worden verschillende vormen onderscheiden, maar voor het stellen van de diagnose en voor het verdere beleid spelen deze verschillen geen rol.

De diagnose kan vaak al gesteld worden bij opvallend licht (figuur 6a en b).

De achterste oogkamer speelt geen rol van betekenis bij vermindering van visus.

Aandoeningen van de uvea en het vaatvlies

Uveïtis Onder uveïtis verstaat men ontstekingen van iris, corpus ciliare en choroidea, zowel door infecties als door trauma en bij auto-immuunziekten. Vaak wordt geen duidelijke oorzaak gevonden. Acute ontstekingen veroorzaken veel pijn, zodat deze klacht altijd op de voorgrond staat. Bij een chronisch proces kan er echter ook een pijnloze, geleidelijke visusdaling ontstaan. De diagnose wordt gesteld door onderzoek met spleetlamp en fundoscopie.

plotseling klachten optreden waarbij pijn en roodheid op de voorgrond staan, en niet-verminderde visus: het acute glaucoom. Als de afsluiting chronisch intermitterend verloopt, kan er echter ongemerkt geleidelijk gezichtsverlies optreden.

Aandoeningen van de lens

Diabetes mellitus Bij diabeten kan, bij slechte instelling, door de osmotische variatie in het vochtgehalte van de lens een wisselende visus gevonden worden.

Aandoeningen van de retina

Afwijkingen in de retina (aan vaten, zenuwen en bindweefsel) kunnen door verschillende systemische aandoeningen veroorzaakt worden.

Retinopathie Vooral diabetes kan tot uitgebreide proliferatieve of niet-proliferatieve retinopathie

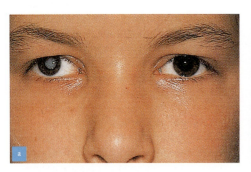
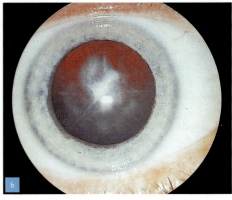

Figuur 6 a De witte pupilopening is duidelijk zichtbaar, het cataract is matuur; b het terugvallende licht wordt grotendeels geobstrueerd door lenstroebelingen.

leiden, maar klachten ontstaan vaak pas in een laat stadium. Diabetespatiënten worden daarom regelmatig door de oogarts gecontroleerd.

Vermindering van de visus treedt pas op als er afwijkingen in de macula ontstaan.

Maculadegeneratie Van maculadegeneratie bestaan verschillende, onder andere genetisch bepaalde vormen. De grootste groep wordt gevormd door de leeftijdsgebonden maculadegeneratie (LMD). Er zijn twee verschillende vormen: droge en natte maculadegeneratie. De klachten zijn geleidelijk minder zien en nabeelden na kijken in licht, vooral bij de droge vorm. Er ontstaat vaak een centraal scotoom, maar het perifere gezichtsveld is meestal wel intact. Bij de natte vorm treedt sneller gezichtsverlies op, en ook vervorming van beelden.

De diagnose wordt bevestigd met behulp van fundoscopie. Bij droge maculadegeneratie worden 'drusen' gezien: plaatselijke neerslag van vet en afvalstoffen, helder geel oplichtend. Bij de natte of exsudatieve vorm ontstaan fragiele nieuwe bloedvaten, die gemakkelijk lekken en bloeden. Afhankelijk van de precieze lokalisatie kan met lasercoagulatie de schade beperkt blijven. Dit geldt niet voor droge maculadegeneratie. Verwijzing naar de oogarts is noodzakelijk, maar vaak zal psychische begeleiding noodzakelijk zijn om te leren omgaan met deze invaliderende vermindering van visus. Nieuwe behandelingen verkeren nog in de onderzoeksfase.

Retinitis pigmentosa Retinitis pigmentosa is een erfelijke aandoening, waarbij door pigmentophopingen de retinavaten worden vernauwd. In het begin is er nachtblindheid, daarna ontstaat concentrisch gezichtsveldverlies, dat geleidelijk tot kokerzien leidt. Er bestaat nog geen behandeling; het is een progressieve aandoening, waardoor de patiënt uiteindelijk bijna blind wordt.

Aandoeningen van de choroidea

Ontstekingen In de choroidea kunnen de al eerdergenoemde ontstekingen tot uveïtis leiden en tot geleidelijke visusdaling.

Melanoom Melanoom is een zeldzame aandoening. Wanneer dit melanoom gelokaliseerd is in de periferie, kan de patiënt uitval van het gezichtsveld opmerken. Bij lokalisatie in de buurt van de macula kan visusdaling of metamorfopsie (vervorming) optreden. Probleem bij de diagnostiek is dat geen biopt kan worden genomen.

Aandoeningen van de n. opticus

Opticusatrofie Een belangrijke oorzaak van neuropathie van n. opticusatrofie is *chronisch glaucoom (glaucoma simplex)*, waarbij door verhoogde druk uitval van zenuwvezels plaatsvindt. Van de bevolking heeft 95% een oogdruk tussen 10 en 21 mmHg. De druk vertoont schommelingen gedurende het etmaal. Er zijn ook mensen met verhoogde oogdruk bij wie geen glaucoom optreedt.

Glaucoom is een mogelijke oorzaak van slechter zien op oudere leeftijd. Er bestaan verschillende vormen. Bij nauwehoekglaucoom staan meestal andere klachten (pijn, roodheid) op de voorgrond.

Bij primair openhoekglaucoom is de oogdruk vaak verhoogd, maar bij circa een derde van de mensen met deze aandoening is de oogdruk normaal. De verhoogde druk leidt ertoe dat de papil wordt ingedrukt. Deze excavatie wordt uitgedrukt in de cup/disc-ratio. Dit is de verhouding tussen de diameter van de excavatie en de diameter van de papil. Er ontstaan in het begin gezichtsvelddefecten, die meestal niet worden opgemerkt. Er is geen pijn. De diagnose wordt gesteld met behulp van een combinatie van oogdrukmeting, beoordeling van de papil en gezichtsveldonderzoek.

Als de patiënt niet bekend is met glaucoom, en zijn eerste klacht is verminderde visus, betekent dit dat het centrale zien gestoord is. Dan is er sprake van een al lang bestaande aandoening.

Behalve door verhoogde oogdruk kan opticusatrofie optreden als gevolg van ontstekingen, van intoxicaties, druk van tumoren, trauma en vaatafsluitingen. Vooral in het laatste geval ontstaat acute visusdaling.

De visusdaling door andere oorzaken verloopt meestal geleidelijk. Bijkomende klachten zijn scotomen en verlies van gezichtsveld. Bij fundoscopie is er de kenmerkende bleekheid van de papil. Verder onderzoek toont gezichtsvelddefecten en een afferent pupildefect.

Papiloedeem als gevolg van verhoogde hersendruk leidt niet tot visusklachten, alleen in zeldzame gevallen in een laat stadium.

Cerebrale aandoeningen

Bij geleidingsstoornissen in de optische baan in de hersenen ontstaan meestal geen afwijkingen in het centrale zien; wel kan gezichtsvelduitval optreden. De oorzaak is meestal een tumor van de hypofyse of in de voorste schedelgroeve, of een opticusglioom. Een compressie van het chiasma veroorzaakt gezichtsvelduitval. Afhankelijk van de lokalisatie treedt hemianopsie op of uitval van boven- of onderkwadrant. In de schors projecteert de visuele baan zich over een relatief groot gebied, zodat beschadiging daar zelden tot visusuitval leidt.

Acute blindheid komt in het hoofdstuk *Visusdaling, acute* aan de orde.

Begrippen

Gezichtsscherpte: vermogen van het oog om twee dichtbij elkaar gelegen punten afzonderlijk waar te nemen.

Gezichtsveld: gehele waarnemingsveld van het niet-bewegende, recht vooruitkijkende oog.

Fovea centralis is het centrale gedeelte van de macula. Hier bevinden zich alleen kegeltjes; ieder kegeltje heeft een weergave op een plek in de occipitale schors. Op deze plaats wordt een beeld scherp waargenomen.

Metamorfopsie: wiebelen of vervormen van beelden ten gevolge van stoornis in de laag van (staafjes en) kegeltjes waar deze van hun plaats zijn geraakt (bijv. maculaoedeem).

Amblyopie: letterlijk 'stompzichtigheid', slechtziendheid van functionele aard.

Asthenopie: snel vermoeid zijn van de ogen.

---

5 Kansverdeling van diagnosen

EINDDIAGNOSEN IN HUISARTSPRAKTIJK

In de Tweede Nationale Studie wordt voor refractieafwijkingen een incidentie van 1, 5/1000 per jaar gevonden.[5] In de Continue Morbiditeits Registratie wordt een gemiddelde incidentie van 4-8/1.000 per jaar gevonden.[13] Op de leeftijd van 5 tot 14 jaar en van 45 tot 64 jaar wordt een hogere incidentie gevonden. Tijdens de puberteit komen vooral myopie en hypermetropie aan het licht. Na het 40e jaar ontstaat presbyopie (bij presbyopie op jongere leeftijd moet gedacht worden aan hypermetropie). Daarbij valt op dat er in de loop van de jaren een daling is geweest van de incidentie, en dat deze lager is in de hogere sociale klasse en in stedelijke praktijken. De verklaring hiervoor moet gezocht worden in het feit dat mensen vaak een opticien of oogarts consulteren zonder tussenkomst van de huisarts.[13]

De diagnose cataract werd in de huisartspraktijk bij 7/1.000 vrouwen en 3/1.000 mannen per jaar gesteld. De incidentie neemt toe met de leeftijd: 15% was jonger dan 65 jaar.

Voor glaucoom wordt een incidentie van 0,4/1.000 per jaar gevonden.

Bij kinderen vindt men amblyopie.

Na het 45e jaar ontwikkelt zich bij 1 tot 2% van de mensen chronisch glaucoom.

Na het 65e jaar zijn de meest voorkomende oorzaken van verminderde visus cataract en maculadegeneratie. Boven het 90e jaar bestaat er een hoge prevalentie van maculadegeneratie.

6 Betekenis van de voorgeschiedenis

OOGHEELKUNDIGE VOORGESCHIEDENIS

Sterke myopie (–6) geeft een verhoogd risico op macula-afwijkingen. Sterke hypermetropie geeft verhoogd risico op glaucoom.

ZIEKTEN

Bij beginnende of ontregelde diabetes bestaat tijdelijk wisselend verminderde visus. Bij langer bestaan van diabetes is er een verhoogd risico op retinopathie, cataract, glaucoom.

Bij mensen met een verstandelijke handicap en vooral bij het syndroom van Down: keratoconus, congenitaal cataract, strabisme, ernstige myopie.

ETNICITEIT

Bij het negroïde ras komt meer glaucoom voor.

7 Betekenis van de anamnese

Hoewel 'meten is weten' ook geldt bij mensen die klagen over slecht zien of slechter zien dan voorheen, kan de anamnese tevens belangrijke infor-

Tabel 1	Einddiagnosen bij de klacht 'andere stoornissen met zien' in de huisartspraktijk (a-priorikansen in procenten per leeftijdsgroep).[10]	
diagnose	a-priorikans	vooral op de leeftijd
refractieafwijking	33	tussen 5 en 24 jaar
cataract	7	> 65 jaar
andere ziekten van het oog	7	tussen 65 en 74 jaar
migraine	4	tussen 15 en 44 jaar
geen ziekte/preventief	3	tussen 5 en 14 jaar
conjunctivitis	3	alle leeftijden (infectieus: piek 0-4 jaar)
overige	31	geleidelijk toenemend met de leeftijd
e.c.i.	13	

Tabel 2	Diagnostisch schema van de oorzaken en van voorkomen van de klacht slechter zien.		
refractie-afwijkingen			v
hoornvlies	keratoconus		z
	hoornvliesbeschadiging/ontsteking		s
voorste oogkamer	nauwehoekglaucoom		s
uvea en vaatvlies	uveïtis		z
	melanoom van de choroidea		z
lens	cataract		v
	diabetes mellitus		s
netvlies	maculadegeneratie		v
	retinopathie (al of niet door diabetes mellitus)		z
	retinitis pigmentosa		z
neurologische	opticusatrofie		z
	cerebrale aandoeningen		z

v = vaak oorzaak van de klacht slechter zien in de huisartspraktijk;
s = soms;
z = zelden.
Schuingedrukt: noodzakelijk in elk geval uit te sluiten.

matie verschaffen over de mogelijke oorzaak van de klacht.
– Wat ziet u minder scherp of wazig? Dichtbij, veraf of alle twee?
  Wanneer iemand vooral in de verte niet goed ziet, maar dichtbij wel, dan is er sprake van bijziendheid en is de mogelijke oorzaak myopie of cataract. Kan men in de verte juist goed zien, maar wordt het dichtbij moeilijk (of ontstaan dan andere klachten, zoals hoofdpijn of vermoeide ogen), dan is hypermetropie zeer waarschijnlijk; maar gaat het om iemand van middelbare leeftijd, dan is er een grote kans op presbyopie.
  Kan noch dichtbij, noch veraf scherp worden gezien, dan moet bij jongeren aan astigmatisme worden gedacht en bij ouderen aan cataract en maculadegeneratie.
– Zijn er veranderingen in het beeld dat men ziet?
  Kleuren kunnen fletser worden als gevolg van cataract of macula-afwijkingen.
  Worden gekleurde ringen gezien rondom lichtpunten (halo's), dan kan dit passen bij corneaoedeem, en het kan ook een prodroom zijn van acuut glaucoom.
  Metamorfopsie (d.w.z. vertekeningen van het beeld, een rechte lijn die verkromt) wijst op maculaoedeem (en kan ook passen bij het zelden voorkomende choroideamelanoom).
  Vergroting of verkleining van het beeld en centraal scotoom komen ook voor bij macula-afwijkingen.
  Zelden klaagt de patiënt over scheefzien. Dit komt bij uitzondering voor bij een hoge graad astigmatisme.
– Wordt de visus beïnvloed door omstandigheden?
  Wordt de visus waziger door lichtinval, bij-

voorbeeld door laagstaande zon of lampen van tegenliggers, dan kan dat passen bij cataract en corneallittekens.

Ontstaan er nabeelden na kijken in licht, dan moet gedacht worden aan maculadegeneratie. Kan men iets beter zien wanneer het minder licht is, dan kan dit ook passen bij maculadegeneratie. Slechter zien in de schemer past meer bij cataract.

Verergert het slecht zien in het donker, dan kan dat wijzen op de zelden voorkomende ziekte retinitis pigmentosa (als gevolg van verminderde functie van staafjes).

- Is er sprake van dubbelzien?
  Met één oog. Dit kan voorkomen bij astigmatisme en cataract. Als het acuut voorkomt, is er subluxatie van de lens opgetreden.
  Met twee ogen. Als er twee verschillende beelden worden gezien, kan dat worden veroorzaakt door oogspierparesen of een ruimte-innemend proces in de orbita, en ook bij intoxicaties en bijwerkingen van geneesmiddelen.
  Wordt een wazige dubbelcontour gezien, dan kan dit passen bij refractieafwijkingen en mediatroebeling.
- Is er een afwijking in het gezichtsveld?
  Afwijkingen in het gezichtsveld worden vaak niet door patiënten zelf opgemerkt, vooral wanneer ze geleidelijk ontstaan, bijvoorbeeld bij glaucoom.
  Centraal niet goed meer kunnen zien, terwijl men perifeer wel alles ziet, komt voor bij afwijkingen aan de macula. De patiënt vertelt dat, wanneer hij gericht wil kijken, het beeld onduidelijk wordt.
  Hemianopsie of uitval van een kwadrant van het gezichtsveld past bij neurologische aandoeningen (tumor in de hypofyse of de voorste schedelgroeve).
  Kokerzien (gezichtsveld concentrisch beperkt) komt voor bij retinitis pigmentosa en eindstadium van glaucoom.
- Is de mate van slechtziendheid wisselend?
  Wisselend slecht zien is een vrij vaak voorkomende klacht bij beginnende of slecht ingestelde diabetes. In combinatie met vermoeide ogen kan het wijzen op onvoldoende gecorrigeerde hypermetropie. Vaak is de oorzaak echter niet duidelijk.
- Gebruikt u medicatie?
  Er zijn veel medicijnen die afwijkingen kunnen veroorzaken in verschillende structuren van het oog. Zo kan wazig zien worden veroorzaakt door parasympathicolytica en antidepressiva. Corticosteroïden kunnen glaucoom en cataract veroorzaken.

8 Betekenis van het lichamelijk onderzoek

INSPECTIE VAN HET UITWENDIGE OOG

Door het oog met de oogspiegel van opzij te belichten, kan het voorste segment van het oog onderzocht worden. Bij verminderde visus kan speciaal worden gelet op de vorm van de cornea (bestaat er een keratoconus?).

FUNDUSREFLEXEN

Bij opvallend licht is soms al een lenstroebeling zichtbaar (figuur 6, 7). Zie verder het hoofdstuk *Visusdaling, acute*.

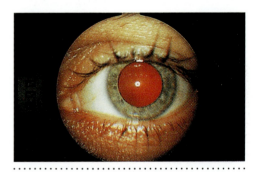

Figuur 7 De rode-retinareflex wordt ongehinderd weerkaatst, geen lenstroebeling.

GEZICHTSVELDONDERZOEK MET DE METHODE VAN DONDERS

Met de confrontatiemethode volgens Donders wordt een globale indruk van het gezichtsveld verkregen. Voor dit onderzoek zitten patiënt en dokter recht tegenover elkaar en fixeren elkaars – tegenoverliggend – oog. Het andere oog wordt bedekt. De onderzoeker strekt de arm uit aan de kant van het te onderzoeken oog. Hij beweegt de vingers van zijn hand vanuit vier richtingen (boven, lateraal, onder, mediaal) langzaam naar het centrum toe. De patiënt blijft recht vooruitkijken en geeft aan wanneer hij de bewegende vinger ziet en de dokter registreert of dat op hetzelfde moment is dat hijzelf de vinger waarneemt. Op die manier is vast te stellen of en hoe het gezichtsveld van de patiënt afwijkt van dat van de dokter.

Het is een globale methode, waarbij ervan wordt uitgegaan dat het gezichtsveld van de onderzoeker normaal is. Grove defecten zijn op deze manier wel aan te tonen.

Bij verdenking op netvliesloslating, hemianopsie en (eindstadia van) glaucoom en retinitis pigmentosa kan met dit gezichtsveldonderzoek een redelijke indruk over de uitval worden verkregen.

9 Betekenis van eenvoudig aanvullend onderzoek

VISUSBEPALING

Uiteraard dient altijd onderzoek van de gezichtsscherpte plaats te vinden bij deze klacht. Daarbij wordt vastgesteld in welke mate het oog twee naast elkaar gelegen punten nog afzonderlijk kan onderscheiden.

Techniek van visusbepaling

De kaarten met optotypen zijn op de boogminuut volgens Snellen gebaseerd. Zowel letters, E-haken als Landolt-ringen zijn daarvoor geschikt. De plaats van de kaart en de omstandigheden waaronder het onderzoek plaatsvindt, moeten voldoen aan een aantal eisen om tot een gefundeerd oordeel te komen.

De visus wordt uitgedrukt met d/D, waarbij d de afstand in meters is tot de letterkaart en D de waarde die vermeld staat bij de laatste regel die nog goed gelezen wordt. Bij één keer een onjuiste benoeming per regel geldt deze nog als correct.

De patiënt mag eigen correctie gebruiken, maar beide ogen moeten afzonderlijk van elkaar worden beoordeeld.

Voorwaarden voor het verrichten en interpreteren van visusbepaling zijn de volgende.
- De visuskaart met ringen van Landolt (voor kinderen plaatjeskaart) wordt gebruikt.

- De kaart is goed en egaal verlicht, zonder reflectie, door twee lampen van 110 watt op dezelfde afstand.
- De verlichting in de onderzoeksruimte is gedempt, maar niet donker.
- De patiënt staat recht voor de kaart op de afstand (vijf of zes meter) die op de kaart is aangegeven (eventueel kan een spiegel worden gebruikt als de ruimte te klein is).
- De visus wordt bepaald van elk oog afzonderlijk; het andere oog is goed afgedekt.
- Als mensen een bril of contactlenzen hebben, dragen ze die tijdens het onderzoek.
- De optotypen worden door de onderzoeker met de vinger aangewezen.
- De onderzoeker laat steeds het eerste en laatste optotype van elke regel benoemen.
- Wordt het optotype onjuist benoemd, dan gaat de onderzoeker terug naar de voorafgaande regel en laat daarvan alle optotypen benoemen.
- Eén keer per regel onjuist benoemen 'mag'; dan geldt de bij die regel benoemde visus als de bereikte visus.
- Bij twee keer onjuist benoemde optotypen wordt de regel erboven aangehouden als bereikte waarde.
- De bereikte visus wordt in decimalen vermeld en daarbij wordt ook vermeld of deze visus met of zonder correctie (cc of mc, resp. sc of zc) is vastgesteld.

Visusbepaling door refractioneren

Is er verdenking op een refractieafwijking, dan beveelt de NHG-Standaard Diagnostisch refractioneren aan in het geval er een visus wordt gevonden van minder dan 1,0 en meer dan 0,2. Daarmee kan vastgesteld worden of de klachten berusten op een refractieafwijking of een andere oogaandoening en kan vaak ook vastgesteld worden of sprake is van hypermetropie of myopie.[9]

Wanneer noch met een positief, noch met een negatief lensje verbetering optreedt, is dit een aanwijzing dat er geen refractieafwijking is, maar een andere oogaandoening.

Is de visus minder dan 1,0, dan zal bij hypermetropie verbetering optreden met een positief lensje. Bij myopie kan verbetering optreden met een negatieve lens. Is dit niet het geval, dan kan soms verbetering worden bereikt met een stenopeïsche opening, en dan wijst dat toch op myopie of astigmatisme.

Wanneer er verdenking is op hypermetropie (bij vermoeide ogen of hoofdpijn) en de visus is 1,0 of meer, kan met behulp van een positief lensje vastgesteld worden of dat het geval is. De diagnose wordt gesteld als er geen verslechtering van de visus optreedt.

Bij ouderen, zeker bij mensen ouder dan 65 jaar, van wie de visus is verslechterd, is niet te verwachten dat de oorzaak een refractieafwijking is. Dan treedt noch met een positieve, noch met een negatieve lens verbetering op. In dat geval moet uitgebreider oogheelkundig onderzoek worden verricht.

Stenopeïsche opening

De stenopeïsche opening wordt gebruikt om strooistraling te verminderen, vergelijkbaar met een diafragma (figuur 8). Verbetering van de visus met een stenopeïsche opening wijst op refractieafwijking of mediatroebeling (cataract).

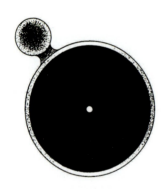

Figuur 8 Stenopeïsche opening.

Amslerkaartje

In leerboeken wordt het gebruik van het amslerkaartje aanbevolen (figuur 9). Voor opsporing van maculadegeneratie is het kaartje niet geschikt, omdat de sensitiviteit erg laag is. Wél kan, als een patiënt bekend is met maculadegeneratie, het kaartje bij wijze van zelfcontrole worden gebruikt. Wanneer de patiënt merkt dat er een vertekening of scotoom optreedt, kan hij snel contact opnemen met zijn oogarts.

Oogdrukmeting

Oogdrukmeting kan verricht worden bij verdenking op glaucoom. Om een uitspraak over de diagnose glaucoom te doen, moet echter ook de fundus worden beoordeeld en een gezichtsveldonderzoek worden verricht.

Er zijn drie methoden om de oogdruk te meten:
1 De indrukbaarheid van de bulbus wordt gemeten met de *tonometer volgens Schlötz*, waarbij gemeten wordt in hoeverre de bulbus wordt ingedrukt.
2 De druk die nodig is om de cornea in te drukken, wordt gemeten met *applanatietonometrie*, waarvan twee varianten bestaan. De ene is de glaucotest volgens Heine; hiermee kan alleen vastgesteld worden of de druk afwijkt van 21 mmHg en deze kan daarom alleen voor screening worden gebruikt. De andere is de zeer gevoelige applanatietonometer volgens Goldmann. Deze is betrouwbaar voor het weergeven van de oogdruk in mmHg.
3 Opticiens gebruiken vaak een *non-contacttonometer*, waarbij een luchtstoot tegen de cornea wordt geblazen. Daarbij wordt nogal eens een te hoge druk gevonden. Bij deze meting hoeven geen verdovende druppels gebruikt te worden. De methode is minder betrouwbaar dan de voorgaande.[14]

10 Betekenis van complex aanvullend onderzoek

De NHG-Standaard beveelt aan dat alle patiënten met een visus minder of gelijk aan 0,2 en patiënten die bekend zijn met een eigen correctie van meer dan + of − 7D sferisch of +3 of −3 cilindrisch naar de oogarts verwezen worden. Dit in verband met de eerdergenoemde risico's op het ontstaan van andere oogheelkundige problemen.

In het algemeen zullen ook alle mensen die ouder zijn dan 65 jaar en een geleidelijke vermindering van hun visus hebben, uitgebreider onderzocht moeten worden, omdat de resultaten consequenties hebben voor het beleid. In het geval van cataract zijn de operatieve mogelijkheden groot, en bij andere oogziekten als glaucoom en maculadegeneratie kan verergering vaak worden voorkomen.[15]

Het oog wordt onderzocht met een spleetlamp en indirecte fundoscopie en er wordt oogdruk-

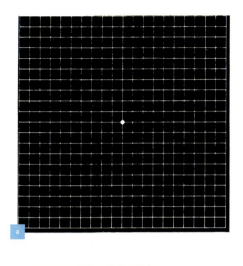
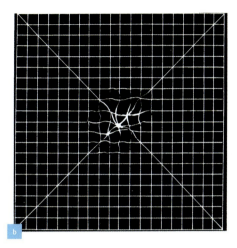
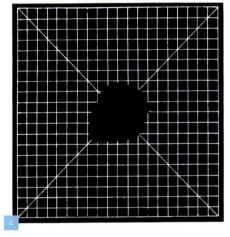

Figuur 9 Amslerkaartje. a: normaal; b: metamorfopsie, past bij maculaoedeem; c: centraal scotoom, past bij maculadegeneratie.

meting verricht. Een uitgebreid gezichtsveldonderzoek zal plaatsvinden bij verdenking op glaucoom, retinitis pigmentosa en vormen van retinopathie.

SPLEETLAMP

Bij de spleetlamp wordt het belichte oog door een binoculaire microscoop bekeken met een spleetvormige lichtbundel, die vooral de voorste delen van het oog zonder al te veel strooilicht zichtbaar maakt.

INDIRECTE FUNDOSCOPIE

Bij indirecte fundoscopie wordt de fundus bekeken via een vergroting door een lens, waardoor een omgekeerd beeld van het netvlies ontstaat. Als er geen contra-indicaties zijn, wordt de pupil eerst verwijd. Een groot deel van het netvlies kan zo goed beoordeeld worden.

UITGEBREID GEZICHTSVELDONDERZOEK

Er zijn twee methoden om het gezichtsveld nauwkeurig in kaart te brengen. De kinetische perimetrie en de statische perimetrie.

Bij de kinetische perimetrie moet de patiënt aangeven of hij een lichtje ziet dat wordt geprojecteerd op de binnenkant van een halve bol, waar de patiënt in kijkt. Het licht wordt rondom voortbewogen. Op die manier ontstaat een soort kaart met gezichtsveldlijnen.

Bij statische perimetrie wordt het licht op een bepaald punt aangeboden en varieert de intensiteit.

11 Samenvatting

Bij klachten van geleidelijke visusdaling zal de arts op grond van anamnese en meten van de visus bij jonge mensen kunnen vaststellen of het om een refractieafwijking gaat of om een andere oogaandoening. In het eerste geval kan hij op grond van de diagnostiek vaststellen of de patiënt verwezen kan worden naar de opticien of naar de oogarts.

Bij oudere patiënten zal met een goede anamnese en eenvoudig onderzoek in veel gevallen kunnen worden vastgesteld welke aandoening waarschijnlijk is. Oogdrukmeting en fundoscopie zijn echter nodig om tot een diagnose te komen. Vervolgens zal verder onderzoek nodig zijn om de ernst vast te stellen. Bij verdenking op maculadegeneratie is relatief snelle verwijzing geïndiceerd, omdat dan soms door therapeutische maatregelen erger kan worden voorkomen.

Ook bij bepaalde categorieën patiënten die al bij de oogarts bekend zijn, is alertheid geboden, omdat zij een verhoogd risico lopen op ernstige oogpathologie. Dit zijn de mensen met diabetes, ernstige myopie of hypermetropie en met een cataractoperatie in de voorgeschiedenis.

Literatuur

1 Biesheuvel-Snellen FMM. Het oog wil ook wat. Doctoraalscriptie. 1990:352.
2 Registratie van het huisartsennetwerk van de afdeling Huisartsgeneeskunde AMC-UvA. Amsterdam: HAG-net-AMC, 2003.
3 Nagtzaam LM, Evenhuis HM. Richtlijnen voor actieve opsporing van visuele stoornissen bij mensen met een verstandelijke handicap. Ned Tijdschr Geneeskd 1999;143:938-41.
4 Stein JD, Brouwn MM, Brown GC, et al. Quality of life with macular degeneration: perceptions of patients, clinicians, and community members. Br J Ophthalmol 2003;87:8-12.
5 Linden MW van der, Westert GP, Bakker DH de, Schellevis FG. Tweede Nationale Studie naar ziekten en verrichtingen in de huisartspraktijk: klachten en aandoeningen in de bevolking en in de huisartspraktijk. Utrecht, Bilthoven: Nivel/RIVM, 2004.
6 Evans JR, Fletcher AE, Wormald RP, et al. Prevalence of visual impairment in people aged 75 years and older in Britain: results from the MRC trial of assessment and management of older people in the community. Br J Ophthalmol 2002;86(7):795-800.
7 www.nationaalkompas.nl (maart 2003).
8 Vingerling JR, Dielemans I, Hofman A, et al. The prevalence of age-related maculopathy in the Rotterdam Study. Ophthalmology 1996;102(2):205-10.
9 Cleveringa JP, Oltheten JMT, Blom GH, et al. NHG-Standaard Refractie afwijkingen. Huisarts Wet 2001; 44(8):350-5.
10 Okkes IM, Oskam SK, Lamberts H. Van klacht naar diagnose Bussum: Coutinho, 1998.
11 Leeuwen YD van, Baggen JL. Verziendheid: diagnostiek door de huisarts. Ned Tijdschr Geneeskd 1994;138:1601-03
12 NHG-patiëntenafbeeldingen afb.f 3 (NHG.artsennet.nl).
13 Lisdonk EH van de, Bosch WJHM van den, Lagro-Janssen ALM, Schers HJ. Ziekten in de huisartspraktijk. Maarssen: Elsevier Gezondheidszorg, 2008.
14 Beek Schiffelers H. Onder vier ogen. Leiderdorp: De medicus, 1988.
15 Rosenberg EA, Sperazza LC. The visually impaired patient. Am Fam Physician 2008 May 15;77(10):1431-6.

Borst

Hartkloppingen

H.C.P.M. van Weert en R.J.G. Peters

23

Ga naar de website extras.bsl.nl/alledaagseklachten voor de video bij dit hoofdstuk

1 Inleiding

De klacht hartkloppingen geeft het gevoel weer dat het hart niet in het normale ritme functioneert of een abnormaal kloppende sensatie teweegbrengt.[1] Klachten van het hartritme worden door mensen vaak als bedreigend ervaren. Stoornissen in het hart, en dan vooral in het ritme van het hart, worden bovendien gemakkelijk opgemerkt, in tegenstelling tot stoornissen in de functie van andere organen.

Hartkloppingen hebben we allemaal wel eens. Meestal wordt dat beleefd als normaal: bij inspanning of nervositeit. Soms kan een normale reactie van het hart toch aanleiding geven tot ongerustheid. Ernstige ritme- of geleidingsstoornissen veroorzaken echter soms opvallend weinig klachten totdat het fatale moment daar is. Jaarlijks verschijnen er berichten in de krant over jonge sportmensen die plotseling overlijden ten gevolge van een acute 'hartstilstand'. Geen wonder dus dat mensen zich ongerust kunnen maken over gepercipieerde ritmeafwijkingen. Omdat klachten over het hartritme vaak ook nog aanvalsgewijs optreden en zelden aanwezig zijn in de spreekkamer, weten dokters er dikwijls geen raad mee en vormen ze een diagnostisch probleem. Er bestaat het risico van overdadige diagnostiek zonder dat een aandoening kan worden gevonden met klinische consequenties. Juist bij een klacht als hartkloppingen kan het doen van overbodige diagnostiek leiden tot (verdere) angstinductie. Indien een patiënt zich meldt met hartkloppingen, dient allereerst onderscheid te worden gemaakt tussen een cardiale en een niet-cardiale oorzaak en indien de oorzaak niet-cardiaal is, wat is het dan wel? En indien cardiaal, gaat het dan om een probleem waarvoor een behandeling nodig is en zo ja, op welke termijn en door wie?

Het hart als cultureel fenomeen

Er bestaan gebroken harten, warme en koude harten, grote harten en kleine hartjes. Je kunt hartzeer hebben ten gevolge van een harteloze hartenbreker. Dat gaat anderen dan aan het hart. We slaken hartenkreten en hebben hartenwensen. Bij veel mensen zit het hart op de goede plaats en sommige zijn erg hartelijk. Als het hart iemand in de schoenen zinkt, dient hem een hart onder de riem te worden gestoken en we kennen allemaal wel een hartendief. Iedereen zal het er hartgrondig en van ganser harte mee eens zijn dat deze uitdrukkingen verwijzen naar gemoedstoestanden. Dat is ook logisch, want bij emotie reageert het hart met een versnelling en soms een toegenomen contractiekracht. We zijn ons dan goed bewust van ons hart. Het hart wordt dan ook wel gezien als de bron van het leven en van het gevoel: levensgeluk sluit je in het hart en als het hart stopt, dan ben je dood.

Om de lezer een indruk te geven van de mate van bewijskracht ter onderbouwing van een aantal belangrijke diagnostische stappen, is deze onderbouwing door de auteurs als volgt aangegeven.
- [E] = Voldoende bewijskracht; dat wil zeggen meerdere goed opgezette onderzoeken met eensluidende uitkomsten in een vergelijkbare populatie.
- [A] = Sterke aanwijzingen of indirect bewijs; dat wil zeggen één goed opgezet onderzoek met betrekking tot een vergelijkbare populatie, of meerdere onderzoeken in andere, niet geheel vergelijkbare populaties.
- [C] = Consensus uit richtlijnen of standaarden met betrekking tot de populatie.

2 De klacht in de bevolking

Desgevraagd zegt 8% van de Nederlandse bevolking de afgelopen twee weken last te hebben gehad van hartkloppingen, vrouwen tweemaal zo vaak als mannen. De klacht is daarbij sterk leeftijdsafhankelijk: onder de 14 jaar komt hij vrijwel niet voor en bij 65-plussers bij ruim 10% van de ondervraagden.[2] De meeste mensen gaan hiermee niet naar de dokter, aangezien hartkloppingen in de huisartspraktijk slechts door 9/1.000 ingeschreven patiënten per jaar worden gepresenteerd (figuur 1).

Soms wordt een bij iedereen wel eens voorkomende afwijking van het ritme gevoeld onder invloed van houding en toegenomen opmerkzaamheid; in het bijzonder 's nachts wordt, liggend op de zij, het kloppen plotseling gevoeld. Dikwijls wordt het gevoel ook in het oor opgemerkt, liggend met het oor op het kussen.

De klacht kan betrekking hebben op een gevoel van een toegenomen kracht van de hartslag (het bonzen), een afwijkende frequentie van de hartslag, een onregelmatigheid of het gevoel dat het hart overslaat. Patiënten maken zich vaak zorgen dat deze klachten een symptoom zijn van hartaandoeningen en een voorbode van naderend onheil. Hartkloppingen behoren tot de meest frequent voorkomende lichamelijk onverklaarde klachten en hangen samen met de neiging tot somatisatie.[3] Anderzijds kan men ook behoorlijk veel last hebben van een hart dat op onvoorspelbare momenten op hol slaat.

De mate van hinder van de klachten lijkt niet alleen afhankelijk van de oorzaak. Neiging tot somatisatie en dagelijkse stress zijn eveneens belangrijk.[4] Een jaar na presentatie bij de huisarts of op de Spoedeisende Hulp van een ziekenhuis heeft 75% van de patiënten met hartkloppingen er nog steeds hinder van, wat bij 12% leidt tot werkverzuim.[5] Bijna de helft van de patiënten ervaart geen verbetering na uitgebreide cardiologische evaluatie, ongeacht of een ritmestoornis dan wel een gewoon sinusritme wordt vastgesteld.[6] De mortaliteit na een jaar bleek gemiddeld niet verhoogd.

3 De eerste presentatie bij de dokter

Jaarlijks bezoeken negen van de 1.000 ingeschreven patiënten de huisarts in verband met nieuwe klachten over hartkloppingen of overslaan. Ook de Spoedeisende Hulp van een ziekenhuis wordt nogal eens geconsulteerd. Vrouwen komen op alle leeftijden bijna tweemaal zo vaak met deze klacht als mannen.[7] Naarmate men ouder is, komen hartkloppingen vaker voor. Kinderen klagen vrijwel nooit over hartkloppingen, van de 75-plussers bezoekt jaarlijks 1,3% van de mannen en 1,9% van de vrouwen hiermee het spreekuur van de huisarts (figuur 1).

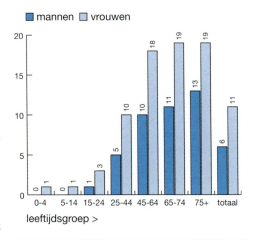

Figuur 1 Incidentie van de klacht hartkloppingen aan het begin van een episode in de huisartspraktijk, per 1.000 patiënten per jaar.[7]

Er is maar een gering verband tussen klachten en afwijkingen op het elektrocardiogram (ECG) bij patiënten met hartkloppingen. Gemiddeld wordt bij slechts 40% van de patiënten met klachten ook een ECG-verandering (al of niet pathologisch) aangetroffen. Anderzijds blijkt dat nog geen 10% van de afwijkingen op een holterregistratie voor de patiënt zijn waar te nemen en dat is onafhankelijk van de ernst van een al dan niet aanwezige ritmestoornis.[8] Het verband tussen klachten en ECG-afwijkingen is sterker voor klachten van overslaan, stoppen en irregulariteit dan voor een te snelle of te langzame hartslag.

4 Pathofysiologie en differentiële diagnose

DE NORMALE PRIKKELVORMING EN -GELEIDING

Prikkelvorming vindt in een gezond hart plaats in alle cellen van de sinus-(of sinoauriculaire) knoop (SA-knoop), de atrioventriculaire knoop (AV-knoop) of de andere purkinjeweefsels. Na een depolarisatie zijn de cellen enige tijd niet prikkelbaar (de refractaire periode). Pas op het moment dat een cel zijn drempelpotentiaal weer heeft bereikt, ontstaat er een spontane ontlading (zie figuur 2).

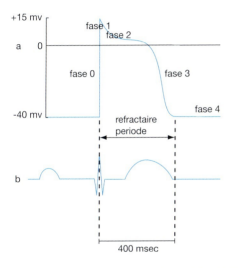

Figuur 2 Een niet spontaan depolariserende hartspiercel. In fase 0 vindt een zeer snelle depolarisatie plaats door een zeer snelle instroom van Na^+ ionen, waardoor het inwendige van de cel kortdurend positief geladen is t.o.v. het uitwendige. Daarna vindt een wat tragere instroom van Ca^{++} ionen plaats (fase 2), gevolgd door een snelle repolarisatie (fase 3, uitstroom van K^+). Tijdens deze fasen is de cel niet opnieuw prikkelbaar. Gedurende fase 4 stromen Na^+ en K^+ de cel respectievelijk uit en in totdat de uitgangssituatie is bereikt. Bij een spontaan depolariserende cel verloopt de fase 4 niet vlak, maar vindt een spontane, trage depolarisatie plaats, totdat een drempelwaarde wordt overschreden en een snelle depolarisatie plaatvindt (fase 0).

De activering van de boezems is op het ECG te zien als de P-top. Via de atria bereikt de prikkel de AV-knoop. De doorgang tussen boezems en kamer wordt effectief geïsoleerd door een groot bindweefselseptum met in een normaal hart slechts één doorlaatbare plaats: de AV-knoop. In deze AV-knoop wordt de prikkel even vertraagd en vervolgens zeer snel voortgeleid via de bundel van His en de bundeltakken naar het spierweefsel van de ventrikels. De prikkel verspreidt zich als een golf over het myocard en loopt dood op het bindweefselseptum tussen boezems en kamers. Dit is op het ECG te zien als het QRS-complex. De daaropvolgende repolarisatie van de hartspiercellen is op het ECG te zien als de T-top.

De cellen in de sinusknoop zijn de snelste repolariseerders van het hart en hebben dus het hoogste interne ritme. Zij vuren het snelst en de actiepotentiaal vanuit deze cellen bereikt de overige hartspiercellen voordat deze spontaan tot ontlading komen. De route waarlangs dat gebeurt, is schematisch weergegeven in figuur 3.

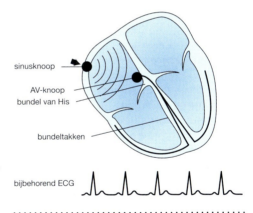

Figuur 3 De normale prikkelgeleiding.

Het tempo van de prikkelvorming is afhankelijk van de inherente frequentie van de sinusknoop. Deze staat sterk onder invloed van het autonome zenuwstelsel. Adrenerge prikkeling versnelt de ontlading en vagale prikkeling veroorzaakt een vertraging, zowel van de sinusknoop als van de prikkelgeleiding in de AV-knoop. Alle omstandigheden met adrenerge prikkeling (inspanning, emoties, opwinding, pijn, maar ook perifeer O_2-tekort) doen daarom de hartfrequentie toenemen. Omstandigheden met vagale prikkeling (prikkeling van de sinus caroticus, misselijkheid, braken), vertragen de frequentie. Behalve tempowisselingen treden ook wisselingen in contractiekracht op volgens het zogenoemde starlingprincipe: naarmate een spiercel verder wordt uitgerekt, neemt de kracht van de samentrekking toe (binnen bepaalde grenzen).

PATHOFYSIOLOGIE

Ritmestoornissen kunnen berusten op een stoornis in de prikkelvorming, een stoornis in de prikkelgeleiding of een combinatie van de twee. Abnormale prikkelvorming en -geleiding kunnen in principe overal in het hart optreden. We spreken dan over ectopische prikkelvorming. Indien de frequentie hoog genoeg is, neemt de abnormale pacemaker de functie van de SA-knoop over.

Stoornissen in de prikkelvorming

Abnormale prikkelvorming kan berusten op de volgende twee mechanismen:
1 abnormale automaticiteit;
2 triggered activity.

Ad 1 Abnormale automaticiteit De cellen in de sinus- of de AV-knoop hebben een eigen 'automatisch' ritme. Het hart zou op grond van het eigen ritme ook zonder (para)sympathische stimulering kunnen kloppen (zelfs buiten het lichaam). Onder pathologische omstandigheden kunnen ook gewone hartspiercellen een eigen ritme ontwikkelen. Dan vindt de prikkelvorming dus niet (alleen) in de sinusknoop plaats, maar ook elders. Dergelijke abnormale automaticiteit wordt vooral tijdens ischemie waargenomen.

Ad 2 Triggered activity Triggered activity ontstaat wanneer na een normale repolarisatie spontaan depolariserende stroompjes optreden die de drempelwaarde overschrijden met als resultaat een ontlading (figuur 4). Deze ontlading kan eenmalig zijn en leidt tot een extrasystole. Als deze voordurend plaatsvindt, leidt dat tot tachycardie. Deze triggered activity kan ontstaan ten gevolge van sommige medicijnen (bijv. digoxine) en door congenitale afwijkingen aan de ionkanalen van de hartcellen. Een voorbeeld van zo'n congenitale en erfelijke afwijking is het lange QT-syndroom, waarbij op basis van triggered activity ernstige ventriculaire ritmestoornissen kunnen ontstaan.

Stoornissen in de prikkelgeleiding

Re-entry tachycardie of cirkeltachycardie Re-entry is een fenomeen waarbij de impuls na activering niet uitdooft, maar zichzelf instandhoudt door een cirkelvormig traject te doorlopen en weer terug te keren naar de plaats van vertrek. Het verschijnsel lijkt op het 'rondzingen' van een geluidsinstallatie. Premature prikkels kunnen een aanval van tachycardie starten, maar deze ook weer stoppen. Dat laatste gebeurt als een premature prikkel een deel van de geleidingsweg refractair maakt.

Re-entry kan ontstaan op basis van een anatomische afwijking of door beschadiging van de hartcellen.

De cirkel (het rondzingen) kan voorkomen in:
– het atrium: boezemflutter of sommige vormen van boezemtachycardie (regelmatig) en boezemfibrilleren (onregelmatig);
– de AV-knoop: AV-nodale re-entry (AVNRT) (figuur 5);
– zowel atriaal als ventriculair weefsel: atrioventriculaire re-entry tachycardie (AVRT). De oorzaak van een AVRT is een tweede verbinding tussen boezems en kamers (de zogeheten bun-

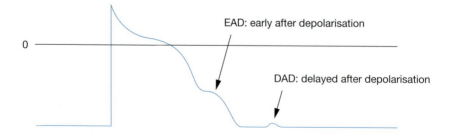

Figuur 4 Triggered activity. Tijdens repolarisatie treden korte depolariserende stroompjes op. Bij het overschrijden van een bepaalde drempel ontstaat er een ontlading.

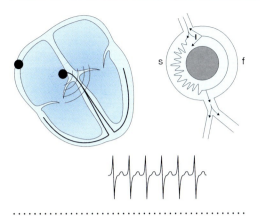

Figuur 5 Bij re-entry in de AV-knoop is sprake van een pad met een langzame geleiding met een korte refractaire periode (s) en een pad met een snelle geleiding met een lange refractaire periode (f). De impuls van een boezemsystole kan niet langs het pad met de lange refractaire periode en gaat dan via de langzaam geleidende weg naar het ventrikel. Retrograad kan deze impuls dan via het pad met de snelle geleiding en de lange refractaire periode opnieuw het eerstgenoemde pad activeren, dat inmiddels niet meer refractair is. Dan is een cirkeltachycardie ontstaan. Op het ECG valt direct op dat de P-top ontbreekt (de depolarisatie van het atrium) en er een redelijk normaal QRS-complex bestaat. De aanloop (fase 0) is echter veranderd.

del van Kent). Het klinische beeld dat bij deze stoornis hoort, wordt het syndroom van Wolff-Parkinson-White genoemd;
– het ventrikel: kamertachycardie.

Een blok Een abnormale vertraging of blokkade in de voortgeleiding van een prikkel (het zogenaamde blok, geeft bijna nooit klachten van hartkloppingen) kan in principe op elke plaats in de geleidingswegen optreden. Naar gelang de ernst van het blok wordt onderscheid gemaakt in:
1 een eerstegraads AV-blok, waarbij alle atriale impulsen leiden tot een verlate kamercontractie, omdat de vertraging zich bevindt in de AV-knoop of de bundel van His. Dit wordt niet door de patiënt waargenomen en is niet te voelen aan de pols; op het ECG is een toename van het PQ-interval te zien;
2 een tweedegraads blok (figuur 6) veroorzaakt meestal ook geen klachten; soms voelt de patiënt dat er af en toe een slag uitvalt. Men onderscheidt twee typen:
 a Mobitz I (meestal wenckebach-blok genoemd): er is sprake van toenemende vertraging in de AV-knoop, totdat een impuls niet meer wordt doorgegeven. Daarna begint de cyclus opnieuw. Op het ECG ziet men een progressieve toename van de PQ-tijd, totdat een P-top plotseling niet meer wordt gevolgd door een QRS-complex;
 b Mobitz II: het blok bevindt zich perifeer in de bundel van His of in de bundeltakken. De prikkel wordt soms plotseling, zonder voorafgaande vertraging niet meer doorgegeven. Dit komt vaak voor in een vaste verhouding, bijvoorbeeld drie op één of vier op één. Op het ECG ziet men een blokkade van een P-top zonder voorafgaande verlenging van de PQ-tijd;
3 een derdegraads AV-blok. Geen enkele impuls wordt door de AV-knoop voortgeleid. Er is sprake van een (meestal ventriculair) escaperitme, in het algemeen < 40/min. Men palpeert een trage pols. Op het ECG is te zien dat P-toppen en QRS-complexen onafhankelijk van elkaar optreden: de AV-dissociatie. Omdat het escaperitme meestal in distaal purkinjeweefsel ontstaat, is het QRS-complex van het escaperitme breed. Bij het acuut optreden van een derdegraads blok klaagt de patiënt over duizeligheid of verliest het bewustzijn (adams-stokes-aanval). Bij de chronische vorm is de symptomatologie minder uitgesproken, maar wordt geklaagd over vermoeidheid.

DIFFERENTIËLE DIAGNOSE

Een abnormale hartslag kan worden veroorzaakt door exogene (buiten het hart gelegen) oorzaken en door afwijkingen van het hart zelf. Men onderscheidt bradycardie (frequentie < 60/min), tachycardie (frequentie > 100/min) en een normale frequentie (frequentie 60-100/min).

Bradycardie
Bradycardie kan berusten op extracardiale oorzaken, zoals het gebruik van bètablokkers, of op hypothyreoïdie of vagale stimulering. Cardiale oorzaken betreffen een groot slagvolume (sporthart), een zieke sinusknoop (*sick-sinus syndrome*) (afgewisseld met tachycardie) en geleidingsstoor-

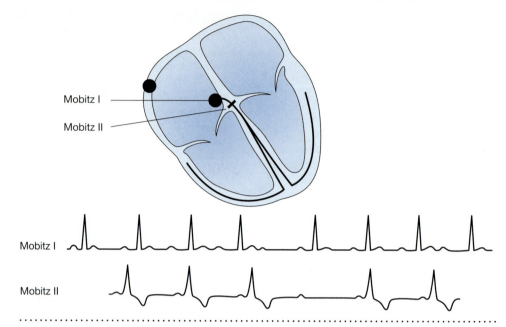

Figuur 6 Het tweedegraads AV-blok. Slechts een deel van de P-toppen wordt voortgeleid naar de kamers. Bij het type I (Wenckebach) is er een toenemende vertraging in de geleiding totdat een P-top niet meer wordt voortgeleid. Bij het type II is de geleidingstijd constant, maar wordt een impuls plotseling niet meer voortgeleid.

nissen (het atrioventriculaire blok). Geleidingsstoornissen komen zelden voor in een gezond hart. In een oud of beschadigd hart, bijvoorbeeld na een hartinfarct of bij coronairlijden, komen geleidingsstoornissen vaker voor.

Een ernstige bradycardie wordt aangetroffen bij een derdegraads blok. Geen enkele atriale prikkel bereikt dan de ventrikels, zodat deze contraheren op het eigen ritme van de distale purkinjecellen. De frequentie is dan in de regel lager dan veertig. Men spreekt over een escaperitme.

Tachycardie

Tachycardie kan berusten op een toegenomen adrenerge prikkeling van de sinusknoop (de sinustachycardie) of op abnormale automaticiteit, op re-entry of op triggered activity. Men spreekt dan over een tachyaritmie. Een handvat voor de differentiële diagnostiek is weergegeven in tabel 1.

Tabel 1	Differentiële diagnose van (paroxismale) tachycardie.		
regelmatig	supraventriculair	sinustachycardie	v
		boezemtachycardie	z
		boezemflutter	z
		AV-nodale re-entry (AVNRT)	v
		atrioventriculaire re-entry tachycardie (AVRT)	z
	kamertachycardie		z
onregelmatig		boezemfibrilleren	v

v = vaak;
s = soms;
z = zelden.
Schuingedrukte diagnosen dienen met spoed te worden uitgesloten.

Regelmatige tachycardie, aanvalsgewijs met geleidelijk begin en einde De meest voorkomende tachycardie is de *sinustachycardie*. Deze tachycardie wordt gezien bij hartfalen, maar is meestal secundair aan een extracardiale oorzaak. Daarbij nemen psychiatrische aandoeningen een vooraanstaande plaats in. In de eerste lijn vormen angststoornissen een grote en heterogene groep. Hartkloppingen worden in de DSM-IV genoemd als een van de symptomen van paniekstoornis, maar ze komen ook voor bij de gegeneraliseerde angststoornis, bij fobieën en bij de somatisatiestoornis. Het is belangrijk een psychiatrisch probleem zo snel en accuraat mogelijk vast te stellen, aangezien het risico van iatrogene schade door (te) uitgebreide somatische diagnostiek juist bij deze patiënten groot is. Bij jonge mensen wordt de verklaring voor de hartkloppingen frequent gevonden in psychiatrische aandoeningen. Maar aan de andere kant bestaat daarom vooral bij jonge mensen met een lage a-priorikans op cardiale ziekten nogal eens de neiging om de klachten te snel toe te schrijven aan angst en paniek, temeer daar hartkloppingen vaak angst induceren en mogelijk paniek luxeren. In een onderzoek onder 107 patiënten met een supraventriculaire tachycardie bleek bij 67% tevens een paniekstoornis aanwezig. Ook hier geldt dat twee aandoeningen soms naast elkaar bestaan, maar men dient ook te bedenken dat paniek het gevolg kan zijn van hartkloppingen. In dat geval verdwijnt de paniek na adequate behandeling van de hartkloppingen.[9] Een te snelle labeling als paniekstoornis staat adequate behandeling dan in de weg.

Regelmatige tachycardie, aanvalsgewijs met abrupt begin en einde Meestal gaat het hier om een re-entry- of cirkeltachycardie. Het meest frequent komt voor een AV-nodale re-entry tachycardie (AVNRT). Relatief zeldzaam is een congenitale cirkeltachycardie (AVRT) zoals het syndroom van Wolff-Parkinson-White en de boezemflutter- of tachycardie.

Een kamertachycardie is een ernstige, soms levensbedreigende aandoening. Deze ontstaat vrijwel uitsluitend in een beschadigd hart.

Regelmatig continue tachycardie (Zelf)medicatie geeft soms aanleiding tot hartkloppingen. In het bijzonder bètamimetica (salbutamol), vasodilatantia en antiarrhythmica (!) kunnen bij daarvoor gevoelige mensen een tachycardie veroorzaken. Cafeïne, nicotine, cocaïne en amfetamine zijn genotmiddelen met een aritmogeen effect. Ook metabole aandoeningen zoals hypoglykemie kunnen een tachycardie veroorzaken, maar dat is niet de meest op de voorgrond staande klacht. Tachycardie komt tevens voor bij feochromocytoom, maar deze aandoening is zeer zeldzaam. Fysiologisch is de tachycardie bij zwangerschap, koorts en anemie. Ook hyperthyreoïdie gaat vaak gepaard met een tachycardie.

Onregelmatige tachycardie *Boezemfibrilleren* is op oudere leeftijd de meest voorkomende ritmestoornis. Het kan aanvalsgewijs of continu voorkomen. Hierbij vindt er in de boezems een chaotische elektrische activiteit plaats als gevolg van verschillende re-entry-circuits in de boezems. De ventrikels worden met volkomen onregelmatige tussenpozen geprikkeld, wat leidt tot een onregelmatige pols en soms een verminderde cardiale output. Een tweede gevolg van de volkomen chaotische elektrische boezemactiviteit is dat de boezems niet meer contraheren en er stasis van bloed kan optreden met als gevolg trombusvorming. Een embolie en vooral een CVA kunnen daarvan het gevolg zijn. Meestal wordt boezemfibrilleren aangetroffen in een beschadigd hart. Een enkele keer komt het idiopathisch voor, op jonge leeftijd. Men spreekt dan van 'lone atrial fibrillation'. Boezemfibrilleren veroorzaakt echter lang niet altijd klachten.[10] Hoewel het meestal voorkomt bij een snelle frequentie, kan boezemfibrilleren ook voorkomen bij een normale frequentie.

Sick-sinus syndrome is een verzameling ritme- en geleidingsstoornissen die het gevolg zijn van een slecht functionerende sinusknoop. Hieronder vallen de sinusbradycardie en sinustachycardie of boezemfibrilleren, het sinoauriculair blok of allemaal. Typisch is het wisselende ritme.

Anders gezegd: sick sinus is niet een aparte entiteit, maar een van de onderliggende oorzaken van bijvoorbeeld boezemfibrilleren.

> **Indeling tachycardieën**
>
> Tachycardieën worden ingedeeld op grond van de plaats van prikkelvorming. Vanouds worden de termen ventriculair en supraventriculair gebruikt. Deze termen zijn – op grond van anatomische argumenten – ongelukkig gekozen. Tot het supraventriculaire weefsel worden gerekend de atria, de AV-knoop en de bundel van His. Het ventriculaire weefsel bestaat daarbij uit de beide kamers, het septum en de bundeltakken. Tegenwoordig wordt dan ook vaak gesproken over smal-complex en breed-complex tachycardieën. Deze indeling volgt het ECG-beeld, waar het QRS-complex verbreed is wanneer de activering van de ventrikels niet verloopt via de normale route. Alle ventriculaire tachycardieën zijn dan breed-complex, net als een tachycardie die ontstaat op basis van een abnormale voortgeleiding van een supraventriculair ritme. De overige tachycardieën die voor de geleiding gebruikmaken van normaal functionerende purkinjevezels zijn smal-complex. In dit hoofdstuk wordt de oude terminologie gehandhaafd omdat die meestal nog wordt gebruikt.

Normale frequentie

- *Toegenomen opmerkzaamheid.* In een stille omgeving en vooral bij het liggen op de linkerzijde kan iemand zich bewust worden van zijn/haar hartslag. Ook in het oor hoort men het hart wel eens ruisen. Dit zijn normale gewaarwordingen, maar ze veroorzaken bij sommige mensen een angstig gevoel. Men klaagt dan wel over hartkloppingen.
- *Verhoogd hartminuutvolume.* Soms klagen patiënten over hartkloppingen zonder dat er sprake is van een afwijking van de normale frequentie of regelmaat. Dat is vooral het geval wanneer de contractiekracht van de slagen is toegenomen. Daarvan is bijvoorbeeld sprake bij een verhoogde sympathicotonus, aortaklepinsufficiëntie en zwangerschap. In het bijzonder de aortaklepinsufficiëntie kan aanleiding geven tot klachten over 'hartbonzen'.
- *Extrasystolen.* Bij extrasystolen is er een geïsoleerde, vroeg vallende contractie, gevolgd door een wat langere pauze. Extrasystolen kunnen voorkomen in zowel de boezem als de kamer (respectievelijk boezemextrasystole (BES) en kamerextrasystole (VES)). De slag na die pauze is vaak extra krachtig, omdat de vulling van de ventrikels is toegenomen. Geïsoleerde extrasystolen komen bij iedereen wel eens voor en zijn onschuldig. Indien twee extrasystolen na elkaar ontstaan, spreekt men van doubletten, bij drie of meer ventriculaire extrasystolen achtereen spreekt men per definitie van kamertachycardie. Dat kan wijzen op myocardschade of erfelijke aandoeningen, bijvoorbeeld hypertrofische cardiomyopathie of het lange QT-syndroom.

5 Kansverdeling van diagnosen

In Nederlands onderzoek bij patiënten die werden geëvalueerd omdat de huisarts dacht aan een aritmie, werd bij 28,3% van de patiënten ook werkelijk een aritmie gevonden; bij 8,3% was deze relevant (behandeling noodzakelijk of gewenst). Bij 73% van de patiënten was de primaire klacht hartkloppingen.[11]

Zoals bij de meeste klachten, is de kans op het aantreffen van somatische pathologie groter naarmate de patiënt ouder is. Dat geldt vooral voor boezemfibrilleren/flutter, al of niet aanvalsgewijs. Met iedere tien levensjaren verdubbelt het risico op atriumfibrilleren.[12] Ook medicatie kan nog wel eens hartkloppingen veroorzaken en ook daarvoor zijn ouderen meer 'at risk'. Angst, ongerustheid en paniekstoornis komen daarentegen vaker voor bij jonge mensen (tabel 2). Naarmate een patiënt minder hypochondrisch is, minder psychosociale stress rapporteert en ouder is, neemt de kans op pathologische ritmestoornissen toe.[13]

De verdeling van de cardiale oorzaken van hartkloppingen uit de huisartsregistratieprojecten is weinig informatief, omdat het gebruikte registratiesysteem niet specifiek genoeg is (uitzondering: boezemfibrilleren), terwijl het voor de behandeling wel noodzakelijk is om een specifieke diagnose te stellen.

In een onderzoek onder patiënten op een afdeling Spoedeisende Hulp en poliklinieken van een ziekenhuis in de Verenigde Staten werden alle patiënten met hartkloppingen als primaire klacht prospectief gevolgd. Zo nodig werd hierbij gebruikgemaakt van geavanceerde diagnostische

Tabel 2	Einddiagnosen bij de nieuwe klacht hartkloppingen in de huisartspraktijk (a-priorikansen in procenten per leeftijdsgroep).[7]						
diagnose		15-24*	25-44	45-64	65-75	75+	totaal
hartkloppingen e.c.i		47	37	41	37	31	38
cardiaal	paroxismale tachycardie	11	5	10	11	18	10
	ectopie	-	8	5	7	10	7
	boezemfibrilleren		1	4	10	10	5
psychosociaal/psychiatrisch	hyperventilatie	11	8	2	3	-	4
	angstig/nerveus	-	7	3	3	2	4
	crisis	5	2	2	1	-	2
	angst ziekte	16	5	7	3	2	5
anders extracardiaal	bijwerking medicatie	-	2	1	7	-	2
restgroep		13	22	25	18	27	22

* Onder de 15 jaar is de klacht zo zeldzaam, dat een betrouwbare verdeling in einddiagnosen niet beschikbaar is.

Tabel 3	Diagnosen bij patiënten met hartkloppingen bij gebruik van geavanceerde diagnostische technieken (in procenten).[5]		
cardiaal			43,2
	relevant cardiaal	boezemfibrilleren (BF)	10,0
		andere supraventriculaire tachycardie	9,5
		boezemflutter	5,8
		hartbonzen bij klepafwijkingen	2,2
		ventriculaire tachycardie	2,1
		overig	2,7
	mogelijk relevant	ventriculaire extrasystole (VES)	7,9
		boezemextrasystole (BES)	3,2
niet-cardiaal			40,5
	psychiatrie (angst en paniek)		30,5
	anders (medicatie, schildklier, koffie, anemie, cocaïne)		10
onverklaard			16,3

technieken en er werd specifiek gecodeerd.[5] Bij één op de zes patiënten kon geen diagnose worden gesteld. Bij de overigen bleken cardiale en niet-cardiale oorzaken even vaak voor te komen (tabel 3).

6 Betekenis van de voorgeschiedenis

Een cardiovasculaire voorgeschiedenis (hartinfarct, bekende ritmestoornis of hypertensie) verhoogt niet alleen de kans op het bestaan van een pathologische ritmestoornis met een factor 4-5, maar geeft bovendien richting aan het denken over de aard van de ritmestoornis en de betekenis.[5,11,14] Een patiënt met een oud hartinfarct heeft veel meer kans op een ventriculaire stoornis of op een geleidingsprobleem. Bij een aandoening van de mitralisklep komt boezemfibrilleren vaak voor. Deels samenhangend met het voorgaande is de kans op het bestaan van een ritmestoornis tevens groter wanneer de patiënt al cardiovasculaire medicatie gebruikt. Bovendien dient men te bedenken dat een beschadigd hart een ritmestoornis moeilijker kan verdragen dan een gezond hart. Er ontstaan eerder hemodynamische problemen.

Somatiserende patiënten nemen lichamelijke veranderingen 'anders' waar en raadplegen de arts vaker in verband met fysiologische verschijnselen. Het gebruik van psychiatrische medicatie verhoogt de kans op het bestaan van een angststoornis en/of depressie en verlaagt de kans op een pathologische ritmestoornis. Hetzelfde geldt voor bekende psychosociale problematiek en 'frequent attending'.[11] In een Engels onderzoek onder naar de cardioloog verwezen patiënten bleken bovendien het mannelijk geslacht, een langere duur van de klachten en het verrichten van zware lichamelijke inspanning samen te hangen met het bestaan van een pathologische ritmestoornis.[6]

Sommige ritmestoornissen zijn erfelijk. Indien acute hartdood of onverklaarde wegrakingen, vooral op jonge leeftijd in een familie voorkomen, neemt de kans op het bestaan van een erfelijke aandoening toe.

7 Betekenis van de anamnese

Naar de betekenis van anamnese en lichamelijk onderzoek is weinig empirisch onderzoek gedaan. Bij de anamnese gaat het om de volgende kenmerken: *1* frequentie, *2* regelmaat, *3* duur en verloop, *4* begeleidende verschijnselen, *5* gebruik van genees- en genotmiddelen, *6* omstandigheden waaronder de aanvallen optreden en *7* familiaire belasting. Een zorgvuldige anamnese kan duidelijk richting geven aan de differentiële diagnostiek (zie het stroomdiagram in figuur 7).

1 Is de frequentie te langzaam, te snel, of normaal?
Wat betreft de frequentie worden onderscheiden tachycardie (freq. > 100/min), normaal ritme (60-100/min) en bradycardie (freq. < 60/min). Een *tachycardie* komt voor bij extracardiale oorzaken. Een angst- en paniekstoornis is hoofdzakelijk een anamnestische diagnose. Bij een paniekaanval is sprake van zowel cognitieve (ik ga dood, ik word gek), autonome (hyperventilatie, hartkloppingen) als motorische (trillen) verschijnselen. Een paniekaanval is een kortdurende periode van intense angst, die binnen tien minuten een maximum bereikt. Daarbij treedt vaak een gevoel van acuut gevaar op of dreigend onheil. Er is sprake van een paniekstoornis wanneer verschillende van dergelijke paniekaanvallen optreden zonder direct aanwijsbare oorzaak. Specifieke fobieën en de sociale fobie hebben een anamnestisch kenmerkend patroon. Een gegeneraliseerde angststoornis geeft meer continue klachten. Deze gaat gepaard met overmatig piekeren en zorgen over gewone dingen, onder andere gewone lichamelijke verschijnselen. De grens met hypochondrie is in de algemene praktijk vaak moeilijk te trekken. Ook gewone nervositeit kan aanleiding geven tot hartkloppingen. Over het algemeen weten patiënten dat wel.
De frequentie kan informatie verschaffen over de soort ritmestoornis: zeer snelle ritmes (> 200) komen voor bij een supraventriculaire aritmie; een ventriculair ritme is meestal langzamer. De tachycardie bij extracardiale oorzaken is over het algemeen minder snel. De frequentie bij een bradycardie is op zichzelf weinig informatief. Een polsfrequentie onder de veertig zonder sporthart kan wijzen op een ventriculair escaperitme. Bij een normaal ritme hebben we in het algemeen te maken met een normaal hart. Soms zijn structurele afwijkingen (bijv. een aorta-insufficiëntie) de oorzaak van hartbonzen.

2 Is het ritme regelmatig of juist niet?
Een supraventriculaire tachyaritmie is altijd regulair, uitgezonderd het boezemfibrilleren. Bij boezemfibrilleren is het ritme volkomen irregulair. Een (of enkele) irregulaire slag(en) bij een regelmatig basisritme wijst (wijzen) op extrasystolie.

3 Bestaan de klachten continu of aanvalsgewijs? Indien aanvalsgewijs, hoe begint en eindigt een aanval?
Continue tachycardie kan wijzen op boezemfibrilleren, maar ook op een sinustachycardie (schildklier, angst, anemie of als bijwerking van medicatie). Wanneer er sprake is van aanvalsgewijze (paroxismale) klachten, wijst een langzaam begin en einde op een sinustachycardie. Soms weet de patiënt niet meer hoe het begon of eindigde. Bij alle andere paroxismale supraventriculaire en ventriculaire tachycardieën zijn begin en einde plotseling.
Vagale stimulering leidt tot een verlenging van de refractaire periode van de AV-knoop. Is de patiënt in staat een aanval te beëindigen met

Hartkloppingen

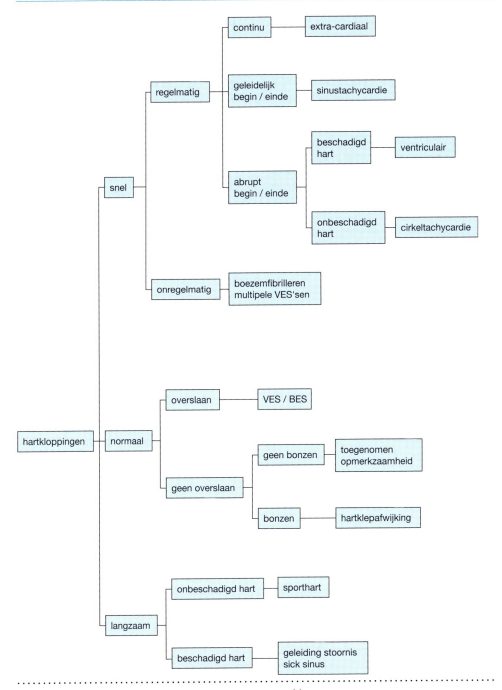

Figuur 7 Stroomdiagram bij de diagnostiek van ritmestoornissen.[5]

behulp van vagusstimulering (valsalva-manoeuvre, drinken van koud water, druk op de oogbol), dan is meestal de AV-knoop noodzakelijk voor het onderhouden van de stoornis. Vertraagt het ritme wel, maar dient zich na het beëindigen van de manoeuvre opnieuw een ta-

chycardie aan, dan betreft het bijna altijd een supraventriculair ritme.
4 Zijn er begeleidende verschijnselen?
Een klassiek verschijnsel is de polyurie bij een supraventriculaire ritmestoornis. Hoewel dit in ieder leerboek wordt vermeld, is hierover geen onderzoek gevonden en in de praktijk komt het zelden voor.
Extracardiale aandoeningen hebben bijna altijd bijkomende klachten. Bij hyperthyreoïdie vallen patiënten ook af, zijn opgejaagd en nerveus, trillen en transpireren snel. Bij een anemie klagen patiënten soms ook over duizeligheid en/of kortademigheid.
Flauwvallen, zwart voor de ogen worden, vallen, kortademigheid en verminderde inspanningstolerantie zijn verschijnselen die wijzen op hemodynamische consequenties. Soms kan een aanval van angina pectoris worden geluxeerd. Indien deze klachten samen vóórkomen met hartkloppingen, wijst dat in de richting van een klinisch relevante ritmestoornis. Het is belangrijk om ook een psychiatrische diagnose positief te stellen. Depressie, angst en somatisatie ontsnappen aan de aandacht wanneer daarnaar niet expliciet wordt gevraagd.
5 Gebruikt de patiënt medicijnen of genotmiddelen?
Veel antiarrhythmica kunnen als bijwerking bij sommige mensen juist een ritmestoornis luxeren. Digitalis kan ongeveer iedere denkbare ritmestoornis veroorzaken. Bètamimetica, coffeïne, nicotine, cocaïne kunnen extrasystole en/of tachycardie induceren.
6 Onder welke omstandigheden treedt de aanval op?
Angst en paniek kunnen hartkloppingen luxeren, hoewel patiënten vaak niet meer weten wat er eerst was: de hartkloppingen of de paniek. Onder invloed van adrenerge prikkeling (zoals tijdens inspanning of bij heftige emotie) kan een ventriculaire tachycardie manifest worden: idiopathische ventriculaire tachycardie of het lange QT-syndroom.[15] Het kloppen van het hart wordt beter gevoeld in rust en in liggende houding, vooral bij het liggen op de linkerzij. Dat verklaart waarom patiënten vaak 's nachts extrasystolen opmerken.
7 Sommige ritmestoornissen zijn erfelijk. Indien acute hartdood of onverklaarde wegrakingen vooral op jonge leeftijd (onder 45 jaar) in een familie voorkomen, neemt de kans op het bestaan van een erfelijke aandoening toe.

Tot slot is het zinvol de patiënt te vragen het ritme te tikken op de tafel of het voor te doen, zodat de patiënt het kan herkennen. Indien deze daartoe niet in staat is, loont het de moeite een patiënt of partner te leren de pols te voelen. Soms is deze dan in staat de frequentie bij een spontane aanval beter vast te leggen.

8 Betekenis van het lichamelijk onderzoek

Fysische diagnostiek buiten een aanval levert meestal weinig informatie op. Soms kan men aanwijzingen vinden voor het bestaan van een structurele hartafwijking, waardoor een ritmestoornis waarschijnlijker wordt. Souffles zijn te vinden bij klepafwijkingen, congenitale hartafwijkingen en hypertrofische cardiomyopathie.

Wanneer de klachten tijdens het consult bestaan, kan men de diagnose soms direct stellen.

INSPECTIE VAN DE HALSVENEN

Indien men de halsvenen goed kan waarnemen, kan het ontbreken van een mooie golf wijzen op boezemfibrilleren. Is de top juist erg hoog (de *cannon wave*), dan wijst dat op het samentrekken van de boezem tegen een dichte tricuspidalisklep, zoals voorkomt bij een dissociatie tussen boezem- en kamercontractie. Bij een enkele cannon wave heeft men dan te maken met een kamerextrasystole. Treden cannon waves bij iedere hartslag op (het *frog-sign*) tijdens een tachycardie, dan wijst dat op een AV-nodale re-entry tachycardie, omdat de contractie van atria en ventrikels in dat geval samenvalt bij alle hartslagen.

PALPATIE VAN DE POLS

Een volledig irregulaire en inaequale pols heeft een specificiteit van 99% voor de diagnose atriumfibrilleren, maar een sensitiviteit van slechts 50%.[16] Indien men iedere afwijking in de regulariteit als abnormaal beschouwt, haalt men een sensitiviteit voor atriumfibrilleren van 95-100%; dat gaat dan ten koste van de positief voorspellende waarde (12-23%).[17] Gemiddeld genomen bedraagt de sensitiviteit 94% en de specificiteit 72% ten opzichte van het ECG.[18] [E] Inaequaliteit past in principe bij alle irregulaire ritmes. Een polsdeficit (er zijn meer slagen te horen bij auscultatie dan te voelen bij palpatie) wijst meestal op boezemfibrilleren, maar komt ook voor bij extrasystolen. Bij een verhoging van de frequentie (bijvoorbeeld door de patiënt tien kniebuigingen te laten maken) verdwijnen de extrasystolen vaak; de irregulariteit van boezemfibrilleren blijft bestaan.

AUSCULTATIE VAN HET HART

Inaequaliteit kan soms beter worden vastgesteld door de wisselende luidheid van de harttonen. Een wisselende luidheid van de eerste toon (en van slag tot slag wisselende bloeddruk) bij een regulair ritme past bij ventrikeltachycardie (door AV-dissociatie). Bij een volkomen irregulair ritme is er sprake van boezemfibrilleren. De mate van inaequaliteit neemt af naarmate de frequentie lager is.[19] Een extrasystole wordt gekenmerkt door een vroeg vallende slag, gevolgd door een langere pauze en een extra gevulde slag daaropvolgend.

Alarmklachten en symptomen

- outputfalen (flauwvallen, ademnood, lage bloeddruk) tijdens aanval
- symptomatische bradycardie met een frequentie lager dan 40
- tachycardie (en cannon waves) bij een reeds beschadigd hart
- tachycardie bij familiaire belasting

---

9 Betekenis van eenvoudig aanvullend onderzoek

Anamnese en lichamelijk onderzoek zijn onvoldoende om een ritmestoornis vast te stellen, dan wel uit te sluiten. Er is vrijwel geen enkele combinatie van klachten en onderzoeksbevindingen, die een aanvalsgewijze ritmestoornis uitsluit.[20,21] De standaard voor de diagnostiek van ritmestoornissen is het elektrocardiogram (ECG) tijdens een aanval. Eigenlijk kan men alleen boezemfibrilleren redelijk betrouwbaar vaststellen zonder ECG, maar dan moet de patiënt wel symptomen hebben tijdens het onderzoek. Ook een geïsoleerde extrasystolie kan men met vrij grote waarschijnlijkheid vermoeden op basis van anamnese en lichamelijk onderzoek. Voor een zekere diagnose heeft men echter altijd een ECG nodig. De enige ritmestoornissen waarvoor men een rust-ECG buiten de aanval kan gebruiken, zijn de geleidingsstoornissen zoals die na het hartinfarct voorkomen, en het wolff-parkinson-white-syndroom, waarbij de accessoire geleiding zichtbaar is indien deze antegraad plaatsvindt. [A]

Hiermee is tevens het probleem van de diagnostiek geschetst. Een ECG tijdens een aanval is vaak moeilijk te verkrijgen. In een Nederlands onderzoek in de huisartspraktijk lukte dat bij slechts 31% van de patiënten.[11]

Bij verdenking op een extracardiale aandoening dient natuurlijk het daarbij passende laboratoriumonderzoek te geschieden: Hb bij verdenking op anemie, TSH bij verdenking op een hyperthyreoïdie.

10 Betekenis van complex aanvullend onderzoek

AMBULANTE ECG-REGISTRATIE

De afgelopen jaren zijn verschillende ambulante diagnostische methoden in gebruik genomen, naast de al langer bestaande holtermethode. Met een holtercardiograaf wordt (meestal gedurende 24 uur, soms gedurende 48 uur) het hartritme constant opgenomen. Deze opname wordt daarna uitgelezen door een computer. Bij weinig frequent voorkomende klachten heeft deze methode een belangrijke beperking. De omvang van het apparaat en de continu aanwezig elektrodekabels beperken de patiënt in zijn bewegingsvrijheid, waardoor belangrijke triggers voor een ritmestoornis (bijvoorbeeld inspanning) niet worden ondernomen. Omdat het apparaat continu registreert, moet de patiënt bovendien een dagboekje bijhouden om eventueel gedetecteerde ritmestoornissen te kunnen koppelen aan klachten. De kracht van een holter is de continue bewaking, zodat dit apparaat tevens asymptomatische aanvallen kan vastleggen en ook gebruikt kan worden bij patiënten met syncope. Bij 4-30% van de patiënten worden echter aritmieën gevonden zonder klinische symptomen. [A] De klinische relevantie daarvan is vaak discutabel.[22]

Vervolgens zijn zogenaamde *event-recorders* (ER) geïntroduceerd. Dit zijn kleine, draagbare apparaatjes, waarbij de patiënt zelf een (één- of tweekanaals) ECG kan opnemen tijdens een periode met klachten. Daartoe moet de patiënt bij klachten het apparaatje activeren, dat dan een ECG opneemt. Dit ECG kan daarna worden uitgelezen of via de telefoon worden verzonden naar een computersysteem, dat het signaal omzet in een leesbaar ECG. In combinatie met de techniek van *loop-recording* werden ten slotte event-recorders ontwikkeld die continu een ECG opnemen (de continuous event recorders: CER), dat bij activatie door de patiënt in het geheugen wordt opgeslagen. Afhankelijk van de programmering kan men ook de periode direct voorafgaand aan de activering registreren. Het voordeel daarvan is dat het begin van de ritmestoornis kan worden geanalyseerd. Deze apparaatjes zijn beschikbaar voor extern gebruik (met twee of drie elektroden) en kunnen veel langduriger worden gebruikt dan een holter. Met behulp van een dergelijk apparaatje bleek het mogelijk om bij 83% van de patiënten, bij wie met behulp van de holtertechniek geen registratie gedurende klachten kon worden verkregen, alsnog een diagnose te stellen. Bij 48% bleek een aritmie aanwezig, bij de overigen werd een sinusritme vastgelegd gedurende symptomen.[23] Met behulp van *event-recorders* wordt bij tweemaal zoveel patiënten een diagnostische ECG-registratie verkregen als met een 48 uur durende holterregistratie.[24,25,26] [A] Het nadeel van deze apparatuur is dat korte episodes kunnen worden gemist en dat de patiënt bij een syncope niet in staat is een ECG vast te leggen. Ruim 80% van de diagnosen wordt binnen twee weken gesteld. In de twee eropvolgende weken wordt bij 15% van de patiënten nog een diagnose gesteld. Een langere registratieduur levert weinig extra informatie; bovendien blijken de diagnosen die na twee weken gesteld worden betrekking te hebben op klinisch weinig relevante ritmestoornissen.[27,28] Tegenwoordig zijn apparaatjes op de markt, die geautomatiseerd een ECG vastleggen, bijvoorbeeld wanneer het ritme een tevoren geprogrammeerde drempelwaarde overschrijdt. Het voordeel daarvan is natuurlijk dat ook symptoomloze episodes kunnen worden vastgelegd, terwijl het nadeel is dat de koppeling aan klachten minder direct is. Deze apparaatjes kunnen echter ook manueel worden bediend. De automatische activatie biedt vooral winst in de snelheid waarmee een ritmestoornis wordt vastgesteld. In een vergelijkend onderzoek bleek de helft van de eerste gebeurtenissen niet te worden vastgelegd door de patiënt.[29] Er worden echter niet meer of andere ritmestoornissen gevonden door automatische activatie.[30]

Recent zijn ook implanteerbare apparaatjes met de omvang kleiner dan van een pacemaker ontwikkeld. Deze zijn bedoeld voor zeer langdurige registraties, zoals bij sporadische syncope.

ELEKTROFYSIOLOGISCH ONDERZOEK

Elektrofysiologisch onderzoek van het hart (EFO) vormt zo nodig het sluitstuk van de diagnostiek. [A] Hiermee kan definitieve informatie worden verkregen over type ritmestoornis, plaats van oorsprong en onderliggend pathofysiologisch mechanisme. Tevens kan men door een juist geplaatste en getimede stroomstoot een ritmestoornis beëindigen. Eén katheter wordt hoog in het rechteratrium geplaatst, één ter plaatse van de bundel van His, één in de apex van de rechterkamer en zo nodig één katheter in de sinus coronarius. De laatste katheter ligt in de sinus coronarius voorbij het interatriale septum en toont derhalve activiteit van de linkerboezem. Gelijktijdig wordt een standaard-ECG gemaakt. Met behulp van de verschillende katheters wordt een tachycardie nauwkeurig in beeld gebracht en de voor de tachycardie kritische anatomische zone gelokaliseerd. Dit kritische gebied kan daarna met behulp van ablatie vaak definitief worden uitgeschakeld.[31] [A]

11 Samenvatting

Hartkloppingen komen vaak voor, maar lang niet iedereen gaat ervoor naar de dokter. Veel mensen beschouwen het waarnemen van de hartslag als normaal. De relatie tussen het ervaren van hartkloppingen en het bestaan van een objectieve ritmestoornis is niet duidelijk.

Bij bijna de helft van de spreekuurbezoekers bestaat er geen aandoening van het hart, maar is een psychische of psychiatrische diagnose de verklaring voor hun klachten. Deze diagnose dient op positieve gronden te worden gesteld. Ongeveer 30% van de patiënten met een aritmie heeft tevens last van paniekaanvallen of depressie. Beide aandoeningen komen vaak samen voor. Behalve somatische diagnostiek dient bij iedere patiënt ook aandacht te worden gegeven aan de belevingsaspecten van de klacht.

Met behulp van anamnese en lichamelijk onderzoek kunnen boezemfibrilleren en extrasystolie met grote waarschijnlijkheid worden vastgesteld. Een ECG-registratie tijdens een aanval is echter meestal noodzakelijk om tot een definitieve diagnose te komen, in het bijzonder bij aanvalsgewijze klachten. Daarvoor zijn effectieve ambulante methoden beschikbaar.

Als het om ritme- of geleidingsstoornissen gaat, komen supraventriculaire tachycardieën het meest voor. Al of niet aanvalsgewijs boezemfibrilleren is daarvan klinisch de belangrijkste. Ventriculaire ritmestoornissen komen voornamelijk voor bij structurele hartziekte. Begeleidende klachten kunnen wijzen op klinisch relevante ritmestoornissen.

Ongeveer 10% van de patiënten heeft een extracardiale aandoening, waarbij met name anemie, de schildklier en bijwerkingen van medicatie van belang zijn.

Literatuur

1 Wall EE van der, Werf F van de, Zijlstra F. Cardiologie. 2e druk. Houten: Bohn Stafleu van Loghum, 2008.
2 Linden MW van der, Westert GP, Bakker DH de, Schellevis FG. Tweede Nationale Studie naar ziekten en verrichtingen in de huisartspraktijk. Utrecht: Nivel/RIVM, 2004.
3 Rief W, Hessel A, Braehler E. Somatization symptoms and hypochondriacal features in the general population. Psychosom Med 2001;63:595-602.
4 Barsky AJ, Ahern DK, Bailey ED, Delamater BA. Predictors of persistent palpitations and continued medical utilization. J Fam Pract 1996;42:465-72.
5 Weber BE, Kapoor WN. Evaluation and outcomes of patients with palpitations. Am J Med 1996;100:138-48.
6 Mayou R, Sprigings D, Birkhead J, Price J. Characteristics of patients presenting to a cardiac clinic with palpitations. Q J Med 2003;96:115-23.
7 Okkes IM, Oskam SK, Lamberts H. Van klacht naar diagnose. Episodegegevens uit de huisartspraktijk. Bussum: Coutinho, 1998.
8 Barsky AJ. Palpitations, arrythmias, and awareness of cardiac activity. Ann Int Med 2001;134:832-7.
9 Lessmeier TJ, Gamperling D, Johnsson-Liddon V. Unrecognized paroxysmal supraventricular tachycardia: potential for a misdiagnosis as panic disorder. Arch Int Med 1997;157:537-43.
10 Page RL, Wilkinson WE, Clair WK, McCarthy EA, Pritchett EL. Asymptomatic arrythmias in patients with symptomatic paroxysmal atrial fibrillation and paroxysmal supraventricular tachycardia. Circulation 1994;89:224-7.
11 Zwietering PJ, Knottnerus JA, Rinkens PELM, Kelijne AWJ, Gorgels APM. Arrythmias in general practice: diagnostic value of patient characteristics, medical history and symptoms. Fam Pract 1998;15: 343-53.
12 Falk RH. Atrial fibrillation. N Engl J Med 2001;334: 1067-78.
13 Barsky AJ, Cleary PD, Barnett MC, Christiansen CL, Ruskin JN. The accuracy of symptom reporting in patients complaining of palpitations. Am J Med 1994;97:214-21.
14 Summerton N, Mann S, Rigby A, Petkar S, Dhawan J. New-onset palpitations in general practice: assessing the discriminant value of items within the clinical history. Fam Pract 2001;18:383-92.
15 Zimetbaum P. Evaluation of patients with palpitations. N Engl J Med 1998;338:1369-73.
16 Schilte B, Hellemons-Boode BSP, Zwietering PJ. Palpatie van de pols bij atriumfibrilleren vergeleken met het ECG. Huisarts Wet 1997;40:95-7.
17 Sudlow M, Rodgers H, Kenny RA, Thomson R. Identification of patients with atrial fibrillation in general practice: a study of screening methods. BMJ 1998;317:327-8.
18 Cooke G, Doust J, Sanders S. Is pulse palpation helpful in detecting atrial fibrillation? A systematic review. J Fam Pract 2006;55:130-4.
19 Escudero EM, Iveli CA, Moreyra AE, Lorente H, Cinglolani HE. The pulse in patients with atrial fibrillation: its irregularity and inequality. Eur J Cardiol 1976;4:31-8.
20 Hoefman E, Boer K, Weert H van, Reitsma J, Koster R, Bindels P. Huisartsen kunnen de kans op hartritmestoornissen vaak niet goed inschatten. Huisarts Wet 2008;7:320-5.
21 Thavendiranathan P, Bagai A, Khoo C, Dorian P, Choudhry NK. Does this patient with palpitations have a cardiac arrhythmia? JAMA 2009;302:2135-43.
22 Dimarco JP, Philbrick JT. Use of ambulatory electrocardiographic (Holter) monitoring. Ann Int Med 1990;113:53-68.
23 Klootwijk P, Leenders CM, Roelandt J. Usefulness of transtelephonic documentation of the electrocardiogram during sporadic symptoms suggestive of cardiac arrhythmias. Int J Cardiol 1986;13:155-61.
24 Kinlay S, Leitch JQ, Neil A, Chapman BL, Hardy DB, Fletcher PJ. Cardiac event recorders yield more diagnoses and are more cost-effective than 48-hour Holter monitoring in patients with palpitations. A controlled clinical trial. Ann Intern Med 1996;124: 16-20.

25 Grodman RS, Capone RJ, Most AS. Arrythmia surveillance by transtelephonic monitoring: comparison with Holter monitoring in symptomatic ambulatory patients. Am Heart J 1979;98:459-64.
26 Zimetbaum PJ, Josephson ME. The evolving role of ambulatory arrhythmia monitoring in general clinical practice. Ann Intern Med 1999;130:848-56.
27 Reiffel JA, Schulhof E, Joseph B, Severance E, Wyndus P, McNamara A. Optimal duration of transtelephonic ECG monitoring when used for transient symptomatic event detection. J Electrocardiol 1991; 24:165-8.
28 Zimetbaum PJ, Kim KY, Jsephson ME, Goldberger AL, Cohen DJ. Diagnostic yield and optimal duration of continuous-loop event monitoring for the diagnosis of palpitations. Ann Int Med 1998;128:890-5.
29 Balmelli N, Naegeli B, Bertel O. Diagnostic yield of automatic and patient-triggered ambulatory cardiac event recording in the evaluation of patients with palpitations, dizziness, or syncope. Clin Cardiol 2003;26:173-6.
30 Ng E, Stafford PJ, Ng GA. Arrhythmia detection by patient and auto-activation in implantable loop recorders. J Interv Card Electrophysiol 2004;10:147-52.
31 Morady F. Radio frequency ablation as treatment for cardiac arrhythmias. N Engl J Med 1999;340:534-44.

24 Hoesten

A.P.E. Sachs, T.O.H. de Jongh, Th.J.M. Verheij en P.J. van den Broek

Ga naar de website extras.bsl.nl/alledaagseklachten voor de video bij dit hoofdstuk

1 Inleiding

Hoest is een door prikkeling van de slijmvliezen veroorzaakte plotselinge uitstoting van lucht, die gepaard gaat met een eigenaardig schurend geluid.[1] Een hoestreflex is fysiologisch en noodzakelijk om de luchtwegen te reinigen en is een belangrijk defensiemechanisme om overvloedige slijmsecretie en corpora aliena uit de luchtwegen te verwijderen. Onderscheid wordt gemaakt tussen acute hoest (korter dan drie weken), subacute hoest (drie tot acht weken) en chronische hoest (langer dan acht weken).[2,3,4]

Hoesten is wereldwijd een van de meest voorkomende redenen om de huisarts te bezoeken.[3,5] Indien iemand met nieuwe hoestklachten bij de arts komt, heeft uitgebreide diagnostiek meestal geen consequenties. Het hoesten gaat immers in de overgrote meerderheid van de gevallen vanzelf binnen enkele weken over. In ruim 80% van de gevallen ziet de huisarts de patiënt slechts één keer.[5] Bij subacute of chronische hoest is dit anders. Hieraan kan belangrijke pathologie ten grondslag liggen die in de praktijk vaak niet wordt herkend, zoals hyperreactiviteit na een virale infectie,[6] astma en COPD.[7] Daarom is een zorgvuldige anamnese, eventueel aangevuld met gerichte diagnostiek, van belang.

Voor de arts is het bij de diagnostiek van hoesten het belangrijkste om de oorzakelijke aandoeningen die in de toekomst consequenties voor de gezondheid van de patiënt kunnen hebben, snel te achterhalen. In andere gevallen dient de patiënt gerustgesteld te worden en dient hem te worden uitgelegd dat de hoestklachten vanzelf overgaan.

Om de lezer een indruk te geven van de mate van bewijskracht ter onderbouwing van een aantal belangrijke diagnostische stappen, is deze onderbouwing door de auteurs als volgt aangegeven.
- [E] = Voldoende bewijskracht; dat wil zeggen meerdere goed opgezette onderzoeken met eensluidende uitkomsten in een vergelijkbare populatie.
- [A] = Sterke aanwijzingen of indirect bewijs; dat wil zeggen één goed opgezet onderzoek met betrekking tot een vergelijkbare populatie, of meerdere onderzoeken in andere, niet geheel vergelijkbare populaties.
- [C] = Consensus uit richtlijnen of standaarden met betrekking tot de populatie.

2 De klacht in de bevolking

Hoesten is een van de meest voorkomende klachten in de bevolking. Iedereen hoest wel eens. Gezonde kinderen hoesten gemiddeld elke dag elf keer.[8] Volwassenen hebben gemiddeld één episode met hoestklachten per jaar, terwijl op hogere leeftijd de frequentie van hoesten geleidelijk toeneemt.[8,9]

Omdat de grens tussen fysiologisch en pathologisch hoesten slecht gedefinieerd is, lopen de incidentiecijfers sterk uiteen en zijn deze gegevens moeilijk reproduceerbaar.[10] Bij registratie in de algemene bevolking in Nederland gaf 20% van de mensen aan de afgelopen twee weken te hebben gehoest en zei 5,6% chronisch te hoesten vanwege een chronische bronchitis.[9]

Voor de meeste mensen is hoesten niet meer dan een hinderlijk verschijnsel. Nachtelijke kriebelhoest kan verstoring van de nachtrust van de patiënt (en van de partner) geven en leiden tot werkverzuim.[11] In enkele gevallen, vooral bij kleine kinderen, kunnen de hoestbuien zo heftig zijn dat de ouders bang zijn dat het kind erin zal stikken. Die angst kan ook voorkomen bij COPD-patiënten met hoestbuien en een zeer slechte longfunctie.

Chronisch hoesten kan nadelige psychosociale en somatische gevolgen hebben. De meest voorkomende zijn: zich zorgen maken dat er iets niet goed is, uitputting, slapeloosheid, spierpijn, heesheid en incontinentie voor urine.[2,12]

3 De eerste presentatie bij de dokter

In Nederland is hoesten een van de meest voorkomende klachten waarvoor de huisarts wordt geconsulteerd.[5] De incidentie is 119 per 1.000 patiënten per jaar, met de hoogste frequentie op zeer jonge en oude leeftijd (figuur 1).[5]

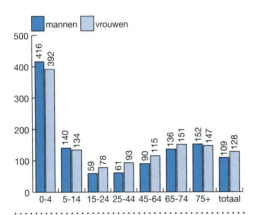

Figuur 1 Incidentie van de klacht hoesten in de huisartspraktijk (contactreden R05) aan het begin van een episode, per 1.000 patiënten per jaar.[5]

HOESTEN

Mensen met hoestklachten wachten in eerste instantie af of gebruiken zelfmedicatie. Slechts een heel klein deel gaat uiteindelijk naar de huisarts.[13] Gemiddeld wachten mensen met hoestklachten ongeveer tien tot twaalf dagen alvorens naar de huisarts te gaan.[11] Redenen om te gaan zijn vooral klachten van het hoesten zelf of door het hoesten veroorzaakte problemen, zoals slaapproblemen en kortademigheid en de zorgen hierover. Daarnaast wordt een deel van de mensen door de partner gestuurd.[11]

Hoesten wordt vaak gepresenteerd in samenhang met andere klachten zoals koorts, keelpijn, dyspneu of verstopte neus. De meeste mensen die met acute hoestklachten de dokter bezoeken, denken zelf aan diagnosen als verkoudheid, longontsteking of bronchitis. Een kwart van de mensen vreest andere aandoeningen waar de arts meestal geen idee van heeft en die in het consult ook meestal niet ter sprake komen.[14] Mensen met chronische bronchitis of emfyseem (COPD) hoesten vaak zeer langdurig, maar lijken hieraan gewend te zijn en ervaren het hoesten veelal niet meer als een signaalfunctie om hulp te zoeken.[2,15]

4 Pathofysiologie en differentiële diagnose

PATHOFYSIOLOGIE

Hoesten is een onderdeel van een ingewikkeld afweersysteem dat de longen beschermt tegen schadelijke invloeden van buitenaf die zich in de inademingslucht bevinden, zoals bacteriën, virussen en toxische stoffen. Daarnaast zorgt hoesten ervoor dat een overmaat aan slijm uit de grote luchtwegen wordt afgevoerd. Een toename van de slijmproductie is in veel gevallen onderdeel van een ontstekingsproces in de luchtwegen door een virale of bacteriële infectie of door immunologische processen.

De hoestreflex wordt opgewekt door een ontstekingsreactie van het slijmvlies (infectie, hyperreactiviteit), door mechanische beschadiging (aspiratie) of door prikkeling (gassen, sigarettenrook, erg koude of warme lucht of oedeem). Door beschadiging van het epitheel worden onderliggende zenuwuiteinden geprikkeld (de C-vezeltjes of zogenoemde hoestreceptoren).[2,16] Dit impliceert dat hoesten, veroorzaakt door beschadiging aan de luchtwegen, niet synoniem mag worden geacht met een infectie. Voor een infectie zijn immers altijd twee partijen nodig: het micro-organisme en de gastheer. Dit impliceert dat het detecteren van een micro-organisme de klachten niet hoeft te verklaren. Vooral bij mensen met COPD is ook tijdens een stabiele fase de lagere luchtweg gekoloniseerd door *Streptococcus pneumo-*

niae, *Haemophilus influenzae* en *Moraxella catarrhalis*.[17] Maar ook bij cystische-fibrosepatiënten zijn de luchtwegen tijdens een klachtenvrije periode gekoloniseerd met veelal gramnegatieve micro-organismen. Het detecteren van bacteriën in het grampreparaat of de kweek is derhalve nog geen bewijs voor een manifeste infectie; daarvoor moet eerst naar de ziektetoestand van de patiënt worden gekeken.

Hoestreceptoren bevinden zich langs de gehele ademhalingsweg, vooral in de farynx, het achterste deel van de trachea, de carina en de bifurcaties van de grotere luchtwegen en in mindere mate in de distaal gelegen kleinere luchtwegen.[2,12,16] Ook op andere plaatsen kan echter een hoestprikkel ontstaan, zoals in de externe gehoorgang (bij het uitspuiten van cerumen uit de gehoorgang), de sinus maxillaris, het diafragma, pleura, pericard en maag.[2,16] De aanwezigheid van hoestreceptoren op deze plaatsen lijkt aannemelijk, maar is nooit aangetoond.

Het hoestmechanisme is een complexe interactie tussen de luchtwegen, glottis, diafragma en ademhalingsspieren. De efferente prikkel van de hoestreflex gaat via de nervus phrenicus naar de ademhalingsspieren en via de nervus vagus naar de larynx. Deze laatste zenuw verzorgt ook de 'tracheobronchiale boom' en geeft vernauwing van de luchtwegen. In het hoesten zijn drie fasen te onderscheiden:[11]
- het diep inhaleren;
- het sluiten van de glottis en het actief aanspannen van de thoracale en abdominale spieren;
- het plotseling openen van de glottis met als gevolg het explosief ontsnappen van de opgesloten lucht.

Indien bij een infectie de virulentie van een bacterie of virus het wint van de afweer van de gastheer, kan dit leiden tot adherentie aan de mucosa van de luchtwegen, penetratie in het weefsel, infectie en ten slotte een ontstekingsreactie. Hierdoor worden dode epitheelcellen, macrofagen, leukocyten en exsudaat in de luchtwegen uitgescheiden. Het exsudaat bevat weefsel- en bloedeiwitten en stoffen die de celwand van bacteriën kunnen afbreken. Via het *tapis roulant* (de ciliën in de luchtwegen 'wuiven' het erop liggende slijmbed met debris naar boven) wordt het slijm afgevoerd. De gemiddelde levensduur van leukocyten is 24-36 uur. Leukocyten bevatten het enzym myeloperoxidase dat dient om bacteriën te doden en dat bij het uiteenvallen van de leukocyt een groene kleur aan het sputum geeft. De kleur groen differentieert niet tussen een bacteriële of virale infectie.

Door de ontstekingsreactie kan ook zwelling van het epitheel optreden, waardoor, naast eventuele dyspneu, mede door de vergrote hoeveelheid mucus auscultatoire afwijkingen kunnen ontstaan (rhonchi en eventueel – bij aandoeningen van het longparenchym – crepitaties).

De relatie tussen hartfalen en hoesten is soms gecompliceerd, vooral bij ouderen met COPD. Hartfalen kan door oedeemvorming in de longen een hoestprikkel veroorzaken. Aan de andere kant kan een exacerbatie van COPD het hart extra belasten, waardoor subklinisch hartfalen klinisch manifest kan worden.[18]

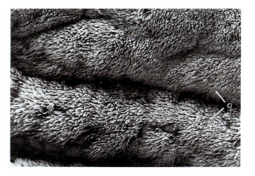

Figuur 2 Microfoto van het trilhaarepitheel van de trachea, vergroting 500× (boven). Ci = ciliën.

DIFFERENTIËLE DIAGNOSE

Bovenste luchtweginfecties
Acute hoest wordt vaak veroorzaakt door verkoudheid.[2] Bij een bovenste luchtweginfectie kan het slijm uit de neusholten, sinussen of orofarynx (adenoïd) zich verplaatsen naar de lagere luchtwegen – de zogeheten *postnasal drip* – en daar de hoestreceptoren prikkelen.[3,11] De klinische betekenis van dit verschijnsel is echter nooit aangetoond en derhalve omstreden.[2,19] Wel is aangetoond dat bij mensen met een allergische rinitis, maar zonder astma, prikkeling van de bovenste luchtwegen leidt tot inflammatie van de

Tabel 1	Diagnostisch schema van hoesten.	
acute bronchitis	viraal	v
	bacterieel (veelal secundair)	v
	atypische bacteriën	z
bovenste luchtweginfectie		v
astma/COPD		v
reflux		s
sigarettenrook/irritantia		s
pneumonie		s
hartfalen		s
medicatie		s
psychogeen		s
interstitiële longziekten		z
longcarcinoom		z
corpus alienum		z
cystische fibrose		z

v = vaak aandoening in de huisartspraktijk;
s = soms;
z = zelden.
De schuingedrukte aandoeningen dienen te worden uitgesloten.

onderste luchtwegen, resulterend in hoestklachten. Dit proces vindt waarschijnlijk plaats langs (neuro)humorale weg en niet langs 'mechanische weg'.[20,21] In 10-30% van de gevallen wordt een bovenste luchtweginfectie gevolgd door acute bronchitis.[22]

Acute bronchitis

De oorzaak van acute bronchitis is meestal viraal (veelal primair), minder vaak bacterieel (veelal secundair). Er zijn vele definities van acute bronchitis in omloop. Veelgebruikt is de diagnose van de ICHPPC (code 466),[23] waarbij hoesten en verspreide of gegeneraliseerde abnormale longgeluiden (piepen of rhonchi) voor de diagnose vereist zijn. In klinische trials en in het dagelijks gebruik door artsen is de productie van purulent sputum meestal een voorwaarde.[5]

Een praktische omschrijving, die tot nu toe (inter)nationaal werd gehanteerd, is de volgende:[11] acute bronchitis is vaker dan normaal hoesten gepaard gaand met:
- minder dan drie weken hoesten;
- opgeven van purulent slijm, meer dan gebruikelijk, niet meer dan twee weken; of
- bij auscultatie rhonchi of crepitaties over de longen hoorbaar.

Bij acute bronchitis kunnen ook benauwdheid, koorts en thoracale pijn voorkomen.[11] Het onderscheid tussen een virale of bacteriële acute bronchitis is op grond van het klachtenpatroon of lichamelijk onderzoek niet mogelijk.[11] Crepiteren wordt gehoord bij aandoeningen van het parenchym. Rhonchi worden veroorzaakt door intraluminale pathologie (slijmafzetting) en staan derhalve meer centraal in de auscultatoire bevindingen bij een acute bronchitis.

Virale verwekkers De incubatieperiode van alle virale vormen van bronchitis is kort, variërend van één dag (influenzavirus) tot vijf à zeven dagen (RS-virus). De duur van de klachten is meestal korter dan drie weken; de koorts duurt maximaal een week.[11] Virale verwekkers van bronchitis zijn rino-, RS-, (para)influenza-, adeno-, coxsackie- en ECHO-virussen. Er is een seizoensafhankelijke prevalentie: coxsackie- en ECHO-virussen gedurende de zomermaanden en influenza in de winter.
- *Bronchiolitis* komt vooral voor bij kinderen en wordt meestal veroorzaakt door het RS-virus. De infectie kan leiden tot ernstige dyspneu zonder koorts en opgeven van sputum. Hierdoor kan de differentiële diagnose met astma moeilijk zijn.[2] De incidentie van *respiratoir syncytieel virus infecties* (RSV) is onbekend, maar is hoog aangezien op driejarige leeftijd vrijwel ieder kind de infectie heeft doorgemaakt. De piekincidentie van bronchiolitis ligt tussen 2 en 6 maanden. Jaarlijks wordt ongeveer 1% van de kinderen jonger dan 1 jaar met bronchiolitis ten gevolge van een infectie met het RSV in het ziekenhuis opgenomen.
- *Pseudokroep* (laryngitis subglottica) is een virale zelflimiterende infectie waarbij spasmen van het gladde spierweefsel ontstaan die aanleiding geven tot de gierende inspiratoire stridor en de kriebelhoest in de avond en nacht bij kleine kinderen. De aandoening kan door diverse virussen worden uitgelokt. Het is te onderschei-

den in een milde (incidentele blafhoest, in rust geen stridor en significante intrekkingen), matig ernstige (frequente blafhoest, goed hoorbare stridor en zichtbare intrekkingen in rust, zonder agitatie) en ernstige vorm (frequente blafhoest, opvallende inspiratoire en soms ook expiratoire stridor, forse intrekkingen in rust, hoeveelheid ingeademde lucht is verminderd bij auscultatie, en significante agitatie). De westley croup-score is een veelgebruikte score om de ernst van de pseudokroep te objectiveren. Een score van 0-2 refereert aan een milde, 3-5 een matig ernstige en 6-11 een ernstige pseudokroepaanval. Bij een score > 11 is er sprake van een dreigend respiratoir falen. De incidentie van *pseudokroep* is 2,3 per 1.000 patiënten per jaar voor jongens en 0,7 per 1000 patiënten per jaar voor meisjes.

Bacteriële verwekkers Bacteriële infecties zijn meestal secundair aan een virale infectie. Bij personen zonder astma of COPD is de orofarynx gekoloniseerd door *Streptococcus viridans* en potentieel pathogene micro-organismen zoals *Streptococcus pneumoniae*, *Haemophilus influenzae* en *Moraxella catarrhalis*; de lagere luchtwegen zijn steriel.[11,17] Bij een acute bronchitis worden dezelfde micro-organismen ook in de lagere luchtwegen gevonden. Bij patiënten met COPD zijn de genoemde potentieel pathogene bacteriën zowel in de klachtenvrije fase als tijdens een exacerbatie aanwezig in de lagere luchtwegen. Het is derhalve onjuist om micro-organismen die worden gevonden verantwoordelijk te stellen voor de klachten.[17]

Mycoplasma pneumoniae, *Chlamydia pneumoniae* en *Bordetella pertussis* zijn micro-organismen waarvan wordt verondersteld dat zij ook primair tot bronchitis kunnen leiden en dan aanleiding geven tot chronisch hoesten.

Kinkhoest wordt veroorzaakt door een tracheïtis door *Bordetella pertussis* en minder frequent door de *Bordetella parapertussis*, en wordt gekenmerkt door een blafhoest. Ondanks de vaccinatie (DKTP) kunnen kinderen toch (langdurig) klachten krijgen.

De incubatietijd is gemiddeld 7 tot 14 dagen (maximaal 3 weken). Het typische beloop kent drie fasen: een catarraal stadium, een paroxismaal stadium en een reconvalescentiestadium. Op grond van het aantal gemelde *kinkhoest*gevallen is de incidentie vanaf 2002: 0,35 per 1.000 personen per jaar. Van deze patiënten worden er circa 200 opgenomen in het ziekenhuis, voornamelijk kinderen jonger dan 3 maanden. Kinkhoest is een meldingsplichtige ziekte.

Kinkhoestdiagnostiek

Aanvullend onderzoek wordt aanbevolen bij vermoeden van kinkhoest bij een patiënt in een gezin met niet of onvolledig gevaccineerde kinderen jonger dan 1 jaar of kinderen die op het punt staan om geboren te worden (zwangerschap > 34 weken).
- Bij kinderen jonger dan 1 jaar heeft PCR en/of kweek de voorkeur, ongeacht de ziekteduur.
- Bij kinderen ouder dan 1 jaar of volwassenen is de diagnostiek afhankelijk van de ziekteduur.
- Bij hoesten ≤ 3 weken is *B. pertussis* vaak nog aanwezig in de nasofarynx en heeft PCR de voorkeur. Indien de PCR negatief is, wordt alsnog serologie ingezet.
- Bij hoesten langer dan drie weken heeft serologie de voorkeur.

De diagnose kinkhoest wordt overwogen bij typerende kinkhoestaanvallen of, tijdens epidemieën, bij patiënten met ernstig hoesten of hoestbuien, die contact hebben gehad met kinderen of volwassenen met kinkhoest.

Pneumonie

Een pneumonie is een ontsteking van het longparenchym. Er zijn verschillende indelingen mogelijk naar anatomie (lobaire, lobulaire en bronchopneumonie) en naar etiologie. Er zijn vele verwekkers mogelijk. De belangrijkste verwekker buiten het ziekenhuis is de *Streptococcus pneumoniae*. Daarnaast kunnen atypische bacteriën (zie kader) en minder frequent virussen tot een pneumonie leiden.

De diagnose pneumonie wordt gesteld op basis van ziekzijn, benauwdheid, tachypneu, koorts en auscultatoire afwijkingen.[24] Een beloop langer dan zeven dagen met koorts en hoesten (zonder afwijkingen bij lichamelijk onderzoek) is verdacht voor een pneumonie, evenals eenzijdige auscultatoire afwijkingen (afwezigheid van auscultatoire afwijkingen sluit een pneumonie niet uit).

Het onderscheid met bronchitis is soms moeilijk. De gouden standaard voor de diagnose zijn afwijkingen op de thoraxfoto. Boven de 75 jaar zijn hoesten en koorts bij pneumonie relatief minder prominent aanwezig, terwijl tachypneu vaker voorkomt.[24]

Atypische pneumonie

Er is een groot aantal bacteriën die een pneumonie kunnen veroorzaken, zoals *Mycobacterium tuberculosis, Mycoplasma pneumoniae, Chlamydia pneumoniae, Chlamydia psittaci, Coxiella burnetii, Legionella pneumophila* en vele andere.

Sinds 2007 neemt de incidentie van Q-koortspneumonie in Nederland toe. In 2007 (n = 196) en 2008 (n = 906) deed zich een epidemie voor in het zuidoosten van ons land. In 2009 waren er 2.243 bevestigde ziektegevallen, waaronder 6 sterfgevallen, verspreid over een veel groter gebied. De etiologie is de bacterie *Coxiella burnetii*, een zoönose, en de belangrijkste besmettingsbronnen voor de mens zijn geiten, schapen en koeien. De incubatieperiode varieert van twee dagen tot zeven weken (gemiddeld 2-3 weken). De ziekteverschijnselen zijn zeer variabel en aspecifiek. Bij een primaire Q-koortsinfectie heeft ongeveer 60% een asymptomatisch beloop. De overige 40% krijgt verschijnselen die variëren van een milde griepachtige ziekte tot een ziekte met een ernstig beloop (2-5%). Het acute ziektebeeld gaat vaak vergezeld van een pneumonie of een (subklinisch verlopende) hepatitis. Soms ontstaat een chronische Q-koortsinfectie.

Een legionellapneumonie is klinisch niet te onderscheiden van een longontsteking veroorzaakt door andere verwekkers. De diagnose kan alleen bevestigd worden door middel van microbiologisch onderzoek. De ziekte gaat vaak gepaard met een niet-productieve hoest met pijn op de borst. Bij 60% van de gevallen zijn er ook symptomen als hoofdpijn, lethargie, verwardheid. Een legionellapneumonie leidt relatief vaak tot opname in het ziekenhuis of op de intensive care. Bij reizigers uit landen rond de Middellandse Zee komen legionella-infecties relatief vaker voor. Ook bij falen van therapie met bètalactamantibiotica moet aan legionella-infecties worden gedacht.

Astma

Astma uit zich vooral door benauwdheidaanvallen. Bij baby's treedt echter vaak alleen abnormaal veel slijmvorming op, en op de schoolleeftijd zijn er soms alleen recidiverende hoestbuien.[25] Bij chronisch hoesten ten gevolge van astma is dit in 6,5 tot 57% van de gevallen het enige symptoom.[26]

Astma is een chronische eosinofiele ontstekingsreactie van de grotere luchtwegen ten gevolge van een allergische reactie op specifieke of aspecifieke prikkels, in beide gevallen resulterend in bronchiale hyperreactiviteit. Hyperreactiviteit is het overmatig reageren op een prikkel waarop anderen niet zouden reageren. Van virussen is aangetoond dat ze de hyperreactiviteit bij mensen met allergische rinitis en astma sterk doen toenemen.[27] Virussen kunnen ook een astma-aanval uitlokken; 80 tot 85% van de exacerbaties van astma bij kinderen van 9 tot 11 jaar en 60% van de exacerbaties bij volwassenen wordt voorafgegaan door klachten van de bovenste luchtwegen.[2] Bij kinderen onder de 3 jaar zou het RS-virus een belangrijke rol spelen bij het tot expressie brengen van astma bij die kinderen die voor deze aandoening zijn gepredisponeerd.[28]

Chronische bronchitis/COPD

Chronische bronchitis wordt in epidemiologisch onderzoek gedefinieerd als hoesten dat gedurende minimaal drie maanden per jaar gedurende twee achtereenvolgende jaren voorkomt.[29] Chronische bronchitis treedt meestal op in het kader van COPD (*chronic obstructive pulmonary disease*).

De pathofysiologie berust op een chronische neutrofiele ontstekingsreactie ten gevolge van uitwendige prikkels, meestal tabaksrook. Hierdoor vermindert de elasticiteit van de kleine luchtwegen en treedt overmatige slijmproductie op. Dit resulteert in chronisch hoesten en kortademigheid. Bij onderzoek vindt men bij patiënten met chronische bronchitis hoog- of laagfrequente rhonchi. De aandoening kan leiden tot bronchiëctasieën.

Gastro-oesofageale reflux

Chronisch hoesten kan het enige symptoom zijn van gastro-oesofageale reflux, vooral bij zuigelingen en peuters, maar ook bij oudere kinderen en volwassenen.[28] Het hoesten wordt niet veroorzaakt door aspiratie, maar waarschijnlijk door

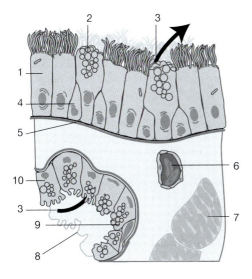

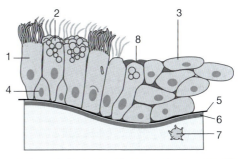

Figuur 4 Het bronchusslijmvlies bij chronische bronchitis: 1 = trilhaarcellen; 2 = bekercellen; 3 = onregelmatige squameuze metaplasie; 4 = bronchiale epitheelcel; 5 = basaal membraan; 6 = subepitheliaal vezelig gebied, duidelijk vergroot; 7 = lichte infiltratie van ontstoken cellen in de submucosa; 8 = ongelijkmatig verdeelde uitscheiding op het slijmvliesoppervlak.

Figuur 3 Normaal bronchusslijmvlies: 1 = trilhaarcellen; 2 = bekercellen; 3 = uitmondingen van de peribronchiale klierbuizen in het epitheeloppervlak; 4 = bronchiale epitheelcel; 5 = basaal membraan; 6 = subepitheliale bloedvaten, omgeven door bindweefsel; 7 = gladde spier van de bronchuswand; 8 = peribronchiale klier; 9 = sereuze epitheelcellen; 10 = mukeuze epitheelcellen.

prikkeling van hoestreceptoren in het distale deel van de oesofagus door de maaginhoud. De anamnese is meestal onvoldoende sensitief om gastro-oesofageale reflux aan te tonen. Proefbehandeling met zuurremmers (soms langdurig) of 24-uurs pH-meting in de oesofagus kan nodig zijn om de diagnose te stellen.[2,3,30]

Gastro-oesofageale reflux kan hoestklachten geven, maar hoesten kan ook tot refluxklachten leiden.[30]

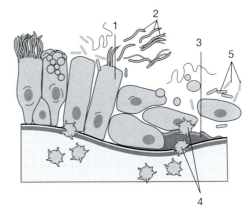

Figuur 5 Het bronchusslijmvlies bij acute bronchitis: 1 = doorzichtige, gedeeltelijk necrotische trilhaarcellen; 2 = brokstukken van trilhaarcellen in de bronchusuitscheiding; 3 = slijm in een peribronchiale klierbuis; 4 = infiltratie van ontstoken cellen; 5 = bacteriën in de uitscheiding.

Longcarcinoom

Longcarcinoom is in Nederland een veelvoorkomende maligniteit (mortaliteit ongeveer 9.000 per jaar), maar een zeldzame oorzaak bij mensen die met de klacht hoesten bij de huisarts komen.[2,5] Bij 'nooit-rokers' wordt het zeer zelden aangetroffen. Minder dan 5% van de mensen met een longcarcinoom ging met hoesten als eerste en enige klacht naar de arts.[5] Bij chronische hoesters die roken en bij wie het hoestpatroon is veranderd, kan een maligniteit de oorzaak zijn.

Interstitiële longafwijkingen (longfibrose)

Onder deze groep van longafwijkingen worden ziektebeelden zoals sarcoïdose, duivenmelkerslong, boerenlong en champignonlong gerekend. Ook door immunologische oorzaken of medicamenten (cytotoxisch of niet-cytotoxisch)[31] kunnen interstitiële fibroserende longafwijkingen optreden.

Bij het klachtenpatroon staan veelal hoesten,

moeheid en dyspneu (d'effort) op de voorgrond. Fysisch-diagnostisch zijn eindinspiratoire crepitaties te horen.

Medicatie

Hoesten als bijwerking komt bij het gebruik van ACE-remmers frequent voor (1-20%).[32] Het hoesten is te typeren als non-productief en gaat veelal gepaard met een jeukend, kriebelend en/of irriterend gevoel in de keel. Bij staken van de medicatie zal het hoesten binnen vier weken verdwijnen of sterk afnemen.

Ook bètablokkers kunnen een hoestprikkel geven.[33,34]

Hartfalen

Hartfalen of decompensatio cordis kan zich door stuwing in de longen in eerste instantie uiten als hardnekkige nachtelijke kriebelhoest. De prevalentie van decompensatio neemt sterk toe met de leeftijd[5,35,36] en is in veel gevallen niet bekend bij de huisarts.[18,36] Hartfalen kan bij ouderen differentiaaldiagnostisch problemen geven met COPD. Bij oudere, langdurig hoestende patiënten die maar zeer moeizaam herstellen van (vermeende) luchtwegklachten, moet men ook aan hartfalen denken.

Psychogeen

Chronisch hoesten kan ook van psychogene aard zijn. Deze diagnose dient altijd *per exclusionem* te worden gesteld en bij aanwijzingen voor psychische problematiek. Ten gevolge van excessief hoesten kan een vicieuze cirkel ontstaan, omdat het hoesten leidt tot slijmvliesirritatie, waarbij habitueel hoesten de cyclus instandhoudt.

Sigarettenrook

De rokershoest is iedereen bekend. Deze uit zich met name in een productieve hoest 's morgens vroeg bij het opstaan. Roken kan astma doen verergeren en is de belangrijkste oorzaak van COPD. Opmerkelijk is dat slechts 10 tot 15% van de rokers COPD krijgt. Dit impliceert niet dat de overige 85 tot 90% geen luchtwegklachten of aan roken gerelateerde pathologie kunnen ontwikkelen. Ongeveer 95% van de mensen met COPD rookt.

Ook passief roken kan, vooral voor kinderen, door de irritatie van de luchtwegen chronische hoestklachten geven en tot blijvende longschade leiden.[37]

Andere vluchtige irritantia

Verschillende vluchtige organische en anorganische stoffen kunnen bij mensen die daarvoor gevoelig zijn een hoestprikkel veroorzaken. Voorbeelden hiervan zijn verflucht, baklucht, ammoniak- en zwaveldioxidegas.

Cystische fibrose (mucoviscidose)

Mucoviscidose is een recessief erfelijke aandoening waarbij abnormaal taai slijm wordt geproduceerd. Dit leidt op zeer jeugdige leeftijd tot recidiverende infecties en bronchiëctasieën.

Zeldzame oorzaken van hoesten zijn aspiratie, een corpus alienum, longembolie en pneumothorax. Meestal staan dan andere symptomen op de voorgrond.

5 Kansverdeling van diagnosen

Indien een patiënt met de klacht hoesten bij de arts komt, zullen in veel gevallen de etiologie en diagnose onduidelijk zijn. De classificatie geschiedt dan op basis van de aanwezige klachten. Aangezien de ziekte-episode meestal slechts één bezoek aan de huisarts omvat, is bijstelling van de diagnose achteraf meestal niet mogelijk.

Vergelijking van incidentiecijfers is extra moeilijk omdat de verschillende aandoeningen niet uniform zijn gedefinieerd. Daarnaast is er een grote overlap tussen de verschillende aandoeningen:
- bovensteluchtweginfecties en acute bronchitis;[3]
- acute bronchitis en astma;[38]
- acute bronchitis en pneumonie;[24]
- bij chronisch hoesten zijn in veel gevallen meerdere factoren tegelijk verantwoordelijk.[39,40]

In het Transitieproject is onderzocht wat de einddiagnose van de ziekte-episode is, indien iemand met de klacht hoesten bij de huisarts komt (tabel 2).[5]

Andere diagnosen komen in minder dan 1% voor, zoals kinkhoest, hypertrofische tonsillen, otitis media en decompensatio cordis. Longcarcinoom is in deze groep bij slechts 0,06% van de patiënten oorzaak van het hoesten.

Tabel 2	Einddiagnosen van de klacht hoesten in de huisartspraktijk (a-priorikansen in % per leeftijdsgroep).[5]							
	totaal	0-4	5-14	15-24	25-44	45-64	65-74	> 75
bovenste luchtweginfecties	33	40	36	37	34	30	27	24
acute bronchitis/bronchiolitis	25	24	20	18	19	26	34	40
hoest e.c.i.	14	11	12	16	16	15	12	14
acute/chronische laryngitis	9	7	9	10	12	11	7	5
acute/chronische sinusitis	3	1	2	4	6	5	4	1
astma	2	1	3	2	1	1	2	1
pneumonie	2	2	3	2	1	1	1	1
COPD/chronische bronchitis	1	1	1	2	2	2	2	
rest	7	12	14	10	10	9	11	11

Micro-organismen, gevonden in de lagere luchtwegen van volwassenen met acute bronchitis[41]

Bacteriën: 25%, merendeels *Streptococcus pneumoniae*, gevolgd door *Haemophilus influenzae* en *Moraxella catarrhalis*.
Atypische bacteriën: 24%, waarvan 17% *Chlamydia pneumoniae* en 7% *Mycoplasma pneumoniae*.
Virussen: 20%, meestal vergezeld van bacteriën en atypische micro-organismen.
Geen micro-organisme aan te tonen: 31%.

Bij chronisch hoesten heeft de leeftijd invloed op de kans dat een bepaalde aandoening de oorzaak is:
– bij baby's en kleine kinderen is de kans groter op een gastro-oesofageale reflux, aspiratie van melk of een aangeboren afwijking als cystische fibrose of een vitium cordis;
– op de schoolleeftijd moet men eerder bedacht zijn op astma, kinkhoest of een mycoplasma-infectie.
– op oudere leeftijd moet eerder worden gedacht aan de mogelijkheid van COPD, interstitiële longafwijkingen, decompensatio cordis of een longcarcinoom.
– een pneumonie komt relatief vaker voor bij jonge kinderen en ouderen.

Oorzaken chronisch hoesten

In Amerikaanse studies naar chronisch hoesten zijn de volgende oorzaken gevonden, in volgorde van frequentie:[2]
– postnasal drip 8-87%;
– astma 10-30%;
– gastro-oesofageale reflux 6-10%;
– COPD/chronische bronchitis 5%;
– bronchiëctasieën 4%;
– hartfalen (onbekend);
– longcarcinoom 0-2%;
– ACE-remmers 0-3%;
– psychogene hoest 3-10% (vooral bij kinderen).

Commentaar: de grote spreiding geeft de onbetrouwbaarheid van de diagnose postnasal drip aan. Recent wordt sterk getwijfeld aan het belang ervan (zie differentiële diagnose).

6 Betekenis van de voorgeschiedenis

De kans dat een kind met hoestklachten astma heeft, stijgt sterk door een belaste voorgeschiedenis. Factoren hierbij zijn de volgende.[42,43] [E]
– een of beide ouders met astma of atopie;
– moeder heeft gerookt in de zwangerschap;
– voorgeschiedenis met constitutioneel eczeem.

De aanwezigheid van een immuundeficiëntie, hiv-infectie of gestoorde cellulaire immuniteit verhoogt bij hoesten de kans op een infectie met TBC, atypische mycobacteriën of *Pneumocystis carinii*.

7 Betekenis van de anamnese

De anamnese en het lichamelijk onderzoek richten zich erop om onderscheid te maken tussen patiënten met een ongecompliceerde luchtweginfectie bij wie geen specifiek beleid nodig is en patiënten met een verhoogd risico op een gecompliceerde luchtweginfectie bij wie wél een specifiek beleid (zoals het voorschrijven van een antibioticum) moet worden overwogen. De anamnese is hierbij het belangrijkste. De diagnose wordt echter zelden gesteld op basis van een geïsoleerd anamnestisch gegeven, maar meestal door een combinatie van verschillende gegevens. Veel gegevens zijn wel specifiek maar niet sensitief en hebben slechts een beperkte voorspellende waarde, bijvoorbeeld nachtelijk hoesten voor de diagnose astma bij kinderen.[10]

Daarnaast is het goed aandacht te schenken aan de hinder die de patiënt ervan ondervindt en aan de wensen en verwachtingen van de patiënt. Ook het vragen naar rookgedrag is bij iedere hoestende patiënt belangrijk, gezien het belang voor de preventie van hart- en vaatziekten. Het hoesten is mogelijk een aanknopingspunt voor gewenste gedragsverandering.

AARD VAN HET HOESTEN

De aard van het hoesten kan een bepaalde diagnose meer waarschijnlijk maken:
– nachtelijke hoest met benauwdheid bij ouderen en vooral bij patiënten met COPD ≥ 65 jaar kan duiden op decompensatio cordis;
– hoesten met een blaffend karakter komt vaker voor bij pseudokroep en kinkhoest;
– productieve hoest wijst iets vaker op een ontstekingsproces;
– hemoptoë wordt meestal veroorzaakt door een kleine slijmvlieslaesie van de luchtwegen, bijvoorbeeld door geforceerd hoesten bij bronchitis, maar een longcarcinoom dient op middelbare en oudere leeftijd te worden uitgesloten (X-thorax voor-achterwaarts en dwars; bij aanhoudende verdenking verwijzen naar een longarts);
– het aspect van het sputum differentieert nauwelijks tussen een virale of bacteriële oorzaak.[17] [C]

DE DUUR VAN HET HOESTEN

Kortdurend hoesten wijst veelal op een virale infectie. Bij langere duur is vaker sprake van bronchiale hyperreactiviteit bij patiënten met astma of COPD (al dan niet bij de huisarts bekend). Ook een bacteriële infectie (veelal *Staphylococcus pneumoniae*) of een infectie met atypische bacteriën, gastro-oesofageale reflux, decompensatio cordis, interstitiële longafwijkingen of een longcarcinoom worden dan waarschijnlijker.

EERDERE KLACHTEN

Indien mensen met hoestklachten terugkomen bij de arts, stijgt het percentage ernstige aandoeningen sterk[4] en stijgt de kans dat meerdere aandoeningen tegelijkertijd aanwezig zijn (20-60%).[2]

BIJKOMENDE KLACHTEN

– Bovensteluchtwegklachten kunnen leiden tot lagere luchtwegklachten. Dit kan gebeuren via microaspiraties, maar ook bij mensen met een allergische rinitis.
– Zuurbranden of het uitlokken van een hoestprikkel door bepaalde voedingsmiddelen is suggestief voor gastro-oesofageale reflux.
– Indien dyspneu aanwezig is, stijgt de kans op acute bronchitis/bronchiolitis, astma, pneumonie en decompensatio cordis sterk.[38]
– Piepen maakt de kans op astma of acute bronchitis (met hyperreactiviteit) veel groter.
– Koorts duidt op een infectieuze aandoening, koorts langer dan drie tot vier dagen kan wijzen op secundaire bacteriële infectie of atypische bacteriële infectie (Mycoplasma).
– Langerdurende algemene malaise, slechte eetlust en moeheid duiden op een chronische ontsteking of maligniteit.
– Bij twijfel tussen decompensatio cordis en COPD is het zinvol naar andere decompensatietekenen zoals enkeloedeem te vragen.

- Pijn bij het hoesten en diep zuchten wijst op pleuraprikkeling en duidt op een pneumonie, pleuritis of longembolie.

SPECIFIEKE OORZAKEN UITVRAGEN

Bij langer hoesten zonder bekende oorzaak is het belangrijk ook te vragen naar tuberculosecontacten, contacten met besmette waterreservoirs (legionellose) en met zieke vogels (psittacosis) of andere dieren (Q-koorts).

Bij iedereen die hoest dient naar het (mee)rookgedrag te worden gevraagd.

Indien de patiënt rookt, is dit een predisponerende factor voor COPD en/of longcarcinoom en veroorzaakt dit een slecht beloop bij astma. Daarnaast kan de sigarettenrook zelf een prikkel zijn die het hoesten onderhoudt.

> **Extrapulmonale klachten bij atypische pneumonie**
>
> Indien verschijnselen van een pneumonie gepaard gaan met anderszins onbegrepen extrapulmonale klachten, doet dit een atypische pneumonie vermoeden. Karakteristieke bevindingen hiervoor zijn:[44]
> - hoge koorts, relatieve bradycardie, verwardheid, buikklachten en diarree bij legionellose;
> - geleidelijk begin, droge hoest en diarree bij pneumonie door Mycoplasma;
> - laryngitis, heesheid bij pneumonie door *Chlamydia pneumoniae*;
> - hoofdpijn, myalgie, splenomegalie bij Q-koorts;
> - hoofdpijn, myalgie, faryngitis, splenomegalie, relatieve bradycardie bij psittacosis.

> **Diagnostiek van astma en COPD bij chronisch hoesten**
>
> In Nederlands onderzoek[38] is aangetoond dat bij mensen van 18 tot 75 jaar (gemiddelde 48 jaar), niet bekend bij de huisarts met astma of COPD, die minimaal veertien dagen hoesten, er in 46% sprake is van bronchiale hyperreactiviteit (astma 39% en COPD 7%). [A] Met gerichte vragen naar de volgende symptomen en lichamelijk onderzoek kunnen zij goed worden gediagnosticeerd als astma- of COPD-patiënt:
> - piepen;
> - kortademigheidsklachten;
> - allergische constitutie;
> - verlengd exspirium bij auscultatie;
> - roken (aantal pakjes per dag × aantal rookjaren);
> - vrouw zijn.
>
> Recent is dezelfde vraagstelling onderzocht voor mensen van ≥ 50 jaar. Hieruit blijkt dat bij 29% sprake is van COPD en bij 8% van astma.

8 Betekenis van het lichamelijk onderzoek

Naar de waarde van de geïsoleerde onderzoeksbevindingen bij lichamelijk onderzoek met betrekking tot de verschillende diagnosen is weinig goed onderzoek gedaan.[45,46] Ook al is de specificiteit hoog, dan is vaak nog de positief voorspellende waarde beperkt door de lage a-priorikans van ernstige aandoeningen bij mensen die met de klacht hoesten bij de huisarts komen. Hoewel de symptomen ieder apart een lage diagnostische waarde hebben, kan de arts meestal door het combineren van gegevens uit anamnese en lichamelijk onderzoek een hoge diagnostische zekerheid bereiken.[38] Dit geldt vooral voor astma en COPD.[7,47,48] Ten aanzien van een pneumonie blijkt de diagnostische betrouwbaarheid van anamnese en lichamelijk onderzoek zeer beperkt.[46] Vooral bij ouderen kan een pneumonie met relatief weinig specifieke verschijnselen gepaard gaan.[24]

ALGEMENE INDRUK

Koorts duidt op een infectieus proces. Intrekkingen, cyanose, tachypneu en tachycardie duiden op ernstige ademnood. Bij kinderen treedt dyspneu vooral op bij astma, bronchiolitis of pneumonie, bij ouderen door een pneumonie of emfyseem.

LONGONDERZOEK

Inspectie, waarbij gelet wordt op thoraxvorm en -symmetrie, ademhalingsbewegingen, ademfrequentie en gebruik van hulpademhalingsspieren, geeft een indruk van de mate van benauwdheid, maar draagt niet bij aan het differentiëren tussen oorzaken.

AUSCULTATIE

Er zijn weinig bewijzen voor de waarde van auscultatie bij mensen die met de klacht hoesten bij de arts komen. Meestal is de betekenis ervan gering, minder dan in leerboeken wordt gesuggereerd.[46,49] Daar is een aantal redenen voor. Aangezien er weinig uniformiteit is in de beschrijving van afwijkende longgeluiden, is het moeilijk om onderzoek naar de voorspellende waarde van afwijkende bevindingen op de juiste waarde te schatten. Daarnaast is er een grote interdoktervariatie.[29] Vooral de voorspellende waarde van de verschillende soorten rhonchi en crepitaties (zie tabel 4) met betrekking tot de verschillende processen is zeer matig en wordt sterk wisselend aangegeven.[49]

Verschillen in longgeluiden tussen links en rechts suggereren een lokale oorzaak, zoals bij een pneumonie.[24,49] Een verlengd exspirium en piepen duidt op bronchusobstructie.[38] Het wordt gehoord bij astma en COPD, maar kan ook optreden bij acute bronchitis.

Verminderd ademgeruis zou een sterke aanwijzing zijn voor COPD, sensitiviteit 67% en specificiteit 98%.[6] [A] Anderen hechten hier minder waarde aan.[46,49]

PERCUSSIE

De toegevoegde waarde van percuteren boven bevindingen bij auscultatie is beperkt. Vooral vanwege de lage prevalentie van de bevinding demping bij percussie bij patiënten bij pneumonie. Indien echter demping gevonden wordt, is dit een sterke aanwijzing dat een pneumonisch infiltraat of pleuravocht aanwezig is.[23,46]

Van andere onderzoeken, zoals de stemfremitus en bronchofonie, is de waarde voor het stellen van een diagnose nooit aangetoond.[46]

Bij chronisch hoesten bij ouderen is het zinvol om decompensatio cordis uit te sluiten door onderzoek naar hartafwijkingen, leververgroting en enkeloedeem.

Alarmsymptomen bij hoesten

- intrekkingen thorax bij ademen, gebruik hulpademhalingsspieren
- tachypneu
- hemoptoë
- pijn vastzittend aan de ademhaling
- cyanose en tachycardie
- traag herstel exacerbatie van COPD (hartfalen)

Tabel 3 Ademgeruisen en hun betekenis.[49,50] [C]

geruis	oorzaak	diagnose
vesiculair		geen afwijkingen
bronchiaal		gezonden over de trachea infiltraat met open bronchus
verscherpt	vernauwing van de grote luchtwegen (beperkte betekenis)	
verzwakt	stroomsnelheid verminderd geluidsgeleiding verminderd	afgesloten bronchus (tumor, slijm of corpus alienum) astma-aanval met sterke obstructie adipositas emfyseem pleuravocht, -zwoerd pneumothorax
verlengd exspirium	vernauwing van de luchtwegen	astma, COPD

Tabel 4	Bijgeluiden bij auscultatie en hun betekenis.[50] [C]	
geluid	kenmerken	diagnose
rhonchi	hoogfrequent (piepend of fluitend)	bronchospasmen
	laagfrequent (brommend of zagend)	taai slijm of verdikt slijmvlies
crepitaties	hoogfrequente fijne crepitaties	virale pneumonie, bacteriële pneumonie (vroeg stadium)
	laagfrequente grove crepitaties	bacteriële pneumonie (laat stadium), hartfalen
	eindinspiratoire crepitaties	longoedeem, interstitiële longafwijkingen (o.a. asbestosis, boerenlong, duivenmelkerslong)
	vroeginspiratoire crepitaties	meestal geen luchtwegaandoening, soms bij emfyseem, bronchiëctasieën
	expiratoire crepitaties	interstitiële longfibrose, bronchiëctasieën
	crepitaties die verdwijnen na hoesten	slijm in de luchtwegen
pleurawrijven		pleuritis bij pneumonie, empyeem of longembolie

9 Betekenis van eenvoudig aanvullend onderzoek

Het doel van aanvullende diagnostiek is:
- het bevestigen van de diagnose, bijvoorbeeld astma of pneumonie. Dit is vooral zinvol bij acuut ernstige aandoeningen of chronische hoestklachten;
- het aantonen van een verwekker, bijvoorbeeld bij bronchitis of pneumonie. Dit is alleen zinvol indien het consequenties heeft voor de therapie.

THORAXFOTO

In het algemeen is een thoraxfoto bij mensen die met hoestklachten komen niet zinvol; slechts bij 4% van de mensen die de huisarts bezoeken draagt het bij aan de diagnose.[51] [A]

De thoraxfoto geldt weliswaar als de gouden standaard voor de diagnostiek van een pneumonie, maar de a-priorikans op een pneumonie is bij acute hoestklachten laag: bij ongeveer 6% van de voorheen gezonde mensen met een lageretuchtweginfectie is een pneumonie aanwezig.[41,52] Ook is de interbeoordelaarvariatie bij de beoordeling van de foto soms vrij groot.[53] Het kan alleen zinvol zijn om een thoraxfoto te maken bij enige verdenking op de diagnose pneumonie bij een patiënt die ernstig ziek is en bij wie de kliniek voor een onderliggende pneumonie onzeker is, die niet reageert op adequate therapie, of ernstige comorbiditeit of een onderliggende aandoening heeft.[49] [C]

Bij chronische hoestklachten ten gevolge van infecties kunnen op de X-thorax bronchiëctasie, atelectase, abcessen en cavernes worden gezien. Vraag een X-thorax aan bij:
- blijvende onzekerheid over diagnose of het beleid;
- geen of onvoldoende snel herstel;
- vermoeden van andere aandoeningen, zoals hartfalen, TBC, een maligniteit of een mogelijk corpus alienum.

Bij patiënten met chronische productieve hoest en verdenking van sinusitis hebben foto's van de sinussen een positief voorspellende waarde van 81% en een negatief voorspellende waarde van 95% voor chronische sinusitis. Indien er geen sputumproductie is, zijn deze getallen 57% en 100%.[39,40] [A]

ECHOGRAFIE

Bij chronisch hoesten kan een echografie van het hart worden gemaakt om de diagnose hartfalen te stellen of uit te sluiten.

BLOEDONDERZOEK

Bezinking en morfologisch bloedonderzoek kunnen vooral bij lageretuchtwegproblemen aanwijzingen geven voor bestaande ontstekingsprocessen. Bij de differentiatie tussen de verschillende ontstekingsprocessen en verwekkers is bloedonderzoek echter weinig zinvol.[52] De aanwezigheid

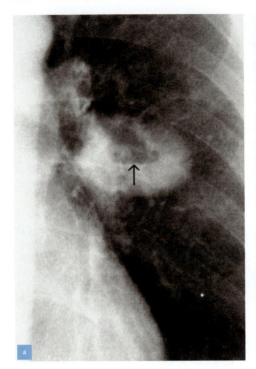 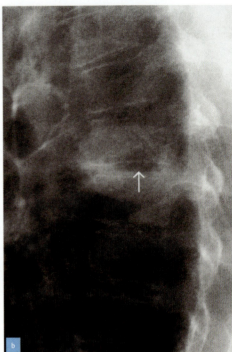

Figuur 6 Thoraxfoto's bij een patiënt met een caviterend plaveiselcelcarcinoom. De tumor is zichtbaar als een holtevormend proces gevuld met vocht. Let op de vloeistofspiegel in de tumor (pijl): a = voor-achterwaarts; b = lateraal.

van leukocyten met linksverschuiving kan wijzen op een bacteriële infectie. Bij het ontbreken van een linksverschuiving dienen eerder andere pneumoniae in de differentiële diagnose te worden betrokken (virus, psittacosis, Mycoplasma, Q-koorts). Bij chronische infecties kunnen de bloedparameters normaal zijn.

Bij de keuze tussen 'acute bronchitis' en pneumonie kan het bepalen van het C-reactieve proteïne (CRP) helpen. Bij een testuitslag < 20 mg/l (wat bij minimaal 50% het geval is bij mensen met een episode van acuut hoesten), is de kans op een pneumonie erg klein. De kans hierop is sterk verhoogd bij een CRP > 100 mg/l. De CRP-uitslag wordt verkregen door middel van een vingerprik, met behulp van een speciaal mini-sneltestapparaat. Op deze wijze kan nog tijdens het consult een adequaat (antibioticum)beleid worden ingezet. Bij kinderen is de CRP-test nog onvoldoende onderzocht.

Testen op de aanwezigheid van specifiek IgE in het serum (Phadiatop en specifieke RAST-test) kan zinvol zijn bij verdenking op allergisch astma. [C]

De klinische waarde van een totaal IgE-meting in het serum is beperkt, omdat slechts 2 tot 3% van de specifieke IgE hierin zijn vertegenwoordigd en omdat het ook bij parasitaire infecties verhoogd kan zijn.

LONGFUNCTIEONDERZOEK

Voor longfunctieonderzoek bij verdenking op astma of COPD wordt verwezen naar het hoofdstuk *Kortademigheid*.

HET AANTONEN VAN EEN VERWEKKER

Het aantonen van een bacteriële verwekker kan zinvol zijn bij een patiënt met verdenking op een lagereluchtweginfectie bij wie sprake is van:[54]
– ernstig ziekzijn;

- onvoldoende effect op de ingestelde antibiotische behandeling;
- gestoorde afweer;
- verdenking op resistente verwekker.

In deze gevallen kan identificatie door middel van een grampreparaat of sputumkweek zinvol zijn, evenals een bloedkweek bij verdenking op bacteriëmie.[53,54] In andere gevallen heeft dit weinig zin, ook omdat het aantonen van een verwekker in het sputum niet wil zeggen dat deze ook de oorzaak van de klachten is; er kan immers sprake zijn van dragerschap.[11]

Bij verdenking op tuberculose is een sputumkweek, ziehl-neelsen-preparaat en Mantoux zinvol.

Bij verdenking op andere atypische infecties (Chlamydia, Mycoplasma, Legionella, Coxiella) is gericht serologisch onderzoek of een kweek zinvol.

Voor het RS-virus is een snelle directe test op neus-keelspoelsel beschikbaar.

Het is zelden zinvol om een oorzakelijk virus bij hoesten op te sporen, omdat het meestal geen therapeutische consequenties heeft. Alleen bij een ernstige infectie die mogelijk door het RS-virus is veroorzaakt, kan er voor diagnostiek een indicatie zijn. Kweek en serologie (IgG- en IGM-titers) behoren dan tot de mogelijkheden. De *polymerase chain reaction* (PCR) heeft een zeer hoge sensitiviteit en specificiteit om virussen op te sporen.

10 Betekenis van complex aanvullend onderzoek

BRONCHOSCOPIE

Een bronchoscopie kan geïndiceerd zijn om anatomische afwijkingen of een corpus alienum op te sporen. Bij een patiënt die alleen hoestklachten heeft en een normale thoraxfoto, is bronchoscopisch onderzoek naar een maligniteit niet direct geïndiceerd, gezien de zeer lage a-priorikans.[2,5]

Ook kan bronchoscopie noodzakelijk zijn om met behulp van bronchoalveolaire lavage en/of biopten cel- en weefselmateriaal te verkrijgen voor verder onderzoek.

CT-ONDERZOEK

CT-onderzoek van de thorax is sensitiever dan een röntgenfoto voor het opsporen van longinfiltraat, bronchiëctasie, lymfadenopathie, interstitiële longafwijkingen of maligniteiten, en kan worden toegepast indien na eerdere onderzoeken diagnostische onzekerheid blijft bestaan.[53]

Bij recidiverende ernstige infecties kan onderzoek naar immuunglobulinen en onderzoek naar de functie van de trilharen zinvol zijn.

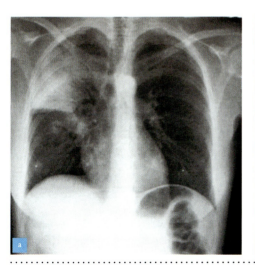 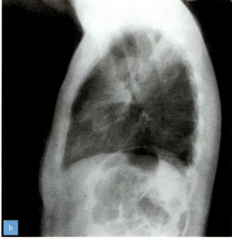

Figuur 7 Thoraxfoto's bij een patiënt met een pneumonie in de rechter bovenkwab. De pneumonie wordt naar caudaal scherp begrensd door de fissura minor. Let op het luchtbronchogram ten teken van de alveolaire consolidatie van het aangedane longdeel: a voor-achterwaarts; b lateraal.

11 Samenvatting

Hoewel hoesten op zichzelf een nuttig en zelfs noodzakelijk verschijnsel is, kan het door de frequentie of ernst zo hinderlijk worden dat hiervoor medische hulp wordt gezocht. Ook bij de mensen die zich tot de arts wenden, betreft het meestal een kortdurende, vanzelf genezende aandoening.

Het is onjuist te veronderstellen dat alle hoestklachten op een infectie berusten. Waarschijnlijk speelt hyperreactiviteit van de bovenste of onderste luchtwegen een veel belangrijkere rol dan tot nu toe vermoed, ook bij mensen die niet allergisch zijn. Vooral bij langer durende klachten is het zinvol de diagnostiek verder uit te breiden en aandacht te besteden aan de aanwezigheid van astma, hyperreactiviteit, COPD of allergische rinitis.

Bij ouderen en forse rokers is het van belang een longcarcinoom in de differentiële diagnose op te nemen, hoewel de kans erop klein is indien alleen hoestklachten aanwezig zijn. Aandacht voor het rookgedrag is uit preventief oogpunt bij alle (mee)rokende hoesters van belang en verlangt een actieve rol met betrekking tot een stoppen-met-roken-interventie van de arts.

De diagnose bij chronisch hoesten kan in een groot aantal gevallen worden gesteld op basis van anamnese en lichamelijk onderzoek. Longfunctieonderzoek voegt meestal weinig toe aan de diagnostiek, maar is wel zinvol omdat het inzicht geeft in de ernst van de obstructie en de prognose.

Het verrichten van complex aanvullend onderzoek is zelden noodzakelijk en alleen zinvol bij verdenking op een ernstige infectie, interstitiële longafwijkingen of een maligniteit als oorzaak van het hoesten.

Literatuur

1. Dale JH van. Groot woordenboek der Nederlandse taal. 12th ed. Utrecht: Van Dale lexicografie, 1992.
2. Irwin RS, Boulet LP, Cloutier MM, et al. Managing cough as a defense mechanism and as a symptom. A consensus panel report of the American College of Chest Physicians. Chest 1998;114 (suppl):133-81.
3. Irwin RS, Madison JM. The diagnosis and treatment of cough. N Engl J Med 2000;343:1715-21.
4. Verheij ThJM, Salome PhL, Bindels PJ et al. NHG-Standaard Acuut hoesten. Huisarts Wet 2003;46(9): 496-506.
5. Okkes IM, Oskam SK, Lamberts H. Van klacht naar diagnose. Bussum: Coutinho, 1998.
6. Thiadens HA, Postma DS, Bock GH de, et al. Asthma in adult patients presenting with symptoms of acute bronchitis in general practice and community health. Scand J of Fam health care 2000;18:188-92.
7. Thiadens HA, Bock GH de, Dekker FW, et al. Identifying asthma and chronic obstructive pulmonary disease in patients with persistent cough presenting to general practitioners: a descriptive study. BMJ 1998;1286-90.
8. Hueston WJ. Cough. In:Weiss BD (ed). Twenty common problems in primary care. New York: McGraw-Hill, 1999:181-205.
9. Linden MW van der, Westert GP, Bakker DH de, Schellevis FG. Tweede Nationale Studie naar ziekte en verrichtingen in de huisartspraktijk. Klachten in de bevolking en in de huisartspraktijk. Utrecht: Nivel, 2004.
10. Chang AB, Asher MI. A review of cough in children. J Asthma 2001;38(4):299-309.
11. Verhey TJM. Acute bronchitis in general practice. Dissertation. Leiden, 1995.
12. French CL, Irwin RS, Curley FJ, et al. Impact of chronic cough on quality of life. Arch Intern Med 1998;158:1657-61.
13. Lisdonk EH van de, Bosch WJHM van den, Lagro-Janssen ALM, Schers HJ. Ziekten in de huisartspraktijk. Maarssen: Elsevier Gezondheidszorg, 2008.
14. Bergh, KD. The patient's differential diagnosis: Unpredictable concerns in visits for acute cough. J Fam Pract 1998;46:153-8.
15. Molen T van der. Symptoms scores in COPD patients. Abstract. ATS symposium San Diego. Am J Respir Dis Crit Care Med 1999;6 (suppl).
16. Widdicombe JG. Neurophysiology of the cough reflex. Eur Respir J 1995;8:1193-1202.
17. Sachs APE. Bacterial infections in obstructive airways diseases: an overestimated phenomenon. Dissertation. Groningen, 1995.
18. Remes J, Miettinen H, Reunanen A, et al. Validity of clinical diagnosis of heart failure in primary health care. Eur Heart J 1991;12:315-21.
19. Axelsson A, Runze U. Comparison of subjective and radiological findings during the course of acute maxillary sinusitis. Ann Otol Rhinol Laryngol 1983; 92:75-7.
20. Braunstahl GJ, Kleinjam A, Overbeek SE, et al. Segmental bronchial provocation induces nasal inflammation in allergic rhinitis patients. Am J Respir Crit Care Med 2000;161:2051-7.
21. Braunstahl GJ, Overbeek SE, Fokkens WJ, et al. Segmental bronchial provocation in allergic rhinitis patients affects mast cell and basophil numbers in nasal and bronchial mucosa. Am J Respir Crit Care Med 2001;164:858-65.
22. Denny FW, Collier AM, Fleet WF, et al. Acute respiratory infections in day care. Rev Infect Dis 1986;8: 527-32.

23 Classification Committee of WONCA. ICHPPC-2-defined (International Classification of Health Problems in Primary Care). 3rd ed. Oxford: Oxford University Press, 1986.
24 Zaat JOM, Stalman WAB, Assendelft WJJ. Hoort wie klopt daar? Een systematische literatuurstudie naar de waarde van anamnese en lichamelijk onderzoek bij verdenking op een pneumonie. Huisarts Wet 1998;41:461-9.
25 Bindels PJE, Wouden JC van der, Ponsioen BP, Brand PLP, Salomé PL, Hensbergen W van et al. NHG-Standaard Astma bij kinderen. Tweede herziening Huisarts Wet 2006;49(11):557-72.
26 Johnson D, Osborne LM. Cough variant asthma: a review of the clinical literature. J Asthma 1991;28:85-90.
27 Sterk PJ, Fabbri LM, Quanjer PhH, et al. Airway responsiveness, Official statement of the European Society. Eur Respir J 1993;6(S16):53-83.
28 Bont L. Respiratory syncitial virus (RSV) bronchiolitis. Clinical and immunological determinants of short-term and long-term airway morbidity. Dissertation. Utrecht, 2001.
29 Geijer RMM, Chavannes NH, Muris JWM, Sachs APE, Schermer T, Smeele IJM, et al. NHG-Standaard Astma bij volwassenen. Huisarts Wet 2007;50:537-51.
30 Irwin RS, French CL, Curley FJ, et al. Chronic cough due to gastroesophageal reflux. Clinical, diagnostic, and pathogenetic aspects. Chest 1993;104:1511-7.
31 Drift MA van der, Kaajan JPhG. Adembenemende bijwerkingen van medicamenten. Ned Tijdschr Geneeskd 2002;146:145-50.
32 Farmacotherapeutisch Kompas 2004. Amstelveen: Commissie Farmaceutische Hulp van het College voor Zorgverzekeringen, 2004.
33 Gerritsen J, Koëter HG, Weele LT van der, et al. Propranolol inhalation challenge in relation to histamine response in children with asthma. Thorax 1988;43:451-5.
34 Beumer HM. Inhalation of beta-adrenergic blockers by asthmatics. Lancet 1967;2:993.
35 Morgan S, Smith H, Simpson I, et al. Prevalence and clinical characteristics of left ventricular dysfunction among elderly patients in general practice setting: Cross-sectional survey. BMJ 1999;318:368-72.
36 Cost B. Heart failure in the elderly. Dissertation. Rotterdam: Erasmus Universiteit Rotterdam, 2000.
37 Larson ML, Frisk M, Hallstrom J, et al. Environmental tobacco smoke exposure during childhood is associated with increased prevalence of asthma in adults. Chest 2001;120:711-7.
38 Thiadens HA. Diagnosing asthma or COPD in patients with persistent cough: Variations on a theme. Dissertation. Leiden, 1999.
39 Irwin RS, Curley FJ, French CL. Chronic cough: the spectrum and frequency of causes, key components of the diagnostic evaluation and outcomes of specific therapy. Am Rev Resp Dis 1990;141:640-7.
40 Smyrnios NA, Irwin RS, Curley FJ. Chronic cough with history of excessive sputum production: the spectrum and frequency of causes and key components of the diagnostic evaluation, and outcome of specific therapy. Chest 1995;108:991-7.
41 Macfarlane J, Holmes W, Gard P, et al. Prospective study of the incidence, aetiology and outcome of adult lower respiratory tract illness in the community. Thorax 2001;56:109-14.
42 Martinez FD, Wright AL, Taussig LM, et al. Asthma and wheezing in the first six years of life. The Group Health Medical Associates. N Engl J Med 1995;332: 133-8.
43 Martinez FD. Recognizing early astma. Allergy 1999;54 (49 Suppl.):24-8.
44 Cuna BA, Ortega AM. Atypical pneumonia. Extrapulmonary clues guide the way to diagnosis. Postgrad Med 1996;99:123-32.
45 Spiteri MA, Cook DG, Clarke SW. Reliability of eliciting physical signs in examination of the chest. Lancet 1988;166(i):873-5.
46 Vonk Noordegraaf-Roseboom G, Vonk Noordegraaf A. Longen en luchtwegen. In: Jongh TOH de (red). Fysische diagnostiek. Houten: Bohn Stafleu van Loghum, 2010.
47 Holleman DR, Simel DL, Goldberg JS. Diagnosis of the obstructive airways from the clinical examination. J Gen Int Med 1993 Feb;8(2):63-8.
48 Badgett RG, Tanaka DJ, Hunt DK, et al. Can moderate chronic obstructive pulmonary disease be discovered by historical and physical findings alone? Am J Med 1993 Feb;94(2):188-96.
49 Muris JWM. Auscultatie van de longen in de huisartspraktijk. Een literatuuroverzicht. Huisarts Wet 1990;33(6):258-62.
50 Bakker W, Dijkman JH. Rhonchi en crepitaties: nomenclatuur en interpretatie. Ned Tijdschr Geneeskd 1990;134:477-80.
51 Rutten GEHM, Eijk MML van, Beek MML, et al. Hoesten bij de huisarts: naar een rationeel beleid. Huisarts Wet 1988;31:293-8.
52 Hoepelman IM. Infecties van de onderste luchtwegen; tuberculose. In: Hoepelman IM, Noordaa J van der, Sauerwein RW, Verbrugh HA. Microbiologie en infectieziekten. 2e druk. Houten: Bohn Stafleu van Loghum, 2004: 69-90.
53 Melbye H, Dale K. Interobserver variability in the radiographic diagnosis of adult outpatient pneumonia. Acta Radiol 1992;33:79-81.
54 Diagnostisch Kompas 2003. Amstelveen: Commissie Aanvullende Diagnostiek van het College voor Zorgverzekeringen, 2003.

25 Knobbel in de borst

H.G.L.M. Grundmeijer en G.J. den Heeten

1 Inleiding

Als een patiënt het spreekuur van de huisarts bezoekt omdat zij een knobbel in de borst heeft ontdekt, zal ze bezorgd zijn. Vaak gaat achter deze klacht de vraag 'is het kanker' schuil. Ook de arts zal bij deze klacht de diagnose borstkanker overwegen en zijn handelen daarop afstemmen. Vooropgesteld dient echter te worden dat de meeste knobbels benigne van aard zijn. Aan de andere kant is borstkanker een van de meest voorkomende maligniteiten (bij één op de acht vrouwen). In geen enkel ander land is de kans op mammacarcinoom zo groot. Een sluitende verklaring voor deze grote kans is nog steeds niet gevonden De dokter staat voor de opgave op efficiënte wijze een maligniteit zo snel mogelijk uit te sluiten of te bevestigen.

Dit hoofdstuk beperkt zich tot de knobbel in de borst bij een vrouw, zoals deze op het spreekuur gepresenteerd wordt. Afwijkingen gevonden op het screeningsmammogram worden niet besproken.

> Om de lezer een indruk te geven van de mate van bewijskracht ter onderbouwing van een aantal belangrijke diagnostische stappen, is deze onderbouwing door de auteurs als volgt aangegeven.
> - [E] = Voldoende bewijskracht; dat wil zeggen meerdere goed opgezette onderzoeken met eensluidende uitkomsten in een vergelijkbare populatie.
> - [A] = Sterke aanwijzingen of indirect bewijs; dat wil zeggen één goed opgezet onderzoek met betrekking tot een vergelijkbare populatie, of meerdere onderzoeken in andere, niet geheel vergelijkbare populaties.
> - [C] = Consensus uit richtlijnen of standaarden met betrekking tot de populatie.

2 De klacht in de bevolking

Als de vrouw de knobbel zelf voelt, heeft deze meestal al een diameter van minstens 2 cm; kleinere knobbeltjes worden in de regel niet gevoeld.[1] [C] Sommige vrouwen ontdekken de zwelling bij min of meer systematisch zelfonderzoek, soms bij toeval tijdens het wassen, aankleden of vrijen. Een steeds groter gedeelte van de mammacarcinomen wordt bij screening ontdekt. De kans dat een Nederlandse vrouw gedurende haar leven een mammacarcinoom krijgt, is ongeveer 12%.

Systematisch zelfonderzoek

Zelfonderzoek heeft het voordeel dat de vrouw haar borsten leert kennen en een verandering eerder bemerkt.[1] [A] Een maligne knobbel voelt duidelijk anders aan dan het omliggende klierweefsel. Het is echter niet aangetoond dat maandelijks borstzelfonderzoek in het kader van een georganiseerd screeningsprogramma leidt tot vermindering van de sterfte aan mammacarcinoom of verbetering van de prognose.[2] [E] Te vaak leidt dit tot onnodige onrust en een negatieve lichaamsbeleving. Soms is er bij de vrouw verwarring over knobbeltjes die uitgaan van ander weefsel. Een atheroomcyste van de huid van de mamma, of het voor het eerst voelen van een onregelmatigheid op de onderliggende rib kan onrust veroorzaken. Dit betekent niet dat het voelen van een knobbel die langer aanwezig is dan een menstruatiecyclus niet van belang is. Integendeel, een dergelijke knobbel moet altijd worden bekeken door de huisarts. De frequentie van zelfonderzoek is arbitrair. Het meest zinvol is waarschijnlijk maandelijks na de menstruatie, bijvoorbeeld onder de douche.

3 De eerste presentatie bij de dokter

Het ontdekken van een knobbel in de borst, en vervolgens de stap naar de huisarts, is voor vrouwen vaak bedreigend. De associatie met borstkanker en borstamputatie roept emoties op die verschillende effecten kunnen hebben: van ontkenning en *patient delay* tot voortdurende ongerustheid en frequent bezoek aan de huisarts.

> **Bezorgdheid voor borstkanker**
>
> Beide extremen zijn bekend. Menig huisarts kent wel een voorbeeld van een oudere vrouw die erg ruikt en bij wie bij het uitkleden een groot ulcus van een doorgegroeid mammacarcinoom te zien is. Aan de andere kant zijn vrouwen bekend die zichzelf voortdurend obsessief onderzoeken, steeds weer een minieme verandering ontdekken en daarvoor de dokter consulteren.

Het probleem knobbel in de borst wordt vijf keer per 1.000 patiënten per jaar bij de huisarts gepresenteerd.[3] In een onderzoek onder vrouwen van alle leeftijden die zich meldden met een palpabele afwijking in de borst in een huisartspopulatie in Nederland en die verwezen werden voor een mammogram, werd bij 52% van de vrouwen niets gevonden (waarschijnlijk geruststellingsmammogrammen bij bijvoorbeeld pijn in de mamma), bij 41% een benigne afwijking (mastopathie) en bij 7% een maligniteit. Dezelfde auteur vond in een populatie door de chirurg naar de radioloog verwezen patiëntes een percentage maligne aandoeningen van 21.[4] [E]

Een lastige situatie ontstaat als de vrouw een knobbel voelt, maar de arts deze niet kan voelen. Omdat de vrouw haar eigen borstweefsel het beste kent, is het beleid dat er dan wordt gehandeld alsof er sprake is van een palpabele afwijking.

4 Pathofysiologie en differentiële diagnose

De meest voorkomende diagnosen bij een knobbel in de borst, in volgorde van vóórkomen, zijn de volgende.[5,6] [A]

- *Mastopathie* (of fibrocysteuze mastopathie of benign nodularity), waarbij sprake is van hobbelige borsten, vooral in het bovenste buitenste kwadrant waar het meeste klierweefsel zit. De knobbels zijn dikwijls bij palpatie maar ook spontaan pijnlijk, vooral in de premenstruele periode. Waarschijnlijk is mastopathie een variant van het normale en niet echt pathologisch. Het geeft geen verhoogd risico op mammacarcinoom.
- *Mammacyste*, een gladde, goed begrensde, beweeglijke cysteuze tumor, met toename van het stroma. De cyste komt geregeld als multicyste voor en valt dan onder mastopathie. Ook dit is waarschijnlijk een variant van het normale, omdat bij routineobductie bij 60 tot 90% van de vrouwen cysten worden gevonden.
- *Fibroadenoom*, een vaste, niet-pijnlijke, scherp afgegrensde mobiele tumor, die uitgaat vanuit zowel het fibreuze als het klierweefsel.
- *Mammacarcinoom*, een verzamelnaam van zeer verschillende tumoren, waaronder langzaam en snelgroeiende. De meest voorkomende is het invasieve carcinoom dat uitgaat van de melkgangen.
- *Lipomen en atheroomcysten*, in strikte zin geen knobbels in de borst maar in de huid of het vetweefsel van de borst.

5 Kansverdeling van de diagnosen

- *Mastopathie* is een puur klinische diagnose en komt frequent voor tot de menopauze; na de menopauze kan het ook voorkomen bij vrouwen met hormoonsubstitutietherapie.
- *Mammacyste* komt voor op de leeftijd van 20 tot 55 jaar, ook rond de menopauze, nauwelijks erna.
- *Fibroadenoom* komt zeer frequent voor op jonge leeftijd (20-40 jaar). Na de menopauze zeldzaam.[7] [E]
- *Mammacarcinoom* is veruit de meest frequent voorkomende maligne tumor bij vrouwen. Jaarlijks worden ruim 13.000 nieuwe gevallen van mammacarcinoom ontdekt. In 2007 stierven 3.180 vrouwen aan deze aandoening.[8] In een doorsnee huisartsenpraktijk wordt gemiddeld ieder jaar één nieuw geval van mammacarcinoom vastgesteld; daarnaast zijn er negen à tien vrouwen bij wie deze diagnose in voorgaande jaren is gesteld.

In figuur 1 is te zien dat er vanaf 25 jaar al een kleine kans bestaat op een kwaadaardige borsttumor. De kans neemt sterk toe rond de menopauze.

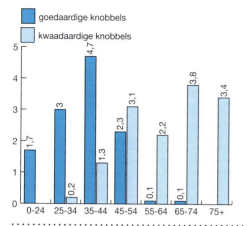

Figuur 1 De incidentie per leeftijdsgroep van mammatumoren bij vrouwen, waarbij de huisarts een knobbel vatststelde en het nodig vond verder onderzoek te doen.[9]

Tabel 1	De epidemiologie van knobbel in de borst.
vaak	mastopathie
	fibroadenoom
soms	mammacyste
	mammacarcinoom

6 Betekenis van de voorgeschiedenis

FAMILIAIRE BELASTING

Indien een vrouw een eerstegraads familielid heeft dat premenopauzaal borstkanker kreeg, is het risico voor haar sterk verhoogd.[10] [E] Dit risico neemt toe naarmate het familielid jonger was bij de diagnose, indien het mammacarcinoom bilateraal voorkwam en naarmate er meer eerstegraads familieleden of ook tweedegraads familieleden met borstkanker zijn. Het hoogst is het risico indien dragerschap van een voor borstkanker predisponerend gen is aangetoond (BRCA1 of BRCA2; BRCA1 predisponeert ook voor ovariumcarcinoom). Het risico kan oplopen tot 75%.

Genetisch onderzoek is in ontwikkeling. Vooralsnog kan onderzoek naar deze genen worden aangeboden wanneer minstens twee eerstegraads verwanten op jonge leeftijd borstkanker hebben gekregen. Indien het BRCA1- of BRCA2-gen is aangetoond, worden in nauw overleg met de vrouw de opties afgewogen: preventieve verwijdering van het klierweefsel of jaarlijks mammogram, en MRI plus echo.

Screening buiten het bevolkingsonderzoek[11,12]

- Het beleid wordt bepaald door de leeftijd van de vrouw en het levensrisico op borstkanker op basis van haar familiaire belasting.
- Bij een niet substantieel verhoogd levensrisico (10%) wordt screening buiten het bevolkingsonderzoek niet aanbevolen.
- Bij een matig verhoogd levensrisico (20-30%) is het beleid afhankelijk van de leeftijd:
  • jonger dan 40 jaar: geen screening tenzij op basis van eerder familieonderzoek anders is geadviseerd;
  • van 40 tot 50 jaar: *jaarlijkse* screening in de vorm van mammografie via de huisarts, desgewenst aangevuld met een jaarlijks lichamelijk onderzoek van de borsten (zie tabel 2);
  • van 50 tot 75 jaar: tweejaarlijkse controle via het bevolkingsonderzoek.
- Bij een mogelijk sterk verhoogd levensrisico (30% of meer) is er een indicatie voor onderzoek op dragerschap van een van de borstkankergenen (zie tabel 3). Het vervolgbeleid is afhankelijk van de uitslag daarvan.

Behalve de familiaire belasting is er nog een aantal andere factoren in de voorgeschiedenis die bijdragen aan de kans op een mammacarcinoom. Zie het overzicht in tabel 4.

7 Betekenis van de anamnese

Als de grootte van de knobbel samenhangt met de menstruele cyclus, is de kans groot dat er sprake is van een goedaardige afwijking. Pijn wordt in afwezigheid van een palpabele afwijking niet ge-

Tabel 2	Indicaties voor screening bij vrouwen tussen de 40 en 50 jaar zonder borstkanker in de voorgeschiedenis, met een matig verhoogd levensrisico (20-30%) op borstkanker.[11]	
mammacarcinoom bij vrouwen in familie	één eerste- en één tweedegraads verwant met diagnose mammacarcinoom vóór het 50e jaar	
	twee eerstegraads verwanten met mammacarcinoom, ongeacht de leeftijd	
	drie of meer eerste- of tweedegraads verwanten met mammacarcinoom, ongeacht de leeftijd	
bilateraal of multifocaal mammacarcinoom	één eerstegraads verwant bij wie de eerste tumor vóór het 50e jaar is vastgesteld	
mamma- en ovariumcarcinoom	één eerste- of tweedegraads verwant met ovariumcarcinoom ongeacht de leeftijd en één eerste- of tweedegraads verwant met mammacarcinoom ongeacht de leeftijd (van wie ten minste één eerstegraads)	

Tabel 3	Indicaties voor genetisch onderzoek bij vrouwen zonder borstkanker in de voorgeschiedenis met een mogelijk sterk verhoogd levensrisico (30% of meer) op borstkanker.[11]
	Eén eerstegraads verwant met mammacarcinoom gediagnosticeerd voor het 35e jaar.
	Twee of meer eerstegraads verwanten met mammacarcinoom gediagnosticeerd voor het 50e jaar.
	Drie of meer eerste- of tweedegraads verwanten met mammacarcinoom, waarvan ten minste één tumor voor het 50e jaar is vastgesteld.
	Als er ook ovariumcarcinoom, tubacarcinoom, prostaatcarcinoom voor het 60e levensjaar of borstkanker bij de man in dezelfde tak van de familie voorkomt, overleg dan met de afdeling Klinische genetica of de polikliniek Erfelijke tumoren.

associeerd met het bestaan van een carcinoom. Kleine palpabele maligne tumoren zijn over het algemeen pijnloos. Bij gelokaliseerde pijn alleen, dus zonder palpabele afwijkingen, is er zelfs geen enkel verhoogd risico op kanker.[13] [E] Nader onderzoek is in dat geval slechts ter geruststelling van de vrouw te rechtvaardigen. Ook het wisselen van de grootte van de zwelling is een geruststellende bevinding.

8 Betekenis van het lichamelijk onderzoek

INSPECTIE

De omineuze symptomen bij inspectie, zoals huid- en tepelretractie, versterkte venentekening, huidoedeem, kleurveranderingen, tepeleczeem of ulceratie en sinaasappelhuid, staan in elk leerboek beschreven. In de praktijk komen deze symptomen van ernstige doorgroei steeds minder voor, omdat de vrouw de knobbel eerder ontdekt en hulp zoekt. Dat betekent niet dat de inspectie achterwege gelaten kan worden.

Ook unilaterale afscheiding van sereus of bloederig vocht kan op een maligniteit wijzen, hoewel dit meestal veroorzaakt wordt door een (benigne) intraductaal papilloom en minder frequent door kanker. Uni- of bilaterale melkachtige afscheiding wijst niet op een carcinoom.

> Bij inspectie van de mammae kan schaamte van zowel de vrouw als de arts een rol spelen. Met de nodige tact moet worden aangedrongen het hele bovenlichaam te ontbloten. De grootte en de mate van afhangen van beide mammae kan verschillen zonder dat dit op pathologie hoeft te wijzen. Ook de ingetrokken tepel, die al jaren bestaat, komt vaak voor zonder dat er sprake is van pathologie.

PALPATIE

De sensitiviteit van palpatie is vrij laag. Deze bedraagt ongeveer 50%.[14] [A] Bij premenopauzale vrouwen dient het borstonderzoek bij voorkeur postmenstrueel te gebeuren. Bij postmenopauzale vrouwen is het borstonderzoek eenvoudiger omdat de verhouding vet/klierweefsel vaak groter is. Wordt een knobbel gepalpeerd, dan lette men op:

Tabel 4	Risicofactoren en beschermende factoren voor het ontstaan van borstkanker.[10]		
risicofactoren	vrouwen met laag risico	vrouwen met hoog risico	relatief risico
BRCA1-/BRCA2-genen	geen	aanwezig	3,0 tot 7,0
moeder of zuster met mammacarcinoom	geen	wel	2,6
leeftijd	30-34	70-74	18,0
leeftijd bij de menarche	> 14	< 12	1,5
leeftijd bij de eerste bevalling	< 20	> 30	1,9 tot 3,5
leeftijd bij de menopauze	< 45	> 55	2,0
het gebruik van anticonceptiepillen	nooit	gebruik nu/in het verleden	1,07 tot 1,2
postmenopauzaal hormoongebruik (oestrogeen + progestativa)	nooit	op het moment	1,2
alcohol	nooit	2 tot 5 E/dag	1,4
borstdichtheid bij mammografie	0%	75%	1,8 tot 6,0
botdichtheid	laagste kwartiel	hoogste kwartiel	2,7 tot 3,5
in het verleden een bij biopsie goedaardige afwijking	geen	wel	1,7
in het verleden een bij biopsie atypische hyperplasia	nee	ja	3,7
beschermende factoren	vrouwen met laag risico	vrouwen met hoog risico	relatief risico
borstvoeding (maanden)	16	0	0,73
aantal kinderen	5	0	0,71
recreatief bewegen	wel	Niet	0,70
postmenopauzale BMI (kg/m²)	< 22,9	> 30,7	0,63
aspirinegebruikers	eenmaal per week gedurende 6 maanden	niet-gebruikers	0,79

– consistentie: hoe vaster, des te meer kans op een maligniteit;
– vorm: hoe onregelmatiger, des te meer kans op een maligniteit;
– beweeglijkheid: fixatie aan huid of onderliggende fascie en spier zijn tekenen van een maligniteit. Hoe slechter afgrensbaar van de omgeving, des te meer kans op een maligniteit.

Bij palpatie van de okselklieren en supraclaviculaire klieren is iedere klier verdacht. Net als bij de knobbel zelf zijn harde, slecht beweeglijke en irregulier gevormde klieren infauste tekenen.

Bij een tumordiameter tot een halve centimeter vindt men slechts zelden een lymfekliermetastase; bij de groep van alle tumoren groter dan één centimeter bedraagt dit 27%, bij een diameter van twee centimeter 50%.[15] [E] Zoals eerder vermeld is de diameter van een knobbel die door de vrouw zelf wordt ontdekt meestal minstens twee centimeter.[1]

Ook de palpatie van mammae kan een zekere emotionele lading en schaamte bij zowel de vrouw als de arts oproepen, waardoor het lichamelijk onderzoek niet met voldoende rust en aandacht wordt uitgevoerd. Om het functionele karakter van de palpatie te benadrukken, kan het helpen dat de arts al doende de verschillende stappen van het onderzoek uitlegt.

Soms is erg hobbelig klierweefsel te voelen. Dit maakt de vrouw, maar ook de arts, onzeker over wat normaal en wat afwijkend is. Zoals eerder vermeld, voelt een maligne knobbel duidelijk anders aan dan het omliggende klierweefsel.

Palpatie kan worden uitgevoerd bij de vrouw in staande, zittende of liggende houding. Met vier platte vingers (zonder de duim) worden zachte rollende bewegingen uitgevoerd over de gehele borst, achtereenvolgens het bovenste buitenste, bovenste binnenste, onderste buitenste en onderste binnenste kwadrant, de tepel en de tepelstreek en de axillaire uitloper van de borst. Ten slotte volgt palpatie van de okselholte bij de vrouw met hangende arm en van de supraclaviculaire klierstreken.

Alarmsymptomen voor een maligniteit

- mammacarcinoom bij moeder of zuster voor de menopauze
- bilateraal carcinoom bij moeder of zuster
- kanker in de andere borst
- recente ontstane tepelretractie
- lokale sinaasappelhuid
- kleurverandering van de huid
- ulceratie
- tepeleczeem
- sereuze of bruinige/bloederige tepelafscheiding
- vaste/harde consistentie
- onregelmatige zwelling
- slecht afgrensbaar van omgeving
- palpabele supraclaviculaire of okselklieren

Niet verdacht of zelfs verminderde kans op maligniteit

- pijn zonder palpabele afwijking
- samenhang met de menstruele cyclus
- zwelling wisselend van grootte
- melkachtig afscheiding (uni- en bilateraal)

9   Betekenis van eenvoudig aanvullend onderzoek[16,17]

In het kader van de knobbel in de borst zal vrijwel altijd aanvullend onderzoek worden gevraagd. Dit gaat tegenwoordig meestal via mammateams. Hierbij wordt de intake door een mammanurse gedaan en een clinicus (vaak een chirurg) zal proberen een eigen indruk van de palpabele afwijking te krijgen, omdat dit in het vervolgtraject logistieke consequenties kan hebben. Hierna wordt de vrouw direct doorverwezen naar de radioloog. Het is van belang te weten dat de radioloog de hem ter beschikking staande hulpmiddelen die gebruikt worden bij een eerste evaluatie (mammografie, echografie en zo nodig een echogeleid biopt) volledig geïntegreerd gebruikt. Hierdoor wordt in deze groep van symptomatische vrouwen een bijzonder hoge diagnostische betrouwbaarheid bereikt. De radioloog laat het alleen bij een mammogram als er sprake is van een beeld waarbij het mammogram bijna nooit faalt. Dat is het geval als er sprake is van een volledig vervet beeld. Om deze reden wordt in de meeste radiologische verslagen een inschatting gemaakt van het aandeel fibroglandulair weefsel (0-25, 25-50, 50-75 en > 75%). Het mammogram is zeer betrouwbaar in de eerste groep. Als het echogram achterwege wordt gelaten, zal dat om de volgende redenen overigens eerder een uitzondering zijn. De radioloog moet zeker weten dat het gebied van de palpabele afwijking is afgebeeld; dat kan vaak gemakkelijker op de echokamer. Verder is de negatief voorspellende waarde van de echo bijzonder hoog. Op deze manier wordt het gecombineerd gebruik van mammografie (ook bij de moeilijker beelden 50-75 en > 75%) en echogram zeer betrouwbaar met een sensitiviteit en specificiteit van meer dan 95%. Aangezien het echogram in aanwezigheid van solide afwijkingen matig differentieert tussen maligne en benigne, zal in een dergelijk geval zeer snel tot een biopsie worden overgegaan.

> **Regie bij aanvullend radiologisch onderzoek door de huisarts**
>
> Een beleid zoals hiervoor beschreven hoeft niet per se in handen te zijn van een mammateam, maar kan ook door de huisarts worden gevolgd. Sommige radiologen maken hierin geen onderscheid en zullen direct puncteren als zij dat noodzakelijk vinden. Hierbij is het van belang dat de huisarts de regie houdt. Hij dient op de hoogte te worden gesteld van de uitslag van de pathologie en houdt een advies tot controle na zes maanden in de gaten.

MAMMOGRAFIE

Mammografie is een waardevolle onderzoekstechniek indien zij wordt uitgevoerd door een ervaren radiodiagnostisch laborant met een goede insteltechniek en de beoordeling geschiedt door een ervaren radioloog.[18,19] [E]

Sensitiviteit

Met mammografie zijn veel kleinere, dus ook vroege carcinomen op te sporen. Mammogrammen zijn over het algemeen bij jonge vrouwen moeilijker te beoordelen dan bij oudere vrouwen, door de grotere hoeveelheid klierweefsel en vooral wanneer er ook een fibrocysteus beeld is: de gemiddelde sensitiviteit is 80%. Bij borsten na de menopauze is deze veel hoger: als er alleen nog maar vetweefsel is, en het mammogram als het ware door de hele borst kan 'kijken', is de sensitiviteit bijna 100%. Deze toegenomen sensitiviteit levert wel het probleem op dat er veel 'carcinomen in situ' ontdekt worden. Het natuurlijk beloop hiervan is niet bekend en daarmee is het beleid onduidelijk. Het varieert dan ook van afwachtend beleid (jaarlijks controleren) tot agressieve strategie (mastectomie).

Specificiteit

Een aantal mammacarcinomen zullen bij mammografie onopgemerkt blijven. Dit geldt voor zeer vroege carcinomen, maar het kan ook gelden voor het zogeheten lobulaire mammacarcinoom (ongeveer 5% van de mammacarcinomen), dat röntgenologisch nagenoeg dezelfde dichtheid heeft als normaal klierweefsel. Zeker in een mamma met dicht klierweefsel kan dit onopgemerkt blijven. Dit geldt echter voor klinisch niet-waarneembare tumoren, en valt dus buiten het probleem 'knobbel in de borst'. Er zijn echter ook klinisch manifeste carcinomen die desondanks op een tamelijk recent mammogram nog niet waarneembaar waren; dit betreft vormen van een snelgroeiend carcinoom, die vaker worden gezien bij vrouwen jonger dan 50 jaar.

De arts kan dus voor het uitsluiten van borstkanker niet helemaal op het kompas van de mammografie varen. Hij moet zelf alert blijven. Naast mammografie blijft zorgvuldig fysiek onderzoek bij klinische verdenking onverkort belangrijk.

> **Veelgebruikte termen bij de beoordeling van een mammogram**
>
> *Op goedaardigheid wijzend*
> 'Geen maligniteit aangetoond': er is ook geen maligniteit uitgesloten. Vaak bij jonge vrouwen met veel klierweefsel of bij een fibrocysteus beeld.
> 'Benigne microcalcificaties': diffuse verkalkingen die bij een fibrocysteus beeld passen. Geen clustervorming.
> 'Grove verkalkingen': verkalkingen in goedaardige afwijkingen zoals in gehyaliniseerde fibroadenomen of gebieden met vetnecrose.
> 'Oliecysten': eierschaalverkalkinkjes duidend op vetnecrose en altijd goedaardig.
>
> *Op kwaadaardigheid wijzend*
> 'Maligne microcalcificaties': geclusterde verkalkinkjes met specifieke kenmerken zoals polymorfie.
> 'Architectuurverstoring': de opbouw van het steun- en klierweefsel is verstoord.
> 'Stervormige afwijkingen': wordt vaak gereserveerd voor maligniteiten met uitlopers.

ECHOGRAM VAN DE MAMMA

Echografie is van groot belang bij palpabele afwijkingen.[20,21,22] Echografie is niet geschikt als er geen gelokaliseerde afwijking aanwezig is: een echogram is een doorsnede. Het moet dus duidelijk zijn van welke plaats een echografie dient te worden gemaakt.

Echografie is geschikt om direct te onderscheiden tussen een cyste en een solide tumor. Blijkt het om een solide tumor te gaan, dan zal een röntgenoloog in de regel kunnen onderscheiden tussen benigne (meestal fibroadenoom) en maligne met een zeer hoge sensitiviteit (93%) en specificiteit (95%). [E] Dit is evenwel in de praktijk niet zodanig bruikbaar dat slechts in een enkel geval een biopsie achterwege zal blijven. Soms vindt bij een solide goedaardig uitziende afwijking een halfjaarscontrole plaats. Het enige probleem vormt het enkele medullaire of ductaal carcinoom dat op een fibroadenoom lijkt. De zeer hoge negatief voorspellende waarde (99%) van echografie bij palpabele afwijkingen lijkt de belangrijkste parameter.

MAMMOGRAM PLUS ECHOGRAM

De combinatie van mammografie plus echogram is standaard geworden bij alle vrouwen met knobbels, evenals bij premenopauzale vrouwen die om andere redenen een borstonderzoek ondergaan. Uit een onderzoek onder patiënten met een knobbel in de borst die door huisartsen voor beeldvormend onderzoek waren doorgestuurd, kwam het volgende naar voren: de sensitiviteit voor het opsporen van borstkanker was 93,3% en de specificiteit 95%. Er werd een positief voorspellende waarde van 58,3% gevonden en een negatief voorspellende waarde van 99,5%.[4] [E]

Tabel 5	Eindcategorieën van het BI-RADS (Breast imaging reporting and data system).
eindcategorie	Korte omschrijving
0	onvolledig onderzoek: additionele beeldvorming en/of vergelijking met eerdere onderzoeken noodzakelijk
1	normaal
2	eenduidig benigne bevinding
3	waarschijnlijk benigne: de radioloog denkt dat de laesie benigne is, maar controleonderzoek is geïndiceerd; hierbij kan gekozen worden voor een tussentijdse follow-up (na 6 maanden), maar ook voor een biopsie
4	waarschijnlijk maligne: verdacht, maar niet klassiek
5	zeer verdacht voor maligniteit
6	pathologisch bewezen maligniteit

Figuur 2 Normaal mammogram.

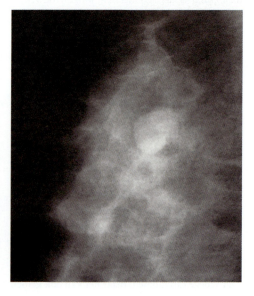

Figuur 3 Fibroadenoom: glad begrensde laesie.

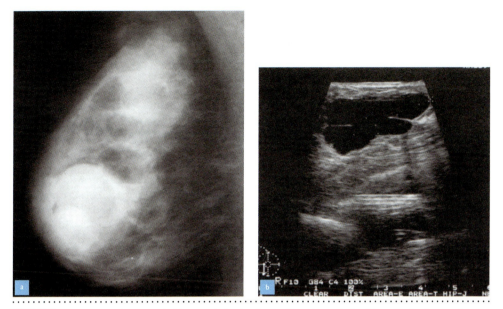

Figuur 4 Mammacyste: A = twee glad begrensde laesies direct achter de tepel, die zich grotendeels over elkaar heen projecteren; B = aanvullend echografisch onderzoek toont ter plaatse een grote, gelobde, ongecompliceerde cyste.

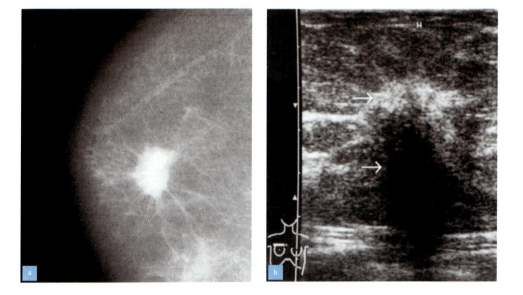

Figuur 5 Carcinoom: A = stervormige, dense laesie met zeer fijne uitlopers, onder andere naar de tepel; B = aanvullend echografisch onderzoek bevestigt de typisch maligne kenmerken: een onscherp begrensde, niet-homogene laesie (bovenste pijl) met een slagschaduw als gevolg van de verminderde geluiddoorlatendheid (onderste pijl).

MRI-SCAN

Op grond van inmiddels uitgebreide studieresultaten wordt MRI ingezet als screeningsmiddel bij genmutatiedraagsters. MRI is daarnaast geïndiceerd bij slecht afgrensbare tumoren bij mammografie of echografie, om de tumoromvang te bepalen, zeker als een mammasparende behandeling wordt overwogen. Er is nog geen evidence dat standaard preoperatieve MRI's iets bijdragen aan het verdere ziektebeloop.

Zowel invasief-lobulaire als invasief-ductale carcinomen en ductaal carcinoma in situ (DCIS) komen hiervoor in aanmerking. Met MRI bij een problematisch mammogram dient men terughoudend te zijn, omdat MRI pathologisch onderzoek niet overbodig kan maken. Eigenlijk moet dan meteen tot punctie worden overgegaan. Ten slotte wordt MRI steeds vaker ingezet om het effect van neoadjuvante systemische chemotherapie te bepalen.

CYTOLOGIE/HISTOLOGIE

Echografische bevestigde cysten kunnen worden gepuncteerd als de vrouw dat wenst. Het vocht behoeft geen nader onderzoek. Als een chirurg een cyste aantreft, zal deze eerder puncteren – na overleg met de vrouw – en vervolgens nogmaals palperen om te kijken of er nog een andere palpabele laesie blijkt te zijn (zéér zeldzaam). De validiteit van de diagnose fibroadenoom na beeldvormend onderzoek is zeer hoog, hoewel een carcinoom een enkele keer op een fibroadenoom lijkt. Om deze laatste reden, en ook omdat een fibroadenoom uit zichzelf niet verdwijnt maar vaak groter wordt, worden in de praktijk de meeste echografische fibroadenomen gepuncteerd en cytologisch onderzocht. Is de zwelling niet goed palpabel, dan kan onder röntgendoorlichting of met behulp van een echogram gepuncteerd worden.

De diagnose carcinoom wordt uiteindelijk per definitie gesteld op basis van cytologisch/histologisch onderzoek.

10 Samenvatting

> **Pas op**
>
> Voelt de vrouw de knobbel, maar de dokter niets: volg het beleid als ware het een knobbel.
> Een recent 'schoon' mammogram is geen zekerheid: toch het standaardbeleid volgen!

De arts zal een risico-inschatting maken en het beleid daarop afstemmen. Van belang daarbij zijn de leeftijd van patiënt, de (familiaire) voorgeschiedenis, de anamnese, het lichamelijk onderzoek en ten slotte het aanvullend beeldvormend onderzoek (zie figuur 6).

Slechts bij 7% van alle vrouwen met een knobbel betreft het een maligniteit.[4] De a-priorikans op een maligniteit hangt sterk af van de leeftijd. Ongeveer 20% van de patiënten blijkt al incurabel als zij zich bij de dokter melden, vanwege de aanwezigheid van metastasen op afstand. Retrospectief is het percentage incurabele patiënten nog hoger, zoals uit mortaliteitscijfers blijkt.[4]

Een cyste kan men laten zitten. In de praktijk worden cysten die door een huisarts wordt gevonden alleen gepuncteerd als de vrouw dat wenst. Het vocht wordt weggegooid en gaat niet naar de patholoog. Als een chirurg een cyste aantreft, zal deze eerder puncteren – na overleg met de vrouw – en vervolgens nogmaals palperen om te kijken of er nog een andere palpabele laesie blijkt te zijn (zéér zeldzaam).

Ook een fibroadenoom kan men laten zitten. De belangrijkste vraag is hoe hoog de validiteit van de diagnose fibroadenoom na beeldvormend onderzoek is. Deze is zeer hoog, hoewel een carcinoom een enkele keer op een fibroadenoom lijkt. Om deze laatste reden, en ook omdat een fibroadenoom uit zichzelf niet verdwijnt maar vaak groter wordt, worden in de praktijk de meeste echografische fibroadenomen gepuncteerd en cytologisch onderzocht. Follow-up is niet nodig. Dat geldt ook als men, in overleg met de patiënte, het fibroadenoom laat zitten.

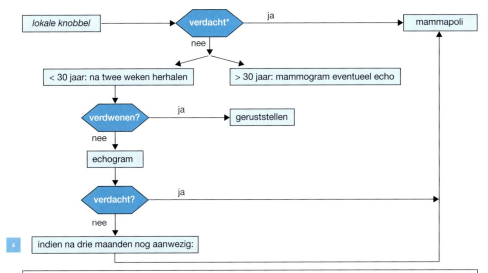

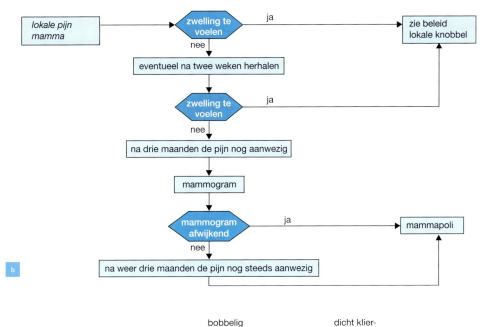

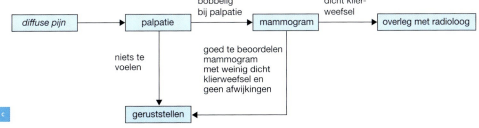

Figuur 6 Stroomdiagram bij a knobbel in de borst; b lokale pijn en c diffuse pijn.[1]

Literatuur

1. Meijboom-de Jong B, Veen WA van. Borstzelfonderzoek. Huisarts Wet 1984;27:421-5.
2. Hackshaw AK, Paul EA. Breast self-examination and death from breast cancer: a meta-analysis. Br J Cancer 2003;88:1047-53.
3. Okkes JM, Oskam SK, Lamberts H. Van klacht naar diagnose. Bussum: Uitgeverij Coutinho, 1998.
4. Duijm LEM. Breast imaging for general practice: A transmural management study. Dissertation. Utrecht: Faculteit Geneeskunde Universiteit van Utrecht, 1998.
5. Berek JS. Gynecology. 12th ed. Baltimore: Williams & Wilkins, 1997.
6. Robbins SL. Pathologic basis of disease. 5th ed. Philadelphia: WB Saunders, 1994.
7. Hunter TB, Roberst CC, Hunt KR, Fajardo NL. Occurence of fibroadenomas in postmenopausal women referred for breast biopsy. J Am Geriatr Soc 1996;44(1):61-4.
8. Sterfte door borstkanker. Geraadpleegd via www.RIVM.nl in september 2010.
9. Continue Morbiditeitsregistratie (CMR) Nijmegen e.o. Afd. Huisartsgeneeskunde, Universitair Medisch Centrum St. Radboud, Nijmegen.
10. Offit K, Brown KI. Quantitating familial cancer risk: a resource for clinical oncologists (review). J Clin Oncol 1994;12:1724-36.
11. NHG-Standaard Diagnostiek van mammacarcinoom. Tweede herziening 2008 (www.artsennet.nl).
12. Tilanus-Linthorst MMA. Gunstige resultaten van periodieke controle bij vrouwen met verhoogd risico van borstkanker; retrospectief onderzoek. Ned Tijdschr Geneeskd 1995;139(9):445-9.
13. Duijm LEM, Guit GL, Hendriks JH, et al. Value of breast imaging in women with painful breasts: observational follow up study. Br Med J 1998;317:1492-5.
14. Chalabian J, Dunnigton G. Does our current assessment assure competency in clinical breast evaluation. Am J Surg 1998;175(6):497-502.
15. Saiz E, Toonkle R, Poppiti TJ, et al. Infiltrating breast carcinoma smaller than 0,5 centimeters: is lymph node dissection necessary? Review. Cancer 1999;85(10):2206-11.
16. Richtlijn Mammacarcinoom. Amsterdam: Nationaal Borstkanker Overleg Nederland, 2008.
17. Zonderland HM, Tuut MK, Heeten GJ den, Asperen CJ van, et al. Richtlijn Screening en diagnostiek van het mammacarcinoom. Herziening. Ned Tijdschr Geneeskd 2008:152(43):2336-9.
18. Duijm LEM, Zaat JO, Koon AR, et al. Sensitivity, specificity and predictive values of breast imagining in the detection of cancer. Br J Cancer 1997;76:377-81.
19. Helvie MA, Pennes DR, Rebner M, et al. Mammographic follow-up of low-suspicion lesions: compliance rate and diagnostic yield. Radiology 1991; 178:155-8.
20. Heeten GJ den, Rooij WJ van, Roukema JA. Echografie is van belang als aanvullend onderzoek bij mammografie. Ned Tijdschr Geneeskd 1993;137(46):2378-83.
21. Perre CL, Hoohe P de, Hustinx PA, et al. Echografisch onderzoek van de palpabele mammatumor zeer waardevol. Ned Tijdschr Geneeskd 1993;137:2347-9.
22. Lister D. The accuracy of breast ultrasound in the evaluation of clinically benign discrete, symptomatic breast lumps. Clin Radiol 1998;53(7):490-2.

Kortademigheid

B.P.A. Thoonen en C. van Weel

Ga naar de website extras.bsl.nl/alledaagseklachten voor de video bij dit hoofdstuk

1 Inleiding

Kortademigheid of dyspneu is een subjectieve sensatie die kan worden omschreven als een abnormale en onaangename gewaarwording van (moeilijkheden met) de ademhaling. In veel gevallen is de huisarts de eerste die met deze klacht geconfronteerd wordt. Andere betrokken disciplines kunnen longarts, cardioloog, internist, neuroloog en psychiater zijn. De presentatie is zeer divers. Kortademigheid kan gepresenteerd worden als zeer acuut of chronisch, als houdingsafhankelijk of als inspanningsgerelateerd. De ernst kan variëren van lichte klachten tot ernstige benauwdheid waarvoor direct ingrijpen noodzakelijk is.

De arts die geconfronteerd wordt met de klacht kortademigheid ziet zich voor de taak gesteld kortademigheid zoveel mogelijk te vertalen naar objectiveerbare afwijkingen. Hiermee wordt de klacht geplaatst in een context die gericht medisch handelen mogelijk maakt. Zowel de subjectieve beleving als de daarbij geconstateerde objectieve bevindingen zijn van belang voor het vaststellen van het probleem.

> Om de lezer een indruk te geven van de mate van bewijskracht ter onderbouwing van een aantal belangrijke diagnostische stappen, is deze onderbouwing door de auteurs als volgt aangegeven.
> - [E] = Voldoende bewijskracht; dat wil zeggen meerdere goed opgezette onderzoeken met eensluidende uitkomsten in een vergelijkbare populatie.
> - [A] = Sterke aanwijzingen of indirect bewijs; dat wil zeggen één goed opgezet onderzoek met betrekking tot een vergelijkbare populatie, of meerdere onderzoeken in andere, niet geheel vergelijkbare populaties.
> - [C] = Consensus uit richtlijnen of standaarden met betrekking tot de populatie.

2 De klacht in de bevolking

De klacht kortademigheid kan op vele manieren worden verwoord. Termen als 'kort', 'kort van adem', 'druk op de borst' en 'benauwdheid' kunnen alle een aanduiding zijn voor kortademigheid. Hebben dergelijke klachten de betekenis zoals die in de definitie aan het begin van dit hoofdstuk is beschreven, dan kan een dergelijke klacht als kortademigheid worden geïnterpreteerd.

Er is een beperkt aantal studies gedaan naar het vóórkomen van kortademigheid in de algemene bevolking. In de Tweede Nationale Studie gaven respectievelijk 7,5 en 8,8% van de ondervraagde mannen en vrouwen aan de voorafgaande twee weken last gehad te hebben van benauwdheid of ademhalingsproblemen.[1] In een ander epidemiologisch onderzoek werd gevonden dat in de leeftijdsgroep van 16 tot 24 jaar oud kortademigheid bij 26 tot 33% van de individuen voorkomt.[2] [E] Uit een steekproef van 1.155 individuen tussen de 25 en 70 jaar oud, bij wie door de huisarts de aanwezigheid van reeds bekende oorzaken van kortademigheid was uitgesloten, rapporteerden 439 individuen kortademigheid gedurende het afgelopen jaar. Bij slechts 123 individuen leidde de kortademigheid tot een bezoek aan de huisarts.[3] [E] Deze laatste bevinding illustreert dat er een verschil is tussen het waarnemen van kortademigheid en het moment waarop dit als een probleem ervaren wordt. Een van de kenmerkende problemen bij de klacht kortademigheid is de discrepantie tussen subjectief ervaren klachten en de objectieve bevindingen.

3 De eerste presentatie bij de dokter

Kortademigheid wordt bij ongeveer 27 per 1.000 contacten als contactreden gepresenteerd (mannen 24 per 1.000, vrouwen 30 per 1.000). Zoals blijkt uit figuur 1 is de frequentie waarmee kortademigheid wordt gepresenteerd leeftijdsafhankelijk.[4]

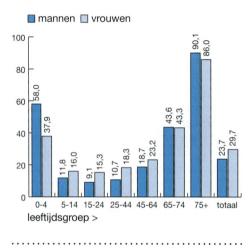

Figuur 1 Incidentie van de klacht kortademigheid in de huisartspraktijk, per 1.000 patiënten per jaar.

Kortademigheid wordt relatief vaak in de eerste vijftien levensjaren en boven 65-jarige leeftijd gepresenteerd. Zoals blijkt uit tabel 3 berust kortademigheid gepresenteerd in de eerste levensjaren in 15 tot 20% van de gevallen op acute (bovenste)luchtweginfecties. Daarnaast is er vooral op hogere leeftijd een verschil in frequentie tussen mannen en vrouwen. Deze bevindingen zijn vooral een afspiegeling van de leeftijdsspecificiteit van COPD en hartfalen. Astma begint hoofdzakelijk gedurende de kinderjaren, terwijl COPD en hartfalen typische aandoeningen zijn die vooral op hogere leeftijd een hoge prevalentie hebben.

Er zijn verschillende redenen waarom kortademigheid als klacht niet altijd als probleem aan de dokter gepresenteerd wordt. Dit heeft voor een deel te maken met het mechanisme van kortademigheid. Tijdens of direct na bijvoorbeeld een forse lichamelijke inspanning ontstaat kortademigheid als gevolg van de verhoogde zuurstofbehoefte en de toename van koolzuur in het bloed. In eerste instantie neemt de ademfrequentie ongemerkt toe, totdat er een zeker punt is bereikt waarop men zich bewust wordt van de ademhaling. De belangrijkste prikkel hierbij is de stijging van het koolzuurgehalte van het bloed. Op dat moment kan er een bewuste en onaangename gewaarwording van de ademhaling optreden. Dan is er dus sprake van kortademigheid. Dit zal meestal niet leiden tot kortademigheid als klacht of als medisch probleem, omdat de kortademigheid conform de verwachting optreedt en hersteld wordt. Van kortademigheid als probleem is wél sprake als er een disproportionele verhouding is tussen de geleverde inspanning en de ervaren of te verwachten moeilijkheden met de ademhaling. Dit proces speelt wellicht ook een rol bij de gewenning die veelal optreedt bij aandoeningen als COPD en chronisch hartfalen, die gekenmerkt worden door een chronische en geleidelijk progressieve kortademigheid.

Vervolgens is er een aantal bekende factoren die kunnen bepalen of kortademigheid als probleem aan de arts gepresenteerd zal worden. Bij chronisch obstructief longlijden lijkt de relatie tussen meetbare luchtwegobstructie en het ervaren van kortademigheid sterk af te hangen van het fenomeen perceptie. Bij kunstmatig opgewekte luchtwegobstructie zijn er individuen die zich bij geringe veranderingen al erg kortademig voelen, terwijl er ook individuen zijn die ondanks forse obstructie alleen bij navraag kortademigheid als een probleem rapporteren of dit helemaal niet als probleem ervaren.[5] Bij het zoeken van medische hulp lijken met name de subjectieve ervaring van kortademigheid en de afname van de kwaliteit van leven bij de aanwezigheid van luchtwegklachten een rol te spelen.[6] [A]

Dit komt ook tot uiting in het gegeven dat kortademigheid in de terminale fase zowel voor de patiënt als voor diens naasten een zeer beangstigend symptoom kan zijn. Niet zelden vormt (de angst voor) kortademigheid aanleiding tot een verzoek om euthanasie. Er zijn ook situaties waarin de kortademigheid dusdanig acuut is dat voor een zorgvuldige inschatting van het achterliggende probleem de tijd ontbreekt en acuut handelen nodig is. Een dergelijke situatie is in de regel direct herkenbaar aan hevige kortademigheid, waarbij de aanwezigheid van cyanose, het niet of nauwelijks kunnen spreken, het gebruik van hulpademhalingsspieren of bewustzijnsverlies als alarmsymptomen dienen te worden geïnterpreteerd.

Een veelgebruikte methode om de mate van functionele beperkingen door dyspneu in vijf gradaties te scoren, is de Medical Research Council-score (MRC-score) (zie tabel 1).[7]

4 Pathofysiologie en differentiële diagnose

PATHOFYSIOLOGIE

De ademhaling regelt de balans tussen de aanvoer van zuurstof (O_2) en de afvoer van koolzuur (CO_2). Hiervoor is allereerst een goede ventilatie of luchtdoorstroming van de longen vereist. In de alveoli wordt O_2 in de ingeademde lucht gebonden aan hemoglobine. Hierbij wordt tegelijkertijd CO_2 uitgewisseld, zodat dit met de uitademing uit het lichaam verdwijnt. Vervolgens pompt het hart zuurstofrijk bloed naar alle weefsels en organen. Receptoren in de bloedbaan en de hersenen detecteren de balans tussen O_2 en CO_2 en kunnen desgewenst via het cerebraal ademcentrum de ademfrequentie en/of het hartminuutvolume bijsturen.

Bij de regulatie van de ademhaling zijn dus meerdere systemen betrokken: ventilatie, circulatie en het zenuwstelsel. Binnen ieder van deze systemen kunnen stoornissen optreden die aanleiding geven tot kortademigheid. Differentieeldiagnostisch vormen deze systemen belangrijke categorieën, omdat ze richting kunnen geven aan het medisch handelen. Ter illustratie: niet zelden is het eerste probleem bij een acuut kortademige patiënt de vraag of de longarts dan wel de cardioloog moet worden ingeschakeld. De indeling van aandoeningen die kortademigheid veroorzaken op basis van het onderliggende (orgaan)systeem, is dus zowel pathofysiologisch als differentieeldiagnostisch een voor de hand liggende keuze.

DIFFERENTIËLE DIAGNOSE

De longen: stoornissen in de ventilatie
Obstructieve longaandoeningen Een van de factoren die een belangrijke rol lijken te spelen bij het ervaren van kortademigheid is de geleverde spierarbeid in relatie tot volumeveranderingen en weerstand. Zo leidt bij obstructieve longaandoeningen (astma, COPD) een toegenomen luchtwegweerstand tot een disproportie in inspanning (ademarbeid), stroomsnelheid en volumeverandering. Bij astma manifesteert deze toegenomen weerstand zich vooral in de expiratiefase. Bij ernstige obstructie wordt de expiratiefase zodanig verlengd dat er te weinig tijd overblijft voor volledige of adequate inspiratie.

Restrictieve longaandoeningen Een andere situatie waarin de ventilatie tekortschiet, ontstaat als (een deel van) de long verstopt raakt: atelectase. Hiervoor zijn diverse mogelijke oorzaken. Bij COPD en pneumonie kan een mucusplug de oorzaak van een afsluiting zijn. In beide gevallen zullen naast kortademigheid symptomen als hoesten en toegenomen sputumproductie aanwijzingen geven voor een afsluiting. De aanwezigheid van koorts wijst op een infectieuze oorzaak (pneumonie).

De longen kunnen ook acuut afgesloten raken

Tabel 1	MRC-score: indeling van kortademigheid op basis van de invloed op het functioneren.[7,8]
Graad 0	Ik heb geen last van kortademigheid
Graad 1	Ik word alleen kortademig bij zware inspanning
Graad 2	Ik word alleen kortademig als ik me moet haasten op vlak terrein of tegen een lichte helling oploop
Graad 3	Door mijn kortademigheid loop ik op vlak terrein langzamer dan andere mensen van mijn leeftijd, of moet ik stoppen om op adem te komen als ik mijn eigen tempo loop
Graad 4	Na ongeveer 100 meter lopen op vlak terrein of na een paar minuten lopen op vlak terrein moet ik stoppen in verband met kortademigheid
Graad 5	Ik ben te kortademig om het huis uit te gaan, of ik ben kortademig tijdens het aan- of uitkleden

door een corpus alienum. In dit geval kan een levensbedreigende situatie ontstaan. Omdat een groot gedeelte van één of beide longen hierdoor kan worden afgesloten, dreigt gevaar van verstikking.

Een andere veelal acute situatie ontstaat als een (deel van de) long wegvalt als gevolg van een pneumothorax.

Bij de laatstgenoemde drie stoornissen valt telkens door verschillende oorzaken een deel van het (functionele) longweefsel weg. Daarom worden dergelijke stoornissen ook wel ingedeeld bij de zogeheten *restrictieve stoornissen*. Dit zijn alle stoornissen waarbij het maximale totale longvolume is afgenomen. Dit kunnen afwijkingen in de long zelf zijn, zoals atelectase en fibrose, maar ook stoornissen buiten de long. Voorbeelden hiervan zijn een afwijkende thoraxvorm (ziekte van Bechterew) of de hoogstand van het diafragma tijdens zwangerschap.

Obstructie van de hogere luchtwegen Een aparte categorie stoornissen in de ventilatie is de obstructie van de hogere luchtwegen. Kenmerkend hierbij is de vaak inspiratoir optredende stridor. Een veelvoorkomende aandoening bij kinderen is in dit verband de laryngitis subglottica of pseudokroep. Andere redenen voor een hogere luchtwegobstructie zijn de epiglottitis en obstructie als gevolg van zwelling na een insectenbeet. Deze laatste twee zijn zeer acute situaties, omdat ze in korte tijd tot een levensbedreigende obstructie kunnen leiden.

Hart en bloedvaten: stoornissen in de circulatie

Een stoornis in de circulatie kan op drie manieren kortademigheid veroorzaken: pompfalen, obstructie door een longembolie en anemie.

Pompfunctie Met betrekking tot de pompfunctie van het hart kan zowel een tekortschietende longcirculatie als een tekortschietende perifere circulatie aanleiding geven tot een verstoring in aan- en afvoer van respectievelijk O_2 en CO_2. Oorzaken van een falende pompfunctie zijn coronaire aandoeningen (ischemische hartziekte), hypertensie en klepleiden. In veel gevallen manifesteert een dergelijke stoornis zich in inspanningsgerelateerde klachten, omdat dan een zwaarder beroep op de pompfunctie gedaan wordt. Door de verlaagde circulatiesnelheid van het bloed neemt de transportcapaciteit van O_2 en CO_2 af, wat tot kortademigheid kan leiden. Langdurig tekortschieten van de pompfunctie van het hart kan daarnaast, door toename van de hydrostatische druk in de bloedvaten, oedeem veroorzaken. Indien met name de linker harthelft minder functioneert, zal dit oedeem optreden in de long; indien de rechter harthelft tekortschiet, treedt het op in de perifere weefsels. Beide vormen kunnen aanleiding geven tot kortademigheid. Kenmerkend hierbij is vaak de zogenaamde orthopneu: kortademigheid die optreedt of toeneemt in liggende positie. Door mobilisatie van perifere oedemen in liggende positie stijgt de pulmonale veneuze druk, met longoedeem als gevolg.

Longembolie Obstructie van de longdoorbloeding kan ontstaan door een longembolie. Hierbij kan het bloed een deel van de alveoli niet meer bereiken, met verminderde gaswisseling als gevolg. Afhankelijk van de grootte van het afgesloten gebied leidt dit tot kortademigheid bij inspanning of kortademigheid in rust.

Anemie Bij een anemie is de transportcapaciteit van het bloed beperkt als gevolg van een te laag hemoglobinegehalte. Hoewel deze beperkte transportcapaciteit theoretisch kan leiden tot kortademigheid, worden bij een anemie vaak andere symptomen gezien. Met name moeheid en een afgenomen inspanningstolerantie worden vaak spontaan als klacht gemeld.

Hersenen: stoornissen in het centraal zenuwstelsel

In de hersenen huist het ademcentrum. Van hieruit wordt het ademritme aangestuurd en zo nodig bijgesteld. Cerebrale doorbloedingsstoornissen, lokaal toegenomen druk (tumor), een infectie (meningitis) of psychotrope medicatie (benzodiazepinen, morfine, etc.) kunnen het ademcentrum ontregelen, met als gevolg het stoppen van de ademhaling of een afwijkend adempatroon. Gezien de aard van de genoemde aandoeningen moge duidelijk zijn dat kortademigheid hier zelden de contactreden zal zijn.

Tabel 2	Differentieeldiagnostisch schema kortademigheid.		
e.c.i.			v
bovenste luchtwegen		bovensteluchtweginfectie	v
		acute laryngitis/tracheïtis	s
	obstructie hoge luchtwegen	laryngitis subglottica (pseudokroep)	z
		epiglottitis	z
longen	obstructieve stoornis	astma	v
		COPD	s
		acute bronchitis/bronchiolitis	v
	restrictieve stoornis	zie voorbeelden in de tekst	s
	afsluiting	atelectase (corpus alienum, mucusplug, maligniteit)	z
	collaberen long	pneumothorax	z
	infectie	pneumonie	z
circulatie		hartfalen (decompensatio cordis)	v
		ischemische hartziekte	s
		longembolie	z
		anemie	z
hersenen	disfunctioneren ademcentrum	tumor, infectie, CVA	z
		medicatie (diazepine, morfine)	z
psychisch		paniekstoornis (hyperventileren)	v

v = vaak;
s = soms;
z = zelden.
Schuingedrukte diagnosen dienen te worden uitgesloten

Psychische problematiek

Onderdeel van de algemene lichamelijke respons op een willekeurige stressfactor is het versnellen van de ademhaling. Dit betreft met name een geforceerde expiratiefase, waardoor extra CO_2 uit het bloed wordt verwijderd. In voorkomende gevallen kan deze stressrespons het ademhalingspatroon dusdanig veranderen dat iemand zich hiervan op een onaangename manier bewust wordt. Dit noemt men hyperventilatie (in de psychiatrie onderdeel van de paniekstoornis). Bij hyperventilatie staat vooral de subjectief ervaren kortademigheid op de voorgrond. Hyperventilatie kan geïsoleerd optreden, als hyperventilatiesyndroom, of symptoom zijn van een paniekstoornis.

5   Kansverdeling van diagnosen

Pulmonale en cardiale problemen zijn de meest waarschijnlijke diagnosegroepen bij de presentatie van kortademigheid.[7] In tabel 3 wordt een overzicht gegeven van de a-priorikansen in de eerstelijnszorg op de tien meest frequente aandoeningen waarbij kortademigheid als eerste klacht werd gepresenteerd.[4] Veel diagnosen komen ook in combinatie voor. Zo komt bij 20% van de mensen met COPD of chronische bronchitis ook hartfalen voor.[9]

Opvallend is dat het niet kunnen stellen van de diagnose gedurende een episode van kortademigheid ook in de toptien voorkomt. Vaak zijn meerdere episodes nodig om tot een diagnose te komen. Het beloop in de tijd en het recidiverende karakter (patroonherkenning) zijn diagnostische kenmerken die dan nodig zijn om tot een diagnose te komen. Daarnaast kan, zoals uit tabel 3 blijkt, de leeftijd soms behulpzaam zijn. De kans op COPD neemt toe bij een leeftijd boven de 45 jaar.[5] [E]

Tabel 3 De toptien van einddiagnosen gerelateerd aan de klacht kortademigheid in de huisartspraktijk (a-priorikansen in procenten per leeftijdsgroep).[4]

	totaal	0-4	5-14	15-24	25-44	45-64	65-74	75+
acute bronchitis/bronchiolitis	27	29	30	18	24	29	34	26
astma	10	17	22	24	14	7	5	3
decompensatio cordis	9		1			5	13	21
dyspneu e.c.i.	9	2	8	6	11	10	8	10
paniekstoornis	8		8	19	13	16	6	3
bovensteluchtweginfectie	7	19	9	8	10	4	3	4
acute laryngitis/tracheïtis	3	15	9	1	3	2	1	1
pneumonie	3	3	2	1	2	2	3	5
COPD	3			1	4	5	4
ischemische hartziekte	2		1			2	3	4

6 Betekenis van de voorgeschiedenis

De aanwezigheid van langdurig en/of recidiverend hoesten in de anamnese in combinatie met kortademigheid pleit sterk voor een pulmonale oorzaak.[10] [A] Het vermoeden op astma wordt verder gesterkt door aanwezigheid van eventueel reeds bekende atopie.[7] [E] De kans op COPD stijgt bij langdurige blootstelling aan toxische gassen of inhaleerbare stoffen. In Nederland betreft het dan meestal tabaksrook. In veel ontwikkelingslanden is blootstelling aan biobrandstoffen (hout, mest, turf, etc.)[7,11] een relevante veroorzaker van COPD. [E] Exacte gegevens over de voorspellende waarde zijn zeer beperkt. De relatie tussen gegevens uit de voorgeschiedenis en gegevens uit de anamnese wordt verder uitgewerkt in de betekenis van de anamnese

Zoals blijkt uit tabel 4, pleit de aanwezigheid van cardiovasculaire risicofactoren in de voorgeschiedenis voor een circulatoire oorzaak van kortademigheid.[12] De volgende cardiovasculaire risicofactoren zijn van belang: hypertensie, angina pectoris, een doorgemaakt myocardinfarct, angioplastiek van de coronaire arteriën of een bypassoperatie, atriumfibrilleren, kleplijden en perifeer vaatlijden.[13] [E/A] De combinatie van matige tot ernstige dyspneu (zie anamnese) en de aanwezigheid van één of meer risicofactoren kunnen het relatief risico van ischemisch hartlijden met een factor 2 doen toenemen.[14] [A]

7 Betekenis van de anamnese

De anamnese dient gericht te zijn op twee doelen: enerzijds het verzamelen van aanvullende gegevens die richting kunnen geven aan een diagnose, anderzijds het in kaart brengen van de mate of ernst van de kortademigheid door deze te relateren aan de beperking van fysieke activiteit. Het systematisch in kaart brengen van de ernst biedt op langere termijn de mogelijkheid om effecten van een ingestelde behandeling te evalueren en om de ernst van de klacht zo objectief en efficiënt mogelijk naar eventuele collega's te kunnen communiceren. Een aantal aanvullende gegevens kan richting geven aan de diagnose. Een misverstand kan ontstaan als de patiënt zegt geen lucht te kunnen krijgen bij een luchtweginfectie. Vaak bedoelt deze het benauwde gevoel tijdens de hoest. Als er niet gehoest wordt, is hij ook niet benauwd.

LUCHTWEGEN

Dyspneu die acuut is ontstaan in combinatie met het opgeven van sputum en de aanwezigheid van koorts, is waarschijnlijk het gevolg van een luchtweginfectie. Acuut ontstane dyspneu kan

Tabel 4	Positief voorspellende waarde van de klacht kortademigheid voor de aanwezigheid van hartfalen.[12]	
	leeftijd	positief voorspellende waarde = a-priorikans in procenten
ongeacht comorbiditeit	65-74 jaar	16
	75+ jaar	22
indien coronaire sclerose	65-74 jaar	25
	75+ jaar	44
indien hypertensie	65-74 jaar	20
	75+ jaar	21
indien astma/COPD	65-74 jaar	8
	75+ jaar	13
zonder comorbiditeit	65-74 jaar	15
	75+ jaar	24

wijzen op een longembolie of een spontane pneumothorax. Hoesten langer dan veertien dagen in combinatie met dyspneu, piepen en enkele gegevens uit de voorgeschiedenis sterkt het vermoeden op astma of COPD. In het hoofdstuk *Hoesten* is in het kader in paragraaf 7 aangegeven hoe deze factoren samenhangen met de kans op astma of COPD. De longembolie is een combinatie van circulatie- en luchtwegproblematiek. De kans op longembolie is grotendeels op basis van de anamnese te schatten met behulp van de klinische beslisregel volgens Wells (zie tabel 5).[15]

De kans op pulmonaal lijden lijkt bij een gerichte anamnese dus redelijk in kaart te zijn gebracht. Hierbij moet wel worden opgemerkt dat het op grond van de anamnese niet goed mogelijk is om circulatoire oorzaken uit te sluiten.

CIRCULATIE

Er zijn geen symptomen die specifiek wijzen op hartfalen als oorzaak van kortademigheid. In een eerstelijnsstudie werden de diagnostische eigenschappen van anamnestische kenmerken gemeten met behulp van een achttal echografische criteria van het hart als gouden standaard. [A] De bevindingen zijn samengevat in tabel 6.[16] In een eerdere populatiestudie waren sensitiviteit (specificiteit) van dyspneu, orthopneu en paroxismale dyspneu voor hartfalen respectievelijk 66 (52), 21 (81) en 33 (76) procent.[17] [E] De diagnose hartfalen werd hierbij gesteld op basis van een verhoogde einddiastolische druk in het linker ventrikel. Aanvullende anamnesevragen om een cardiale oorzaak op het spoor te komen, zijn vragen naar oedeem,[13] [C] de aanwezigheid van pijn of een knellend gevoel op de borst. Vooral optreden van deze laatste sensatie, gerelateerd aan het wel of niet verrichten van lichamelijke inspanning, pleit voor ischemisch hartlijden (zie het hoofdstuk *Pijn*

Tabel 5	Klinische beslisregel longembolie volgens Wells met betrekking tot longembolie.[15]
klinische tekenen van trombosebeen (minimaal zwelling en pijn bij palpatie)	3,0 punten
longembolie is waarschijnlijker dan andere diagnosen	3,0 punten
hartfrequentie > 100 slagen/minuut	1,5 punten
immobilisatie of operatie in vier voorafgaande weken	1,5 punten
DVT of longembolie in de voorgeschiedenis	1,5 punten
hemoptoë	1,0 punt
maligniteit (tot 6 maanden na laatste behandeling, of tijdens palliatie)	1,0 punt

DVT = diepveneuze trombose.
Risico op longembolie:
hoog ≥ 6 punten;
intermediair 2-6 punten;
laag >< 2 punten.
Longembolie waarschijnlijk, indien > 4 punten.
Longembolie onwaarschijnlijk, indien ≤ 4 punten.

op de borst). Bij verdenking op een ernstige anemie vraagt men naar rectaal/vaginaal bloedverlies. Bij verdenking op een luchtweginfectie vraagt men naar koorts.

Tabel 6	De diagnostische waarde (in procenten) van symptomen van hartfalen (decompensatio cordis), bij een a-priorikans (prevalentie) van 4,36%.[16]			
symptoom	sensiti- viteit	specifi- citeit	PVW	NVW
kortademig- heid	91	72	13	99
in rust	11	99	48	96
bij inspanning	79	84	19	99
's nachts	29	98	40	97
orthopneu	25	99	64	97

PVW = positief voorspellende waarde; NVW = negatief voorspellende waarde.

PANIEKSTOORNIS

Symptomen die vaak worden beschreven in relatie met een paniekstoornis zijn krampen in handen en voeten, stijfheid in de vingers en/of tenen, tintelingen rond de mond en duizeligheid. De diagnostische waarde van deze symptomen is echter onvoldoende onderzocht. Een belangrijk probleem is dat de symptomen van een paniekstoornis vaak overeenkomen met de normale reactie op een stressfactor.[18] [A] Een paniekstoornis kan dus zowel een diagnose als een uiting van een ander probleem zijn. Kenmerkend voor een paniekstoornis is dat de patiënt bij doorvragen niet goed kan aangeven waarvoor hij of zij bang is. Vaak wordt ook onderkend dat ervaren angsten niet van een reële omvang zijn.

8 Betekenis van het lichamelijk onderzoek

INSPECTIE

De eerste stap bij lichamelijk onderzoek is inspectie. Alarmsymptomen die direct bij inspectie opvallen, zijn:

– cyanose;
– het gebruik van hulpademhalingsspieren;
– intercostale intrekkingen.

Deze drie symptomen zijn signalen van een ernstige kortademigheid, waarbij snel ingrijpen geboden is. Wat verder kan opvallen bij inspectie is de aanwezigheid van enkeloedeem en gestuwde halsvenen. De waarde van deze bevindingen bij het stellen van de diagnose hartfalen is samengevat in tabel 7.

AUSCULTATIE

Auscultatie kan veel informatie opleveren over de onderliggende reden voor kortademigheid. Een verlengd, al dan niet piepend, exspirium bij auscultatie van de longen is een sterke aanwijzing voor een pulmonale obstructie. Ook de aanwezigheid van rhonchi doet eerder denken aan een pulmonale dan een cardiale oorzaak. Een alarmsymptoom van een ernstig pulmonaal probleem is de zogenaamde 'stille thorax'. In dit geval worden geen ademgeluiden waargenomen bij auscultatie. De luchtstroom door de longen is dan zo ernstig beperkt dat er te weinig lucht beweegt om geluiden te veroorzaken.

Deze bevindingen zijn weinig sensitief en specifiek voor bijvoorbeeld de diagnose COPD. Ze kunnen wel behulpzaam zijn bij de keuze van aanvullend onderzoek. Bij auscultatie van het hart zijn onder andere de aanwezigheid van een derde harttoon en de aanwezigheid van een ejectiesouffle aanwijzingen voor hartfalen. De relatie tussen enkele van deze bevindingen en de kans op hartfalen is weergegeven in tabel 7.[17,19-24] [E/A]

Bij tabel 7 moet worden aangetekend dat deze cijfers veelal verkregen zijn bij patiënten die werden doorverwezen naar of waren opgenomen in specialistische centra. Door selectiebias is de a-priorikans (prevalentie) in deze populatie hoger dan in de eerste lijn. Hierdoor neemt de positief voorspellende waarde van deze testen fors af bij de lagere prevalenties die in de eerste lijn gelden, vooral omdat van de meeste bevindingen de sensitiviteit laag is. Bovendien is geen enkele bevinding pathognomonisch voor hartfalen. Ook bij deze categorie aandoeningen zal aanvullend onderzoek de doorslag moeten geven.

Tabel 7	Sensitiviteit, specificiteit en betrouwbaarheid van bevindingen bij lichamelijk onderzoek bij patiënten met hartfalen.[17,19-24]		
bevinding lichamelijk onderzoek	sensitiviteit	specificiteit	interbeoordelaarbetrouwbaarheid
tachycardie	7%	99%	
crepiteren	13-66%	84-100%	0,65
oedeem	10%	93%	
derde harttoon	31-51%	90-95%	0,40-0,60
verhoogde centraalveneuze druk	10-81%	80-97%	0,69
percutoir vergroot hart	91-94%	30-67%	

PERCUSSIE

Voor percussie van hart en longen geldt globaal hetzelfde. Bevindingen als laagstaande longgrenzen bij COPD of een percutoir vergroot hart zijn in de regel pas aanwezig in een gevorderd stadium van de ziekte. Dat betekent dat het kenmerken zijn die niet kunnen bijdragen aan de diagnose in een vroeg stadium en dit wordt weerspiegeld in de lage specificiteit en een slechte negatief voorspellende waarde.

GEWICHT EN BLOEDDRUK

Het eenmalig meten van gewicht en bloeddruk heeft geen aanvullende diagnostische waarde. Deze kenmerken worden vooral gemeten voor het in kaart brengen van risicofactoren en om effecten van een ingestelde behandeling te kunnen evalueren.

CENTRAALVENEUZE DRUK (CVD)

Een verhoogde CVD, hepatomegalie en hepatojugulaire reflux zijn bevindingen die bij lichamelijk onderzoek informatie geven over de aanwezigheid van overvulling. De CVD wordt met de methode van Lewis-Borst-Molhuijsen vastgesteld. Een normale CVD is kleiner dan R-4. De CVD wordt meestal met een aantal andere diagnostische kenmerken in een scoresysteem geïnterpreteerd. De positief voorspellende waarde van deze scoresystemen voor 'zeker hartfalen' varieert van 20 tot 60%, de negatief voorspellende waarde is 100%.[13]

Alarmsymptomen

- cyanose
- bloed ophoesten
- gebruik van hulpademhalingsspieren
- intercostale intrekkingen
- afwezigheid van ademgeruis over een groot deel van de long

9 Betekenis van eenvoudig aanvullend onderzoek

Uit de voorgaande paragrafen blijkt dat het met anamnese en lichamelijk onderzoek redelijk tot goed mogelijk is om te differentiëren tussen pulmonale, circulatoire of psychische problematiek. Een uitzondering hierop is het maken van onderscheid tussen COPD en hartfalen.[13] Voor het stellen van een definitieve diagnose is in de regel aanvullend onderzoek nodig. Voor het stellen van de diagnose astma en COPD is het meten van twee fenomenen vereist: luchtwegobstructie en reversibiliteit van deze obstructie. Bij voorkeur meet de huisarts deze fenomenen met behulp van spirometrie. Astma kenmerkt zich door een volledig reversibele obstructie. Bij COPD is sprake van een niet volledig reversibele obstructie. Is er sprake van een niet volledig reversibele obstructie, in combinatie met reversibiliteit, dan overweegt de huisarts een dubbeldiagnose astma en COPD.[7]

SPIROMETRIE

De methode van voorkeur voor het meten van obstructie en reversibiliteit is spirometrie. Met een spirometer kunnen diverse kengetallen van een geforceerde uitademing worden gemeten en kan een flow-volumecurve (figuur 2) worden gemaakt. Op de juiste wijze uitgevoerde spirometrie is voor het meten van obstructie en reversibiliteit de huidige gouden standaard. Het stellen van (en onderscheid maken tussen) de diagnose astma en COPD is zonder spirometrie niet mogelijk. Voorwaarde is wel dat de meting correct wordt uitgevoerd en dat de resultaten op de juiste wijze worden geïnterpreteerd.[25]

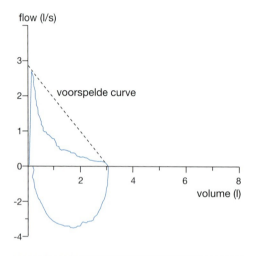

Figuur 2 Flow-volumecurve. Deze geeft twee kenmerken van de ademhaling weer. Op de x-as staat het totale verplaatste volume lucht in liters en op de y-as staat de snelheid in liters per seconde waarmee de lucht wordt verplaatst. In deze curve is een typische afwijking van de voorspelde curve te zien. Het 'doorgezakte' patroon is kenmerkend voor obstructie in de perifere luchtwegen (bronchioli en alveoli), zoals onder andere wordt gezien bij COPD.

PULSOXIMETRIE

Geoxygeneerd hemoglobine absorbeert specifieke kleuren licht. Van dit fenomeen kan gebruikgemaakt worden door een clip te plaatsen op de vingertop of de oorlel, die de mate van lichtabsorptie meet. Op deze manier kan de zuurstofverzadiging van hemoglobine in procenten worden bepaald. Ondanks enkele foutenbronnen is deze meetmethode een snelle en betrouwbare methode om kortademigheid te vertalen naar de meer objectieve mate van hypoxemie. Een zuurstofverzadiging lager dan 90% wordt hierbij algemeen gezien als een ernstige hypoxemie.[26] Pulsoximetrie is vooral bruikbaar om tijdens een exacerbatie van COPD te meten of er sprake is van respiratoire insufficiëntie. Aanvullend daarop kan de pulsoximetrie bruikbaar zijn om bij kortademigheid te differentiëren naar niet-somatische oorzaken, zoals hyperventilatie. Pulsoximetrie is geen opzichzelfstaande volwaardige diagnostische test, maar maakt deel uit van een weloverwogen klinische beoordeling.[27]

ELEKTROCARDIOGRAM

Bij verdenking op hartfalen is het maken van een ECG zinvol. De waarde van het ECG ligt in het kader van de diagnose hartfalen vooral in het uitsluiten hiervan. Een normaal ECG sluit hartfalen vrijwel uit.[28] [E] Een abnormaal ECG daarentegen toont hartfalen niet aan, maar geeft wel inzicht in de etiologie van hartfalen.[29] [C]

LABORATORIUMONDERZOEK

Bij verdenking op een anemie is bepaling van het Hb de aangewezen test. Hierbij moet bedacht worden dat de a-priorikans op anemie bij de klacht kortademigheid kleiner is dan 0,1%.[4] [A] Ook bij hartfalen wordt laboratoriumonderzoek naar de aanwezigheid van anemie aanbevolen ter opheldering van onderliggende mechanismen. Hierbij moet aangetekend worden dat anemie als comorbiditeit bij hartfalen in minder dan 1% van de gevallen voorkomt.[4] [A] Sensitiviteit en specificiteit van de Hb-bepaling voor anemie bedragen per definitie 100%. De waarde van de Hb-bepaling voor kortademigheid is op grond van de lage a-priorikans echter laag, zodat de kans bestaat dat ondanks behandeling voor een te laag Hb de klacht niet verdwijnt.[30]

Het bepalen van de BNP (*brain natriuretic peptide*) kan behulpzaam zijn bij het maken van onderscheid tussen COPD en hartfalen. Bij hartfalen neemt de productie toe van peptiden die onder andere de uitscheiding van natrium bevorderen. De normaalwaarden zijn afhankelijk van de gebruikte methode. Is het BNP normaal, dan is hartfalen nagenoeg uitgesloten. Een verhoogde waarde vergroot de kans dat de patiënt inderdaad hartfalen heeft.[31] Uitgaande van een voorafkans op hartfalen van 50% is de positief voorspellende waarde van een (NT-pro)BNP-bepaling 74% en de negatief voorspellende waarde 78%.[13]

Bij verdenking op een longembolie wordt een bloedtest op d-dimeren gedaan. Deze test spoort afbraakproducten van fibrine (stolsel) op. De combinatie van de beslisregel volgens Wells en de d-dimeertest is vooral geschikt om hartfalen uit te sluiten. Is op grond van de regel van Wells een longembolie onwaarschijnlijk en de d-dimeertest < 500 mcg/l, dan is de negatief voorspellende waarde 99,5%.[15]

RÖNTGENONDERZOEK

Zowel bij de circulatoire als de respiratoire diagnostiek geldt dat bij onduidelijkheid aanvullend een thoraxfoto aangevraagd kan worden. COPD en astma zijn met een thoraxfoto niet te diagnosticeren, maar een thoraxfoto kan helpen andere pathologie op te sporen. Om de diagnose hartfalen verder te onderbouwen, kan een thoraxfoto behulpzaam zijn. Geadviseerd wordt om bij de aanvraag expliciet naar tekenen van hartfalen te vragen. Kenmerkende afwijkingen zijn een toegenomen cor-thorax ratio, Kerly-lijntjes en tekenen van peribronchiaal oedeem. Een afwijkende X-thorax draagt bij aan de diagnose hartfalen, een X-thorax zonder afwijkingen sluit hartfalen niet uit. In tabel 8 staan sensitiviteit en specificiteit van de thoraxfoto voor een aantal diagnosen beschreven.[29] [A] Hierbij moet worden aangetekend dat in de gebruikte bron de gouden standaard niet werd vermeld.

Bij een klinische verdenking op een longembolie (Wellsscore > 4 punten én positieve d-dimeertest) moet de diagnose worden bevestigd. Daarbij is een multidetector CT-scan momenteel het onderzoek van eerste keuze (sensitiviteit 86%, specificiteit 93,7%).[15]

10 Betekenis van complex aanvullend onderzoek

Bij elkaar tegensprekende bevindingen of een discrepantie tussen de ernst van de kortademigheid en de bevindingen bij lichamelijk dan wel aanvullend onderzoek, is meer complex onderzoek aangewezen.

Tabel 8	Sensitiviteit en specificiteit van de X-thorax.[29]	
	sensitiviteit	specificiteit
pneumonie	100%	100%
longcarcinoom	50-80%	55-65%
longmetastasen	50-85%	59-94%
pneumothorax	85%	99%
longembolie	laag	laag

NB: De x-thorax wordt beschouwd als de gouden standaard voor de diagnose pneumonie.[32]

ECHOCARDIOGRAFIE

Echocardiografie kan vooral van belang zijn voor de diagnostiek van klepleiden en voor het vaststellen van linker ventrikelhypertrofie, hypertrofische cardiomyopathie of pericardeffusie. Ook functiestoornissen van de linker ventrikelwand kunnen echocardiografisch vastgesteld worden. De pompfunctie is met behulp van het berekenen van de ejectiefractie redelijk goed te beoordelen. Echocardiografie is een goede methode om de wanddikte en de pompfunctie van het hart en het functioneren van de kleppen te onderzoeken. De pompfunctie wordt bepaald aan de hand van de ejectiefractie. De linker ventrikelejectiefractie heeft een prognostische betekenis. Hoe lager de ejectiefractie, hoe korter de levensverwachting. Bij een ejectiefractie < 40% is er sprake van systolisch hartfalen.[13]

Echocardiografisch onderzoek is niet altijd eenduidig. De relatie tussen de ejectiefractie in rust en het inspanningsvermogen bij hartfalen lijkt niet zo duidelijk te zijn.[33] [A] In twee onderzoeken werd gevonden dat patiënten met een lage ejectiefractie een grotere sterftekans hadden dan patiënten met een normale ejectiefractie.[34,35] [E] In een onderzoek naar de waarde van echocardiografie op verzoek van de huisarts bij 259 patiënten met mogelijk hartfalen, bleek de uitslag van het onderzoek te leiden tot wijziging van het beleid bij twee derde van de patiënten; dit betrof vooral het advies het gebruik van diuretica te heroverwegen bij patiënten zonder systolische disfunctie.[28] [A] Bij een aanzienlijk deel (ruim 40%) van de patiënten was adequate echocardiografie niet mogelijk vanwege adipositas of een chronische longaandoening. In een commentaar wordt opgemerkt dat bij twijfel over therapeutisch beleid de mening van een specialist soms meerwaarde heeft boven een echocardiografisch onderzoek alleen.[36] [C]

LABORATORIUMDIAGNOSTIEK: BLOEDGASANALYSE

Bij een moderne pH/bloedgasanalyse worden O_2- en CO_2-saturaties gemeten tezamen met de pH, de standaardconcentratie HCO_3^- en het basenexces (BE).[29] De bloedgasbepaling is vooral een hulpmiddel ter objectivering en niet zozeer bij het stellen van een diagnose. Indicaties met betrekking tot de klacht kortademigheid zijn het bepalen van de ernst van onbegrepen dyspneu en cyanose, het bepalen van de mate van CO_2-retentie bij COPD en het bepalen van de ernst van acute ontregelingen van astma en COPD.

11 Samenvatting

De diagnostiek bij de klacht kortademigheid heeft twee doelstellingen. Ten eerste is zij gericht op het in kaart brengen van de ernst van kortademigheid door de klacht te relateren aan (beperkingen in) fysieke activiteit. Het tweede doel is de oorzaak van de dyspneu vast te stellen, wat niet altijd even gemakkelijk is.

Spirometrisch onderzoek leidt bij verdenking op astma en COPD tot de definitieve diagnose. De diagnostiek van hartfalen is lastiger, omdat een gouden standaard ontbreekt. Het stellen van de diagnose gebeurt op basis van waarschijnlijkheid: de diagnose hartfalen wordt waarschijnlijker naarmate er meer afwijkende bevindingen zijn.[13] [C]

Vaak blijven meerdere diagnosen aannemelijk en aanwezig. Vergelijkend onderzoek, waarmee de waarden van symptomen en bevindingen als discriminerend tussen verschillende aandoeningen worden onderzocht, is schaars. De uitdaging voor de medicus practicus is om het één van het ander te onderscheiden of de aanwezigheid van meerdere diagnosen te bevestigen.

Literatuur

1 Linden MW van der, Westert GP, Bakker DH de, Schellevis FG. Tweede Nationale Studie naar ziekten en verrichtingen in de huisartspraktijk: klachten en aandoeningen in de bevolking en in de huisartspraktijk. Utrecht/Bilthoven: Nivel/RIVM, 2004.
2 Kolnaar BG. Respiratory morbidity in early childhood and asthma in adolescence and young adulthood. Dissertatie. Nijmegen: Radboud Universiteit, 1994.
3 Tirimanna P. Active detection of obstructive airway disease in the general population. Thesis. Nijmegen: Katholieke Universiteit, 1997.
4 Okkes J, Oskam SK, Lamberts H. Van klacht naar diagnose. Bussum: Coutinho, 1998.
5 Bijl HI, Folgering HT, Hooghen HH van den, et al. Perception of bronchoconstriction in asthma patients measured during histamine challenge test. Eur Respir J 1999;14(5):1049-54.
6 Boom G van den, Rutten-van Molken MP, Tirimanna PR, et al. Association between health-related quality of life and consultation for respiratory symptoms: Results from the DIMCA programme. Eur Respir J 1998;11(1):67-72.
7 Smeele IJM, Weel C van, Schayck CP van, Molen T van der, Thoonen B, Schermer T, et al. NHG-Standaard COPD. Huisarts Wet 2007;50(8);362-79.
8 Bestall JC, Paul EA, Garrod R, Garnham R, Jones PW, Wedzicha JA. Usefulness of the Medical Research Council (MRC) dyspnoea scale as a measure of disability in patients with chronic obstructive pulmonary disease. Thorax 1999;54:581-6.
9 Rutten FH, Cramer MJM, Grobbee DE, Sachs APE, Kirkels JH, Lammers JWJ, Hoes AW. Unrecognized heart failure in elderly patients with stable chronic obstructive pulmonary disease. Eur Heart J 2005;26: 1887-94.
10 Thiadens HA, Bock GH de, Dekker FW, et al. Identifying asthma and chronic obstructive pulmonary disease in patients with persistent cough presenting to general practitioners: Descriptive study [see comments]. BMJ 1998;316(7140):1286-90.
11 Pauwels R, Anthonisen N, Bailey WC, et al. Global initiative for chronic obstructive pulmonary disease (GOLD – executive summary). Report. DeWeerdt S (ed). Bethesda: National Institute of Health, 2001: 2701A.
12 Grundmeijer HGLM, Meeter KA, Hoes AW, et al. De diagnostiek van chronisch hartfalen in de huisartspraktijk. De betekenis van klachten en onderzoeksbevindingen. Huisarts Wet 1996;39(1):3-11.
13 Rutten FH, Walma EP, Kruizinga GI, Bakx HCA, Lieshout J van. NHG-Standaard Hartfalen. Huisarts Wet 2005;48(2):64-76.
14 Cook DG, Shaper AG. Breathlessness, lung function and the risk of heart attack. Eur Heart J 1988;9:1215-22.
15 Richtlijn Diagnostiek, preventie en behandeling van veneuze trombo-embolie en secundaire preventie van arteriële trombose. Utrecht: Kwaliteitsinstituut voor de Gezondheidszorg CBO, 2008.

16 Fonseca C, Morais H, Mota T, et al. The diagnosis of heart failure in primary care: value of symptoms and signs. Eur J Heart Failure 2004;(6):795-800.
17 Harlan WR, Oberman A, Grimm R, et al. Chronic congestive heart failure in coronary artery disease: Clinical criteria. Ann Int Med 1977;86(1):133-8.
18 Hoes MJ, Colla P, Doorn P van, et al. Hyperventilation and panic attacks. J Clinic Psychiat 1987;48(11): 435-7.
19 Patel R, Bushnell DL, Sobotka PA. Implications of an audible third heart sound in evaluating cardiac dysfunction. West J Med 1974;158:606-9.
20 Ishmail AA, Wing S, Ferguson J, et al. Interobserver agreement by auscultation in the presence of a third heart sound in patients with congestive heart failure. Chest 1987;(91):870-3.
21 Butman SM, Gordon A, Standen JR, et al. Bedside cardiovascular examination in patients with severe chronic heart failure: Importance of rest or inducible jugular venous distension. JACC 1993;22(4):968-74.
22 Heckerling PS, Wiener SL, Vijai MS, et al. Accuracy of precordial percussion in detecting cardiomegaly. Am J Med 1991;(91):328-34.
23 Heckerling PS, Wiener SL, Wolfkiel CJ, et al. Accuracy and reproducibility of precordial percussion and palpation for detecting increased left ventricular end-diastolic volume and mass. JAMA 1993; 270(16):1943-48.
24 Borst JGG, Molhuysen JA. Exact determination of the central venous pressure by a simple clinical method. Lancet 1952;(ii):304-9.
25 Schermer TRJ, Folgering HTM, Bottema BJAM, et al. The value of spirometry for primary care: asthma and COPD. Prim Care Respir J 2000;9(3):51-5.
26 Hanning CD, Williams A. Pulse oximetry: a practical review. BMJ 1995;311:367-70.
27 Schermer T, Leenders J, Veen H in 't, Bosch W van den, Wissink A, Smeele I, Chavannes N. Pulse oximetry in family practice: indications and clinical observations in patients with COPD. Family Practice 2009;26:524-31.
28 Davie AP, Francis CM, Love M, Caruana L, et al. Value of the electrocardiogram in identifying heart failure due to left ventricular systolic dysfunction. BMJ 1996;(312):222.
29 Diagnostisch Kompas 2004. Voorlichting over aanvullende diagnostiek. Amstelveen: College voor zorgverzekeringen, 2003.
30 Dinant GJ, Wijk MAM van, Janssens HJEM, et al. NHG-Standaard Bloedonderzoek. Huisarts Wet 1996;37(5):202-11.
31 Doust J, Glasziou P, Pietrzak E, et al. A systematic review of the diagnostic accuracy of natriuretic peptides for heart failure. Arch Intern Med 2004; 164:1978-2004.
32 Speets AM, Hoes AW, Graaf Y van der, Kalmijn S, Sachs APE, Mali WPThM. Chest radiography and pneumonia in primary care: diagnostic yield and consequences for patient management. Eur Respir J 2006;28:933-8.
33 Marantz PR, Tobin JN, Wassertheil-Smoller S, et al. The relationship between left ventricular systolic function and congestive heart failure diagnosed by clinical criteria. Circulation 1988;77(3):607-12.
34 Berning J, Steensgaard-Hansen F, Appleyard M. Relative prognostic value of clinical heart failure and early echocardiographic parameters in acute myocardial infarction. Cardiology 1991;79:64-72.
35 Gaasch WH. Diagnosis and treatment of heart failure based on left ventricular systolic or diastolic function. JAMA 1994;271(16):1276-80.
36 Hampton JR, Barlow AR. Open access: Ordering tests is easy, but a specialists' opinion may be more valuable. BMJ 1995;310:611-2.

27 Pijn op de borst

H.C.P.M. van Weert, R.J.G. Peters en H.G.L.M. Grundmeijer

Ga naar de website extras.bsl.nl/alledaagseklachten voor de video bij dit hoofdstuk

1 Inleiding

Pijn op de borst is een van de meest voorkomende klachten in de huisartspraktijk. Voor de huisarts gaat het erom op effectieve wijze een onderscheid te maken tussen 1 ernstige, soms (acuut) levensbedreigende pathologie, 2 problemen waarbij rustig de tijd kan worden genomen om tot een verdere diagnostische specificatie te komen en 3 onschuldige en voorbijgaande klachten. De 'probleemruimte' is bijzonder groot, zodat het niet altijd mogelijk is om bij een eerste contact tot een definitieve diagnose te komen; uitsluiten van ernstige pathologie is dan vaak voldoende, zowel voor de arts als de patiënt. De incidentie van de aandoening die kan worden vastgesteld als oorzaak voor de pijn is afhankelijk van de plaats in de gezondheidszorg waar men zich bevindt.

> Om de lezer een indruk te geven van de mate van bewijskracht ter onderbouwing van een aantal belangrijke diagnostische stappen, is deze onderbouwing door de auteurs als volgt aangegeven.
> - [E] = Voldoende bewijskracht; dat wil zeggen meerdere goed opgezette onderzoeken met eensluidende uitkomsten in een vergelijkbare populatie.
> - [A] = Sterke aanwijzingen of indirect bewijs; dat wil zeggen één goed opgezet onderzoek met betrekking tot een vergelijkbare populatie, of meerdere onderzoeken in andere, niet geheel vergelijkbare populaties.
> - [C] = Consensus uit richtlijnen of standaarden met betrekking tot de populatie.

Binnen verschillende populaties wordt met verschillende diagnostische methoden en criteria gewerkt, zodat de cijfers eigenlijk niet goed te vergelijken zijn. Over het algemeen kan worden gesteld dat de kans dat de pijn berust op een ernstige lichamelijke aandoening het laagst is in de huisartsenpraktijk, intermediair op een afdeling Spoedeisende Hulp en het hoogst in een gespecialiseerde setting. De sterfte aan een infarct is met 50% afgenomen en verschoven naar een hogere leeftijd.

2 De klacht in de bevolking

Desgevraagd zegt 5% van de Nederlanders ouder dan 12 jaar in de voorafgaande twee weken pijn op de borst te hebben gehad.[1] In een steekproef van 7.735 mannen tussen 40 en 59 jaar in de algemene bevolking van Engeland vertelde 38% gedurende het voorafgaande jaar pijn op de borst te hebben gehad. De meest voorkomende vorm was de zogeheten niet-angineuze pijn, met een prevalentie van 24%. Bij 14% was op elektrocardiografische gronden sprake van mogelijke angina pectoris en/of hartinfarct.[2]

Patiënten denken bij pijn op de borst vaak aan cardiale problematiek en kennen meestal iemand die eraan is overleden. Pijn op de borst gaat dan ook begrijpelijkerwijs vaak gepaard met angst. Hoewel er weinig klachten zijn waarvan de diagnostische benadering zo uitgebreid is bestudeerd als 'pijn op de borst', blijft voor de arts altijd een bepaalde mate van onzekerheid bestaan. Iedere arts kent ook het verhaal van een collega die een hartinfarct heeft 'gemist', meestal in verband met een weinig specifieke presentatie. Vraag blijft bij welke kans op ischemie men verder onderzoek moet doen. Een recente richtlijn onderscheidt op arbitraire gronden vier categorieën.[3] Het is onmogelijk om op grond van anamnese en lichamelijk onderzoek met 100% zekerheid een hartinfarct of longembolie uit te sluiten bij patiënten met pijn op de borst. Het percentage gemiste infarcten is omgekeerd evenredig met het aantal (achteraf) ten onrechte opgenomen patiënten.[4] Onderzoek in de Verenigde Staten laat zien dat 1 tot 4% van de patiënten die zich met een hartinfarct op een afdeling Spoedeisende Hulp presenteren ten onrechte naar huis wordt gezonden.[5]

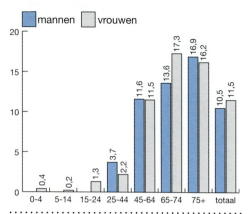

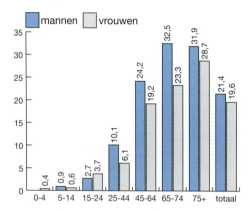

Figuur 1 Incidentie van de contactreden pijn op de borst in de huisartspraktijk, toegeschreven aan het hart aan het begin van een episode, per 1.000 patiënten per jaar.[6,7]

Figuur 2 Incidentie van druk of beklemming op de borst als reden voor contact in de huisartspraktijk, toegeschreven aan het hart aan het begin van een episode, per 1.000 patiënten per jaar.[6]

3 De eerste presentatie bij de dokter

Mensen met pijn op de borst raadplegen slechts in 10% van de gevallen hun huisarts.[7] Vier procent van alle nieuwe episodes in de huisartspraktijk betreft pijn op de borst.[8] Angst voor een hartziekte is een belangrijke drijfveer om de hulp van de huisarts in te roepen. In de acute vorm worden huisartsen steeds minder geconsulteerd, aangezien de grote publiekscampagnes hebben geleid tot het veel vaker inroepen van hulp per ambulance of tot het bezoeken van een afdeling Spoedeisende Hulp dan vroeger het geval was.

4 Pathofysiologie en differentiële diagnose

Pijn op de borst kent een groot aantal oorzaken. De differentiële diagnose omvat:

- aandoeningen van skelet en/of borstwandspieren: traumatisch, myalgie, artralgie;
- aandoeningen van het hart: infarct, (instabiele) angina pectoris, pericarditis;
- psychiatrisch: angststoornissen;
- gastro-intestinaal: refluxoesofagitis, spasmen;
- vasculair: dissectie van de aorta thoracalis;
- huidaandoeningen: herpes zoster;
- pulmonaal: embolie, pneumothorax, pneumonie.

SKELET EN SPIERSTELSEL

De meest voorkomende oorzaken voor pijn op de borst zijn klachten van skelet en/of spieren. Deze komen in de literatuur voor onder verschillende benamingen: contusie (na een trauma), myalgie, neuralgie, intercostaal syndroom of syndroom van Tietze (onbegrepen pijn ter plaatse van het kraakbeen tussen het sternum en de ribben).

Soms is contusie van een rib een duidelijke oorzaak. Kortdurende steken in de borst wijzen waarschijnlijk op een zenuwprikkeling van de zenuwen van de thoraxwand, de zogenoemde intercostale neuralgie. Een goede pathofysiologische verklaring voor de pijn is echter meestal niet te geven.

HARTAANDOENINGEN

Angina pectoris

De pijn bij angina pectoris wordt veroorzaakt door (relatief) zuurstofgebrek in een gedeelte van de hartspier, vrijwel altijd ten gevolge van een atherosclerotische vernauwing in de betrokken kransslagader. Angina pectoris kan ook voorkomen door bijvoorbeeld toegenomen zuurstofbehoefte bij tachycardie en hyperthyreoïdie, maar meestal is er dan tevens sprake van atherosclerose. Een verminderde zuurstofaanvoer kan klachten veroorzaken bij anemie en bij aortaklepstenose is er sprake van onvoldoende perfusie door een wanverhouding tussen de druk in het coronaire systeem en de druk in de hypertrofische ventrikel. De pijn wordt meestal als druk beschreven en treedt op bij toegenomen behoefte aan zuurstof bij inspanning, emotie of koude. Na enige tijd rust verdwijnt de pijn of druk weer. De pijn straalt soms uit naar één of beide armen, hals, rug, kaak en soms het epigastrium.

De incidentie van angina pectoris in de huisartspraktijk bedraagt ongeveer drie per 1.000 per jaar, de prevalentie is ongeveer 15‰.[1] De getallen zijn echter sterk leeftijdsafhankelijk en regionaal verschillend. Mannen en vrouwen worden ongeveer even vaak getroffen; de vrouw echter gemiddeld tien jaar later dan de man.[9] [E]

Acuut coronair syndroom

Als de aanvallen van pijn in frequentie toenemen of optreden bij steeds geringere inspanning, spreekt men van insgeringere inspanningtabiele angina pectoris. Een totale afsluiting van het betrokken bloedvat behoort dan tot de reële mogelijkheden. In dat geval is er sprake van een hartinfarct en treedt necrose van het betrokken spierweefsel op. De pijn of druk is identiek aan die bij angina pectoris, maar veel heviger, verdwijnt niet in rust en kan gepaard gaan met vegetatieve verschijnselen. In de acute fase van het hartinfarct is het risico op ventrikelfibrilleren circa 30% en ventrikelfibrilleren leidt tot acute dood tenzij de patiënt direct kan worden gereanimeerd. Ongeveer 40% van de mensen met een hartinfarct overlijdt buiten het ziekenhuis. Eén op de vijftig Nederlanders krijgt ooit een hartinfarct. Mannen en vrouwen worden even vaak getroffen. Door necrose van het spierweefsel is een verminderde pompfunctie van het hart (hartfalen) op korte of lange termijn mogelijk. Ook ernstige ritmestoornissen kunnen na een hartinfarct ontstaan, meestal door re-entry tachycardie in de ventrikel. Door verbeterde behandelmogelijkheden neemt de sterfte aan het acute hartinfarct sterk af, maar neemt de prevalentie van chronische hartaandoeningen toe.[10]

Omdat het verschil tussen myocardinfarct en instabiele angina pectoris niet is te maken op grond van alleen anamnese en lichamelijk onderzoek (wel met ECG en bloedonderzoek), spreekt men bij opname meestal van een acuut coronair syndroom (ACS).[11]

Pericarditis

Pericarditis is een ontsteking van het pericard: het hartzakje. Vaak gaat pericarditis gepaard met effusie: het ontstaan van vocht in het hartzakje. Pericarditis kan chronisch zijn of acuut ontstaan. Vooral acute pericarditis veroorzaakt pijn. De pijn wordt erger bij liggen in een bepaalde houding en soms zelfs bij slikken. Een groot aantal infectieziekten, systeemaandoeningen en medicamenten kan oorzaak zijn van pericarditis, maar omdat deze zo zeldzaam zijn en zelden pijn geven, worden deze hier verder niet besproken. Acute pericarditis komt het vaakst voor bij een virale (luchtweg)infectie.

PSYCHIATRISCHE AANDOENINGEN

Pijn op de borst als gevolg van een psychiatrische aandoening komt meestal voor in het kader van een paniekaanval. De pijn gaat vaak gepaard met tintelingen rond de mond en in de handen. Net zoals bij het myocardinfarct is er sprake van doodsangst, en ook bij een myocardinfarct kunnen de symptomen van een paniekaanval ontstaan, wat de diagnostiek erg bemoeilijkt. Men spreekt over een paniekstoornis indien de aanvallen zich herhalen en gepaard gaan met zorgen daarover of vermijdingsgedrag. Psychiatrische comorbiditeit komt frequent voor. Tot de helft van de patiënten met een paniekstoornis lijdt ook aan een gegeneraliseerde angststoornis, die meestal begint in de puberteit. Ook depressie en angst komen vaak in combinatie voor.

GASTRO-INTESTINALE AANDOENINGEN

Bij refluxziekte bestaat vaak een scherpe, branderige pijn midden op de borst, die erger wordt bij bukken of liggen. De pijn ontstaat door het terugstromen van maagzuur in de oesofagus door onder andere een slecht functionerende klepwerking van het laatste gedeelte van de oesofagus, daar waar deze het diafragma doorsteekt. Adipeuze mensen hebben er vaker last. Refluxziekte zou een verklaring vormen bij zo'n 30% van de patiënten met niet-cardiale pijn op de borst.[12]

Verwarring kan ontstaan bij oesofagusspasme. Oesofagusspasme kan, evenals angina pectoris, gunstig reageren op nitroglycerine en kan – gezien het type klachten – verward worden met angineuze pijn op de borst. De pijn is dan waarschijnlijk secundair aan reflux. Het incidentiecijfer is afhankelijk van de patiëntenpopulatie, de setting en het jaar waarin het onderzoek heeft plaatsgevonden. Voordat de gastro-oesofagoscopie op grotere schaal geïntroduceerd werd, was het een weinig gestelde diagnose. Betrouwbare cijfers over de incidentie in de huisartspraktijk zijn niet beschikbaar.

VASCULAIRE AANDOENINGEN

Dissectie van de aorta thoracalis vindt meestal plaats op basis van een verwijding van de aorta of bij een lokaal aneurysma. Bij beide kan de intima loslaten van het omliggende bloedvatweefsel. Het heeft meestal atherosclerose of hypertensie als oorzaak, maar ook aangeboren syndromen zoals de ziekte van Marfan geven een verhoogd risico. Deze laatste komen vaak familiair voor. Kleine dissecties kunnen pijnloos verlopen, de grotere kunnen plotseling 'scheurende', naar de rug uitstralende pijn veroorzaken. De aandoening treedt vooral op vanaf middelbare leeftijd, bij mannen meer dan bij vrouwen. Een aneurysma kan ook scheuren; dit is vrijwel altijd fataal.

HUIDAANDOENINGEN

Herpes zoster is een ontsteking van een of meer huidzenuwen in een unilateraal dermatoom door het virus dat ook waterpokken veroorzaakt. De pijn heeft een brandend en schrijnend karakter en is niet afhankelijk van bewegingen of de ademhaling. Aanvankelijk is er niets te zien en levert de differentiële diagnose nog problemen op. Na enige dagen verschijnen er blaasjes, waardoor de diagnose volstrekt duidelijk wordt.

Tabel 1	Diagnostisch schema van de klacht pijn op de borst.	
cardiovasculair	angina pectoris, infarct	v
	pericarditis	z
	thoraxaortadissectie	z
	longembolie	z
bewegingsapparaat	skelet- en spierpijn	v
longen	pneumothorax	z
maag-darmstelsel	gastro-intestinale reflux	v
huid	herpes zoster	z
psychosociaal	paniekaanval	s

v = vaak oorzaak van de klacht pijn op de borst in de huisartspraktijk;
s = soms;
z = zelden.
De schuingedrukte afwijkingen dienen met spoed uitgesloten te worden.

PULMONALE AANDOENINGEN

Longembolie
Een longembolie ontstaat bijna altijd vanuit een trombose in een van de beenvaten. Een trombose kan echter symptoomloos verlopen. Longembolie ontstaat vaak plotseling en gaat meestal gepaard met pijn, vastzittend aan de ademhaling, dyspneu en soms hemoptoë, maar kan ook zeer atypisch verlopen. Onbehandeld overlijdt 10% van de patiënten.

Pneumothorax
Bij een pneumothorax komt er lucht tussen de beide longvliezen, waardoor de long (gedeeltelijk) collabeert. De oorzaak is een, soms familiair bepaalde, 'zwakke plek' in de pleura, en soms wordt een pneumothorax veroorzaakt door bullae in de long en/of door een steekwond. Bij een steekwond kan een spanningspneumothorax ontstaan door de ventielwerking van het steekgat, waarbij de interpleurale ruimte zichzelf opblaast en de rest van de thoraxinhoud verdringt. Bij een kleine pneumothorax is er vaak spontaan herstel. Een pneumothorax ontstaat plotseling en gaat ge-

paard met pijn lateraal in de borst, kortademigheid en vaak een droge hoest.

Pneumonie

Een pneumonie is eigenlijk alleen maar pijnlijk als deze samengaat met een pleuritis. Er is vrijwel altijd koorts, hoewel deze bij (hoog)bejaarden niet hoog hoeft te zijn, en de pneumonie gaat meestal gepaard met hoesten en dyspneu. De pijn is gebonden aan de ademhaling.

5 Kansverdeling van diagnosen

Incidentiecijfers van gediagnosticeerde ziekten bij de klacht pijn op de borst zijn niet ruim beschikbaar. Het Transitieproject is de enige studie waarbij op grote schaal de koppeling van nieuwe episodes van een ziekte aan een klacht is onderzocht (zie tabel 3). De diagnostische codering in dit registratieproject was niet specifiek genoeg om een kansverdeling van de individuele diagnostische categorieën in de huisartspraktijk uit de gegevens samen te stellen.

Bijna de helft van de patiënten heeft een aandoening aan het skelet of spierstelsel. Eén op de vijf heeft een cardiaal probleem, en binnen deze groep heeft 40% een hartinfarct.

In de huisartspraktijk is de incidentie van het hartinfarct 1,1 per 1.000 patiënten per jaar.[1] De incidentie neemt sterk toe met de leeftijd (tabel 3).

Ongeveer 20% van de klachten in de huisartspraktijk blijkt te berusten op een ernstige aandoening.[6] [A] De voorspellende waarde van het huisartsenoordeel voor het uitsluiten van ernstige pathologie is met 96% bijzonder hoog.[17] De kans echter dat ernstige ziekten zoals een hartinfarct of instabiele angina pectoris daadwerkelijk worden aangetroffen wanneer de huisarts daarvoor aanwijzingen vindt, is slechts 50%.[18] De nadruk ligt blijkbaar bij uitsluiten, maar bij twijfel wordt het zekere voor het onzekere genomen.[19]

Angststoornissen kennen een prevalentie van 10%. Pijn op de borst komt daarbij meestal voor in het kader van een paniekaanval. In de bevolking is de prevalentie van paniekstoornis 1,5%. Het betreft driemaal zo vaak vrouwen als mannen. De piekincidentie ligt in de leeftijdsgroep van 15 tot 44 jaar, maar ook bij ouderen wordt de diagnose nog gesteld.[20] [E] Paniekstoornis (en andere psychiatrische aandoeningen) komt voor bij 5 tot 11% van de mensen met klachten over pijn op de borst bij de huisarts. Probleem bij de interpretatie daarvan is dat cardiale ziekten en paniekaanvallen vaak samen voorkomen. De prevalentie bij patiënten met pijn op de borst waarvan is vastgesteld dat er geen actuele cardiale oorzaak voor bestaat, zou rond 30% bedragen, zowel in een specialistische setting als op de Spoedeisende Hulp.[21,22] [A] En het maakt daarbij geen verschil of er een voorgeschiedenis bestaat van coronaire aandoeningen.

6 Betekenis van de voorgeschiedenis

De voorgeschiedenis is belangrijk, omdat bij patiënten met eerdere manifestaties van atherosclerose de kans op het bestaan van een cardiale aandoening toeneemt. Te denken valt daarbij aan perifeer vaatlijden en/of TIA en/of CVA. Uiteraard vergroot een eerder doorgemaakt cardiovasculair accident zoals een hartinfarct de kans op het bestaan van cardiale ischemie. Comorbiditeit (zoals diabetes mellitus) of aanwezigheid van risicofac-

Tabel 2	Etiologie van pijn op de borst (in procenten).		
	huisarts[6,13,14]	ambulance[15]	spoedeisende hulp[16]
cardiaal	16-22	69	45
skelet/spierstelsel	36-49	5	14
pulmonaal	3-8	4	5
gastro-intestinaal	2-19	3	6
psychiatrisch	5-11	5	8
anders/onbekend	16-17	18	26

Tabel 3	Einddiagnosen bij de klacht pijn toegeschreven aan het hart in de huisartspraktijk (a-priorikansen in procenten per leeftijdsgroep).[6]					
diagnose	totaal	15-24	25-44	45-64	65-74	>74
ischemische hartziekte	25	-	3	20	38	44
thoracale pijnklachten	17	39	22	17	13	12
pijn toegeschreven aan het hart	13	10	11	19	11	10
angst voor hartziekte	11	10	23	9	6	6
hyperventilatie	6	13	12	7	3	3
geen ziekte/preventie	4	8	6	4	3	2
angst	3	10	6	3	-	-
aandoening maag/slokdarm	3	-	2	3	4	3
neoplasma	1	3	-	1	1	1
virusziekte	1	-	1	-	1	2
anders	15	8	15	17	19	19

- = diagnosen die in totaal minder dan tienmaal voorkwamen (bij 1.207 patiëntjaren).

toren (een positieve familieanamnese, hyperlipidemie, roken, hoge bloeddruk en/of overmatige alcoholconsumptie) is van minder belang voor het stellen van de diagnose.[23] De kans op het bestaan van cardiale pathologie is veel sterker afhankelijk van de leeftijd en van de aard van de klachten, maar de aanwezigheid van risicofactoren verhoogt de a-priorikans wel (tabel 4).

Aan een (virale) pericarditis is vaak één tot drie weken eerder een bovensteluchtweginfectie voorafgegaan. Indien men eenmaal een longembolie heeft gehad, heeft men een 30% grotere kans op een nieuwe embolie.

Hoewel een dissectie of ruptuur van de thoracale aorta vaak ontstaat als een donderslag bij heldere hemel, is er meestal al een niet-gediagnosticeerd aneurysma aanwezig. De kans op deze afwijkingen neemt toe met het bestaan van andere risicofactoren: vaatafwijkingen, hypertensie en/of hypercholesterolemie, claudicatio, angina pectoris of TIA/CVA. Een niet-traumatische pneumothorax komt vaker voor bij jonge, lange mannen, bij rokers, bij patiënten met chronische luchtwegaandoeningen als astma en COPD en bij congenitale ziekten zoals cystische fibrose en het syndroom van Marfan.

Tabel 4	Kans op coronaire stenose in relatie met leeftijd, geslacht en aard van de pijn, weergegeven in procenten (N = 4.952).[24]								
	symptoomloos		niet-angineuze pijn		aspecifieke pijn		typisch angineuze pijn		
leeftijd	m	v	m	v	m	v	m	v
30-39	1,9	0,3	5,2	0,8	21,8	4,2	67,7	25,8
40-49	5,5	1,0	14,1	2,8	46,1	13,3	87,3	55,2
50-59	9,7	3,2	21,5	8,4	58,9	32,4	92,0	79,4
60-69	12,3	7,5	28,1	18,6	67,1	54,4	94,3	90,6

7 Betekenis van de anamnese

LOKALISATIE VAN DE PIJN

Retrosternale pijn kan wijzen op cardiale ischemie, reflux en/of oesofagusspasme of pericarditis. Pijn links of rechts op de thorax wijst in het algemeen op een aandoening van spieren of skelet, maar komt ook voor bij een pneumothorax, longembolie en bij herpes zoster. Bij herpes zoster vertelt de patiënt soms dat de huid pijn doet, vooral bij aanraking. De kans op herpes zoster neemt toe indien de patiënt kan aangeven dat de pijn de middellijn niet overschrijdt.

AARD VAN DE PIJN

De pijn bij ischemie is meestal drukkend, samensnoerend van karakter. De sensitiviteit van deze klacht is echter slechts 60%, zodat veel patiënten met ACS geen drukkende pijn ervaren.[25] De druk op de borst zoals die voorkomt bij een paniekaanval en hyperventilatie lijkt sterk op de pijn bij angina pectoris. Bij pericarditis is er meer sprake van een stekende pijn en bij refluxklachten van een scherpe, brandende pijn. Spierpijn wordt ook vaak omschreven als stekend.

KWANTITEIT VAN DE PIJN

De pijn bij het acuut coronair syndroom wordt als zeer hevig, existentieel beschreven. Deze pijn houdt ook langdurig aan. De pijn bij pericarditis lijkt op angineuze pijn, maar is veel minder aanvalsgewijs.

Uitstraling komt vooral voor bij dissectie van de aorta (naar de rug) of bij het acute coronaire syndroom (naar de arm of kaken). Het ontbreken van uitstraling pleit echter niet tegen een van deze aandoeningen, aangezien uitstraling bij ongeveer 70% van de patiënten met het ACS afwezig is.

TIJDSVERLOOP

Pijn bij het myocardinfarct, de longembolie en pneumothorax ontstaat plotseling. De pijn van het myocardinfarct bereikt binnen enige minuten zijn maximum en houdt dan aan. De pijn van de embolie en de pneumothorax is minder indien oppervlakkig wordt geademd. Pijn van angina pectoris verdwijnt vaak na enige tijd, omdat de patiënt gedwongen wordt rust te nemen. Bij inspanning komt de pijn dan weer terug. De pijn van pericarditis is veel minder aanvalsgewijs.

CONTEXT

Angst- en paniekaanvallen treden vooral op in stressvolle omstandigheden, maar kunnen ook zonder duidelijke aanleiding optreden. Angst en paniek vertonen een recidiverend karakter. De meeste hartinfarcten vinden 's ochtends vroeg plaats. Bekend coronair lijden verhoogt het risico op ACS natuurlijk; diepveneuze trombose of longembolie in het verleden verhogen de kans op een (recidief) longembolie. Vrouwen met een ACS presenteren zich vaker met misselijkheid en een atypisch pijnpatroon dan mannen; als er al etnische verschillen zijn, dan zijn deze klein.[3]

FACTOREN VAN INVLOED

Bij pericarditis doen bewegingen van het mediastinum (hoesten, slikken) de pijn toenemen. Houdingsafhankelijkheid komt voor bij pericarditis (pijn wat minder bij vooroverbuigen), bij aandoeningen van het bewegingsapparaat en bij gastro-oesofageale reflux. Bij reflux treedt de pijn vaak op bij vooroverbuigen of bij het gaan liggen. Indien de pijn wordt geluxeerd door bewegingen van de thorax, is een aandoening van het skelet of spieren waarschijnlijk. Een voorafgaand trauma doet een ribcontusie vermoeden.

Pijn die verergert met hoesten of vastzit aan de ademhaling wijst in het algemeen op een aandoening van de luchtwegen, maar kan natuurlijk ook voorkomen bij aandoeningen van skelet of spieren.[19] Pijn vastzittend aan de ademhaling pleit tegen een cardiale aandoening.[26]

BEGELEIDENDE VERSCHIJNSELEN

Indien de patiënt tevens koorts heeft, dient men bedacht te zijn op luchtwegproblematiek of pericarditis, die optreedt in het beloop van een (vaak virale) infectie.

Het bestaan van zuurbranden wijst in de richting van een gastro-oesofageaal probleem.

De diagnose herpes zoster wordt zeker als de huid in het pijngebied aanvankelijk wat rood verkleurt en later de bekende blaasjes verschijnen.

Vegetatieve verschijnselen komen vaak voor bij een acuut coronair syndroom. De patiënt wordt zweterig, klam en bleek. Soms moet hij/zij ook braken. Vegetatieve verschijnselen kunnen ook voorkomen bij een paniekaanval, maar dan zijn tevens andere kenmerkende klachten (tintelingen, doodsangst, dikke tong, hartkloppingen) aanwezig. Omdat een paniekaanval kan voorkomen ten gevolge van cardiale ischemie, is de differentiële diagnose soms niet eenvoudig.

Een typisch angineuze klacht bestaat uit de drieslag:
– retrosternale pijn en/of druk;
– geprovoceerd door inspanning; en
– afzakkend na toediening van nitroglycerine of bij rust.

Een atypische klacht bestaat uit twee van de drie symptomen. Aanwezigheid van slechts één symptoom wordt beschouwd als niet-angineus.

Onafhankelijk van leeftijd en geslacht varieert de kans op coronaire ischemie van 16% bij niet-angineuze klachten tot 50% bij atypische klachten en bijna 90% bij typische klachten.[24] [A]

De anamnese is tevens van belang voor het vaststellen van de ernst. Veelgebruikte indelingen zijn die van de *Canadian Cardiovascular Society* of de *New York Heart Association*. In korte tijd toenemende klachten of het ontstaan van klachten in rust wijzen op een instabiele vorm.[27] [C] Het optreden van pijn bij stabiele angina pectoris is voor patiënten in het algemeen goed voorspelbaar. Deze treedt steeds op bij een bepaalde mate van inspanning. De diagnose instabiele angina pectoris is een anamnestische: de patiënt kan niet meer voorspellen wanneer de pijn zal optreden. De pijn treedt steeds sneller op of wordt moeilijker minder.[28] [C]

Bij een myocardinfarct is sprake van de typische heftige angineuze klachten, maar deze treden op in rust, blijven uren aanwezig en reageren niet op nitroglycerine. Ze gaan vaak gepaard met vegetatieve verschijnselen zoals zweten en braken. Vooral bij ouderen, vrouwen en patiënten met diabetes mellitus kunnen de typische verschijnselen ontbreken.[11] Kortademigheid kan voorkomen bij het ACS (soms door acuut pompfalen), maar heftige kortademigheid wijst meer op longembolie of pneumothorax.

8 Betekenis van het lichamelijk onderzoek

Refluxoesofagitis komt vaker voor bij adipositas. Fysisch-diagnostisch is er geen aanwijzing voor het bestaan van een reflux bekend.

Bij herpes zoster kan men de kenmerkende blaasjes waarnemen, maar soms komt de patiënt voordat de afwijkingen zichtbaar zijn en bestaat er slechts wat roodheid of zijn er in het geheel geen afwijkingen. Pijn bij lichte aanraking van de huid pleit voor herpes zoster.

Vooral het vinden van lokale drukpijn, door de patiënt herkend als de bedoelde klacht, wijst sterk in de richting van skelet- of spierpijn. In een beslissingsanalyse bleek dit het meest betrouwbare kenmerk voor de diagnose pijn van het bewegingsapparaat.[10,25] [A]

Voor het aantonen van cardiale ischemie is het lichamelijk onderzoek van weinig waarde. Wel kunnen eventueel aanwijzingen voor de oorzaak van anginapectoris worden gevonden: een systolische souffle kan wijzen op aortaklepstenose, tachycardie en bleekheid passen bij anemie, tremoren en tachycardie wijzen op het bestaan van hyperthyreoïdie. Een sterk verhoogde bloeddruk kan eveneens een anginapectorisaanval luxeren.

Bij pericarditis kan soms pericardiaal wrijven worden gehoord.

Longembolie heeft geen kenmerkende afwijkingen bij lichamelijk onderzoek tot gevolg. Wel van belang is de beoordeling van de benen. Een longembolie vindt zijn oorsprong vaak in een veneuze trombose van de beenvaten. Bij een grote embolie of een pneumonie kan men bij auscultatie verschillen tussen links en rechts waarnemen, alsmede stuwing van de halsvenen. Indien een demping wordt gepercuteerd, is dat een sterke aanwijzing voor een infiltraat of pleuravocht.[29] [A]

Bij een pneumothorax wordt een eenzijdig afgenomen ademhalingsgeluid waargenomen, met een eventuele hypersonore percussie. Een kleine pneumothorax kan gemakkelijk over het hoofd worden gezien. Een bijzondere vorm is de spanningspneumothorax, waarbij de intrathoracale druk zorgt voor verplaatsing van het mediastinum en een afgenomen veneuze terugvloed naar het hart, wat een verhoging van de druk in de vena jugularis en een tachycardie tot gevolg heeft. Snel ingrijpen is hierbij vereist.

Alarmsignalen

- drukkende retrosternale pijn (cardiale ischemie)
- acute heftige pijn, gepaard gaande met vegetatieve verschijnselen (acuut coronair syndroom, hartinfarct, longembolie)
- scheurende pijn, uitstralend naar de rug (aortadissectie)
- acute pijn en dyspneu (hartinfarct, longembolie, pneumothorax)

9 Betekenis van eenvoudig aanvullend onderzoek

LABORATORIUMONDERZOEK

Bij verdenking op een hartinfarct zijn bepalingen van cardiale markers in het bloed vereist voor de diagnose. Er zijn verschillende markers beschikbaar, maar de voorkeur gaat uit naar troponine en bij een stijging boven de 99e percentiel van de normaalwaarde is er myocardschade. Er bestaat een hartinfarct als ten minste ook sprake is van ischemische symptomen en/of aanwijzingen daarvoor op een ECG of bij beeldvormende diagnostiek.[30]

Er zijn drie soorten troponine: C, I en T. Troponine bevindt zich in de dunne filamenten van hartspierweefsel en skeletspierweefsel en komt vrij bij beschadigingen. Omdat de aminozuursamenstelling van troponine I en T in de hartspier anders is dan die van skeletspier, kan men biochemisch onderscheid maken tussen beide. In tegenstelling tot vroeger veelgebruikte enzymen zoals CK-MB zijn troponine I en T daarom specifiek voor hartspieren. Troponinespiegels kunnen ook verhoogd zijn bij andere aandoeningen waarbij het hart schade oploopt (bijv. longembolie en pericarditis). Een belangrijke beperking van troponine is dat het enige tijd duurt totdat een maximum wordt bereikt (tot 12 uur na het infarct, net als CK-MB). Troponine is dan ook niet geschikt om een infarct snel uit te sluiten.[30] [E] Markerbepalingen zijn ook prognostisch van belang; hoe hoger het troponine, hoe groter het infarct.[31] [A] Troponinebepalingen worden echter steeds sensitiever en daarmee sneller positief.[32] Daar troponine (en andere stoffen) pas vrijkomt als er celverval ontstaat, verstrijkt ook met de meest sensitieve bepaling een periode van ten minste tien uur na het begin van klachten voordat het ontbreken van markers in het bloed betrouwbaar is om schade uit te sluiten. Sensitiviteit en specificiteit van de gebruikte enzymbepalingen zijn afhankelijk van het aantal uren dat verstreken is na het optreden van het infarct. Myoglobine kan in de eerste uren na een infarct worden gebruikt om een infarct uit te sluiten.[33] [A] Een verhoogd troponine in combinatie met een typische anamnese maakt een infarct vrijwel zeker.

Om een longembolie uit te sluiten, zijn beslisregels ontwikkeld, die in samenhang met een bepaling van D-dimeren een negatief voorspellende waarde hebben van meer dan 98%. Dat is aangetoond voor diagnostiek op een SEH of bij patiënten die al in het ziekenhuis zijn opgenomen.[34] [E] In de huisartspraktijk is een dergelijk algoritme nog niet onderzocht. D-dimeerbepalingen kunnen ook een rol spelen bij het uitsluiten van een dissectie van de thoracale aorta. De sensitiviteit bedraagt 94%, maar dat is alleen onderzocht in geselecteerde patientenpopulaties.[35] Kwalitatieve D-dimeertesten zijn beschikbaar voor gebruik in de huisartsenpraktijk.

Bed-side testen om een hartinfarct uit te sluiten zijn beschikbaar, maar hun negatief voorspellende waarde is vooralsnog te gering. Zij kunnen laboratoriumtesten niet vervangen. Mogelijk kunnen deze testen een rol spelen om patiënten die men ten onrechte niet zou verwijzen te identificeren, maar voor een definitieve plaatsbepaling is meer wetenschappelijk onderzoek nodig.

ELEKTROCARDIOGRAFIE

Angina pectoris is een anamnestische diagnose. Een normaal ECG bij een op dat moment klachtenvrije patiënt zegt niets over het bestaan van een ernstige stenose. Een afwijkend ECG met ST-veranderingen, bundeltakblock of Q-golf maakt de kans dat de klachten cardiaal zijn een stuk groter, maar bewijst dit in het algemeen niet. Een afwijkend ECG tijdens pijn dat normaliseert bij het verdwijnen van de pijn is zeer suggestief voor ischemie. Men kan daarom overwegen een dergelijk ECG te (laten) vervaardigen. Voor ischemie is de sensitiviteit echter zeer laag, maar men kan een subgroep identificeren met repolarisatiestoornissen met een substantieel groter risico van

Tabel 5	Biomarkers, gebruikt bij de diagnostiek van het hartinfarct.			
biomarker	cardiale specificiteit	meetbaar in uren na infarct	piek bereikt in uren	duur van de verhoging in dagen
troponine I	+++	4-10	16	4-7
troponine T	+++	4-10	16	10-14
CK-MB	–*	3-4	16	2-3
myoglobine	–*	1-3	6	0,5-1

* In gelijke concentratie aanwezig in skeletspieren.

het krijgen van een myocardinfarct.[36] [E] Blijft twijfel bestaan over de aanwezigheid van angina pectoris, dan is specialistische diagnostiek een goede keus.

Bij een myocardinfarct vertoont het ECG in het algemeen wel typische veranderingen: ST-segmentelevatie of het ontstaan van een nieuw bundeltakblock. Men spreekt in dat geval van een ST-elevatie myocardinfarct (STEMI), ST-depressies komen voor bij het non-ST-elevatie-infarct (NSTEMI) en voorbijgaande ST-depressies bij instabiele angina pectoris.[30,37] [A] Het ontstaan van een pathologische Q is de meest betrouwbare afwijking voor het bestaan van een hartinfarct: de positief voorspellende waarde is ongeveer 90%, maar niet bij ieder (STE)MI ontwikkelt zich een pathologische Q.[38] [E] Een pathologische Q blijft meestal aanwezig en kan dus duiden op een oud infarct. Samenvattend blijkt een ECG tijdens de pijn op de borst redelijk behulpzaam voor het diagnosticeren van een hartinfarct. Als er afwijkingen worden gezien, is de kans op een infarct groot. Een typische anamnese in combinatie met ST-elevaties of een nieuw block zijn een reden voor interventie, ook al is het troponine (nog) niet verhoogd. Is het ECG compleet normaal, dan wordt de kans op een infarct een stuk kleiner.[39]

BEELDVORMENDE DIAGNOSTIEK

Een X-thorax is nodig voor het vaststellen van een pneumothorax en soms een pneumonie. Indien men een verbreed mediastinum waarneemt op een X-thorax, pleit dat sterk voor een dissectie van de aorta. Met behulp van een multidetectie CT-scan kan men een longembolie en aortadissectie aantonen en uitsluiten. Bij een lage verdenking kan deze scan ook een hartinfarct uitsluiten, maar dit is gezien de stralenbelasting geen onderzoek van eerste keus.[40]

DIAGNOSTIEK EX JUVANTIBUS

Het verdwijnen van de pijnklachten binnen vijf (meestal twee à drie) minuten na toediening van nitroglycerine oraal/sublinguaal vormt een sterke aanwijzing voor het bestaan van angina pectoris. Recent onderzoek doet echter twijfel rijzen ten aanzien van de betrouwbaarheid van dit diagnosticum. Op een Amerikaanse SEH-afdeling bleken bij acute pijn op de borst zowel de sensitiviteit als de specificiteit (en daarmee zowel de positief als negatief voorspellende waarde) van de reactie op nitroglycerine voor het bestaan van ischemie laag.[41,42] De waarde van de nitroglycerinereactie in de niet-acute situatie is nooit onderzocht.

Ook oesofagusspasme reageert goed op nitroglycerine. De spasme hangt vaak samen met een andere oorzaak van pijn op de borst: de reflux. Er is geen onderzoek bekend dat als gouden standaard kan fungeren bij de diagnostiek van oesofagusspasme. De 'omeprazoltest', waarbij men patiënten gedurende een week 60 mg omeprazol per dag toedient, is echter een elegante en weinig belastende methode om oesofagusklachten waarschijnlijk te maken. Vergeleken met de resultaten van scopie en/of 24-uurs pH-meting als gouden standaard was de sensitiviteit 78% en de specificiteit 54% voor de diagnose reflux.[43] Deze resultaten werden echter behaald in een specialistische setting, bij patiënten bij wie cardiale afwijkingen nauwkeurig waren uitgesloten. Er is echter geen reden om aan te nemen dat in de eerste lijn niet vergelijkbare resultaten zouden kunnen worden behaald. Als de test bovendien is bedoeld om gastro-oesofageale pathologie te onderscheiden van andere thoracale pijnklachten, kunnen protonpompremmers bij geselecteerde patiënten waardevol zijn.

10 Betekenis van complex aanvullend onderzoek

Het stellen of verwerpen van de diagnose coronaire ischemie kan erg moeilijk zijn. De aard van het vervolgonderzoek bij blijvende twijfel, na uitvoerige anamnese en rust-ECG is afhankelijk van de mate van verdenking en eventueel te nemen vervolgmaatregelen. Bij ernstige verdenking en een voornemen tot revascularisatie bij een relevante obstructie kan men overwegen direct een coronairangiogram te maken. Interventie kan dan ook worden uitgevoerd. Als de kans op cardiale ischemie minder is of een interventie niet gewenst, is er een aantal andere mogelijke onderzoeken: perfusiescintigrafie, stressecho, inspannings-ECG en CT. Hoewel de testkarakteristieken van een CT goed zijn voor het aantonen van coronairlijden (maar niet voor ischemie!), dient rekening te worden gehouden met de stralenbelasting van een CT. De verschillen in testkarakteristieken met de andere testen zijn niet groot en verschillen fors in verschillende onderzoeken bij diverse patiënten in verschillende settings. Voorts wordt het begrip relevante stenose (als referentiestandaard) verschillend gebruikt (vernauwing van 50, 60 of 70%). [E]

De in tabel 6 gepresenteerde testkarakteristieken betreffen gemiddelden van een aantal studies, gebaseerd op meta-analyses.[44,45] [E] De sensitiviteit van de onderzoeksmethode is groter bij toenemende ernst van de ischemie. Zo is de sensitiviteit van het inspannings-ECG voor het bestaan van een linker hoofdstamstenose of drietakslijden bijvoorbeeld 86%. Wat voorts nog een rol speelt, is het gekozen afkappunt. Voor het inspannings-ECG is hier een afkappunt gekozen van een ST-depressie van $\geq$ 1 mm. Bij keuze van een kleinere c.q. grotere depressie wordt de sensitiviteit verhoogd respectievelijk verlaagd, waarbij de specificiteit daalt dan wel stijgt.

Voor het aantonen van een gastro-oesofageale reflux (GERD) of spasmen staan de 24-uurs pH-meting en de gastroscopie ter beschikking. Een combinatie van deze testen (scopie en ambulante pH-meting) wordt beschouwd als de gouden standaard voor het diagnosticeren van GERD, maar is belastend voor de patiënt.

Een longembolie is – zeker gedurende de eerste 24 uur – niet zichtbaar op een X-thorax, maar kan betrouwbaar worden vastgesteld met behulp van een multidetectie CT-scan. Een gedilateerd rechter ventrikel op het echocardiogram en drukverhoging in de rechter harthelft zijn tevens tekenen van een belangrijke embolie. Ook het ECG zal bij grotere emboliëen veranderen. Er treedt een sinustachycardie op of atriumfibrilleren, rechter asdeviatie, rechterbundeltakblok- en ST-segmentafwijkingen.

Tabel 6	Specialistisch onderzoek bij vermoeden op cardiale ischemie.[44,45]	
	sensitiviteit	specificiteit
inspannings-ECG	0,65	0,67
stressecho	0,73	0,87
scintigrafie	0,88	0,73
CT	0,93	0,55

11 Samenvatting

Pijn op de borst komt vaak voor en lang niet alle mensen gaan ermee naar de dokter. Bij degenen die wel komen, gaat het in meer dan de helft van de gevallen om relatief onschuldige aandoeningen. Van belang voor de huisarts en de SEH-arts is echter om zo snel mogelijk en met een zo groot mogelijke zekerheid cardiale ischemie, longembolie, dissectie van de aorta en pneumothorax uit te sluiten. Alle genoemde aandoeningen vereisen immers snel handelen.

Wat betreft cardiale ischemie is de anamnese het belangrijkste instrument. De negatief voorspellende waarde ervan is, zeker bij een populatie met een lage a-priorikans, zeer groot. De aard van de pijn en bijkomende symptomen, de aanwezigheid van risicofactoren en een cardiale voorgeschiedenis beïnvloeden de kans op een ACS, maar er is geen combinatie van anamnestische verschijnselen en bevindingen bij lichamelijk on-

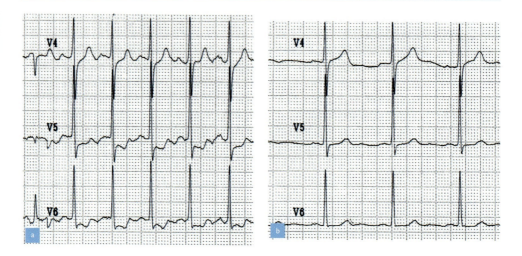

Figuur 3 Inspannings-ECG. a inspanning; b geen inspanning. Let op de ST-verandering bij inspanning.

derzoek die een acuut coronair syndroom kan aantonen of volledig kan uitsluiten. Een ECG tijdens de pijn is buitengewoon behulpzaam voor het in- en het uitsluiten van een ACS. Sluitend bewijs voor myocardschade heeft men pas in handen na markerbepalingen. Angina pectoris blijft een anamnestische diagnose. Bij diagnostische twijfel staan verschillende diagnostische strategieën ter beschikking.

Een longembolie kan afdoende worden uitgesloten met behulp van een beslisregel en een D-dimeerbepaling, maar om deze aan te tonen is (multidetectie) CT noodzakelijk. Bij twijfel over de aanwezigheid van een pneumothorax kan een X-thorax nuttig zijn, bij verdenking op een dissectie eventueel aangevuld met een D-dimeerbepaling. Bij een wijde aorta op de thoraxfoto zal een CT of MRI moeten volgen. Soms kan de dissectie met echocardiografie worden aangetoond.

Het gaat bij pijn op de borst in eerste instantie om triage. A-priorikansen voor cardiale ischemie zijn leeftijds- en geslachtsspecifiek bekend, de testkarakteristieken van de verschillende onderzoeksmethoden eveneens. Bij grote kans dient zo snel mogelijk te worden gehandeld, bij kleine kans heeft men de tijd om alternatieve verklaringen te onderzoeken.

Indien de klachten recidiveren of persisteren zonder dat er een afwijking wordt gevonden, is gedegen psychiatrische diagnostiek van groot belang.

Bij vermoeden van een reflux en bijbehorende spasmen kan men trachten een therapie ex juvantibus te starten.

Literatuur

1 Linden MW van der, Westert GP, Bakker DH de. Tweede Nationale Studie naar ziekten en verrichtingen in de huisartspraktijk. Utrecht: Nivel/RIVM, 2005.
2 Shaper AG, Cook DG, Walker M, Macfarlane PW. Prevalence of ischaemic heart disease in middle aged British men. Br Heart J 1984;51:595-605.
3 Cooper A, Calvert N, Skinner J, Sawyer L, Sparrow, K, Timmis A, et al. Chest pain of recent onset: Assessment and diagnosis of recent onset chest pain or discomfort of suspected cardiac origin. London: National Clinical Guideline Centre for Acute and Chronic Conditions, 2010
4 Graff MD, Dallara MD, Ross MD, Joseph MD, Itzcovitz MD. Impact on the Care of the Emergency Department Chest Pain Patient from the Chest Pain Evaluation Registry (CHEPER) Study. Am J Cardiol 1997;80:563-8.
5 Goldman L, Kirtane AJ. Triage of patients with acute chest pain and possible cardiac ischemia: the elusive search for diagnostic perfection. Ann Intern Med 2003;139:987-95.
6 Lamberts H, Brouwer H, Mohrs J. Reason for encounter and episode oriented standard output from the transition project. Amsterdam: University of Amsterdam, Department of General Practice/ Family medicine, 1991.
7 Huygen FJA, Hoogen H van der, Neefs WJ. Gezondheid en ziekte, een onderzoek van gezinnen. Ned Tijdschr Geneeskd 1983;127:1612-9.

8   Lamberts H. Het huis van de huisarts. Lelystad: Meditext, 1991.
9   Lagro-Janssen ALM, Meulenbroek JAA. Sekseverschillen bij angina pectoris; een literatuuronderzoek. Ned Tijdschr Geneeskd 1997;141:1289-93.
10 www.hartstichting.nl/9800/13341/15305/Rapport_HVZ_in_Nederland_2009. Bezocht 5-7-2010.
11 Rutten FH, Grundmeijer HGLM, Grijseels EW, Bentum STB van, et al. NHG-Standaard Acuut coronair syndroom. Huisarts Wet 2005;46(14):831-43.
12 Achem SR, Kolts BE, MacMath T, et al. Effects of omeprazole versus placebo in treatment of noncardiac chest pain and gastroesophageal reflux. Digestive Diseases and Sciences 1997;42:2138-45.
13 Klinkman MS, Stevens D, Gorenflo DW. Episodes of care for chest pain. J Fam Pract 1994;38:345-52.
14 Svavarsdóttir AE, Jónasson MR, Gudmundsson GH, Fjeldsted K. Chest pain in family practice. Diagnosis and long-term outcome in a community setting. Can Fam Physician 1996;42:1122-8.
15 Herlitz J, Karlson BW, Bång A, Lindqvist J. Characteristics and outcome for patients with acute chest pain in relation to whether they were transported with ambulance or not. Eur J Emerg Med 2000;7: 195-200.
16 Karlson BW, Herlitz J, Hartford M, Hjalmarson Å. Prognosis in men and women coming to emergency room with chest pain or other symptoms suggestive of acute myocardial infarction. Cor Artery Dis 1993; 4:761-7.
17 Does E van der, Lubsen J, Pool J. Acute myocardial infarction: An easy diagnosis in general practice? J R Coll Gen Pract 1980;30:405-9.
18 Knottnerus JA, Ebbens E, Govaert ThME, Geus CA de. Klachten op de borst, omgaan met onzekerheden. Huisarts Wet 1985;28:159-64.
19 Buntinx F, Truyen J, Embrechts P, Moreels G. Peeters R. Evaluating patients with chest pain using classification and regression trees. Family practice 1992;9(2):149-53.
20 Bijl RV, Zessen G van, Ravelli A, Rijk C de, Langendoen Y. Psychiatrische morbiditeit onder volwassenen in Nederland: het NEMESIS-onderzoek II. Prevalentie van psychiatrische stoornissen. Ned Tijdschr Geneeskd 1997;141:2453-60.
21 Katon W, Hall ML, Russo J, et al. Chest pain: Relationship of psychiatric illness to coronary arteriografic results. Am J Med 1988;84:1-9.
22 Fleet RP, Dupuis G, Marchand A, et al. Panic disorder in coronary artery disease patients with noncardiac chest pain. J Psychosom Research 1998;44(1): 81-90.
23 Patterson RE, Horowitz SF. Importance of epidemiology and biostatistics in deciding clinical strategies for using diagnostic tests. A simplified approach using examples from coronary artery disease. JACC 1989;13(7):1653-65.
24 Diamond GA, Forrester JS. Analysis of probability as an aid in the clinical diagnosis of coronary-artery disease. N Engl J Med 1979;300:1350-8.
25 Bruyninckx R, Aertgeerts B, Bruyninckx P, Buntinx F. Signs and symptoms in diagnosing acute myocardial infarction and acute coronary syndrome: a diagnostic meta-analysis. Br J Gen Pract 2008;58: 105-11.
26 Mant J, McManus RJ, Oakes RAL, Delaney BC, Barton PM, Deeks JJ, et al. Systematic review and modelling of the investigation of acute and chronic chest pain presenting in primary care. Health Technol Assess 2004;8(2).
27 2007 Chronic angina focused update of the ACC/AHA 2002 Guidelines for the management of patients with chronic stable angina: a report of the American College of Cardiology/American Heart Association Task Force on Practice Guidelines Writing Group to develop the focused update of the 2002 Guidelines for the management of patients with chronic stable angina. Fraker TD Jr, Fihn SD, Gibbons RJ, American College of Cardiology; American Heart Association; American College of Cardiology/American Heart Association Task Force on Practice Guidelines Writing Group. Circulation. 2007;116:2762-72.
28 Ambrose JA, Gangas GD. Unstable angina. Current concepts of pathogenesis and treatment. Arch Int Med 2000;160:25-37.
29 Zaat JOM, Stalman WAB, Assendelft WJJ. Hoor, wie klopt daar? Een systematische literatuurstudie naar de waarde van anamnese en lichamelijk onderzoek bij verdenking op een pneumonie. Huisarts Wet 1998;41:461-9.
30 Alpert JS, Thygesen K, Jaffe A, White HD. The universal definition of myocardial infarction: a consensus document: ischaemic heart disease. Heart 2008; 94:1335-41.
31 Fleming SM, Daly KM. Cardiac troponins in suspected acute coronary syndrome: a meta-analysis of published trials. Cardiology 2001;95:66-73.
32 Reichlin T, Hochholzer W, Bassetti S. Early diagnosis of myocardial infarction with sensitive cardiac troponin assays. N Engl J Med 2009;361:858-67.
33 Winter RJ de, Koster RW, Sturk A, Sanders GT. Value of myoglobin, troponin T, and CK-MB mass in ruling out an acute myocardial infarction in the emergency room. Circulation 1995; 92: 3401-7.
34 Belle A van, Büller HR, Huisman MV et al. Effectiveness of managing suspected pulmonary embolism using an algorithm combining clinical probability, D-dimer testing, and computed tomography. JAMA 2006;295:172-9.
35 Suzuki T, Distante A, Zizza A et al, IRAD-Bio Investigators. Diagnosis of acute aortic dissection by D-dimer: the International Registry of Acute Aortic Dissection Substudy on Biomarkers (IRAD-Bio) experience. Circulation 2009;119:2702-7.
36 Miranda CP, Lehmann KG, Froelicher VF. Correlation between resting segment depression. Exercise testing. Coronary angiografy and long term prognosis. Am Heart J 1991;122:1617-28.
37 Karlson BW, Herlitz J, Wiklund O, Richter A, Hjalmarson Å. Early prediction of acute myocardial infarction from clinical history, examination and

electrocardiogram in the emergency room. Am J Cardiol 1991;68:171-5.
38 Lee TH, Goldman L. Evaluation of the patient with acute chest pain. N Engl J Med 2000;342:1187-95.
39 Mant J, McManus RJ, Oakes RAL, et al. Systematic review and modelling of the investigation of acute and chronic chest pain presenting in primary care. Health Technol Assess 2004;8(2).
40 Athappan G, Habib M, Ponniah T, Jeyaseelan L. Multi-detector computerized tomography angiography for evaluation of acute chest pain – a meta analysis and systematic review of literature. Int J Cardiol 2010 May 28;141(2):132-40.
41 Henrikson CA, Howell EE, Bush DE, Miles JS, Meininger GR, Friedlander T, et al. Chest pain relief by nitroglycerin does not predict active coronary artery disease. Ann Intern Med 2003;139:979-86.
42 Shry EA, Dacus J, Graaff E van de, Hjelkrem M, Stajduhar KC, Steinhubl SR. Usefulness of the response to sublingual nitroglycerin as a predictor of ischemic chest pain in the emergency department*1. Am J Cardiol 2002;90:1264-6.
43 Numans ME, Lau J, Wit NJ de, Bonis PA. Short-Term treatment with proton-pump inhibitors as a test for gastroesophageal reflux disease: a meta-analysis of diagnostic test characteristics. Ann Intern Med 2004;140:518-27.
44 Mowatt G, Vale L, Brazzelli M, Hernandez R, Murray A, Scott N, et al. Systematic review of the effectiveness and cost-effectiveness, and economic evaluation, of myocardial perfusion scintigraphy for the diagnosis and management of angina and myocardial infarction. Health Technol Assess 2004;8(30): iii-iv, 1-207.
45 Heijenbrok-Kal MH, Fleischmann KE, Hunink MG.Stress echocardiography, stress single-photon-emission computed tomography and electron beam computed tomography for the assessment of coronary artery disease: a meta-analysis of diagnostic performance. Am Heart J 2007;154:415-23.

Buik

Amenorroe/ oligomenorroe

J.P.M. Denekens, H. de Vries en P.G.A. Hompes

1 Inleiding

Amenorroe is het niet optreden van periodiek menstrueel bloedverlies gedurende meer dan zes maanden bij vrouwen in de fertiele levensfase.[1] Bij periodiek vaginaal bloedverlies met een interval tussen vaginale bloedingen van minder dan zes maanden en meer dan 35 dagen spreken we van oligomenorroe.[2]

Van de Nederlandse meisjes menstrueert 95% voor het eerst op de leeftijd van 11 tot 15 jaar. De gemiddelde menarcheleeftijd is 13 jaar, met een standaarddeviatie van één jaar.[3] Van primaire amenorroe is sprake als een vrouw van 16 jaar of ouder nog geen menstruatie heeft gehad. Secundaire amenorroe is het uitblijven van aanvankelijk aanwezige menses. Functionele amenorroe is amenorroe ten gevolge van een stoornis in de hormonale regulatie van de cyclus bij afwezigheid van organische oorzaken. Het beloop van secundaire amenorroe is meestal gunstig. Vaak herstelt de menstruele cyclus spontaan. Bij primaire amenorroe is de kans op onderliggende pathologie, zoals congenitale of chromosomale afwijkingen, groter.[4] Fysiologische en functionele secundaire amenorroe worden het vaakst gediagnosticeerd. Voorbeelden zijn de graviditeit en de lactatieperiode (fysiologisch), respectievelijk amenorroe ten gevolge van gewichtsverlies of psychische stress (functioneel). Voorbeelden van de minder vaak voorkomende ernstige oorzaken zijn aangeboren of verworven afwijkingen van de vrouwelijke geslachtsorganen en tumoren in de omgeving van hypothalamus en hypofyse. Tevens kan een amenorroe een eerste aanwijzing zijn voor een nog onbekende onderliggende endocriene stoornis zoals hypo- of hyperthyreoïdie of het syndroom van Cushing. De belangrijkste diagnostische uitdaging voor de arts is het tijdig onderkennen van klinische tekenen van de ernstiger oorzaken.

> Om de lezer een indruk te geven van de mate van bewijskracht ter onderbouwing van een aantal belangrijke diagnostische stappen, is deze onderbouwing door de auteurs als volgt aangegeven.
> - [E] = Voldoende bewijskracht; dat wil zeggen meerdere goed opgezette onderzoeken met eensluidende uitkomsten in een vergelijkbare populatie.
> - [A] = Sterke aanwijzingen of indirect bewijs; dat wil zeggen één goed opgezet onderzoek met betrekking tot een vergelijkbare populatie, of meerdere onderzoeken in andere, niet geheel vergelijkbare populaties.
> - [C] = Consensus uit richtlijnen of standaarden met betrekking tot de populatie.

2 De klacht in de bevolking

De incidentie van amenorroe in de huisartspraktijk is, over alle leeftijdsgroepen berekend, 3,6 per 1.000 vrouwen per jaar. De prevalentie is 4,8.[5]

In de Nijmeegse Continue Morbiditeits Registratie (CMR) is de incidentie lager: 1,3 per 1.000 vrouwen per jaar over alle leeftijdscategorieën, en respectievelijk 1,5 en 2,2 in de leeftijdsgroepen 15 tot 24 en 25 tot 44 jaar.[6]

Amenorroe en oligomenorroe gaan dikwijls gepaard met fertiliteitsproblemen, onder meer door het niet optreden van ovulaties (anovulatie).[2] Indien amenorroe samengaat met lage oestrogeenspiegels en gedurende meerdere jaren voortduurt, kan dit implicaties hebben voor het risico op osteoporose.[7-9] Dit geldt in de praktijk niet alleen voor vrouwen met een vroege menopauze, maar ook voor jongere vrouwen die door de lage oestrogeenspiegels een lagere piekbotmassa bereiken.[10] Amenorroe in het kader van een vroegtijdige menopauze doet de kans op cardiovasculaire aandoeningen toenemen.[11,12]

De beleving van de klacht wordt voor een belangrijk deel bepaald door de levensfase waarin de vrouw zich bevindt.[4] Tijdens de adolescentie spelen insufficiëntiegevoelens ten aanzien van het vrouw-zijn een belangrijke rol. 'Zal ik ooit zwanger kunnen worden?', is dan een veelgehoorde vraag. Maar ook angst voor een ongewenste zwangerschap komt aan de orde, bijvoorbeeld als de menstruatie enkele weken uitblijft.

Bij volwassen vrouwen in de fertiele levensfase kunnen angst voor onvruchtbaarheid en angst voor vroege menopauze op de voorgrond staan, naast natuurlijk ook angst voor ziekte en zwangerschap in sommige gevallen. Nogal wat vrouwen denken dat, als er geen menstruatie is, het bloed zich ophoopt in hun baarmoeder en zo ziekten kan veroorzaken. Zij komen dan met de vraag om iets te krijgen waardoor ze 'schoon' worden van binnen. Dit geldt vooral wanneer er ook sprake is van zeer gering bloedverlies dat onder invloed van het zuur in de vagina een bruinige tot zwarte kleur kan krijgen. Voor de premenopauzale vrouw kan het uitblijven van de menstruatie wijzen op vroege veroudering. Menstrueren betekent vruchtbaarheid, vrouwelijkheid, aantrekkelijkheid. Het zelfbeeld dat de vrouw heeft en de mate waarin de partner belang hecht aan vrouwelijkheid, er goed uitzien en dergelijke spelen een belangrijke rol in de beleving van deze klachten bij sommige vrouwen. Ook de reclame om jong te blijven heeft een belangrijke invloed, die vaak zelfs negatief werkt. Voor allochtone vrouwen betekent verlies van de menstruatie vaak verlies van vruchtbaarheid en verlies van de interesse van de partner.

3 De eerste presentatie bij de dokter

In het Transitieproject werd de contactreden 'menstruatie weinig of afwezig' bij 7 op de 1.000 vrouwen per jaar genoteerd.[13] Ook angst voor zwangerschap en de vraag of er sprake is van zwangerschap zijn bij amenorroe redenen voor contact met de huisarts.[13]

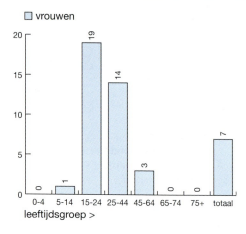

Figuur 1 Incidentie van menstruatie weinig of afwezig aan het begin van een episode in de huisartspraktijk, per 1.000 patiënten per jaar.[13]

Vrouwen presenteren zich met amenorroe bij de arts met uiteenlopende vragen. Voorbeelden daarvan zijn de volgende.
– Zal ik ooit kunnen menstrueren?
– Zal ik nog wel een kind kunnen krijgen?
– Heb ik een tumor?
– Is er misschien iets verstopt?
– Waar blijft al dat vuile bloed?
– Is mijn hormoonbalans wel in orde?
– Ik wil een verwijzing naar de gynaecoloog en kom een verwijsbrief halen.
– Kan ik daar kanker van krijgen?

4 Pathofysiologie en differentiële diagnose

Er zijn veel oorzaken van amenorroe en voor de arts is het moeilijk om door de bomen het bos te zien. Voor een goede differentiële diagnostiek is ordening van de verschillende mogelijkheden noodzakelijk. Ordenen volgens de anatomie van het reproductieve stelsel is één mogelijkheid, ordenen volgens de endocriene (patho)fysiologie een andere.

FYSIOLOGIE

Figuur 2 geeft een overzicht van de structuren van het reproductieve stelsel bij de vrouw.

Op anatomisch gebied zijn de volgende structuren van belang: hypothalamus, hypofyse, ovaria en uterus/vagina. Op elk van deze niveaus kan de oorzaak van amenorroe/oligomenorroe liggen. In figuur 3 wordt het hormonaal regelsysteem van de menstruele cyclus weergegeven.[14] Vanuit de hypothalamus komt in pulsjes het GnRH vrij (*gonadotrophin-releasing hormone*). Onder de juiste pulsfrequentie zal dit de hypofyse aanzetten tot de productie van FSH (follikelstimulerend hormoon). Hierdoor gaat in de ovaria een cohort aan follikels groeien die tezamen oestrogeen produceren. Deze oestrogenen koppelen terug naar het niveau van hypothalamus en hypofyse – de zogenoemde positieve feedback – en geven zo een sterke stijging van het luteïniserend hormoon. Deze LH-piek is verantwoordelijk voor het springen van de Graafse follikel: de ovulatie. Na de ovulatie vormt het restant van deze follikel het corpus luteum, dat een beperkte eigen levensduur heeft van ongeveer twee weken. Het corpus luteum produceert progesteron, dat onder andere verantwoordelijk is voor een geringe stijging van de basale temperatuurcurve (BTC).

Onder invloed van de oestrogenen gesecerneerd door de zich ontwikkelende follikel heeft er steeds een sterke groei van het endometrium plaats van de vijfde tot de veertiende dag van de menstruele cyclus. De baarmoederklieren nemen toe in lengte, maar secerneren praktisch niet. Deze veranderingen in het endometrium noemt men proliferatief, deze fase de proliferatieve of folliculaire fase. Na de ovulatie wordt het endometrium licht oedemateus en de actief secernerende klieren vertonen talrijke bochten en kronkels onder invloed van de oestrogenen en het progesteron van het corpus luteum. Deze fase heet secretorische of luteale fase van de menstruele cyclus.

Wanneer het corpus luteum regredieert, valt de progesteronsecretie weg. Dientengevolge zullen onder invloed van lokale prostaglandinen de spiraalarteriën een vasoconstrictie vertonen, zodat het endometrium ischemisch wordt. De necrotische wand van de arteriën gaat barsten, met als gevolg een bloeding, de menstruatie. Aan het einde van de menstruatie zijn alle oppervlakkige lagen van het endometrium afgestoten. Functioneel bekeken weerspiegelt de proliferatieve fase het herstellen van het epitheel na de menstruatie en de secretorische fase de voorbereiding van de baarmoeder voor de implantatie van het bevruchte ei. Wanneer er geen bevruchting plaatsvindt, wordt het endometrium afgestoten en begint er een nieuwe cyclus.

Inzicht in het hormonale regelsysteem is van cruciaal belang om grip te krijgen op de differentiële diagnostiek van de klacht amenorroe (zie figuur 3).

PATHOFYSIOLOGIE[1,14]

Oorzaken van oligo- of amenorroe kan men zoeken op de verschillende anatomische niveaus (zie tabel 1).

Tabel 1	Anatomische classificatie van oorzaken voor oligomenorroe of amenorroe.
locatie	*voorbeelden*
hypothalamus en hoger centraal zenuwstelsel	gewichtsproblematiek stress extreem sporten anorexia nervosa
hypofyse	prolactinomen andere tumoren hypofyse-uitval of -beschadiging (o.a. syndroom van Sheehan)
ovaria	prematuur ovarieel falen ovariumuitval bij chromosoomafwijkingen (o.a. syndroom van Turner)
uterus en vagina	verklevingen van het endometrium (syndroom van Asherman) aplasie van vagina en uterus (syndroom van Mayer-Rokitansky-Küster) hymen imperforatus

Ook worden oligomenorroe en amenorroe dikwijls nader gespecificeerd met het hormonale beeld (zie tabel 2).

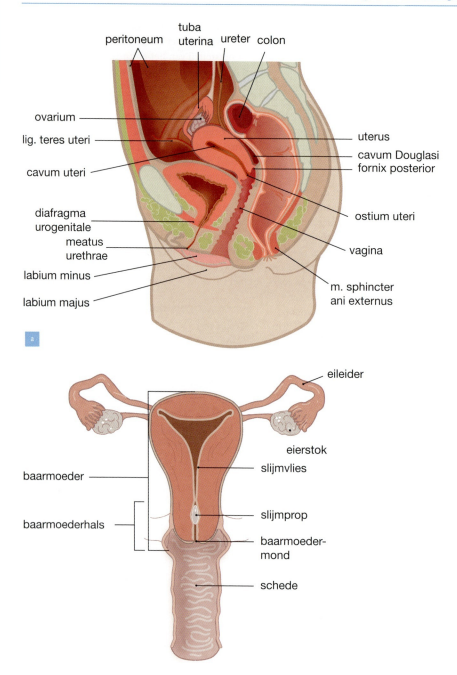

Figuur 2 Geslachtsorganen van de vrouw:
a = a transversale doorsnede;
b = frontale doorsnede.

Amenorroe/oligomenorroe

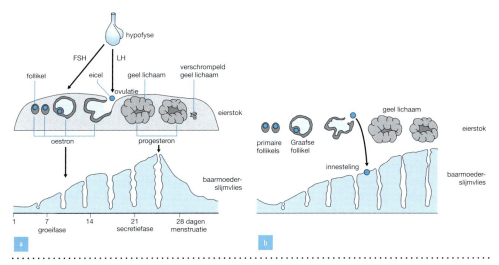

Figuur 3 Hormonaal regelsysteem van de menstruele cyclus:
a = geen bevruchting;
b = zwangerschap.

Tabel 2 Hormonale classificatie van oligo- en amenorroe.[1,2,14-17]

	oorzaak	hormonaal beeld
hypogonadotroop (= WHO klasse I)	hypothalaam/hypofysair	FSH verlaagd hypo-oestrogeen
normogonadotroop (= WHO klasse II)	disbalans hypofyse-ovariumas (PCOS) of afwijking uterus of vagina	FSH normaal normo-oestrogeen
hypergonadotroop (= WHO klasse III)	ovarieel	FSH verhoogd hypo-oestrogeen
hyperprolactinemisch	meestal hypothalaam/hypofysair	hyperprolactinemie hypogonadotroop, soms normogonadotroop hypo-oestrogeen, soms normo-oestrogeen

DIFFERENTIËLE DIAGNOSE

Primaire amenorroe

Chromosoomafwijkingen Het *syndroom van Turner* (aanleg: chromosoom 46 is XO i.p.v. XX) wordt gekenmerkt door verminderde lengtegroei, een korte brede nek, een schildvormige thorax, cubitus valgus, niet tot ontwikkeling gekomen ovaria (ovariële dysgenesie), vrouwelijke maar onderontwikkelde secundaire geslachtskenmerken en een normaal aangelegde vagina, uterus en tubae. Het hormonale beeld is hypergonadotroop en hypo-oestrogeen.

Congenitale afwijkingen van vrouwelijke geslachtsorganen Het *hymen imperforatus* is een aangeboren afwijking waarbij de vagina is afgesloten en het menstrueel bloed zich ophoopt.

Bij het *syndroom van Mayer-Rokitansky-Küster* is er een aplasie van de vagina met een hypoplasie/aplasie van de uterus. De amenorroe is normogonadotroop.

Andere congenitale afwijkingen Bij *testiculaire feminisatie* is het geslacht genetisch mannelijk, testikels zijn aanwezig, maar alle eindorganen zijn ongevoelig voor androgenen (*hairless woman*).

Hierdoor hebben zich vrouwelijke secundaire geslachtskenmerken ontwikkeld. Dit is een voorbeeld van mannelijk pseudohermafroditisme. De vagina is kort en eindigt blind, uterus en tubae ontbreken. De testikels hebben een verhoogde kans op maligne ontaarding. De gonadotrofinen zijn normaal of licht verhoogd, de androgeenspiegels zijn verhoogd.

Het *adrenogenitaal syndroom* is een vorm van vrouwelijk pseudohermafroditisme. Het genetisch geslacht is vrouwelijk, maar door een congenitaal enzymendefect in de bijnieren wordt een overmaat androgenen geproduceerd. Dit leidt tot vergroting van de clitoris en soms vrouwelijke, soms onduidelijke of mannelijke secundaire geslachtskenmerken.

De genitalia interna zijn normaal aanwezig, maar door het androgenenoverwicht komt de cyclus niet op gang.

Bij het *kallmann-syndroom*, ook bekend als het olfactogenitaalsyndroom, is er een familiair optredende GnRH-deficiëntie met een hypogonadotrope amenorroe als gevolg, in combinatie met een anosmie.

Vrijwel alle oorzaken van secundaire amenorroe kunnen ook tot een primaire amenorroe leiden.

Secundaire amenorroe

Fysiologische oorzaken Anovulatoire cycli in de eerste jaren na de menarche en in de overgang. Anovulatoire cycli zijn in het begin (inclusief de menarche zelf!) en aan het eind van de vruchtbare levensfase fysiologisch. Ze vormen een veelvoorkomende oorzaak van oligomenorroe en soms amenorroe. Hierbij zijn in de ovaria persisterende follikels aanwezig. Deze geven soms door de langdurige oestrogeenproductie aanleiding tot perioden van hevig en langdurig uterien bloedverlies, die dan minder frequent optreden (oligomenorroe).

Zwangerschap. Het in de placenta gevormde humaan choriongonadotrofine (HCG) blokkeert de cyclische FSH- en LH-afgifte door de hypofyse en is al vanaf enkele dagen na de nidatie meetbaar in de urine: de zwangerschapstest.

Lactatie. De hoge prolactinespiegels die bij de lactatieperiode passen, remmen de FSH-afgifte door de hypofyse.

Postmenopauze. Wanneer na het 43e jaar de menstruatie meer dan een jaar is uitgebleven, spreken we van postmenopauze. De oestradiolspiegels zijn laag; het FSH is bij herhaling meer dan 30 IU/l.

Het gedurende enkele maanden uitblijven van de menstruatie na pilgebruik wordt wel 'postpilamenorroe' genoemd. Dit is alleen een beschrijvende term en geen diagnostische entiteit, omdat de menstruaties zich meestal binnen zes maanden herstellen en amenorroe na die periode niet frequenter gezien wordt dan bij andere vrouwen.[4]

Na gebruik van de prikpil kan het soms tot twee jaar duren voordat de cyclus zich heeft hersteld. Bij gebruik van een levonorgestrelbevattend spiraaltje herstelt de cyclus zich binnen enkele maanden na verwijderen van het spiraaltje.[4]

Functionele oorzaken Hierbij is, in tegenstelling tot de fysiologische oorzaken, sprake van een stoornis in de hormonale regulatie.

Functionele amenorroe is amenorroe ten gevolge van een stoornis in het hormonale regulatiemechanisme van de cyclus in afwezigheid van organische afwijkingen. De oorzaak ligt meestal op het niveau van de hypothalamus, waar de secretie van GnRH afneemt onder invloed van psychische stress, gewichtsproblematiek (een laag lichaamsgewicht, sterke gewichtsveranderingen of eetproblemen) of langdurig overmatige fysieke inspanning zoals men bij extreem sporten ziet. Lage FSH-spiegels zijn het gevolg (hypogonadotrope amenorroe), wat weer leidt tot lage oestrogeenconcentraties (hypo-oestrogeen). Hierdoor komt de cyclus niet op gang. Het is een veelvoorkomend en meestal onschuldig beeld, dat na verloop van kortere of langere tijd spontaan overgaat. Na zes jaar heeft 80% van de patiënten met een secundaire amenorroe en kinderwens een zwangerschap doorgemaakt, eventueel na behandeling.[18] Anorexia nervosa is overigens een vrij ernstig ziektebeeld (zie kader in het hoofdstuk *Gewichtsverlies*). Bij stress kan ook sprake zijn van een normogonadotrope amenorroe. In dat geval is er een disbalans in de hypofyse-ovariumas.

Sommige *medicamenten*, zoals antipsychotica, antidepressiva, antihypertensiva (methyldopa, verapamil) en anti-emetica, onderdrukken de dopamineafgifte in de hypothalamus, waardoor de rem op de prolactinesecretie wegvalt, met hyperprolactinemie als gevolg. Dit uit zich vaak (maar niet altijd) in galactorroe. De amenorroe is een gevolg van de remmende werking van prolactine op de GnRH-afgifte, waardoor er onvoldoende FSH vrijkomt. Een aantal cytostatica kan de ovaria beschadigen door vernietiging van follikels en tot amenorroe leiden door een daling van de oestrogeenactiviteit.

Een aantal *chronische ziekten* (chronische nierinsufficiëntie, levercirrose, diabetes mellitus) veroorzaakt eveneens een hyperprolactinemie (bij nierinsufficiëntie is er een afgenomen klaring van prolactine) en daardoor weer een hypogonadotrope amenorroe.

Hypothyreoïdie ten gevolge van een schildklieraandoening induceert soms via de stimulerende werking van TRH op de prolactineproductie eveneens een hyperprolactinemie en een hypogonadotrope amenorroe. TRH wordt ook wel het prolactine-releasing hormoon genoemd.

Depotprogestagenen gebruikt als anticonceptiva onderdrukken de LH-piek en resulteren meestal in een amenorroe (soms in onregelmatig bloedverlies).

Organische aandoeningen van hypothalamus of hypofyse

Tumoren van de hypothalamus rond de bulbus olfactorius geven een verlaagde GnRH-productie, waardoor de FSH/LH- en oestrogeenspiegels verlaagd zijn en amenorroe ontstaat.

Macroprolactinoom. Dit is een prolactineproducerend adenoom, uitgaande van acidofiele cellen van de hypofysevoorkwab van minstens een centimeter doorsnee (zie figuur 4). De prolactinespiegels zijn hoog: meer dan vijftienmaal hoger dan normaal. Hyperprolactinemie gaat in circa 75% van de gevallen gepaard met dubbelzijdige galactorroe.[19] De tumor kan door compressie van de rest van de hypofyse insufficiëntie van andere hormonale assen veroorzaken, waaronder de gonadotrope. De afgenomen FSH-afgifte heeft lage oestrogeenspiegels en amenorroe tot gevolg. Ook de hoge prolactinespiegels dragen bij aan de vermindering van de FSH-afgifte, vooral door een remmend effect op de GnRH-afgifte door de hypothalamus. Het hormonale beeld van deze oorzaak van amenorroe is dus hyperprolactinemisch, hypogonadotroop en hypo-oestrogeen. Daarnaast kunnen andere verschijnselen passend bij een hypofysetumor optreden: hoofdpijn, braken en gezichtsvelduitval door compressie van het chiasma opticum.

Microprolactinoom. Dit is een hypofyseadenoom

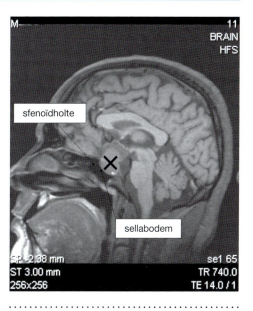

Figuur 4 MRI van een macroprolactinoom in de hypofyse.

van minder dan een centimeter doorsnee. Het hormonale beeld komt overeen met dat van het macroprolactinoom, alleen zijn de prolactineconcentraties meestal minder hoog. De lage FSH-spiegels zijn het gevolg van de hyperprolactinemie. Het klinisch beeld bestaat uit amenorroe en eventueel galactorroe (soms spontaan, soms op te wekken). Er zijn geen neurologische uitvalsverschijnselen. De adenomen groeien langzaam. De prognose is gunstig.[20] Bij asymptomatische personen worden overigens dikwijls microprolactinomen gevonden: bij postmortaal onderzoek bij 2 tot 27%, met behulp van MRI in een ongeselecteerde populatie bij 10%.[21]

Andere tumoren in het hypofyse-hypothalamusgebied, zoals het craniofaryngioom, zijn relatief zeldzaam. Ze verstoren de productie van FSH door compressie van de hypofysevoorkwab en dat leidt tot een hypogonadotrope amenorroe. Deze tumoren kunnen, evenals het macroprolactinoom, aanleiding geven tot hoofdpijn, visusklachten (gezichtsvelduitval) en andere neurologische verschijnselen.

Diverse vormen van *hypofysebeschadiging* gaan met een hypogonadotrope amenorroe gepaard, onder meer bestraling, ischemie en infectie. Het syndroom van Sheehan is een uitval van de hypofysefunctie op alle hormonale assen door shock postpartum ten gevolge van diffuse intravasale stolling. Bij een laesie van de steel tussen hypothalamus en hypofyse, bijvoorbeeld door een trauma, zijn alle hypofysehormonen verlaagd behalve het prolactine, dat verhoogd is door het ontbreken van de remmende dopaminerge invloed van de hypothalamus.

Disbalans hypofyse-ovaria Polycysteus ovariumsyndroom (PCOS) is de meest gestelde diagnose bij vrouwen met normogonadotrope oligo- of amenorroe en fertiliteitsproblemen. Het PCOS is een syndroom gekenmerkt door amenorroe, infertiliteit, hirsutisme, adipositas en polycysteuze ovaria. Het komt bij ca. 6% van de vrouwen in de reproductieve levensfase voor.[22] De oorzaak van PCOS is onbekend. Er vinden weinig of geen ovulaties plaats. Hoge intraovariële concentraties van androgenen, afkomstig uit vele kleine follikels, remmen groei en selectie van één dominante follikel, met anovulatie en persisteren van kleine androgeenproducerende follikels tot gevolg (vicieuze cirkel).[1] De hoge androgeenconcentraties (testosteron en dehydro-epiandrosteron) manifesteren zich in hirsutisme en acne. De androgenen op hun beurt stimuleren weer de LH-productie: een tweede vicieuze cirkel. De FSH-spiegels zijn normaal of enigszins verlaagd. Verder is insulineresistentie een fundamentele component in het ziekteproces. Hoge insulinewaarden dragen bij aan het ontstaan van verhoogde LH-spiegels. De insulineresistentie, die in sterkere mate aanwezig is bij obese patiënten maar ook voorkomt bij degenen met een normale BMI, past in het metabool syndroom. Dit komt frequent voor bij patiënten met PCOS en wordt gekenmerkt door hoge lipiden en glucose-intolerantie.[4] De incidentie van type-2-diabetes mellitus is sterk verhoogd bij vrouwen met PCOS.

De diagnostische criteria zijn als volgt: 1) oligo- of amenorroe; 2) hyperandrogenisme (klinisch of biochemisch); 3) polycysteuze ovaria bij echoscopie. Voor de diagnose dienen twee van de drie aanwezig te zijn (Rotterdam criteria).[1] Verminderde fertiliteit is meestal de reden voor nadere diagnostiek en behandeling. Bij lichamelijk onderzoek kan men soms de vergrote ovaria voelen. Bij echoscopie vallen vergrote ovaria met grote aantallen follikels op (zie figuur 5). Op langere

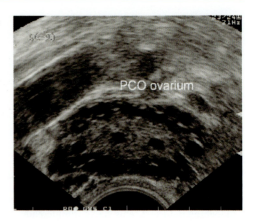

Figuur 5 Echografie van een polycysteus ovarium (PCOS).

termijn is er een verhoogde kans op endometriumhyperplasie.

Aandoeningen van de ovaria Prematuur ovarieel falen (POF).[2,23] Bij 10% van de vrouwen met een secundaire amenorroe is de oorzaak POF. Dit is de uitval van de ovariële functie voor het veertigste levensjaar, na het optreden van de menarche. Amenorroe is het gevolg van het ontbreken van follikels en een daardoor afgenomen oestrogeenproductie. Een tweede mogelijkheid is resistentie voor gonadotrofinen. Bij het overgrote deel wordt hiervoor geen oorzaak gevonden. De oestradiolspiegels zijn laag, het FSH is hoog. Het betreft één op de duizend vrouwen onder de 30 jaar en één op de honderd van 30 tot 40 jaar. Met name opvliegers en nachtzweten duiden specifiek op POF. In het verleden werden de termen 'premature menopauze', 'climacterium praecox' en 'secundair ovarieel falen' wel voor deze patiënten gebruikt. Naarmate meer vrouwen ervoor kiezen om relatief laat aan kinderen te beginnen, worden er meer als het ware verrast door fertiliteitsproblemen op basis van POF.

Uterusafwijkingen Syndroom van Asherman. Dit is een verworven uterusafwijking waarbij verklevingen in het lumen van de uterus zijn opgetreden na een curettage, vooral na een partus of abortus. Geringe tot ernstige verklevingen werden hysteroscopisch vastgesteld bij 40% van de op die indicaties gecuretteerde vrouwen.[24] Hierbij

Tabel 3	Diagnostisch schema amenorroe/oligomenorroe.		
primair	chromosoomafwijkingen	syndroom van Turner	z
	congenitale afwijkingen vrouwelijke geslachtsorganen	syndroom van Mayer-Rokitansky-Küster	z
		hymen imperforatus	z
	overige congenitale afwijkingen	testiculaire feminisatie	z
		adrenogenitaal syndroom	z
		syndroom van Kallmann	z
secundair	fysiologisch	zwangerschap	v
		lactatie	v
		postmenopauze	s
	functioneel (stoornis hormonale regulatie)	psychische stress	v
		gewichtsproblematiek	v
		extreem sporten	z
		medicamenten	s
		chronische ziekten	z
		hypothyreoïdie	z
		diabetes mellitus	z
		syndroom van Cushing	z
	organische aandoeningen hypothalamus/hypofyse	macroprolactinoom	z
		microprolactinoom	z
		andere tumoren	z
		hypofysebeschadiging	z
	disbalans hypofyse-ovaria	polycysteus ovariumsyndroom	s
	aandoeningen ovaria	prematuur ovarieel falen	s
	uterusafwijkingen	syndroom van Asherman	z

v = vaak oorzaak van amenorroe/oligomenorroe in de huisartspraktijk;
s = soms;
z = zelden.
Schuingedrukt: noodzakelijk in elk geval uit te sluiten.

is de amenorroe normogonadotroop en normo-oestrogeen.

5 Kansverdeling van diagnosen

De indruk bestaat dat in de huisartspraktijk functionele amenorroe ten gevolge van gewichtsproblematiek, psychische stress en extreem sporten veel wordt gezien.[4] Dit zijn hypogonadotrope vormen van amenorroe. Gericht onderzoek naar de frequentieverdeling van de oorzaken van amenorroe is in de eerste lijn tot dusverre echter niet verricht.

In tabel 4 zijn de einddiagnosen bij de contacttreden 'menstruatie weinig of afwezig' aan het begin van een episode weergegeven.[13] Men moet deze uitkomsten sterk relativeren, omdat de einddiagnosen niet gebaseerd zijn op systematisch verrichte diagnostiek (o.a. aanvullend onderzoek) en omdat in het coderingssysteem (ICPC) veel in dit verband belangrijke diagnosen zoals functionele amenorroe, PCOS, vroegtijdige overgang en hyperprolactinemie niet zelfstandig voorkomen. In ongeveer de helft van de gevallen werd uiteindelijk geen nadere diagnose gesteld. De oligo- of amenorroe werd bij 9% beschouwd als bijwerking van een geneesmiddel. Zwangerschap werd vastgesteld bij 7%. Bij 5% werd menopauze als diagnose gesteld.

In de specialistische praktijk worden normogonadotrope vormen van oligo- of amenorroe het meest frequent vastgesteld (ca. 60-85%), de hypergonadotrope vormen minder vaak (10-30%) en de hypogonadotrope vormen het minst (ca. 5-10%).[2] Prematuur ovarieel falen werd in een specialistische populatie bij 10% van de vrouwen met secundaire amenorroe vastgesteld.[25]

NB Naar de beweringen over de diagnostiek in paragraaf 6 t/m 9 is vrijwel geen empirisch onderzoek gedaan. De aanbevelingen van Nederlandse experts komen grotendeels overeen.[1,2,4,14,17,22,23,26,27] [C]

Tabel 4	Einddiagnosen bij de klacht menstruatie weinig/afwezig in de huisartspraktijk (a-priorikansen in procenten).[13]
symptoomdiagnose 'menstruatie weinig/afwezig'	48
geneesmiddelbijwerking	9
zwangerschap	7
vraag naar bestaan zwangerschap	7
angst voor zwangerschap	7
menopauze	5
geen ziekte	4
overige aandoeningen	13
Totaal	100

6 Betekenis van de voorgeschiedenis

De volgende aspecten zijn van belang:
- recente partus of curettage; meestal komen de menses terug binnen drie maanden na de bevalling;
- gynaecologische ingrepen;
- in het verleden behandeld met chemo- of radiotherapie;
- chronische aandoeningen zoals diabetes, schildklierlijden, ziekte van Cushing, tbc, nefritis, reumatoïde artritis, cirrose, alcoholmisbruik;
- chronisch medicijngebruik, zoals antipsychotica, antidepressiva, antihypertensiva;
- familiair voorkomen van late puberteit of vroege menopauze.

7 Betekenis van de anamnese

Stapsgewijs tracht de arts de verschillende oorzaken van amenorroe uit te sluiten om van de klacht tot een diagnose te komen.

STAP 1: AARD VAN DE KLACHT

- Nog nooit menstruaties gehad en minstens 16 jaar: primaire amenorroe.
- Dan moet allereerst naar de ontwikkeling van secundaire geslachtskenmerken worden gevraagd: pubis- en okselbeharing en borsten.

Indien wel eerder gemenstrueerd:
- menarcheleeftijd;
- cyclus uitvragen: regelmaat, frequentie en duur menstruaties;
- begin en beloop van minder frequent vloeien;
- eerste dag van de laatste menstruatie.

Door deze vragen tracht de arts een beeld te krijgen van het functioneren van de hypothalamus-hypofyse-ovariumas, die misschien al wel functioneerde maar om de één of andere reden in disbalans is geraakt.

STAP 2: FYSIOLOGISCHE OORZAKEN

In deze stap gaat de arts fysiologische oorzaken van amenorroe na.
- Kans op zwangerschap; dit is de meest voorkomende oorzaak van secundaire amenorroe bij vrouwen in de fertiele leeftijd.[28]
- Borstvoeding.
- Anticonceptiegebruik, met name depotprogestagenen.
- Bij een oligomenorroe wordt tevens gevraagd naar eventuele aanwezigheid van premenstruele verschijnselen (onder andere mastodynie en stemmingsschommelingen) in de dagen voorafgaand aan de incidenteel optredende menstruatie.
- Opvliegers en vaginale droogte (i.v.m. de overgang).

STAP 3: FUNCTIONELE OORZAKEN

In stap 3 stelt de arts vragen in verband met veelvoorkomende functionele oorzaken van amenorroe, met name de hypothalame oorzaken.
- Gewichtsveranderingen (sterk afgevallen, laag gewicht of wisselend gewicht) en/of eetproblemen.
- Psychische stress.
- Extreme sportbeoefening.

STAP 4: ORGANISCHE OORZAKEN

In stap 4 probeert de arts de organische oorzaken, die niet gemist mogen worden, uit te sluiten.
- Galactorroe (evt. opgewekt door autostimulatie of door de partner).
- Hoofdpijn, braken, gezichtsvelduitval, andere neurologische uitvals- of prikkelingsverschijnselen (tumoren hypofyse/hypothalamusgebied).
- Fertiliteitsprobleem (i.v.m. onder meer PCOS; bij fertiliteitsproblemen zal men bovendien sneller aanvullende diagnostiek verrichten).
- In het verleden chemo- of radiotherapie (i.v.m. hypofysebeschadiging of prematuur ovarieel falen).

8 Betekenis van het lichamelijk onderzoek

De volgende onderdelen van het lichamelijk onderzoek zijn van belang voor de differentiële diagnostiek.[1,4,28] [C]

ALGEMEEN LICHAMELIJK ONDERZOEK

- *Algemene indruk*: traagheid, lage stem (tekenen van hypothyreoïdie).
- *Lengte en gewicht*: ondergewicht (bij BMI < 17 meer kans op functionele amenorroe); adipositas (i.v.m. PCOS, bij ongeveer 50% een BMI > 30).
- *Bloeddruk* (bij syndroom van Turner rechts-linksverschil door evt. coarctatio aortae).
- *Lichaamsbouw* (= *habitus*): kenmerken van syndroom van Turner (klein postuur, korte, brede nek, schildvormige thorax).
- *Secundaire geslachtskenmerken*: borstontwikkeling en pubisbeharing (volgens stadia van Tanner); ook okselbeharing en ontwikkeling van heupen/bekken zijn van belang (i.v.m. chromosoomafwijkingen).
- *Huid en beharingspatroon*: seborroe, versterkte acne, hirsutisme, alopecia (i.v.m. PCOS), bros haar, myxoedeem (tekenen van hypothyreoïdie).
- *Confrontatief gezichtsveldonderzoek*: gezichtsvelduitval (i.v.m. druk op chiasma opticum door hypofysetumor); dit voert men altijd uit bij galactorroe en bij andere anamnestische verdenking op een hypofyse- of hypothalamustumor,

zoals bij klachten over het gezichtsvermogen, hoofdpijn of braken.

SPECIEEL LICHAMELIJK ONDERZOEK

- *Genitalia externa*: vagina aangelegd, hymen imperforatus, clitoris vergroot (lengte maal breedte > 40 mm^2 wijst op hyperandrogonisme).
- *Speculumonderzoek en vaginaal toucher*: uterus aangelegd (i.v.m. hypo- of aplasie); vergrote ovaria (i.v.m. PCOS).

Bij iedere vrouw met amenorroe wordt een vaginaal toucher uitgevoerd, tenzij dit op bezwaren stuit, bijvoorbeeld omdat de vrouw maagd is. Vooral bij primaire amenorroe is onderzoek van de secundaire geslachtskenmerken, de uitwendige genitaliën, de doorgankelijkheid van het hymen en de aanleg van vagina en uterus van belang. Overigens is de indruk in de algemene praktijk dat speculumonderzoek en vaginaal toucher slechts zelden informatie opleveren die men anamnestisch al niet op het spoor was.

9 Betekenis van eenvoudig aanvullend onderzoek

ZWANGERSCHAPSTEST

Indien zwangerschap anamnestisch niet met zekerheid kan worden uitgesloten, verricht de arts niet alleen bij secundaire maar ook bij primaire amenorroe een zwangerschapstest. Fout-negatieve testuitkomsten komen onder meer voor bij buitenbaarmoederlijke zwangerschap en bij behandelde abortus. Fout-positieve testuitkomsten vindt men bij choriocarcinoma, mola hydatidosa en bij andere HCG-producerende tumoren.[27]

De volgende onderzoeken komen in aanmerking bij:
- primaire amenorroe (16 jaar of ouder en nog nooit gemenstrueerd) en een normale ontwikkeling van secundaire geslachtskenmerken;
- wanneer binnen vijf jaar na de mammaontwikkeling nog geen menstruatie is opgetreden; of
- wanneer er met 13 jaar nog geen mammaontwikkeling op gang is gekomen.[22,28,29]

VAGINALE ECHOSCOPIE

Als het gynaecologisch onderzoek niet kon worden verricht of indien het niet conclusief was ten aanzien van bijvoorbeeld de aanwezigheid van een uterus en bij verdenking op PCOS, wordt de patiënt verwezen voor echoscopie. Bij PCOS passen vergrote ovaria, 'parelsnoer': talloze kleine follikels aan het oppervlak van het ovarium en toename van de hoeveelheid subcapsulair stromaweefsel.[1,16] [E] Polycysteuze ovaria wijzen echter niet altijd op een PCOS.[1,16,30]

PROGESTERONBELASTINGTEST

Zie het kader. Deze test wordt gebruikt om bij primaire amenorroe een eerste onderscheid te maken tussen organische en functionele oorzaken. Bij secundaire amenorroe is de test hiervoor niet geschikt.[4] [A]

> **Progesteronbelastingtest**
>
> Bij meisjes van 16 of 17 jaar met primaire amenorroe en normale lengtegroei, habitus en ontwikkeling van de secundaire geslachtskenmerken en zonder afwijkingen bij lichamelijk onderzoek wordt een progesteronbelastingtest uitgevoerd. Na uitsluiten van een eventuele zwangerschap wordt gedurende tien dagen eenmaal daags 10 mg medroxyprogesteronacetaat gegeven. De test is positief als daarna binnen zeven dagen een onttrekkingsbloeding optreedt. Is dit het geval, dan is daarmee aangetoond dat de patiënt een uterus heeft met een minstens minimaal door endogene oestrogenen gestimuleerd endometrium en een intacte *outflow tract*.
>
> Treedt er geen onttrekkingsbloeding op, dan berust dat op een aanleg- of functiestoornis van de uterus en/of vagina, dan wel op een extreem hypo-oestrogene status. In het laatste geval kan men met een sequentiële combinatie van oestrogenen en progestagenen wel een onttrekkingsbloeding uitlokken. Een positieve test sluit organische oorzaken goed uit. Er bestaat een significant verband tussen de hoeveelheid 17 bèta-oestradiol en het optreden van een onttrekkingsbloeding.[31]
>
> Deze test wordt ook gebruikt om de patiënt gerust te stellen. Er kan afgewacht worden als de test positief is. De anatomische structuren zijn aanwezig en het hormonaal stelsel is werkzaam.

BEPALING VAN FSH, OESTRADIOL EN PROLACTINE

Bij primaire amenorroe zal men deze bepalingen meteen doen om meer inzicht in de oorzaak te krijgen. Bij secundaire amenorroe wordt aanbevolen om dit bloedonderzoek eveneens in een vroeg stadium te verrichten om te kunnen nagaan in welke hormonale klasse de patiënt valt, om zo de differentiële diagnostiek verder uit te werken.[4,16,28,31,32] Bij verdenking op een vervroegde menopauze kan een FSH boven de 30 U/l in combinatie met een oestradiol < 100 pmol/l dit vermoeden bevestigen. De NHG-Standaard 2007 is terughoudend met de bepaling van serumprolactine. Wanneer er geen zwangerschapswens is, geen vermoeden op een prolactinoom en er wel duidelijke aanwijzingen zijn voor een secundaire functionele amenorroe, hoeft men het pas na een jaar te bepalen.[4] Prolactine dient in verband met de variatie over de dag tussen 11 uur 's ochtends en de lunch te worden geprikt.[2] Bij verhoogde waarden wordt de meting herhaald. Nadere evaluatie is nodig indien de uitslag opnieuw verhoogd is en niet door medicamenten verklaard wordt. Sterk verhoogd prolactine, dat wil zeggen minstens vijftienmaal hoger dan normaal, wijst in de richting van een macroprolactinoom.[33] Twee- tot vijfmaal verhoogde spiegels wijzen op een microprolactinoom. Een lichte stijging van het prolactine heeft weinig klinische consequenties.[15,20,34] [A] In afwezigheid van klachten als hoofdpijn of gezichtsveldafwijkingen wordt met de patiënt afgesproken af te wachten. Bij ontstaan van deze klachten moet de patiënt onmiddellijk contact opnemen. Na nog één jaar amenorroe wordt een controleprolactine geprikt.

TSH

Bij verdenking op hypothyreoïdie naar aanleiding van anamnese of lichamelijk onderzoek zal de arts het TSH bepalen.[4,32] Sommige auteurs bevelen meting van TSH aan bij elke patiënt met amenorroe.[28] Anderen achten deze bepaling in elk geval noodzakelijk bij vrouwen met galactorroe en hyperprolactinemie.[16]

BLOEDGLUCOSE EN SERUMLIPIDEN

Wanneer eenmaal een PCOS is vastgesteld, is het van belang om de bloedglucosewaarde en serumlipiden te bepalen, gezien de verhoogde kans op glucose-intolerantie en metabool syndroom.[22]

SERUMTESTOSTERON

Bepaling van serumtestosteron is geïndiceerd bij verdenking op PCOS of op andere oorzaken van androgenisatie (bijvoorbeeld androgeenproducerende tumoren van ovarium of bijnier).

LH-SPIEGELS

LH-spiegels bevestigen, indien verhoogd, het vermoeden op een PCOS.

> De NHG-Standaard *Amenorroe* vermeldt de volgende criteria voor verwijzing naar de gynaecoloog (of kinderarts, < 16 jaar):[4]
> - patiënten van 14 of 15 jaar bij wie de menarche nog niet heeft plaatsgevonden en de lengtegroei, de habitus of de ontwikkeling van de secundaire geslachtskenmerken abnormaal verloopt, of bij wie afwijkingen bij lichamelijk onderzoek worden aangetroffen;
> - patiënten van 16 of 17 jaar met primaire amenorroe en een negatieve progesteronbelastingtest;
> - patiënten van 18 jaar of ouder met primaire amenorroe (ongeacht uitkomsten van een eerdere progesteronbelastingtest);
> - patiënten bij wie er aanwijzingen zijn voor een polycysteus-ovariumsyndroom en die een kinderwens hebben of behoefte hebben aan meer diagnostische zekerheid;
> - patiënten bij wie de huisarts het syndroom van Asherman vermoedt;
> - patiënten met kinderwens bij wie waarschijnlijk sprake is van een vroegtijdige overgang;
> - patiënten met kinderwens bij wie tot tweemaal toe een verhoogde prolactinewaarde werd vastgesteld die niet aan het gebruik van geneesmiddelen kan worden toegeschreven;
> - patiënten met kinderwens en met functionele amenorroe die na een jaar niet spontaan hersteld is;
> - patiënten met functionele amenorroe die na twee jaar niet spontaan hersteld is (en die nadere diagnostiek wensen).

Om zo vroeg mogelijk congenitale of chromosomale afwijkingen op te sporen, bevelen gynaecologen aan om bij primaire amenorroe (met 16e verjaardag nog niet gemenstrueerd) altijd te verwijzen voor onder meer de progesteronbelastingtest en het laboratoriumonderzoek van de hormonale status in de tweede lijn. Indien nodig kan daarna vlot chromosoomonderzoek plaatsvinden. Ook pleiten zij voor verwijzing van meisjes bij wie voor het tiende jaar de mammaontwikkeling begon, maar vanaf dat moment binnen vijf jaar de menstruatie niet op gang is gekomen. Ook bij meisjes van 13 jaar zonder mammaontwikkeling achten ze nader specialistisch onderzoek geïndiceerd.[22,27]

10 Betekenis van complex aanvullend onderzoek

GEZICHTSVELDONDERZOEK

Gezichtsveldonderzoek (perimetrie) vindt plaats bij anamnestische verdenking op een ruimte-innemend proces in het hypothalamus-hypofysegebied in verband met eventuele druk op het chiasma opticum en bij afwijkend confrontatief gezichtsveldonderzoek.

BEELDVORMENDE DIAGNOSTIEK: MRI

Bij verdenking op een ruimte-innemend proces van het hypothalamus-hypofysegebied (onder meer bij chronische hoofdpijn, misselijkheid, braken, gezichtsvelduitval, andere neurologische uitval, een sterk toegenomen prolactinewaarde) wordt de patiënt verwezen voor een MRI. De MRI is te verkiezen boven een CT-scan, omdat met een CT-scan kleinere tumoren gemakkelijk gemist kunnen worden.[33] Gebieden met lage densiteit (cysten en infarcten) kunnen met een CT-scan ten onrechte als microadenomen geïnterpreteerd worden bij 7 tot 20% van de patiënten die geen hypofyseaandoening hebben. MRI is daarom veruit superieur aan CT om dit gedeelte van de hersenen in beeld te brengen.[35-37] [E]

CHROMOSOOMONDERZOEK

Chromosoomonderzoek (karyotypering) zal men overwegen bij een primaire amenorroe, met het oog op onder meer het syndroom van Turner (chromosoom 46: XO) of testiculaire feminisatie (46: XY).

GERICHT HORMONAAL ONDERZOEK

Gericht hormonaal onderzoek vindt plaats bij verdenking op stoornissen in andere assen dan de gonadale, bijvoorbeeld het syndroom van Cushing.

11 Samenvatting

De levensfase van de vrouw is van belang voor de betekenis die het wegblijven van de menstruatie heeft en kan een aanwijzing geven over de etiologie. Zo moet bij pubers vooral gedacht worden aan het constitutionele uitstel van groei en puberteit en bij vrouwen rond of na het veertigste jaar aan prematuur ovarieel falen. Veelvoorkomende oorzaken van secundaire amenorroe zijn stress, gewichtsverlies en intensief sporten. Bij alle patiënten met secundaire amenorroe moet zwangerschap worden uitgesloten. Een vrij frequente oorzaak is PCOS. Hierop wijzen fertiliteitsproblemen, overgewicht, acne, hirsutisme en vergrote ovaria (vaginale echo: polycysteuze ovaria). PCOS gaat vaak gepaard met diabetes type 2 en lipidenstoornissen.

De arts is meestal in staat om bij vrouwen met de klacht van amenorroe of oligomenorroe de oorzaak vrij snel te achterhalen. Voor het stellen van de diagnose is een stapsgewijze anamnese het belangrijkst. Het lichamelijk onderzoek omvat lichaamslengte, gewicht, bloeddruk, lichaamsbouw, mammaontwikkeling, beharingspatroon, confrontatief gezichtsveldonderzoek, speculumonderzoek en vaginaal toucher. Eenvoudig aanvullend onderzoek geschiedt op indicatie en betreft bloedonderzoek op FSH, LH, oestradiol, androgenen, prolactine en/of TSH, een vaginale echo en een progesteronbelastingtest. In veel gevallen worden er geen afwijkingen gevonden en kan gedurende enige tijd het natuurlijk beloop worden afgewacht. Soms gaat het om een zeldzame, via specialistisch en technisch onderzoek te detecteren oorzaak. Daarbij worden gericht hormonaal onderzoek, perimetrie, MRI en chromosoomonderzoek toegepast. Het komt er bij de diagnostiek op aan de minder vaak voorkomende ernstige oorzaken te onderscheiden van de relatief frequente fysiologische en functionele oorzaken met een gunstig spontaan beloop.

Literatuur

1 Heineman MJ, Evers JLH, Massuger LFAG, Steegers EAP, editors. Obstetrie en gynaecologie: De voortplanting van de mens (6e druk). Maarssen: Elsevier gezondheidszorg, 2006.
2 NVOG-richtlijn: Anovulatie en kinderwens. Diagnostiek en behandeling van vrouwen met kinderwens en oligomenorroe of amenorroe. Utrecht: Nederlandse Vereniging voor Obstetrie en Gynaecologie, 2004.
3 Houten ME van, Lammes FB. Praktische gynaecologie. Houten: Bohn Stafleu van Loghum, 2005.
4 Leusink GL, Oltheten JMT, Brugemann LEM, Belgraver A, Geertman JMA, Balen JAM van. NHG-Standaard Amenorroe (eerste herziening). Huisarts Wet 2007;50(4):159-67.
5 Linden MW van der, Westert GP, Bakker DH de, Schellevis FG. Tweede Nationale Studie naar ziekten en verrichtingen in de huisartspraktijk: klachten en aandoeningen in de bevolking en in de huisartspraktijk. Utrecht, Bilthoven: NIVEL, Rijksinstituut voor Volksgezondheid en Milieu, 2004.
6 Lisdonk EH van de, Bosch WJHM van den, Lagro-Jansen ALM, Schers HJ, redactie. Ziekten in de huisartspraktijk. 5e druk, Maarssen: Elsevier gezondheidszorg, 2008.
7 Davies MC, Hall ML, Jacobs HS. Bone mineral loss in women with amenorrhoea. BMJ 1990;301:790-3.
8 Metka M, Holzer G, Heytmanek G, et al. Hypergonadotropic hypogonadic amenorrhea (World Health Organization III) and osteoporosis. Fertil Steril 1992;57:37-41.
9 Miller KK, Klibanski A. Clinical review 106: amenorrheic bone loss. J Clin Endocrinol Metab 1999; 84:1775-83.
10 Riggs BL, Wahner HW, Melon LJ III, et al. Rates of bone loss in the appendicular axial skeletons of women: Evidence of substantial vertebral bone loss before menopause. J Clin Invest 1986;77:1487-91.
11 Schouw YT van der, Graaf Y van der, Steyerberg EW, et al. Age at menopause as a risk factor for cardiovascular mortality. Lancet 1996;347:714-8.
12 Ossewaarde ME, Bots ML, Verbeek ALM, et al. Age at menopause, mortality and life expectancy. In: Ossewaarde ME. Estrogens and cardiovascular disease: Studies on risk and risk factors in postmenopausal women. Dissertation. Utrecht: Rijksuniversiteit Utrecht, 2002.
13 Okkes IM, Oskam SK, Lamberts H. Van klacht naar diagnose. Episodegegevens uit de huisartspraktijk. Bussum: Coutinho, 1998.
14 Rowe PJ, Hargreave TB, Heather JM, Comhaire FH. World Health Organization. WHO manual for standardized investigation and diagnosis of the infertile couple. Cambridge: Cambridge University Press, 1993.

15 Speroff L, Fritz MA. Clinical gynaecologic endocrinology and infertility. Baltimore: Lippincot, Williams and Wilkins, 2004.
16 Diagnostisch Kompas 2003. Amstelveen: College voor Zorgverzekeringen, 2003.
17 Crosignani PG, Vegetti W. A practical guide to the diagnosis and management of amenorrhoea. Drugs 1996;52:671-81.
18 Hirvonen E. Etiology, clinical features and prognosis in secondary amenorrhea. Int J Fertil 1977:69-76.
19 Schlechte J, Sherman B, Halmi N, et al. Prolactin-secreting pituitary tumors in amenorrheic women: a comprehensive study. Endocr Rev 1980;1:295-308.
20 Mebned S, Jameson JL. Disorders of the anterior pituitary and hypothalamus. In: Fauci AS, Braunwald E, Kasper DL, et al., editors. Harrison's principles of internal medicine. 17th edition. New York: McGraw-Hill, 2007:2195-2217.
21 Hall WA, Luciano MG, Doppman JL, et al. Pituitary magnetic resonance imaging in normal human volunteers: Occult adenomas in the general population. Ann Intern Med 1994;120:817-20.
22 Heiman DL, Amennorrhea. Prim Care Clin Office Pract 2009;36:1-17.
23 NVOG-richtlijn: Prematuur ovarieel falen, diagnostiek en behandeling. Utrecht: Nederlandse Vereniging voor Obstetrie en Gynaecologie, 2001.
24 Westendorp IC, Ankum WM, Mol BW, et al. Prevalence of Asherman's syndrome after secondary removal of placental remnants or a repeat curettage for incomplete abortion. Hum Reprod 1998;13:3347-50.
25 Kasteren YM van. Premature ovarian failure. Therapeutical and etiological aspects. Dissertation. Amsterdam: VU, 1999.
26 The Practice Committee of the American Society for Reproductive medicine. Current evaluation of amenorrhea. Fertil Steril 2008;90:S219-25.
27 Rippey JH. Pregnancy tests: evaluation and current status. CRC Crit Rev Clin Lab Sci 1984;19:353-9.
28 Kiningham RB, Apgar BS, Schwenk TL. Evaluation of amenorrhea. Am Fam Phys 1996;53:1185-94.
29 Goutbeek JB, Lambers MJ, Hompes PGA. Amenorroe. Modern medicine 2007;12:452-7.
30 Insler V, Lunenfeld B. Polycystic ovarian disease: A challenge and controversy. Gynecol Endocrinol 1990;4:51-69.
31 Hull MGR, Knuth UA, Murray MAF, et al. The practical value of the progesterone challenge test, serum oestradiol estimation or clinical examination in assessment of the oestrogen state and response to clomiphene in amenorrhea. Br J Obstet Gynecol 1979;86:799-805.
32 Warren MP. Clinical review 77. Evaluation of secondary amenorrhea. J Clin Endocrinol Metab 1996;81: 437-42.
33 Baird DT. Amenorrhoea. Lancet 1997;350:275-9.
34 Lely AJ van der, Herder WW de, Hofland LJ, et al. Prolactinoom: diagnostiek en behandeling. Ned Tijdschr Geneesk 1996;140:1445-9.
35 Lamberts SWJ, Herder WW de, Kwekkeboom DJ, et al. Current tools in the diagnosis of pituitary tumours. Acta Endocr 1993;129 (suppl 1):6-12.
36 Wolpert SM. The radiology of pituitary adenomas. Endocrinol Metab Clin North Am 1987;16:553-84.
37 Kent DL, Larson EB. Magnetic resonance imaging of the brain and spine. Ann Intern Med 1988;108:402-24.

Anale klachten

H. Schers en H. van Goor

1 Inleiding

Anale klachten die in dit hoofdstuk worden beschreven, zijn pijn, jeuk, afscheiding en een voelbare afwijking gelokaliseerd in en rondom de anus. Rectaal bloedverlies (zie betreffende hoofdstuk in dit boek), obstipatie (zie betreffende hoofdstuk in dit boek), fecale incontinentie en encopresis worden in dit hoofdstuk niet besproken. Anale klachten komen in de algemene bevolking veel voor. Slechts zelden ligt hieraan een ernstige aandoening ten grondslag. Binnen de medische wereld zien vooral huisartsen, dermatologen, chirurgen of gespecialiseerde (basis)artsen die zich proctoloog noemen, patiënten met anale klachten. Proctologie in engere zin is geen erkend specialisme.

De gebruikte terminologie bij anale klachten is soms verwarrend. In morbiditeitsregistraties worden, naast ziekte-entiteiten als varices of psoriasis, ook symptoomdiagnosen gebruikt, zoals anale jeuk (pruritus ani) en anale lekkage (soiling).

2 De klacht in de bevolking

Anale klachten komen vaak voor. Uit een telefonische enquête onder de algemene populatie bleek dat 20% van de ondervraagden op dat moment anale klachten had.[1] In hoeverre het hier anale jeuk, pijn of een ander ongemak betrof, is onbekend. Over specifieke klachten zoals het voelen van een zwelling werden geen gegevens gevonden. Onderzoek in de Verenigde Staten en Groot-Brittannië liet zien dat 4,5% van de bevolking klaagt over aambeien.[2] Uit onderzoek in Nederland blijkt dat 5% van de mensen klachten van aambeien heeft.[3] De ernst van anale klachten kan sterk wisselen: van milde irritatie in geval van inwendige hemorroïden, tot ondraaglijke pijnen bij een getromboseerd hemorroïd. Soms is het optreden van pijnklachten gerelateerd aan de defecatie, zoals bij de fissura ani het geval is. Soms is er sprake van eczeemvorming en pruritus ani die veroorzaakt worden door lichte fecale afscheiding oftewel soiling.

3 De eerste presentatie bij de dokter

In de Nederlandse huisartspraktijk is de incidentie van anale klachten zoals zwelling en afscheiding niet bekend.

Pijn in de anus of het rectum heeft een incidentie van 3,1 per 1.000 patiënten per jaar, mannen ongeveer even vaak als vrouwen, en de hoogste incidentie wordt gezien tussen 65 en 75 jaar.[4] Perianale *jeuk* heeft een incidentie van 2,6 per 1.000 patiënten per jaar. Ook hier is de incidentie bij mannen en vrouwen ongeveer gelijk, en de hoogste incidentie wordt gezien tussen 45 en 75 jaar (figuur 1).[4]

Uit onderzoek in de Verenigde Staten blijkt dat de meeste mensen met anale klachten (80%) hiervoor geen medische hulp zoeken.[1]

Anale klachten nopen zelden tot een spoedconsult of -visite, met uitzondering van patiënten met veel pijnklachten ten gevolge van een getromboseerd hemorroïd of een perianaal abces. Patiënten hebben diverse redenen om met anale klachten een arts te bezoeken. Uit de literatuur zijn hierover geen gegevens voorhanden. De indruk bestaat dat er vaak ongerustheid is over de mogelijke betekenis van de klacht, of men heeft zelf bijvoorbeeld een verdikking gevoeld bij palpatie en wil bevestigd horen dat het aambeien zijn. Ook het falen van een conservatieve behandeling met zelfzorgmiddelen of andere adviezen is nogal eens de aanleiding een arts te raadplegen.

4 Pathofysiologie en differentiële diagnose

De anale regio bestaat aan de buitenkant uit huid, die naar binnen toe via de zona anocutanea doorloopt tot de linea dentata van Morgagni. Deze bestaat uit zes tot tien overlangs gerichte plooien (columnae anales) die onderaan door dwarse plooien zijn verbonden. In de crypten die hierdoor ontstaan, monden de anale klieren uit. Het anale kanaal is drie tot vier centimeter lang en gaat over in het rectum. Het continentiemechanisme voor ontlasting wordt gevormd door de externe en interne plexus haemorrhoidalis, en door de interne onwillekeurige en externe willekeurige sfincters (figuur 3).[5] De pathofysiologie van anale klachten is divers en vanzelfsprekend afhankelijk van de directe oorzaak en lokalisatie van de afwijkingen. De meest voorkomende oorzaken worden hierna beschreven. Alle kunnen in mindere of meerdere mate de beschreven klachten veroorzaken (tabel 2). Een zwelling wordt eigenlijk alleen gevoeld indien die buiten het anale kanaal komt. De symptomen pijn en jeuk kunnen vanuit elk niveau van huid tot rectum ontstaan. De oorzaak van abnormale afscheiding is waarschijnlijk gelegen in een insufficiënt functionerende interne sfincter, vergelijkbaar met gastro-oesofageale refluxziekte.[5,6] In hoeverre er een relatie is met voeding is onzeker.[7]

HEMORROÏDEN

Hemorroïden worden in de volksmond 'aambeien' genoemd. Ze bestaan uit een verwijding van de veneuze plexus haemorrhoidalis. Deze plexus draagt bij aan het continentiemechanisme. Vaak wordt onderscheid gemaakt tussen inwendige en uitwendige hemorroïden, waarbij inwendige hemorroïden ontstaan uit de interne plexus haemorrhoidalis en uitwendige uit de externe plexus haemorrhoidalis. In de praktijk voldoet de indeling naar ernstgraad voor interne hemorroïden het best. Graad I betekent dat hemorroïden niet uitwendig zichtbaar zijn, noch spontaan, noch bij het persen. Van graad II wordt gesproken wanneer de hemorroïden bij persen uit het anale ka-

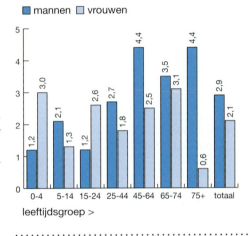

Figuur 1 Incidentie van de klacht perianale jeuk aan het begin van een episode in de huisartspraktijk, per 1.000 patiënten per jaar.[4]

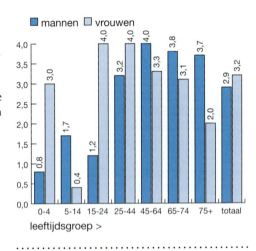

Figuur 2 Incidentie van de klacht pijn anus/rectum aan het begin van een episode in de huisartspraktijk, per 1.000 patiënten per jaar.[4]

naal puilen en spontaan redresseren. Hemorroïden van graad III zijn continu zichtbaar, maar kunnen wel teruggedrukt worden, en die van graad IV zijn niet redresseerbaar. Andere uitingsvormen van hemorroïden zijn zogeheten marisken: uitwendige huidaanhangsels die kunnen hinderen bij een goede anale hygiëne. Ook kan trombosering van hemorroïden optreden, waarbij een stolseltje in een hemorroïd ontstaat dat erg

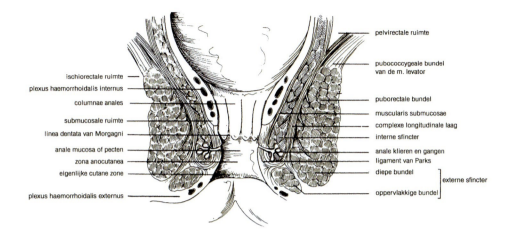

Figuur 3 Frontale doorsnede van het anale kanaal.

pijnlijk is. Bij het ontstaan van hemorroïden predisponeren mogelijk genetische factoren, en verder is een relatie met zittend werk, voedingsgewoonten en obstipatie vaak verondersteld, maar in groot epidemiologisch onderzoek niet bevestigd.[2]

Tabel 1	Indeling hemorroïden.
Graad I	niet zichtbaar, noch spontaan, noch bij persen
Graad II	hemorroïden puilen bij persen uit het anale kanaal
Graad III	hemorroïden zijn continu zichtbaar
Graad IV	hemorroïden zijn niet redresseerbaar

FISSURA ANI

Een fissura ani is een slijmvliesdefect, dat distaal van de linea dentata is gelegen en dat kan worden beschouwd als een ischemisch, chronisch ulcus. Het verloopt radiair en is meestal gelokaliseerd op de commissura posterior. De reden voor deze voorkeurslokalisatie is dat de spontane bloedvoorziening hier het geringst is. Het ulcus ontstaat door een verhoogde tonus in de interne anale sfincter. Hierdoor komt een vicieuze cirkel op gang van verminderde bloedvoorziening, ontstaan van een slijmvliesdefect, pijn, en de pijn leidt weer tot een verhoogde tonus. Pijn staat vaak op de voorgrond, maar niet altijd. De oorzaak van de verhoogde sfinctertonus is niet geheel opgehelderd, maar meestal wordt ervan uitgegaan dat er een relatie is met de passage van harde ontlasting, resulterend in slijmvliesbeschadiging. In ieder geval is er in onderzoek verband gevonden met het vóórkomen van obstipatie.[8]

PERIANAAL ECZEEM

In de dagelijkse praktijk wordt nogal eens de diagnose perianaal eczeem gesteld. Dit is een wat algemene term. De indruk bestaat dat de term perianaal eczeem gebruikt wordt bij diverse huidziekten, zoals constitutioneel eczeem, contacteczeem, lichen sclerosus en psoriasis. Hoewel het stellen van de juiste diagnose niet altijd eenvoudig is, kunnen anamnese en uiterlijke kenmerken de weg wijzen naar de juiste diagnose, zoals het polymorfe beeld met lichenificatie bij constitutioneel eczeem, het erythematosquameuze aspect bij psoriasis (inversa), en de sterk jeukende, witte, dunne huid met lichenificatie bij de lichen sclerosus.

IDIOPATHISCHE PRURITUS ANI

Anale jeuk kan vele oorzaken hebben (tabel 2). Wanneer geen duidelijke oorzaak wordt gevonden voor de klacht pruritus, wordt deze meestal geduid als idiopathisch. In een onderzoek onder verwezen patiënten die zich presenteerden met het symptoom pruritus ani, werd in 75% van de gevallen een oorzaak gevonden; 25% was idiopathisch.[9] In een ander onderzoek werd in ongeveer 50% van de gevallen fecale lekkage aangewezen als de oorzaak van de jeukklachten.[10]

PERIANAAL ABCES

Het perianale abces is een uitermate pijnlijke aandoening, die veroorzaakt wordt door een abcederende ontsteking tussen het lumen van de darm en het subcutane weefsel. De ontsteking gaat uit van de anale crypten ter hoogte van de linea dentata. Uitbreiding van het abces is mogelijk via de bindweefselige septa.[5] Belangrijk is dat aan de buitenzijde van de huid vaak nog weinig te zien is, terwijl het abces al duidelijk aanwezig is. Het rectaal toucher is vaak uitermate pijnlijk.

CONDYLOMATA ACUMINATA

Condylomata acuminata worden beschouwd als een SOA die veroorzaakt wordt door het humaan papillomavirus. Er zijn aanwijzingen dat de incidentie van de aandoening toeneemt. Klinisch manifesteren condylomata zich als papillomateuze wratjes van de huid in en rondom het anale kanaal. De klachten bestaan meestal uit een voelbare zwelling, soms aanleiding gevend tot jeuk, irritatie of wat afscheiding.[11]

ANDERE INFECTIES

Verschillende seksueel overdraagbare aandoeningen kunnen leiden tot anale klachten. Deze worden gezien bij patiënten die anaal seksueel actief zijn. De belangrijkste SOA's die kunnen leiden tot anale klachten zijn chlamydia, gonorroe en de zelden voorkomende syfilis.

OXYURIASIS

Oxyuriasis is een worminfestatie die vooral wordt gezien op de kinderleeftijd. Kleine kinderen klagen meestal niet over jeuk, maar over pijn. De witte, circa een centimeter lange wormpjes zijn met het blote oog prima waarneembaar. Eventueel kunnen de eitjes onder de microscoop worden gezien met de 'plakbandproef': een stukje cellotape wordt kortdurend tegen het anale kanaal geplakt en vervolgens onder de microscoop gelegd. De eitjes kunnen dan eenvoudig onderscheiden worden.

PERIANALE PIJNSYNDROMEN/PROCTALGIA FUGAX

Proctalgia fugax is een grotendeels onbegrepen aandoening waarbij pijn optreedt in het onderste gedeelte van het rectum.[5,12] Deze pijn is vluchtig

Tabel 2	Differentiële diagnose bij (veelvoorkomende) anale klachten.				
	pijn	jeuk	zwelling	afscheiding	bloedverlies
hemorroïden	++	++	+	+/−	++
fissura ani	++	+/−	+/−		
perianaal eczeem	++	+/−			
idiopathische pruritus ani	+++	+			
lichen sclerosus	+++	+/−			
oxyuriasis	+/−	++			
perianaal abces	+++	+/−			
poliep	+	+			
condylomata acuminata	+/−	+			
proctalgia fugax	+++				

en zeer hevig. Het wordt beschouwd als onderdeel van de perianale pijnsyndromen, waartoe ook de coccygodynie wordt gerekend. Perioden zonder klachten worden afgewisseld met aanvallen van heftig krampende pijn. De aanvallen duren seconden tot minuten, en in ieder geval korter dan een halfuur. De oorzaak is waarschijnlijk gelegen in verkramping van de musculatuur van de levator ani.[13]

CARCINOOM

Een carcinoom van anus of rectum zal zich zelden in eerste instantie manifesteren door de hier besproken klachten. Rectaal bloedverlies of defecatieveranderingen zullen meestal de eerste symptomen zijn. Specifieke anale klachten die op een maligniteit duiden, zijn loze aandrang, het gevoel van onvolledige defecatie, en een krampend gevoel in de anus dat verergert tijdens de defecatie (tenesmi ad anum).

5 Kansverdeling van diagnosen

Over de frequentie waarin diagnosen gesteld worden bij de te onderscheiden klachten pijn, jeuk, afscheiding, zwelling of combinaties van deze zijn beperkt gegevens voorhanden (tabel 3).

Lekkage is vaak de oorzaak van pruritus ani, wanneer geen andere specifieke oorzaak wordt gevonden. In een specialistische populatie met als enige klacht pruritus ani werd in 25% van de gevallen geen specifieke oorzaak gevonden. In 75% van de gevallen werden wel afwijkingen zoals hemorroïden (20%), fissura ani (12%) of anorectaal carcinoom (17%) gevonden.[9] Voor de ongeselecteerde populatie in de eerste lijn ligt het aandeel maligniteiten ongetwijfeld veel lager. Cijfers over de oorzaak van rectale afscheiding in de huisartspraktijk zijn niet bekend.

Een zwelling wordt meestal veroorzaakt door hemorroïden. Bij hemorroïden is er geen verschil in voorkomen tussen mannen en vrouwen, en de piek ligt tussen de 25 en 64 jaar. Onder de leeftijd van twintig jaar worden hemorroïden vrijwel nooit gediagnosticeerd.[2,14] Fissuren worden vooral gezien bij kinderen tot de leeftijd van vier jaar en in de groep volwassenen van middelbare leeftijd.[14] In de diverse morbiditeitsregistraties worden voor enkele frequent voorkomende anale aandoeningen vergelijkbare incidenties gevonden (tabel 4). Opvallend is dat de incidentie van oxyuren in de CMR decimeerde sinds de oxyurenbestrijdende geneesmiddelen vrij verkrijgbaar zijn.

Perianale eczemen worden niet apart gecodeerd, maar de ervaring leert dat deze in de huisartspraktijk minder frequent worden gezien.

Tabel 3	Einddiagnosen bij de klachten pijn van de anus of het rectum en anale jeuk (a-priorikansen in %).[4]	
	pijn anus/rectum	anale jeuk
hemorroïden	23%	5%
abces/fissuur	29%	8%
pijn anus/rectum e.c.i.	22%	
perianaal jeuk e.c.i.		35%
eczeem		11%
wormen		10%
dermatomycose		10%
andere diagnosen	26%	21%

Tabel 4	Incidentie in de huisartspraktijk van hemorroïden, fissura ani, oxyuren.[3,4,14]		
	transitie[4]	CMR[14]	NIVEL[3]
hemorroïden	6,6	8,2	6,8
fissura ani	1,0	3,8	3,2
oxyuren	2,8	0,5	–

6 Betekenis van de voorgeschiedenis

Het vóórkomen van de genoemde huidaandoeningen, zoals eczeem en psoriasis, moet bij anale klachten aan deze aandoeningen doen denken. Promiscuïteit en actieve homoseksualiteit zijn gerelateerd aan seksueel overdraagbare aandoeningen zoals condylomata en andere SOA's. Na een recente bevalling zijn vaak hemorroïden aanwezig.

7 Betekenis van de anamnese

Van alle gevallen van anale klachten die worden aangeboden aan de huisarts, kan het merendeel eenvoudig worden gediagnosticeerd met behulp van anamnese, lichamelijk onderzoek en rectaal toucher.

De arts vraagt naar defecatiepatroon, jeuk, pijn, bloedverlies en fecale lekkage (zie tabel 2). Het optreden van pijn *tijdens de defecatie* doet denken aan een anale fissuur of aan hemorroïden. Wanneer de pijn optreedt *op willekeurige momenten*, is proctalgia fugax waarschijnlijker. Continue hevige pijn is verdacht voor een perianaal abces of een trombose van een hemorroïd. Obstipatie kan in de richting wijzen van fissuren.

8 Betekenis van het lichamelijk onderzoek

Inspectie neemt een cruciale plaats in. Dit is het best mogelijk door de bilplooien te spreiden en de patiënt iets te laten persen. Gekeken wordt naar huidafwijkingen, aanwijzingen voor lekkage, hemorroïden, marisken en krabeffecten. Verreweg de meeste aandoeningen zijn met het blote oog goed waarneembaar. Bij het spreiden van de anus is ook een fissuur in de achterste commissuur goed zichtbaar.

Daarnaast neemt het rectaal toucher een belangrijke plaats in. Uit Frans onderzoek blijkt dat een arts prima in staat is om de rusttonus, de knijpkracht en de lengte van het anale kanaal door middel van het rectaal toucher te beoordelen.[15] Een verhoogde tonus van de sfincter ani is een sterke aanwijzing voor een fissura ani. Hemorroïden graad I zijn bij het rectaal toucher niet te voelen. Pijn bij rectaal toucher is een sterke aanwijzing voor een anaalfissuur of een perianaal abces.

9 Betekenis van eenvoudig aanvullend onderzoek

PROCTOSCOPIE

Het aanvullend onderzoek bij verdenking op een afwijking in het anale kanaal, zoals hemorroïden, bestaat vooral uit proctoscopie. Hiermee is een beoordeling mogelijk van het anale kanaal en het meest distale deel van het rectum. Inwendige hemorroïden, poliepen en maligniteiten kunnen vaak goed worden onderscheiden. Over de voorspellende waarde van proctoscopie in de huisartspraktijk bestaan geen betrouwbare gegevens.

> **Proctoscopie**
>
> De huisarts kan proctoscopie verrichten zonder de patiënt vooraf te laxeren. Bij proctoscopie wordt een starre scoop met obturator voorzichtig ingebracht. Na het verwijderen van de obturator kan bij goede verlichting prima zicht worden verkregen op het inwendige van het anale kanaal en het distale deel van het rectum.
>
> Indien verder in het colon gekeken moet worden, gebeurt dit door een specialist met behulp van een sigmoïdoscoop. Hierbij is laxeren van de patiënt noodzakelijk om goed zicht te hebben.

10 Betekenis van complex aanvullend onderzoek

Complex aanvullend onderzoek is bij anale klachten nauwelijks geïndiceerd. Bij verdenking op fecale incontinentie als oorzaak voor de anale klachten kan, indien rectaal toucher niet bijdragend is, een anomanometrie worden verricht. Bij verdenking op een prolaps of rectumcarcinoom als oorzaak van de klachten is aanvullend onderzoek geïndiceerd in de vorm van defecografie, respectievelijk sigmoïdoscopie met biopten.

11 Samenvatting

Anale klachten komen in de algemene bevolking frequent voor. Slechts een minderheid van degenen die er last van hebben, zoekt medische hulp. De meest voorkomende afwijkingen zijn hemorroïden en het fissura ani. Zelden worden anale klachten veroorzaakt door een ernstige aandoening zoals een rectumcarcinoom. Met behulp van een zorgvuldige anamnese, adequate inspectie en rectaal toucher, en eventueel aanvullende proctoscopie, kan in vrijwel alle gevallen de diagnose gesteld worden. Specialistisch onderzoek is zelden geïndiceerd.

Literatuur

1 Nelson RL, Abcarian H, Davis FG, Persky V. Prevalence of benign anorectal disease in a randomly selected population. Dis Colon Rectum 1995;38(4); 341-4.
2 Johanson JF, Sonnenberg A. The prevalence of hemorrhoids and chronic constipation. An epidemiology study. Gastroenterol 1990;98(2):380-6.
3 Linden MW van der, Westert GP, Bakker DH de, Schellevis FG. Tweede Nationale Studie naar ziekten en verrichtingen in de huisartspraktijk. Utrecht: NIVEL, 2004.
4 Okkes I, Oskam SK, Lamberts H. Van klacht naar diagnose. Bussum: Coutinho, 1998.
5 Schouten WR. Anus. In: Gooszen HG, Aronson DC, Blankensteijn JD, Gouma DJ, Kroon BBR, Vugt AB van, Lange JF. Leerboek chirurgie. 1e druk. Houten: Bohn Stafleu van Loghum, 2006:261-6.
6 Farouk R, Duthie GS, Pryde A, Bartolo DC. Abnormal transient internal sphincter relaxation in idiopathic pruritus ani: Physiological evidence from ambulatory monitoring. Br J Surg 1994;81(4):603-6.
7 Friend WG. The cause and treatment of idiopathic pruritus ani. Dis Colon Rectum 1977;20(1):40-2.
8 Jensen SL. Diet and other risk factors for fissure-in-ano. Prospective case control study. Dis Colon Rectum 1988;31(10):770-3.
9 Daniel GL, Longo WE, Venava, AM III. Pruritus ani. Causes and concerns. Dis Colon Rectum 1994;37(7): 670-4.
10 Smith LE, Henrichs D, McCullah RD. Prospective studies on the etiology and treatment of pruritus ani. Dis Colon Rectum 1982;25(4);358-63.
11 Maw R, Krogh G von. The management of anogenital warts. BMJ 2000;321(7266):910-1.
12 Babb RR. Proctalgia fugax: would you recognize it? Postgrad Med 1996;99(4):263-4.
13 Whitehead WE, Wald A, Diamant NE, et al. Functional disorders of the anus and rectum. Gut 1999; 45(Suppl 2):1155-9.
14 Lisdonk EH van de, Bosch WJHM van den, Lagro-Janssen ALM, Schers HJ. Ziekten in de huisartspraktijk. 5e druk. Maarssen: Elsevier Gezondheidszorg, 2008.
15 Siproudhis L, Ropert A, Vilotte J, et al. How accurate is clinical examination in diagnosing and quantifying pelvirectal disorders? A prospective study in a group of 50 patients complaining of defecatory difficulties. Dis Colon Rectum 1993;36(5):430-8.

Bovenbuikklachten, niet-acute

M.E. Numans

Ga naar de website extras.bsl.nl/alledaagseklachten voor de video bij dit hoofdstuk

1 Inleiding

Klachten in de bovenbuik komen frequent voor en hebben een groot aantal uiteenlopende oorzaken.[1] Het kan gaan om kortdurende klachten veroorzaakt door infectieuze aandoeningen, zoals misselijkheid, overgeven en pijn bij gastro-enteritis, maar ook om meer chronisch recidiverende klachtenpatronen van zuurbranden, oprispen, opgeblazen gevoel en/of pijn gelokaliseerd in de bovenbuik. Veel klachten in de bovenbuik zijn, net als het prikkelbaredarmsyndroom, geassocieerd met of zelfs veroorzaakt door ongerustheid en psychische problematiek zoals angst en depressie.[2,3] Dit stelt hoge eisen aan de consultvaardigheid van de behandelend arts en heeft vaak ook consequenties voor de behandeling.

Onder de patiënten met niet-acute klachten in de bovenbuik, wordt bij een minderheid een ernstige aandoening gevonden. Het merendeel van de klachten is functioneel en 'self-limiting'.[4] Bij maag-, darm- en leverziekten zijn de gezondheidsrisico's met betrekking tot acute bedreigende morbiditeit en mortaliteit meestal geringer dan bijvoorbeeld in de cardiologie, maar de hoeveelheid gederfde levensvreugde en de budgettaire gevolgen van ongerichte diagnostiek en langdurig medicatiegebruik zijn aanzienlijk. Dit maakt het werkgebied maag-, darm- en leverziekten, en vanwege van de frequentie van voorkomen met name dat deel waarbij de klachten zich in de bovenbuik voordoen, voor iedere arts buitengewoon relevant.

In dit hoofdstuk wordt uitgegaan van klachten die door patiënten in de spreekkamer in de bovenbuik worden aangegeven. Daarbij moet in de differentiële diagnose niet alleen rekening gehouden worden met aandoeningen die hun oorzaak ook daadwerkelijk vinden in het bovenste deel van de maag-darmtractus. De klachten vertalen zich aldus in te objectiveren aandoeningen zoals gastro-oesofageale refluxziekte (GORZ, GORD, GERD), dyspepsie, peptisch ulcuslijden, maligniteit in oesofagus of maag en afwijkingen aan lever, galblaas en pancreas. Ook het prikkelbaredarmsyndroom en inflammatoire darmziekten en daarnaast gegeneraliseerde aandoeningen zoals coeliakie en bijvoorbeeld ontregelde diabetes mellitus, kunnen echter klachten in de bovenbuik veroorzaken.

2 De klachten in de bevolking

Klachten in de bovenbuik worden lang niet altijd in de spreekkamer van de dokter gemeld. Telefonische enquêtes maakten in het verleden duidelijk dat ongeveer een kwart van de 'doorsnee' bevolking in de voorafgaande maand klachten in de bovenbuik heeft en dat daarvan maar een tiende naar de huisarts is geweest met die klachten.[5] Vergelijkbare percentages zijn ook in Nederland bij vragenlijstonderzoek gevonden (tabel 1).[1]

MISSELIJKHEID EN BRAKEN

Misselijkheid en braken worden vooral door hun hinderlijkheid voor relatief ernstige klachten gehouden. Meestal echter komen misselijkheid en braken voor in het kader van een relatief onschuldige voorbijgaande infectie zoals virale gastro-enteritis en is symptoombestrijding voldoende. Als misselijkheid en braken voorkomen in combinatie met een uitgebreider klachtenpatroon in de bovenbuik met bijvoorbeeld pijn, langdurig oprispen of onvrijwillig afvallen, dan zijn de klachten meer alarmerend van aard. Zie verder ook het hoofdstuk Misselijkheid en braken in dit boek.

Tabel 1	Zelfgerapporteerde klachten in de bovenbuik in de algemene bevolking, de voorafgaande twee weken.[1]		
klacht	mannen (%)	vrouwen (%)	totaal (%)
buikkrampen/-pijn	6,6	13,6	10,4
misselijkheid	4,6	9,6	7,3
zuurbranden	7,0	6,9	6,9
maagpijn	5,2	7,0	6,1
braken	1,9	4,2	3,1
ernstige of hardnekkige darmstoornissen langer dan drie maanden	1,9	4,3	3,2

ZUURBRANDEN, OPRISPEN, REFLUX

De algemeen geaccepteerde 'Rome-criteria' voor functionele maag-darmaandoeningen vermelden bij 'zure reflux', het terugstromen van maagzuur in de slokdarm, dat deze klachten een rechtstreekse relatie hebben met 'gastro-oesofageale refluxziekte' (GERD of GORD): de klachten zouden een hoge specificiteit hebben.[6] In de praktijk van de eerste lijn is er echter zeker in het begin van een episode met klachten veel overlap en is de kans dat klachten ten onrechte als refluxziekte worden geïnterpreteerd en behandeld aanzienlijk. Klachten van zuurbranden hebben onafhankelijk van de behandeling over het algemeen een relatief goedaardig beloop en zijn hinderlijk, maar niet bedreigend. Een subgroep van de mensen met zuurbranden heeft echter ernstiger en meer hardnekkige klachten die adequate diagnostiek en behandeling vragen.

DYSPEPSIE, MAAGPIJN, MAAGKLACHTEN

De eerder vermelde 'Rome-criteria' definiëren dyspepsie als 'continue of terugkerende klachten van pijn of een onaangenaam gevoel in de bovenbuik, al dan niet gepaard gaand met misselijkheid, opboeren of een opgeblazen gevoel'.[6] Dyspepsie is een symptoomdiagnose, of een syndroom gedefinieerd op basis van klachten. Deze klachten kunnen berusten op een peptisch ulcus, ontsteking of een functionele aandoening (veranderde motiliteit en/of gevoeligheid van de maag) en zelden ook op een maligniteit. Dyspepsie is geen alarmsymptoom, maar veroorzaakt veel ongerustheid.[2]

3 De eerste presentatie bij de dokter

Bovenbuikklachten zijn in de gezondheidszorg bij veel artsen vrijwel dagelijks aan de orde. Ook hier is sprake van een 'ijsbergfenomeen'. Slechts een kwart van de mensen met klachten zoekt daarvoor medische hulp en daarvan komt 10 tot 15% uiteindelijk, maar in de tweede lijn terecht.[5] Naar de snijdende specialisten wordt bij deze niet-acute klachten maar zelden verwezen.[7]

Iedere huisarts met een 'normpraktijk' met ca. 2.350 ingeschreven patiënten ziet wekelijks één of twee patiënten met niet-acute klachten in de bovenbuik.[8] De helft van hen komt er op dat moment 'nieuw' mee naar het spreekuur (incidentie), de andere helft was al eerder bij de huisarts met dezelfde klachten (prevalentie). De frequentie van voorkomen varieert met leeftijd en geslacht (vaker bij ouderen, vaker bij vrouwen) en zal daarom ook in praktijkpopulaties variëren met de samenstelling ervan. De onderliggende pathologie varieert ook met leeftijd en geslacht. Naast de geregistreerde consultatie (consult in de spreekkamer, visite, telefonisch) wordt nog eens zo vaak via de balie of de telefoon bij de assistente een recept verlengd dat met klachten in de bovenbuik te maken heeft. Bovenbuikklachten komen aldus voor in de top twintig van meest voorkomende redenen om de huisarts te bezoeken (tabel 2) en bij deze klachten voorgeschreven medicatie (voornamelijk zuurremmers) staat in verband met de kosten veel in de publieke belangstelling. Recent onderzoek heeft aannemelijk gemaakt dat 75% van de 'maagklachten' in de bovenbuik die bij de huisarts worden gepresenteerd in de loop van het eerste jaar onafhankelijk van de behandeling verdwijnt of in ieder geval verbetert.[4] Gedurende dat jaar wordt gemiddeld een kwart van deze personen verwezen of aanvullend onderzocht, waarbij vooral degenen die herhaald consulteren in de tweede lijn terechtkomen.[7] Relatief veel klachten gaan gepaard met ongerustheid en psychisch onwelbevinden.[9,10]

Tabel 2 Incidentie van niet-acute bovenbuikklachten in de huisartspraktijk per 1.000 patiënten per jaar.[1,7]

	mannen	vrouwen	meest voorkomend in de leeftijdsgroep
maagpijn	23	26	vanaf 24 jaar
zuurbranden	6	7	vanaf 24 jaar
andere gelokaliseerde buikpijn	35	69	alle leeftijden
misselijk	9	19	vooral vanaf 75 jaar
braken	17	19	bij kleine kinderen en hoogbejaarden
haematemesis	1	1	vanaf 65 jaar
melaena	2	1	vanaf 45 jaar

4 Pathofysiologie en differentiële diagnose

Een aantal pathofysiologische mechanismen zijn van belang wanneer het gaat over niet-acute klachten in de bovenbuik. Zowel bij refluxziekte als bij dyspepsie speelt de motoriek van het maagdarmkanaal een belangrijke rol. Klachten in de bovenbuik ontstaan meestal door een combinatie van factoren. Differentiaaldiagnostisch moet bij niet-acute klachten in de bovenbuik en achter het borstbeen ook worden gedacht aan (atypische) angina pectoris of een myocardinfarct, zelden aan een aneurysma, aan pulmonale problematiek of, na uitsluiting van meer urgente oorzaken, ook aan een hernia epigastrica of aan myogene problematiek in thorax of buikwand.

REFLUXZIEKTE

Het meest uitgesproken is de multiconditionele oorzaak bij refluxziekte, waarbij het sluitmechanisme op de overgang van slokdarm naar maag disfunctioneert. Er is een te lage spanning van de onderste oesofagus sfincter (*lower esophageal sphincter* (LES)), waardoor maagzuur omhoog kan stromen in de slokdarm. Een mechanisch probleem is ook de hiatus hernia, waarbij de overgang van slokdarm naar maag door het diafragma naar boven schuift. Daardoor kan ook in dit geval het maagzuur (en voedsel) gemakkelijker naar boven terugstromen. Min of meer het tegenovergestelde is overigens het geval bij achalasie. In dat geval ontstaan overheersend passagestoornissen door het niet voldoende openen van de overgang van slokdarm naar maag. Genoemde mechanische ('motorieke') problemen vormen in wisselende combinatie met overmatige zuurproductie in de maag en toegenomen pijnperceptie in de slokdarm de huidige pathofysiologische verklaring van klachten die passen bij refluxziekte.

DYSPEPSIE, OF NIET DOOR REFLUXZIEKTE VEROORZAAKTE MAAGKLACHTEN

Bij dyspepsie, als naast een opgeblazen gevoel, vaag onwelbevinden in de bovenbuik en soms zuurbranden, ook pijn in de bovenbuik een rol speelt, worden motoriekproblemen (bijvoorbeeld vertraagde maagontlediging) vaak gecombineerd met of veroorzaakt door ontstekingsverschijnselen in het maagslijmvlies. Erosies in het maagslijmvlies en ulcera in maag of duodenum ontstaan als gevolg van het gebruik van NSAID's en onder invloed van de aanwezigheid van *Helicobacter pylori*. Ook het gebruik van sommige antidepressiva (SSRI's) kan soms klachten geven en is een (beperkte) risicofactor voor schade aan het maagslijmvlies met soms ulcusvorming en/of bloeding uit de maagwand tot gevolg. Vrijwel alle ulcera duodeni worden veroorzaakt door *H. pylori* en ook ongeveer 70% van de ulcera ventriculi ontstaat op die manier. Nu in de westerse wereld de infectiekans met *H. pylori* afneemt, neemt het relatieve aandeel van de door gebruik van NSAID's en andere oorzaken ontstane ulcera toe. Een infectie met *H. pylori* geeft altijd *gastritis*. Gastritis als macroscopische (bij endoscopie) of microscopische (in een biopt onder microscoop bekeken) bevinding is echter, tenzij er sprake is van erosies, (pre)ulceratie en bloeding, niet per definitie de verklaring van dyspepsie of maagklachten.

IRRITABLE BOWEL SYNDROME (IBS)

Een aandoening die rechtstreeks of indirect ook aanleiding kan geven tot klachten in de bovenbuik is het prikkelbaredarmsyndroom (PDS, *irritable bowel syndrome* (IBS)). Dit syndroom wordt elders in dit boek uitgebreider beschreven. Niet zelden blijken dyspeptische klachten in breder verband samen met klachten van het lagere deel van de tractus digestivus voor te komen. De motoriekproblemen die deels aan het prikkelbaredarmsyndroom ten grondslag liggen, zoals obstipatie en vertraagde maagontlediging of vertraagde peristaltiek, hebben dan ook hoger in de tractus digestivus gevolgen ('the constipated stomach').[11] De combinatie van moeilijk verklaarbare klachten lijkt nogal eens tot verwijzing naar de tweede lijn te leiden.[8]

COELIAKIE

Coeliakie is een auto-immuunziekte waarbij glutenintolerantie een scala aan weinig specifieke, meer of minder ernstige buikklachten kan geven. Klassiek wordt coeliakie gevonden bij kinderen, maar er is een tweede piek in het stellen van de diagnose tussen twintig en veertig jaar. Het gaat dan om mensen bij wie de intolerantie vermoedelijk al langer bestaat, maar bij wie het nog niet eerder tot diagnostiek is gekomen. Met een geschatte prevalentie van 80.000 in Nederland (tien in iedere huisartspraktijk) zijn veel patiënten niet symptomatisch. Coeliakie kan zich openbaren door diarree en buikpijn, ook in de bovenbuik.[12]

GALSTENEN

De relatie tussen klachten in de bovenbuik en galstenen is niet eenduidig, tenzij het om koliekpijnen gaat.[13] De klachten worden veroorzaakt door het vastlopen van stenen in de galwegen. Van oudsher adviseren de leerboeken bij 'maagklachten' ook wel op basis van de klassieke kenmerken 4×F (*female, fat, fertile, fair*) bij bovenbuikklachten, nadere diagnostiek naar galstenen door middel van echografie niet over te slaan. Interventie is bij symptomatische galstenen vooral bij intermitterende koliekpijnen zinvol en geschiedt tegenwoordig meestal met laparoscopische chirurgie.

CHRONISCHE PANCREATITIS

Chronische pancreatitis is een zeldzame aandoening, die vooral aan het licht komt naar aanleiding van vage pijnklachten in combinatie met spijsverteringsstoornissen. In het ontstaan is er een relatie met galstenen en chronisch galweglijden, alsmede met alcoholgebruik. De gevolgen bestaan uit verminderde beschikbaarheid van exocriene pancreasenzymen, vooral betrokken bij de vet- en eiwitvertering. Op termijn kan ook een insufficiëntie van de endocriene pancreasfunctie ontstaan, zich uitend in diabetes. De spijsverteringsstoornissen die optreden uiten zich in vet- en eiwitverlies via de ontlasting en gewichtsverlies. De diagnose wordt gesteld aan de hand van calcificaties bij echografie en analyse van de ontlasting.

HEPATITIS

Hepatitis openbaart zich doorgaans eerst als een ziekte met koorts en icterus, waarbij de bovenbuikklachten niet de reden voor een bezoek aan de dokter vormen. De beschrijving van de verschillende vormen van virale en alcoholische hepatitis en van non-alcoholische steatosis hepatis (NASH) gaat buiten het bestek van dit hoofdstuk.

MALIGNITEIT

Bij de personen die met niet-acute klachten in de bovenbuik de huisarts bezoeken wordt incidenteel een maligniteit gevonden. In het algemeen worden maligniteiten in slokdarm, maag, galwegen en lever door hun sluimerend begin pas gevonden in een relatief gevorderd stadium. Het merendeel van de patiënten bij wie een maligniteit in het bovenste deel van de tractus digestivus wordt gevonden, bezocht de huisarts met alarmsymptomen. Alarmerende klachten die onder meer kunnen samenhangen met een maligniteit in lever, galwegen en pancreas zijn de 'stille icterus' (zonder pijn of jeuk), ontkleurde ontlasting, afvallen en malaiseklachten. Het meest in het oog springende alarmsymptoom bij klachten in de bovenbuik is dysfagie, ook wel beschreven als passagestoornissen, slikstoornissen of obstructie. Dyspepsie vormt bij slechts 5% de reden van consultatie en deze maligniteit heeft een slechte prognose.[14] De vijfjaarsoverleving van maligniteiten in slokdarm en maag is ondanks verbeterde mogelijkheden van vroegdiagnostiek en -behandeling, verbeterde operatietechnieken en verdergaande chemotherapeutische mogelijkheden nog altijd zeer matig.

PATHOLOGIE IN ANDERE TRACTI

Differentiaaldiagnostisch moet bij op refluxziekte gelijkende klachten of bij bovenbuikklachten worden gedacht aan (atypische) angina pectoris of een onderwandinfarct en ook omgekeerd: de 'non cardiac chest-pain' die pathofysiologisch door reflux van maagzuur in de slokdarm wordt verklaard en daarom goed reageert op behandeling met zuurremmende medicatie. Pulmonale problematiek kan ook atypische bovenbuikklachten geven: een van de symptomen van pneumonie kan bovenbuikpijn zijn. Ook hier is, omgekeerd, soms refluxziekte de oorzaak van chronische hoestklachten ('gastric asthma'). Klassiek zijn de onverklaarde bovenbuikklachten die soms samengaan met ontregeling van diabetes mellitus.

5 Kansverdeling van diagnosen

Bij nieuwe presentatie van niet-acute klachten in de bovenbuik wordt de kans op een relevante aandoening bepaald door verschillende factoren. In het algemeen neemt de kans op ernstige pathologie en vooral op een maligniteit toe bij het oplopen van de leeftijd. In de internationale literatuur wordt het afkappunt waarboven met ernstige pathologie rekening moet worden gehouden gelegd bij 45 jaar, maar het hanteren van een absolute grens moet in de dagelijkse praktijk worden afgeraden: ernstige pathologie wordt relatief vaak gevonden op basis van de zogeheten 'alarmsymptomen' en leeftijd op zichzelf is dat niet. Bij jonge mensen zijn niet-acute klachten in de bovenbuik relatief vaak functioneel en worden symptomatisch behandeld. Daarbij wordt uiteindelijk ook vaak geen definitieve diagnose gesteld (tabel 3).

6 Betekenis van de voorgeschiedenis

In al het wetenschappelijk onderzoek dat in de huisartsenpopulatie is gedaan naar niet-acute aandoeningen in de bovenbuik is de voorspellende waarde van de voorgeschiedenis opvallend.

Tabel 3 A-priorikansen op de diagnose (ICPC-code) bij klachten (ICPC-code) in de bovenbuik in afgerond procenten.[7]

diagnose klacht	peptisch ulcus (D85/86)	stoornissen maagfunctie (D87)	hernia diaphragmatica (D90)	spastisch colon/IBS (D93)	ziekte oesophagus (D84)	gastro-enteritis (D73)	cholecystitis/cholelithiasis (D98)	klachtdiagnose (geen diagnose gesteld)	overige
maagpijn (D02)	7	36	2	3	2	3	2	23	17
zuurbranden (D03)	–	36	5	–	11	–	–	31	21
andere gelokaliseerde buikpijn (D06)	–	4	–	13	–	3	3	33	44
misselijk (D09)	–	15	–	2	–	10	2	20	41
braken (D10)	1	9	–	–	–	28	1	17	44
haematemesis (D14)	14	20	–	–	–	–	–	-25	41

Een ooit gediagnosticeerd peptisch ulcus is een krachtige voorspeller voor het optreden van een recidief.[15] Een aangetoonde hiatus hernia zonder verdere afwijkingen is een krachtige voorspeller voor het aantreffen van oesofagitis bij gastroscopie (tabel 4).[16] Het al dan niet uitgevoerd hebben van H pylori-eradicatie als behandeling van peptisch ulcus, bepaalt het beleid bij hernieuwd optreden van klachten in de bovenbuik. Dat betekent dat alle diagnostische bevindingen en hun behandeling rond klachten in de bovenbuik heel goed moeten worden geregistreerd en overgedragen. Deze gegevens zijn van groot belang voor de arts die bij hernieuwde klachten in een later stadium door dezelfde patiënt wordt geconsulteerd.

7 Betekenis van de anamnese

Bij niet-acute klachten in de bovenbuik is de anamnese in de meeste gevallen de belangrijkste informatiebron waarmee een waarschijnlijkheidsdiagnose wordt gegenereerd (tabel 6). In de anamnese zou de meeste energie en tijd moeten worden gestoken en over de aard van de te verzamelen informatie in relatie tot de belangrijkste diagnosen zijn inmiddels veel wetenschappelijke gegevens bekend. Bij de meerderheid van de patiënten in de eerste lijn zijn de klachten in de bovenbuik 'medisch' onverklaard; dat wil in dit geval zeggen dat de klachten met aanvullend onderzoek niet van een diagnose kunnen worden voorzien en in dat geval worden ze als 'functioneel' van aard beschouwd. De anamnese wordt echter toch in eerste aanleg vooral gebruikt om ernstige aandoeningen op het spoor te komen dan wel uit te sluiten.

Hierna wordt de samenhang van anamnestische kenmerken met drie belangrijke diagnosen besproken. Telkens wordt de diagnose vastgesteld met een relevante diagnostische test, de referentietest, ook wel de 'gouden standaard'. Anamnestische kenmerken, zoals antwoorden op vragen of de reactie op een eenvoudig in te stellen behandeling, worden beschouwd als informatie die ook als diagnostische test kan worden gebruikt, de zogenaamde indextest. De mate van samenhang tussen indextest en referentietest wordt uitgedrukt in de diagnostische maat likelihood ratio (LR+, de kans op een correcte voorspelling van de diagnose met de referentietest, op basis van de uitslag van de indextest, gedeeld door de kans op een niet-correcte voorspelling, moet bij een zinvolle test bij voorkeur > 1,5 zijn) of, als het om enkelvoudige kenmerken gaat, de statistische maat odds ratio.

REFLUXZIEKTE

De diagnose waarbij het meest op anamnestische kenmerken wordt vertrouwd, is refluxziekte (GORD, GERD). Zuurbranden is een doorslaggevend symptoom van refluxziekte. De positief voorspellende waarde van zuurbranden voor de diagnose refluxziekte wordt in een van de meest geciteerde studies gesteld op 70 tot 80%, maar is in deze niet uit de eerste lijn afkomstige studie vastgesteld in een populatie met 50 tot 60% patiënten met refluxziekte.[17] De klacht zuurbranden is in het perspectief van de eerste lijn (met onder personen met klachten in de bovenbuik een refluxziekteprevalentie in de orde van 10-20%, zie ook tabel 3) een kenmerk dat te frequent aanleiding geeft tot langdurige behandeling met krachtige zuurremmende medicatie, omdat het op basis van tweedelijnsinformatie te

Tabel 4	De relatieve kans op een diagnose (gecorrigeerde odds ratio (OR) met 95% betrouwbaarheidsinterval: OR > 1 komt vaker samen voor, OR < 1 betekent komt minder vaak samen voor) bij kenmerkende voorgeschiedenis.[15,16]		
diagnose	peptisch ulcus	refluxoesofagitis	maligniteit
kenmerk			
eerder peptisch ulcus	3,6 (2,2-6,0)	0,3 (0,1-0,6)	
eerder hiatus hernia	0,3 (0,1-0,7)	2,7 (1,5-4,6)	
eerder dyspepsie			0,4 (0,1-1,1)

snel wordt geassocieerd met de diagnose refluxziekte. De anamnestische kenmerken van refluxziekte zijn in het meeste onderzoek vastgesteld met oesofagitis bij gastroscopie als referentietest. Oesofagitis, ontsteking van het slijmvlies in de oesofagus vastgesteld met gastroscopie, is een van de gevolgen van refluxziekte, maar refluxziekte komt ook zonder slijmvliesafwijkingen voor. In dat geval wordt de diagnose gesteld aan de hand van een 24-uurs zuurmeting in de slokdarm of soms op basis van het verdwijnen van de klachten naar aanleiding van behandeling met sterk zuurremmende medicatie (protonpompremmers).

DYSPEPSIE

Niet op refluxziekte berustende bovenbuikklachten worden dyspepsie of maagklachten genoemd. De onderliggende pathologie waarop diagnostiek wordt gericht, is het peptisch ulcus, in het duodenum of in de maag. Als 'pijn' in het maagkuiltje op de voorgrond staat, vooral op een lege maag, verdubbelt dat de kans op een ulcus als oorzaak van de klachten, maar de kans dat een ulcus wordt gevonden op basis van een risicoberekening in combinatie met andere kenmerken, blijft met een waarde van circa 26% aan de lage kant.[15] Bij het overgrote deel van de patiënten met dyspeptische klachten wordt dan ook geen oorzaak voor de klachten gevonden.

PEPTISCH ULCUS

Worden de dyspeptische klachten veroorzaakt door een peptisch ulcus, dan spelen medicatiegebruik (NSAID) of *H. pylori*-infectie een rol bij het ontstaan. Dyspeptische klachten kunnen uitstekend medicamenteus worden behandeld voordat aanvullend onderzoek wordt gedaan. Een peptisch ulcus op basis van *H. pylori* vraagt echter een heel andere behandeling. Dat is de reden dat in de huidige multidisciplinaire richtlijnen aanvullende diagnostiek wordt aanbevolen als de klachten ondanks symptomatische behandeling niet verdwenen zijn na twee maanden, of als ze snel terugkomen na staken van de behandeling. In tabel 6 wordt de samenhang tussen anamnestische kenmerken en peptische ulcera getoond onder Nederlandse patiënten met klachten in de bovenbuik. De eerste kolom geeft de samenhang van losstaande patiëntkenmerken met de diagnose. In de tweede kolom worden de belangrijkste kenmerken uit de kolom met losstaande kenmerken samengevoegd in een scorelijst (een voorspellingsmodel, of een beslisregel die de kans op een diagnose geeft). In de derde kolom wordt aan die scorelijst de uitslag van een test op *H pylori* toegevoegd. De tabel laat zien dat vooral positieve kenmerken (een voorgeschiedenis met een ulcus, roken, pijnklachten) belangrijk zijn om in te schatten of er ook werkelijk een peptisch ulcus kan worden verwacht; de toegevoegde *H. pylori*-test blijkt uiteindelijk even belangrijk als de kenmerkende pijnklachten. Voor het beleid is het belangrijk dat vooral patiënten met deze kenmerkende klachten en een positieve *H. pylori*-test goed reageren op het weghalen van de bacterie.

Tabel 5	Refluxziekte, likelihood ratio (LR+) gegeven diagnostische kenmerken bij twee referentietests.		
diagnose		oesofagitis bij gastroscopie	afwijkende 24-uurs pH-test
combinatie van kenmerken			
zuurbranden			1,67
regurgitatie/oprispen[17]			1,55
scorelijst met zuurbranden, klachten bij bukken, roken, voorgeschiedenis, geslacht[16]		1,74	
klachten verdwijnen bij behandeling met protonpompremmer[20]		1,3 (0,78-1,86) (ns)	1,8 (1,09-2,58)

ns = niet significant

ALARMSYMPTOMEN

In alle richtlijnen voor het gebruik van aanvullende diagnostiek (met name gastroscopie) bij mensen met klachten in het bovenste deel van de tractus digestivus, wordt geadviseerd bij 'alarmsymptomen' direct een gastroscopie te laten doen. Als het gaat om alarmsymptomen, die zouden moeten leiden tot snelle diagnostiek met gastroscopie omdat een ernstige afwijking in maag of slokdarm moet worden vermoed, doet zich een voor de huisarts heel relevant fenomeen voor. Imminente alarmsymptomen zoals bloedbraken en plotselinge obstructie leiden tot spoedverwijzing naar de tweede lijn. Relatief vaak zijn patiënten met bovenbuikklachten echter bezorgd dat al langer bestaande klachten worden veroorzaakt door een maligniteit. In Nederlands onderzoek blijkt ongeveer een kwart van de aanvragen voor gastroscopie te worden gedaan ter geruststelling bij verdenking van een kwaadaardige aandoening. In die groep is ook gezocht naar kenmerken van een maligniteit, naar symptomen die zouden moeten alarmeren. De waarde van de anamnese voor een dergelijk onderscheid is beperkt en opvallend. Typische dyspepsie, al dan niet in combinatie met zuurbranden, is bij uitstek *geen* aanwijzing voor een kwaadaardige aandoening, maar pleit net als een relatief langdurig beloop van klachten eerder tegen een kwaadaardige oorzaak.[18]

Haematemesis (bloedbraken), melaena (zwarte ontlasting op basis van bloedverlies) en dysfagie of obstructie (het eten wil niet zakken) worden als alarmsymptomen beschouwd die in het kader van klachten in de bovenbuik om verschillende redenen op korte termijn nader onderzoek of snelle interventie vereisen. Haematemesis kan wijzen op een bloeding in de maag of slokdarm door een peptisch ulcus of oesofagus varices en vraagt om snelle endoscopische of chirurgische interventie om de bloeding te stelpen. Melaena kan ook wijzen op een bloeding hoog in de tractus digestivus. Hoge obstructieklachten vragen meestal om snelle diagnostiek in verband met de klachten, maar hoeven niet altijd op een maligniteit te berusten: de oorzaak kan bestaan uit een maligniteit, maar ook bijvoorbeeld uit achalasie of ulcererende oesofagitis. Verschijnselen als icterus (zonder pijn of jeuk) en ontkleuring van de ontlasting zijn om andere redenen alarmerend. Onderzoek heeft uitgewezen dat het goed uitvragen van alarmsymptomen zinvol is, ook om te komen tot doelmatige diagnostiek en daardoor tijdige interventie bij ernstige aandoeningen. Kwaadaardige aandoeningen komen echter niet alleen aan het licht op basis van alarmsymptomen, maar ook door onderzoek in verband met algemene klachten zoals onverklaard afvallen, anemie en algehele malaise in combinatie met aspecifieke buikklachten.

8 Betekenis van het lichamelijk onderzoek

Lichamelijk onderzoek wordt altijd uitgevoerd bij patiënten met klachten in de bovenbuik, maar

Tabel 6 Relatie tussen anamnestische kenmerken, H. pylori en de diagnose peptisch ulcus (odds ratio en 95% betrouwbaarheidsinterval).[15]

kenmerk	ruwe odds ratio (95% BI)	scorelijst	scorelijst met H. pylori-test
leeftijd (per jaar)	1,0 (0,9-1,1)		
hiatus hernia	0,3 (0,03-1,9)		
pijn na de maaltijd	0,6 (0,3-1,2)		
dysfagie/passagestoornis	0,9 (0,4-2,0)		
ulcus in het verleden	6,4 (3,1-13,5)	5,5 (2,6-11,8)	4,6 (2,1-10,1)
roken	2,2 (1,2-4,3)	2,0 (1,0-4,0)	1,9 (0,9-3,8)
hongerpijn	3,0 (1,5-6,2)	2,8 (1,4-6,0)	2,8 (1,3-5,9)
positieve H. pylori-test	3,1 (1,6-6,0)		2,7 (1,4-5,5)

Tabel 7	Relatieve kans op maligniteit in oesofagus of maag bij kenmerken van patiënten met dyspepsie die zijn verwezen voor gastroscopie door huisartsen.[18]
kenmerk	OR (95% betrouwbaarheidsinterval)
melaena	3,0 (0,7-13,4)
dysfagie/passagestoornissen	6,1 (2,1-17,6)
onvrijwillig gewichtsverlies	4,4 (1,6-12,5)
algehele malaise	2,1 (0,7-6,9)
dyspeptische klachten/zuurbranden	0,2 (0,1-0,8)
mannelijk geslacht	1,5 (0,5-4,3)
roken	2,6 (0,9-8,0)

PALPATIE

Het aantreffen van een tumor in de bovenbuik wijst op een andere aandoening, bijvoorbeeld een maligniteit. Het niet-aantreffen van een tumor sluit een maligniteit echter allerminst uit. De wet van Courvoisier (een palpatoire zwelling onder de rechter ribbenboog) duidt op de aanwezigheid van een pal gespannen galblaas ter plaatse. De diagnostische testeigenschappen van de wet van Courvoisier voor het bestaan van galstenen zijn onvoldoende bekend. In de literatuur wordt melding gemaakt van de carnett-test (palpatie van de buik en hernieuwde palpatie na aanspannen van de buikspieren), die onderscheid mogelijk moet maken tussen buikwandpijn en pijn in de (boven)buik. Ook hiervan zijn geen testeigenschappen bekend waar het bovenbuikpathologie betreft.

het voegt niet veel toe aan een positieve bevestiging van een van de niet-acute diagnosen. Richtlijnen schrijven lichamelijk onderzoek dan ook vooral voor als een manier om een volledig beeld te krijgen van de fysieke toestand van de patiënt. Aldus wordt inzicht verkregen in eventueel minder voor de hand liggende verklaringen voor de symptoomdiagnose.

Alarmsymptomen

- haematemesis (bloedbraken)
- melaena (zwarte ontlasting op basis van bloedverlies)
- dysfagie (slikklachten door obstructie of passagestoornissen)
- onbedoeld gewichtsverlies en algehele malaise
- icterus
- ontkleurde ontlasting

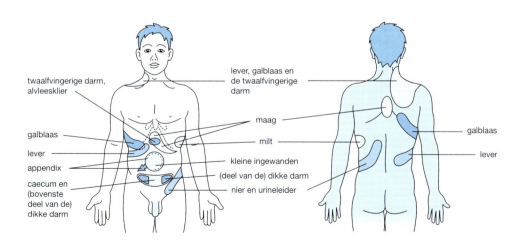

Figuur 1 Patiënten geven vaak aan in welk gebied ze klachten hebben.

9 Betekenis van eenvoudig aanvullend onderzoek

Het aanvullend onderzoek bij niet-acute klachten in de bovenbuik is de laatste jaren nogal in discussie. Er is een aantal diagnostische tests beschikbaar, op basis waarvan in eerste instantie bepalingen uit bloed voor de hand liggen en waarbij uiteindelijk ook een behandeling als diagnostische test wordt gebruikt. Een bijzondere vorm van aanvullend onderzoek is de in Nederland in onbruik geraakte bernstein-test op refluxziekte. Hierbij wordt HCl in een lage concentratie met een sonde in de slokdarm gebracht. Als op deze manier de kenmerkende pijnklachten worden gereproduceerd, wordt de diagnose gastro-oesofageale refluxziekte geacht te zijn bevestigd.[20]

LABORATORIUMDIAGNOSTIEK

Hb en BSE worden bepaald wanneer er verdenking bestaat op anemie of ter oriëntatie op ontsteking of maligniteit.

Leverfunctieparameters worden aangevraagd als gedacht wordt aan hepatitis, galwegpathologie of metastasering.

Amylase wordt bepaald bij verdenking op pancreatitis.

Bij klachten in de bovenbuik die hardnekkig persisteren, wordt non-invasief onderzoek naar *H. pylori* van belang. Dit onderzoek kan plaatsvinden door middel van serologie na bloedafname. Daarnaast bestaat de mogelijkheid *H. pylori* aan te tonen in de feces en met behulp van een zogenaamde C_{13}-ureum ademtest. In de huidige richtlijnen wordt in verband met de goede testeigenschappen de voorkeur gegeven aan de ademtest, maar in de praktijk blijken serologie en de fecestest gemakkelijker uitvoerbaar en ook bij alle laboratoria aan te vragen.[21]

BEELDVORMING

Echografie wordt in het kader van niet-acute klachten in de bovenbuik vooral gebruikt voor galsteendiagnostiek en diagnostiek van nieuwvormingen en metastasen.

Een maagfoto, ook wel bariuminloop, waarbij met dubbelcontrast een opname van de contouren van de binnenkant van de maag wordt gemaakt, werd in de jaren zeventig en tachtig van de vorige eeuw erg veel gebruikt voor diagnostiek van ulcera in maag en duodenum. Deze techniek is inmiddels vrijwel volledig vervangen door endoscopie, ook in de eerste lijn.

ENDOSCOPIE

Oesofagogastroduodenoscopie, kortweg gastroscopie, wordt uitgevoerd met een flexibele fiberendoscoop met de mogelijkheid een biopt te nemen. Aanvankelijk werd hiermee rechtstreeks gekeken in slokdarm en maag; tegenwoordig wordt de endoscoop gekoppeld aan een videomonitor en dat heeft de kwaliteit en mogelijkheden van dit onderzoek sterk bevorderd. Het aanvragen van gastroscopie is eind vorige eeuw vrijwel overal ook vanuit de eerste lijn mogelijk geworden. Endoscopie geeft ook mogelijkheden voor interventie, zoals het plaatsen van stents als vernauwing van de oesofagus worden aangetroffen, of zelfs kleine operatieve ingrepen.

PROEFBEHANDELING

Bij het vermoeden van zuurgerelateerde klachten is het algemeen geaccepteerd dat zuurremmende medicatie (antacida, H_2-receptorantagonisten of protonpompremmers) wordt ingezet voordat aanvullende diagnostiek is gedaan. Daarmee ontstaat de mogelijkheid een expectatieve periode in te lassen waarin het natuurlijk beloop van de klachten kan worden afgewacht tijdens symptoombestrijding.[4] Over de diagnostische betekenis van een succesvolle proefbehandeling wordt veel gediscussieerd. Inmiddels is duidelijk dat ook bij gebruik van krachtige zuurremmende medicatie een aanzienlijk deel van de klachtenreductie wordt veroorzaakt door placebo-effect, hetgeen met name de specificiteit bij het aantonen van refluxziekte beïnvloedt.[19] De strategie om te beginnen met 'step up' zuurremming (beginnen met antacida of H_2-receptorantagonisten) lijkt echter, ook los van de diagnostische betekenis en de wens het natuurlijk beloop een kans te geven, wel het meest kosteneffectief.[22]

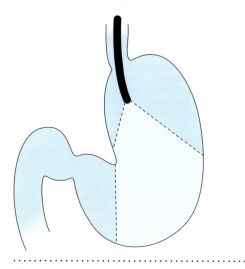

Figuur 2 Gastroscopie.

10 Samenvatting

In de algemene populatie zijn niet-acute bovenbuikklachten een veelvoorkomend verschijnsel. Slechts een klein gedeelte van de mensen met deze klachten wendt zich tot een arts. Ongerustheid speelt hierbij een grote rol. Ernstige aandoeningen liggen zelden aan deze klachten ten grondslag, maar zijn wel het eerste waarop de arts zich door middel van alarmsymptomen oriënteert. De prognose van een maligniteit in slokdarm en maag blijft ondanks toegenomen diagnostische mogelijkheden matig tot slecht. Bij afwezigheid van alarmsymptomen is een gedetailleerde anamnese het belangrijkste instrument voor bepaling van een adequaat differentiaaldiagnostisch beleid. Het natuurlijk beloop van deze klachten is gunstig, maar er zijn enkele aandoeningen waarvoor interventie nodig en nuttig is. Een door *H. pylori* veroorzaakt peptisch ulcus in maag of duodenum moet bijvoorbeeld, gezien de therapeutische consequenties, als zodanig worden gediagnosticeerd. Derhalve zal bij persisteren van de klachten worden overgegaan tot nadere diagnostiek, gericht op het aantonen of uitsluiten van aandoeningen met specifieke consequenties.

Literatuur

1 Linden MW van der, Westert GP, Bakker D de, et al. Tweede Nationale Studie naar ziekten en verrichtingen in de huisartspraktijk: klachten en aandoeningen in de bevolking en in de huisartspraktijk. Utrecht: NIVEL, 2004.
2 Mujakovic S, Wit NJ de, Marrewijk CJ van, Fransen GA, Laheij RJ, Muris JW, et al. Psychopathology is associated with dyspeptic symptom severity in primary care patients with a new episode of dyspepsia. Alim Pharm Ther 2009 Mar 1;29(5):580-8.
3 Velden AW van der, Wit NJ de, Quartero AO, Grobbee DE, Numans ME. GORDpatients on chronic acid suppressive medication: A population-average psychological state. Scand J Gastroenterol 2008 Sep 26:1-3.
4 Quartero AO, Numans ME, Post MW, Melker RA de, Wit NJ de. One-year prognosis of primary care dyspepsia: predictive value of symptom pattern, Helicobacter pylori and GP management. Eur J Gastroenterol Hepatol 2002 (Jan);14(1):55-60.
5 Jones R, Lydeard S. Prevalence of symptoms of dyspepsia in the community. BMJ 1989 Jan 7; 298(6665):30-2.
6 Thompson WG, Longstreth GF, Drossman DA, Heaton KW, Irvine EJ, Muller-Lissner SA. Rome II: a Multinational Consensus Document on Functional Gastrointestinal Disorders. Gut 1999 (45); Suppl 2: II43-7.
7 Bommel MJ van, Numans ME, Wit NJ de, Stalman WA. Consultations and referrals for dyspepsia in general practice – a one year database survey. Postgrad Med J 2001 Aug;77(910):514-8.
8 Okkes IM, Oskam SK, Lamberts H. Van klacht naar diagnose. Episodegegevens uit de huisartspraktijk. Bussum: Coutinho, 1998.
9 Quartero AO, Post MW, Numans ME, Melker RA de, Wit NJ de. What makes the dyspeptic patient feel ill? A cross sectional survey of functional health status, Helicobacter pylori infection, and psychological distress in dyspeptic patients in general practice. Gut 1999 Jul;45(1):15-9.
10 Talley NJ, Phillips SF, Bruce B, Twomey CK, Zinsmeister AR, Melton LJ 3rd. Relation among personality and symptoms in non-ulcer dyspepsia and the irritable bowel syndrome. Gastroenterology 1990; 99:327-33.
11 Hartog G den, Mulder CJ, Thies JE, Wiersma TG. The constipated stomach. An underdiagnosed problem in patients with abdominal pain? Scand J Gastroenterol Suppl 1998;225:41-6.
12 Alaedini A, Green PH. Narrative review: celiac disease: understanding a complex autoimmune disorder. Ann Intern Med 2005 Feb 15;142(4):289-98.
13 Muris JW, Starmans R, Knotnerus JA, Crebolder HF. De diagnostische waarde van symptomen ten aanzien van galstenen, een literatuurstudie. Huisarts Wet 1992;35:316-8.
14 Canga C 3rd, Vakil N. Upper GI malignancy, uncomplicated dyspepsia, and the age threshold for early endoscopy. Am J Gastroenterol 2002;97:600-3.

15 Weijnen CF, Numans ME, Wit NJ de, Smout AJ, Moons KG, Verheij TJ, Hoes AW. Testing for Helicobacter pylori in dyspeptic patients suspected of peptic ulcer disease in primary care: cross sectional study. BMJ 2001 Jul 14;323(7304):71-5.
16 Velden AW van der, Grobbee DE, Kroes RM†, Numans ME. Supporting differential diagnosis of GORD in primary care with weighted patient characteristics. Submitted (proefschrift AW van der Velden, Utrecht, oktober 2008).
17 Klauser AG, Schindlbeck NE, Muller-Lissner SA. Symptoms in gastro-oesophageal reflux disease. Lancet 1990;335:205-8.
18 Lewin van den Broek NT, Numans ME, Buskens E, Verheij TJ, Wit NJ de, Smout AJ. A randomised controlled trial of four management strategies for dyspepsia: relationships between symptom subgroups and strategy outcome. Br J Gen Pract 2001; 51(469):619-24.
19 Numans ME, Lau J, Wit NJ de, Bonis PA. Short term treatment with proton pump inhibitors as a diagnostic test for gastro esophageal reflux disease, a meta-analysis of diagnostic test characteristics. Ann Int Med 2004;140:518-27.
20 Jung B, Steinbach J, Beaumont C, Mittal RK. Lack of association between esophageal acid sensitivity detected by prolonged pH monitoring and Bernstein testing. Am J Gastroenterol 2004 Mar;99(3): 410-5.
21 Numans ME, Wit NJ de, Dirven JAM, Hurenkamp GJB, Meijer QCM, Muris JWM, et al. NHG-Standaard Maagklachten (tweede herziening). Huisarts Wet 2003;46(12):690-700.
22 Marrewijk CJ van, Mujakovic S, Fransen GAJ, Numans ME, Wit NJ de, Muris JWM, et al. Effect and cost-effectiveness of step-up versus step-down treatment with antacids, H2-receptor antagonists, and proton pump inhibitors in patients with new onset dyspepsia (DIAMOND study): a primary-care-based randomized controlled trial. Lancet 2009;373: 215-25.

Buikpijn, acute

M.K. van Alphen, H. de Vries en D. de Jong

1 Inleiding

Onder *buikpijn* verstaan we pijn die aangegeven wordt in de regio abdominalis. Deze wordt begrensd door ribbenboog, diafragma, laterale randen van de erector spinae, bekkenkam, ligamentum inguinale en symfyse. Een aantal organen in de buikholte bevindt zich deels achter de thoraxwand (lever, milt en nieren) of in het kleine bekken (uterus, adnexen en rectum). In dit hoofdstuk wordt ook pijn in de flank gerekend tot buikpijn. Acute buikpijn kan overigens ook een niet-abdominale oorzaak hebben, zoals een myocardinfarct of longembolie.

Met *acute buikpijn* wordt in dit hoofdstuk buikpijn bedoeld die minder dan een week bestaat.[1] Acute buikpijn heeft een groot scala aan oorzaken, variërend van levensbedreigend (perforaties, obstructies) tot onschuldig (bijvoorbeeld gastro-enteritis of ovulatiepijn). Ernstige aandoeningen zijn in aanvang soms symptoomarm, terwijl buikpijn die uiteindelijk van onschuldige aard bleek, dramatisch kan beginnen.[2] Dit is soms het geval bij een prikkelbaredarmsyndroom.

Met *acute buik* worden meestal die gevallen van acute buikpijn aangeduid waarbij de diagnose nog niet zeker is en met spoed een medische beslissing in het ziekenhuis noodzakelijk is.[2,3] Vaak is er sprake van peritoneale prikkeling, maar ook obstructie of vaatafwijkingen kunnen de pijn veroorzaken (zie paragraaf 4). Dikwijls, maar niet altijd, gaat het bij een acute buik om de vraag of er operatief moet worden ingegrepen. Voorbeelden hiervan zijn verdenking op acute appendicitis (beslissing: laparotomie) of verdenking op acute pancreatitis (beslissing: opname en conservatieve (niet-operatieve) behandeling).

De diagnostiek van buikpijn wordt verder besproken in de hoofdstukken *Bovenbuikklachten, niet-acute* en *Buikpijn, chronische*. Acute buikpijn is een frequent voorkomend probleem in de huisartspraktijk. Nieuwe episoden van buikpijn worden twee- tot driemaal per week gepresenteerd.[4] Van alle patiënten op afdelingen Spoedeisende Hulp van ziekenhuizen heeft een tiende tot een derde deel acute buikpijn.[5,6] Bij acute buikpijn is het een uitdaging voor de huisarts om de urgentie in te schatten. Hij moet de ernstige gevallen tijdig onderkennen en naar de juiste klinisch specialist verwijzen: chirurg, gynaecoloog, internist of uroloog. Een acute blindedarmontsteking moet bijvoorbeeld vrij snel geopereerd worden ter voorkoming van perforatie en peritonitis. Deze complicaties gaan gepaard met hevige pijn, hebben soms de dood tot gevolg en leiden dikwijls tot adhesievorming. Te scherp selecteren is riskant en heeft in een aantal gevallen deze vermijdbare complicaties tot gevolg. Onnodige (achteraf gezien) spoedverwijzingen zijn daarom onvermijdelijk.[7] Ook de chirurg staat voor de keus tussen meer zekerheid over de diagnose door nader onderzoek of direct opereren.

De huisarts zal de minder ernstige oorzaken zoveel mogelijk moeten herkennen en zelf behandelen om onnodige verwijzingen en ingrepen te voorkomen. Uiteindelijk zal bij een aanzienlijk deel van de patiënten met acute buikpijn de oorzaak onduidelijk blijven en de buikpijn spontaan overgaan.

Van alle diagnosen bij acute buikpijn wordt uiteindelijk 85 tot 90% gesteld op basis van anamnese en lichamelijk onderzoek.[8] De anamnese is daarbij vaak van grotere waarde dan het lichamelijk onderzoek.[1] Het onderscheid tussen een 'acute buik' en acute buikpijn kan vooral in het begin van het ziektebeloop erg lastig zijn: na verloop van tijd (uren) wordt vaak duidelijker wat er aan de hand is. Afwachten en observeren kunnen daarom van groot nut zijn. Uit Noors onderzoek blijkt dat driekwart van de patiënten met acute buikpijn behandeld wordt in de eerste lijn.[9]

De diagnostiek van acute buikpijn is een zeer uitgebreid onderwerp. De bespreking ervan in dit hoofdstuk beperkt zich daarom tot de eenvoudige diagnostiek in de huisartspraktijk en op de afdeling Spoedeisende Hulp in het ziekenhuis. Specialistisch aanvullend onderzoek blijft buiten beschouwing.

> Om de lezer een indruk te geven van de mate van bewijskracht ter onderbouwing van een aantal belangrijke diagnostische stappen, is deze onderbouwing door de auteurs als volgt aangegeven.
> - [E] = Voldoende bewijskracht; dat wil zeggen meerdere goed opgezette onderzoeken met eensluidende uitkomsten in een vergelijkbare populatie.
> - [A] = Sterke aanwijzingen of indirect bewijs; dat wil zeggen één goed opgezet onderzoek met betrekking tot een vergelijkbare populatie, of meerdere onderzoeken in andere, niet geheel vergelijkbare populaties.
> - [C] = Consensus uit richtlijnen of standaarden met betrekking tot de populatie.

2 De klacht in de bevolking

In het Nivel-onderzoek gaf 10% van de ondervraagden aan in de afgelopen veertien dagen last te hebben gehad van buikkrampen/buikpijn.[10] De gevolgen van acute buikpijn zijn vooral afhankelijk van de onderliggende aandoening. De mortaliteit van op de afdeling Spoedeisende Hulp gepresenteerde patiënten met acute buikpijn is circa 5%.[2]

3 De eerste presentatie bij de dokter

Volgens de gegevens van het Transitieproject is de incidentie van 'buikpijn' als contactreden aan het begin van een episode 56 per 1.000 patiënten per jaar.[4] Het gaat hierbij overigens niet alleen om nieuwe episoden van acute buikpijn, ook de gevallen dat chronische buikpijn voor het eerst gemeld wordt, tellen hier mee. 'Gegeneraliseerde buikpijn/buikkrampen' doen zich voor bij 22/1.000/jaar, 'andere gelokaliseerde buikpijn' bij 35/1.000/jaar.[4] Beide contactredenen zijn vaker geregistreerd bij vrouwen. De figuren 1 en 2 laten geslachts- en leeftijdspecifieke incidenties van buikpijn zien. Pijn toegeschreven aan de vrouwelijke geslachtsorganen, menstruatiepijn en intermenstruele pijn doen zich samen bij 11/1.000 vrouwen per jaar als contactreden voor.[4]

Niet alle buikpijn behoeft geneeskundige interventie. Minder dan een derde van de mensen met gastro-intestinale klachten bezoekt hiervoor een dokter.[11] Bij bijvoorbeeld dysmenorroe, een klacht die bij 50% van de vruchtbare vrouwen in de algemene populatie voorkomt,[12] zal terecht lang niet altijd medische hulp ingeroepen worden. Voor gastro-enteritis geldt hetzelfde. Als medische hulp gevraagd wordt voor acute buikpijn, bestaat deze pijn meestal tussen de 6 en 48 uur.[13,14]

Hulpvragen aan de huisarts zijn bijvoorbeeld de volgende.
- Dokter, ik heb zo'n buikpijn, help me er alsjeblieft vanaf, geef me een goede pijnstiller.
- Dokter ik heb zo'n pijn, het is toch geen blindedarm?
- Ik hoef toch niet naar het ziekenhuis, ik hoef toch niet geopereerd te worden?
- Heb ik soms weer last van mijn spastische darm? Of: Is het weer een diverticulitis? Heb ik kanker?

4 Pathofysiologie en differentiële diagnose

PATHOFYSIOLOGIE

Acute buikpijn kan het gevolg zijn van diverse pathofysiologische processen (zie tabel 1).[8,12]

De pijn ontstaat door prikkeling van sensibele zenuwen in de buik. Daarbij zijn viscerale en pariëtale vezels betrokken.

Deze zenuwprikkeling kan veroorzaakt worden door chemische irritatie zoals maagzuur, gal of darminhoud in de vrije buikholte. Dit leidt tot prikkeling van het peritoneum en gaat gepaard

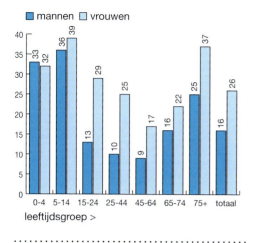
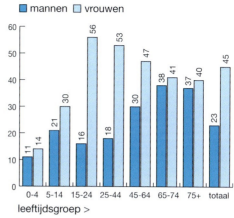

Figuur 1 Incidentie van gegeneraliseerde buikpijn of buikkrampen aan het begin van een episode in de huisartspraktijk, per 1.000 patiënten per jaar.[4]

Figuur 2 Incidentie van andere gelokaliseerde buikpijn aan het begin van een episode in de huisartspraktijk, per 1.000 patiënten per jaar.[4]

met pariëtale pijn. Deze pijn ontstaat in het peritoneum pariëtale, dat een rijkere sensibele innervatie heeft dan het peritoneum viscerale. Viscerale pijn is diffuus en moeilijk te lokaliseren voor de patiënt; pariëtale pijn is scherp en kan nogal eens met één vinger precies aangegeven worden. Appendicitis bijvoorbeeld begint vaak als viscerale pijn boven de navel en gaat over in pariëtale pijn rechtsonder (door prikkeling van het peritoneum pariëtale).

Peritonitis kan lokaal beginnen als een ontsteking van een orgaan. Er zijn vage klachten als weinig eetlust en wat misselijkheid. Vervolgens is er buikpijn rond de navel, braken en lichte temperatuurverhoging; de patiënt begint zich ziek te voelen. Pijn, temperatuur en ziektegevoel nemen toe. Er ontstaat lokale peritonitis met verschijnselen van peritoneale prikkeling (zie anamnese en lichamelijk onderzoek). Shock kan optreden. Ook kan er een infiltraat ontstaan, met afname van pijn maar aanblijven van koorts. Hieruit kan weer een abces (door verweken van het infiltraat tot een met pus gevulde holte) met piekende koorts voortkomen. Het optreden van peritonitis bij een colonperforatie duurt lang (dagen), omdat ontlasting weinig prikkelend is in de buik;[1] maagsap, pancreassap, bloed of gal geven meer acuut prikkeling. Peritonitis door een perforatie heeft vaak een (per)acuut begin.

Obstructie van holle organen met glad spierweefsel in de wand (darm, gal- en urinewegen) leidt tot oprekken van de wand en contracties van glad spierweefsel. Dit geeft aanleiding tot koliekpijn. Dit is een krampende, minder goed gelokaliseerde pijn die intermitterend optreedt en gepaard gaat met bewegingsdrang, misselijkheid en braken. Dit doet zich voor bij gastro-enteritis, steenlijden van gal- of urinewegen en bij darmobstructie.

Doordat de zenuwbanen van hart en diafragma beide via de wortel C4 lopen, kan het voorkomen dat een myocardinfarct als bovenbuikpijn wordt waargenomen door de patiënt; dit is een voorbeeld van *referred pain*. Gerefereerde pijn wordt op een andere plaats gevoeld dan waar de pijnprikkeling plaatsvindt. Zo komt pijn op de schouder voor bij diafragmaprikkeling door een proces in de galwegen (stenen, ontsteking) of eileiders (EUG). Pijn uitstralend naar de rug ziet men bij een gebarsten aneurysma aortae abdominalis (hierbij ook directe prikkeling door bloed), pancreatitis of ulcus duodeni. Pijn uitstralend naar de onderbuik, lies of dijbeen komt voor bij niersteen of hernia inguinalis.

Tabel 1	Acute buikpijn: pathofysiologische processen.
proces	*voorbeelden*
ontsteking	acute appendicitis
	acute pancreatitis
obstructie	galsteenkoliek
	mechanische ileus
perforatie	maagperforatie
	darmperforatie
vaatafwijking	aneurysma dissecans
	mesenteriaaltrombose
trauma	miltruptuur, leverruptuur
bloeding	gebarsten aneurysma abdominalis
	retroperitoneale bloeding
zenuwaandoening	herpes zoster
	abdominale migraine
gerefereerde pijn	myocardinfarct
	pneumonie

Tabel 2	Diagnostisch schema acute buikpijn, naar orgaansysteem.	
gastro-intestinaal	acute appendicitis	s
	acute cholecystitis	z
	galstenen	s
	prikkelbaredarmsyndroom	v
	acute gastritis	s
	acute hepatitis	z
	diverticulitis	s
	acute pancreatitis	z
	M. Crohn	z
	obstipatie	s
	gastro-enteritis	s
	obstructie darm t.g.v. hernia, tumor, intussusceptie, volvulus, torsie	z
	maligniteit van de tractus digestivus	z
	ulcus pepticum, eventueel met complicatie: bloeding of perforatie	z
vasculair	dissectie of ruptuur van abdominale aorta	z
	acute mesenteriale ischemie	z
urologisch	urolithiasis	z
	pyelonefritis	z
	epididymitis/orchitis/torsio testis	z
	UWI	s
	acute blaasretentie	z
	hydronefrose	z
gynaecologisch	endometriose	z
	ovulatiepijn	z
	pelvic inflammatory disease	s
	ovariumtumor	z
	cervix- of uteruscarcinoom	z
obstetrisch	extra-uteriene graviditeit (EUG)	z
	dreigende of beginnende miskraam	s
buikwand	buikwandpijn (rectushematoom, contusie buikwand)	s
	ingeklemde hernia	z
neurogeen	abdominale migraine	z
	herpes zoster	z
	tabes dorsalis	z
toxisch, metabool of endocrien	bijwerking van medicament	s
	alcoholabusus	s
	intoxicatie met zware metalen	z
	hypercalciëmie	z
	acute porfyrie	z
	diabetische ketoacidose	z
	mediterrane koorts	z

DIFFERENTIËLE DIAGNOSE

Het is gebruikelijk de oorzaken van acute buikpijn in te delen naar orgaansysteem (zie tabel 2).[2,15]

Hierna worden de specifieke aandoeningen samengevat die bij minstens 1% van de patiënten met een nieuwe episode van buikpijn zijn vastgesteld in de huisartspraktijk in het Transitieproject.[4] Voor een uitvoeriger beschrijving van deze en de overige oorzaken van acute buikpijn wordt verwezen naar de leerboeken en de artikelen over dit onderwerp.[1,2,3,6-8,16-21]

Prikkelbaredarmsyndroom (PDS)

Bij het PDS (Engels: *irritable bowel syndrome* (IBS)) is er sprake van een combinatie van buikpijn en veranderingen in het defecatiepatroon. De pijn is vaak krampend van karakter, gelokaliseerd in de onderbuik of de gehele buik en meestal intermitterend of continu aanwezig. Er zijn geen peritoneale prikkelingsverschijnselen. Als de klachten gedurende langere tijd (minstens drie maanden) aanwezig zijn, voldoen aan de criteria genoemd in het hoofdstuk *Buikpijn, chronische* en een organische oorzaak niet waarschijnlijk is, wordt de diagnose PDS gesteld.

hematologisch	*sikkelcelcrisis*	z
	acute leukemie	z
cardiaal	*myocardinfarct*	z
	angina pectoris	z
	pericarditis	z
pulmonaal	*pneumothorax*	z
	pneumonie	z
	pleuritis	z
	longembolie	z
	pleurodynie (M. Bornholm)	z
psychogeen	nerveus-functionele klacht	s
	depressie	z
	somatisatie	s
overige oorzaken	splenomegalie	z
	congestieve hepatomegalie	z
	lymfadenitis mesenterialis	z
	mononucleosis infectiosa	z
	perihepatitis	z

v = vaak oorzaak van acute buikpijn in de huisartspraktijk;
s = soms;
z = zelden.
Schuingedrukt: noodzakelijk in elk geval uit te sluiten.

Gastro-enteritis

Gastro-enteritis is een ontsteking van de maag en darmen, meestal veroorzaakt door een virusinfectie, een bacteriële infectie, bijvoorbeeld Salmonella, of door exotoxinen van bacteriën (voedselvergiftiging). Soms is er een parasitaire oorzaak. De verschijnselen zijn misselijkheid, braken, pijn in de bovenbuik, meestal gevolgd door buikkrampen en diarree, incidenteel met bloedbijmenging, vooral bij bacteriële oorzaak. Soms is er koorts. De aandoening geneest spontaan in enkele dagen. Er zijn geen tekenen van peritoneale prikkeling. De peristaltiek is dikwijls versterkt hoorbaar bij auscultatie. De diagnose wordt gesteld op het klinisch beeld.

Maagklachten

Acute pijn in de bovenbuik kan berusten op ulcusklachten. Deze zijn gedefinieerd als gelokaliseerde bovenbuikpijn die 's nachts erger is en afneemt door voedselinname en gebruik van antacida.[22] Deze klachten kunnen geluxeerd worden door onder meer NSAID's, overmatige alcoholinname of scherpe spijzen. Alleen met behulp van gastroscopie is na te gaan of er hierbij sprake is van een ulcus duodeni of ventriculi. Wanneer daarbij geen afwijkingen of alleen tekenen van gastritis gevonden worden, spreekt men van functionele dyspepsie. Incidenteel wordt een maagcarcinoom gevonden. Gastroscopie is daarom geïndiceerd bij nieuwe maagklachten bij een patiënt boven de 45 jaar.[22] Ook bij alarmsymptomen - haematemesis, passagestoornis, melaena, braken, gewichtsverlies, algehele malaise - en bij een ulcus met ernstige complicaties in de voorgeschiedenis is gastroscopie nodig.[22] Een maagperforatie – zeldzaam in de huisartspraktijk – uit zich in een vroeg stadium door duidelijke peritoneale prikkeling in de bovenbuik, met een 'plankharde' buik en tekenen van shock. Later in het verloop van de aandoening kan pijn diffuus in de buik optreden en zijn de symptomen vaak minder duidelijk.

Urineweginfecties/urolithiasis

Een cystitis gaat dikwijls gepaard met een vage pijn in de onderbuik. Mictieklachten (vaak kleine beetjes plassen: pollakisurie, pijn bij plassen: strangurie) kunnen ontbreken. Soms is er urolithiasis als onderliggend lijden. Dit leidt vaak, maar niet altijd tot duidelijke koliekpijn (vanuit de flank naar de liezen uitstralend) met braken en hematurie. Kenmerkend voor stenen in de urinewegen is de aanwezigheid van erytrocyten in het urinesediment. De diagnose stelt men met echoscopie en X-BOZ (of evt. IVP, CT of MRI). Bij een pyelonefritis heeft de patiënt koorts en pijn in de flank of rug en kan men slagpijn in de nierloge opwekken. De diagnose pyelonefritis stelt men op grond van dit klinisch beeld en wordt bevestigd door urineonderzoek (nitriettest, bacteriën en leukocyten en eventueel erytrocyten in het sediment, urinekweek). Een ernstige pyelonefritis kan aanleiding zijn voor een paralytische ileus. Koude rillingen (het bed schudt mee) wijzen op bacteriëmie of zelfs urosepsis.

Obstipatie

Obstipatie zonder ernstige achterliggende aandoening kan vooral bij oudere mensen en bij kinderen aanleiding geven tot buikklachten. Bij obstipatie treedt buikpijn op, gekoppeld aan het gevoel helemaal verstopt te zitten. Er zijn geen peritoneale prikkelingsverschijnselen. De diagnose wordt gesteld aan de hand van de anamnese.

Diverticulitis

Diverticulitis is een nogal eens recidiverende ontsteking van de wand van het colon bij 10 tot 25% van de patiënten met een diverticulose met als verschijnselen pijn (meestal in de linker onderbuik), dyspeptische klachten, wisselende defecatie, misselijkheid, eventueel met braken en koorts. Bij een ernstige diverticulitis is een infiltraat in de linker onderbuik een kenmerkende bevinding bij lichamelijk onderzoek. Een echo of CT-scan, eventueel een MRI kan de diagnose bevestigen.

Cholecystitis/cholelithiasis

Een galsteenkoliek uit zich in pijnaanvallen, meestal met misselijkheid, braken en bewegingsdrang. De pijn is in de rechter bovenbuik gelokaliseerd en kan uitstralen naar het rechter schouderblad. De oorzaak is een intermitterende afsluiting van de galwegen. Bij lichamelijk onderzoek is er soms drukpijn onder de rechter ribbenboog. De galblaas kan palpabel zijn. De diagnose wordt gesteld met echografie.

Bij een acute cholecystitis is de galblaaswand ontstoken, met pijn in de rechter bovenbuik, koorts, misselijkheid, braken en lokale peritoneale prikkeling als gevolg. Ook kan zich een infiltraat in de rechter bovenbuik ontwikkelen. Galstenen zijn wel dikwijls maar niet obligaat aanwezig. De diagnose wordt gesteld aan de hand van het klinisch beeld en bevestigd door echografie of CT-scan.

Acute appendicitis

Acute appendicitis is een acute ontsteking van de appendix, met obstructie van het lumen en soms perforatie. Aanvankelijk heeft de patiënt pijn in de bovenbuik, met gebrek aan eetlust, misselijkheid of braken. Later zakt de pijn naar de rechter onderbuik. De aanvankelijk lokale peritonitis veroorzaakt de kenmerkende verschijnselen van peritoneale prikkeling (zie lichamelijk onderzoek). De temperatuur is 37,5 tot 38,5 °C. Bij een retrocaecale ligging zijn de symptomen minder typisch. In een later stadium kan zich een lokaal infiltraat ontwikkelen. De diagnose wordt gesteld op het klinisch beeld. In het bloedbeeld wordt vaak leukocytose gezien.

Pelvic inflammatory disease

Pelvic inflammatory disease (PID) is een ontsteking in het kleine bekken: een endometritis of salpingitis. Deze wordt in de meerderheid van de gevallen veroorzaakt door seksueel overdraagbare micro-organismen. De infectie verloopt meestal subacuut. Kenmerkende klachten zijn pijn in de onderbuik en koorts. Bij lichamelijk onderzoek ziet men soms geelgroene fluor uit de cervixmond komen, vindt men slingerpijn, een weke drukpijnlijke uterus (past bij endometritis) of een pijnlijk en vergroot adnex (enkel- of dubbelzijdig). Cervixkweken zijn noodzakelijk. Het symptoomloze beloop van een chlamydia-infectie is berucht.

Buikwandpijn

Dit berust vaak op een spiercontusie en is daarom redelijk goed te lokaliseren. De pijn neemt toe bij aanspannen van de buikspieren. Een buikwandhematoom op traumatische basis of ten gevolge van doorgeschoten antistolling kan initieel heftige buikpijn veroorzaken.

Non-specific abdominal pain

In de literatuur over de oorzaken van acute buikpijn op afdelingen Spoedeisende Hulp van ziekenhuizen wordt de term *non-specific abdominal pain* (NSAP) oftewel niet-specifieke buikpijn regelmatig gebruikt.[1,2,5,22,23] Dit is geen diagnose maar een verzamelbegrip voor alle gevallen van acute buikpijn, waarbij *a* geen objectieve afwijking vastgesteld werd die de buikpijn kan verklaren en *b* de klachten self-limiting bleken te zijn.[2] In de praktijk worden echter niet alleen onverklaarde gevallen maar ook onschuldige aandoeningen zoals functionele maagklachten, gastro-enteritis, obstipatie en dysmenorroe wel als NSAP gelabeld.[1,2] Gezien vanuit de chirurg die gericht is op specifieke ernstige oorzaken van acute buikpijn (de 'echte' acute buik) is NSAP een logische restgroep. Voor de huisarts is het geen geschikte term. Deze moet immers de diverse onschuldige oorzaken juist tijdig proberen aan te tonen (en te behandelen) om onnodige verwijzingen en hieruit mogelijk voortvloeiende 'negatieve' laparotomie te voorkomen. Een aanwijzing voor de effectiviteit van de selectie door de huisarts is dat op de afdeling Spoedeisende Hulp bij zelfverwijzers de 'diagnose' NSAP bijna tweemaal zo vaak gesteld werd als bij door de huisarts verwezen patiënten. Bovendien volgt op verwijzing door de huisarts veel vaker een opname dan bij zelfverwijzing (73% tegen 45%).[2]

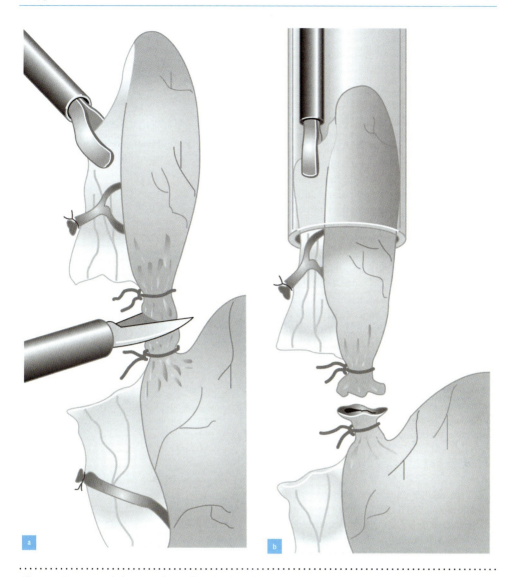

Figuur 3 Laparoscopische appendectomie. a ligatie en klieven; b verwijdering.

Hernia inguinalis

Een liesbreuk veroorzaakt vaak enige pijn ter plaatse. Bij beklemming van een liesbreuk – vooral de betrekkelijk moeilijk vast te stellen hernia femoralis is hierom berucht – treedt darmobstructie op. Er is lokale heftige pijn en roodheid. Er kan zich een ileus ontwikkelen door darmobstructie, met risico op gangreen en perforatie van de darm.

Bijwerking geneesmiddel

Diverse geneesmiddelen hebben buikpijn als bijwerking, onder andere metformine en een aantal antibiotica. Zekerheid hierover verkrijgt men door weglaten en herintroductie van het middel.

5 Kansverdeling van diagnosen

HUISARTSPRAKTIJK

In het Transitieproject is van 5.249 episoden van buikpijn de verdeling van einddiagnosen nagegaan (zie tabel 3).[4] De contactredenen 'gegeneraliseerde buikpijn/buikkrampen' en 'andere gelokaliseerde buikpijn' zijn hierbij samengenomen. In bijna een derde van de gevallen kon er geen nadere diagnose worden gesteld. Registrerende huisartsen achtten betrekkelijk onschuldige aandoeningen, zoals prikkelbaredarmsyndroom, gastro-enteritis, maagfunctiestoornissen, urineweginfecties, obstipatie, spierpijn en niet nader omschreven virusziekten, verantwoordelijk voor nog eens een derde deel van de buikpijnepisoden. Bij een nieuwe episode van buikpijn is een acute appendicitis in 1 tot 2% van de gevallen de oorzaak. De a-priorikans op appendicitis acuta is dus 1 tot 2%; bij diagnosen als cholelithiasis/cholecystitis, diverticulose/-itis, PID, hernia inguinalis en bijwerking van geneesmiddelen is de a-priorikans eveneens 1 tot 2%. Buikpijn wordt minder vaak veroorzaakt door urolithiasis en pyelitis: de a-priorikans is < 0,5%. Vaak staan daarbij andere klachten, zoals pijn in de rug, mictieklachten of hematurie, op de voorgrond.

SPOEDEISENDE HULP EN ZIEKENHUIS

In een Nederlands onderzoek werden op de afdeling Spoedeisende Hulp van een ziekenhuis in een grote stad in één jaar 3.235 patiënten gezien in verband met buikpijn. Slechts 26% werd door de huisarts verwezen. De einddiagnosen waren aspecifieke buikpijn (41%), chirurgische oorzaak (appendicitis, cholecystitis, ileus) (29%), gynaecologische oorzaken (13%), internistische oorzaken (gastro-enteritis, diverticulitis, PDS) (3%) en overige (2%).[3] Bij de zelfverwijzers werd tweemaal zo vaak geen specifieke diagnose gesteld als bij door de huisarts verwezen patiënten. De huisarts verwijst gemiddeld achtmaal per jaar een patiënt met spoed in verband met buikklachten. De reden van verwijzen is meestal juist.[3]

In tabel 4 zijn specifieke einddiagnosen gegeven afkomstig uit een Nederlands onderzoek op de afdeling Eerste Hulp in Maastricht,[2] respectievelijk uit het onderzoek van Göranson c.s.[5]

Tabel 3 Einddiagnosen bij de klacht buikpijn in de huisartspraktijk (a-priorikansen in procenten).[4]

symptoomdiagnose buikpijn	30
prikkelbaredarmsyndroom	15
gastro-enteritis of infectieuze diarree	7
maagfunctiestoornis of maagpijn	5
urineweginfectie	3
obstipatie	3
diverticulose/-itis	2
cholecystitis/cholelithiasis	2
virusziekten niet anders omschreven	2
andere ziekten van de tractus digestivus	2
appendicitis	2
pelvic inflammatory disease	1
spierpijn	1
hernia inguinalis	1
bijwerking geneesmiddelen	1
ziekten geslachtsorganen vrouw	1
overige aandoeningen	22
totaal	100

Alleen diagnosen met een kans van ten minste 0,5% zijn vermeld.

GESLACHT

Afgezien van aandoeningen van de vrouwelijke geslachtsorganen, komen pancreatitis, diverticulitis en cholecystitis wat meer voor bij vrouwen dan bij mannen. Bij mannen wordt vaker een geperforeerd ulcus ventriculi, appendicitis of dunnedarmobstructie vastgesteld.[13]

LEEFTIJD

Bij bejaarden zijn obstipatie, diverticulose/-itis, urineweginfecties, cholecystitis/cholelithiasis, ileus, vasculaire problemen, pancreatitis, herniae en maligniteiten relatief frequente oorzaken van acute buikpijn.[4,20] Bij kinderen (< 15 jaar) staan virale (rotavirus) gastro-enteritis, lymfadenitis mesenterialis en obstipatie op de voorgrond.[4,24,25] Appendicitis komt relatief vaak voor bij kinderen en jongvolwassenen, PDS bij 15 tot 65-jarigen.[4,24]

6 Betekenis van de voorgeschiedenis

Van de voorgeschiedenis zijn belangrijk:
- buikoperaties (i.v.m. adhesies);
- familiaire afwijkingen (coloncarcinoom, mamma-/ovariumcarcinoom, mediterrane koorts);
- ziektegevallen in de omgeving (gastro-enteritis);
- eerdere episoden met buikpijn (galsteenaanvallen, ulcera, PDS, diverticulitis).

7 Betekenis van de anamnese

De diagnostische waarde van de anamnese is belangrijker dan die van het lichamelijk of aanvullend onderzoek.[1] Bij acute buikpijn wordt de diagnose in 85 tot 90% van de gevallen gesteld op geleide van anamnese en lichamelijk onderzoek.[8]

Over de volgende onderdelen van de anamnese bij acute buikpijn bestaat in de literatuur een redelijke consensus.[1,8] [C]

AARD VAN DE PIJN

Koliekpijn (galsteen, niersteen, dunnedarmobstructie) komt in aanvallen, wordt gekenmerkt door een pijnvrij interval en gaat meestal gepaard met braken. Continue pijn, scherp, stekend is kenmerkend voor peritoneale prikkeling; hierbij is er geen pijnvrije tussenpoos. Volgens Eskelinen

Tabel 4	Einddiagnosen bij patiënten met acute buikpijn gepresenteerd op een afdeling Spoedeisende Hulp van het ziekenhuis (in procenten).[2,5]	
	Krebber (1988) n = 1100 follow-up tot ontslag z.h.	Göranson (1993) n = 208 follow-up 18 mnd
NSAP	43	23
gastritis[2]/dyspepsie[5]	1	9
dunnedarmobstructie (incl. herniae)	6	8
infectieuze gastro-enteritis	–	8
ulcus pepticum/perforatie	2	1
ulcus pepticum/bloeding	3	7
diverticulitis	1	7
maligniteit	3	7
andere colonaandoeningen (obstipatie, bloeding, overig)	3	5
acute appendicitis	13	5
UWI	1	5
galstenen	1	3
algemene infectie	–	3
acute cholecystitis	3	2
ureterstenen	2	2
acute pancreatitis	4	1
gynaecologische oorzaken	2	–

heeft de aanwezigheid van continue pijn bij appendicitis een sensitiviteit van 70%, een specificiteit van 49%, een positief voorspellende waarde van 26% en een negatief voorspellende waarde van 87%.[26] [A] Als er geen continue pijn bestaat, is de kans op appendicitis kleiner.

Een 'gedekte' perforatie (van bijvoorbeeld duodenum of appendix), waarbij de oorzaak van peritoneumprikkeling door omentum wordt 'toegedekt', kan vrijwel pijnloos verlopen.

LOKALISATIE

Bij pijn van viscerale oorsprong kan de lokalisatie slechts vaag aangegeven worden. Pijn van pariëtale oorsprong kan veel scherper worden gelokaliseerd.

Waar wordt de *maximale pijn* aangegeven? Bij 87% van de acute appendicitispatiënten wordt de pijn rechts onderin de buik aangegeven.[1,13] Zie verder figuur 4 en tabel 5.

Is er *uitstraling*? Naar de rug: galstenen, ulcuslijden, pancreatitis en aneurysma; naar de lies: niersteen.

Schouderpijn wijst op diafragmaprikkeling aan dezelfde kant: bijvoorbeeld pijn op de rechterschouder (dermatoom C4) bij acute cholecystitis.

Is er *verschuiving* van maximale pijn? Binnen enkele uren tot enkele dagen ontstane pijn in de bovenbuik, later afgezakt naar rechtsonder, is een voor appendicitis acuta typisch verhaal. Het is dan ook van belang niet alleen de actuele lokalisatie van de pijn na te vragen, maar ook waar deze oorspronkelijk begonnen is. In een aantal onderzoeken komt de pijnverschuiving als een betrouwbaar symptoom bij appendicitis naar voren.[14,27] Anderen achten op grond van hun bevindingen de pijnverschuiving niet relevant bij appendicitis.[28] Bij kinderen wordt de pijn bij een acute appendicitis meestal meteen rechtsonder aangegeven.[24]

Pijn in externe genitalia. Pijn in de flank doortrekkend naar de lies en eventueel de genitalia wijst op een ureterkoliek. Bij torsio testis (10-18 jaar), epididymitis (boven de 35 jaar) of scrotaal breuk is er pijn in het scrotum, die gepaard gaat met een weeïge, slecht te lokaliseren buikpijn (visceraal).

TIJDSBELOOP

Acuut of geleidelijk begin? Een peracuut begin past bij perforatie, ruptuur van een aneurysma of een koliek; een matig acuut begin bij acute pancreatitis, mesenteriale trombose en strangulatie van de dunne darm. Algemene peritonitis heeft een geleidelijk begin.[8]

Duur en beloop? Bij de zogenoemde acute buik is de pijn hooguit enkele dagen aanwezig. John (1993) vond dat de pijn bij de appendicitispatiënt bij presentatie gemiddeld 23 uur bestond en bij de NSAP-patiënt gemiddeld 41 uur.[14] Buikpijn die over maanden tot jaren recidiveert, past bij PDS en M. Crohn.

Intermitterende pijn? Het optreden van verschillende pijnaanvallen per dag wijst op mechanische obstructie van de dunne darm, op gastro-enteritis, niersteen- of galsteenkoliek.

INTENSITEIT

Hevige pijn komt veel voor bij acute buikpijn; een geperforeerd ulcus geeft meer pijn dan NSAP.[13] Een acute appendicitis is minder waarschijnlijk bij het ontbreken van hevige pijn.[26] Zeer hevige pijn past bij een vaatlaesie: geruptureerd aneurysma abdominalis, myocardinfarct, bij een perforatie of bij een koliek.[8]

INVLOEDEN

Bewegen. Bewegingsdrang wijst op een koliek, bijvoorbeeld gal- of niersteen. Stilliggen, omdat de pijn bij bewegen verergert, vervoerspijn en pijn zelfs bij zuchten of hoesten is juist kenmerkend voor peritoneale prikkeling.

Voeding. Voedsel kan de klacht beïnvloeden: ulcusklachten verminderen meestal door te eten; vet eten provoceert een galsteenaanval; overmatig alcoholgebruik geeft maagklachten (gastritis, ulcus, perforatie), hepatitis (later levercirrose) en pancreatitis. Buikpijn tijdens of vlak na de maaltijd kan een symptoom zijn van angina abdominalis.

Mictie. Frequente pijnlijke mictie wijst op een urineweginfectie.

Defecatie. Buikpijn die verbetert na defecatie past bij PDS en obstipatie. Wanneer de ontlasting en vooral de flatus (winden laten) meer dan 24 uur is uitgebleven, moet men een ileus overwegen.

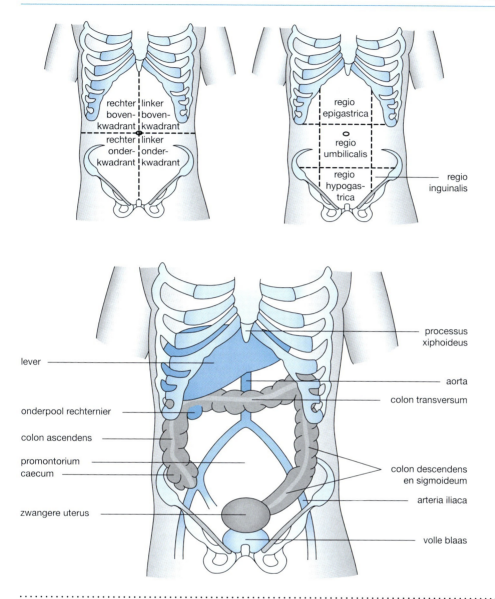

Figuur 4 De regio's van de buik.

Hierbij moet men bedenken dat het voor sommige patiënten normaal is niet dagelijks ontlasting te hebben.

Menstruatie. Pijn tijdens de menstruatie kan berusten op endometriose, terwijl de zogenoemde middenpijn op ovulatiepijn berust. Bij uitblijven van de menstruatie en bij totaal onregelmatig vaginaal bloedverlies moet de arts beducht zijn voor een dreigende abortus of een EUG. Licht tussentijds vaginaal bloedverlies past bij endometritis, vaak ten gevolge van een chlamydia of gonorroe.

Houding. Een voorovergebogen houding (geeft verlichting van de pijn) past bij acute pancreatitis.

Inspanning. Bovenbuikpijn die bij inspanning verergert, is suggestief voor angina pectoris of angina abdominalis.

Tabel 5	Lokalisatie van acute buikpijn en specifieke oorzaken.[1,13]
rechter bovenkwadrant	cholecystitis hepatitis leverabces levertumor
linker bovenkwadrant	miltinfarct miltruptuur pleurale pneumonie
regio epigastrica (midden bovenbuik)	ulcus pepticum pancreatitis myocardinfarct aneurysma aortae abdominalis
flanken	urolithiasis pyelitis retroperitoneale bloeding
rechter onderkwadrant	appendicitis ingeklemde hernia inguinalis/femoralis extra-uteriene graviditeit (EUG) follikelbloeding ovariumcyste ureversteen
linker onderkwadrant	peridiverticulitis ingeklemde hernia EUG follikelbloeding ovariumcyste ureversteen
regio hypogastrica (midden onderbuik)	cystitis blaasretentie

KOORTS

Koorts speelt geen voorname rol bij de diagnostiek van acute buikpijn. Bij de acute buik, en dan vooral appendicitis, is er meestal een lichte temperatuurverhoging.[26,27] Hoge koorts past bij algemene peritonitis, pyelonefritis en salpingitis. Koorts met icterus en koude rillingen wijst op een acute cholecystitis of cholangitis. Bij hoge leeftijd, afweerstoornissen of gebruik van een corticosteroïd kan koorts ontbreken.

BIJKOMENDE KLACHTEN

Braken, misselijkheid, gebrek aan eetlust en diarree begeleiden vaak acute buikpijn, maar zijn niet zo specifiek dat ze van veel diagnostische waarde zijn.

Misselijkheid en braken voorafgaand aan de buikpijn wijzen op gastro-enteritis, acute pancreatitis of hoge darmafsluiting.

Passageklachten. Het niet zakken of weer terugkomen (regurgitatie) van voedsel wijst op een stenose: cave oesofagus- of maagcarcinoom.

Anorexie (gebrek aan eetlust) komt veel voor bij buikpijn. Progressie van de anorexie zien we bij een acute buik, terwijl bij NSAP de eetlust betrekkelijk snel weer terugkomt. Afwezigheid van anorexie pleit wel tegen acute appendicitis.[26]

Braken komt voor bij steenlijden of ileus, maar ook bij gastritis, gastro-enteritis en maagcarcinoom. Bij de chirurgische acute buik gaat braken nogal eens aan de pijn vooraf, in tegenstelling tot bij meer onschuldige aandoeningen. Bloederig braken kan een gevolg zijn van een scheurtje in het slokdarmslijmvlies door hevig overgeven (syndroom van Mallory-Weiss), maar ook van een maagbloeding, gesprongen oesofagusvarices of carcinoom van maag of slokdarm. Langdurig en vooral fecaal braken wijst op een darmobstructie.

Misselijkheid of een vol gevoel komen voor bij aspecifieke maagklachten, evenals bij galstenen of pancreatitis.

Diarree wijst over het algemeen op een niet-chirurgische oorzaak, zoals een gastro-enteritis, M. Crohn, of colitis, maar komt ook voor bij mesenteriaaltrombose. Bij pancreatitis is de ontlasting door steatorroe van consistentie veranderd.

Zwarte ontlasting (melaena) wijst op een bloeding hoog in de tractus digestivus, meestal een bloedend ulcus pepticum. *Helder rood bloed* bij de ontlasting past bij colorectaal carcinoom, diverticulose, invaginatie en ischemische colitis.

Ontkleurde ontlasting en donkere urine komen voor bij galwegafsluiting (galsteen, pancreascarcinoom).

Al wat langer bestaande *verandering van ontlastingspatroon* kan op een rectum- of coloncarcinoom wijzen.

Malaiseklachten, moeheid en gewichtsafname zien we bij maligniteiten.

Bij vrouwen in de fertiele fase is het belangrijk

de *kans op zwangerschap* en *op een SOA* in te schatten (zie het hoofdstuk *Vaginaal bloedverlies, abnormaal*).

INTOXICATIES

Intoxicaties zoals roken (maagklachten), alcohol (maag, lever), koffie en vet (maag, galblaas) kunnen soms een aanwijzing voor de diagnose geven.
(*Zelf*)*medicatie* met antacida helpt bij ulcusklachten en aspecifieke maagklachten; aspirine-, NSAID- of corticosteroïdgebruik kan leiden tot een bloedende mucosa of perforatie van maag of duodenum. Cumarinederivaten kunnen aanleiding geven tot een spontane intra-abdominale bloeding of een rectushematoom.

8 Betekenis van het lichamelijk onderzoek

De volgende onderdelen zijn van belang om te bepalen of er sprake is van shock, respectievelijk peritoneale prikkeling en voor de differentiatie van oorzaken van acute buikpijn.[1,18]

ALGEMENE INDRUK

Een erg zieke indruk en stilliggen passen bij perforatie, peritonitis en shock. Bleekheid, een angstige indruk, transpireren of een verminderd bewustzijn wijst ook op shock. Bewegingsdrang is kenmerkend voor koliekpijn. Een voorovergebogen houding wordt wel gezien bij acute pancreatitis.

> **Alarmsymptomen bij acute buikpijn in de eerste lijn[1]**
>
> - hypotensie of shock
> - facies abdominalis
> - pulserende tumor in de bovenbuik
> - plankharde buik
> - hoge koorts

CIRCULATIE

Vitale tekenen zijn ademhalingsfrequentie, polsfrequentie, arteriële bloeddruk en *capillary refill*, c.q. temperatuur van de acra.

ICTERUS

Icterus (gele kleur) is een symptoom van een lever- of galwegaandoening.

TEMPERATUUR

Het objectiveren van de temperatuur is zinvol. De temperatuur wordt bij voorkeur rectaal gemeten. Waarden rond 38 °C passen bij een acute appendicitis. Hogere temperaturen worden gezien bij een infiltraat, abcessen, peritonitis, salpingitis, pyelonefritis en cholangitis.

ONDERZOEK VAN DE BUIK

Om het moeilijke onderscheid tussen willekeurig en onwillekeurig aangespannen spieren te kunnen maken, is het absoluut noodzakelijk dat de palpatie voorzichtig en niet gehaast wordt uitgevoerd. Velen adviseren een zittende houding (van de onderzoeker) bij het buikonderzoek om voorzichtiger te kunnen palperen. Een wat gespannen patiënt kan soms moeilijk de buikspieren ontspannen; het laten optrekken van de benen (de knieën gebogen) kan zinvol zijn ter ontspanning van de buikspieren.

Inspectie
Een *facies abdominalis* (ingevallen gelaat, scherpe smalle neus, ingezonken ogen, vale kleur) wijst op peritonitis, door bijvoorbeeld een perforatie van maag of darmen.
Men let op *operatielittekens* (i.v.m. de kans op adhesies of strengileus).
Oppervlakkige of opgeheven adembewegingen van de buikwand wijzen op peritoneale prikkeling, vooral door een perforatie.
Een *opgezette buik* en zichtbare peristaltiek passen bij een ileus.
Zwelling en roodheid in de lies wijzen op een beklemde liesbreuk.
Hoestpijn en schudpijn, aangegeven in de buik, wijzen op peritoneale prikkeling.

Auscultatie
Verzwakte of (gedurende vijf minuten) *afwezige peristaltiek* ('stille buik') is een teken van peritoneale prikkeling.
Hoog klinkende peristaltiek met gootsteengeruisen kan wijzen op een darmobstructie. Wanneer zich

daarbij later een paralytische ileus ontwikkelt zijn peristaltische geruisen weer afwezig.

Percussie

Percussie is *pijnlijk* bij peritoneale prikkeling, soms exact boven de plaats van oorzaak, zoals bij een al wat langer bestaande appendicitis acuta.

Een *opgeheven leverdemping* past bij vrije lucht in de buikholte door perforatie van maag of darm. Soms wordt dit symptoom echter veroorzaakt doordat het colon voor de lever ligt.

Gedempte percussie van de ruimte van Traube past bij een vergrote milt of lever.

Palpatie

Drukpijn: palpatie is pijnlijk ter plaatse van de aandoening.

Loslaatpijn wordt door sommigen beschouwd als een (weinig subtiele) variant van drukpijn;[29] het wordt gebruikt om peritoneale prikkeling aan te tonen. Contralaterale loslaatpijn is een variant van loslaatpijn: men drukt op de buik aan de andere kant dan waar de pijn wordt aangegeven of door de onderzoeker wordt verwacht en laat dan plotseling los; als de pijn aan de eerste zijde – dus waar deze oorspronkelijk werd aangegeven of verwacht – wordt beleefd, spreekt men van 'positieve contralaterale loslaatpijn'. Bij een blindedarmontsteking wordt de pijn rechtsonder aangegeven en ook door de onderzoeker verwacht; als men de linker (contralaterale) onderbuik indrukt en vervolgens plots loslaat en de patiënt geeft de pijn rechtsonder aan, dan is er positieve contralaterale loslaatpijn.

Zowel loslaatpijn als contralaterale loslaatpijn is erg pijnlijk bij een acute buik en dient alleen bij twijfel aan de diagnose uitgevoerd te worden en dan voorzichtig; bij duidelijk andere tekenen van peritoneale prikkeling, zoals hevige drukpijn met percussiepijn of défense musculaire, kan men deze handeling beter achterwege laten.

Palpatie van de nierloges. Druk- of 'slag'pijn in de nierloges past bij acute pyelitis en hydronefrose.

Abnormale weerstanden: een aneurysma van de abdominale aorta (dat door lekken buikpijn veroorzaakt) wordt in de bovenbuik gevoeld als een pijnlijke, in twee richtingen pulserende weerstand.

Een *infiltraat* is een weekelastische pijnlijke weerstand die het gevolg is van omentum en darmen, die een lokaal ontstoken buikorgaan afdekken. Een appendiculair infiltraat bevindt zich in de rechter onderbuik, een infiltraat in de rechter bovenbuik kan zich voordoen bij een acute cholecystitis, terwijl een (peri)diverticulitis zich dikwijls manifesteert als een infiltraat in de linker onderbuik.

Défense musculaire houdt in dat de spieren van de buikwand plaatselijk onwillekeurig zijn samengetrokken, als een verdediging tegen invloeden van buitenaf, zoals een palperende hand. Dit moet men onderscheiden van actief spierverzet.

Peritoneale prikkeling

Ontsteking van het peritoneum pariëtale leidt tot de volgende kenmerkende klachten en verschijnselen passend bij peritoneale prikkeling.

Anamnese
- vervoerspijn;
- hoestpijn;
- gelokaliseerde pijn;
- scherpe, stekende pijn;
- progressie van de pijn.

Lichamelijk onderzoek
- stilliggen/pijn bij bewegen;
- temperatuur boven 37,5 °C;
- schudpijn;
- hoestpijn;
- verminderde of opgeheven adembewegingen buikwand;
- verzwakte/afwezige peristaltiek ('stille buik');
- percussiepijn;
- drukpijn;
- loslaatpijn;
- défense musculaire;
- opdrukpijn bij RT;
- slingerpijn bij VT.

Interpretatie: afwezigheid zegt niets; aanwezigheid van scherpe, gelokaliseerde pijn en drukpijn is niet voldoende; loslaatpijn, percussiepijn, opdrukpijn bij RT en défense musculaire worden bewijzend geacht voor peritoneale prikkeling.[1]

Beleid huisarts: spoedverwijzing bij duidelijke aanwijzingen voor peritoneale prikkeling. Bij twijfel, bijvoorbeeld over loslaatpijn: revisie patiënt na vier tot zes uur.

Palpatie van de buikwand. Een rectushematoom (meestal bij antistolling) vindt men door voorzichtige oppervlakkige palpatie van de spierwand van de buik. Drukpijn die erger wordt bij aanspannen (hoofd optillen of benen gestrekt heffen) wijst op oorzaken gelegen in de buikwand; gelijk blijven/verminderen van de pijn bij aanspannen past bij intra-abdominale oorzaken.[1]

Ook de *uittreedplaatsen van hernia inguinalis medialis, respectievelijk lateralis en van hernia femoralis* komen voor palpatie in aanmerking. Men vraagt de patiënt hiervoor te gaan staan en te persen.

Er is vooral onderzoek gedaan naar de waarde van de diverse symptomen afzonderlijk (percussiepijn, drukpijn, loslaatpijn, défense musculaire) bij acute appendicitis en wel op afdelingen Spoedeisende Hulp.[14,26-29] De gevonden testkenmerken lopen erg uiteen. Over het geheel genomen pleiten drukpijn op het punt van Mc Burney en défense musculaire het sterkst voor een acute appendicitis (specifieke symptomen), terwijl loslaatpijn minder bijdraagt aan de diagnose en een pijnlijk rectaal toucher zelfs helemaal niet. Het sterkst tegen de diagnose pleiten (sensitieve symptomen) afwezigheid van hevige onderbuikpijn, hoestpijn of drukpijn op McBurney. Zie voor meer gedetailleerde informatie over de klinische betekenis van bevindingen bij het buikonderzoek: *Fysische diagnostiek* paragraaf 6.9: De acute buik.[30]

SPECIFIEKE TESTS

Psoasfenomeen. Als de patiënt verergering van de pijn in de rechter onderbuik aangeeft bij liggend buigen van het rechterbeen in de heup tegen weerstand van de onderzoeker, is het psoasfenomeen positief. Dit is een weinig sensitief maar vrij specifiek symptoom van een appendicitis.[14,28] [A] Het is daarom een zinvol symptoom in gevallen van twijfel.

Teken van Rovsing. Als voorzichtig drukken in de linker onderbuik pijn in de rechter onderbuik veroorzaakt, is dit teken positief. Het is zeer specifiek en niet sensitief voor het vaststellen van een appendicitis.[28] [A]

RECTAAL TOUCHER

Opdrukpijn bij het rectaal toucher is van nut om bij twijfel een diagnose als appendicitis te bevestigen. Soms wordt rechtsonder een appendiculair infiltraat of abces gevoeld, soms linksonder een infiltraat of abces bij diverticulitis. Soms is een retroperitoneale appendicitis palpabel. De opvatting van een aantal experts dat rectaal toucher *altijd* noodzakelijk is bij 'acute buik' wordt niet door onderzoek ondersteund. Rectaal toucher bleek geen toegevoegde waarde ten opzichte van loslaatpijn te hebben en is daarom niet zinvol als routineonderzoek bij acute buikpijn.[14,27,31,32] [E]

SPECULUMONDERZOEK EN VAGINAAL TOUCHER

Speculumonderzoek en vaginaal toucher zijn geïndiceerd bij verdenking op gynaecologische oorzaken als *pelvic inflammatory disease* (PID), extra-uteriene graviditeit (EUG) of maligniteit van uterus, ovaria of colon. Men let op slingerpijn en een eventuele pijnlijke zwelling naast de uterus: symptomen van salpingitis of adnexitis. Een endometritis wordt gekenmerkt door een drukpijnlijke weke uterus en purulente fluor in de cervixmond.

OVERIG LICHAMELIJK ONDERZOEK

Bij aanwijzingen op grond van de anamnese voor een oorzaak gelegen in wervelkolom, hart, longen of zenuwstelsel zal het lichamelijk onderzoek zich ook hier op moeten richten.

Pijn in het scrotum (torsio testis, epididymitis) wordt wel eens ontkend; onderzoek van de testes kan zinvol zijn als er geen andere duidelijke oorzaak voor de buikpijn wordt gevonden.

Interpretatie

Acute buikverschijnselen kunnen gemaskeerd worden door medicatie zoals morfine of inbedding van de ontsteking in omentum, bijvoorbeeld bij een gedekte perforatie. Overigens liet een recente pilotstudie geen verschil in resultaten van lichamelijk onderzoek zien tussen met morfine of met placebo behandelde patiënten met een acute appendicitis.[33] Bij ouderen met een 'acute buik' zijn er soms weinig verschijnselen: geringe pijn, weinig spierverzet, geen koorts.

Zie verder voor de interpretatie van tekenen van peritoneale prikkeling het betreffende kader.

Er zijn scoresystemen ontwikkeld waarmee symptomen, bevindingen bij lichamelijk onderzoek en aanvullend onderzoek gescoord worden. Hierbij geldt dat hoe meer items op de scorelijst staan, hoe nauwkeuriger maar tegelijkertijd omslachtiger het scoresysteem wordt.

Scoresystemen kunnen de klinische beoordeling van een ervaren chirurg niet vervangen. Izbicki c.s. vonden dat het juist diagnosticeren van een acute appendicitis vooral samenhing met de ervaring van de dokter en niet door een scoresysteem verbeterd werd.[28] Ook Franke c.s. kunnen een diagnostische score niet als routine aanbevelen bij appendicitis acuta.[34]

Computergestuurd scoren geeft op dit moment nog problemen: de diagnose NSAP wordt vaak gesteld en het geeft een slechte diagnostiek van gynaecologische oorzaken. De computer is niet slimmer dan de dokter, maar wel beter in het integreren en structureren van door de arts verkregen informatie.[35] Het geven van pijnstilling in de vorm van opioïden lijkt de beslissing om in te grijpen niet te vertragen, maar verzacht het lijden van de patiënt wel.[36] Opiaten kunnen bevindingen bij LO veranderen, maar deze veranderingen hebben geen toename van fouten in de behandeling ten gevolge.[37,38]

9 Betekenis van eenvoudig aanvullend onderzoek

Aanvullend onderzoek kan van nut zijn om een 'acute buik' te bevestigen of te verwerpen.

Men moet er echter voor waken dat aanvullend onderzoek slechts leidt tot vertraging van de behandeling. In twee derde van de gevallen kan een 'acute buik' worden vastgesteld op grond van alleen anamnese en lichamelijk onderzoek.

In slechts 14% van de gevallen verandert een na anamnese en lichamelijk onderzoek onjuiste diagnose door aanvullend onderzoek in een juiste diagnose; bij 60% blijft een juiste diagnose na aanvullend onderzoek staan; bij 25% blijft een onjuiste diagnose na aanvullend onderzoek onjuist en bij 1% verandert een juiste diagnose na aanvullend onderzoek in een onjuiste diagnose.[1]

Bij aanvullend onderzoek gevonden afwijkingen kunnen bijdragen aan de diagnose, maar het *niet* vinden van de betreffende afwijkingen sluit de diagnose niet uit.[1]

BLOEDONDERZOEK

Bloedonderzoek (CRP/BSE, Hb/Ht, leuko's, evt. leverenzymen, creatinine en amylase) kan soms bijdragen tot het vaststellen van de diagnose. Een verhoogde BSE of CRP (relatief snelle verhoging) zien we bij ontstekingen en maligniteiten; een verlaagd Hb bij bloedingen (niet onmiddellijk); leukocytose bij infecties; verhoging van de leverenzymen bij lever- en galwegaandoeningen; verhoging van het creatinine bij een nierfunctiestoornis; sterke verhoging van het serumamylase (hoger dan viermaal de bovengrens van normaal) vinden we bij acute pancreatitis; ook bij galstenen is het amylase vaak enigszins verhoogd.

URINEONDERZOEK

Urineonderzoek (*urinestick* of *-sediment*) is routine bij verdenking op acute buik. Hiermee 'vangen' we vooral de atypische urineweginfecties en stenen. Een urineweginfectie geeft meestal een bacteriurie, leukocyturie en positieve nitrietreactie, af en toe erytrocyturie. Soms leidt een retrocaecale appendicitis tot leukocyturie.[8] Erytrocyturie vinden we bij stenen in de urinewegen, nu en dan bij acute appendicitis, aneurysma aortae abdominalis (zelden) of maligniteiten (zelden).

ZWANGERSCHAPSREACTIE

Bij alle vrouwen in de fertiele levensfase zonder duidelijke andere oorzaak is het bepalen van de *zwangerschapsreactie* in de urine geïndiceerd om een EUG uit te sluiten. Voor de differentiatie met een spontane abortus is het vervolgen van de serumspiegels van het humaan choriongonadotrofine van nut.

ONDERZOEK VAGINALE FLUOR

Fluoronderzoek kan zinvol zijn bij verdenking op PID (gonorroe, Chlamydia). Zie hiervoor het hoofdstuk *Vaginale klachten*.

FECESONDERZOEK

Met behulp van fecesonderzoek kan een bacteriële of parasitaire darminfectie aangetoond worden. Zie verder het hoofdstuk *Diarree*.

BEELDVORMEND ONDERZOEK

X-BOZ

Een röntgenfoto van de (bij voorkeur) staande patiënt (X-BOZ = buikoverzicht, evt. X-thorax erbij) kan vrije lucht onder het diafragma te zien geven (perforatie) of vochtspiegels (ileus) (zie figuur 5). Op een X-BOZ is 85% van de nierstenen en 15% van de galstenen zichtbaar.[39] Als de patiënt te ziek is om te staan, wordt een opname in zijligging met horizontale stralengang gemaakt.

De X-BOZ wordt steeds vaker vervangen door de CT-scan.

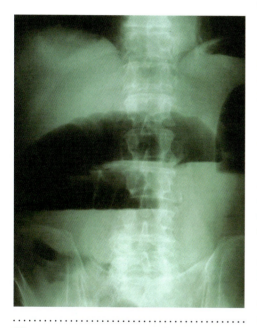

Figuur 5 X-BOZ: duidelijke vloeistofspiegels in een sterk uitgezette darm bij een darmobstructie.

Echografie

Echografie is vooral geschikt om galstenen en cholecystitis aan te tonen. Bij acute appendicitis blijkt echografie van nut te zijn als er na klinisch onderzoek nog twijfel is over de diagnose. Als klinisch de voor appendicitis klassieke symptomen gevonden worden, leidt echografie echter slechts tot onnodig uitstel van de behandeling.[40] Bij kinderen met buikpijn is echografie de beeldvormende techniek bij uitstek.[41,42] Aandoeningen van ovaria (cysten), uterus (myomen) en eileiders (salpingitis, EUG) kunnen ook vaak met een echo vastgesteld worden.[43] Transvaginale echografie is hierbij nauwkeuriger dan transabdominale. Echografie bij vrouwen brengt de kans op het ten onrechte verwijderen van een gezonde blindedarm (de zgn. appendix sana) terug van 40 tot 6%. Met echografie is ook een aneurysma aortae abdominalis nauwkeurig aan te tonen. Voor nierstenen wordt echografie aanbevolen (eventueel met CT-scan).[39] De betrouwbaarheid van echografie hangt sterk samen met de ervaring van de echoscopist.

10 Betekenis van complex aanvullend onderzoek

Onderzoek dat momenteel meestal niet door de huisarts wordt aangevraagd, maar wel door de specialist, is onder andere computertomografie (CT-scan), magnetische resonantie imaging (MRI-scan), endoscopische retrograde cholangiopancreaticografie (ERCP), magnetische resonantie cholangiopancreaticografie (MRCP) en viscerale angiografie. Er is een tendens naar meer en eerder gebruik van CT- of MRI-scan.[44] Met behulp van een CT-scan kan men een eventuele appendicitis onderscheiden van andere oorzaken en bovendien perforatie of abcesvorming aantonen.[45] Beperken van het gebruik van CT-scan tot patiënten bij wie een echo negatief of onduidelijk uitvalt, leidt tot minder blootstelling aan röntgenstraling, hoewel CT het meest sensitieve beeldvormend onderzoek is bij acute buikpijn.[46] Een CT-scan wordt daarom gereserveerd voor die patiënten bij wie na anamnese, lichamelijk onderzoek en eventuele echo gerede twijfel over de diagnose blijft bestaan.[30] Gegevens over het gebruik van MRI bij acute buikpijn zijn nog steeds schaars.[47] Bespreking van indicaties en betekenis valt buiten het bestek van dit hoofdstuk.

Door middel van een diagnostische laparoscopie ('kijkoperatie') kan men direct de lever, galblaas, milt, peritoneum, kleine bekken, dunne, blinde en dikke darm bekijken als de anamnese, het lichamelijk onderzoek en aanvullend onderzoek geen duidelijke diagnose opleveren. Vooral bij vrouwen in de vruchtbare leeftijd wordt bij acute buikpijn rechtsonder in 25 tot 33% van de gevallen een andere oorzaak dan appendicitis acuta gevonden, vaak aandoeningen van de inwendige geslachtsorganen.

Bij appendicitis acuta of galstenen kan de diagnostische laparoscopie onmiddellijk overgaan in een therapeutische laparoscopie.[48]

11   Samenvatting

Acute buikpijn is buikpijn die hoogstens een week bestaat. Het begrip acute buik verwijst naar de noodzaak om met spoed een medische beslissing te nemen over operatie of een andere vorm van behandeling in het ziekenhuis. Bij de diagnostiek van acute buikpijn staan anamnese en lichamelijk onderzoek centraal. In de huisartspraktijk verklaren de zogenoemde niet-specifieke oorzaken (prikkelbaredarmsyndroom, maagklachten, gastro-enteritis, obstipatie, buikwandpijn, urineweginfecties) een groot deel van de gevallen van acute buikpijn. Gal- of nierstenen manifesteren zich dikwijls, maar niet altijd, met kenmerkende koliekpijn met specifieke lokalisatie en uitstraling. Bij het onderscheiden van ernstige oorzaken, zoals acute appendicitis, diverticulitis en cholecystitis, is het zoeken naar tekenen van peritoneale prikkeling essentieel. Een aantal van deze tekenen is bij onderzoek voldoende sensitief of specifiek gebleken. Bij twijfel dient de patiënt na enkele uren opnieuw onderzocht te worden. Eenvoudig aanvullend onderzoek behelst in elk geval urineonderzoek, bij twijfel over peritoneale prikkeling: CRP (of BSE) en het leukocytenaantal en bij vrouwen in de fertiele fase een zwangerschapsreactie. Met eenvoudig beeldvormend onderzoek (echografie, soms X-BOZ) kan veel informatie over eventueel gal- of niersteenlijden en over mogelijke darmobstructie worden verkregen. Alleen in twijfelgevallen heeft echoscopie aanvullende waarde bij de diagnostiek van de acute appendicitis. Ter voorkoming van overmatige blootstelling aan röntgenstraling wordt CT alleen toegepast bij patiënten bij wie de echo geen of onduidelijk resultaat oplevert. De waarde van MRI is nog onduidelijk. Laparoscopie wordt gedaan bij patiënten bij wie anamnese, LO en aanvullend onderzoek nog geen duidelijke diagnose oplevert, vaak bij vrouwen in de vruchtbare leeftijdsfase. Een diagnostische laparoscopie kan bij onder andere galstenen en acute appendicitis omgezet worden in een therapeutische laparoscopie.

Literatuur

1 Goris RJA. Acute buikpijn. In: Thijs LG, Delooz HH, Goris RJA (red). Acute geneeskunde (7e druk). Maarssen: Elsevier gezondheidszorg, 2009.
2 Krebber ThFWA. Acute buikpijn in de eerste en tweede lijn [dissertatie]. Maastricht: Rijksuniversiteit Limburg, 1988.
3 Heineman MJ, Evers JLH, Massuger LFAG, Steegers EAP (red). Obstetrie en gynaecologie: De voortplanting van de mens (6^e druk). Maarssen: Elsevier gezondheidszorg, 2006.
4 Okkes IM, Oskam SK, Lamberts H. Van klacht naar diagnose. Episodegegevens uit de huisartspraktijk. Bussum: Coutinho, 1998.
5 Göransson J, Lasson A. Decision making in acute abdominal pain – accuracy, costs and availability of various diagnostic methods. Theor Surg 1993;8:44-52.
6 Sanson T, O'Keefe KP. Evaluation of abdominal pain in the elderly. Emerg Med Clin North Am 1996;14: 615-26.
7 Weel C van. Analyse van gemiste appendicitis acuta: vooralsnog geen basis voor een beter beleid. Ned Tijdschr Geneeskd 2002;146:1477-9.
8 Keeman JN, Schade E (red). Spoedeisende hulp in de huisartspraktijk. Houten: Bohn Stafleu van Loghum, 2008.
9 Brekke M, Eilertsen RK. Acute abdominal pain in general practice: tentative diagnoses and handling. A desriptive study. Scan J Prim Health Care 2009;27: 137-40.
10 Linden MW van der, Westert GP, Bakker D de, et al. Tweede Nationale Studie naar ziekten en verrichtingen in de huisartspraktijk: klachten en aandoeningen in de bevolking en in de huisartspraktijk. Utrecht: Nivel, 2004.
11 Bruppacher R, Gyr N, Fisch T. Abdominal pain, indigestion, anorexia, nausea and vomiting. Ballière's Clin Gastroenterol 1988;2:275-93.
12 Vierhout ME, Lammes FB. Praktische gynaecologie. Houten: Bohn Stafleu van Loghum, 2005.
13 Staniland JR, Ditchburn J, Dombal FT de. Clinical presentation of acute abdomen. Study of 600 patients. BMJ 1972;3:393-8.
14 John H, Neff U, Kelemen M. Appendicitis diagnosis today: clinical and ultrasonic deductions. World J Surg 1993;17:143-9.
15 Saegasser F. De acute abdomen. Clin Gastroenterol 1981;10:141-3.
16 Purcel TB. Nonsurgical and extraperitoneal causes of abdominal pain. Emerg Clin North Am 1989;7: 721-40.

17 Pearigen PD. Unusual causes of abdominal pain. Emerg Clin North Am 1996;14:593-613.
18 Stone R. Primary care diagnosis of acute abdominal pain. Nurse Pract 1996;21:19-39.
19 Roy S, Weinersheimer P. Nonoperative causes of abdominal pain. Surg Clin North Am 1997;77:1433-54.
20 Reng M, Lock G, Messmann H, et al. Praeklinische Notfallmedizin. Akutes Abdomen. Der Internist 1998;39:161-70.
21 Kramer WLM, Beerens RG, Broekhuizen AH, et al.Klinische chirurgie. Maarssen: Elsevier/Bunge,1999.
22 Kelso LA, Kugelmas M. Nontraumatic abdominal pain. AACN Clin Issues 1997;8:437-48.
23 Dombal FT de. Acute abdominal pain in the elderly. J Clin Gastroenterol 1994;19:331-5.
24 Bell R. Diagnosing the causes of abdominal pain in children. Practitioner 1996;240:598-604.
25 Rodeck B. Acute abdominal pain in childhood. MMW Fortschr Med. 2004 Apr 29;146:36-9.
26 Eskelinen M, Ikonen J, Liponen P. Clinical diagnosis of acute appendicitis. A prospective study of patients with acute abdominal pain. Theor Surg 1992;7:81-5.
27 Alvarado A. A practical score for the early diagnosis of acute appendicitis. Ann Emerg Med 1986;15:557-64.
28 Izbicki JR, Knoefel WT, Wilker DK, et al. Accurate diagnosis of acute appendicitis: a retrospective and prospective analysis of 686 patients. Eur J Surg 1992; 158:227-31.
29 Bemelman WA, Kievit J. Fysische diagnostiek – loslaatpijn. Ned Tijdschr Geneeskd 1999;143:300-3.
30 De Jongh TOH. Fysische diagnostiek. Houten: Bohn Stafleu van Loghum, 2010.
31 Dixon JM, Elton RA, Rainey JB, et al. Rectal examination in patients with pain in the right lower quadrant of the abdomen. BMJ 1991;302:386-8.
32 Rasmussen OO, Hoffman J. Assessment of the reliability of the symptoms and signs of acute appendicitis. J Royal Coll Surg 1991;36:373.
33 Wolfe JM, Smithline HA, Phipen S, et al. Does morphine change the physical examination in patients with acute appendicitis? Am J Emerg Med 2004;22:280-5.
34 Franke C, Ohmann C, Yang Q. Clinical value of diagnostic score for appendicitis: results of prospective intervention study. Langenbecks Arch Chir Suppl Kongressbd 1998;115 (Suppl I):511-5.
35 Paterson-Brown S, Vipond MN. Modern aids to clinical decision-making in the acute abdomen. Br J Surg 1990;77:13-8.
36 Manterola C, Astudillo P, Losada H, et al. Analgesia in patients with acute abdominal pain. Ann Emerg Med 2008;52:563-6.
37 Ranji SR, Goldman LE, Simel DL, et al. Do opiates affect the clinical evaluation of patients with acute abdominal pain? JAMA 2006;296:1764-74.
38 Randomized clinical trial of morphine in acute abdominal pain. Gallagher EJ, Esses D, Lee C, et al. Ann Emerg Med 2006;48:150-60.
39 Leusden HAIM van (red). Diagnostisch Kompas 2003. Amstelveen: College voor Zorgverzekeringen, 2003.
40 Keeman JN. Veelal geen meerwaarde van nieuwe beeldvormende technologie bij diagnostiek van de acute buik. Ned Tijdschr Geneeskd 1999;143:2225-8.
41 Hayes R. Abdominal pain: general imaging strategies. Eur Radiol 2004;30 Jan (e-pub).
42 Vegar-Zubovic S, Lincender L, Dizdarevic S, et al. Ultrasound in the diagnosis and differential diagnosis of acute appendicitis in childhood. Med Arch 2003;57:233-6.
43 Lambert MJ, Villa M. Gynecologic ultrasound in emergency medicine. Emerg Med Clin North Am. 2004;22:683-96.
44 Mahler CW, Boermeester MA, Stoker J, et al. Diagnostische modaliteiten bij de diagnostiek van volwassen patiënten met acute buikpijn. Ned Tijdschr Geneeskd 2004;148:2474-80.
45 Paulson EK, Kalady MF, Pappas TN. Clinical practice. Suspected appendicitis. N Engl J Med 2003;348: 236-42.
46 Lámeris W, Randen A van, Es HW van et al. Imaging strategies for detection of urgent conditions in patients with acute abdominal pain: diagnostic accuracy study. BMJ 2009;338:2431.
47 Stoker J, Randen A van, Laméris W, et al. Imaging patients with acute abdominal pain. Radiology 2009;253:31-46.
48 Navarro Fernández JA, Tárraga López PJ, Rodriguez Montes JA et al. Validity of tests performed to diagnose acute abdominal pain in patients admitted at an emergency department. Rev Esp Enferm Dig 2009;101:610-18.

Buikpijn, chronische

H.E. van der Horst, J.W.M. Muris en W. Hameeteman

1 Inleiding

Buikpijn is een verzamelterm voor alle pijnklachten die zich afspelen in de regio abdominalis. In dit hoofdstuk verstaan we onder chronische buikpijn lang bestaande of steeds terugkerende pijn in de onderbuik of in onder- en bovenbuik. Meestal wordt aangehouden dat er sprake moet zijn van drie maanden continue of recidiverende klachten in de voorafgaande zes maanden.[1,2] Ook pijn in de flank komt aan de orde in dit hoofdstuk. Chronische pijn die alleen in de bovenbuik is gelokaliseerd, wordt in het hoofdstuk *Bovenbuikklachten, niet-acute* besproken. Zie voor de regio-indeling van de buik figuur 4 in het hoofdstuk *Buikpijn, acute*.

Veel patiënten die een arts consulteren met klachten over langer bestaande buikpijn zijn bang dat er een min of meer ernstige ziekte aan hun klachten ten grondslag ligt. Episoden van chronische buikpijn in de huisartspraktijk blijken echter in alle leeftijdsfasen in slechts 18 tot 20% van de gevallen te maken te hebben met organische oorzaken.[3] Meestal wordt dus geen lichamelijke verklaring gevonden voor chronische buikpijn. De geconsulteerde arts zal echter steeds opnieuw moeten beoordelen of er bij deze ene patiënt wellicht wel een lichamelijke aandoening bestaat die de pijnklachten veroorzaakt.

Hoewel chronische buikpijnklachten zelden tot snel ingrijpen nopen, is het tijdig onderkennen van relatief weinig voorkomende maligniteiten als oorzaak van de buikpijn een belangrijke taak van de huisarts. Een coloncarcinoom, in het bijzonder in het distale deel van het colon, en maligniteiten van de vrouwelijke genitalia interna kunnen chronische buikpijn veroorzaken. Dat geldt ook voor de ziekte van Crohn. Buikpijnklachten komen niet alleen in de huisartspraktijk, maar ook op de polikliniek gastro-enterologie zeer dikwijls voor als onderdeel van het prikkelbaredarmsyndroom (PDS). Genitale of urologische oorzaken behoren in de differentiaaldiagnostische overwegingen te worden opgenomen.

> Om de lezer een indruk te geven van de mate van bewijskracht ter onderbouwing van een aantal belangrijke diagnostische stappen, is deze onderbouwing door de auteurs als volgt aangegeven.
> - [E] = Voldoende bewijskracht; dat wil zeggen meerdere goed opgezette onderzoeken met eensluidende uitkomsten in een vergelijkbare populatie.
> - [A] = Sterke aanwijzingen of indirect bewijs; dat wil zeggen één goed opgezet onderzoek met betrekking tot een vergelijkbare populatie, of meerdere onderzoeken in andere, niet geheel vergelijkbare populaties.
> - [C] = Consensus uit richtlijnen of standaarden met betrekking tot de populatie.

2 De klacht in de bevolking

Steeds terugkerende of chronische buikpijnklachten komen veel voor. Uit diverse onderzoeken onder de algemene bevolking blijkt dat 15 tot 20% van de mensen enkele episoden van buikpijn in een jaar rapporteert. In de Tweede Nationale Studie gaf 6,6% van de mannen en 13,6% van de vrouwen aan dat ze in de voorgaande twee weken buikpijn hadden gehad. Bijna 2% van de mannen en ruim 4% van de vrouwen rapporteerden ernstige darmstoornissen die langer dan drie maanden duurden.[4] Lang niet iedereen meldt zich met buikpijn bij de huisarts; slechts één op de drie of vier mensen die af en toe een tijdlang buikpijn hebben, gaan met die klacht naar de huisarts.

Vrouwen hebben vaker langdurige buikpijnklachten dan mannen en zijn ook meer geneigd dat te melden aan hun arts.[4,5,6] Ook kinderen hebben nogal eens chronische buikpijn of steeds terugkerende buikpijn. Naar schatting 20 tot 30% van de schoolgaande kinderen heeft last van recidiverende buikpijn.[7,8,9] Bij een deel van de kinderen is dat een reden voor herhaald schoolverzuim.[9]

Elke pijn die chronisch wordt, heeft een negatieve invloed op het dagelijks leven van de patiënt. Chronische buikpijnklachten kunnen leiden tot werkverzuim, afname van dagelijkse activiteiten en sociale contacten. In de Eerste Nationale Studie zijn met behulp van gezondheidsdagboeken gegevens verzameld van mensen met buikklachten over de beleving van en het omgaan met deze klachten. Mensen met buikklachten hadden hier gemiddeld drie dagen per drie weken last van en ondernamen dan een aantal acties, zoals rust nemen, eerder naar bed gaan, extra letten op voeding en minder alcohol gebruiken. Op 11% van de klachtdagen pasten mensen zelfmedicatie toe en 5% van de dagen waarop ze klachten ervoeren, brachten ze ziek in bed door.[10]

In de meeste gevallen vindt de huisarts geen afdoende organische verklaring voor de chronische buikpijn. Omdat er echter vele aandoeningen ten grondslag kunnen liggen aan chronische buikpijn, lopen patiënten een zeker risico een reeks kostbare, ingewikkelde en soms pijnlijke onderzoeken te moeten ondergaan. Dat risico wordt mede bepaald door hun aandringen op verder onderzoek in de hoop dat er toch een verklaring wordt gevonden voor hun klachten.

3 De eerste presentatie bij de dokter

Omdat chronische buikpijn geen aparte diagnosecategorie in registratiesystemen vormt, zijn er geen exacte gegevens over de incidentie in de huisartsenpraktijk. Klachten op het gebied van de tractus digestivus maken 9% uit van alle nieuw aangeboden klachten op het spreekuur. Zij bezetten daarmee de vierde plaats in de huisartsgeneeskundige toptien. Buikpijn en klachten passend bij het PDS worden het meest frequent gezien, gevolgd door diarree, misselijkheid en obstipatie.[3,4] In het hoofdstuk *Buikpijn, acute* is in figuur 1 en 2 aangegeven hoe vaak respectievelijk gegeneraliseerde buikpijn en gelokaliseerde buikpijn de contactreden vormen in de verschillende leeftijdscategorieën, uitgesplitst naar mannen en vrouwen.

De huisarts ziet gemiddeld drie tot vier patiënten per week met een nieuwe episode van buikpijnklachten. Worden bovenbuikklachten uitgesloten, dan zijn dit er twee tot drie per week.

Van de algemene populatie bezoekt slechts 20% van de mensen met klachten passend bij een PDS de huisarts. Patiënten gaan pas naar de huisarts met deze klachten wanneer ze er veel en/of ernstige hinder van ondervinden.[11] Ongerustheid, psychosociale problematiek en de overtuiging dat er sprake is van een ziekte blijken bij het PDS voor een deel het hulpzoekgedrag te kunnen verklaren.[12]

4 Pathofysiologie en differentiële diagnose

PATHOFYSIOLOGIE

Buikpijn kan uitgaan van diverse organen in de buik. Een chronische ontsteking van de dikke darm, zoals een colitis ulcerosa, kan buikpijn veroorzaken. Ook processen in de nieren kunnen buikpijn veroorzaken, vooral door rek van het kapsel. De genitalia interna van de vrouw kunnen een bron van buikpijn vormen. Buikpijn kan afkomstig zijn van de omhullende structuren van de buik, de buikwand of de bekkenbodem. De aard van de pijn, krampend, stekend of zeurend, is in het algemeen niet specifiek voor een van de organen of andere structuren. Verklevingen in de buik, ontstaan na een ontsteking of na een operatieve ingreep, worden vaak verantwoordelijk gehouden voor chronische buikpijn. Dit verband staat echter allerminst vast. De pijnlokalisatie komt niet altijd overeen met de plaats van de afwijking die verantwoordelijk is voor de pijn. Recent is er veel aandacht voor de *brain-gut axis*. Receptoren in de darm zouden beïnvloed of zelfs veranderd worden door infecties of stress en vervolgens normale prikkels, bijvoorbeeld informatie over de vullinggraad van de darm en over de contracties, als abnormaal weergeven naar de hersenen. Op corticaal niveau kunnen fysiologische prikkels als afwijkend ervaren en gelabeld worden.[13,14] In de meeste gevallen wordt echter geen organische verklaring voor de chronische buikpijnklachten gevonden. Psychologische en emotionele factoren spelen een belangrijke rol, niet zozeer bij het ontstaan als wel bij het instandhouden van de klachten.[12,15]

De meest voorkomende diagnosen bij chronische pijn in de onderbuik of in de onder- en bovenbuik worden hierna beschreven.

Chronische onderbuikpijn bij vrouwen

Pijn in de onderbuik die langer dan zes maanden aanwezig is en waarbij anamnese en lichamelijk onderzoek geen aanwijzingen voor een specifieke afwijking aan het licht brengen, komt veel voor bij vrouwen. Naar schatting gaat 10% van de vrouwen met chronische onderbuikpijn om die reden naar de gynaecoloog.[16] Als de gynaecoloog besluit tot een laparoscopie, worden er soms afwijkingen gevonden zoals een ovariumcyste, een myoom of endometriose. Het is echter de vraag of de aangetroffen afwijkingen de pijn verklaren; ze worden ook vaak aangetroffen bij vrouwen die geen klachten hebben. Onderbuikpijn en bekkenpijn zijn vrijwel synoniem. De klachten zijn niet exclusief aan de cyclus gebonden. Net als bij het PDS spelen somatische, emotionele en psychologische factoren mee bij het ontstaan en het voortduren van de klachten.[16,17]

Bijna twee derde van de vrouwen met chronische onderbuikklachten waarvoor geen specifieke oorzaak gevonden wordt, heeft na drie jaar nog steeds klachten.[18,19]

Buikpijn bij kinderen

Uit populatieonderzoeken blijkt dat 5 tot 20% van de kinderen last heeft van recidiverende buikklachten.[20,21] Er lijkt sprake van twee leeftijdspieken: van 4 tot 6 jaar en van 7 tot 12 jaar. Bij kinderen met buikpijn vindt de huisarts bij hooguit 5% een organische verklaring voor de klachten.[21] Voor steeds terugkerende buikpijn wordt de term *recurrent abdominal pain* gebruikt; in het Nederlands: recidiverende buikpijn (RBP). Er is sprake van RBP als er gedurende minstens drie maanden aanvalsgewijs buikklachten optreden die zo heftig zijn dat ze de normale activiteiten tijdelijk onmogelijk maken. Chronische buikpijn bij kinderen kan voorkomen bij coeliakie, maar is daarbij niet de meest gepresenteerde klacht: vaker zijn klachten over chronische diarree, afbuigen van de groeicurve en een opgezette buik de reden voor een bezoek aan de dokter.[22] Ook kan er sprake zijn van een inflammatoire darmziekte of van lactose-intolerantie.[8,23]

Gastro-intestinale aandoeningen

Prikkelbaredarmsyndroom (PDS) Bij het PDS (Engels: *irritable bowel syndrome* (IBS)) is er sprake van een combinatie van buikpijn en veranderingen in het defecatiepatroon. De pathofysiologie is onvoldoende opgehelderd. In het verleden werd gedacht aan een motiliteitsstoornis, voornamelijk van de dikke darm, maar de resultaten van onderzoek hiernaar zijn niet consistent. Patiënten met PDS ervaren meer pijn bij luchtinsufflatie van het colon dan andere patiënten, wat de basis vormt voor de hypothese van de viscerale hyperalgesie.[24] Vaak is er tevens psychosociale problematiek, een depressie of een angststoornis aanwezig, en dus werd aangenomen dat deze de klachten van het PDS zouden kunnen verklaren. In prospectief onderzoek is dat niet bevestigd.[25] Het doormaken van een (bacteriële) gastro-enteritis blijkt een risicofactor te zijn voor het ontwikkelen van PDS-klachten, vooral bij degenen bij wie er ten tijde van de infectie tevens sprake is van psychische of psychiatrische problematiek.[1,26,27] De laatste jaren is de hypothese van *brain-gut axis* nader onderzocht.[13] De criteria voor de diagnose zijn weergegeven in het kader op deze bladzijde.

Criteria voor de diagnose prikkelbaredarmsyndroom (PDS)

Volgens de NHG-Standaard is er sprake van een PDS als een patiënt gedurende langere tijd intermitterend of continu buikpijn heeft, met daarbij één of meer van de volgende klachten of bevindingen: een opgeblazen gevoel in de buik, een wisselend ontlastingspatroon, slijm zonder bloedbijmenging, flatulentie en bij palpatie een drukpijnlijk colon.[1]

In de internationale literatuur worden vaak de zo geheten Rome-criteria gebruikt.[2] De criteria die de NHG-Standaard hanteert zijn hiervan afgeleid.

De Rome-III-criteria voor PDS zijn recidiverend buikpijn of een vervelend gevoel in de buik minstens zes maanden geleden begonnen en op minstens drie dagen per maand in de voorafgaande drie maanden aanwezig, gepaard gaand met twee of meer van de volgende kenmerken:
- verbetering bij defecatie;
- het begin van de pijn gaat samen met een verandering in frequentie van de stoelgang;
- het begin van de pijn gaat samen met een verandering in consistentie van de feces.

Obstipatie Obstipatie kan vooral bij oudere mensen en bij kinderen soms aanleiding geven tot buikklachten. Er is een gradueel verschil met het PDS, waarbij de buikpijn op de voorgrond staat met een meestal wisselend ontlastingspatroon. Bij obstipatie treedt de buikpijn op gekoppeld aan het gevoel helemaal verstopt te zitten. Obstipatie wordt meestal veroorzaakt door een verkeerd voedingspatroon (consumptie van vezelarm voedsel, weinig drinken), een 'zittende' leefstijl en/of immobiliteit. Soms zijn er onderliggende ziektebeelden (neurologische beelden zoals multipele sclerose of M. Parkinson, psychiatrische beelden zoals depressie of bepaalde systemische aandoeningen zoals hypothyreoïdie). Ook veel voorgeschreven medicijnen, zoals codeïne, antidepressiva en ijzerpreparaten, kunnen obstipatie veroorzaken als bijwerking.[28,29]

Lactose-intolerantie Lactasedeficiëntie kan leiden tot lactose-intolerantie. Als de in het voedsel aanwezige lactose niet gesplitst kan worden in monosachariden die opgenomen kunnen worden door de mucosa van de dunne darm, treedt in het colon gisting op door darmbacteriën. Er ontstaan gassen en vetzuren die flatulentie, een opgeblazen buik, buikkrampen en vaak ook diarree veroorzaken. Een lactose-intolerantie kan primair (genetisch bepaald) zijn, dan wel secundair optreden bij aandoeningen van de dunne darm zoals een acute gastro-enteritis (viraal, bacterieel of parasitair) of de ziekte van Crohn. Ook kan lactose-intolerantie optreden na een uitgebreide dunnedarmresectie of na beschadiging van het dunnedarmslijmvlies door geneesmiddelen zoals colchicine en neomycine.[30]

Diverticulair lijden Diverticulose wordt gekenmerkt door uitstulpingen van de mucosa en submucosa door de spierwand, waarschijnlijk ten gevolge van een hoge intraluminale druk. De voorkeurslokalisatie is het sigmoïd. Vaak wordt een verdikking van de spierlaag van het colon aangetroffen, die mogelijk een rol speelt bij het ontstaan van een verhoogde intraluminale druk. Hoewel dat niet afdoende bewezen is, wordt algemeen aangenomen dat een vezelarm voedingspatroon een van de oorzaken is voor de veranderingen in de spierlaag van het colon, naast erfelijke aanleg. Chronische buikpijn wordt wel toegeschreven aan divertikels, hoewel diverticulose zonder complicaties volgens de meeste auteurs niet met klachten gepaard gaat: 80 tot 90% zou asymptomatisch zijn. Het optreden van divertikels neemt toe bij het stijgen van de leeftijd.[31,32]

Diverticulitis is een nogal eens recidiverende ontsteking van de wand van het colon, met als verschijnselen pijn (meestal in de linker onderbuik), dyspeptische klachten, defecatieverandering, misselijkheid, braken en koorts. Bij een ernstige diverticulitis is een infiltraat in de linker onderbuik een kenmerkende bevinding bij lichamelijk onderzoek.[31,32]

Coeliakie Bij coeliakie (glutenenteropathie of darmspruw) bestaat er een levenslange intolerantie voor gluten. Gluten is een verzamelnaam voor eiwitten die onder andere in tarwe, rogge en gerst voorkomen. De intolerantie veroorzaakt ontsteking en atrofie van het dunnedarmslijmvlies, waardoor malabsorptie optreedt. De diagnose wordt meestal op jonge leeftijd gesteld; de laatste jaren wordt coeliakie steeds vaker pas op volwassen leeftijd gediagnosticeerd. Ook het klachtenpatroon lijkt te verschuiven naar moeilijk te duiden klachten zoals malaise, chronische buikpijn en een opgezet gevoel in de buik. Klassiek zijn symptomen als achterblijvende groei, steatorroe (vettige diarree), anemie en humeurigheid bij kinderen.[22,23,33,34]

Chronisch inflammatoir darmlijden (inflammatory bowel disease (IBD)) Zowel colitis ulcerosa als de ziekte van Crohn (figuur 1 en 2) kan aanleiding geven tot chronische buikpijnklachten in de vorm van buikkrampen, opgezette buik en diarree, afhankelijk van ernst en uitgebreidheid van de aandoening. Bij heftige ziekteactiviteit staan andere klachten op de voorgrond, zoals diarree met bloed- en slijmverlies en algemene verschijnselen zoals malaise, gewichtsverlies en koorts. Chronische pijn, dikwijls rechtsonder in de buik, wordt vaker gezien bij de ziekte van Crohn dan bij colitis ulcerosa. Bij colitis ulcerosa blijft de ontstekingsreactie beperkt tot de mucosa van het colon; het rectum is vaak aangedaan, de ziekte begint ook vaak met een proctitis, maar kan zich uitbreiden tot het gehele colon. Bij de ziekte van Crohn beperkt de ontsteking zich niet tot de mucosa, maar tast de hele darmwand aan, waardoor fistels en granulomen kunnen ontstaan. De ontsteking kan op diverse plaatsen in de gehele tractus digestivus, van mond tot anus, gelokaliseerd zijn. Voorkeurslokalisaties zijn het terminale ileum, het colon en het perianale gebied. Infiltraten en fistelvorming en stenosering komen vaker bij de ziekte van Crohn voor. De oorzaak van chronisch inflammatoir darmlijden is onbekend. Immunologische en genetische factoren spelen een rol. Tot op heden is niet aangetoond dat er virale, microbiële of parasitaire verwekkers in het spel zijn, hoewel er uitgebreid naar is gezocht. Colitis ulcerosa en de ziekte van Crohn manifesteren zich meestal tussen het dertigste en veertigste levensjaar.[35-37]

Bij lang bestaande ontsteking van het colon is er een verhoogd risico van het ontstaan van coloncarcinoom.

Infectieuze colitis Het is de vraag of darminfecties chronische buikklachten kunnen veroorzaken. Voor virale en bacteriële infecties is dit niet aangetoond. Er bestaat gerede twijfel of parasieten zoals de *Entamoeba histolytica* en de *Giardia lamblia* langerdurende buikpijnklachten kunnen veroorzaken.[38] Beide worden even vaak aangetroffen bij asymptomatische personen als bij mensen met chronische buikpijnklachten. Bij mensen met één of meer psychosociale risicofactoren kan een PDS ontstaan na een darminfectie.[26,27]

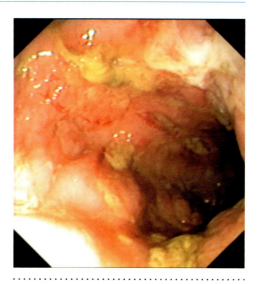

Figuur 1 Coloscopie: M. Crohn.

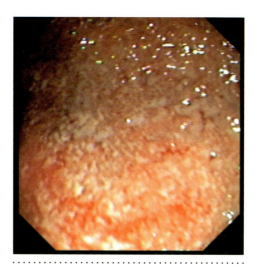

Figuur 2 Coloscopie: actieve colitis ulcerosa.

Colorectaal carcinoom Een tumor in het colon of rectum kan intermitterende pijn links of rechts in de onderbuik veroorzaken, afhankelijk van de plaats van de tumor. Een veranderd defecatiepatroon kan ontstaan door lokale veranderingen in de darm. Bij in het caecum of colon ascendens gelokaliseerde carcinomen treden klachten vaak later in de tijd op dan bij meer distaal aanwezige carcinomen. Dit komt door een grotere diameter van het colon en een zachtere consistentie van de

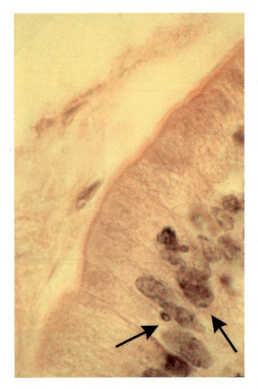

Figuur 3 Giardia lamblia in duodenum.

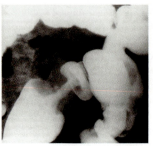

Figuur 4 X-colon: circulair groeiend colorectaal carcinoom.

feces. Vrijwel alle colon- en rectumcarcinomen ontstaan uit poliepen. De ontwikkeling van een colonpoliep tot een coloncarcinoom duurt vele jaren. Ongeveer 15% van de patiënten met darmkanker heeft een positieve familieanamnese. Bij een derde daarvan is er sprake van een erfelijk syndroom: familiair polyposis (FAP) of hereditaire non-polyposis coli carcinoom (HNPCC). Bij FAP ontstaan er vanuit het slijmvlies van de dikke darm en/of de endeldarm talrijke poliepen (meestal meer dan honderd). De poliepen degenereren altijd maligne. Bij HNPCC ontstaan al op zeer jonge leeftijd poliepen in het colon, vooral rechtszijdig, wat frequente endoscopische controle van het gehele colon bij deze aandoening noodzakelijk maakt. Een colorectaal carcinoom komt meer voor bij mannen dan bij vrouwen (3 : 2). Van de colorectale tumoren is 55 tot 60% gelokaliseerd in het rectosigmoïddeel van het colon (figuur 4).[39,40]

Vasculaire stoornissen

Angina abdominalis Angina abdominalis ontstaat als de bloedvoorziening naar de darm belemmerd wordt door atherosclerose van de mesenteriale vaten. De buikpijn treedt meestal op in aansluiting op maaltijden en gaat gepaard met gewichtsverlies. De klachten ontstaan ten gevolge van relatieve darmischemie. De aandoening wordt daarom ook wel chronische mesenteriale ischemie genoemd. De pijn veroorzaakt anorexie en angst voor maaltijden, waardoor minder gegeten wordt met als gevolg gewichtsverlies. Angina abdominalis komt veelal op oudere leeftijd voor. Het is een zeldzaam ziektebeeld bij patiënten die ook elders in het lichaam manifestaties van atherosclerose vertonen. Bij acute manifestaties van mesenteriale ischemie is er sprake van heftige buikpijn en bloederige diarree.[40,41] Dit beeld wordt ook wel ischemische colitis genoemd.

Urologische aandoeningen

Chronische urineweginfectie Een chronische urineweginfectie verloopt meestal symptoomarm en komt vooral voor bij kinderen en ouderen. Zeurende pijn in de onderbuik en in de flanken kan wijzen op een chronische urineweginfectie. In de meeste gevallen staan echter andere klachten op de voorgrond bij een urineweginfectie.[42,43]

Grote nierstenen en koraalstenen De meeste nierstenen zijn asymptomatisch of veroorzaken acute pijnklachten.[44] Grote nierstenen zouden chronisch zeurende of intermitterende buikpijn kunnen veroorzaken (figuur 5). De lokalisatie van de pijn in de flank kan wijzen op nierstenen. De incidentie hiervan is erg laag.[43,44]

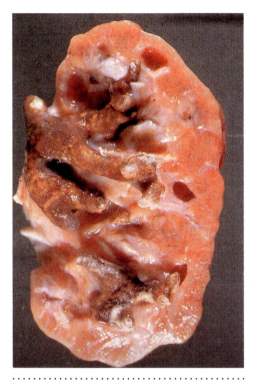

Figuur 5 Koraalsteen in het nierbekken.

Gynaecologische aandoeningen

Endometriose Endometriose, het op afwijkende plaatsen voorkomen van functionerend baarmoederslijmvlies, kan cyclische (dysmenorroe) of continue buikpijn veroorzaken. In een aantal gevallen is er tevens sprake van abnormaal vaginaal bloedverlies (vooral menorragie) en diepe dyspareunie. De uitgebreidheid van de endometriose blijkt slecht te correleren met de ernst van de pijnklachten. Endometriose wordt ook vaak als toevalsbevinding aangetroffen bij laparoscopische ingrepen.[45]

Uterusmyomen Myomen (vleesbomen) komen erg veel voor. Naar schatting heeft één op de vier tot vijf vrouwen één of meer myomen. Ze zijn echter slechts zelden symptomatisch. Submuceuze en intramurale myomen kunnen met dysmenorroe en eventueel abnormaal vaginaal bloedverlies gepaard gaan. Grote (subsereuze) myomen kunnen aanleiding geven tot een zeurende pijn in de onderbuik, onder meer door druk op de omringende organen.[46,47]

Ovariumcysten of -tumoren Een ovariumtumor of -cyste kan vage onderbuikklachten veroorzaken. Meestal treden er pas klachten op als de tumor een doorsnee van meer dan vijftien centimeter bereikt. De pijn ontstaat door druk op het kapsel van het ovarium of druk op de omliggende organen.[46,47]

Pelvic inflammatory disease Een *pelvic inflammatory disease* (PID) is een ontsteking in het kleine bekken, die in de meerderheid van de gevallen wordt veroorzaakt door seksueel overdraagbare micro-organismen.[48] De infectie verloopt meestal subacuut. Van de vrouwen houdt 18 tot 25% na een PID chronische onderbuikklachten, vooral pijn.[49] De incidentie van een PID is 2/1.000 vrouwen per jaar.[48]

Overige aandoeningen

Adhesies Adhesies of verklevingen ontstaan meestal na een buikoperatie. Ook kunnen ze ontstaan na een infectie in het kleine bekken. In de meeste gevallen is dat een salpingitis of een appendicitis. De kans op adhesievorming na slechts één laparotomie is 30%. De causale relatie tussen adhesies en chronische buikpijn is niet geheel duidelijk. Voor dikke gevasculariseerde adhesies is deze relatie wel aannemelijk.[50] In een recent onderzoek werd bij vrouwen die een laparoscopie ondergingen nagegaan welke adhesies met de pijn samenhingen door aan de adhesies te trekken. Manipulatie van adhesies die vastzaten aan het peritoneum en manipulatie van dunne beweeglijke adhesies bleken de pijn op te roepen.[51]

Buikwandpijn Behalve aandoeningen in de buik kan ook de buikwand aanleiding geven tot buikpijnklachten. De prevalentie in de huisartsenpraktijk is onbekend, maar uit Amerikaans onderzoek blijkt dat er op poliklinieken gastro-enterologie bij 5 tot 10% van de mensen met chronische buikpijn sprake is van pijn die uitgaat van de buikwand. Meestal is er geen specifieke oorzaak voor de pijn te vinden; soms is er sprake van inklemming van een huidzenuw of een thoracale intercostale zenuw door toegenomen intra-abdominale druk of door een litteken.[52-54] Meestal is de pijn redelijk goed te lokaliseren en wordt hij uitgelokt door zachte druk op de buikwand te geven. Een buikwandhematoom op traumatische

Tabel 1	Diagnostisch schema chronische buikpijn.	
gastro-intestinale aandoeningen	prikkelbaredarmsyndroom	v
	obstipatie	v
	lactose-intolerantie	s
	diverticulitis	s
	coeliakie	z
	chronisch inflammatoir darmlijden	z
	infectieuze colitis	s
	colorectaal carcinoom	z
vasculaire stoornissen	*angina abdominalis*	z
urologische aandoeningen	*chronische urineweginfectie*	z
	grote nierstenen en koraalstenen	z
gynaecologische aandoeningen	*endometriose*	s
	uterusmyomen	s
	ovariumtumoren of -cysten	z
	pelvic inflammatory disease	z
overige aandoeningen	adhesies	s
	buikwandpijn	s
	onverklaard	v

v = vaak oorzaak van chronische buikpijn in de huisartspraktijk;
s = soms;
z = zelden.
Schuingedrukt: noodzakelijk in elk geval uit te sluiten.

basis of ten gevolge van doorgeschoten antistolling kan initieel heftige buikpijn veroorzaken. De pijn kan lang aanhouden, omdat het hematoom erg traag geresorbeerd wordt.

Zie voor de aandoeningen die voornamelijk met chronische en/of recidiverende bovenbuikpijn gepaard gaan (bijvoorbeeld ulcus pepticum, cholelithiasis en chronische pancreatitis) het hoofdstuk *Bovenbuikklachten, niet-acute*.

5 Kansverdeling van diagnosen

Er zijn geen gegevens voorhanden over de verdeling van de oorzaken van chronische buikklachten in de eerste lijn. In het Transitieproject wor-

den chronische buikklachten niet als aparte categorie beschouwd. Informatie uit de tweede lijn hierover is niet bruikbaar, omdat patiënten met chronische buikpijn naar diverse specialisten, onder wie internisten, gastro-enterologen, gynaecologen en urologen, verwezen kunnen worden.

Over de afzonderlijke diagnostische categorieën zijn wel wat gegevens bekend. De diagnose PDS wordt in het Transitieproject het meest frequent gesteld bij een episode van gegeneraliseerde buikpijn, namelijk in 17% van de gevallen.[3] De incidentie van het PDS in de huisartsenpraktijk is in de Tweede Nationale Studie 5,6, de prevalentie 10,5 per 1.000 per jaar. Deze cijfers variëren slechts gering in de verschillende leeftijdscategorieën.[4]

De incidentie van diverticulitis is 0,7 tot 1,5 per 1.000 per jaar.[3,4] Divertikels komen met het stijgen van de leeftijd steeds vaker voor. Van de mensen boven de zeventig heeft 40 tot 60% divertikels. Deze geven alleen klachten wanneer ze ontstoken raken (diverticulitis).[31] De prevalentie van coeliakie in Nederland wordt geschat op één op de 300.[22]

Het voorkomen van lactose-intolerantie varieert van 5 tot 15% bij mensen afkomstig uit Noordwest-Europa tot 100% bij Aziaten.[30] De incidentie van colitis ulcerosa bedraagt in Nederland 7/100.000 en van de ziekte van Crohn 12/100.000 personen per jaar.[37,55]

In Nederland wordt jaarlijks bij ruim 9.000 mensen dikkedarmkanker vastgesteld. Een op de vijftig mensen in Nederland zal gedurende zijn of haar leven darmkanker krijgen; die kans neemt sterk toe met de leeftijd.[1,56]

De schattingen over de prevalentie van endometriose bij vrouwen met buikpijn lopen uiteen van 4 tot 65%. Ook bij vrouwen zonder buikpijn wordt echter als toevalsbevinding bij bijvoorbeeld een laparoscopische sterilisatie nogal eens endometriose gevonden, waarbij de cijfers uiteenlopen van 0,1 tot 20%.[45]

6 Betekenis van de voorgeschiedenis

VROEGERE ZIEKTEN

Nierstenen in het verleden kunnen een aanwijzing zijn voor de oorzaak van de chronische buikpijn.

BUIKOPERATIES

Bij langerdurende buikklachten is het van belang te vragen naar buikchirurgie in het verleden. Operaties in de buik kunnen leiden tot dikke adhesies, die klachten kunnen geven. Een abdominale operatie, vooral een vaatoperatie, kan als complicatie een angina abdominalis opleveren.

FAMILIEANAMNESE

Familieleden van iemand met de ziekte van Crohn of colitis ulcerosa hebben een twintig- tot vijftigmaal zo grote kans op een IBD als een willekeurig ander persoon.[35] Toch is de voorspellende waarde van een positieve familieanamnese niet hoog.[37] Als bij drie of meer eerste- of tweedegraads verwanten dikkedarmkanker is vastgesteld, of de ziekte zich bij twee van hen gemiddeld onder de 50 jaar heeft geopenbaard, is de kans op erfelijke dikkedarmkanker verhoogd. Dit geldt ook als een colorectaal carcinoom voorkomt bij één verwant onder het 45e levensjaar. Bij ongeveer 5% van de patiënten is er sprake van een erfelijke vorm.[57] Bij mensen afkomstig uit het Middellandse-Zeegebied en bij Aziaten is de kans op lactose-intolerantie erg groot.[58] Eerstegraads familieleden van coeliakiepatiënten hebben een verhoogde kans (3-10%) op deze aandoening.[22]

7 Betekenis van de anamnese

De voorspellende waarde van afzonderlijke klachten en symptomen voor aandoeningen zoals coeliakie, inflammatoire darmziekten, colorectale maligniteiten en lactose-intolerantie is erg laag.[59-62] Combinaties van symptomen en bevindingen van lichamelijk onderzoeken leveren mogelijk hogere voorspellende waarden op, maar daarnaar is nauwelijks onderzoek gedaan.

Als buikpijn langdurig bestaat, heeft de patiënt vaak al eerder contact met de huisarts gehad over de klachten. In dat geval dient bij een hernieuwd consult de anamnese weer volledig afgenomen te worden om specifieke oorzaken voor de buikpijn op te sporen. Omdat de buik meer dan één orgaansysteem bevat, is de anamnese noodzakelijkerwijs uitgebreid.

AARD VAN DE PIJN

Diffuse pijn, krampend van aard en begeleid door flatus en een opgeblazen gevoel is typisch voor het PDS.[1,2] [C] Licht krampende buikpijn die gepaard gaat met diarree kan passen bij een inflammatoire darmziekte.[35-37] [A] Een zwaar gevoel in de buik kan wijzen op een uterusmyoom of een ovariumtumor.[47] [A] Recidiverende krampende pijn, gepaard met bewegingsdrang en eventueel braken, wordt koliekpijn genoemd en past bij galsteen- of niersteenlijden.

BEGIN EN BELOOP

Bij chronische buikpijnklachten kunnen patiënten vaak moeilijk aangeven wanneer het begonnen is. Episodisch optreden van de klachten en buikpijn in aansluiting op een darminfectie pleiten voor een PDS.[1,2] [A] Een begin van de abdominale klachten op oudere leeftijd of een veranderd defecatiepatroon moet doen denken aan een maligniteit van het colon.[1] Pijn bij oudere patiënten die vooral na de maaltijd optreedt, kan wijzen op een angina abdominalis (of maagpathologie, zie het hoofdstuk *Bovenbuikklachten, niet-acute*).[40]

LOKALISATIE

Pijn die voornamelijk in de linker onderbuik wordt gelokaliseerd, past bij diverticulose/itis of prikkelbare darmsyndroom.[31,32,59] [A] Pijn in de rechter onderbuik past bij M. Crohn.[35,36] [A] Pijn die voornamelijk in de flanken wordt gevoeld, kan passen bij pathologie van de nieren en urinewegen.[42-44] [A] Pijn in de onderbuik kan voorkomen bij endometriose en PID.[47,48] [A]

VOEDING

Excessief gebruik van cafeïnehoudende dranken of voedingsmiddelen die gezoet zijn met fructose of sorbitol kan diarree, een opgeblazen gevoel of krampen veroorzaken.[1] [A] De relatie met lactosehoudende voedingsmiddelen dient te worden nagegaan om een lactose-intolerantie op te sporen.[1] [A] Het anamnestische verband tussen lactose-intolerantie en klachten is echter niet erg stevig.[56,62]

DEFECATIE

Een veranderd ontlastingspatroon in combinatie met buikpijnepisoden, maar ook afname van de klachten na defecatie/flatus, past bij het PDS (zie kader).

Diarree, brijachtige ontlasting en bloed en/of pus bij de feces wijzen op een colitis.[35,36] [A] Een veranderd defecatiepatroon met rectaal bloedverlies kan ook passen bij een colorectaal carcinoom.[29] Steatorroe wijst onder meer op coeliakie (of pancreasinsufficiëntie, zie het hoofdstuk *Bovenbuikklachten, niet-acute*).[33,63] [A] Brijachtige ontlasting met flatulentie kan zowel bij een Giardia-infestatie als bij lactose-intolerantie passen.[29,30] [A]

UROGENITALE KLACHTEN

Klachten als dysurie, frequente mictie, incontinentie of niet volledig leegplassen wijzen op urologische oorzaken.[42] Pijn gekoppeld aan de cyclus (dicht bij of gedurende de menstruatie) kan wijzen op gynaecologische oorzaken zoals endometriose en uterusmyomen.[47] [A]

Een diepe dyspareunie en fertiliteitsproblemen kunnen wijzen op endometriose.[47] [A]

BIJKOMENDE KLACHTEN

Episoden van buikpijn met een lichte temperatuurstijging pleiten voor een colitis ulcerosa of recidiverende diverticulitis. Verlies van eetlust en ongewenst afvallen kunnen wijzen op een IBD, maar zijn ook symptomen die bij een colorectale maligniteit passen.[1] [A] Gewichtsverlies bij behouden eetlust past bij coeliakie.[29]

MEDICATIE

Onder meer antibiotica in een onderhoudsdosering, metformine, calciumantagonisten en statinen kunnen buikpijn veroorzaken. Vaak zijn er dan ook klachten over de stoelgang. IJzerpreparaten, antidepressiva en morfine kunnen obstipatie en als gevolg daarvan buikpijn veroorzaken.[1,64]

OMGANG MET DE KLACHTEN

Ongerustheid over de klachten en het beloop ervan, de overtuiging dat er een lichamelijke oorzaak is, medisch onnodig vermijdingsgedrag (bijvoorbeeld niet sporten vanwege de klachten) en reacties uit de omgeving kunnen een rol spelen bij het voortduren van de klachten.[1]

De diagnostiek van PDS

De criteria voor de diagnose PDS zijn weergegeven in een kader in paragraaf 4. Het is belangrijk dat de diagnose wordt gesteld op grond van het klachtenpatroon, bij afwezigheid van aanwijzingen uit anamnese of lichamelijk onderzoek voor een organische oorzaak van de klachten.[1] [C] Het lichamelijk onderzoek bestaat uit inspectie, auscultatie en palpatie van de buik. Een RT of VT is alleen geïndiceerd als er aanwijzingen zijn voor een organische oorzaak van de klachten op basis van de anamnese. Aanvullend onderzoek dient uitsluitend op indicatie plaats te vinden. Bij jongere patiënten zonder aanwijzingen voor andere pathologie of bij oudere patiënten met al vele jaren bestaande klachten zonder verandering in de aard hiervan is aanvullend onderzoek niet zinvol.[1]

Alarmsignalen

Alarmsignalen bij chronische buikpijn bij volwassenen zijn:
- gewichtsverlies (IBD, colorectale maligniteit);
- koortsepisoden (IBD);
- recidiverend bloed bij de feces (colorectale maligniteit);

- veranderd defecatiepatroon, vooral wanneer dit optreedt op oudere leeftijd (colorectale maligniteit, IBD);
- onverklaarde anemie (colorectale maligniteit, IBD);
- positieve familieanamnese colorectaal carcinoom: minimaal drie familieleden (eerste- of tweedegraads) of twee familieleden gemiddeld < 50 jaar of één familielid < 45 jaar.

Bij kinderen zijn koorts, heftig braken, afbuigen van de groeicurve en chronische diarree alarmsymptomen die kunnen wijzen op coeliakie.[21,35]

8 Betekenis van het lichamelijk onderzoek

ALGEMENE INDRUK

Om te beginnen vormt de arts zich een algemene indruk. Ziet de patiënt er slecht uit, slechter dan bij eerdere consulten? Bij mogelijk gewichtsverlies is het van belang dit te objectiveren. Bij een verandering van het klachtenpatroon die kan wijzen op een ontsteking, dient de arts ook de temperatuur na te vragen of op te nemen. Bij kinderen wordt ook beoordeeld of er een groeiachterstand is.

ONDERZOEK VAN DE BUIK

Bij patiënten met chronische buikpijn dient altijd een buikonderzoek plaats te vinden, en afhankelijk van de anamnese een VT en/of een RT.[1] [C]

Inspectie van de buik kan littekens van operaties aan het licht brengen; ook kan de buik zichtbaar opgezet zijn. Bij palpatie kunnen abnormale weerstanden of een vergrote lever of milt aangetroffen worden. Bij een palpabele weerstand kan percussie helpen de aard ervan te differentiëren: een gedempte percussie wijst op een solide gezwel. Soms vindt men bij een oudere patiënt met chronische buikpijn een vast aanvoelende hobbelige leverrand, passend bij levermetastasen van een colorectaal carcinoom (zie figuur 6). De voorspellende waarden van de verschillende onderdelen van het buikonderzoek zijn zeker in negatieve zin erg laag voor aandoeningen zoals inflammatoire darmziekten, coeliakie en colorectale maligniteiten. Het is dus moeilijk om met behulp van fysisch-diagnostisch buikonderzoek ernstige pathologie uit te sluiten.[1,60-62] Bij een vermoeden van buikwandproblemen kan de patiënt worden gevraagd in liggende houding hoofd en schouders op te tillen, waardoor de m. rectus abdominis wordt aangespannen. Als er tijdens deze manoeuvre verergering van de pijn optreedt, is er waarschijnlijk buikwandpijn.[53,54] [A]

RECTAAL TOUCHER

Rectaal toucher is geïndiceerd bij een linkszijdige weerstand in de buik, bij vermoeden van een inflammatoire darmziekte of een rectumcarcinoom en zeker bij rectaal bloedverlies.[1] [C] Een goede houding van de patiënt is belangrijk voor de interpretatie van het toucher. Laat de patiënt op de linkerzij liggen met opgetrokken knieën, of op de rug. Men let op weerstanden en bloed aan de handschoen en op fecale impactie (ophoping van feces met zeer vaste consistentie). Als er in het rectum geen palpabele afwijking wordt gevonden, betekent dat uiteraard niet dat er verderop in de darm ook geen afwijkingen zijn.

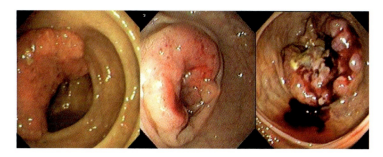

Figuur 6 Coloscopie: coloncarcinoom.

VAGINAAL TOUCHER

De arts verricht een vaginaal toucher bij verdenking op pathologie van de genitalia interna (PID, myoom, of endometriose). Een vergrote, hobbelige uterus wijst op myomen.

Gevoelige adnexen of weerstanden kunnen het resultaat zijn van endometriose, adhesies in het kleine bekken, een oude PID of een vergroot ovarium.[48] [C] Bij vermoeden van endometriose is een gecombineerd recto-vaginaalonderzoek nodig: het palperen van gebieden met zwelling of noduli langs de ligamenten dorsaal van de cervix maakt de diagnose endometriose waarschijnlijk. Het tegendeel is echter niet waar. Als er bij een VT geen tekenen van endometriose worden gevonden, is deze aandoening daarmee niet uitgesloten. In een onderzoek uitgevoerd onder patiënten bij wie de endometriose laparoscopisch was vastgesteld, werd slechts bij 43% een afwijking gevoeld bij het VT.[65] [A]

9 Betekenis van eenvoudig aanvullend onderzoek

Het is lastig aan te geven wanneer aanvullend onderzoek dient plaats te vinden bij patiënten met chronische buikklachten. Vaak zijn mensen al in een eerder stadium bij een arts geweest met acute of, vaker nog, subacute buikklachten. In een aantal gevallen is er toen al aanvullend onderzoek verricht. Als er bij oudere patiënten met chronische buikklachten geen nadere diagnostiek is verricht, is het zinvol te overwegen of dit niet alsnog moet plaatsvinden. Dit geldt in het bijzonder als er sprake is van bijkomende klachten of symptomen, zoals nachtelijke pijn en/of nachtelijke diarree, koorts, algemene malaise, rectaal bloedverlies, langer dan twee weken bestaande diarree, gewichtsverlies van meer dan 5% binnen één maand of 10% binnen een halfjaar.[1,35,37] [C] Als er een verandering in het klachtenpatroon optreedt, is het zinvol op geleide van die verandering aanvullende diagnostiek te verrichten. Een andere reden om aanvullend onderzoek te doen is het vóórkomen van colorectaal carcinoom in de familie: bij één eerstegraads verwant met een colorectaal carcinoom onder het 45e levensjaar of bij twee eerstegraads verwanten met een colorectaal carcinoom.[1,56] [C]

BLOEDONDERZOEK

Bij verdenking op inflammatoir darmlijden, diverticulitis of een PID kan een verhoogde BSE deze diagnose ondersteunen.[1] De NHG-Standaard *Prikkelbare darm syndroom* adviseert bij een geringe verdenking op een inflammatoire darmziekte of een colorectale maligniteit een BSE, leukocytengetal en een Hb te laten bepalen. Als de uitslagen van deze tests normaal zijn, is een PDS meer waarschijnlijk.[1] [C] Een normale BSE sluit echter inflammatoir darmlijden niet uit. Bij anamnestisch sterke verdenking op inflammatoir darmlijden dient altijd nader onderzoek te volgen.[1] [C] Datzelfde geldt voor een verdenking op een colorectale maligniteit.[1] [C] IgA-tTGA (tissue transglutaminase-antilichamen) en IgA-EmA (anti-endomysiale antilichamen) worden bepaald bij verdenking op coeliakie; dat wil zeggen bij volwassenen met algehele malaise, gewichtsverlies en chronische, lichte buikpijn en bij kinderen met buikpijn, gewichtsverlies en anemie of met steatorroe en groeiachterstand.[22,29,60] [C] Uit acht onderzoeken in eerstelijnspopulaties bleek de gepoolde sensitiviteit en specificiteit van IgA-tTGA 89% (95% betrouwbaarheidsinterval 82-94), respectievelijk 99% (95-99) te zijn; voor IgA-EmA zijn de waarden respectievelijk 90% (80-95) en 99% (98-100).[60] Als een van deze beide testen positief is, dient een bevestigingstest plaats te vinden: de definitieve diagnose kan pas worden gesteld na histologisch onderzoek van dunnedarmbiopten.[22,29]

FECESONDERZOEK

Een fecesonderzoek op *parasieten* is alleen zinvol bij de combinatie chronische buikpijn en diarree om parasitaire infecties (*Giardia lamblia*, *Entamoeba histolytica*) op te sporen. Direct beoordelen van een microscopisch preparaat van de feces (op drie momenten verzameld) kan de parasiet aan het licht brengen. Een alternatief is het aantonen van een eiwitantigeen dat door de parasieten wordt aangemaakt met behulp van een *enzyme immuno assay*. De feces dienen daarvoor gefixeerd te worden.[29] Klassieke enteropathogenen (Salmonella, Shigella, Campylobacter) veroorzaken meestal een acute self-limiting diarree. Een feceskweek heeft bij langerdurende diarree (meer dan twee weken) dan ook geen zin. Een occult-bloedtest op feces kan worden ingezet om een colorectale maligniteit uit te sluiten dan wel waarschijnlijker te maken.

De immunochemische feces op occult-bloedtest heeft een goede sensitiviteit (70-100%) en eveneens een acceptabele specificiteit (71-93%), maar gegevens over testeigenschappen in de eerste lijn bij mensen met klachten ontbreken.[61] De negatief voorspellende waarde van deze testen blijkt in tweedelijnspopulaties goed te zijn. Bij elke klinische verdenking geldt echter dat een arts zich niet kan laten geruststellen door een negatieve testuitslag. (Zie het hoofdstuk *Rectaal bloedverlies*).

Fecaal calprotectine blijkt een goede sensitiviteit te hebben voor IBD: 84 tot 100%, en een redelijke specificiteit: 71 tot 100%.[66] Er zijn echter nog geen gegevens over de voorspellende waarden van deze test in eerstelijnspopulaties met chronische buikklachten. Niet alle laboratoria kunnen deze test uitvoeren.

URINEONDERZOEK

Een urineonderzoek naar tekenen van een infectie of naar microscopisch bloed in de urine is zinvol bij pijn in de blaasstreek of lendenpijn en als de buikpijn gepaard gaat met mictieklachten of koorts. Om een infectie aan te tonen of uit te sluiten, wordt in eerste instantie een *nitriettest* uitgevoerd, zo nodig gevolgd door microscopisch onderzoek van het *sediment*, eventueel gevolgd door een semikwantitatieve *kweek* (dipslide). Bloed in de urine kan wijzen op een niersteen. Met behulp van een stick of door middel van microscopisch onderzoek kunnen rode bloedcellen in de urine aangetoond worden. Gegevens over de voorspellende waarde hiervan bij chronische buikklachten ontbreken.[42]

SOA-TESTS

Bij verdenking op een PID wordt materiaal uit de cervix afgenomen voor onderzoek op *C. trachomatis* (d.m.v. PCR, een DNA-amplificatietechniek) en op *N. gonorrhoeae* (idem). De sensitiviteit van de amplificatietests is 85 tot 99%; de specificiteit ervan is > 95%.[29] Ook hier ontbreken gegevens over de voorspellende waarde van deze tests onder een populatie vrouwen met chronische buikklachten.

ECHOGRAFIE

Echografie is een (relatief) goedkoop en weinig belastend onderzoek voor patiënten. In het *Diagnostisch Kompas 2003* staat buikpijn als een van de indicaties voor een echo van de buik aangegeven. De diagnostische opbrengst daarvan is echter gering.[29] Hiermee kan men steenlijden aantonen (urine- en galwegen), een aneurysma van de abdominale aorta, verkalkingen in de pancreas en ontstekingen van de darmwand. De sensitiviteit en specificiteit van echografie voor inflammatoire darmziekten is in tweedelijnspopulaties onderzocht. De sensitiviteit is gemiddeld 73% (65-80%), de specificiteit 95% (91-97%); gegevens over eerstelijnspopulaties ontbreken helaas.[66] Bij een palpabele weerstand in de buik zou echografisch onderzoek aangevraagd kunnen worden, bijvoorbeeld bij verdenking op een infiltraat bij diverticulitis of bij een appendicitis. In de meeste gevallen is er dan echter ook een indicatie voor een verwijzing. Echografie heeft voor de diagnose ureter/niersteen onder de algehele populatie een beperkte sensitiviteit (41-69%); de specificiteit is redelijk (74 tot 94%).[29] Voor echo-onderzoek van de buik dienen patiënten nuchter te zijn.

X-BUIKOVERZICHT

Doel van de röntgenopname is het aantonen van (radio-opake) urinewegstenen bij patiënten met verdenking hierop op basis van recidiverende buikpijn of pijn in de flank, vooral bij hematurie. Van alle nierstenen bevat 80 tot 90% calciumoxalaat of calciumfosfaat en daarom zijn ze zichtbaar op een buikoverzichtsfoto.[29]

10 Betekenis van complex aanvullend onderzoek

Bij chronische buikpijn vormen hogere leeftijd en bijkomende klachten zoals gewichtsverlies, anemie, rectaal bloedverlies of veranderd defecatiepatroon een indicatie voor nadere diagnostiek. Hierbij is een rectosigmoïdoscopie of coloscopie van groot belang. Scopie biedt de mogelijkheid om biopten te nemen en poliepen te verwijderen en is bovendien gevoeliger dan een X-colon voor het aantonen van onder andere poliepen, carcinomen en colitis.[29,37] Een verklaring hiervoor is dat bij een X-colon het sigmoïd radiologisch door overprojectie moeilijk te beoordelen is. In de meeste ziekenhuizen wordt de X-colon daarom nog maar zelden uitgevoerd. Bij de diagnostiek van diverticulitis heeft in de acute fase de CT-scan de voorkeur in verband met het perforatierisico bij invasieve diagnostiek; in een latere fase kan een coloscopie wel worden verricht.

Een kleine rol voor de X-colon is nog weggelegd in die situaties waarin het technisch niet mogelijk blijkt de endoscoop voldoende hoog op te voeren.

RECTOSIGMOÏDOSCOPIE

Als chronische buikpijn gepaard gaat met verlies van 'rood' bloed per anum, bestaat er een indicatie voor een rectosigmoïdoscopie van de darm ongeacht de leeftijd (zie ook het hoofdstuk *Rectaal bloedverlies*). Bij patiënten ouder dan 50 jaar verdient de coloscopie de voorkeur in verband met het hoge risico op colorectaal carcinoom. Een rectosigmoïdoscopie wordt voorafgegaan door het toedienen van een laxeermiddel en klysma om de darm goed schoon te krijgen. De introductie van de scoop geschiedt bij patiënten in linkerzijligging. Bij angstige patiënten kan zo nodig sedatie met midazolam worden gegeven. Voor de diagnostiek is het nemen van biopten voor histologisch onderzoek van groot belang. De duur van het onderzoek is circa vijftien minuten.

COLOSCOPIE

Bij coloscopie dient het colon eerst te worden gespoeld door middel van het drinken van een lavageoplossing. Dit betekent een extra belasting voor de patiënt. Het onderzoek is vrijwel identiek aan de rectosigmoïdoscopie, maar men gebruikt een scoop die 1,30 tot 1,60 m lang is. Het onderzoek duurt ongeveer dertig minuten. Bij dit onderzoek is vaker sedatie nodig dan bij een rectosigmoïdoscopie. Zie voor scopiebeelden figuur 1, 2 en 7. Ook tijdens een coloscopie kunnen biopten worden genomen voor histologisch onderzoek. In steeds meer diagnostische centra is het voor huisartsen mogelijk dit specialistische onderzoek aan te vragen. Bij een coloscopie is de kans op een darmperforatie ongeveer 0,2 tot 0,5%. De sensitiviteit voor detectie van coloncarcinoom en voor poliepen groter dan 1 cm is 79 tot 100%. Het coecum kan worden bereikt in 54 tot 98% van de gevallen, onder meer afhankelijk van de vaardigheid en ervaring van de onderzoeker. Met scopie kunnen vooral tumoren in het coecum en de flexuren 'gemist' worden. Bij twijfel kan dan een X-colon gemaakt worden.

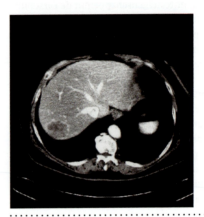

Figuur 7 CT-scan: levermetastase.

WATERSTOFADEMTEST

Om een lactose-intolerantie aan te tonen, kan een waterstofademtest worden uitgevoerd. Lactose in een dosis van 2g/kg lichaamsgewicht, tot 50 gram maximaal, wordt opgelost in water toegediend aan de nuchtere patiënt. De eindrespiratoire uitademingslucht wordt elk halfuur gedurende twee tot drie uur geanalyseerd. Waterstofproductie groter dan 20 parts per million wijst op lactasedeficiëntie, malabsorptie, bacteriële overgroei in de dunne darm of een versnelde darmpassage. Er is per definitie sprake van lactose-intolerantie bij een positieve waterstofademtest die gepaard gaat met de 'typische' klachten. Klachten kunnen ook voorkomen bij lactosebelasting als er geen lactasedeficiëntie is, en omgekeerd kan lactasedeficiëntie aanwezig zijn zonder dat de patiënt klachten rapporteert tijdens de test.[29,58,62] Deze test heeft de lactosetolerantietest, waarbij gedurende drie uur de glucosespiegels in het bloed bepaald werden na eenzelfde lactosebelasting als bij de waterstofademtest, vervangen. De waterstofademtest is betrouwbaarder en ook minder belastend voor de patiënt.

VAGINALE ECHOSCOPIE

Bij chronische onderbuikpijn bij vrouwen kan een transvaginale echoscopie uitgevoerd worden om afwijkingen aan uterus en adnexen uit te sluiten dan wel aan te tonen. Het voordeel van een transvaginale echo ten opzichte van de abdominale is dat buikwandvet en darmen geen verstoring van het beeld geven. Met behulp van echoscopie kunnen myomen goed worden gediagnosticeerd en worden onderverdeeld in submuceuze, intramurale en subsereuze myomen. Intracavitaire structuren zoals poliepen en submuceuze myomen zijn meestal goed te beoordelen. Indien in het kleine bekken een ruimte-innemend proces wordt vermoed, is echoscopisch de differentiatie tussen myomen en ovariumtumoren meestal mogelijk.[29] Gegevens over de voorspellende waarde van deze test bij vrouwen met chronische buikpijn ontbreken.

LAPAROSCOPIE

Bij een laparoscopie wordt een kijkje genomen in de buik. De organen in de buikholte zijn zichtbaar en de chirurg of gynaecoloog kan biopten nemen. Tevens kunnen tijdens de laparoscopie ingrepen plaatsvinden zoals een appendectomie of het losmaken van adhesies. Een laparoscopie wordt meestal in dagbehandeling onder narcose verricht. Laparoscopie wordt vaak als laatste diagnostisch middel ingezet bij patiënten met langdurige buikpijn. De opbrengsten zijn echter teleurstellend als de indicatie voor de laparoscopie pijnklachten is zonder anamnestische of fysisch-diagnostische aanwijzingen voor een organische oorsprong.[65] Meestal worden er verklevingen gevonden die waarschijnlijk geen verklaring vormen voor de klachten.[50] In een prospectief onderzoek leidde het uitvoeren van een laparoscopie bij slechts 15 van de 110 patiënten met onverklaarde chronische buikpijn tot een verandering van het beleid.[67]

COMPUTERTOMOGRAFIE

Computertomografie (CT-scan) van de buik en het kleine bekken kan ingezet worden voor het aantonen of uitsluiten van verschillende ziekteprocessen in de buik of bij het vervolgen ervan.[29] Over de waarde van de CT-scan bij de diagnostiek van chronische buikpijn zonder alarmsymptomen zijn geen gegevens bekend. Computertomografie is voor de patiënt meer belastend dan echografie, omdat er een hoge stralingsbelasting is. Een CT-scan van de buik is ruim vier keer zo duur als een echografie.

MAGNETISCHE RESONANTIE BEELDVORMING

Magnetische resonantie beeldvorming (MRI) van het bekken is een diagnostisch hulpmiddel bij aandoeningen van de genitalia interna. Zowel maligne als benigne aandoeningen kunnen ermee worden aangetoond.[29] Ook hiervoor geldt dat de waarde ervan bij chronische buikpijn niet bekend is.

11 Samenvatting

Veel mensen hebben last van chronische buikpijn. Naarmate de klachten langer duren, is de kans kleiner dat er alsnog een organische verklaring voor de klachten wordt gevonden. Een aanzienlijk deel van de patiënten met chronische buikpijn heeft tevens defecatieklachten. In dat geval is er meestal sprake van het prikkelbaredarmsyndroom. Bij het voortduren van buikpijn zonder organische verklaring voor de klachten spelen ongerustheid, emoties en ziektegedrag een rol.

De diagnostiek van buikklachten is lastig omdat buikpijn van veel orgaansystemen, maar ook van de buikwand, afkomstig kan zijn. Een grondige anamnese en een buikonderzoek dienen altijd plaats te vinden. Aanvullende diagnostiek hoeft alleen plaats te vinden als er op grond van anamnese en onderzoek aanwijzingen zijn voor een organische aandoening van betekenis als oorzaak van de klachten. Een verandering in het klachtenpatroon dient, in het bijzonder op oudere leeftijd, te leiden tot nadere diagnostiek.

Literatuur

1 Horst HE van der, Meijer JS, Muris JWM et al. NHG-Standaard Prikkelbare darm syndroom (Irritable Bowel Syndrome). Huisarts Wet 2001;44:58-62.
2 Thompson WG, Longstreth GF, Drossman DA, et al. Functional bowel disorders and functional abdominal pain. Gut 1999;45 [suppl II]:II43-II47.

3. Okkes IM, Oskam SK, Lamberts H. Van klacht naar diagnose: Episodegegevens uit de huisartspraktijk. Bussum: Coutinho, 1998.
4. Linden MW van der, Westert GP, Bakker D de, et al. Tweede Nationale Studie naar ziekten en verrichtingen in de huisartspraktijk. Utrecht/Bilthoven: Nivel/RIVM, 2004.
5. Drossman DA, Li Z, Andruzzi E, et al. U.S. householder survey of functional gastrointestinal disorders. Prevalence, sociodemography, and health impact. Dig Dis Sci 1993;38(9):1569-80.
6. Thompson WG, Irvine EJ, Pare P, et al. Functional gastrointestinal disorders in Canada: first population-based survey using Rome II criteria with suggestions for improving the questionnaire. Dig Dis Sci 2002;47(1):225-35.
7. Turck D. Chronic abdominal pain in children. Rev Prat 1998;48:369-75.
8. Boyle JT. Recurrent abdominal pain: an update. Pediatr Rev 1997;18:310-20.
9. Hotopf M, Carr S, Mayou R, et al. Why do children have chronic abdominal pain, and what happens to them when they grow up. Population based cohort study. BMJ 1998;316:1196-1200.
10. Waal MWM de, Donker G, Velden J van der. Spijsverteringsziekten onder de bevolking en in de huisartspraktijk. Rapport. Nivel en Nederlandse Lever Darmstichting, december 1992.
11. Kettell J, Jones R, Lydeard S. Reasons for consultation in irritable bowel syndrome: symptoms and patient characteristics. Br J Gen Pract 1992;42:459-61.
12. Drossman DA. Do psychosocial factors define symptom severity and patient status in irritable bowel syndrome? Am J Med 1999;107:41S-50S.
13. Aziz Q, Thompson DG. Brain-gut axis in health and disease. Gastroenterol 1998;114:559-78.
14. Camilleri M, Coulie B, Tack JF. Visceral hypersensitivity: facts, speculations, and challenges. Gut 2001; 48:125-31.
15. Horst HE van der. Irritable bowel syndrome in general practice. Proefschrift. Amsterdam: Vrije Universiteit, 1997.
16. Gelbaya TA, El-Halwagy. Chronic pelvic pain in women. Obstet Gynecol Surv 2001;56:757-64.
17. Ryder RM. Chronic pelvic pain. Am Fam Physician 1996;54:2225-37.
18. Lamvu G, Williams R, Zolnoun D, Wechter ME, Shortliffe A, Fulton G, Steege JF. Long-term outcomes after surgical and nonsurgical management of chronic pelvic pain: One year after evaluation in a pelvic pain specialty clinic. Am J Obstet Gynec 2006; 195:591-600.
19. Weijenborg PhThM, Greeven A, Dekker FW, Peters AAW, Kuile MM ter. Clinical course of chronic pelvic pain in women. Pain 2007;132 (Suppl 1):S117-23.
20. Chitkara DK, Rawat DJ, Talley NJ. The epidemiology of childhood recurrent abdominal pain in Western countries: a systematic review. Am J Gastroenterol 2005;100:1868-75.
21. Berger MY, Gieteling MJ, Benninga MA. Chronic abdominal pain in children. BMJ 2007;334:997-1002.
22. Mearin ML, Kanhai SHM, Kneepkens CMF, et al. Diagnostiek van coeliakie bij kinderen: richtlijnen van kindergastro-enterologen. Ned Tijdschr Geneeskd 1999;143:451-5.
23. Apley J. The child with abdominal pains. Oxford: Blackwell Scientific Publications, 1959, 1975.
24. Mayer EA, Gebhart GF. Basic and clinical aspects of visceral hyperalgesia. Gastroenterol 1994;107:271-93.
25. Horst HE van der, Eijk JThM van, Schellevis FG. Nieuwe inzichten in het irritable bowel syndroom? Huisarts Wet 1992;35:146-51.
26. Talley NJ, Spiller R. Irritable bowel syndrome: a little understood organic bowel disease? Lancet 2002;360:555-64.
27. Gwee K-A, Leong Y-L, McKendrick MW, Collins SM, Walters SJ, Underwood JE, et al. The role of psychological and biological factors in postinfective gut dysfunction. Gut 1999;44:400-6.
28. Arce DA, Ermocilla CA, Costa H. Evaluation of constipation. Am Fam Physician 2002;65:2283-90.
29. Diagnostisch Kompas 2003. College voor zorgverzekeringen, 2003.
30. Swagerty DL, Walling AD, Klein RM. Lactose intolerance. Am Fam Physician 2002;65:1845-50.
31. Jun S, Stollman N. Epidemiology of diverticular disease. Best Pract Res Clin Gastroenterol 2002;16: 529-42.
32. Ludeman LL, Warren BF, Shepherd NA. The pathology of diverticular disease. Best Pract Res Clin Gastroenterol 2002;16;543-62.
33. Farrell RJ, Ciaran PK. Diagnosis of celiac sprue. Am J Gastroenterol 2001;96:3237-46.
34. CBO richtlijn. Coeliakie en dermatitis herpetiformis, 2008.
35. Chutkan RK. Inflammatory bowel disease. Primary Care 2001;28:539-56.
36. O'Reilly Brown M. Inflammatory bowel disease. Primary Care 1999;26:141-70.
37. CBO richtlijn. Diagnostiek en behandeling van inflammatoire darmziekten (IBD) bij volwassenen, 2009.
38. Anand AC, Reddy PS, Saiprasad G, Set al. Does nondysenteric intestinal amoebiasis exist? Lancet 1997; 349:89-92.
39. Menko FH, Griffioen G, Wijnen JTh, et al. Genetica van darmkanker. II Erfelijke achtergrond van sporadische en familiaire darmkanker. Ned Tijdschr Geneeskd 1999;143:1207-10.
40. Smout AJPM, Samsom M. Ziekten van maag, darm en pancreas. In: Meer J van, Stehouwer CDA (red). Interne geneeskunde. 13e druk. Houten: Bohn Stafleu van Loghum, 2005.
41. Korotinski S, Katz A, Malnick SD. Chronic ischaemic bowel diseases in the aged – go with the flow. Age Ageing 2005;34:10-6.
42. Timmermans AE, Baselier PJAM, Winkens RAG, et al. NHG-Standaard Urineweginfecties. Huisarts Wet 1989;32:439-43, gewijzigde versie d.d. december 1999.
43. Tamagho EA, McAninck JW. Smith's General Urology. London: Prentice Hall International Ltd, 1995.

44 Dijksterhuis P, Koningsbruggen PJW van, Leclercq RMFM, et al. NHG-Standaard Urinesteenlijden. Huisarts Wet 1997;40:491-502.
45 Mahmood TA, Templeton A. Prevalence and genesis of endometriosis. Human Reprod 1991;6:544-9.
46 Scott JR, Disaya PJ, Hammond CB, et al. Obstetrics and gynaecology. Philadelphia: B Lippincott Company, 1994.
47 Treffers PE. Obstetrie en gynaecologie de voortplanting van de mens (2e druk). Utrecht: Bunge, 1995.
48 Dekker JH, Veehof LJG, Heeres PH, et al. NHG-Standaard Pelvic inflammatory Disease. Huisarts Wet 1995;38:310-6.
49 Westrom LV, Berger GS. Consequences of Pelvic Inflammatory Disease. In: Berger GS, Wegstrom LV. Pelvic inflammatory disease. New York: Raven Press Ltd, 1992:101-14.
50 Peters AAW, Trimbos-Kemper GCM, Admiraal C, et al. A randomized trial on the benefit of adhesiolysis in patients with intraperitoneal adhesions and chronic pelvic pain. Br J Obstet Gynaecol 1992;99: 59-62.
51 Demco L. Pain mapping of adhesions. J Am Ass Gynecol Laparosc 2004;11:181-3.
52 Srinivasan R, Greenbaum DS. Chronic abdominal wall pain: a frequently overlooked problem. Practical approach to diagnosis and management. Am J Gastroenterol 2002;97:824-30.
53 DeBanto JR, Varilek GW, Haas L. What could be causing chronic abdominal pain? Anything from common peptic ulcers to uncommon pancreatic trauma. Postgrad Med 1999;106:141-6.
54 Constanza CD, Longstreth GF, Liu AL. Chronic abdominal wall pain: clinical features, health care costs, and long-term outcome. Clin Gastroenterol Hepatol 2004;2:395-9.
55 Russel MGVM, Stockbrügger RW. Epidemiologische ontwikkelingen en inzichten met betrekking tot chronische inflammatoire darmziekten. Ned Tijdschr Geneeskd 2001;145:1448-52.
56 Oers JAM van (red). Gezondheid op koers? Volksgezondheid Toekomst Verkenning 2002. RIVM-rapport 270551001, 2002.
57 Vasen HFA, Nagengast FM, Griffioen G, et al. Periodiek colonoscopisch onderzoek bij personen met een familieanamnese voor colorectaal carcinoom. Ned Tijdschr Geneeskd 1999;143:1211-4.
58 Kneepkens CMF. Lactosemalabsorptie. Oorzaken en klinische consequenties. Huisarts Wet 2000;43:465-8.
59 Jellema P, Windt DA van der, Schellevis FG, Horst H van der. Systematic review: accuracy of symptom-based criteria for diagnosis of irritable bowel syndrome in primary care. Aliment Pharmacol Ther 2009;30(7):695-706.
60 Windt DA van der, Jellema P, Mulder CJ, Kneepkens CM, Horst HE van der. Diagnostic testing for celiac disease among patients with abdominal symptoms: a systematic review. JAMA 2010;303(17):1738-46.
61 Jellema P, Windt DA van der, Bruinvels DJ, Mallen CD, Weyenberg SJ van, Mulder CJ, Vet HC de. Value of symptoms and additional diagnostic tests for colorectal cancer in primary care: systematic review and meta-analysis. BMJ 2010;340: c1269.
62 Jellema P, Schellevis FG, Windt DA van der, Kneepkens CM, Horst HE van der. Lactose malabsorption and intolerance: a systematic review on the diagnostic value of gastrointestinal symptoms and self-reported milk intolerance. QJM 2010 Jun 3. [Epub ahead of print]
63 George EK, Mearin ML, Kanhai SHM et al. Twintig jaar coeliakie bij kinderen in Nederland: meer diagnosen en een veranderde verschijningsvorm. Ned Tijdschr Geneeskd 1998;142:850-4.
64 Farmacotherapeutisch Kompas 2004. Amstelveen: CVZ, 2004.
65 Olden KW. Rational management of chronic abdominal pain. Comp Ther 1998;24:180-6.
66 Jellema P, Tulder MW van, Horst HE van der, Florie J, Mulder CJ, Windt DA van der. Inflammatory bowel disease: a systematic review on the value of diagnostic testing in primary care. Colorectal Dis. 2009 Nov 13. [Epub ahead of print]
67 Velpen GC van der, Shimi SM, Cuschieri A. Diagnostic yield and management benefit of laparoscopy: a prospective audit. Gut 1994;35:1671-721.

Diarree

N.J. de Wit en B. Witteman

Ga naar de website extras.bsl.nl/alledaagseklachten voor de video bij dit hoofdstuk

1 Inleiding

Diarree komt van het Griekse *dia rhei*, wat letterlijk 'doorstromen' betekent. Diarree is een zeer frequent voorkomende klacht; de meeste mensen zijn vertrouwd met de hinderlijke krampen en frequente ontlastingsdrang. Ook het beloop is bekend: meestal is het met een paar dagen weer over en gaat men er niet mee naar de dokter. Bekend is ook de epidemiologische achtergrond van acute diarree: als iemand binnen het gezin het heeft, krijgen andere gezinsleden het vaak ook. En ten slotte weet iedereen hoe hinderlijk de klacht kan zijn. Diarree kan een vakantie behoorlijk in de war gooien, zeker als er gereisd moet worden.

Voor de (huis)arts is diarree een klacht die frequent wordt gepresenteerd en waarbij uitgebreide diagnostiek overbodig is, omdat het zelden een ernstige oorzaak heeft. Aan de andere kant kent iedere huisarts, verpleeghuisarts, kinderarts en internist de casuïstiek van gecompliceerde diarree, bijvoorbeeld bij de uitgedroogde baby of de ernstig zieke bejaarde diabetespatiënt.

Voor de gezondheidszorg is diarree een omvangrijk probleem met epidemiologische aspecten (besmettelijkheid, dragerschap, antibioticaresistentie, importziekte), dat gepaard kan gaan met morbiditeit en zelfs mortaliteit in risicogroepen (bejaarden, baby's).

Er is een grote spreiding in het individuele ontlastingspatroon. Zo blijkt uit enquêteonderzoek dat 5% van de Nederlanders meer dan twee keer per dag ontlasting heeft.[1] Veel zuigelingen hebben na iedere voeding een volle luier. Patiënten (en ouders) weten in het algemeen precies wat ze met diarree bedoelen. Diarree is voor de patiënt een vaker dan normaal optredende ontlasting, meestal met een dunnere consistentie en vaak met allerlei bijkomende symptomen zoals krampen en misselijkheid.

Met het oog op de praktische toepasbaarheid definieert de NHG-Standaard acute diarree als 'een plotseling optredende afwijking van het voor een persoon gebruikelijke defecatiepatroon waarbij de frequentie en de hoeveelheid van de ontlasting zijn toegenomen, en de ontlasting meer water bevat dan gewoonlijk'.[2]

Voor registratie- en onderzoeksdoeleinden worden vaak uitgebreidere definities gebruikt. Zo definieert de *British Society for the Study of Infection* diarree als 'drie of meer niet-gevormde defecaties per dag, in combinatie met ten minste een van de volgende symptomen: pijn, misselijkheid, braken, koorts, bloedbijmenging of krampen'.[3]

Diarree wordt vaak gedefinieerd aan de hand van het fecesgewicht (meer dan 200 gram per dag).[4,5] Deze indeling lijkt niet erg onderbouwd. Het fecesgewicht is afhankelijk van de hoeveelheid vezels in het dieet. In een Deens onderzoek onder 201 voor chronische diarree verwezen patiënten bleek dat minder dan de helft meer dan 200 gram feces produceerde.[6] Bij de beoordeling van de gegevens in dit hoofdstuk moet dan ook rekening worden gehouden met het feit dat het begrip diarree wisselend is gedefinieerd.

In de praktijk wordt onderscheid gemaakt tussen acute, chronische en reizigersdiarree.[2,3]
– *Acute diarree* is meestal zeer kortdurend (gemiddeld twee dagen). Voor de maximale duur wordt meestal een begrenzing van veertien dagen aangehouden.
– Als de klachten langer dan twee weken aanhouden, is er sprake van *chronische diarree*. Deze grens is arbitrair: sommigen hanteren een periode van vier weken.
– *Reizigersdiarree* wordt omschreven als diarree optredend na het passeren van internationale grenzen, meestal in (sub)tropische gebieden.

Het onderscheid is zinvol omdat deze vorm van diarree vaak een afwijkend spectrum van verwekkers heeft en soms een ander beleid geïndiceerd is.[7]

Daarnaast is er nog een aantal ziektebeelden die soms als synoniem van diarree worden gebruikt.
- *Voedselvergiftiging* is een syndroom waarbij kort na een maaltijd (dus binnen 24 uur) een acute gastro-enteritis optreedt als gevolg van in de maaltijd aanwezige bacteriële toxinen.[8,9] Meestal staat braken op de voorgrond.
- *Dysenterie* is een verzamelnaam voor een specifiek klinisch syndroom waarbij naast acute diarree ook bloed en/of slijmbijmenging en koorts optreden. Dysenterie is een gevolg van een invasieve darminfectie, veroorzaakt door een bacterieel of parasitair agens.
- *Malabsorptie* kan ook leiden tot chronische (osmotische) diarree. Hierbij is er sprake van een deficiëntie in de opname van voedingsbestanddelen ten gevolge van dunnedarm-, pancreas- of galwegpathologie.

> Om de lezer een indruk te geven van de mate van bewijskracht ter onderbouwing van een aantal belangrijke diagnostische stappen, is deze onderbouwing door de auteurs als volgt aangegeven.
> - [E] = Voldoende bewijskracht, dat wil zeggen meerdere goed opgezette onderzoeken met eensluidende uitkomsten in een vergelijkbare populatie.
> - [A]) = Sterke aanwijzingen of indirect bewijs, dat wil zeggen één goed opgezet onderzoek met betrekking tot een vergelijkbare populatie, of meerdere onderzoeken in andere, niet geheel vergelijkbare populaties.
> - [C] = Consensus uit richtlijnen of standaarden met betrekking tot de populatie.

2 De klacht in de bevolking

Wereldwijd komt diarree in de algemene bevolking zeer frequent voor. Schattingen over de incidentie van diarree-episoden onder kinderen variëren van twee tot drie per jaar in de Verenigde Staten tot het vijfvoudige in derdewereldlanden.[10]

In Nederland maken jaarlijks miljoenen mensen één of meerdere perioden van acute diarree door. De prevalentie van diarreeklachten over de voorafgaande twee weken bleek bij een enquête-onderzoek onder de Nederlandse bevolking 60 per 1.000 personen.[11] Bij bevolkingsonderzoek in Schotland bleek dat in een derde van de huishoudens ten minste één gezinslid in de voorafgaande drie maanden diarree had gehad, 16% van de kinderen en 10% van de volwassenen.[12] De gemiddelde duur van acute diarree is twee dagen.

Over het voorkomen van chronische diarree in de algemene bevolking zijn geen gegevens bekend.

Reizigersdiarree komt zeer frequent voor: 8-55% van de reizigers naar exotische gebieden heeft onderweg te maken met reizigersdiarree, afhankelijk van de bestemming.[13]

De sociale gevolgen van acute diarree voor de patiënt zijn door de korte duur beperkt: in het Schotse onderzoek bleef 20% van de zieke kinderen thuis van school (op jaarbasis twee dagen absentie) en ging 15% van de volwassenen niet naar het werk (gemiddeld één dag arbeidsverzuim per jaar).[12] De economische gevolgen zijn, door de zeer hoge frequentie van diarree, omvangrijk.[14] Voor reizigersdiarree geldt dat de gevolgen van diarree op zakenreis of vakantie, ondanks de beperkte duur van die diarree, vaak groot zijn.

In de ontwikkelde landen is diarree een beperkt gezondheidszorgprobleem. Minder dan 1% van de patiënten die met diarree bij de arts komen, wordt opgenomen in het ziekenhuis.[2] De mortaliteit ten gevolge van diarree is in de westerse wereld laag: in Nederland overlijden jaarlijks naar schatting 200 mensen, vooral ouderen, aan de gevolgen ervan.[2] In de Verenigde Staten zijn jaarlijks naar schatting 10.000 doden direct of indirect te wijten aan diarree, onder wie 500 kinderen.[10]

In derdewereldlanden is diarree vooral bij kleine kinderen echter een zeer belangrijke doodsoorzaak.[10] Dit verklaart mogelijk ook een deel van de ongerustheid bij allochtone ouders wanneer hun kind diarree heeft.

3 De eerste presentatie bij de dokter

Diarree is een typisch voorbeeld van het ijsbergfenomeen: slechts een minderheid van de patiënten gaat ermee naar de huisarts en een zeer klein deel wordt naar de specialist verwezen. Schattingen over het aantal patiënten met diarree dat naar de huisarts gaat, variëren tussen de 6 en 25%.[15,16] Vooral een lange duur van de klachten, flinke mate van ziekzijn en ongerustheid lijken belangrijke redenen om de huisarts te raadplegen.[15,16,17] Naast diarree blijken vooral buikpijn (30%), braken (30%), koorts (30%) en bloed bij de ontlasting (10%) belangrijke nevenklachten bij spreekuurbezoek in verband met diarree.[17] Mogelijk speelt ook het 'gezinsprobleem' een rol: bij een derde van de contacten met de huisarts over diarree blijken meerdere gezinsleden ziek te zijn.[3,12]

De incidentie van acute diarree in de huisartspraktijk schommelt rond de 20 per 1.000 patiënten per jaar.[15] Gemiddeld wordt de Nederlandse huisarts dus zo'n zeventig keer per jaar geconsulteerd in verband met deze klacht, in totaal meer dan een half miljoen consulten. De incidentie in de huisartspraktijk is, net als in de algemene bevolking, het hoogst in de jongste leeftijdsgroep (zie figuur 1). Onder kinderen van 0 tot 4 jaar varieert deze van 88 tot 137 per 1.000 patiënten.[11,16]

De incidentie van chronische diarree bij de huisarts ligt in Nederland rond de vijf per 1.000 patiënten per jaar.[16]

Bij enquêteonderzoek onder 8.000 teruggekeerde Zwitserse reizigers bleek 5% een huisarts te hebben geconsulteerd in verband met reizigersdiarree.[18]

> **Aangifteplicht infectieziekten**
>
> Voor sommige oorzaken van infectieuze diarree bestaat aangifteplicht. De volgende ziekten die met diarree gepaard kunnen gaan moeten worden aangemeld:
> - botulisme;
> - cholera;
> - dysenterie;
> - hepatitis-A;
> - malaria;
> - paratyfus B;
> - tyfus;
> - voedselvergiftiging.
>
> Daarnaast is identificatie van besmettingen bij werkers in de voedingsbranche en in verzorgende beroepen van belang, om verdere besmetting te kunnen beperken.

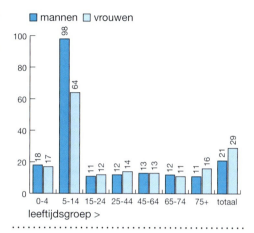

Figuur 1 Incidentie van de klacht diarree in de huisartspraktijk (contactreden D11) aan het begin van een episode, per 1.000 patiënten per jaar.[16]

4 Pathofysiologie en differentiële diagnose

PATHOFYSIOLOGIE

De belangrijkste functie van het darmstelsel is het opnemen van nutriënten uit de voeding. Daartoe moet het voedsel eerst door de spijsverteringssappen worden verteerd. De bovenbuikorganen scheiden dagelijks acht liter aan speeksel, maag-, gal- en pancreasvocht uit, waaraan de dunne darm nog eens twee tot vier liter verteringssap toevoegt (figuur 2). Het voedsel wordt hierin opgelost en verteerd; de voedingsstoffen kunnen dan worden geresorbeerd. Door een uitgebalanceerd proces van vochtreabsorptie, die vooral in het ileum plaatsvindt, wordt de massa weer ingedikt, een proces dat in het colon wordt voltooid. De consistentie van de fecesmassa wordt mede bepaald door de osmolaliteit en het vochtgehalte aan het eind van het colon.

Bij diarree treedt een verstoring van dit proces op, door één van de volgende vier mechanismen.[19]

Secretoire diarree
Hierbij treedt meer secretie dan resorptie op van vocht in de dunne darm, meestal als gevolg van prikkeling van de mucosa, bijvoorbeeld door bacteriële toxinen (cholera, stafylokokken). De darmwand is in principe intact.

Osmotische diarree
Hierbij neemt de osmolaliteit van de intraluminale massa dusdanig toe dat er veel meer water wordt vastgehouden in het lumen van de darm, en reabsorptie wordt gehinderd. Bij virale infecties kan vlokatrofie ontstaan, met een gestoorde reabsorptie van suikers, maar ook de werking van bepaalde laxantia berust op dit principe. Ook hierbij is de darmwand intact.

Diarree op basis van versnelde motiliteit of te weinig resorberend oppervlak
Hierbij is om diverse redenen (hyperthyreoïdie, prikkelbaredarmsyndroom, medicamenten, vagusdisfunctie, darmresectie) de totale passagetijd door dunne en dikke darm verkort en is er te weinig tijd voor volledige resorptie.

Exsudatieve diarree
Hierbij treedt extra vochtsecretie op als gevolg van een invasief of ulceratief ontstoken darmwand in colon of ileum. Er kan bloed en slijm in de ontlasting aanwezig zijn.

DIFFERENTIËLE DIAGNOSE

Voor de (huisarts)praktijk is vooral het onderscheid tussen acute en chronische diarree van belang, omdat hieraan andere oorzaken ten grondslag liggen.

Acute diarree
Bij acute diarree is er meestal sprake van een infectieus agens, een acute gastro-enteritis of colitis. Risicogroepen voor het optreden van acute diarree zijn met name kinderen onder de 4 jaar en ouderen boven de 60 jaar.[3] In de epidemiologie van acute diarree spelen factoren als hygiëne, gezinsgrootte, crèchebezoek of wonen in een bejaardenhuis een grote rol. Het individuele risico van het krijgen van diarree wordt, behalve door genoemde epidemiologische factoren, bepaald door

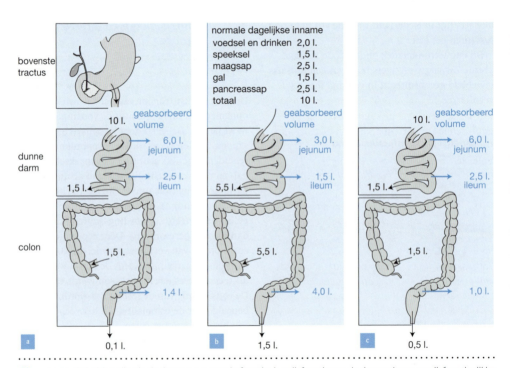

Figuur 2 Vochthuishouding in de darm: a = normale functie; b = disfunctie van de dunne darm; c = disfunctie dikke darm.

Tabel 1	Oorzaken van diarree.	
acute diarree	e.c.i.	v
	viraal	v
	bacterieel	v
	parasitair	s
	bijwerking antibiotica	s
	endotoxine	s
chronische diarree	e.c.i.	v
	infectie	v
	PDS	v
	IBD	s
	malabsorptie	s
	paradoxe diarree	s
	medicatiebijwerking	s
	laxantiamisbruik	s
	hyperthyreoïdie	z
	maligniteit	z
reizigersdiarree	bacterieel	v
	viraal	v
	parasitair	s

v = vaak oorzaak van diarree in de huisartspraktijk;
s = soms;
z = zelden.
Schuingedrukt: noodzakelijk in elk geval uit te sluiten.

pre-existente ziekten en medicijngebruik die de afweer beïnvloeden.

De verwekker kan viraal, bacterieel of parasitair zijn (zie tabel 1). In de praktijk wordt echter slechts bij 40 tot 60% van de patiënten daadwerkelijk een verwekker geïsoleerd. Naar schatting is er bij een kwart tot een derde van de patiënten sprake van een virale verwekker, bij een derde een bacteriële oorzaak en bij 10% een parasitaire. Dit laatste percentage stijgt mogelijk indien frequenter gerichte diagnostiek zou plaatsvinden.[20]

De differentiële diagnose tussen de verschillende oorzaken op basis van het klinisch beeld is meestal onmogelijk. Bij een bacteriële infectie komen bij kinderen vaker bloedbijmenging en bij volwassenen vaker koorts voor dan bij de andere oorzaken.[17] Bij een kwart tot een derde van de kinderen met virale diarree (rotavirus, adenovirus) komen ook luchtwegproblemen zoals hoesten, rinitis en otitis media voor.[21]

Bij voedselvergiftiging als gevolg van de ingestie van toxinen staat braken vaak op de voorgrond. In dat geval is het, ook in het kader van de volksgezondheid, zinvol om na te gaan of de klachten in verband te brengen zijn met bepaalde voedingsmiddelen, zoals de garnalencocktail bij het kerstdiner in het bejaardencentrum.

Chronische diarree

Chronische diarree kan een heel scala van oorzaken hebben. Infecties komen veel minder frequent voor dan bij acute diarree. Bruikbaar is de indeling in organische (waarbij wel een oorzaak wordt gevonden) en functionele diarree.

Organische oorzaken

– *Inflammatoire darmziekten* (*inflammatory bowel disease* (IBD)) zoals ziekte van Crohn, colitis ulcerosa en andere vormen van colitis geven meestal diarree met bloed en slijmvorming.
– *Obstructie* door harde fecesproppen of door een maligniteit kan paradoxale diarree geven, waarbij tussen de perioden van obstipatie diarree optreedt doordat de dunne ontlasting – die het gevolg is van bacteriële overgroei in het proximale colon – langs de obstructie loopt.
– Diverse *geneesmiddelen* kunnen diarree veroorzaken, zoals antibiotica, laxantia, digitalis, bètablokkers, NSAID's, diuretica, colchicine, cytostatica en magnesiumzouten.[19] Ook zelfmedicatie met kruiden of laxantia kan diarree veroorzaken.
– Een aantal hormonale functiestoornissen kan aanleiding geven tot chronische diarree (hyperthyreoïdie, ziekte van Addison, diabetes mellitus, carcinoïdsyndroom).

Ten slotte is er een aantal vormen van chronische diarree die, als gevolg van veranderingen in de dunnedarmvilli, aanleiding zijn tot een *malabsorptiesyndroom*, met deficiëntie van voedingsbestanddelen.[22]

– *Lactose-intolerantie*. Deze treedt vaak op na een darminfectie (bijv. Giardia), met gistingsdiarree als gevolg. Door de postinfectieuze lactasedeficiëntie wordt lactose niet verteerd, wat water aantrekt en peristaltiek versnelt. Lactose wordt door bacteriën in het colon in short chain fatty acids (SCFA), CO_2 en H_2 omgezet, wat gasvorming en osmotische diarree veroorzaakt (figuur 3). De diarree is dan waterig, met veel flatulentie, overdreven peristaltiek en meteorisme, en verergert na het nuttigen van niet-gefermenteerde melkproducten.[22]

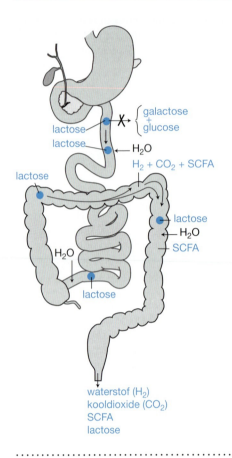

Figuur 3 Pathofysiologie van lactose-intolerantie.

- *Bacteriële overgroei.* De peristaltiek van de dunne darm houdt de bacteriepopulatie binnen bepaalde grenzen. Veranderingen in deze peristaltiek (truncale vagotomie, adhesies) of anatomische veranderingen van de dunne darm (operaties, divertikels, sclerodermie) leiden tot bacteriële overgroei. Heeft deze voldoende omvang bereikt, dan is de kans op malabsorptie groot. Hierdoor kan gisting ontstaan met diarree als gevolg.
- *Coeliakie* is een abnormale immuunrespons op gluten. Hierdoor ontstaat vlokatrofie van de dunne darm. Het gevolg is steatorroe met groeiachterstand op de kinderleeftijd. Bij volwassenen geeft de aandoening vaak alleen vage buikklachten.[23]
- *Pancreasinsufficiëntie.* Als gevolg van exocriene pancreasinsufficiëntie (pancreascarcinoom of chronische pancreatitis) worden te weinig verteringssappen geproduceerd voor een optimale vertering.

Functionele oorzaak Chronische diarree heeft meestal een functionele achtergrond. Het treedt vaak op in het kader van het *prikkelbaredarmsyndroom* (PDS; Engels *IBS*). Hierbij kunnen perioden van obstipatie worden afgewisseld met diarree. Dertig procent van de PDS-patiënten presenteert zich met diarree. Opvallend hierbij is dat de hoeveelheid geproduceerde feces meestal binnen normale grenzen ligt. Als bij diarree de 72-uurs fecesproductie onder de 750 gram ligt, is er meestal sprake van PDS.

5 Kansverdeling van diagnosen

ACUTE DIARREE

De kansverdeling van de verschillende oorzaken van *acute diarree* in de huisartspraktijk is (voor zover bekend) weergegeven in tabel 2 en 3.

CHRONISCHE DIARREE

Exacte cijfers over de oorzaken van chronische diarree in de huisartspraktijk zijn niet voorhanden. Onder 201 patiënten met chronische diarree die in Engeland verwezen werden naar een ziekenhuis, werden de volgende diagnosen gesteld.[24]

Tabel 2 Einddiagnosen van de klacht acute diarree in de huisartspraktijk.[2,3,5,17,20]

		geen oorzaak aantoonbaar	40-60%
bacterieel (24%)		Campylobacter	13%
		Salmonella	8%
		Yersinia	2%
		Shigella	0,2%
viraal (13-30%)		Rota-virus	6%
		Norwalk-virus	?
		adenovirus	1,5-4%
parasitair (5-11%)		Giardia	9,2%
		amoeben	1,3%
		Cryptosporidium	?

Tabel 3	Einddiagnosen bij diarree (acuut en chronisch) in de huisartspraktijk (a-priorikansen in procenten per leeftijdsgroep).[16]							
	totaal	0-4	5-14	15-24	25-44	45-64	65-74	75+
diarree e.c.i.	68	75	74	68	69	67	55	61
infectieuze diarree	12	10	9	14	14	16	16	8
andere virusziekte	4	6	8	2	4	2	2	1
medicatie	2	-	-2	2	1	3	5	6
IBS	2	-	-	-3	3	3	3	1
colitis ulcerosa	1	-	-	-1	2	1	2	1
rest	11	9	9	8	7	8	17	22

- Diarree zonder duidelijke organische oorzaak > 65% (PDS).
- Een infectieuze oorzaak 11%.
- IBD 7%.
- Malabsorptie 5%.
- Laxantiamisbruik 4%.
- Een maligniteit van colon of rectum 1%.

In hoeverre cijfers in de huisartspraktijk hiervan afwijken, is niet bekend.

REIZIGERSDIARREE

Bij reizigersdiarree, optredend tijdens kortdurend bezoek aan (sub)tropische gebieden, spelen infectieuze verwekkers een grote rol. Bij 80% wordt een microbieel agens gevonden,[7] met de volgende verdeling:
- een bacterie 65%, waarvan enterotoxische *Escherichia coli* (ETEC) 40% en andere 25%;
- een virale verwekker 10%;
- een parasiet 5%.

Bij persisterende diarree na tropenbezoek wordt het aandeel infectieuze verwekkers weer veel kleiner. Bij 252 Nederlandse reizigers met aanhoudende diarree zes maanden na het tropenbezoek, werd bij uitgebreide interne analyse slechts bij de helft van de patiënten een oorzaak gevonden.[25] Het aandeel bacteriële verwekkers was kleiner (28%), dat van protozoaire infecties bleek groter (22%, waarvan 19% *Giardia lamblia*) en er werden geen virale verwekkers meer gevonden. Ook het aantal niet-infectieuze oorzaken bleek zeer beperkt: bij 2% van de mensen werd lactose-intolerantie vastgesteld en bij 2% tropische spruw (vlokatrofie in de dunne darm, waarschijnlijk als gevolg van darminfecties).

SPECIFIEKE GROEPEN

Differentiaaldiagnostisch moet men bij kleine kinderen met diarree ook verdacht zijn op infecties in het keel-neus-oorgebied, meningitis, koemelkeiwitallergie en invaginatie.[26]

Bij ouderen dient men meer rekening te houden met appendicitis, paradoxale diarree ten gevolge van fecesproppen en tumoren, diverticulitis en geneesmiddelengebruik.[27]

6 Betekenis van de voorgeschiedenis

Een aantal factoren uit de voorgeschiedenis van de patiënt blijkt relevant bij de differentiële diagnose van diarree.

LOKALE AFWEER

Verminderde lokale afweer in de maag vergroot de kans op een bacteriële oorzaak. Hierbij speelt onder andere de maagzuurbarrière een rol. Zo bleek in Engels onderzoek de kans op het optreden van Campylobacter- en Salmonella-infecties verhoogd indien patiënten een maagresectie hadden ondergaan of maagzuurremmende medicatie gebruikten.[28,29]

ANDERE AANDOENINGEN

Het bestaan van aandoeningen die het immuunsysteem compromitteren of het gebruik van immunosuppressiva vergroot de kans op een ernstig verlopende infectie. Zo is bij een gegeneraliseerde hiv-infectie de prevalentie van Cryptosporidiumdiarree veel hoger.

Hormonale aandoeningen zoals diabetes mellitus en hyperthyreoïdie kunnen invloed hebben op de darmmotoriek en aanleiding geven tot diarree.

CHIRURGIE

Ten slotte is ook de chirurgische voorgeschiedenis van belang, omdat veranderingen in de maag-darmanatomie aanleiding kunnen zijn voor bacteriële woekering en chronische diarree.

7 Betekenis van de anamnese

Het doel van de anamnese is een risico-inschatting te maken van:
- het risico van de diarree voor de patiënt (vooral bij acute heftige diarree bij kleine kinderen en bejaarden);
- de eventuele oorzaak van de diarree (vooral bij zeer ernstige of chronische diarree);
- de eventuele besmettelijkheid van de patiënt (vooral bij acute diarree en een risicovol beroep).

In de anamnese komen de volgende punten aan de orde.

AARD, CONSISTENTIE, DUUR EN FREQUENTIE

Vooral bij kinderen duiden een hoge defecatiefrequentie [OR 4,7], slijmbijmenging [OR 3,9] en bloedbijmenging [OR 10,7] op een grotere kans op een bacteriële oorzaak.[17] [E]

Bloedverlies bij chronische diarree kan bij ouderen het eerste signaal zijn van een maligniteit in de tractus digestivus. [OR 5,9] Ook obstipatie, afgewisseld door diarree, kan hiervoor een aanwijzing zijn.[30] [OR 18,4]

VOEDING, REIZEN

Bij het zoeken naar oorzaken van acute diarree is navraag naar genoten voedsel (voorafgaande 24 uur) en buitenlandse reizen noodzakelijk. Bij reizigersdiarree zijn de bestemming, het reisgedrag en de reisduur belangrijk.[13]

BIJKOMENDE KLACHTEN

Voorafgaand heftig braken maakt de kans op een acute infectieuze gastro-enteritis en/of voedselvergiftiging groter.

Koorts verhoogt zowel bij kinderen [OR 3,0] als bij volwassenen [OR 6,1] het risico van een bacteriële verwekker als oorzaak van de diarree.[17] [E]

Aanhoudende, gelokaliseerde buikpijn, ook tussen de krampen door, wijst op de mogelijkheid van een lokaal ontstekingsproces (diverticulitis, appendicitis).

Gewichtsverlies en algemene malaise kunnen het gevolg zijn van chronische diarree, maar ook veroorzaakt worden door een onderliggend proces zoals een maligniteit, systemische aandoening of chronische darminfectie.

MEDICATIE

Het verdient aanbeveling de medicatielijst na te lopen. Diverse medicamenten (ook zelfmedicatie) kunnen aanleiding geven tot diarree. Laxantiamisbruik komt vooral op hoge leeftijd regelmatig voor. Naast een voedingsanamnese is ook een goede inventarisatie van de consumptie van genotmiddelen van belang; met name overmatig alcohol- en koffiegebruik kunnen tot diarree aanleiding geven.

DEHYDRATIE

Een lange duur, hoge frequentie en een hoog watergehalte leiden eerder tot dehydratie. Vooral bij kleine kinderen is het bij acute diarree belangrijk te vragen naar vochtinname, braken, koorts, sufheid en verminderde urineproductie (aantal natte luiers) in verband met het risico van dehydratie.[31,32]

BESMETTINGSGEVAAR

Werkt de patiënt in de voedselbranche, verpleging of verzorging of verblijft de patiënt in een kinderdagverblijf, verzorgingshuis of andere instelling? Zo ja, zijn hier al meer gevallen van diarree? Indien een bacteriële oorzaak een risico kan vormen voor anderen, is verdere diagnostiek noodzakelijk.

Tabel 4	Diagnostische overwegingen bij infectieuze diarree (indeling volgens Bell).[33]	
koorts	bloederige defecatie	
	ja	nee
ja	Shigella	Shigella
	Campylobacter	Campylobacter
	(Salmonella)	Salmonella malaria tropica
nee	amoeben	viraal
	(schistosomiasis)	toxinen
	Campylobacter	Giardia
		Isospora, Cyclospora
		Cryptosporidium

8 Betekenis van het lichamelijk onderzoek

Bij diarree zullen de uitkomsten van het lichamelijk onderzoek in het algemeen niet bijdragen aan het vaststellen van de oorzaak.[4] Het onderzoek dient bij acute diarree dan ook alleen in dat geval plaats te vinden waarin er een anamnestisch vermoeden bestaat van complicaties, met name dehydratie of een toxisch infectieus beloop. [C] Dat beperkt zich in het algemeen tot kleine kinderen met tekenen van uitdroging, bejaarden of immuungecompromitteerden die diarree en hoge koorts hebben of ernstig ziek zijn. Dan is het belangrijk de vitale functies te beoordelen: bloeddruk, pols, bewustzijn enzovoort.

Prognostische factoren voor dehydratie zijn een verminderde huidturgor, verminderde capillary refill, acidotisch ademhalen, droge mond, oligurie, tachycardie en hypotensie.[3,27] [E]

In het algemeen is de symptomatologie bij milde dehydratie zeer beperkt. Bij kleine kinderen kunnen vooral de verminderde urineproductie (minder natte luiers), slecht drinken en een ingezonken fontanel voortekenen van dehydratie zijn.[31]

ACUTE DIARREE

De meeste patiënten met acute diarree hebben een toegenomen peristaltiek en een gevoelige buik; deze bevindingen hebben geen onderscheidende betekenis. Een gericht buikonderzoek is vereist bij verdenking op een intraperitoneaal ontstekingsproces, bijvoorbeeld in geval van zeer lokale pijn in de rechter- (appendicitis) of linkeronderbuik (diverticulitis), bij continue heftige pijnklachten, vervoerspijn of pijn bij hoesten (als mogelijk symptoom van een peritonitis). [C]

CHRONISCHE DIARREE

Ook bij patiënten met chronische diarreeklachten zal zelden een diagnose kunnen worden gesteld door lichamelijk onderzoek. Dat onderzoek dient dan ook vooral ter uitsluiting van bevindingen die op specifieke oorzaken duiden, en ter geruststelling van de patiënt.

Peritoneale prikkeling, een palpabele tumor bij rectaal toucher, een vergrote lever of milt zijn allemaal met een eenvoudig lichamelijk onderzoek uit te sluiten. Indien aantoonbaar kunnen deze bevindingen een belangrijke aanwijzing zijn voor een specifieke oorzaak van de chronische diarree, bijvoorbeeld een diverticulitis of een colon- of pancreascarcinoom. [A]

Bij bejaarden met een verandering ten opzichte van het normale defecatiepatroon is een rectaal toucher zinvol, omdat bij deze patiënten niet zelden fecesproppen de oorzaak zijn, vooral bij bedlegerigheid.[27]

Alarmsymptomen bij diarree

- dehydratieverschijnselen bij baby's en bejaarden (dehydratie)
- paradoxale diarree (coloncarcinoom)
- rectaal bloedverlies (coloncarcinoom)
- heftige lokale buikpijn (appendicitis, diverticulitis)

- algemene malaise en afvallen (coloncarcinoom)
- diarree en anemie (coloncarcinoom)
- recidiverende diarree met bloed en slijm (ziekte van Crohn)

9 Betekenis van eenvoudig aanvullend onderzoek

Over het algemeen is de plaats van aanvullend onderzoek bij acute diarree beperkt; bij chronische diarree zonder duidelijke oorzaak is het meestal wel zinvol.

FECESKWEKEN

Feceskweken hebben meestal weinig consequenties bij acute diarree. De diarree is meestal alweer over als de kweekuitslag binnenkomt en de kans op positieve bevindingen bij een feceskweek neemt na drie dagen drastisch af. Bovendien bestaat bij slechts enkele bacteriële infecties een indicatie tot antibiotische behandeling.[34] Een feceskweek hoeft bij acute diarree daarom alleen plaats te vinden bij ernstig zieke patiënten (koorts, bloed bij de ontlasting), bij risicopatiënten of om epidemiologische redenen (bijv. het aantonen van een verwekker bij een epidemie, bij patiënten werkzaam in de voedselbranche of in de verzorging). [C] De kweek is dan vooral gericht op het aantonen van Salmonella, Shigella en Campylobacter.

Bij acute reizigersdysenterie dient ook parasitologisch onderzoek plaats te vinden in verband met de kans op amoebiasis. Bij een verdenking op een voedselvergiftiging (meestal t.g.v. de toxinen van stafylokokken of Clostridium) kan het zinvol zijn om voedselresten te laten kweken op de aanwezigheid van bacteriën in verband met epidemiologische consequenties. In de praktijk blijkt dat echter meestal niet meer mogelijk.

Bij chronische diarree zonder duidelijke oorzaak is in eerste instantie een direct preparaatonderzoek aangewezen, om een parasitologische oorzaak uit te sluiten. [C] Viruskweken zijn ook bij chronische diarree weinig zinvol. Een hyperthyreoïdie moet bij de analyse van chronische diarree altijd worden uitgesloten (d.m.v. TSH-bepaling). Een verhoogde BSE of een verlaagd Hb bij chronisch bloedverlies verhoogt het risico van een coloncarcinoom.[30] [OR 6,3 resp. 8,8] [E]

FECESANALYSE

Voor verdere differentiatie van chronische diarree kan de arts gebruikmaken van fecesanalyse.[19,22] [A] Afhankelijk van de frequentie en het wisselende karakter van de diarree kan men kiezen voor verzameling van feces gedurende 48-72 uur. Het totale volume en de bepaling van het vetgehalte zijn behulpzaam bij het zoeken naar de oorzaak. Aangezien de normale fecesproductie meestal niet meer dan 250 g per 24 uur is, wijst een duidelijke overschrijding hiervan op organische pathologie. De voorspellende waarde hiervan is echter beperkt (PPV 67%, NPV 34% voor fecesgewicht > 250 g).[6,35] Indien de totale hoeveelheid ontlasting bij patiënten met diarree binnen normale grenzen ligt (< 250 gram per dag), is er meestal sprake van functionele klachten (bijv. PDS).

Een verhoogd vetgehalte in de feces wijst op malabsorptie.[36] De oorzaak hiervan is meestal gelegen in de dunne darm of het pancreas. Nader biochemisch onderzoek (antigliadine- en endomysiumantistoffen in het serum, amylase, vitamine B_{12} en foliumzuurbepaling, albumine en elastasebepaling in de feces), kan een specifieke oorzaak aantonen (coeliakie, chronische pancreatitis).[22] Wanneer verdenking bestaat op lactasedeficiëntie, kan men bij wijze van proef gedurende twee weken melkproducten uit de voeding bannen. Het prompt verdwijnen van de diarree is dan pathognomonisch voor lactasedeficiëntie. [C]

LABORATORIUMONDERZOEK

Meestal heeft laboratoriumonderzoek geen plaats in de diagnostiek van diarree. Uitzonderingen zijn ernstige vormen van invasieve diarree met koorts en algemeen ziekzijn (bloedbeeld ter differentiatie bacterieel en virale oorzaak), en een vermoeden op coeliakie. In dat laatste geval blijken de bepaling van IgA-transglutaminase antilichamen en IgA-anti-endomyosine antilichamen voldoende sensitief en specifiek om coeliakie aan te tonen dan wel uit te sluiten.[37]

10 Betekenis complex aanvullend onderzoek[10]

Het optreden van bloed bij de ontlasting, de duur en de frequentie van de diarree en het optreden van buikpijn en koorts blijken in de praktijk belangrijke overwegingen van de huisarts bij het verwijzen van patiënten met diarree voor aanvullend onderzoek.[24] Meestal gebeurt dit bij verdenking op een maligniteit, IBD of ander infectieus proces. Overigens moet men zich realiseren dat de kans op het vinden van een organische oorzaak met het langer bestaan van de chronische diarree steeds kleiner wordt.[9]

ENDOSCOPIE

Indien er sprake is van chronische diarree *met* bloedverlies, is het in eerste instantie zinvol een sigmoïde- of colonoscopie aan te vragen,[38] [A] omdat hiermee een maligniteit in rectum of colon of een IBD kan worden uitgesloten. Is dat niet het geval, dan is verwijzing naar de maagleverdarmarts geïndiceerd voor verdere diagnostiek. Bij chronische diarree *zonder* bloedverlies vindt dan eerst 72-uurs fecesanalyse plaats (gewicht en vetgehalte). Bij een fecesproductie van meer dan 750 gram/72 uur zonder verhoogd vetgehalte is vervolgens een colonoscopie met biopten aangewezen om zeldzame oorzaken van diarree, zoals een lymfocytaire of collagene colitis, te diagnosticeren. Indien niet alleen het fecesgewicht maar ook het vetgehalte verhoogd is, bestaat er een indicatie voor een duodenoscopie met biopten ter uitsluiting van een stoornis in de dunne darm (coeliakie, lactose-intolerantie, Giardia, ziekte van Whipple).[23] Is zowel het fecesgewicht als het vetgehalte normaal, dan is de kans groot dat er sprake is van functionele diarree. Meestal vindt dan toch endoscopisch onderzoek plaats, om zeldzame oorzaken en atypische presentatie van een maligniteit dan wel IBD uit te sluiten. Een (ileo)colonoscopie kan een hoog in de dikke darm of het ileum gelegen oorzaak aantonen, en is in hoge mate sensitief (> 95%) voor het aantonen van ontstekingsprocessen of een maligniteit in de dikke darm.[39,40]

H$_2$-ADEMTEST

Voor de bevestiging van een lactasedeficiëntie kan men een H$_2$-ademtest laten doen.[22] De sensitiviteit van deze test kan worden beïnvloed door antibioticagebruik, roken, vertraagde maagontlediging en diarree. Bovendien kan 5% van de patiënten geen waterstof produceren, wat een vals-negatieve uitslag geeft. Suikerabsorptietesten zoals de xylosetest zijn weinig specifiek en worden in de praktijk nog slechts bij hoge uitzondering gebruikt.

11 Samenvatting

Acute diarree is een zeer frequent voorkomend probleem, gekenmerkt door een kortdurend en in het algemeen goedaardig beloop. Complicaties doen zich nauwelijks voor, alleen dehydratie bij kwetsbare groepen (ouderen en kleine kinderen) kan een risico zijn. Diagnostiek heeft in het acute stadium zelden consequenties: tegen de tijd dat de verwekker bekend is, zijn de klachten weer over. Om volksgezondheidsredenen kan het soms wel zinvol zijn om de oorzaak al vroeg op te sporen.

Patiënten blijken zich vooral bij persisteren van de klachten, bij ernstig ziekzijn of bij bloed en/of slijm bij de ontlasting tot de arts te wenden. Is er sprake van een ernstig ziektebeeld met koorts, dan kan diagnostiek wel zinvol zijn: een feceskweek en parasitologisch onderzoek is dan aangewezen. De invloed op het beleid blijft echter meestal beperkt.

Bij chronische diarreeklachten, langer dan twee weken bestaand, kan aan de hand van de anamnese een aantal oorzaken worden uitgesloten. Vaak is echter aanvullend onderzoek noodzakelijk. Dat is vooral gericht op het uitsluiten van een inflammatoire oorzaak, van een lokaal proces of van veranderingen in de vlokstructuur van de darm. In veel gevallen wordt ook bij chronische diarree geen specifieke oorzaak gevonden.

Reizigersdiarree heeft meestal een infectieuze oorzaak. Het spectrum aan verwekkers is anders dan bij gewone acute diarree. Het beloop is meestal ook gunstig; tegen de tijd dat de vakantieganger terugkeert, is de diarree meestal weer over. Bij de 5% mensen met persisterende klachten wordt bij de helft een verwekker gevonden.

Ook hier is de vraag hoe zinvol diagnostiek is, want behandeling heeft vaak weinig invloed op de prognose.

Literatuur

1. Gill K. Defaecatie van de mens. Huisarts Wet 1979; 22:186-91.
2. Brühl PhC, Lamers HJ, Dongen AM van, et al. NHG-Standaard Acute diarree. Huisarts Wet 2007;50:103-13.
3. Farthing M, Feldman R, Finch R, Fox R, et al. The management of infective gastroenteritis in adults. A consensus statement by an expertpanel convened by the British Society for the Study of Infection. J of Infection 1996;33:143-52.
4. Schiller LR. Diarrhea. Med Clin North America 2000;84(5):1259-74.
5. Lipsky MS, Adelman M. Chronic diarrhea: evaluation and treatment. Am Fam Phys 1993;48(8):1461-6.
6. Bytzer B, Stokholm M, Anderson I, et al. Aetiology, medical history and fecal weight in adult patients referred for diarrhoea, a prospective survey. Scand J Gastroenterol 1990;25:572-8.
7. Farthing MJG. Traveller's diarrhoea. Gut 1994;35:1-4.
8. Beckers HJ. Voedselvergiftigingen en infecties in Nederland 1977-79. Ned Tijdschr Geneeskd 1981;125: 2167.
9. Satterwhite TK, Dupont HL. Infectious diarrhea in office practice. Med Clinics North America 1983; 67(1):203-20.
10. Guerrant RL, Bobak DA. Bacterial and protozoal gastro-enteritis, a review article. N Engl J Med 1991; 325:327-40.
11. Linden MW van der, Westert GP, Bakker DH de, Schellevis FG. Tweede Nationale Studie naar ziekten en verrichtingen in de huisartspraktijk. Utrecht: NIVEL, 2004.
12. Stone DH, Mitchell S, Packham B, et al. Prevalence and first line treatment of diarrhoeal symptoms in the community. Public Health 1994;108:61-8.
13. Cobelens FGJ, Leenvaart-Kuipers A, Kleijen J, et al. Incidence and risk factors of diarrhoea in Dutch travellers: consequences for priorities in pre-travel health advice. Trop Med Int Health 1998;11:896-903.
14. Thoren A, Lundberg O, Bergdahl U. Socioeconomic effects of acute diarrhea in adults. Scand J Infect Dis 1988;20:317-22.
15. Lisdonk EH van de, Bosch WJHM van den, Lagro-Janssen ALM. Ziekten in de huisartsenpraktijk. 5e druk. Maarssen: Elsevier Gezondheidszorg, 2008.
16. Okkes IM, Oskam SK, Lamberts H. Van klacht naar diagnose. Bussum: Coutinho, 1998.
17. Rijntjes AG. Acute diarree in de huisartspraktijk; een onderzoek naar anamnese en microbiële oorzaken [thesis]. Maastricht: Rijksuniversiteit Limburg, 1987.
18. Steffen R, Rickenbach M, Wilhelm U, et al. Health problems after travel to developing countries. J infect dis 1987;156:84-91.
19. Goldfinger SE. Constipation, diarrhea and disturbances of anorectal functions. Harrisons principles of internal medicine. 11th ed. New York:McGraw-Hill Book Company, 1987.
20. Mank ThG, Zaat JOM, Polderman AM. Onderschatting van darmprotozoa als oorzaak van diarree in de huisartspraktijk. Ned Tijdschr Geneeskd 1995; 139(7):324-7.
21. Ruuska T, Vesikari T. Rotavirus disease in Finnish children: use of numerical scores for clinical severity of diarrhoeal episodes. Scand J Infect 1990;22:259-67.
22. Cluysenaar JJ, Tongeren JHM van. Malabsorptie. Ned Tijdschr Geneeskd 1988;312:2273-8.
23. Feigerhy C. Coeliac disease; Clinical review. BMJ 1999;319:236-9.
24. Nathwani D, Grimshaw J, Ritchie LD, et al. Factors influencing general practitioners' referral to hospital of adults with presumed infective diarrhoea. Br J of Gen Pract 1994;44:171-4.
25. Schultsz C, Geus, A de. Klinisch beeld en oorzaak van diarree bij reizigers terugkerend uit de subtropen. Ned Tijdschr Geneeskd 1992;136:2577-81.
26. Bishop WP, Ulshen MH. Bacterial gastroenteritis. Ped Clinics North America 1988;35(1):69-87.
27. Pentland B, Pennington CR. Acute diarrhea in the elderly. Age ageing 1980:90-2.
28. Neal KR, Brije SO, Slack RCB, et al. Recent treatment with H_2 receptor antagonists and antibiotics and gastric surgery as risk factors for salmonella infection. BMJ 1994;308:176.
29. Neal KR, Scott HM, Slack RCB, et al. Omeprazol as a risk factor for campylobacter gastroenteritis: A case control study. BMJ 1996;312:414-5.
30. Fijten GH, Starmans R, Muris JW, et al. Predictive value of signs and symptoms for colorectal cancer in patients with rectal bleeding in general practice. Fam Pract 1995 Sep;12(3):279-86.
31. Mackenzie A, Shann F, Barnes G. Clinical signs of dehydration in children. Lancet 1989;337:605-7.
32. Taminiau JAJM, Vaillie Bertrand M van, Douwes AC, et al. De behandeling van acute gastro-enteritis bij kinderen. Ned Tijdschr Geneeskd 1989;19: 964-7.
33. Bell DR. Lecture notes on tropical medicine. 4th ed. London: Blackwell, 1995.
34. Pether JVS, Lightfoot NF. The appropriate use of diagnostic services; how useful is the microbiological investigation of diarrhoea? Health Trends 1985; 17:52-4.
35. Geraedts AAM, Esseveld MR, Tytgat GNJ. The value of non invasive examinations of patients with chronic diarrhoea. Scand J of Gastroemterol 1988; 23(suppl 154):46-56.
36. Bertomeu A, Ros E, Barragan V, et al. Chronic diarrhea with normal stool and colonic examinations: organic or functional? J Clin Gastroenterol 1991 Oct;13(5):531-6.
37. Windt AM van der, Jellema P, Mulder CJ, Kneepkens CMF, Horst HE van der. Diagnostic testing for coeliac disease among patients with abdominal symptoms. JAMA 2010;309(17):1738-46.

38 Patel Y, Pettigrew NM, Grahame GR, et al. The diagnostic yield of lower endoscopy plus biopsy in nonbloody diarrhea. Gastrointest Endosc 1997 Oct;46(4):338-43.
39 Smith GA, O'Dwyer PJ. Sensitivity of double contrast barium enema and colonoscopy for the detection of colorectal neoplasms. Surg Endosc 2001 Jul;15(7):649-52.
40 Myers RE, Fishbein G, Hyslop T, et al. Measuring complete diagnostic evaluation in colorectal cancer screening. Cancer Detect Prev 2001;25(2):174-82.

34 Dyspareunie (pijn bij de coïtus)

M.B.R. Buurman

1 Inleiding

Pijn bij het vrijen (coïtus), oftewel dyspareunie, is een klacht die veel problemen en schaamte veroorzaakt. Dyspareunie is slecht voor het welbevinden van mensen en hun relatie. Vrouwen hebben vaker last van pijn bij het vrijen dan mannen. Meestal zijn de oorzaken van dyspareunie niet levensbedreigend, al kan de pijn soms veroorzaakt worden door een maligniteit in het kleine bekken.

Lichamelijke aandoeningen, relationele of psychische problemen kunnen een rol spelen en komen vaak samen voor. Bij vrouwen kan dyspareunie worden opgedeeld in oppervlakkige of diepe dyspareunie. Oppervlakkige dyspareunie is pijn die optreedt bij het binnengaan van de penis in de vagina en diepe dyspareunie is pijn die diep in de vagina of in de onderbuik wordt gevoeld. Mannen kunnen pijn aan hun penis, testes of in hun bekkenbodem hebben tijdens het vrijen.

In dit hoofdstuk wordt pijn bij het vrijen besproken zoals de patiënt deze klacht presenteert op het spreekuur. Hiermee wordt pijn bedoeld die optreedt in het genitale gebied tijdens de coïtus.

Anodyspareunie (pijn bij anale penetratie) wordt buiten beschouwing gelaten.

2 De klacht in de bevolking

Het is niet bekend hoe vaak pijn bij het vrijen voorkomt in Nederland. Wereldwijd lopen de cijfers voor de prevalentie van pijn bij het vrijen voor vrouwen uiteen van 8 tot 22%.[1] Uit een onderzoek in Zweden blijkt dat de incidentie van langdurige en ernstige pijn afneemt met de leeftijd. Voor vrouwen tussen de 20 en 29 jaar wordt een incidentie van 4,3% gevonden, geleidelijk afnemend tot 0,5% voor vrouwen tussen de 50 en 60 jaar.[2]

Pijn bij het vrijen komt bij vrouwen regelmatig voor in combinatie met andere (seksuele) klachten, zoals minder zin in vrijen of een schrijnend en branderig gevoel bij de vagina.[3] Pijn leidt vaak tot angst om te vrijen, wat weer meer pijn geeft. Dit kan zeer frustrerend zijn voor de patiënt en diens partner. Relationele problemen kunnen zowel oorzaak als gevolg zijn.

Bij mannen komt pijn bij het vrijen veel minder voor. Een Australische studie liet echter nog een prevalentie van 5% zien van pijn in het kleine bekken of de bekkenbodem tijdens het vrijen.[4] Als mannen pijn bij het vrijen hebben, zijn ze vaak bang dat ze kanker hebben of impotent gaan worden.

3 De eerste presentatie bij de dokter

Dyspareunie is een klacht waarmee iemand niet gemakkelijk naar het spreekuur gaat. Schaamte om met de dokter over seks te praten en om de geslachtsdelen aan een onderzoek bloot te stellen speelt een rol. De klacht wordt dan ook vaak indirect gepresenteerd in de vorm van afscheidingsproblemen, jeuk of branderigheid bij de vagina.

De incidentie van de klacht dyspareunie (ICPC X04) in de huisartspraktijk is alleen geregistreerd voor vrouwen en betreft ongeveer 3-4/1.000 vrouwen/jaar. In een normpaktijk ziet de huisarts dus drie tot vier vrouwen per jaar die voor het eerst vanwege pijn bij het vrijen op het spreekuur komen.[5]

Door de huisarts wordt in 15% van de gevallen de diagnose candida gesteld en in 9% de diagnose vaginitis. Zes procent van de vrouwen wordt doorverwezen.

Vooral jonge vrouwen tussen de 15 en 24 jaar presenteren zich op het spreekuur met pijn bij het vrijen. De incidentie in deze leeftijdsgroep ligt op 8,3/1.000 vrouwen/jaar. Dat is bijna drie keer zoveel als in de andere leeftijdsgroepen. Vermoedelijk speelt bij een deel van deze vrouwen onervarenheid en een gebrek aan kennis over hun eigen seksualiteit een rol.

Vrouwen komen met pijn bij het vrijen om verschillende redenen bij de dokter. Angst voor een geslachtsziekte of een andere lichamelijke aandoening kan een reden zijn, evenals hulp of advies willen hebben bij vaginale droogte in de overgang of in de borstvoedingsperiode.[6] Daarnaast kunnen relationele problemen een motivatie zijn om hulp te vragen.

Er is geen ICPC-code pijnlijke coïtus voor mannen. Dat wil niet zeggen dat mannen geen pijn bij het vrijen kunnen hebben. Mannen presenteren zich meer met pijn of ontstekingsklachten van de penis of testes, waarbij ze als nevenklacht pijn bij het vrijen kunnen hebben. Een SOA (seksueel overdraagbare aandoening), phimosis, een te kort frenulum of afwijkingen in de stand van de penis kunnen pijnklachten geven bij het vrijen. Mannen zijn soms bang een kwaadaardigheid onder de leden te hebben.

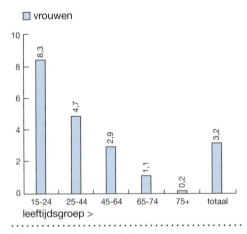

Figuur 1 Contactreden pijnlijke coïtus per 1.000 patiënten per leeftijdsgroep per jaar in de huisartspraktijk.

4 Pathofysiologie en differentiële diagnose

FYSIOLOGIE

Zodra een vrouw seksueel opgewonden raakt, wordt het slijmvlies van de vagina beter doorbloed en zwellen de vaginawanden op. Het slijmvlies van de vagina scheidt vocht af en de vagina zelf wordt langer.[7]

Voor een pijnloze coïtus bij de vrouw is een aantal voorwaarden van belang. Allereerst moeten de spieren rondom de vagina zich zodanig kunnen ontspannen dat een stijve penis naar binnen kan. Daarnaast moet het slijmvlies van de vagina zo vochtig zijn dat het niet beschadigt tijdens het heen en weer bewegen van de penis in de vagina. De huid en het slijmvlies bij de introïtus van de vagina moeten intact zijn, zodat ze een zekere rek kunnen verdragen zonder te beschadigen (zie figuur 2).

Wanneer een man seksueel opgewonden wordt, neemt de bloedtoevoer naar de penis toe. De zwellichamen in de penis stromen vol en houden het bloed vast, waardoor de penis stijf wordt en zich opricht. Voor een pijnloze erectie is het dus van belang dat het zwellichaam zich goed kan vullen en de penis zich goed kan oprichten. De huid van de penis en het slijmvlies van de eikel moeten intact zijn, zodat ze niet beschadigen bij de penetratie en het heen en weer bewegen in de vagina.

PATHOFYSIOLOGIE

Dyspareunie kan vele oorzaken hebben en is meestal multifactorieel bepaald. Vroeger werd gedacht dat de oorzaak van dyspareunie bij vrouwen psychisch was. Tegenwoordig weten we dat dyspareunie vaak mede veroorzaakt wordt door een lichamelijke aandoening. Vrouwen met dyspareunie hebben niet meer seksueel of lichamelijk geweld meegemaakt dan vrouwen zonder dyspareunie.[8] Relatieproblemen en seksuele stoornissen spelen een grote rol. Ze kunnen zowel oorzaak als gevolg zijn of de pijn instandhouden. Hierna volgen de meest voorkomende aandoeningen die dyspareunie kunnen geven.

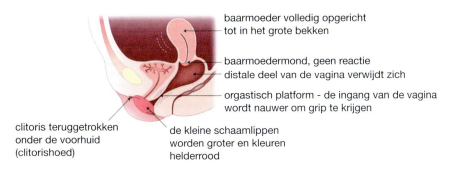

Figuur 2 Fysiologie van de geslachtsdaad bij de vrouw.

DIFFERENTIËLE DIAGNOSE

Vrouw

Ontstekingen **Vulvovaginitis**
Een ontsteking van de vulva of vagina kan een brandend gevoel geven bij het vrijen. Vaginawanden en vulva zijn vaak rood en opgezet. De afscheiding kan afwijkend zijn van kleur, geur en hoeveelheid. Verschillende verwekkers kunnen hiervoor verantwoordelijk zijn: *Candida, Trichomonas vaginalis* of *herpes genitalis*. Een bacteriële vaginose geeft op zichzelf geen pijn bij het vrijen, maar kan een vieze geur veroorzaken die afweer kan oproepen waardoor pijn bij de coïtus ontstaat.
SOA's moeten uitgesloten worden (zie hoofdstuk *Vaginale klachten*).

Focale vulvitis Focale vulvitis, ook wel vestibulaire vulvitis genoemd, is een aandoening die vooral bij jonge vrouwen voorkomt. Deze aandoening wordt gekenmerkt door een chronische, branderige pijn in het vestibulum (het gebied aan de binnenzijde van de binnenste schaamlippen) en pijn tijdens of na de coïtus. De oorzaak is onbekend. De diagnose wordt gesteld als sprake is van oppervlakkige dyspareunie, vestibulair erytheem en pijn bij aanraking van de erythemateuze foci.[9]

Anatomische en traumatische afwijkingen Een relatief nauwe commissura posterior (bij de vrouw in rugligging de onderste rand van de vaginale opening) kan pijnklachten geven. Na een bevalling kan een litteken, bijvoorbeeld van een episiotomie, lange tijd pijn doen.[10] Bij inspectie zijn er soms kleine beschadigingen te zien aan de huid bij de introïtus. Een zeldzame oorzaak van een nauwe commissura is de besnijdenis (genitale verminking waarbij de clitoris, buitenste en binnenste schaamlippen geheel of gedeeltelijk worden weggesneden).

Seksuele aandoeningen **Opwindingsstoornis**
Bij onvoldoende seksuele opwinding is het vrouwelijk geslachtsorgaan onvoldoende voorbereid op geslachtsgemeenschap. De vagina is niet genoeg vochtig en opgezwollen om wrijving te kunnen weerstaan. Als vrouwen toch coïtus toestaan, kan dit leiden tot pijn bij het vrijen, die weer aanleiding geeft tot minder opwinding. Op deze manier ontstaat een vicieuze cirkel die soms moeilijk te doorbreken is.
Sommige medicijnen hebben als bijwerking vaginale droogte, zoals antidepressiva, antihypertensiva, antihistaminica en anticholinergica (o.a. ipratropium, tiotropium, solifenacine en tolterodine).

Vaginisme
Bij vaginisme zijn er onwillekeurige spierspasmen in de spieren van het distale gedeelte van de vagina, waardoor de penis niet naar binnen kan. Vaginisme is een uiting van een disfunctie van de bekkenbodemspieren. Als de vrouw altijd al last had van vaginisme, is de oorzaak veelal een (on)bewuste angst voor of afkeer van penetratie.[11] Seksueel misbruik speelt, in tegenstelling tot wat vaak wordt gedacht, nauwelijks een rol bij het ontstaan van vaginisme. Als het vaginisme later is ontstaan, is het een gevolg van ziekte of van relatieproblemen.[12] Vaginisme leidt vaak tot grote

frustratie bij de vrouw en haar partner. Vaginisme kan soms opgewekt worden door met één vinger een vaginaal toucher te doen. Bij de poging tot introductie van de vinger in de vagina treedt dan soms een spierspasme op rondom de introïtus. Gebeurt dit niet, dan wil dat niet zeggen dat er geen sprake is van vaginisme.

Hormonale veranderingen **Borstvoeding**
Tijdens de borstvoeding wordt de vagina minder vochtig bij seksuele opwinding door een tekort aan oestrogenen; de vaginawand is dan ook dunner.[6] Dit herstelt zich weer zodra de vrouw stopt met borstvoeding geven.

Menopauze
De vaginawand wordt dunner en droger bij een gebrek aan oestrogenen. Dit treedt bij alle vrouwen op in de menopauze.[13]. Bij onvoldoende voorspel, dus als de vrouw onvoldoende opgewonden is, blijft de vaginawand ook droger. Bij inspectie ziet het slijmvlies er roder en letterlijk dunner uit.

Zeldzame aandoeningen
- Allergieën voor rubber of spermadodende middelen.
- Lichen sclerosus et atroficans (ontstekingsziekte van de huid waarbij de huid elasticiteit verliest en wittig verkleurt, figuur 4).

Man (zie ook hoofdstuk *Erectiestoornis*)
Ontstekingen Een balanitis (ontsteking van de eikel door candida), SOA's (o.a. herpes), prostatitis of een epididymitis kunnen naast andere klachten ook pijn bij het vrijen geven.

Anatomische en traumatische afwijkingen
Phimosis
Bij jonge mannen meestal een relatief te nauwe voorhuid, die met enige oefening voorzichtig op te rekken is. Phimosis is soms veroorzaakt door een ontsteking. Een circumcisie kan dan uitkomst bieden.

Te kort frenulum
Het toompje waarmee de eikel vastzit aan de penis kan soms te kort zijn, waardoor de eikel zich niet helemaal kan oprichten bij een erectie.

Peyronie
Scheefstand van de penis in erectie. Waarschijnlijk ontstaan door eerdere beschadiging van het zwellichaam. Meestal gaat dit vanzelf weer over.

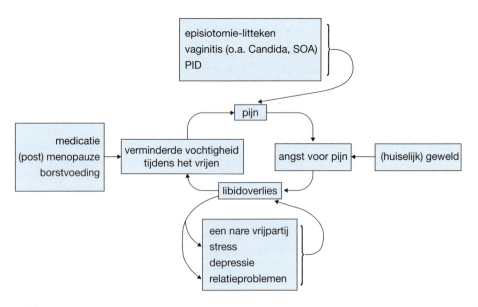

Figuur 3 Cirkel van pijn-angst voor pijn-libidoverlies-verminderde vochtigheid tijdens het vrijen.

Tabel 1 Diagnostisch schema dyspareunie.			
vrouwen		*mannen*	
ontstekingen		ontstekingen	
vulvovaginitis	v	balanitis	s
SOA	s	prostatitis/epididymitis	s
focale vulvitis	z	SOA	z
anatomische en traumatische afwijkingen		anatomische en traumatische afwijkingen	
nauwe commissura posterior	z	phimosis	z
litteken t.g.v. bevalling	s	te kort frenulum	z
		peyronie	z
seksuele aandoeningen		seksuele aandoeningen	
opwindingsstoornis	v	blauwe ballen	z
vaginisme	z	e.c.i.	v
hormonale veranderingen			
borstvoeding	z		
menopauze	s		
zeldzame aandoeningen			
allergieën	z		
lichen sclerosus et atroficans	z		
aandoeningen in het kleine bekken	z		
e.c.i.	v		

v = vaak oorzaak van dyspareunie in de huisartspraktijk.
s = soms oorzaak van dyspareunie in de huisartspraktijk.
z = zelden oorzaak van dyspareunie in de huisartspraktijk.
Schuingedrukt: noodzakelijk in elk geval uit te sluiten.

Seksuele aandoeningen **Blauwe ballen**
Pijn in de testes en prostaatregio bij langdurige seksuele opwinding zonder orgasme. Veroorzaakt door stuwing van onder andere bloed. Dit gaat over na een orgasme of geduldig afwachten.

5 Kansverdeling van diagnosen

Dyspareunie is een multifactoriële aandoening. Dit maakt de indeling in een tabel met gescheiden diagnosen lastig. We zien dan ook in tabel 2 met gegevens uit het Transitieproject dat bij de helft van alle vrouwen in alle leeftijdsgroepen de diagnose een symptoomdiagnose blijft, namelijk pijnlijke coïtus. Candida en trichomonasinfecties zijn bij jonge vrouwen tussen de 15 en 24 jaar vaker dan bij ouderen de oorzaak van pijn bij het vrijen. Ook komen seksuele klachten het meeste voor in deze leeftijdsgroep; waarschijnlijk speelt schaamte om over seks te praten met de partner bij deze vrouwen een rol. Bij de helft van de vrouwen tussen de 65 en 74 jaar stelt de huisarts dat de pijn bij het vrijen komt door hormonale veranderingen in de menopauze.

Aangezien meerdere factoren de pijn bij het vrijen kunnen veroorzaken en instandhouden, is het belangrijk om bij een klacht zoals pijn bij het vrijen het hele diagnostische terrein van psychoseksuele tot en met biologische oorzaken te verkennen.

6 Betekenis van de voorgeschiedenis

Gegevens uit de voorgeschiedenis zijn behulpzaam bij het zoeken naar de oorzaken van dyspareunie. Vooral het onderscheid tussen primaire en secundaire dyspareunie is belangrijk. Indien de dyspareunie pas in de loop van het seksuele leven is opgetreden, is een pijnloze coïtus in ieder geval mogelijk geweest en kunnen ernstige anatomische afwijkingen uitgesloten worden.

Tabel 2 Einddiagnosen bij de klacht dyspareunie in de huisartspraktijk (a-priorikansen in % per leeftijdsgroep).[5]

diagnose	totaal	15-24	25-44	45-64	65-74	75+
pijnlijke coïtus e.c.i.	49	50	50	49	30	50
candidiasis urogenitale bewezen, vrouw	15	22	17	2	0	0
vaginitis/vulvitis n.a.o.	9	11	6	11	20	0
andere ziekte gesl. organen/borsten vrouw	5	2	6	8	0	0
climacteriële symptomen/klachten	5	0	0	20	50	0
seksuele symptomen/kl.	2	3	1	2	0	0
trichomonas urogenitale bewezen	2	4	1	0	0	0
ontsteking kleine bekken/PID	2	1	3	0	0	0
vaginale afscheiding	2	2	2	0	0	0
prolaps vagina/uterus	2	0	3	0	0	50
overige	8	5	10	9	0	0
totaal	100	100	100	100	100	100

TRAUMATISCHE OORZAKEN

Lichamelijke: littekens ten gevolge van een episiotomie bij een vaginale bevalling en operaties in het kleine bekken geven vaak aanleiding tot dyspareunie. Bestralingen in het kleine bekken geven regelmatig beschadiging van het vaginale slijmvlies.

Psychische: vrouwen die huiselijk geweld of seksueel geweld hebben meegemaakt, hebben een grotere kans op het krijgen van pijn bij het vrijen dan vrouwen die dit niet hebben meegemaakt.[14]

COMORBIDITEIT

Diabetes mellitus geeft een verhoogde kans op vaginale droogte en Candida-infecties, die een bron kunnen zijn van seksueel ongemak.[15] Bij een depressie is de seksuele opwinding vaak verminderd.

MEDICATIE

Bepaalde medicijnen geven vaginale droogte die tot dyspareunie kan leiden. Berucht zijn de antidepressiva die droogte veroorzaken door geïnhibeerde opwinding. Orale anticonceptiva kunnen libidoverlies veroorzaken. Maar, minder bekend, ook anticholinergica, antihistaminica en antihypertensiva geven vaginale droogte.

STRESSFACTOREN

Stress kan leiden tot libidoverlies. Relatieproblemen zijn een bron van stress die direct aanleiding kunnen geven tot libidoverlies en dyspareunie. Daarnaast is het belangrijk hoe beide partners met de dyspareunie omgaan. Een afwijzende gesloten houding van één of beide partners is een risico voor het blijven voortbestaan van de dyspareunie.

PSYCHISCHE FACTOREN (NIET TRAUMATISCH)

Depressiviteit of andere psychiatrische ziektebeelden gaan meestal gepaard met libidoverlies. Bij vaginisme is er een al dan niet bewuste afkeer van penetratie. Soms is deze ontstaan vroeg in de jeugd door bijvoorbeeld een strenge seksuele moraal in de opvoeding.

7 Betekenis van de anamnese

Doel van de anamnese bij dyspareunie is erachter komen welke factoren een rol spelen bij het ontstaan en instandhouden van dyspareunie. Daarnaast is het de taak van de dokter ernstige oorzaken in het kleine bekken en geslachtsziekten uit te sluiten.

SCHAAMTE

Dyspareunie is een klacht waarmee iemand niet gemakkelijk naar het spreekuur gaat. Schaamte om met de dokter over seks te praten en om de geslachtsdelen aan een onderzoek bloot te stellen spelen een rol. Daarnaast kan iemand bang zijn voor een geslachtsziekte of andere aandoening. Relationele problemen kunnen ten grondslag liggen aan de dyspareunie en ook daarover praten de meeste mensen niet gemakkelijk. Het kan zijn dat de schaamte voor de dyspareunie zo groot is, dat die in de vorm van een andere klacht, bijvoorbeeld vaginale jeuk, gepresenteerd wordt. Het is de taak van de dokter om hierop alert te zijn en door te vragen als hij dyspareunie vermoedt.

Voor de dokter is dyspareunie geen gemakkelijke klacht om mee om te gaan. Met de patiënt over seks praten kan bij de dokter eveneens schaamte oproepen. Zeker als de seksuele moraal van de patiënt afwijkt van die van de dokter of als dokter en patiënt van verschillend geslacht zijn. Het is de kunst om op een respectvolle manier goed door te vragen wat de patiënt precies met de dyspareunie bedoelt; wanneer en in welke houding die optreedt bijvoorbeeld.

INHOUD

Wanneer is de pijn begonnen?
Het moment waarop de dyspareunie is ontstaan geeft belangrijke aanwijzingen voor het ontrafelen van de oorzaken. Is de pijn aanwezig sinds de seksarche? Pijn die pas later is ontstaan, na een periode waarin de coïtus pijnloos was, maakt de diagnose vaginisme of een zeldzame anatomische afwijking (gesloten hymen, nauwe commissura posterior) onwaarschijnlijk.

Vaginale bevallingen geven nogal eens aanleiding tot tijdelijke dyspareunie door litteken-weefsel ten gevolge van een ruptuur of episiotomie en vanwege verminderde lubricatie bij borstvoeding.

Waar en wanneer doet het pijn? Zijn er bijkomende klachten?
Diepe dyspareunie duidt op aandoeningen in het kleine bekken of op een relatief grote penis van de partner. Oppervlakkige dyspareunie die gevoeld wordt in het distale gedeelte van de vagina of bij de introïtus kan wijzen op vaginisme, een vaginitis of vulvitis, maar ook op lokale problemen rond de introïtus, zoals een litteken of een focale vulvitis. Een vaginitis of vulvitis geeft niet alleen pijn tijdens het vrijen, maar ook daarna een branderig en schrijnend gevoel. Bijkomende klachten als pijn bij het plassen wijzen in de richting van een blaasontsteking of SOA.

Hoe is de relatie met de partner? Hoe reageert die op de dyspareunie?
Relationele problemen kunnen zowel oorzakelijk als onderhoudend zijn voor de pijn bij het vrijen. Soms kan dit een reden zijn ook de partner uit te nodigen voor een gesprek.

Bij jonge vrouwen kan seksuele onervarenheid en onbekendheid met de eigen seksualiteit een rol spelen.

Hebt u lichamelijk of seksueel geweld meegemaakt? Speelt dat nu een rol bij de dyspareunie?
Er is geen duidelijke relatie tussen het meemaken van lichamelijk of seksueel geweld en het krijgen van dyspareunie. Er zijn aanwijzingen dat vrouwen die fysiek of seksueel misbruikt zijn een verhoogde kans hebben op het ontwikkelen van dyspareunie.[14] Aan de andere kant rapporteren vrouwen met dyspareunie niet méér lichamelijke en/of seksuele geweldservaringen dan vrouwen zonder dyspareunie.[8] Deze vraag moet wel gesteld worden om erachter te komen of geweld bij de actuele dyspareunie nog een rol speelt.

8 Betekenis van het lichamelijk onderzoek

Het lichamelijk onderzoek dient meerdere doelen. Waar zit de pijn? Door te voelen kan deze meestal worden opgewekt. Is er sprake van een ziekte en waar zit die dan? Als er geen sprake is van een ziekte, kan de patiënt gerustgesteld worden. Daarnaast kan het onderzoek dienen om de patiënt uitleg te geven over de anatomie en seksuele functie.

INSPECTIE

Vrouw

Bij vrouwen voor de overgang hoort de vulva roze, soepel en elastisch te zijn. Intacte huid en slijmvliezen van de vulva en de vagina maken een vaginitis/vulvitis als oorzaak voor de dyspareunie onwaarschijnlijk. Let op roodheid, afwijkende afscheiding (hoeveelheid, kleur en geur), zwelling, rachaden en littekens. Candida is de meest voorkomende vaginitis die pijn bij het vrijen geeft. Een Candida-infectie gaat gepaard met roodheid van de vulva en de vaginawanden en een witte brokkelige fluor. Een herpesinfectie geeft kleine blaasjes die erg pijnlijk kunnen zijn bij aanraking. Inspecteer ook het perineum en de anus op beschadigingen of tekenen van infectie. Kleine erythemateuze laesies die bij aanraking met een wattenstok pijnlijk zijn, duiden op focale vulvitis.

Let op de conditie van het slijmvlies. Bij postmenopauzale vrouwen wordt regelmatig atrofie van het vaginale slijmvlies gezien. Dit geeft nogal eens problemen bij het vrijen. Bij het zien van een asymmetrische zwelling van de schaamlippen moet gedacht worden aan een bartholinitis. Onregelmatige en grillige zwellingen kunnen duiden op vulvacarcinoom. Door de vrouw te laten persen, kan een indruk worden verkregen of een uterovaginale prolaps een rol speelt bij de pijn.

Inspectie van het vaginaslijmvlies en de cervix met behulp van het speculum kan een vaginitis of cervicitis (door een SOA) aan het licht brengen en andere afwijkingen aan de cervix (cervixpoliep of carcinoom). Deze laatste kunnen diepe dyspareunie geven. Tijdens het speculumonderzoek kan fluor afgenomen worden voor verder onderzoek of een cervixuitstrijk gemaakt worden bij een verdacht uitziende baarmoedermond. Van de bodem van een open blaasje kan een kweek afgenomen worden om herpes aan te tonen.

Man

Roodheid van de eikel kan duiden op een balanitis. Uitvloed uit de urethra kan een symptoom zijn van een SOA. Blaasjes die in groepjes op de eikel of de huid van de penis liggen en pijnlijk zijn bij aanraking zijn kenmerkend voor een herpesinfectie.

PALPATIE

Vrouw

Bij diepe dyspareunie kan een vaginaal toucher met bimanueel onderzoek afwijkingen in het kleine bekken opsporen, zoals een ovariumcarcinoom. Een gevoelig cavum douglasi is een aanwijzing voor endometriose.

Man

Pijnlijke palpatie van de testes duidt op een epididymitis en een gevoelige prostaat bij rectaal toucher duidt op een prostatitis. Bij het niet kunnen terugtrekken van de voorhuid over de eikel is er sprake van een phimosis.

> **Alarmsymptomen bij dyspareunie**
>
> - onregelmatige zwellingen van vulva of vagina (vulvacarcinoom)
> - postmenopauzaal vaginaal bloedverlies (endometriumcarcinoom)
> - diepe dyspareunie (endometriose, PID, ovariumcarcinoom)
> - vaginale afscheiding en koorts (PID)
> - bloedverlies na de coïtus (Chlamydia, gonorroe met kans op infertiliteit)

9 Betekenis van eenvoudig aanvullend onderzoek

VROUW

Onderzoek van de fluor vaginalis

Bij verdenking op een vaginitis is het zinvol de fluor te onderzoeken. Een pH van > 4,5 duidt op een bacteriële vaginose of een trichomonasinfectie. Een rottevisgeur van een druppel KOH toegevoegd aan een beetje fluor duidt op een bacteriële vaginose. Bij bestudering van het KOH-preparaat (na afdekking met een dekglaasje) onder de microscoop (100× en 400×) kunnen hyfen (schimmeldraden met een takstructuur) gezien worden die kenmerkend zijn voor een Candida-infectie.

Door een druppel fysiologisch zout toe te voegen aan een beetje fluor en dit af te dekken met een dekglaasje, kan men de fluor verder onder de microscoop (100× en 400×) bestuderen: Clue-cellen zijn kenmerkend voor een bacteriële vaginose. Trichomonaden zijn schokkerig bewegende geflagelleerde protozoa, bewijzend voor een Trichomonasinfectie. Worden er geen trichonomaden gezien, dan is daarmee de diagnose trichomonas niet uitgesloten. Worden meer leukocyten gezien dan epitheelcellen, dan kan dit zowel op een Candida-infectie duiden als op een SOA.[16]

Fluorkweek of PCR

Geeft het microscopisch onderzoek geen duidelijke diagnose, dan kan een fluorkweek gedaan worden. Een PCR op trichomonas en chlamydia en een kweek op gonorroe is zinvol bij verdenking op een SOA en duidelijk afwijkende fluor. Tijdens het speculumonderzoek of eventueel door de vrouw zelf thuis kan met een wattenstok diep vaginaal fluor afgenomen worden. Bij verdenking op een Chlamydia-infectie heeft het de voorkeur materiaal uit de cervixmond af te nemen en een monster van de urethraopening. Bij verdenking op een SOA is het zinvol te testen, omdat chlamydia en gonorroe de fertiliteit bedreigen en goed te behandelen zijn.

Cervixuitstrijk

Bij diepe dyspareunie en vaginaal bloedverlies tijdens het vrijen moet de cervix beoordeeld worden tijdens een speculumonderzoek. Bij een verdacht uitziende baarmoedermond kan dan meteen een uitstrijkje gemaakt worden. Hoewel cervixcarcinoom zelden een oorzaak zal zijn van dyspareunie is het wel belangrijk dit uit te sluiten.

BSE of CRP

Bij dyspareunie met buikpijn en koorts moet aan een ontsteking in het kleine bekken worden gedacht. Aanvullend onderzoek in de vorm van een verhoogde BSE of CRP is aanwijzend voor de diagnose.

Biopt

Bij huidlaesies die niet eenduidig zijn, moet een biopt worden genomen om de diagnose te stellen. Dit is bijvoorbeeld zinvol bij verdenking op lichen sclerosus (huidziekte waarbij de huid plaatselijk elasticiteit verliest en wittig verkleurt, figuur 4) of bij twijfel over de goedaardigheid van de laesie.

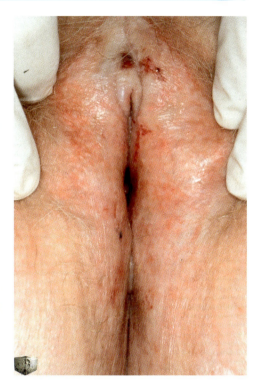

Figuur 4 Vulva: lichen sclerosus.

Echo onderbuik

Bij verdenking op een tumor in het kleine bekken geeft een echo van de onderbuik daar meer zekerheid over. Bij een echo van de onderbuik kunnen de uterus en adnexen redelijk goed in beeld worden gebracht. Als er specifiek een verdenking is op een tumor in de uterus of adnexen, is het raadzaam een vaginale echo te laten verrichten, omdat daarbij de uterus en adnexen nog beter te zien zijn.

MAN

Kweek of PCR

De veroorzaker van een urethritis moet worden opgespoord door de ochtendurine te onderzoeken. Hiervan moet een kweek gedaan worden of een PCR om een chlamydia te ontdekken. Indien er blaasjes zijn, kan een directe kweek afgenomen worden van de wondbodem van een blaasje om een herpesinfectie op te sporen.

10 Betekenis van specialistisch onderzoek

COLPOSCOPIE

Indien het cervixuitstrijkje verdacht is voor afwijkende cellen die op een cervixcarcinoom of een voorloper hiervan wijzen, moet een colposcopie verricht worden. Tijdens een speculumonderzoek wordt door een colposcoop (een soort microscoop) naar het slijmvlies van de cervix gekeken. Het slijmvlies van de baarmoedermond wordt aangekleurd met azijnzuur of jodium, waardoor verdachte plekken verkleuren en een biopt genomen kan worden.

11 Samenvatting

Dyspareunie is een hinderlijke, schaamtevolle klacht waarbij het niet eenvoudig is een diagnose te stellen. De meeste patiënten zijn jonge vrouwen. Ernstige oorzaken die door de dokter moeten worden uitgesloten zijn tumoren in het kleine bekken en SOA's.

De oorzaken van dyspareunie zijn meestal niet levensbedreigend. Dyspareunie is wel belastend voor de patiënt, omdat het een negatieve invloed heeft op het welbevinden en op de relatie met de partner. Soms ontstaat er een vicieuze cirkel van pijn bij het vrijen-angst voor de pijn-minder opwinding-meer pijn enzovoort. Relationele problemen kunnen zowel oorzaak als gevolg zijn.

Een zorgvuldige anamnese waarbij wordt gevraagd naar het eerste moment waarop de pijn ontstond en de precieze locatie van de pijn levert voor het stellen van de diagnose belangrijke informatie op.

Literatuur

1 Latthe P, Latthe M, Say L et al. WHO systematic review of prevalence of chronic pelvic pain: a neglected reproductive health morbidity. BMC Public Health 2006;6:177.
2 Danielsson I, Sjöberg I, Stenlund H, Wikman M. Prevalence and incidence of prolonged and severe dyspareunia in women: results from a population study. Scand J Public Health 2003;31(2):113-8.
3 Dekker JH, Veehof LJG, Hinloopen RJ, Kessel T van. NHG-Standaard M50 Pelvic inflammatory disease. In: Wiersma TJ, Geijer RMM, editors. NHG-Standaarden voor de huisarts 2010. Houten: Bohn Stafleu van Loghum, 2009 (http://nhg.artsennet.nl/kenniscentrum/k_richtlijnen/k_nhgstandaarden/NHGStandaard/M50_std.htm#Inleiding).
4 Pitts M, Ferris JA, Smith A, Shelley J, Richters J. Prevalence and correlates of three types of pelvic pain in a nationally representative sample of Australian men. J Sexual Med 2008;5(5):1223-9.
5 Okkes IM, Oskam SK, Lamberts H. Van klacht naar diagnose. Episodegegevens uit de huisartspraktijk. Bussum: Coutinho, 1998 (geraadpleegd via www.transitieproject.nl, 15 maart 2010).
6 Barret G, Pendry E, Peacock J, et al. Women's sexual health after childbirth. BJOG 2000;107(2):186-95.
7 Heineman MJ, Bleker OP, Evers JL, et al. Obstetrie en gynaecologie, de voortplanting van de mens. Maarssen: Elsevier/Bunge, 1999.
8 Meana M, Binik YM, Khalife S, et al. Biopsychosocial profile of women with dyspareunia. Obst & Gyn 1997 Oct; 90(4):583-9.
9 Witkin SS, Gerber S, Ledger WJ. Differential characterization of women with vulvar vestibulitis syndrome. Am J Obstet Gynecol 2002;187:589.
10 Ejegard H, Ryding EL, Sjogren B. Sexuality after delivery with episiotomy: a long-term follow-up. Gynecol Obstet Invest 2008;66:1.
11 Peeters MYL, Dewachter P, Dewachter L. Seksuologie en de vagina. Bijblijven Tijdschr Prakt Huisartsgeneeskd 2009;9.
12 Steege JF, Zonoun DA. Evaluation and treatment of dyspareunia. Obst & Gynecol 2009 May;113(5):1124-36.
13 Grady D. Management of menopausal symptoms. N Engl J Med 2006;355:2338-47.
14 Lutfey KE, Link CL, Litman HJ et al. An examination of the association of abuse (physical, sexual, or emotional) and female sexual dysfunction: results from the Boston Area Community Health Survey. Fertil Steril 2008 Oct;90(4):957-64.
15 Muniyappa R, Norton M, Dunn ME et al. Diabetes and female sexual dysfunction: moving beyond 'benign neglect'. Curr Diab Rep 2005;5:230.
16 Dekker JH, Boeke AJP, Gercama AJ, et al. NHG-Standaard M38 Fluor vaginalis. In: Wiersma TJ, Geijer RMM, Boukes FS, Goudswaard AN, editors. NHG-Standaarden voor de huisarts 2010. Houten: Bohn Stafleu van Loghum, 2009 (http://nhg.artsennet.nl/kenniscentrum/k_richtlijnen/k_nhgstandaarden/NHGStandaard/M38_std.htm).

Erectiele disfunctie

P.C. Barnhoorn

35

Ga naar de website extras.bsl.nl/alledaagseklachten voor de video bij dit hoofdstuk

1 Inleiding

De definitie die momenteel in Nederland gebruikt wordt voor erectiele disfunctie (ED) is: het voortdurend of terugkerend onvermogen een erectie te krijgen of te behouden voldoende voor seksuele activiteit.[1] Incidenteel optreden van een erectieprobleem, wat iedere man wel eens kan overkomen, valt hier dus buiten. Het gaat om een langer bestaand probleem. Hoe lang dat moet zijn voor er sprake is van een probleem, wordt aan de patiënt en hulpverlener overgelaten. Dat geldt ook voor de mate van ondervonden hinder of last. Hier worden grote verschillen gevonden tussen patiënten. Waar de één na een week van suboptimale erecties bij de huisarts aanklopt, wacht een ander tot de huisarts erover begint, ondanks jaren zonder erecties. Dit laatste is helaas meer uitzondering dan regel.

Voor een goede erectie moet aan verschillende voorwaarden worden voldaan: adequaat lichamelijk functioneren, een situatie die als seksueel stimulerend wordt ervaren en een adequaat mentaal verwerkingsproces van de seksuele prikkels. Het is dan ook niet verwonderlijk dat de erectiele functie soms tekortschiet. Gezien de zeer diverse voorwaarden die nodig zijn voor een goede erectie, zijn ook de oorzaken van erectiel disfunctioneren zeer divers. Zoals bij alle seksuele stoornissen spelen naast biologische meestal psychologische en sociale factoren een rol.

Het seksuele functioneren van de mens is complex, zowel in de tijd bij één en dezelfde persoon als tussen personen. Om orde in de complexe materie te brengen, worden de mannelijke seksuele disfuncties, net als de vrouwelijke, ingedeeld naar de fasen van de seksuele responscyclus. Masters en Johnson beschreven deze seksuele responscyclus eind jaren zestig van de vorige eeuw met vier fasen: opwinding, plateau, orgasme en herstel. Omdat opwinding echter niet zomaar uit de lucht komt vallen, voegde Helen Kaplan hier in de jaren zeventig nog de fase van het verlangen, vóór de opwinding, aan toe.[2] Dat dit schema een simplificatie van de werkelijkheid is, moge duidelijk zijn: seks gaat zelden van verlangen zonder oponthoud via een orgasme naar een herstelfase. Maar het biedt ons een mooie kapstok om te onderzoeken waar bij een patiënt met een seksuele disfunctie precies de schoen wringt. Komt de persoon in kwestie bijvoorbeeld te snel klaar (ejaculatio praecox), is er sprake van verminderd verlangen of is er een erectieprobleem? Dit laatste speelt zich dus af in de opwindingsfase: er ontstaat geen of te weinig erectie of hij houdt niet lang genoeg aan.

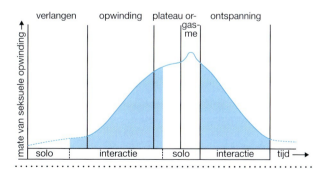

Figuur 1 De seksuele responscurve; waarin de niet-gekleurde fases meer introvert (meer gericht op het zelf) zijn en de gekleurde fases meer extravert (zowel gericht op de ander als op het zelf).[2]

ED komt veel voor, maar ondanks de toegenomen media-aandacht voor dit probleem blijft de stap het zelf ter sprake te brengen voor veel mensen (te) groot. Een proactieve houding van de arts blijft hier dus aanbevolen!

2 De klacht in de bevolking

Elke man bevindt zich wel eens in de situatie dat zijn penis niet zo stijf wordt als hij op dat moment graag zou willen. Er is echter, volgens de gehanteerde definitie, pas sprake van een erectiestoornis bij een voortdurend of terugkerend onvermogen een erectie te krijgen of te behouden voldoende voor seksuele activiteit.

Er zijn in Nederland in de afgelopen decennia een aantal grote epidemiologische populatieonderzoeken gedaan.[1] De Enigma-studie is voor het vóórkomen in de algemene populatie het belangrijkste. Hierbij werd een prevalentie van 17% bij mannen van 18 jaar en ouder gevonden.[3]

Het prevalentiecijfer neemt toe met de leeftijd; de behoefte aan hulp neemt met de leeftijd af, maar is ook in de hogere leeftijdscategorieën aanzienlijk. Hieruit blijkt eens te meer dat een proactieve houding van de huisarts inzake het opsporen van erectiestoornissen gerechtvaardigd is. Vooral ook omdat het lijden onder ED groot is. De kwaliteit van leven van mannen met een erectiestoornis is significant lager dan die van mannen zonder ED.[1,3]

3 De eerste presentatie bij de dokter

De Tweede Nationale Studie naar klachten in de huisartsenpraktijk laat een incidentie zien van 1,7 episoden per 1.000 patiënten per jaar en een prevalentie van 3,7 patiënten per 1.000 patiënten per jaar.[4] Dat deze cijfers zoveel lager zijn dan uit de onderzoeken specifiek gericht op het vóórkomen van ED in de Nederlandse eerste lijn is te verklaren. Deels is dit omdat huisartsen ED vaak niet als aparte episode registeren. Waarschijnlijk nog belangrijker is de grote mate van onderdiagnostiek die hier plaatsvindt. Er gaan nog steeds weinig mensen met deze klacht naar de huisarts en bovendien vraagt de huisarts te weinig uit zichzelf naar deze klacht.

Hoe het vóórkomen van ED bij de diverse andere specialisten is, is onbekend. Het is gezien de etiologie van ED aannemelijk dat met name de (algemeen) internist, de endocrinoloog, de neuroloog en de uroloog vaak patiënten zullen treffen met ED. Dat ook in hun spreekkamers sprake zal zijn van onderdiagnostiek, lijkt voor de hand te liggen.

Zoals gezegd, is de incidentie in de huisartsenpraktijk om verschillende redenen lager dan in de algemene bevolking. De klacht erectiestoornis wordt in een minderheid van de gevallen spontaan gemeld. Dit betekent echter geenszins dat hier geen sprake zou zijn van lijden. Vaak moet enige schroom worden overwonnen om dit precaire onderwerp aan te snijden. Als de klacht al door de patiënt zelf genoemd wordt, is er niet zelden sprake van een deurknopfenomeen; bij het afronden van een andere klacht, of zelfs pas bij het verlaten van de spreekkamer wordt en passant opgemerkt 'dat het daar beneden ook niet meer zoals vroeger gaat'. De arts dient erop bedacht te zijn dat het taalgebruik omtrent seks zeer verschillend en verhullend kan zijn. De presentatie van seksuele problemen is dat dus ook. Een seksuele anamnese levert pas iets op als duidelijk is waarover de patiënt en de dokter het hebben.

Naar hinder en hulpbehoefte is onderzoek gedaan in de eerdergenoemde Enigma-studie.[3] Niet iedereen met ED heeft hier ook last van of wil geholpen worden. Bij twee derde van de mannen met ED bestaat ervaren hinder. Maar liefst 85% van de mensen met ED wil graag hulp voor deze klachten. Van deze 85% gaat 25% voor deze klachten naar de huisarts en slechts 12% krijgt ook daadwerkelijk hulp. De presentatie bij de dokter vindt dus meestal niet plaats als de huisarts er zelf niet naar vraagt. Dit is des te schrijnender, daar in de groep van patiënten die geen hulp van hun arts kregen relatief meer mensen met diabetes mellitus, cardiovasculaire problemen en neurologische problemen zitten. Dit zijn juist allemaal mensen die regelmatig in de spreekkamer zitten vanwege een controle in verband met hun chronische aandoening. Waarom de arts dit onderwerp zo weinig ter sprake brengt, is onduidelijk. Dat geldt ook voor de patiënt die er zelf zo weinig over begint. Bij beiden, zowel patiënt als arts, zou schaamte een rol kunnen spelen, evenals de gedachte dat er weinig aan te doen zou zijn. De vraag of deze schaamte en de vermeende weinige therapeutische opties na tien jaar PDE-5-inhibitors verminderd zijn, is een nog niet beantwoorde vraag.

Wanneer een erectieprobleem ontstaan is als bijwerking van een nieuw medicijn, zeker als de arts de patiënt hiervoor gewaarschuwd heeft, is de kans groter dat de patiënt zelf dit lastige probleem ter tafel brengt. Ook wanneer de arts reeds bij het stellen van bijvoorbeeld de diagnose hart- en vaatziekte of diabetes uitleg heeft gegeven over ED als eventuele complicatie, is de kans groter dat de patiënt de ED ook meldt zodra hij dit bij zichzelf opmerkt. Belangrijk hierin is dat de arts door de manier van praten over eventuele seksuele problemen een veilige sfeer creëert, waarin de patiënt eventueel op een later moment deze problemen in alle openheid kan bespreken. Dit laat onverlet dat een proactieve opstelling, dus concreet vragen naar seksuele problemen, nodig blijft om dit leed op het spoor te komen.

Het is van wezenlijk belang dat de arts zijn eigen visie op seksualiteit helder voor ogen heeft. Zijn seksuele problemen luxeproblemen? Is seks iets voor de slaapkamer en niet voor de spreekkamer? Is seks iets dat vanzelf goed moet gaan en niet beter wordt door erover te praten? De eventuele gêne van de dokter blijkt vaak een hoge drempel om tot een goed gesprek over seks te komen. Wanneer de arts bij zichzelf bemerkt dat er iets is dat hem belemmert (door) te vragen over seks, moet hij onderzoeken waar hem dat in zit, om zo tot een opener sfeer te komen in de spreekkamer met betrekking tot de seksuele anamnese.

4 Pathofysiologie en differentiële diagnose

HET MECHANISME VAN DE ERECTIE

Over het precieze mechanisme van de erectie is nog niet alles bekend. Wel is duidelijk dat de nervi erigentes, ook bekend onder de naam nervi splanchnici pelvini, stikstofoxide (NO) vrij doen komen in het corpus cavernosum van de penis. Deze NO zorgt voor een relaxatie van de gladde spiercellen in het zwellichaam, waardoor de penis als het ware kan volstromen met bloed. Dit veroorzaakt een drukverhoging in de corpora, waardoor de afvoerende aders, de venae emissariae, worden dichtgedrukt tegen het stugge kapsel van de tunica albuginea. Wel bloed erin, geen bloed eruit: de erectie is een feit (figuur 2). De vaatvoorziening en de prikkeloverdracht moeten echter wel goed functioneren.

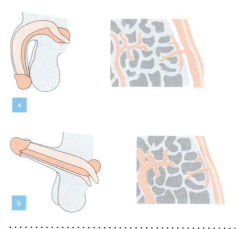

Figuur 2 Het mechanisme van de erectie. a In rust; b bij erectie.

PATHOFYSIOLOGIE

Bij het hiervoor beschreven (biologische) deel van de erectie kunnen zich op twee manieren problemen voordoen: op vasculair gebied of op neurologisch gebied. Een zuiver biologische visie op erectiestoornissen is echter een reductionistische visie. Zoals hiervoor uiteengezet, is seks een biopsychosociaal proces. Voor een erectie betekent dit, dat hiervoor meer nodig is dan een goede prikkeloverdracht met als gevolg een goede relaxatie van het spierweefsel en toestromen van bloed. Voor seksuele opwinding zijn, behalve een intact lichaam, nodig: een situatie die als seksueel stimulerend wordt ervaren en een adequaat mentaal verwerkingsproces van de seksuele prikkels. Op al deze vlakken kunnen verstoringen ontstaan. Daar de risicofactoren voor hart- en vaatziekten (HVZ) en een somatisch bepaalde ED elkaar deels overlappen (roken, te weinig lichaamsbeweging, te hoog cholesterol, diabetes en hypertensie) is het aannemelijk ED als een vroeg symptoom te zien van arteriële vaatschade. Uit onderzoek blijkt hiervoor echter onvoldoende wetenschappelijk bewijs te zijn. ED mag dus niet gezien worden als een voorbode voor HVZ, tenzij er geen somatogene of psychogene oorzaak kan worden gevonden. Wel wordt bij de oudere man die zich meldt met ED vaker een somatische oorzaak gevonden en vervolgens psychosociale factoren die de ED instandhouden of zelfs verergeren.

Komt een man in een situatie die hij als seksueel stimulerend ervaart, dan zal hij zonder erectiestoornis hiervan een positieve verwachting hebben: er gaat wellicht iets leuks gebeuren! Hij richt zijn aandacht op de erotische prikkels. Hij ervaart het fijne gevoel van een beginnende erectie, merkt dat zijn ademhaling en hartslag versnellen. Hij focust zich nog meer op de erotische stimuli; de erectie neemt verder toe en er ontstaat een zichzelf versterkende opgang, wellicht tot aan de meest bekrachtigende beloning: een orgasme.

Een man met erectiestoornis heeft grote kans in een disfunctionele vicieuze cirkel te belanden. Er kan een inadequaat mentaal verwerkingsproces van de seksuele prikkels ontstaan. Door een eerdere teleurstelling over zijn erectie stapt hij met een negatieve verwachting in dezelfde situatie. Hij onderschat zijn beginnende erectie, gaat eisen stellen aan zijn erectie in plaats van te genieten van de erotische prikkels. Hij raakt afgeleid en gaat zich steeds meer richten op zijn penis die niet doet wat hij zou willen. Zijn aandacht verschuift van de opwindende erotiek naar de 'niet-werkende penis'. Dat is niet bevorderlijk voor de opwinding. Een 'zie je wel, het lukt weer niet'-cognitie ligt vervolgens voor de hand, met als gevolg dat de erectiestoornis het karakter krijgt van een zichzelf vervullende profetie.

Die overmatige focus op het eigen lichaam in plaats van op de seksuele stimuli is iets wat veel mannen herkennen. Masters en Johnson bedachten hiervoor de naam spectatoring; in het Nederlands 'toeschouwersgedrag'. Het verschuiven van de aandacht is waarschijnlijk een nog belangrijker psychologische oorzaak dan eventuele faalangst.[5]

DIFFERENTIËLE DIAGNOSE

Hoewel ED multifactorieel bepaald is, is een onderscheid in overwegend psychogeen en overwegend somatogeen bepaald meestal wel te maken. Is de man in kwestie jonger dan 40 jaar, heeft hij goede erecties bij opstaan en bij masturberen en is er sprake van een plotseling begin, dan is de kans op een meer psychogeen veroorzaakte ED groter. Blijft de erectie echter ook uit bij masturberen en 's ochtends, is hij al wat ouder en is er sprake van een geleidelijk progressief beloop, dan is er vaker sprake van een lichamelijk bepaalde ED. In ongeveer de helft van de gevallen blijkt het om een overwegend lichamelijke oorzaak te gaan.

Pijn in een deel van het seksuele spel kan leiden tot erectiel falen. Omdat de erectie pijnlijk is, ontstaat er minder snel een erectie, of minder lang. De hierbij bedoelde pijn kan onderverdeeld worden in lokale pijn en regionale pijn. Lokaal kan worden gedacht aan een phimosis: een te nauw preputium (voorhuid) die niet over de glans penis (eikel) geschoven kan worden. Bij het ontstaan van een erectie wordt de penis langer en dikker, waardoor er meer tractie ontstaat op de voorhuid, met pijn als gevolg. Soms is er sprake van een relatieve phimosis; de voorhuid kan dan in slappe toestand wel over de eikel geschoven worden, maar in vergrote, erectiele toestand niet.

	overwegend psychogeen	overwegend somatogeen
leeftijd	meestal < 40	meestal > 40
ochtenderecties	doorgaans aanwezig	doorgaans afwezig
erectie masturbatie	doorgaans goed	doorgaans geen/weinig
begin	plots	geleidelijk
beloop	wisselend	constant
omstandigheden	situationeel	gegeneraliseerd

Figuur 3 Somatogeen versus psychogeen bepaalde erectiele disfunctie.

Een andere oorzaak van pijn kan een te kort frenulum (toompje) zijn. De voorhuid zit met het toompje verbonden aan de eikel. Wanneer dit te kort is, kan het tijdens het ontstaan van de erectie of tijdens de seksuele activiteit zo strak komen te staan dat het (deels) scheurt. Dit is een pijnlijke aangelegenheid.

Lokale pijn kan ook worden veroorzaakt door de ziekte van Peyronie (induratio penis plastica). Dit komt bij 3,6% van alle mannen boven de 40 jaar voor. De ziekte van Peyronie kan worden gezien als een variant van de ziekte van Dupuytren (verschrompeling van de aponeurosis palmaris) en de ziekte van Ledderhose (verschrompeling van de aponeurosis plantaris). Hier treedt echter een verbindweefseling op in het kapsel van het zwellichaam. Daardoor verliest het zwellichaam zijn elasticiteit en ontstaat er een pijnlijke kromstand van de penis.

Ook lokale ontstekingen zoals een urethritis, prostatitis, epididymitis kunnen pijn veroorzaken die leidt tot ED.

Bij regionale pijn die kan interfereren met de seks kan worden gedacht aan een liesbreuk, (chronische) buikpijn, rugklachten en bekkenbodemproblemen.

SOMATISCHE AANDOENINGEN

Bij een aantal somatische aandoeningen komt ED vaker voor:
- cardiovasculair; atherosclerose, ook hypertensie en vetstofwisselingsstoornissen zijn een risicofactor;
- neurologisch; bijvoorbeeld multipele sclerose, dwarslaesie, perifere neuropathie;
- endocrien; bijvoorbeeld diabetes mellitus, hypogonadisme, hyperprolactinemie, hyper- en hypothyreoïdie.

De prevalentie van ED bij mannen met diabetes mellitus is ongeveer 40%. De prevalentie bij mannen met hypertensie is ongeveer 35%. Bij mannen met zowel diabetes als hypertensie is deze zelfs 55%.[3]

MIDDELENGEBRUIK EN LEEFSTIJLFACTOREN

ED kan voorkomen bij en door het gebruik van diverse medicijnen zoals ander andere antidepressiva, antihypertensiva, antipsychotica of hormonen. De relatie medicatie en ED is niet altijd even goed te leggen. Wanneer de ED vrij snel na de start van de nieuwe medicatie ontstaat en weer snel verdwijnt na staken van de medicatie, is de relatie waarschijnlijk.

Roken is een onafhankelijke risicofactor voor het ontstaan van ED gebleken. Stoppen met roken vertraagt de progressie, maar leidt helaas niet tot remissie: er is al irreversibele schade ontstaan aan de arteriën van de penis en het gladde spierweefsel.

Wat de relatie drugs en alcohol en ED betreft, zijn er twee kanten aan de medaille. Een kleine hoeveelheid zou kunnen zorgen voor een vermindering van interfererende gedachten en faalangst. Langdurig gebruik echter zou de kans op ED kunnen verhogen.

Zowel overgewicht als weinig lichaamsbeweging zijn risicofactoren voor ED. Door meer lichaamsbeweging kunnen erectieklachten verminderen.

PSYCHOSOCIALE FACTOREN

Zowel surmenage, rouw, ingrijpende gebeurtenissen ('life-events') als burn-out en depressie kunnen een ED tot gevolg hebben of een beginnende ED verslechteren.

Prestatiedrang en faalangst kunnen ED veroorzaken. Een beperkt erotisch repertoire, inadequate seksuele stimulatie, afstemmingsproblematiek, gebrek aan kennis en seksuele mythen zijn alle risicofactoren voor het ontstaan van ED.

5 Kansverdeling van diagnosen

Wanneer mensen met de klacht ED bij de huisarts komen, wordt er vaak geen eenduidige somatische of psychische oorzaak gevonden. ED heeft tenslotte een multifactoriële genese. Wel zal de arts altijd moeten trachten de factoren die het zwaarst wegen of die het gemakkelijkst bewerkt kunnen worden boven tafel te krijgen. Uit de Enigma-studie blijkt dat in ongeveer de helft van de gevallen een overwegend somatische oorzaak voor het ontstaan van de ED vooropstaat. In de andere helft zal een meer psychogene oorzaak gevonden worden. Bij een jonge patiënt zal dit laatste eerder het geval zijn. Bij een oudere man zal, zeker als er sprake is van comorbiditeit, de

Tabel 1	Oorzaken erectiele disfunctie.	
somatisch bepaalde ED		v
cardiovasculair		v
endocrien (m.n. DM)		v
medicatiebijwerking		s
roken		s
drugs en alcohol		z
overgewicht		z
weinig lichaamsbeweging		z
neurologisch		z
psychogeen bepaalde ED		v
surmenage		v
prestatiedrang		v
faalangst		v
depressie		s
life-events		s
rouw		z

v = vaak oorzaak van erectiele disfunctie in de huisartspraktijk;
s = soms;
z = zelden.

somatiek een grotere rol in het ontstaan van de ED spelen. De patiënt met ED moet echter altijd vanuit een biopsychosociaal kader benaderd worden.

6 Betekenis van de voorgeschiedenis

- Cardiovasculaire risicofactoren zijn ook risicofactoren voor het ontstaan van organische ED.
- Neurologische aandoeningen zoals multipele sclerose zijn vaak al bekend.
- Diabetes mellitus is een belangrijke oorzaak van ED.
- Ook onderbuikoperaties en bestraling in het bekkengebied zijn geassocieerd met ED, evenals de ziekte van Peyronie.
- Psychologische problemen blijken, niet verwonderlijk, geassocieerd met psychogene ED.

7 Betekenis van de anamnese

De anamnese bij ED begint bij het melden van de klacht door de patiënt of, omdat de patiënt vaak niet zelf met de klacht komt, met een vraag hiernaar door de arts. Het is aan te bevelen naar ED te vragen wanneer een patiënt één of meerdere risicofactoren heeft, zoals hiervoor genoemd, op het ontstaan van ED. De anamnese zal enerzijds gericht zijn op de determinanten van de ED en anderzijds op de rest van de seksuele responscurve, eventuele comorbiditeit en de sociale en relationele aspecten.

Belangrijk is dat andere (seksuele) problemen nogal eens worden verwoord als ED. Een bekend voorbeeld hiervan is de man met ejaculatio praecox (EP). Hierbij komt de man na minimale seksuele stimulatie voor, tijdens of kort na bijvoorbeeld penetratie klaar. Meestal is dat eerder dan betrokkene wil. Hij mist hierbij vaak het gevoel van controle over het moment van ejaculeren. Deze te vlugge zaadlozing zorgt voor een plotse onderbreking van de seksuele activiteit en kan dus grote impact hebben op de seksuele tevredenheid van het paar. Omdat na het klaarkomen de erectie, normaal gesproken, vrij vlot verdwijnt, wordt dit nogal eens gebracht als een erectiestoornis. De erectie is echter prima, alleen het tijdstip van ejaculeren te vroeg.

Om hierin duidelijkheid te krijgen, is het belangrijk de verschillende fasen in de opwindingscyclus (verlangen, opwinding, plateau, orgasme en herstel) zorgvuldig uit te vragen. Hierna kan nog de vraag gesteld worden of er tevens sprake is van pijn bij het vrijen en zo ja, in welke fase deze optreedt.

Als er van iedere fase aan de hand van één of enkele vragen een beeld is gevormd, blijkt niet zelden dat seksuele stoornissen in de tijd binnen de opwindingscurve zijn verschoven. Wat bijvoorbeeld begon als niet kunnen klaarkomen, of geremd klaarkomen, kan later een erectiestoornis veroorzaken. Als de man last heeft van te laat klaarkomen, kan zijn aandacht verschuiven van de erotische prikkels naar het (nog) niet kunnen klaarkomen. Terwijl voor het behouden van de opwinding de focus op de seksuele interactie moet blijven liggen, denkt de man in kwestie 'als het maar niet weer zo lang gaat duren'. De rol van de partner is hier natuurlijk van wezenlijk belang. Het sociale aspect van seks werkt normaal gesproken opwindingsverhogend. Het kan echter ook remmend werken: wanneer de partner verbaal, non-verbaal of paraverbaal laat blijken dat het nu wel weer lang genoeg heeft geduurd, verdwijnt de erectie bijna vanzelf.

Indien er dan sprake blijkt te zijn van een erectiestoornis, moet de klacht verder worden uitgevraagd. Vervolgens wordt geïnventariseerd wat de behoefte aan hulp is. De hulpvraag bij ED kan namelijk sterk verschillen.

Duur. Hoe lang bestaan de klachten? Een levenslange ofwel de primaire erectiestoornis heeft een andere differentiële diagnostiek dan een verworven of secundaire erectiestoornis. Het komt overigens hoogst zelden voor dat een man zich bij een arts meldt met de klacht nog nooit een erectie te hebben gehad. Is dat wel zo, dan zal eerst geobjectiveerd moeten worden of dat op dit moment ook zo is (zie onder aanvullende diagnostiek). Vervolgens zal er uitgebreide somatisch georiënteerde aanvullende diagnostiek plaatsvinden.

Beloop. Is er sprake van een geleidelijke progressie of een acuut ontstaan? Dit laatste pleit meer voor een psychogene origine.

Gegeneraliseerd/situationeel. Is er sprake van een gegeneraliseerd (in alle situaties optredend) of van een situationeel probleem? Krijgt de patiënt in sommige situaties wel een goede erectie, dan pleit dit ook voor een overwegend psychogene oorzaak. Het effectororgaan doet het tenslotte wel. Hetzelfde geldt als er wel sprake is van goede ochtenderecties en goede erecties bij masturbatie.

Ernst. De ernst van de erectiestoornis kan worden aangegeven met de erectiescore:
– categorie 1: penis is groter, maar niet hard; hij komt nauwelijks overeind;
– categorie 2: penis is hard, maar niet hard genoeg voor penetratie; er is een matige erectie;
– categorie 3: penis is hard genoeg voor penetratie, maar nog niet volledig hard;
– categorie 4: penis is volledig hard en geheel stijf; er is geen sprake van erectiele disfunctie.

Pijn en stand. Met de vraag of er ook sprake is van standsafwijkingen of pijnklachten kan een eventuele ziekte van Peyronie en een (relatieve) phimosis aan het licht komen.

Andere fasen responscyclus. Hierna kan over elke fase in de responscurve een korte vraag gesteld worden. Hoe is de zin in vrijen? Is er sprake van te snel of te langzaam klaarkomen?

Relationeel. Wat het relationele aspect betreft, kan gevraagd worden wat de partner ervan vindt, hoe gaat de partner ermee om, wordt dit probleem besproken en op welke manier, en hoe ziet de (seksuele) relatie eruit?

Psychogeen/somatogeen. Met de vragen over nachtelijke erecties en ochtenderecties en erecties bij masturbatie kan een indruk worden gekregen of de ED meer van psychogene of meer van somatogene origine is.

Specifieke oorzaken. Voorgeschiedenis, comorbiditeit, middelengebruik en onverstandige leefstijlgewoonten dienen ook kort geïnventariseerd worden, daar ook dit risicofactoren voor ED kunnen zijn.

8 Betekenis van het lichamelijk onderzoek

Lichamelijk onderzoek is slechts zelden geïndiceerd. Reden voor lichamelijk onderzoek kan er wel zijn indien er in de anamnese aanwijzingen zijn voor een onderliggend lichamelijk lijden. Als pijn bij de erectie in de anamnese genoemd wordt, zal de arts de penis onderzoeken op het bestaan van een (relatieve) phimosis of de ziekte van Peyronie. Ontstaat het vermoeden dat de ED lijkt te passen in een grotere cardiovasculaire belasting, dan kan de patiënt hierop onderzocht worden. Vaak verwacht de patiënt echter zelf een lichamelijk onderzoek en kan het lichamelijk onderzoek plaatsvinden met als doel de patiënt gerust te stellen.

9 Betekenis van eenvoudig aanvullend onderzoek

Ook aanvullende diagnostiek levert na de anamnese zelden belangrijke verklarende oorzaken op. Routinematig onderzoek en screenend laboratoriumonderzoek worden derhalve niet aanbevolen. Alleen wanneer er anamnestisch sprake is van een duidelijk verminderd seksueel verlangen, kan het testosterongehalte bepaald worden. Dit moet vanwege de dagschommelingen tweemaal worden bepaald, voor 10.00 uur 's ochtends.

Indien uit de anamnese niet duidelijk wordt of de patiënt ochtenderecties heeft, kan een nachtelijke erectiemeting door middel van een rigiscan uitkomst bieden. Hierbij wordt, bij voorkeur thuis, gedurende twee nachten gemeten of er erecties optreden en wat de mate van stijfheid hierbij is. Dit gebeurt door middel van een draadje dat om de penis geschoven wordt en dat de penisomtrek continu meet. Deze gegevens worden opgeslagen in een registratieapparaat dat op een later moment 'uitgelezen' kan worden. Vaak blijkt hieruit dat er 's nachts wel degelijk erecties optreden. Dit kan voor de man in kwestie een grote geruststelling betekenen en zodoende al een therapeutisch effect hebben. Een lichamelijke oorzaak wordt minder waarschijnlijk bij geobjectiveerde goede nachtelijke erecties.

10 Samenvatting

Erectiele disfunctie komt vaak voor en veroorzaakt veel verlies van levenskwaliteit. Toch komt de patiënt niet vaak zelf met deze klachten. De arts kan door een open en proactieve houding veel betekenen voor de patiënt. Daar de oorzaak van ED vaak multifactorieel is, zal er altijd op basis van een biopsychosociaal model een (korte) inventarisatie moeten plaatsvinden van deze verschillende determinanten. In ongeveer de helft van de gevallen is de oorzaak vooral somatogeen, in de andere helft vooral psychogeen. Om dit boven tafel te krijgen, is de (seksuologische) anamnese het belangrijkste instrument. Lichamelijk en aanvullend onderzoek dragen slechts in een minderheid van de gevallen bij aan het stellen van de diagnose en het bepalen welke factoren aan het ontstaan bijdragen. Luisteren naar de patiënt blijft het belangrijkst.

Literatuur

1 Leusink P, Boer LJ de, Vliet Vlieland CW, Rambharose VR, Sprengers AM, Mogendorff SW, Rijn-van Kortenhof NMM van. NHG-Standaard Erectiele disfunctie. Huisarts Wet 2008;51:381-94.
2 Gijs L, Vanwesenbeeck I, Gianotten W (red). Seksuologie. Houten: Bohn Stafleu van Loghum, 2009.
3 Boer LJ de. Erectle dysfunction in primary care. The ENIGMA-study. Utrecht: Rijksuniversiteit Utrecht, 2004.
4 Linden MW van der, Westert GP, Bakker DH de, Schellevis FG. Tweede Nationale Studie naar ziekten en verrichtingen in de huisartspraktijk: klachten en aandoeningen in de bevolking en in de huisartspraktijk. Utrecht/Bilthoven: NIVEL/Rijksinstituut voor Volksgezondheid en Milieu, 2004.
5 Lankveld JJDM van. Seksuele dysfuncties. Houten: Bohn Stafleu van Loghum, 1998.

Mictie, moeilijke

R.J.C. Norg, R.A.G. Winkens, C.P. van Schayck en J.A. Knottnerus

Ga naar de website extras.bsl.nl/alledaagseklachten voor de video bij dit hoofdstuk

1 Inleiding

Voor de meeste mensen is plassen iets vanzelfsprekends. Toch komt er fysiologisch en psychologisch heel wat bij kijken. Verscheidene processen in het lichaam moeten op elkaar worden afgestemd en voor menigeen is ook een 'veilige' omgeving nodig. Uiteenlopende oorzaken kunnen het moeilijk maken te plassen. De moeilijkheden bij het plassen hebben voor iedere patiënt weer een eigen inhoud en betekenis. Bij sommige mensen staat het moeilijk op gang komen van de urine voorop, bij andere de moeilijkheid om de blaas leeg te plassen, of dat de straal zo zwak is dat de urine eruit druppelt in plaats van eruit stroomt. In het uiterste geval kan moeilijk plassen leiden tot een acute urineretentie. De genoemde onderdelen van de klacht moeilijk plassen komen vaak samen voor, maar niet altijd. Dezelfde klacht kan op verschillende manieren worden gepresenteerd. De beleving van de klacht speelt daarbij een grote rol.

In dit hoofdstuk worden de hiervoor genoemde klachten samengevat onder de term 'moeilijke mictie'. De klachten urine-incontinentie en pijnlijke mictie worden in andere hoofdstukken besproken.

Meestal denkt men bij moeilijk plassen aan oudere mannen. Incidentiecijfers en gegevens over moeilijk plassen hebben dan ook vaak betrekking op deze groep.

Bij *mannen* werd de term prostatisme gebruikt om de klachten van moeilijk plassen aan te duiden. Duidelijk is echter dat de prostaat zeker niet de enige boosdoener is. Het is daarom beter een term te gebruiken die aansluit bij het probleem van de patiënt (moeilijke of bemoeilijkte mictie), of te kiezen voor aansluiting bij de symptomatologie. Dan gebruikt men de term *lower urinary tract symptoms* (LUTS), een aanduiding van een complex van symptomen, waarvan de oorsprong wordt toegeschreven aan het gehele complex van de lagere urinewegen (blaas, urethra en hun adnexen, waaronder bij mannen de prostaat).

Bij *vrouwen* was van oudsher relatief weinig aandacht voor de klacht moeilijk plassen. De laatste jaren is er echter meer aandacht voor de opvallende overeenkomsten in symptomatologie tussen mannen en vrouwen bij urge-klachten.[1,2] De concepten met betrekking tot moeilijk plassen bij vrouwen zijn echter nog niet eenduidig uitgewerkt.[3] De (conceptuele) achtergronden van zogeheten 'infravesicale outflowobstructie' bij vrouwen verschillen van die van mannen. Informatie over urge-klachten staat in het hoofdstuk *Urine-incontinentie*.

Moeilijk plassen is bij *kinderen* meestal diagnostisch geen belangrijk probleem. Direct na de geboorte is een phimosis (slurfpreputium) fysiologisch; in de meeste gevallen is deze na het vijfde levensjaar verdwenen.[4] Bij onvoldoende reiniging van het preputium kan zich smegma ophopen dat leidt tot infecties en verklevingen en (persisterende) phimosis. Dit kan leiden tot de klacht moeilijk plassen.

Verder speelt bij kinderen de interactie tussen ouders en kind een rol, vooral tijdens het zindelijk worden. In deze fase van het 'uitrijpen' van de blaasinnervatie, ontdekt het kind de mogelijkheid om het plassen naar believen uit te stellen en op gang te brengen. Tegelijkertijd ontwikkelt het kind zich op psychologisch gebied. Het controleren van de mictie kan daarbij als drukmiddel worden ingezet. Het moeilijk plassen kan dan een uiting zijn van voor de ouders moeilijk te hanteren gedrag van het kind. Enuresis nocturna (bedplassen) geeft in beginsel niet de klacht 'moeilijk plassen'.

Met het beschikbaar komen van medicamenteuze therapie is voor de huisarts de mogelijkheid ontstaan om plasklachten in eigen beheer te behandelen. Daarmee is de indicatiestelling voor de verschillende therapeutische opties, en dus de diagnostiek, een probleem geworden voor de eerste lijn (huisartsen, maar ook artsen in verpleeghuizen). De waarde van veel diagnostische instrumenten in de eerste lijn is echter beperkt. Aanvullende diagnostiek door de uroloog is meestal invasief. Het is dus van belang goed af te wegen wanneer deze instrumenten moeten worden ingezet.

2 De klacht in de bevolking

Onderzoek in de algemene bevolking laat zien dat symptomen van moeilijk plassen bij oudere mannen veel voorkomen (25-35%). Velen van hen hebben er last van, maar bezoeken desondanks hun huisarts niet.[5] De klacht moeilijk plassen ontstaat doorgaans geleidelijk. Voor veel mensen is het een taboeonderwerp. Anderen gaan ervan uit dat de achteruitgang die zij bemerken bij het plassen 'bij de leeftijd hoort' c.q. een 'normale achteruitgang' is. Zij duiden de klachten niet als medisch probleem. Tijdens reizen, verjaardagsfeestjes en in openbare gelegenheden kan het opvallen dat zij vaker dan anderen het toilet moeten bezoeken, of daarmee langer bezig zijn. Dat kan confronterend zijn en leiden tot vermijdingsgedrag, zoals minder drinken of bewust vlak voor een reis – ook zonder aandrang te voelen – nog even het toilet bezoeken. Veel mensen zijn creatief in het op dergelijke manieren camoufleren van klachten, al gaat dat soms gepaard met ingrijpende veranderingen in het leefpatroon.

3 De eerste presentatie bij de dokter

De klacht moeilijk plassen is niet rechtstreeks in de registraties van de huisartsen te vinden. Ieder jaar meldt ongeveer 3-4% van de mannen en vrouwen 'plasklachten' bij hun huisarts. Bij ongeveer 10% hiervan valt de klacht onder 'andere mictieklachten', waaronder voornamelijk moeilijk plassen moet worden verstaan.[6] In de overige 90% van de gevallen van plasklachten (pijnlijke mictie, frequente mictie/aandrang, urine-incontinentie en hematurie) kan de klacht moeilijk plassen hiermee samengaan, maar wordt die niet als hoofdklacht genoemd.

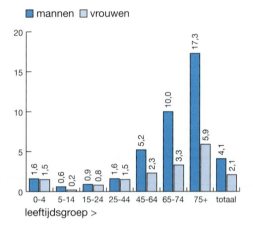

Figuur 1 Incidentie van andere mictieklachten aan het begin van een episode in de huisartspraktijk, per 1.000 patiënten per jaar.[6,7]

REDENEN OM NAAR DE ARTS TE GAAN

Veel mensen die klachten hebben van moeilijk plassen, bezoeken hun huisarts niet of pas lang na het begin ervan. De aanleiding om met de klacht naar de huisarts te gaan kan sterk variëren.

Het consulteren van de huisarts hangt af van welk symptoom van moeilijk plassen op de voorgrond staat, en van eventueel bijkomende klachten zoals pijn. Naarmate meer symptomen tegelijk voorkomen, neemt doorgaans de hinder toe, en daarmee het bezoeken van de huisarts. Of mannen met klachten van moeilijk plassen naar de dokter gaan, hangt onder meer samen met iemands psychische toestand: mensen die bang of bezorgd zijn, gaan sneller naar de arts; mensen met een depressie gaan minder snel.[8] Ook de angst voor prostaatkanker kan een rol spelen. Soms bezoeken mannen de huisarts op aandringen van hun echtgenotes, die zich storen aan urineplekken in het ondergoed als gevolg van nadruppelen of bijkomend ongewenst urineverlies.[9,10]

Indien het plassen helemaal niet meer gaat en er een acute retentie is opgetreden, is vaak een spoedconsult of -visite geïndiceerd.

4 Pathofysiologie en differentiële diagnose

NORMALE MICTIE

De normale mictie is een circulair proces van opeenvolgende stadia. Tijdens de rustfase wordt de blaas langzamerhand gevuld met urine. Wanneer de blaas ongeveer 300-400 ml urine bevat, worden de hersenen zodanig geprikkeld dat een bewuste mictiedrang gevoeld kan worden. Dit aandranggevoel wordt onderdrukt tot de omstandigheden gepast en geschikt zijn voor urineren. Continentie wordt bereikt door onderdrukking van de reflexmatige mictiedrang vanuit het centrale zenuwstelsel. Via het limbisch systeem in de hersenen kunnen emotionele factoren en gedragsinvloeden de m. detrusor in de blaaswand stimuleren en remmen. Zo kunnen stress en angst het plassen beïnvloeden ('zenuwplasje' voor een examen, het 'van schrik in de broek doen'). Het autonome zenuwstelsel beïnvloedt de prikkelbaarheid van het gladde spierweefsel van de blaas(hals) en de interne sfincter. Indien de blaas adequaat contraheert, ontspant de interne sfincter. De urinestroom komt op gang. De straal neemt aanvankelijk toe, bereikt een zekere maximale sterkte (maximale flow, Q_{max}) en neemt vervolgens weer af. De blaas wordt vanuit de nieren opnieuw gevuld.

Tabel 1	Normale waarden van de mictie.
diurese (per 24 uur)	1100-1800 ml
frequentie (per 24 uur)	< 8
frequentie (per nacht)	0-1
gemiddeld plasvolume (per keer)	200-400 ml
maximaal plasvolume (per keer)	400-600 ml
maximale urineflow (Q_{max})	> 15 ml/sec

PATHOFYSIOLOGIE

Op diverse plaatsen in dit proces kan een verstoring optreden.

Sensorische problemen kunnen een vertraging geven in het gevoel van aandrang. De daardoor ontstane overvulling leidt tot overrekking van de spiervezels van de m. detrusor en daarmee tot beschadiging van de blaaswand als geheel. Deze kan nu minder krachtig en gecoördineerd samentrekken en er blijft urine achter. Dergelijke residuvorming leidt tot een chronische prikkeling van de blaas, wat tot vervroegde en frequentere mictiedrang aanleiding geeft. De rustfase wordt verkort en de functionele blaascapaciteit verminderd. Dit maakt een versterkte centrale onderdrukking van de mictie nodig.

Onvoldoende contractiekracht en een verhoogde weerstand in de urethra, bijvoorbeeld door obstructie, leiden ook tot een zwakkere urinestraal en nadruppelen. Obstructie leidt ertoe dat de mictie pas bij een hogere aanvangsdruk op gang komt (hesitatie) en voortijdig ten einde komt (residuvorming). De patiënt zal proberen dit te compenseren door mee te persen met de buikspieren. Het gebruik van de buikpers blijkt bij gezonde, jonge vrijwilligers de maximale flow te vergroten, maar bij mensen met plasklachten is het effect beperkter. In een aantal gevallen neemt de flow door het persen juist af.

De hiervoor genoemde situaties leiden alle tot de subjectieve ervaring dat het plassen moeilijk gaat. Hierdoor kan op grond van de symptomatologie vaak geen onderscheid worden gemaakt naar het niveau van de afwijking.

DIFFERENTIËLE DIAGNOSE

Benigne prostaathyperplasie of lower urinary tract symptoms (LUTS)

De *pathologisch-anatomische* diagnose benigne prostaathyperplasie (BPH) houdt een histologische vergroting van de prostaat in, vooral van het centrale gedeelte. Dit is het gedeelte waar de urethra doorheen loopt. Op die manier gedefinieerde benigne prostaathyperplasie ontwikkelt zich vanaf het dertigste levensjaar en is op 80-jarige leeftijd bij 90% van de mannen aanwezig.[11]

Relevanter is de veelgebruikte *klinische werkdiagnose*: symptomen van moeilijk plassen bij normaal urineonderzoek, geen hematurie en geen voor prostaatcarcinoom of prostatitis verdacht rectaal toucher. Deze klinische werkdiagnose, vaak eveneens aangeduid met de term 'benigne prostaathyperplasie', vormt eigenlijk meer een (per exclusionem) *werkbare indeling*. Een (palpatoire) vergroting van de prostaat is niet noodzakelijk, omdat het beleid meer bepaald wordt door de hinder en de voorkeur van de patiënt voor een bepaalde behandeloptie dan door de grootte van de prostaat. Het is daarom zuiverder bij de klinische werkdiagnose te spreken over LUTS, en de term benigne prostaathyperplasie dan te vermijden. Pas als een duidelijke vergroting van de prostaat is aangetoond (echografisch of eventueel palpatoir), zou men over benigne prostaathyperplasie kunnen spreken. De incidentie van LUTS bij de huisarts bedraagt circa vier tot tien per 1.000 in respectievelijk de leeftijdsgroepen 45-64 jaar en > 65 jaar. De prevalentiecijfers liggen op respectievelijk 8 en 35 per 1.000.[12] In ongeveer 30% van de gevallen waarin deze diagnose wordt gesteld, was de ingangsklacht 'moeilijk plassen'.[6]

Prostaatkanker

De incidentie van prostaatkanker bij de huisarts is circa 0,5, 2 en 4 per 1.000 in respectievelijk de leeftijdsgroepen 45-64, 65-74 en > 75 jaar. De prevalentiecijfers liggen op respectievelijk 1, 11 en 24 per 1.000.[7] Het is dus vooral een aandoening van de oudere man. De incidentie en prevalentie zijn de afgelopen twintig jaar gestegen onder invloed van het asymptomatisch screenen met de PSA-test. Bij obductie kan zeer frequent latente prostaatkanker gevonden worden. Prostaatcarcinomen groeien vooral in de perifere kwabben van de prostaat. Dat is het gedeelte waar de urethra *niet* loopt. In de vroege fase geeft prostaatkanker dan ook vaak geen plasklachten. In slechts ongeveer 4% van de gevallen van prostaatkanker was moeilijk plassen de ingangsklacht.[6]

Urineweginfectie (incl. prostatitis)

Meestal staat bij een urineweginfectie pijnlijke, frequente mictie op de voorgrond. In chronische gevallen, en vooral bij mannen, kan ook moeilijk plassen de hoofdklacht zijn. De diagnose wordt ook geregeld gesteld tijdens de nadere diagnostiek bij een screenend gevonden verhoogde PSA-waarde. De incidentie van urineweginfecties bij de huisarts bedraagt 30 tot 40 per 1.000 mannen en vrouwen per jaar. De incidentie van prostatitis (bij mannen) is gemiddeld ongeveer 2 per 1.000 per jaar, maar stijgt tot circa 6 per 1.000 bij de leeftijdsgroepen boven 65 jaar. In slechts 3% van al deze gevallen is moeilijk plassen de ingangsklacht bij deze diagnosen.[6,7]

Urethravernauwing en phimosis

Net als prostaatvergroting kunnen ook de meer perifeer voorkomende vernauwingen van de urethra, zoals urethravernauwing en phimosis, moeilijk plassen als ingangsklacht hebben. Ongeveer 60% van de gevallen van phimosis komt voor op de kinderleeftijd (ca. 10 per 1.000 jongens), maar ook op oudere leeftijd wordt de diag-

Tabel 2	Pathofysiologisch schema van moeilijke mictie.		
systemisch	iatrogeen	diverse medicamenten, o.a. diuretica	s
	neurogeen	'stress'	z
blaas ('vesiculair')	iatrogeen	diverse medicamenten	z
	anatomisch/obstructief	blaassteen	z
	infectieus	cystitis	z
	neurogeen	neuropathie	z
		CVA/MS e.d.	z
infravesicaal	iatrogeen	postoperatief	z
	anatomisch/obstructief	benigne prostaathyperplasie	v
		prostaatcarcinoom	s
		urethravernauwing/-strictuur	z
		phimosis	z
	infectieus	prostatitis	s
werkdiagnose		lower urinary tract symptoms (LUTS)	v

v = vaak oorzaak van de klacht moeilijke mictie in de huisartspraktijk;
s = soms;
z = zelden.
Schuingedrukt: noodzakelijk in elk geval uit te sluiten.

Blaasstenen

Blaasstenen kunnen een omvang van centimeters in diameter bereiken. Doordat zij wisselend wel en niet voor de blaasuitgang liggen, kunnen ze intermitterend tot plasklachten leiden. De straal kan er minder sterk van worden of door onderbroken worden. Residuvorming en recidiverende infecties kunnen een gevolg zijn. Ook kunnen blaasstenen leiden tot micro- en macroscopische hematurie. Over incidentie en prevalentie in Nederland bestaan geen betrouwbare gegevens. *Urethrastenen*, leidend tot een acute urineretentie, komen zeer zelden (mannen) tot bijna nooit (vrouwen) voor.

Neurologische ziekten

Er zijn diverse neurogene oorzaken van mictieklachten. Na cerebrovasculaire accidenten en bij multipele sclerose kan de controle over de blaas minder worden. Ook bij diabetische (poly)neuropathie worden de sensibiliteit en de motoriek van de blaas aangetast (blaasatonie). Daardoor kan zowel de perceptie van een volle blaas als de aansturing van de mictie verstoord raken. Ook bij aandoeningen van het onderste deel van het ruggenmerg kan blaasatonie optreden en daardoor urineretentie.

Stress

De invloed van stress op het plassen is algemeen bekend. Velen moeten voor een belangrijk optreden een 'zenuwplasje' doen. Stress kan ook de ervaren hinder van de klachten versterken. Klachten kunnen daardoor bijvoorbeeld buitenshuis veel sterker worden (ervaren) dan op het eigen toilet in de rust van de privéomgeving.

Medicamenten

Diverse medicijnen kunnen bijwerkingen hebben die plasklachten veroorzaken of verergeren. Dit geldt in het bijzonder voor antipsychotica, antidepressiva, antiparkinsonmiddelen, parasympathicolytica en diuretica. Het is van groot belang de mogelijke (bij)werkingen van deze medicatie te betrekken in de diagnostische overwegingen. Soms is het mogelijk om met enige aanpassing ervan het plassen te verbeteren.

Iatrogeen

Na bepaalde operaties voor incontinentie of verzakkingen bij vrouwen kan een verhoging van de infravesicale weerstand ontstaan. De frequentie waarmee dit optreedt, is afhankelijk van de operatiemethode.

Congenitale afwijkingen

Bij een hypospadie mondt het orificium urethrae externum niet op de glans uit, maar aan de ventrale zijde van de penis, meestal (75%) ter hoogte van de corona, soms meer proximaal richting het perineum. Bij een epispadie is dit aan de dorsale zijde. Een hypospadie gaat in 30% van de gevallen gepaard met een kromstand van de penis. Deze aandoeningen komen weinig voor (max. 3 per 1.000 jongens) en worden vaak al op kinderleeftijd ontdekt.

Klacht e.c.i.

In veel gevallen wordt geen specifieke diagnose gesteld en komt de huisarts niet verder dan dat er klachten zijn. In feite wordt ook dan de diagnose LUTS gesteld.

5 Kansverdeling van diagnosen

Het Transitieproject geeft aan dat de kans het grootst is dat er bij iemand met de klacht moeilijk plassen geen specifieke diagnose (ofwel de diagnose LUTS) wordt gesteld (30%).[6] Bij het stellen van een specifieke diagnose speelt de sekse een belangrijke rol. Bij mannen is benigne prostaathyperplasie de meeste gestelde specifieke diagnose (25-30%). Urineweginfecties staan bij vrouwen op de tweede, bij mannen op de derde plaats (15-20%). De overige diagnosen komen beduidend minder vaak voor.[6]

Zowel de symptoomdiagnose 'moeilijk plassen' als de diagnose urineweginfectie komt op iedere leeftijd ongeveer evenveel voor als oorzaak voor moeilijk plassen. Prostaathyperplasie komt pas na het 45e levensjaar in beeld, maar neemt vooral toe na het 65e levensjaar.

6 Betekenis van de voorgeschiedenis

Een prostaatoperatie in de voorgeschiedenis garandeert niet dat de klachten geheel zijn verdwenen en niet meer zullen terugkeren. Door littekenvorming of nieuwe groei van de prostaat kan opnieuw een obstructie ontstaan. Een trauma of urethritis kan urethrastricturen veroorzaken. Bij vrouwen kan een operatie in verband met incontinentie tot urethraobstructie leiden.[13]

Recidiverende urineweginfecties in de voorgeschiedenis moeten bij klachten van moeilijk plassen – zeker bij mannen en kinderen – leiden tot nadere diagnostiek. De kans op blaasdisfunctie of obstructie van de lagere urinewegen is hierbij sterk verhoogd.

Neurologische aandoeningen als multipele sclerose en CVA kunnen moeilijk plassen veroorzaken. Verder hebben mensen met diabetes mellitus een verhoogd risico op diabetische neuropathie, waardoor de aansturing van de blaas minder goed kan zijn.

7 Betekenis van de anamnese

De anamnese wordt gestuurd door de mogelijke diagnosen die de huisarts in gedachten heeft op basis van de leeftijd en het geslacht van de patiënt. Daarnaast bevat de anamnese elementen (het uitvragen van de symptomen en de betekenis hiervan voor het dagelijks leven, de hinder) die van groot belang zijn voor het overleg met de patiënt over het te voeren beleid.

DUUR

Het onderscheid acuut versus chronisch is in veel gevallen nuttig bij de diagnostiek. Urineweginfecties geven meestal acuut ontstane klachten. De overige aandoeningen zijn meestal chronisch.

SYMPTOMEN

De aanwezigheid van pijn bij het plassen is een aanwijzing voor een urineweginfectie. Bloed in de urine wijst op een infectie, een steen of nieuwvorming.

Het exact uitvragen van de afzonderlijke symptomen van moeilijk plassen (nadruppelen, hesitatie, retentiegevoel, enz.) is voor de diagnostiek van minder belang. Onderzoek heeft namelijk uitgewezen dat er slechts een beperkte correlatie is tussen de afzonderlijke subjectief ervaren symptomen en de daarbij passende objectieve afwijkingen. Zo is er bij veel mensen die het gevoel hebben te moeten persen om de urine op gang te brengen geen verhoogde buikpersdruk te meten.[14] Hetzelfde geldt voor een onderbroken straal[15] en nadruppelen.[16] De sensitiviteit is laag en de klachten zijn ook weinig specifiek. Hierdoor is de voorspellende waarde voor de verschillende aandoeningen laag. De combinatie van verschillende symptomen heeft een hogere voorspellende waarde.

INTERNATIONALE PROSTAAT SYMPTOOM SCORE

Als hulpmiddel wordt wel het gebruik van een vragenlijst aanbevolen, zoals de Internationale Prostaat Symptoom Score[1] (zie tabel 3). Deze is oorspronkelijk niet ontwikkeld als diagnostisch instrument, maar als middel om het effect van (operatieve) therapie te evalueren. Het is handig de symptomen hiermee te kwantificeren om het beloop ervan te volgen. Een normale, zorgvuldige anamnese zal ook de items die in de standaardvragenlijstjes zijn opgenomen omvatten en waarschijnlijk meer informatie bieden over de gevolgen van de klachten voor het dagelijkse leven.

PLASDAGBOEK

Dagboekjes kunnen behulpzaam zijn bij het objectiveren en preciseren van de klachten zoals ze op de IPSS of tijdens de anamnese worden aangegeven. Zowel voor de huisarts als voor de patiënt kan het helpen om de klacht inzichtelijker te krijgen. Vaak blijkt de frequentie van het plassen zoals weergegeven in de IPSS niet overeen te stemmen met de frequentie zoals in het dagboekje wordt vermeld. In de IPSS-score speelt onherroepelijk de herinnering ('recall bias') en de subjectieve waardering mee bij het invullen. Dat hoeft op zichzelf niet zo erg te zijn; beide meetinstrumenten hebben hun eigen waarde in de diagnostiek.

Plasdagboekjes zijn er in verschillende vormen. Ze omvatten één of meer dagen (én nachten). Standaard worden het tijdstip van het plassen en

Tabel 3 Internationale Prostaat Symptoom Score.

kruis bij elke vraag aan wat bij u van toepassing is	helemaal niet	minder dan 1 op de 5 keer	minder dan de helft van de keren	ongeveer de helft van de keren	meer dan de helft van de keren	bijna altijd
1 Hoe vaak had u in de afgelopen maand het gevoel dat uw blaas nog niet leeg was, nadat u had geplast?	0	1	2	3	4	5
2 Hoe vaak moest u in de afgelopen maand binnen twee uur nadat u geplast had, weer plassen?	0	1	2	3	4	5
3 Hoe vaak merkte u in de afgelopen maand dat tijdens het plassen de straal enkele keren stopte en weer begon?	0	1	2	3	4	5
4 Hoe vaak had u in de afgelopen maand moeite om het plassen uit te stellen?	0	1	2	3	4	5
5 Hoe vaak had u in de afgelopen maand een zwakke urinestraal?	0	1	2	3	4	5
6 Hoe vaak moest u in de afgelopen maand persen om de urine straal op gang te brengen?	0	1	2	3	4	5
	nooit	1 keer	2 keer	3 keer	4 keer	5 keer of meer
7 Hoe vaak moest u in de afgelopen maand gemiddeld per nacht het bed uit om te plassen?	0	1	2	3	4	5

De score op de IPSS bestaat uit een optelsom van de aangekruiste cijfers van de zeven vragen. De volgende indeling is daarbij gebruikelijk: score 0-7: geen plasklachten; 8-19: matige plasklachten; > 19: ernstige plasklachten.

het geplaste volume vermeld. Dit laatste moet worden gemeten met behulp van een maatbeker. Een moment van incontinentie of een gemiste meting wordt apart aangegeven.

Alarmsignalen

- hematurie (maligniteit)
- onvermogen tot plassen (acute retentie)

8 Betekenis van het lichamelijk onderzoek

Net als de anamnese worden de inhoud en betekenis van het lichamelijk onderzoek gestuurd door de mogelijke diagnosen die de huisarts in gedachten heeft op basis van de leeftijd en het geslacht van de patiënt.

INSPECTIE

Bij jongetjes met klachten van moeilijk plassen is de inspectie van de genitalia externa belangrijk. Wanneer het preputium niet teruggetrokken kan worden en de meatus urethrae niet zichtbaar wordt, is er een phimosis. Een afwijkende uitmonding van de urethra, zoals bij een hypospadie, is zichtbaar.

PERCUSSIE VAN DE BLAAS

Percussie van de blaas beoogt chronische urineretentie op te sporen. De waarde van percussie van de blaas is laag. Een percutoir aantoonbaar residu omvat ten minste 400 tot 600 ml.[11] Een dergelijk residu is gecorreleerd met complicaties. Klinisch en prognostisch ook relevante retenties van minder dan 100 tot 400 ml worden echter gemist. Daarnaast is ook sprake van een aanzienlijk aantal fout-positieven. De waarde van percussie voor de klinische beslissingen waarvoor de huisarts staat, is derhalve zeer beperkt.

Bij een acute retentieblaas is de anamnese meestal voldoende voor de diagnose en zal ongeacht de uitkomst van de percussie een katheterisatie plaatsvinden om een retentieblaas op te heffen. De hoeveelheid urine die daarbij afloopt, geeft meteen nauwkeuriger informatie over de omvang van de retentie dan percussie zou kunnen.

RECTAAL TOUCHER

Bij oudere mannen is het rectaal toucher vooral van belang om prostaatcarcinoom en prostatitis uit te sluiten.

De bevindingen worden als volgt geïnterpreteerd:[11]
- symmetrisch, glad, vast elastisch: normaal;
- 'normaal' en vergroot: suspect voor LUTS, al dan niet met BPH;
- 'normaal' en drukpijnlijk: suspect voor prostatitis;
- onregelmatige consistentie of harde nodus/noduli: suspect voor prostaatcarcinoom (voorspellende waarde 22-39%).[17]

Bij vrouwen met bemoeilijkte mictie is gynaecologisch onderzoek zinvol om anatomische afwijkingen, waardoor afvloedbelemmeringen kunnen optreden, op het spoor te komen.

Uitvoering van het rectaal toucher

Het rectaal toucher kan worden verricht in rug- of zijligging, knie-ellebooghouding of staande voorovergebogen houding. In de NHG-Standaard *Bemoeilijkte mictie bij oudere mannen* wordt de laatste houding aanbevolen, omdat de prostaat dan naar beneden zakt en symmetrie het best te beoordelen zou zijn.[11] De rugligging met opgetrokken knieën zou het voordeel hebben dat de bovenste begrenzing van de prostaat beter te bereiken is, omdat de bekkenbodem dan maximaal gerelaxeerd is.[18] Afhankelijk van de eigen voorkeur of andere factoren kan het onderzoek ook in andere houdingen worden gedaan. Angst of pijn door bijvoorbeeld anale fissuren, kunnen het onderzoek bemoeilijken.

Te overwegen valt de prostaat in twee verschillende houdingen na te voelen, zeker als deze aan één zijde niet goed valt af te grenzen.

Bij het rectaal toucher wordt gelet op de vorm (symmetrie), de consistentie (vast elastisch en glad of harde noduli), de grootte en de drukpijnlijkheid. Er is geen goed onderzoek beschikbaar dat de betrouwbaarheid van het rectaal toucher en palpatie van de prostaat nagaat.

9 Betekenis van eenvoudig aanvullend onderzoek

URINEONDERZOEK

Urineonderzoek is van belang om een urineweginfectie aan te tonen dan wel uit te sluiten. Conform de NHG-Standaard *Urineweginfecties*[19] kan in eerste instantie een teststrook gebruikt worden. Hiermee wordt de aanwezigheid van nitriet in urine getest (nitriettest). Sommige bacteriesoorten vormen deze stof. De specificiteit van deze test is ongeveer 97%. De sensitiviteit is beduidend lager (max. 55%), afhankelijk van welke bacteriesoorten de infectie veroorzaken. De nitriettest mist dus bijna de helft van de urineweginfecties. Een negatieve nitriettest maakt een dipslide of een sediment nodig. Bij een dipslide wordt een kweekmedium in de urine gedoopt en na 18 tot 24 uur afgelezen. Bij een sediment wordt een gedeelte van (gecentrifugeerde) urine onder de microscoop bekeken. De aanwezigheid van minimaal twintig bacteriën per gezichtsveld duidt op een infectie. In onderzoeken bleek de specificiteit van de dipslide ongeveer 99%, de sensitiviteit ongeveer 95%. Het sediment kent dan een specificiteit van 95% en een sensitiviteit van 89%. Helaas geven de cijfers een te gunstig beeld weer: de testeigenschappen worden doorgaans bepaald onder ideale omstandigheden die in de praktijk zelden haalbaar zijn. In de dagelijkse werkelijkheid valt de betrouwbaarheid daardoor een stuk lager uit.[20] Met name het sediment is zeer gevoelig voor fouten in het vervaardigen en beoordelen. Hoewel de dipslide ook foutgevoelig is, blijkt dit toch de beste test in geval van een negatieve uitslag van de nitriettest.[21]

PROSTAATSPECIFIEK ANTIGEEN

De hoogte van het prostaatspecifiek antigeen (PSA) in het bloed geeft een aanwijzing voor de aanwezigheid van prostaatcarcinoom. Hoewel specifiek voor de prostaat, is het PSA echter zeker niet specifiek voor een *carcinoom* van de prostaat. Ook bij goedaardige prostaatvergroting en bij prostatitis neemt de totale hoeveelheid PSA in het bloed toe. Over de consequenties van een bepaalde PSA-waarde is veel te doen. Hoe hoger de PSA-waarde, des te groter de kans op prostaatkanker. Tegelijkertijd bestaat er feitelijk geen normaalwaarde.[22] Als vuistregel kan worden aangenomen dat onder 4 ng/ml prostaatkanker onwaarschijnlijk wordt geacht; boven 10 ng/ml is sterk verdacht voor een carcinoom en reden voor verwijzing. Het is goed zich te realiseren dat – zeker bij een matige afwijking boven de 10 ng/ml – er nog een behoorlijke kans is dat er géén prostaatkanker is. Sommige laboratoria hanteren leeftijdsafhankelijke normaalwaarden, maar dat heeft weinig meerwaarde. Om in het grijze gebied tussen 4 en 10 ng/ml verder te differentiëren tussen prostaathyperplasie en prostaatcarcinoom, wordt soms gebruikgemaakt van de fractie vrij PSA (vrij/totaal, V/T- of F/T-ratio). Een lage ratio (bijv. < 10%) zou een sterke aanwijzing zijn voor de aanwezigheid van kanker, een hoge (bijvoorbeeld > 25%) maakt dit minder waarschijnlijk. Ook hier is echter een vrij groot 'grijs gebied'. Al met al is de overlap tussen normaal en afwijkend groot.[22] Daarbij komt, en dat is het grootste dilemma, dat de zuivere aanwezigheid van histologisch aantoonbare prostaatkanker lang niet altijd *klinisch relevant* is. Vroege opsporing of screening gaat ook gepaard met een duidelijke toename van morbiditeit door complicaties of bijwerkingen (bijv. incontinentie, erectiele disfunctie) en mogelijk zelfs mortaliteit. Het nut van screening op prostaatkanker is – ook bij mannen met een positieve familieanamnese – nog niet definitief aangetoond, ook niet in de recente screeningstrials.[23,24]

Voor de diagnostiek bij moeilijk plassen heeft het PSA daarom over het algemeen meer een ondersteunende dan een sterk onderscheidende waarde. Bovendien dient men zich vóór het aanvragen van deze test te realiseren of men al dan niet therapeutische consequenties aan de uitslag wil verbinden, gezien de mogelijke complicaties van de eventuele behandeling.

CREATININE/GESCHATTE GLOMERULAIRE FILTRATIE

Hoewel in de richtlijnen in de Verenigde Staten geadviseerd wordt het creatinine standaard te bepalen, wordt in Nederland over het algemeen een terughoudender beleid aangehouden. De NHG-Standaard adviseert het alleen bij algehele malaise, eerdere urineweginfecties of aanwijzingen voor retentie, en dan in combinatie met een echo van de nieren met als vraagstelling of er sprake is van hydronefrose.[11] De Amerikaanse studies waarop de daar geldende richtlijnen zijn gebaseerd, maken melding van het voorkomen van 10 tot 30% nierinsufficiëntie bij mannen met benigne prostaathyperplasie.[25] Waarschijnlijk is hierbij toch een sterk selectie-effect aanwezig. Nederlands onderzoek toont een veel lager percentage in de eerste lijn. De kans op een nierinsufficiëntie ten gevolge van obstructieve mictieklachten is waarschijnlijk kleiner dan 1%.[26]

10 Betekenis van complex aanvullend onderzoek

UROFLOWMETRIE

Uroflowmetrie houdt in dat de patiënt plast in een meter die meet hoeveel milliliter urine er per seconde wordt uitgeplast. De belangrijkste maat is de maximale flow die de urinestraal tijdens het uitplassen bereikt. Deze is een resultante van de maximale druk die de blaas kan opwekken en de weerstand die vervolgens in het traject na de blaas (blaashals-urethra-meatus) moet worden overwonnen. Uroflowmetrie geeft een indruk van de sterkte van de urinestraal, maar de meting kent een aanzienlijke intra- en interindividuele variatie. Dat betekent dat wanneer dezelfde patiënt een aantal keren getest wordt, de gemeten maximale flow kan verschillen. Ook is er een groot verschil in de uitslag van de meting tussen mensen met bijvoorbeeld dezelfde klachten en prostaatgrootte.

Een eenmalige flowmeting geeft een eerste indruk van de ernst van de klachten, maar discrimineert niet tussen de verschillende oorzaken.

CYSTOSCOPIE

Met een flexibele endoscoop kunnen de urethra, de urethra prostatica en de binnenzijde van de blaas in beeld worden gebracht. Dit is geïndiceerd wanneer andere anatomische afwijkingen dan BPH vermoed of uitgesloten moeten worden (zoals urethrastrictuur, blaasstenen, blaaspoliepen en -kanker). Het onderzoek wordt ook pre- of peroperatief verricht wanneer de indicatie tot een prostaatoperatie is gesteld.

URODYNAMISCH ONDERZOEK

Tijdens urodynamisch onderzoek, wanneer de blaas door middel van een katheter gevuld kan worden, zijn herhaalde flowmetingen uitvoerbaar. De ernst van de klachten kan daardoor beter bepaald worden. Een van de belangrijkste voordelen van urodynamisch onderzoek is echter dat het mogelijk is tegelijkertijd de druk in de buikholte en de blaas te registreren, evenals de urineflow. Hierdoor is een onderscheid te maken tussen een verminderde flow ten gevolge van onvoldoende blaasfunctie, en verminderde flow door infravesicale obstructie. Ook mengvormen worden zo duidelijk.

> **Obstructie en urodynamisch onderzoek**
>
> Bij infravesicale obstructie gelden in het algemeen de volgende bevindingen bij urodynamisch onderzoek: *a* de maximale flow (Q_{max}) is lager; *b* de druk van de m. detrusor op het moment van Q_{max} is hoger; *c* de detrusordruk aan het begin van de flow is hoger en neemt meer toe bij toename van de urineflow. Dit laatste laat zich het beste zien als de detrusordruk en de urineflow grafisch tegen elkaar worden uitgezet.[27,28] Als over deze grafiek een nomogram wordt gelegd, kan een indeling in obstructie/geen obstructie worden gemaakt. Er zijn verschillende nomogrammen ontwikkeld.[12,29] Het belangrijkste is het abrams-griffiths-nomogram, dat de volgende driedeling maakt: obstructie – 'grijs gebied' – geen obstructie. Voor het grijze gebied gelden aanvullende regels die bepalen of er sprake is van obstructie.
>
> Afwezigheid van obstructie in combinatie met een onvoldoende blaasfunctie duidt primair op een probleem van de blaas zelf. Een combinatie van obstructie en onvoldoende blaasfunctie geeft aan dat sprake is van gecombineerde, elkaar versterkende problemen.

RESIDUMETING

Maar weinig huisartsen voeren residumetingen uit, al zouden ze dat wel kunnen. Als na het plassen eenmalig een katheter wordt ingebracht, zal de achtergebleven urine alsnog aflopen. Door het volume hiervan te meten, wordt een indruk verkregen van het chronisch residuvolume. Over de betrouwbaarheid van dergelijke proefkatheterisaties in de eerste lijn zijn geen goede gegevens voorhanden. Een dergelijke meting levert geen bijdrage aan de diagnose, maar zou wel een bijdrage kunnen leveren aan de inschatting van de ernst van een eventuele afwijking. Een residu van > 100 ml wordt beschouwd als afwijkend. Een residu van meer dan 300 ml is gecorreleerd met een verhoogde kans op complicaties zoals dilatatie van de hoge urinewegen en een gestoorde nierfunctie. Voor residumeting wordt in de tweede lijn meestal gebruikgemaakt van echografie. Als er geen retentie is opgetreden, is de blaas na de mictie niet in beeld te brengen. Als deze wel is te zien, kan de diameter in twee of drie richtingen worden bepaald. Een algoritme rekent dan een geschat residuvolume uit. De betrouwbaarheid is beperkt onderzocht en afhankelijk van de meetmethode en de geoefendheid van de uroloog.

ECHOGRAFIE EN BIOPSIE

Echografie van de prostaat maakt het mogelijk om de prostaatomvang te schatten, alsmede te zoeken naar eventuele laesies die wijzen op een carcinoom. Bij een voor carcinoom verdachte laesie worden minimaal zes gerichte biopten genomen.

11 Samenvatting

Wanneer een patiënt komt met de klacht moeilijk plassen, zal de diagnostiek sterk afhankelijk zijn van leeftijd, geslacht en voorgeschiedenis van deze patiënt. Een klein jongetje, een vrouw met een ernstige neurologische ziekte en een oude man hebben een totaal verschillende kans op de diverse genoemde aandoeningen.

Met behulp van de anamnese en eigen onderzoek kan de arts met redelijke zekerheid diagnosen stellen zoals urineweginfectie, prostatitis en phimosis. Voor andere diagnosen, zoals blaasstenen en urethravernauwing, hebben anamnese en onderzoek een geringe voorspellende waarde en zal specialistisch onderzoek vaak noodzakelijk zijn. Voor prostaatkankerdiagnostiek wordt in sommige gevallen terughoudendheid aanbevolen, vanwege de geringe therapeutische en prognostische consequenties. Hierover wordt momenteel een hevige discussie gevoerd.

Gevolg van de beperkte diagnostiek is dat een vrij omvangrijke groep patiënten met de klacht moeilijk plassen een symptoomdiagnose krijgt. De arts zal het inzetten van de diagnostische hulpmiddelen dan in sterke mate moeten baseren op de ernst van de klachten en de beleving ervan door de patiënt in relatie tot de voor- en nadelen van mogelijke therapie.[11,30]

Herhaalde contacten om het beloop van de klachten te vervolgen, kunnen extra informatie verschaffen. De huisarts leert daarmee veel over de beleving van de klachten door de patiënt, zodat het mogelijk wordt een op maat gesneden diagnostisch plan op te stellen.

Literatuur

1 Chai TC, Belville WD, McGuire EJ, et al. Specificity of the American Urological Association voiding symptom index: comparison of unselected and selected samples of both sexes. J Urol 1993;150(5 Pt 2):1710-3.
2 Chancellor MB, Rivas DA. American Urological Association symptom index for women with voiding symptoms: lack of index specificity for benign prostate hyperplasia. J Urol 1993;150(5 Pt 2):1706-9.
3 Groutz A, Blaivas JG. Non-neurogenic female voiding dysfunction. Curr Opin Urol 2002;12(4):311-6.
4 Koning M, Streefkerk JG. Kleine kwalen in de huisartsgeneeskunde; smegma en fysiologische fimose. Ned Tijdschr Geneeskd 1995;139(32):1632-4.
5 Wolfs GGMC, Knottnerus JA, Janknegt RA. Prevalence and detection of micturition problems among 2,734 elderly men. J Uro 1994;152(5 Pt 1):1467-70.
6 Okkes IM, Oskam SK, Lamberts H. Van klacht naar diagnose. Bussum: Coutinho, 1998.
7 Linden MW van der, Wester GP, Bakker DH de, Schellevis FG. Tweede Nationale Studie naar ziekten en verrichtingen in de huisartspraktijk. Klachten en aandoeningen in de bevolking en in de huisartspraktijk. Utrecht/Bilthoven: Nivel/RIVM, 2004.
8 Jacobsen SJ, Girman CJ, Guess HA. Natural history of prostatism: factors associated with discordance between frequency and bother of urinary symptoms. Urology 1993;42(6):663-71.
9 Lagro-Janssen ALM, Breedveldt Boer HP, Dongen JJAM van, et al. NHG-Standaard Incontinentie voor urine. Huisarts Wet 2006;49 (10):501-10.
10 Shvartzman P, Borkan JM, Stoliar L. Second-hand prostatism: effects of prostatic symptoms on spouses' quality of life, daily routines and family relationships. Fam Pract 2001;18(6):610-3.
11 Wolters RJ, Spigt MG, Reedt Dortland PFH van et al. NHG-Standaard Bemoeilijkte mictie bij oudere mannen. Huisarts Wet 2004;47 (12):571-86.
12 Abrams PH, Griffiths DJ. The assessment of prostatic obstruction from urodynamic measurements and from residual urine. Br J Urol 1979;51(2):129-34.
13 Nguyen JK. Diagnoses and treatment of voiding dysfunction caused by urethral obstruction after anti-incontinence surgery. Obstet Gynecol Surv 2002;57(7):468-75.
14 Reynard JM, Peters TJ, Lamond E, et al. The significance of abdominal straining in men with lower urinary tract symptoms. Br J Urol 1995;75(2):148-53.
15 Reynard JM, Lim C, Abrams P, et al. The significance of intermittency in men with lower urinary tract symptoms. Urology 1996;47(4):491-6.
16 Reynard JM, Lim C, Peters TJ, et al. The significance of terminal dribbling in men with lower urinary tract symptoms. Br J Urol 1996;77(5):705-10.
17 Bentvelsen FM, Schröder FH. Modalities available for screening for prostate cancer. Eur J Cancer 1993; 29A:804-11.
18 Bangma CH (red). Urologie. 2e druk. Houten: Bohn Stafleu van Loghum, 2008.

19 Haaren KAM van, Visser HS, Vliet S van, Timmermans AE, Yadava R, Geerlings SE, et al. NHG-Standaard Urineweginfecties. Tweede herziening. Huisarts Wet 2005;(8):341-52.
20 Winkens RAG, Leffers P, Trienekens TAM, Stobberingh EE. The validity of urine examination for urinary tract infections in daily practice. Fam Pract 1995;12:290-3.
21 Nelissen-Arets JHG, Stobberingh EE, Winkens RAG. Plaatsbepaling van de dipslide in de dagelijkse huisartspraktijk. Huisarts Wet 2002;45(2):62-6.
22 Heidenreich A, Bolla M, Joniau S et al. European Association of Urology Guidelines on Prostate Cancer; geraadpleegd 20 mei 2010 via www.uroweb.org/gls/pdf/Prostate%20Cancer%202010.pdf.
23 Schröder FH, Hugosson J, Roobol MJ et al. Screening and prostate-cancer mortality in a randomized European study. New Engl J Med 2009;360(13):1320-8. doi 10.1056/NEJMoa0810084.
24 Andriole GL, Crawford ED, Grubb RL et al. Mortality results from a randomized prostate-cancer screening trial. New Engl J Med 2009;360(13):1310-9. doi 10.1056/NEJMoa0810696.
25 McConnell JD, Barry MJ, Bruskewitz RC, et al. Benign Prostatic Hyperplasia: Diagnosis and Treatment. Clinical Practice Guidelines No. 8 AHCPR Publ. No. 94-0582. Rockville, MD: Agency for Health Care Policy and Research, U.S. Dept. Health Human Service, 1994.
26 Waart TH van der, Boender H, Beek C van de, et al. Utility of ultrasound of the upper urinary tract in elderly men with indicators of obstructive symptoms or abnormal flow: how often can silent hydronephrosis be detected in general practice? Fam Pract 1998;15(6):534-6.
27 Griffiths D. Basics of pressure-flow studies. World J Urol 1995;13(1):30-3.
28 Griffiths DJ. Pressure-flow studies of micturition. Urol Clin North Am 1996;23(2):279-97.
29 Schäfer W. Analysis of bladder-outlet function with the linearized passive urethral resistance relation, linPURR, and a disease-specific approach for grading obstruction: from complex to simple. World J Urol 1995;13(1):47-58.
30 Knottnerus JA, Wolfs GGMC, Muyrers PEM. Benigne prostaathyperplasie: een probleem voor patiënt en huisarts. Huisarts Wet 1989;32(11):420-7.

Mictie, pijnlijke

H. Eekhof, Th.M. de Reijke en H.G.L.M. Grundmeijer

1 Inleiding

Pijnlijke mictie wordt in dit hoofdstuk gedefinieerd als een pijnlijk, branderig of onbehaaglijk gevoel gerelateerd aan het plassen.[1]

De medische nomenclatuur hanteert hiervoor het woord strangurie, maar de begrippen dysurie (bemoeilijkte mictie) en strangurie worden vaak door elkaar gebruikt. In de Engelstalige literatuur geldt de term 'dysuria' voor pijn bij plassen.

Dit hoofdstuk gaat over pijn bij plassen als contactreden, niet over frequente of bemoeilijkte mictie of over mensen die met de klacht blaasontsteking komen. Pijnlijke mictie komt wel vaak in combinatie met andere mictieklachten voor.

> Om de lezer een indruk te geven van de mate van bewijskracht ter onderbouwing van een aantal belangrijke diagnostische stappen, is deze onderbouwing door de auteurs als volgt aangegeven.
> – [E] = Voldoende bewijskracht; dat wil zeggen meerdere goed opgezette onderzoeken met eensluidende uitkomsten in een vergelijkbare populatie.
> – [A] = Sterke aanwijzingen of indirect bewijs; dat wil zeggen één goed opgezet onderzoek met betrekking tot een vergelijkbare populatie, of meerdere onderzoeken in andere, niet geheel vergelijkbare populaties.
> – [C] = Consensus uit richtlijnen of standaarden met betrekking tot de populatie.

2 De klacht in de bevolking

Voor vrouwen is pijn bij plassen dikwijls een herkenbare klacht. Mannen zijn het minder gewend. Onderzoek van het Nivel[2] toonde aan dat 1,7% van de ondervraagden, zowel mannen als vrouwen, de veertien dagen voorafgaande aan het interview een pijnlijke mictie had gehad. De beleving van de klacht hangt af van verschillende factoren, zoals leeftijd, geslacht en omstandigheden waaronder de klacht is ontstaan. Jonge vrouwen associëren de klacht vaak direct met een blaasontsteking en vinden het vooral een lastig en hinderlijk probleem.

Angst voor een geslachtsziekte kan vooral bij jonge mannen een rol spelen. Oudere mannen maken zich vaak zorgen om hun prostaat en zijn bang voor prostaatkanker.

3 De eerste presentatie bij de dokter

De incidentie van de klacht pijnlijke mictie in de Nederlandse huisartspraktijk is 13 per 1.000 patiënten per jaar.[3] De klacht komt veel vaker voor, maar hier gaat het alleen om een pijnlijke mictie als belangrijkste contactreden. Andere contactredenen met als bijkomende klacht pijnlijke mictie, zijn hierbij niet geregistreerd. De klacht komt bij vrouwen gemiddeld ongeveer twee keer zo vaak voor als bij mannen (zie figuur 1).

In de vruchtbare periode presenteren vrouwen zich frequent bij de huisarts met pijn bij het plassen, en vanaf het 65e levensjaar neemt de frequentie nog eens aanzienlijk toe.

Mannen in de leeftijd van 15 tot 64 jaar komen beduidend minder vaak met deze contactreden bij de huisarts. Vanaf het 65e levensjaar zien we echter ook bij de man een forse toename van deze klacht.

Pijnlijke mictie bij kinderen is – afhankelijk van de leeftijd – vaak moeilijk als zodanig te registreren, omdat een heel jong kind dit nog niet

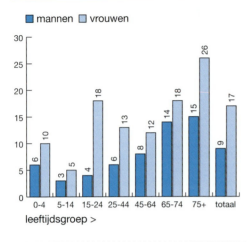

Figuur 1 Incidentie van de klacht pijnlijke mictie aan het begin van een episode in de huisartspraktijk, per 1.000 patiënten per jaar.[3]

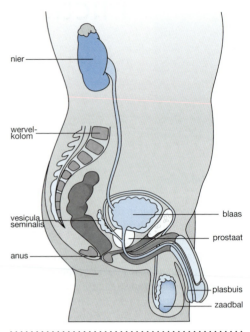

Figuur 2a Anatomie tractus urogenitalis man.

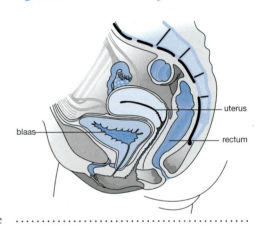

Figuur 2b Anatomie tractus urogenitalis van de vrouw.

kan uiten. De symptomen bij een kind met een urineweginfectie, de meest voorkomende oorzaak van pijnlijke mictie, zijn vaak aspecifiek en afhankelijk van de leeftijd. Zuigelingen en kinderen jonger dan 2 jaar kunnen zich presenteren met symptomen als koorts, algemene malaise, buikpijn, slecht groeien, prikkelbaarheid en/of braken.[4] Bij oudere kinderen kunnen de klachten lijken op die van volwassenen.

4 Pathofysiologie en differentiële diagnose

CYSTITIS, INFECTIEUS

De meest voorkomende oorzaak van een pijnlijke mictie is een ontsteking van de lage urinewegen.

Een cystitis (blaasontsteking) wordt meestal veroorzaakt door bacteriën die al aanwezig zijn in de buurt van de urethra, zoals in het perineale gebied en de vagina. De meest voorkomende verwekker is dan ook de E. coli. Andere verwekkers zijn onder andere de enterokok, *Proteus mirabilis* en Klebsiella-soorten.[1,5] [E] De infectie stijgt vaak op vanuit de urethra.

De urethra en blaas worden bedekt door mucosacellen. Bij het ontstaan van een urineweginfectie overwinnen bacteriën de lokale weerstand en hechten zich aan de mucosacellen van het slijmvlies van de urinewegen, met als gevolg een ontstekingsreactie. Bacteriën kunnen toxische stoffen produceren die de mucosacellen aantasten. Ook kunnen bacteriën zich aan specifieke receptorplaatsen van de mucosa hechten. E-coli bacteriën zijn daartoe uitgerust met fimbriae. De hechting aan de wand voorkomt dat de uropathogenen tijdens de mictie verwijderd worden.[6]

De urine – met meestal een hoge zuurgraad – passeert het ontstoken weefsel en veroorzaakt pijn. Een lage pH van de urine en een goede afvloed zijn van belang voor het voorkómen van een symptomatische urineweginfectie. Het is niet aangetoond dat hygiënische factoren van invloed zijn.

Risicofactoren voor het ontstaan van een cystitis/urineweginfectie

Geslachtsverkeer
Bij de seksueel actieve jonge vrouw is geslachtsverkeer een belangrijke risicofactor voor het krijgen van een urineweginfectie.[7] [A] Het gebruik van met spermicide gecoate condooms is daarbij een significante en onafhankelijke risicofactor.[7] De verwekker is bijna altijd een darmbacterie of een bacterie afkomstig van de seksuele partner. Mechanische factoren spelen hierbij een rol en de korte urethra van de vrouw is dan een onvoldoende barrière.

Een ongecompliceerde cystitis is zeldzaam bij jonge mannen. Een langere urethra en de aanwezigheid van antibacteriële stoffen in de prostaatvloeistof zouden hierbij een belemmerende rol spelen.[8] Er zijn aanwijzingen dat het risico van een urineweginfectie bij mannen die geen circumcisie hebben ondergaan iets groter is. Een door *E. coli* veroorzaakte cystitis bij de man zou iets vaker voorkomen na seksueel contact.[9]

Postmenopauzale fase
Oestrogeengebrek veroorzaakt atrofie van de buitenste laag van de urethra, waardoor pathogene bacteriën meer kans krijgen. De normale bacteriële flora in de vulva en de urethra bestaat bij de vrouw uit lactobacillen, corynebacteriën en coagulasenegatieve stafylokokken en streptokokken.[8] Door een tekort aan oestrogeen is er een verminderde rijping van oppervlaktecellen in de buitenste laag van de vagina (atrofische verandering). Hierdoor vermindert de productie van glycogeen in deze laag, waardoor minder kolonisatie van lactobacillen plaatsvindt. Het gevolg is een minder zuur milieu, waardoor de normale bacteriële flora verstoord raakt. Uropathogene bacteriën krijgen daardoor meer kans.[10]

Bij postmenopauzale vrouwen is incontinentie geassocieerd met een verhoogde kans op het krijgen van een urineweginfectie.[11]

Verworven anatomische afwijkingen met afvloedbelemmering
De aanwezigheid van een descensus uteri, cystokèle of urethrokèle verhoogt de kans op het ontstaan van een cystitis. Afvloedbelemmering kan optreden, met als gevolg urineresidu.

Ook bij de oudere man is een verstoring van de afvloed van de urine vaak de oorzaak van een urineweginfectie.

Een verminderde blaasfunctie, obstructie ten gevolge van een vergrote prostaat en/of een dynamische obstructie door een verhoogde tonus van het gladde spierweefsel liggen hieraan meestal ten grondslag.[12] Ook kan een urethrastrictuur soms de oorzaak zijn.

Zwangerschap
Bij de zwangere vrouw spelen veranderingen van de urinewegen een rol. [C] Waarschijnlijk door het hoge oestrogeengehalte treedt een dilatatie van de ureteren en het pyelum op. Ook blijkt er tijdens de zwangerschap een verminderde blaastonus te bestaan.[13] Verder kunnen mechanische factoren door druk op de urinewegen vooral rechts bijdragen aan een verhoogde kans op een urineweginfectie tijdens de zwangerschap. Er is bij zwangeren een verhoogde kans op het ontwikkelen van een pyelonefritis.

Aangeboren anatomische afwijkingen
Bij jongetjes en meisjes is een urineweginfectie soms een gevolg van anatomische afwijkingen, zoals urethrakleppen (alleen bij jongetjes) en afwijkingen in de overgang van de ureter naar de blaas, waardoor reflux ontstaat. Ook kan een urineweginfectie bij jongens ontstaan bij een ernstige phimosis, waardoor een uitstroombelemmering optreedt.

Neurogeen blaaslijden
Een urineweginfectie kan de eerste manifestatie van neurogeen blaaslijden zijn, bijvoorbeeld bij M. Parkinson en multipele sclerose. Er is dan sprake van een ontledigingsstoornis.

Diabetes mellitus
Blaasfunctiestoornissen kunnen optreden bij diabetes mellitus ten gevolge van polyneuropathie. Er is een verminderd gevoel om de blaas te legen bij een vergrote blaascapaciteit. Op een gegeven moment kan een onderactieve detrusorfunctie ontstaan met urineresidu.

Bij diabetes mellitus is tevens een veranderde

hechting van bacteriën aan het uro-epitheel van belang.[14]

Aangenomen wordt dat ook de veranderde samenstelling van de urine een rol speelt bij het ontstaan van een urineweginfectie.

PYELONEFRITIS

De meest voorkomende oorzaak van een pyelonefritis is een opstijgende infectie vanuit de blaas. Ook hematogeen kan vanuit een bacteriëmie infectie van de nier optreden. Niet de pyelonefritis maar de cystitis veroorzaakt de pijnlijke mictie. Vaak zijn echter de uitgesproken symptomen van een cystitis niet aanwezig bij een pyelonefritis. Koorts staat op de voorgrond, met symptomen van algemeen ziekzijn en flankpijn.

INTERSTITIËLE CYSTITIS/CHRONISCH BLAASPIJNSYNDROOM

Interstitiële cystitis is een klinisch syndroom, vooral gekenmerkt door frequente mictie en aandrang, nachtelijk plassen en suprapubische pijn. [E] Daarbij kan de pijn gerelateerd zijn aan de mictie. Ook bekkenpijn en dyspareunie kunnen voorkomen. Er is geen aanwijsbare oorzaak; mogelijk dat immunologische of neurogene factoren een rol spelen.

Het syndroom komt tien keer vaker voor bij vrouwen dan bij mannen.[8] De prevalentie bij vrouwen is 0,01 tot 0,5%. De gemiddelde leeftijd waarop het voorkomt bij vrouwen is ongeveer 40 jaar.

De diagnose wordt gesteld per exclusionem: andere oorzaken dienen te worden uitgesloten.[15,16]

RADIATIECYSTITIS

Door bestraling kan het epitheel van de blaas beschadigd raken. Pijnlijke mictie in combinatie met hematurie en pollakisurie kunnen optreden.

URETHRITIS

Urethritis is een ontsteking van de urethra waarbij spontaan of bij plassen een pijnlijk, branderig of geïrriteerd gevoel in de plasbuis optreedt, dat gepaard kan gaan met afscheiding (écoulement).

Oorzaken

Een urethritis vormt de belangrijkste manifestatie van SOA bij mannen. Meestal wordt een urethritis veroorzaakt door een Chlamydia-infectie, soms door de gonokok.[17,18]

Hoewel in studies aangetoond, is de rol van Mycoplasma species hierbij nog niet duidelijk. [C] Bij een klein percentage is de verwekker een Candida of *Trichomonas vaginalis*. De incidentie is hoger bij jonge mensen, in grotere steden, en bij homoseksuelen.

Bij de vrouw kan ten gevolge van een Chlamydia-infectie eveneens een urethritis ontstaan. Er zijn onvoldoende gegevens bekend over het vóórkomen daarvan. [C]

Er is sprake van een niet-specifieke urethritis bij de man wanneer geen micro-organisme wordt gevonden maar er toch klachten kenmerkend voor een urethritis aanwezig zijn. Inadequate diagnostiek zou hierbij een rol kunnen spelen.[19] Ook kan er sprake zijn van mechanische oorzaken, bijvoorbeeld urethrale manipulaties.[20] [C]

UROLITHIASIS

Een steen in de urinewegen geeft pijn bij plassen als deze de ureter passeert of gepasseerd heeft. [C]

Indien de steen zich in de distale ureter bevindt, veroorzaakt deze namelijk prikkeling van het trigonum, waardoor pijn bij de mictie optreedt. Meestal is er echter een niersteenkoliek aan voorafgegaan, waarvan de symptomen op de voorgrond staan.

AANDOENINGEN VAN AANLIGGENDE STRUCTUREN/ORGANEN

Vaginitis of vulvitis

Een ontsteking van de vulva of vagina kan een brandend gevoel geven als de urine op het ontstoken gebied druppelt. Verschillende verwekkers kunnen hiervoor verantwoordelijk zijn: Candida, *Trichomonas vaginalis* of herpes genitalis. Andere klachten dan pijnlijke mictie staan in dat geval vaker op de voorgrond, zoals vaginale jeuk of irritatie, afscheiding en pijn bij het vrijen.[21]

Balanitis

Een balanitis (ontsteking van de glans) kan pijn geven bij het plassen op het moment dat urine in contact komt met het ontstoken weefsel. Bij de aanwezigheid van een phimosis bestaat er een verhoogde kans op het ontstaan van een balanitis.[8]

Prostatitis

Een *acute prostatitis* wordt waarschijnlijk veroorzaakt door reflux van geïnfecteerde urine naar de kanalen van de prostaat, maar mogelijk ontstaat de infectie van de prostaat ook hematogeen of lymfogeen vanuit het rectum. Hierover heerst nog onduidelijkheid. Door prikkeling van de blaashals ontstaat pijn bij plassen. Een acute prostatitis gaat gepaard met hoge koorts en algemeen ziekzijn. Pijn in de genitale regio en perineaal kan aanwezig zijn.[6] Meestal is de verwekker een *E. coli* of *Proteus mirabilis*. Soms ook Klebsiella, Pseudomonas of Enterobacter.[9]

Door nog onbekende factoren kan een acute bacteriële prostatitis in sommige gevallen overgaan in een *chronische bacteriële prostatitis*. De oorzaak daarvan is niet bekend.[6]

Een *chronische niet-infectieuze prostatitis* wordt ook wel het chronisch bekkenpijnsyndroom genoemd. Deze vorm van prostatitis komt het meeste voor. Er zijn klachten passend bij de diagnose prostatitis, maar bij aanvullend onderzoek zijn er bij herhaling geen aanwijzingen voor een infectie.[22]

Perineale pijn in combinatie met mictieklachten en ook seksuele klachten kunnen hierbij voorkomen. De diagnose wordt gesteld per exclusionem. De oorzaak is onduidelijk. Mogelijk dat overactiviteit van de bekkenbodemspieren hierbij een rol speelt.[23]

Epididymitis

Een epididymitis (bijbalontsteking) ontstaat door micro-organismen afkomstig uit de urethra en kan worden voorafgegaan door of gepaard gaan met een pijnlijke mictie. De oorzaak van de pijnlijke mictie is dan ook de begeleidende urethritis, [C] die vaak niet wordt opgemerkt.[6]

Pelvic inflammatory disease

Pelvic inflammatory disease (PID) is een ontsteking in het kleine bekken waarbij endometrium, tubae en aangrenzende structuren betrokken kunnen zijn. De oorzaak is een verspreiding van micro-organismen vanuit vagina en cervix.[24] [C] Het ontstekingsproces kan de blaas prikkelen, waardoor pijn bij het plassen kan ontstaan. Een PID kan gepaard gaan met een pijnlijke mictie, maar manifesteert zich meestal met pijn in de onderbuik, fluor en dyspareunie. Ongeveer 60% wordt veroorzaakt door een SOA, 50% door de *Chlamydia trachomatis* en 10% door de gonokok. In 25 tot 50% van de gevallen zouden micro-organismen die als commensaal aanwezig zijn in de lagere tractus genitalis, voor een PID verantwoordelijk zijn. Het betreft anaerobe bacteriën (*Bacteroides*-species, peptostreptokokken), maar ook aerobe bacteriën (*Escherichia coli*, streptokokken) en Mycoplasma. In ongeveer 20% van de gevallen van PID blijven de kweekresultaten negatief.[24]

Tumor

Het is mogelijk dat een pijnlijke mictie ontstaat door druk van buitenaf door een bekkentumor op de urethra en blaas. Dit is zelden de oorzaak en andere klachten van de tumor staan in de regel op de voorgrond. Bij een blaascarcinoom kan in een enkel geval pijn bij het plassen bestaan. Bijna altijd is pijnloze hematurie een veel belangrijker symptoom.

Appendicitis

Zelden is pijnlijke mictie een begeleidend symptoom van een appendicitis.

Psychogene oorzaken

Pijnlijke mictie kan een onderdeel zijn van psychische of psychiatrische aandoeningen, zoals het chronisch pijnsyndroom, somatisatiestoornis, angststoornis of depressie.[1]

5 Kansverdeling van diagnosen

In het Transitieproject[3] zijn de einddiagnosen genoteerd van episoden die beginnen met de klacht 'pijnlijke mictie'. Duidelijk is dat een urineweginfectie de meest voorkomende oorzaak is (zie tabel 1). Zoals eerder vermeld, is de contactreden urineweginfectie hierbij niet ingesloten. Bij 15% wordt geen diagnose gesteld. Een niet-specifieke urethritis komt in de leeftijd van 25 tot 44 jaar relatief veel voor.

Tabel 1 Einddiagnosen bij de klacht pijnlijke mictie in de huisartspraktijk (a-priorikansen in procenten per leeftijdsgroep).[3]

	totaal	0-4	5-14	15-24	25-44	45-64	65-74	75+
cystitis	64	41	50	67	52	63	75	77
pijn bij plassen e.c.i.	15	28	31	14	13	15	9	8
aspecifieke urethritis	5	3		6	12	2	2	3
acute pyel(onefr)itis	3	2		2	2	3	2	4
prostatitis/vesiculitis seminalis	1				1	5	2	
overige	12	26	19	11	20	12	10	8

6 Betekenis van de voorgeschiedenis

De voorgeschiedenis kan veel informatie opleveren voor het stellen van de diagnose. Na eenmaal een cystitis doorgemaakt te hebben, zijn de klachten voor de patiënt vaak herkenbaar bij een herhaling.[25]

Blaasontstekingen op de kinderleeftijd en operaties in het kleine bekken kunnen de dokter op het spoor brengen van een anatomische afwijking van de urinewegen. Bekende afwijkingen aan nieren of blaas (reflux), een doorgemaakte SOA en een blaaskatheter (urethrastrictuur) kunnen afvloedproblemen en daarmee een infectie veroorzaken. Een gecompliceerde partus geeft een verhoogde kans op een descensus uteri of cystokèle. Immunosuppressiva of diabetes mellitus kunnen leiden tot een verhoogde kans op infectie.

Bestraling van het bekken in het verleden is een aanwijzing voor schade aan het blaasepitheel.

Tabel 2 Differentiële diagnosen pijnlijke mictie als contactreden.

aandoeningen van de urinewegen	cystitis	v
	pyelonefritis	s
	interstitiële cystitis	z
	radiatiecystitis	z
urethritis	*SOA*	s
	aspecifiek	s
	manipulatie	z
	urolithiasis	z
aandoeningen van aanliggende organen	bij een vaginitis	s
	bij een balanitis	z
	bij een prostatitis	s
	bij een epididymitis	z
	bij een PID	z
	bij een tumor	z
	bij een appendicitis	z
psychogeen		z

v = vaak voorkomen van deze diagnose in de huisartspraktijk;
s = soms;
z = zelden.
schuingedrukte diagnosen dienen met spoed te worden uitgesloten.

7 Betekenis van de anamnese

Het doel van de anamnese is zo efficiënt mogelijk tot een diagnose te komen. Bij vrouwen in de vruchtbare leeftijd is de kans op een ongecompliceerde blaasontsteking groot en kan in veel gevallen met enkele vragen worden volstaan. Bij mannen is er een grotere kans op onderliggende pathologie, waardoor de anamnese uitgebreider zal zijn.

Als een niet-zwangere vrouw in de vruchtbare levensfase klaagt over een frequente pijnlijke mictie, is de kans op een urineweginfectie ongeveer 65%.

Bij de combinatie pijnlijke mictie en pollakisurie, bij afwezigheid van vaginale afscheiding of irritatie werd in een studie bij vrouwen een kans gemeld van meer dan 90% op een urineweginfectie.[25]

Bij recidiverende urineweginfecties is de positief voorspellende waarde van zelfdiagnose bij de vrouw hoog. Een studie vermeldt een percentage van bijna 85%.

In de literatuur zijn geen gegevens gevonden

over de voorspellende waarde van mictieklachten bij de man.

BIJ MANNEN EN VROUWEN

– Moet u dikwijls kleine beetjes plassen?
– Is er plotselinge aandrang?
– Hebt u bloed in de plas?

Een pijnlijke mictie is vaak niet het enige symptoom bij een urineweginfectie. Een frequente mictie in kleine hoeveelheden (pollakisurie), urge-klachten (aandrang om direct de blaas te ledigen) en bloed bij de urine (hematurie) treden vaak tegelijkertijd op. Ook een onaangenaam gevoel in de onderbuik kan samenhangen met een urineweginfectie.

– Hebt u koorts?

In het algemeen wordt aangenomen dat een hoge urineweginfectie zich presenteert met koorts, algemeen ziekzijn, flankpijn en buikpijn. [C] Uit de literatuur is echter niet gebleken dat deze symptomen een voorspellende waarde hebben voor de diagnose hoge urineweginfectie, bijvoorbeeld pyelonefritis.

BIJ VROUWEN

– Hebt u afscheiding uit de vagina?
– Hebt u pijn tijdens of na het vrijen?

Bij een pijnlijke frequente mictie in combinatie met vaginale afscheiding of irritatie wordt de kans op een urineweginfectie beduidend kleiner. [E] De literatuur vermeldt een studie waarbij deze kans daalt naar 20%.[25] Er kan dan sprake zijn van een vaginitis, vulvitis of pelvic inflammatory disease wel of niet veroorzaakt door een geslachtsziekte. De anamnese gericht op deze aandoeningen is in dat geval aangewezen.

Vaginale afscheiding en/of jeuk treedt op bij een vaginitis of vulvitis. Bij een PID bestaan naast fluor andere klachten, zoals pijn in de onderbuik, pijn bij het vrijen (dyspareunie) en koorts.[24]

– Is er onbeschermd seksueel contact geweest?
– Recent een nieuwe partner?

Uitdieping van de anamnese bij de klacht pijnlijke mictie bij de vrouw blijkt vaak niet noodzakelijk. Bij gecompliceerde en/of frequent recidiverende urineweginfecties is het echter zinvol op zoek te gaan naar een onderliggende oorzaak. Bij jonge vrouwen vraagt men naar risicofactoren voor het ontstaan van een urineweginfectie: recent seksueel contact of het gebruik van een condoom met spermicide middelen.[6]

Bij oudere vrouwen kan een descensus uteri of cystokèle een rol spelen bij het ontwikkelen van een urineweginfectie. [C]

– Kunt u de plas goed ophouden?
– Kunt u goed uitplassen of hebt u het gevoel dat er urine achterblijft na het plassen?
– Hebt u het gevoel dat er van onderen iets 'uit hangt'?

BIJ MANNEN

– Is er onbeschermd seksueel contact geweest?
– Is er afscheiding uit de penis?
– Heeft de partner klachten?

Bij de man die zich op het spreekuur van de dokter presenteert met een pijnlijke mictie[17] kan er sprake zijn van een geslachtsziekte.

Indien er geen SOA aan de klachten ten grondslag ligt, is het nodig de anamnese verder uit te diepen aan de hand van de differentiële diagnose.

Ook bij de man kan een cystitis aanwezig zijn met begeleidende verschijnselen van pijnlijke mictie, pollakisurie, urge-klachten en hematurie.

– Hebt u pijn in de balzak, of tussen de balzak en de anus (het perineum)?
– Hebt u pijn in de penis of pijn laag in de buik?

Bij een chronische bacteriële en niet-bacteriële prostatitis kan een pijnlijke mictie bestaan. Pijn in het perineum, pijn in de penis, lage buikpijn en pijn in het scrotum, wel of niet gepaard gaande met een pijnlijke mictie, zijn kenmerkend.[9,23] Ook pijn bij de ejaculatie, seksuele disfunctie, liespijn en pijn in de nierstreek kunnen hierbij voorkomen. [A]

Bij een chronische bacteriële prostatitis zijn de klachten in het algemeen ernstiger en frequenter dan bij een niet-bacteriële prostatitis.

Acute heftige pijn in het perineum met acuut ontstane bemoeilijkte en pijnlijke mictie bij algemeen ziekzijn met koorts, kan wijzen op een acute bacteriële prostatitis. [C]

– Duurt het lang voor het plassen op gang komt?
– Hebt u last van nadruppelen? Of een slappe straal?
– Hebt u het gevoel niet goed te kunnen uitplassen?

Bij de oudere man kan er sprake zijn van een bemoeilijkte afvloed van de urine, waardoor urineweginfecties kunnen ontstaan. Klachten kunnen zijn: zwakkere straal, minder goed kunnen uitplassen, moeilijk te bedwingen aandrang, frequente mictie en urine-incontinentie.[12] [C]

8 Betekenis van het lichamelijk onderzoek

Een standaardonderzoek bij een pijnlijke mictie bestaat niet. Het lichamelijk onderzoek is afhankelijk van de aanwijzingen die de anamnese oplevert.

Als een vrouw zich voor de eerste keer presenteert met klachten van een blaasontsteking, waarbij urineonderzoek de diagnose bevestigt, hoeft geen lichamelijk onderzoek te worden verricht om de diagnose te bevestigen.[13] [E]

Bij mannen, zwangeren en kinderen wordt geadviseerd wel lichamelijk onderzoek te verrichten, ter detectie van onderliggende pathologie of complicaties. Dit geldt ook voor patiënten met een bekende afwijking aan nieren of urinewegen, verminderde weerstand of een verblijfskatheter.[13] [C]

ALGEMENE INDRUK

Bij een patiënt met een (pyelo)nefritis of een acute prostatitis is er algemeen ziekzijn, soms gepaard gaande met braken. De temperatuur is verhoogd.

Bij een zieke patiënt is onderzoek naar shockverschijnselen (urosepsis!) en/of dehydratie van primair belang.

ONDERZOEK VAN HET ABDOMEN

Percussie van de blaas kan informatie geven over de vulling ervan en is zinvol bij het vermoeden van een neurogene blaas, overloopblaas of acute urineretentie.[13]

Palpatie van de nieren levert slechts zelden informatie op. Er zijn geen studies gevonden over de diagnostische waarde van dit onderzoek.

Onderzoek naar abnormale zwellingen in de buik kan geïndiceerd zijn, bijvoorbeeld bij begeleidende irritatieve mictieklachten.

Bij pijn in de buik kan onderzoek naar peritoneale prikkeling gewenst zijn. Een pijnlijke mictie kan een begeleidend symptoom zijn van een appendicitis of een PID.

ONDERZOEK NIERLOGES

Flankpijn zou een aanwijzing zijn voor een hoge urineweginfectie.[1]

Er wordt aangenomen dat eenzijdige slagpijn in de nierloge, bij algemeen ziekzijn en koorts, in de richting wijst van een pyelonefritis.

GYNAECOLOGISCH ONDERZOEK

Bij recidiverende urineweginfecties is een zoektocht naar een onderliggende oorzaak door middel van gynaecologisch onderzoek op zijn plaats. Wanneer bij een pijnlijke mictie geen sprake is van een urineweginfectie, kan gynaecologisch onderzoek ter exploratie van andere diagnosen waardevolle informatie opleveren.

Inspectie vulva/vagina: roodheid van de vagina duidt op een ontsteking. Is bij inspectie van het vaginaslijmvlies slijmvliesatrofie zichtbaar bij de postmenopauzale vrouw?[21] Het slijmvlies is dan droog en wit en bloedt gemakkelijk.

Is er een descensus uteri zichtbaar, of een cysto- of urethrokèle? Soms wordt dat pas duidelijk als de vrouw de abdominale druk verhoogt, door bijvoorbeeld op haar hand te blazen.

Bij vaginaal toucher kunnen de uterus en adnexen gevoeld worden. Is er een descensus van de uterus? Opdruk- of slingerpijn bij aanraken van de portio en pijnlijke gezwollen adnexen wijzen op een PID.[24] [C]

ONDERZOEK BIJ DE MAN

Genitalia externa

Is er een phimosis en/of een balanitis? Inspectie van het ostium urethrae en de glans penis. Is er uitvloed uit de penis? Zijn er laesies zichtbaar (lues, herpes genitalis)? Is er een pijnlijke epididymis en zwelling en roodheid van het scrotum (epididymitis)?

Rectaal toucher

Het rectaal toucher is van weinig diagnostische betekenis. De prostaat kan beoordeeld worden op grootte, consistentie en drukpijnlijkheid. Er is echter geen correlatie tussen de gevonden grootte van de prostaat en de aanwezigheid en ernst van mictieklachten.

Bij een heftige acute prostatitis met koorts en algemeen ziekzijn is de prostaat vergroot en pijnlijk. Omdat het symptomencomplex in de meeste gevallen wel duidelijk is, voegt het toucher niets toe.

Bij een chronische bacteriële of niet-bacteriële prostatitis heeft het rectaal toucher eveneens een beperkte waarde en is niet afwijkend en niet pijnlijk, soms wel iets gevoelig.[1] [A].

9 Betekenis van eenvoudig aanvullend onderzoek

ANALYSE VAN DE URINE

Bij gezonde, niet-zwangere, volwassen vrouwen kan bij een typisch verhaal voor cystitis met voor de vrouw herkenbare klachten het urineonderzoek achterwege blijven.

In overige gevallen wordt urine, bij voorkeur ochtendurine, onderzocht. De tijd tussen urinelozing en onderzoek mag maximaal twee uur bedragen. Indien dit niet mogelijk is, mag de urine voor een betrouwbare beoordeling maximaal 24 uur in de koelkast worden bewaard bij een maximale temperatuur van 10 graden.

Voorafgaande aan het bevestigen van een plaszakje bij kinderen lijkt schoonmaken van de huid en genitalia met in water gedrenkte watten wenselijk in verband met vertroebeling van de uitslag door contaminatie met de in die regio aanwezige bacteriële flora. [C] In verband met de grote kans op contaminatie wordt geadviseerd elke tien minuten te controleren of urine is geloosd.[13]

NITRIETTEST

Met de nitriettest kan een aantal nitrietvormende bacteriën gedetecteerd worden, waaronder E. coli, de meest voorkomende verwekker van urineweginfecties. Ook Proteus, Klebsiella, Aerobacter en Citrobacter kunnen met deze test worden aangetoond.[26] Ten gevolge van nitriet in de urine verkleurt het teststripje roze. Grampositieve bacteriën kunnen geen nitraat omzetten. Een fout-negatieve uitslag is mogelijk wanneer er geen nitrietvormende bacterie is of wanneer de urine minder dan vier uur in de blaas is geweest. Een fout-positieve uitslag kan voorkomen bij te lang of te warm bewaarde urine. De sensitiviteit van de nitriettest is ongeveer 50%.[27] Dat betekent dat de voorspellende waarde van een negatieve test laag is. De specificiteit is hoog: 88[28] tot 98%.[26] Deze test lijkt daarom geschikt om met redelijke zekerheid de diagnose urineweginfectie te bevestigen. [E]

Bij een negatieve test is verder onderzoek van de urine nodig. Dit kan door middel van een sedimentonderzoek onder de microscoop, of met een *dipslide*.

LEUKOTEST

Aanvullend kan een leukotest verricht worden. Het teststripje verkleurt bij aanwezigheid van leukocytenesterase, afkomstig van leukocyten. Deze test heeft een hoge sensitiviteit (83 tot 87%)[26,28] en kan vooral gebruikt worden om, in combinatie met een negatieve nitriettest, een urineweginfectie minder waarschijnlijk te maken.

> **Dipslide**
>
> Een *dipslide* is een semikwantitatieve kweek. De sensitiviteit en specificiteit variëren in verschillende onderzoeken: rond 80%[30] tot boven 90%.[13] De dipslide, ook wel uricult genoemd, bestaat uit een plaatje met aan beide kanten een voedingsmedium, dat in de urine wordt gedoopt. Eén kant is groen en bevat een algemene voedingsbodem, de andere kant is roodbruin en is selectief voor gramnegatieve bacteriën. Vervol-

> gens wordt dit plaatje 18 uur in een broedstoof of minstens 24 uur bij kamertemperatuur bewaard. Daarna wordt het aantal kolonievormende eenheden per ml urine geschat aan de hand van een standaardafbeelding (figuur 3). Bij ten minste 10^4 kolonievormende eenheden per ml urine is er sprake van een urineweginfectie.[13]
> Het afkappunt staat ter discussie: de richtlijn van de Nederlandse Vereniging voor Urologie geeft de voorkeur aan een afkapwaarde van 10^5 kve/ml.
> Er zijn echter aanwijzingen dat beide afkappunten te hoog zijn.

URINESEDIMENT

In aanvulling op een negatieve nitriettest kan ook een urinesediment onder de microscoop bekeken worden. Het onderzoek kan beïnvloed worden door de bekwaamheid van de onderzoeker en de staat van de apparatuur, bijvoorbeeld de microscoop. De urine moet vijf minuten lang bij 2500 toeren per minuut gecentrifugeerd worden, de urine boven het sediment wordt afgeschonken en het sediment wordt daarna weer vermengd met de resterende urine. Het sediment wordt onder de microscoop beoordeeld bij een 400× vergroting. Bij minstens twintig bacteriën per gezichtsveld[13] kan men spreken van urineweginfectie. De richtlijn van de Nederlandse Vereniging voor Urologie beschouwt ook vijf of meer leukocyten per gezichtsveld in het sediment als afwijkend. Onder optimale condities kunnen sensitiviteit en specificiteit hoog zijn (ongeveer 90%). Het is echter gebleken dat onder de omstandigheden van de normale praktijk de sensitiviteit en specificiteit aanzienlijk kunnen dalen.

URINEKWEEK

Met een urinekweek kan het micro-organisme worden gedetecteerd, de dichtheid daarvan worden bepaald en de gevoeligheid voor bepaalde antimicrobiële middelen worden getest.

Er is sprake van een urineweginfectie bij meer dan 10^5 bacteriën per ml urine bij symptomatische patiënten.[11,6] Zoals eerder aangegeven, is een urineweginfectie bij minder dan 10^5 bacteriën per ml niet uitgesloten.

Een kweek wordt geadviseerd bij patiënten behorende tot de, in dit hoofdstuk eerder vermelde, risicogroepen. Bij het vermoeden van een prostatitis is de urinekweek eveneens het aangewezen onderzoek. Een semenkweek of onderzoek van prostaatvocht is moeilijk te interpreteren en derhalve niet nodig.[6]

Ook na twee blind ingezette behandelingen met onvoldoende effect zijn determinatie van de betreffende verwekker en resistentiebepaling nodig.

DIAGNOSTIEK SEKSUEEL OVERDRAAGBARE AANDOENINGEN

Wanneer er het vermoeden op een SOA bestaat, bijvoorbeeld bij urethritis bij de man, PID bij de vrouw of persisterende mictieklachten bij de vrouw zonder aangetoonde blaasontsteking, is onderzoek daartoe aangewezen.

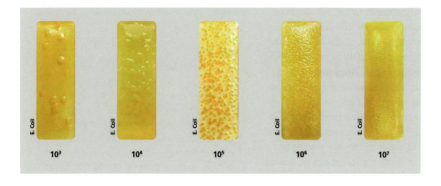

Figuur 3 Groei van koloniën op de dipslide, eenheden per ml.

Bij een urethritis bij de man is onderzoek naar *Chlamydia trachomatis* en *N. gonorrhoeae* geïndiceerd uit eerstestraalurine door middel van PCR-diagnostiek.[20] [C] Bij afwezigheid van afscheiding is sedimentonderzoek van eerstestraalurine aangewezen. Bij meer dan tien leukocyten per gezichtsveld is sprake van een urethritis. Wanneer geen chlamydia of gonokok wordt aangetoond, dient in tweede instantie onderzoek verricht te worden op Trichomonas.

Bij de vrouw verdient de, door de vrouw zelf afgenomen, vulvovaginale swab de voorkeur.

Een vergelijkbare betrouwbaarheid heeft afname van urethraal materiaal of urine, in combinatie met cervicaal materiaal.[28,31] De sensitiviteit is ongeveer 97%, de specificiteit 99%.

Ook bij diagnostiek van herpes genitalis is de PCR het meest betrouwbaar.

Bij een epididymitis is zowel SOA-diagnostiek als een banale urinekweek geïndiceerd.

BLOEDONDERZOEK

Aanvullend bloedonderzoek naar aanleiding van de klacht 'pijnlijke mictie' is zelden geïndiceerd. Bij obstructie van de urethra als onderliggende reden en zeker bij een groot residu of urineretentie kan overwogen worden het plasmacreatinine te bepalen om een indruk te krijgen van de nierfunctie. Het plasmacreatinine zal echter pas verhoogd zijn wanneer minder dan de helft van de nierfunctie is overgebleven.[26]

Een verhoogde BSE is aantoonbaar bij een PID (hoger dan 15 mm) en is een van de parameters voor het stellen van deze diagnose.[24]

10 Betekenis van complex aanvullend onderzoek

Het diagnostisch proces bij pijnlijke mictie kan in veel gevallen door de huisarts afgerond worden. In enkele gevallen is gespecialiseerde diagnostiek nodig naar de onderliggende oorzaak van het probleem.

ECHOGRAFIE VAN DE NIEREN EN DE BLAAS

Een echo van de nieren en blaas kan aantonen of er residu is na mictie, of hydronefrose op basis van reflux of obstructie.

Een andere indicatie voor een echografie van de nieren en blaas is de verdenking op urinesteenlijden.

X-BUIKOVERZICHT

Een buikoverzichtsfoto heeft aanvullende waarde bij verdenking op urolithiasis wanneer op de echo geen steen waarneembaar is.

URO-CT

Bij opsporing van stenen kan een blanco CT-scan aanvullende informatie opleveren. Van de CT-opnamen kan een 3D-reconstructie gemaakt worden indien tevens contrast wordt gegeven die een IVU-afbeelding weergeeft. Een CT-IVU heeft tegenwoordig de voorkeur boven een IVU, omdat dit onderzoek korter duurt en meer informatie oplevert.

FUNCTIEONDERZOEK NAAR BLAASONTLEDIGINGSSTOORNISSEN

Urodynamisch onderzoek
In eerste instantie zal men een niet-invasief onderzoek doen, namelijk uroflowmetrie en bij niet-conclusief onderzoek een invasief urodynamisch onderzoek.

De functie van de lage urinewegen kan met invasief urodynamisch onderzoek worden onderzocht door middel van registratie van urinestraal en drukveranderingen in de blaas. De drukveranderingen worden tijdens de blaasvulling gemeten met drukkatheters in blaas en rectum. De patiënt plast aan het eind van het onderzoek boven een flowmeter. Indicaties om dit onderzoek aan te vragen zijn neurogene blaasstoornissen, recidiverende urineweginfecties (bij verdenking op een functiestoornis), incontinentie en ernstige mictiestoornissen.

Uroflowmetrie
De urinestraal wordt gemeten en geregistreerd. Na afloop wordt het residu gemeten. Dit kan met een echo of een geautomatiseerd systeem (bijv. bladderscan).

Mictiecysto-urethrografie
Bij een mictiecysto-urethrografie wordt via een blaaskatheter contrastvloeistof in de blaas ge-

bracht. Tijdens de mictie wordt gekeken of er vesico-ureterale reflux optreedt en het traject van de urethra kan hierbij beoordeeld worden. Tevens kunnen hiermee blaasdivertikels en soms fistels worden aangetoond. Dit onderzoek wordt vooral bij kinderen gedaan.

Retrograad urethrogram

Voor een retrograad urethrogram wordt contrastvloeistof in de urethra gebracht door middel van een dunne katheter die in de meatus wordt geplaatst. Urethraobstructies zoals een urethrastrictuur kunnen hiermee opgespoord worden.

Cystoscopie

Met een flexibele cystoscoop kan via de urethra in de blaas worden gekeken. De conditie van de urethra, bij de man ook de urethra prostatica, de blaaswand en inhoud van de blaas worden hierbij bekeken.

Prostaatechografie

Door middel van een transrectale echo kan het prostaatvolume worden gemeten. Bij piekende koorts bij een man kan hiermee soms een prostaatabces worden aangetoond en worden behandeld door middel van drainage.

11 Samenvatting

Pijnlijke mictie is een veelvoorkomende klacht. De kans op een urineweginfectie is in dat geval groot. De klacht komt bij vrouwen gemiddeld twee keer zo vaak voor als bij mannen. Bij vrouwen is de meest voorkomende oorzaak een cystitis, bij mannen een urethritis, cystitis of prostatitis, afhankelijk van de leeftijd. De kans op de aanwezigheid van een maligniteit is bij de presentatie van deze klacht klein.

Een pijnlijke mictie in combinatie met een pollakisurie geeft een hoge a-priorikans op een urineweginfectie. De aanwezigheid van vaginale fluor in combinatie met een pijnlijke mictie verlaagt de kans op een urineweginfectie aanzienlijk. Koorts en flankpijn kunnen op een hoge urineweginfectie wijzen. Bij recidiverende urineweginfecties is het zinvol te vragen naar risicofactoren.

Bij de man is het van belang aandacht te besteden aan de mogelijkheid van een geslachtsziekte en te vragen of de verschijnselen daarvan aanwezig zijn. Als daar geen aanwijzingen voor zijn, kan men vragen naar klachten passend bij een prostatitis en naar risicofactoren voor het krijgen van een urineweginfectie. Afvloedbelemmering en een verminderde blaasfunctie verdienen hierbij aandacht.

Lichamelijk onderzoek is niet nodig bij een ongecompliceerde urineweginfectie bij de vrouw, maar wel bij frequent recidiverende urineweginfecties.

Lichamelijk onderzoek is tevens geïndiceerd bij mannen, zwangeren en kinderen jonger dan 12 jaar. Dit is ook aangewezen bij bekende afwijkingen aan de urinewegen, bij verminderde weerstand of bij een verblijfskatheter.

Aanvullend onderzoek bij de klacht pijnlijke mictie zal bijna altijd bestaan uit onderzoek van de urine. Een nitriettest in combinatie met een dipslide of sediment is de eerste stap. Bij gecompliceerde urineweginfecties, zwangere vrouwen en kinderen dient een urinekweek ingezet te worden. Microbiologisch onderzoek naar een SOA is aangewezen bij verdenking daarop.

In specifieke gevallen is bloedonderzoek aangewezen, vooral bij obstructieve klachten in combinatie met urineweginfecties en bij een PID.

Radiodiagnostiek kan een waardevolle aanvulling zijn bij verdenking op bijvoorbeeld urinesteenlijden, obstructie van de urinewegen of congenitale afwijkingen.

Slechts in een enkel geval resulteert de klacht pijnlijke mictie in een specialistisch urologisch onderzoek naar de functie, anatomie of conditie van de urinewegen.

Kinderen vormen een specifieke groep. Ook bij kinderen kan een pijnlijke mictie gebaseerd zijn op een urineweginfectie. Vaak presenteert een urineweginfectie zich bij kinderen anders; algemene malaise, aanhoudende koorts en niet goed groeien kunnen de enige symptomen zijn. Hoe jonger het kind, hoe groter de kans op onderliggende pathologie. Afhankelijk van bevindingen en bijkomende klachten, kan complex onderzoek nodig zijn.

Literatuur

1 Judy D, Bremnor JD, Sadovsky R. Evaluation of dysuria in adults. Am Fam Physician 2002 Apr 15; 65(8):1589-96.
2 Linden MW van der, Westert GP, Bakker DH de, Schellevis FG. Tweede Nationale Studie naar ziekten en verrichtingen in de huisartspraktijk: klachten en aandoeningen in de bevolking en in de huisartspraktijk. Utrecht: Nivel, 2004.
3 Okkes IM, Oskam SK, Lamberts H. Van klacht naar diagnose: Episodegegevens uit de huisartspraktijk. Bussum: Coutinho, 1998.
4 Froeling FMJA, Heijden AJ van der, Wolffenbuttel KP, Wijk JAEvan. Richtlijn urineweginfecties bij kinderen. Nederlandse Vereniging voor Urologie, 1999.
5 Neeling AJ de, Pelt W van, Hendrix MGR, et al. Antibiotica resistentie in Nederland. Deel I: Inleiding. Infectieziektenbulletin 1997;8(9):187.
6 Nederlandse Vereniging voor Urologie. Richtlijn bacteriële urineweginfecties bij adolescenten en volwassenen. Etiologie, diagnostiek, behandeling en profylaxe. 2009.
7 Hooton TM, Scholes D, Hughes JP, et al. A prospective study of risk factors for symptomatic urinary tract infection in young women. N Engl J Med 1996 Aug 15;335(7):468-74.
8 Bangma CH, et al. Urologie. Houten: Bohn Stafleu van Loghum, 2008.
9 Lipsky BA. Prostatitis and urinary tract infection in men: what's new; what's true? Am J Med Volume March 1999;106(3):327-34.
10 Beerepoot MAJ, Stobberingh EE, Nys SE. Recidiverende urineweginfecties bij postmenopauzale vrouwen. Tijdschr Infectieziekten 2006;1(5).
11 Raz R, Gennesin Y, Wasser J, Stoler Z, Rosenfeld S, Rottensterich E, Stamm WE. Recurrent urinary tract infections in postmenopausal women. Clin Infect Dis 2000 Jan;30(1):152-6.
12 Romeijnders ACM, Starreveld JS. NHG-Standaard Bemoeilijkte mictie bij de oudere man. Huisarts Wet 2004;47(12):571-86.
13 Haaren KAM van, Visser HS, Vliet S van, Timmermans AE, Yadava R, Geerlings SE, Riet G ter, et al. NHG-Standaard Urineweginfecties. Huisarts Wet 2005(8):341-52.
14 Geerlings SE, Erkelens DW, Hoepelman IM. Urineweginfecties bij patiënten met diabetes mellitus. Ned Tijdschr Geneeskd 1997;141:372-5.
15 Nickel JC. Interstitial cystitis. Etiology, diagnosis, and treatment. Can Fam Physician 2000 Dec;46(12): 2430-4, 2437-40.
16 Metts JF. Interstitial cystitis: urgency and frequency syndrome. Review. Am Fam Physician 2001 Oct 1;64.
17 Horner PJ, Gilroy CB, Thomas BJ, et al. Association of Mycoplasma genitalium with acute non-gonococcal urethritis. Lancet 1993;342:582-5.
18 Centraal begeleidingsorgaan voor de intercollegiale toetsing. Consensus seksueel overdraagbare aandoeningen en herpes neonatorum. Utrecht: Kwaliteitsinstituut voor de Gezondheidszorg, 2002.
19 Vriend HJ, Donker GA, Bergen JEAM van, et al. Urethritis bij de man in de huisartsenpraktijk. Ned Tijdschr Geneeskd 2009;153:A323.
20 Bergen JEAM van, Dekker JH, Boeke AJP, Mastboom MT, Pijnenborg L, Lieshout J van. NHG-Standaard Het soa-consult. Huisarts Wet 2004;47(13):636-51.
21 Kurowski K. The women with dysuria. Am Fam Physician 1998 May 1;57(9):2155-64, 2169-70.
22 Krieger JN, Ross SO, Penson DF, Riley DE. Symptoms and inflammation in chronic prostatitis/chronic pelvic pain syndrome. Urology 2002 december; 60.
23 Krieger JN, Egan KJ, Ross SO, et al. Chronic pelvic pains represent the most prominent urogenital symptoms of chronic prostatitis. Adult urology 1996;48(5):715-22.
24 Dekker JH, Veehof LJG, Hinloopen RJ, Kessel T van, Boukes FS. NHG-Standaard Pelvic inflammatory disease Huisarts Wet 2005;48(10):509-13.
25 Bent S, Nallamothu BK, Simel DL, et al. Does this woman have an acute uncomplicated urinary tract infection? JAMA 2002 May 22-29;287(20):2701-10.
26 www. klinische diagnostiek.nl
27 Timmermans AE, Walter AEGM, Duijn NP van, Timmerman CP. De diagnostische waarde van urineonderzoek in de huisartspraktijk. Huisarts Wet 1996;39(4).
28 Mouton JW, Goessens WHF, Meijden WI van der, Verkooyen RP. Diagnostiek van Chlamydia trachomatis: wat is de gouden standaard? Infectieziektenbulletin 1998;9(10).
29 Devillé WLJM, Yzermans JC, Duijn NP van, Bezemer PD, Windt DAWM van der, Bouter LM. The urine dipstick test useful to rule out infections. A meta-analysis of the accuracy. BMC Urology 2004;4: 4. http://www.biomedcentral.com/1471-2490/4/4.
30 Nelissen-Arets JHG, Stobberingh EE, Winkens RAG. Plaatsbepaling van de dipslide in de dagelijkse huisartspraktijk. Huisarts Wet 2002;45(2):62-6.
31 Skidmore S, Horner P, Herring A, Sell J, Paul I, Thomas J, et al. Vulvovaginal-swab or first-catch urine specimen to detect Chlamydia trachomatis in women in a community setting? J Clin Microbiol 2006;44:4389-94.

38 Misselijkheid en braken

T.O.H. de Jongh en J.H. Kleibeuker

1 Inleiding

Misselijkheid is een onplezierige sensatie in de maagstreek en wordt ook wel omschreven als de neiging te moeten braken.[1]

Braken is het meestal ongewild, maar soms gewild, krachtig uitstoten van maaginhoud via de mond. Braken ontstaat door een plotselinge, krachtige contractie van de ademhalingsspieren, het middenrif en de buikspieren en het gelijktijdig ontspannen van de slokdarm.[2] Braken moet onderscheiden worden van rumineren en regurgitatie. Rumineren is het moeiteloos opgeven van voedsel direct na het slikken, dat vervolgens weer wordt doorgeslikt of uitgespuugd.[3] Dit is bij baby's een veelvoorkomend verschijnsel. Regurgitatie is moeiteloos terugvloeien in de mond van maagzuur of voedsel dat gemengd is met maaginhoud.[4]

Omdat misselijkheid en braken meestal samengaan, worden beide symptomen in dit hoofdstuk samen besproken. Afhankelijk van de oorzaak kan misselijkheid ook gepaard gaan met andere symptomen: duizeligheid, bleekheid, zweten, speekselvloed en tachycardie. Daarnaast kunnen symptomen van de onderliggende oorzaken aanwezig zijn, die dan richting geven aan de diagnostiek.

2 De klacht in de bevolking

Misselijkheid en braken komen wereldwijd veel voor in de bevolking.

In het Nivel-onderzoek[5] werd mensen gevraagd of ze de afgelopen veertien dagen last hadden gehad van misselijkheid en braken; 7,3% respectievelijk 3,1% antwoordde daarvan last te hebben gehad. Deze percentages verschillen niet sterk van een in Engeland uitgevoerd onderzoek,[6] waarbij 8% aangaf de voorafgaande vier weken misselijk te zijn geweest en 2% had gebraakt. In een Noors onderzoek gaf 12,5% van de mensen aan het voorafgaande jaar misselijk te zijn geweest.[7]

De beleving van de klacht is sterk afhankelijk van de ideeën die patiënten hebben over de mogelijke oorzaak. Alle kinderen zijn wel eens misselijk en spugen als zij zich niet lekker voelen of koorts krijgen. De meeste zwangere vrouwen hebben wel een periode van misselijkheid en/of braken. De meeste pubers weten wel dat als je te veel hebt gedronken, je de volgende dag last kunt hebben van misselijkheid. Maar spugen kan ook zeer heftig verlopen bij een onschuldige aandoening, zoals reisziekte, en iemand kan zich dan doodziek voelen.

Langdurig en heftig braken kan ongeacht de oorzaak ernstige consequenties hebben: een aspiratiepneumonie, dehydratie, elektrolyten- en zuur-basenstoornissen en bloedingen door laceraties in de overgang van oesofagus naar maag.[3]

3 De eerste presentatie bij de dokter

De incidentie in de huisartspraktijk van de contactreden misselijkheid is 10 per 1.000 patiënten per jaar en van braken 14.[8]

Misselijkheid komt als contactreden bij vrouwen meer dan twee keer zo vaak voor als bij mannen; braken komt slechts iets vaker voor bij vrouwen. In figuur 1 is de leeftijdsverdeling te zien. Bij kinderen onder de 4 jaar is de incidentie van braken het hoogst. Meestal duren misselijkheid en braken korter dan vier weken (bij 85%), maar bij 7 tot 8% duurt het langer dan zes maanden.[8]

Misselijkheid en braken in de zwangerschap

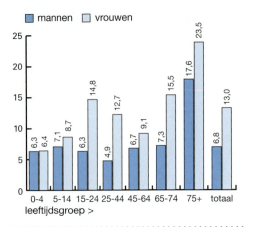

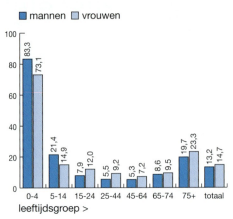

Figuur 1 Incidentie van de klacht misselijkheid aan het begin van een episode in de huisartspraktijk, per 1.000 patiënten per jaar.[8]

Figuur 2 Incidentie van de klacht braken aan het begin van een episode in de huisartspraktijk, per 1.000 patiënten per jaar.[8]

worden apart geregistreerd, met als incidentie 0,8 per 1.000 patiënten per jaar.[8] Uit andere studies blijkt dat driekwart van de zwangere vrouwen in het eerste trimester misselijk was en dat ernstig langdurig braken (hyperemesis gravidarum) bij 0,3 tot 2% van de zwangeren voorkomt.[9,10]
In het Nivel-onderzoek[5] werd aan de onderzochte personen de volgende stelling voorgelegd: 'Als je misselijk bent en moet overgeven kun je het beste een huisarts consulteren, want je weet niet wat erachter kan steken.' Een kwart is het daar geheel of gedeeltelijk mee eens en driekwart niet.[5]

In werkelijkheid gaat slechts een klein deel van de mensen die last van misselijkheid en/of braken hebben daarmee naar een arts.[5,8]

De meeste mensen met de klacht misselijkheid en braken komen bij de huisarts terecht. Bij zwangere vrouwen zal de verloskundige of gynaecoloog vaak de persoon zijn die om hulp wordt gevraagd. Bij misselijkheid en braken na een operatie of wanneer deze symptomen optreden bij chemo- of radiotherapie, zal de behandelend specialist deze symptomen behandelen, maar meestal zullen er dan geen diagnostische problemen zijn.

> **Braken bij zuigelingen en kleine kinderen**
>
> Bij zuigelingen en kleine kinderen komt braken relatief vaak voor. De meest voorkomende oorzaken zijn voedingsproblemen in het eerste levensjaar en later virale en bacteriële infecties. Vooral bij urineweginfecties en otitis media kan braken het eerste en soms enige symptoom zijn. Braken bij een bovensteluchtweginfectie komt veel voor bij kinderen van 0 tot 4 jaar. Zij kunnen braken als gevolg van slijm dat wordt doorgeslikt of door hevig hoesten, waardoor de maag geprikkeld wordt.
> Ernstige oorzaken bij neonaten zijn aangeboren afwijkingen en bij kinderen van enkele weken oud een pylorusstenose. Cyclisch braken bij kinderen heet ook wel *migraine abdominal*. Kenmerkend is het plotseling meer dan vier keer per uur braken, wat enige keren per maand optreedt en dan met pijn gepaard gaat.[11] De oorzaak is onbekend.

4 Pathofysiologie en differentiële diagnose

PATHOFYSIOLOGIE

Via misselijkheid en braken probeert het lichaam de inname en opname van schadelijke stoffen te voorkomen. Via zien, ruiken, proeven en herkennen kan misselijkheid soms worden opgewekt en voedsel worden geweigerd. Passeert het voedsel de slokdarm, dan zijn er chemoreceptoren die via afferente zenuwen het braakcentrum in de medulla oblongata waarschuwen voor het gevaar, waarna impulsen naar de maag gaan die leiden tot misselijkheid en braken.

Bij misselijkheid neemt de functie van de maag af: de motiliteit wordt trager, de maagzuursecretie vermindert, de speekselvorming neemt toe en via retroperistaltiek wordt het voedsel vanuit het duodenum naar boven geduwd. Bij het braken treedt een krachtige contractie op van de buikspieren die over de maag liggen, terwijl de slokdarmsfincter zich tegelijkertijd ontspant.[2,12]

Braken wordt gereguleerd vanuit het braakcentrum. Het braakcentrum ontvangt informatie vanuit de cortex cerebri, het cerebellum (vestibulair), de nucleus tractus solitarius (vanuit het maag-darmkanaal) en de chemoreceptor trigger zone (CTZ) in de area postrema van de hersenstam (figuur 3).

Dat braakcentrum ontvangt deze signalen via allerlei neurotransmitters: dopamine, histamine, acetylcholine en serotonine (5-HT). Het aantal receptoren dat specifiek gevoelig is voor een bepaalde transmitter verschilt sterk. In de area postrema bevinden zich vooral receptoren voor dopamine en 5-HT en in de tractus solitarius vooral receptoren voor histamine (zie figuur 3 en tabel 1).

DIFFERENTIËLE DIAGNOSE

Er zijn veel oorzaken die tot misselijkheid en braken leiden. Deze zijn meestal onschuldig en de klachten gaan dan snel weer over.[8] Bij chronisch braken (> 4 weken) ligt de oorzaak vaak minder voor de hand. Misselijkheid en braken kunnen een eerste aanwijzing zijn van een ernstige ziekte zoals kanker.

Er zijn verschillende indelingen van de oorzaken mogelijk, naar anatomie of naar pathofysiologisch mechanisme. De volgende indeling is een combinatie van beide principes en diagnostisch het meest eenvoudig:
- stoornis in het maag-darmkanaal;
- stoornis in het centrale zenuwstelsel;

Tabel 1	Overzicht anatomische lokalisatie, aandoeningen en neurotransmitters bij braken en misselijkheid.[3]	
anatomische lokalisatie	aandoeningen/oorzaken	neurotransmitter
area postrema	medicatie metabool infectieus radiotherapie	dopamine, 5-HT
labyrint (vestibulair)	wagenziekte Ménière labyrintitis	histamine
perifere afferente zenuwen (vagus)	maagwand chemotherapie pharynx	dopamine, 5-HT
cerebrale cortex	geur smaak reuk visueel psychisch cerebraal (tumor/infectie)	

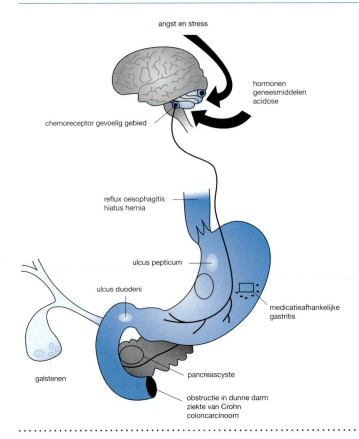

Figuur 3 Stimulering van braakcentrum.

- stoornis in het evenwichtsorgaan;
- intoxicaties en medicatiebijwerking;
- endocriene en metabole stoornissen;
- psychogeen;
- overige.

Stoornissen in het maag-darmkanaal

Stoornissen in het maag-darmkanaal die aanleiding geven tot misselijkheid en braken, kunnen op alle plaatsen in het maag-darmstelsel aanwezig zijn, van oesofagus tot rectum. Ook kunnen de organen die bij de spijsvertering betrokken zijn aanleiding geven tot braken, zoals pancreas, galblaas en lever.

Verschillende soorten processen kunnen een reden zijn voor misselijkheid en braken, zoals infecties (bijv. gastritis, appendicitis), irritatie (bijv. overmatig alcoholgebruik), disfunctie (bijv. gastroparese, prikkelbaredarmsyndroom) of afsluiting (bijv. pylorusstenose, obstructie-ileus).

Een aantal van deze aandoeningen uit zich vooral door acute buikpijn en komt in het hoofdstuk *Buikpijn, acute* aan de orde.

Gastro-enteritis is een infectieziekte veroorzaakt door een virus of bacterie. De chemoreceptoren worden geprikkeld om toxinen en afvalstoffen zo snel mogelijk af te voeren via braken. Vooral bij kinderen is een gastro-enteritis vaak de oorzaak van braken en misselijkheid. Typerend voor gastro-enteritis is het voorkomen in lokale epidemieën, bijvoorbeeld in een gezin. Meer informatie hierover staat in het hoofdstuk *Diarree*.

Bij een *gestoorde maagfunctie* klaagt de patiënt naast misselijkheid of braken over andere symptomen zoals buikpijn, zuurbranden, opgeblazen gevoel en snel een vol gevoel.[7,13] Deze gestoorde maagfunctie kan functioneel zijn en wordt dan functionele dyspepsie genoemd, maar kan ook berusten op een duodenitis, hemorragische/erosieve

Tabel 2   Diagnostisch schema misselijkheid en braken.[5-8]

maag-darmkanaal	infecties	gastro-enteritis	v
		appendicitis	z
	irritatie	bijv. alcohol, medicatie	s
	disfunctie	functionele dyspepsie	s
		gastroparese	z
	afsluiting	*pylorusstenose*	z
		obstructie-ileus	z
		maagcarcinoom	z
spijsverteringsorganen		bijv. galstenen, leverafwijkingen	v
centraal zenuwstelsel	infectie	*meningitis*	z
	verhoogde druk	*bloeding/tumor*	z
	trauma	commotio cerebri	z
	vasculair	migraine	z
evenwichtsorgaan	infectie	otitis media, labyrintitis	v
	prikkeling	Ménière, zeeziekte, BPPD*	s
medicatie/intoxicatie		geneesmiddel/alcohol	s
endocrien		zwangerschap	v
		diabetische ketoacidose	z
		hyperparathyreoïdie	z
		ziekte van Addison	z
metabool		uremie	z
		hypercalciëmie	z
psychogeen		angst, depressie, boulimie	s
overige		*glaucoom, myocardinfarct*	z

* BPPD: benigne paroxismale positie duizeligheid.
v = vaak oorzaak van de klacht misselijkheid of braken in de huisartspraktijk;
s = soms;
z = zelden.
Schuingedrukt: noodzakelijk in elk geval uit te sluiten.

gastritis met of zonder *H. pylori*-infectie, alcoholgebruik en ulcus. Zie ook het hoofdstuk *Bovenbuikklachten, niet-acute*.

Stoornissen in het centrale zenuwstelsel
Migraine gaat meestal gepaard met braken, maar ook ernstige hoofdpijn van andere oorsprong kan zorgen voor misselijkheid en braken.

Organische aandoeningen van de hersenen kunnen signalen afgeven naar het braakcentrum, zoals infecties (meningitis) of een verhoogde intracraniële druk door een bloeding, tumor of hydrocephalus. Na een schedeltrauma treedt vaak braakneiging op, ook als er geen hersenbeschadiging is.

Stoornissen in het evenwichtsorgaan
Via het vestibulaire systeem met als transmitter histamine kan het braakcentrum worden geprikkeld.[7] Otitis media, wagen- en zeeziekte, labyrintitis en ziekte van Ménière en benigne paroxismale positieduizeligheid zijn ziekten die via deze weg misselijkheid en braken veroorzaken.

Medicatie en toxische stoffen
Misselijkheid en braken komen veel voor als gevolg van geneesmiddelengebruik.

Hiervoor zijn verschillende verklaringen: het middel irriteert de mucosa (aspirine, NSAID) of beïnvloedt de zuursecretie of maagmotiliteit.

Chemo- en baroreceptoren in maag en duodenum zouden vervolgens het braakcentrum activeren.

Er zijn zeer veel middelen die misselijkheid en braken kunnen veroorzaken. Het is verstandig bij deze klacht bij iemand die tevens een geneesmiddel gebruikt de bijsluiter of het *Farmacotherapeutisch Kompas*[14] te raadplegen.

Hierna volgt een aantal groepen geneesmiddelen waarbij misselijkheid frequent optreedt.

Geneesmiddelen waarbij misselijkheid kan optreden.	
analgetica	aspirine, NSAID's
cardiovasculair diuretica	digoxine, antiarrhythmica
hormonen	orale antidiabetica, orale contraceptiva
antibiotica	erytromycine, tetracycline, sulfonamides
gastro-intestinale medicatie	sulfasalazine, azathioprine
ijzerpreparaten	
middelen werkend op CZS	narcotica, antiparkinsongeneesmiddelen, anticonvulsiva

Ook alcohol- en cannabisgebruik en radiotherapie geven frequent aanleiding tot misselijkheid en braken.

Endocriene en metabole oorzaken

Chemische afwijkingen in het bloed worden gesignaleerd in de chemoreceptor trigger zone (CTZ); het braakcentrum reageert daarop met misselijkheid en braken.

De meest voorkomende endocriene oorzaak is zwangerschap, wanneer 70 tot 85% van de vrouwen last heeft van misselijkheid en/of braken.[4] Andere endocriene oorzaken zijn veel zeldzamer: diabetische ketoacidose, hyperparathyreoïdie en ziekte van Addison. Metabole oorzaken zijn uremie en hypercalciëmie.

Bij misselijkheid en braken in de zwangerschap spelen stoornissen in de motiliteit van het maag-darmkanaal door de hormonale veranderingen en soms een *Helicobacter pylori*-infectie een oorzakelijke rol.[15]

Psychische en psychiatrische oorzaken

Zowel bij emotionele reacties als bij psychiatrische stoornissen, zoals angst en depressie, kunnen misselijkheid en braken optreden,[16] terwijl bij boulimie braken bewust wordt opgewekt.

Overige oorzaken

Infecties buiten het maag-darmkanaal en koorts in het algemeen kunnen misselijkheid en braken geven.

Postoperatief treden misselijkheid en braken vaak op door een reactie van het centraal zenuwstelsel en perioperatieve medicatie.

Een vasovagale collaps wordt vaak voorafgegaan door misselijkheid.

Cardiale aandoeningen zoals een myocardinfarct gaan vaak met misselijkheid of braken gepaard.

Bij een acuut glaucoom treedt heftige braakneiging op.

Anticipatoir braken

Anticipatoir braken is een geconditioneerde reflex: bij chemotherapie wordt men al misselijk bij het zien van de verpleegkundige die eerder de chemotherapie heeft toegediend. Slechte ervaring speelt daarbij een belangrijke rol,[17] evenals onvoldoende behandeling met anti-emetica en begeleiding bij voorafgaande kuren. Ook bij minder ingrijpende situaties kunnen anticipatoire misselijkheid en braken optreden.

5 Kansverdeling van diagnosen

In het Transitieproject[8] zijn de diagnosen weergegeven bij de contactredenen misselijkheid en braken, exclusief zwangerschapsbraken. Tabel 3 en 4 geven alleen de einddiagnosen weer van aandoeningen met een prevalentie van 2% of hoger. Een aantal belangrijke diagnosen scoort tussen de 1 en 2% en ontbreekt in dit rijtje: commotio cerebri, migraine en cholecystitis/-lithiasis.

Aan het einde van de ziekte-episode is voor 20% van de contactreden misselijkheid en voor 17% van braken nog geen verklaring gevonden. Ook een gestoorde maagfunctie is nog geen duidelijke diagnose.

De leeftijd van de patiënt speelt een belangrijke rol bij de a-priorikans op de verschillende aandoeningen (tabel 3 en 4). Misselijkheid bij ouderen wordt vaak veroorzaakt door bijwerking van de medicatie. Bij kinderen is een infectieziekte vaak de oorzaak van misselijkheid of braken.[8]

6 Betekenis van de voorgeschiedenis

Patiënten met chronisch psychogeen braken hebben vaak een lange voorgeschiedenis met braken, teruggaand tot in de kindertijd.

Belangrijke ziekten die eerder complicaties kunnen geven, zijn diabetes (ketoacidose en gastroparese), maligniteit (obstructie, hersenmetastasen, hypercalciëmie), nierfunctiestoornis (uremie) en zeer belangrijk is het medicijngebruik.

Van belang is of de patiënt in het verleden een buikoperatie heeft ondergaan; hierdoor neemt namelijk het risico van een ileus toe.

7 Betekenis van de anamnese

De anamnese is met de leeftijd en de voorgeschiedenis meestal voldoende om een waarschijnlijkheidsdiagnose te stellen en een indicatie te geven voor eventueel verder onderzoek.

Misselijkheid is een subjectieve beleving, dus is het goed de patiënt eerst te laten beschrijven wat deze met een misselijk gevoel bedoelt.

AARD VAN HET BRAAKSEL

Bij braken kunnen de kleur, geur, smaak en samenstelling van het braaksel een aanwijzing geven voor de diagnose.

Een rode kleur wijst op een bloeding uit het gebied tussen de mond en het ligament van Treitz (haematemesis). De hoeveelheid wordt vaak overschat door de vermenging met maaginhoud. Ook kan bloed door het maagzuur koffiebruin verkleuren.

De smaak en geur kunnen zurig zijn, wat erop wijst dat het voedsel de oesofagus is gepasseerd, of bitter ten gevolge van gal.

Een fecale geur wijst op een darmobstructie[3] en een rotte geur op necrose van een oesofagus- of maagcarcinoom of bacteriële overgroei in de maaginhoud door een passagestoornis.

Onverteerd voedsel is suggestief voor een oesofageale stoornis. Braken van deels onverteerd voedsel na de maaltijd is suggestief voor obstructie van de maaguitgang of gastroparese.

WIJZE VAN BRAKEN

Projectielbraken of explosief braken kan op een intracranieel proces duiden. Bij jonge baby's wijst projectielbraken op een congenitale hypertrofische pylorusstenose.

BEGIN EN BELOOP

Het is belangrijk te weten wanneer het begonnen is, hoe vaak het optreedt en in welke situaties het voorkomt.

Acuut en sinds kort bestaand braken is meestal onschuldig, maar kan ook voorkomen bij een acuut ernstig proces zoals ileus, myocardinfarct of meningitis.

Bij chronisch en/of recidiverend braken spelen vaker metabole processen een rol: intoxicaties of chronische maag-darmziekten.

INTENSITEIT

Hoe vaak moet men overgeven per uur/dag? Misselijkheid is een subjectief symptoom, dat echter wel te kwantificeren is: bijvoorbeeld door de duur in uren/dagen aan te geven en de ernst in graden van licht-matig-ernstig.

BEÏNVLOEDENDE FACTOREN

Van belang is de relatie tussen braken en voedselinname. Braken voor het ontbijt kan duiden op zwangerschap, uremie, alcoholmisbruik of een toegenomen intracraniële druk. Braken na de maaltijd is suggestief voor een ulcus of gastroparese. De laatste aandoening is geassocieerd met diabetes, maagoperaties of peritonitis. Braken na het eten kan ook duiden op een galweg- of alvleeskieraandoening. Indien braken pas enkele uren na de voedselinname plaatsvindt, is een obstructie in de maag of lager in het maag-darmkanaal waarschijnlijk.

Bij psychogeen braken vindt het braken plaats tijdens of vlak na de maaltijd. Om erachter te

Tabel 3 Einddiagnosen bij de klacht misselijkheid in de huisartspraktijk (a-priorikansen in procenten per leeftijdsgroep).[8]

	totaal	0-4	5-14	15-24	25-44	45-64	65-74	75+
misselijkheid e.c.i.	20	12	20	22	20	17	18	23
stoornis maagfunctie	15	3	5	19	18	19	11	14
bijwerking medicijn	11	3	1	5	4	11	26	19
gastro-enteritis n.a.o.*	10	33	24	6	11	8	9	5
andere virusziekte	5	12	12	8	5	3	3	2
spastisch colon/IBS	2	-	1	3	3	1	-	2
vertigo/labyrintitis	2	-	1	-	2	4	2	1
rest	35	39	37	37	37	37	31	34

* n.a.o. = niet anders omschreven.

Tabel 4 Einddiagnosen bij de klacht braken in de huisartspraktijk (a-priorikansen in procenten per leeftijdsgroep).[8]

	totaal	0-4	5-14	15-24	25-44	45-64	65-74	75+
gastro-enteritis n.a.o.*	28	34	38	26	28	20	17	16
braken e.c.i.	17	17	9	15	18	16	17	24
andere virusziekte	9	15	6	12	5	4	2	2
stoornis maagfunctie	9	2	5	12	15	13	17	11
bovensteluchtweginfectie	3	7	5	-	1	-	-	-
infect. diarree/dysenterie	3	3	1	4	3	7	2	2
andere ziekten tractus digest.	3	2	1	2	1	4	2	7
bijwerking medicijn	2	1	-	-	1	4	2	7
rest	26	19	25	29	28	32	41	31

* n.a.o. = niet anders omschreven

komen of er sprake kan zijn van een psychologische stoornis, is het nodig de psychologische en sociale geschiedenis van de patiënt uit te vragen. In een groot bevolkingsonderzoek in Noorwegen[6] bleek misselijkheid vaak met angst (OR 3,4) en depressie (OR 1,5) samen te hangen.[16]

Het is belangrijk naar medicijngebruik te vragen, omdat veel medicijnen als bijwerking misselijkheid en braken kunnen geven. In het algemeen ontstaan misselijkheid en braken in het begin van de therapie. Deze veroorzaakt daarom ook vaker acute dan chronische misselijkheid en braken.[3] Een overmaat aan nicotine door nicotinepleister, nicotinekauwgum en sigaretten kan braken veroorzaken.

Bij vrouwen is het van belang naar een eventuele zwangerschap te vragen.

OMGEVING

Gevraagd moet worden of er ook mensen in de omgeving zijn met dezelfde klachten. Een acuut ontstaan van klachten bij mensen die hetzelfde voedsel hebben gegeten, kan wijzen op een voedselvergiftiging als oorzaak. Wanneer meer mensen in de omgeving de klacht hebben zonder hetzelfde te hebben gegeten, is een virale gastro-enteritis waarschijnlijker.

Begeleidende verschijnselen

Buikpijn komt als begeleidend verschijnsel zeer vaak voor. Buikpijn voorafgaand aan braken wijst meestal op een organische aandoening. De lokalisatie van de buikpijn geeft richting aan de diagnose:
– in de maagstreek: vaak gastritis of ulcus;
– in de rechteronderbuik: appendicitis, maar begint soms rond de navel of in epigastrio;
– in de rechterbovenbuik: galwegen, hepatitis.

Diarree duidt vaak op een gastro-enteritis.
Hoofdpijn kan wijzen op migraine of een hersenaandoening zoals meningitis.
Duizeligheid en/of suizen in een oor is verdacht voor de ziekte van Ménière of middenooraandoeningen, waarbij het vestibulaire apparaat wordt geprikkeld.
Acute dyspneu en pijn op de borst duiden op hartlijden. Maar acute dyspneu en misselijkheid kunnen (vooral bij ouderen en diabetici) ook zonder pijn duiden op een (dreigend) infarct.[18]
Hoesten kan gepaard gaan met braken. Braken kan dan een symptoom van astma zijn, ook wanneer een piepende ademhaling afwezig is. Soms is er een pneumonie in het spel.
Gewichtsverlies duidt op een maligne proces; hoewel een obstructie door een ulcus ook gewichtsverlies kan geven doordat men minder gaat eten. Bij meisjes en jonge vrouwen met braken en gewichtsverlies is het braken soms zelfgeïnduceerd.

Alarmsignalen

Bij acuut braken
– braken van bloed
– hevige hoofdpijn en nekstijfheid
– verwardheid en braken
– hevige buikpijn
– braken bij hoge koorts
– dyspneu en/of pijn op de borst bij ouderen

Bij recidiverend braken
– gewichtsverlies
– slikstoornis

8 Betekenis van het lichamelijk onderzoek

Of er lichamelijk onderzoek plaatsvindt en in welke mate, hangt sterk af van de diagnostische overwegingen die resten na de anamnese. Het onderzoek van de buik is bij braken in ieder geval zinvol.

ALGEMEEN ONDERZOEK

Het algemeen onderzoek kan afwijkingen opleveren zoals geelzucht of aanwijzingen voor een infectie elders in het lichaam. Koorts duidt op een infectie, maar kan bij een gastro-enteritis ook ontbreken. Tevens moet er gelet worden op mogelijke complicaties van misselijkheid en braken, zoals uitdroging.

BUIKONDERZOEK

Een oorzaak gelegen in het spijsverteringskanaal wordt gesuggereerd door een geschiedenis van buikpijn, diarree of klachten die wijzen op abdominale pathologie.
Inspectie.
– Is er sprake van distensie van de buik: ileus of obstructie kan dan in het spel zijn.[19]
– Is er zichtbare peristaltiek van de maag bij een baby: pylorospasme.

Auscultatie. Bij auscultatie kan een toegenomen peristaltiek worden gehoord, wat kan duiden op obstructie of een ontsteking. Hoogklinkende geruisen gepaard gaande met gootsteengeluiden is verdacht voor obstructie. Langdurig (> 4 minuten) afwezige peristaltiek is een ileus.[19]

Palpatie. Bij palpatie let men op drukpijn. Het is belangrijk aan te geven in welk kwadrant de gevoeligheid in de buik wordt aangegeven; gevoeligheid in het rechter bovenkwadrant suggereert cholecystitis of een stoornis in de galwegen. Bij een pylorusstenose is soms een zwelling te voelen. Bij appendicitis kan de pijn eerst in epigastrio worden aangegeven en later in de rechter onderbuik worden gelokaliseerd. Zie verder het hoofdstuk *Buikpijn, acute*.

NEUROLOGISCH ONDERZOEK

Neurologisch onderzoek is alleen zinvol als afwijkingen in de hersenen verwacht worden. Papiloedeem en een veranderd bewustzijn wijzen op een afwijking in het CZS.

Bij duizeligheid en/of evenwichtsstoornissen zal onderzoek naar het evenwichtsorgaan plaatsvinden.

9 Betekenis van eenvoudig aanvullend onderzoek

Het aanvragen van aanvullend onderzoek is alleen zinvol op geleide van de gestelde waarschijnlijkheidsdiagnose. Daarnaast kan *bloedonderzoek* zinvol zijn bij patiënten met persisterende misselijkheid en braken:[3,7,8]

- hemoglobine om een anemie op te sporen bij verdenking op een coloncarcinoom;
- serumamylase bij verdenking op een acute pancreatitis;
- serumureum en -creatinine bij verdenking op een uremie/dehydratie;
- leverenzymen bij verdenking op leveraandoeningen of galweglijden.

Een zwangerschapstest gebeurt alleen op indicatie.

Urineonderzoek dient om een urineweginfectie uit te sluiten.

FECESONDERZOEK

Bij chronische misselijkheid ten gevolge van een gastro-enteritis kan er een indicatie zijn voor een feceskweek of onderzoek naar wormeieren en cysten. Fecesonderzoek naar occult bloed is niet zinvol bij verdenking op een darmtumor, omdat de voorspellende waarde ervan beperkt is.

RÖNTGENONDERZOEK

Bij patiënten bij wie braken gepaard gaat met hevige, acute buikpijn, is het van belang een ileus uit te sluiten. Op de röntgenfoto van het abdomen kunnen vloeistofspiegels te zien zijn, maar ze zijn niet altijd bewijzend voor een ileus en omgekeerd ontbreken ze vaak bij een ileus.[20]

Ook kunnen in liggende houding verwijde darmlissen zichtbaar zijn.

Een X-thorax is zinvol bij verdenking op een pneumonie.

ECHO

Een echo van de bovenbuik is een zeer betrouwbaar onderzoek bij verdenking op galblaasstenen en in mindere mate bij intrahepatische processen.[21]

10 Betekenis van complex aanvullend onderzoek

De huisarts verwijst 3% van de patiënten met misselijkheid door naar een specialist; bij braken is dat 9%.[8] Wanneer alarmtekenen aanwezig zijn, de huisarts geen verklaring kan vinden en/of therapie niet helpt, is verwijzing voor verder onderzoek gewenst.

OESOFAGOGASTRODUODENOSCOPIE

Met oesofagogastroduodenoscopie kunnen oesofagus-, maag-, en duodenumafwijkingen vastgesteld of uitgesloten worden. Zo nodig is er de mogelijkheid om te biopteren. Een gastritis, ulcus ventriculi, ulcus duodeni of maligniteiten kunnen worden gediagnosticeerd.

MAAGONTLEDIGINGSONDERZOEK

Maagontledigingsonderzoek is eventueel geïndiceerd bij patiënten met maagklachten die niet reageren op de gebruikelijke therapie. Maagontledigingsstoornissen kunnen optreden bij sclerodermie, diabetes mellitus, bij bovenbuikklachten na maagchirurgie en bij chronisch gebruik van geneesmiddelen met motiliteitsremmende werking.

HERSENONDERZOEK

Wanneer er verdenking bestaat op een cerebrale afwijking, kan een CT/MRI van de hersenen gemaakt worden. Een lumbaalpunctie kan zinvol zijn bij verdenking op meningitis.

11 Samenvatting

Misselijkheid en braken zijn veelvoorkomende problemen in de bevolking. Er zijn vele oorzaken mogelijk, waarbij het meestal gaat om aandoeningen die niet ernstig zijn en vanzelf weer overgaan. Daarnaast zijn er ernstige aandoeningen waarbij het wel van belang is ze tijdig te herkennen, zoals een hersenafwijking of een maagtumor en mogelijke complicaties van het spugen zoals uitdroging.

De meeste oorzaken van misselijkheid en braken, zoals een bovensteluchtweginfectie bij een kind of een gastro-enteritis, kan de arts diagnosticeren met anamnese en lichamelijk onderzoek. Aanvullend onderzoek zal alleen nodig zijn bij alarmtekenen, als de arts bij chronische klachten geen verklaring kan vinden en de aandoening niet vanzelf verdwijnt.

Af en toe wordt er geen oorzaak gevonden voor misselijkheid en braken. De arts kan dan medicijnen tegen misselijkheid en braken geven en een afwachtend beleid instellen na ernstige aandoeningen te hebben uitgesloten.

Literatuur

1 Dale JH van. Groot woordenboek der Nederlandse taal. 12e ed. Utrecht: Van Dale lexicografie, 1995.
2 Andrews PLR, Hawthorn J. The neurophysiology of vomiting. Baillières Clinical Gastroenterol 1988;2(1):141-68.
3 Papadopoulos V. Mimidis K. The rumination syndrome in adults: A review of the pathofysiology, diagnosis and treatment. J Postgrad Med 2007;53:203-6.
4 Longstreth GF. Approach to the adult with nausea and vomiting, geraadpleegd 27 april 2010, via www.uptodate.com.
5 Linden MW van der, Westert GP, Bakker DH de, Schellevis FG. Tweede Nationale Studie naar ziekten en verrichtingen in de huisartspraktijk: klachten en aandoeningen in de bevolking en in de huisartspraktijk. Utrecht: Nivel, 2004.
6 Haug TT, Mykletun A, Dahl AA. The prevalence of nausea in the community: psychological, social and somatic factors. Gen Hosp Psychiatry 2002;24:81-6.
7 Spiller RC. ABC of the upper gastrointestinal tract: anorexia, nausea, vomiting and pain. BMJ 2001;323:1354-7.
8 Okkes JM, Oskam SK, Lamberts H. Van klacht naar diagnose. Bussum: Coutinho, 1998.
9 Baron TH, Ramirez B, Richter JE. Gastrointestinal motility disorders during pregnancy. An Int Med 1993;118:366-75.
10 Jewell D. Nausea and vomiting in early pregnancy. Clin Evid 2001;6:1093-9.
11 Li BU, Balint JP. Cyclic vomiting syndrome: evolution in our understanding of a braingut disorder. Advances in Pediatrics 2000;47:117-60.
12 Haas HHM. Misselijkheid en braken: van probleem tot protocol. Leiderdorp: Read Health Communications, 1991.
13 Hasler WL. Approach to the patient with nausea and vomiting. In: Yamada T, Alpes DW, Laine L, Owyang C, Powell DW (eds). Textbook of gastroenterology. 3rd edition. Philadelphia PA: Lippincott, Williams & Wilkins, 1999.
14 Farmacotherapeutisch Kompas. Amstelveen: College voor zorgverzekeringen, 2004.
15 Eliakim R, Abulafia O, Sherer DM. Hyperemesis gravidarum: a current view. Am J of Perinatology 2000;17:207-18.
16 Haug TT, Mykletun A, Dahl AA. Are anxiety and depression related to gastrointestinal symptoms in the general population? D J Gastroenterol 2002;37:294-8.
17 Montgomery GH, Bovjberg DH. Specific response expectancies predict anticipatory nausea during chemotherapy for breastcancer. J Consult Clin Psychol 2001;69:831-5.
18 Canto JG, Fincher C, Kiefe CI. Atypical presentations among medicare beneficiaries with unstable angina pectoris. Am J Cardiol 2002;90:248-53.
19 Jongh TOH de (red). Fysische diagnostiek. Houten: Bohn Stafleu van Loghum, 2010.
20 Diagnostisch Kompas. Amstelveen: College voor zorgverzekeringen, 2003.

Obstipatie

H. Woutersen-Koch en E.M.H. Mathus-Vliegen

1 Inleiding

Obstipatie, ofwel moeite met de stoelgang, is te definiëren als een voor de betrokkene abnormaal (veranderd) defecatiepatroon waarbij te weinig, te harde en/of te moeilijk produceerbare ontlasting wordt geloosd.[1]

Internationaal worden ook wel de Rome-III-criteria gehanteerd bij de definiëring van obstipatie.

1 Twee of meer van de volgende criteria bij meer dan een kwart van de defecaties:
   - twee of minder defecaties per week;
   - harde of keutelvormige feces;
   - noodzaak tot hard persen;
   - gevoel van incomplete lediging;
   - gevoel van anorectale obstructie/blokkade;
   - noodzaak van toepassing van manuele handelingen om defecatie te vergemakkelijken.
2 Zachte ontlasting zelden zonder laxantia.
3 Onvoldoende criteria voor het prikkelbare-darmsyndroom.
4 Voorgaande criteria zijn ten minste drie maanden aanwezig en het begin van de klachten ligt ten minste zes maanden voor het stellen van de diagnose.[2]

Als een patiënt zich 'verstopt' voelt en dat als klacht bij de dokter presenteert, voldoet de klacht natuurlijk niet altijd aan deze criteria. In de huisartsenpraktijk is er daarom bij volwassenen sprake van obstipatie als er twee of minder defecaties per week en/of harde of keutelvormige feces zijn en in het totaal twee of meer symptomen uit het rijtje onder punt 1 van de Rome III-criteria. Hierbij speelt de duur van de klachten (het tijdscriterium) of het percentage van de defecaties waarbij het criterium optreedt geen rol.

Voor kinderen gelden andere Rome-III- en dus ook voor de huisartsenpraktijk toepasbare criteria. Bij hen kunnen naast de twee hoofdcriteria symptomen van ophouden van de ontlasting, grote hoeveelheden ontlasting in de luier of toiletpot, een grote fecale massa palpabel in het abdomen of rectum (fecale impactie) en fecale incontinentie van één keer of vaker per week bij zindelijke kinderen bijdragen aan de diagnose.[3] Belangrijk is in ieder geval dat de frequentie van defeceren alléén geen maat kan zijn voor obstipatie: deze varieert namelijk aanzienlijk in de bevolking. Gemiddeld hebben mensen eenmaal per dag ontlasting, maar dit varieert van twee keer per week tot drie keer per dag.[4]

> **Obstipatie**
>
> Taalkundig gezien komt obstipatie (verstopping) van het Latijnse woord obstipare, dat 'drukken' betekent. In de internationale literatuur wordt in plaats van obstipatie meestal het woord constipatie gebruikt, dat op zijn beurt weer komt van het Latijnse constipatio, en 'samenscholing' betekent.[5]

2 De klacht in de bevolking

De prevalentie van obstipatie in de algemene bevolking is afhankelijk van de gehanteerde definitie (bijvoorbeeld zelfrapportage versus strikte hantering van de Rome-criteria). Ongeveer 10 tot 35% van de algemene bevolking heeft op enig moment last van obstipatieklachten, vrouwen tweemaal zo vaak als mannen.[6,7]

Er is opmerkelijk weinig bekend over de impact van dit redelijk frequent voorkomende probleem op het dagelijks leven. Er zijn aanwijzingen dat mensen met obstipatie slechter scoren op de fysieke en mentale schalen van de gevalideerde kwaliteit-van-levenvragenlijst SF-36 en dat mensen met obstipatie meer psychologische en sociale morbiditeit hebben, vaker somatiseren en minder tevreden zijn over hun seksuele leven.[8,9] Men kan zich afvragen wat hierbij de kip en het ei is: zijn deze relaties causaal, en wat is dan de richting van deze eventuele causaliteit?

3 De eerste presentatie bij de dokter

De incidentie van de klacht obstipatie aan het begin van een episode in de huisartspraktijk is 9,3 per 1.000 patiënten per jaar. Een huisarts in een normpraktijk ziet gemiddeld twee patiënten met obstipatie per maand. In figuur 1 is de verdeling over de geslachten en over diverse leeftijdsgroepen gevisualiseerd. Obstipatie is voornamelijk een klacht van kinderen (tot en met 4 jaar) en ouderen (> 65 jaar). Vanaf de leeftijd van 15 jaar is obstipatie vaker een reden tot doktersbezoek voor vrouwen dan voor mannen.[10]

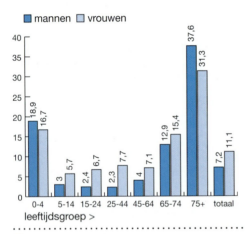

Figuur 1 Incidentie van de klacht obstipatie aan het begin van een episode in de huisartspraktijk, per 1.000 patiënten per jaar.[10]

Mensen komen bij de huisarts met klachten van hard moeten persen bij de ontlasting, een gevoel van anale blokkade of van incomplete lediging. Ook niet-frequente defecatie en harde ontlasting kunnen de reden van hun komst zijn. Dit zijn subjectieve en relatieve klachten; het ligt er maar aan wat de patiënt normaal vindt of denkt dat normaal is. Bij kinderen kunnen het ophouden van de ontlasting, soiling (bevuiling), encopresis (het onvrijwillig verliezen van ontlasting in het ondergoed), en overloopdiarree, alle het gevolg van langdurige overvulling van het colon, ook een reden van huisartsbezoek zijn.[1]

4 Pathofysiologie en differentiële diagnose

Normaal gesproken veroorzaken voedsel en vocht in het maag-darmkanaal een gastrocolische reflex, waarop peristaltische bewegingen de darminhoud richting rectum voortbewegen. Als zich voldoende feces in het rectum heeft verzameld met een uitzetting van het rectum die door bekkenreceptoren wordt waargenomen, volgt een rectosfincterische reflex, waarop de interne sfincter relaxeert en het anale kanaal in contact komt met feces en gas. Dit geeft vervolgens een gevoel van aandrang, de defecatiereflex, die kan worden gevolgd door verslapping van de externe sfincter, verslapping van de m. puborectalis, descensus van het perineum en ondersteuning met behulp van de buikpers. Defecatie kan echter ook worden uitgesteld, door bewust deze reflexen te laten uitdoven.[1]

Normaal is het rectum vrijwel altijd leeg. Twee pathofysiologische mechanismen kunnen worden onderscheiden voor het ontstaan van obstipatie; een stoornis van de motiliteit van het colon en een functiestoornis van de bekkenbodem. Bij een stoornis van de colonmotiliteit beweegt de ontlasting zich vertraagd door het colon of anorectum voort. Bij een functiestoornis van de bekkenbodem hoopt feces zich op in het rectum. Hierbij spelen disfunctionele bekkenbodemspiercontracties en een slechte coördinatie tussen bekkenbodemspieren, m. puborectalis en anale sfincterrelaxatie een rol. Beide mechanismen gaan uiteindelijk gepaard met grote hoeveelheden droge, harde feces die zich in het colon descendens ophopen, hetzij vanwege de langere passagetijd die beschikbaar is voor absorptie van vocht uit de feces,[11] hetzij vanwege de functiestoornis van de bekkenbodem. Overigens heeft het merendeel van de patiënten een normale darmpassagetijd en anorectale functie. Bij deze patiënten is dus geen sprake van een onderliggend pathofysiologisch mechanisme.

Obstipatie kan worden onderverdeeld in functionele obstipatie en organische obstipatie. Aan organische obstipatie ligt een primaire aandoening ten grondslag, terwijl bij functionele obstipatie een pathologisch-anatomisch substraat juist ontbreekt. In meer dan 90% van de gevallen (zowel bij volwassenen als kinderen) kan overigens geen aanwijsbare organische of medicamenteuze oorzaak worden vastgesteld.[1,12] Differentiaaldiagnostisch kán bij obstipatie natuurlijk wel aan een aantal achterliggende oorzaken worden gedacht. Deze oorzaken worden hierna behandeld, evenals de achterliggende principes van functionele obstipatie.[12,13,14,15,16]

In tabel 1 wordt de frequentie van voorkomen van deze oorzaken van obstipatie in de eerste lijn vermeld.

FUNCTIONELE OBSTIPATIE

Eet- en leefgewoonten
Onvoldoende vezel- en vochtinname Normaal gesproken prikkelen fermenteerbare vezels (bonen, koolsoorten, fruit, groenten) door fermentatie de darmwand (zure pH, gasvorming, toename bacterieflora). Hierdoor wordt de passagetijd van de ontlasting verkort. Niet-fermenteerbare vezels, zoals in granen en volkorenbrood, hebben een sterk waterbindend vermogen, waardoor de ontlasting in volume toeneemt en bij voldoende vochtinname zachter blijft.

Overslaan ontbijt Bij het overslaan van het ontbijt volgt er geen gastrocolische reflex door bewegen en eten. Op het wel eten van een volumineus, vethoudend en vezelrijk ontbijt volgt ontlediging van de galblaas met laxerende galzouten.

Eten van weinig volumineuze, kleine maaltijden of 'graasgedrag' Op het eten van kleine maaltijden of frequent 'knibbelen' volgt geen gastrocolische reflex, hetgeen de stoelgang niet bevordert.

Immobiliteit Lichamelijke activiteit versterkt de peristaltische contracties, inactiviteit vermindert deze.

Negeren van aandrang (uitstelgedrag) Door het negeren van de aandrang om te ontlasten wordt uiteindelijk de defecatiereflex minder sterk, wat leidt tot ophoping van feces in het rectum, met sterkere uitzetting van het rectum en vervolgens zelfs het uitdoven van de reflex tot gevolg.

Zwakke buikpers Bij een zwakke buikpers is een verminderde uitdrijvingskracht de oorzaak van een onvolledige lediging van het rectum.

Colonmotiliteit
Prikkelbaredarmsyndroom Bij het prikkelbaredarmsyndroom is de motiliteit van het colon gestoord. Dit kan zowel obstipatie als diarree tot gevolg hebben. In Nederland is het prikkelbaredarmsyndroom, in tegenstelling tot in de Angelsaksische landen, vaak van het obstipatietype.

ORGANISCHE OBSTIPATIE

Oorzaken in het colon gelegen
Op het niveau van het lumen **Obstructie**
Bij obstructie van het lumen kan er een daadwerkelijk passageprobleem zijn dat ophoping van feces veroorzaakt. Voorbeelden zijn stricturen na ontstekingen, rectum- en coloncarcinomen of een forse uterus myomatosus (obstructie door druk van buitenaf).

Reflectoir ten gevolge van pijn
Pijn kan ophoudgedrag in de hand werken, en op die wijze obstipatie veroorzaken. Voorbeelden van pijnveroorzakende aandoeningen zijn anale fissuren en hemorroïden.

Op het niveau van de wand **Mucosa: toxisch megacolon, colitis ulcerosa en diverticulitis**
Obstipatie wordt bij deze aandoeningen veroorzaakt door oedeem en wandverdikking ten gevolge van de ontstekingsactiviteit en de invloeden daarvan op de normale motoriek.

Spierlaag
- *Intestinale myopathie (sclerodermie)*: de verdikking en verharding van het bindweefsel bij sclerodermie kan ook in het maag-darmkanaal plaatsvinden, hetgeen dan de beweeglijkheid van het colon ongunstig beïnvloedt.
- *Hypothyreoïdie/myxoedeem*: er kan neerslag zijn van glycopolysachariden in de wand van de darm. Deze neerslagen beïnvloeden ook de beweeglijkheid van het colon.
- *Gestoorde spierfunctie van bekkenbodem en externe anale sfincter*: men heeft onvoldoende controle

Tabel 1	Differentiële diagnose van de klacht obstipatie en frequentie van voorkomen als oorzaak voor obstipatie in de huisartsenpraktijk.			
oorzakengroep		**voorbeelden**		
functionele obstipatie (symptoomdiagnose)				
eet- en leefgewoonten		onvoldoende vocht- en vezelinname, overslaan ontbijt, 'graasgedrag', immobiliteit, uitstelgedrag, zwakke buikpers		v
gestoorde colonmotiliteit		prikkelbaredarmsyndroom		v
organische obstipatie				
colon				
lumen	obstructie	stricturen na ontsteking, rectum-/coloncarcinoom, benigne tumor, uterus myomatosus		s
	reflectoir t.g.v. pijn	fissura ani, hemorroïden		v
wand	mucosa	toxisch megacolon		z
		colitis ulcerosa, diverticulitis		s
	spierlaag	intestinale myopathie (sclerodermie)		z
		spastisch bekkenbodemsyndroom (anisme) rectumprolaps, rectokèle, enterokèle, rectumintussusceptie		s
	zenuwlaag	ziekte van Parkinson, multipele sclerose, autonome neuropathie, dwarslaesie, spina bifida, ziekte van Hirschsprung, laxantia-abusus		z
buiten colon				
metabole oorzaken		hypothyreoïdie, dehydratie, diabetes mellitus		s
		hypercalciëmie, hypokaliëmie, porfyrie		z
neurologische oorzaken		zie bij 'zenuwlaag' hiervoor		z
psychische factoren		depressie, stress, anorexia nervosa, gedragsmatig ophoudgedrag, vreemde-toiletangst		s
		seksueel misbruik of fysiek geweld		z
iatrogene oorzaken				
		immobilisatie		s
	geneesmiddelen	ijzerpreparaten, acetylsalicylzuur, NSAID's, antidepressiva, opiaten, anti-epileptica, anti-parkinsonmiddelen, neuroleptica, diuretica, calciumantagonisten		v

v = vaak oorzaak van de klacht obstipatie in de huisartspraktijk;
s = soms;
z = zelden.

over aan- en ontspanning van de bekkenbodem waardoor ontlasten vaak, ondanks hevig persen, niet lukt. Hierdoor kan feces zich ophopen in het rectum, met verdere obstipatie tot gevolg. Dit kan het geval zijn bij het spastisch bekkenbodemsyndroom, maar de verstoring van het functioneren van deze spieren kan ook komen door een rectumprolaps, een recto- of enterokèle of rectumintussusceptie.

Zenuwlaag
Een aantal neurologische ziektebeelden hebben door hun invloed op de innervatie van het colon een vertragende invloed op de passagetijd van de

ontlasting door het colon. Het gaat bijvoorbeeld om de ziekte van Parkinson, multipele sclerose, autonome neuropathie (bijv. bij diabetes mellitus), dwarslaesie, spina bifida, de ziekte van Hirschsprung en laxantia-abusus.

Een neuropathie van de n. pudendus, ontstaan door anale traumata of bevalling, kan ook een rol spelen.

Oorzaken buiten het colon gelegen
Metabool
- *Hypothyreoïdie*: veroorzaakt door een verlaagd basaal metabolisme verminderde peristaltiek, hetgeen kan leiden tot obstipatie, terwijl de ophoping van mucopolysachariden de darmwand verdikt.
- *Hypercalciëmie*: veroorzaakt op zichzelf (onafhankelijk van de oorzaak van de hypercalciëmie) obstipatie, waarschijnlijk ten gevolge van het ontstane vochttekort door versterkte diurese.
- *Hypokaliëmie*: kan ook obstipatie veroorzaken. Er zijn zeer vele mogelijkheden waarom het obstipatie geeft. Onder andere doordat het, net als calcium en magnesium, belangrijk is bij de prikkeloverdracht naar de spierwand van de darm.
- *Porfyrie*: 95% van de mensen met porfyrie heeft gastro-intestinale klachten. Obstipatie is een veelvoorkomende klacht. Over het achterliggende mechanisme lijkt weinig bekend.
- *Diabetes mellitus*: Ten gevolge van de effecten van autonome neuropathie op de zenuwlaag van de wand van het colon.
- *Dehydratie door weinig drinken en plaspillen*.

Neurologisch (zie eerder bij 'zenuwlaag')
Psychische factoren Diverse psychische factoren hebben hun invloed op de stoelgang en kunnen dus ook obstipatie veroorzaken. Voorbeelden hiervan zijn depressie, stress, seksueel misbruik en fysiek geweld. Bij anorexia nervosa is waarschijnlijk het gebrek aan vezels en vocht het achterliggende mechanisme (zeker bij gebruik van laxantia, purgeermiddelen en diuretica), bij gedragsmatig ophoudgedrag (bijvoorbeeld ook door 'vreemd-toiletangst' bij schoolkinderen) zorgt het ophouden voor een uiteindelijke demping van de defecatiereflex en zo voor obstipatie.

Iatrogeen
- *Immobilisatie*.
- *Geneesmiddelen*: hebben vaak een invloed op de stoelgang, elk op hun eigen manier; veelvoorkomende voorbeelden van geneesmiddelen die obstipatie als bijwerking kunnen hebben, zijn ijzerpreparaten, antacida, acetylsalicylzuur, NSAID's, antidepressiva, opiaten (zoals codeïne in hoestdrank, en morfine in de terminale zorg!), anti-epileptica, antiparkinsonmiddelen, neuroleptica, diuretica en calciumantagonisten.

5 Kansverdeling van diagnosen

De ingangsklacht obstipatie is in bijna 80% van de gevallen ook de einddiagnose, en blijft dus 'onverklaard'. Bij 3% van de patiënten wordt de obstipatie geduid als geneesmiddelenbijwerking en bij 2,5% als passend bij een prikkelbaredarmsyndroom. Overige einddiagnosen komen nauwelijks voor (zie tabel 2).[10]

6 Betekenis van de voorgeschiedenis

Kijkend naar de kansverdeling van diagnosen en de differentiële diagnosen lijkt het zinvol om bij een nieuw ontstane obstipatie in ieder geval de medicatiehistorie van de patiënt in ogenschouw te nemen en hierbij vooral te letten op recente wijzigingen in de medicatie. Vraag ook naar recent zelfgekochte medicijnen. Veel medicijnen kunnen namelijk een invloed hebben op de stoelgang (zie ook bij differentiële diagnose). Verder kunnen de gynaecologische en neurologische voorgeschiedenis aanwijzingen bevatten voor een achterliggende oorzaak, bijvoorbeeld een forse uterus myomatosus of prolaps (zie ook bij differentiële diagnose).

7 Betekenis van de anamnese

Het doel van de anamnese bij de klacht obstipatie is helder te krijgen wat de patiënt of zijn/haar ouders onder obstipatie en onder een normale stoelgang verstaan, of obstipatie de enige klacht is of dat het een symptoom van een andere aandoe-

Tabel 2 Einddiagnosen bij de klacht obstipatie in de huisartspraktijk (a-priorikansen in procenten per leeftijdsgroep).[10]

	totaal	0-4	5-14	15-24	25-44	45-64	65-74	75+
obstipatie (symptoomdiagnose)	80	75	88	70	82	78	76	84
geneesmiddelenbijwerking	3				2	5	7	3
prikkelbaredarmsyndroom	3			4	7	4	2	1
andere ziekte tr. digest. (ex hemorr K96)	2					1	4	4
fissura ani/perianaal abces	2	7	4		2	1		
diverticulose/diverticulitis	1					2	3	2
rest	10	18	8	26	6	9	8	6

ning zou kunnen betreffen. Verder kan een beeld worden verkregen van de inbreuk van de klacht op het dagelijks leven van de patiënt.

Concreet betekent dit dat men vraagt naar de volgende zaken.
– *Aanvang en duur van de klacht.* De duur van de klacht geeft inzicht in de eventueel reeds aanwezige chroniciteit ervan bij presentatie. Bij een kortgeleden ontstane nieuwe obstipatie moet eerder worden gedacht aan een organische oorzaak. Hoe langer de klacht al aanwezig is, hoe kleiner de kans op een organische oorzaak. Alarmsymptomen wijzen ook in een organische richting (zie kader).
– *Aard van de klacht* (frequentie, consistentie, vorm en hoeveelheid ontlasting, noodzaak tot persen, loze aandrang, uitstelgedrag, bloed en/of slijmverlies, afwisseling met diarree en pijn bij defecatie, kunnen 'leegpoepen', iets naar buiten voelen komen, noodzaak tot manuele ondersteuning). De aard van de klacht geeft inzicht in het ontlastingpatroon dat door de patiënt als obstipatie wordt geduid, en kan informatie geven over de waarschijnlijke oorzaak ervan. Bij uitstelgedrag kan de reden ervan onderzocht worden (bijvoorbeeld geen tijd nemen voor de ontlasting of vreemd-toiletangst), bloed en/of slijmverlies doet eerder denken aan een organische oorzaak, afwisseling met diarree kan passen bij een prikkelbaredarmsyndroom, of bij overloopdiarree, en bij aanwezigheid van pijn bij de defecatie kan de oorzaak van de pijn gezocht worden (bijvoorbeeld een getromboseerd hemorroïd of een fissuur).
– *Voeding.* Voldoende vocht- en vezelinname.

– *Overige klachten* (gewichtsverandering, misselijkheid, braken, anorexie, opgeblazen gevoel, krampen, smaakverandering, koorts, dieet, medicamenten). Ook de aanwezigheid van overige klachten kan de zoektocht naar de oorzaak van obstipatie richting geven. Bij gewichtsveranderingen kan gedacht worden aan hypothyreoïdie (bij toename van het gewicht), maar ook, bijvoorbeeld in combinatie met anorexie, aan maligniteiten (bij afname van het gewicht).
– *Extra vragen bij kinderen.* Tijdstip eerste meconiumlozing (> 48 uur: aanwijzing ziekte van Hirschprung), recente overgang van borst- naar flesvoeding, verhouding melkpoeder/water bij flesvoeding, fecale incontinentie, tekenen van urineweginfectie of urine-incontinentie (een van de klinische presentaties van obstipatie), verloop zindelijkheidstraining, ouder-/kindrelatie, life-events (verlies dierbaren, geboorte broer/zus, schoolproblemen), fysiek geweld, seksueel misbruik, groei en ontwikkeling (failure to thrive: aanwijzing ziekte van Hirschprung).

Alarmsymptomen bij obstipatie

- bloed door/bij de ontlasting
- anorexie
- gewichtsverlies
- nieuw ontstane obstipatie/plotse verandering van normale stoelgang[17]

8 Betekenis van het lichamelijk onderzoek

Een algemeen lichamelijk onderzoek levert in principe weinig op bij patiënten met een chronische obstipatie. Bij een nieuw ontstane of verergerde obstipatie en bij verdenking op een organische obstipatie naar aanleiding van de anamnese kan lichamelijk onderzoek wel zinvol zijn.

ONDERZOEK VAN HET ABDOMEN

Inspectie
Kijk of de buik opgezet is. Bij neonaten kan dit een teken van de ziekte van Hirschsprung zijn.

Auscultatie
De aanwezigheid van gootsteengeruisen kan wijzen op een (sub)ileus, dus op een obstructie. De afwezigheid van peristaltiek kan wijzen op een paralyse (bijv. bij elektrolytstoornissen of ten gevolge van morfine).

Palpatie
Bij palpatie kan men eventueel de ontlasting in het colon descendens voelen. Let bij kinderen vooral op de aanwezigheid van een grote palpabele fecale massa (scybala). Ook andere ruimteinnemende processen kunnen worden gevoeld (tumoren, forse uterus myomatosus et cetera).

INSPECTIE PERIANALE REGIO

Inspecteer met goede belichting, spreid de billen en laat de patiënt even persen. Let op de aanwezigheid van hemorroïden of anale fissuren, kijk of er een prolaps van het rectumslijmvlies bij persen optreedt, en let bij kinderen op anorectale misvormingen.

RECTAAL TOUCHER

Verricht rectaal toucher bij aanwezigheid van rectaal bloedverlies en bij klachten als buikpijn, malaise en gewichtsverlies, om een palpabele afwijking te kunnen vaststellen. Let op pijn, op de aanwezigheid van palpabele massa's en op de vulling van de ampulla recti. Obstipatie kan zowel met een vol als een leeg rectum optreden, maar de vulling van het rectum is van belang voor het kiezen van een eventuele therapie (vol rectum met fecale impactie: niet (alleen) oraal laxeren). Verricht bij kinderen rectaal toucher als getwijfeld wordt aan de diagnose, alleen om eventuele fecale impactie vast te stellen, zodat de diagnose obstipatie gesteld kan worden.

VAGINAAL TOUCHER

Hiermee kan worden beoordeeld of er sprake is van bijvoorbeeld een rectokèle, een prolaps of van een forse uterus myomatosus.

9 Betekenis van eenvoudig aanvullend onderzoek

In eerste instantie hoeft er geen aanvullend onderzoek (laboratorium- en urineonderzoek) gedaan te worden als er op basis van anamnese en lichamelijk onderzoek geen grote verdenking is op relevante darm- of andere pathologie. Indien hier wel aanwijzingen voor zijn, kan op indicatie urineonderzoek of eenvoudig aanvullend onderzoek worden aangevraagd:
- TSH als men denkt aan een hypothyreoïdie;
- kalium als men denkt aan een hypokaliëmie;
- calcium als men denkt aan een hypercalciëmie;
- glucose als men denkt aan een autonome neuropathie bij diabetes mellitus.

Overigens geldt voor al deze achterliggende oorzaken dat het zeer onwaarschijnlijk is dat obstipatie de enige of eerste uitingsvorm ervan is.

10 Betekenis van complex aanvullend onderzoek

Complexer aanvullend onderzoek heeft tot doel lokale afwijkingen in de darm vast te stellen (buikoverzichtsfoto, sigmoïdoscopie, colonoscopie), een functiestoornis van het rectum aan te tonen (anorectaal functieonderzoek) of een vertraagde passagetijd door de darm vast te leggen (colonpassagetijd met radio-opake markers). Ook het in kaart brengen van de totale passagetijd met onderscheid naar maagontlediging, dunnedarmpassage en colonpassagetijd is mogelijk met radio-isotopen.[14,18]

BUIKOVERZICHTSFOTO EN COLONINLOOPONDERZOEK

Een buikoverzichtsfoto geeft onder andere informatie over de aanwezigheid van vloeistofspiegels, over de vulling/overvulling van de darm en over het niveau tot waar de ontlasting in de darm is gezakt. In het algemeen is een coloninlooponderzoek bij obstipatie niet meer geïndiceerd. Een coloninloop, altijd uitgevoerd in combinatie met een sigmoïdoscopie, behoeft als voorbereiding laxeren van bovenaf. Dit is bij een acuut ontstane of acuut verergerde obstipatie soms gecontraïndiceerd vanwege het risico op perforatie van de darmwand door de ontlasting. Wat wel gedaan wordt, is een coloninlooponderzoek zonder voorbereiding of alleen met een klysma. Hierbij wordt geen barium gebruikt als inloopvloeistof, maar gastrografine (amidotrizoïnezuur). Gastrografine geeft een afbeelding van de darm, maar kan eveneens de defecatie weer op gang krijgen vanwege zijn hypertoniciteit.

SIGMOÏDOSCOPIE OF COLONOSCOPIE

Hiermee kan men lokale afwijkingen in de darm vaststellen. Bij obstipatie is dit onderzoek vooral geïndiceerd bij patiënten met verdenking op een tumor (vooral indien ook gewichtsverlies, bloeding, anemie en een leeftijd ouder dan 40 jaar aan de orde zijn) of met verdenking op stricturen na een ontsteking. Belangrijk is hier ook de familieanamnese op het vóórkomen van coloncarcinoom bij eerste- en tweedegraads verwanten op jonge leeftijd. Als colonoscopie niet lukt, kan ook een CT-colografie uitgevoerd worden.

ANORECTAAL FUNCTIEONDERZOEK

Het aantonen van een functiestoornis of het vastleggen van een vertraagde passagetijd zal in principe alleen gebeuren bij patiënten met een ernstige chronische therapieresistente obstipatie, bij wie de uitslag van het onderzoek ook consequenties heeft voor de vervolgtherapie.

Defecogram met videoregistratie
Hierbij wordt het verloop van het defecatiepatroon gevolgd met een videoröntgencamera na inbrengen van contrastpap in het rectum. Met oraal contrast wordt de dunne darm gevuld en bij vrouwen wordt ook vaginaal contrast gegeven.

Manometrie van rectum en anus
Hierbij worden met behulp van een manometer drukken in het rectum en de anus gemeten, alsmede de rectale inhibitiereflex (als teken van de ziekte van Hirschsprung) en de compliantie van het rectum.

Elektromyografie
Hiermee wordt de motorische en sensibiliteitfunctie van de anus en bekkenbodem onderzocht met behulp van elektroden.

Endo-echografie
Hiermee kan men eventuele sfincterdefecten onderzoeken.

MRI-bekken
Hiermee kunnen sfincterdefecten, maar ook goed- of kwaadaardige processen in het kleine bekken zichtbaar gemaakt worden.

Bij verdenking op de ziekte van Hirschsprung spelen met name de anale manometrie en het defecogram een belangrijke rol. Bij een patiënt met een verdenking op een innervatiestoornis van de bekkenbodemspieren zijn de anale manometrie en elektromyografie van belang.

COLONPASSAGETIJD MET RADIO-OPAKE MARKERS

Dit onderzoek kan helpen om patiënten met een functionele obstipatie in te delen in de categorie 'slow transit' (langzame passagetijd) of 'outlet delay' (normale passagetijd, maar accumulatie van feces in het sigmoïd of rectum). Dit is vooral in de Verenigde Staten een meer gebruikelijk onderzoek.

11 Samenvatting

Obstipatie is een redelijk frequent voorkomende klacht in de populatie. De gemiddelde incidentie in de huisartsenpraktijk is 9,3 per 1.000 patiënten per jaar. De klachtpresentatie is een subjectieve aangelegenheid, vooral afhankelijk van wat de patiënt verstaat onder een normale stoelgang.

Obstipatie kan worden ingedeeld in obstipatie van het functionele en het organische type. In de huisartsenpraktijk heeft obstipatie in meer dan 90% van de gevallen géén organische oorzaak. De anamnese kan gebruikt worden om te verhelderen wat de patiënt onder obstipatie verstaat, om na te gaan of er aanwijzingen zijn voor een organische oorzaak van de obstipatie en om de inbreuk die de obstipatie op het dagelijks leven van de patiënt heeft te evalueren. Lichamelijk onderzoek is zinvol bij een nieuw ontstane of verergerende obstipatie en bij verdenking op een organische oorzaak ervan. Het doen van aanvullend onderzoek is in eerste instantie niet noodzakelijk als anamnese en eventueel lichamelijk onderzoek daartoe geen aanleiding geven.

Literatuur

1 Eekhof JAH, Knuistingh Neven A, Opstelten W. Kleine kwalen in de huisartsenpraktijk. 5e herz. druk. Maarssen: Elsevier Gezondheidszorg, 2007.
2 Longstreth GF, Thompson WG, Chey WD, Houghton LA, Mearin F, Spiller RC. Functional bowel disorders. Gastroenterology 2006;130:1480-91.
3 NHG-Standaard Obstipatie 2010 (http://nhg.artsennet.nl/home.htm).
4 Bassoti G, Bellini M, Pucciani F, et al. An extended assessment of bowel habits in a general population. World J Gastroenterol 2004;10(5):713-6.
5 Pinkhof-Hilfman. Geneeskundig woordenboek. 10e herz. en uitgebr. druk. Houten/Diegem: Bohn Stafleu van Loghum, 1998.
6 Peppas G, Alexiou VG, Mourtzoukou E, Falagas ME. Epidemiology of constipation in Europe and Oceania: a systematic review. BMC Gastroenterol 2008;8:5.
7 Varma MG, Hart SL, Borwn JS, Creasman JM, Eeden SK van den, Thom DH. Obstructive defecation in middle-aged women. Dig Dis Sci 2008;53:2702-9.
8 Irvine EJ, Ferrazzi S, Pare P, et al. Health-related quality of life in functional GI disorders: focus on constipation and resource utilization. Am J Gastroenterol 2002;97:1986-93.
9 Mason HJ, Serrano-Ikkos E, Kamm MA, et al. Psychological morbidity in women with idiopathic constipation. Am J Gastroenterol 2000;95:2852-7.
10 Okkes IM, Oskam SK, Lamerts H. Van klacht naar diagnose. Bussum: Coutinho, 1998.
11 Guyton AC. Textbook of medical physiology. 7th ed. Philadelphia: Saunders, 1986.
12 Isselbacher KJ. Harrisons' principles of internal medicine. 13th ed. New York: McGraw-Hill, 1994.
13 Hopcroft K, Fonte V. Symptom sorter. 2nd ed. Abingdon: Radcliff Medical Press, 2003.
14 Commissie Aanvullende Diagnostiek van het College voor zorgverzekeringen. Diagnostisch kompas 2003. Amstelveen: College voor zorgverzekeringen, 2003.
15 Larsen PR. Williams Textbook of endocrinology. 10th ed. Philadelphia: Saunders, 2003.
16 Hoffman R. Hematology: Basic principles and practice. 3rd ed. New York: Churchill Livingstone Inc, 2000.
17 Wald A. Diagnosis of constipation in primary and secondary care. Rev Gastroenterol Disord 2004; 4(suppl 2):s28-s33.
18 Locke GR, Pemberton JH, Phillips SF. AGA technical review on constipation. Gastroenterology 2000;119:1766-78.

Rectaal bloedverlies

H.G.L.M. Grundmeijer en J.H. Kleibeuker

1 Inleiding

Rectaal bloedverlies komt veel voor in de algemene bevolking.[1-3,4] Meestal is het bloedverlies niet acuut of is het intermitterend (90%) en zonder hemodynamische consequenties. Soms is het acuut en is er sprake van een grote hoeveelheid bloedverlies in korte tijd.[5,6] Het bloed kan zowel helderrood van kleur zijn als heel donker. Als een patiënt teerzwarte ontlasting heeft, noemt men dit melaena.

De patiënten die hun arts consulteren met rectaal bloedverlies, doen dit meestal met de vraag of het zou kunnen wijzen op kanker.[7] Slechts een klein percentage (3%) van de patiënten die met rectaal bloedverlies bij hun arts komen, heeft daadwerkelijk een maligniteit als onderliggende oorzaak.[1,8] Het probleem voor de arts is of een colorectaal carcinoom moet worden uitgesloten door middel van invasief onderzoek of niet. De prognose van colorectaal carcinomen is beter wanneer de behandeling in een vroeger stadium begint. Aan de andere kant leidt een ongericht beleid, met veelal invasieve vervolgonderzoeken, tot een grote belasting van de patiënt en de tweedelijnsvoorzieningen.[9,10]

> Om de lezer een indruk te geven van de mate van bewijskracht ter onderbouwing van een aantal belangrijke diagnostische stappen, is deze onderbouwing door de auteurs als volgt aangegeven.
> – [E] = Voldoende bewijskracht; dat wil zeggen meerdere goed opgezette onderzoeken met eensluidende uitkomsten in een vergelijkbare populatie.
> – [A] = Sterke aanwijzingen of indirect bewijs; dat wil zeggen één goed opgezet onderzoek met betrekking tot een vergelijkbare populatie, of meerdere onderzoeken in andere, niet geheel vergelijkbare populaties.
> – [C] = Consensus uit richtlijnen of standaarden met betrekking tot de populatie.

2 De klacht in de bevolking

Over de incidentie van rectaal bloedverlies in de Nederlandse bevolking zijn geen gegevens bekend. In een Engelse studie bleek in het voorafgaande jaar ongeveer 20% van de ondervraagde populatie rectaal bloedverlies te hebben gehad.[4] Veel mensen met chronisch rectaal bloedverlies consulteren de huisarts niet, of pas na een lange tijd. Dit verklaart dat de incidentie van rectaal bloedverlies in de algemene bevolking hoger ligt dan de incidentie in de huisartspraktijk. Redenen om de huisarts niet te consulteren zijn:[4,7,11,12]
– de klacht wordt niet als ernstig beschouwd of gaat vanzelf over;
– schaamte of angst voor onplezierige onderzoeken.

Anderzijds wordt rectaal bloedverlies niet altijd opgemerkt door de patiënt. Een oorzaak hiervoor is dat de controle van de ontlasting niet altijd zorgvuldig is (de patiënt kijkt niet achterom, of het type toiletpot is ongeschikt voor controle).

3 De eerste presentatie bij de dokter

De huisarts ziet ongeveer 5,3 per 1.000 patiënten per jaar met rectaal bloedverlies of melaena: 4,5 met rectaal bloedverlies en 0,8 wegens melaena.[3] Veel patiënten die besluiten om met deze klacht naar de huisarts te gaan, doen dit met de hulpvraag: kan het wijzen op kanker? Andere redenen om de huisarts te consulteren, zijn pijn, ongemak of op aanraden van de omgeving.[4,7,11] Acuut heftig rectaal bloedverlies is voor de patiënt een reden om de huisarts met spoed te roepen. De huisarts zal de patiënt dan doorverwijzen naar het ziekenhuis, aangezien bij acuut heftig rectaal bloedverlies hemodynamische instabiliteit van de patiënt kan optreden.[5,6]

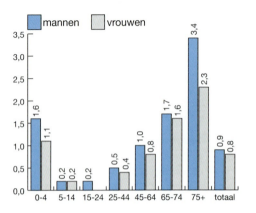

Figuur 1 Incidentie van de klacht melaena/zwarte ontlasting in de huisartspraktijk, aan het begin van een episode, per 1.000 patiënten per jaar.[3]

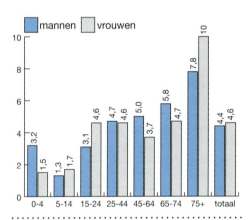

Figuur 2 Incidentie van de klacht rectaal bloedverlies in de huisartspraktijk, aan het begin van een episode, per 1.000 patiënten per jaar.[3]

4 Pathofysiologie en differentiële diagnose

Anatomisch kan de bloeding ontstaan door een aandoening van de huid (fissura ani), het slijmvlies (ontsteking, ulcus, poliep, carcinoom) en de bloedvaten (hemorroïden, angiodysplasieën) of door zwakte van het bindweefsel (diverticulose).

De kleur van het bloed kan een indicatie geven over de plaats van de bloeding. Meestal is bij een hoger gelegen bron de kleur van het bloed donkerder en ook meer gemengd met de ontlasting. Bepalend voor de kleur is vooral de tijd dat het bloed zich in het maag-darmkanaal bevindt: hoe langer die tijd is, hoe donkerder vaak de kleur. Bij een acute, hevige bloeding vanuit de maag of het duodenum kan in sommige gevallen echter helderrood rectaal bloedverlies ontstaan.

Melaena is teerzwarte ontlasting die meestal ontstaat door een bloeding boven het eerste gedeelte van het duodenum. De zwarte kleur ontstaat door de gedeeltelijke vertering van hemoglobine.

De differentiële diagnostiek van chronisch intermitterend en acuut rectaal bloedverlies komt niet overeen.

NIET-ACUUT OF INTERMITTEREND RECTAAL BLOEDVERLIES

Veelvoorkomende oorzaken zijn de volgende.

Hemorroïden

Boven de crypten van Morgagni ligt submucosaal de interne hemorroïdale plexus. Deze plexus werkt als een sponsachtig zwellichaam en zorgt daardoor mede voor een goede afsluiting van de anus. Bij constipatie, verlies van elasticiteit van het bindweefsel en bij drukverhoging (denk ook aan zwangerschap) ontstaan er varicose dilataties van de plexus. We spreken dan van een hemorroïd. Als deze zwelling zich ontwikkelt in de inferieure hemorroïdale plexus, spreekt men van een externe hemorroïd; bij een zwelling in de superieure plexus is er sprake van een interne hemorroïd (figuur 3). De prevalentie in de algemene bevolking is ongeveer 15%. Hemorroïden zijn over het algemeen symptoomloos; mogelijke symptomen zijn bloedverlies bij de defecatie, pijn vooral bij trombusvorming en jeuk. Het bloedverlies is helderrood en is zichtbaar op de ontlasting en op het toiletpapier ná de ontlasting.[13]

Hemorroïden kunnen worden onderverdeeld naar de mate van prolabering.[14]

Graad 1: alleen bij procto/endoscopie zichtbare hemorroïden, geen prolaps.

Graad 2: prolaps bij persen met spontane repositie.

Graad 3: spontane prolaps met de mogelijkheid deze digitaal te reponeren.

Graad 4: prolaps zonder de mogelijkheid digitaal te reponeren

Fissura ani

Dit is een spleetvormig scheurtje of zweertje in het epitheel van het anale kanaal, lopend van vlak onder de linea dentata tot aan de rand van de anus (figuur 4). Het passeren van de ontlasting is vaak zeer pijnlijk. Het is een van de meest voorkomende oorzaken van rectaal bloedverlies bij kinderen en is meestal een gevolg van obstipatie door een verandering in het dieet. De fissuren zijn vooral posterieur gelokaliseerd. Er is veelal sprake van pijnlijk, helderrood bloedverlies tijdens en vlak na de passage van ontlasting. De fissuur ontstaat waarschijnlijk door het passeren van harde feces. Door de pijn wordt de defecatie vaak uitgesteld. Dan ontstaat weer obstipatie en dat geeft weer meer kans op een pijnlijke fissuur. Ook anaal seksueel contact of een periode met diarree kan de oorzaak zijn. Het bloed wordt vooral gezien op het toiletpapier en het is vaak een kleine hoeveelheid.[15]

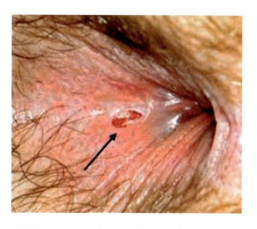

Figuur 4 Fissura ani.

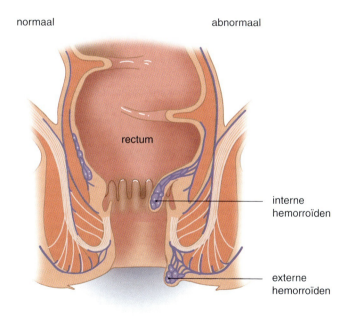

Figuur 3 Hemorroïden of corpora cavernosa recti.

Oorzaak niet gevonden

In veel gevallen wordt er geen oorzaak gevonden. Het bloeden is vaak alweer gestopt als de patiënt bij de huisarts komt. Als er na de anamnese en het lichamelijk en eenvoudig aanvullend onderzoek geen redenen zijn om aan te nemen dat het om een ernstige onderliggende oorzaak gaat, kan de huisarts besluiten om verder af te wachten.[1,9,24-33] In een enkel geval wil het gebeuren dat obstipatie een oorzaak is van rectaal bloedverlies. De harde ontlasting kan kleine slijmvlieslaesies veroorzaken, vooral in de anus.

De volgende oorzaken komen minder vaak voor.

Colitis/proctitis

Bij colitis ulcerosa kan door de ontstoken mucosa rectaal bloedverlies ontstaan. Wanneer de ontsteking beperkt is tot het rectum, ziet men meestal helderrood bloedverlies en verder normale ontlasting. Als de ontsteking zich over een langer traject uitstrekt, is er veelal sprake van bloederige diarree. Bij de ziekte van Crohn komt zelden rectaal bloedverlies voor.

Ischemische colitis

Ischemische colitis wil nog wel eens bij ouderen ontstaan na een episode met hypotensie en geeft altijd bloedverlies. Bij colitis na radiotherapie is er bijna altijd bloedverlies. Bij bestralingsproctitis ziet men meestal geen bloed bij de ontlasting.[25]

Poliepen

Er bestaat een aantal typen darmpoliepen. De meest voorkomende is de tubulaire adenomateuze poliep, die overal in het colon kan voorkomen en wordt beschouwd als precursor voor het coloncarcinoom (figuur 5). De grotere poliepen in het rectum en het sigmoïd zijn goed gevasculariseerd en bloeden vaak als gevolg van trauma (bijv. door langskomende feces). De hoger gelegen poliepen bloeden veel minder vaak. De kleur van het bloed hangt af van de plaats van de poliep. Bij distaal gelegen poliepen zal het bloed meer helderrood gekleurd zijn dan bij proximale poliepen. Het bloeden ontstaat vooral gedurende de defecatie. De hoeveelheid verloren bloed is relatief klein; er is zelden sprake van hevig bloedverlies.[18,24]

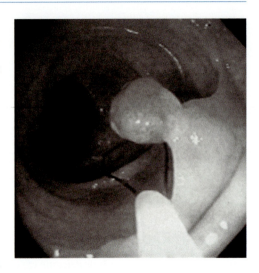

Figuur 5 Colonpoliep.

Colorectaal carcinoom

In Nederland worden per jaar ongeveer 10.000 nieuwe gevallen van colorectaal carcinoom gediagnosticeerd (cijfer van 2006).[8] Het carcinoom ontstaat in de meerderheid van de gevallen vanuit een adenomateuze poliep in de darm (figuur 6). Als oorzaken worden genetische factoren en externe factoren (adipositas, weinig beweging, roken, alcohol, te weinig vezels en groenten en te veel vlees en dierlijke vetten in de dagelijkse voeding) genoemd. Rectaal bloedverlies is een belangrijk symptoom van colorectale carcinomen. Het bloedverlies kan zichtbaar zijn op of vermengd met de ontlasting, maar vooral bij hoger liggende laesies in de darm is het bloedverlies meestal occult.[9]

ACUUT RECTAAL BLOEDVERLIES[5,6,26-28]

Gastro-enteritis

Bij een zeer heftige gastro-enteritis kan het slijmvlies soms zo beschadigd zijn dat ook de bloedvaten in de mucosa aangedaan zijn. Samen met de diarree kan er dan (soms zelfs fors) bloedverlies optreden.

Divertikels

Ongeveer 35% van de personen ouder dan 50 jaar heeft colondivertikels, vooral in het sigmoïd en het colon descendens.[25,29] Een divertikel is een

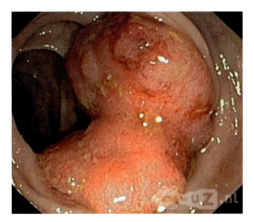

Figuur 6 Coloncarcinoom.

uitstulping van de darmmucosa en submucosa door de spierwand en ontstaat vooral tussen de taeniae, op het punt waar de bloedvaten door de wand komen.[25] De meeste patiënten met divertikels hebben geen symptomen. Klachten die vaak geassocieerd zijn met divertikels (en dus niet noodzakelijk een causaal verband hebben) zijn:
- pijn in de linker fossa iliaca of lage buikpijn;
- een veranderd defecatiepatroon (periodes van diarree of constipatie);
- slijm bij de ontlasting.

Als een patiënt divertikels heeft, spreekt men van diverticulose; wanneer er een ontsteking in een divertikel ontstaat, is er sprake van diverticulitis. Bloedingen ontstaan meestal door een ruptuur van de vasa recta in het divertikel en zijn pijnloos.[22] Het bloedverlies is altijd arterieel; 80% van de divertikelbloedingen in het colon stopt spontaan, maar de kans op een recidief is 25%.[25,29]

Angiodysplasieën

Dit zijn kronkelend verlopende, dilaterende bloedvaten die submucosaal en mucosaal in vooral het caecum en het rechter colon te vinden zijn.[13] Er zijn verschillende theorieën over de ontstaanswijze. Eén theorie is dat angiodysplasieën ontstaan door obstructie van submucosale venen op het punt waar deze door de spierlagen van het colon gaan. Door een herhaalde episode van obstructie ontstaat er dilatatie in de arterioveneuze vaten, met als gevolg een intermitterende bloeding. Het bloedverlies is capillair of veneus. Van de bloedingen stopt 90% spontaan. De kans op het krijgen van een nieuwe bloeding is echter 85%.[27,29-31]

Acute hemorroïdale bloeding

Hemorroïden bloeden meestal intermitterend en chronisch, maar in sommige gevallen kan er ook een meer acute bloeding ontstaan met meer bloedverlies.

Geneesmiddelen

Middelen met effect op de stolling (cumarinederivaten, acetylsalicylzuur, NSAID's al of niet in combinatie met corticosteroïden, SSRI's en/of spironolacton) kunnen bloedingen geven. Er kan ook bij het gebruik van deze middelen een ernstig onderliggend lijden zijn.

Minder vaak voorkomende oorzaken zijn de volgende.

Bloeding uit een ulcus in het duodenum of de dunne darm

Een al dan niet door NSAID's ontstane ulcus in de dunne darm of het duodenum kan bij een heftige bloeding met veel bloedverlies acuut helderrood rectaal bloedverlies geven.

Traumatische laesies

Door seksueel gedrag en misbruik kunnen anale bloedingen ontstaan. Bij het anaal opmeten van de temperatuur met een thermometer ontstaan soms (kleine) beschadigingen in het rectum. Deze beschadigingen kunnen in een enkel geval zelfs tot fors bloedverlies leiden.[32]

Bloeding na poliepectomie

Een bloeding na een uitgevoerde poliepectomie treedt meestal direct na de ingreep op, maar kan ook enige uren tot twee weken erna ontstaan.[25,29,33]

Meckel-divertikel

Door incomplete obliteratie van de ductus omphaloentericus ontstaat een divertikel in het ileum. Een bloeding ontstaat bijna alleen in de kindertijd. De bloeding is pijnloos, met bruin tot helderrood bloedverlies. Verder moet men bij kinderen met rectaal bloedverlies denken aan een fissura ani, invaginatie en colitis.[28,34]

Acute ischemie van het colon; colitis (inflammatoir of door radiotherapie)

Bloedverlies bij een acute ischemie van het colon ontstaat doordat de ischemische vaten gaan bloeden. Het is vaak in de vorm van bloederige diarree, meestal volgend op krampende buikpijn.

Bij inflammatoire colitis is het bloed vaak gemengd met de ontlasting. Verder heeft de patiënt meestal diarree, tenesmus en pijn.

Zeldzame oorzaken

Verder is er een aantal (zeer) zeldzame oorzaken voor acuut rectaal bloedverlies. Er moet dan gedacht worden aan varices in ileum, colon of rectum, teleangiëctasieën, aorto-enterale fistels of een stollingsstoornis.

5 Kansverdeling van diagnosen

Er zijn, gezien het geringe voorkomen, geen a-priorikansen te geven voor de klacht melaena/zwarte ontlasting.

TOPVIJF EINDDIAGNOSEN BIJ CONTACTREDEN RECTAAL BLOEDVERLIES

De totalen van de vijf meest gestelde einddiagnosen, zoals gepresenteerd in tabel 1, zijn als volgt:
- nog geen oorzaak gevonden (diagnose rectaal bloedverlies blijft gehandhaafd): 35%;
- hemorroïden: 23%. Hemorroïden komen zeer frequent voor in alle leeftijdsgroepen. De man-vrouwratio is 1 : 4. Door de algemene bekendheid met hemorroïden wordt veel zelfmedicatie toegepast; niet iedereen komt dus bij de huisarts;
- fissura ani: 15%. Fissurae ani komen het meest voor bij kinderen, vooral bij meisjes;
- gastro-enteritis: 4,3%. Vaak is er naast bloedverlies ook diarree, buikpijn en bovenbuikklachten;
- maligniteit: 3,6%.[1] De kans dat iemand in de bevolking met rectaal bloedverlies colorectaal kanker heeft, is 0 tot 1%,[1] bij de huisarts 3 tot 4% en na verwijzing naar de maag-darmarts ongeveer 10%.[35]

Voor acuut rectaal bloedverlies zijn in het bijzonder de volgende diagnosen van belang.

Angiodysplasieën

De incidentie en prevalentie in de huisartspraktijk van angiodysplasieën is kleiner dan 1 per 1.000 patiënten per jaar. Angiodysplasieën kunnen op elke leeftijd voorkomen, maar geven bijna altijd pas bloedingen op latere leeftijd. De verdeling tussen man en vrouw is gelijk.

Divertikels

De prevalentie is drie en de incidentie is één per 1.000 patiënten per jaar in de huisartspraktijk.[3] Niet alle divertikels geven rectaal bloedverlies als klacht.

Geslacht en leeftijd

Voor bepaalde aandoeningen zijn het geslacht en de leeftijd van belang.

Vrouwen hebben in het algemeen meer kans op het krijgen van hemorroïden, terwijl een fissura

Tabel 1 Einddiagnose van episoden die beginnen met contactreden rectaal bloedverlies[3] (a-priorikansen in procenten per leeftijdsgroep).

	totaal	0-4	5-14	15-24	25-44	45-64	65-74	75+
rectaal bloedverlies e.c.i.	35	25	7	28	34	44	36	36
hemorroïden	23	–	7	23	26	26	24	19
fissura ani; perianaal abces	15	25	29	32	13	14	7	9
gastro-enteritis NAO	4	–	21	4	7	–	4	1
maligne neoplasma tractus digestivus	4	–	–	–	–	3	11	9
restdiagnosen samen	19	50	36	14	20	13	18	26

Diagnosen die bij minder dan tien personen per jaar worden gesteld zijn niet weergegeven.

ani vooral bij jonge kinderen voorkomt, vooral bij meisjes.

Het colorectaal carcinoom en divertikels komen zelden beneden de 40 jaar voor, terwijl 85% van de patiënten ouder is dan 60 jaar.

De incidentie van angiodysplasieën en divertikels neemt met het ouder worden toe. Constipatie ziet men vooral onder het 4e jaar en na het 65e jaar.

Tabel 2	Differentiële diagnose voor de praktijk.	
acuut rectaal bloedverlies	gastro-enteritis	s
	divertikels	s
	angiodysplasieën	s
	hemorroïdaal	s
	bloeding in een ulcus	z
	traumatische	z
	bloeding na poliepectomie	z
	meckel-divertikel	z
	acute ischemie van het colon; colitis	z
chronisch intermitterend bloedverlies	hemorroïden	v
	fissura ani	v
	oorzaak onbekend	v
	colitis/proctitis	s
	poliepen	s
	maligniteit	s

v = vaak;
s = soms;
z = zelden.
Schuingedrukt: noodzakelijk in elk geval uit te sluiten.

6 Betekenis van de voorgeschiedenis

Er is geen duidelijk bewijs voor een erfelijke predispositie voor hemorroïden. Er wordt wel aangenomen dat te weinig vezels in het dieet, obstipatie en een dagelijks lang toiletbezoek een verhoging geven van de kans op hemorroïden. Dit is echter nooit bewezen.[36] Voor fissurae ani is bij kinderen van belang of er een verandering in het dieet heeft plaatsgevonden waardoor obstipatie is ontstaan. Ook bij volwassenen is obstipatie in de voorgeschiedenis van belang. De passage van harde ontlasting kan resulteren in een beschadiging van het anale kanaal.[15]

ERFELIJKHEID

Het ontwikkelen van poliepen kan berusten op een erfelijke aandoening.

Familiaire adenomateuze polyposis (FAP) is een autosomaal dominante ziekte waarbij er in het colon veel (meer dan 100) adenomateuze poliepen voorkomen. Een belangrijk kenmerk van deze ziekte is dat er zich bijna altijd een maligniteit ontwikkelt, meestal voor het 40e levensjaar.[37] Rectaal bloedverlies is een van de meest voorkomende klachten bij deze ziekte.[23]

Het syndroom van Lynch (vroeger hereditair non-polyposis colorectaal carcinoom, HNPCC, genoemd) is een autosomaal dominant erfelijke aandoening waarbij de patiënt vaak al voor het 45e jaar een coloncarcinoom ontwikkelt. Er wordt geschat dat 3% van alle coloncarcinomen optreedt in het kader van het syndroom van Lynch.

Zowel bij FAP als bij het syndroom van Lynch hebben eerstegraads familieleden dus 50% kans om de aanleg voor aandoening te overerven.

Surveillance bij erfelijke belasting

Syndroom van Lynch
Eerstegraads familieleden van patiënten met het syndroom van Lynch komen in aanmerking voor een tweejaarlijkse screening. Hierbij wordt het hele colon onderzocht door middel van coloscopie. Als bij iemand met het syndroom van Lynch een coloncarcinoom wordt geconstateerd, wordt in de regel een subtotale colectomie met een ileorectale anastomose verricht. Daarna volgt eenmaal per één à twee jaar een endoscopische controle van het rectum.[38,39]

FAP
Bij familiaire adenomateuze polyposis heeft men een zeer grote kans om vóór het 40e levensjaar een colorectaal carcinoom te ontwikkelen. Bij personen met een risico op FAP wordt daarom vanaf het 12e levensjaar jaarlijks een endoscopie verricht. Patiënten met FAP krijgen als behandeling een colectomie, in de regel ruim voordat zich een maligniteit heeft ontwikkeld.[37,39,40-43]

Voor colorectaal carcinomen geldt dat een klein deel van de bevolking een duidelijk verhoogde kans heeft.[9,44] Bij de volgende groepen personen

moet men extra bedacht zijn op een colorectaal carcinoom als oorzaak van rectaal bloedverlies:
- patiënten met een eerstegraads familielid met een colorectaal carcinoom (ofwel presenterend vóór het 70e levensjaar, ofwel twee of meer in één familie ongeacht de leeftijd);
- patiënten uit een familie waar FAP voorkomt;
- patiënten uit een familie waar het syndroom van Lynch voorkomt;
- patiënten met een coloncarcinoom in de voorgeschiedenis;
- patiënten met adenomateuze poliepen in het colon en/of rectum;
- patiënten met colitis ulcerosa of de ziekte van Crohn.

7 Betekenis van de anamnese

Nadat de hoofdklacht duidelijk is geworden en er over de hulpvraag overeenstemming is bereikt, is het belangrijk de hoofdklacht verder uit te vragen.[45]

LOKALISATIE

De plaats waar het bloedverlies voor de patiënt zichtbaar is, is de toiletpot of het toiletpapier. Men kan een indicatie krijgen van de lokalisatie van het bloedverlies door te vragen naar de kleur van het bloed. Hoe donkerder de kleur van het bloed is (al dan niet vermengd met ontlasting), hoe waarschijnlijker het is dat de bloedingsbron hoger in de tractus digestivus is gelegen.

Men kan verder vragen waar de patiënt het bloed voornamelijk aantreft. Bij fissura ani en bij hemorroïden ziet men helderrood bloed op het toiletpapier of op de ontlasting, vooral na het persen.[15]

Bij afwezigheid van perianale klachten is de kans op een maligniteit groter.

AARD

Hier dient men verschillende symptomen uit te vragen, met name de samenstelling en de kleur. Is het bloed helderrood (fissura ani en hemorroïden), zit er slijm bij het bloed (hemorroïden, adenomen, rectum carcinomen en proctitis) of is er sprake van bloederige diarree (colitis)?

Een belangrijk differentiërend symptoom is als het bloed gemengd is met de ontlasting (ongeacht de kleur van het bloed). Dit kan wijzen op een hoger gelegen bloedingsbron.[15,46]

HOEVEELHEID

Hoe erg is het bloedverlies? Is er sprake van grote hoeveelheden in één keer (angiodysplasieën, divertikels) of vindt het bloedverlies meer chronisch en in kleine hoeveelheden plaats (hemorroïden, fissura ani, colitis, poliepen of een maligniteit)?[9,10,25,27]

TIJDSVERLOOP

Vaak is rectaal bloedverlies chronisch en intermitterend van karakter. Veel patiënten met hemorroïden, fissura ani, colitis en poliepen hebben eerder een periode met rectaal bloedverlies gehad. Zij kunnen een nieuwe episode met bloedverlies vergelijken met voorgaande episodes en eventuele veranderingen aangeven.

CONTEXT

Onder welke omstandigheden treedt het bloedverlies op? Is er een relatie met de defecatie? Wanneer bloedverlies optreedt bij het persen, moet men denken aan fissura ani en hemorroïden. Bij fissura ani ontstaat bloedverlies vooral ná de defecatie. Is er sprake van anale seks?

FACTOREN VAN INVLOED

Waardoor wordt het bloedverlies erger? Wanneer het bloedverlies duidelijk een relatie heeft met obstipatie en persen, is de meest waarschijnlijke oorzaak een fissura ani of een hemorroïd.

Medicijngebruik dient altijd uitgevraagd te worden. Als een patiënt anticoagulantia, aspirine[47] of NSAID's gebruikt, kan rectaal bloedverlies optreden als gevolg van een verminderde stolling.

BEGELEIDENDE VERSCHIJNSELEN

De begeleidende verschijnselen van rectaal bloedverlies zijn als volgt in te delen.[18,23]

Buikpijn
- divertikels
- colitis (krampende buikpijn)
- colorectaal carcinoom (zeurende onderbuiksklachten)

Veranderd defecatiepatroon
- divertikels (vaak onregelmatig defecatiepatroon)
- colitis (diarree, soms gemengd met bloed)
- hemorroïden (obstipatie)
- colorectaal carcinoom

Loze aandrang/gevoel van onvolledige ontlediging
- proctitis
- rectumcarcinoom
- grote poliep

Anale pijn
- (getromboseerde) hemorroïden
- fissura ani (vooral tijdens *en vlak na* defecatie)
- rectumcarcinoom

Gewichtsverlies en malaise
- colorectaal carcinoom

Als afsluiting van de anamnese neemt men de voorgeschiedenis en de familieanamnese af (zie eerder).

Onderzocht is welke symptomen differentiërend zijn tussen het wel of niet hebben van een colorectaal carcinoom.[46] [E] Het blijkt dat onder andere de volgende symptomen statistisch significant wijzen op een carcinoom:
- bloed gemengd met de ontlasting;
- veranderd defecatiepatroon (hogere frequentie en lagere consistentie van feces);
- gewichtsverlies.

Alarmsymptomen

- bloedverlies bij een hogere leeftijd (arbitrair > 50 jaar)
- bloedverlies bij een patiënt met een eerstegraads familielid met colorectaal carcinoom < 70 jaar
- veranderd defecatiepatroon[46]
- bloed vermengd met de ontlasting en afwezigheid van (peri)anale afwijkingen
- gewichtsverlies (colorectaal carcinoom!)
- zeer laag hemoglobinegehalte
- grote hoeveelheid bloed (hemodynamische consequenties)

8 Betekenis van het lichamelijk onderzoek

INSPECTIE

Bij het anorectale onderzoek kan de patiënt het beste op de linkerzij liggen; de onderzoeker kan het gebied zo in zijn geheel inspecteren.

Een inspectie van het perianale gebied is noodzakelijk voor het aantonen van fissura ani, prolaberende hemorroïden of tekenen van trauma.

Bij niet direct zichtbare hemorroïden kan men de patiënt vragen te persen. Een aantal hemorroïden wordt hierdoor zichtbaar, maar lang niet alle! Als men bij inspectie geen hemorroïden aantreft, mag de conclusie dus niet zijn dat ze er niet zijn.

PALPATIE VAN HET ABDOMEN

Bij een mager persoon kan men voelen of er sprake is van obstipatie, een vergrote lever of een palpabele tumor. Obstipatie kan fissuren veroorzaken, een vergrote lever kan eventueel wijzen op metastasen van bijvoorbeeld een colorectaal carcinoom. Bij een palpabele tumor in de buik moet men denken aan een coloncarcinoom.

RECTAAL TOUCHER

Het doen van een rectaal toucher is belangrijk bij een patiënt met rectaal bloedverlies. Het toucher is voor verschillende doeleinden bruikbaar: voor het aantonen van rectaal bloedverlies, van eventuele tumoren in het rectum (adenomateuze poliepen of carcinomen) en voor een algemene inspectie van de feces (kleur, consistentie). Hemorroïden zijn meestal bij een toucher niet palpabel. Het niet vinden van een palpabele afwijking in het rectum betekent niet dat er verderop in de darm ook geen afwijkingen zijn. Het is dus van belang de patiënt geheel te onderzoeken, vooral bij een verdenking op een maligniteit. Het is noodzakelijk het rectal toucher uit te voeren terwijl de patiënt in een juiste houding ligt. Een goede methode is om de patiënt op de linkerzij te laten liggen met opgetrokken knieën of op de rug. Dit is voor de patiënt minder vervelend dan de knie-ellebooghouding, die vaak als vernederend wordt ervaren.

> Niet altijd wordt er een rectal toucher verricht. Uit een onderzoek bleek dat schaamte van de patiënt en de wetenschap dat het onderzoek toch overgedaan zou worden in het ziekenhuis, de meest genoemde redenen waren voor het niet-uitvoeren van een rectal toucher. Verder bleek dat vrouwelijke artsen minder vaak een rectal toucher verrichtten dan mannelijke artsen.[48]

Lichamelijk onderzoek bij ernstig bloedverlies

Bij ernstig acuut rectaal bloedverlies is het van belang (door meting van de bloeddruk, capillaire refill, ademhaling en pols) in te schatten in hoeverre de patiënt hemodynamisch instabiel is.[49]

9 Betekenis van eenvoudig aanvullend onderzoek

De eenvoudige aanvullende onderzoeken worden verricht om aan te tonen dat er bloedverlies is (fecaal-occult-bloedtest), te bepalen hoe ernstig het bloedverlies is (Hb-meting) en wat de aard en lokalisatie van het bloedverlies is (proctoscopie). Bij ernstig acuut rectaal bloedverlies is het van belang (door meting van de bloeddruk, Hb, capillaire refill, ademhaling en pols) in te schatten in hoeverre de patiënt hemodynamisch instabiel is.[49]

HEMOGLOBINEMETING

Met behulp van de Hb-meter kan een anemie worden vastgesteld. Van een anemie spreekt men als het Hb lager is dan 8 mmol/l bij de man of lager dan 7 mmol/l bij de vrouw. Bij een Hb lager dan 5,5-6,5 mmol/l is er sprake van ernstig bloedverlies.

Ook kan het MCV bepaald worden. Een ijzergebrekanemie met een laag MCV kan ontstaan door langer bestaand bloedverlies bij bijvoorbeeld een colorectaal carcinoom.[50]

ORIËNTEREND BLOEDONDERZOEK

Bij een vermoeden van een inflammatoire darmziekte (bloederige diarree en algemene klachten, zoals buikpijn, koorts, malaise of gewichtsverlies, ook bij jonge patiënten) dient laboratoriumonderzoek plaats te vinden, zoals bepaling van de bezinking/CRP, hemoglobinegehalte, leukocyten, trombocyten en albumine.[51]

FECAAL-OCCULT-BLOEDTEST (FOB-TEST)[52-55]

De sensitiviteit van de FOB-test voor het aantonen van coloncarcinomen loopt bij verschillende onderzoeken uiteen van 52 tot 90%. De specificiteit in deze onderzoeken is 68 tot 99%.[37,56-58] De sensitiviteit en de specificiteit kunnen door verschillende factoren beïnvloed worden. Rood vlees in de voeding geeft een groter aantal fout-positieve testuitslagen. Voedingsmiddelen met peroxidase (vers fruit, ongekookte groenten) kunnen de specificiteit verlagen. Verder kunnen geneesmiddelen zoals anticoagulantia, NSAID's, acetosal en vitamine C het aantal positieve uitslagen verhogen. Ook het rehydreren van de feces is van belang voor de testuitslag. Hiervoor wordt er een druppel vocht bij de feces gedaan. Bij te veel bevochtigen ontstaan er meer positieve maar ook meer fout-positieve testuitslagen.[56] Een negatieve uitslag bij een patiënt met rectaal bloedverlies sluit niets uit, terwijl een positieve uitslag dus ook niets hoeft te betekenen. Al met al voegt de FOB-test weinig toe aan de diagnostiek van rectaal bloedverlies.

TUMORMARKERS

Het prikken van tumormarkers voor diagnostiek c.q. screening is niet zinvol in verband met lage specificiteit en sensitiviteit. Tumormarkers zijn geschikt voor evaluatie van behandeling en eventuele aanwezigheid van metastasen.[51,59]

10 Betekenis van complex aanvullend onderzoek bij een acute bloeding

Van alle mensen die bij de huisarts komen met als klacht rectaal bloedverlies wordt 15% doorverwezen voor verder onderzoek.[3] Bij een patiënt met ernstig acuut rectaal bloedverlies wordt na stabilisatie begonnen met het systematisch opsporen van de bron van de bloeding. In 10% van de gevallen ligt de bloedingsbron proximaal van het ligament van Treitz (dus in slokdarm, maag en duodenum).[29] Bij patiënten die hemodynamisch instabiel zijn, wordt een oesofagogastroduodenoscopie gedaan.[5,29,60] Een geïsoleerde verhoging van de ureumspiegel ten opzichte van de creatininespiegel in het bloed kan duiden op een hoger gelegen bloedingsbron.[5,61,62]

Voor het opsporen van de bloedingsbron bij rectaal bloedverlies worden de volgende onderzoeken gedaan. Angiografie en scintigrafie worden echter zelden meer gedaan bij een patiënt met rectaal bloedverlies;[63] zij zijn nog slechts geïndiceerd bij verdenking op een bloedingsbron in de dunne darm.

COLOSCOPIE

De sensitiviteit voor het opsporen van de bloedingsbron bij heftig rectaal bloedverlies is 63 tot 94%.[29,64-67] [E] Ook bij acuut rectaal bloedverlies is het mogelijk om na lavage een coloscopie te verrichten. Dit komt mede door de laxerende werking van het bloed, waardoor de feces verwijderd worden. Wanneer bij een coloscopie de bloedingsbron gevonden wordt, is het mogelijk om het bloeden tot staan te brengen door middel van elektrocoagulatie en/of injectietherapie met adrenaline (bij een bloeding uit een vat) of een poliepectomie (bij bloeding uit een poliep).[25,27,64,66,67]

ANGIOGRAFIE

Angiografie is een invasief onderzoek en voorwaarde is dat het bloedverlies meer dan 1-2 ml per minuut bedraagt. Bij dit onderzoek wordt contrastvloeistof ingebracht in de drie mesenteriale vaten door middel van een katheterisatie. Hierna kan met behulp van röntgendoorlichting de bloedingsbron aangetoond worden. De kans hierop is echter klein.[25,27,65-67] Als de bloedingsbron wordt geïdentificeerd, is het mogelijk het aanvoerende vat selectief te emboliseren en zo de bloeding tot staan te brengen.

SCINTIGRAFIE

De grootste kans op succes bij dit onderzoek is bij een patiënt met een transfusiebehoefte van minstens 500 ml in 24 uur. Aan de patiënt worden eigen radioactief gelabelde erytrocyten toegediend, waarna er verschillende opnamen in de tijd worden gemaakt om een actieve bloeding in de darm zichtbaar te maken.[25,27,29]

11 Betekenis van complex aanvullend onderzoek bij chronisch intermitterend bloedverlies

PROCTOSCOPIE

Ongeveer een kwart van alle colorectale carcinomen is gelokaliseerd in het rectum.[8] Een proctoscoop is zeven tot dertien centimeter lang en kan dus niet het gehele rectum in beeld brengen. Het slijmvlies van het distale deel van het rectum kan worden beoordeeld op het bestaan van een proctitis, er kunnen lokale traumata worden opgespoord en er kan worden gekeken naar het vóórkomen van inwendige hemorroïden. Als argumenten voor het niet-gebruiken van een proctoscoop worden gegeven: onvoldoende of geen ervaring met het gebruik, twijfel aan het nut van het onderzoek, de belasting voor de patiënt en het beperkte zicht door voortdurende aanwezigheid van feces in het rectum.

Bij jonge mensen met een verdenking op een hemorroïd of fissura ani kan een proctoscopie nog enige waarde hebben. Voor oudere mensen en mensen die in een risicogroep vallen voor het hebben van een colorectaal carcinoom, is dit onderzoek niet geschikt. Deze patiënten moeten namelijk altijd verwezen worden voor aanvullend onderzoek, ongeacht de uitkomst van de proctoscopie. De proctoscoop heeft in deze gevallen dus geen aanvullende waarde.[68-71]

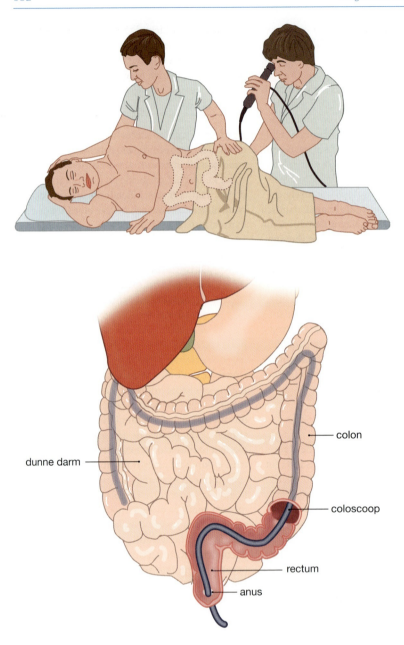

Figuur 7 Coloscopie.

PROCTOSIGMOÏDOSCOPIE

Deze methode kan gebruikt worden voor diagnostiek van het rectum en het sigmoïd, en soms een deel van het colon descendens. Het onderzoek kan poliklinisch worden uitgevoerd. Eventueel wordt aanvullend een proctoscopie verricht, indien het laatste deel van het anale kanaal onvoldoende kan worden geïnspecteerd. De sigmoïdoscopie heeft voor het vinden van de bloedingsbron bij rectaal bloedverlies een sensitiviteit van 58% en een specificiteit van 67%.[37,72,73] Een nadeel van de sigmoïdoscoop is dat vooral het proximale deel van het colon niet in beeld gebracht kan worden. Wanneer de arts duidelijke anamnestische aanwijzingen heeft voor rectaal bloedverlies uit een distaal gelegen bloedingsbron en de patiënt jonger is dan 45 jaar en niet in een risicogroep valt, kan met een sigmoïdoscopie worden volstaan. Bij alle andere patiënten moet men een coloscopie verrichten.

DUBBELCONTRAST COLONINLOOPFOTO

Bij dit onderzoek wordt met een klysma het colon tot en met de flexura lienalis gevuld met een contrastvloeistof (bariumsuspensie). De patiënt wordt hierna gevraagd om te deferceren zodat zo veel mogelijk contrastvloeistof het colon verlaat. Vervolgens wordt er rectaal lucht in de darm gebracht, waardoor er een maximale ontplooiing van de darm ontstaat. Onder doorlichting worden vanuit verschillende richtingen röntgenopnamen gemaakt. Voor het aantonen van poliepen en adenomen heeft dit onderzoek een sensitiviteit van ongeveer 25% – zeer laag dus.

De kans op een perforatie bij dit onderzoek is zeer klein (1 : 25.000) en de kosten zijn relatief laag. Een nadeel van het onderzoek is dat er geen mogelijkheden zijn voor het doen van pathologische diagnostiek.[62,72,74,75]

COLOSCOPIE

Bij een coloscopie gebruikt men een scoop die 1,6 m lang is (figuur 7). Wanneer het mogelijk is om de bron te bereiken met een sigmoïdoscoop, zal dit de voorkeur hebben boven de coloscoop, aangezien deze laatste zowel duurder is als meer belastend voor de patiënt. Bij een coloscopie is de kans op een darmperforatie ongeveer 0,2 tot 0,5%, bij een sigmoïdoscopie is die kans 1 : 2000.[72,76]

12 Samenvatting

Rectaal bloedverlies is in de Nederlandse bevolking een veelvoorkomend probleem, waardoor vele artsen ermee te maken krijgen. Het is dus van belang om te weten wat de verschillende oorzaken kunnen zijn. Het is de taak van de arts om stapsgewijs een juiste differentiële diagnose op te stellen.

Het is belangrijk om te weten wanneer een patiënt moet worden doorverwezen voor aanvullend onderzoek. Bij acuut rectaal bloedverlies kan een patiënt door het vele bloedverlies in een hemodynamische shock raken. Deze patiënten dienen dus met spoed ingestuurd te worden. De patiënten met chronisch bloedverlies hoeven meestal niet doorverwezen te worden. Een aantal minder ernstige oorzaken, zoals hemorroïden, kan de arts behandelen. Pas op voor de valkuil dat de hemorroïd te snel als de (enige) verklaring wordt beschouwd: blijf alert op de mogelijkheid van een tweede oorzaak, namelijk een rectumcarcinoom.

Bij sommige patiënten wordt geen oorzaak gevonden en dus geen diagnose gesteld. Als de patiënt geen symptomen heeft die zouden kunnen wijzen op een maligniteit, kan de arts een afwachtend beleid instellen. Het is dan wel van belang om duidelijke richtlijnen mee te geven aan de patiënt, zodat deze weet bij welke klachten een nieuw bezoek aan de arts nodig is.

Bij voor een maligniteit verdachte symptomen is nader onderzoek gewenst. Alle patiënten met rectaal bloedverlies die in een van de risicogroepen vallen voor colorectaal kanker dienen zonder meer naar de specialist verwezen te worden voor aanvullend onderzoek. Uit verschillende onderzoeken blijkt dat een vroege diagnose bij colorectaal kanker een betere prognose betekent.[4,10,17,19,50,77] Een arts moet dus zeker zijn van zijn zaak wanneer hij besluit een patiënt niet voor nader onderzoek door te sturen. Daartegenover staat dat een ongericht verwijsbeleid leidt tot een te grote belasting van de tweede lijn. De kans op het hebben van een maligniteit is kleiner indien:
– de patiënt *jonger* is dan 45 jaar;
– er *geen* eerstegraads familielid is met een colorectaal carcinoom (ofwel presenterend vóór het 50e levensjaar, ofwel twee of meer in één familie, ongeacht de leeftijd);
– de patiënt *niet* uit een familie met FAP of het syndroom van Lynch komt;
– er *geen* coloncarcinoom of adenomateuze poliepen in de voorgeschiedenis aanwezig zijn.

Er zal dus door het afnemen van de juiste anamnese en het doen van goed lichamelijk en een-

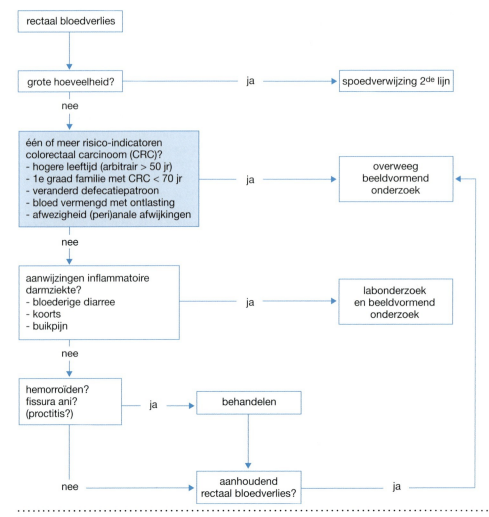

Figuur 8 Diagnostiekschema bij rectaal bloedverlies.[15]

voudig aanvullend onderzoek een risico-inschatting moeten plaatsvinden op het wel- of niet-hebben van een maligniteit, een adenoom of een colitis.

Literatuur

1. Fijten GH, Blijham GH, Knottnerus JA. Occurrence and clinical significance of overt blood loss per rectum in the general population and in medical practice. Br J Gen Pract 1994;44:320-5.
2. Fijten GH. Rectal bleeding, a danger signal? Dissertation. Maastricht: Universiteit Maastricht, 1993.
3. Okkes IM, Oskam SK, Lamberts H. Van klacht naar diagnose: Episodegegevens uit de huisartspraktijk. Bussum: Coutinho, 1998.
4. Crosland A, Jones R. Rectal bleeding: Prevalence and consultation behaviour. BMJ 1995;311:486-8.
5. Consten EC, Fockens P, Reeders JW, Lanschot JJ van. Acute hemorrhage from the lower digestive tract: a search for the source. Ned Tijdschr Geneeskd 1998; 142:2497-501.
6. Leitman IM, Paull DE, Shires GT, III. Evaluation and management of massive lower gastrointestinal hemorrhage. Ann Surg 1989;209:175-80.
7. Byles JE, Redman S, Hennrikus D, Sanson-Fisher RW, Dickinson J. Delay in consulting a medical practitioner about rectal bleeding. J Epidemiol Community Health 1992;46:241-4.

8 Lemmens VEPP, Coebergh JWW. Epidemiologie van colorectale tumoren. IKR Bulletin 2006;30 (december):4-7.
9 Jones R, Kennedy T. The early detection of colorectal cancer in primary care. Br J Gen Pract 1999;49:956-8.
10 Berg FA van den, Coebergh JW, Damhuis RAM, et al. Patiënten met colorectaal carcinoom: Wat vond en deed de huisarts. Huisarts Wet 1993;36:242-5.
11 Sladden MJ, Thomson AN, Lombard CJ. Rectal bleeding in general practice patients. Aust Fam Physician 1999;28:750-4.
12 Dent OF, Goulston KJ, Tennant CC, et al. Rectal bleeding. Patient delay in presentation. Dis Colon Rectum 1990;33:851-7.
13 Cotran RS, Kumar V, Collins T. Robbins pathologic basis of disease. Philadelphia: W.B. Saunders, 2002.
14 NHG-Standaard Rectaal bloedverlies 2009 (nhg.artsennet.nl).
15 Kim DG, Wong WD. Anal fissure. In: Nicholls RJ, Dozois RR (eds). Surgery of the colon and rectum. New York: Churchill Livingstone, 1997;233-5.
16 Fijten GH, Muris JW, Starmans R, Knottnerus JA, Blijham GH, Krebber TF. The incidence and outcome of rectal bleeding in general practice. Fam Pract 1993;10:283-7.
17 Spaan JA, Wouden JC van der. Diagnostisch delay bij mamma-, colorectale en testistumoren. Huisarts Wet 1989;32:134-6.
18 Hartley GC. Rectal bleeding. Aust Fam Physician 2000;29:829-33.
19 Sladden MJ, Thomson AN. How do general practitioners manage rectal bleeding? Aust Fam Physician 1998;27:78-82.
20 Wauters H, Casteren V van, Buntinx F. Rectal bleeding and colorectal cancer in general practice: diagnostic study. BMJ 2000;321:998-9.
21 Lisdonk EH van de, Bosch WJHM van den, Lagro-Jansen ALM, Schers HJ. Ziekten in de huisartspraktijk. Maarssen: Elsevier gezondheidszorg, 2008.
22 Corman ML. Diverticular disease. In: Corman ML (ed). Colon and rectal surgery. Philadelphia New York: Lippincott-Raven Publishers, 1998.
23 Keighley MRB, Williams NS. Polypoid disease and polyposis syndromes. In: Keighley MRB, Williams NS (eds). Surgery of the anus, rectum and colon. Londen: Saunders, 1993;760-829.
24 Jeekel J. Tumoren van de dunne en dikke darm. In: Velde CJH van de, Bosman FT, Wagener DJT (eds). Oncologie 2001;365-79.
25 Vernava AM, III, Moore BA, Longo WE, Johnson FE. Lower gastrointestinal bleeding. Dis Colon Rectum 1997;40:846-58.
26 Loenhout RM van. Severe anal blood loss;how to proceed? Ned Tijdschr Geneeskd 1986;130:1545-8.
27 Manten HD, Green JA. Acute lower gastrointestinal bleeding. A guide to initial management. Postgrad Med 1995;97:154-7.
28 Elta H. Approach to the patient with gross gastrointestinal bleeding. In: Yamada T (ed). Textbook of gastroenterology. 1995;671-98.
29 Zuckerman DA, Bocchini TP, Birnbaum EH. Massive hemorrhage in the lower gastrointestinal tract in adults: Diagnostic imaging and intervention. Am J Roentgenol 1993;161:703-11.
30 Ellis DJ, Reinus JF. Lower intestinal hemorrhage. Crit Care Clin 1995;11:369-89.
31 Potter GD, Sellin JH. Lower gastrointestinal bleeding. Gastroenterol Clin North Am 1988;17:341-56.
32 Siersema PD, Buuren HR van, Blankenstein M van. Anal blood loss: remember the thermometer! Ned Tijdschr Geneeskd 1996;140:233-5.
33 Billingham RP. The conundrum of lower gastrointestinal bleeding. Surg Clin North Am 1997;77:241-52.
34 Bono MJ. Lower gastrointestinal tract bleeding. Emerg Med Clin North Am 1996;14:547-56.
35 Goulston KJ, Cook I, Dent OF. How important is rectal bleeding in the diagnosis of bowel cancer and polyps? Lancet 1986;2:261-5.
36 Wigersma L. Adviezen bij aambeien en pruritus ani. Huisarts Wet 1997;40:204-9.
37 Kronborg O. Colonic screening and surveillance. Baillieres Best. Pract Res Clin Gastroenterol 2001;15: 301-16.
38 Otter R. Richtlijnen voor diagnostiek en behandeling van het hereditair nonpolyposis colorectaal carcinoom (HNPCC) of Lynchsyndroom. In: Otter R (ed). Richtlijnen IKN, 2000;83-6.
39 Nagengast FM, Kaandorp CJ. Herziene CBO-richtlijn Follow-up na poliepectomie. Ned Tijdschr Geneeskd 2001;145:2022-5.
40 Otter R. Richtlijn voor diagnostiek en behandeling van familiaire adenomateuze polyposis (FAP). In: Otter R, editor. Richtlijnen IKN. 2000;80-2.
41 Menko FH, Griffioen G, Wijnen JT, Tops CM, Fodde R, Vasen HF. Genetics of colorectal cancer. I. Nonpolyposis and polyposis forms of hereditary colorectal cancer. Ned Tijdschr Geneeskd 1999;143:1201-6.
42 Menko FH, Griffioen G, Wijnen JT, Tops CM, Fodde R, Vasen HF. Genetics of colorectal cancer. II. Hereditary background of sporadic and familial colorectal cancer. Ned Tijdschr Geneeskd 1999;143:1207-11.
43 Vasen HF, Nagengast FM, Griffioen G, Kleibeuker JH, Menko FH, Taal BG. Periodic colonoscopic examinations of persons with a positive family history for colorectal cancer. Work Group 'Hereditary non-polyposis-colon-rectum cancers'. Ned Tijdschr Geneeskd 1999;143:1211-4.
44 Otter R. Richtlijn voor diagnostiek en behandeling van het rectumcarcinoom. In: Otter R (ed). Richtlijnen IKN, 2000;55-74.
45 Jongh TOH de. Diagnostische instrumenten. In: Grundmeijer HGLM, Reenders K, Rutten GEHM (eds). Het geneeskundig proces, van klacht naar therapie. Maarssen: Elsevier Gezondheidszorg, 1999;81-102.
46 Fijten GH, Starmans R, Muris JW, Schouten HJ, Blijham GH, Knottnerus JA. Predictive value of signs and symptoms for colorectal cancer in patients with rectal bleeding in general practice. Fam Pract 1995;12:279-86.

47 Commissie farmaceutische hulp van het College voor zorgverzekeringen. Farmacotherapeutisch Kompas. Geraadpleegd augustus 2010 via www.fk.cvz.nl.
48 Hennigan TW, Franks PJ, Hocken DB, Allen-Mersh TG. Rectal examination in general practice. BMJ 1990;301:478-80.
49 Lawrence MA, Hooks VH, III, Bowden TA, Jr. Lower gastrointestinal bleeding. A systematic approach to classification and management. Postgrad Med 1989; 85:89-98, 100.
50 Hobbs FD. ABC of colorectal cancer: The role of primary care. BMJ 2000;321:1068-70.
51 Vermeire S, Assche G van, Rutgeerts P. Laboratory markers in IBD: useful, magic, or unnecessary toys? Gut 2006;55:426-31.
52 Ahlquist DA. Approach to the patient with occult gastrointestinal bleeding. In: Yamada T (ed). Textbook of gastroenterology 1995;699-717.
53 Ahlquist DA. Molecular stool screening for colorectal cancer. Using DNA markers may be beneficial, but large scale evaluation is needed. BMJ 2000;321: 254-5.
54 Hardcastle JD, Chamberlain JO, Robinson MH, Moss SM, Amar SS, Balfour TW, et al. Randomized controlled trial of fecal-occult-blood screening for colorectal cancer. Lancet 1996;348:1472-7.
55 Kronborg O, Fenger C, Olsen J, Jorgensen OD, Sondergaard O. Randomised study of screening for colorectal cancer with faecal-occult-blood test. Lancet 1996;348:1467-71.
56 Starmans R, Muris JW, Fijten GH, et al. Testen op bloed in de feces. Huisarts Wet 1994;37:57-65.
57 Allison JE, Tekawa IS, Ransom LJ, Adrain AL. A comparison of fecal-occult-blood tests for colorectal-cancer screening. N Engl J Med 1996;334:155-9.
58 Lieberman DA, Harford WV, Ahnen D. One-time screening for colorectal cancer with combined fecal occult-blood testing and examination of the distal stool. N Engl J Med 2001;345:555-60.
59 Duffy MJ, Dalen A van, Haglund C, Hansson L, Holinski-Feder E, Klapdor R, et al. Tumour markers in colorectal cancer: European Group on Tumour Markers (EGTM) guidelines for clinical use. Eur J Cancer 2007;43:1348-60.
60 Isaacs KL. Severe gastrointestinal bleeding. Clin Geriatr Med 1994;10:1-17.
61 Chalasani N, Clark WS, Wilcox CM. Blood urea nitrogen to creatinine concentration in gastrointestinal bleeding: a reappraisal. Am J Gastroenterol 1997;92:1796-9.
62 Shearman DJC, Finlayson NDC. Gastrointestinal bleeding. In: Shearman DJC, Finlayson NDC (eds). Diseases of the gastrointestinal tract and liver. New York: Churchill Livingstone, 1989;281-310.
63 Jensen DM, Machicado GA, Jutabha R, Kovacs TO. Urgent colonoscopy for the diagnosis and treatment of severe diverticular hemorrhage. N Engl J Med 2000;342:78-82.
64 Jensen DM, Machicado GA. Diagnosis and treatment of severe hematochezia. The role of urgent colonoscopy after purge. Gastroenterology 1988;95: 1569-74.
65 Leitman IM, Paull DE, Shires GT, III. Evaluation and management of massive lower gastrointestinal hemorrhage. Ann Surg 1989;209:175-80.
66 Kouraklis G, Misiakos E, Karatzas G, Gogas J, Skalkeas G. Diagnostic approach and management of active lower gastrointestinal hemorrhage. Int Surg 1995;80:138-40.
67 Wagner HE, Stain SC, Gilg M, Gertsch P. Systematic assessment of massive bleeding of the lower part of the gastrointestinal tract. Surg Gynecol Obstet 1992; 175:445-9.
68 Bosch WJHM van den. Proctoscopie door de huisarts: wanneer en hoe? Huisarts Wet 1989;32:66-8.
69 Bekker JP, Berg FA van den, Dijkstra O. De proctoscoop: Een nuttig instrument voor de huisarts. Huisarts Wet 1989;32:418-9.
70 Henry MM. Rectal bleeding. In: Bouchier IAD, Ellis H, Fleming PR (eds). Index of differential diagnosis. Oxford: Butterworth Heinman Publishers, 1996; 570-1.
71 Sorensen HT, Ejlersen E, Moller-Petersen J, Rasmussen HH, Olesen F. Overall use of proctoscopy in general practice and possible relation to the stage of rectal cancer. Fam Pract 1992;9:145-8.
72 Stuurgroep aanvullende diagnostiek. Diagnostisch kompas. Amstelveen: College voor zorgverzekeringen, 2003.
73 Rosendaal GM van, Sutherland LR, Verhoef MJ, Bailey RJ, Blustein PK, Lalor EA, et al. Defining the role of fiberoptic sigmoidoscopy in the investigation of patients presenting with bright red rectal bleeding. Am J Gastroenterol 2000;95:1184-7.
74 Ritsema GH, Batenburg PL, Thun CJ. Diagnosis of neoformations in the colon; radiography or illumination? Ned Tijdschr Geneeskd 1991;135:1297-301.
75 Winawer SJ, Stewart ET, Zauber AG, Bond JH, Ansel H, Waye JD, et al. A comparison of colonoscopy and double-contrast barium enema for surveillance after polypectomy. National Polyp Study Work Group. N Engl J Med 2000;342:1766-72.
76 Kwaliteitsinstituut voor de Gezondheidszorg CBO. Follow-up na poliepectomie. Utrecht: CBO, 2002.
77 Roncoroni L, Pietra N, Violi V, Sarli L, Choua O, Peracchia A. Delay in the diagnosis and outcome of colorectal cancer: a prospective study. Eur J Surg Oncol 1999;25:173-8.

Urine-incontinentie

J. Greidanus en T.O.H. de Jongh

1 Inleiding

In de literatuur worden verschillende definities van het begrip urine-incontinentie gehanteerd. In dit hoofdstuk hanteren wij de definitie zoals die is opgesteld door de International Continence Society (ICS). Incontinentie is iedere vorm van onwillekeurig verlies van urine.[1] Urine-incontinentie kan niet alleen veroorzaakt worden door een urine(weg)stoornis, maar ook door een cognitieve stoornis, een mobiliteitsstoornis of omgevingsfactoren.[2] Vooral bij oudere, geïnstitutionaliseerde patiënten is het onderscheid tussen incontinentie door een urine(weg)stoornis en urineverlies door andere stoornissen niet altijd mogelijk; vaak zullen deze factoren samengaan. Indien incontinentie aanwezig is maar geen urine(weg)stoornis kan worden aangetoond, wordt ook wel gesproken van functionele incontinentie.[3]

In dit boek wordt uitgegaan van de klacht van de patiënt. Daarom wordt urine-incontinentie waarover de patiënt *geen* klachten heeft in dit hoofdstuk niet besproken. Ongewild urineverlies bij kinderen berust meestal op enuresis. Enuresis is een blaasontlediging volgens het patroon van een normale mictie op een ongewenst moment en een ongewenste plaats.[4] Enuresis wordt in dit hoofdstuk niet besproken. Het nadruppelen bij mannen wordt besproken in het hoofdstuk *Mictie, moeilijke*.

Incontinentie voor urine is een veelvoorkomend probleem op alle leeftijden, maar vooral bij oudere vrouwen. Het kan zeer hinderlijk zijn voor de patiënt of haar omgeving en een belangrijke invloed hebben op de kwaliteit van leven. Indien iemand met de klacht van urine-incontinentie bij de arts komt, is het belangrijk om niet zonder meer incontinentiemateriaal voor te schrijven, maar eerst de psychische en sociale belasting die de klacht veroorzaakt in kaart te brengen en adequate diagnostiek te verrichten om de oorzaak vast te stellen. Dit geldt ook voor geriatrische patiënten met een complexe zorgvraag.

> Om de lezer een indruk te geven van de mate van bewijskracht ter onderbouwing van een aantal belangrijke diagnostische stappen, is deze onderbouwing door de auteurs als volgt aangegeven.
> – [E] = Voldoende bewijskracht; dat wil zeggen meerdere goed opgezette onderzoeken met eensluidende uitkomsten in een vergelijkbare populatie.
> – [A] = Sterke aanwijzingen of indirect bewijs; dat wil zeggen één goed opgezet onderzoek met betrekking tot een vergelijkbare populatie, of meerdere onderzoeken in andere, niet geheel vergelijkbare populaties.
> – [C] = Consensus uit richtlijnen of standaarden met betrekking tot de populatie.

2 De klacht in de bevolking

Urine-incontinentie komt – afhankelijk van de gehanteerde definitie – voor bij een kwart tot ruim de helft van alle volwassen vrouwen en bij minder dan 10% van alle volwassen mannen.[5] De prevalentie neemt zowel bij vrouwen als bij mannen toe met het stijgen van de leeftijd. Er zijn aanwijzingen dat onder met name Marokkaanse en Antilliaanse allochtonen de prevalentie lager is.[6] De helft tot twee derde van alle verzorgingshuispatiënten en 90% van alle verpleeghuispatiënten heeft last van urine-incontinentie.[2,3,7]

De gegevens over de psychische gevolgen van urine-incontinentie variëren sterk. Deze verschillen hebben voor een deel te maken met de verschillen in onderzoekspopulatie, maar ook met de ernst en het type incontinentie en de manier waarop patiënten met de klacht omgaan.

Veruit de meeste vrouwen voelen zich door urine-incontinentie maar weinig belemmerd. In een Nederlandse studie naar de invloed van urine-incontinentie bij thuiswonende Nederlandse vrouwen van middelbare leeftijd gaf slechts 6% van de vrouwen met ongewild urineverlies aan veel hinder hiervan te ondervinden.[8] Zelfs van de vrouwen met ernstige urine-incontinentie meldde slechts 16% veel zorgen en/of veel belemmeringen in het dagelijks leven te ondervinden.[7] Vooral urge-klachten, al dan niet gecombineerd met stressklachten, hebben een negatief effect op de kwaliteit van leven. De psychische en sociale gevolgen zijn veelal niet in overeenstemming met de objectieve ernst van het urineverlies.

In een onderzoek bij 314 vrouwen en 56 mannen, die in een survey hadden aangegeven ten minste tweemaal per maand incontinent voor urine te zijn, had 50% van de vrouwen daarvoor geen hulp gezocht bij de huisarts en van de mannen was dat 54%.[9] Minder dan de helft van de patiënten met incontinentie maakt zich daarover zorgen of voelt zich ernstig belemmerd.[8]

Ernstige urine-incontinentie geeft dus niet per definitie ernstige psychische en/of sociale klachten. Daarentegen kan een lichte incontinentie soms leiden tot een ernstige depressie. Deze discrepantie tussen ernst van de incontinentie en ernst van de psychische gevolgen betekent dat de arts zich op beide facetten dient te oriënteren.[5]

De belangrijkste psychische gevolgen van urine-incontinentie zijn een verlies aan zelfvertrouwen en eigenwaarde en het optreden van vermijdingsgedrag. Hierbij spelen de angst geroken te worden en de daarmee samenhangende schaamte een belangrijke rol. Ook problemen van praktische aard, zoals het moeten zorgen voor opvangmateriaal en het steeds moeten verschonen, worden als belemmerend ervaren. Incontinentie kan de seksualiteit van de vrouw negatief beïnvloeden door vermindering van het libido en het optreden van urineverlies tijdens de coïtus en het orgasme.[5] Er zijn geen gegevens bekend over de invloed van incontinentie op de seksualiteitsbeleving bij mannen.

Hoewel ouderen met incontinentie daar zelf relatief minder over klagen, zijn de problemen die erdoor veroorzaakt worden veel groter.[7] Het kan een factor zijn die medebepalend is voor de noodzaak tot opname in een verzorgings- of verpleeghuis. Ook treden complicaties zoals decubitus en infecties bij beperkt mobiele en bedlegerige patiënten sneller op door urine-incontinentie.

De economische gevolgen van urine-incontinentie zijn groot. Op recept wordt jaarlijks in ons land voor bijna tachtig miljoen euro aan opvangmateriaal voorgeschreven.[7] Een veelvoud van dit bedrag wordt waarschijnlijk uitgegeven aan de extra kosten voor verzorging en verpleging van incontinente patiënten.

Tabel 1	Prevalentie (in procenten) van urine-incontinentie bij 85-jarige deelnemers van de Leiden 85-plus studie.[10]		
	vrouwen	mannen	totaal
(semi)zelfstandig wonend	37	19	31
geïnstitutionaliseerd wonend	54	46	47
totaal	41	22	35

3 De eerste presentatie bij de dokter

In Nederland was de incidentie voor urine-incontinentie bij de huisarts in de periode van 1985-2006 ongeveer 8 per 1.000 per jaar voor vrouwen en 1 per 1.000 per jaar voor mannen. Het vóórkomen van urine-incontinentie steeg sterk met de leeftijd: bij vrouwen vanaf de leeftijdsgroep 25 tot 44 jaar, bij mannen vanaf het 65e levensjaar.[11]

Deze gegevens zijn slechts het topje van de ijsberg, omdat de klachten van bewoners van verzorgings- en verpleeghuizen in de huisartsenregistraties meestal niet zijn terug te vinden. Hoeveel nieuwe patiënten jaarlijks door de verpleeghuisarts worden gezien met urine-incontinentie is niet precies bekend.

De prevalentie van bij de huisarts bekende incontinentie bedraagt voor mannen ongeveer 4 per 1.000 per jaar en voor vrouwen 40 per 1.000 per jaar. De prevalentiecijfers over de laatste jaren laten zien dat ongeveer 5% van de mannen van 75 jaar en ouder bekend is met urine-incontinentie.

Dit getal wordt voor vrouwen al voor het 65e levensjaar bereikt en stijgt tussen 65 en 74 jaar tot 10% en boven de 75 jaar zelfs tot 24%.[11]

Slechts 30 tot 50% van alle patiënten met urine-incontinentie zoekt op een gegeven moment professionele hulp.[5,7,12] Naarmate de incontinentie ernstiger is en men er meer belemmeringen van ondervindt, consulteert men vaker de huisarts. Van de vrouwen die zich de meeste tijd of aldoor belemmerd voelen door de incontinentie zocht 92% eens medische hulp. Mannen met incontinentie zoeken sneller en vaker hulp dan vrouwen.[13]

Patiënten lopen meestal allang met het probleem incontinentie rond voor ze het bij de dokter ter sprake brengen, en de klacht 'incontinentie' wordt vaak terloops geuit in het verloop van een consult met een andere reden van de komst. Als belangrijkste redenen om geen hulp of niet direct hulp te zoeken geven vrouwen aan dat ze de klacht niet als abnormaal beschouwen, of hem niet ernstig genoeg vinden om er behandeling voor te vragen. Schaamte zou ook een belangrijke belemmering zijn om naar de dokter te gaan.[12]

Patiënten met incontinentieklachten kunnen met verschillende wensen en verwachtingen bij de arts komen, daarom is goede vraagverheldering belangrijk. Hulpvragen kunnen de volgende zijn.
- Is er een onderliggend lijden als oorzaak (bijv. 'Heb ik een verzakking?', 'Is het iets met mijn prostaat?')?
- Is er een therapie mogelijk?
- Kan ik het incontinentiemateriaal vergoed krijgen; welk incontinentiemateriaal kan ik het best gebruiken?

Daarnaast is er een grote groep patiënten met ongewild urineverlies die zelf geen hulpvraag hebben, maar van wie de omgeving of verzorging hinder ervaart.

4 Pathofysiologie en differentiële diagnose

FYSIOLOGIE VAN DE MICTIE EN CONTINENTIE

Bij mannen bestaat de sluitspier van de urethra uit een extern en intern deel. De externe sfincter

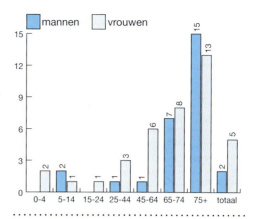

Figuur 1 Incidentie van de klacht urine-incontinentie (contactreden U04) in de huisartspraktijk, per 1.000 patiënten per jaar.[14]

omvat het circulaire dwarsgestreepte spierweefsel in de urethrawand en de bekkenbodemmusculatuur. De interne sfincter bestaat uit een circulaire manchet van glad spierweefsel ter hoogte van de blaashals, die één geheel vormt met de m. detrusor vesicae. Bij vrouwen ontbreekt deze interne sfincter. De bekkenbodem spant aan bij hoesten en hevige aandrang om urineverlies te voorkomen, en ontspant tijdens de mictie, defecatie en de coïtus. Bij een gemiddelde vochtopname is de normale mictiefrequentie ongeveer zes keer per dag.

De normale mictiefunctie verloopt als volgt. De eerste mictieaandrang ontstaat wanneer de blaas gevuld is met 150 tot 200 ml urine. Normaliter wordt dit aandranggevoel onderdrukt tot de omstandigheden gepast en geschikt zijn voor urineren. Daarna volgt de bewuste urinelozing. Voor de normale waarden van de mictie zie het hoofdstuk *Mictie, moeilijke*.

Continentie wordt bereikt doordat het autonome zenuwstelsel de prikkelbaarheid van het gladde spierweefsel van de blaas(hals) en de interne sfincter beïnvloedt. Mictie treedt op wanneer op commando van de motorische hersenschors de spieren van de blaassfincter en de bekkenbodem ontspannen en de detrusorspier in de blaaswand contraheert. Indien de blaas adequaat contraheert, ontledigt deze zich zonder residu.[1,12] Via het limbische systeem in de hersenen kunnen emotionele factoren en gedragsinvloeden de detrusorspier in de blaaswand stimuleren en remmen. Bijvoorbeeld van de zenuwen heel vaak moeten plassen of van angst of schrik in de broek plassen.

In essentie uiten parasympathische stoornissen zich als een te late of verminderde blaaslediging (retentie) en sympathische en somatische stoornissen als een verminderde continentie (incontinentie).

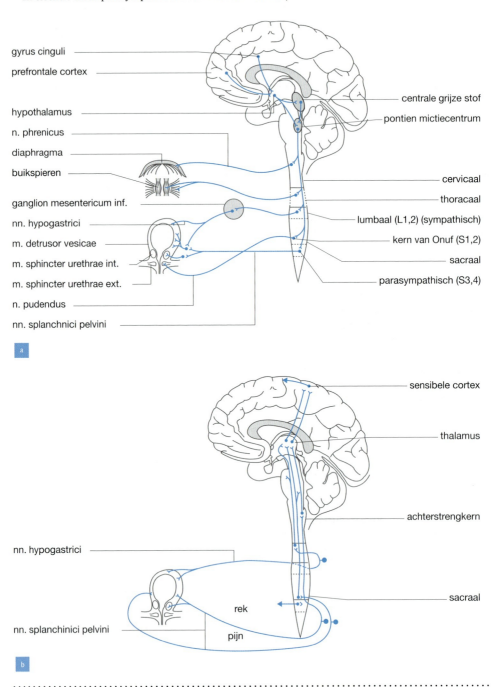

Figuur 2 De motorische (a) en sensibele (b) innervatie van de blaas.

PATHOFYSIOLOGIE VAN URINE-INCONTINENTIE

Er worden verschillende vormen van urine-incontinentie onderscheiden. De meest gebruikte indeling van urine-incontinentie is gebaseerd op de definities van de International Continence Society.[1]

Stressincontinentie (inspanningsincontinentie)

Dit is het optreden van onwillekeurig verlies van urine bij intra-abdominale drukverhoging zoals hoesten, lachen en springen. Het urineverlies houdt op als de drukverhoging voorbij is en de rest van het mictiepatroon is normaal.

De oorzaak van stressincontinentie is het tekortschieten van het sfinctermechanisme dat de urethra afsluit, zodat de intravesicale druk de maximale urethrale druk overstijgt. Dit is meestal het gevolg van onvoldoende transmissie van intra-abdominale drukverhoging op het periurethrale weefsel. Als de blaashals zich door zwakte van de bekkenbodemspieren beneden het vlak bevindt dat door de onderrand van het os pubis en het os coccygis loopt, ligt deze functioneel niet meer in de buikholte en kan de intra-abdominale drukstijging zich niet uitbreiden in het afsluitmechanisme. Dit zal daardoor tekortschieten.

Ook anatomische afwijkingen, urologische en/of gynaecologische operaties (vooral hysterectomie) kunnen bijdragen aan het ontstaan van stressincontinentie. Operaties kunnen door periurethrale vorming van littekenweefsel de transmissie van intra-abdominale drukverhoging verminderen.

Over de rol van lage oestrogeenspiegels bij het ontstaan van stressincontinentie bestaat nog discussie. Postmenopauzaal zou door de lagere oestrogeenspiegels periurethraal collageenafname, verslapping van de bekkenbodemligamenten en daardoor incontinentie kunnen ontstaan. Dit is echter niet onomstreden aangetoond.

Een cystokèle veroorzaakt zelden incontinentie, maar kan in uitzonderlijke gevallen aan de urethra 'trekken', waardoor het sfinctermechanisme verzwakt.

Stressincontinentie komt bij mannen zelden voor. Incidenteel leidt beschadiging van sfincterweefsel bij een transurethrale resectie van de prostaat tot stressincontinentie.[7,15]

Urge-incontinentie (aandrangincontinentie)

Dit is urineverlies als gevolg van onwillekeurige, niet bewust te remmen blaassamentrekkingen, al dan niet met bewustwording van mictiedrang. Urge-incontinentie treedt op als de detrusorcontractie niet kan worden onderdrukt, meestal door een verstoring van het geconditioneerde reflexmechanisme. Angst voor incontinentie kan een vicieuze cirkel doen ontstaan. Blaasontstekingen of urogynaecologische operaties kunnen urge-incontinentie veroorzaken. Ook urineafvloedbelemmeringen en medicamenten zoals diuretica of (para)sympathicomimetica kunnen urge-incontinentie veroorzaken.[7] Na transurethrale resectie van de prostaat kan urge-incontinentie door detrusorinstabiliteit optreden.[15]

Urge-incontinentie komt ook voor als een symptoom van de hyperactieve blaas (*frequency urgency*) (zie kader).

Het overactieve blaassyndroom

Het overactieve blaassyndroom komt zowel bij mannen als bij vrouwen voor en wordt gekenmerkt door het optreden van een plotse mictiedrang (met of zonder incontinentie), vaak in combinatie met een toegenomen mictiefrequentie en nycturie. Typische symptomen zijn frequentere mictie, vaker dan achtmaal per dag (*frequency*), en een plotseling en sterk gevoel van aandrang (*urgency*). De symptomen ontstaan omdat de detrusormusculatuur overactief is en oncontroleerbaar contraheert tijdens de vullingsfase van de blaas. *Frequency* ontstaat door verminderde functionele blaascapaciteit.

Over het algemeen geldt dat een verkeerd gebruik van de bekkenbodem, vooral een slechte coördinatie, aanleiding kan geven tot een 'overactieve' blaas. Bij een klein deel van de patiënten hangt het overactieve blaassyndroom samen met hypertonie van de bekkenbodemspieren en dat kan tevens gepaard gaan met obstipatie en dyspareunie.[16]

Er is nog weinig onderzoek gedaan naar de prevalentie ervan zonder incontinentie. In Europees onderzoek bij mensen van 40 jaar en ouder varieert de prevalentie ervan van 12 tot 22%. In de groep van 75 jaar en ouder is de prevalentie 30 tot 40%.[17,18]

Gemengde incontinentie
Dit is een combinatie van stress- en urge-incontinentie, met overeenkomstige oorzaken.

Reflexincontinentie
Reflexincontinentie is onwillekeurig verlies van urine in afwezigheid van een normale mictiedrang. Reflexincontinentie ontstaat door een laesie van het ruggenmerg, waardoor de remmende invloed van hersenschors en hersenstam op de blaas verloren gaat en de blaas reflectoir samentrekt.

Overloopincontinentie
Overloopincontinentie is onwillekeurig verlies van urine waarbij de patiënt geen normale mictie en een overvolle blaas heeft. Overloopincontinentie ontstaat indien de intravesicale druk, ten gevolge van het vollopen van de blaas, de maximale urethrale druk overschrijdt. Dit kan door blaasatonie, bijvoorbeeld bij diabetes mellitus of ruggenmergsbeschadiging, of door een afvloedbelemmering, bijvoorbeeld door prostaathypertrofie, myomen of ovariële gezwellen.

Functionele incontinentie
Dit is incontinentie ten gevolge van aandoeningen buiten het urogenitale systeem. Oorzaken zijn het verlies van coördinatie en cognitieve functies of beperkingen in de mobiliteit. Het wordt vooral gezien bij oudere, geïnstitutionaliseerde patiënten, vaak in combinatie met een stress- of urgecomponent.[7]

DIFFERENTIËLE DIAGNOSE

Urologische oorzaken
Door prostaathypertrofie kan afvloedbelemmering optreden, waardoor urge- of overloopincontinentie kan ontstaan. Na een prostaatresectie kunnen door sfincterbeschadiging en littekenvorming zowel urge- als stressincontinentie ontstaan.

Cystitis kan door blaasprikkeling leiden tot ontstaan of verergering van urge-incontinentie.

Gynaecologische oorzaken
Bekkenbodemspierzwakte door aanleg, zwangerschap of vaginale bevallingen is de belangrijkste oorzaak voor stressincontinentie. Gynaecologische operaties (vooral hysterectomie) kunnen door littekenvorming leiden tot stressincontinentie.

Tumoren
Tumoren zoals myomen en ovariële gezwellen kunnen door een afvloedbelemmering een urge- of overloopincontinentie veroorzaken.

Aandoeningen van het zenuwstelsel
Aandoeningen van het zenuwstelsel (CVA, ruggenmerglaesies) kunnen leiden tot een verminderde blaascontractiliteit en daardoor tot urge-, reflex- of overloopincontinentie. Ruggenmergbeschadiging leidt meestal tot reflexincontinentie, na een CVA kan door een gestoorde mobiliteit ook functionele incontinentie optreden.

Geneesmiddelengebruik
Het gebruik van diuretica kan door de krachtige diurese leiden tot urge-incontinentie, maar vooral in combinatie met verminderde mobiliteit ook functionele incontinentie veroorzaken. Geneesmiddelen met een sympathisch of parasympathisch effect kunnen via de autonome innervatie van de blaas het continentiemechanisme beïnvloeden.

Psychologische factoren
Psychologische factoren zoals stress, angst en paniek kunnen leiden tot frequente mictie en het ontstaan van urge-incontinentie bevorderen.

Overige factoren
Cognitieve stoornissen, mobiliteitsstoornissen en omgevingsfactoren spelen vooral bij ouderen een belangrijke rol als oorzaak of bevorderende factor bij ongewild urineverlies.

5 Kansverdeling van diagnosen

IN DE ALGEMENE POPULATIE

Onderzoeken naar het vóórkomen van soorten incontinentie in de bevolking zijn vooral gedaan bij vrouwen van middelbare en oudere leeftijd en gebaseerd op vragenlijstonderzoeken, dus op symptomen van patiënten. Het betreft meestal onderzoek onder thuiswonende vrouwen, vaak jonger dan 65 jaar. Zij geven grote verschillen te

Tabel 2	Diagnostisch schema voor ongewild urineverlies.		
functionele incontinentie	cognitieve of mobiliteitsstoornis		v
echte incontinentie	urge-incontinentie	afvloedbelemmering	v
		blaasafwijkingen	s
		cystitis/diureticagebruik	s
	stressincontinentie	anatomische afwijkingen	s
		zwak sfinctermechanisme	v
		zwakke bekkenbodem	v
	reflexincontinentie	neurologische aandoeningen	z
	overloopincontinentie	*blaasatonie*	z
		afvloedbelemmeringen	z

v = vaak oorzaak van de klacht urine-incontinentie in de huisartspraktijk;
s = soms;
z = zelden.
Schuingedrukt: noodzakelijk in elk geval uit te sluiten.

zien, vooral door onduidelijke definiëring van het begrip urine-incontinentie.[7]

Ongeveer de helft van de vrouwen met incontinentie heeft pure stressincontinentie, 10 tot 20% heeft urge-incontinentie en 30 tot 40% lijdt aan gemengde incontinentie.[7] Over de verdeling van urine-incontinentie bij mannen zijn slechts weinig onderzoeken beschikbaar, maar zuivere stressincontinentie komt bij mannen relatief weinig voor.

De diagnostiek van urine-incontinentie met behulp van vragenlijsten en zelfrapportage van patiënten is niet zo betrouwbaar als meting met behulp van urodynamisch onderzoek. In een bevolkingsonderzoek werd bij vrouwen die op een vragenlijst aangaven incontinent te zijn, aanvullend onderzoek gedaan, inclusief urodynamisch onderzoek. Het percentage stressincontinentie steeg ten koste van gemengde incontinentie.[19]

BIJ DE HUISARTS

Onderzoeken naar het vóórkomen van de verschillende typen incontinentie in de huisartspraktijk zijn schaars. Van de incontinente vrouwen jonger dan 65 jaar lijdt:[19]
– 60% aan stressincontinentie;
– 18% aan gemengde incontinentie;
– 16% aan urge-incontinentie;
– 6% aan overige vormen van incontinentie.

Bij het ouder worden neemt het percentage urge- en gemengde incontinentie toe. Bij toenemende leeftijd en verslechterend psychisch en lichamelijk functioneren zal ook het percentage patiënten met ongewild urineverlies ten gevolge van cognitieve en motorische stoornissen en omgevingsfactoren sterk toenemen (functionele incontinentie).

Bij mannen is stressincontinentie zeldzaam en komen met name urge-incontinentie en overige vormen van incontinentie voor.[1]

Dat de grootste groep incontinentie e.c.i. betreft, komt omdat slechts beperkt onderzoek is gedaan en maar een beperkt aantal diagnosen als oorzaak kan worden geclassificeerd; bekkenbodemzwakte of blaasinstabiliteit zijn in deze classificatie geen diagnose. Bij (kleine) kinderen zijn de percentages onbetrouwbaar door het kleine totale aantal.

6   Betekenis van de voorgeschiedenis

In de voorgeschiedenis van de patiënt kunnen aanwijzingen te vinden zijn voor de oorzaak van de incontinentie.[1,5]

NEUROLOGISCHE AANDOENINGEN

Neurologische aandoeningen kunnen leiden tot urge-, reflex- of overloopincontinentie.

Tabel 3 Einddiagnosen bij de klacht urine-incontinentie in de huisartspraktijk (a-priorikansen in procenten per leeftijdsgroep).[14]

	totaal	0-4	5-14	15-24	25-44	45-64	65-74	75+
incontinentie e.c.i.	53	60	53	60	62	30	59	55
cystitis	13	-	7	30	4	8	10	21
prolaps	10	-	-	-	9	37	6	2
prostaathypertrofie	3	-	-	-	-	3	5	4
restgroep	24	40	40	10	25	22	20	18

Incontinentie bij kinderen[20]

Er is weinig onderzoek bekend over incontinentie bij kinderen. Incontinentie dient onderscheiden te worden van enuresis, een normale mictie op een ongewenst moment. Bij incontinentie is sprake van een ongewilde en abnormale mictie. Hoewel de incidentie waarschijnlijk laag is, is onderkenning belangrijk, omdat hieraan vaak anatomische afwijkingen ten grondslag liggen. Naar schatting is op 7-jarige leeftijd de prevalentie bij meisjes ongeveer 3% en bij jongens 2%.[20] Frequente oorzaken zijn:[20]
- vesico-ureterale reflux bij 40% van de kinderen met incontinentie, vaak gepaard met urineweginfecties;
- aangeboren of verworven bekkenbodemdisfunctie, waardoor een luie blaas ontstaat;
- andere aangeboren neurologische of urinewegafwijkingen.

Aanvullende diagnostiek is noodzakelijk bij kinderen met ongewenst urineverlies en:[1]
- enuresis nocturna die niet reageert op de therapie;
- urge-incontinentie;
- recidiverende urineweginfecties;
- mogelijkheid van aangeboren urinewegafwijkingen, neuropathie of operaties in het bekkengebied.

GYNAECOLOGISCHE OF UROLOGISCHE OPERATIES

Bij vrouwen kan hysterectomie bijdragen aan het ontstaan van stressincontinentie, bij incontinente mannen is prostatectomie in de voorgeschiedenis belangrijk. Cijfers over het optreden van urine-incontinentie na prostatectomie variëren sterk. Na transurethrale resectie is incontinentie vrij zeldzaam, maar na radicale resectie in verband met prostaatkanker komt incontinentie in het eerste jaar bij 21,5% van de mannen en na een jaar nog bij 8% voor.[15,21] [E]

CHRONISCHE AANDOENINGEN

Chronische aandoeningen zoals diabetes mellitus, hartfalen, COPD, chronische gewrichtsaandoeningen en immobiliteit kunnen gepaard gaan met ongewild urineverlies, soms op basis van incontinentie, soms door toegenomen diurese (DM), soms door frequente nachtelijke mictie (hartfalen), soms door praktische belemmeringen bij de toiletgang.[12,22]

Over de invloed van adipositas en pariteit zijn de meningen verdeeld. Het aantal partus, duur van de partus en het zetten van een episiotomie bij een bevalling lijken geen significante invloed op het ontstaan van incontinentie te hebben.[22] In ontwikkelingslanden leiden beschadigingen bij de partus nogal eens tot urinefistels.[1]

7 Betekenis van de anamnese

De anamnese is bij de diagnostiek van ongewild urineverlies het belangrijkste diagnosticum. Allereerst dient te worden vastgesteld of het ongewilde urineverlies veroorzaakt wordt door motorische of cognitieve stoornissen of dat er 'echte' urine-incontinentie aanwezig is.

De anamnese dient om het type incontinentie, de mogelijke anatomische oorzaken, de ernst en de gevolgen voor de patiënt vast te stellen.

VRAGEN OM HET TYPE INCONTINENTIE VAST TE STELLEN[19]

- Treedt het urineverlies op tijdens korte drukverhogende momenten, zoals hoesten, niezen, springen en tillen? (past bij stressincontinentie)
- Gaat het urineverlies gepaard met sterke aandranggevoelens? (past bij urge-incontinentie)
- Is er continu verlies van urine, zonder aandrang? (past bij overloopincontinentie of fistel)

De indeling in stress- en urge-incontinentie die wordt gemaakt op basis van deze vragen komt in 70% van de gevallen overeen met de uitslag van eventueel urodynamisch onderzoek. De sensitiviteit van de vragen is respectievelijk 66 en 88% en de specificiteit respectievelijk 56 en 96%.[19] [E]

VRAGEN NAAR FACTOREN DIE DE INCONTINENTIE MOGELIJK BEVORDEREN

- Is het mictiepatroon veranderd (toegenomen frequentie, nycturie, moeilijk op gang komen, zwakkere straal, nadruppelen)?
- Gaat de mictie met pijn gepaard? Dan is er mogelijk een urineweginfectie.
- Worden geneesmiddelen gebruikt met een sympathisch of parasympathisch effect? Deze kunnen via de autonome innervatie van de blaas het continentiemechanisme beïnvloeden.
- Worden er middelen met een diuretisch effect gebruikt? Snelwerkende lisdiuretica en alcohol kunnen door optredende polyurie incontinentie veroorzaken.
- Zijn er klachten van droogheid of branderigheid van de vagina? Postmenopauzale oestrogeendeficiëntie kan bijdragen aan en leiden tot incontinentie.[1,5] [C]

VRAGEN OM DE ERNST EN CONSEQUENTIES VOOR DE PATIËNT IN TE SCHATTEN

- Hoe frequent is het urineverlies en hoeveel is het verlies per keer? Wordt er gebruikgemaakt van opvangmateriaal en zo ja, hoeveel?
- Wat zijn de gevolgen voor het dagelijks leven, in het bijzonder ten aanzien van werk, recreatie, seksualiteit, gevoel van eigenwaarde en zelfvertrouwen?

VRAGEN NAAR FACTOREN DIE KUNNEN BIJDRAGEN AAN HET ONTSTAAN VAN ONGEWENST URINEVERLIES

- Speelt beperkte mobiliteit of handvaardigheid een rol?
- Zijn er cognitieve stoornissen waardoor onvoldoende wordt gereageerd op mictiedrang?

Bij psychogeriatrische patiënten zijn onzelfstandigheid in de persoonlijke verzorging, beperkingen in het bewegen, verminderde alertheid en obstipatie belangrijke factoren. Bij patiënten zonder deze factoren is 5% incontinent en bij aanwezigheid van alle factoren 91%.[2]

Naast de anamnese kan het zinvol zijn de patiënt een mictiedagboek te laten bijhouden om een beter inzicht te krijgen in de aard en de ernst van het urineverlies.

Het mictiedagboek

In een mictiedagboek tekent de patiënt de tijdstippen van aandrang, van mictie en van nat worden aan. Tevens worden de hoeveelheid urine en de activiteit waarbij de patiënt urine verliest aangeduid. Het dagboek kan worden uitgebreid met het aantekenen van de hoeveelheid vocht die per dag ingenomen wordt.

Het kwantificeren van urineverlies

Het kwantificeren van urineverlies is niet eenvoudig. Er zijn verschillende tests waarbij verbanden worden gewogen om het urineverlies te kwantificeren, zoals de '48-uurs incotest' en de *one hour pad test*. Daarnaast zijn er ernstschalen zoals de PRAFAB-score (*protection, amount, frequency, adjustment, body image*), waarbij de patiënt op een aantal vragen punten geeft. Voor de algemene praktijk zijn deze testen weinig zinvol.[23] Meestal voldoet het vragen naar de frequentie, de hoeveelheid per keer en het nat worden c.q. dragen van opvangmateriaal.

Tabel 4 Associatie tussen urine-incontinentie bij Leidse 85-jarigen en de aanwezigheid van comorbiditeit.[10]

	continent	incontinent	odds ratio	p
slechte ADL	33%	59%	2,7	< 0,001
slechte mobiliteit	63%	84%	2,4	< 0,001
slechte cognitie	12%	25%	2,5	< 0,001
diabetes mellitus	14%	20%	1,5	0,09
atherosclerose	61%	65%	1,2	0,3

8 Betekenis van het lichamelijk onderzoek

Het lichamelijk onderzoek richt zich vooral op het bevestigen van de diagnose en op het uitsluiten van (zeldzame) aandoeningen die met urine-incontinentie gepaard kunnen gaan. Over de voorspellende waarde van de specifieke bevindingen is weinig bekend.

Onderzoek van het abdomen:
- bij inspectie wordt gelet op littekens van urologische en/of gynaecologische operaties;
- bij palpatie en percussie van de buik vormt de arts zich een oordeel over de vullingsgraad van de blaas (een retentieblaas) en wordt gelet op eventuele abnormale zwellingen in de buik (tumoren).

GYNAECOLOGISCH ONDERZOEK

Bij inspectie en speculumonderzoek wordt gekeken naar vulva en vagina (atrofie, cysto-, urethro- of rectokèles, descensus uteri).

Bij het vaginaal en rectaal toucher wordt gevoeld naar uterus en adnexen (myomen, tumoren).

Tijdens het vaginaal toucher kan aan vrouwen met aanwijzingen voor stressincontinentie worden verzocht de onderzoekende vingers bijeen te knijpen. Hiermee kan de arts zich een indruk vormen over de spierspanning van de bekkenbodem en van de mogelijkheid de juiste spieren aan te spannen. Dit kan een zinvolle introductie vormen voor latere bekkenbodemspieroefeningen (zie kader).

Onderzoek van de bekkenbodemspieren

Twee vingers worden tegen de vagina-achterwand geplaatst tot halverwege de vagina; de patiënt wordt vervolgens gevraagd te 'knijpen'.
- Graad 0: geen contracties.
- Graad 1: sporadische contracties korter dan twee seconden.
- Graad 2: zwakke contractie met of zonder achterste elevatie van de vingers, vastgehouden gedurende minstens drie seconden.
- Graad 3: matige contractie met of zonder achterste elevatie van de vingers, aangehouden gedurende minstens vier tot zes seconden, driemaal herhaald.
- Graad 4: goede contractie met achterste elevatie van de vingers, aangehouden gedurende minstens zeven tot negen seconden, vier- tot vijfmaal herhaald.
- Graad 5: onmiskenbaar goede contractie, met achterste elevatie van de vingers, aangehouden gedurende minstens tien seconden, vier- tot vijfmaal herhaald.

RECTAAL TOUCHER

De prostaat wordt beoordeeld op grootte, consistentie en drukpijnlijkheid (prostaathypertrofie of carcinoom).

Beoordeling van de vulling van het rectum bij urine-incontinentie is niet zinvol omdat opheffing van eventuele fecale impactie zelden leidt tot verbetering van de incontinentie.[5] [C]

Indien er aanwijzingen zijn voor een neurologische afwijking, is onderzoek van de sensibiliteit van het zitvlak, anusreflex en bulbocavernosusreflex van belang om neurologische afwijkingen zoals een sacraal syndroom te objectiveren.

Alarmsymptomen

- urineverlies in afwezigheid van mictiedrang = reflexincontinentie (ruggenmergsbeschadiging)
- overloopincontinentie (blaasatonie of ernstige afvloedbelemmering)
- continu ongewenst urineverlies (fistel)
- 'echte' urine-incontinentie bij kinderen

9 Betekenis van eenvoudig aanvullend onderzoek

De waarde van eenvoudige tests tijdens het lichamelijk onderzoek om het soort incontinentie te bepalen staat zeer ter discussie. De tests worden vaak aanbevolen,[1] maar gegevens over de voorspellende waarde in de dagelijkse praktijk ontbreken.[5] [C]

Vooral bij vrouwen met verdenking op stressincontinentie worden vaak eenvoudige tests aanbevolen.[1]

HOESTEN BIJ VOLLE BLAAS

Hoesten bij een volle blaas waarbij gekeken wordt of urineverlies optreedt, is een test voor stressincontinentie die echter niet specifiek is en gepaard gaat met veel fout-negatieve uitslagen.

Het resultaat van de Bonney-proef/proef van Marshall, waarbij men de patiënt laat hoesten of persen bij een volle blaas, is vaak niet betrouwbaar. De proef is te zeer afhankelijk van onzekere factoren, zoals de kracht waarmee de patiënt hoest en de vulling van de blaas, terwijl ook de urethra onbedoeld dichtgedrukt kan worden.[5] [A]

URINEONDERZOEK

Urineonderzoek is zinvol, omdat incontinentie een symptoom kan zijn van een urineweginfectie, blaasstenen of een blaastumor. Met behulp van een 'urinestick' wordt de aanwezigheid van nitriet en hemoglobine in de urine beoordeeld.

Een positieve nitriettest wijst op een blaasontsteking, terwijl bloed in de urine kan duiden op blaasontsteking, stenen of een tumor van de urinewegen.

Bij verdenking op een blaasontsteking en een negatieve nitriettest wordt het sediment onderzocht op tekenen van een urineweginfectie.[5] [C]

10 Betekenis van complex aanvullend onderzoek

Complex aanvullend onderzoek heeft tot doel het type incontinentie duidelijk te krijgen, een mogelijke oorzaak van de incontinentie te diagnosticeren of een gevonden (mogelijke) oorzaak van incontinentie (operatief) te behandelen.

De NHG-Standaard Incontinentie voor urine adviseert de volgende patiënten te verwijzen voor aanvullend onderzoek[5] [C]

- patiënten bij wie onduidelijkheid blijft bestaan over het type incontinentie; urodynamisch onderzoek kan hierover uitsluitsel geven
- patiënten met aanwijzingen voor de aanwezigheid van reflex- of overloopincontinentie
- mannen jonger dan 65 jaar zonder aanwijsbare oorzaak voor incontinentie, zoals een TURP (transurethrale resectie van de prostaat)
- vrouwen en mannen met (het vermoeden van) tumoren in de onderbuik
- patiënten met een hematurie zonder een urineweginfectie, in verband met blaaspoliep of tumor
- vrouwen met een prolaps van de uterus die reikt tot in of voorbij de introïtus van de vagina en die niet met een pessarium te corrigeren valt, of waarbij de vrouw kiest voor een operatieve behandeling

URODYNAMISCH ONDERZOEK

Urodynamisch onderzoek[24] is volgens de WHO alleen zinvol indien te verwachten is dat invasieve, gevaarlijke of zeer kostbare therapie noodzakelijk is.[1] [C] Het omvat de volgende specifieke onderzoeken.

Cystometrie

Cystometrie geeft informatie over de blaasfunctie en registreert bij vulling van de blaas met een katheter de vullingsgraad en druk bij het eerste gevoel van aandrang. Tevens wordt de druk van de detrusor tijdens vulling gemeten en eventueel residu na mictie. Instabiele blaascontracties wijzen op urge-incontinentie. De sensitiviteit is 91%, de specificiteit 100%.[24] [C]

Uroflowmetrie

De mictiefunctie kan worden geëvalueerd door het urineresidu in de blaas na mictie te bepalen en spontane flow- en/of drukflowcurves te registreren. De reproduceerbaarheid van de maximum *flowrate* is laag en is alleen valide als het mictievolume > 150 ml is en de spontane mictie plaatsvindt in privacy, voorafgegaan door mictieaandrang. Uroflowmetrie moet dan ook worden beschouwd als een screeningstest voor afwijkende mictiepatronen door obstructie.

Leak-point pressure tests, meting van de druk in de urethra

Er zijn verschillende urodynamische tests ontwikkeld om de onderliggende oorzaak van met name stressincontinentie te achterhalen. Deze tests zijn vooral van belang om het succes van eventuele operatieve ingrepen te kunnen voorspellen. *Leak-point pressure tests*, waarbij intra-abdominale drukverhoging wordt opgewekt door hoesten of een valsalvamanoeuvre en waarbij de druk in de blaas of buik (anaal) gemeten wordt, zijn voorbeelden van urodynamische testen die hiervoor gebruikt kunnen worden.[24] De sensitiviteit van het urethradrukprofiel voor stressincontinentie is 93%, de specificiteit 83%.[24] [C]

ECHOGRAFIE

Met behulp van vaginale of rectale echografie kan een indruk worden gekregen van de functie van de blaashals en eventuele residuvorming. Dit onderzoek kan ook zinvol zijn bij verdenking op andere anatomische afwijkingen in het kleine bekken, zoals adnex- of uterustumoren. In die gevallen kan ook een laparoscopie als diagnosticum noodzakelijk zijn.

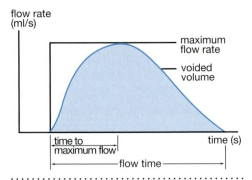

Figuur 3 Urinedebiet (hoeveelheid uitgeplaste urine per tijdseenheid) als functie van de tijd gedurende de mictie. Geïdealiseerde curve met beschrijving van kwantitatieve parameters uit het rapport van de standaardisatiecommissie van de International Continence Society.

CYSTOSCOPIE

Cystoscopie en ander beeldvormend onderzoek zijn in eerste instantie niet geïndiceerd bij het diagnosticeren van incontinentie, tenzij er aanwijzingen zijn voor tumoren, posttraumatische aandoeningen of andere anatomische afwijkingen als oorzaak voor de incontinentie.

ELEKTROMYOGRAFIE

Elektromyografisch onderzoek (EMG) van blaas, sfincter en bekkenbodemspieren is alleen geïndiceerd bij aanwijzingen voor neurologische afwijkingen.[5]

Gemaskeerde incontinentie

Er is geen directe relatie tussen genitale prolaps en de mate van incontinentie. Sommige patiënten worden zelfs incontinent na operatie aan de descensus uteri. Vaginaal herstel van de descensus kan incontinentie veroorzaken, omdat continentie bleek te berusten op een knik in de urethra of op tegendruk van de cysto- of rectokèle. Hierdoor ontstaat na een correctieve operatie ineens incontinentie. Tien tot twintig procent van de vrouwen wordt incontinent na een prolapsoperatie. Het is belangrijk hiermee rekening te houden. Een pessariumtest kan het resultaat na correctie bij maar ongeveer driekwart van de vrouwen voorspellen.

11 Samenvatting

Omdat het in dit hoofdstuk gaat om mensen die met de klacht urine-incontinentie bij de arts komen, zijn de gegevens in dit hoofdstuk vooral gebaseerd op onderzoek onder relatief gezonde vrouwen. Psychogeriatrische patiënten die niet klagen over de urine-incontinentie zijn niet expliciet beschreven, hoewel de diagnostiek en behandeling van deze patiëntengroep zeer moeilijk kan zijn.

Bij alle patiënten met urine-incontinentie is het belangrijk om zorgvuldige diagnostiek te bedrijven, omdat de indeling belangrijke consequenties kan hebben voor het te volgen beleid.

In eerste instantie moet onderscheid gemaakt worden tussen ongewild urineverlies op basis van cognitieve of mobiliteitsstoornissen en urine-incontinentie op basis van urodynamische afwijkingen.

Bij echte urine-incontinentie is vooral het onderscheid tussen stress- en urge-incontinentie belangrijk. Een goede anamnese is het belangrijkste diagnosticum. Daarnaast dient men inzicht te krijgen in de ernst en de gevolgen voor de patiënt.

Bij urge-, stress- en gemengde incontinentie is verder aanvullend onderzoek in eerste instantie weinig zinvol. Eerst kunnen adviezen en een proefbehandeling gegeven worden. Bij ernstige vormen van stressincontinentie die niet reageren op conservatieve behandeling is verder onderzoek geïndiceerd om te beoordelen of operatief ingrijpen is geïndiceerd.

Bij reflex- en overloopincontinentie bij vrouwen en bij urine-incontinentie zonder duidelijke oorzaak bij mannen is het zinvol verder onderzoek te verrichten naar een achterliggende oorzaak.

Bij alle vormen van incontinentie moet rekening worden gehouden met factoren buiten de urinewegen die de incontinentie kunnen bevorderen of zelfs veroorzaken, zoals medicatie, motorische of cognitieve beperkingen en een urineweginfectie.

Gedurende de contacten met patiënten met urine-incontinentie moet steeds rekening worden gehouden met het feit dat dit een hinderlijke klacht is, waarbij dikwijls schaamtegevoel optreedt. De klacht wordt vaak moeilijk ter sprake gebracht en de arts zal er soms gericht naar moeten vragen en bij een vermoeden dat er sprake is van urine-incontinentie moeten doorvragen.

Literatuur

1 Abrams P, Cardozo L, Fall M, Griffiths D, Rosier P, Ulmsten U, et al. The standardization of terminology of lower urinary tract function: Report from the Standardisation Sub-committee of the International Continence Society. Neuroural Urodyn 2002;21:167-78.
2 Valk M. The urinary incontinence in psychogeriatric nursing home patients. Dissertation. Utrecht: Rijksuniversiteit, 1999.
3 Staat PGM, Tak E, Hopman Rock M. Aard, omvang en behandeling van ongewenst urineverlies in verzorgingshuizen. Leiden: TNO-PG, 1998.
4 Boomsma LJ, Dijk PA van, Dijkstra RH, et al. NHG-Standaard Enuresis nocturna. Huisarts Wet 2006; 49(13):663-71.
5 Lagro-Janssen ALM, Breedveldt Boer HP, Dongen JJAM van, et al. NHG-Standaard Incontinentie voor urine. Huisarts Wet 2006;49(10):501-10.
6 Linden MW van der, Westert GP, Bakker DH de, et al. Tweede Nationale Studie naar ziekten en verrichtingen in de huisartspraktijk: klachten en aandoeningen in de bevolking en in de huisartspraktijk. Utrecht/Bilthoven: Nivel/RIVM, 2004.
7 Gezondheidsraad. Urine-incontinentie. Den Haag, 2001 (Gezondheidsraad publicatie nr. 2001/12).
8 Lagro-Janssen ALM, Smits AJ, Weel C van. Women with urinary incontinence: self-perceived worries and general practitioners' knowledge of problem. Br J Gen Pract 1990;40:331-4.
9 Teunissen E, Weel C van, Lagro-Janssen ALM. Urinary incontinence in older people living in the community: examining help-seeking behaviour. Br J Gen Pract 2005;55:776-82
10 Cools HJM, Gussekloo J. Dynamische deeloorzaken van incontinentie bij ouderen. In: Syllabus congres tussen Wolff en Muller. Nijmegen, 2002.
11 Lisdonk EH van de, Bosch WJHM van den, Lagro-Janssen ALM, et al. Ziekten in de huisartspraktijk. 5e druk. Maarssen: Elsevier Gezondsheidzorg, 2008.
12 Lagro-Janssen ALM. Urine-incontinentie bij vrouwen in de huisartspraktijk. Dissertatie. Nijmegen: Katholieke Universiteit Nijmegen, 1991.
13 Teunissen D, Lagro-Janssen ALM. Urinary incontinence in community dwelling elderly: are there sex differences in help-seeking behaviour? Scand J Prim Health Care 2004;22:209-16.
14 Okkes IM, Oskam SK, Lamberts H. Van klacht naar diagnose. Bussum: Coutinho, 1998.
15 Hunter KF, Moore KN, Cody DJ, Glazener CM. Conservative management for postprostatectomy urinary incontinence. Cochrane Database Syst Rev 2004;2:CD001843.
16 Messelink EJ. The overactive bladder and the role of the pelvic floor muscles. BJU Int 1999;83 Suppl 2:31-5.

17 Wein AJ, Rovner ES. The overactive bladder: An overview for primary health care providers. Int J Fert 1999;44(2):56-66.
18 Payne CK. Epidemiology, pathofysiology and evaluation of urinary incontinence and overactive bladder. Urology 1998;S2A:3-10.
19 Lagro-Janssen ALM, Debruyne FMJ, Weel C van. Diagnostiek in de huisartspraktijk van incontinentia urinae bij vrouwen goed mogelijk door gerichte anamnese. Ned Tijdschr Geneeskd 1991;135:1441-4.
20 Ab E, Diemen-Steenvoorde JAAM van, Jong TPVM de. Urineverlies op kinderleeftijd; Het belang van een goede mictieanamnese. Ned Tijdschr Geneeskd 2002;146:193-6.
21 Benoit RM, Naslund MJ, Cohen JK. Complications after radical retropubic prostatectomy in the medicine population. Urology 2000;56:116-20.
22 Cools HJM, Bock GH de. De samenhang tussen ongewenst urineverlies met andere beperkingen in het functioneren. Ned Tijdschr Geneeskd 1993;137:1828-30.
23 Vierhout ME. Meting van ongewenst urineverlies bij de vrouw. Ned Tijdschr Geneeskd 1990;134(38):1837-40.
24 Diagnostisch Kompas 2003. Amstelveen: Commissie Aanvullende Diagnostiek van het College voor zorgverzekeringen, 2003.

Vaginaal bloedverlies, abnormaal

42

H. de Vries, P.J.E. Bindels en A.H. Blankenstein

1 Inleiding

In de fertiele levensfase behoren de menstruaties bij de vrouw met een zekere regelmaat te komen: eens per 21 tot 40 dagen. De normale duur is meestal niet langer dan zeven dagen. Abnormaal vaginaal bloedverlies is bloedverlies dat afwijkt van de normale menstruatie door veranderingen in duur en/of hevigheid en/of tijdstip van de bloeding.[1] Daarbij gaat het om verschillende typen: overvloedig, tussentijds of onregelmatig vaginaal bloedverlies, contactbloedingen en postmenopauzaal bloedverlies (zie definities).

Vaginaal bloedverlies vóór de normale menarche is uiterst zeldzaam en blijft hier verder buiten beschouwing, evenals bloedverlies tijdens een bekende zwangerschap en postpartum. Ook het wegblijven van de menstruaties (amenorroe) komt hier niet aan de orde.

DEFINITIES

- *Overvloedig, regelmatig bloedverlies* (= menorragie) is hevig menstrueel bloedverlies (meer dan voor deze vrouw gebruikelijk) of langer dan zeven dagen durend menstrueel bloedverlies, waarbij een cyclisch menstruatiepatroon duidelijk herkenbaar is.
- *Tussentijds* (= intermenstrueel) *bloedverlies* is vaginaal bloedverlies, meestal in geringe hoeveelheid, in de periode tussen herkenbare menstruaties.
- *Contactbloeding* is bloedverlies dat optreedt na de coïtus (postcoïtaal).
- *Onregelmatig bloedverlies* (= metrorragie) is vaginaal bloedverlies waarbij geen cyclisch menstruatiepatroon herkenbaar is, meestal met een sterk wisselende hoeveelheid.
- *Postmenopauzaal bloedverlies* is vaginaal bloedverlies dat spontaan optreedt op een tijdstip later dan één jaar na de menopauze.

Abnormaal vaginaal bloedverlies in de fertiele fase berust meestal op een onschuldige hormonale ontregeling, op de fysiologische overgang – die immers met perioden van hevig vloeien gepaard kan gaan – of op goed te behandelen organische afwijkingen van cervix of uterus, zoals myomen, poliepen of ontstekingsprocessen. De diagnostiek is gericht op het aantonen van deze organische oorzaken. Daarnaast moet de arts een aantal minder frequente aandoeningen met belangrijke consequenties zorgvuldig proberen uit te sluiten, zoals mogelijke complicaties van een tot dan toe niet bekende jonge zwangerschap en het cervixcarcinoom.

Postmenopauzaal bloedverlies daarentegen is niet zelden het gevolg van een maligne aandoening van de genitalia interna, reden waarom het optreden hiervan tijdige specialistische diagnostiek vereist.[2-5]

> Om de lezer een indruk te geven van de mate van bewijskracht ter onderbouwing van een aantal belangrijke diagnostische stappen, is deze onderbouwing door de auteurs als volgt aangegeven.
> - [E] = Voldoende bewijskracht; dat wil zeggen meerdere goed opgezette onderzoeken met eensluidende uitkomsten in een vergelijkbare populatie.
> - [A] = Sterke aanwijzingen of indirect bewijs; dat wil zeggen één goed opgezet onderzoek met betrekking tot een vergelijkbare populatie, of meerdere onderzoeken in andere, niet geheel vergelijkbare populaties.
> - [C] = Consensus uit richtlijnen of standaarden met betrekking tot de populatie.

Meestal gaat het bij contacten in verband met abnormaal vaginaal bloedverlies om reguliere consulten in de huisartspraktijk of op de polikliniek. Zeer incidenteel is er sprake van extreem hevig bloedverlies, zodat medische hulp dan met spoed wordt gevraagd.

2 De klacht in de bevolking

VOORKOMEN IN DE ALGEMENE BEVOLKING

Vrij veel vrouwen in de algemene bevolking hebben overvloedige menstruaties (menorragie): in West-Europa 9 tot 14%.[6] Hoe vaak onregelmatig vloeien respectievelijk postmenopauzaal bloedverlies in de algemene bevolking voorkomt, is niet precies bekend.

BELEVING EN GEVOLGEN

Uit het feit dat slechts een minderheid van de vrouwen met overvloedig vaginaal bloedverlies een arts consulteert,[5,6] kan men afleiden dat velen van hen dit accepteren. In de eerste jaren na de menarche is de cyclus nog niet zo regelmatig en kunnen de menses, hoewel fysiologisch, zeer hevig zijn (*métrorrhagie des vierges*). Ook weet men dat in de periode van de overgang de cyclus onregelmatig kan worden en het vloeien erger. Anderzijds kan overvloedig of onregelmatig menstrueren duidelijk hinder en beperkingen opleveren in het dagelijks leven: vaak maandverband of tampons wisselen en risico van doorlekken, waardoor vrouwen minder gemakkelijk de deur uitgaan of gaan sporten.[1,7,8] Hevig vloeien leidt tot werkverzuim.[9] Onregelmatig vloeien en postmenopauzaal bloedverlies kunnen leiden tot ongerustheid.[1,7] Elk abnormaal vaginaal bloedverlies kan het seksleven belemmeren. Islamitische vrouwen worden geacht onrein te zijn tijdens vaginaal bloedverlies, hetgeen implicaties heeft voor de geloofsuitoefening.[9] Een menorragie en metrorragie hebben ten slotte niet zelden een ferriprieve anemie ten gevolge.[10]

3 De eerste presentatie bij de dokter

De incidentie van abnormaal vaginaal bloedverlies optredend in de fertiele fase als contactreden in de Nederlandse huisartspraktijk is, zo blijkt uit de cijfers van het Transitieproject, 25 per 1.000 vrouwen per jaar, van wie vijftien per 1.000 wegens overmatige of onregelmatige menstruatie, acht per 1.000 wegens intermenstrueel bloedverlies en twee per 1.000 wegens bloedverlies na coïtus. Postmenopauzaal bloedverlies komt als nieuwe contactreden bij drie per 1.000 vrouwen per jaar voor.[5]

Van menorragie is bekend dat minder dan één op de tien vrouwen hiervoor een arts consulteert.[5,6] De beleving van de menstruatie en afwijkingen hierin, en dus of de huisarts hiervoor geconsulteerd zal worden, hangt sterk af van persoonlijke en culturele normen. Het abnormale vaginaal bloedverlies kan leiden tot angst voor een onderliggende ernstige ziekte, een seksueel overdraagbare aandoening of onvruchtbaarheid.[10] Veel vrouwen weten ook dat langdurig vloeien tot bloedarmoede kan leiden en consulteren de arts met vragen hierover.[7] In een aantal gevallen stelt de vrouw het bezoek aan de arts juist uit, wellicht op grond van angst of schaamte. Dit kan vooral bij postmenopauzaal bloedverlies op basis van een maligniteit uiteindelijk leiden tot onnodig uitstel van de behandeling (*patient delay*).[7] Het exploreren van de beleving en het verhelderen van de hulpvraag zijn bij deze klacht onmisbaar.[1,10]

4 Pathofysiologie en differentiële diagnose

FYSIOLOGIE

De hormonale sturing van de menstruele cyclus vindt plaats door de zogenoemde hypothalamus-hypofyse-ovariumas (zie figuur 3 in het hoofdstuk *Amenorroe/oligomenorroe*). Het in de hypothalamus gevormde *luteinizing-hormone-releasing hormone* (LHRH) stimuleert afgifte van follikelstimulerend hormoon (FSH) en luteïniserend hormoon (LH) door de hypofyse volgens een cyclisch patroon. De ovaria produceren oestrogenen en progestagenen.

Vaginaal bloedverlies, abnormaal

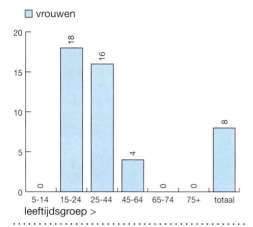

Figuur 1 Incidentie van intermenstrueel bloedverlies aan het begin van een episode in de huisartspraktijk, per 1.000 patiënten per jaar.[5]

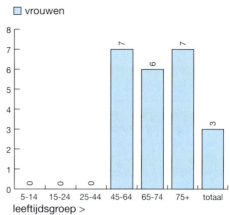

Figuur 3 Incidentie van postmenopauzaal bloedverlies aan het begin van een episode in de huisartspraktijk, per 1.000 patiënten per jaar.[5]

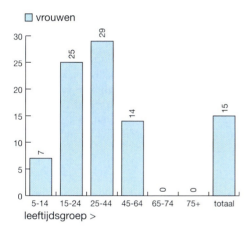

Figuur 2 Incidentie van overmatige/onregelmatige menstruatie aan het begin van een episode in de huisartspraktijk, per 1.000 patiënten per jaar.[5]

In de fase na de menstruatie wordt het endometrium opgebouwd onder invloed van oestrogenen: de proliferatieve fase. De toename van oestrogenen induceert een LH-piek, die weer de eisprong initieert. Het corpus luteum produceert behalve oestrogenen ook progestagenen. Deze brengen het endometrium in gereedheid voor een zich innestelend bevrucht ei: de secretiefase. Wanneer geen innesteling volgt, zet een abrupte daling van FSH en LH processen in gang die resulteren in afstoting van de oppervlakkige laag van het endometrium, hetgeen met bloedverlies gepaard gaat: de menstruatie. Hierbij vindt in een vroeg stadium een stijging van de prostaglandinen in het endometrium plaats, waardoor de spiraalarteriën die dit slijmvlies voeden contraheren, en dat leidt tot necrose van de bovenlaag. Een lokaal actief fibrinolytisch systeem voorkomt voortijdig stollen, zodat het necrotische weefsel met het bloed volledig kan worden afgevoerd. Uiteindelijk stopt het vloeien door stolling en contractie van de arteriën. Een hoeveelheid bloedverlies van < 80 ml per menstruatie wordt als normaal beschouwd.[11]

DIFFERENTIËLE DIAGNOSE

Hormonale oorzaken

Functioneel vaginaal bloedverlies Vroeg in de fertiele fase zijn de cycli dikwijls gedurende enkele jaren anovulatoir. Persisterende follikels geven langdurig verhoogde oestrogeenspiegels, die oestrogene doorbraakbloedingen tot gevolg hebben. Dit uit zich in onregelmatig en overvloedig bloedverlies in de eerste jaren na de menarche (*métrorrhagie des vierges*). In de overgang doen zich opnieuw en in toenemende mate anovulatoire cycli voor met oestrogene doorbraakbloedingen. De intervallen tussen de menstruaties nemen toe, het patroon wordt onregelmatig (metrorragie) en het bloedverlies wordt soms heviger en duurt langer (in de Angelsaksische literatuur aangeduid als 'menometrorragie', een verwarrende term). Uiteindelijk stoppen de menstruaties; wanneer deze gedurende twaalf maanden niet terugkeren, spreken we van de postmenopauze (en retrospectief van de laatste menstruatie als menopauze).

In de vruchtbare levensfase treden bij 20- tot 40-jarigen vaak subtiele verstoringen van de complexe hormonale sturing op, die tot intermenstrueel of zelfs onregelmatig bloedverlies leiden. Na de menopauze kan het endometrium dermate atrofiëren dat licht uterien bloedverlies ontstaat. In de vagina kunnen de lage oestrogeenspiegels na de menopauze tot een atrofische vaginitis met licht vaginaal bloedverlies leiden.

Bijwerkingen van anticonceptie Bij pilgebruik is tussentijds bloedverlies meestal het gevolg van een licht oestrogeentekort. Licht bloedverlies in de tweede cyclushelft (*spotting*) gedurende enkele maanden is daardoor een normaal neveneffect van orale anticonceptiva. Een gewoon IUD kan tot intermenstrueel bloedverlies en overvloedig menstrueren leiden. Depotprogestagenen resulteren meestal in een amenorroe, maar soms is onregelmatig bloedverlies het gevolg. Bij depotprogestagenen zijn doorbraakbloedingen bij 10 tot 20% van de vrouwen gebruikelijk.

Overige hormonale disregulatie De hormonale verstoring in geval van hypothyreoïdie zou op het niveau van hypothalamus/hypofyse liggen.[12] Menstruatiestoornissen bij een bekende hypothyreoïdie manifesteren zich meestal als een oligo- of amenorroe; minder vaak is er een menorragie.[13] Ernstige afwijkingen van hypothalamus of hypofyse (bijv. tumoren, syndroom van Sheehan) resulteren meestal in een amenorroe (zie het hoofdstuk *Amenorroe/oligomenorroe*).

Organische oorzaken[1]
In de fertiele fase kunnen lokale pathologische processen in vagina, cervix, uterus of ovaria aanleiding zijn tot abnormaal vaginaal bloedverlies. Een menorragie duidt op ovulatoire cycli en is dikwijls het gevolg van organische afwijkingen zoals submuceus gelegen uterusmyomen, of van een poliep van het cervix- of endometriumslijmvlies. De belangrijkste pathofysiologische mechanismen hierbij zijn een vergroting van het binnenoppervlak van de uterus en zwak, gemakkelijk bloedend slijmvlies over de afwijking zelf. Ontstekingsprocessen (vaginitis, cervicitis en endometritis) resulteren meestal in tussentijds of onregelmatig betrekkelijk licht bloedverlies door lokale beschadiging van het slijmvlies. Hiervan is de infectie met *Chlamydia trachomatis*, opstijgend vanuit de cervix, berucht in verband met het risico van infertiliteit door salpingitis.[14] De verwekker kan ook de gonokok of een banaal bacterieel agens zijn.

Aandoeningen van de cervix (erosie, cervicitis of cervixcarcinoom) of vagina kunnen zich door contactbloedingen manifesteren of gemakkelijk bloeden van het cervixslijmvlies bij speculumonderzoek of cervixuitstrijk tot gevolg hebben. In de postmenopauze worden relatief vaak organische afwijkingen van de genitalia interna gevonden als oorzaak van vaginaal bloedverlies. Het betreft endometriumpoliepen, (submuceuze) myomen en maligniteiten zoals endometrium-, ovarium-, cervix- en vulvacarcinomen.

Zwangerschapscomplicaties
Als het gaat om een vrouw die zwanger is geworden zonder dat zij zich dit realiseert, kan onregelmatig of overvloedig bloedverlies een uiting zijn van een extra-uteriene graviditeit (EUG), een miskraam (dreigend, beginnend, in gang, incompleet), een molazwangerschap of, minder ernstig, een deciduabloeding.

Medicamenteuze oorzaken
Sommige geneesmiddelen hebben invloed op de stolling (anticoagulantia, aspirine) en kunnen een menorragie veroorzaken. Corticosteroïden, een potentiële veroorzaker van intermenstrueel bloedverlies, werken in op hypothalamus/hypofyseniveau.

Stollingsstoornissen
Aangeboren stollingsstoornissen zoals de ziekte van Von Willebrand kunnen zich manifesteren met persisterende menorragie bij jonge vrouwen. Ook verworven hemorragische diathesen leiden incidenteel tot een menorragie. Voorbeelden zijn ITP (ziekte van Werlhof) en aandoeningen die gepaard gaan met suppressie of verdringing van het beenmerg, zoals leukemie.

Tabel 1	Diagnostisch schema abnormaal vaginaal bloedverlies.		
functioneel vaginaal bloedverlies		métrorrhagie des vierges	v
		(dis)functioneel vaginaal bloedverlies in de fertiele fase	v
		overgang	v
bijwerkingen anticonceptie		orale anticonceptie	v
		IUD (zonder progestageen)	s
		depotprogestageen	s
organische afwijkingen genitalia interna	vulva/vagina	infectieuze vaginitis	z
		atrofische vaginitis*	s
		trauma	z
		*vulva/vagina carcinoom**	z
		erosie	s
	cervix	cervicitis	s
		cervixcarcinoom	z
		poliep	s
	uterus	(submuceus) myoom	s
		endometriumpoliep*	s
		endometritis	z
		endometriumhyperplasie	z
		endometriumatrofie*	s
		*endometriumcarcinoom**	z
		adenomyosis	z
	ovaria	*hormoonproducerend ovariumcarcinoom**	z
zwangerschapscomplicaties		deciduabloeding	s
		miskraam	z
		extra-uteriene graviditeit	z
		molazwangerschap	z
medicamenteus		anticoagulantia	s
		aspirine	z
		oestrogenen/progestagenen	s
		corticosteroïden	z
stollingsstoornissen		erfelijk (bijv. ziekte van Von Willebrand)	s
		verworven hemorragische diathese (bijv. idiopathische trombocytopenische purpura)	z
overige oorzaken		hypothyreoïdie	z

* Meestal in postmenopauze.
v = vaak oorzaak van abnormaal vaginaal bloedverlies in de huisartspraktijk;
s = soms;
z = zelden.
Schuingedrukt: noodzakelijk in elk geval uit te sluiten.

5 Kansverdeling van diagnosen

HUISARTSPRAKTIJK

Naar de frequentieverdeling van de verschillende oorzaken van abnormaal vaginaal bloedverlies in de fertiele fase is in de huisartspraktijk tot dusverre weinig gericht onderzoek gedaan. Wanneer een echografie werd verricht, vond men in een Nederlandse studie dikwijls (bij 41%) myomen.[15] In tabel 2 zijn de a-priorikansen in het Transitieproject weergegeven. De diagnosen zijn hierbij door de registrerende huisartsen gesteld op grond van beperkt lichamelijk onderzoek (slechts bij 50%) en betrekkelijk weinig of geen aanvullend onderzoek.[5] Het gaat dus overwegend om waarschijnlijkheidsdiagnosen.

Tabel 2	Einddiagnosen bij de klacht abnormaal vaginaal bloedverlies in de huisartspraktijk (a-priorikansen in procenten).*[5]	
overvloedig of onregelmatig bloedverlies	symptoomdiagnose	66
	bijwerking geneesmiddel	8
	myomen of poliepen	5
	overgang	3
	orale anticonceptie	2
	spontane abortus	2
	andere gynaecologische aandoeningen	2
	PID	1
	overige aandoeningen	11
totaal		100
tussentijds bloedverlies	symptoomdiagnose	50
	bijwerking geneesmiddel, orale anticonceptiva of IUD	35
	overige aandoeningen	15
totaal		100
contactbloedingen	symptoomdiagnose	53
	cervixafwijking	18
	overige aandoeningen	29
totaal		100
postmenopauzaal bloedverlies	symptoomdiagnose	57
	maligne neoplasma van de geslachtsorganen	8
	overige aandoeningen	35
totaal		100

* Alleen diagnosen met absolute incidentie > n = 10.

GYNAECOLOGISCHE PRAKTIJK

Fertiele fase

In een grote serie van patiënten met abnormaal vaginaal bloedverlies die door een gynaecoloog poliklinisch waren onderzocht met behulp van hysteroscopie, werd bij 53% van een groep premenopauzale vrouwen (n = 1.925) geen afwijking gevonden. Bij 20 tot 30% werden submuceuze myomen gezien, voornamelijk bij 40- tot 50-jarige vrouwen. Een endometriumpoliep was bij 10 tot 17% aanwezig, atrofie van het endometrium bij 1 tot 2%. Bij vier patiënten (2‰) werd een endometriumcarcinoom vastgesteld.[3] [A]

Bij een retrospectieve evaluatie van Engelse vrouwen verwezen wegens abnormaal vaginaal bloedverlies in de fertiele fase (n = 647) werd bij 51% geen organische oorzaak gevonden.[16] Bij follow-up van minstens acht maanden was geen enkel geval van kanker aan het licht gekomen.

Concluderend: bij abnormaal vaginaal bloedverlies in de fertiele fase wordt bij de helft van de naar een gynaecoloog verwezen vrouwen geen organische oorzaak gevonden; veelvoorkomende organische oorzaken zijn poliepen en submuceuze myomen; de kans op een endometriumcarcinoom is 0 tot 2‰. [A]

Postmenopauzaal

Bij vrouwen met postmenopauzaal bloedverlies wordt bij 4 tot 9% een endometriumcarcinoom vastgesteld. Endometriumpoliepen komen vrij vaak voor: bij ruim 20%; myomen minder vaak dan voor de menopauze: bij 4 tot 15%.[3,4,17,18] [E] Bij minstens de helft van de vrouwen met postmenopauzaal bloedverlies wordt geen oorzaak gevonden.[10] [E]

Bij vrouwen zonder abnormaal vaginaal bloedverlies worden bij echoscopie, verricht in het kader van fertiliteitsonderzoek, ook wel eens poliepen en submuceuze myomen gevonden: bij 10 tot 13% respectievelijk 1 tot 3%.[19,20] [A]

Stollingsstoornissen

In de huisartspraktijk vindt geen routinematig onderzoek naar stollingsstoornissen plaats bij abnormaal vaginaal bloedverlies. In een Zweedse studie bij vrouwen verwezen voor een menorragie was de prevalentie van de ziekte van Von Willebrand 20%.[21]

Bij een onderzoek in de Engelse gynaecologische praktijk vond men bij 150 voor menorragie verwezen patiënten bij wie het bloedverlies meer dan 80 ml per menstruatie bedroeg en myomen waren uitgesloten, bij 17% een stollingsstoornis, meestal van erfelijke aard. Bij 13% van de totale groep was de ziekte van Von Willebrand aanwezig.[22]

In de Verenigde Staten bleek van 121 bij één verzekeraar aangesloten vrouwen van 18 tot 45 jaar, bij wie een arts in de loop van twee jaar een menorragie had vastgesteld, 11% een erfelijke stollingsstoornis te hebben tegen 3% van een controlegroep van vrouwen zonder menorragie (n = 123). De stollingsstoornis betrof bij twee derde van de patiënten (6,6% van de onderzoeksgroep) de ziekte van Von Willebrand. Bij de blanke patiënten was de prevalentie zelfs 16%.[23] Erfelijke stollingsstoornissen zijn dus niet zeldzaam bij overvloedig bloedverlies. [E]

OVERIGE ORGANISCHE AFWIJKINGEN

Van een aantal mogelijke oorzaken van abnormaal vaginaal bloedverlies die belangrijke implicaties hebben, te weten Chlamydia-infectie, zwangerschapscomplicaties en cervixcarcinoom, zijn geen gegevens bekend over het voorkomen bij deze klacht.

LEEFTIJD EN LEVENSFASE

De voorafkans op bepaalde oorzaken bij abnormaal vaginaal bloedverlies is sterk afhankelijk van leeftijd en levensfase.[1,7,10,24] [E] Bij jonge vrouwen zijn hormonale disregulatie en effecten van anticonceptie het meest frequent. In de jaren voor de menopauze neemt de frequentie van myomen en poliepen sterk toe. Uiteraard is bij vrouwen tussen de 43 en 55 jaar de overgang zelf een frequente oorzaak van klachten over de menstruatie. Een endometriumcarcinoom vóór de menopauze is zeldzaam (hoogstens twee per 1.000).[3,16] In een onderzoek bij 457 vrouwen met postmenopauzaal vaginaal bloedverlies nam de kans op een endometriumcarcinoom toe van nul voor vrouwen jonger dan 50 jaar tot 34% voor vrouwen ouder dan 80 jaar.[17]

6 Betekenis van de voorgeschiedenis

De voorgeschiedenis heeft bij abnormaal vaginaal bloedverlies betrekkelijk geringe betekenis voor de diagnostiek.[10] De volgende aspecten zouden van belang kunnen zijn.
- Bij uterusmyomen kunnen zich langdurige klachtenvrije intervallen voordoen. Daarom kan een nieuwe episode van bijvoorbeeld menorragie een uiting zijn van een reeds aanwezige uterus myomatosus.
- Etniciteit: negroïde vrouwen hebben een grote kans om myomen te krijgen.
- Wisselende partners en onbeschermde coïtus zijn risicofactoren voor een SOA.[14] [E]
- Een bekende stollingsstoornis is van belang; stollingsstoornissen in de familie verhogen de kans op een tot dan toe niet bekende congenitale stollingsstoornis.
- Een bestaande hypothyreoïdie zou de verklaring voor menorragie kunnen zijn.
- Wat medicatie betreft is het gebruik van antistolling, geslachtshormonen, corticosteroïden of acetylsalicylzuur van belang.

7 Betekenis van de anamnese

Bij de anamnese bij een vrouw in de fertiele levensfase met abnormaal vaginaal bloedverlies behoren de volgende aspecten achtereenvolgens aan de orde te komen.[10] [C]

AARD VAN DE KLACHTEN

- Lengte en herkenbaarheid van de cyclus, duur van de menstruatie vergeleken met wat voor de vrouw gebruikelijk is.
- Hoeveelheid bloedverlies bij de menstruatie, vergeleken met wat voor de vrouw gebruikelijk is.
- Tussentijds bloedverlies.
- Contactbloedingen.

Menorragie kan optreden ten gevolge van een IUD, uterusmyoom, poliep, een stollingsstoornis of hypothyreoïdie.

Intermenstrueel bloedverlies (vaak op een vast tijdstip in de cyclus) past bij hormonale oorzaken, waaronder een bijwerking van orale anticonceptiva in de eerste cycli na start of wijziging. Tussentijds bloedverlies (vaak op een wisselend tijdstip in de cyclus) kan wijzen op infectieuze oorzaken of een maligniteit van cervix, uterus of ovarium.

Irregulier bloedverlies past bij anovulatoire cycli na de menarche of in de overgang, bij doorbraakbloedingen ten gevolge van depotprogestagenen, bij zwangerschapscomplicaties en bij maligne tumoren.

Contactbloedingen passen bij aandoeningen van de cervix, waaronder cervicitis en cervixcarcinoom.

Het type bloedverlies – overvloedig, onregelmatig of intermenstrueel – had desalniettemin in een specialistische populatie geen voorspellende waarde voor de kans op submuceuze myomen en poliepen.[3] [A]

BEGIN, DUUR EN BELOOP VAN DE KLACHTEN

- Leeftijd menarche of eventueel menopauze.
- Begin en duur van de klachten.
- Beloop van de hoeveelheid bloedverlies.

> **Vaginaal bloedverlies: subjectief en objectief**
>
> Het is van belang om de ernst van het vaginaal bloedverlies in te schatten om vast te stellen of er eigenlijk wel sprake is van overvloedig bloedverlies, in verband met de consequenties ervan. Objectief gemeten meer dan 80 ml per menstruatie wordt als verhoogd beschouwd, omdat het in twee derde van de gevallen een anemie ten gevolge heeft.[11] Helaas is er geen goede correlatie tussen het subjectief ervaren en het objectief gemeten bloedverlies. Enerzijds is er dus een groep vrouwen die subjectief het bloedverlies als normaal ervaart, terwijl het objectief verhoogd is. Anderzijds zijn er vrouwen die klagen over overvloedig menstrueel bloedverlies, terwijl dit niet objectief aanwezig is. Wel kunnen vrouwen een toename goed inschatten.[25]
>
> Niet zelden bestaat er een discrepantie tussen de beoordeling van de hoeveelheid bloedverlies door de vrouw en de huisarts, waarbij de laatste geneigd is het vaker als overvloedig te labelen.[16]
>
> Een hulpmiddel bij het bepalen van de mate en het patroon van het bloedverlies is een menstruatiekalender of -scorelijst. De methode waarbij rekening wordt gehouden met aantallen maandverbanden of tampons en verzadiging hiervan correleert goed met het objectief gemeten bloedverlies.[9] Deze methode wordt in ons land tot dusverre niet algemeen toegepast door huisartsen. De methode waarbij maandverbanden en tampons moeten worden verzameld en geanalyseerd, wordt door erg weinig huisartsen toepasbaar geacht.[26]

PIJN IN DE ONDERBUIK

- Toegenomen menstruatiepijn (kan op uterusmyomen of endometriose wijzen).
- Pijn in de onderbuik, ook buiten de menstruatie (past bij infecties).

KANS OP SOA

- Onbeschermd seksueel contact met wisselende partners (of een partner met wisselende contacten) of met een nieuwe partner.
- Bij de partner een recent bewezen SOA, urethritisklachten of penisuitvloed.

De vragen over de kans op SOA zijn in onderzoek valide bevonden.[14] [E]

ANTICONCEPTIE

- Hormonale anticonceptie (hoe gebruikt?).
- Een gewoon IUD.
- Een progestageenafgevend IUD (Mirena®).
- Depotprogestageen (Depo-Provera®) of geïmplanteerd progestageen (Implanon®).
- Duur van het gebruik.

MEDICATIE

- Anticoagulantia.
- Corticosteroïden.

MOGELIJKHEID VAN ZWANGERSCHAP

- Datum van de laatste menstruatie.
- Recente onbeschermde coïtus.
- Sterilisatie van de vrouw of haar partner. Men dient er rekening mee te houden dat na laparoscopische tubacoagulatie zwangerschap toch incidenteel voorkomt (gemiddeld 2% bij vijf

jaar follow-up), vooral bij jongere vrouwen.[27] Bovendien zijn er dan bij circa 50% complicaties zoals een EUG.
- Adequaat gebruik van orale anticonceptie (pil overgeslagen? braken? diarree?).

Onderzoek naar de waarde van vragen over de kans op zwangerschap is niet verricht bij abnormaal vaginaal bloedverlies. Bij vrouwen die op een afdeling Spoedeisende Hulp gezien werden voor buikklachten (n = 208) was met behulp van de anamnese zwangerschap niet goed uit te sluiten. Van de vrouwen met een anamnese die niet op zwangerschap wees, bleek namelijk 10% toch een positieve zwangerschapstest te hebben.[28]

VERHOOGDE BLOEDINGSNEIGING

- Excessief menstrueel bloedverlies sinds de menarche.
- Stollingsstoornis in de familie.
- Snel blauwe plekken (> 5cm doorsnee, minstens 1× per maand).
- Lang bloedende wondjes.
- Tandvleesbloedingen na poetsen of flossen (minstens 1× per maand).
- Neusbloedingen.
- Nabloeden na (tand)heelkundige ingrepen.
- Excessief bloedverlies bij bevalling of operatie.

De NHG-Standaard beveelt aan om bij lang bestaand overvloedig bloedverlies de mogelijkheid van een stollingsstoornis te exploreren door middel van deze vragen.[10] Dit is in overeenstemming met internationale aanbevelingen.[29-31] [C] De genoemde vragen hadden echter alleen voldoende onderscheidende waarde in asymptomatische populaties (bijvoorbeeld bij preoperatieve screening).[32] Bij menorragiepatiënten bleek de anamnese onvoldoende sensitief om een aangeboren stollingsstoornis uit te sluiten: slechts de helft van de vrouwen met stollingsafwijkingen bij laboratoriumonderzoek had hiervoor een positieve anamnese.[23] Meer onderzoek naar de betekenis van de anamnese is nodig alvorens hierover definitieve uitspraken mogelijk zijn.

Bij vrouwen in de postmenopauze zijn vragen over begin, duur en beloop van de klachten van belang, alsmede contactbloedingen en geneesmiddelengebruik.[10] Het is essentieel om het tijdstip van de menopauze vast te stellen.

8 Betekenis van het lichamelijk onderzoek

Lichamelijk onderzoek wordt niet noodzakelijk geacht bij jonge vrouwen tot vijf jaar na de menarche.[10] Bij deze groep is immers de cyclus nog dikwijls onregelmatig en is hevig ongesteld zijn meestal 'fysiologisch'. Bovendien is de kans op organische afwijkingen bij deze leeftijdsgroep gering. Een belangrijke uitzondering hierop is de aanwezigheid van contactbloedingen en wanneer een SOA niet kan worden uitgesloten.[10]

Ook bij vrouwen bij wie de klachten ontstonden kort na het instellen op (of wijzigen van) orale anticonceptie of het inbrengen van een niet-progestageenbevattend IUD, is de kans dat het abnormaal vaginaal bloedverlies daarmee samenhangt zo groot dat bij deze groep lichamelijk onderzoek in eerste instantie achterwege kan blijven.

Bij alle andere vrouwen met abnormaal vaginaal bloedverlies in de fertiele fase en in alle gevallen van postmenopauzaal bloedverlies heeft het opsporen van organische oorzaken zodanige therapeutische consequenties dat lichamelijk onderzoek wel aangewezen is.[10] [C] Dit bestaat uit de volgende onderdelen.[32]

- *Polsfrequentie, bloeddruk* en *tekenen van shock*. Dit zijn aandachtspunten bij extreem bloedverlies.[31]
- *Temperatuur*. Bij aanwijzingen voor een infectie (bijvoorbeeld endometritis of salpingitis) kan een verhoogde temperatuur het vermoeden versterken.[10]
- *Inspectie van de vulva* in verband met eventuele laesies, waaronder die ten gevolge van besnijdenis.
- *Speculumonderzoek* van vagina en cervix. Dit wordt in de eerste plaats verricht om de oorsprong van het bloedverlies vast te stellen en eventueel om de hevigheid van actueel bloedverlies in te schatten.[1] Verder wordt gelet op tekenen van specifieke aandoeningen. Als afwijkend wordt genoteerd: lokale roodheid van vagina, gele of groene fluor in vagina of uit de cervixmond (tekenen van vaginitis of cervici-

tis), atrofie van het vaginaslijmvlies (i.v.m. atrofische vaginitis), een portio-erosie, een onregelmatige portio, een tumor van of poliep in de portio en openstaand ostium (miskraam).
– *Vaginaal toucher.* Hierbij wordt gelet op de ligging en de grootte van de uterus en het oppervlak. Een verplaatste uterus past bij een sterk vergroot adnexa; een symmetrisch vergrote uterus past bij zwangerschap en endometriosis interna; een grote uterus met onregelmatig oppervlak past bij myomen. Een drukpijnlijke uterus wijst op endometritis, slingerpijn op salpingitis. Een eventuele vergroting en pijnlijkheid van een adnex past bij salpingitis, een EUG of een ovariumtumor.

Factoren die het vaginaal toucher kunnen bemoeilijken en het daarmee minder betrouwbaar maken, zijn 1 adipositas, 2 een nauwe vagina, 3 een naar achteren gekantelde uterus, 4 een volle blaas en 5 aanspannen van de buikspieren ten gevolge van pijn. Ook de ervaring van de onderzoeker is van belang. Onder ideale omstandigheden is er een goede correlatie tussen de afmetingen van de uterus bij vaginaal toucher en bij transvaginale echoscopie. Bij de genoemde nadelige omstandigheden is vooral de beoordeling van de adnexen minder betrouwbaar.[33] Voor het opsporen van myomen heeft het vaginaal toucher een sensitiviteit van 63% en een specificiteit van 93%, waarbij transvaginale echoscopie als gouden standaard is gebruikt.[34] [A]

9 Betekenis van eenvoudig aanvullend onderzoek

HEMOGLOBINE

Met behulp van bepaling van Hb kan men nagaan of het bloedverlies een anemie tot gevolg heeft gehad. Dit onderzoek is volgens sommige auteurs aangewezen bij alle vrouwen met abnormaal vaginaal bloedverlies[31,35] c.q. menorragie.[29,30] De NHG-Standaard beperkt de bepaling tot vrouwen met hevig en langdurig overvloedig bloedverlies.[10] Bij een verlaagd Hb wordt het vermoeden op een ferriprieve anemie bevestigd door een microcytair beeld (verlaagd MCV) en een verlaagd ferritine.

De volgende onderzoeksmethoden zijn gericht op mogelijke oorzaken van het vloeien.

BSE OF CRP

Een verhoogde *BSE of CRP* kan de verdenking op een *pelvic inflammatory disease* versterken.[10]

SOA-TESTS

Tijdens het speculumonderzoek dient de arts in verband met de mogelijkheid van een SOA een genitale kweek op gonokokken en eventueel op banale micro-organismen uit de cervixmond af te nemen en eveneens uit de cervix materiaal te verzamelen voor een genprobe (PCR) op Chlamydia en eventueel *Neisseria gonorrhoea*.[10,36] De NHG-Standaard adviseert om dit onderzoek te verrichten bij alle vrouwen met tussentijds bloedverlies zonder aanwijsbare oorzaak.[10] [C] De reden hiervoor is dat deze infecties behoudens bloedverlies geen andere symptomen hoeven te geven. Bovendien bedreigen ze de fertiliteit en zijn ze relatief eenvoudig te behandelen.

CERVIXUITSTRIJK

Een cervixuitstrijk is zeker nodig bij postmenopauzaal bloedverlies en bij contactbloedingen, maar ook bij tussentijds bloedverlies op een wisselend tijdstip in de cyclus of onregelmatig bloedverlies dat niet verklaard kan worden door hormonale anticonceptie, een vaginale of cervicale infectie of door laesies van vulva of vagina.[10] [C] Ook bij totaal onregelmatig vaginaal bloedverlies (metrorragie) en bloederige vaginale afscheiding wordt een cervixuitstrijk wel aanbevolen.[37] De genoemde indicaties gelden ook indien recent in het kader van het bevolkingsonderzoek een uitstrijkje is gedaan waarvan de uitslag geruststellend was.[38] De sensitiviteit van het cervixuitstrijkje is namelijk beperkt (85%) en het ontstaan van klachten doet de kans op een cervixcarcinoom sterk stijgen.[37] Bij persisterende contactbloedingen is zelfs bij een normale uitslag van de cervixuitstrijk nader onderzoek in de vorm van colposcopie aangewezen.[37]

ZWANGERSCHAPSTEST

Een zwangerschapstest is dezelfde dag noodzakelijk indien zwangerschap anamnestisch niet uitgesloten kan worden.[10] [C] Sommigen achten een zwangerschapstest zelfs altijd geïndiceerd bij abnormaal vaginaal bloedverlies in de fertiele fase, met het oog op de mogelijk ernstige consequenties van zwangerschapscomplicaties.[1,31,35] De aanwijzingen voor een tekortschietende validiteit van de anamnese hieromtrent zijn een extra argument voor deze opvatting.

FSH

Om na te gaan of abnormaal vaginaal bloedverlies optreedt in het kader van de overgang, kan men de FSH-spiegel in het bloed bepalen. Een herhaalde waarde > 30 IU/l vormt een aanwijzing dat de vrouw in de overgang is. Zeker in de periode voor de menopauze kan de waarde van FSH echter een sterke variatie vertonen, afhankelijk van de cyclus, waardoor deze bepaling minder zinvol is.[1]

TSH EN T4

De relatie tussen menorragie en hypothyreoïdie is nog onvoldoende duidelijk om een routinematige bepaling van de schildklierfunctie bij alle vrouwen met overvloedig bloedverlies te rechtvaardigen.[30] De enige studie waarbij suppletie met thyroxine leidde tot verdwijnen van het overvloedig bloedverlies – het bewijs voor een causale samenhang – betrof vrouwen met een verhoogde TRH-spiegel bij normaal TSH en T_4.[12] De bestaande richtlijnen geven aan dat bepaling van de schildklierfunctie in eerste instantie niet noodzakelijk is, tenzij er klachten of verschijnselen zijn van een hypothyreoïdie.[10,29-31] [C]

10 Betekenis van complex aanvullend onderzoek

ORIËNTEREND STOLLINGSONDERZOEK

Oriënterend stollingsonderzoek behelst het trombocytengetal, de geactiveerde partiële tromboplastinetijd (APTT), de protrombinetijd (of de trombotest), de bloedingstijd of occlusietijd, factor-VIII-activiteit en VWF-antigeen en -activiteit.[39] Tot dusverre wordt stollingsonderzoek meestal verricht bij lang aanhoudende menorragie en na het uitsluiten van gynaecologische afwijkingen. Het wordt in een vroeg stadium geïndiceerd geacht voor vrouwen met positieve aanwijzingen voor een stollingsstoornis bij de anamnese.[10,29-31,39-41] [C] Het gaat hierbij om menorragie sinds de menarche, een stollingsstoornis in de familie of om andere klachten passend bij een bloedingsneiging (zie anamnese).

(TRANS)VAGINALE ECHOSCOPIE

De (trans)vaginale echoscopie neemt bij het onderzoek naar de oorzaak van abnormaal vaginaal bloedverlies een steeds belangrijker plaats in.[20,42] Hoewel in de huisartsenpopulatie nog geen harde gegevens bekend zijn over de rol van de vaginale echoscopie voor de diagnostiek bij abnormaal vaginaal bloedverlies in de fertiele levensfase, worden als indicatie voor dit onderzoek wel genoemd een zwelling naast de uterus bij vaginaal toucher en twijfel over de diagnose op grond van anamnese en lichamelijk onderzoek.[10,43] [C] In de gynaecologische praktijk, c.q. bij patiënten met aanhoudend abnormaal vaginaal bloedverlies ondanks adequate therapie, wordt een echoscopie in toenemende mate gedaan. Ook bij verdenking op een miskraam of EUG kan, indien zekerheid over de diagnose gewenst is, een vaginale echoscopie uitgevoerd worden.

Bij postmenopauzaal bloedverlies is vaginale echoscopie altijd noodzakelijk, tenzij het normaal regulair bloedverlies is in het kader van hormoonsuppletiebehandeling.[10,44] [C]

Met behulp van transvaginale echoscopie (bij voorkeur wordt daarbij fysiologisch zout ingebracht in het cavum uteri: *saline infusion sonography*) zijn intracavitaire afwijkingen zoals poliepen, submuceuze myomen, endometriumhyperplasie en endometriumcarcinoom goed in beeld te brengen. Myomen in het myometrium zijn eveneens zichtbaar te maken, terwijl adenomyosis minder goed waarneembaar is. Ook de grootte van de ovaria en eventuele massa's naast de uterus zijn met deze techniek exact vast te stellen.

Abdominale echografie geeft veel minder duidelijke beelden, door de storende invloed van buikvet en darmen. Een 'dubbele endometriumdikte' (het endometriumslijmvlies is niet goed als enkele laag in beeld te brengen) van meer dan 4 mm is bij postmenopauzaal bloedverlies een aanwijzing voor het bestaan van pathologie.[4,43]

Bij hogere waarden is vervolgens hysteroscopie met afnemen van biopten voor PA-onderzoek geïndiceerd. Premenopauzaal is het endometrium dikker en wordt nog geen algemeen geaccepteerd afkappunt gehanteerd. Als postmenopauzale hormoonsuppletie gecompliceerd wordt door onregelmatig vloeien, is echoscopie niet voldoende valide door het relatief dikke endometrium.

De testkenmerken van transvaginale echografie

De sensitiviteit van vaginale echoscopie is afhankelijk van de fysiologische endometriumdikte. Deze neemt af rond de menopauze, waardoor afwijkingen postmenopauzaal beter zijn vast te stellen.

Premenopauzaal is de sensitiviteit voor de aanwezigheid van intracavitaire afwijkingen van een gewone transvaginale echo 85 tot 88%, de specificiteit 21 tot 68%.[45,46] De sensitiviteit van een echo met fysiologisch-zoutinfusie varieert van 88 tot 100%, de specificiteit ervan is 85 tot 95%.[20,46,47]

Na de menopauze is de sensitiviteit van de vaginale echo 100% voor het opsporen van een endometriumcarcinoom en 80 tot 100% voor de aanwezigheid van overige intracavitaire afwijkingen.[42,48-51] Steeds zijn hierbij hysteroscopie en eventueel de PA-uitkomst van operatieve ingrepen als gouden standaard gebruikt. De sensitiviteit was voor poliepen hoger dan voor myomen. De wat lagere specificiteit van de echo wordt voor een deel verklaard door bloedstolsels in het cavum uteri.

Deze uitkomsten betekenen dat na de menopauze met behulp van echoscopie het endometriumcarcinoom en andere organische pathologie met voldoende zekerheid uitgesloten kunnen worden. Bij premenopauzale vrouwen is deze zekerheid geringer. Hier staat tegenover dat de kans op een endometriumcarcinoom in deze fase zeer laag is: hoogstens 2‰.[3]

HYSTEROSCOPIE

Hysteroscopie wordt uitgevoerd bij het vermoeden van behandelbare intracavitaire afwijkingen op grond van de echoscopie[1] of bij langerdurend abnormaal vaginaal bloedverlies voor de menopauze. Het is een endoscopische techniek waarmee intracavitaire afwijkingen vastgesteld kunnen worden. Daarbij worden zo nodig biopsieën genomen voor PA-onderzoek.

HISTOLOGISCH ONDERZOEK

Bij postmenopauzale vrouwen met een dubbele endometriumdikte van meer dan vier millimeter gemeten met transvaginale echoscopie is histologisch onderzoek noodzakelijk. Materiaal kan verkregen worden door hysteroscopie met gerichte biopsieën of met behulp van een aspiratietechniek (vabra-curettage of pipelle-aspiratie).[4,43] [C] Deze technieken zijn minder belastend en hebben een hogere weefselopbrengst dan conventionele curettage; ze hebben bovendien een zeer hoge sensitiviteit voor het endometriumcarcinoom. Hierdoor is diagnostische curettage overbodig geworden.[4,43] [C] De sensitiviteit daarvan is tevens veruit inferieur gebleken aan die van hysteroscopie met biopsieën.[35,52,53] [E]

LAPAROTOMIE

Wanneer er echoscopisch verdenking is op een ovariumcarcinoom, is laparotomie aangewezen voor eventuele chirurgische behandeling, gevolgd door PA-diagnostiek.

COLPOSCOPIE

Indien het speculumonderzoek en/of het cervixuitstrijkje voor cervixcarcinoom suspecte afwijkingen opleveren, moet colposcopie volgen. Dit is ook geïndiceerd bij persisterende contactbloedingen met een normale uitslag van de cervixuitstrijk. Bij colposcopie kan de gynaecoloog na aankleuren met azijnzuur suspecte (witte) plekken biopteren.

11   Samenvatting

De betekenis van abnormaal vaginaal bloedverlies is sterk afhankelijk van de levensfase van de vrouw. De eerste vijf jaar na de menarche is onregelmatig en overvloedig menstrueren meestal fysiologisch. Daarom is bij deze groep na een grondige anamnese nadere diagnostiek meestal niet noodzakelijk, tenzij zwangerschap of een SOA anamnestisch niet uit te sluiten zijn. Recent ingestelde of gewijzigde anticonceptiemethoden leiden zo dikwijls tot tijdelijk abnormaal vloeien, dat ook hierbij lichamelijk en aanvullend onderzoek in eerste instantie achterwege kan blijven. In alle andere gevallen is lichamelijk onderzoek wel geïndiceerd.

Bij de anamnese zijn in de eerste plaats van belang:
- patroon en eventueel tijdstip van de menopauze;
- hoeveelheid en beloop van het bloedverlies;
- kans op zwangerschap;
- risico van een SOA.

Daarnaast zijn ook van belang:
- contactbloedingen;
- pijn in de onderbuik;
- toegenomen menstruatiepijn;
- geneesmiddelengebruik (antistolling, geslachtshormonen, corticosteroïden of acetylsalicylzuur);
- aanwijzingen voor een (mogelijk congenitale) stollingsstoornis.

Het lichamelijk onderzoek behelst in elk geval inspectie van de vulva, speculumonderzoek en vaginaal toucher. De arts probeert hiermee organische afwijkingen zoals vaginitis, cervicitis, poliepen en myomen op te sporen. Indien men geen aanwijzingen vindt voor organische oorzaken, wordt abnormaal vaginaal bloedverlies in de fertiele levensfase meestal toegeschreven aan hormonale disfunctie, waaronder de normale overgang. In de huisartspraktijk is dit bij twee derde van de patiënten het geval, in de gynaecologische praktijk bij de helft.

Het aanvullend onderzoek behelst bij een menorragie de bepaling van het Hb en, zo nodig, MCV en ferritine om een eventuele ferriprieve anemie als gevolg van het bloedverlies op te sporen. Een zwangerschapstest is vaak noodzakelijk om eventuele complicaties van een tot dan toe niet-bekende zwangerschap met zekerheid uit te sluiten. Het motief voor het cervixuitstrijkje is het tijdig opsporen van een cervixcarcinoom, ook al is dit betrekkelijk zeldzaam. Het is geïndiceerd bij contactbloedingen, tussentijds of onregelmatig bloedverlies en bij alle vrouwen met postmenopauzaal bloedverlies. TSH wordt alleen bepaald indien er klachten zijn wijzend op een hypothyreoïdie. Stollingsscreening wordt aanbevolen wanneer de anamnese op een familiaire stollingsstoornis of bloedingsneiging wijst en bij menorragie sinds de menarche. Een vaginale echoscopie wordt verricht bij alle vrouwen met postmenopauzaal bloedverlies en bij vrouwen in de fertiele fase bij twijfel over de diagnose op grond van anamnese en lichamelijk onderzoek en indien ondanks adequate therapie het abnormale vaginaal bloedverlies niet overgaat, om afwijkingen in de uteruswand, intracavitaire afwijkingen en aandoeningen van de adnexen op te sporen. Intracavitaire afwijkingen kunnen met aspiratiebiopsie of hysteroscopie, gevolgd door histologisch onderzoek, nader worden onderzocht. Diagnostische curettage is hierdoor overbodig geworden.

Literatuur

1. Heineman MJ, Evers JLH, Massuger LFAG, Steegers EAP (eds). Obstetrie en gynaecologie: De voortplanting van de mens. 6e druk. Maarssen: Elsevier Gezondheidszorg, 2006.
2. Polderman JA, Wee PM ter, Goor H van, et al. Postmenopauzale bloedingen: epidemiologische aspecten en histologische diagnosen. Ned Tijdschr Geneeskd 1985;129:500-4.
3. Nagele F, O'Connor H, Davies A, et al. 2500 Outpatient diagnostic hysteroscopies. Obstet Gynecol 1996;88:87-92.
4. NVOG-richtlijn Abnormaal vaginaal bloedverlies in de postmenopauze. Utrecht: Nederlandse Vereniging voor Obstetrie en Gynaecologie, 2003.
5. Okkes IM, Oskam SK, Lamberts H. Van klacht naar diagnose. Episodegegevens uit de huisartspraktijk. Bussum: Coutinho, 1998.
6. Eijkeren MA van, Christiaens GCML, Haspels AA, et al. Measured menstrual blood loss in women with a bleeding disorder. Am J Obstet Gynecol 1990;162: 1261-3.
7. Denekens J, Aertsens WA. Abnormaal vaginaal bloedverlies. In: Damme J van, Essed GGM (eds). Gynaecologie. Houten/Diegem: Bohn Stafleu van Loghum, 1999.

8 Gould D. Menorrhagia: care and treatment. Nurs Stand 1995;9:36-9.
9 Meijer LJ, Bruinsma ACA, Pameijer AS, Drost B, Hohmann FP, Leusink GL, et al. NHG-Standaard vaginaal bloedverlies. Tweede herziening. Huisarts Wet 2008;51(3):128-37.
10 Janssen CA, Scholten PC, Heintz AP. A simple visual assessment technique to distinguish between menorrhagia and normal menstrual blood loss. Obstet Gynecol 1995;85:977-82.
11 Hallberg L, Högdall A, Nisson L, et al. Menstrual blood loss – a population study. Variation at different ages and attempts to define normality. Acta Obstet Gynec Scand 1966;45:320-51.
12 Wilansky DL, Greisman B. Early hypothyroidism in patients with menorrhagia. Am J Obstet Gynecol 1989;160:673-7.
13 Krassas GE, Pontikides N, Kaltas T, et al. Disturbances of menstruation in hypothyroidism. Clin Endocrinol 1999;50:655-9.
14 Dekker JH, Veehof LJG, Hinloopen RJ, Kessel T van, Boukes FS. NHG-Standaard Pelvic inflammatory disease. Eerste herziening. Huisarts Wet 2005; 48(10):509-13.
15 Vries CJ de, Wieringa-de Waard M, Vervoort CL, Ankum WM, Bindels PJ. Abnormal vaginal bleeding in women of reproductive age: a descriptive study of initial management in general practice. BMC Womens Health 2008;8:7.
16 Warner P, Critchley HOD, Lumsden MA, et al. Referral for menstrual problems: cross sectional survey of symptoms, reasons for referral, and management. BMJ 2001;323:24-8.
17 Gredmark T, Kvint S, Havel G, et al. Histopathological findings in women with postmenopausal bleeding. Brit J Obstet Gynaecol 1995;102:133-6.
18 Emanuel MH, Verdel MJ, Wamsteker K, et al. An audit of true prevalence of intrauterine pathology: The hysteroscopic findings, controlled for patient selection in 1202 patients with abnormal uterine bleeding. Gynaecol Endosc 1995;4:237-41.
19 Tur-Kaspa I, Gal M, Hartman M, Hartman J, Hartman A. A prospective evaluation of uterine abnormalities by saline infusion sonohysterography in 1,900 women with infertility or abnormal uterine bleeding. Fertil Steril 2006;86:1731-5.
20 Clevenger-Hoeft M, Syrop CH, Stovall DW, et al. Sonohysterography in premenopausal women with and without abnormal bleeding. Obstet Gynecol 1999;94:516-20.
21 Edlund M, Blomback M, Schoultz B von, et al. On the value of menorrhagia as a predictor for coagulation disorders. Am J Hematol 1996;53:234-8.
22 Kadir RA, Economides DL, Sabin CA, et al. Frequency of inherited bleeding disorders in women with menorrhagia. Lancet 1998;351:485-9.
23 Dilley A, Drews C, Miller C, et al. Von Willebrand disease and other inherited bleeding disorders in women with diagnosed menorrhagia. Obstet Gynecol 2001;97:630-6.
24 Brenner PF. Differential diagnosis of abnormal uterine bleeding. Am J Obstet Gynecol 1996;175:766-9.
25 Chimbira TH, Anderson ABM, Turnbull AC. Relation between measured menstrual blood loss and patient's subjective assessment of loss, duration of bleeding, number of sanitary towels used, uterine weight and endometrial surface area. Br J Obstet Gynecol 1980;87:603-9.
26 Chapple A, May C, Ling M. Is objective testing for menorrhagia in general practice practical? Results from a qualitative study. Eur J Gen Pract 2001;7:13-7.
27 Peterson HB, Xia Z, Wilcox LS, et al. Pregnancy after tubal sterilisation with bipolar elektrocoagulation. U.S. Collaborative Review of Sterilization Working Group. Obst Gynecol 1999;94:163-7.
28 Ramoska EA, Sachetti AD, Nepp M. Reliability of patient history in determining the possibility of pregnancy. Ann Emerg Med 1998;18:48-50.
29 Shaw RW, Allen I, Harper MA, et al. RCOG Evidence-based clinical guidelines. The initial management of menorrhagia. Royal College of Obstetricians and Gynaecologists, 1998.
30 Prentice A. Fortnightly review, Medical management of menorrhagia. BMJ 1999;319:1343-5.
31 Long CA. Evaluation of patients with abnormal uterine bleeding. Am J Obstet Gynecol 1996;175:784-6.
32 Sramek A, Eikenboom JCJ, Briet E, et al. Usefulness of patient interview in bleeding disorders. Arch Intern Med 1995;155:1409-15.
33 Essed GGM, Phaff Ch, Spronken-Verschuren ThMThE, et al. Het gynaecologisch onderzoek. 2e ed. Utrecht: Bunge, 1996.
34 Essed GGM, Nieuwenhuizen Kruseman-Smit NJM. Fysische diagnostiek – het vaginaal toucher. Ned Tijdschr Geneeskd 2001;145:2115-20.
35 Oriel KA, Schrager S. Abnormal uterine bleeding. Am Fam Physician 1999;60:1371-82.
36 Reuss ML, Kolton S, Tharakan T. Transvaginal ultrasonography in gynecologic office practice: assessment in 633 premenopausal women. Am J Obstet Gynecol 1996;175:1189-94.
37 Leusden H van. Diagnostisch Kompas 2003. Amstelveen: CVZ, 2003.
38 Mitchell H, Medley G, Giles G. Cervical cancers diagnosed after negative results on cervical cytology: Perspective in the 1980s. BMJ 1990;300:1622-6.
39 Leebeek FWG, Lotgering FK. Een erfelijke hemostaseafwijking als oorzaak van menorragie. Ned Tijdschr Geneeskd 2002;146:545-8.
40 Kouides PA, Conard J, Peyrando F, Lukes A, Kadir R. Hemostasis and menstruation: appropriate investigation for underlying disorders of hemostasis in women with excessive menstrual bleeding. Fertil Steril 2005;84:1345-51.
41 Robinson K, Giangrande P. Menorrhagia. Underlying bleeding disorders need to be ruled out. BMJ 2001;322:732.
42 Bronz L, Suter T, Rusca T. The value of transvaginal sonography with and without saline instillation in the diagnosis of uterine pathology in pre- and postmenopausal women with abnormal bleeding or suspect sonographic findings. Ultrasound Obstet Gynecol 1997;9:53-8.

43 NVOG-richtlijn Gynaecologische echoscopie. NVOG-richtlijn nr. 27. Utrecht: Nederlandse Vereniging voor Obstetrie en Gynaecologie, 1999.
44 Flikweert S, Emanuel MH, Boukes FS, et al. Landelijke Transmurale Afspraak Vaginaal bloedverlies in de postmenopauze. Huisarts Wet 2002;45:129-32.
45 Dijkhuizen FP, Brolmann HA, Potters AE, et al. The accuracy of transvaginal ultrasonography in the diagnosis of endometrial abnormalities. Obstet Gynecol 1996;87:345-9.
46 Vries LD de, Dijkhuizen FP, Mol BW, et al. Comparison of transvaginal sonography, saline infusion sonography, and hysteroscopy in premenopausal women with abnormal uterine bleeding. J Clin Ultrasound 2000;28:217-23.
47 Dijkhuizen FP, Vries LD de, Mol BW, et al. Comparison of transvaginal ultrasonography and saline infusion sonography for the detection of intracavitary abnormalities in premenopausal women. Ultrasound Obstet Gynecol 2000;15:372-6.
48 Smith P, Bakos O, Heimer G, et al. Transvaginal ultrasound for identifying endometrial abnormality. Acta Obstet Gynecol Scand 1991;70:591-4.
49 Karlsson B, Granberg S, Wikland M, et al. Transvaginal ultrasonography of the endometrium in women with postmenopausal bleeding – a Nordic multicentered study. Am J Obstet Gynecol 1995;172; 1488-94.
50 Gaucherand P, Piacenza B, Salle B, et al. Sonohysterography of the uterine cavity: Preliminary investigations. J Clin Ultrasound 1995;23:339-48.
51 Mortakis A, Mavrelos K. Transvaginal ultrasonography and hysteroscopy in the diagnosis of endometrial abnormalities. J Am Assoc Gynecol Laparosc 1997:449-52.
52 Emanuel MH, Wamsteker K, Lammes FB. Is dilatation and curettage obsolete for diagnosing intrauterine disorders in premenopausal patients with persistent abnormal uterine bleeding? Acta Obstet Gynecol Scand 1997;76:65-8.
53 Pal L, Lapensee L, Toth TL, et al. Comparison of office hysteroscopy, transvaginal ultrasonography and endometrial biopsy in evaluation of abnormal uterine bleeding. JSLS 1997;1:125-30.

Vaginale klachten

A.J.P. Boeke, R.R. de Vries, J.H. Dekker en J.T. van der Schoot

Ga naar de website extras.bsl.nl/alledaagseklachten voor de video bij dit hoofdstuk

1 Inleiding

De vaginale klachten waarvan de diagnostiek in dit hoofdstuk beschreven wordt, zijn:
- niet-bloederige vaginale afscheiding die volgens de vrouw ongebruikelijk is wat betreft de hoeveelheid, geur of kleur;
- jeuk of irritatie in of rond de schede.

Hiermee is gekozen voor een ruimere definitie dan alleen vaginale afscheiding: ook de dikwijls hiermee gepaard gaande, maar tevens geïsoleerd voorkomende, klachten van jeuk of irritatie in en rond de schede vallen eronder. Deze omschrijving gaat uit van de klachten van de vrouw. Indien een arts, bijvoorbeeld bij het maken van een cervixuitstrijk, objectief veel afscheiding vaststelt zonder dat de vrouw daarover klaagt, spreken we niet van vaginale klachten. Zie andere hoofdstukken in dit boek voor abnormaal vaginaal bloedverlies en pijn bij de coïtus (dyspareunie).

Genoemde vaginale klachten komen veel voor en worden veelvuldig aan de huisarts gepresenteerd. Deze is in de overgrote meerderheid van de gevallen in staat de klachten afdoende te onderzoeken en te behandelen. Verreweg de meeste vrouwen met dergelijke klachten verkeren in de fertiele levensperiode. In dit hoofdstuk wordt uitsluitend ingegaan op de diagnostiek in deze leeftijdsfase.

Kernthema voor de arts is het onderscheid maken tussen fysiologische condities en pathologie. In het laatste geval is het van belang eventueel aanwezige seksueel overdraagbare aandoeningen (SOA's), zoals een infectie met *Chlamydia trachomatis*, *Trichomonas vaginalis* en gonorroe, te identificeren. SOA's spelen een rol bij slechts ongeveer 15% van de vrouwen met vaginale klachten, maar het is belangrijk ze op te sporen. Ze kunnen behalve de vaginale klachten ook ernstiger opstijgende infecties tot gevolg hebben, en ze zijn op grond van hun besmettelijkheid een potentiële bedreiging voor de volksgezondheid. Deze opsporing wordt bemoeilijkt doordat er op SOA's een taboe rust. Daarnaast moet de context van de klacht bij de analyse worden betrokken. Vaginale klachten gaan vaak gepaard met angst en schaamte.

> Om de lezer een indruk te geven van de mate van bewijskracht ter onderbouwing van een aantal belangrijke diagnostische stappen, is deze onderbouwing door de auteurs als volgt aangegeven.
> - [E] = Voldoende bewijskracht; dat wil zeggen meerdere goed opgezette onderzoeken met eensluidende uitkomsten in een vergelijkbare populatie.
> - [A] = Sterke aanwijzingen of indirect bewijs; dat wil zeggen één goed opgezet onderzoek met betrekking tot een vergelijkbare populatie, of meerdere onderzoeken in andere, niet geheel vergelijkbare populaties.
> - [C] = Consensus uit richtlijnen of standaarden met betrekking tot de populatie.

2 De klacht in de bevolking

Uit een onderzoek onder 3.168 vrouwen tussen de 15 en 75 jaar weten we dat vaginale klachten in de algemene bevolking frequent voorkomen. Van de ondervraagde vrouwen gaf 40% aan de voorafgaande zeven dagen last gehad te hebben van vaginale afscheiding.[1] Het aantal vrouwen dat last heeft van hinderlijke vaginale afscheiding is veel groter dan het aantal dat daarvoor de huisarts consulteert. De klachten geven frequent aanleiding tot angst, bijvoorbeeld voor specifieke ziekten zoals SOA's, hiv en kanker. Ook schaamte speelt vaak een belangrijke rol bij klachten van onaangename geur, vermeerderde afscheiding of jeuk die zo heftig is dat men het krabben niet kan laten. De schaamte daarover kan de seksuele relatie(s) van de vrouw sterk verstoren. Anderzijds kunnen problemen in de seksuele relatie een vrouw onzeker maken over haar genitalia en aanleiding geven tot klachten zonder dat enige somatische pathologie is vast te stellen.[2]

3 De eerste presentatie bij de dokter

De incidentie van vaginale klachten in de huisartspraktijk is 47 à 50 per 1.000 vrouwelijke patiënten per jaar.[3,4] In het Transitieproject werden in de groep vrouwen van 15 tot 45 jaar afscheiding en andere vaginale klachten bij 87 patiënten per 1.000 per jaar genoteerd als contactreden aan het begin van een episode (figuur 1).[4] Deze klachten vormen daarmee de meest voorkomende gynaecologische problemen in de huisartspraktijk. De meeste vrouwen die zich met vaginale klachten bij de huisarts presenteren zijn tussen 20 en 30 jaar oud. In een onderzoek onder 682 vrouwen werd de volgende frequentieverdeling van spontaan geuite klachten gevonden (tabel 1).

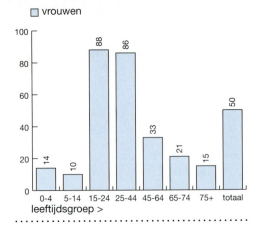

Figuur 1 Incidentie van vaginale klachten (vaginale afscheiding, andere symptomen/klachten vagina en symptomen/klachten vulva) aan het begin van een episode in de huisartspraktijk, per 1.000 patiënten per jaar.[4]

Tabel 1	Vaginale klachten gepresenteerd bij de huisarts.[5]
meer afscheiding dan normaal	71%
onaangename geur van de afscheiding	30%
afscheiding anders van kleur	15%
jeuk in of rond de schede	54%
irritatie in of rond de schede	43%

Opvallend is dat ruim 60% van de patiënten twee of meer klachten meldde. Meer dan driekwart van de vrouwen gaf aan dat ze de huisarts bezochten vanwege de pijn, jeuk of hinder die de klachten veroorzaakten. In ongeveer 20% van de gevallen was de patiënt bevreesd dat de klachten zouden wijzen op een ernstige ziekte of iets met een SOA te maken zouden kunnen hebben.

Tabel 2	De reden van contact bij vaginale klachten.[5]
hinder, pijn of jeuk	78%
de gedachte dat de klachten niet vanzelf overgaan	63%
niet weten wat de oorzaak is	46%
denken dat er iets ernstigs aan de hand is	19%
denken dat het iets met seksueel contact te maken heeft	19%
denken dat de partner er last van heeft	13%

4 Pathofysiologie en differentiële diagnose

FYSIOLOGIE

De gezonde vagina is vochtig door transsudaat en exsudaat dat door het slijmvlies wordt geproduceerd. Het vaginale milieu wordt gekenmerkt door een lage pH ($< 4,5$) en door de aanwezigheid van grote hoeveelheden lactobacillen. Leukocyten zijn nauwelijks te vinden in een fysiologisch-zoutpreparaat van vocht uit een gezonde schede.

Vermeerderde afscheiding kan berusten op fysiologische processen, maar ook op pathologie.

De vochtproductie in de vagina staat onder invloed van de vrouwelijke geslachtshormonen oestrogeen en progestageen. In de puberteit gaat de vagina door een toename van de oestrogenen meer vocht produceren. Na de menopauze wordt de vagina weer droger. Zwangerschap leidt meestal tot een toename van de vaginale afscheiding. Het is opvallend dat er interindividueel aanzienlijke verschillen zijn in vochtproductie. De veranderingen in de hormonale menstruele cyclus bepalen de hoeveelheid transsudaat en exsudaat die door de vaginamucosa wordt geproduceerd. Rond de ovulatie neemt de hoeveelheid fluor wat toe. De anticonceptiepil kan de vochtproductie in de vagina zowel doen toe- als afnemen. Daarnaast worden de vochtproductie en het vaginale milieu beïnvloed door mentale factoren, waarvan seksuele opwinding waarschijnlijk de belangrijkste is.

DIFFERENTIËLE DIAGNOSE

Urogenitale infecties
De meest voorkomende microbiële aandoeningen die vaginale klachten kunnen geven, worden hierna besproken.

Candidiasis vaginalis De klachten zijn jeuk en witte vlokkige afscheiding. Ze ontstaan meestal acuut en hebben de neiging te recidiveren. Bij onderzoek wordt een rode vaginawand gezien met witte adherente gestremde-melkachtige fluor. De pH is < 4,5, de aminetest is negatief, het fysiologisch-zoutpreparaat laat veel leukocyten zien en in het KOH-preparaat worden Candida-hyphae vastgesteld. Candidiasis vaginalis kan een symptoom zijn van diabetes mellitus (door de glucoserijke afscheiding en een verminderde afweer tegen infecties). De infectie leidt op zichzelf nooit tot ernstiger pathologie dan hinderlijke jeuk en irritatie en vermeerdering van de afscheiding.

Bacteriële vaginose Hierbij is er sprake van een verstoring van het bacteriële evenwicht in de vagina zonder dat dit overigens een ontstekingsbeeld geeft. In het preparaat zijn dan ook geen leukocyten te zien. Bacteriële vaginose is een syndroomdiagnose die wordt gesteld als voldaan is aan drie van de volgende vier criteria:
– homogene fluor;
– pH > 4,5;
– aminetest positief (rottevisgeur na toevoegen van KOH 10%);
– cluecellen in direct preparaat (epitheelcellen zodanig met spikkels bezet dat geen celgrenzen meer zijn te onderscheiden).

In het fysiologisch-zoutpreparaat zijn bij bacteriële vaginose de lactobacillen verdrongen door andere bacteriën, zoals *Gardnerella vaginalis*, Mycoplasmabacteriën en anaeroben.

De klacht is stinkende afscheiding die uit de vagina loopt. Er is geen jeuk. Seksueel contact versterkt de onaangename geur. Bij onderzoek wordt een homogene melkachtige, soms gekleurde fluor gezien. De vaginawand is niet rood. Bacteriële vaginose is een potentieel hinderlijke aandoening, vooral vanwege de onaangename geur en de toegenomen hoeveelheid afscheiding. Bacteriële vaginose in de zwangerschap geeft een licht verhoogd risico op een slechtere uitkomst van de zwangerschap. Er is een iets groter risico op vroeg breken van de vliezen en op vroeggeboorte.[6] Bacteriële vaginose is geassocieerd met het voorkomen van een SOA.[7]

Trichomonas vaginalis De vrouw klaagt over veel en stinkende afscheiding en ook vaak over jeuk. Bij onderzoek wordt een homogene melkachtige, soms gekleurde fluor met belletjes gezien. De vaginawand is rood en de portio is soms als een aardbei gespikkeld. De pH is > 4,5, de aminetest is vaak positief, het fysiologisch-zoutpreparaat laat de kenmerkende trichomonaden zien alsmede meestal cluecellen en leukocyten. *Trichomonas vaginalis* is een hinderlijke maar milde aandoening, geassocieerd met een frequenter voorkomen van andere SOA's.

Chlamydia trachomatisinfectie De infectie is meestal gelokaliseerd in de cervix en de urethra. De klachten zijn minder typisch dan bij de hiervoor genoemde aandoeningen. De verschijnselen kunnen zijn zoals bij bacteriële vaginose. Bij onderzoek kan echter ook een uitvloed uit de cervix uteri te zien zijn. De portio kan zich kenmerken door snel te bloeden bij aanraking. In het fysiologisch-zoutpreparaat worden wel leukocyten gezien. De diagnose kan alleen gesteld worden door materiaal (dat van de cervix is afgenomen) te testen met behulp van een DNA-amplificatietest. De *polymerase chain reaction test* (PCR) wordt daarvoor thans het meest toegepast. Overigens geeft een Chlamydia-infectie bij vrouwen in ongeveer de helft van de gevallen geen enkele klacht. Chlamydia geeft een verhoogd risico op *pelvic inflammatory disease* (PID) door opstijgende infectie. PID is een verzamelterm voor salpingitis, endometritis en parametritis. Het opstijgen van de infectie kan later weer leiden tot tuba-infertiliteit, extra-uteriene graviditeit en perihepatitis (fitz-hugh-curtis-syndroom).

Gonorroe Gonorroe is een infectie met de gonokok (*Neisseria gonorrhoea*). Deze infectie is meestal gelokaliseerd in de cervix uteri en soms in de urethra. Bij een vrouw is gonorroe slechts zelden de oorzaak van vaginale klachten. Als dat wel het geval is, worden ook meestal duidelijke klachten aangegeven en worden duidelijke afwijkingen gevonden. Op de voorgrond staat dan veel afscheiding die stinkt en gekleurd is. In het ondergoed is dat goed zichtbaar.

Bij onderzoek wordt pus gezien uit de portio. In 'het natje' worden zeer veel leukocyten gevonden. De kenmerken van bacteriële vaginose zijn vaak positief (homogene fluor, pH > 4,5, aminetest positief en cluecellen in het fysiologisch-zoutpreparaat 'het natje'). De diagnose wordt gesteld door middel van kweek of PCR. Materiaal wordt afgenomen uit de portio. Gonorroe is eveneens een infectie die door opstijgen naar de hogere genitalia de kans op PID verhoogt en daarmee de kans op tuba-infertiliteit en extra-uteriene graviditeit.

Herpes genitalis Dit kan leiden tot een periodiek optredende branderige pijn op de plek waar de blaasjes weer actief worden (perineum, vulva).

Condylomata acuminata Deze puntvormige genitale wratjes, een manifestatie van het Humaan papillomavirus, kunnen aanleiding zijn tot vaginale klachten.

Trichomonas, Chlamydia en gonorroe zijn SOA's en hebben bij diagnose dus ook consequenties voor contactopsporing (en behandeling).

Tabel 3 Diagnostisch schema vaginale klachten.

fysiologisch		v
microbieel	Candida	v
	bacteriële vaginose	v
	Trichomonas	s
	Chlamydia	s
	gonorroe	s
	herpes genitalis	z
	condylomata acuminata	z
lokale irritatie		v

v = vaak oorzaak van vaginale klachten in de huisartspraktijk;
s = soms;
z = zelden.
Schuingedrukt: noodzakelijk in elk geval uit te sluiten.

Lokaal irriterende effecten Corpora aliena zoals een vergeten tampon of een voor seksueel genot gebruikt instrument kunnen tot vaginale klachten leiden. In zeldzame gevallen lokt gebruik van condooms of spermiciden een allergische reactie uit die vaginale klachten veroorzaakt.

5 Kansverdelingen van diagnosen

In tabel 4 wordt getoond welke frequentieverdeling van diagnosen werd vastgesteld in een groep van 682 vrouwen die met vaginale klachten de huisarts bezochten.[5] Deze getallen komen sterk overeen met gegevens van eerder Amerikaans onderzoek.[8]

Kennis van de frequentieverdeling van deze aandoeningen leert ons dus ook de a-priorikans op een dergelijke aandoening bij vrouwen met een vaginale klacht. In de groep vrouwen die zich presenteert met een dergelijke klacht heeft ongeveer een derde een Candida-infectie, terwijl ook een derde helemaal geen objectiveerbare aandoening heeft.

De huisarts heeft echter nog een aantal gegevens die al een meer specifieke richting kunnen geven aan de diagnose, waaronder demografische gegevens. De leeftijd blijkt nauwelijks geassocieerd met de diagnose. De afkomst van de patiënt wel. Vrouwen afkomstig uit Suriname en de Nederlandse Antillen hadden vaker een SOA.[9]

Tabel 4	Frequentieverdeling van diagnosen bij vaginale klachten in de huisartspraktijk.*[5]
Candida	37%
geen microbiële oorzaak	33%
bacteriële vaginose	18%
Chlamydia	7%
Trichomonas	6%
gonorroe	1%

* Totaal meer dan 100% omdat meerdere diagnosen bij één patiënt mogelijk zijn.

6 Betekenis van de voorgeschiedenis[10] [C]

Ook gegevens uit de voorgeschiedenis zijn van waarde bij het stellen van de diagnose.

Ten eerste is het relevant te weten of de vrouw eerder een dergelijke vaginale klacht heeft gehad en zo ja, wat de diagnose was in eerdere instantie. Candidiasis vaginalis en bacteriële vaginose zijn condities die frequent kunnen recidiveren. Een eerdere diagnose zal de betreffende diagnose waarschijnlijker maken.

Ten tweede is het belangrijk te weten of een vrouw ooit een SOA heeft gehad, omdat dit de kans op een actuele SOA verhoogt.

7 Betekenis van de anamnese[10] [C]

Van de volgende anamneseonderdelen is uit onderzoek bekend in hoeverre zij bijdragen aan de diagnostiek.[7,9] [A] Hierna wordt per klacht aangegeven of die de kans op een bepaalde aandoening waarschijnlijker of minder waarschijnlijk maakt. Daarbij wordt gebruikgemaakt van de odds ratio. Deze getallen zeggen iets over het relatieve risico. Als de odds ratio van jeuk voor Candida 5 is, betekent dit dat bij aanwezigheid van jeuk de kans op Candida vijf keer zo groot is als wanneer er geen jeuk bestaat.

JEUK OF IRRITATIE

Jeuk of irritatie als reden van komst maakt de kans op Candida en Trichomonas duidelijk groter dan de kansen hiervoor vermeld: respectievelijk een odds ratio van 6 en 2,6.

Jeuk maakt de kans op *Chlamydia trachomatis* en op bacteriële vaginose kleiner (odds ratio respectievelijk 0,34 en 0,56).

ONAANGENAME GEUR

Een onaangename geur maakt de kans op bacteriële vaginose en Trichomonas groter (odds ratio 1,7 en 2,9). Een onaangename geur verkleint de kans op Candida: odds ratio 0,34.

KLEUR VAN DE AFSCHEIDING

De kleur van de afscheiding heeft ook een associatie met de diagnose. De kleurperceptie van de patiënte hoeft echter niet dezelfde te zijn als die van de arts.

Candida is meestal wit, zoals de naam al aangeeft (odds ratio 2,0).

HOEVEELHEID AFSCHEIDING

De hoeveelheid van de afscheiding zoals door de vrouw verstrekt gegeven, is geen goede voorspeller van de diagnose.

DUUR VAN DE KLACHTEN

Klachten die korter dan een week duurden, waren vaker een Candida dan iets anders (odds ratio 1,9). Alleen Candida was een diagnose waarvan de kans door de duur van de klachten werd bepaald.

KANS OP SOA

Het is zinvol te weten of de vrouw een grotere kans loopt op een SOA, bijvoorbeeld op grond van een recente partnerwisseling of frequent wisselende contacten, of op grond van de wetenschap dat een partner een SOA of bij een SOA passende klachten heeft.

Het inschatten van de kans dat het om een SOA gaat, is niet eenvoudig. Het delicate karakter van dit soort vragen (hoe stel ik vragen over seksualiteit aan mijn patiënt) en de vraag over de betrouwbaarheid van gegevens over seksuele gewoonten zijn daar debet aan. Toch scoorden in het al genoemde onderzoek vragen over het niet gebruiken van condooms en over het aantal partners dat men heeft gehad in het afgelopen halfjaar goed bij het voorspellen van de kans op Chlamydia (odds ratio van respectievelijk 7 en 2,7).

ANTICONCEPTIE

Gebruik van de pil heeft geen relatie met een diagnose. Een IUD verhoogt de kans op een bacteriële vaginose.[11]

MEDICATIE

Recent gebruik van antibiotica is geassocieerd met een candidiasis vaginalis.[12]

ZWANGERSCHAP

Ten slotte is het relevant te weten of sprake is van zwangerschap. In de zwangerschap is de kans op een Candida-infectie sterk toegenomen (odds ratio 6,4).

8 Betekenis van het lichamelijk onderzoek[10] [C]

In het diagnostische proces bij vaginale klachten wordt met het lichamelijk onderzoek een belangrijke stap voorwaarts gezet. In enkele gevallen kan een diagnose al vrij betrouwbaar à vue worden gesteld, zoals een Candidiasis vaginalis met de rode vaginawand en de kenmerkende witte adherente vlokkige fluor. Maar vaak verlopen aandoeningen niet volgens het boekje en is eenvoudig aanvullend onderzoek een voorwaarde voor een goede diagnose.

Het lichamelijk onderzoek betreft de vulva en vagina, inclusief de inspectie in speculo. Het onderzoek begint met inspectie van de vulva. Het aspect van de vulva wordt beoordeeld, evenals de uit de vagina komende fluor. Is er roodheid, zijn er erupties te zien (herpes genitalis, condylomata)? Daarna wordt het speculum ingebracht. Daarbij wordt eerst gekeken naar het aspect van de vaginawand. De portio wordt beoordeeld. Komt er pus uit, hoe is de kleur van de portio en bloedt deze gemakkelijk bij aanraking? De hoeveelheid fluor, de kleur en de consistentie worden beoordeeld. Zijn er corpora aliena te zien? Is het draadje van een IUD uit de portio te zien?

In het kort staat in tabel 5 aangegeven wat de bijdrage is van de verschillende bevindingen aan de verschillende diagnosen. De kleur en consistentie van de afscheiding hebben een redelijk onderscheidend vermogen. Groene fluor (dus niet witte fluor) pleit voor Trichomonas en in mindere mate voor bacteriële vaginose en Chlamydia. Wit pleit voor Candida. Niet-homogene fluor (als gestremde melk) is een aanwijzing voor Candida. Homogene fluor maakt de diagnose Trichomonas of bacteriële vaginose veel waarschijnlijker.

De roodheid van de vaginawand wijst op een ontstekingsbeeld van de schede. Die wordt gezien bij een Candidiasis vaginalis en bij een Trichomonas, maar niet bij een cervicitis door Chlamydia of gonorroe of bij bacteriële vaginose. Een gemakkelijk bloedende portio doet Chlamydia vermoeden.

Tabel 5	Bijdrage fysisch-diagnostische bevindingen aan de diagnostiek: odds ratio.[7] [A]					
		Candida	Trichomonas	bacteriële vaginose	Chlamydia	geen infectie
hoeveelheid afscheiding	veel vs. weinig	2,1	-	-	-	0,38
kleur	geelgroen vs. wit	0,58	6,9	2,2	2,2	0,5
consistentie	homogeen vs. niet homogeen	0,4	7,5	3,9	-	-

Vaginale klachten

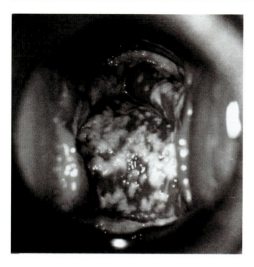

Figuur 2 Macroscopisch beeld van candidiasis vaginalis.

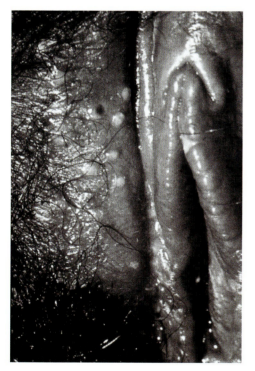

Figuur 3 Macroscopisch beeld van herpes genitalis (bron: dr. H.J. Hulsebosch, AMC Amsterdam).

9 Betekenis van eenvoudig aanvullend onderzoek[10] [C]

Aanvullend onderzoek door middel van pH-meting, aminetest en microscopie levert voor de huisarts de belangrijkste bijdrage aan de uiteindelijke diagnostiek.[7] [A] Hoewel met klachten, anamnese en voorgeschiedenis en met het lichamelijk onderzoek een redelijke indruk kan worden verkregen over de mogelijke oorzaak, levert het aanvullend onderzoek verreweg de meeste informatie op en is het in een grote meerderheid van de gevallen het sluitstuk van de diagnostiek.

PH-METING

Met behulp van in de handel zijnde pH-stripjes wordt de zuurgraad van de fluor gemeten. Dat gebeurt door het papiertje langs de vaginawand te strijken of door een druppel fluor op het papiertje te brengen. Hierbij kan worden vastgesteld of de fluor een pH van lager of hoger dan 4,5 heeft. Een lage pH is normaal, maar wordt ook gevonden bij Candida. Een pH > 4,5 is een diagnostisch criterium voor bacteriële vaginose en wordt ook veel gevonden bij SOA's zoals Trichomonas, Chlamydia en gonorroe.

AMINETEST

De aminetest wordt uitgevoerd door toevoeging van een druppel KOH 10% aan de fluor, op het speculumblad of op een objectglaasje. De test is positief bij vrijkomen van een rottevisgeur. Er is dan sprake van vluchtige aminen. Deze bevinding is positief bij bacteriële vaginose. De aminetest is overigens ook vaak positief bij SOA's (*Chlamydia trachomatis*, Trichomonas en gonorroe).

FYSIOLOGISCH-ZOUTPREPARAAT

Normale fluor
Een druppel fluor wordt bij een druppel fysiologisch-zoutoplossing gevoegd op een objectglaasje en wordt bij een 400 × vergroting onder de lichtmicroscoop bekeken. Onder fysiologische condities (bij een gezonde vrouw) hoort in 'het natje' een groot aantal lactobacillen aanwezig te zijn die tussen de heldere epitheelcellen zijn gelegen. Leukocyten zijn nauwelijks te vinden in een normaal preparaat.

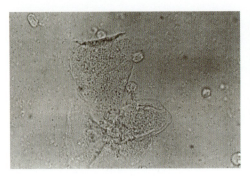

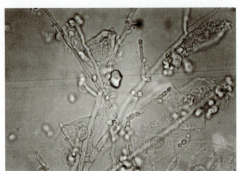

Figuur 4 Microscopisch beeld van cluecellen.

Figuur 6 Microscopisch beeld van Candida albicans in KOH-10%-preparaat (bron: streeklaboratorium GG&GD Amsterdam).

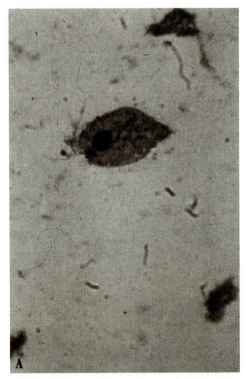

Figuur 5 Microscopisch beeld van Trichomonas vaginalis (bron: Stolz E, Stek J van der. Sexually transmitted diseases. Alkmaar: Boehringer Ingelheim, 1982).

Als, andersom geredeneerd, een fysiologisch-zoutpreparaat heldere epitheelcellen bevat, een sporadische leukocyt en veel lactobacillen, dan is de kans zeer klein dat er sprake is van een infectie of een bacteriële vaginose. Daarmee is dus ook de kans op een SOA als veroorzaker van de klachten erg klein geworden.

Cluecellen

Als de epitheelcellen door grote aantallen kokken (zichtbaar als spikkels) zozeer zijn bezet dat de celgrenzen niet goed meer zijn te onderscheiden, spreekt men van cluecellen (de clue tot de diagnose bacteriële vaginose). Deze bevinding vormt een van de diagnostische criteria van bacteriële vaginose.

Leukocyten

Wanneer het aantal leukocyten het aantal epitheelcellen overtreft, spreekt men van een leukocytose en is het zeer waarschijnlijk dat er sprake is van een vaginitis, bijvoorbeeld bij Candidiasis vaginalis, trichomoniasis of een hogere infectie zoals veroorzaakt door Chlamydia of gonorroe.[13]

Bacteriën

Onder fysiologische omstandigheden zijn in het preparaat veel lactobacillen te zien. De kleine staafjes bevinden zich in groten getale tussen de epitheelcellen. Als de lactobacillen slechts in geringe mate aanwezig of helemaal niet te vinden zijn, is er sprake van pathologie zoals een infectie of bacteriële vaginose. Een Candida-infectie vormt hierop echter een uitzondering. Daarbij is vaak geen vermindering van de aanwezigheid van lactobacillen. Bij afwezigheid van lactobacillen zijn veelal wel andere bacteriën te zien, zoals kokken (bolvormige bacteriën) of kommavormige bacteriën die zich op de epitheelcellen bevinden en deze tot cluecellen maken.

Trichomonaden

Wie eenmaal een Trichomonas protozoa heeft zien bewegen in een vers 400 ×-preparaat, vergeet dat niet gemakkelijk meer. De trichomonaden kenmerken zich als schokkerig door het gezichtsveld bewegende eencellige organismen, ongeveer zo groot als een monocyt. Die beweging is veel grover dan de beweging van de bacteriën; men spreekt wel van een *danse cellulaire*. Als deze trichomonaden worden waargenomen, is er zeker sprake van een Trichomonasinfectie.

KOH-10%-PREPARAAT

Een KOH-10%-preparaat wordt vervaardigd om daarin de aanwezigheid van Candida-draden te kunnen vaststellen (pseudohyfen). Een druppel fluor wordt bij een druppel KOH 10% gevoegd (of andersom). De aminetest kan met deze test worden gecombineerd door aan dit glaasje te ruiken. De cellen worden door het loog gedestrueerd, de schimmeldraden blijven intact en worden daardoor beter zichtbaar. De schimmeldraden zien eruit als takjes. Overigens is Candida eigenlijk geen schimmel maar een gist. Als schimmeldraden correct worden vastgesteld door de arts, is er zeker sprake van een Candida-infectie.

DE EVALUATIE VAN PH-METING, AMINETEST EN MICROSCOPISCH ONDERZOEK

De validiteit van het microscopisch onderzoek is niet feilloos. Getrainde huisartsen komen tot een sensitiviteit van 80% voor alle diagnosen die in de huisartsenpraktijk zijn vast te stellen. De specificiteit van de diagnosen is zeer goed (> 95%).[14] [A]

De huidige gouden standaard voor de verschillende diagnosen wordt in tabel 6 vermeld.[15,16,17]

Deze microbiologische laboratoriumtests kunnen in de huisartspraktijk niet worden verricht. Daarvoor moet materiaal van de patiënt naar een laboratorium worden opgestuurd. Wat betreft de indicatiestelling hiervoor kunnen zich vier onderscheiden situaties voordoen.

1 Er is een niet-SOA-diagnose gesteld en deze is consistent met de klachten (zoals *Candida albicans* bij een vrouw met jeuk).
2 Er is een niet-SOA-diagnose gesteld, maar er is toch verdenking op een SOA (zoals bacteriële vaginose met veel leukocyten in het fysiologisch-zoutpreparaat).
3 Er kan geen afwijking worden gevonden en er is geen verdenking op een aandoening zoals een SOA of Candida.
4 Er kan geen diagnose worden gesteld, maar er is verdenking op een aandoening zoals een SOA of Candida (bijv. veel leukocyten in het fysiologisch-zoutpreparaat).

In situatie 2 en 4 is het aan te raden om nader onderzoek te doen naar Candida, Trichomonas, Chlamydia en gonorroe.

Voor bacteriële vaginose zijn de klinische criteria zoals in paragraaf 4 beschreven de gouden standaard.

10 Betekenis van complex aanvullend onderzoek

De betekenis van specialistisch onderzoek voor vaginale klachten is zeer beperkt. De hier beschreven technieken voor aanvullend onderzoek bij vaginale klachten zijn uitstekend in de huisartspraktijk uitvoerbaar en materiaal voor nader uitbesteed laboratoriumonderzoek kan ook in de huisartspraktijk worden afgenomen. De specialist beschikt niet over ander aanvullend onderzoek bij vaginale klachten.

Tabel 6	Microbiologisch laboratoriumonderzoek bij vaginale klachten.	
aandoening	materiaal afnemen van	gouden standaard
Chlamydia	cervix uteri, eventueel urethra	DNA/RNA-amplificatietest
gonorroe	cervix uteri, eventueel urethra	DNA/RNA-amplificatietest en kweek
Trichomonas	vagina	DNA/RNA-amplificatietest en kweek
Candida	vagina	kweek

11 Samenvatting

De diagnostiek bij een vrouw met vaginale klachten is typisch huisartsenwerk. In de praktijk kan bijna altijd nauwkeurig worden vastgesteld wat de oorzaak van de klacht is en het beleid kan erop worden afgestemd. Een kernpunt is het onderscheid tussen pathologie en fysiologie. Een derde van de vrouwen die de huisarts met een vaginale klacht bezoeken, heeft geen microbiologisch bepaalde aandoening.

Als pathologie wordt vastgesteld, is het relevant na te gaan of sprake kan zijn van een SOA. In anamnese en onderzoek kunnen daarvoor genoeg aanwijzingen worden gevonden en in voorkomende gevallen moet daarnaar dan ook diagnostiek worden gedaan. Daartoe zullen monsters moeten worden opgestuurd; bijvoorbeeld voor onderzoek naar Chlamydia en gonorroe. Het belangrijkste element van de diagnostiek zit hem in de microscopie en de tests die in de praktijk kunnen worden uitgevoerd. Anamnese en fysisch-diagnostisch onderzoek kunnen echter voor een goede diagnose niet worden gemist.

Literatuur

1 Meijden WI van der, Bosch I, Haes WFM de, et al. Vaginale afscheiding: wat zeggen vrouwen er zelf over? Huisarts Wet 1985;28:387-91.
2 Dekker JH, Boeke AJP, Janssens J, et al. Vaginal symptoms of unknown aetiology: a study in Dutch general practice. Br J Gen Pract 1993;43:239-44.
3 Lisdonk EH van de, Bosch WJHM van den, Lagro-Janssen ALM, Schers HJ. Ziekten in de huisartspraktijk. 5e druk. Maarssen: Elsevier Gezondheidszorg, 2008.
4 Okkes IM, Oskam SK, Lamberts H. Van klacht naar diagnose. Episodegegevens uit de huisartspraktijk. Bussum: Coutinho, 1998.
5 Dekker JH, Boeke AJP, Eijk JThM van. Vaginale klachten in de huisartspraktijk. Waarom komen vrouwen en welke diagnosen worden bij hen gesteld? Huisarts Wet 1991;34:439-44.
6 Leitich H, Bodner-Adler B, Brunbauer M, et al. Bacterial vaginosis as a risk factor for preterm delivery: a meta-analysis. Am J Obstet Gynecol 2003;189:139-47.
7 Dekker JH, Boeke AJP. Vaginale klachten in de huisartspraktijk. Dissertatie. Amsterdam: VU uitgeverij, 1992.
8 Berg AO, Heidrich FE, Finn SD, et al. Establishing the cause of genitourinary symptoms in women in a family practice. JAMA 1984;251:620.
9 Boeke AJP, Dekker JH, Eijk JThM van. Chlamydia trachomatis bij vrouwen met vaginale klachten in de huisartspraktijk. Hoe vaak komt het voor en bij wie moet je eraan denken? Huisarts Wet 1991;34: 260-6.
10 Dekker JH, Boeke AJP, Gercama AJ, Kardolus GJ, Boukes FS. NHG-Standaard Fluor vaginalis. Eerste herziening. Huisarts Wet 2005;48(9):459-66.
11 Hodoglugil NN, Aslan D, Bertan M. Intrauterine device use and some issues related to sexually transmitted disease screening and occurrence. Contraception 2000;61:359-64.
12 Hart G. Factors associated with trichomoniasis, candidiasis and bacterial vaginosis. Int J STD AIDS 1993;4:21-5.
13 Geisler WM, Yu S, Venglarik M, et al. Vaginal leucocyte counts in women with bacterial vaginosis: relation to vaginal and cervical infections. Sex Transm Infect 2004;80:401-5.
14 Dekker JH, Boeke AJP, Hollander MHJ den, et al. Het onderzoek van de fluor bij vaginale klachten in de huisartspraktijk. Huisarts Wet 1992;35:46-52.
15 Chernesky MA. Chlamydia trachomatis diagnostics. Sex Transm Infect 2002;78:232-4.
16 Holmes KK, Stam WE. Lower genital tract infection syndromes in women. In: Holmes KK, Mårdh P-A, Sparling PF, et al. (eds). Sexually transmitted diseases. New York: McGraw-Hill, 2008:987-1016.
17 Patel SR, Wiese W, Patel SC, et al. Systematic review of diagnostic tests for vaginal trichomoniasis. Infect Dis Obstet Gynecol 2000;8:248-57.

Verzakkingsgevoel

Th.H.A.M. van der Waart en M.M. IJland

1 Inleiding

Een verzakking of prolaps is het naar beneden of voorwaarts verplaatsen van één of enkele van de organen van het kleine bekken vanuit de normale positie. Diverse termen worden gebruikt om de soort verzakking te beschrijven. Traditioneel beschrijft een verzakking de verplaatsing van organen zoals blaas, uterus of darmen. Het is nauwkeuriger de defecten in de bekkenbodem te beschrijven, zoals een verzakking van de uterus (descensus uteri), van de vaginavoorwand (cystokèle), van de vagina-achterwand (rectokèle, enterokèle) dan wel van de vaginatop. Een enterokèle kan ontstaan na een hysterectomie, maar ook zonder dat de uterus is verwijderd.

De mate van verzakking wordt ingedeeld op een schaal van 0-3 (of 0-4), waarbij 0 geen verzakking is en 3 of 4 een totale verzakking (zie kaders in paragraaf 10).

De internationale classificatie van ziekten in de eerste lijn, de ICHPPC-2, omvat naast verzakkingen ook stressincontinentie (zie hoofdstuk *Urineincontinentie*). Verzakkingen komen vaak voor in de huisartspraktijk. Ongeveer 75% van de vrouwen die met de klacht verzakkingsgevoel komen, wordt door de huisarts behandeld. De overige patiënten worden naar de gynaecoloog verwezen. Cijfers over het voorkomen van verzakkingen in verpleeghuizen zijn niet voorhanden.

Het verzakkingsgevoel is vooral een klacht die optreedt bij vrouwen boven de 45 jaar die kinderen hebben gebaard. Een groot percentage van de vrouwen heeft geen klachten van hun verzakking, en komt hiervoor dus niet bij een arts.[1]

> Om de lezer een indruk te geven van de mate van bewijskracht ter onderbouwing van een aantal belangrijke diagnostische stappen, is deze onderbouwing door de auteurs als volgt aangegeven.
> - [E] = Voldoende bewijskracht; dat wil zeggen meerdere goed opgezette onderzoeken met eensluidende uitkomsten in een vergelijkbare populatie.
> - [A] = Sterke aanwijzingen of indirect bewijs; dat wil zeggen één goed opgezet onderzoek met betrekking tot een vergelijkbare populatie, of meerdere onderzoeken in andere, niet geheel vergelijkbare populaties.
> - [C] = Consensus uit richtlijnen of standaarden met betrekking tot de populatie.

2 De klacht in de bevolking

Over de incidentie in de algemene bevolking zijn geen cijfers bekend; de meeste verzakkingen zijn asymptomatisch.

Ongeveer 75% van de vrouwen met een symptomatische verzakking ondervindt hiervan hinder in het dagelijks functioneren. Meestal is deze hinder niet ernstig. Patiënten worden voornamelijk belemmerd bij het uitvoeren van zwaardere lichamelijke arbeid en sportieve inspanningen. Van de vrouwen met klachten van een verzakking meldt 25% respectievelijk 33% matige tot ernstige belemmering.[2] Een verzakking kan gepaard gaan met zowel mictie- als defecatieklachten, wat de bewegingsvrijheid buitenshuis kan belemmeren.

Voor de meeste vrouwen is er geen belemmering bij het vrijen. Problemen met de seksualiteit treden meestal pas op als de verzakking ernstig is (graad 3). Klachten kunnen dan bestaan uit dyspareunie en vaginale droogte.[1-5]

Van de vrouwen met verzakkingsklachten

vraagt 20% zich af: waarom ik? Nog eens 20% heeft een algemeen gevoel van onbehagen over de verzakking, en is bang voor kanker. Verder maken zij zich zorgen over een mogelijke operatie. De klachten hebben bij vrijwel geen enkele patiënt invloed op het lichaamsbeeld. Verzakkingsklachten lijken dus voornamelijk voor praktische hinder te zorgen en minder voor psychische aandoeningen.[2]

3 De eerste presentatie bij de dokter

In het Transitieproject is een verzakking (prolaps) van de vagina/uterus bij 1 per 1.000 vrouwen per jaar geregistreerd als contactreden bij de huisarts aan het begin van een episode.[6] De incidentie van een prolaps van vagina/uterus als einddiagnose was 4 per 1.000 vrouwen per jaar. Van hen presenteerde slechts 19% zich met deze klacht; de overigen kwamen met andere klachten.[6]

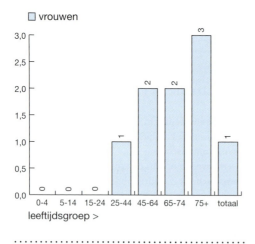

Figuur 1 Incidentie van de klacht verzakking aan het begin van een episode in de huisartspraktijk, per 1.000 vrouwen per jaar.[6]

Voor de vrouwen met klachten is de angst iets ernstigs te hebben een reden om naar de huisarts te gaan. De helft van de vrouwen noemt pijn in de onderbuik of ongewild urineverlies de belangrijkste reden om naar de huisarts te gaan.[2] De hinder die zij ondervinden in hun dagelijks leven (fietsen, sporten) is bij navragen wel aanwezig, maar niet de belangrijkste reden om naar de huisarts te gaan.

Het verschil in klachten die de vrouwen presenteren op het spreekuur van de huisarts hangt samen met de verschillende vormen van verzakkingen. Uit het onderzoek van Helmich, die 41 vrouwen onderzocht die met klachten van een verzakking bij de huisarts kwamen,[2] blijkt dat de belangrijkste reden om naar de huisarts te gaan het beangstigende gevoel is dat er iets van onderen uithangt (25%). Bijna de helft van de vrouwen ging naar de huisarts vanwege pijn in de onderbuik of genitaalstreek.

De presentatie van de klachten verschilt per vrouw en hangt vooral af van de mate van verzakking. De klachten kunnen variëren van 'de bodem is eruit' tot het gevoel hebben dat er een bal zit die spontaan kan springen. De klachten variëren gedurende de dag: 's morgens zijn ze er in mindere mate of niet, maar in de loop van de dag nemen de klachten toe, vooral als vrouwen lang staan of lopen. Ook bij persen kunnen de klachten toenemen.

Andere klachten die kunnen passen bij een verzakking zijn obstructieve mictieklachten: de vrouw moet persen om de urine te kunnen lozen, er kan sprake zijn van een verzwakte straal of het gevoel dat ze niet goed heeft uitgeplast (retentieklachten). Als gevolg van de retentie kunnen er recidiverende urineweginfecties optreden. In sommige gevallen moet de vrouw de verzakking terugduwen om te kunnen plassen. Vooral de voorwandverzakking kan de functie van de lage urinewegen beïnvloeden en dan in het bijzonder de ernstige verzakking (tot of voorbij de introïtus).[7] De klinische beelden die daarbij kunnen optreden, zijn blaasinstabiliteit, urethrale obstructie en gemaskeerde stressincontinentie. De patiënt met gemaskeerde stressincontinentie heeft in het dagelijks leven juist geen last van stressincontinentie: deze treedt alleen op na redressie (terugduwen) van de verzakking. Verder kunnen er defecatieklachten optreden: obstipatie of fecale incontinentie. In sommige gevallen moet de vrouw de verzakking terugduwen voor ze kan defeceren. In zeldzame gevallen ontstaat er dyspareunie, vaginale flatus of decubitus van het meest voorliggende weefsel.[8-12] Klachten die vrijwel alleen bij een uterusverzakking (descensus uteri) voorkomen, zijn in ernstige gevallen beschadiging van de portio en fluor vaginalis.

De vrouwen zullen eerder bij de huisarts op het spreekuur komen met mictieproblemen dan met klachten van dyspareunie. Dyspareunie komt minder vaak voor als klacht en er is dikwijls enige schroom om hierover te praten.[2]

Voor vrouwen is het belangrijk om te weten wat er aan de hand is; of zij aan de verzakking geholpen willen worden, is minder vaak de vraag.[2]

4 Pathofysiologie en differentiële diagnose

FYSIOLOGIE VAN DE BEKKENBODEM

De belangrijkste functie van de bekkenbodem is het ondersteunen van de bekkenorganen. De ligamenta sacro-uterina vormen de belangrijkste steun. De ligamenta cardinalia zijn in wezen niet meer dan de verdikte omslagplooi van het peritoneum (onderrand ligamentum latum). De bekkenbodem is opgebouwd uit lagen: de eerste laag bevat de m. levator ani en de m. coccygeus met de bijbehorende fascia en bindweefsels. Het urogenitale diafragma vormt de tweede laag en bestaat uit de m. bulbocavernosus, mm. transversi perinei, en de externe anale spieren. Deze spieren vormen samen met de voorste delen van de m. levator ani, het centrum van het perineum.[10] De vagina en de uterus liggen in een Z-vorm ten opzichte van de levatorplaat. De uterus en vagina worden bij toenemende intra-abdominale druk opgevangen door de levatorplaat (figuur 2).

PATHOFYSIOLOGIE

Bij een beschadiging van de bekkenbodem, bijvoorbeeld bij een zware bevalling of een langdurige of extreme rek van en druk op de bekkenbodem, kan deze de bekkenorganen minder steun bieden. Hierdoor glijden de organen bij verhoogde intra-abdominale druk als het ware over de levatorplaat heen.[3]

Meestal gaat het om uterus en vaginawanden, waarbij ook de blaas, urethra en darmen betrokken kunnen zijn.

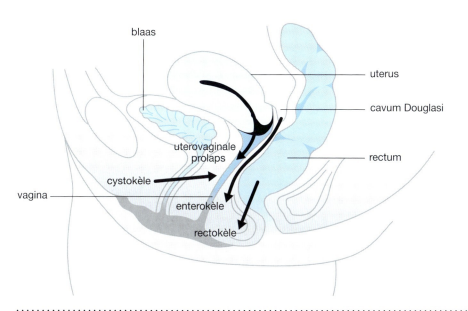

Figuur 2 Normale anatomie. De pijlen geven de richting aan van de verzakking.

DIFFERENTIËLE DIAGNOSE

Verzakking van de vaginavoorwand
Herniatie van de blaas in de vaginavoorwand wordt een cystokèle genoemd. Deze wordt veroorzaakt door een verzwakte pubocervicale fascia aan de mediale zijde van de m. levator (centrale cystokèle) en het loslaten van de laterale vaginawand van de arcus tendineus (laterale cystokèle).[9,10]

Verlies van stevigheid van de vaginavoorwand wordt meestal geassocieerd met een hypermobiele urethra, wat vaak samengaat met stressincontinentie (zie figuur 3a).

Verzakking van de vagina-achterwand
Een verzakking van het rectum in de vagina wordt een rectokèle genoemd. Deze wordt veroorzaakt door een verzwakking van het rectovaginale septum en perineaal lichaam[5] (zie figuur 3b). Er wordt onderscheid gemaakt in een totale rectokèle: alle lagen van de darm doen mee in de verzakking, en een partiële rectokèle: een gedeelte van de darm bevindt zich in de rectokèle (zie figuur 3b).[11] Ook kan er een enterokèle optreden vanuit het cavum Douglasi, waarbij zich dunnedarmlissen in de verzakking bevinden (figuur 3c).

Verzakking van de vaginatop
Een verzakking van de vaginatop wordt gezien na een hysterectomie.[11] Deze vorm van verzakking gaat meestal gepaard met een enterokèle (zie figuur 3c).

Verzakking van de uterus
Een verzakking van de uterus in de vagina wordt een descensus uteri genoemd. De verzakking wordt veroorzaakt door een verzwakking van de

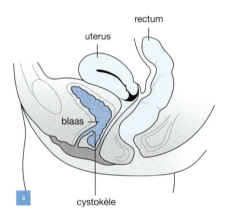
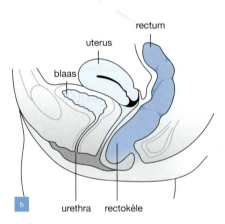
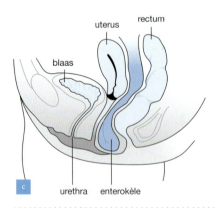

Figuur 3 Verschillende soorten vaginale verzakkingen: a cystokèle; b rectokèle; c enterokèle.

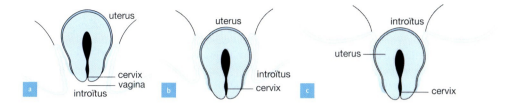

Figuur 4 Graden van verzakking van de uterus: a graad 1; b graad 2; c graad 3.

Tabel 1	Klachten die kunnen wijzen op een specifieke verzakking.			
	cystokèle	rectokèle	enterokèle	descensus uteri
urine-incontinentie	+	-	+	+
urineretentie	+	-	+	+
recidiverende urineweginfectie	+	-	-	+/-
obstipatie	-	+	+	+
fecale incontinentie	-	+	+/-	+/-

ligamenta sacro-uterina en cardinalia. De graduele verzwakking van het ligament veroorzaakt een verandering in de positie van de uterus, in de lijn van de vagina-as. Hierdoor kan de uterus lager komen te liggen, zelfs tot in of voorbij de introïtus (zie figuur 4).

Overige aandoeningen

Andere aandoeningen die een gevoel van verzakking met zich kunnen meebrengen, zijn urethradivertikel, ectopische cystokèle, congenitale afwijkingen, uterus myomatosus en maligniteiten zoals vaginacarcinoom, cervixcarcinoom, endometriumcarcinoom en ovariumcarcinoom.

5 Kansverdeling van diagnosen

In het Transitieproject bleek bij 84% van de vrouwen met de contactreden prolaps vagina/uterus dit ook inderdaad de einddiagnose te zijn.[6]

De incidentie van verzakking als diagnose bij de huisarts is volgens de Nijmeegse Continue Morbiditeits Registratie 2,5 per 1.000 vrouwen per jaar (zie tabel 2), de prevalentie is 20,1 per 1.000 vrouwen per jaar.[13] Voor vrouwen boven de 75 jaar loopt de prevalentie op tot 96,8 per 1.000 vrouwen per jaar. Verzakkingen worden volgens de CMR voor het eerst geregistreerd in de leeftijdsgroep van 25 tot 44 jaar. De klachten komen echter voornamelijk voor bij vrouwen boven de 45, in de lagere sociale klassen meer dan in hoge sociale klassen.[1,2,8,13,14]

Tabel 2	Incidentie van genitale verzakking als einddiagnose per 1.000 vrouwen per jaar (CMR).[13]
leeftijdsklasse (in jaren)	incidentie
0-4	-
5-14	-
15-24	-
25-44	1,8
45-64	5,2
65-74	5,0
75+	3,6

6 Betekenis van de voorgeschiedenis

De voorgeschiedenis van de vrouw kan aanwijzingen geven voor het bestaan van een verzakking.

GYNAECOLOGISCHE OF UROLOGISCHE OPERATIES

Vrouwen met in de voorgeschiedenis een hysterectomie vanwege een verzakking hebben later 5,5 keer zoveel kans op een verzakking van de vaginatop.[15]

OBSTETRISCHE VOORGESCHIEDENIS

De kans op een verzakking neemt toe naarmate de vrouw meer kinderen heeft gebaard. Het gewicht van die kinderen is ook van belang: hoe zwaarder het kind, hoe meer kans op een verzakking. Als er tijdens het baren een ruptuur is ontstaan of als er episiotomie is gezet, is de kans op een bekkenbodemprobleem groter, waarbij vooral de totaalruptuur berucht is. Bij een moeilijke bevalling is de kans op schade aan de vagina en omringende weefsels groter, en daarmee ook de kans op een verzakking later. Ook de manier van bevallen is van belang: was het een normale bevalling of een kunstverlossing (vacuümextractie of tangverlossing)? Een kunstverlossing gaat met een hoger risico op verzakking later gepaard.[10,12,15,16]

CHRONISCHE AANDOENINGEN

Een aantal chronische aandoeningen kan bijdragen aan het ontstaan van een verzakking. Dit geldt vooral voor ziekten met regelmatig drukverhogende momenten, zoals astma, COPD, chronisch hoesten, obstipatie en overgewicht.[8,12]

7 Betekenis van de anamnese

De anamnese bij verzakkingsgevoel dient om de verschillende klachten bij het verzakkingsgevoel duidelijk te krijgen, de impact op het dagelijks functioneren van de vrouw te verhelderen en om de oorzaak te achterhalen. Daarnaast is de anamnese belangrijk om aanwijzingen te krijgen over het type verzakking. Er bestaan gevalideerde vragenlijsten die een indruk geven van de mate van beperkingen die vrouwen ondervinden van een verzakking, onder andere de IIQ (Incontinence Impact Questionnaire).[2,17]

VRAGEN DIE AANWIJZINGEN GEVEN VOOR EEN VERZAKKING

1 Is er sprake van een 'balgevoel' of een zwaar gevoel van onderen? Worden deze klachten erger naarmate de dag vordert? Dit is meestal de klacht waarmee de vrouw bij de huisarts komt en die kan wijzen op een verzakking.
2 Zijn er klachten over de defecatie? Moet u de verzakking terugduwen om ontlasting te kunnen produceren? Een veranderd defecatiepatroon? Loze aandrang? Tenesmi? Deze vragen kunnen wijzen op een rectokèle of een enterokèle.
3 Vragen met betrekking tot mictie: kunt u goed uitplassen? Moet u de verzakking terugduwen om te kunnen plassen? Hoe vaak per dag moet u plassen? Zijn er vaak blaasontstekingen? Deze vragen kunnen een aanwijzing geven over een cystokèle.
4 Kunt u tampons goed inhouden? Is er intermenstrueel bloedverlies of postmenopauzaal bloedverlies dat kan wijzen op een decubitus van het voorliggende weefsel? Hebt u wel eens last van vaginale flatus?[3,12]
5 Hoeveel hinder ondervindt u in het dagelijks leven, bij sporten en hobby's?[8]

SEKSUELE ANAMNESE

– Is er pijn bij het vrijen of zijn er andere klachten bij het vrijen?

8 Betekenis van het lichamelijk onderzoek

Het lichamelijk onderzoek dient er vooral voor om het type en de mate van verzakking vast te stellen. Verder kunnen er zo zeldzame andere afwijkingen worden gedetecteerd die een oorzaak kunnen zijn van verzakking, bijvoorbeeld tumoren in het kleine bekken.

ONDERZOEK ABDOMEN

Tijdens de inspectie wordt gelet op littekens van gynaecologische, obstetrische of urologische operaties. Bij de percussie en palpatie van het abdomen wordt gelet op abnormale weerstanden in verband met eventueel palpabele zwellingen (ovariumtumoren, uterus myomatosus) en wordt gekeken naar de vulling van de blaas.[8]

> **Alarmsymptomen bij verzakkingsgevoel**
>
> - postmenopauzaal bloedverlies kan wijzen op een vagina-, cervix-, of endometriumcarcinoom
> - opgezet abdomen kan wijzen op ruimte-innemende processen in het kleine bekken, zoals ovariumcarcinomen

GYNAECOLOGISCH ONDERZOEK

Inspectie

Bij inspectie in steensnedeligging wordt erop gelet of er een 'massa' uit de vagina komt en op het aspect ervan. Door de patiënt te laten persen is de verzakking meestal beter te zien. De vulva en het perineum worden geïnspecteerd, waarbij gelet wordt op atrofie, littekens en de wijdte van de introïtus.

Speculumonderzoek

Bij het speculumonderzoek wordt gelet op atrofie van de vaginawand, de plaats van de uitpuiling van de vagina of de descensus van de uterus en op decubitusplekken (drukischemie).[11,12]

Vaginaal toucher

Bij het vaginaal toucher wordt gelet op de wijdte van de introïtus en de mate van verzakking. Eventueel wordt aan de vrouw gevraagd iets te persen, waardoor de verzakking beter is te voelen. Ook wordt gelet op de grootte en mobiliteit van de uterus en de adnexen. Tevens wordt de kwaliteit van de bekkenbodemspieren beoordeeld: daartoe worden twee toucherende vingers geplaatst tegen de achterwand van de vagina, ongeveer halverwege, en krijgt de patiënt de opdracht te knijpen. Als er geen of sporadische contracties te voelen zijn, is de werking van de bekkenbodem slecht; zijn er zwakke contracties die de vrouw even kan volhouden, dan is de werking van de bekkenbodem matig; worden de vingers geëleveerd en kan de vrouw de contracties lang vasthouden, dan is de werking van de bekkenbodem goed.

Inspectie en vaginaal toucher kunnen in twee houdingen uitgevoerd worden: liggend, bijvoorbeeld in de gynaecologische stoel, en staand, terwijl de vrouw met één voet op de stoel staat (zie figuur 5). Deze laatste houding is vooral geschikt bij een lichte verzakking die in steensnedeligging moeilijk te zien is. Ook bij een verzakking van de uterus of vaginatop is de mate van verzakking bij de staande vrouw vaak beter te voelen.[3,4,8-10,12] [C] Soms is een rectovaginaal toucher nodig om de verzakking te kunnen voelen, zoals bij een lichte enterokèle.

9 Betekenis van eenvoudig aanvullend onderzoek

URINEONDERZOEK

Urineonderzoek is zinvol bij mictieklachten. In eerste instantie wordt de urine gecontroleerd op nitriet met een 'urinestick'. Bij een negatieve nitriettest wordt een sediment onderzocht op tekenen van een urineweginfectie of wordt een semikwantitatieve kweek gedaan met behulp van een dipslide.[18] [C]

TRANSVAGINALE ECHOSCOPIE

Om afwijkingen in het kleine bekken, met name ruimte-innemende processen, als luxerend moment voor de verzakking uit te sluiten, kan aanvullend vaginaal echoscopisch onderzoek worden verricht. Daarnaast kan, indien er mictieklachten zijn, het blaasresidu mede bepaald worden. Daarbij laat men de patiënt uitplassen en bepaalt vervolgens echoscopisch het residu.

10 Betekenis van complex aanvullend onderzoek

Aanvullend specialistisch onderzoek wordt vooral verricht op geleide van klachten waarmee de patiënt zich presenteert. Een belangrijke beperking van aanvullend diagnostisch onderzoek voor verzakkingen is echter het gebrek aan standaardisatie en validatie. Vandaar dat alleen deze richtlijnen kunnen worden gegeven voor het verrichten van een bepaald onderzoek en een nauwkeurige verslaglegging daarvan. Er is consensus onder gynaecologen dat het POPQ-systeem de meest objectieve beschrijving van bekkenbodemverzakkingen geeft (zie kader).

> **Graden van genitale verzakking**
>
> De mate van verzakking wordt beschreven in drie graden, waarbij de plaats van het laagste/meest voorliggende deel wordt aangegeven wanneer de patiënt perst. Bij een descensus van de uterus is dit bijvoorbeeld de cervix (figuur 4).
>
> | | |
> |---|---|
> | 1e graad | descensus in de vagina/boven introïtus |
> | 2e graad | descensus tot introïtus |
> | 3e graad | descensus voorbij introïtus |

> **Indeling van de mate van verzakking aan de hand van het classificatiesysteem POPQ[19]**
>
> Het *pelvic organ prolaps qualification system* (POPQ-systeem) is ontwikkeld door de ICS (International Continence Society) (zie figuur 6) om tegemoet te komen aan de wens tot standaardisering van het gynaecologisch onderzoek naar verzakking. Het is op dit moment de enige gevalideerde en internationaal geaccepteerde score. [C]
>
> Bij het POPQ-systeem wordt de anatomische afwijking gedetailleerd in kaart gebracht aan de hand van zes anatomische meetpunten:
>
> | | |
> |---|---|
> | Aa (anterior) | het punt 3 cm van de urethraopening aan de voorzijde; |
> | Ap (posterior) | het punt 3 cm proximaal van de hymenaalring op de achterwand; |
> | Ba (anterior) | het meest verzakte punt van de vaginavoorwand; |
> | Bp (posterior) | het meest verzakte punt van de vagina-achterwand; |
> | C | cervix of vaginatop; |
> | D | fornix posterior, vervalt na een hysterectomie. |
>
> Hierbij worden drie meetpunten onderscheiden, zie figuur 6:
>
> | | |
> |---|---|
> | GH (hiatus genitalis) | vanaf de commissura posterior tot urethra; |
> | PB (perineal body) | afstand van anus tot aan het hymen; |
> | TVL | de totale lengte van de vagina. |
>
> Het hymen functioneert als referentiepunt. Negatieve nummers liggen boven of proximaal van de hymenaalring, terwijl onder of distaal van de hymenaalring positieve nummering plaatsvindt. Op deze wijze wordt een objectief profiel in kaart gebracht van de anatomische afwijking(en) van de bekkenbodem.
>
> De stadia van het POPQ-systeem zijn:
>
> | | |
> |---|---|
> | Stadium 0 | geen verzakking; |
> | Stadium 1 | er is verzakking, maar het meest distale punt komt niet tot 1 cm voor het hymen; |
> | Stadium 2 | het meest distale deel is binnen 1 cm afstand van het hymen (erbuiten of -binnen); |
> | Stadium 3 | meer dan 1 cm voorbij het hymen, maar minder dan totaal; |
> | Stadium 4 | complete verzakking; er is geen inwendige vagina over. |

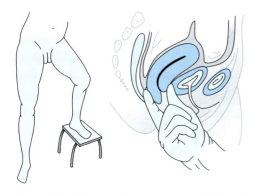

Figuur 5 Patiënt wordt staand met één been op een verhoging onderzocht om de soort verzakking te bepalen en de gradering.

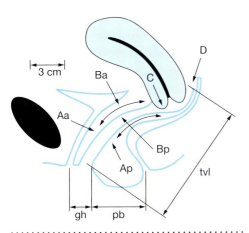

Figuur 6 POPQ-systeem.

CONTRASTRADIOGRAFIE

Contrastradiografie kan zowel statisch als dynamisch zijn en bestaat onder meer uit cysto-urethrografie en defecografie. Deze onderzoeken kunnen verzakkingen aantonen van de blaas en/of het rectum. Een beperking van de onderzoeken is dat ze niet de fysiologische situatie weergeven.

MAGNETIC RESONANCE IMAGING

Het belang van *magnetic resonance imaging* (MRI) voor de patiëntenzorg is nog niet geheel aangetoond. Bij onderzoek van verzakkingen en afwijkingen aan de bekkenbodem kunnen vooral paravaginale defecten, urethra-sfinctervolume en urethradivertikels worden vastgesteld. Met endoanale MRI wordt onderzoek verricht naar letsel van zowel de interne als de externe anale sfincter.

11 Samenvatting

Verzakkingen komen in de algemene populatie veel voor, vooral bij vrouwen ouder dan 45 jaar die een aantal kinderen hebben gekregen, een zware bevalling of een kunstverlossing hebben gehad. Voor de meeste vrouwen is een verzakking geen reden om naar de huisarts te gaan, de meeste verzakkingen zijn asymptomatisch. De vrouwen die wel naar de huisarts gaan, willen vooral duidelijkheid over de aard van de afwijking, en meestal niet in eerste instantie dat er iets aan wordt gedaan. Bij de anamnese is het belangrijk met de vrouw te praten over haar klachten, de impact ervan op haar dagelijks functioneren, haar psychisch welbevinden en de kwaliteit van leven. Het lichamelijk onderzoek, en dan vooral het gynaecologisch onderzoek, is van belang. Hierbij kan men een onderscheid maken naar type verzakking. Het aanvullend onderzoek is van belang om andere pathologie uit te sluiten en voor de keuze van therapie. Het draagt weinig bij aan de uiteindelijke diagnose. Op dit moment is er nog maar weinig gestandaardiseerd aanvullend onderzoek voor het bepalen van vorm en graad van verzakking. Internationaal is het POPQ-systeem een objectieve methode om verzakkingen te beschrijven. Deze onderzoeksmethode is te uitgebreid voor de huisarts. Voor de specialist is het POPQ-systeem belangrijk om de afwijking zo objectief mogelijk in kaart te brengen, eenduidigheid te hebben over de diagnose en voor de evaluatie van eventuele chirurgische therapie.

Literatuur

1 Heineman M. Verzakkingen van de inwendige geslachtsorganen en urine-incontinentie. In: Heineman M, et al. Obstetrie en gynaecologie: de voortplanting van de mens. Maarssen: Elsevier Gezondheidszorg 2007:733-57.
2 Helmich E, Lagro-Janssen ALM. Vrouwen met een verzakking op het spreekuur, een kwalitatief onderzoek naar de beleving van een genitale prolaps. Huisarts Wet 2000;43:59-64.

3 Lammes FB. Uterovaginale prolaps. In: Vierhout ME, Lammes FB (red). Praktische gynaecologie. Houten: Bohn Stafleu van Loghum, 2005:197-204.
4 Jacob D, Theillier A, Truc JB. Prolapsus geniteaux. Diagnostic. La revue du practicien 1998;48(10):1103-7.
5 Weber AM, Walters MD, Schover LR et al. Sexual function in women with uterovaginal prolapse and urinary incontinence. Obstet Gynecol 1995;85:483-7.
6 Okkes IM, Oskam SK, Lamberts H. Episodegegevens uit de huisartspraktijk. Bussum: Coutinho, 1998.
7 Romanzi L, Chaikin DC, Blaiva JG. The effect of genital prolapse on voiding. J Urol 1999;161:581-6.
8 Groenendijk A, Bakker R. Bekkenbodem en prolaps. Bijblijven 2002;18(3):23-9.
9 Kobashi KC, Leach GE. Pelvic prolaps. J Urol 2000; 146:1879-90.
10 Rovner ES. Pelvic organ prolapse: a review. Ostomy Wound Manage 2000;46:24-37.
11 Harrison PB, Cespedes RD. Pelvic organ prolapse. Emerg Medicine Clin North Am 2001;19:781-97.
12 Jackson S, Smith P. Diagnosing and managing genitourinary prolapse. BMJ 1997;314:875-80.
13 Lisdonk EH van de. Prolaps van vagina en uterus. In: Ziekten in de huisartsenpraktijk. Maarssen: Elsevier gezondheidszorg, 2008:275-7.
14 Helmich E, Lagro-Janssen ALM. De genitale prolaps, een literatuurstudie naar etiologie, klachtpresentatie en behandeling. Huisarts Wet 1998;41:570-5.
15 Mant J, Painter R, Vessey, M. Epidemiology of genital prolapse: observations from the Oxford Family Planning Association Study. BJOG 1997;104(5):579-85.
16 Methfessel HD, Seliger G. Deszensus und Prolaps. Zentralbl Gynakol 2001;123:699-709.
17 Vaart CH van der, Leeuw JR de, Roovers JP, et al. Measuring health-related quality of life in women with urogenital dysfunction: The Urogenital Distress Inventory and Continence Impact Questionnaire Revisited. Neurourol Urodyn 2003;22:97-104.
18 Haaren KAM van, Visser HS, Vliet S van, Timmermans AE, et al. NHG-Standaard Urineweginfecties. Huisarts Wet 2005(8);341-52.
19 Bump RC, Mattiasson A, Bo K, et al. The standardization of terminology of female pelvic organ prolapse and pelvic floor dysfunction. Am J Obstetr Gynecol 1996;175:10-7.

Extremiteiten

Ellebogklachten

A.P. Verhagen en S.M.A. Bierma-Zeinstra

45

1 Inleiding

In dit hoofdstuk worden klachten aan de elleboog besproken, met uitzondering van klachten die ontstaan door uitstraling vanuit de nek of schouder. De meeste klachten die worden gepresenteerd aan de bovenste extremiteit worden gediagnosticeerd als een '-itis' (spier- of pees'ontsteking') of een spiergerelateerde aandoening.[1,2]

Sommige klachten zijn helder te diagnosticeren, zoals een tenniselleboog. Andere klachten blijven vaag, zoals RSI (repetitive strain injury), en zijn moeilijk te diagnosticeren. Een heel aantal klachten wordt in verband gebracht met overbelasting op het werk.[3]

Hoewel bij klachten van de elleboog de reden voor consult bij de huisarts over het algemeen een pijnklacht is, kunnen ook ongerustheid over een lokale zwelling of een doof of tintelend gevoel tot een consult leiden.

> Om de lezer een indruk te geven van de mate van bewijskracht ter onderbouwing van een aantal belangrijke diagnostische stappen, is deze onderbouwing door de auteurs als volgt aangegeven.
> - [E] = Voldoende bewijskracht; dat wil zeggen meerdere goed opgezette onderzoeken met eensluidende uitkomsten in een vergelijkbare populatie.
> - [A] = Sterke aanwijzingen of indirect bewijs; dat wil zeggen één goed opgezet onderzoek met betrekking tot een vergelijkbare populatie, of meerdere onderzoeken in andere, niet geheel vergelijkbare populaties.
> - [C] = Consensus uit richtlijnen of standaarden met betrekking tot de populatie.

2 De klacht in de bevolking

Klachten aan het bewegingsapparaat worden frequent gerapporteerd. Gemiddeld neemt men aan dat 30 tot 40% van de algemene bevolking het afgelopen jaar langerdurende klachten aan het bewegingsapparaat heeft gehad, en ongeveer de helft heeft klachten aan nek, schouders en arm.[1] In het NIVEL-onderzoek onder de algemene populatie gaf 9,4% van de respondenten aan in de twee weken voor de enquête klachten aan arm, elleboog, hand of vingers gehad te hebben. Precieze cijfers over de Nederlandse situatie in de algemene bevolking zijn onbekend. Men gaat ervan uit dat ongeveer 3% van de algemene bevolking het afgelopen jaar klachten heeft gehad van de elleboog.[4,5]

De periodeprevalentie in de algemene bevolking van ellebogklachten blijkt uit de DMC3-studie rond de 11% te liggen.[6] De prevalentie van een tenniselleboog wordt geschat op ongeveer 1 tot 3% en in veel gevallen betreft het de dominante arm.[4,5] In tegenstelling tot wat men vaak denkt, is bij slechts 5% van de patiënten de aandoening inderdaad het gevolg van overbelasting tijdens tennis.[7] Toch zal ongeveer 50% van de tennissers waarschijnlijk een episode van 'tenniselleboogklachten' doormaken tijdens hun carrière.[8]

Veelal zijn ellebogklachten voor de patiënt zeer lastig, omdat het gebruik van armen en handen in het dagelijks leven onontbeerlijk is.

3 De eerste presentatie bij de dokter

In de Nederlandse huisartspraktijk hebben niet-gespecificeerde klachten van de arm een jaarlijkse incidentie van 14/1.000 patiënten; klachten van de

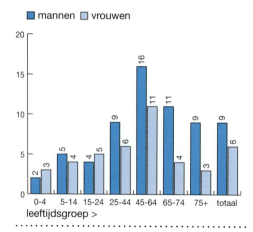

Figuur 1 Incidentie van elleboogklachten aan het begin van een periode in de huisartspraktijk, per 1.000 patiënten per jaar.[10]

elleboog hebben een jaarlijkse incidentie van 7/1.000 patiënten.[9] In figuur 1 staat de leeftijdspecifieke incidentie. De klacht komt vaker bij mannen voor en bij mensen vanaf 45 jaar.[10]

4 Pathofysiologie en differentiële diagnose

PATHOFYSIOLOGIE

Pijn in het elleboogggebied kan ontstaan door irritatie van verschillende structuren.
- Pijn rond de pezen of peesaanhechtingen kan worden verdeeld in tendinitiden en tendovaginitiden. Bij een tendinitis is er eigenlijk geen sprake van een ontsteking, maar meer van een irritatie van de aanhechting van de pees aan het bot. Om die reden stellen Khan en collegae[11] voor om de term tendinitis te vervangen door tendinopathie, om duidelijk te maken dat er geen sprake is van een ontstekingsproces.
- Gewrichten kunnen pijn veroorzaken wanneer het gewrichtskapsel gerekt wordt. Gewrichtskraakbeen zelf heeft geen innervatie, maar het is nog onduidelijk in hoeverre subchondraal botweefsel botpijn kan veroorzaken bij gewrichtsaandoeningen.

Ook kunnen soms lokale *zwellingen* aanwezig zijn. Een diffuse zwelling boven het olecranon aan beide zijden van de tricepspees kan duiden op een toename van het intra-articulaire gewrichtsvocht van het elleboogggewricht. Ook kan een tendovaginitis, mits oppervlakkig gelegen, een diffuse zwelling veroorzaken. Bij een tendovaginitis kan zwelling ontstaan door een toename van vocht tussen pees en peesschede. Bij een tendinitis ontstaat er geen zichtbare zwelling.

Functieverlies kan ontstaan door bewegingsbeperkingen (door gewrichtsaandoeningen of door peesplaatcontracturen), door spierkrachtverlies, door instabiliteit van gewrichten (bijvoorbeeld bij gevorderde reumatoïde artritis) of door verlies van de sensibiliteit of de fijne motoriek. Daarnaast kunnen bepaalde bewegingen dusdanig pijnlijk zijn dat deze de pols- en handfunctie kunnen belemmeren.

Sensibiliteitsstoornissen/tintelingen. Meestal worden dergelijke stoornissen veroorzaakt door neurogene aandoeningen.

DIFFERENTIËLE DIAGNOSE

Epicondylitis lateralis humeri ('tenniselleboog')
Dit is een pijnlijke, veelvoorkomende klacht van de laterale elleboog, die verergert door grijpen of knijpen.[11,12,13,14] De eerste beschrijving van deze conditie ('schrijversarm') wordt gegeven door Runge in 1873,[15] maar de term 'tenniselleboog' wordt pas vanaf 1882 beschreven door Morris in de *Lancet*.[16]

Als oorzaak van een tenniselleboog wordt vaak een vorm van overbelasting van de pols aangegeven. Waarschijnlijk zijn als gevolg van microtraumata de proximale inserties aan de epicondylus lateralis van de polsextensoren geïrriteerd. Pathologische veranderingen komen voornamelijk voor in de m. extensor carpi radialis brevis.[7,17] Partiële rupturen worden in 0 tot 20% van de gevallen beschreven.[1]

Epicondylitis medialis ('golferselleboog')
Bij deze aandoening gelden dezelfde kenmerken als bij de tenniselleboog, alleen is de klacht gelokaliseerd rondom de epicondylus medialis.

Radiaal tunnelsyndroom
Dit is een vrij zeldzame aandoening waarbij er een beklemming optreedt in de radiale tunnel (dit

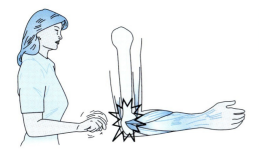

Figuur 2 Tenniselleboog.

Tabel 2	Kansverdeling in percentages bij huisartsconsult voor nieuwe klachten aan de elleboog (n = 114).[9]
epicondylitis lateralis	65
epicondylitis medialis	5
bursitis olecrani	9
brachialgie/neuralgie	6
overige aandoeningen	1
ongespecificeerd	4
onbekend (geen informatie beschikbaar)	10

is een groeve schuin over het midden/laterale deel van de humerus) van de n. radialis of n. interossei posterior (het stroombotje). Het uit zich in pijn in de onderarm en de supinatorspieren. De klacht wordt wel eens verward met een tenniselleboog, maar bij een radiaal tunnelsyndroom zijn ook neurogene symptomen aanwezig, zoals krachtvermindering, en zijn er, analoog aan het carpaletunnelsyndroom, positieve elektrodiagnostische bevindingen.

Bursitis olecrani

Deze aandoening is meestal herkenbaar aan de zwelling rondom het olecranon. Zelden staat de pijnklacht op de voorgrond, maar de zwelling kan soms uitermate hinderlijk zijn bij de dagelijkse bezigheden. Vroeger werd het ook wel een 'studentenelleboog' genoemd, verwijzend naar de aanname dat studenten veel nadenkend op hun ellebogen zouden leunen, waardoor er een irritatie ontstaat van de bursa.

CANS

De hiervoor genoemde aandoeningen betreffen specifieke aandoeningen binnen *complaints arm, neck shoulder* (CANS). Voor de term CANS zie ook het hoofdstuk *Hand- en polsklachten*. Voor een groot deel van CANS-klachten kan echter geen specifieke diagnose gegeven worden. Deze worden aspecifieke CANS genoemd.[18]

5 Kansverdeling van diagnosen

Een verdeling van de diagnosen bij patiënten die de huisarts consulteren voor elleboogklachten kan gegeven worden op grond van de ROME-studie (tabel 2).[9] Hierbij moet wel worden opgemerkt dat patiënten met klachten ten gevolge van duidelijk uitwendig trauma van deze studie waren uitgesloten. Nieuwe klachten waren gedefinieerd als echt nieuwe klachten die voor het eerst werden gepresenteerd. Recidiefklachten waren gedefinieerd als een nieuwe episode met klachten en wanneer tussentijds een klachtenvrije periode van minstens één maand was geweest.

Epicondylitis lateralis (tenniselleboog)

De jaarlijkse incidentie van een tenniselleboog in de huisartspraktijk wordt geschat op 4 tot 7 per 1.000 patiënten.[5] De leeftijd van de patiënt varieert tussen de 35 en 54 jaar, en de duur van de klachten wordt geschat tussen zes maanden en twee jaar.[19,20] Het natuurlijk beloop is goed en waarschijnlijk herstelt 90% binnen een jaar.[21] In Nederland is ongeveer 10 tot 30% van alle klachten als gevolg van een tenniselleboog verantwoordelijk voor werkverzuim met een gemiddelde duur van elf weken.[22]

6 Betekenis van de voorgeschiedenis

Bij iemand met pijnklachten van elleboog en/of onderarm is het zinvol te informeren naar:
- trauma's uit het verleden in het betreffende gebied, in verband met een standverandering of littekenweefsel dat oorzaak kan zijn voor de tegenwoordige klacht;
- eerdere aanwezigheid van dergelijke klachten;

- de invloed van werk op het ontstaan en de ernst van de klachten; zijn de klachten tijdens het werk veroorzaakt of verergeren ze door het werk?

7 Betekenis van de anamnese

PIJN

Soms is pijn in de elleboog een uitstralende pijn vanuit de nek of de schouder. In dat geval is er ook sprake van pijn en/of een bewegingsbeperking in de nek of de schouder. Meestal heeft pijn in dit gebied echter betrekking op een lokale klacht. Deze wordt over het algemeen duidelijk aangegeven op of rondom de exacte lokalisatie van de klachten.

Vaak kan de patiënt tevens uitlokkende activiteiten opnoemen waarbij de pijn optreedt of verergert. Bij een tenniselleboog bijvoorbeeld is het bovenhands oppakken van gewichten vaak pijnlijk en provoceert de klachten. Bij CANS-klachten in de arm zijn vaak vele handelingen pijnlijk, voornamelijk naarmate men deze handelingen vaker of langduriger uitvoert. Rust werkt dan veelal pijnverminderend.

FUNCTIEVERLIES

De elleboog is uitermate belangrijk bij vele handelingen in het dagelijks leven; het (op)tillen van voorwerpen, openen van verpakkingen, gebruiken van gereedschap, vasthouden van een stuur, vasthouden van een pen, bedienen van een toetsenbord, aan- en uitdoen van kleren. Afhankelijk van welke structuren en in welke mate deze zijn aangedaan, zal dit bij één of meer van deze functies tot uiting komen. Men zal moeten inventariseren in hoeverre de patiënt in zijn ADL of werk is gehinderd door de klacht. Bij een ernstig gestoorde ADL-functie zijn er diverse hulpmiddelen te verkrijgen.

SENSIBILITEIT/TINTELINGEN

Bij aandoeningen waarbij sprake is van neurogene oorzaken staan veelal de sensibiliteitsstoornissen en/of tintelingen op de voorgrond. In geval van klachten aan de elleboog is dit over het algemeen niet het geval, uitgezonderd het radiaal tunnelsyndroom, waar naast de pijn ook sensibiliteitsstoornissen of tintelingen kunnen optreden in het verzorgingsgebied van de n radialis.

OVERBELASTING

Er is geen directe oorzaak-gevolgrelatie gevonden tussen overbelasting en het ontstaan van een tenniselleboog. Vaak worden werkgerelateerde (overbelastings)factoren genoemd als mogelijke oorzaak van de klachten, maar onduidelijk blijft welke factoren klachten kunnen veroorzaken.

8 Betekenis van het lichamelijk onderzoek

Het lichamelijk onderzoek bevat een aantal onderdelen, maar helaas is er over de betrouwbaarheid (sensitiviteit, specificiteit en voorspellende waarde) van de diagnostiek op basis van lichamelijk onderzoek van arm- en handklachten weinig bekend.[1]

INSPECTIE

Bij inspectie let men vooral op zichtbare lokale of diffuse zwellingen. Wat betreft zwelling van de elleboog is eigenlijk alleen die van de bursitis olecrani te zien.

FUNCTIEONDERZOEK

Bij functieonderzoek worden de bewegingsmogelijkheden in de afzonderlijke gewrichten onderzocht. In de elleboog gaat het om de extensie en de flexie. Bij intra-articulaire aandoeningen van de elleboog kunnen mogelijk (pijnlijke) bewegingsbeperkingen worden geconstateerd.

PALPATIE

Bij palpatoir onderzoek kan men nagaan of pezen of peesinserties pijnlijk zijn bij palpatie. Dit zal men links en rechts moeten vergelijken. Daarnaast kan men zwellingen palperen en voelen of een gebied warm aanvoelt. In de elleboog gaat het om de aanhechtingen op de epicondylus medialis en de epicondylus lateralis in verband met een epicondylitis. Volgens Norregaard et al.[1] is pijn bij palpatie van de aanhechting van de spieren op de epicondylus medialis dan wel lateralis een voorwaarde voor de diagnose. [A] Dat geldt ook voor een tastbare zwelling van of pijn bij palpatie van de bursa olecrani bij de bursitis olecrani. Naast de tricepspees boven het olecranon kan men palperen of er zwelling is in verband met een intra-articulaire aandoening, warmte of een verdikt kapsel.

PROVOCATIETESTEN

Er is door Cyriax een specifieke test beschreven voor het vaststellen van een tenniselleboog, maar de sensitiviteit, specificiteit en voorspellende waarde van die test is onbekend.[20]

De specifieke diagnostiek van een tenniselleboog wordt volgens Cyriax gesteld als extreme provocatie van de klachten optreedt bij extensie van de elleboog en pols (de laatste tegen weerstand) met gelijktijdig druk uitoefenen op de peesaanhechting van de m. extensor carpi radialis brevis. In de literatuur worden veel verschillende criteria genoemd op basis waarvan men de diagnose 'epicondylitis lateralis' kan stellen, maar de meest genoemde criteria zijn pijn ter hoogte van de epicondylus lateralis en een verergering van de pijn bij dorsaal flexie van de pols tegen weerstand.[1,23]

9 Betekenis van eenvoudig aanvullend onderzoek

Bij lokale elleboogklachten zijn geen aanvullende onderzoeken bekend die uitgevoerd kunnen worden voor de diagnose.

10 Betekenis van complex aanvullend onderzoek

Bij lokale elleboogklachten is geen specialistisch onderzoek bekend dat uitgevoerd kan worden voor de diagnose.

11 Samenvatting

De huisarts zal vaak geconfronteerd worden met klachten van de elleboog. Over het algemeen gaat het om benigne aandoeningen met een gunstig natuurlijk beloop. De aandoeningen betreffen vaak syndromen, zodat de arts is aangewezen op anamnese en lichamelijk onderzoek. Aanvullend of specialistisch onderzoek is niet aangewezen.

Literatuur

1 Norregaard J, Jacobsen S, Kristensen JH. A narrative review on classification of pain conditions of the upper extremities. Scand J Rehab Med 1999;31:153-164.
2 Grieco A, Molteni G, Vito G de, Sias N. Epidemiology of musculoskeletal disorders due to biomechanical overload. Ergonomics 1998;41:1253-60.
3 Muggleton JM, Allen R, Chappell PH. Hand and arm injuries associated with repetitive manual work industry: a review of disorders, risk factors and preventive measures. Ergonomics 1999;42:714-39.
4 Allander E. Prevalence, incidence and remission rates of some common rheumatic diseases or syndromes. Scand J Rheumatol 1974;3:145-53.
5 Hamilton PG. The prevalence of humeral epicondylitis: a survey in general practice. J R Coll Gen Pract 1986;36:464-5.
6 Picavet HSJ, Schouten JSAG. Musculoskeletal pain in the Netherlands: prevalences, consequences and risk groups, the DMC3-study. Pain 2003;102:167-78.
7 Coonrad RW, Hooper WR. Tennis elbow: its course, natural history, conservative and surgical management. J Bone Joint Surg 1973;55A:1177-82.
8 Kamien M. A rational management of tennis elbow. Sports Med 1990;9:173-91.
9 Miedema HS. Reuma-onderzoek meerdere echelons (ROME): basisrapport. Leiden: TNO, 1994.
10 Okkes IM, Oskam SK, Lamerts H. Van klacht naar diagnose. Bussum: Coutinho, 1998.
11 Khan KM, Cook JL, Kannus P, Maffulli N, Bonar SF. Time to abandon the 'tendinitis' myth. Brit Med J 2002;324:626-7.
12 Geoffroy P, Yaff MJ, Rohan I. Diagnosing and treating lateral epicondylitis. Can Fam Physician 1994; 40:73-8.
13 Assendelft WJJ, Smidt N, Verdaasdonk AL, Dingjan R, Kolnaar BGM. NHG-Standaard Epicondylitis. Huisarts Wet 2009;(3):140-6.
14 Smidt N. Conservative treatments for tennis elbow in primary care. Thesis. Amsterdam: VU medisch centrum, EMGO-instituut, 2001.
15 Runge F. Zur Genese und Behandlung des Schreiberkrampfes. Berl Klin Woch 1873;10:245.
16 Morris H. The rider's sprain. Lancet 1882;ii:133.
17 Gezondheidsraad. RSI. Den Haag: Gezondheidsraad: 2000 (publicatie nr. 2000/22).
18 Huisstede BM, Miedema HS, Verhagen AP, Koes BW, Verhaar JA. Multidisciplinary consensus on the terminology and classification of complaints of the arm, neck and/or shoulder. Occup Environ Med 2007 May;64(5):313-9.

19 Hudak PL, Cole D, Haines T. Understanding prognosis to improve rehabilitation: the example of lateral elbow pain. Arch Phys Med Rehabil 1996;77: 586-93.
20 Cyriax JH. The pathology and treatment of tennis elbow. J Bone Joint Surg 1936;18:921-38.
21 Kivi P. The etiology and conservative treatment of humeral epicondylitis. Scand J Rehabil Med 1982;15: 37-41.
22 Schonk JWM. Verzekeringsgeneeskundige aspecten bij epicondylalgie. Tijdschr Verzekeringsgeneeskd 1985;23:167-71.
23 Mens JM, Stoeckart R, Snijders CJ, Verhaar JA, Stam HJ. Tennis elbow, natural course and relationship with physical activities: an inquiry among physicians. J Sports Med Phys Fitness 1999 Sep;39(3):244-8.

Enkelklachten

B. Veldman

46

1 Inleiding

Enkelklachten komen frequent voor in de huisartspraktijk. Meestal staan pijnklachten op de voorgrond, maar ook zwelling, slotverschijnselen of instabiliteit zijn redenen voor een patiënt om de huisarts te consulteren. In dit hoofdstuk wordt uitgegaan van de klachten van de patiënt ongeacht de lokalisatie, de tijdsduur of de oorzaak. Systemische gewrichtsaandoeningen, die vooral in andere gewrichten zijn gelokaliseerd, worden wel genoemd, maar komen in dit hoofdstuk niet expliciet aan de orde (zie het hoofdstuk *Gewrichtsklachten*). Ook aan voetklachten is een apart hoofdstuk gewijd.

Om de lezer een indruk te geven van de mate van bewijskracht ter onderbouwing van een aantal belangrijke diagnostische stappen, is deze onderbouwing door de auteurs als volgt aangegeven.
- [E] = Voldoende bewijskracht; dat wil zeggen meerdere goed opgezette onderzoeken met eensluidende uitkomsten in een vergelijkbare populatie.
- [A] = Sterke aanwijzingen of indirect bewijs; dat wil zeggen één goed opgezet onderzoek met betrekking tot een vergelijkbare populatie, of meerdere onderzoeken in andere, niet geheel vergelijkbare populaties.
- [C] = Consensus uit richtlijnen of standaarden met betrekking tot de populatie.

derzochte populatie aan in het afgelopen jaar pijn aan de enkel te hebben gehad.[1]

In ongeveer 25% van alle sportongevallen is er sprake van een trauma aan de enkel of voet.[2] In Nederland krijgen jaarlijks ongeveer 600.000 mensen een traumatisch letsel van de enkel. Van hen bezoeken elk jaar naar schatting 300.000 patiënten de huisarts of de Spoedeisende Hulp van een ziekenhuis.[3] De kans op een fractuur loopt hierbij uiteen van 5% in de huisartspraktijk tot 20% bij patiënten die de Spoedeisende Hulp bezoeken.

De gevolgen van enkelklachten voor het dagelijks leven variëren. Vaak is er een gunstige prognose, waarbij tijdelijk arbeidsverzuim en sportverzuim noodzakelijk is. Vooral een traumatische oorzaak predisponeert voor het ontstaan van chronische klachten. Na een enkeldistorsie met een ruptuur van de ligamenten blijven er in 20 tot 40% van de gevallen restklachten bestaan in de vorm van zwelling, stijfheid, pijn of instabiliteit. Deze klachten lijken het functioneren echter niet in belangrijke mate te beïnvloeden.[4,5]

Het gemiddelde werkverzuim bij patiënten die een enkelbandruptuur hebben doorgemaakt als gevolg van een distorsie is 2,5 week. Ongeveer 90% van de patiënten heeft het werk hervat na zes weken en 60 tot 90% van de sportbeoefenaars is binnen twaalf weken op hetzelfde niveau als voor het enkeltrauma. Een derde van de totale economische kosten van sportblessures wordt veroorzaakt door enkeldistorsies.[3]

2 De klacht in de bevolking

Hoe vaak enkelklachten in de algemene bevolking voorkomen, is niet precies bekend. In een onderzoek naar het vóórkomen van pijnklachten in de Nederlandse bevolking gaf 9% van de on-

3 De eerste presentatie bij de dokter

Epidemiologische onderzoeken naar klachten van de enkel maken veelal gebruik van aparte registraties voor enkeldistorsie (ICPC-code L77) en enkelklachten (ICPC-code L16).[6,7] De jaarlijkse incidentie voor enkelklachten in de huisartspraktijk is 3 per 1.000 patiënten en die voor enkeldistorsie 11 per 1.000 patiënten.[4,6] Dit betekent dat een huisarts per maand ongeveer drie nieuwe gevallen van enkelklachten of enkeldistorsie tegenkomt.

Enkelklachten komen vooral voor op jongvolwassen en middelbare leeftijd en, indien men enkeldistorsie buiten beschouwing laat, ook vaker bij vrouwen (figuur 1).

Patiënten kunnen om uiteenlopende redenen de huisarts consulteren. Meestal worden er adviezen gevraagd om het herstel te bevorderen of wil men weten wanneer sport of andere werkzaamheden kunnen worden hervat.

4 Pathofysiologie en differentiële diagnose

PATHOFYSIOLOGIE

De klachten waarmee patiënten de huisarts bezoeken, kunnen worden onderverdeeld in zwelling (diffuus of lokaal), pijn, slotklachten of instabiliteit.

Zwelling

Een diffuse zwelling van de enkel kan worden veroorzaakt door toename van intra-articulair of extra-articulair vocht. Een intra-articulaire zwelling ontstaat veelal door een acuut trauma waarbij een (intra-articulaire) fractuur optreedt. Dit letsel gaat gepaard met een bloeding in de gewrichtsholte (haemarthros), die zich in eerste instantie presenteert als een diffuse zwelling. Ook een ontstekingsproces in het enkelgewricht (lokaal of systemisch) en degeneratie van het gewricht (artrose) kunnen zwelling veroorzaken.

Extra-articulair vocht wordt veroorzaakt door een ontstekingsproces of door enkeloedeem. Een extra-articulair ontstekingsproces kan lokaal zijn door bijvoorbeeld een ontsteking van een pees (tendinitis) of meer uitgebreid door bijvoorbeeld erysipelas. Enkeloedeem is vaak bilateraal gelokaliseerd. Meestal betreft het een ziektebeeld dat niet in de enkel is gelokaliseerd, bijvoorbeeld veneuze insufficiëntie, decompensatio cordis of diep veneuze trombose.

Een gelokaliseerde zwelling is meestal extra-articulair gelegen. Een veelvoorkomende oorzaak is een cyste die ontstaat vanuit een peesschede of ontstaat door een uitstulping van het gewrichtskapsel. Een dergelijke cyste wordt ook wel een ganglion genoemd en is gevuld met synoviale vloeistof.[8]

Ook een contusie of een distorsie kan aanleiding geven tot een lokale zwelling. Bij een enkeldistorsie treedt uitrekking van de ligamenten op, die hierbij (deels) kunnen afscheuren. Rupturen van de enkelbanden gaan gepaard met hematoomvorming, waardoor enkele dagen na het bandletsel een typisch blauwe verkleuring ontstaat.

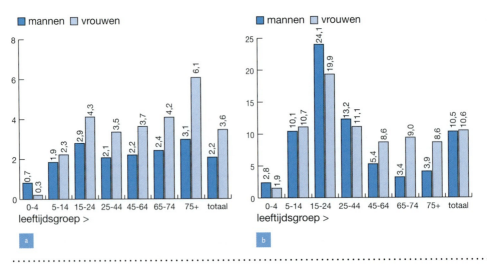

Figuur 1 Contactreden per 1.000 patiënten per jaar in de huisartspraktijk naar leeftijdsgroep.[7] a = enkelklachten; b = enkeldistorsie.

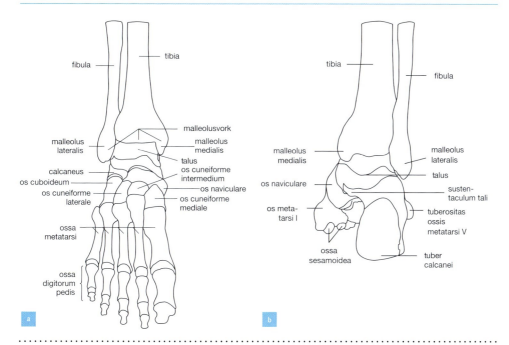

Figuur 2 Anatomie, a = vooraanzicht; b = achteraanzicht.

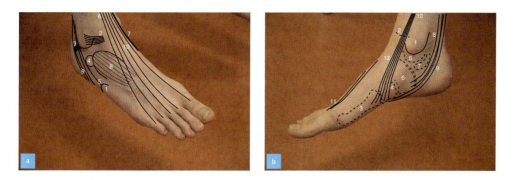

Figuur 3 Lateraal en mediaal aanzicht enkel met een overzicht van de ligamenten en pezen.
a = Laterale zijde. (1) tuberositas ossis metatarsale V., (2) lig. talofibulare anterius, (3) lig. calcanofibulare, (4) trochlea peronealis, (5) pees van de m. peroneus brevis, (6) pezen van de m. extensor hallucis longus (mediaal) en m. extensor digitorum longus (lateraal), (7) pees van de m. tibialis anterior, (8) spierbuik van de m. extensor digitorum brevis, (9) pezen van de mm. peroneus longus en brevis, (10) art. talonavicularis.
b = Mediale zijde. (1) malleolus medialis, (2) ventrale gewrichtsspleet bovenste spronggewricht, (3) os metatarsale I, (4) os cuneiforme mediale, (5) caput tali (mediale zijde) , (6) tuberositas ossis navicularis, (7) sustentaculum tali, (8) pees van de m. tibialis posterior, (9) pees van de m. flexor digitorum longus, (10) pees van de m. tibialis anterior, (11) pezen van de m extensor digitorum longus, (12) art. talonavicularis.

Een andere oorzaak van een lokale zwelling is een (lokaal) ontstekingsproces. De oorzaak is dan vaak een (chronische) overbelasting van een pees, met als gevolg een aseptische ontsteking. Indien de overbelasting voortduurt, blijven er microtraumata optreden en wordt de ontsteking zo instandgehouden. Op den duur ontstaan calcificaties, fibrose en zwelling van dat deel van de pees.

Pijn

Een veelvoorkomende oorzaak van pijn in de enkel is een acute distorsie. Ook artrose kan chronische pijnklachten veroorzaken, doordat degeneratie van het gewrichtskraakbeen optreedt. Deze degeneratie gaat gepaard met veranderingen in het subchondraal botweefsel en de vorming van ossale richels: osteofyten.

Verder kunnen pijnklachten worden veroorzaakt door een ontsteking van een pees of peesschede (tendinitis resp. tendovaginitis). In principe kunnen alle elf pezen die langs de enkel lopen aanleiding geven tot deze pijnklachten en soms ontstaat er hierbij een lokale zwelling, maar lang niet altijd (figuur 3).

Bij sporters kunnen herhaalde traumata van de enkel aanleiding geven tot het ontstaan van inklemming van weke delen, ook wel *impingement* genoemd. Door herhaalde extreme plantairflexie of dorsaalflexie van de voet (bij voetbal, dansen, etc.) kunnen osteofyten en fibrose ontstaan, die veelal zijn gelokaliseerd op de mediale onderrand van de tibia en de dorsale zijde van de talus. Weke delen kunnen op deze manier ingeklemd raken en tijdens het sporten aanleiding geven tot pijnklachten. Soms treedt er een blokkade van de beweging op: de patiënt klaagt dan ook over slotklachten.[9,10,11,12]

Slotklachten

Slotklachten komen in de enkel niet vaak voor. Zoals hiervoor beschreven, kunnen slotklachten optreden in het kader van een impingementsyndroom. In zeldzamere gevallen kan een corpus liberum in het gewricht de oorzaak zijn van slotklachten. Bij osteochondritis dissecans ontstaat een corpus liberum als gevolg van lokale necrose van het bot aan de gewrichtszijde. Een stukje kraakbeen laat los en komt zo terecht in de gewrichtsruimte. Genetische factoren, ischemie en trauma spelen hierbij een rol.[13]

Een *snapping sensation* kan duiden op een dislocatie van een pees. Door een trauma kan het ligament dat de pees op zijn plaats houdt doorscheuren, waardoor de pees onder de huid naar een andere plaats schuift. Voorbeeld hiervan is een dislocatie van de peroneuspees, die wordt veroorzaakt door een trauma waarbij de enkel met kracht in dorsaalflexie wordt gebracht (bijvoorbeeld tijdens schaatsen of skiën). Hierbij ruptureert het retinaculum superius, waardoor de peroneuspees zich naar ventraal en lateraal kan bewegen. De sensatie wordt in dit geval aan de laterale zijde van de enkel gevoeld.[14]

Instabiliteit

Chronische instabiliteit van de enkel komt tot uiting bij bewegen of sporten. De patiënt geeft dan aan de enkel niet goed te kunnen controleren: *giving way*. Vaak is dit het gevolg van een (herhaaldelijk) enkeltrauma of enkeldistorsie, waarbij op den duur een blijvende hyperlaxiteit is opgetreden van de laterale ligamenten.

DIFFERENTIËLE DIAGNOSE

Contusie

Een stomp letsel kan aanleiding geven tot een kneuzing van de enkel: een contusie. Een kneuzing uit zich door pijn en zwelling van de weke delen en geneest doorgaans vanzelf binnen één tot twee weken. Het enkelgewricht zelf is hierbij niet aangedaan.

Distorsie

Bij een distorsie wordt de enkel verzwikt en treedt er rekking of (gedeeltelijke) rupturering van de ligamenten op. Verreweg de meest voorkomende oorzaak van een enkeldistorsie is een inversietrauma, waarbij de drie lateraal gelegen ligamenten kunnen zijn aangedaan (figuur 3).

Laterale bandletsels kunnen worden onderverdeeld in drie graderingen. Graad 1 geeft minimale pijn en geen instabiliteit. Er is slechts sprake van uitrekking van de ligamenten zonder ruptuur. Bij graad 2 is de pijn heviger en na vier tot zeven dagen wordt een hematoomverkleuring zichtbaar. Hierbij is maximaal één ligament geheel of gedeeltelijk gerupureerd, meestal het ligamentum talofibulare anterius. Bij een graad 3 enkelbandletsel zijn er vaak meerdere ligamenten gerupureerd, is de zwelling groter en langduriger en is er een instabiele enkel.

Fractuur

Een enkeldistorsie leidt in ongeveer 5 tot 20% van de gevallen tot een fractuur.[3,15] Bij een ruptuur van de (laterale) ligamenten kan een stukje bot samen met het ligament afscheuren. Dit wordt een *avulsiefractuur* genoemd. Het stukje bot scheurt mee vanaf de aanhechting van het ligament; bij een inversietrauma is dit vaak ter plaatse van de laterale malleolus.

Bij uitgebreider letsel van de enkel zijn vaak ook de laterale en/of mediale malleolus aangedaan. Veelal ontstaat hierbij een instabiele fractuur, waarvoor operatieve behandeling is geïndiceerd. Soms kan een letsel van de laterale of mediale malleolus samengaan met een fractuur van de proximale fibula. Dit type fractuur wordt een *Maisonneuve fractuur* genoemd.

Artrose

Degeneratie van het gewrichtskraakbeen in de enkel komt veel minder frequent voor dan in de knie of heup. Bijna altijd is de oorzaak van enkelartrose posttraumatisch. De pijnklachten van artrose zijn in de tijd langzaam progressief en treden vooral op tijdens belasting. Ook startstijfheid of startpijn kunnen aanwezig zijn. Regelmatig zijn er exacerbaties na relatieve overbelasting, die zich uiten als een aseptische ontsteking van het enkelgewricht.

Artritis

Een ontsteking in het gewricht geeft zwelling en pijn. Het gewricht voelt warm aan en soms is er sprake van roodheid.
- Een *trauma* kan een artritis in de enkel veroorzaken.[16] Vooral bij artrose van de enkel kan een trauma het gewrichtskraakbeen zo irriteren dat een aseptisch ontstekingsproces in het enkelgewricht ontstaat. Deze artritis geneest meestal spontaan binnen enkele weken.
- Een *septische artritis* gaat gepaard met koorts en algehele malaise. Dit ziektebeeld kan snel ernstige schade aan het gewricht veroorzaken en moet daarom zonder uitstel worden behandeld. De oorzaak is een bacteriële ontsteking van het enkelgewricht die ontstaat door hematogene verspreiding van de bacterie (bij sepsis) of door een directe besmetting (trauma of iatrogeen, bijv. injectienaald). Immuungecompromitteerde patiënten of patiënten met een beschadigd enkelgewricht hebben een verhoogde kans op het krijgen van een septische artritis.[17]
- Ook *jicht* kan een artritis in de enkel veroorzaken, hoewel deze zich meestal in het MTP-1-gewricht presenteert.
- Bij 90% van de patiënten met reumatoïde artritis zal de ziekte uiteindelijk ook manifest worden in de enkel.[12]

Tendinopathieën

Overbelasting van een pees geeft aanleiding tot pijn bij bewegen en kan soms lokale zwelling geven. Indien de belasting onveranderd blijft, ontstaat er een lokale ontstekingsreactie en blijven de pijnklachten vaak langere tijd bestaan. Naast overbelasting spelen slecht schoeisel, hogere leeftijd, standafwijkingen van de voeten (pes planus) en systemische aandoeningen zoals reumatoïde artritis en diabetes mellitus een rol bij het ontstaan van een tendinopathie (tabel 1).[18]

Een *achillespees tendinopathie* is een frequent voorkomende aandoening bij sporters: ongeveer 10% van alle sporters krijgt hier op den duur last van.[19] De pijnklachten zijn 2 tot 6 cm boven de calcaneus gelokaliseerd, worden vaak omschreven als brandend en verergeren bij belasting. Een *ruptuur* van de achillespees kan optreden wanneer er een plotselinge spanning op de pees komt te staan (bijv. snelle acceleratie bij tennis of basketbal). Het ruptureren van de achillespees ervaren patiënten vaak als een trap op de hiel.

Osteochondrose

Op jongere leeftijd kan hielpijn ontstaan door een overbelasting van de groeischijf in de calcaneus net onder de insertie van de achillespees. De overbelasting wordt meestal door sporten veroorzaakt (tennis, basketbal, voetbal) en treedt vaker op bij jongens in de leeftijd van 8 tot 13 jaar. Deze osteochondrose wordt de *Ziekte van Sever* genoemd.[20]

Anterieur of posterieur impingementsyndroom

Bij een impingementsyndroom ontstaat er inklemming van weke delen aan de anterieure of posterieure zijde van de enkel. Dit syndroom komt voor bij sporters die veel dorsaal of plantair flecteren, bijvoorbeeld voetballers of dansers. Het anterieure impingementsyndroom wordt ook wel de 'voetbalenkel' genoemd. Sporters klagen dan over pijn aan de anterieure of posterieure zijde van de enkel tijdens dorsaal- of plantairflexie en soms over slotklachten of een instabiel gevoel.[9]

Ganglion

Een ganglion is een cyste gevuld met synoviale vloeistof. De cyste ontstaat meestal vanuit een peesschede, maar kan ook vanuit het gewrichtskapsel ontstaan. Het zijn pijnloze subcutane zwellingen die week tot vast-elastisch kunnen

Tabel 1	Oorzakelijke factoren bij tendinopathieën.[13]
pees	oorzakelijke factoren
achillespees	tibia vara, korte achillespees, beenlengteverschil, slecht schoeisel, trainen in slechte weersomstandigheden (koud weer), systemische ziekten (bijv. reumatoïde artritis)
peroneuspees	onvoldoende herstel na een lateraal bandletsel, slecht schoeisel of slechte ondergrond bij sporten
tibialis anterior	druk als gevolg van strak zittende schoen (sporten met gefixeerde schoen zoals skiën), overbelasting bij ongetrainde sporters (excessieve pronatie)
tibialis posterior	pes planus, slechte vascularisatie van de pees door systemische ziekten (bijv. hypertensie, diabetes mellitus)
flexor hallucis longus	bewegingen waarbij op de tenen wordt gestaan (dansen), vechtsporten ('spin kicks')

aanvoelen. Een groot deel van de cysten verdwijnt vanzelf.

Bursitis
Een bursitis retrocalcanea ontstaat meestal door strak zittend schoeisel. Door voortdurende wrijving van een schoen met harde rand kan er op den duur een pijnlijke harde zwelling ter plaatse van de tuberositas calcanei ontstaan; men spreekt dan van een *exostose van Haglund*. Het dragen van schoenen kan dan erg oncomfortabel zijn. Zie ook het hoofdstuk *Voetklachten*.

Sinus tarsi syndroom
Het sinus tarsi syndroom is een synoviitis van het onderste spronggewricht (subtalaire gewricht), die kan optreden in het kader van reumatoïde artritis of jicht. Meestal is dit syndroom echter een gevolg van een ernstig of recidiverend lateraal bandletsel.[13] De sinus tarsi is de ruimte tussen de talus en de calcaneus, waardoor onder andere drie ligamenten lopen. Bij een omvangrijke of herhaalde distorsie kunnen deze ligamenten verzwakt en instabiel raken. In het acute stadium veroorzaakt dit zwelling en pijn aan de laterale zijde van de enkel en is daarom moeilijk te onderscheiden van een enkeldistorsie. Later blijven patiënten met een sinus tarsi syndroom echter klagen over pijn en zwelling aan de laterale zijde van de enkel ter plaatse van de sinus tarsi. Meestal is er dan ook sprake van een instabiel gevoel bij het lopen.

Neuropathie
Een neuropathie uit zich door sensibiliteitsstoornissen of tintelingen in het innervatiegebied van de zenuw, maar ook pijn kan een onderdeel van de klachten zijn. In de enkel kan het *tarsaletunnelsyndroom* optreden. Onder het tarsale ligament en distaal van de mediale malleolus loopt de nervus tibialis posterior, die bekneld kan raken na een fractuur van de talus, mediale malleolus of calcaneus. De patiënt klaagt dan over pijn en tintelingen in de voetzool en voorvoet, soms ook in de hiel. Verder kan een tarsaletunnelsyndroom voorkomen in het kader van een systeemziekte, zoals reumatoïde artritis.

Een polyneuropathie in het kader van diabetes mellitus kan aanleiding geven tot sensibiliteitsstoornissen in de voet en enkel. Op den duur kunnen er typische standsafwijkingen van de tenen en middenvoet ontstaan, die in de acute fase met een fractuur gepaard gaan (een *charcot-voet*).

Vasculaire aandoeningen
Diep veneuze trombose kan oedeem en roodheid van de enkel geven. Bijna altijd zijn de klachten echter tevens in de kuit gelokaliseerd. Claudicatio intermittens geeft typische pijnklachten tijdens lopen, die in rust weer afzakken. Ook deze klachten geeft men meestal eerder in de kuit aan.

Tumoren
Zeldzaam.

Tabel 2 Enkelklachten: oorzaken en frequentie van voorkomen.

aandoening	oorzaak	frequentie van voorkomen
enkelcontusie	stomp trauma	soms
enkeldistorsie	meestal inversietrauma	vaak
fractuur	trauma	soms
artrose	posttraumatisch	zelden
artritis	trauma (m.n. bij artrose)	soms
	septisch	zeer zelden
	jicht	zelden
	reumatoïde artritis	zelden
tendinopathieën	zie tabel 1	soms
impingement	extreme dorsaalflexie of extreme plantairflexie bij sporten	zelden
ganglion	idiopathisch	soms
bursitis (bursitis retrocalcanea)	strak zittend schoeisel	soms
sinus tarsi syndroom	ernstige en/of herhaaldelijke inversietraumata, RA, jicht	zelden
osteochondritis dissecans	genetisch, trauma, necrose	zeer zelden
neurologische aandoeningen	fractuur mediale malleolus/calcaneus of talus	zelden
– tarsaletunnelsyndroom		
– diabetes mellitus (charcot)	systeemziekte	soms
vasculaire aandoeningen	diep veneuze trombose claudicatio intermittens	soms
bottumoren		zeer zelden

5 Kansverdeling van diagnosen

Bij verreweg de meeste patiënten die de huisarts consulteren met enkelklachten wordt uiteindelijk de diagnose enkeldistorsie gesteld (tabel 3). Dit aandeel wordt langzaam minder op hogere leeftijd. Bij een andere belangrijke groep patiënten wordt geen specifieke diagnose gesteld. Samen zijn deze twee groepen verantwoordelijk voor meer dan de helft van alle einddiagnosen met de contactreden enkelklachten. Artrose en artritis worden vaker gezien op oudere leeftijd, evenals vasculaire aandoeningen.

6 Betekenis van de voorgeschiedenis

Belangrijke gegevens van de voorgeschiedenis zijn de volgende.
- Enkeltraumata of enkeloperaties in het verleden. Deze kunnen in de richting wijzen van (posttraumatische) artrose. Recidiverende bandletsels vergroten de kans op het krijgen van een chronisch instabiele enkel.
- Eerdere episodes van gewrichtsklachten. Pijn en zwelling van het MTP-1-gewricht kan pleiten voor *jicht*. Pijnlijke en gezwollen gewrichten in handen, polsen en voeten kunnen in de richting wijzen van reumatoïde artritis.
- Algemene (systemische) aandoeningen. Diabetes mellitus vergroot de kans op het krijgen van een polyneuropathie (charcot-voet) of ulcus.

Tabel 3 Einddiagnose van episoden die beginnen met contactreden enkelklachten in percentage uitgedrukt per leeftijdsgroep.[1]

	0-4	5-14	15-24	25-44	45-64	65-74	75+	totaal
enkeldistorsie	42	51	60	51	33	25	20	43
enkelklachten e.c.i.	15	20	15	22	26	21	25	21
ander letsel enkel	18	10	8	6	5	5	2	6
klachten bewegingsapparaat e.c.i.	0	8	4	4	6	5	2	4
fractuur	3	5	3	3	5	4	5	4
artrose	0	< 1	0	< 1	4	5	7	2
tendinitis/bursitis	0	< 1	1	2	5	3	0	2
enkeloedeem	0	< 1	0	< 1	3	3	6	2
standsafwijkingen	0	3	< 1	< 1	1	3	2	2
jicht	0	0	0	1	2	3	3	1
reumatoïde artritis	0	0	< 1	< 1	2	2	2	1
varices	0	0	0	< 1	< 1	4	4	1
flebitis/tromboflebitis	0	0	0	1	< 1	3	3	1
ulcus	0	0	< 1	< 1	0	< 1	4	< 1
contusie	0	< 1	< 1	< 1	< 1	2	< 1	< 1
overige	22	< 1	5	5	5	11	14	8
totaal	100	100	100	100	100	100	100	100

NB: Diagnosen met een totale frequentie lager dan 10 zijn niet weergegeven; percentages zijn afgerond op hele getallen.

Indien de patiënt immuungecompromitteerd is, dient men extra alert te zijn op een septische artritis.[17] [A]

7 Betekenis van de anamnese

Het doel van de anamnese is niet alleen een idee te krijgen van de oorzaak van de klachten, maar ook om de ernst en de ervaren hinder in te schatten.

TRAUMA

Het soort ongeval geeft belangrijke informatie over de ernst en lokalisatie van de klachten. Een inversietrauma veroorzaakt bandletsel aan de laterale zijde van de enkel met mogelijk een (avulsie)fractuur van de laterale malleolus. Het gevoel alsof iemand een trap tegen de hiel heeft gehad terwijl dit in werkelijkheid niet zo is, past meer bij een achillespeesruptuur.

Bij een trauma is het verder van belang om na te gaan of een zwelling direct na het trauma optreedt of dat een zwelling zich geleidelijk ontwikkelt. Een direct optredende zwelling wijst op een haemarthros en dit maakt een fractuur of ligamentruptuur waarschijnlijker. Bij een omvangrijker trauma wordt de kans op een fractuur groter, terwijl goede belastbaarheid een fractuur minder waarschijnlijk maakt.

PIJN

Bij de anamnese van pijnklachten is het belangrijk te vragen naar *a*ard, *l*okalisatie, *t*ijdsverloop, *i*ntensiteit en *s*amenhang (ALTIS).[21] Een zeurende en oppervlakkig liggende pijn na een overbelasting wijst eerder op een tendinitis, terwijl een langzaam progressieve diepe pijn met startstijfheid aan een artrose doet denken (tabel 4).

OVERIG

Verder zijn ook de familieanamnese (jicht, reumatoïde artritis) en het medicijngebruik belangrijk. Corticosteroïdgebruik verhoogt de kans op osteoporose en daarmee de kans op een fractuur bij een relatief licht trauma.[22] [E] Immunosuppressiva kunnen de kans op een septische artritis vergroten.[20] [A]

Tot slot is het van belang te vragen naar slotklachten of instabiliteit. Slotklachten kunnen wijzen op een corpus liberum (osteochondritis dissecans) of een impingementsyndroom. (Chronische) instabiliteit ziet men na een ernstig of recidiverend bandletsel waarbij de ligamenten zodanig zijn opgerekt dat deze insufficiënt functioneren.

8 Betekenis van het lichamelijk onderzoek

Bij binnenkomst krijgt men al een idee over de belastbaarheid en daarmee de ernst van de klachten. Er kan verder nog gelet worden op bijvoorbeeld een antalgisch looppatroon.

Bij het lichamelijk onderzoek van de enkel moet goed vergeleken worden met de andere zijde. Ook dient het gehele onderbeen voldoende ontbloot te zijn.

INSPECTIE

Bij de inspectie wordt in eerste instantie gelet op de stand van de enkel. Er kan bijvoorbeeld sprake zijn van een valgusstand of een luxatie bij trauma. De huid dient geïnspecteerd te worden op kleur, littekens of wonden (bij trauma mogelijk een open fractuur). Roodheid pleit voor een ontsteking, terwijl hematoomverkleuring wijst op een ligamentruptuur of fractuur. Een lokale zwelling kan wijzen op een ganglion of een lokale infectie (tendinitis). Een meer diffuse zwelling van de enkel pleit voor een artritis.

PALPATIE

Bij de palpatie is de lokalisatie van de pijn belangrijk. Pijn ter plaatse van de gewrichtsspleet wijst op een articulair probleem, zoals artrose of artritis, terwijl pijn over het verloop van een pees doet denken aan een tendinopathie.

Verder kan men met palpatie een idee krijgen over de temperatuur van de huid of de consistentie van een zwelling. De temperatuur van het gewricht kan men het beste onderzoeken met de achterkant van de hand. Warmte wijst hierbij op een ontsteking.

Bij de palpatie van een zwelling pleit een harde consistentie voor een ossale oorsprong, zoals een osteofyt of een bottumor. Een zachtere zwelling

Tabel 4	Anamnestische gegevens bij de verschillende diagnosen.
ziektebeeld	anamnese (ALTIS)
enkeldistorsie	vaak inversietrauma met laterale lokalisatie van de pijn; acute of geleidelijke zwelling; meestal belastbaar
fractuur	na trauma; acute diffuse zwelling (haemarthros) of lokale zwelling (hematoom); onbelastbaar
artrose	diepe pijn vooral bij belasting; startpijn of -stijfheid; langzaam progressief
artritis – septisch – reumatoïde artritis – jicht	– algehele malaise, koorts, roodheid – pijn in rust, ochtendpijn langer dan een half uur – zeer pijnlijk bij beweging; ook pijn in rust; roodheid en zwelling
tendinopathie	bewegingsafhankelijke pijn; vaak ontstaan na (chronische) overbelasting; oppervlakkige en lokale pijn
impingement	pijn bij extreme dorsaal- of plantairflexie (bij sporten); soms slotklachten
bursitis (retrocalcanea)	lokalisatie net boven calcaneus; samenhang met strak zittend schoeisel

gaat uit van weke delen en wijst meer op bijvoorbeeld een ganglion of tendinopathie.

Fractuur
Voor het uitsluiten van een fractuur na een enkeltrauma zijn klinische beslisregels ontwikkeld: de Ottawa ankle rules (kader, figuur 2).

> **Ottawa ankle rules**
>
> - onvermogen om vier passen te lopen direct na het trauma of bij het onderzoek
> - drukpijn over het os naviculare
> - drukpijn over de basis van het os metatarsale V
> - drukpijn over de achterzijde of het uiteinde van de laterale en mediale malleoli

Bij één of meer positieve bevindingen is het maken van een röntgenfoto geïndiceerd. De Ottawa ankle rules zijn gevalideerd en onderzocht in klinische settings (Spoedeisende Hulp) en hebben een sensitiviteit van rond de 99% en een specificiteit van ongeveer 35%. Hierdoor daalt de kans op een fractuur van 15% naar minder dan 1,4% indien alle bevindingen negatief zijn. Dit maakt de Ottawa ankle rules geschikt om een fractuur in hoge mate uit te sluiten, waardoor onnodige aanvullende diagnostiek kan worden voorkomen.[15,23] [E]

Ook palpatie van de proximale fibula is bij een trauma van belang, omdat anders een *Maisonneuve fractuur* gemist kan worden.[24] [A]

Bandletsel
Goede beoordeling van de ligamenten in de acute fase van een enkeltrauma is regelmatig niet goed mogelijk. Het onderzoek dient daarom bij ernstige klachten na vier tot zeven dagen te worden herhaald. Bij deze herbeoordeling zijn er sterke aanwijzingen voor een (gedeeltelijke) ruptuur indien er sprake is van:
- drukpijn ter plaatse van de voorzijde van de onderste 2 cm van de laterale malleolus; én
- hematoomverkleuring aan de laterale zijde van de enkel of een positieve voorste schuifladetest.

De sensitiviteit en specificiteit voor het aantonen of uitsluiten van een ligamentruptuur bij dit uitgestelde onderzoek bedragen respectievelijk 95% en 77% (LR +4,1 en LR −0,06).[25] [A]

BEWEGINGSONDERZOEK

Het bewegingsonderzoek van de enkel wordt zowel actief als passief uitgevoerd. Vaak is in de acute fase het bewegingsonderzoek door pijn beperkt en zijn de bevindingen daarom aspecifiek. In de andere gevallen let men op de beweeglijkheid van het enkelgewricht (het bovenste sprong-gewricht) door dorsaal- en plantairflexie te testen. Het subtalaire gewricht (onderste spronggewricht) test men met inversie en eversie en de voorvoet met adductie en abductie.

Een 'knapje' ter plaatse van de peroneuspees kan wijzen op een dislocatie van deze pees.[14] Herkenbare pijn bij dorsaal- of plantairflexie is kenmerkend voor een impingementsyndroom.

Bij een slotstand is het onmogelijk om zowel actief als passief te bewegen. Dit treedt op bij een corpus liberum in de gewrichtsholte of een luxatiestand.

STABILITEITSTEST

Stabiliteitstesten worden altijd passief uitgevoerd. Bij de enkel is de schuifladetest van belang voor de beoordeling van de stabiliteit van de ligamenten. Bij deze test wordt zowel de beweeglijkheid naar voren als naar achteren beoordeeld. Met de voorste schuifladetest test men de laxiteit van de laterale banden (kader, figuur 4).

> **Uitvoering voorste schuifladetest**[26,27]
>
> De positie van de patiënt is in rugligging met het bovenbeen op de onderzoeksbank en het onderbeen afhangend of zittend met afhangend been. Omvat de hiel en ondersteun de voetzool met de onderarm. Breng de voet vanuit de nulstand (voet in 90 graden ten opzichte van het onderbeen) in 10 tot 15 graden plantairflexie. Omvat met de andere hand de voorzijde van het onderbeen circa 10 cm boven de enkel. Vraag de patiënt te ontspannen en beweeg de voet naar ventraal bij gefixeerd onderbeen.
>
> De test is positief als de voet ten opzichte van het onderbeen circa 1 cm of meer naar ventraal beweegt in vergelijking met de gezonde zijde.

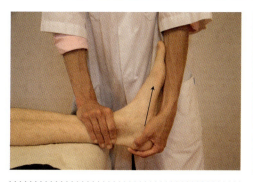

Figuur 4 Uitvoering (voorste) schuifladetest.

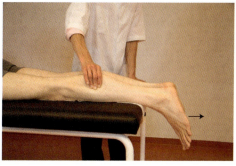

Figuur 5 Uitvoering test van Thompson.

WEERSTANDS- EN REKTESTEN

De pijn door aandoeningen van spieren of pezen is vaak op te wekken door de betreffende spieren aan te spannen of tegen weerstand op te rekken (tabel 5).

THOMPSON-TEST

De test van Thompson is een goede test om te onderzoeken of er sprake is van een volledige achillespeesruptuur (kader, figuur 5). Onderzoek toont aan dat deze test een sensitiviteit heeft van 96% en een specificiteit van 93%.[27,28] [A]

> **Uitvoering van de test van Thompson**[27,28]
>
> De patiënt ligt op de onderzoeksbank met beide voeten ontspannen hangend over de rand van de onderzoeksbank. De onderzoeker knijpt vervolgens in de kuitspier en let hierbij op of er een normale plantairflexie is van de voet. Indien er sprake is van een *volledige* ruptuur van de achillespees, zal de plantairflexie aan de aangedane zijde afwezig zijn. Let op: bij een substantiële, maar incomplete ruptuur kan de test van Thompson normaal zijn.

9 Betekenis van eenvoudig aanvullend onderzoek

BLOEDONDERZOEK

Aanvullend bloedonderzoek is bij enkelklachten niet geïndiceerd. Alleen bij een verdenking op een onderliggende systeemziekte of septische artritis is bloedonderzoek zinvol. Om jicht waarschijnlijker te maken, kan eventueel enkele weken na een jichtaanval het urinezuur worden bepaald.[29] [E]

RÖNTGENFOTO

Een röntgenfoto is het meest aangevraagde aanvullend onderzoek in de eerste lijn bij enkelklachten.[6] Deze wordt gemaakt bij een verdenking op ossale afwijkingen. Bij (posttraumatische) artrose kan men gewrichtsspleetversmalling, osteofyten, subchondrale cysten en subchondrale sclerose zien. De hevigheid van de klachten bij artrose corresponderen soms niet met de bevindingen op een röntgenfoto, maar links-rechtsverschillen zijn bij een secundaire

Tabel 5	Weerstands- en rektesten van de enkel[27]	
weerstandstest	*rektest*	*pees*
dorsaalflexie/inversie	plantairflexie/eversie	tibialis anterior
plantairflexie/inversie	dorsaalflexie/eversie	tibialis posterior
plantairflexie	dorsaalflexie	achillespees
eversie	inversie	peroneuspees

artrose vaak goed te zien. Verder kunnen op een röntgenfoto te zien zijn:
- fracturen;
- calcificaties (bij tendinopathie);
- osteofyten (bij artrose of impingement);
- chondrocalcinose bij pseudojicht;[29]
- bottumoren.

Veelal is het maken van een röntgenfoto voldoende om een werkdiagnose te stellen. Indien de klachten persisteren en de verdenking op (ossale) afwijkingen blijft bestaan, is sensitiever aanvullend onderzoek geïndiceerd, zoals een MRI-onderzoek.

ECHO-ONDERZOEK

Met een echo kan men afwijkingen aan de pezen en oppervlakkige zwellingen, zoals een ganglion, goed in beeld brengen.[30,31] [A] Bij tendinopathieën kunnen vocht of calcificaties worden gezien. Ook een (achilles)peesruptuur wordt vastgesteld met behulp van een echo.

10 Betekenis van complex aanvullend onderzoek

GEWRICHTSPUNCTIE

Bij aanhoudende twijfel over de diagnose jicht kan men met behulp van een gewrichtspunctie de diagnose duidelijker krijgen. Bij jicht worden er uraatkristallen in de gewrichtsvloeistof gevonden en bij pseudojicht calciumpyrofosfaatkristallen. Ook een septische artritis wordt met een punctie bevestigd of uitgesloten.[29] [E]

MRI-ONDERZOEK

Met een MRI-onderzoek kunnen meer details worden waargenomen, waarbij ook de weke delen goed in beeld worden gebracht. Indien met eenvoudig aanvullend onderzoek geen diagnose kan worden gesteld en de verdenking op bijvoorbeeld een impingement blijft bestaan, kan MRI-onderzoek zinvol zijn om meer subtiele afwijkingen op te sporen. Ook een corpus liberum in de gewrichtsholte en (wekedelen)tumoren kunnen in beeld worden gebracht met een MRI-onderzoek.[32,33] [A]

> **Alarmsymptomen**
>
> - één of meer positieve bevindingen bij de Ottawa ankle rules (fractuur)
> - koorts en malaise bij een rood, gezwollen en pijnlijk gewricht (bacteriële artritis)
> - een afwezige plantairflexie bij de test van Thompson (achillespeesruptuur)
> - (as)drukpijn ter plaatse van de proximale fibula na een enkeltrauma (Maisonneuve fractuur)

11 Samenvatting

Enkelklachten komen frequent voor. Over het algemeen zijn het benigne aandoeningen met een gunstig natuurlijk beloop. Door een goede kennis van de anatomie en een zorgvuldige anamnese en lichamelijk onderzoek kan men onnodige diagnostiek voorkomen en wordt reeds een groot deel van de enkelklachten gediagnosticeerd. Indien twijfel over de diagnose blijft bestaan, is meestal eenvoudig aanvullend onderzoek in de vorm van een röntgenfoto voldoende om een werkdiagnose te stellen.

Literatuur

1. Picavet HSJ, Schouten JSAG. Musculoskeletal pain in the Netherlands: prevalences, consequences and risk groups, the DMC3-study. Pain 2003;102:167-78.
2. McBryde AM, Hoffman JL. Injuries to the foot and ankle in athletes. Soutern Medical Journal 2004;97: 738-41.
3. CBO Conceptrichtlijn 2010. Lateraal inversieletsel van de enkel.
4. Goudswaard AN, Thomas S, Bosch WJHM van den, Weert HCPM van, Geijer RMM. NHG-Standaard Enkeldistorsie. Huisarts Wet 2000;43:1101-08.
5. Fong DTP, Hong Y, Chan L, Yung DSH, Chan KM. A systematic review on ankle injury and ankle sprain in sports. Sports Med 2007;37 (1):73-94.
6. Cardol M, Dijk L van, Jong JD de, Bakker DH de, Westert GP. Tweede Nationale Studie naar ziekten en verrichtingen in de huisartspraktijk. Huisartsenzorg: wat doet de poortwachter? Utrecht/Bilthoven: NIVEL/RIVM, 2004.
7. Okkes IM, Oskam SK, Lamberts H. Van klacht naar diagnose. Bussum: Coutinho, 1998.
8. Peters-Veluthamaningal C, Willems W, Smeets JGE, Windt DAWM van der, Spies MN, Strackee SD, Vos K, Wind LA, Geraets JJXR. NHG-Standaard Hand- en polsklachten. Huisarts Wet 2010;53(1):22-39.

9 Tol JL, Dijk N van. Etiology of the anterior ankle impingement syndrome: a descriptive anatomical study. Foot and ankle international 2004;25:382-6.
10 Hopper MA, Robinson P. Ankle impingement syndromes. Radiol Clin N Am 2008;46:957-71.
11 Robinson P. Impingement syndromes of the ankle. Eur Radiol 2007;17;3056-65.
12 Ensing GT, Knobben BAS, Houweling ST, Verhaar JAN, Horn JT van (red). Probleemgeoriënteerd denken in de orthopedie. Utrecht: De Tijdstroom, 2004.
13 Chorley J, Powers CR. Clinical features and management of ankle pain in the young athlete (geraadpleegd via www.utdol.com in april 2010).
14 Breederveld RS. De recidiverende peroneuspeesluxatie. Ned Tijdschr Geneeskd 1993;137(52):2694-6.
15 Bachmann LM, Kolb E, Koller MT, Steurer J, Riet G ter. Accuracy of Ottawa ankle rules to exclude fractures of the ankle and mid-foot: systematic review. BMJ 2003;326:417-9.
16 Thomas RH, Daniels, TR. Ankle arthritis. J Bone Joint Surg Am 2003;85:923-36.
17 Mathews CJ, Weston VC, Jones A, Field M, Coakley G. Bacterial septic arthritis in adults. Lancet 2010; 375:846-55.
18 Rees JD, Wilson AM, Wolman RL. Current concepts in the management of tendon disorders. Rheumatology 2006;45:508-21.
19 Longo UG, Ronga M, Maffulli N. Achilles tendinopathy. Sports Med Arthrosc Rev 2009;17:112-26.
20 Frost A, Roach R. Osteochondral injuries of the foot and ankle. Sports Med Arthrosc Rev 2009;17:87-93.
21 Grundmeijer HGLM, Reenders K, Rutten GEHM (red). Het geneeskundig proces. Maarssen: Elsevier Gezondheidszorg, 2009.
22 Elders PJM, Leusink GL, Graafmans WC, Bolhuis AP, Spoel OP van der, Keimpema JC van, Balen JAM van. NHG-Standaard Osteoporose. Huisarts Wet 2005;48(11):559-70.
23 Nugent PJ. Ottawa Ankle Rules accurately assess injuries and reduce reliance on radiographs. J Family Practice. 2004;53(10):785-8.
24 Duchesneau S, Fallat LM. The Maisonneuve fracture. J Foot and Ankle Surg 1995;4(5):422-8.
25 Dijk CN van, Lim LSL, Bossuyt PMM, Marti RK. Physical examination is sufficient for the diagnosis of sprained ankles. J Bone Joint Surg 1996;78:958-62.
26 Dijk CN van, Mol BWJ, Lim LSL, Marti RK, Bossuyt PMM. Diagnosis of ligament rupture of the ankle joint. Acta Orthop Scand 1996;67:566-70.
27 Jongh TOH de (red). Fysische diagnostiek. Houten: Bohn Stafleu van Loghum, 2010.
28 Ham P, Maughan KL. Achilles tendinopathy and tendon rupture (geraadpleegd via http://www.utdol.com in april 2010).
29 Janssens HJEM, Lagro HAHM, Peet PG van, Gorter KJ, Pas P van der, Paardt M van der, Woutersen-Koch H. NHG-Standaard Artritis. Huisarts Wet 2009; 52(9):439-53.
30 Rawool NM, Nazarian LN. Ultrasound of the ankle and foot. Seminars in Ultrasound, CT, and MRI 2000;21(3):275-84.
31 Bancroft LW, Peterson JJ, Kransdorf MJ. Imaging of soft tissue lesions of the foot and ankle. Radiol Clin N Am 2008;46:1093-1103.
32 Linklater J. MR Imaging of ankle impingement lesions. Magn Reson Imaging Clin N Am 2009;17: 775-800.
33 Collins MS. Imaging evaluation of chronic ankle and hindfoot pain in athletes. Magn Reson Imaging Clin N Am 2008;16:39-58.

47 Gewrichtsklachten

T.O.H. de Jongh en P.H.T.G. Heuts

1 Inleiding

In dit hoofdstuk gaat het over klachten die optreden aan verschillende gewrichten zonder traumatische oorzaak. De klachten kunnen aan diverse gewrichten tegelijkertijd of na elkaar voorkomen. Bij de klachten staat pijn meestal op de voorgrond, daarnaast kunnen stijfheid, bewegingsbeperking, zwelling en roodheid optreden.

Periarticulaire afwijkingen zoals bursitis, tendinitis, spier-, bot- en bindweefselafwijkingen komen in dit hoofdstuk niet aan de orde. Zij kunnen wel differentiaaldiagnostische problemen opleveren. Ook aandoeningen die alleen monoarticulaire klachten geven, worden hier niet genoemd. In dit boek zijn hoofdstukken opgenomen gewijd aan nekpijn, schouderklachten, pijn in de elleboog, pols- en handklachten, lage rugpijn, knie-, enkel- en voetklachten. Vanzelfsprekend is er enige overlap tussen de verschillende hoofdstukken, omdat wanneer een patiënt met klachten van één gewricht komt, niet altijd te voorzien is of ook klachten van andere gewrichten zullen optreden.

> Om de lezer een indruk te geven van de mate van bewijskracht ter onderbouwing van een aantal belangrijke diagnostische stappen, is deze onderbouwing door de auteurs als volgt aangegeven.
> - [E] = Voldoende bewijskracht; dat wil zeggen meerdere goed opgezette onderzoeken met eensluidende uitkomsten in een vergelijkbare populatie.
> - [A] = Sterke aanwijzingen of indirect bewijs; dat wil zeggen één goed opgezet onderzoek met betrekking tot een vergelijkbare populatie, of meerdere onderzoeken in andere, niet geheel vergelijkbare populaties.
> - [C] = Consensus uit richtlijnen of standaarden met betrekking tot de populatie.

2 De klacht in de bevolking

De incidentie van algemene gewrichtsklachten in de bevolking is niet exact bekend. Dit komt onder meer doordat de grens tussen normaal en afwijkend moeilijk te bepalen is; iedereen heeft wel eens last van een pijnlijk of stijf gewricht.

Het percentage mensen in Nederland dat aangeeft te lijden aan chronische gewrichtsklachten varieert van 4 tot 9.[1,2] Volgens de EPOZ-studie heeft 24% van de mannen en 35% van de vrouwen pijn in één of meer gewrichten, waarbij artrose van de perifere gewrichten het meest frequent voorkomt.[3] De prevalentie van reumatoïde artritis in de bevolking bedraagt 1%.[3] Bij onderzoek met vragenlijsten wordt het percentage patiënten met reumatoïde artritis vaak te hoog ingeschat door het niet goed hanteren van classificatiecriteria. Bij mensen die zelf zeiden aan reuma te lijden, kon dit slechts bij 22% ook door onderzoek worden bevestigd.[4,5]

Chronische gewrichtsklachten hebben door de pijn en het onvoorspelbare beloop vaak grote invloed op de kwaliteit van leven van de patiënt en zijn omgeving.[6] De beleving is sterk afhankelijk van de ernst van de aandoening, waarbij belangrijk is of pijn dan wel bewegingsbeperking op de voorgrond staat.

De meest voorkomende klachten van mensen met chronische gewrichtsklachten zijn:[7]
- vermoeidheid en functionele beperkingen waardoor stoornissen in de ADL-functies en afhankelijkheid van anderen voorkomen. Dit komt voor bij 80 tot 90% van de mensen met reumatoïde artritis en artrose;
- depressiviteit, wordt bij gewrichtsklachten vaker gezien dan in de algemene bevolking;
- een gevoel van controleverlies over het eigen leven, hulpeloosheid en verlies van gevoel van

eigenwaarde komen bij chronische gewrichtsklachten relatief veel voor, waardoor ook seksuele problemen kunnen optreden.

Bij patiënten met artrose is de kwaliteit van leven vergeleken met die van leeftijdgenoten significant verminderd op het gebied van lopen, lichaamsverzorging en beweging, emotioneel gedrag, huishouden en bezigheden in en om het huis, slapen, rusten en werk.[8]

Het ziektebeloop bij mensen met chronische gewrichtsklachten is vaak wisselend. Van degenen die onder behandeling zijn van een reumatoloog heeft de helft een beloop dat leidt tot functievermindering en deformaties en 10% wordt ernstig geïnvalideerd.[9] De levensverwachting is bij reumatoïde artritis met enkele jaren verkort.[10]

3 De eerste presentatie bij de dokter

De incidentie van gewrichtsklachten in de huisartspraktijk wordt wisselend opgegeven. Dit komt omdat vaak alleen registratie plaatsvindt van specifieke diagnosen of van klachten van bepaalde gewrichten.[1,11,12] Indien de contactredenen niet-specifieke gewrichtssymptomen (L20), reumatoïde artritis (L88) en artrose (L89) bij elkaar worden opgeteld, is de incidentie 18/1.000 patiënten per jaar.[12] Dit is slechts een klein deel van de mensen die deze gewrichtsklachten hebben.[1,11,12] Het presenteren van gewrichtsklachten bij de arts wordt vooral bepaald door functionele beperkingen, pijn en angst voor de prognose en chroniciteit.[7]

In veel gevallen gaat het een patiënt niet om een exacte diagnose, maar vooral om een prognose. Veel patiënten zijn bang voor reumatoïde artritis met een chronisch verloop en ernstige deformiteiten. Het is belangrijk daarnaar te vragen.[13]

Daarnaast is de vraag om pijnstilling een belangrijke reden voor iemand om met gewrichtsklachten naar de arts te gaan. Opvallend is dat bij patiënten met perifere artrose vaak geen overeenstemming bestaat tussen de mate van pijn zoals de patiënt deze aangeeft, en het oordeel van de huisarts.[8]

Acute heftige pijn aan een gewricht, zoals kan optreden bij septische artritis of jicht, is voor een patiënt een reden met spoed een arts te raadplegen.

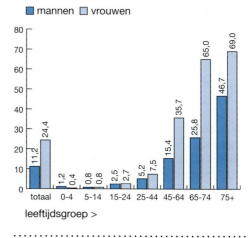

Figuur 1 Incidentie van gewrichtsklachten (L20 + L88 + L89) aan het begin van een episode in de huisartspraktijk, per 1.000 patiënten per jaar.[14]

4 Pathofysiologie en differentiële diagnose

Gewrichtsklachten worden veroorzaakt door veranderingen in het gewrichtskraakbeen, de synoviale vloeistof en/of de synoviale membraan.

Artrose (arthrosis deformans) is een verandering van het kraakbeen. De primaire oorzaak is onbekend. Door het minder glad worden en verdwijnen van het kraakbeen (slijtage) treden pijn, bewegingsbeperking en crepitatie op. De pijnklachten worden vooral veroorzaakt door het bot en het omliggende steunweefsel. Het gewrichtskraakbeen en de synovia geven geen pijnsensaties.[11]

Bij artritis wordt onderscheid gemaakt tussen septische en aseptische artritis. Bij chronische aseptische artritis (zoals bij reumatoïde artritis) treden veranderingen op in de hoeveelheid en samenstelling van de synoviale vloeistof en een verdikking van de synoviale membraan. Dit veroorzaakt schade aan het gewrichtskraakbeen en na verloop van tijd ontstaan er erosies van het bot.[15]

DIFFERENTIËLE DIAGNOSE

Artrose
De primaire vorm van artrose is sterk genetisch bepaald en heeft een weinig invaliderend verloop. De secundaire vorm is terug te voeren op eerdere gewrichtsziekten en overbelasting en heeft een slechtere prognose. Met het stijgen van de leeftijd valt bij iedereen bij röntgenonderzoek enige vorm van artrose te constateren; deze hoeft echter geen klachten te geven. Er is slechts een zeer beperkte relatie tussen afwijkingen zoals deze worden gezien bij röntgenonderzoek of artroscopie, en pijn en/of disfunctioneren. Meestal zijn bij artrose de handen, heupen, knieën en wervelkolom aangedaan. Benige verdikking van de distale interfalangeale (DIP-)gewrichten (heberden-noduli), proximale interfalangeale (PIP-)gewrichten (bouchard-noduli) en pijn aan het metacarpofalangeale (MCP-)I-gewricht zonder klachten van andere gewrichten zijn typisch voor artrose. Artrose kan gepaard gaan met episoden van artritis.

Bacteriële artritis (septische artritis)
Meestal uit bacteriële artritis zich als een monoartritis van een veelal groot gewricht; soms treedt polyartritis op. De artritis geeft heftige pijn, met roodheid, warmte, zwelling en koorts en algemene ziekteverschijnselen. Bij kinderen en bejaarden is er vaak een aspecifiek beeld. Er is pus in het gewricht aanwezig. Verwekkers zijn meestal stafylokokken (75%) of *Neisseria gonorrhoea*.[16] Patiënten met een chronisch-inflammatoire gewrichtsziekte, patiënten die immunosuppressiva gebruiken en hiv-patiënten hebben meer kans op een bacteriële artritis. De kans op een artritis na een intra-articulaire injectie wordt geschat op 1 : 1.000 tot 1 : 5.000.[7]

Het vermoeden van een bacteriële artritis is een spoedindicatie voor een verwijzing; de diagnose wordt gesteld door een gewrichtspunctie. Bijzondere oorzaken van septische artritis zijn *Borrelia burgdorferi* (lyme-borreliose), mycobacteriële en virale infecties.

Zowel Borrelia als virussen kunnen ook een reactieve artritis geven op basis van een auto-immuun proces.

Reumatoïde artritis
Reumatoïde artritis is een systemische, inflammatoire gewrichtsziekte op basis van een auto-immuunproces waarvan de oorzaak onbekend is. De ziekte treft vooral de gewrichten van de extremiteiten, met een voorkeur voor symmetrische ontsteking van de meer distale gewrichten. Er ligt een aseptische synoviitis aan ten grondslag. Er is geen gouden standaard voor de diagnose reumatoïde artritis. De diagnose wordt gesteld op basis van een combinatie van criteria, waarvan de ACR-criteria het meest geaccepteerd zijn (kader). Wan-

Tabel 1	Indeling van gewrichtsaandoeningen.				
niet-inflammatoire gewrichts-aandoeningen		degeneratief (artrose)			v
inflammatoire gewrichts-aandoeningen (artritis)	bacterieel	*septische artritis*			z
	niet-bacterieel	reumatoïde artritis			s
		andere systeemziekten			z
		spondylartropathie			s
			reactieve artritis		s
			spondylitis ankylopoetica (M. Bechterew)		z
			artritis bij psoriasis, M. Crohn		z
			overige inflammatoire artropathieën		s
		jicht			s
		artritis e.c.i.			v
		acuut reuma			z

v = vaak aandoening bij gewrichtsklachten in de huisartspraktijk;
s = soms;
z = zelden.
Schuingedrukt: noodzakelijk in elk geval uit te sluiten.

neer het klinisch oordeel van experts als gouden standaard wordt gebruikt, is de positieve likelyhood ratio (LR+) 8,3 en LR −0,10.[17] [C] De vroege diagnostiek berust op anamnese en lichamelijk onderzoek, omdat reumafactoren en radiologische veranderingen dan nog afwezig zijn. Het carpaletunnelsyndroom kan een vroege complicatie zijn. Veel mensen met reumatoïde artritis hebben last van moeheid, vermagering en temperatuursverhoging. Van alle gewrichtsaandoeningen berust minder dan 5% op reumatoïde artritis, alleen bij vrouwen onder de 45 jaar is dit percentage, met 16%, duidelijk hoger.[12]

Het beloop is sterk afhankelijk van de populatie: in de bevolking heeft na vijf jaar nog slechts 30% van de mensen klachten, het merendeel mensen onder behandeling van een specialist.[18]

De ACR-criteria voor de classificatie van reumatoïde artritis[17]

1 ochtendstijfheid gedurende minimaal één uur
2 artritis simultaan in drie of meer gewrichtsgroepen
3 artritis van ten minste één handgewricht
4 symmetrische artritis
5 subcutane reumanoduli
6 reumafactor aantoonbaar
7 radiologische veranderingen

De criteria 1 tot en met 4 moeten ten minste zes weken aanwezig zijn.
   Indien vier of meer criteria aanwezig zijn, spreekt men van reumatoïde artritis.

Andere systeemziekten

Polyartritis kan in zeldzame gevallen een eerste uiting zijn van een systeemziekte zoals systemische lupus erythematodes (SLE), polymyositis/dermatomyositis, syndroom van Sjögren, vasculitis of sclerodermie. Ook zijn er vele nog zeldzamere aandoeningen, waarbij behalve de gewrichten andere orgaansystemen zijn aangedaan, zoals huid, spieren, slijmvliezen en/of inwendige organen. De oorzaak is soms onbekend, vaak spelen auto-immuunprocessen een belangrijke rol.

Spondylartropathie

Spondylartropathie is een verzameling van ziektebeelden (mono- of polyartritis) geassocieerd met het HLA-B27-gen.[10] De gewrichtsklachten gaan vaak samen met andere aandoeningen zoals ziekte van Crohn, colitis ulcerosa of psoriasis. Ook de spondylitis ankylopoetica (ziekte van Bechterew) hoort bij deze groep, net als de reactieve artritis.

Bij een *reactieve artritis* is er een gewrichtsontsteking op immunologische basis, uitgelokt door een voorafgaande infectie. Een reactieve artritis kan ontstaan in aansluiting op een infectie van het maag-darmkanaal (*Salmonella*, *Shigella* of *Campylobacter*) of een uretritis door *Chlamydia* of gonorroe. Daarnaast zijn er vormen van reactieve artritis (20-30%)[16] die niet HLA-B27-gebonden zijn en ontstaan na een tonsillitis door bètahemolytische streptokokken, virusinfecties, *Mycoplasma* of gonorroe. Behalve de oligoartritis van de grote gewrichten kunnen ook andere organen zijn aangedaan bij een reactieve artritis: conjunctivitis en urethritis, men spreekt dan van het syndroom van Reiter. Reactieve artritis treedt meestal op tussen de 20 en 40 jaar en heeft een gunstige prognose.

Jicht en pseudojicht

Jicht is een neerslag van natriumuraatkristallen in het gewricht (kristalartropathie). Jicht manifesteert zich in 90% van de gevallen als een acute monoartritis, bij 50 tot 70% in het basisgewricht van de grote teen (podagra). Vooral bij ouderen kan jicht zich ook uiten als een subacute oligoartritis op atypische lokalisaties.[10] De diagnose wordt zeker gesteld door een gewrichtspunctie. Hoewel jicht bijna altijd samengaat met verhoogde urinezuurspiegels in het bloed, krijgt slechts een klein deel van de mensen met hyperurikemie ook jicht.

Pseudojicht is een subacute mono- of oligoartritis in de knie of onderste extremiteit door neerslag van calciumpyrofosfaatkristallen. Deze treedt vooral op boven de 65 jaar.

Acuut reuma

Acuut reuma is in Nederland een uiterst zeldzame aandoening geworden. Het is een reactieve artritis die ontstaat na een hemolytische streptokokkeninfectie. Het klinisch beeld is een migrerende polyartritis, maar vooral de cardiale complicaties werden vroeger zeer gevreesd.

Artritis e.c.i.
Wanneer artritis op basis van de diagnostiek niet geclassificeerd kan worden, spreekt men van ongedifferentieerde artritis. Vooral in 'vroege artritispoliklinieken' blijkt dit de grootste groep te zijn.[10]

5 Kansverdeling van diagnosen

Incidentiecijfers van gewrichtsaandoeningen bij de huisarts worden wisselend opgegeven. Dit komt omdat slechts voor een beperkt aantal afwijkingen aparte ICP-codes bestaan. Voor artrose geldt dat afwijkingen die dominant in één gewricht zijn gelokaliseerd meestal onder een specifieke diagnose worden geclassificeerd, bijvoorbeeld als gonarthrosis en niet als artrose algemeen. Ook speelt een rol dat de oorzaak van gewrichtsklachten soms pas na verloop van tijd duidelijk wordt en dat de classificatie niet altijd identiek wordt toegepast.

De prevalentie van jichtartritis is circa 17 per 1.000 (mannen 25 en vrouwen 10 per 1.000), van reumatoïde artritis 5 per 1.000 (mannen 4 en vrouwen 5), bij een incidentie van ongeveer 0,3 per 1.000 per jaar.[10]

Vrouwen komen vaker met gewrichtsklachten bij de huisarts dan mannen.[11,12]

Wanneer iemand met nieuw optredende gewrichtsklachten bij de huisarts komt, speelt de leeftijd een belangrijke rol bij de diagnostiek. Bij een jong iemand met gewrichtsklachten (juveniele artritis) moet de arts meer bedacht zijn op een systeemziekte of reactieve artritis. Bij oudere personen wordt de kans op reumatoïde artritis, artrose en jicht groter.[11,12] De incidentie van artritis onder mensen uit een laag sociaal milieu is hoger dan onder mensen uit een hoog sociaal milieu.[11]

6 Betekenis van de voorgeschiedenis

Uit onderzoek onder Noorse huisartsen blijkt dat bij patiënten met klachten van het bewegingsapparaat in 63% van de gevallen kennis van de voorgeschiedenis van de patiënt zeer belangrijk was voor het stellen van de juiste diagnose.[19]

Bij de aanwezigheid van een eerstegraads familielid met reumatoïde artritis stijgt de kans op het krijgen van reuma voor het zestigste levensjaar met een factor 3-4; bij eeneiige tweelingen van wie er één reuma heeft, heeft de ander een kans van ongeveer 20% dit ook te krijgen.[20] Ook bij de verschillende spondylartropathieën kan een familiaire belasting een rol spelen (bijv. spondylitis ankylopoetica, psoriasisartropathie).

Bij de aanwezigheid van een systeemaandoening zoals SLE, ziekte van Crohn of psoriasis in de voorgeschiedenis, moet men bedacht zijn op een oorzakelijke relatie met de gewrichtsklachten.

Eerdere operaties en/of traumata aan een gewricht bevorderen de kans op secundaire artrose.

Is er sprake van diarree, een seksueel overdraagbare aandoening, psoriasis of keelpijn in de (recente) voorgeschiedenis, dan neemt de kans op een reactieve artritis toe.

7 Betekenis van de anamnese

Bij de diagnostiek van klachten rond de gewrichten is het in eerste instantie zinvol om te achterhalen of er werkelijk een gewrichtsaandoening aanwezig is. Pijn in het bot of in de periarticulaire weefsels zoals bursa, spieren en pezen kan soms differentiaaldiagnostische problemen opleveren, hoewel dit vooral bij monoarticulaire klachten een rol speelt.

Zijn er gewrichtsklachten, dan gaat het bij de anamnese eerst om het onderscheid tussen inflammatoire en niet-inflammatoire gewrichtsaandoeningen (tabel 3).

De volgende informatie is differentiaaldiagnostisch van belang.[10]
- *Mono-, oligo- of polyartritis*. Monoarticulair: jicht, bacteriële artritis, artrose. Asymmetrisch oligo- of polyarticulair: reactieve artritis, spondylitis ankylopoetica, artritis psoriatica, artritis bij M. Crohn. Symmetrisch: reumatoïde artritis, SLE, M. Sjögren.
- *De lokalisatie*. Een acute artritis van MTP-1 maakt jicht zeker,[10] [C] chronische symmetrische artritis van een aantal handgewrichten

Tabel 2	Incidentie van enkele gewrichtsaandoeningen in de huisartspraktijk per 1.000 patiënten per jaar.[12]													
		totaal		0-14		15-24		25-44		45-64		65-74		> 75 jaar	
		m	v	m	v	m	v	m	v	m	v	m	v	m	v
	artrose	8,5	19,4	0,4	0,1	0,7	1,1	2,7	3,5	12,1	26,8	22,3	56,9	39,6	60,2
	ra/artritis	1,2	2,6	0,2	0,1	0,3	0,8	0,8	1,3	1,2	3,6	2,5	6,2	4,7	6,8
	jicht	2,0	2,6	0,2	0,3	0,3	2,6	1,0	2,3	3,6	4,1	5,6	4,0	4,7	2,7

maakt reumatoïde artritis waarschijnlijk. Oligoartritis (2-4 gewrichten) samen met rugklachten suggereren spondylitis ankylopoetica. Verspringende polyartritis past bij acuut reuma of een gonokokkenartritis.
– *Het verloop.* Bij jicht en septische artritis is er meestal een acuut, heftig verloop; artrose is meestal chronisch toenemend over vele jaren; reumatoïde artritis heeft vaak een chronisch wisselend beloop.
– *Pijn en stijfheid.* Indien de gewrichten bij het wakker worden pijnlijk zijn, is dit een aanwijzing voor artritis. Langdurige ochtendstijfheid is typisch voor reumatoïde artritis. De specificiteit van deze klacht is echter laag: 40-50%.[7] Startstijfheid na rust die verdwijnt na enkele minuten bewegen wijst op artrose.
– *Andere informatie.* Daarnaast kan het van belang zijn om te vragen naar systemische verschijnselen, comorbiditeit en voorkomen in de familie. Voor huidmanifestaties zie tabel 4.

Om *specifieke aandoeningen* uit te vragen, zijn vele vragen mogelijk. Het kan zinvol zijn te vragen naar:
– langdurige nachtelijke pijn: is een aanwijzing voor een spondylartropathie;
– hoge koorts en algemene malaise: duiden op een septische artritis;
– diureticagebruik: bevordert de kans op jicht;
– een verminderde weerstand of een infectie elders bij patiënten met koorts: in dat geval moet men denken aan een infectieuze artritis;
– een opgelopen tekenbeet (ziekte van Lyme): indien geen verklaring voor de artritis wordt gevonden.

Behalve voor de diagnostiek wordt de anamnese gebruikt om het functieverlies en/of de prognose te bepalen en bij chronische klachten voor adviezen, bijvoorbeeld omtrent goede begeleiding. Vragen hierbij kunnen de volgende zijn.
– Zijn er pijnprovocerende bewegingen en houdingen (traplopen, fietsen, in- en uitstappen, enz.)?

Tabel 3	Klachten, symptomen en bevindingen bij lichamelijk onderzoek: verschillen tussen inflammatoire en niet-inflammatoire gewrichtsaandoeningen.[17]		
		niet-inflammatoir	inflammatoir
klachten en symptomen	ochtendstijfheid	plaatselijk, kort	aanzienlijk en lang
	algemene symptomen	afwezig	aanwezig
	pijn vooral	na langdurig bewegen	na langdurig niet-bewegen
	slot- of instabiliteitsklachten	bij gewrichtsmuis of dérangement interne	ongebruikelijk
	symmetrie	soms	vaak
lichamelijk onderzoek	drukgevoeligheid	ongebruikelijk	over het hele gewricht
	inflammatie	ongewoon	meestal
	instabiliteit	soms	ongewoon
	verschillende organen	nee	vaak

Tabel 4	Huidmanifestaties bij oligo- en polyartritis.[7]
noduli	reumatoïde artritis, jicht, acuut reuma
psoriasis	arthritis psoriatica
erythema nodosum	sarcoïdose, tbc, poststreptokokken
erythema migrans	lymeartritis
pustels	gonokokken bacteriëmie
rood/paars verkleurde oogleden en huid van de handen	dermatomyositis
vlinderexantheem	SLE
sclerodactylie	sclerodermie

- Is er sprake van disfunctioneren of vermijdingsgedrag ten aanzien van ADL, werk, hobby's?

Alarmsignalen

- acuut ernstig ziek zijn (bacteriële artritis, acuut reuma)
- een rood, warm of gezwollen gewricht met koorts (bacteriële artritis)

8 Betekenis van het lichamelijk onderzoek

Het lichamelijk onderzoek beperkt zich in eerste instantie tot de pijnlijke gewrichten, waarbij links en rechts altijd moeten worden vergeleken. Op indicatie wordt daarna een onderzoek gedaan naar de andere gewrichten. Ook kan het zinvol zijn aan andere lichamelijke factoren aandacht te besteden die belangrijk zijn voor de prognose van de gewrichtsaandoening, zoals obesitas bij artrose.

Het gewrichtsonderzoek bestaat uit de volgende onderdelen.

INSPECTIE

Een rood, warm, gezwollen gewricht komt het meeste voor bij een septische artritis of jicht.

Gewrichtsafwijkingen in enkele interfalangeale gewrichten of MCP-1 duidt op artrose, symmetrische klachten van alle metatarsofalangeale gewrichten duidt op reumatoïde artritis.

Reumaknobbels zijn vaste subcutane knobbels aan de strekzijde van onderarmen of elleboog. Deze ontstaan bij 20 tot 30% van de patiënten met reumatoïde artritis,[21] meestal pas later in het ziekteproces. Tophi zijn onderhuidse krijtwitte vaste knobbeltjes, typisch voor jicht. Psoriasis kan worden opgemerkt aan huid en nagels.

PALPATIE

Een benige verdikking van de DIP- en PIP-gewrichten van de hand duidt op artrose. Een zachte zwelling van een gewricht is een aanwijzing voor synoviitis (artritis); het onderscheid met zwelling door gewrichtsvloeistof kan lastig zijn.

Pijn bij palpatie van de gewrichtsspleet (axiale pijn) is een belangrijk kenmerk van artritis.[16,22]

Wanneer de temperatuur boven een gewricht hoger is dan boven een spier, duidt dit op een artritis; normaliter is dit andersom.

BEWEGINGSONDERZOEK

Bij het bewegingsonderzoek is het belangrijk te bepalen of een eventuele standsafwijking te corrigeren is (meestal een wekedelenaandoening) of niet (dan vaak gewrichtsbeschadiging). Ook overeenstemming tussen de passieve en de actieve bewegingsbeperking is een aanduiding dat de afwijking in het gewricht zelf is gelokaliseerd.

Bij het kraken van gewrichten kan men onderscheid maken tussen heel fijn crepiteren (soms alleen met de stethoscoop hoorbaar) door een synoviitis, of grof crepiteren (dat op afstand hoorbaar kan zijn), dat kan duiden op schade aan bot of kraakbeen.[7] Deze bevinding is echter niet erg specifiek: ook bij normale gewrichten komt kraken vaak voor.

Algemeen gewrichtsonderzoek

Wanneer er twijfels zijn welke gewrichten zijn aangedaan, kan het zin hebben een algemeen oriënterend onderzoek te verrichten. Dit oriënterend onderzoek is door Klippel, Dieppe en Ferri als volgt beschreven.[23]

- *Gangbeeld.* Inspecteer de patiënt weglopend, omkerend en teruglopend.
- *Armen.* Inspecteer de handrug beiderzijds, in supinatie en bekijk de palmaire zijde van de handen; test daarna de knijpkracht en de pincetgreep; controleer de volledige extensie van de elleboog, en vraag de patiënt beide handen achter het hoofd te brengen; oefen lichte druk uit op de MCP-gewrichten.
- *Benen.* Inspecteer endorotatie van de heup met knie-heupflexie, en de knie op zwelling of quadricepsatrofie; voel tijdens flexie of de knie crepiteert, inspecteer de voetzolen; oefen lichte druk uit ter hoogte van de MTP-gewrichten.
- *Rug.* Let aan de dorsale zijde op scoliose en beenlengteverschil, inspecteer zijwaarts op kyfose en lordose en vraag de patiënt de tenen aan te tikken; inspecteer tot slot frontaal en vraag de patiënt het hoofd beurtelings naar beide schouders te bewegen.

9 Betekenis van eenvoudig aanvullend onderzoek

Bij onduidelijke gewrichtsklachten worden routinematig vaak BSE, reumareacties en urinezuur bepaald. Dit is niet zinvol, omdat in dit geval de voorspellende waarde van deze bepalingen zeer beperkt is.[16] [A]

BSE EN CRP

Een verhoogde BSE is een aanwijzing voor bacteriële artritis of actief reumatoïde artritis. De voorspellende waarde is echter zeer beperkt.[10] Bij een reumatoloog heeft van alle mensen met reumatoïde artritis 55 tot 70% een bezinking > 30 mm en van de mensen met artrose is dat 10 tot 25%.[14] [A] Er lijkt wel een positief verband te bestaan tussen de hoogte van de BSE en de mate van ziekteactiviteit.[10]

REUMAFACTOREN

Wanneer reumareacties zijn geïndiceerd, is de immunochemische reumafactor (RF) voldoende.[10] Dit zijn autoantistoffen van de IgM-, IgA- of IgG-klasse. De IgM wordt het meest gebruikt. Afhankelijk van de afkapgrenzen en testuitvoering is de sensitiviteit van deze reactie voor reumatoïde artritis 50 tot 90%, de specificiteit 70 tot 100%.[24,25] [A] Door de lage a-priorikans is de positief voorspellende waarde echter heel laag. De waarde van de reumareacties voor de diagnose reumatoïde artritis is dan ook zeer beperkt. Alleen bij klinische twijfel kunnen reumafactoren en een verhoogde bezinking de diagnose reumatoïde artritis ondersteunen.[10] Dit geldt ook voor de anticitrullinetest.[26] Reumafactoren zijn ook een indicator voor de prognose: de aanwezigheid maakt een agressievere gewrichtsziekte waarschijnlijk.[10]

De latexfixatietest bij verdenking op reumatoïde artritis heeft geen toegevoegde waarde.[21]

ANTINUCLEAIRE FACTOR (ANF) OF ANTINUCLEAIRE ANTISTOFFEN (ANA)

De antinucleaire factor (ANF) is een antinucleaire antistof (ANA) die in de juiste verdunning een acceptabele discriminatie geeft tussen gezonden (5% positief) en mensen met een auto-immuunziekte met polyartritis, zoals SLE (72 tot 95% positief).[27] [A] Vanwege de matige specificiteit mag de diagnose SLE nooit alleen op basis van aanwezigheid van ANF worden gesteld.

HLA-B27

Human-leukocyte antigen (HLA) zijn oppervlakte-eiwitten die een functie hebben in het kader van het immuunsysteem.[16] De bijdrage van de HLA-B27-bepaling in de diagnostiek van artritis is beperkt. De aanwezigheid van HLA-B27 kan hooguit de diagnose spondylitis ankylopoetica of reactieve artritis waarschijnlijker maken, maar de voorspellende waarde is gering gezien het frequent voorkomen van HLA-B27 in de gezonde populatie.

URINEZUUR

Het bepalen van het serumurinezuurgehalte is van weinig steun voor de diagnose jicht bij een acute pijnaanval. De sensitiviteit van deze bepaling is wel hoog, maar de specificiteit is laag. Een laag urinezuurgehalte maakt de diagnose onwaarschijnlijk, een verhoogd gehalte maakt een waarschijnlijke diagnose meer waarschijnlijk.[10]

BLOEDKWEEK

Bij septische artritis is de bloedkweek in 50% van de gevallen positief, een gewrichtspunctie is bij verdenking zinvoller. De punctie is de gouden standaard.

SEROLOGIE

Alleen bij verdenking op de ziekte van Lyme is serologisch onderzoek naar antistoffen tegen Borrelia geïndiceerd. Ander serologisch onderzoek naar doorgemaakte infecties, zoals een streptokokkeninfectie, is bij artritis niet zinvol.[25]

De *antistreptolysinetiter* (AST) toont antilichamen aan tegen *Streptococcus pyogenes* A, C of G. Bij een infectie stijgt de titer in de eerste ziekteweek, bereikt bij acuut reuma na vier tot zes weken de top, om daarna geleidelijk weer te dalen.[21] Bepaling van de AST kan zinvol zijn bij verdenking op acuut reuma, maar is door de zeer beperkte incidentie van acuut reuma en de matige specificiteit van zeer beperkte waarde.[21] Indien bij acuut reuma de AST negatief is, is er een kleine kans dat de anti-DNAse-B-test wel positief is.

De *anti-DNAse-B-test* toont antilichamen aan tegen streptokokken groep A. Deze wordt later positief dan de AST en blijft ook langer positief.[21]

RÖNTGENONDERZOEK

Röntgenonderzoek voor het stellen van de diagnose reumatoïde artritis door de huisarts is niet zinvol.[10]

Röntgenonderzoek van de MTP-gewrichten en polsen door de reumatoloog kunnen zinvol zijn om vroege erosies op te sporen en latere gewrichtsbeschadigingen te documenteren.[10]

De waarde van röntgenonderzoek voor het stellen van de diagnose artrose is zeer beperkt. Er is meestal weinig relatie tussen de klachten en de gevonden afwijkingen. Bij secundaire artrose van één gewricht kan röntgenonderzoek wel zinvol zijn.

Indien meer dan drie aanvallen per jaar optreden en twijfel bestaat tussen jicht en pseudojicht, is röntgenonderzoek van knieën, polsen of symfyse zinvol; bij pseudojicht zijn kalkdeposities in het kraakbeen zichtbaar.[10]

Bij spondylitis ankylopoetica worden bijna altijd radiologische afwijkingen van het sacro-iliacaal gewricht waargenomen.

10 Betekenis van complex aanvullend onderzoek

GEWRICHTSPUNCTIE

Een gewrichtspunctie is zinvol bij verdenking op een septische artritis of (pseudo)jicht. Bij een septische artritis is de kweek de gouden standaard. De gramkleuring op een uitstrijkje van gewrichtsvocht toont in 75% van de gevallen een infectie direct aan.[7] [C] Kweken op Borrelia, gonokokken en mycobacteriën vereisen speciale kweektechnieken.

Het aantonen van urinezuurkristallen bewijst jicht, van calciumpyrofosfaatkristallen pseudojicht.

Een synoviumbiopsie kan zinvol zijn om chronische infecties door schimmels en mycobacteriën of chronische systeemaandoeningen aan te tonen.

De diagnostische waarde van verder beeldvormend onderzoek, zoals echografie en MRI, is nog niet duidelijk. Deze technieken lijken gevoeliger voor het aantonen van vroege gewrichtsschade dan röntgenfoto's.[28,29]

In tabel 6 zijn de kenmerkende bevindingen bij anamnese, lichamelijk onderzoek, radiologisch onderzoek en synoviaal vocht van enkele gewrichtsaandoeningen beschreven.

11 Samenvatting

Wanneer een patiënt met algemene gewrichtsklachten voor de eerste keer bij de arts komt, is het zinvol zo snel mogelijk een diagnose te stellen, omdat vroege behandeling belangrijk is bij reumatoïde artritis en septische artritis, teneinde ernstige schade te voorkomen. Er mag alleen van reumatoïde artritis gesproken worden als voldaan is aan de ACR-criteria.

Bij een eerste bezoek aan de arts van een patiënt met gewrichtsklachten leveren de voorgeschiedenis, anamnese en het lichamelijk onderzoek de belangrijkste bijdragen aan de diagnostiek. De voorspellende waarde van laboratoriumonder-

Tabel 5 Resultaten van laboratoriumtests bij enkele artritiden (percentage positieve reacties).

	RF	ANF	anti-DNA	HLA-B27	urinezuur > 0,50 mmol
reumatoïde artritis	70	30	0	8	2
reactieve artritis	5-10	5	0	60	2
spondylitis ankylopoetica	5	5	0	90	2
jicht	5	5-10	0	8	95
SLE	20	99	33	8	2
syndroom van Sjögren	70	75	0	8	2
artritis psoriatica	0	5	0	20	20
ongedifferentieerde artritis	25	20	0	20	2
gezonden	5	5	0	8	2

Tabel 6 Bevindingen van verschillende gewrichtsaandoeningen.[14]

diagnose	anamnese en lichamelijk onderzoek	bloedonderzoek	radiologie	synoviaal vocht
reumatoïde artritis	symmetrische polyartritis ochtendstijfheid	verhoogde BSE bij 50-60% positieve reumafactoren bij 80%	erosies gewrichtsspleetversmalling botontkalking	ontsteking leuko's > 10.000
SLE	multi-orgaan, systeemaandoening	antinucleaire antistoffen (ANA)	niet-destructief	lichte ontsteking
spondylitis ankylopoetica	rugpijn axiale lokalisatie	HLA-B27 positief bij 90%	sacro-iliitis	ontsteking leuko's 5.000-10.000
jicht	recidiverende aanvallen	verhoogd urinezuur bij 75-90%	erosies cysten	geen kristallen
artrose	pijn, crepiteren soms gewrichtszwelling soms bewegingsbeperking osteofyt	aspecifieke afwijkingen	gewrichtsspleetversmalling	normaal

zoek bij onduidelijke gewrichtsklachten is zeer beperkt.

Een verwijzing naar een specialist voor complex aanvullend onderzoek is slechts zinvol bij verdenking op een ernstige oorzaak of ernstige gewrichtsklachten waarvoor geen verklaring kan worden gevonden.

Literatuur

1 Linden MW van der, Westert GP, Bakker DH de, Schellevis FG. Klachten en aandoeningen in de bevolking en in de huisartspraktijk. Tweede Nationale Studie naar ziekten en verrichtingen in de huisartspraktijk, deel 1. Utrecht: Nivel, 2004.
2 TNO. Preventie en gezondheid. Standaard diagnoseregistratie van reumatische ziekten. Presentatie gegevens 1994-1998. Activiteiten in 1999. Leiden: TNO-rapport PG/VGZ, 99.070, 1999.

3 Epidemiologisch Preventief Onderzoek Zoetermeer (EPOZ). Vijfde voortgangsverslag. Deel 4, Reuma. Rotterdam: Erasmus Universiteit/Instituut Epidemiologie, 1979.
4 Star VL, Scot JC, Sherwin R, et al. Validity of selfreported rheumatoid arthritis in elderly women. J Rheumatol 1996;23:1862-5.
5 Kvien TK, Glennas A, Knudsrod OG, et al. The validity of selfreported diagnosis of rheumatoid arthritis: result from a population survey followed by clinical examinations. J Rheumatol 1996;23:1866-71.
6 Main CJ, Williams AC. ABC of psychological medicine: Musculoskeletal pain. BMJ 2002;325:534-6.
7 Bijlsma JWJ, Voorn ThB (red). Reumatologie, praktische huisartsgeneeskunde. Houten: Bohn Stafleu van Loghum, 2000.
8 Bock, GH de. Peripheral osteoarthritis in general practice. Proefschrift. Leiden, 1994.
9 Prevoo MLL. Clinical assessments in rheumatoid arthritis. Aspects of validity and reproducibility. Proefschrift. Nijmegen: Katholieke Universiteit Nijmegen, 1995.
10 Janssens HJEM, Lagro HAHM, Peet PG van, Gorter KJ, Pas P van der, Paardt M van der, Woutersen-Koch H. NHG-Standaard Artritis. Huisarts Wet 2009; 52(9):439-53.
11 Lisdonk EH van de, Bosch WJHM van den, Huygen FJA, Lagro-Jansen ALM (red). Ziekten in de huisartspraktijk. 5e druk. Maarssen: Elsevier/Bunge, 2008.
12 Okkes IM, Oskam SK, Lamberts H. Van klacht naar diagnose. Bussum: Coutinho, 1998.
13 Voort H van der. Wat had u gehad willen hebben...? Over de bedoeling van de komst van de patiënt. Utrecht: NHG, 1999.
14 Giacomello A, Quaratino CP, Zoppini A. Erythrocyte sedimentation rate within rheumatic disease clinics. J Rheumatol 1997;40:353-9.
15 Sewell KL, Trentham DE. Pathogenesis of rheumatoid arthritis. Lancet 1993;341:283-6.
16 Bijlsma JWJ, Geusens PPMM, Kallenberg CGM, Tak PP. Reumatologie en klinische immunologie. Houten: Bohn Stafleu van Loghum, 2004.
17 Arnett FC, Edworth SM, Bloch DA, et al. The American Rheumatism Association 1987. Revised criteria for the classification of rheumatoid arthritis. Arthritis Rheum 1988;31:315-24.
18 Scott DL, Huskisson EC. The course of rheumatoid arthritis. Baillière's Clinical Rheumatology 1992;6:1-21.
19 Hjortdahl P. The influence of general practitioners' knowledge about their patients on the clinical decision-making process. Scan J Prim Health Care 1992; 10:290-4.
20 Vries N de. Genetic aspects of rheumatoid arthritis. Proefschrift. Nijmegen: Katholieke Universiteit, 2001.
21 College voor zorgvoorzieningen. Diagnostisch Kompas, 2003.
22 Korst JK van der. Artritis op de schaal van Ritchie oftewel: reumatologie als klinimetrie avant la lettre. Ned Tijdschr Geneeskd 1990;134:422-3.
23 Klippel JH, Dieppe PA, Ferri FF, Hollingworth P. Primary care rheumatology. London: Mosby, 1999.
24 Persijn JP (red). Memoboek, voor diagnostiek in de eerste lijn. Samenwerkende artsenlaboratoria in Nederland (SAN), 2001.
25 Hazes JMW. Diagnostiek van artritis. In; Bosch WJHM van den, Treffers PE (red). Bijblijven: Reumatologie. Houten: Bohn Stafleu van Loghum, 2001.
26 Avouac J, Gossec L, Dougados M. Diagnostic and predictive value of anti-cyclic citrullinated protein antibodies in rheumatic arthritis: a systematic literature review. Ann Rheum Dis 2006;65:845-51.
27 Tan EM, Feltkamp TE, Smolen JS, et al. Range of antinucleair antibodies in 'healthy' individuals. Arthritis Rheum 1997;1782-6.
28 Wakefield RJ, Gibbon WW, Conaghan PG, et al. The value of sonography in the detection of bone erosions in patients with rheumatoid arthritis: a comparison with conventional radiography. Arthritis Rheum 2000;43(12):2762-70.
29 Boers M. Value of magnetic imaging in rheumatoid arthritis. Lancet 2000;356:1458-9.

Nuttige website

Fysiotherapeutische richtlijnen voor diagnostiek en behandeling (www.kngfrichtlijnen.nl).

Hand- en polsklachten

S.M.A. Bierma-Zeinstra en A.P. Verhagen

1 Inleiding

In dit hoofdstuk worden klachten aan de hand en pols besproken, met uitzondering van die klachten die ontstaan door uitstraling vanuit de nek of schouder. De meeste klachten die worden gepresenteerd aan de bovenste extremiteit worden gediagnosticeerd als een '-itis' (spier- of pees'ontsteking'), of een spiergerelateerde aandoening.[1,2] Ook in de hand en pols is dit voor een groot deel het geval.

Sommige klachten zijn helder te diagnosticeren, zoals een carpaletunnelsyndroom (CTS). Andere klachten blijven vaag. Een groot aantal hand- en polsklachten wordt in verband gebracht met overbelasting op het werk.[3] Hoewel bij klachten van de pols of de hand de reden voor consult bij de huisarts over het algemeen een pijnklacht is, kunnen ook ongerustheid over een lokale zwelling of een doof of tintelend gevoel tot een consult leiden.

> Om de lezer een indruk te geven van de mate van bewijskracht ter onderbouwing van een aantal belangrijke diagnostische stappen, is deze onderbouwing door de auteurs als volgt aangegeven.
> - [E] = Voldoende bewijskracht; dat wil zeggen meerdere goed opgezette onderzoeken met eensluidende uitkomsten in een vergelijkbare populatie.
> - [A] = Sterke aanwijzingen of indirect bewijs; dat wil zeggen één goed opgezet onderzoek met betrekking tot een vergelijkbare populatie, of meerdere onderzoeken in andere, niet geheel vergelijkbare populaties.
> - [C] = Consensus uit richtlijnen of standaarden met betrekking tot de populatie.

2 De klacht in de bevolking

Klachten aan het bewegingsapparaat worden frequent gerapporteerd. In een studie onder de Nederlandse bevolking van 25 jaar en ouder rapporteerde 75% het afgelopen jaar pijn te hebben gehad aan het bewegingsapparaat; 54% rapporteerde dergelijke pijn ten tijde van de enquête en 44% rapporteerde pijnklachten die langer duurden dan drie maanden.[4] Deze percentages waren voor de locatie hand of pols 18 (pijn afgelopen jaar), 13 (pijn ten tijde van enquête) en 9,3 (pijn langer dan drie maanden).

In een Noorse studie werd dagelijkse pijn in hand of pols in het afgelopen jaar door ongeveer 4% van de bevolking gerapporteerd.[5]

De prevalentie van een anamnestische CTS (pijn, doofheid en/of tintelend gevoel in het verzorgingsgebied van de n. medianus) in de algemene bevolking ligt erg hoog: gemiddeld 14% bij volwassenen.[6] In een steekproef in de algemene bevolking bleek dat 19% 's nachts wel eens wakker wordt door een onplezierige sensatie in de vingers. Dergelijke klachten werden geregistreerd bij 15% van de personen die in het medische systeem nog niet waren gediagnosticeerd als CTS. De prevalentie van deze aandoening gebaseerd op een symptomatische CTS in combinatie met een afwijkende zenuwgeleiding ligt aanzienlijk lager. In een steekproef in de algemene bevolking in 1992 was er een conservatief geschatte prevalentie van 0,6% bij volwassen mannen en 9,2% bij volwassen vrouwen.[7] Een andere studie[6] rapporteerde een prevalentie van 2,1% bij mannen en van 3,0% bij vrouwen. Bij vrouwen is er een duidelijke piekincidentie op middelbare en oudere leeftijd.[6,7]

Veelal zijn hand-/polsklachten voor de patiënt zeer lastig, omdat het gebruik van de handen in het dagelijks leven onontbeerlijk is.

3 De eerste presentatie bij de dokter

Een landelijke studie uit 2004 gaf aan dat de jaarlijkse incidentie van klachten aan de pols in de huisartspraktijk ligt op 4/1.000 patiënten, en aan de hand op 7/1.000 patiënten.[8]

Omdat pols-/handklachten door artritis of artrose en door CTS ook onder andere ICPC-codes gerapporteerd kunnen worden, zullen deze klachten voor een deel wel binnen de eerdergenoemde cijfers vallen (waarschijnlijk daar waar de diagnose nog niet duidelijk is), maar ook voor een groot deel niet.

De leeftijdsspecifieke incidenties van hand-/polsklachten volgens het Transitieproject worden in figuur 1 en 2 weergegeven.

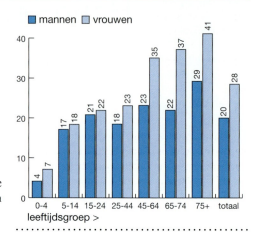

Figuur 2 Incidentie van de hand-/vingersymptomen/-klachten: aantal contactredenen per jaar per 1.000 patiënten.[9]

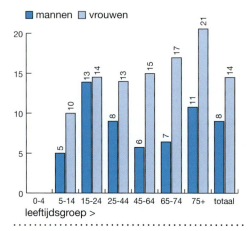

Figuur 1 Incidentie van de polssymptomen/-klachten: aantal contactredenen per jaar per 1.000 patiënten.[9]

4 Pathofysiologie en differentiële diagnose

PATHOFYSIOLOGIE

Pijn in dit gebied kan ontstaan door irritatie van verschillende structuren. Pijn rond de pezen of peesaanhechtingen kan worden verdeeld in tendinitiden en tendovaginitiden. Bij een tendinitis is er eigenlijk geen sprake van een ontsteking, maar eerder van een irritatie van de aanhechting van de pees aan het bot. Om die reden stellen Khan en collegae[10] voor om de term tendinitis te vervangen door tendinopathie. Zo wordt duidelijk dat er geen sprake is van een ontstekingsproces. Bij een tendovaginitis is er wel een ontstekingsproces (met bijbehorende zwelling en soms ook warmte) van de peesschede.

Gewrichten kunnen pijn veroorzaken wanneer het gewrichtskapsel gerekt wordt. Gewrichtskraakbeen zelf heeft geen innervatie, maar processen in het subchondraal bot kunnen pijn veroorzaken bij gewrichtsaandoeningen.[11]

Ook kunnen soms lokale benigne *zwellingen* lateraal van de DIP-, PIP- of CMC-I-gewrichten geconstateerd worden in de vorm van benigne noduli. Gelokaliseerd naast het DIP-gewricht heten deze heberden-noduli, gelokaliseerd naast het PIP-gewricht heten ze bouchard-noduli. Meestal zijn deze noduli een expressie van een artrose in deze gewrichten.

Wanneer er in deze gewrichten zelf een intra-articulaire zwelling (toename van het synoviale vocht) bestaat, zal dit zich uiten in een meer diffuse zwelling lateraal van het DIP- of PIP-gewricht. Een diffuse zwelling over de dorsale en ulnaire zijde van de pols kan duiden op toename van het intra-articulaire gewrichtsvocht van het polsgewricht. Ook een tendovaginitis kan, mits oppervlakkig gelegen, een diffuse zwelling veroorzaken. Deze kan ontstaan door een toename van vocht tussen pees en peesschede. Bij een tendinitis ontstaat geen zichtbare zwelling.

Functieverlies kan ontstaan door bewegingsbeperkingen (door gewrichtsaandoeningen of peesplaatcontracturen), door spierkrachtverlies, instabiliteit van gewrichten (bijvoorbeeld bij gevorderde reumatoïde artritis), of door verlies van sensibiliteit of de fijne motoriek. Daarnaast kunnen bepaalde bewegingen zo pijnlijk zijn dat deze de pols- en handfunctie kunnen belemmeren.

Sensibiliteitsstoornissen/tintelingen worden meestal veroorzaakt door neurogene aandoeningen, maar kunnen ook berusten op een belemmering van de arteriële aanvoer, zoals handvibratiesyndroom en M. Raynaud.[12]

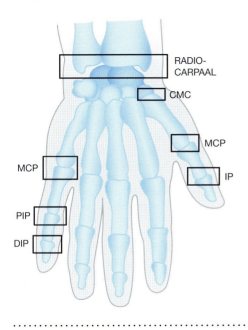

Figuur 3 Skelet van pols en hand.

DIFFERENTIËLE DIAGNOSE

Handvibratiesyndroom

Het handvibratiesyndroom wordt gekarakteriseerd door het periodiek verbleken van de vingers in combinatie met een doof gevoel of tintelingen. Deze aanvallen komen vooral 's morgens voor.[13] Het komt het meest voor bij mensen die met trilmachines werken.[3] Het betreft een progressieve aandoening waarin pathofysiologisch drie componenten een rol spelen: circulatoire verstoringen (verdikking arteriewand), motorische/sensorische zenuwcompressie (demyelinisering/neuropathie)

en aandoeningen aan botten en/of gewrichten (tendinopathieën). Vaak wordt ook melding gemaakt van verstoringen in het autonome zenuwstelsel.[3,12] De ziekte van Raynaud, ook wel raynaud-fenomeen genoemd, komt sterk overeen met het handvibratiesyndroom, met dat verschil dat het raynaud-fenomeen alleen een vasospastische reactie is van de vingerarteriën op plotselinge koude.[14]

Triggervinger

De triggervinger komt het meeste voor in de pezen van de vingerflexoren, meestal van de middelvinger of ringvinger. De oorzaak is veelal een tendovaginitis. Een lokale ontsteking van de pees veroorzaakt nodulaire verdikkingen waardoor de pees blijft haken voor de peesschede.[11] Bewegen van deze vingers is vaak geblokkeerd en maakt een knappend geluid wanneer de pees er uiteindelijk doorheen schiet.[3]

Carpaletunnelsyndroom

Het carpaletunnelsyndroom (CTS) ontstaat door een compressie van de n. medianus bij passage door de carpale tunnel. De symptomen bestaan uit pijn, paresthesieën of spieratrofie in het verzorgingsgebied van de n. medianus (figuur 4). In sommige gevallen doen echter alle vingers mee, wat vanuit de anatomie niet goed valt te verklaren. Er zijn veel verschillende oorzaken voor een dergelijke compressie. Hoewel in de helft van de gevallen de precieze oorzaak niet te achterhalen is, is een tendovaginitis van de diepe of oppervlakkige flexorpezen een veelgenoemde oorzaak. Het carpaletunnelsyndroom wordt ook vaak in combinatie gezien met systemische aandoeningen, bijvoorbeeld reumatoïde artritis en diabetes mellitus, na traumata of bij palmaire ganglia in de pols.

Het carpaletunnelsyndroom komt relatief vaak voor bij zwangeren. Ongeveer 2,3 tot 4,6% van de patiënten met CTS is zwanger, en 50% van alle zwangeren heeft nachtelijke handpijn, meestal in het derde trimester. Een vergelijkbare predispositie voor dit syndroom is gerapporteerd tijdens de menopauze.[15]

Morbus De Quervain

Morbus De Quervain is een tendovaginitis van de m. abductor pollicis longus of de m. extensor

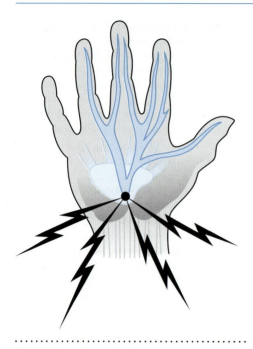

Figuur 4 Carpaletunnelsyndroom.

pollicus brevis net proximaal van de processus styloideus radii, daar waar deze pezen in een gezamenlijke peesschede lopen (figuur 5). In principe kunnen alle pezen rondom het polsgewricht op dezelfde wijze zijn aangetast. Dat deze peesschedeontsteking specifiek wordt genoemd, berust op het feit dat deze het meest voorkomt.[2]

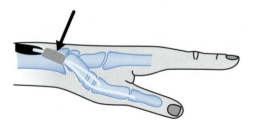

Figuur 5 Morbus De Quervain.

Artrose

De hand is een locatie waar artrose veelvuldig voorkomt; de DIP-gewrichten, PIP-gewrichten en het CMC-gewricht van de duim zijn het meest frequent aangedaan. Vaak zijn er benige verdikkingen naast de gewrichten te palperen (heberden-noduli en bouchard-noduli) en de patiënt kan klagen over ochtendstijfheid van de betreffende gewrichten korter dan één uur. De European League Against Rheumatism (EULAR) heeft, op basis van diagnostische gegevens uit de literatuur, door middel van consensus diagnostische regels opgesteld voor handartrose (zie kader). Er is enige relatie aan te wijzen tussen belasting van het gewricht en het ontstaan van artrose in de hand. Zo komt bij rechtshandige personen artrose vaker voor in de rechterhand dan in de linkerhand en ziet men artrose aan de hand vaker bij personen die beroepen hebben uitgeoefend waarbij geregeld grote krachten ontstaan in hand- en vingergewrichten.[16]

> **Symptomen van artrose van de hand.**[17]
>
> – Pijn bij gebruik van de hand en een milde ochtendstijfheid of stijfheid na inactiviteit meestal in één of enkele gewrichten tegelijkertijd. De symptomen zijn vaak intermitterend en betreffen dikwijls karakteristieke gewrichten (DIP's, PIP's, CMC-I, en MCP's van wijs- en middelvinger). Met deze typerende verschijnselen kan een betrouwbare klinische diagnose worden gesteld bij personen ouder dan 40 jaar.
> – Noduli van Heberden en Bouchard en/of een benige verbreding van het gewricht met of zonder deformiteit (bijvoorbeeld laterale deviatie van IP's, subluxatie en adductie van de duim in CMC-I) van karakteristieke gewrichten (DIP's, PIP's, CMC-I, en MCP's van wijs- en middelvinger).

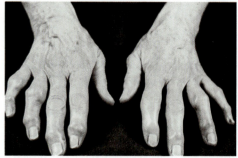

Figuur 6 Heberden- (t.h.v. DIP-gewricht) en bouchard-noduli (t.h.v. PIP-gewricht) bij artrose van de hand.

Patiënten geven vaak meer pijn en stijfheid aan bij vochtig weer. Dit komt door de veranderingen in de intra-articulaire druk gerelateerd aan de veranderingen in de luchtdruk.[18]

Reumatoïde artritis

De hand is een veelvoorkomende locatie voor de eerste tekenen van reumatoïde artritis. Het symmetrisch aangedaan zijn van de IP (interfalangeale) gewrichten, de MCP (metacarpofalangeale) gewrichten en de PIP (proximale interfalangeale) gewrichten doet een dergelijke artritis vermoeden.[19] De patiënt presenteert zich met pijnlijke, gezwollen en soms warme gewrichten. Voor de diagnose reumatoïde artritis heeft het American College of Rheumatology (ACR) diagnostische criteria opgesteld (zie het hoofdstuk *Gewrichtsklachten*).

Andere vormen van artritis

In de hand en pols kunnen andere artritiden voorkomen, zoals artritis ten gevolge van een trauma, artritis psoriatica (vooral DIP in combinatie met nagelafwijkingen) en artritis bij diverse systemische aandoeningen, zoals LE, sclerodermie, polymyositis en vasculitis.

Fractuur os scaphoideum (naviculare)

Een pijnlijke pols aan de radiale zijde in combinatie met een voorafgegane val op een uitgestrekte arm met de pols in dorsaalflexie kan duiden op een fractuur van het os scaphoideum. De initiële pijn bij deze aandoening kan mild zijn, zodat een distorsie wordt vermoed. Diagnostiek van een dergelijke fractuur is van belang, omdat deze fractuur geïmmobiliseerd moet worden vanwege de kans op een pseudoartrose.[20]

Contractuur van Dupuytren

Soms ziet men flexiecontracturen in de vingers zonder tekenen van gewrichtsaandoeningen. Deze kunnen berusten op een contractuur van Dupuytren, een meestal niet-pijnlijke contractuur van de fascia palmaris.[11]

Ganglion

De meest voorkomende lokalisaties van ganglia aan de pols of de hand zijn de dorsale zijde van het polsgewricht (60-70%) tussen het os scaphoideum en het os lunatum of aan de radiale palmaire zijde van de pols (13-20%) tussen de radius en het os scaphoideum of tussen het os scaphoideum en het os trapezium.[21] Hoewel deze ganglia zijn gelieerd aan deze gewrichten en vaak ook hiermee communiceren, is de gelatineuze vloeistof in het ganglion van een andere samenstelling dan die van gewrichtsvocht. Er kan wel enige gewrichtsvloeistof in het ganglion stromen, maar andersom niet. Ook de wand van het ganglion bevat geen synoviale membraan. Het ontstaansmechanisme is onduidelijk; er is in ieder geval geen relatie met overbelasting door werk.[21] Slechts een minderheid van de patiënten ervaart pijn door een dergelijk ganglion; meestal consulteert men om cosmetische redenen of ongerustheid.[22] Bij een palmaire locatie kunnen echter door druk sensorische of motorische stoornissen ontstaan van de n. medianus of de n. ulnaris.[21]

Aspecifieke CANS-klachten (compliants arm neck shoulder)

De voorheen veelgebruikte term *repetitive strain injury* (RSI) werd als een paraplubegrip gebruikt voor alle aandoeningen van de bovenste extremiteit die ontstaan of instandgehouden worden door repeterende bewegingen, extreme of statische houdingen en trillingen.[23] Deze term is nu verlaten en vervangen door *complaints arm neck shoulder* (CANS), wat staat voor klachten van het bewegingsapparaat in arm, nek en/of schouder waaraan geen acuut trauma of een systemische ziekte ten grondslag ligt.[24] Veel van de hiervoor genoemde aandoeningen vallen daarom onder het begrip CANS. De genoemde aandoeningen betreffen specifieke aandoeningen binnen CANS. Voor een groot deel van CANS kan echter geen specifieke diagnose gegeven worden. Deze worden aspecifieke CANS genoemd.

5 Kansverdeling van diagnosen

Een verdeling van de diagnosen bij patiënten die de huisarts consulteren voor pols- of handklachten kan gegeven worden op grond van de ROME-studie (tabel 2 en 3).[25] Hierbij moet wel worden opgemerkt dat patiënten met klachten ten gevolge van duidelijk uitwendig trauma en patiënten met het carpaletunnelsyndroom van deze studie waren uitgesloten. Nieuwe klachten waren gedefinieerd als echt nieuwe klachten die voor het eerst worden gepresenteerd. Recidiefklachten

Tabel 1	Overzicht van de differentiële diagnose.	
pees(schede)aandoening		
ziekte van Dupuytren		s
ganglion		v
triggervinger		s
aspecifieke CANS		v
morbus De Quervain		s
artrose		s
artritis		
reumatoïde artritis		z
andere artritiden		z
neurologische aandoening		
carpaletunnelsyndroom		v
andere		
fractuur in scaphoideum		s
handvibratiesyndroom		z

v = vaak aandoening bij gewrichtsklachten in de huisartspraktijk;
s = soms;
z = zelden.

waren gedefinieerd als een nieuwe episode met klachten en wanneer er tussentijds een klachtenvrije periode van minstens één maand was geweest. In een onderzoek van Spies-Dorgelo en anderen[26] naar patiënten die de huisarts consulteerden met zowel een nieuwe episode als met een echt nieuwe klacht aan hand of pols, waren wel personen met carpaletunnelsyndroom ingesloten. Ook in dit onderzoek waren klachten ten gevolge van traumatische oorzaken uitgesloten. Carpaletunnelsyndroom maakte 13% uit van de hand- en polsklachten; het percentage ganglia was in dit onderzoek duidelijk minder dan in de ROME-studie, maar dit is mogelijk omdat het in tegenstelling tot de ROME-studie om nieuwe en terugkerende klachten ging.

CARPALETUNNELSYNDROOM

Van de incidentie van CTS zijn moeilijk schattingen te maken, omdat deze aandoening in de huisartspraktijk onder verschillende codes staat genoteerd. Hoewel er een specifieke code is voor CTS onder de aandoeningen van het zenuwstelsel, wordt deze vaak onder aandoeningen van het bewegingsapparaat geregistreerd. De jaarlijkse incidentie op grond van de code binnen de aandoeningen van het zenuwstelsel is 1,2/1.000 patiënten.[8]

HANDARTROSE

Huisartsregistraties in Nederland laten, anders dan voor heup en knie, een gemiddelde jaarlijkse incidentie zien van perifere artrose van 2,5/1.000 mannen en 6,5/1.000 vrouwen. Het gaat hierbij om diagnosen op grond van klinische verschijnselen. Wanneer de klinische diagnose is ondersteund door röntgendiagnostiek, ligt de incidentie iets lager: 1,8/1.000 mannen en 4/1.000 vrouwen.[27] Het zal hierbij vooral om handartrose gaan, omdat artrose in overige perifere gewrichten zeldzaam is.

GANGLION

De jaarlijkse incidentie van ganglia is 2,6/1.000 patiënten;[8] dit is echter niet gespecificeerd naar regio. Op grond van het ROME-rapport kan men

Tabel 2	Kansverdeling in percentages bij huisartsconsult voor klachten aan de pols.[25]
	nieuwe klachten (n = 52)
tend(ovag)initis	31
ganglion	36
gewrichtsklachten (niet gespecificeerd)	4
overige aandoeningen	29

Tabel 3	Kansverdeling in percentages bij huisartsconsult voor klachten aan hand en vingers.[25]
	nieuwe klachten (n = 84)
tend(ovag)initis	28
ganglion	11
artrose	12
reumatoïde artritis	1
gewrichtsklachten (niet gespecificeerd)	7
overige aandoeningen	41

echter aannemen dat bij de huisarts tienmaal zo vaak ganglia aan de hand of pols worden waargenomen als in andere lichaamsregio's.[25]

6 Betekenis van de voorgeschiedenis

Bij iemand met pijnklachten aan pols of hand is het zinvol te informeren naar de volgende zaken.
- Zijn er in het verleden trauma's in het betreffende gebied geweest, in verband met een standsverandering of littekenweefsel, die oorzaak kunnen zijn voor de tegenwoordige klacht?
- Heeft men dergelijke klachten al eerder gehad en heeft men vooral ook vergelijkbare klachten in andere perifere gewrichten gehad, in verband met een systemische aandoening zoals reumatoïde artritis?
- Is er psoriasis of een andere systemische aandoening?
- Wat voor invloed heeft het werk op het ontstaan en de ernst van de klachten? Zijn de klachten tijdens het werk veroorzaakt, of verergeren ze door het werk?
- Bij een vrouw: is ze zwanger of in de overgang? Dit maakt de kans op een carpaletunnelsyndroom groter.

7 Betekenis van de anamnese

PIJN

Soms is pijn in de pols of hand een uitstralende pijn vanuit de nek of de schouder. In dat geval is er ook sprake van pijn en/of een bewegingsbeperking in de nek of de schouder. Meestal heeft pijn in dit gebied echter betrekking op een lokale klacht. Deze wordt over het algemeen duidelijk aangegeven op of rondom de exacte lokalisatie van de klachten.

Dikwijls kan de patiënt tevens uitlokkende activiteiten opnoemen waarbij de pijn optreedt of verergert. Bij artrose van het CMC-gewricht van de duim is bijvoorbeeld het vastpakken en vasthouden van grotere voorwerpen zoals een pak melk vaak pijnlijk.[28]

FUNCTIEVERLIES

Pols en hand zijn van groot belang bij vele handelingen in het dagelijks leven: (op)tillen van voorwerpen, openen van verpakkingen, gebruik van gereedschap, vasthouden van stuur of pen, bedienen van toetsenbord, aan- en uitdoen van kleren. Afhankelijk van welke structuren en in welke mate deze zijn aangedaan, zal dit bij één of verschillende van deze functies tot uiting komen. Men zal moeten inventariseren in hoeverre de patiënt in zijn ADL of werk is gehinderd door de klacht. Bij ernstig gestoorde ADL-functie zijn er diverse hulpmiddelen te verkrijgen.

SENSIBILITEIT/TINTELINGEN

Bij aandoeningen met neurogene oorzaken staan vaak de sensibiliteitsstoornissen en/of tintelingen op de voorgrond. Deze treden voornamelijk op bij een CTS of bij het handvibratiesyndroom. Bij CTS kan men tevens vragen wat de patiënt doet met zijn hand wanneer de tintelingen op zijn ergst zijn. Vaak zal de patiënt aangeven dat deze een schuddende beweging in de pols maakt met de hand naar beneden hangend, zoals bij het afslaan van een thermometer.[29]

OCHTENDSTIJFHEID

De aanwezigheid van ochtendstijfheid in de gewrichten wordt bij de anamnese uitgevraagd als een van de mogelijke symptomen bij zowel artrose als reumatoïde artritis. Ochtendstijfheid duurt echter bij artrose veel korter dan bij reumatoïde artritis. Terwijl het bij artrose vaak beperkt blijft tot tien tot dertig minuten (in ieder geval korter dan een uur), duurt deze bij reumatoïde artritis vaak langer dan een uur.[17] [A]

OVERBELASTING

Er is geen directe oorzaak-gevolgrelatie gevonden tussen overbelasting en het ontstaan van een tenniselleboog. Vaak worden werkgerelateerde (over-belastings)factoren genoemd als mogelijke oorzaak van de klachten, maar onduidelijk blijft welke factoren klachten kunnen veroorzaken. Het ontstaan van het handvibratiesyndroom wordt vaak gekoppeld aan het uitvoeren van bezigheden waarbij veel trillingen worden ervaren, zoals het werken met boormachines, maar het wetenschappelijk bewijs daarvoor is zwak. Morbus De Quervain toont een sterke relatie met een combinatie van werkgerelateerde factoren, zoals repeterende, krachtige bewegingen, en extreme houdingen. Het carpaletunnelsyndroom heeft een associatie met vooral repeterende bewegingen.[2]

ALGEMENE MALAISE

Klachten van de MCP- en IP-gewrichten, vaak bilateraal, kunnen in combinatie met algemene moeheid de eerste verschijnselen zijn van reumatoïde artritis. Hoewel deze aandoening zeldzaam is in de huisartspraktijk, is het van belang deze in een vroeg stadium te diagnosticeren.

8 Betekenis van het lichamelijk onderzoek

Het lichamelijk onderzoek bevat een aantal onderdelen, maar helaas is er over de betrouwbaarheid (sensitiviteit, specificiteit en voorspellende waarde) van de diagnostiek op basis van lichamelijk onderzoek van arm- en handklachten weinig bekend.[1]

INSPECTIE

Bij inspectie let men vooral op zichtbare lokale of diffuse zwellingen. Een zwelling van de pols zal meestal op een artrose wijzen. Bij zwelling van de PIP-, DIP- en MCP-gewrichten staan deze gewrichten vaak in licht gebogen positie. Bij een langer bestaande reumatoïde artritis in hand- en polsgewrichten kunnen ook standsafwijkingen in deze gewrichten geconstateerd worden. Roodheid van de gewrichten is zeer zeldzaam, maar omineus.
Tevens wordt het spierreliëf van de duimmuis en de pinkmuis geïnspecteerd. Bij een langer bestaand carpaletunnelsyndroom kan er atrofie van de duimmuis ontstaan.

FUNCTIEONDERZOEK

Bij functieonderzoek worden de bewegingsmogelijkheden in de afzonderlijke gewrichten onderzocht. Bij de *pols* kunnen de palmaire flexie, de dorsaalextensie, de ulnairdeviatie en radiaaldeviatie worden uitgevoerd. Bij tendovaginitis van pezen rond de pols zullen deze bewegingen nauwelijks beperkt zijn, maar kunnen ze wel pijnlijk zijn. Bij een intra-articulaire aandoening kunnen de flexie- en de extensiebewegingen zowel beperkt als pijnlijk zijn.
Bij (actieve) intra-articulaire aandoeningen van de *MCP-*, *PIP-* en *DIP-gewrichten* kan de flexie behoorlijk en de extensie licht beperkt zijn. De flexie voor deze gewrichten kan in een sneltest gezamenlijk worden beoordeeld door het ballen van de vuist. Wanneer het kraakbeen bijna volledig is verdwenen, kunnen er crepitaties worden gevoeld tijdens het bewegen van dit gewricht.[19] Soms ziet men flexiecontracturen in de vingers zonder tekenen van gewrichtsaandoeningen. Deze kunnen berusten op een contractuur van Dupuytren, een niet-pijnlijke contractuur van de fascia palmaris.[12] [A]
Voor de *duimgewrichten* laat men in de afzonderlijke gewrichten flexie en extensie uitvoeren, en voor de basale gewrichten (trapezioscafoïd en trapeziometacarpale gewricht) tevens abductie en adductie. Er kunnen zowel bewegingsbeperkingen als crepitaties zijn bij intra-articulaire aandoeningen. Bij een intra-articulaire aandoening van het CMC-gewricht van de duim (trapeziometacarpale gewricht) kan de abductie pijnlijk of beperkt zijn.[28] Door dit passief uitvoeren worden myogene veroorzakers van pijn bij deze beweging (m. extensor pollicis brevis, m. abductor pollicis longus) uitgeschakeld.
Soms kunnen bij een tendovaginitis crepitaties gevoeld worden bij het bewegen van de pees.[12] Bij een triggervinger is er sprake van een klik of een beperking in de flexiemogelijkheid van de vingers (een soort op slot zitten). Is men voorbij de bewegingsbeperking, dan kan het moeilijk zijn weer tot extensie te komen.

PALPATIE

Bij palpatoir onderzoek kan men nagaan of pezen of peesinserties pijnlijk zijn bij palpatie. Dit zal men links en rechts moeten vergelijken. Daarnaast is het mogelijk zwellingen te palperen en te voelen of een gebied warm aanvoelt. In de pols en de hand kunnen het TS (trapezioscafoïd) gewricht en CMC (trapeziometacarpale) gewricht van duim, de MCP-, PIP- en DIP-gewrichten palpatoir goed benaderd worden. Bij een intra-articulaire aandoening kan palpatie van de gewrichtsranden pijnlijk zijn. Dit staat bij artritis meer op de voorgrond dan bij artrose. Ook kan men bij artrose veelal benige verdikkingen van de gewrichtsranden constateren (naast PIP- en DIP-gewrichten in de vorm van bouchard-noduli resp. heberden-noduli (figuur 6). [A]

Bij een intra-articulaire zwelling van de vingergewrichten voelt men een zachtere zwelling.[19] Oppervlakkig gelegen pezen kunnen op zwelling en pijn worden gepalpeerd (denk bijvoorbeeld aan de pezen van de m. abductor pollicis longus en de m. extensor pollicis brevis in verband met morbus De Quervain). De pijn en zwelling kunnen vooral net proximaal van de radiale processus styloideus worden vastgesteld.[30,31] [A] Pijn bij palpatie in het 'snuifdoosje' in combinatie met lichte zwelling ter plaatse en een voorafgaand trauma, kan duiden op een fractuur van het os scaphoideum. Lokale zwellingen rond het polsgewricht worden gepalpeerd op consistentie. Een ganglion is licht verplaatsbaar en de inhoud van een ganglion voelt harder aan dan men verwacht. Kleine ganglia aan de dorsale zijde van de pols kunnen vaak alleen bij palmairflexie van de pols palpabel zijn.

SENSIBILITEITSONDERZOEK

Bij het handvibratiesyndroom zijn sensibiliteitsstoornissen in de zin van doofheid van de vingers te vinden in de hele hand. Bij het CTS kunnen er sensibiliteitsstoornissen zijn in het verzorgingsgebied van de n. medianus.

PROVOCATIETESTS

Voor het diagnosticeren van een tendovaginitis van de m. extensor pollicis brevis en de m. abductor pollicis longus, de morbus De Quervain, is een specifieke spierrektest beschreven (proef van Finkelstein). Hierbij brengt men passief de pols in ulnairdeviatie, terwijl de patiënt de duim in zijn vuist houdt.[30,31] Wanneer de patiënt hierbij pijn aangeeft, doet men de test opnieuw met de duim buiten de vuist. Wanneer er nu minder pijn wordt aangegeven, is dit indicatief voor een morbus De Quervain, omdat in het laatste geval de pezen minder gerekt worden.

Een positief teken van Tinel en een positieve Phalen-test behoren tot de traditionele klinische bevindingen bij een carpaletunnelsyndroom.

Teken van Tinel

Bij het teken van Tinel wordt er op de n. medianus getikt (manueel of met een reflexhamer) ter hoogte van de carpale tunnel. Het teken is positief wanneer er paresthesieën worden gevoeld in het verzorgingsgebied van de n. medianus.[29]

Phalen-test

Bij de Phalen-test wordt de pols passief in volledige palmairflexie gebracht. De test is positief wanneer binnen zestig seconden de paresthesieën in het verzorgingsgebied van de n. medianus ontstaan.[28]

In een recente samenvatting[29] van alle studies waarin de diagnostische waarde van dergelijke tests is onderzocht, kwam de auteur tot de conclusie dat de waarde van de Phalen-test en het teken van Tinel beperkt was. Een spierzwakte bij duimabductie, het specifieke klachtendistributiepatroon en hypoalgesie in het verzorgingsgebied van de n. medianus hadden hierbij vergeleken een betere diagnostische waarde.[28] [A] Enkele nieuwere en nog niet frequent onderzochte symptomen, zoals het *close fist sign* en het *flick sign*, lieten wel een veelbelovende diagnostische waarde zien. Het *close fist sign* is positief wanneer de patiënt actief een vuist maakt gedurende zestig seconden en er binnen deze tijd paresthesieën ontstaan in het verzorgingsgebied van de n. medianus. Bij een positief *flick sign* antwoordt de patiënt op de vraag wat hij doet met zijn hand wanneer de symptomen op zijn ergst zijn, dat hij de hand naar beneden laat hangen en hem uitschudt.[29] Een nadeel van dergelijk onderzoek is dat de diagnostische waarde steeds is afgezet tegenover een carpaletunnelsyndroom dat is bevestigd door sensorisch zenuwgeleidingsonderzoek en dat steeds de afzonderlijke diagnostische waarde van de betreffende test is bekeken, niet in combinatie met andere bevindingen uit de anamnese en lichamelijk onderzoek.

9 Betekenis van eenvoudig aanvullend onderzoek

BLOEDONDERZOEK

Bij verdenking op reumatoïde artritis en wanneer de patiënt niet volledig voldoet aan de criteria voor deze diagnose, kan men overwegen de diagnose te ondersteunen met de aanwezigheid van reumafactoren. Normale uitslagen sluiten de aanwezigheid van reumatoïde artritis echter niet uit; bij 20% van de patiënten met reumatoïde artritis kunnen geen reumafactoren worden aangetoond.[32] Het verloop is vaak meer progressief wanneer de reumafactor wel aanwezig is.[33]

ECHOGRAFIE

Een tendovaginitis (bijvoorbeeld morbus De Quervain) kan ook gevisualiseerd worden door middel van echografisch onderzoek.[34] Soms wordt op geleide van een echografische visualisatie de betreffende peesschede geïnjecteerd met corticosteroïden. Van echografisch onderzoek heeft men nog geen additionele diagnostische waarde kunnen aantonen bij de diagnostiek van CTS.

RÖNTGENONDERZOEK

Bij verdenking op reumatoïde artritis en wanneer de patiënt niet volledig voldoet aan de criteria voor deze diagnose, kan men ook overwegen de diagnose te ondersteunen met röntgenonderzoek. Dit kan namelijk de voor reumatoïde artritis typerende erosies bij de aangedane gewrichten laten zien. In een vroeg stadium zullen deze echter vaak afwezig zijn; het eerst treden dergelijke erosies op in handen en voeten. Ook erosies vormen een belangrijke maat voor de progressie van de ziekte.[19] De diagnose artrose kan vrijwel altijd zonder aanvullende diagnostiek met röntgenonderzoek worden gesteld (zie figuur 1).
Bij verdenking op een scaphoideumfractuur is een verwijzing naar de röntgendiagnostiek geïndiceerd, met nadrukkelijke vermelding van de waarschijnlijkheidsdiagnose. Van belang is te weten dat deze fractuur de eerste veertien dagen na het trauma niet altijd zichtbaar is.[20] Een botscan zou een dergelijke fractuur de eerste weken meer betrouwbaar kunnen vaststellen; er gaan echter ook stemmen op dat klinische verdenking voldoende is voor gipsimmobilisatie de eerste twee weken, waarna uitgestelde radiodiagnostiek kan plaatsvinden.

> **Alarmsymptomen**
>
> - pijn in het 'snuifdoosje' na een val op de hand (fractuur van os scaphoideum)
> - duimmuisatrofie (ernstig carpaletunnelsyndroom)
> - ernstige pijn en roodheid in de PIP-gewrichten (reumatoïde artritis)

10 Betekenis van complex aanvullend onderzoek

ZENUWGELEIDINGSONDERZOEK

Veel artsen gebruiken een abnormale zenuwgeleiding van de n. medianus – een test die door de neuroloog kan worden uitgevoerd – als bevestiging van de diagnose carpaletunnelsyndroom, in ieder geval vóór men bij persisterende klachten verwijst voor of overgaat tot chirurgisch ingrijpen. In Amerika is een abnormale zenuwgeleiding vaak zelfs noodzakelijk om in aanmerking te komen voor *compensation claims*.[28] Tevens kan dergelijk zenuwgeleidingsonderzoek dienen om andere aandoeningen die paresthesieën veroorzaken op te sporen. Toch is er momenteel een discussie of men een combinatie van klinische symptomen als gouden standaard moet bestempelen of dat een aantal klinische symptomen in combinatie met abnormale zenuwgeleiding als gouden standaard moeten dienen.[35] In een recent systematisch literatuuronderzoek concludeerde men dat een abnormale zenuwgeleiding niet bijdraagt aan een duidelijker diagnose. Er was namelijk in vier verschillende studies geen verschil in succespercentage van operatie (73 tot 93%) tussen symptomatische patiënten met en zonder abnormale zenuwgeleiding.[36] [E]

11 Samenvatting

De huisarts zal vaak geconfronteerd worden met klachten van pols en hand. Over het algemeen zijn het benigne aandoeningen met een gunstig natuurlijk beloop. De aandoeningen betreffen vaak syndromen, zodat de arts is aangewezen op anamnese en lichamelijk onderzoek. In veel gevallen is aanvullend of specialistisch onderzoek niet noodzakelijk.

Literatuur

1. Norregaard J, Jacobsen S, Kristensen JH. A narrative review on classification of pain conditions of the upper extremities. Scand J Rehab Med 1999;31:153-64.
2. Grieco A, Molteni G, Vito G de, Sias N. Epidemiology of musculoskeletal disorders due to biomechanical overload. Ergonomics 1998;41:1253-60.
3. Muggleton JM, Allen R, Chappell PH. Hand and arm injuries associated with repetitive manual work industry: a review of disorders, risk factors and preventive measures. Ergonomics 1999;42:714-39.
4. Picavet HSJ, Schouten JSAG. Musculoskeletal pain in the Netherlands: prevalences, consequences and risk groups, the DMC_3-study. Pain 2003;102:167-78.
5. Allander E. Prevalence, incidence and remission rates of some common rheumatic diseases or syndromes. Scand J Rheumatol 1974;3:145-53.
6. Atroshi I, Gummesson C, Johnsson R, Ornstein E, Ranstam J, Rosen I. Prevalence of carpal tunnel syndrome in a general population. JAMA 1999 Jul 14;282(2):153-8.
7. Krom MC de, Knipschild PG, Kester AD, Thijs CT, Boekkooi PF, Spaans F. Carpal tunnel syndrome: prevalence in the general population. J Clin Epidemiol 1992 Apr;45(4):373-6.
8. Linden MW van der, Westert GP, Bakker DH de, Schellevis FH. Klachten en aandoeningen in de bevolking en in de huisartspraktijk. Utrecht/Bilthoven: Nivel/RIVM, 2004.
9. Okkes IM, Oskam SK, Lamerts H. Van klacht naar diagnose. Bussum: Coutinho, 1998.
10. Khan KM, Cook JL, Kannus P, Maffulli N, Bonar SF. Time to abandon the 'tendinitis' myth. Britt Med J 2002;324:626-7.
11. Felson DT. Developments in the clinical understanding of osteoarthritis. Arthritis Res Ther 2009;11(1):203.
12. Vugt RM van, Bosch WJHM van den. De pols en de hand. In: Bijlsma JWJ, Voorn ThB (red). Reumatologie. Houten/Diegem: Bohn Stafleu van Loghum, 2000.
13. Pelmear PL, Taylor W. Hand-arm vibration syndrome. J Fam Pract 1994;38:180-5.
14. Chetter IC, Kent PJ, Kester RC. The hand-arm vibration syndrome; a review. Cardiovascular Surgery 1998;6:1-9.
15. Stolp-Smith KA, Pascoe MK, Ogburn PL Jr. Carpal tunnel syndrome in pregnancy: frequency, severity, and prognosis. Arch Phys Med Rehabil 1998 Oct;79(10):1285-7.
16. Hart DJ, Spector TD. Definition and epidemiology of osteoarthritis of the hand: a review. Osteoarthritis Cartilage 2000;8(Suppl A):S2-7.
17. Zhang W, Doherty M, Leeb BF, Alekseeva L, Arden NK, Bijlsma JW, et al. ESCISIT. EULAR evidence-based recommendations for the diagnosis of hand osteoarthritis: report of a task force of ESCISIT. Ann Rheum Dis 2009 Jan;68(1):8-17.
18. Estes JP, Bochenek C, Fassler P, Fasler P. Osteoarthritis of the fingers. J Hand Ther 2000 Apr-Jun;13(2):108-23.
19. Janssens HJEM, Lagro HAHM, Peet PG van, Gorter KJ, Pas P van der. Paardt M van der, Woutersen-Koch H. NHG-Standaard Artritis. Huisarts Wet 2009;52(9):439-53.
20. Shipley M. ABC of rheumatology. Pain in the hand and wrist. BMJ 1995 Jan 28;310(6974):239-43.
21. Thornburg LE. Ganglions of the hand and wrist. J Am Acad Orthop Surg 1999 Jul-Aug;7(4):231-8.
22. Westbrook AP, Stephen AB, Oni J, Davis TR. Ganglia: the patient's perception. J Hand Surg [Br] 2000 Dec;25(6):566-7.
23. Gezondheidsraad. RSI. Den Haag: Gezondheidsraad, 2000 (publicatienr. 2000/22).
24. Huisstede BM, Miedema HS, Verhagen AP, Koes BW, Verhaar JA. Multidisciplinary consensus on the terminology and classification of complaints of the arm, neck and/or shoulder. Occup Environ Med 2007 May;64(5):313-9.
25. Miedema HS. Reuma-onderzoek meerdere echelons (ROME). Basisrapport. Leiden: TNO, 1994.
26. Spies-Dorgelo MN, Windt DA van der, Prins AP, Uitdehaag BM, Horst HE van der. Diagnosis and management of patients with hand and wrist problems in general practice. Eur J Gen Pract 2009;15(2):84-94.
27. Schouten JSAG. Artrose. In: Maas IAM, Gijsen R, Lobbezoo IE, Poos MJJC (red). Volksgezondheid toekomstverkenning 1997. I De gezondheidstoestand: een actualisering. Maarssen: Elzevier/de Tijdstroom, 1997.
28. Glickel SZ. Clinical assessment of the thumb trapeziometacarpal joint. Hand Clin 2001 May;17(2):185-95.
29. D'Arcy CA, McGee S. The rational clinical examination. Does this patient have carpal tunnel syndrome? JAMA 2000 Jun 21;283(23):3110-7.
30. Murtagh J. De Quervain's tenosynovitis and Finkelstein's test. Austr Fam Physician 1989 Dec;18(12):1552.
31. Carpentier Alting MP. Ziekte van De Quervain, een vergeten diagnose? Ned Tijdschr Geneeskd 1982;126:1433-5.
32. Ward MM. Laboratory testing for systematic rheumatoid diseases. Postgrad Med 1998;103:93-100.

33 Heijde DHFM van der, Riel PLMC van, Rijswijk MH van, Putte LBA van der. Influence of prognostic features on the final outcome in rheumatoid arthritis; a review of literature. Semin Arthritis Rheum 1988;17: 284-92.
34 Kamel M, Moghazy K, Eid H, Mansour R. Ultrasonographic diagnosis of de Quervain's tendosynovitis. Ann Rheum Dis 2002 Nov;61(11):1034-5.
35 Franzblau A, Werner RA. What is carpal tunnel syndrome? JAMA 1999 Jul 14;282(2):186-7.
36 Jordan R, Carter T, Cummins C. A systematic review of the utility of electrodiagnostic testing in carpal tunnel syndrome. Br J Gen Pract 2002 Aug;52(481): 670-3.

Knieklachten

F. Baarveld en G.C. van Enst

Ga naar de website extras.bsl.nl/alledaagseklachten voor de video bij dit hoofdstuk

1 Inleiding

Onder knieklachten worden verstaan klachten met betrekking tot de knie die de patiënt als zodanig aangeeft: pijn, zwelling (dikke knie), beperkte functie/bewegingsbeperking (o.a. slotverschijnselen) en instabiliteit (door de knie zakken). Pijn is meestal de overheersende klacht. Er zijn vele indelingen van knieklachten mogelijk: intra- of extra-articulair, met of zonder zwelling, specifiek bij jongeren of ouderen, acuut of geleidelijk ontstaan, kort of chronisch wat betreft duur. In de registraties in de Nederlandse huisartspraktijken wordt geen systematisch onderscheid gemaakt tussen knieklachten van traumatische dan wel niet-traumatische aard.[1,2]

In dit hoofdstuk wordt uitgegaan van de klacht waarmee de patiënt de dokter bezoekt, ongeacht de lokalisatie, het uitlokkende moment of de duur van de klacht. De reden van dit bezoek kan uiteenlopend zijn: van vage pijn tot een onvermogen om op de knie te staan.

Systemische gewrichtsaandoeningen die vooral in andere dan het kniegewricht zijn gelokaliseerd, komen in dit hoofdstuk niet expliciet aan de orde (zie het hoofdstuk *Gewrichtsklachten*). Ook standafwijkingen van de knieën bij kinderen worden in dit hoofdstuk niet besproken. Het Nederlands Huisarts Genootschap (NHG) heeft een eigen richtlijn ontwikkeld voor niet-traumatische knieklachten bij kinderen en adolescenten.[1,3]

2 De klacht in de bevolking

Er zijn weinig gegevens over het vóórkomen van knieklachten in de algemene bevolking. Het onderzoek dat verricht is, geeft aan dat in de onderzochte populatie tussen 7,9 en 30% van de onderzochte mensen last heeft van chronische knieklachten.[4-8] Opgemerkt moet worden dat er telkens verschillende definities zijn gebruikt voor het begrip 'chronisch'.[9] Chronische kniepijn komt relatief meer voor bij ouderen en bij vrouwen.[6,8]

Een Engels onderzoek naar het vóórkomen van kniepijn bij mannen en vrouwen van 40 tot 80 jaar leverde een prevalentie op van 28%. Risicogroepen waren mannen werkzaam in de bouw en mijnwerkers.[7] Een Fins onderzoek naar chronische kniepijn bij kinderen en adolescenten liet zien dat in de leeftijdsgroep van 9 en 10 jaar 3,9% en in de leeftijdsgroep 14 en 15 jaar 18,5% van de kinderen chronische kniepijn heeft.[9] De gevolgen voor jongeren zijn vaak geheel of gedeeltelijk sportverzuim, bij mensen van middelbare leeftijd tijdelijk arbeidsverzuim en bij ouderen vooral verlies van mobiliteit.

3 De eerste presentatie bij de dokter

Behalve de huisarts worden de arts op de Spoedeisende Hulp, de chirurg, de orthopeed en de sportarts frequent met knieklachten geconfronteerd.

Lang niet alle knieklachten worden aan de huisarts gepresenteerd. Op jongere leeftijd spelen sport en arbeid een belangrijke rol in de overweging de huisarts te bezoeken, op hogere leeftijd spelen pijn en bewegingsbeperking ten gevolge van degeneratieve aandoeningen een voorname rol.

De incidentie van knieklachten bij de huisarts in Nederland wordt wisselend opgegeven van 13,7 tot 31 per 1.000 patiënten per jaar.[10,11] Bij de hoge incidentie betreft het de klacht van de patiënt, bij de lage de diagnose van de dokter: (aspecifieke) knieklachten, en worden diagnosen als distorsie en gonartrose elders geboekt.

In figuur 1 is de verdeling naar geslacht aangegeven in relatie tot de leeftijd van de patiënt. Op hogere leeftijd zijn er verhoudingsgewijs meer vrouwen die met knieklachten de arts bezoeken.

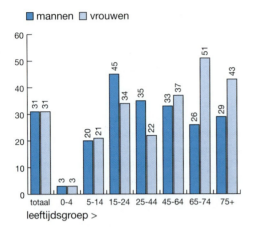

Figuur 1 Incidentie van knieklachten (contactreden L15) aan het begin van een episode in de huisartspraktijk, per 1.000 patiënten per jaar.[11]

4 Pathofysiologie en differentiële diagnose

ANATOMIE

De knie is een scharniergewricht tussen de onderkant van het bovenbeen (femur) en de bovenkant van het onderbeen (tibia). De twee contactvlakken van het femur raken het tibiaplateau alsof er sprake is van twee ballen op een schoteltje (*two balls on a saucer*). Daardoor kan het scharniergewricht ook beperkt roteren.

Aan de voorzijde is de patella gelegen in de pees van de musculus quadriceps (retinaculum mediale resp. laterale). De achterzijde van de patella glijdt in de patellofemorale groeve over het femur: het patellofemoraal gewricht. Voor de onderste helft van de patella en het bovenste deel van de patellapees ligt een slijmbeurs: de bursa prepatellaris. Rond het kniegewricht kunnen ook andere bursae voorkomen.

De strek- en buigmogelijkheden van het kniegewricht zijn dominant en overtreffen de rotatiemogelijkheden. Het grootste deel van de ruimte in het gewricht wordt gevuld door ringen van vezelig kraakbeen: de mediale en laterale meniscus (figuur 2). De functie ervan kan omschreven worden als twee stootkussentjes. Aan de zijkanten ondersteunen de mediale en laterale collaterale ligamenten (figuur 2) de zijwaartse stabiliteit. De voor- en achterwaartse stabiliteit wordt ondersteund door de voorste en achterste kruisband.

Het gewricht wordt door een gewrichtskapsel omgeven. Aan de binnenzijde is het kapsel met een synoviale membraan bekleed. Deze produceert de gewrichtsvloeistof (synovia), met als belangrijke functies smering en schokdemping van het gewricht en voeding van de kraakbeenbekleding. Voor deze voedende functie is bewegen van het gewricht belangrijk en immobilisatie (bijv. met gips) schadelijk.

Het kniegewricht is bekleed met kraakbeen. Naast een geringe bijdrage aan de schokdemping is de voornaamste functie van dit gewrichtskraakbeen de beenderen over elkaar laten glijden. Rondom het kniegewricht hechten vele spieren aan. Deze spelen, naast een functie in de bewegingen van de knie, ook een substantiële rol in de schokdemping.

PATHOFYSIOLOGIE

Klachten waarmee de patiënt de huisarts bezoekt, zijn pijn (diffuus of gelokaliseerd), zwelling (diffuus of gelokaliseerd), beperkte functie (slotklachten) en instabiliteit.

Pijn

Pijn kan ontstaan door rekking van het gewrichtskapsel. Dit geeft een diffuse pijn: een bandgevoel. Pijn kan ook een symptoom zijn van het opgelopen letsel. Deze meer gelokaliseerde pijn helpt bij het differentiëren. Niet elk letsel in de knie gaat gepaard met pijn bij lichamelijk onderzoek. Een scheur van de kruisband geeft bijvoorbeeld geen pijn bij de specifieke tests.

Pijn kan eveneens worden veroorzaakt door artrose. Hierbij is sprake van een degeneratie van gewrichtskraakbeen, veranderingen in het subchondraal botweefsel en vorming van osteofyten. De veranderingen in het gewrichtskraakbeen staan hierbij het meest op de voorgrond. Van het kraakbeen brokkelen stukjes af die vrijkomen in de gewrichtsholte. De bekledende kraakbeenlaag

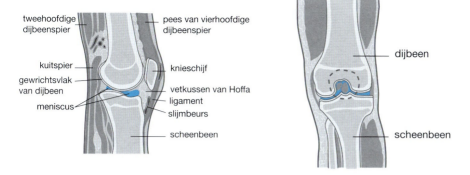

Figuur 2 Anatomie van het kniegewricht: a zijaanzicht; b vooraanzicht.

wordt dunner en de elastische eigenschappen verminderen. Daarnaast vormen zich randwoekeringen en is er sprake van een chronische ontsteking van het gewrichtskapsel met pijn.

Vermeld dient nog te worden het mechanisme van *referred pain*: pijn in de knie, waarbij het oorzakelijk lijden elders gelokaliseerd is. Dit is het geval bij coxartrose en ischialgie.

Een *gelokaliseerde pijn* in de knie wordt veelal veroorzaakt door repeterende bewegingen van de knie onder bepaalde belasting of omstandigheden, of door een direct trauma.

Zwelling (diffuus of gelokaliseerd)

Een diffuse zwelling van de knie wordt veroorzaakt door een toename van intra-articulair vocht. Deze zwelling kan door een acuut trauma worden veroorzaakt, door degeneratieve processen (artrose), maar ook door verschillende systemische aandoeningen (reuma, (a)septische ontsteking, ziekte van Lyme) en overbelasting. We onderscheiden hydrops en haemarthros.

Hydrops Hydrops is het gevolg van een overmatige productie van vocht zonder bloed als reactie op een intra-articulaire beschadiging. De synoviale membraan – dat is de binnenbekleding van het gewrichtskapsel – produceert de synovia, een in het gewricht voorkomende slijmerige vloeistof. Het intra-articulaire vocht bij een hydrops heeft een veel lagere viscositeit en speelt daardoor nog nauwelijks een stootopvangende rol. Een hydrops komt relatief traag op gang, in tegenstelling tot een haemarthros die meestal binnen enkele uren tot een dikke knie leidt.

Haemarthros Haemarthros wordt veroorzaakt door bloed dat in de knie terechtkomt ten gevolge van een beschadiging van bloedvaten. Ook dit heeft een diffuse zwelling tot gevolg. Veelal wijst een haemarthros op fikse intra-articulaire schade. In 67% van de artroscopisch onderzochte knieën met een haemarthros wordt een voorstekruisbandletsel gevonden, waarvan 17% gepaard gaat met meniscusletsel. Slechts in minder dan 5% van de gevallen werd geen intra-articulair letsel gevonden.[12] Andere oorzaken van een bloeding in de knie na een acuut trauma zijn scheuren van de aanhechting van de meniscus aan het kapsel en osteochondrale fracturen. Haemarthros kan zonder duidelijk trauma ontstaan. Dit is bijvoorbeeld het geval bij mensen met hemofilie of bij mensen die bloedverdunnende medicatie gebruiken.

Lokale zwelling Een lokale zwelling ligt extra-articulair. Deze ontstaat meestal door een aseptische ontsteking als gevolg van regelmatig herhaalde microtraumata of door voortdurende irritatie van bijvoorbeeld een pees over een vaste structuur. Een dergelijke zwelling fluctueert en voelt niet vast aan. Een bijzondere plaats neemt een bursa in de knieholte in. Hoewel extra-articulair gelegen, is de origine daarvan een intra-articulaire afwijking, meestal in de vorm van een meniscusafwijking aan de dorsale zijde van de knie. Het vocht wordt in plaats van als een hydrops in de knie via een kanaaltje door het kniekapsel aan de dorsale zijde buiten het gewricht opgehoopt.

Beperkte functie en slotstand

Een beperkte functie kan het gevolg zijn van een hydrops of haemarthros. Het gewricht heeft in de middenstand het grootste volume en kan daardoor alleen met moeite en meestal pijn uit die positie in twee richtingen bewogen worden. Deze storing van de functie verdwijnt met het afnemen van de hoeveelheid vocht. Bij een vers trauma (inclusief een eventuele fractuur) is het moeilijk te beoordelen of er sprake is van een werkelijke slotstand. Hydrops of pijn van overrekte en gezwollen structuren kan de oorzaak zijn van het onvermogen tot strekken.[13] Pijn kan het actieve gebruik van spieren verhinderen. Een andere en veel ernstigere oorzaak van een beperkte functie van het gewricht is een capsulaire beperking. Door geleidelijke verbindweefseling van het kapsel wordt het minder rekbaar en neemt de functie af. Vaak treedt dit op na immobilisatie. De knie blijft dan, afhankelijk van de soort immobilisatie (in flexie of extensie), beperkt in de tegenovergestelde functie. Een in flexie ingegipste knie kan slecht gestrekt worden. Een in extensie geïmmobiliseerde knie kan slecht gebogen worden. Een knie die niet helemaal gestrekt kan worden, is een groter functioneel probleem voor de patiënt/sporter dan een knie die niet maximaal gebogen kan worden. Oefentherapie is meestal noodzakelijk, maar lost lang niet altijd de functiebeperking op. Artrotisch veranderde knieën zijn op grond van capsulaire beperkingen en ossale beperkingen niet meer normaal te buigen en strekken. Afwijkingen in de quadricepspees en de patella kunnen ook aanleiding zijn tot een onvermogen om de knie te buigen of strekken. Fracturen door het gewricht heen zijn vaak ook een reden waardoor de knie niet meer over de normale range of motion te buigen en strekken is.

Een slotstand is een bijzondere vorm van een bewegingsbeperking en kan worden veroorzaakt door een meniscuslaesie, een onregelmatigheid van het kraakbeenoppervlak van de patella en femurcondylus, een ge(sub)luxeerde patella[14] of door een corpus liberum. In al deze gevallen, en ook in meer uitzonderlijke gevallen zoals schade van de mediale plica[15] of een intra-articulair lipoom,[17] gaat het om hetzelfde mechanisme: een structuur vult een compartiment tussen de gewrichtsvlakken en blokkeert zo de beweging van de knie.

In het geval van een afgescheurd deel van de meniscus slipt dit stukje kraakbeen tussen het femur en de tibia naar het midden van het gewricht en kan op deze wijze de scharnierfunctie van de knie blokkeren (een gewrichtsmuis of corpus liberum). Ook een niet volledig gescheurde meniscus kan dubbelklappen en de knie blokkeren. De strekmogelijkheid is ongeveer 30° beperkt en de patiënt kan door enig manipuleren van het onderbeen de blokkering soms zelf opheffen.

Instabiliteit

Instabiliteit van de knie is het onvermogen van de patiënt om de functie van de knie te controleren tijdens bepaalde activiteiten, waardoor een abnormale beweeglijkheid van de knie kan optreden. Het is een weinig specifieke klacht, meestal optredend na een trauma.[16] De oorzaak van de instabiliteit kan zijn een insufficiëntie van het band-kapselapparaat, insufficiëntie van de musculus quadriceps of een fractuur. Hierbij dient opgemerkt te worden dat oorzaken vaak samenhangen: een insufficiënte musculus quadriceps komt veelal voort uit het ontzien ervan ten gevolge van pijn. Deze pijn kan veroorzaakt worden door een ingeklemde meniscusflard of door een uitgerekte collaterale band.

DIFFERENTIËLE DIAGNOSE

Het is lang niet altijd mogelijk om bij knieklachten op grond van de anamnese een exacte pathologisch-anatomische diagnose te stellen. Omdat de verschillende aandoeningen ook niet altijd duidelijk gedefinieerd zijn, treden soms flinke verschillen op in incidentiestudies.

Contusie en distorsie

Een stomp letsel of kneuzing van de knie wordt een contusie genoemd. Een verzwikking, verstuiking dan wel gewelddadige rekking en scheuring van het gewrichtskapsel of van de gewrichtsbanden, met een bloeduitstorting van structuren in of rondom de knie als resultaat, is een distorsie. Deze traumatische gebeurtenissen zijn niet altijd te scheiden. Bij beide kunnen zowel intra- als extra-articulaire beschadigingen optreden.

Artrose

Degeneratie van de kraakbeenlaag in het gewricht kan bij ouder worden spontaan ontstaan. Het wordt bevorderd door eerdere trauma's en ingrepen in het kniegewricht. (A)septische ontstekingen in en sterke standafwijkingen van het kniegewricht leiden ook in versterkte mate tot artrose. In de vroege fasen van deze degeneratie kunnen klachten en klinische verschijnselen geheel ontbreken. Pas later ontstaan bij artrose passende bezwaren: pijn bij start en ochtendstijfheid.

Meniscusletsel
De oorzaak van een meniscuslaesie is veelal traumatisch. In slechts een derde van de gevallen is er sprake van een sportgerelateerd letsel.[18,19] Een contusie of scheur van een meniscus treedt op wanneer deze kraakbeenschijf onder te grote kracht in de knel komt tussen femur en tibia. Een rotatie van het onderbeen ten opzichte van het bovenbeen speelt daarbij meestal een rol.

Kruisbandletsel
De oorzaak van kruisbandletsels is traumatisch. Bij een trauma met hyperextensie of valgisatie, hyperflexie en exorotatie van de knie is een (gedeeltelijke) scheur van de (achterste en voorste) kruisband waarschijnlijk. Bij een indirect trauma, zoals neerkomen uit sprong met gelijktijdige valgisatie en exorotatie kan de voorste kruisband aangedaan zijn, naast een letsel van de collaterale band en de mediale meniscus.

Letsel van een collaterale band
De oorzaak is traumatisch. Bij een direct variserend of valgiserend trauma kan er letsel van het laterale respectievelijk het mediale bandcomplex ontstaan.

Jicht
(Sub)acute heftige gewrichtsontstekingen door natriumkristallen, meestal in het basisgewricht van de grote teen, soms als mono- of oligoartritis in andere gewrichten in de onderste extremiteit (knie) of pols.[20] Pseudojicht is een erfelijke jichtachtige aandoening, met calciumkristallen in het synoviavocht.

Reumatoïde artritis
Een chronische inflammatoire ziekte die voornamelijk de synovia van de gewrichten aandoet. Een gewrichtsontsteking door reumatoïde artritis betreft vooral de gewrichten van de extremiteiten (knie).[20]

Ziekte van Lyme
Na een takenbeet kan de knie dik worden en pijn gaan doen. De patiënt komt met klachten van de knie zonder een duidelijke traumatische oorsprong, zoals dat ook het geval kan zijn bij osteochondritis dissecans.

Osteochondritis dissecans
Bij osteochondritis dissecans is sprake van lokale necrose van het bot aan de gewrichtszijde, waarbij een botfragment kan worden afgestoten en tot vorming van een gewrichtsmuis aanleiding geeft (figuur 3). In 75% van de gevallen is de knie het aangedane gewricht.[21] De klachten zijn vaak aspecifiek: chronische pijnklachten en hydrops. Wanneer een osteochondritishaard luxeert, treden klachten op van slotverschijnselen en soms een palpabel corpus liberum.

De meest voorkomende extra-articulaire diagnosen worden hierna besproken.

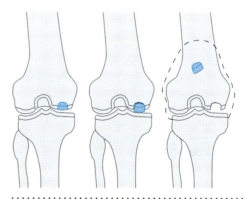

Figuur 3 Het ontstaan van osteochondritis dissecans.

Patellofemoraal syndroom
Bij het patellofemoraal syndroom (PFP), vroeger bekend onder de naam retropatellaire chondropathie, is meestal sprake van chronische microtraumata onder anatomisch ongunstige omstandigheden, zoals genua valga. Zoals te verwachten is bij een overbelastingssyndroom, vertonen de klachten een sluipend begin. Kenmerkend zijn klachten van pijn of een zeurend gevoel achter en rondom de knieschijf, die verergeren bij patellofemorale drukverhoging, zoals hurken en springen. Ook treden de klachten op wanneer men lang in dezelfde houding zit ('theaterknie'). Strekken van de knie, zeker tegen weerstand, is

vaak pijnlijk. Soms zijn er pseudoslotverschijnselen: de knie hapert bij flexie of extensie zonder werkelijk op slot te schieten. PFP komt het meest voor op de leeftijd van 20-35 jaar, vaker bij vrouwen dan bij mannen en meer bij een hoger activiteitenniveau.[22]

Bursitis prepatellaris
Een ontsteking van de bursa prepatellaris. Deze slijmbeurs ligt vóór de onderste helft van de patella en het bovenste deel van de patellapees. Oorzaak is een chronische irritatie of een infectie.

Er treedt een zachte, fluctuerende, begrensde zwelling op vóór de onderste helft van de patella. Soms is deze zwelling warm, lang niet altijd pijnlijk. De bursitis treedt vooral op bij mensen die veel knielend werk verrichten (stratenmakerknie, dienstbodeknie, bidknie) en de knieschijf bij sporten stoten. Ter bescherming worden daarom vaak kniebeschermers gedragen.

Ziekte van Osgood-Schlatter
Het klinisch beeld is typisch: een zwelling distaal van de patella op de tuberositas tibiae, die vast van consistentie is en pijnlijk bij palpatie. Er is een toename van de klachten bij belasting. Deze 'apofysitis' (apofyse = uitgroei of uitsteeksel) is een voorbeeld van een aseptische ontsteking.

De aandoening komt vooral voor bij kinderen tussen 10 en 15 jaar, met een lichte voorkeur voor jongens, zeker bij diegenen die intensief sport beoefenen.

Identiek aan de ziekte van Osgood-Schlatter is de ziekte van Sinding-Larsen-Johansson, gelokaliseerd aan de distale punt van de patella. Het voorkomen van deze aandoening is ongeveer op dezelfde leeftijd en moet niet verward worden met een springersknie.

Springersknie
Springersknie (*jumper's knee*, apexitis patellae, tendinitis patellae, tendinitis infrapatellaris) is een overbelastingsletsel van het strekapparaat van de knie ter hoogte van de aanhechting van de patellapees aan de onderpool van de knieschijf. Deze aandoening komt vooral voor bij sporten waarbij een groot beroep gedaan wordt op het strekapparaat van de knie (volleybal, atletiek, basketbal). De pijn heeft een directe relatie met de mate van inspanning.

De springersknie is een enthesopathie: pijn optredend in de origo of insertie van een spier of pees. Een enthesopathie kan ook op andere locaties rondom de knie specifieke klachten geven:
– pes anserinus (gezamenlijke insertie van mm. semitendinosus, gracilis en sartorius);
– m. biceps femoris;
– m. popliteus;
– m. plantaris;
– m. gastrocnemius.

Iliotibiale bandsyndroom (synoniem iliotibiaal frictiesyndroom)
De tractus iliotibialis is een verdikt deel van de fascia lata. Het iliotibiale bandsyndroom (runners knee) is een overbelastingssyndroom dat vaak bij hardlopers en wielrenners voorkomt. Gedurende het buigen en strekken van de knie ontstaat frictie van de tractus over de epicondylus lateralis van het femur (figuur 4). Hierdoor ontstaat een directe irritatie van de tractus en het periost of er ontstaat een lokale bursitis. De klachten presenteren zich als pijn aan de laterale zijde van de knie. Bijna altijd ontstaat de pijn na een bepaalde periode van belasting (fietsen, hardlopen). De klachten verergeren bij verder doorlopen en verminderen als de belasting wordt gestopt.

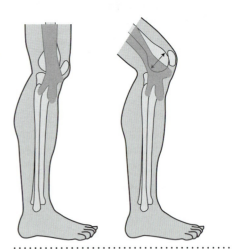

Figuur 4 Ontstaanswijze van het iliotibiale frictiesyndroom.

Baker-cyste
Een gelokaliseerde zwelling, zichtbaar en palpabel (fluctuerend) in de knieholte. Deze cyste ontstaat doordat een uitpuiling van de achterzijde

van het gewrichtskapsel tussen de kop van de m. gastrocnemius medialis en de m. semimembranosus zich vanuit het kniegewricht vult met vocht (figuur 5). In feite is dit dus een intra-articulaire aandoening die zich extra-articulair uit. Bij volwassenen moet wel gezocht worden naar een onderliggende aandoening. Deze is meestal intra-articulair van origine: Krudwig vond in zijn onderzoek bij ruim 90% van patiënten met een baker-cyste een intra-articulaire afwijking (menisculetsel, kraakbeenafwijkingen en synoviitis).[23] Bij kinderen is er meestal geen sprake van een onderliggende aandoening en verdwijnt de cyste veelal spontaan.[24]

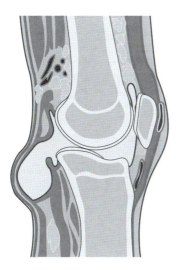

Figuur 5 Baker-cyste.

Hoffitis
Een weke, niet zo pijnlijke zwelling direct onder de patella ten gevolge van een irritatie van de hoffa-vetlichaampjes.[25]

Tumoren
Zeldzaam.

5 Kansverdeling van diagnosen

Er zijn vele diagnosen mogelijk, uitgaande van de knieklachten waarmee de patiënt de dokter kan bezoeken. Bij mensen die met knieklachten de huisarts consulteren, wordt meestal geen specifieke diagnose gesteld (tabel 1).[11]

ACUUT TRAUMATISCH KNIELETSEL

In een kwart van de gevallen worden knieklachten door een trauma veroorzaakt. De categorieën 'distorsie', 'meniscusletsel' en 'ander trauma' hebben veelal een traumatische achtergrond.

In tabel 2 zijn verschillende onderzoeken van acute (traumatische) knieletsels vergeleken. Smeets[26] onderzocht patiënten in Nederland van wie 30% naar de huisarts ging en 70% naar de SEH. Nielsen[27] onderzocht in Denemarken mensen die na een knietrauma de Eerste Hulpafdeling bezochten, omdat patiënten in Denemarken voor medische hulp bij deze problematiek aangewezen zijn op Eerste Hulpafdelingen. Kastelein verrichtte een eerste eerstelijns prospectief cohortonderzoek waarbij ruim een maand na het eerste consult een MRI-scan als referentietest werd verricht bij patiënten die zich met knieletsel bij de huisarts hadden gemeld.[19] Deze studie laat meer dan 100% aan einddiagnosen zien: een acuut knieletsel kan meerdere diagnosen tot gevolg hebben. Het verschil in diagnosen in deze tabel is opvallend, te verklaren door de verschillende populaties (eerste of tweede lijn), methodologische verschillen en selectiebias. Bekend is de *unhappy triad* van O'Donoghue: een valgus-exorotatietrauma kan naast de mediale collaterale bandstructuren ook de mediale meniscus en de voorste kruisband beschadigen.[28]

Er is een trend zichtbaar dat acute knieletsels meer bij jongvolwassenen voorkomen en meer bij mannen dan bij vrouwen. Tot het 44e levensjaar presenteren mannen iets meer knieklachten aan de huisarts dan vrouwen. Na die leeftijd komen meer vrouwen dan mannen met deze klacht op het spreekuur van de huisarts.[11]

6 Betekenis van de voorgeschiedenis

Indien iemand met knieklachten komt, is het zinvol te informeren naar twee aspecten met betrekking tot de voorgeschiedenis.

Tabel 1 De negen meest gestelde diagnosen (in procenten) bij contactreden knieklachten in de huisartspraktijk.[11]

	totaal	0-4	5-14	15-24	25-44	45-64	65-74	> 75
knieklachten e.c.i.	33	21	31	39	36	35	26	23
osteoartrose	15		1	1	3	18	36	42
distorsie	13		20	15	15	11	9	10
chronisch inwendig knietrauma*	9		6	13	13	7	3	4
acuut letsel meniscus/kniebanden	5	7	3	5	8	6	2	1
ander trauma	4		6	8	3	4	4	3
andere ziekten bewegingsapparaat	4	7	6	3	5	4	5	3
bursitis/tendinitis	4		1	2	6	5	4	3
Osgood-Schlatter	3		13	5	2	1		
rest	10	65	13	9	9	9	11	11

* Chronisch inwendig knietrauma is een groep van diagnosen, waaronder osteochondritis dissecans en intra-articulaire aandoeningen, die optreden bij patiënten met een belaste voorgeschiedenis (meniscectomie, voorstekruisbandletsel).

OPERATIES OF ZIEKTEN VAN DE KNIE

Eerdere operaties en/of schade aan de knie geven een verhoogde kans op nieuwe beschadiging. Indien iemand een volledige meniscectomie heeft ondergaan, is hij of zij vatbaarder voor vroegtijdige artrose.[28] Dit geldt eveneens voor mensen met een eerder doorgemaakte artritis van de betreffende knie, osteochondritis dissecans en een fractuur. De meer verfijnde operatietechnieken via de artroscoop geven minder secundaire schade dan de vroeger gebruikelijke operatietechnieken voor de knie.[29]

Uit een onderzoek bij skiërs blijkt dat mensen met een gereconstrueerde voorste kruisband vaker en ernstiger knieletsel oplopen dan skiërs met gezonde knieën.[30] Onvolledig herstel na een operatie van de voorste kruisband of meniscus kan leiden tot hydrops.

KLACHTEN VAN ANDERE GEWRICHTEN IN HET VERLEDEN

Dit kan wijzen op artrose, jicht, reuma of een andere systemische aandoening.

7 Betekenis van de anamnese

Bij de anamnese van knieklachten is het belangrijk om, naast aandacht voor de klachten (waardoor worden de klachten wel en waardoor niet geprovoceerd), informatie in te winnen over de mogelijke oorzaak (etiologie) van de afwijking, omdat daar vaak een belangrijk aspect van de aanpak/behandeling in terug te vinden is. De hardheid van de anamnestische gegevens kan worden bevestigd door het lichamelijk onderzoek, zeker indien de patiënt niet in staat is betrouwbare informatie te verstrekken. Na een trauma zijn patiënten veelal niet goed in staat om precies te omschrijven wat er gebeurd is en bovendien is er een slechte correlatie tussen de beschrijving van het ongeval en het letsel.[31]

AARD VAN DE KLACHTEN

Zwelling

Gevraagd kan worden of er sprake is van een algehele (diffuse) zwelling of een plaatselijke (lokale) zwelling. Vaak is de patiënt niet goed in staat aan te geven of er sprake is van een gezwollen knie.

Een diffuse zwelling wijst meer op een intra-articulair probleem, een gelokaliseerde zwelling veelal op een extra-articulair probleem.

Tabel 2	Einddiagnosen na acute traumatische knieletsels (in procenten).		Smeets[26]	Nielsen[27]	Kastelein[19]
distorsie/contusie			41	66	39
	distorsie		23	21	
	contusie		18	45	
meniscusletsel			16	6	35
ander trauma			44	28,6	46
	collateraal bandletsel		18	6	
	overbelasting		6	8	
	fractuur		2	3	
	kruisbandletsel		4	2,2	26
	– voorstekruisbandletsel			2	21
	– achterstekruisbandletsel			0,2	5
	combinatieletsels		0,4		20
	patellaluxatie			3	
	geen diagnose		2		
	restgroep			4	
	self limiting		12		
totaal			101	101	120

Een diffuse zwelling optredend binnen twaalf uur na een trauma duidt sterk op haemarthros: de kans hierop is 89% indien de zwelling binnen twee uur optreedt. Als er sprake is van haemarthros, is er ruim 70% kans op een kruisband- of meniscusletsel.[12,31] [A]

Als een zwelling later na een trauma optreedt, lijkt ernstige schade minder waarschijnlijk. Bewijzend onderzoek hieromtrent ontbreekt echter.

Pijn
Bij een sterk gezwollen knie is de diffuse, vaak bandvormige pijn het gevolg van die zwelling. De pijn dient in relatie tot de mate van zwelling beoordeeld te worden.

Bij een pijnlijke diffuus gezwollen knie met ontstekingsverschijnselen, zonder trauma, dient men rekening te houden met een (bacteriële) artritis. De pijn kan ook tamelijk lokaal en met één vinger aan te geven zijn. Dan is het belangrijk om te denken aan een afwijking van de structuur direct op de plaats van de bij palpatie pijnopwekkende vinger.

Lokalisatie De lokalisatie van de pijn geeft een aanwijzing voor de diagnose.
– Pijn aan de mediale zijde van de knie kan duiden op een mediale meniscuslaesie of een (gedeeltelijke) ruptuur of verrekking van de mediale collaterale band.[3]
– Pijn aan de laterale zijde van de knie kan duiden op een laterale meniscuslaesie of een (gedeeltelijke) ruptuur of verrekking van de laterale collaterale band.[3]
– Pijn aan de voorzijde van de knie, rond de patella, kan worden veroorzaakt door een aandoening van de patella of het patellofemorale gewricht. Als deze pijn optreedt na enige tijd rust met de knie in 90° flexie, is een patellofemoraal syndroom waarschijnlijk.[14]
– Pijn aan de achterzijde van de knie kan worden veroorzaakt door letsel van de m. plantaris en de m. popliteus. Ook een zwelling van de knie geeft pijn of een onaangenaam gevoel in de knieholte.[14] Dit kan door een diffuus probleem (hydrops of haemarthros) veroorzaakt worden, of door een lokale zwelling (baker-cyste).

Ernst De ernst van de pijn kan men mede inschatten aan de hand van de belastbaarheid. Anamnestisch kan hieromtrent een idee worden gevormd. Als de knie niet kan worden belast na een trauma, wordt een fractuur meer waarschijnlijk.[32] Als de knie goed belast kan worden, is een contusie of een partiële ruptuur van de collaterale banden waarschijnlijk.[2]

Uitlokkende factoren Pijn kan veroorzaakt worden door een irritatie van de aanhechting van een pees aan de knie.

Pijn in of rond de knie kan eveneens veroorzaakt worden door een heupaandoening. Meestal is de pijn hierbij niet duidelijk omschreven (*referred pain*).

Naast de plaats van de pijn kunnen ook de uitlokkende factoren waarbij de pijn optreedt informatie geven. Diffuse pijn, zwelling, (ochtend)-stijfheid en moment van optreden (hogere leeftijd) passen bij een artrose. Daarbij past ook met name startpijn (het gaan bewegen vanuit rust) en een verergering bij toename van de belasting.

Pijn bij een specifieke beweging kan op spierletsel wijzen. Pijn aan de laterale zijde van de knie die optreedt na enkele minuten lopen, duidt op het iliotibiale frictiesyndroom.

Pijn bij snel van richting veranderen wijst op een meniscuslaesie, terwijl pijn bij springen of traplopen een springersknie doet vermoeden.

Pijn (soms lokaal mediaal, soms lokaal lateraal), zwelling en stijfheid op adolescente leeftijd passen bij osteochondritis dissecans, waarbij een fragmentering van het gewrichtskraakbeen optreedt.

Beperkte functie en slotstand

Bij een slotstand van de knie is de kans op een functiebeperkend letsel van de meniscus groot (36-53%). Andere mogelijke oorzaken zijn een voorste kruisbandruptuur, collateraal bandletsel, patellaluxatie of gecombineerd letsel.[33,34]

Hydrops of haemarthros, pijn en een (sub)luxatie of fractuur van de patella kan de patiënt hinderen een beweging van de knie te maken. Deze bewegingsbeperkingen worden pseudoslotklachten genoemd.

Instabiliteit

Deze klacht is niet-specifiek en kan vele oorzaken hebben.[13] De oorzaak is meestal traumatisch.[16]

OVERIGE ANAMNESTISCHE GEGEVENS

Standafwijkingen

Standafwijkingen kunnen normaal voor een individu zijn. Ze kunnen verworven of tijdens de groei geleidelijk ontstaan zijn. Voorbeelden daarvan zijn een sterke valgus- of varusvormige knie. Indien er bijzondere standafwijkingen zijn met veel pijn, moet ook gedacht worden aan een fractuur of patellaluxatie.[35]

Werkzaamheden (werk, sport)

Veel knielen, stoten en werken op de knieën spelen bij het ontstaan van een bursitis prepatellaris een rol. Overbelastingsblessures ontstaan vaak door herhaalde bewegingen (sporters).

Medicijngebruik

Bloedverdunnende medicijnen verhogen de kans op een haemarthros. Langdurig gebruik van corticosteroïden kan leiden tot botontkalking en geeft daardoor een verhoogde kans op fracturen.

Begeleidende verschijnselen

Begeleidende verschijnselen zoals koorts en heftig ziek zijn maken de verdenking op een septische artritis sterker. Het gewricht is dan ook duidelijk warm. Bij reuma zijn er vaak begeleidende verschijnselen (stijfheid en pijn aan andere gewrichten).

8 Betekenis van het lichamelijk onderzoek

ALGEMEEN

Veel bevindingen bij het lichamelijk onderzoek zijn besproken bij de anamnese. Deze anamnestische bevindingen dienen bij het lichamelijk onderzoek gecontroleerd te worden. Daarnaast worden specifieke tests verricht, afhankelijk van de te verwachten aandoening.

BELASTBAARHEID

Bij binnenkomst in de spreekkamer moet gelet worden op het looppatroon en de belastbaarheid.

Indien er een onvermogen is om vier stappen te lopen op het moment van onderzoek, moet rekening gehouden worden met een fractuur.[2]

INSPECTIE

Inspectie is van groot belang bij het knieonderzoek. Om een goede indruk te verkrijgen, is het nodig dat de patiënt met ontblote benen liggend plaatsneemt op de onderzoeksbank. Beide knieën kunnen dan geïnspecteerd en met elkaar vergeleken worden. Hierbij kan een indruk worden verkregen of er sprake is van zwelling (diffuus of lokaal) en van eventuele standafwijkingen. Een rood-paars-blauw-gele verkleuring van de huid kan wijzen op een contusie met subcutane hematoomvorming. Een rode, warme huid wijst in de richting van een infectieus proces.

Indien er sprake is van intra-articulaire zwelling, neemt de knie in rust een voorkeurspositie aan van 15 tot 25° flexie. Dit is de stand waarbij het kapsel de meeste intra-articulaire ruimte toelaat: de *stand van Bonnet*.[36] Een gezwollen knie is een aanwijzing voor intra-articulair letsel.

Verder let men op gelokaliseerde, extra-articulaire zwellingen en eventuele excoriaties, die informatie kunnen geven over plaats en aard van het trauma.

Niet-traumatische oorzaken van zwelling

Niet-traumatische oorzaken van een *diffuse zwelling (en/of pijn)* van de knie zijn:
– artrose;
– artritis (reumatoïde, jicht, virale/bacteriële infectie, Crohn, Lyme, syndroom van Reiter);
– osteomyelitis;
– tumoren;
– osteochondritis dissecans.

Gelokaliseerde zwelling

De waarschijnlijke diagnosen bij een gelokaliseerde zwelling zijn vermeld in tabel 4.[37]

Opgemerkt dient te worden dat een zwelling in de knieholte het best geïnspecteerd kan worden bij een staande patiënt.

Een standafwijking wordt veroorzaakt door een fractuur of een patellaluxatie.[38]

Zwelling plus roodheid wijzen op een ontstekingscomponent (gonartritis, jicht).

PALPATIE

Met de handrug palperend wordt een indruk verkregen of de knie warm aanvoelt. Vergelijk links en rechts! Een diffuse zwelling kan warm aanvoelen, een ontsteking voelt altijd warm aan.

Fossa parapatellaris

Om een diffuse zwelling aan te tonen, wordt de fossa parapatellaris beoordeeld. Deze is verstreken of bol indien er intra-articulair zwelling aanwezig is. Een kleinere hoeveelheid vocht in het kniegewricht kan men opsporen door met een hand de mediale fossa parapatellaris leeg te strijken van distaal naar proximaal en vervolgens met de andere hand de laterale fossa van distaal naar proximaal leeg te strijken, waarbij men tegelijkertijd kijkt of de mediale fossa zich weer vult.

Bij verdenking op een bursitis prepatellaris is een fluctuerende zwelling op de patella te palperen.[1] Een drukpijnlijke zwelling ter hoogte van de tuberositas tibiae wijst op een ziekte van Osgood-Schlatter.[3] Een ronde elastische zwelling juist distaal van de knieplooi doet denken aan een baker-cyste. Bij volwassenen is hierbij in 75% van de gevallen sprake van een meniscuslaesie.[23]

In principe kunnen alle ligamenten, met uitzondering van de kruisbanden, gepalpeerd worden. Letsels van het collaterale bandapparaat kunnen in het gehele verloop gelokaliseerd zijn. De meniscussen kunnen ter plaatse van de gewrichtsspleten gepalpeerd worden. Drukpijn ter plaatse is verdacht voor een meniscus- of een collaterale bandlaesie. Drukpijn aan de proximale of distale rand van de patella maakt een tendinitis waarschijnlijk: springersknie. Drukpijn aan de achterzijde van de patella duidt op het patellofemorale syndroom. Bij drukpijn op het mediale retinaculum en op de m. vastus medialis moet men denken aan een toestand na patellaluxatie.

Fractuur uitsluiten

Na een trauma dient als eerste een fractuur te worden uitgesloten. In geval van twijfel of er sprake is van een fractuur kan de arts gebruik maken van de *Ottawa knie regel*. Deze is gevalideerd op een afdeling Spoedeisende Hulp en heeft een hoge negatief voorspellende waarde.[2,39] Naar het effect van de toepassing van de Ottawa knie regel in de huisartsenpraktijk is nog geen onderzoek gedaan.

Bij de Ottawa knie regel moet rekening gehouden worden met een fractuur indien een van de volgende verschijnselen aanwezig is:
– drukpijn op de fibulakop;
– drukpijn over de patella;
– onvermogen de knie te buigen tot 90°;
– onvermogen om vier stappen te lopen, direct na het ongeval en op het moment van onderzoek;
– leeftijd boven de 55 jaar.

Tabel 3	Relatie tussen klachten/onderzoeksbevindingen en aandoeningen bij traumatische knieklachten.	
klacht		aandoening
diffuse zwelling	veel/snel ontstaan	- (voorste)kruisbandletsel - meniscusletsel - fractuur intra-articulair - combinatie van voorgaande letsels
	weinig	contusie
slotstand		- mediale meniscuslaesie - laterale meniscuslaesie - corpus liberum
pseudoslotklachten		- ten gevolge van hydrops: bandletsel, meniscusletsel - ten gevolge van haemarthros: meniscusletsel, kruisbandletsel - ten gevolge van pijn: voor aandoeningen zie pijn - (sub)luxatie of fractuur patella
belastbaarheid	niet	fractuur
	wel	contusie, partiële ruptuur collaterale banden
	locatie	aangedane structuur
pijn	mediaal	mediaal collateraal bandletsel (weinig hydrops) mediale meniscuslaesie (hydrops, haemarthros)
	lateraal	lateraal collateraal bandletsel (weinig hydrops) laterale meniscuslaesie (hydrops, haemarthros)
	voorzijde	patella patellofemoraal gewricht
	knieholte	ten gevolge van hydrops: bandletsel, meniscusletsel letsel m. plantaris, m. popliteus

Tabel 4	Diagnosen bij gelokaliseerde zwelling.
plaats	diagnose
patella	bursitis prepatellaris
tuberositas tibiae	ziekte van Osgood-Schlatter
mediaal	collateraal bandletsel
lateraal	collateraal bandletsel, iliotibiale frictiesyndroom
knieholte	baker-cyste, varices, aneurysma a. poplitea, ganglion, tumor

BEWEEGLIJKHEID

Er wordt een onderscheid gemaakt tussen actieve en passieve beweeglijkheid.

Bij passieve beweeglijkheid spelen de spieren rond het gewricht op één uitzondering na (contractuur) geen rol. Afwijkingen die bij passief buigen en strekken worden geconstateerd, zijn het gevolg van een articulair probleem. Passief buigen van de knie is beperkt bij hydrops of haemarthros, bij een ge(sub)luxeerde patella, en soms bij meniscuslaesies, osteochondritis dissecans, een capsulaire ontsteking (bijv. ten gevolge van artrose of postoperatief) en corpora libera. Is bij maximale extensie of flexie de passieve beweeglijkheid pijnlijk of beperkt, dan kan dat wijzen op een meniscusletsel (dislocatie, scheur), maar ook de diagnose artrose versterken.

Bij actieve beweeglijkheid worden het gewricht én de actieve musculatuur getest. Actief bewegen van de knie is onmogelijk als deze een slotstand vertoont. Dit kan veroorzaakt worden door een meniscusscheur, corpora libera en een subluxatie of een fractuur van de patella. Differentieeldiagnostisch dient een voorstekruisbandletsel overwogen te worden,[12] schade aan de mediale plica[15] of een intra-articulair lipoom.[17] Pijn en zwelling zullen vaak de actieve beweeglijkheid verminderen. Als er aansluitend aan een trauma een onvermogen bestaat om de knie tot 90° te buigen, dient een fractuur overwogen te worden.[2]

Bij actief buigen (flexie) van de knie wordt de hamstring aangespannen, bij actief strekken (extensie) de m. quadriceps.

Bij een contusie, distorsie of partiële ruptuur van de mediale of collaterale band is er geen vermindering van de passieve beweeglijkheid, ook al is deze vaak pijnlijk!

STABILITEITSTESTS

Direct na het trauma kunnen pijn en zwelling de interpretatie van het knieonderzoek moeilijk maken. Er kan gebruikgemaakt worden van een *uitgestelde diagnostiek*: na de acute fase opnieuw de knie een aantal malen onderzoeken en beoordelen, met een interval van één tot twee weken.[2] Voor de uitvoering en de interpretatie van de betekenis van de tests zie ook het boek *Fysische diagnostiek*.[40]

Collaterale banden

Aanwijzingen voor verrekking of (partiële) ruptuur van een collaterale band zijn pijn bij palpatie van de mediale c.q. laterale band en pijn bij valgiseren respectievelijk variseren.[2] De varus- en valgusstresstest worden zowel in strekstand van de knie als in 25-30° flexie van de knie uitgevoerd. In flexie wordt wat meer speling geconstateerd.[38,41] De mate van speling is een aanwijzing voor de duur van het herstel.[13] Als men zowel in strekstand als in flexie speling vindt, is er een grote kans dat er ook schade is aan de kruisbanden.[38] Onderzoek (in de eerste lijn) laat zien dat de kans op letsel van de mediale collaterale band bij een positieve valgusstresstest met pijn toeneemt van 26 tot 44%.[19]

Voorste kruisband

De test met de beste voorspellende waarde voor letsel van de voorste kruisband is de lachman-test. In tabel 5 is dit aangegeven. Evenals die van andere testen is de betrouwbaarheid van de lachman-test in de eerstelijnssetting niet beoordeeld.[42]

Tabel 5	Likelihood ratio's voor testen van een VKB-laesie[43,44]	
	LR+	LR-
lachman-test	9,6-25	0,1-0,2
voorste-schuifladetest	3,8-6,9	0,3-0,5
pivotshifttest	12-16	0,7-0,8

Achterste kruisband

Letsel van de achterste kruisband kan als volgt worden aangetoond. De patiënt ligt plat op zijn rug met zijn knieën en heupen in 90° flexie. De onderzoeker ondersteunt met de ene hand beide voeten en enkels. Als er een laesie is van de achterste kruisband, zal het onderbeen in de knie meer naar dorsaal (naar beneden) zakken indien de patiënt zich ontspant (*gravity sign*). Met de vrije hand wordt dan proximaal de tibia omhoog geduwd. De tuberositas tibiae hoort dan weer op gelijke hoogte met de gezonde knie te staan. Belangrijk is dus niet zozeer of de beide onderbenen op gelijke hoogte komen, maar of het aangedane been door de onderzoeker passief naar boven bewogen kan worden. Dit fenomeen kan worden verward met een laesie van de voorste kruisband. De anamnese (het type trauma) geeft de doorslag! Deze test kan ook in 30° flexie uitgevoerd worden ingeval de gezwollen knie niet goed gebogen kan worden tot 90°.[45]

In een onderzoek onder ervaren sportartsen is een specificiteit van genoemde testen (gravity sign en achtersteschuifladetest) bepaald op vrijwel 100%; met andere woorden: als de test positief is kan de diagnose met zekerheid gesteld worden.[46]

Meniscustests

Pijn bij palpatie van de gewrichtsspleet is geen specifieke bevinding voor een meniscuslaesie; de test heeft waarschijnlijk geen voorspellende waarde. De test van McMurray discrimineert ook niet tussen wel of niet aanwezig zijn van meniscuslaesies. De heterogeniteit van tweedelijnsonderzoeken, met een grote range aan sensiviteit en specificiteit, is zodanig dat er geen harde conclusies getrokken kunnen worden inzake de diagnostische waarde van deze testen.[2]

Uitvoering Lachman-test[40]
De behandelaar onderzoekt bij de patiënt in rugligging eerst de niet-aangedane knie ter vergelijking. Vervolgens, aan de andere kant van de onderzoekstafel staand, de aangedane knie. De knie is hierbij in een positie van 20-30° flexie. Eén hand stabiliseert het femur, de andere hand omvat de proximale tibia en probeert deze naar zich toe te bewegen. Let daarbij op de mate van bewegingsmogelijkheid. Elke te grote bewegingsuitslag in vergelijking met de gezonde knie wordt aangeduid als een positieve lachman-test, bewijzend voor een voorstekruisbandletsel.

Uitvoering pivotshifttest
De patiënt ligt op de rug op de onderzoekstafel. Breng de knie in een flexie van 20° met de tibia in endorotatie, geef een valgusbelasting aan de knie en belast de tibia langs de lengteas. Breng de knie langzaam in grotere flexie en daarna in extensie. Subluxatie en reductie van de tibia ten opzichte van het femur treden op bij respectievelijk extensie of flexie van de knie. Dit gaat met een schokje gepaard.

Uitvoering voorste-schuifladetest
De patiënt ligt op de rug op de onderzoekstafel. Breng de knie in 90° flexie. Endoroteer de voet om het laterale collaterale ligament aan te spannen. Exoroteer de voet om het mediale collaterale ligament aan te spannen. De onderzoeker fixeert de voet in beide posities door er met het dijbeen op te gaan zitten. Wanneer de onderzoeker de tibia naar voren kan bewegen, is letsel van de voorste kruisband en de collaterale ligamenten aanwezig.[40]

Uitvoering van de test van McMurray
De patiënt ligt op de rug op de onderzoekstafel. Om de mediale meniscus te evalueren, exoroteert men de voet bij een flexie van de knie van 90°. Wanneer de meniscus gescheurd is, kan de patiënt pijn voelen en kan een klik gehoord of gevoeld worden over de mediale gewrichtslijn, wanneer de knie van maximale flexie naar extensie wordt gebracht. Om de laterale meniscus te evalueren, endoroteert men de voet.[40]

OVERIGE ONDERZOEKEN

Weerstandstests
Pijn door spier-, pees- en insertieaandoeningen is vaak bij aanspannen van de betreffende spieren tegen weerstand op te wekken.

Heuponderzoek
Om heupaandoeningen met referred pain uit te sluiten.

Patellaluxatie
Bij een luxatie van de patella blijkt deze meestal hypermobiel in laterale richting te zijn. Soms wordt een niet-hypermobiele patella traumatisch geluxeerd, meestal met ernstige intra-articulaire kraakbeenschade tot gevolg. Het *apprehension sign* is dan meestal aanwezig: het been is ondersteund in 30° flexie door het been van de onderzoeker. De onderzoeker controleert of de m. quadriceps ontspannen is en duwt de patella met flinke kracht naar lateraal. De test is positief als de patiënt uit angst voor dislocatie de m. quadriceps aanspant.[48]

Tabel 6 Overzicht van onderzoeken naar sensitiviteit, specificiteit en LR+ van meniscustests (in procenten).

	Kurosaka[47]			Fowler en Lubliner[48]		
	sensitiviteit	specificiteit	LR+	sensitiviteit	specificiteit	LR+
drukpijn palpatie gewrichtsspleet	55	67	1,67	85	29,4	1,19
mcmurray-test	37	77	1,61	29	95	5,8

Meestal is het mogelijk op basis van de anamnese en het fysisch-diagnostisch onderzoek een diagnose te stellen (tabel 7).

> **Alarmsignalen**
>
> - zwelling binnen twee uur na een trauma (haemarthros)
> - onvermogen om de knie te belasten na een trauma (fractuur)
> - voorbijgaande of persisterende standafwijkingen (fractuur, patellaluxatie)
> - slotklachten
> - gezwollen, rood, pijnlijk gewricht zonder trauma (artritis)

9 Betekenis van eenvoudig aanvullend onderzoek

RÖNTGENFOTO

De arts kan bij verdenking op een ossale afwijking een röntgenfoto (laterale opname) laten vervaardigen. Voorbeelden van ossale afwijkingen zijn:
- fracturen;
- groeistoornissen (ziekte van Osgood-Schlatter, apofysitis);
- osteochondritis dissecans en gewrichtsmuizen;
- artrose; in geval van een artrose van de knie is er frequent een discrepantie tussen het klinisch beeld en de bevinding op de röntgenfoto;
- abnormale calcificaties (exostosen);
- patella-afwijkingen;
- reuma;
- pseudojicht; chondrocalcinosis maakt pseudojicht waarschijnlijker, afwezigheid sluit deze uit;[20,49]
- tumoren.

Het is verstandig niet volledig op het röntgenbeeld te vertrouwen. De waarde van dit hulponderzoek is beperkt. Indien de klinische verdenking op een ossale afwijking blijft bestaan, is meer specifiek hulponderzoek (MRI, botscan) een mogelijkheid om de diagnose te bevestigen. Een tibiaplateaufractuur zonder dislocatie is zeer moeilijk zichtbaar op een röntgenfoto van de knie. Bij verdenking hierop geeft een driekwartopname in twee richtingen meer duidelijkheid.

ECHO-ONDERZOEK

Echoscopie is zinvol bij afwijkingen die met vocht en calcificaties gepaard gaan, zoals een baker-cyste en enthesopathieën. Een goed onderscheid kan met echodoppler gemaakt worden tussen een normale pees en een pees met vocht, kalk of degeneratieve afwijkingen. Een cyste uitgaande van de meniscus in de gewrichtsspleet is ook goed te diagnosticeren met behulp van een echo-onderzoek. Echo-onderzoek is ook nuttig bij structuren die tijdens een beweging moeten worden onderzocht.

MRI

MRI-onderzoek is zinvol als er verdenking is op intra-articulaire schade op grond van anamnese en onderzoek, terwijl de knie niet dik is. Laesies van kraakbeen (condyli, patella en meniscussen) en kruisbanden kunnen ermee worden aangetoond. MRI-onderzoek is minder sensitief voor een ossale afwijking dan een botscan. Omgekeerd is MRI-onderzoek veel specifieker dan een botscan.

Niet onbelangrijk is het gegeven dat MRI-afwijkingen zeker ook bij mensen zonder knieklachten kunnen voorkomen.[50]

10 Betekenis van complex aanvullend onderzoek

ARTROSCOPIE

Voor het diagnosticeren van intra-articulaire afwijkingen zoals een kruisbandruptuur en een meniscuslaesie kan artroscopie behulpzaam zijn. Er dient alleen artroscopie verricht te worden als men bij het vinden van een afwijking ook van plan is deze artroscopisch te behandelen.[13]

GEWRICHTSPUNCTIE

Met behulp van een gewrichtspunctie en de daarbij verkregen gewrichtsvloeistof kunnen jicht (uraatkristallen), pseudojicht (calciumkristallen) en een septische artritis aangetoond dan wel uitgesloten worden. Bij verdenking op een septische artritis dient er een kweek gemaakt te worden van de gewrichtsvloeistof. Een punctie

Tabel 7 Anamnestische en fysisch diagnostische bevindingen van de patiënt passend bij een mogelijke diagnose.

	diffuse zwelling	lokale zwelling	diffuse pijn	lokale pijn	slotklachten	instabiliteit
distorsie	+/-	+/-	+	+/-	+/-	+/-
contusie	+/-	+/-	+	+/-	+/-	+/-
meniscusletsel	+/-	+/-	+	+	+	+/-
osteoartrose	+	-	+	-	+/-	-
collateraal bandletsel	-/+	+	-	+	-	+/-
bursitis	-	+	-	+	-	-
tendinitis	-	+/-	-	+	-	-
iliotibiale frictiesyndroom	-	+/-	-	+	-	-
kruisbandletsel	+	-	+/-	+/-	-	+
patellaluxatie	-/+	+	-	+	-/+	-
fractuur (intra-articulair)	+/-	+/-	+/-	+/-	-	+/-
baker-cyste	-	+	-	+/-	-	-
Osgood-Schlatter	-	+	-	+	-	-
artritis	+	-	+	+/-	-	-
osteochondritis dissecans	+	-	+	-	+/-	+/-
tumoren	-	+	+/-	+/-	+/-	+/-

+ = aanwezig, +/- = kan aanwezig zijn, - = afwezig.

om een haemarthros aan te tonen is weinig zinvol. De knie loopt na de punctie veelal weer snel vol met vocht. Het zal meestal weinig invloed hebben op het beleid. Als aan een haemarthros wordt gedacht, is het van belang om aan de oorzaken daarvan te denken en verdere diagnostiek te (laten) verrichten.

BOTSCAN

Een botscan is zeer sensitief bij het opsporen van ossale afwijkingen. Afwijkingen kunnen worden aangetoond op het moment dat zij radiologisch nog niet zichtbaar zijn. Met name stressfracturen zijn met een botscan goed aan te tonen.[51]

11 Samenvatting

Knieklachten betreffen veelal een combinatie van klachten waarbij de pijn op de voorgrond staat. Om te komen tot een goede diagnose is voldoende basiskennis van de anatomie en de pathofysiologie van wezenlijk belang. Een zorgvuldige anamnese is de basis van een correcte diagnose: welke klachten heeft de patiënt precies, wat is er gebeurd, was er sprake van een knievoorgeschiedenis? Gericht onderzoek daarna helpt om tot de diagnose te komen.

In eerste instantie komt de arts vaak niet verder dan een beschrijvende diagnose. Bij traumatische letsels van de knie is het mogelijk om in 95% van de gevallen door middel van een zorgvuldige anamnese en lichamelijk onderzoek tot een correcte diagnose te komen,[28] waarbij ernstige intra-articulaire beschadigingen moeten worden uitgesloten. Indien niet direct een diagnose kan worden gesteld, zal het verloop van de klachten en symptomen in de tijd mogelijk alsnog tot een definitieve diagnose leiden.

Literatuur

1 Belo JN, Bierma-Zeinstra SMA, Raaymakers AJ, Wissel FW van der, Opstelten W, et al. NHG-Standaard Niet traumatische knieproblemen bij volwassenen. Huisarts Wet 2008;51(5):229-40.
2 Belo JN, Berg HF, Klein Ikkink AJ, Wildervanck-Dekker CMJ, Smorenburg HAAJ, Draijer LW. NHG-Standaard Traumatische knieproblemen. Huisarts Wet 2010;54(3):147-58.
3 Breedveldt Boer HP, Klaassen WR, Spinnewijn WEM, Heinen N, Burggraaf HB, Derks CJT, Loogman MVM. NHG-Standaard Niet traumatische knieproblemen bij kinderen en adolescenten. Huisarts Wet 2009;52(7):332-41.
4 Hannan MT, Felson DT, Pincus T. Analysis of the discordance between radiographic changes and knee pain in osteoarthritis of the knee. J Rheumatol 2000;27:1513-7.
5 O'Reilly SC, Muir KR, Doherty M. Occupation and Knee pain: a community study. Osteoarthritis and Cartilage 2000;8:78-81.
6 Andersen RE, Crespo CJ, Ling SM, et al. Prevalence of significant knee pain among older Americans: results from the Third National Health and Nutrition Examination Survey. Journal of the American Geriatric Society 1999 Dec;47(12):1435-8.
7 Tennant A, Fear J, Pickering A, Hillman M, Cutts, Chamberlain MA. Prevalence of knee problems in the population aged 55 years and over. BMJ 1995 May;310:1291-3.
8 McAlindon TE, Cooper C, Kirwan JR, Dieppe PA. Knee pain and disability in the community. Br J Rheumatol 1992;31:189-92.
9 Vähäsarja V. Prevalence of knee pain in children and adolescents in northern Finland. Acta Pediatrica 1995;84:803-5.
10 Linden MW van der. Tweede Nationale Studie naar ziekte en verrichtingen in de huisartspraktijk: klachten en aandoeningen in de bevolking en in de huisartspraktijk. Bilthoven: RIVM, 2004.
11 Okkes IM, Oskam SK, Lamberts H. Van klacht naar diagnose. Bussum: Coutinho, 1998.
12 Maffuli N, Binfield PM, King JB, et al. Acute haemarthrosis of the knee in athletes. J Bone and Joint Surg 1993 nov;75-B(6):945-9.
13 Verhaar JAN, Mourik JBA van. Orthopedie. 2e druk. Houten: Bohn Stafleu van Loghum, 2008.
14 Enst GC van. Kniepijn: een symptoom met tal van oorzaken. Patient Care 1999 nov;26(11):54-7.
15 Gerbino PG, Mitcheli LJ. Bucket-handle tear of the medial plica. Clinic J Sports Medic 1996;6(4):268-9.
16 Lim TE. Instabiliteit; wat doe je als huisarts hiermee? Reuma&Trauma 1992;16(1):10-3.
17 Hill JA, Martin WR, Milgram JW. Unusual arthroscopic knee lesions: case report of an intra-articular lipoma. J Nation Medic Ass 1993;85(9):697-9.
18 Drosos GI, Pozo JL. The causes and mechanisms of meniscal injuries in the sporting and non-sporting environment in an unselected population. Knee 2004;11(2):143-9.
19 Kastelein M, Wagemakers HPA, Luijsterburg PAJ, Berger M, Koes BW, Bierma-Zeinstra SMA. De waarde van anamnese en lichamelijk onderzoek bij het diagnosticeren van traumatisch knieletsel. Huisarts Wet 2008;51:528-35.
20 Janssens HJEM, Lagro HAHM, Peet PG van, Gorter KJ, Pas P van der, Paardt M van der †, Woutersen-Koch H. NHG-Standaard Artritis. Huisarts Wet 2009;52(9):439-53.
21 Stibbe AB. Overbelastingssyndromen van de knie. Reuma & Trauma 1989;13(1):32-5.
22 Concept richtlijn Patellofemoraal pijnsyndroom. Bilthoven: Vereniging voor Sportgeneeskunde, dec 2009.
23 Krudwig WK, Witzel U. Die Baker-Zyste – ein präarthrotischer Faktor? Unfallchirurgie 1994;20: 251-8.
24 Diepstraten AFM, Linge B van, Swierstra BA. Kinderorthopedie. Maarssen: Elsevier, 2001.
25 Meins GA. Hoffitis. Patient Care 1999 nov;26(11):58.
26 Smeets HM. Acuut knieletsel: naar de huisarts of naar de eerste hulp? Huisarts Wet 1992;35(12):545-7.
27 Nielsen AB, Yde JB, Good CJ. Epidemiology of acute knee injuries: a prospective hospital investigation. J Trauma 1991;31:1644-8.
28 Schoen JL, Marti RK. De diagnostiek van knieletsels. Reuma & Trauma 1989;13(1):12-5.
29 Marti RK, Dijk CN van, Haime PE. Resultaten van meniscectomie op lange termijn. Ned Tijdschr Geneeskd 1993;137(47):2418-21.
30 Oates KN, Eeneenaam DP van, Briggs K, et al. Comparative injury rates of uninjured, anterior cruciate ligament-deficient, and reconstructed knees in a skiing population. Am J Sports Medic 1999;27(5): 606-10.
31 Hollander H den. Acute kniebandletsels. Dissertatie. Leeuwarden: Universiteit van Amsterdam, 1987.
32 Bergfield J, Ireland A, Wojtys EM. Het diagnostische management bij acute kniepijn. Patient Care 1999 feb;10-21.
33 Bansal P, Deehan DJ, Gregory RJH. Diagnosing the acutely locked knee. Injury 2002;33:495-8.
34 Sarimo J, Rantanen J, Heikkila J, Orava S. Acute traumatic extension deficit of the knee. Scand J Med Sci Sports 2003;13:155-8.
35 Kampen A van, Koëter S. Eenvoudige diagnostiek leidt tot behandeling op maat van patellofemorale instabiliteit. Ned Tijdschr Geneeskd 2006;150:881-5.
36 Johnson MW. Acute knee effusions: a systemic approach tot diagnosis.Am Fam Physician 2000;61: 2391-400.
37 Smillie IS. Diseases of the knee joint. Edinburgh and London: Churchill Livingstone, 1974.
38 Smith BW, Green AW. Acute knee injuries. Part 1 History and physical examination. Am Fam Physician 1995 Feb;51(3):615-21.

39 Bachmann LM, Haberzeth S, Steurer J, Riet G ter. The accuracy of the Ottawa knee rule to rule out knee fractures: a systematic review. Ann Intern Med 2004;140(2):121-4.
40 Jongh TOH de (red). Fysische diagnostiek. Houten: Bohn Stafleu van Loghum, 2010.
41 Rothenberg MH, Graf BK. Evaluation of acute knee injuries. Postgraduate Medicine 1993;93(3):75-86.
42 Scholten RJ, Opstelten W, Plas CG van der, et al. Accuracy of physical diagnostic tests for assessing ruptures of the anterior cruciate ligament: a meta-analysis. J Fam Pract 2003;52(9):689-94.
43 Plas CG van der, Opstelten W, Devillé WLJM, Bijl D, Bouter LM, Opstelten JPM. Fysische diagnostiek – De waarde van enkele gebruikelijke tests voor het aantonen van een voorste-kruisbandruptuur; meta-analyse. Ned Tijdschr Geneeskd 2005;149:83-8.
44 Benjamins A, Gokeler A, Schans CP van der. Clinical diagnosis of a anterior cruciate ligament rupture: a meta-analysis. J Orthop Sports Phys Ther 2006;36: 267-88.
45 Stabli HU, Jakob RP. Posterior instability of the knee near extension. J Bone and Joint Surg 1990;72-B(2):225-31.
46 Rubinstein RA Jr, Shelbourne KD, McCarroll JR, VanMeter CD, Rettig AC. The accuracy of the clinical examination in the setting of posterior cruciate ligament injuries. Am J Sports Med1993;21:604-8.
47 Kurosaka M, Yagi M, Yoshiya S, et al. Efficacy of the axially loaded pivot shift test for the diagnosis of a meniscal tear. Int Orthop 1999;23:271-4.
48 Fowler PJ, Lublilner JA. The predictive value of the five clinical signs in the evaluation of meniscal pathology. Arthroscopy 1989;5:184-6.
49 Souhami RJ, Moxham J. Textbook of medicine. 3rd ed. New York: Churchill Livingstone, 1997.
50 Boden SD, Davis DO, Dina TS, Stoller DW, Brown SD, Vailas JC, et al. A prospective and blinded investigation of MRI of the knee. Abnormal findings in asymptomatic individuals. Clin Orthop 1992;282:177-85.
51 Deutsch AL, Coel MN, Mink JH. Imaging of stress injuries to bone. Clinics in Sports Med 1997 Apr; 16(2):275-90.

Oedeem, voeten

S.O. Hobma, P.J.M.J. Bessems, E.J.P. Lamfers en M.M.J. Schuurmans

1 Inleiding

Dikke voeten en onderbenen worden meestal veroorzaakt door oedeem. Daarnaast kunnen diverse lokale afwijkingen zwelling van voeten of onderbenen veroorzaken, bijvoorbeeld een enkeldistorsie, een baker-cyste, een hematoom na een zweepslag of fractuur, of ontstekingen als cellulitis, erysipelas of jicht.[1] Omdat de zwelling door lokale afwijkingen eenvoudig van oedeem te onderscheiden is en omdat pijn meestal de reden is waarom deze patiënten op het spreekuur komen, worden deze afwijkingen in dit hoofdstuk niet besproken.[2] Oedeem kan alleen aan één of beide benen voorkomen, of gegeneraliseerd zijn. De ziekten en afwijkingen die oedeem veroorzaken, kunnen locoregionaal of systemisch zijn.

De meest voorkomende vorm van oedeem is 'pitting' oedeem, waarbij sprake is van een abnormale toename van het extracellulaire volume. Kenmerkend is dat druk een impressie achterlaat in het oedeem. Zelden worden dikke voeten en onderbenen veroorzaakt door 'non-pitting' oedeem. Hierbij is sprake van abnormale eiwitdeposities waardoor de huid stug en verdikt wordt, en er geen impressie ontstaat bij druk.

Oedeem wordt veroorzaakt door verschillende aandoeningen, variërend van onschuldig tot ernstig en levensbedreigend.[3] Adequate diagnostiek in de eerste lijn is daarom van groot belang.[4] Hiervoor is inzicht nodig in de normale fysiologie, de pathofysiologie en de prevalentie van de aandoeningen die enkeloedeem kunnen veroorzaken. Met dit inzicht, een nauwkeurige anamnese, lichamelijk onderzoek en eventueel aanvullend onderzoek is het vrijwel altijd mogelijk de oorzaak van het oedeem te vinden.[5]

Oedeem

De Egyptenaren beschreven al ziekelijke zwellingen (zie figuur 1). Oedeem komt van het Griekse οιδεμα (oidèma), dat 'zwelling' betekent. Zowel in de Egyptische als de Griekse mythologie komt een personage voor met gezwollen voeten: 'Oedipoes'. Dit is een samenvoeging van οιδεο (oideo) dat 'zwellen' en πουσ (poes) dat 'voet' betekent. Oedipoes' vader werd bij diens geboorte gewaarschuwd door een orakel dat zijn zoon hem zou vermoorden. Hij bond hem met de voeten bij elkaar en liet hem achter op de berg Cithaeron. Waarschijnlijk ontstond hierdoor een veneuze afvloedbelemmering met als gevolg de gezwollen voeten die de vondeling zijn naam gaven.

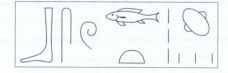

Figuur 1 Hiëroglief.

Om de lezer een indruk te geven van de mate van bewijskracht ter onderbouwing van een aantal belangrijke diagnostische stappen, is deze onderbouwing door de auteurs als volgt aangegeven.
- [E] = Voldoende bewijskracht; dat wil zeggen meerdere goed opgezette onderzoeken met eensluidende uitkomsten in een vergelijkbare populatie.
- [A] = Sterke aanwijzingen of indirect bewijs; dat wil zeggen één goed opgezet onderzoek met betrekking tot een vergelijkbare populatie, of meerdere onderzoeken in andere, niet geheel vergelijkbare populaties.
- [C] = Consensus uit richtlijnen of standaarden met betrekking tot de populatie.

2 De klacht in de bevolking

Er is geen onderzoek bekend naar het vóórkomen van oedeem in de algemene populatie. Aangenomen mag worden dat veel mensen, vooral ouderen, wel eens dikke enkels hebben.[6,7] Door stilzitten met afhangende benen kunnen bijvoorbeeld vooral bij ouderen min of meer fysiologische dikke voeten bestaan die geen verder onderzoek behoeven.

De beleving van de klacht door de patiënt wisselt sterk. Sommige patiënten beschouwen dikke enkels als een normaal verschijnsel dat hoort bij het ouder worden en zij zullen zich niet tot de huisarts wenden. Bij andere patiënten wekt het verschijnsel hevige ongerustheid op door de associatie met hartziekten. Mogelijk zullen zij daarom aandringen op aanvullende diagnostiek of behandeling. Een aantal patiënten consulteert de huisarts omdat oedeem cosmetische of praktische bezwaren oplevert, bijvoorbeeld omdat de schoenen niet meer goed passen. Ook pijnklachten kunnen optreden ten gevolge van de druk op het botvlies (periostalgie). De gevolgen van oedeem in het dagelijks leven zijn, naast de lokale klachten, mede afhankelijk van de aandoening die het oedeem veroorzaakt.

3 De eerste presentatie bij de dokter

De incidentie van mensen die voor het eerst met deze klacht bij de dokter komen is 10 per 1.000 personen per jaar (figuur 2).[8] Dit betekent dat in een normpraktijk van 2.300 patiënten per jaar ongeveer 20 tot 25 nieuwe patiënten met oedeem aan de benen worden gezien. Het vóórkomen van oedeem is sterk gerelateerd aan leeftijd en geslacht. In de leeftijdsgroep tot en met 25 jaar is de incidentie van oedemen laag en stijgt daarna met de leeftijd. Oedeem komt bij vrouwen vaker voor dan bij mannen (figuur 2).[8]

De presentatie aan de huisarts wordt bepaald door de mate waarin de klacht door de patiënt als bedreigend of hinderlijk wordt ervaren. Ook de verwachting van de patiënt wat betreft de behandelmogelijkheden speelt een rol. Regelmatig wordt een 'plaspil' gevraagd om de symptomen te verlichten, maar zo eenvoudig is het niet: de juiste therapie is afhankelijk van de onderliggende oorzaak.

4 Pathofysiologie en differentiële diagnose

Bij *pitting oedeem* is sprake van een abnormale toename van het extracellulaire volume. Dit volume wordt bepaald door drie fysiologische factoren: 1) de hydrostatische druk, 2) de colloïdosmotische druk en 3) de permeabiliteit van de capillairen. De balans tussen deze drie factoren wordt het starling-evenwicht genoemd. De hydrostatische druk is de druk in de aanvoerende arteriolen, de afvoerende venen en in het interstitium. De colloïdosmotische druk ontstaat doordat de capillairwand vrijwel impermeabel is voor de plasma-eiwitten. Dit veroorzaakt een osmotische gradiënt waardoor water vanuit het interstitium kan worden opgenomen in de afvoerende capillairen.

Daarnaast spelen anatomische factoren een rol. Door spieractiviteit van met name de m. gastrocnemius neemt de lokale hydrostatische druk toe en wordt transport naar proximaal door het afvoerende systeem bevorderd. Dit wordt de kuitspierpomp genoemd. De veneuze kleppen voorkomen terugstroming naar distaal. Verstoring van het evenwicht tussen deze factoren kan leiden tot oedeem.[9] Inzicht in deze factoren is de sleutel tot de diagnostiek.

Toename van de hydrostatische druk is de belangrijkste oorzaak van oedeem, en dit kan door lokale of systemische afwijkingen worden veroorzaakt (tabel 1). De meest voorkomende lokale oorzaak is veneuze insufficiëntie. Dit ontstaat door klepdisfunctie in de superficiale, diepe of perforerende venen. Deze klepdisfunctie kan primair zijn (aplasie, maar dit is zeldzaam), of secundair als gevolg van een tromboflebitis of diepe veneuze trombose. Dit resulteert in veneuze reflux, verhoogde veneuze druk, veneuze vaatverwijding en toename van de hydrostatische druk, met oedeem als gevolg. Verminderde spierwerking, bijvoorbeeld ten gevolge van immobiliteit, traumata, orthopedische ingrepen of spierziekten, veroorzaakt een disfunctie van de m. gastrocnemius en daardoor een slecht functionerende spierpomp, met oedeem als gevolg. Dit wordt het *dependency syndrome* genoemd.

Ook door systemische oorzaken kan de hydrostatische druk toenemen. Bij hartfalen, vooral door *een verhoogde druk in rechteratrium en rechterkamer*, zoals bij rechtszijdig hartfalen, neemt de druk in het veneuze systeem toe. Bij immobiliteit vermindert door het ontbreken van spieractiviteit de afvoer en stijgt de hydrostatische druk. Minder vaak is een afname van de colloïdosmotische druk de oorzaak van oedeem. Dit kan worden veroorzaakt door een verminderde aanmaak van plasma-eiwitten zoals bij levercirrose, of door een verlies van plasma-eiwitten zoals bij een nefrotisch syndroom. Vooral bij vrouwen komt idiopathisch oedeem voor, waarschijnlijk veroorzaakt door een verhoogde permeabiliteit van de capillairen.[10,11] Dit is een onschuldig fenomeen en wordt vooral in de premenstruele periode en tijdens warme perioden gezien.[12,13,14]

Het achterliggende mechanisme van lipo-oedeem (in de volksmond: cellulitis) is niet bekend.

Bij *non-pitting oedeem* is sprake van abnormale eiwitdeposities in de benen, waarbij sprake is van lymfoedeem of myxoedeem. *Lymfoedeem* kan primair zijn (zonder aanwijsbare oorzaak) of secundair. Bij secundair lymfoedeem is er obstructie van het lymfatische systeem, waardoor de normale afvoer van vocht en ontstekingseiwitten gestoord is. In het eerste stadium kan het oedeem nog 'pitting' zijn.[9] Door de hoge druk in het lymfesysteem vindt uittreding van eiwitten in het interstitiële weefsel plaats en dit heeft een vochtaanzuigende werking.[12] Hierdoor wordt het been dikker en krijgt in de loop van de tijd een typische stugge consistentie. Primair lymfeoedeem is meestal familiair en komt meer voor bij vrouwen. De eerste symptomen van zwelling van voeten en enkels doen zich pas na de puberteit voor.[15] Wanneer slechts aan één been lymfeoedeem ontstaat, is de oorzaak waarschijnlijk een proximale obstructie.[15] In de westerse wereld is dit meestal als gevolg van een maligniteit; wereldwijd is filariasis de meest voorkomende oorzaak.

Een zeldzame oorzaak van non-pitting oedeem is de ophoping van mucopolysacharide in subcutaan weefsel bij schildklierproblemen. Hoewel dit zogeheten myxoedeem vooral geassocieerd wordt met hypothyreoïdie is het gelokaliseerde myxoedeem op de voetrug en pretibiaal een uiting van de ziekte van Graves.[12]

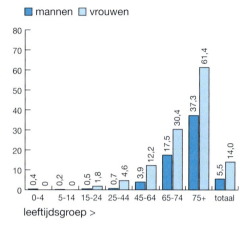

Figuur 2 Incidentie van de klacht enkeloedeem aan het begin van een episode in de huisartspraktijk, per 1.000 patiënten per jaar.[8]

5 Kansverdeling van diagnosen

De beschikbare cijfers over de oorzaken van het oedeem en de waarde van diagnostische bevindingen moeten met zekere voorzichtigheid geïnterpreteerd worden. Vaak zijn anamnese en lichamelijk onderzoek niet voldoende om tot een diagnose te komen.[4,16,17,18,19] [E] Een oorzaak hiervan is de interdoktervariatie met betrekking tot diagnostische vaardigheden.[20,21,22] Daarnaast ontbreken vaak karakteristieke symptomen bij de aanwezigheid van – soms ernstige – pathologie.[23] Ten slotte verschillen criteria bij de vaststelling van aandoeningen nogal eens.[24] Zo kan oedeem een uiting zijn van rechtszijdig hartfalen. Het geïsoleerd voorkomen van rechtszijdig hartfalen is zeldzaam; meestal is dit secundair aan linkszijdig hartfalen. In de literatuur worden deze aandoeningen vaak niet duidelijk van elkaar onderscheiden.

Er is een groot aantal aandoeningen dat oedeem aan de benen kan veroorzaken. In de praktijk is het aantal diagnosen echter beperkt (tabel 3). De oorzaken van oedeem, zowel de frequent voorkomende als de zeldzame maar ernstige aandoenin-

Tabel 1 Oorzaken van gezwollen voeten en onderbenen.

soort oedeem	onderliggend mechanisme	lokale oorzaak	systemische oorzaak
pitting oedeem	verhoging van de hydrostatische druk	*trombosebeen* *veneuze insufficiëntie* processen in kleine bekken/abdomen medicatie lipo-oedeem	*hartfalen* *immobilisatie*
	verlaging van de colloïd-osmotische druk		levercirrose nefrotisch syndroom ondervoeding protein loosing enteropathy idiopathisch oedeem
	verhoging van de permeabiliteit van de capillairen		
non-pitting oedeem	lymfoedeem	obstructie door infectie/tumor/trauma congenitale afwijking	
	myxoedeem		hypo/hyperthyreoïdie

De oorzaken die frequent worden gevonden in de huisartspraktijk zijn schuingedrukt.

gen, worden met de belangrijkste verschijnselen samengevat in tabel 2.

De meest voorkomende specifieke oorzaak van oedeem in de huisartspraktijk is hartfalen. Deze diagnose wordt gesteld bij 12% van de patiënten die zich met oedeem bij de huisarts presenteren.[8] De a-priorikans op hartfalen bij een man met oedeem is ongeveer driemaal zo hoog als bij een vrouw die zich met oedeem bij de huisarts presenteert, al zijn verschillende studies hierover niet eenduidig.[8,16,25]

De tweede oorzaak van oedeem in de huisartspraktijk is veneuze insufficiëntie: bij 6% wordt de diagnose varices en bij 5% de diagnose tromboflebitis gesteld, beide uitingen van chronische veneuze insufficiëntie. Bij de meeste patiënten die bij de huisarts komen, wordt geen specifieke diagnose gesteld. Bij hen is mogelijk sprake van idiopathisch oedeem of is het niet mogelijk om een van de andere genoemde oorzaken zoals genoemd in tabel 1 te stellen.

6 Betekenis van de voorgeschiedenis

De medische voorgeschiedenis van de patiënt is van groot belang om de oorzaak van oedeem vast te stellen.

Hartfalen wordt veroorzaakt door afwijkingen die vaak in de voorgeschiedenis zijn terug te vinden. Een doorgemaakt myocardinfarct (odds ratio 3,8), hypertensie of angina pectoris (odds ratio 2,6) zijn de belangrijkste voorspellers van hartfalen.[16,26,27] Daarnaast kunnen ritmestoornissen en klepgebreken de pompfunctie negatief beïnvloeden. Vaataandoeningen elders in het lichaam, zoals een doorgemaakt CVA of perifeer arterieel vaatlijden, wijzen ook in de richting van hartfalen. Andere belangrijke risicofactoren voor hartfalen zijn type-2-diabetes, overgewicht en roken.[28] Alcohol kan een alcoholische cardiomyopathie veroorzaken. Longaandoeningen zoals COPD kunnen rechtsdecompensatie door pulmonale hypertensie veroorzaken. Chemotherapie kan hartfalen als (late) complicatie veroorzaken.

Bij alcoholmisbruik of hepatitis-B kan door cirrose hypoalbuminemie, portale hypertensie en verstoorde lymfdrainage ontstaan.[12]

Afwijkingen gelokaliseerd in het bekken en abdomen of aan de benen kunnen oedeem veroorzaken. Bekende veneuze insufficiëntie, doorgemaakte trombose of een defecte spierpomp bij parese of inactiviteit en ook lokale obstructie door tumoren of lymfomen kunnen oedeem tot gevolg hebben. Lymfoedeem kan ontstaan na (recidiverende) erysipelas. Een staand beroep en het voorkomen van varices in de familie zijn van belang,

Tabel 2	De aandoeningen die differentiaaldiagnostisch moeten worden overwogen bij een patiënt met oedeem en de kenmerkende symptomen en verschijnselen die hierbij gevonden worden.			
oorzaak	voorgeschiedenis	anamnese	lichamelijk onderzoek	aanvullend onderzoek
hartfalen	hypertensie myocardinfarct angina pectoris kleplijden ritmestoornis familiaire belasting diabetes mellitus type 2 roken overgewicht COPD	dyspneu orthopneu nycturie nachtelijk hoesten	CVD verhoogd posterobasale crepitaties hepatomegalie	BNP verhoogd ECG gestoord X-thorax afwijkend
chronische veneuze insufficiëntie	varices	vermoeid of zwaar gevoel in de benen (bursting) restless legs	pigmentaties varices ankle flare eczeem, *atrophie blanche* nagelafwijkingen pachydermie ulcus cruris	echodoppleronderzoek
geneesmiddelen/ intoxicaties		alfa- of bètablokkers, Ca-antagonisten, vaatverwijders, corticosteroïden of NSAID's? overmatig dropgebruik?		staken van het middel op proef
obstructie	tumor in abdomen, lies of kleine bekken zwangerschap			echo CT
levercirrose	alcoholmisbruik hepatitis-B		erythema palmare spider naevi icterus	laboratoriumonderzoek echo
schildklier	bekende afwijking aan de schildklier	symptomen van hyper/ hypothyreoïdie		TSH FT4
nefrotisch syndroom		algehele malaise	hypotensie	proteïnurie (> 3-4 g/24hr)
toxicose/HELPP-syndroom	eerdere toxicose in zwangerschap	zwangerschap	hypertensie abnormale gewichtsstijging	proteïnurie

omdat zij de prognose verslechteren. Ook bij zwangerschap kan oedeem ontstaan. Dit kan fysiologisch zijn door lokale compressie van vaten, maar ook een teken zijn van toxicose of (pre-)eclampsie of een trombosebeen.[29] Ten slotte kunnen bekende schildklierafwijkingen in ieder stadium van de ziekte dikke voeten en onderbenen veroorzaken.[12]

Tabel 3 Einddiagnosen bij de klacht enkeloedeem in de huisartspraktijk (a-priorikansen in procenten per leeftijdsgroep).[8]

	totaal	0-14*	15-24	25-44	45-64	65-74	75+
gezwollen enkels e.c.i.	60		79	76	65	55	57
decompensatio cordis	12				3	13	17
varices	6			3	6	9	5
tromboflebitis/flebotrombose	5			3	4	5	5
andere ziekten perifere arteriën	2				1	1	2
geneesmiddelenbijwerking	1			1		1	2
complicatie medische behandeling	1				3		1
andere oorzaken	13		21	17	18	16	11

* In de leeftijd tot 15 jaar is het aantal patiënten zo klein dat een onderverdeling niet zinvol is.

7 Betekenis van de anamnese

De literatuur over de diagnostische waarde van klachten en symptomen die bij anamnese en lichamelijk onderzoek in de huisartsenpraktijk worden gevonden, is beperkt. De belangrijkste diagnostische onderzoeken zijn uit de tweede lijn en Angelsaksische landen. De generaliseerbaarheid van deze gegevens naar de Nederlandse huisartsenpraktijk is onduidelijk.

PROBLEEMVERHELDERING

Het is belangrijk te weten waarom de patiënt met de dikke voeten bij de arts komt. Is er sprake van ongerustheid, praktische of cosmetische bezwaren? Heeft de patiënt al uitgesproken ideeën over het te volgen beleid? De huisarts onderzoekt de achterliggende emoties en ideeën van de patiënt over de klacht, om later in het consult het beleid en de informatie voor de patiënt hierop af te stemmen.

EEN- OF TWEEZIJDIG OEDEEM

Bij unilateraal oedeem moet aan een lokale oorzaak worden gedacht, bij bilateraal oedeem is de oorzaak lokaal of systemisch. Bij eenzijdig oedeem wordt daarom gevraagd naar eerdere problemen met het been die beschadiging van het veneuze systeem of lymfevaten kunnen veroorzaken, zoals een trombosebeen of een ongeval, of naar mogelijke oorzaken voor obstructie, zoals zwangerschap of lymfomen in de liezen. Bij tweezijdig oedeem wordt ook gevraagd naar aanwijzingen voor systemische aandoeningen.

BIJKOMENDE KLACHTEN

Kortademigheid die optreedt bij inspanning (*dyspneu d'effort*) of bij platliggen (*orthopneu*) en moeheid zijn klachten die duiden op hartfalen.[26,30] Ook een longaandoening kan deze klachten veroorzaken. Dyspneu bij inspanning is een belangrijk symptoom (odds ratio 2,3) omdat het vaak een van de eerste verschijnselen van hartfalen is, terwijl andere symptomen of verschijnselen nog ontbreken.[15,27] [E] Nycturie, een symptoom van rechtszijdig hartfalen, ontstaat door veranderde drukverhoudingen door het wegvallen van de zwaartekracht in horizontale positie, zodat het interstitiële vocht in het vaatsysteem wordt opgenomen en door de nieren wordt uitgescheiden. Nachtelijk hoesten worden vaak gezien bij linkszijdig hartfalen.[4] Deze symptomen worden nagevraagd bij patiënten met een belaste voorgeschiedenis (zie tabel 2) en als er geen oorzaak voor het oedeem kan worden gevonden. Wanneer het oedeem tijdens de slaap vermindert of verdwijnt, pleit dit voor een verstoord capillair evenwicht; wanneer het oedeem niet reageert op langduriger positieverandering, is een verstoorde lymfedrainage de waarschijnlijke oorzaak.[9]

Pijn of een vermoeid of zwaar gevoel in de benen zijn klachten die passen bij veneuze insufficiëntie.[31] De klachten nemen in het algemeen toe in de loop van de dag en nemen af bij lopen. Soms zijn er nachtelijke krampen, rusteloze benen (*restless legs*) en een gespannen of pijnlijk gevoel (*bursting*) in de benen tijdens het lopen (*veneuze of pseudoclaudicatio*).[31,32] Bij een zwangere wordt gevraagd naar tekenen van pre-eclampsie, zoals hoofdpijn, buikpijn en visusklachten.[29]

MEDICATIE EN INTOXICATIES

Bij iedere patiënt met oedeem wordt gevraagd naar de gebruikte medicatie. Hierbij moet gedacht worden aan alfareceptorblokkerende middelen, calciumantagonisten, vaatverwijders en corticosteroïden. Negatief inotrope middelen, zoals bètablokkers in hoge dosering, kunnen hartfalen veroorzaken of verergeren. NSAID's en thiazolidinedionen kunnen oorzaak zijn van vochtretentie.[9] Bij oedeem bij jongere patiënten wordt gevraagd naar overmatig dropgebruik; dit kan oedeem veroorzaken door de retentie van vocht.

Intoxicaties kunnen gerelateerd zijn aan oedeem. Roken vergroot de kans op cardiovasculaire aandoeningen.[30] Alcoholmisbruik kan oorzaak zijn van hartfalen of levercirrose.[30] Bij intraveneuze druggebruikers kan door vervuilde naalden een endocarditis van de tricuspidalis ontstaan, met klepdisfunctie en in een later stadium oedeem als gevolg.

8 Betekenis van het lichamelijk onderzoek

Allereerst moet worden gecontroleerd of het oedeem een-, tweezijdig of gegeneraliseerd is. Bij gegeneraliseerd oedeem is de oorzaak systemisch, bij eenzijdig oedeem lokaal (figuur 3 en 4), en bij tweezijdige dikke voeten of enkels moet nader worden onderzocht of het oedeem door een locoregionaal of systemisch probleem wordt veroorzaakt. Beide voeten en benen worden hiervoor geïnspecteerd en gepalpeerd.

Daarnaast wordt onderscheid gemaakt tussen pitting- en non-pitting oedeem door gedurende tien seconden druk met de vinger uit te oefenen. Wanneer er geen impressie ontstaat, is er sprake van non-pitting oedeem; als er wel een impressie ontstaat, is er sprake van pitting oedeem. Als de impressie bij pitting oedeem na vijftien seconden is verdwenen, is een lage osmotische druk de waarschijnlijke oorzaak. Als de impressie nog aanwezig is, wordt het oedeem waarschijnlijk veroorzaakt door een hoge hydrostatische druk.[5] [C] Bij lymfeoedeem wordt in het eerste stadium nog pitting oedeem gevonden. Later wordt de huid dikker als gevolg van zwelling van subcutaan weefsel. Huidplooien worden hierdoor meer geaccentueerd en het is niet mogelijk om met de vingers een huidplooi op de basis van de tweede teen vast te pakken (teken van Kaposi-Stemmer). Nog later ontstaat hyperkeratose en papillomatose, wat ook wel 'elephantiasis' wordt genoemd.

Verder wordt gekeken naar tekenen van veneuze insufficiëntie, zoals eczeem, *atrophie blanche* en nagelafwijkingen (tabel 2). Indien er duidelijke aanwijzingen zijn voor centraalveneuze insufficiëntie en bij de anamnese worden geen klachten of afwijkingen gevonden die op andere oor-

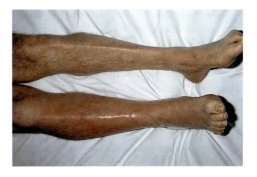

Figuur 3 Pitting oedeem van het rechter onderbeen.

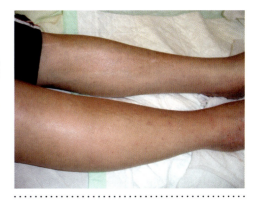

Figuur 4 Trombosebeen rechts.

zaken van het oedeem wijzen, is verder onderzoek niet zinvol.

Als er beiderzijds oedeem is zonder aanwijzingen voor CVI, is een grondig lichamelijk onderzoek nodig. Er wordt gekeken of ook op andere plaatsen in het lichaam sprake is van een toename van het extracellulaire volume. Dit is vooral goed te zien in het gezicht (rond de ogen) en sacraal. Verder kan dit worden gevonden in de vorm van pleuravocht of ascites. Oedeem met een systemische oorzaak is overigens vaak alleen aan de onderbenen en voeten zichtbaar bij mobiele patiënten (en sacraal bij bedlegerige patiënten), omdat door de zwaartekracht het toegenomen extracellulaire volume naar het laagste punt zakt.

ALGEMEEN ONDERZOEK

Het *gewicht* speelt geen rol bij de initiële diagnostiek van oedeem. Het bepalen van het gewicht is zinvol om het verloop van de therapie bij hartfalen te vervolgen. Overgewicht is een onafhankelijke risicofactor voor het ontwikkelen van hartfalen en bemoeilijkt de diagnostiek bij hartfalen en veneuze insufficiëntie.[33,34] [E] Bij overgewicht is daarom aanvullend onderzoek eerder aangewezen.

De *bloeddruk* wordt bepaald omdat een verhoogde bloeddruk kan wijzen op hartfalen.[20] Een normale bloeddruk sluit dit echter niet uit. Bij zwangeren wordt de bloeddruk eveneens bepaald.[29]

Het *voelen van de pols* is vooral zinvol om ritmestoornissen uit te sluiten. Een volledig regulaire en aequale pols heeft een hoge voorspellende waarde voor de afwezigheid van atriumfibrilleren, een ritmestoornis die zowel oorzaak als gevolg van hartfalen kan zijn. Voor het vaststellen van atriumfibrilleren, is palpatie van de pols niet geschikt door de lage voorspellende waarde bij het vinden van een irreguliere en inaequale pols.[35] Erythema palmare, spider naevi en icterus passen bij levercirrose.

HOOFD EN HALS

De bepaling van de *centraalveneuze druk* (CVD) is het belangrijkste onderzoek waarmee bij oedeem met hartfalen als oorzaak kan worden onderscheiden van andere oorzaken.[20,36] [E] Dit onderzoek wordt verricht bij iedere patiënt met oedeem waarvan de oorzaak uit de anamnese onvoldoende duidelijk is. De CVD is een maat voor de druk in het rechteratrium. De verhoging van de CVD hangt samen met de ernst van het hartfalen en met een slechtere prognose.[37,38] Optreden van rechterkamerfalen, wat blijkt uit de verhoogde centraalveneuze druk, is meestal een laat gevolg van linkerkamerfalen, en kan wijzen op een irreversibele pulmonale hypertensie. [E] Een normale CVD wordt gevonden bij oedeem door een stoornis in de colloïdosmotische druk of in de permeabiliteit van de capillairen, zoals bij levercirrose, nieraandoeningen of chronische veneuze insufficiëntie.[12] Het vinden van een normale CVD sluit (linkszijdig) hartfalen overigens niet uit, omdat het linkerkamerfalen nog niet gepaard hoeft te gaan met rechterkamerfalen; gezocht moet dan worden naar klachten en verschijnselen van linkerkamerfalen. De bevinding van een verhoogde centraalveneuze druk heeft dus een hoge specificiteit (97%) maar een zeer lage sensitiviteit (10%).[16,39] Vooral bij een fors toegenomen druk en bij adipeuze patiënten of bij patiënten met een dikke, korte nek wordt de CVD vaker onderschat.[33] [E]

Palpatie van de *schildklier* is niet zinvol, omdat dit weinig informatie geeft over de aanwezigheid van mogelijk schildklierlijden.

> **Meting van centraalveneuze druk**
>
> Bij het bepalen van de centraalveneuze druk wordt bij een liggende of halfzittende patiënt het laagste punt waar de vena jugularis externa collabeert tijdens inspiratie vastgesteld, terwijl de vene bij de kaakhoek wordt dichtgedrukt. De CVD is verhoogd wanneer dit laagste punt hoger ligt dan drie centimeter onder het horizontale vlak ter hoogte van de aanhechting van de tweede rib.[37] Een verhoogde CVD wijst op een toegenomen druk in het rechteratrium.

HART EN LONGEN

Bij enige verdenking op hartfalen moeten hart en longen onderzocht worden.

De *palpatie* van de hartstoot kent een grote interonderzoekersvariatie en bij een groot deel van de patiënten is de hartstoot niet voelbaar.[40] Per-

cussie van het hart is een sensitievere en redelijk betrouwbare methode om cardiomegalie uit te sluiten.[41] De waarde van beide onderzoeken voor het stellen van de diagnose hartfalen is niet bekend.[20]

Bij auscultatie worden het hartritme, de hartfrequentie, het vóórkomen van soufles en de harttonen beoordeeld. Een tachycardie (een frequentie boven de 100 slagen per minuut) wijst op hartfalen.[18] Het vinden van een derde harttoon wijst op ernstig hartfalen met een slechte prognose.[38,42] [E] Het betrouwbaar vaststellen van de aanwezigheid van een derde harttoon is moeilijk, en er is sprake van een grote interonderzoekersvariatie.[43,44,45] Bij het vóórkomen van pleuravocht wordt vaak een doffe percussietoon gevonden, en verminderd ademgeruis en stemfremitus bij auscultatie.[46] Dikke voeten kunnen een uiting zijn van rechtszijdig hartfalen bij longlijden, of secundair aan linkszijdig hartfalen. Bij auscultatie van de longen wijst het vóórkomen van fijne crepitaties posterobasaal op linksdecompensatie (odds ratio 2,4).[16] [E] Deze crepitaties worden ook gevonden zonder decompensatie bij bedlegerigheid, maar dan verdwijnen ze na enkele diepe ademteugen.[47]

DE BUIK

Bij *inspectie* kan een caput medusae worden gezien (versterkte veneuze tekening van venen rondom de navel); dit past bij levercirrose. Ascites kan bij alle vormen van systemisch oedeem voorkomen. Bij inspectie passen hierbij uitgezette flanken, een opgezette buik en een verstreken of een uitpuilende navel. Wanneer bij vastgesteld oedeem tevens sprake is van een verschuivende demping of *shifting dullness* bij percussie (de grens tussen demping en tympani verschuift wanneer de patiënt zich op de zij draait) of het undulatieteken is positief (het voelen van een 'golfbeweging' aan de buikwand, nadat aan de andere zijde met de vingers tegen de buikwand wordt gestoten), dan is de aanwezigheid van ascites vrijwel zeker.[48,49,50,51] Een vergrote lever kan passen bij rechtsdecompensatie en bij levercirrose.[12]

Het onderscheid hiertussen kan gemaakt worden met de hepatojugulaire test.

Hepatojugulaire test

Deze wordt uitgevoerd door gedurende tien seconden met de vlakke hand druk uit te oefenen in epigastrio, terwijl de jugulare venen worden geïnspecteerd. De test is positief wanneer een snelle stijging van meer dan drie centimeter optreedt van de vulling van de vena jugularis externa tijdens compressie, die na één tot twee minuten nadat de druk wordt opgeheven weer wegvalt.[52] Een positieve test verhoogt de kans op de aanwezigheid van rechterkamerfalen, een negatieve testuitslag heeft geen betekenis.[39,53,54] [A]

Bij het buikonderzoek zijn tumoren die door lokale obstructie van venen of lymfbanen in het kleine bekken oedeem veroorzaken vaak niet palpabel.

In de liezen wordt gevoeld of er abnormale zwellingen palpabel zijn die lokale obstructie veroorzaken.

DE BENEN

Bij *inspectie* is het belangrijk te kijken naar symptomen die passen bij veneuze insufficiëntie: pigmentaties, erytheem, *ankle flare*, eczeem, *atrophie blanche*, varices, trofische nagelafwijkingen en pachydermie (verdikking van de huid van de tenen), hypodermitis of lipodermatosclerosis (verharding van de huid) en een ulcus cruris.[31,32,55] De kenmerkende bruine pigmentatie ontstaat door extravasatie van erytrocyten door de verhoogde intravasale druk en lokale neerslag van hemosiderine. Ook erytheem is het gevolg van stuwing, evenals hypodermitis waarbij de huid vast tot hard aanvoelt. Een corona phlebectatica paraplantaris of *ankle flare* bestaat uit uitgezette kleinere venen aan de mediale en/of laterale enkel en voetrand (figuur 5). Eczeem wordt soms gevonden rond de varices. *Atrophie blanche*, witte verkleuring van de huid, zit rond de enkels en varieert in grootte van enkele millimeters tot vijftien centimeter. Varices kunnen zich op allerlei manieren uiten, van besenreiser varices (fijne, kwastachtige microvarices) tot dikke, opgezette venen (convoluten en blow-outs) (figuur 6).[31]

Een complicatie van veneuze insufficiëntie is het ulcus cruris, gelokaliseerd rond de mediale

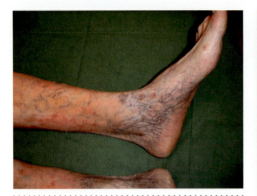

Figuur 5 Ankle flair.

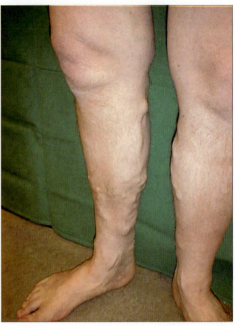

Figuur 6 Varices aan beide benen in het stroomgebied van de vena saphena magna.

malleolus, dat soms, maar lang niet altijd, pijnlijk is.[55,56,57] Goed onderzoek naar de waarde van fysische diagnostiek bij patiënten met varices is nauwelijks beschikbaar. Er zijn diverse testen beschreven, zoals de hoesttest, de kloptest, de proeven van Trendelenburg en de proef van Perthes. De uitvoering van deze proeven is tijdrovend, de interpretatie is subjectief en er is een grote interonderzoekersvariatie.[31,54,58] Deze testen worden in de huisartspraktijk niet aanbevolen.[31]

Verder wordt onderzocht of er aanwijzingen zijn voor een trombosebeen. Klassiek is hierbij de kuit oedemateus, warm en pijnlijk, zijn de aderen opgezet en is er pijn bij dorsiflexie van de voet (het symptoom volgens Homans, dat in de praktijk geen betekenis heeft).

De waarde van deze bevindingen is echter beperkt: bij de aanwezigheid van al deze symptomen heeft minder dan de helft van de patiënten bij aanvullend onderzoek een trombosebeen.[17,59,60] Van alle patiënten met een trombosebeen presenteert slechts een derde zich met deze symptomen.[61,62]

Wanneer zijn anamnese en lichamelijk onderzoek voldoende om de oorzaak van het oedeem vast te stellen?

Hartfalen is de oorzaak als er symptomen zijn (zoals dyspneu, vermoeidheid), er naast het tweezijdig oedeem nog andere onderzoeksbevindingen zijn die bij hartfalen passen (een verhoogde CVD, vergrote lever, hartgeruis of derde harttoon) en er aanwijzingen zijn voor structurele of functionele afwijkingen van het hart in rust (zoals een doorgemaakt infarct, een klepgebrek, cardiomyopathie of ritmestoornis). Als een verhoogde CVD wordt gevonden terwijl andere oorzaken of afwijkingen ontbreken, is er sprake van geïsoleerd rechtszijdig hartfalen dat kan worden veroorzaakt door pulmonale hypertensie ten gevolge van bijvoorbeeld COPD, het slaapapneusyndroom of multipele longembolie. Als naast dikke voeten en een verhoogde CVD ook posterobasale crepitaties worden gevonden, is er links- en rechtszijdig hartfalen: de sensitiviteit van deze drie verschijnselen samen is 58%, met een specificiteit van 100%.[19] Hartfalen is waarschijnlijk als er sprake is van dyspneuklachten bij inspanning of een cardiaal belaste voorgeschiedenis. De waarde van de verschillende symptomen en verschijnselen voor het stellen van de diagnose hartfalen zijn weergegeven in tabel 4. Oedeem wordt veroorzaakt door veneuze insufficiëntie als er bij inspectie van de benen duidelijke aanwijzingen voor worden gevonden, terwijl er geen aanwijzingen zijn voor een cardiale, renale of hepatogene oorzaak. In deze gevallen is aanvullend onderzoek niet nodig.[63]

Bij verdenking op een trombosebeen blijkt de

verdenking in de meeste gevallen bij aanvullend onderzoek toch onterecht. Voor de eerste en tweede lijn zijn beslisregels geformuleerd waarbij gegevens uit anamnese en uit onderzoek leidend zijn voor het te verrichten aanvullende onderzoek (kader).[64,65]

Eerstelijnsbeslisregel DVT

De eerstelijnsbeslisregel is een combinatie van klinische gegevens.[65] Bij een score boven de 4 wordt altijd een echodoppler verricht en is de D-dimeertest niet zinvol. De test kan niet worden gedaan bij patiënten die langer dan 30 dagen klachten hebben of anticoagulantia gebruiken.

item	punten
1. mannelijk geslacht	1
2. gebruik orale anticonceptie	1
3. aanwezigheid maligniteit	1
4. operatief ingrijpen in de laatste maand	1
5. afwezigheid van trauma dat zwelling in kuit verklaart	1
6. uitgezette venen van het been	1
7. verschil in maximale kuitomvang meer dan 3 cm	2

9 Betekenis van eenvoudig aanvullend onderzoek

Wanneer is aanvullend onderzoek nodig? In veel gevallen zal na anamnese en lichamelijk onderzoek de oorzaak van het oedeem niet duidelijk zijn. Bij intermitterend oedeem kan worden afgewacht en is de diagnose 'idiopathisch oedeem' gerechtvaardigd. Bij chronisch oedeem is verder onderzoek nodig om ernstige en behandelbare oorzaken van oedeem op te sporen. Hartfalen als oorzaak van oedeem wordt vaak niet gediagnosticeerd.[16] Dit wordt deels veroorzaakt doordat deze mensen niet op het spreekuur verschijnen, deels door het ontbreken van specifieke klachten. Daarom is het nodig om bij patiënten met tweezijdig oedeem zonder duidelijke oorzaak aanvullend onderzoek te doen, want hartfalen heeft een slechte prognose die verbetert door behandeling.[67]

BLOEDONDERZOEK

Bloedonderzoek wordt gedaan bij een mogelijk systemische oorzaak van het oedeem. Bij verdenking op hartfalen wordt het (NT-pro)BNP in het bloed bepaald. Wanneer het (NT-pro)BNP volledig normaal is, bij een normale nierfunctie, en ook op het ECG geen afwijkingen worden gezien, is hartfalen uitgesloten. Bij een verhoogde waarde wordt nader onderzoek gedaan. Bij de interpretatie van de (NT-pro)BNP-waarde moet de klinische presentatie worden meegewogen, omdat bij een acuut ontstaan hartfalen in het algemeen een veel hogere bloedspiegel wordt gezien dan bij geleidelijk ont-

Tabel 4	De sensitiviteit en specificiteit van klachten en bevindingen voor hartfalen (zonder onderscheid tussen links- en rechtszijdig hartfalen).[18,40,67]		
	klinische presentatie	sensitiviteit (%)	specificiteit (%)
anamnese	kortademigheid	66	52
	orthopneu	21	81
	paroxismale nachtelijke dyspneu	33	76
	oedeem in de voorgeschiedenis	23	80
lichamelijk onderzoek	verhoogde CVD	10	97
	percutoir vergroot hart	91	30
	tachycardie (> 100 pm)	7	99
	galopritme (derde harttoon)	31	95
	crepitaties	13	91
aanvullend onderzoek	X-thorax	62	67
	ECG	94	61

stane klachten. Als er aanwijzingen zijn voor hartfalen, worden ook het Hb, glucose, serumcreatinine, natrium en kalium, en de schildklierfunctie (TSH) bepaald.[30] Anemie, een slechte nierfunctie of atriumfibrilleren als gevolg van hyperthyreoïdie kunnen hartfalen uitlokken.[30]

Bij verdenking op een trombosebeen wordt volgens de beslisregel een D-dimeerbepaling verricht bij een score van 3 of minder. D-dimeerfragmenten zijn afbraakproducten van fibrineketens en zijn binnen enkele uren na ontstaan van het stolsel in het bloed aantoonbaar. Een normale D-dimeertest en een lage score op de beslisregel sluiten een trombosebeen vrijwel uit.

Bij een mogelijk hepatogene oorzaak worden de levertesten, met name gGt, alkalische fosfatase, ASAT en ALAT bepaald. Als er een verdenking is op een nefrotisch syndroom, worden de creatinineconcentratie, het serumalbumine, cholesterol en de triglyceriden bepaald.[12] Bepaling van het creatinine is niet nodig voor de diagnostiek, maar bij een nefrotisch syndroom kan een ernstige nierinsufficiëntie bestaan die spoedverwijzing noodzakelijk maakt. Bij verdenking op pre-eclampsie worden de lever- en nierfuncties, bloedglucose en trombocytengetal bepaald.[29]

Urineonderzoek is zinvol om proteïnurie aan te tonen of uit te sluiten. Met een urinestick wordt bepaald of verder kwantitatief onderzoek nodig is. Een eiwituitscheiding van meer dan 3,5 gram per 24 uur wijst op een nefrotisch syndroom. Afwezigheid van eiwit in de urine sluit dit uit.[12]

ELEKTROCARDIOGRAM

Bij verdenking op hartfalen wordt een ECG gemaakt. Een normaal ECG sluit (links) decompensatio cordis vrijwel zeker uit: de kans op een acuut hartfalen is minder dan 2% en de kans op een geleidelijk ontstaan hartfalen is minder dan 14%.[20,67,68,69,79] [E]

Een abnormaal ECG toont hartfalen niet aan, maar geeft wel inzicht in de etiologie van hartfalen. Bij een irregulier of inaequaal hartritme wordt een ECG gemaakt om atriumfibrilleren te kunnen vaststellen. Andere afwijkingen die bij hartfalen op het ECG worden gezien, zijn een oud infarct, linkerventrikelhypertrofie, een linkerbundeltakblok en asdeviatie naar links.[20,35,37]

RÖNTGENONDERZOEK

Op de *X-thorax* wijst een toegenomen doorbloeding van de bovenste longvelden ('redistributie' genoemd) sterk op hartfalen.[20] Cardiomegalie, ook wel een vergrote cor/thorax of CT-ratio, wijst eveneens op hartfalen.[20] Ten slotte kan pleuravocht voorkomen, dat bij hartfalen meestal rechts het meest uitgesproken is, en een uiting is van hartfalen van de rechterkamer.[68] Een normale X-thorax sluit hartfalen echter niet uit.[63] Bij patiënten met ernstig hartfalen is de sensitiviteit van de thoraxfoto voor het vinden van aanwijzingen voor hartfalen slechts 48%.[71]

ECHODOPPLERONDERZOEK

Hierbij wordt met behulp van echografie de vene in beeld gebracht en tegelijkertijd met behulp van dopplerultrasonografie de flow in het vat zichtbaar of hoorbaar gemaakt.[72] Bij verdenking op een trombosebeen (score op de beslisregel > 4 of een positieve D-dimeeruitslag) moet echodoppleronderzoek worden verricht. Dit onderzoek heeft een zeer hoge sensitiviteit en specificiteit (beide 90-100%).[73,74] [E] Indien dit positief is, hoeft geen verder onderzoek te worden verricht en moet de patiënt behandeld worden. Indien dit negatief is, wordt, afhankelijk van de klinische verdenking of van het verloop van de klacht, de echografie na vijf tot zeven dagen herhaald. Bij chronische veneuze insufficiëntie is echodoppleronderzoek niet nodig om de diagnose te stellen, maar om de therapie te bepalen.[32] Met behulp van dit onderzoek kunnen de plaats, de ernst en de corrigeerbaarheid van de insufficiëntie worden bepaald met een sensitiviteit en specificiteit van meer dan 90%.[32,75,76,77]

10 Betekenis van complex aanvullend onderzoek

Echocardiografie is nodig als er sprake is van dyspneu, zonder verdere aanwijzingen voor hartfalen, omdat er een grote kans is op afwijkingen.[23,27,78] Een abnormaal ECG en het vinden van een souffle zijn ook redenen om een echocar-

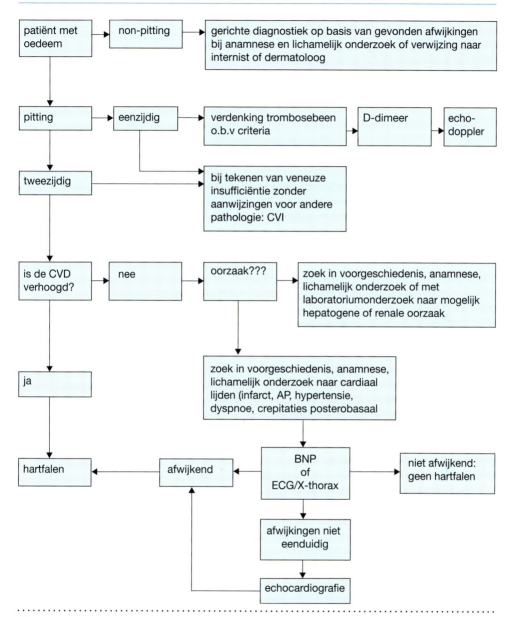

Figuur 7 Stroomdiagram voor het diagnosticeren van oedeem.

diografie te verrichten.[66] Hiermee kan een indruk worden verkregen van de functie van het hart en van de ejectiefractie. Ook kan een verhoogde druk in het rechteratrium worden bevestigd en de oorzaak hiervan (linkszijdig hartfalen, klepafwijkingen, enz.) worden opgespoord.[33,70] Inspanningstesten zijn niet zinvol voor de diagnose hartfalen.[79]

Volgens de laatste richtlijn hartfalen van de European Society of Cardiology[80] kan de diagnose hartfalen alleen dan gesteld worden indien naast anamnese en lichamelijk onderzoek ook objectiveerbare afwijkingen gevonden worden, zoals afwijkingen op de thoraxfoto en/of een verhoogde NTproBNP. Echocardiografie voor aanvullende diagnostiek is daarbij onmisbaar, niet alleen om de oorzaak van het hartfalen uit te diepen, maar ook voor de behandeling. Klassiek voorbeeld is dat hartfalen met een verminderde ejectiefractie (wat vroeger systolisch hartfalen werd genoemd) een andere behandeling nodig heeft dan hartfalen met behoud van ejectiefractie (het vroegere diastolisch hartfalen).

Flebografie is door de hoge betrouwbaarheid van het niet-invasieve onderzoek nog zelden nodig. Alleen bij afwijkingen onder de knie, vooral bij insufficiënte venae perforantes, heeft dit onderzoek de voorkeur.[32] Plethysmografie geeft wat betreft de diagnostiek van CVI geen aanvullende informatie als doppler- of duplexonderzoek zijn uitgevoerd.

Verder aanvullend onderzoek bij lymfeoedeem bestaat uit lymfescintigrafie, lymfangiografie en CT of MRI.[15]

Bij *lymfescintigrafie* wordt radioactief gelabeld eiwit tussen de eerste en de tweede teen gespoten. Het onderzoek is vooral geschikt om onderscheid te maken tussen obstructie van het lymfesysteem en hypoplasie. Bij *lymfangiografie* wordt röntgencontrastvloeistof ingespoten. Het onderzoek wordt vooral gebruikt om de locatie van de obstructie op te sporen. Met CT en vooral MRI kunnen de lymfebanen in beeld worden gebracht, net als eventuele obstructies zoals tumoren.[15]

11   Samenvatting

Dikke onderbenen of voeten worden vooral veroorzaakt door drukverhoging in het veneuze systeem van het been. De belangrijkste oorzaken zijn systemisch, ten gevolge van hartfalen, of lokaal ten gevolge van veneuze insufficiëntie.

Vaak wordt geen diagnose gesteld bij patiënten met oedeem. Dit komt voor een belangrijk deel doordat kenmerkende symptomen ontbreken die het mogelijk maken om alleen met anamnese en lichamelijk onderzoek tot een conclusie te komen. Aanvullend onderzoek is dan nodig, omdat de aanwezige pathologie vaak onderschat wordt. Vooral bij patiënten met cardiovasculaire klachten of risicofactoren die oedeem hebben, is de kans op hartfalen groot. De fysische diagnostiek is bemoeilijkt bij adipeuze patiënten, terwijl bij hen de kans op afwijkingen groter is. Het behandelen van oedeem met diuretica zonder diagnostiek is in alle gevallen onjuist.

Literatuur

1 Palazzi C, Olivieri I, D'Amico E et al. Symmetrical pitting edema resembling RS3PE in gout. Clin Rheumatol 2003;22:506-7.
2 Ciocon JO, Fernandez BB, Ciocon DG. Leg edema: clinical clues to the differential diagnosis. Geriatrics 1993;48(5):34-45.
3 Young JR. The swollen leg. Clinical significance and differential diagnosis. Cardiol Clinics 1991;9(3):443-56.
4 Remes J, Miettinen H, Reunanen A, et al. Validity of clinical diagnosis of heart failure in primary health care. Europ Heart J 1991;12:315-21.
5 Diskin CJ, Stokes TJ, Dansby LM, et al. Towards an understanding of oedema. BMJ 1999;318(juni):1610-3.
6 Shebel ND. An early intervention plan for identification and control of chronic lower extremity edema. J Vasc Nurs 2002;20:45-50.
7 Linden MW van der, Westert GP, Bakker DH de, Schellevis FG. Tweede Nationale Studie naar ziekten en verrichtingen in de huisartspraktijk. Klachten in de bevolking en in de huisartspraktijk. Utrecht: Nivel, 2004.
8 Okkes IM, Oskam SK, Lamberts H. Van klacht naar diagnose. Episodegegevens uit de huisartsenpraktijk. Bussum: Coutinho, 1998.
9 Topham EJ, Mortimer PS. Chronic lower limb oedema. Clin Med 2002;2:28-31.
10 Page J, Henry D. Consumption of NSAID's and the development of congestive heart failure in elderly patients. Arch Intern Med 2000;160:777-81.
11 Edwards OM, Bayliss RI. Idiopathic oedema of women. QJM 1976;45:125-8.
12 Harrison's principles of internal medicine. New York: McGraw Hill, 2001.
13 Buchan RF. Ankle edema of tropical climes. JAMA 1971;218:99.
14 Schloeder FX. Ankle edema in tropical climes. JAMA 1971;218:1705.
15 Mortimer PS. Swollen lower limb-2: Lymfoedema. BMJ 2000;320:1527-9.
16 Morgan S, Smith H, Simpsons I, et al. Prevalence and clinical characteristics of left ventricular dysfunction among elderly patients in general practice setting: cross sectional study. BMJ 1999;318:368-72.
17 Gorman WP, Davis KR, Donnelly R. Swollen lower limb-1: General assessment and deep vein thrombosis. BMJ 2000;320:1453-6.
18 Watson RDS, Gibbs CR, Lip GYH. ABC of heart failure. Clinical features and complications. BMJ 2000;320:236-9.
19 Stevenson LW, Perloff JK. The limited reliability of physical signs for estimating hemodynamics in chronic heart failure. JAMA 1989;261:884-8.

20 Badget RG, Lucey CR, Mulrow CD. Can the clinical examination diagnose left-sided heart failure in adults? JAMA 1997;277:1712-9.
21 Mangione S, Nieman LZ. Cardiac auscultatory skills of internal medicine and family practice trainees. A comparison of diagnostic proficiency. JAMA 1997; 278:717-22.
22 St Clair EW, Oddone EZ, Waugh RA, et al. Assessing housestaff diagnostic skills using a cardiology patient simulator. Ann Intern Med 1992;117:751-6.
23 Blankfield RP, Finkelhor RS, Alexander JJ, et al. Etiology and diagnosis of bilateral leg edema in primary care. Am J Med 1998;105:192-7.
24 Marantz PR, Alderman MH, Tobin JN. Diagnostic heterogenity in clinical trials for congestive heart failure. Ann Intern Med 1988 (July);109:55-61.
25 McKee PA, Castelli WP, McNamara PM, et al. The natural history of congestive heart failure: The Framingham study. N Engl J Med 1971;285:1441-6.
26 Davie AP, Francis CM, Caruana L, et al. Assessing diagnosis in heart failure: which features are of any use? QJM 1997;90:335-9.
27 Wilhelmsen L, Eriksson H, Svärdsudd K, et al. Improving the detection and diagnosis of congestive heart failure. Eur Heart J 1989;10:13-8.
28 Kannel WB, Hjortland M, Castelli WP. Role of diabetes in congestive heart failure: The Framingham study. Am J Cardiol 1974;34:29-34.
29 Reynolds D. Severe gestational edema. J Midwifery & Women's Health, 2003;48(2):146-8.
30 Rutten FH, Walma EP, Kruisinga GI et al. NHG-Standaard Hartfalen. Eerste herziening. Huisarts Wet 2005;48(2):64-76.
31 Veer G van der, Eekhof JHA, Walma EP, et al. NHG-Standaard Varices. Huisarts Wet 1993;36(1) 23-30.
32 Veraart JCJM. Chronische veneuze insufficiëntie. Ned Tijdschr Geneeskd 2002;146(5):199-203.
33 Stein JH, Neumann A, Marcus RH. Comparison of estimates of right atrial pressure by physical examination and echocardiography in patients with congestive heart failure and reasons for discrepancies. Am J Cardiol 1997;80:1615-8.
34 Vrouenraets BC, Keeman JN. Fysische diagnostiek – de bandjesproeven bij varices. Ned Tijdschr Geneeskd 2000;144(26):1267-72.
35 Schilte B, Hellemons-Boode BSP, Zwietering PJ. Palpatie van de pols bij atriumfibrilleren vergeleken met het ECG. Huisarts Wet 1997;40(3):95-7.
36 Butman SM, Ewy GA, Standen JR, et al. Bedside cardiovascular examination in patients with severe chronic heart failure: importance of rest or inducible jugular venous distension. J Am Coll Cardiol 1993; 22:968-74.
37 Jongh TOH de (red). Fysische diagnostiek. Houten: Bohn Stafleu van Loghum, 2010.
38 Drazner MH, Rame JE, Phil M, et al. Prognostic importance of elevated jugular venous pressure and a third heart sound in patients with heart failure. New Engl J Med 2001;345(8):574-81.
39 Harlan WR, Oberman A, Grimm R, et al. Chronic congestive heart failure in coronary artery disease: clinical criteria. Ann Intern Med 1977 (January);86: 133-8.
40 Heckerling PS, Wiener SL, Wolfkiel CJ, et al. Accuracy and reproducibility of precordial percussion and palpation for detecting increased left ventricular end-diastolic volume and mass. JAMA 1993(October);270:1943-8.
41 Heckerling PS, Wiener SL, Moses VK, et al. Accuracy of precordial percussion in detecting cardiomegaly. Am J Med 1991;91:328-34.
42 Patel R, Buschnell DL, Sobotka PA. Implications of an audible third heart sound in evaluating cardiac function. West J Med 1993;158:606-9.
43 Joshi N. The third heart sound. South Med J 1999; 92(8):756-61.
44 Lok CE, Morgan CD, Ranganathan N. The accuracy and interobserver agreement in detecting the 'gallop sounds' by cardiac auscultation. Chest 1998;114:1283-8.
45 Ishmail AA, Wing S, Ferguson J, et al. Interobserver agreement by auscultation in the presence of a third heart sound in patients with congestive heart failure. Chest 1987 (June);91:871-3.
46 Light RW. Pleural effusion. N Engl J Med 2002 (June);346:1971-7.
47 Bakker W, Dijkman JH. Rhonchi en crepitaties: nomenclatuur en interpretatie. Ned Tijdschr Geneeskd 1990;134(10):477-80.
48 Cattau EL, Benjamin SB, Knuff TE, et al. The accuracy of the physical examination in the diagnosis of suspected ascites. JAMA 1982;247:1164-6.
49 Williams JW, Simel DL. Does this patient have ascites? How to divine fluid in the abdomen. JAMA 1992;267:2645-8.
50 Schipper HG, Godfried MH. Fysische diagnostiek – ascites. Ned Tijdschr Geneeskd 2001;145:260-4.
51 Simel DL, Halvorsen RA, Feussner JR. Quantitating bedside diagnosis: clinical evaluation of ascites. J Gen Intern Med 1988;3:423-8.
52 Ducas J, Magder S, McGregor M. Validity of the hepatojugular reflex as a clinical test for congestive heart failure. Am J Cardiol 1983;52:1299-1303.
53 Ewy GA. The abdominojugular test: technique and hemodynamic correlates. Ann Intern Med 1988;109: 456-60.
54 Maisel AS, Atwood JE, Goldberger AL. Hepatojugular reflux: useful in the bedside diagnosis of tricuspid regurgitation. Ann Intern Med 1984;101:781-2.
55 Schweitzer BPM, Doorenbosch J, Glotzbach R, et al. NHG-Standaard Ulcus cruris venosum. Huisarts Wet 2000;43(3):128-33.
56 Widmer LK, Stähelin HB, Nissen C, et al. Venen-, Arterien-, Krankheiten, Koronaire Herzkrankheit bei Berufstätigen. Bern: Verlag Hans Huber, 1981:66-82.
57 Classification and grading of chronic venous disease of the lower limb: a consensus statement. Phlebology 1995;10:42-5.
58 Vasdekis SN, Clarke GH, Hobbs JT, et al. Evaluation of non-invasive and invasive methods in the assessment of short saphenous vein termination. Br J Surg 1989;76:929-32.
59 Hull R, Hirsch J, Sackett DL, et al. Replacement of venography in suspected venous thrombosis by impedance plethysmography and 125I-fibrogen leg scanning: a less invasive approach. Ann Intern Med 1981;94:12-5.

60 Oudega R, Moons KG, Hoes AW. Limited value of patient history and physical examination in diagnosing deep vein thrombosis in primary care. Fam Pract 2005;22:86-91.
61 Haeger K. Problems of acute deep vein thrombosis. The interpretation of signs and symptoms. Angiology 1969;20:219-23.
62 Kakkar VV, Howe CT, Nicolaides AN, et al. Deep vein thrombosis of the leg: is there a 'high risk' group? Am J Surg 1970;120:527-30.
63 Chakko S, Woska D, Martinez H, et al. Clinical, radiographic, and hemodynamic correlations in chronic congestive heart failure: conflicting results may lead to inappropriate care. Am J Med 1991;90:353-9.
64 Wells PS, Anderson DR, Bormanis J. Value of assessment of pretest probability of deep-vein thrombosis in clinical management. Lancet 1997;350:1795-9.
65 Oudega R, Moons KG, Hoes AW. Ruling out deep venous thrombosis in primary care. A simple diagnostic algorithm including D-dimer testing. Thromb Haemost 2005;94:200-5.
66 Davie AP, Francis CM, Love MP, et al. Value of the electrocardiogram in identifying heart failure due to left ventricular dysfunction. BMJ 1996;312:222.
67 The SOLVD investigators. Effect of enalapril on mortality and the development of heart failure in asymptomatic patients with reduced left ventricular ejection fractions. N Engl J Med 1992;327:685-91.
68 Zaphiriou A, Robb S, Murray-Thomas T, Mendez G, Fox K, McDonagh T et al. The diagnostic accuracy of plasma BNP and NTproBNP in patients referred from primary care with suspected heart failure: results of the UK natriuretic peptide study. Eur J Heart Fail 2005;7:537-41.
69 Khunti K, Squire I, Abrams KR, Sutton AJ. Accuracy of a 12-lead electrocardiogram in screening patients with suspected heart failure for open access echocardiography: a systematic review and meta-analysis. Eur J Heart Fail 2004;6:571-6.
70 Kircher BJ, Himelman RB, Schiller NB. Noninvasive estimation of right atrial pressure from the inspiratory collapse of the inferior vena cava. Am J Cardiol 1990;66:493-6.
71 Constanzo WE, Fein SA. The role of the chest X-ray in the evaluation of chronic severe heart failure: things are not always as they appear. Clin Cardiol 1988;11:486-8.
72 Donnelly R, Hinwood D, London NJM. Non-invasive methods of arterial and venous assessment. BMJ 2000;320:698-701.
73 Nielsen OW, Hansen JF, Hilden J, Larsen CT, Svanegaard J. Risk assessment of left ventricular systolic dysfunction in primary care: cross sectional study evaluating a range of diagnostic tests. BMJ 2000;320:220-4.
74 Buller HR, Cate-Hoek AJ ten, Hoes AW et al. Safely ruling out deep venous thrombosis in primary care. Annals of Internal Medicine 2009;150:229-35.
75 Vrouenraets BC, Keeman JN. Fysische diagnostiek – duplexonderzoek alleen nodig bij geselecteerde varicespatiënten. Ned Tijdschr Geneeskd 2001;145:774-8.
76 Pierik EG, Toonder IM, Urk H van, et al. Validation of duplex ultrasonography in detecting competent and incompetent perforating veins in patients with venous ulceration of the lower leg. J Vasc Surg 1997;26:49-52.
77 Haenen J, Langen H van, Janssen MCH, et al. Venous duplex scanning of the leg; range, variability and reproducibility. Clin Sci (Colch) 1999;96:271-7.
78 Aguirre FV, Pearson AC, Lewen MK, et al. Usefulness of doppler echocardiography in the diagnosis of congestive heart failure. Am J Cardiol 1989;63:1098-1102.
79 Remes J, Länsimies E, Pyörälä K. Cardiopulmonary exercise testing has limited value in diagnosing heart failure. Ann Med 1991;23:521-7.
80 ESC guidelines for the diagnosis and treatment of acute and chronic heart failure. Heart Journal 2009;29:2399-2442.

Pijn in het been

J.M.B. van Warmerdam, H. de Vries en J.G. Becher

Ga naar de website extras.bsl.nl/alledaagseklachten voor de video bij dit hoofdstuk

1 Inleiding

Pijn die ontstaat in een been kan velerlei oorzaken hebben. Vasculaire en neurogene pathologie en aandoeningen van het bewegingsapparaat zijn in de dagelijkse praktijk de belangrijkste categorieën. Het is van belang om als dokter een inschatting te maken of er sprake is van een spoedeisende situatie waarbij snelle diagnostiek en handelen noodzakelijk zijn om blijvende schade of ernstige complicaties te voorkomen. Daarnaast kan pijn in een been invaliderend zijn en van negatieve invloed op de kwaliteit van leven. Voor de arts is dan de taak weggelegd de oorzaak van deze pijn in kaart te brengen en zo goed mogelijk te behandelen.

Het hoofdstuk *Pijn in het been* behandelt beenpijn in de meeste uitgebreide zin. Zowel kort als langer bestaande pijn, lokaal als regionaal of gelokaliseerd in een of meerdere dermatomen. Een belangrijk deel van diagnosen die pijn in het been kunnen geven, wordt al behandeld in de hoofdstukken *Gewrichtsklachten*, *Knieklachten*, *Ulcus aan het onderbeen en de voet*, *Oedeem, voeten* en *Rugpijn, lage*. In dit hoofdstuk staan de oorzaken op de voorgrond die belangrijke implicaties hebben voor de toekomst van de patiënt, zoals 'diepveneuze trombose', 'perifeer arterieel vaatlijden' en 'wervelkanaalstenose' en de oorzaken die niet uitgaan van de gewrichten in het been.

2 De klacht in de bevolking

Over het voorkomen van pijn in het been in de algemene bevolking zijn geen gegevens beschikbaar. De klacht 'pijn in het been' is voor het overgrote deel een klacht die niet alleen staat. Meestal gaat deze klacht gepaard met andere, vaak meer op de voorgrond staande klachten en verschijnselen, zoals oedeem, roodheid, pijn in de rug of neurologische verschijnselen, of is zij voorafgegaan door een duidelijk trauma (of traumatisch moment) of afhankelijk van inspanning.

De betekenis voor de patiënt is sterk afhankelijk van de aard en ernst van het onderliggend lijden en varieert van lichte hinder bij een spierblessure tot ernstige invalidering ten gevolge van chronische moeilijk behandelbare pijn in sommige gevallen van lumboradiculair syndroom of wervelkanaalstenose. Van de patiënten met claudicatio intermittens moet uiteindelijk 5% een operatie ondergaan en 2% een amputatie. Binnen vijf jaar overlijdt 30% door een vasculaire oorzaak.[1]

3 De eerste presentatie bij de dokter

Niet alle mensen met pijn in het been bezoeken de huisarts: zij denken dat de klacht hoort bij het ouder worden of herkennen de pijn van een eerdere episode, de pijn is mild van aard, zij zijn onwetend over eventueel ernstige gevolgen of de pijn is inmiddels chronisch geworden en wordt gezien als een onderdeel van het leven. Al deze redenen kunnen anderzijds juist wél een reden zijn om naar de arts te gaan. Voor iedere honderd patiënten die de huisarts bezoeken met de klacht claudicatio intermittens, zijn er volgens een review nog honderd met claudicatio intermittens die dat niet doen.[1]

Reden om de huisarts te bezoeken bij pijn in het been:
- ernst van de pijn;
- mate van beperking;
- cosmetische bezwaren zoals bij varices;

- verstoring van de nachtrust door pijn;
- acuut optreden;
- langer durende pijn;
- algehele malaise;
- angst voor ernstige ziekte;
- negatieve invloed op sociaal functioneren;
- jonge leeftijd.

Het Transitieproject, dat episodegegevens uit de huisartspraktijk heeft geregistreerd, laat zien dat de contactreden *pijn been/dijbeen* aan het begin van een episode 29 per 1.000 ingeschreven patiënten per jaar is. In een normpraktijk van 2.350 patiënten ziet de huisarts op jaarbasis dus gemiddeld ongeveer 68 patiënten met deze klacht. Bij 75-plussers wordt deze klacht bij 71 patiënten per 1.000/jaar gemeld, tegen 6 tot 10 bij kinderen.[2]

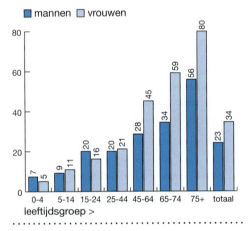

Figuur 1 Incidentie van de klacht pijn been/dijbeen aan het begin van een episode in de huisartspraktijk, per 1.000 patiënten per jaar.[2]

4 Pathofysiologie en differentiële diagnose

PATHOFYSIOLOGIE

Uit tabel 1 wordt duidelijk dat de klacht pijn in het been tot uitgebreide differentiaaldiagnostische overwegingen kan leiden. Kennis van pathofysiologische processen en gedegen anamnestisch en lichamelijk onderzoek geven duidelijk richting aan het zoeken naar de oorzaak van de klacht. Deze pathologische processen kunnen de volgende structuren betreffen:

- bloedvaten;
- ruggenmerg of perifere zenuwen;
- huid;
- bewegingsapparaat.

DIFFERENTIËLE DIAGNOSE

Vasculaire aandoeningen

Veneuze insufficiëntie/varices Bij insufficiëntie van veneuze kleppen en bij een verhoogde veneuze weerstand, zoals bij een posttrombotisch syndroom, ontstaat veneuze hypertensie. De ernst van de hypertensie wordt bepaald door de mate van reflux en de hemodynamische weerstand en leidt tot vaatverwijding en eveneens tot klepinsufficiëntie. Wanneer venen uiteindelijk variceus verwijd worden, zullen de kleppen niet goed functioneren en ontstaat er meer reflux en stase. Varices zijn zichtbare, uitgezette venen met een kronkelig verloop. Deze verstoring van de fysiologische bloedstroom kan uiteindelijk leiden tot chronische veneuze insufficiëntie (CVI). Factoren die kunnen bijdragen aan de ontwikkeling van varices zijn onder andere hormonale factoren, langdurige hydrostatische overdruk, verminderde controle van het sympathische zenuwstelsel en verhoogde lokale temperatuur.[3,4] Varices komen vooral voor in de onderste extremiteiten, in het gebied van de vena saphena magna en de vena saphena parva. Cosmetische bezwaren en pijnklachten staan op de voorgrond. Bij een patiënt met varicosis en pijn in het been moet men differentiaaldiagnostisch denken aan tromboflebitis, chronische veneuze insufficiëntie en diepveneuze trombose.[3,4]

Diepveneuze trombose (DVT) en posttrombotisch syndroom Veneuze trombose is een aandoening waarbij zich in het veneuze vaatbed een bloedstolsel vormt, meestal in een van de diepe venen van het been. Hierdoor wordt de terugvloed van het bloed richting het hart belemmerd, resulterend in zwelling, roodheid en pijn van het aangedane been. DVT ontwikkelt zich vaak sluipend; de klachten zijn dikwijls al enkele dagen tot weken aanwezig wanneer de patiënt een arts consulteert.

Bij de vorming van een trombus spelen drie factoren een rol: beschadiging van vaatwandendotheel, verandering van de bloedstroom en verandering van de samenstelling van het bloed. Ri-

Tabel 1	Diagnostisch schema pijn in het been.			
vasculair	arterieel	perifeer arterieel vaatlijden	v
		acute trombose/embolie beenarterie	z
	veneus	varices	v
		diepveneuze trombose	s
		posttrombotisch syndroom	s
neurologisch		lumboradiculair syndroom (meestal t.g.v. hernia nuclei pulposi)	v
		wervelkanaalstenose	s
		polyneuropathie	v
		mononeuropathie	z
bewegingsapparaat	traumatisch	spierruptuur, o.a. zweepslag	s
		tendinitis	v
		bandletsel	v
		meniscusletsel	v
		fractuur	s
	niet-traumatisch	artrose	v
		reumatoïde artritis	s
		necrotiserende fasciitis	z
		ziekte van Osgood-Schlatter	z
		ziekte van Perthes	z
		epifysiolyse heupkop	z
huid/subcutis		erysipelas	v
		cellulitis	s
overig		groeipijn	s
		restless legs	v

v = vaak oorzaak van pijn been/dijbeen in de huisartspraktijk;
s = soms;
z = zelden.
Schuingedrukt: noodzakelijk in elk geval uit te sluiten.

sicofactoren zijn talrijk en zijn onder te verdelen in verworven factoren zoals operatie, zwangerschap, immobilisatie, gebruik van oestrogenen en progestagenen.[5] Daarnaast kunnen erfelijke stollingsafwijkingen een belangrijke rol spelen en bestaat er ook een familiaire trombofilie zonder vastgestelde stollingsafwijkingen.[6,7]

Longembolie is de gevaarlijkste complicatie van trombose. Een veelvoorkomende, potentieel invaliderende complicatie van veneuze trombose is het zogeheten posttrombotisch syndroom (PTS), waarbij de zwelling en pijn van het aangedane been persisteren.[7] De klinische verschijnselen hiervan variëren van mild oedeem tot chronische pijn en ulcera aan het aangedane been.

Perifeer arterieel vaatlijden Perifeer arterieel vaatlijden (PAV) is het geheel aan klachten en verschijnselen dat wordt veroorzaakt door atherosclerose. Het is een veelvoorkomende, vaak niet herkende, progressieve aandoening. Het functieverlies van het endotheel, dat leidt tot atherosclerose, wordt beschreven als een chronisch inflammatoir proces dat wordt veroorzaakt door hoge plasmaconcentratie van low-density lipoprotein cholesterol (LDL), vrije radicalen door roken, hypertensie, diabetes mellitus, genetische aanleg, verhoogd plasmacysteïne, infectieuze processen of een combinatie van de hier genoemde factoren.[8]

Het merendeel van de patiënten met PAV ondervindt allereerst beperkingen in de mobiliteit en voelt tijdens het wandelen een spierpijn ter hoogte van de kuit, die verbetert na een rustperiode van ongeveer tien minuten. Dit verschijnsel wordt *claudicatio intermittens* (CI) of etalagebenen genoemd. Patiënten beschrijven ook spiervermoeidheid en krampen bij inspanning ter hoogte van de kuit, de dijen of de billen. De pijn wordt verklaard door een belemmering in de arteriële bloedtoevoer, waardoor ter hoogte van de spieren een verstoring van het evenwicht tussen zuurstoftoevoer en de afvoer van afvalstoffen ontstaat. Wanneer de spier wat rust, krijgt deze voldoende bloed om de afvalstoffen af te voeren, wat de pijn doet verminderen.[9] Van de patiënten met claudicatio intermittens (Fontaine stadium II, tabel 2) ontwikkelt zich uiteindelijk bij 25% een ernstige ischemie (stadium III of IV).[1] De stabilisatie van de aandoening is te danken aan het ontstaan van collaterale circulatie.[9]

Tabel 2 Classificatie van perifeer arterieel vaatlijden volgens Fontaine.[1,9]

stadium	symptomen
I	asymptomatisch
IIa	milde claudicatio, maximale loopafstand > 100 meter
IIb	gemiddeld tot ernstige claudicatio, maximale loopafstand < 100 meter
III	ischemische klachten aan voet of been in rust en/of trofische stoornissen
IV	ulcera of dreigende necrose of gangreen aan de voet

Acute arteriële trombose Een arteriële afsluiting door een trombose (op bestaande atherosclerotische plaque) of embolie (meestal een complicatie van een acuut myocardinfarct of boezemfibrilleren) geeft acute pijn en tintelingen in het betreffende been. De patiënt kan niet meer lopen. Bij onderzoek vindt men een koud, wit been en zijn de perifere pulsaties afwezig. Een ezelsbrug vormen de vijf p's: pain, pallor, pulselessness, paraesthesias en paralysis. Nadere diagnostiek (echoduplex) en behandeling zijn spoedeisend.

Neurologische aandoeningen
Wervelkanaalstenose en lumboradiculair syndroom
Wanneer één of meer lumbosacrale wortels bekneld raken, met uitstralende pijn in het been of de bil in het verzorgingsgebied van de betreffende zenuwwortel, al dan niet gepaard gaand met tintelingen, verminderd gevoel en eventueel neurologische uitvalsverschijnselen, is er sprake van een *lumbosacraal radiculair syndroom* (LRS) (zie hoofdstuk *Rugpijn, lage*). De meest voorkomende oorzaak van een LRS is een herniatie van een discus intervertebralis. Bij een onbekend deel van de patiënten met een LRS worden de klachten veroorzaakt door vernauwingen in en rond het wervelkanaal: spinale of *wervelkanaalstenose* of *recessus lateralisstenose*. Deze vernauwingen zijn meestal het gevolg van degeneratieve veranderingen van de benige en weke delen van de wervelkolom, die met het ouder worden toenemen. De uitstralende pijn wordt in de huid gevoeld ('dermatogeen'), is in de regel minder heftig dan bij discusherniatie en volgt een kenmerkend patroon: bij lopen ontstaat pijn in één of beide benen, meestal vanaf de billen uitstralend naar de achterzijde van de bovenbenen, soms in combinatie met neurologische (uitvals)verschijnselen. De klachten verminderen echter niet bij stilstaan, zoals bij perifeer arterieel vaatlijden. De lumbale lordose neemt bij een rechtopstaande houding toe, wat de ruimte in het vernauwde wervelkanaal meer beperkt en waardoor uittredende wortels geprikkeld worden. Wanneer de wervelkolom wordt geflecteerd, wordt de vernauwing juist weer wat minder. Patiënten vertellen dan ook dat zitten, hurken, fietsen of vooroverbuigen, de pijnklachten snel doet verminderen. Dit fenomeen wordt *neurogene claudicatio* genoemd en verschilt dus wezenlijk van vasculaire claudicatio, omdat houdingsverandering de pijnklachten doet verminderen.[10-13]

Zeldzame oorzaken van pijn in het been met een dermatogeen verloop zijn spondylolisthesis, inzakkingsfractuur, goed- en kwaadaardige tumoren en ontsteking van de zenuwwortel (radiculitis), zoals die kan voorkomen bij diabetes mellitus, herpes zoster, lues, de ziekte van Lyme[11,12] en een spina bifida occulta.[14]

Perifere neuropathie In het beginstadium geeft een perifere neuropathie pijnklachten. Perifere polyneuropathie kan met een brandende pijn gepaard gaan en leidt tot afname van de tastzin in beide voeten ('sokpatroon') en enig krachtsverlies. Bij een mononeuropathie is één zenuw aangedaan. Dit geeft pijn in een beperkt gebied, het sensibele verzorgingsgebied, sensibele en eventueel motorische uitval. Polyneuropathie wordt vaak gezien bij ouderen en kan bijdragen aan duizeligheid en loopstoornissen. Mogelijke oorzaken van neuropathie zijn zeer divers; relatief frequent zijn diabetes mellitus, overmatig alcoholgebruik, leverziekten en maligniteiten. Ook komt polyneuropathie voor bij vitaminegebrek, chronische nierinsufficiëntie en als bijwerking van een geneesmiddel, bijvoorbeeld bij cytostatica. Ook in het geval van een entrapment van een perifere zenuw kan pijn ontstaan.[15]

Restless legs Het restless legs syndroom (RLS) is een aandoening die wordt gekenmerkt door pijnlijke en brandende sensaties in de onderste en zeer zelden in de bovenste extremiteiten, die optreden voordat de patiënt in slaap valt, of waarvan de patiënt wakker wordt. Meestal zijn deze sensaties diep in de kuiten gelokaliseerd, soms in de bovenbenen of de voeten en bijna altijd beiderzijds. De slaap kan erdoor worden verstoord, wat kan leiden tot slaperigheid en vermoeidheid overdag. De etiologie van RLS is onbekend; de klachten zijn zuiver sensorisch van aard. Zwangeren, mensen met een ferriprieve anemie of polyneuropathie (bijvoorbeeld bij uremie) of varicosis hebben vaker RLS. Het gebruik van coffeïne en amfetamine kan RLS verergeren. Restless legs komt familiair voor; recent is ook een genlokalisatie aangetoond. Meestal gaat RLS niet gepaard met objectieve verschijnselen. De diagnose wordt uitsluitend gesteld op basis van de anamnese van de (typische) klachten. De differentiële diagnostiek omvat onder andere nachtelijke beenkrampen, perifere neuropathie, varices en diepveneuze trombose.[16,17,18]

Infecties van huid en subcutis
Erysipelas en cellulitis Erysipelas en cellulitis zijn diepe, via de lymfebanen voortschrijdende bacteriële infecties van de huid en subcutis, die veelal gepaard gaan met pijn, hoge koorts en algehele malaise. De porte d' entrée is doorgaans een klein wondje of defect zoals een interdigitale mycose aan voet of been. Erysipelas is scherp begrensd en wordt meestal veroorzaakt door een bètahemolytische streptokok, Lancefield-groep A. Wanneer een duidelijke begrenzing ontbreekt, spreekt men wel van cellulitis. Hierbij is vaker sprake van een *Staphylococcus aureus* als verwekker. Soms ontwikkelt zich een ernstige *necrotiserende fasciitis*. In zeldzame gevallen ontwikkelt zich het levensbedreigende streptococcal toxic shock syndroom.

Erysipelas recidiveert bij ongeveer een derde van de patiënten en kan soms resulteren in een chronisch lymfoedeem.[19,20] Zie verder het hoofdstuk *Erytheem (roodheid van de huid)*.

Aandoeningen van het bewegingsapparaat
Artrose Artrose is een klinisch syndroom gekenmerkt door gewrichtspijn, stijfheid en functiebeperking. Het omvat het verlies van gewrichtskraakbeen en de nieuwvorming van bot die het gevolg kunnen zijn van langdurige mechanische belasting, een eerder trauma of instabiliteit van het gewricht. Artrose komt ook vaak voor zonder aanwijsbare oorzaak (primaire artrose) of bij mensen met een inflammatoire vorm van artritis zoals reumatoïde artritis (secundaire artrose). Andere risicofactoren zijn een familiegeschiedenis van artrose, hogere leeftijd en overgewicht. Artrose van de knie komt vaker voor dan artrose van de heup. Naar schatting 25 op 1.000 mannen en 43 op 1.000 vrouwen hebben heup- en/of knieartrose. Pijn is voor de meeste mensen het belangrijkste symptoom. Deze pijn treedt aanvankelijk op bij het starten van bewegen en bij langdurig belasten; de pijn neemt vaak toe naarmate de dag vordert. In latere fasen is er ook pijn in rust en nachtelijke pijn. Stijfheid bij artrose is meestal startstijfheid, die na enkele minuten verdwenen is. Daarnaast kan er sprake zijn van een verminderde beweeglijkheid in de gewrichten, verminderde spierkracht, instabiliteit van de gewrichten en crepitaties. Over het algemeen is artrose een langzaam voortschrijdend maar onomkeerbaar proces.[21]

Artritis Artritis is een inflammatoire aandoening van een of meerdere gewrichten, die wordt gekenmerkt door pijn, zwelling, warmte, roodheid en functiebeperking van het gewricht. Een artritis kan ontstaan door een bacteriële of virale verwekker die of primair lokaal of systemisch actief is. Artritiden kunnen voorkomen in het kader van een auto-immuunaandoening, zoals reumatoïde artritis of SLE, of bij inflammatoire darmaandoeningen zoals morbus Crohn en colitis ulcerosa. Men maakt onderscheid tussen een steriele artritis, zoals bij jicht en reumatoïde artritis (RA), of een niet-steriele ontsteking, waarbij de patiënt ook tekenen van algehele malaise zal vertonen.

Reumatoïde artritis is een ontsteking van het synovium in gewrichten, die bij 1 à 2% van de bevolking voorkomt. Reumatoïde artritis kan op iedere leeftijd beginnen. Tot de leeftijd van 45 jaar is de verhouding tussen man en vrouw respectievelijk 1 : 3. Op hogere leeftijd worden de verschillen tussen beide geslachten kleiner. Onder de leeftijd van 16 jaar spreekt men van juveniele artritis. Vaak zijn ook peesscheden en slijmbeurzen bij het ontstekingsproces betrokken. Er ontstaat pijn, stijfheid en zwelling in de gewrichten van bijvoorbeeld de enkels, voeten, handen of polsen. De verschijnselen komen zowel links als rechts in dezelfde gewrichten voor. Een gewricht wordt bij RA dik en warm, soms ook rozerood. Een ontstoken gewricht doet zonder bewegen of belasten al pijn. Er is sprake van ochtendstijfheid; pijn is na een periode in één houding zitten of liggen het ergst en kan tot enkele uren duren. Zonder behandeling kunnen gewrichten op den duur misvormd raken. Behalve gewrichten kan RA echter vrijwel alle orgaansystemen aantasten.[22]

Overige aandoeningen bewegingsapparaat
Onder orthopedisch gerelateerde pijnklachten in het been vallen alle pijnklachten die veroorzaakt worden door traumatische of niet-traumatische aandoeningen van spieren, pezen, ligamenten, botten en gewrichten. Verrekkingen of scheuringen, breuken of kneuzingen hebben bijna altijd een acuut, traumatisch moment en de patiënt zal dat ook vertellen. De pijn is in deze gevallen vaak gecombineerd met zwelling en/of hematoomvorming. Sportblessures worden veel gezien. Hieronder vallen grotere of kleinere spierrupturen, peesontstekingen en distorsies. De overige oorzaken van pijn in het been die het bewegingsapparaat betreffen en niet voorafgegaan zijn door een trauma hebben een infectieuze (osteomyelitis) of neoplastische (bottumor) oorzaak.

Pijn in het been bij kinderen
Groeipijn is de meest voorkomende en bekendste oorzaak van pijn in één of beide benen bij kinderen. Het kenmerkt zich door een recidiverende diepe pijn gelokaliseerd in de spieren van de kuiten, de dijen, soms in de knieholten of de liezen, zelden periarticulair en nooit in de gewrichten zelf. De pijn is meestal dubbelzijdig, soms afwisselend aanwezig in benen, armen of elders in het lichaam. De klacht treedt meestal op aan het eind van de dag, 's avonds of 's nachts en gaat dan gepaard met slaapstoornissen. Meestal vermindert de pijn na enkele minuten en verdwijnt binnen een paar uur.[23] De volgende ochtend is de pijn over het algemeen geheel verdwenen. De etiologie van groeipijn is niet duidelijk. Het is een volstrekt goedaardige aandoening die verdwijnt naarmate het kind ouder wordt.

Bij de *ziekte van Osgood-Schlatter* is er pijn op de plaats van de aanhechting van het ligamentum patellae aan de tibia. Het ontstaat wanneer kinderen in een groeispurt zijn en aan sport doen. Er is een zichtbare bult onder de knie die gevoelig is en warm aanvoelt. Klachten ontstaan vooral na sporten waarin veel gerend, gesprongen of geknield wordt. Hierdoor ontstaan er grote krachten op de kniepees en voelt men pijn bij de bult. De aanhechting van de kniepees op het scheenbeen is geïrriteerd en ontstoken en vaak vormt zich hierdoor op den duur (na enige maanden) op die plaats wat meer botweefsel dan normaal. Osgood-Schlatter gaat in principe vanzelf over.

De ziekte van Perthes is een probleem van de heupkop bij kinderen, waarvan de eerste klachten vaak pijn in de heup, het bovenbeen of de knie zijn, in combinatie met mank lopen. De eigenlijke oorzaak is niet bekend. Vrijwel zeker is er een verminderde bloedtoevoer naar de heupkop. Omdat er een tijdje geen of onvoldoende bloed in de heupkop komt, gaan de botcellen ter plaatse dood. Als de bloedvoorziening weer op gang komt, wordt dit dode botweefsel door de reparatieprocessen ter plaatse opgeruimd. Bij dit opruimen verandert de vorm van de heupkop. Er is bij de ziekte van Perthes een aantal fasen beschreven: in grote lijnen ziet men eerst een afplatting van de heupkop, die later weer gevolgd wordt door een (gedeeltelijke) terugkeer naar de oude vorm. Dit gehele proces duurt drie tot vier jaar, maar het verdere herstel kan ook tot het eind van de groei plaatsvinden.[24,25]

Een *epifysiolyse* is een wat ongewone maar geen zeldzame aandoening die kan voorkomen bij elk bot in het been, maar het meest gezien wordt ter hoogte van de heup bij de adolescent. Om redenen die nog niet ten volle worden begrepen, treedt er een verzwakking op van de groeischijf tussen de heupkop en het dijbeen, waardoor het dijbeen naar boven en voor verschuift ten opzichte van de heupkop. Heel frequent treedt dit op in een periode van snelle groei, kort na het inzetten van de puberteit. Vaak zal het kind een geschiedenis hebben van pijn in de lies, dij en/of knie en een hinkende gang vertonen sedert verscheidene weken of maanden. In sommige meer ernstige gevallen is de patiënt niet langer in staat om te steunen op het aangedane been. De precieze oorzaak van deze aandoening is nog niet bekend. Het komt drie keer meer voor bij jongens dan bij meisjes, en in veel gevallen gaat het om kinderen met belangrijk overgewicht. In de meeste gevallen is het een aandoening die traag verloopt. In sommige gevallen treedt er echter een vrij acute loslating op van de heupkop naar aanleiding van een klein trauma of een val.[24,25]

Van *bottumoren bij kinderen* komen het osteosarcoom en ewingsarcoom het meest voor. Pijn is een van de eerste klachten. Deze pijn is meestal niet gerelateerd aan activiteit of blessures. Ook nachtelijke pijn waardoor het kind wakker wordt, komt vaak voor. Een tweede belangrijke klacht is zwelling, vaak pas later optredend. Op den duur kan de functie van de aangedane plek beperkt worden en kan er een pathologische fractuur ontstaan. Een osteosarcoom kan in elk deel van het lichaam voorkomen, maar wordt voor het merendeel gezien in de lange pijpbeenderen en voornamelijk rond de knie (60%). Uitzaaiingen van deze tumoren worden vooral in de longen of andere botten gevonden en treden bij ongeveer 30% van de kinderen op.[26]

5 Kansverdeling van diagnosen

Incidentiecijfers van gediagnosticeerde ziekten bij de klacht pijn in het been zijn schaars. Het Amsterdamse Transitieproject uit 1998 is de enige studie waarbij grootschalig de koppeling van nieuwe episoden van een ziekte aan een klacht is onderzocht. Tabel 4 geeft de einddiagnosen van de episoden die begonnen met de klacht pijn in het been.[2]

6 Betekenis van de voorgeschiedenis

Voorgeschiedenis, risicofactoren voor arteriële of veneuze vaataandoeningen, beroep en sportactiviteiten van een patiënt kunnen richting geven aan de diagnostiek bij pijn in het been.

MALIGNITEITEN

Kwaadaardige aandoeningen van de wervelkolom (bijvoorbeeld een wervelmetastase) of in de buikholte kunnen door lokale druk op zenuwwortels, vaatvoorziening of lymfebanen pijn in het been geven.

SYSTEEMZIEKTEN

Ziekten zoals diabetes mellitus en vitamine B_{12}-deficiëntie kunnen leiden tot neuropathieën en dus pijnklachten geven aan met name de voeten.

CARDIOVASCULAIR RISICO

Patiënten met de bekende cardiovasculaire risicofactoren (vooral roken en DM, maar ook hypertensie en hypercholesterolemie) hebben een verhoogde kans op het ontwikkelen van atherosclerose, in casu PAV. Een in het verleden doorgemaakt cardiovasculair event zoals een myocardinfarct is een sterke aanwijzing voor systemische atherosclerose; PAV is daar een onderdeel van.

RISICO OP VENEUZE AFWIJKINGEN

Patiënten die bekend zijn met veneuze insufficiëntie zullen eerder (meer) varices hebben, vaker oedeem aan de benen krijgen en hebben een grotere kans op trombose, erysipelas en flebitiden.

In de zwangerschap kunnen vanwege druk op de vena cava inferior en veranderde hormoonspiegels varices ontstaan die pijnklachten kunnen geven. Ook restless legs en trombose komen vaker voor tijdens zwangerschap. Andere risicofactoren voor trombose zijn een recent doorgemaakte operatie met immobiliteit, een in het verleden doorgemaakte trombose en het gebruik van hormonen en bepaalde genetische mutaties zoals de factor-V-Leidenmutatie.

BEROEP EN SPORT

Een lichamelijk zwaar beroep draagt bij aan degeneratieve afwijkingen aan de wervelkolom en gewrichten, zoals artrose. Inzicht in de aard en intensiteit van sportactiviteiten is sterk richtinggevend bij de diagnostiek van mogelijke blessures.

Tabel 3 Oorzaken van pijn in het been bij kinderen.

traumatisch			fractuur
			distorsie gewricht
			luxatie gewricht/patella
			contusie
			M. Osgood-Schlatter
			epifysiolyse
niet-traumatisch	infectieus		osteomyelitis
	neoplastisch		osteosarcoom
			chondrosarcoom
			ewingsarcoom
	auto-immuun (artritis)		reumatoïde artritis
			M. Bechterew
			reactieve artritis
	vasculair		M. Perthes
	e.c.i.		groeipijn
			epifysiolyse

7 Betekenis van de anamnese

AARD VAN DE PIJN

Een hevige scherpe pijn die plots optreedt, kan wijzen op een arteriële afsluiting van een van de grote beenarteriën (a. femoralis, poplitea, tibialis posterior of dorsalis pedis). Bij claudicatio intermittens is er meer sprake van een krampende pijn. Bij aandoeningen van zenuwen (kanaalstenose, wortelprikkeling, neuropathie) wordt vaak een scherpe, schietende, 'elektrische' pijn ervaren. Bij veneuze insufficiëntie klaagt de patiënt over een zwaar gevoel. De aard van de pijn is bij de anamnese minder zwaarwegend dan lokalisatie, tijdsbeloop, beïnvloedende factoren en begeleidende klachten.

LOKALISATIE EN UITSTRALING

Pijn aan gewrichten wordt meestal ter plaatse aangegeven. Soms wordt bij coxartrose juist pijn uitstralend naar of zelfs alleen in het bovenbeen of de knie aangegeven. De meest kenmerkende locatie van diepveneuze trombose is de kuit. Bij een lumboradiculair syndroom op basis van een HNP is er meestal uitstraling van lagerugpijn voorbij de knie. Als de patiënt een pijn beschrijft die begint in de bil en verloopt via het achterbovenbeen naar de voorzijde van het onderbeen, dan is sprake van uitstralende pijn in het dermatoom L5. Als deze pijn dan ook nog eens ontstaat tijdens lopen en verdwijnt bij een kyfoserende houding van de lumbale wervelkolom, is de verklaring van het lumboradiculair syndroom zeer waarschijnlijk een wervelkanaalstenose.

ONTSTAAN EN BELOOP

Een door trauma ontstane pijn in het been wijst meestal op een contusie, ruptuur, distorsie of fractuur. De hevige pijn in het kader van een arteriële afsluiting die acuut optreedt, kan bij vergevorderde ischemie zelfs weer geheel verdwijnen.

Perifeer arterieel vaatlijden kent een langzaam progressief beloop. Als de claudicatio intermittens de patiënt gaat belemmeren of als zorgwekkend wordt ervaren, raadpleegt de patiënt pas de dokter. Dat kan per patiënt verschillen van weken tot jaren.

BEÏNVLOEDENDE FACTOREN

Verergering van kuitpijn bij lopen is kenmerkend voor claudicatio intermittens. De patiënt met neurogene claudicatio zal juist vertellen dat de pijn die ontstaat bij lopen niet verdwijnt door stilstaan, maar wel door bijvoorbeeld zitten of fietsen. Orthopedische aandoeningen bemoeilijken dikwijls het lopen.

Tabel 4	Einddiagnosen van de klacht pijn in het been in de huisartspraktijk (a-priorikansen in procenten).
	%
symptomen/klachten been/dijbeen	32
spierpijn	8
trauma been	6
artrose enkel/voet	6
lage rugpijn met uitstraling	5
ziekten perifere arteriën/atherosclerose	4
tromboflebitis/trombose	3
varices	2
bursitis	2
restless legs	1
enkeloedeem	1
andere distorsies gewrichten	1
zwelling/contusie huid	1
bijwerking geneesmiddelen	1
overige aandoeningen	26
totaal	100

Bron: Transitieproject 1998.

ERNST

Zeer ernstige pijn wordt gemeld bij een fractuur, een radiculair syndroom, wervelkanaalstenose of acute arteriële afsluiting. Bij perifeer arterieel vaatlijden is de loopafstand in meters een veelgebruikte maat voor de ernst. Bij gewrichtsklachten is het uitvragen van de functionele belemmering (huishouden, werk) essentieel voor het verdere beleid.

BEGELEIDENDE KLACHTEN

Uit differentiaaldiagnostisch oogpunt nemen de hypothesetoetsende vragen over begeleidende verschijnselen bij de klacht pijn in het been een belangrijke plaats in. Vrij snel ontstane pijn in de kuit, gepaard gaand met zwelling en erytheem van de kuit en aanwezige risicofactoren, maken het plaatje van een diepveneuze trombose rond. Pijn in de kuit met glanzend erytheem, koorts en wondjes aan de voeten wijzen meer in de richting van erysipelas. Koude voeten passen bij perifeer arterieel vaatlijden.

8 Betekenis van het lichamelijk onderzoek

HUID

De kleur van de huid van het pijnlijke been geeft belangrijke informatie over de vascularisatietoestand. Een goed doorbloede huid is lichtroze van kleur. Een sterke aanwijzing voor PAV is afname van de temperatuur van de voeten en/of (onder)-benen. Dit kan het best met de handrug gevoeld worden. Koud aanvoelen en ulcera verhogen de kans op PAV sterk.[27] Blauwe verkleuring van de tenen/voorvoet, trofische stoornissen (droge schilferende huid, ontbreken van haren, verkalkte nagels) wijzen eveneens op perifeer arterieel vaatlijden, echter in geringere mate.[27] De huid die niet wit wordt bij druk is vrijwel zeker een teken van ernstige PAV met dreigend weefselversterf.[28] Een plots ontstaan zeer bleek ('wit'), koud been wijst op een acute arteriële afsluiting. Roodheid is kenmerkend voor zowel oppervlakkige als diepe infecties van huid, subcutis of vaten, maar wordt ook gezien bij diepveneuze trombose. Eenzijdig oedeem, stasedermatitis, ronde ulcera en trofische stoornissen suggereren ernstig diepveneus lijden.

INSPECTIE BENEN

Een afwijkende stand of lengte van een been past bij ernstige orthopedische problematiek: bij epifysiolyse van de heupkop wijst de voet van het aangedane been vaak ook meer naar buiten dan die van het niet-aangedane lidmaat. Verder is het aangedane been ook iets korter dan het andere been, wat tevens gezien wordt bij heupfracturen (exorotatie en verkorting).

MOBILITEIT

Het is van belang bij patiënten die pijn in het been hebben een indruk te krijgen van hun mobiliteit. Hoe staat de patiënt op uit de stoel? Loopt

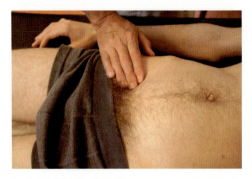

Figuur 2 Palpatie van de arteria femoralis.[27]

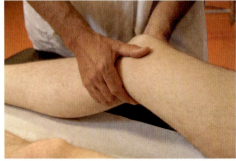

Figuur 3 Palpatie van de arteria poplitea.[27]

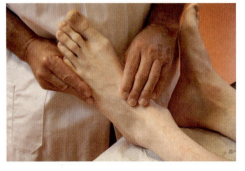

Figuur 4 Palpatie van de arteria dorsalis pedis.[27]

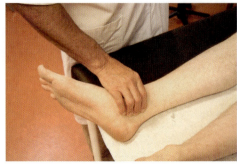

Figuur 5 Palpatie van de arteria tibialis posterior.[27]

hij/zij mank? Is er sprake van een klapvoet of valt juist op dat de patiënt helemaal geen mobiliteitsproblemen heeft? Orthopedische problematiek zal meestal mobiliteitsproblemen geven.

PERIFERE ARTERIËN

Ausculatie
Bij atherosclerotische vernauwingen treden wervelingen in de bloedstroom op. Deze wervelingen zijn hoorbaar als een geruis (souffle). Alleen grote vaten, zoals de arteriae femoralis, produceren een hoorbaar geruis wanneer zij vernauwd zijn. Het horen van een iliacale, femorale of popliteale souffle is een sterke aanwijzing voor PAV.[27]

Palpatie
Op bepaalde plaatsen van de benen kunnen pulsaties van de slagaders gepalpeerd worden: a. femoralis, a. poplitea (minder betrouwbaar), a. tibialis posterior en de a. dorsalis pedis. De pulsaties kunnen afwezig (graad 0), verminderd (graad 1) of normaal (graad 2) zijn.[9] Het niet-voelbaar zijn verhoogt de kans op PAV sterk.[27] Overigens zijn bij enkele procenten van de gezonde mensen de voetarteriën eveneens niet te voelen.[27]

Bij tekenen van een acute arteriële afsluiting moet de radialispols gepalpeerd worden in verband met mogelijk boezemfibrilleren.

ONDERZOEK GEWRICHTEN EN SPIEREN

Palpatie op specifieke plekken door simpel druk uit te oefenen kan al veel informatie opleveren over de precieze oorzaak van de pijn. Een voorbeeld is de palpatie van de kuit bij vermoeden van een zweepslag: daarbij wordt op de overgang gastrocnemius-soleus een delle gevoeld die drukpijnlijk is. Bij vermoeden van een gewrichts- of botprobleem zal drukpijn ter plaatse indicatief zijn en palpeert men tegelijkertijd de omliggende structuren (ligamenten, pezen, spieren, kapsel). Zie voor het onderzoek van de gewrichten de hoofdstukken *Gewrichtsklachten, Knieklachten* en *Voetklachten*.

NEUROLOGISCH ONDERZOEK

Neurologisch onderzoek bij pijn in het been is vooral belangrijk bij verdenking op een lumboradiculair syndroom en neuropathie. De arts laat de patiënt eerst precies aanwijzen waar de pijn zit en eventueel naartoe uitstraalt en gaat daarbij na of dit bij een kenmerkend dermatomaal patroon past. Verder dient het neurologisch onderzoek te bestaan uit onderzoek van motoriek, sensibiliteit en reflexen.

Motoriek
Vermindering van spierkracht (paresen) test men door de verschillende spiergroepen actief te laten aanspannen en links en rechts met elkaar te vergelijken.

Sensibiliteit
Bij het onderzoeken van de sensibiliteit, zowel de gnostische als vitale, wordt ook gekeken naar de dermatomen. Specifiek bij het vermoeden op neuropathische pijnklachten, zoals bij diabetische neuropathie, wordt geadviseerd de sensibiliteit te testen door middel van de kop-puntdiscriminatie, de aanrakingszin met een watje en de vibratiezin met een stemvork van 128 Hz.[29]

Reflexen
De kniepeesreflex kan verlaagd zijn bij prikkeling van de wortel L4, de achillespeesreflex bij prikkeling van de wortel S1. Compressie van de wortel van L5 leidt niet tot verlaagde reflexen. Een pathologische voetzoolreflex wijst op een centrale laesie van het centraal zenuwstelsel.[13]

SPECIFIEKE TESTEN

Capillairy refill: Door druk uit te oefenen op de nagel van de grote teen, wordt het onderliggende nagelbed wit van kleur. Normaal keert na loslaten de rode kleur van het nagelbed na enkele seconden terug. Bij vernauwde arteriën zal de terugkeer van deze rode kleur veel langer duren en dus indicatief zijn voor perifeer arterieel vaatlijden (PAV). Als grenswaarde wordt aangehouden dat na vijf seconden druk de rode kleur binnen vijf seconden terug moet zijn. De waarde van de capillary refill blijkt zeer beperkt te zijn.[27]

Teken van Homan: Bij het vermoeden van een trombose van de kuit, kan bij dorsoflexie van de voet pijn optreden in de kuit. Dit wordt het teken van Homan genoemd.

Proef van Lasègue: De arts tilt het gestrekte been op. Hierdoor wordt aan de nervus ischiadicus en de bijbehorende zenuwwortels getrokken. Vanaf een bepaalde hoek van optillen van het gestrekte been kan de patiënt uitstralende pijn in dit been gewaarworden tot onder de knie. Dit maakt verder heffen zeer onaangenaam.

De proef van Lasègue is positief bij een wortelbeknelling en bijvoorbeeld bij een wervelkanaalstenose. Recent onderzoek naar de waarde van de Lasègue levert een sterk tegenvallende sensitiviteit en specificiteit op (64 resp. 57%), hetgeen grote twijfels oproept over de toegevoegde waarde.

Meten kuitomvang: Bij het vermoeden op DVT meet men de kuitomvang. Een verschil in maximale kuitomvang van meer dan 3 cm kan, samen met andere risicofactoren op DVT, een belangrijke aanwijzing zijn.[6]

ALARMSIGNALEN (ZIE KADER)

Alarmsignalen bij beenpijn zijn klachten of bevindingen waarbij (chirurgisch) ingrijpen op korte termijn noodzakelijk is om ernstig blijvend letsel te voorkomen of waarbij de gevolgen van een afwachtende houding potentieel levensbedreigend zijn. Hevige pijn in het been met witte huidverkleuring en afwezige pulsaties passen bij een acute arteriële occlusie. De patiënt dient zo spoedig mogelijk behandeld te worden om ischemische schade te voorkomen. Pijn in de (gezwollen, rode) kuit in combinatie met dyspneu wijst op een mogelijk fatale longembolie. Spoedindicaties voor neurochirurgisch ingrijpen zijn *a* het cauda-equinasyndroom: uitstralende pijn in het been, mictiestoornissen (retentie of incontinentie), anesthesie in het rijbroekgebied en *b* motorische uitval aan één of beide benen (ernstige paresen). Hoe langer de druk op de wortels blijft bestaan, hoe groter de kans op blijvende schade.[13] Een fractuur na minimaal trauma wijst op ernstige botafwijkingen. Standsafwijking na trauma is een fractuurteken. Verkorting van het been wordt gezien bij epifysiolyse van de heupkop en bij een collumfractuur.

> **Alarmsignalen bij pijn in het been**
>
> *Anamnese*
> - kuitpijn en dyspneu
> - acute mictiestoornis
> - fractuur na minimaal trauma
>
> *Lichamelijk onderzoek*
> - wit been
> - rood been en koorts
> - anesthesie rijbroekgebied
> - parese
> - verkorting been
> - standsafwijking na trauma

9 Betekenis van eenvoudig aanvullend onderzoek

BLOEDONDERZOEK

Binnen enkele uren na de vorming van een stolsel, zoals bij diepveneuze trombose (DVT), vindt afbraak van de fibrineketens plaats, waarbij D-dimeerfragmenten in de bloedsomloop komen. Een D-dimeerbepaling kan aangevraagd worden als er een sterk vermoeden, zowel anamnestisch als bij lichamelijk onderzoek, is van DVT. Een D-dimeerbepaling waarvan de waarde lager is dan de afkapwaarde van de test, maakt een DVT onwaarschijnlijk. Een waarde boven het afkappunt kan wijzen op een DVT, maar wordt ook gevonden bij maligniteiten of bijvoorbeeld in de zwangerschap.[6] Een aanvullende echo moet dan meer duidelijkheid bieden. Zie het hoofdstuk *Oedeem, voeten*.

Om het geheel aan risicofactoren voor perifeer arterieel vaatlijden vast te leggen, worden het gehele vetspectrum en de nuchtere glucosespiegel bepaald in het bloed. Bij het vermoeden van neuropathische pijnklachten zullen eveneens het serumglucosegehalte en vitaminen (B_1, B_6, B_{12}) moeten worden bepaald.

ECHOGRAFIE

Voor het vaststellen van een diepveneuze trombose is een echografie van de beenvenen het eerst aangewezen diagnosticum.

ECHODOPPLER (DUPLEXONDERZOEK)

In de meeste gevallen is aanvullende diagnostiek bij varices niet nodig. Bij vermoeden van ernstige veneuze insufficiëntie kan men een echodoppler- of duplexonderzoek laten verrichten. Het duplexonderzoek is een combinatie van echografie en pulsed doppler.[30] Met behulp van duplex wordt een beeld gemaakt waarin informatie over zowel de anatomie van het veneuze systeem als de flow in dit systeem wordt gegeven. Klepinsufficiëntie kan zo worden opgespoord.

ENKEL-ARMINDEX

Als anamnese en lichamelijk onderzoek aanwijzingen geven voor perifeer arterieel vaatlijden, is het verrichten van een enkel-armindex[1] noodzakelijk. Daarbij wordt de bloeddruk aan beide enkels gemeten met een dopplerapparaat en aan één arm met de bloeddrukmeter; deze waarden worden met elkaar vergeleken. Voor een betrouwbare interpretatie wordt aanbevolen alle metingen drie keer te verrichten (NHG-Standaard PAV). De interpretatie van de enkel-armindex is als volgt:
– perifeer arterieel vaatlijden is vrijwel zeker (kans > 95%) bij een eenmalige enkel-armindex kleiner dan 0,8 óf bij een gemiddelde van drie bepalingen kleiner dan 0,9;
– perifeer arterieel vaatlijden is vrijwel uitgesloten (kans < 1%) bij een eenmalige enkel-armindex groter dan 1,1 óf bij een gemiddelde van drie bepalingen groter dan 1,0;
– bij een gemiddelde enkel-armindex van 0,9 tot en met 1,0 kan de diagnose perifeer arterieel vaatlijden niet met zekerheid worden gesteld.

RÖNTGENDIAGNOSTIEK

Eenvoudige röntgendiagnostiek van gewrichten of botten kan als diagnosticum gebruikt worden bij het vermoeden van fracturen, artrose, reumatoïde artritis, osteomyelitis of bottumoren.

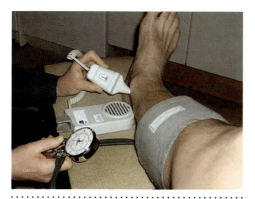

Figuur 6 Het meten van de bloeddruk met een dopplerapparaat aan de a. tibialis posterior voor bepaling van de enkel-armindex.[31]

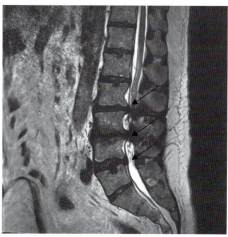

Figuur 7 MRI van een lumbale kanaalstenose met discusuitpuilingen op niveau L4-L5, maar ook van L3-L4 en L2-L3.
Bron: Patiënteninformatie Slotervaartziekenhuis.

10 Betekenis van complex aanvullend onderzoek

MRI/CT

Om aan te tonen of er een vernauwing of pathologie van het wervelkanaal in het spel is, worden met CT-scan of MRI dwarse doorsneden van de lendenwervels gemaakt. Bij een wervelkanaalstenose kan men dan met een MRI een verdikking van wervelbot of van het ligamentum flavum zien die ten koste gaat van het wervelkanaal. Een uitpuiling van een discus intervertebralis met druk op een zenuwwortel komt ook aan het licht met een MRI. Op CT-scans is de durale zak met het ruggenmerg niet als zodanig zichtbaar, al is vaak wel duidelijk dat er binnen het vernauwde kanaal weinig ruimte voor is overgebleven. Een CT-scan is vooral geschikt om het bot zelf af te beelden en is meer aangewezen bij vermoeden van bijvoorbeeld maligniteiten.

CT-ANGIOGRAFIE EN MRA

Een MRA, magnetic resonance angiography, is een MRI waarbij de bloedvaten in beeld worden gebracht. In het geval van perifeer arterieel vaatlijden kan een MRA vaatstenosen in beeld brengen. Een MRA heeft een vergelijkbare specificiteit en sensitiviteit voor het diagnosticeren van vaatstenoses als CT-angiografie: beide ruim boven de 90%.

DIGITALE SUBTRACTIEANGIOGRAFIE (DSA)

Angiografie met röntgencontrast wordt beschouwd als de gouden standaard voor het vaststellen van stenosen in de bloedvaten zoals dat bij PAV bestaat. Hierop baseert de vaatchirurg of de interventieradioloog de beslissing voor het aanleggen van een bypass respectievelijk het plaatsen van een stent.

11 Samenvatting

De etiologie van pijn in het been kan velerlei zijn, zowel vasculair, neurogeen, orthopedisch als infectieus. Dikwijls is er een meer of minder zwaar trauma in het spel. Wat betreft de voorgeschiedenis zijn van belang: risicofactoren voor arteriële respectievelijk veneuze vaataandoeningen, maligniteiten en systeemziekten. Zwaar werk en intensief sporten hangen samen met orthopedische aandoeningen. Als er geen trauma als oorzaak is, richt de diagnostiek van pijn in het been zich op neurologische of vasculaire afwijkingen of aandoeningen van het bewegingsapparaat. Anamnese en lichamelijk onderzoek zijn meestal voldoende voor een waarschijnlijkheidsdiagnose en gericht aanvullend onderzoek. Bij de anamnese

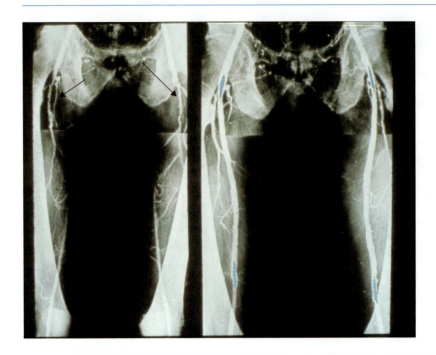

Figuur 8 Angiografie beenarteriën voor en na plaatsen stents. De afbeelding links toont uitgebreide atherosclerotische plaques.

zijn lokalisatie van de pijn, tijdsbeloop, beïnvloedende factoren en bijkomende klachten vooral van belang. Het lichamelijk onderzoek richt zich op huid, spieren en gewrichten, bloedvaten en zenuwfunctie. Het is van belang dat de arts gedegen anamnestisch en lichamelijk onderzoek uitvoert om een duidelijk beeld te krijgen van de oorzaak en van de aanwezigheid van eventueel spoedeisende problematiek. Dit is de basis van diagnostiek van pijn in het been, waarna een besluit kan worden genomen over aanvullende diagnostiek zoals bloedonderzoek, waaronder D-dimeer, radiologisch onderzoek of het bepalen van de enkel-armindex. Situaties die met spoed ingrijpen vereisen, zijn neurologische uitval of een caudasyndroom bij een lumboradicu-

Tabel 5	Keuze van aanvullend onderzoek per vermoedelijke diagnose.	
vermoedelijke diagnose	eenvoudig aanvullend onderzoek	complex aanvullend onderzoek
DVT	D-dimeer echoduplex	
PAV	enkel-armindex bloedglucose, lipiden	DSA MRA
wervelkanaalstenose		MRI CT
varices	echo-duplex	
gewricht- of botpathologie	röntgen	CT MRI (weke delen, ligamenten)

lair syndroom, een acute arteriële afsluiting en diepveneuze trombose met longembolie, erysipelas of cellulitis met sepsis. Inzicht in de alarmsignalen hiervoor is cruciaal.

Speciale dank verschuldigd voor het leveren van beeldmateriaal:

Prof. dr. J.A. Rauwerda, vaatchirurg VUmc Amsterdam

Dr. R. Willemse, neurochirurg VUmc/AMC Amsterdam

Prof. dr. C. Dirven, neurochirurg Erasmus Medisch centrum Rotterdam

Dr. A.H. Mudde, internist Slingerland Ziekenhuis Doetinchem

Michiel van Damme, www.michielvandamme.be

Literatuur

1 Bartelink ML, Stoffers HEJH, Boutens EJ, Hooi JD, Kaiser V, Boomsma LJ. NHG-Standaard Perifeer arterieel vaatlijden. Eerste herziening. Huisarts Wet 2003;46:848-58.
2 Okkes IM, Oskam SK, Lamberts H. Van klacht naar diagnose. Episodegegevens uit de huisartspraktijk. Bussum: Uitgeverij Coutinho, 1998.
3 Wittens CHA, Roos KP de, Broek ThAA van den, Zelm RT van. Richtlijn Diagnostiek en behandeling varices. Ned Tijdschr Geneeskd 2009;153:B71.
4 Walma EP, Eekhof JAH, Nikkels J, Buis P, Jans PGW, Slok-Raymakers EAM, Verlee E. NHG-Standaard Varices. Tweede herziening. Huisarts Wet 2009: 52(8):391-402.
5 AMC. Transmuraal protocol diagnostiek en behandeling DVT, AMC, 2000. www.amc.nl/upload/teksten/trombose.pdf.
6 Oudega R, Weert H van, Stoffers HEJH, Sival PPE, Schure RI, Delemarre J, Eizenga WH. NHG-Standaard Diep veneuze trombose. Huisarts Wet 2008; 51:24-37.
7 Kuipers S. Air travel and venous thrombosis, results of the WRIGHT study – Part I: Epidemiology. Thesis. Leiden: Leiden University Medical Center (LUMC), Leiden University Department Clinical Epidemiology, Faculty of Medicine, 2009.
8 Ross R. Atherosclerosis – An inflammatory disease. NEJM 1999;340:115-26.
9 Norgren L, Hiatt WR, Dormandy JA, Nehler MR, Harris KA, Fowkes FGR. Inter-society consensus for the management of peripheral arterial disease (TASK II). J Vasc Surgery 2007;45(1 Suppl):S5-S67.
10 Hoogenraad, TU, Mastenbroek GGA, Reedt Dortland RWH van. Richtlijnen: Klinisch denken en beslissen in de praktijk. Een verpleegster met pijn in de rug uitstralend in beide benen. Ned Tijdschr Geneeskd 1998;142:1137-42.
11 Bartels RHMA, Frenken CWGM. Klinische les: lumbale spinale stenose. Ned Tijdschr Geneeskd 1993;137:529-32.
12 O'Duffy JD. Spinal stenosis: development of the lesion, clinical classification and presentation. In: Frymoyer JW (ed). The adult spine: principles and practice. New York: Raven Press, 1997.
13 Mens JMA, Chavannes AW, Koes BW, Lubbers WJ, Ostelo RWJG, Spinnewijn WEM, Kolnaar BGM. NHG-Standaard Lumbosacraal radiculair syndroom. Eerste herziening. Huisarts Wet 2005;48: 171-8.
14 Warmerdam JMB van, Dijk GW van, Vandertop WP. Klinische les: Pijn in de benen en progressieve neurologische uitval: gekluisterd-ruggemergsyndroom bij volwassenen. Ned Tijdschr Geneeskd 2003;147:137-43.
15 Rutkove SB. Overview of polyneuropathy (www.uptodate.com, topic last updated June 2010).
16 Eekhof JAH, Knuistingh Neven A, Opstelten W (red). Kleine kwalen in de huisartspraktijk. Maarssen: Elsevier Gezondheidszorg, 2001.
17 Boot P, Eekhof JAH, Knuistingh Neven A. Restless legs-syndroom. Kleine kwalen. Huisarts Wet 2003; 46:573-5.
18 Knuistingh Neven A, Lucassen PLBJ, Bonsema K, Teunissen H, Verduijn MM, Bouma M. NHG-Standaard Slaapproblemen. Huisarts Wet 2005;48:402-15.
19 www.fk.cvz.nl/bacterielehuidinfecties.
20 www.huidziekten.nl/richtlijnen/erysipelas.htm.
21 KNGF-Richtlijn. Artrose heup-knie, versie 2010. www.kngfrichtlijnen.nl/.
22 www.reumatoideartritis.nl.
23 Barten-Ligthart WCM, Streefkerk JG. Richtlijnen: Kleine kwalen in de huisartsgeneeskunde; groeipijn bij kinderen. Ned Tijdschr Geneeskd 1994;138:1062-5.
24 Warmink HH, Visser JD. Klinische les: Het mank lopend kind. Ned Tijdschr Geneeskd 1988;132:1644-7.
25 www.kinderorthopedie.nl/content/kinderorthopedie/perthes.asp.
26 www.kinderkanker.nl/tumor/bottumor_mid.htm.
27 Jongh TOH de. Fysische diagnostiek. Houten: Bohn Stafleu van Loghum, 2010.
28 Keeman JN, Schadé E. Spoedeisende hulp in de huisartspraktijk. Houten: Bohn Stafleu van Loghum, 2008.
29 Dam PS van, Valk GD, Bakker K. Diabetic peripheral neuropathy: international guidelines for prevention, diagnosis, and treatment. Ned Tijdschr Geneeskd2000;144:418-21.
30 Neglen P, Raju S. Ambulatory venous pressure revisited. J Vascular Surg 2000;31:1206-13.
31 Mudde AH. Vroegtijdige herkenning kan ernstige problemen vaak voorkomen. DiabeteSpecialist 2007;6(22):7-9.

Rugpijn, lage

H. Schers en P. Willems

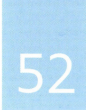

Ga naar de website extras.bsl.nl/alledaagseklachten voor de video bij dit hoofdstuk

1 Inleiding

Lage rugpijn wordt gedefinieerd als pijn gelokaliseerd in het gebied tussen de schouderbladen en de bilplooien. Pijn in de lendenen valt buiten de definitie.[1] Er zijn vele viscerale aandoeningen en aandoeningen van de huid die pijn in de rug kunnen veroorzaken, zoals herpes zoster, maar in het kader van dit hoofdstuk zullen deze aandoeningen buiten beschouwing worden gelaten. Ook de ziekte van Scheuermann, waarbij een groeistoornis in de adolescentie leidt tot kyfose van de thoracale wervelkolom, wordt hier niet besproken, omdat deze aandoening in beginsel niet tot rugpijn leidt.[2,3,4] In de dagelijkse praktijk wordt vooral rugpijn gezien waarbij geen specifieke oorzaak kan worden aangetoond. Dit wordt ook wel lumbago genoemd of aspecifieke lage rugpijn. Van spit spreekt men in de volksmond wanneer de rugpijn acuut ontstaat. Ook het lumbosacraal radiculair syndroom wordt in de praktijk vaak gezien. Hierbij is er sprake van uitstralende pijn tot voorbij de knie, meestal ten gevolge van een uitpuilende tussenwervelschijf (hernia nuclei pulposi). In de volksmond heet dit ook wel hernia of ischias.

Binnen het medisch circuit zien vooral huisartsen, sociaal-geneeskundigen, neurologen en orthopeden patiënten met lage rugpijn. Het diagnostisch handelen bij rugpijn heeft twee belangrijke doelen. In de eerste plaats is het belangrijk om specifieke oorzaken van lage rugpijn te onderkennen, omdat deze veelal een andere behandeling vragen dan aspecifieke lage rugpijn. Een tweede belangrijk doel van het diagnostisch handelen is om bij aspecifieke lage rugpijn tijdig te onderkennen wanneer de klachten een chronisch karakter krijgen, omdat ook hier een actievere aanpak geïndiceerd is.

> Om de lezer een indruk te geven van de mate van bewijskracht ter onderbouwing van een aantal belangrijke diagnostische stappen, is deze onderbouwing door de auteurs als volgt aangegeven.
> - [E] = Voldoende bewijskracht; dat wil zeggen meerdere goed opgezette onderzoeken met eensluidende uitkomsten in een vergelijkbare populatie.
> - [A] = Sterke aanwijzingen of indirect bewijs; dat wil zeggen één goed opgezet onderzoek met betrekking tot een vergelijkbare populatie, of meerdere onderzoeken in andere, niet geheel vergelijkbare populaties.
> - [C] = Consensus uit richtlijnen of standaarden met betrekking tot de populatie.

2 De klacht in de bevolking

In de algemene bevolking komt lage rugpijn vaak voor, maar de beschikbare gegevens over incidentie en prevalentie zijn niet eenduidig. Dit is grotendeels te wijten aan het gebruik van niet-eensluidende definities.

In de Tweede Nationale Studie meldde 19,6% van de mensen in de voorafgaande twee weken rugpijn te hebben gehad. Daarnaast zei 10,4% dat ze chronisch ernstige rugklachten hadden, mannen 9,5% en vrouwen 11,1%.[5] In de Verenigde Staten vond men in de open bevolking een jaarlijkse incidentie van 5% en een prevalentie van 15 tot 20%; 60 tot 90% van de mensen herinnerde zich gedurende het leven wel eens een periode met lage rugpijn te hebben gehad.[6] Uit open populatieonderzoek in Groot-Brittannië is gebleken dat binnen de tijdsspanne van één maand zelfs 35 tot 37% van de volwassenen enige mate van rugpijn ervaart.[7] In Nederland rapporteerde 50 tot 60% van alle volwassenen in de open populatie wel eens lage rugpijn te hebben gehad, van wie 40 tot 60% recidiverend.[8] In Nederlands dagboekonderzoek meldde 9% van de respondenten een 'hardnekkige rugaandoening' te hebben.[9] De ernst van rugpijn kan variëren van mild tot ondraaglijk, en vooral voor patiënten met recidiverende of chronische rugpijn kan de invloed op het dagelijks leven aanzienlijk zijn. Bij het ontstaan van klachten herkennen patiënten vaak zelf een oorzakelijk moment, zoals overbelasting, stress of een onverwachte draai. De meeste mensen zoeken geen medische hulp, maar wachten spontane genezing af. Uit Nederlands onderzoek blijkt dat slechts één op de vijf mensen die ooit rugpijn hebben gehad hiervoor de huisarts bezocht had.[8] Toch leidt lage rugpijn tot hoge kosten van de gezondheidszorg. In Nederland werden de totale kosten in verband met rugpijn in 1991 geschat op 9,3 miljard gulden.[10]

3 De eerste presentatie bij de dokter

De incidentie van de *diagnose* lage rugpijn is in de Nederlandse huisartsenpraktijk 36 tot 40 per 1.000 per jaar; dat wil zeggen dat de huisarts gemiddeld één à twee nieuwe gevallen per week ziet.[5,11,12] Voor de *contactreden* lage rugpijn zonder uitstraling (L03) is de totale incidentie 45 en voor de contactreden lage rugpijn met uitstraling (inclusief hernia) (L86) is dat 2.[11] De geslachtsverdeling tussen mannen en vrouwen is ongeveer gelijk.[5,11,12] Lage rugpijn wordt het meest gezien in de leeftijdscategorie van 25 tot 64 jaar. Op de kinderleeftijd ligt de incidentie veel lager. De meeste patiënten met rugpijn die een huisarts raadplegen, komen daarvoor naar het spreekuur; slechts in 6% van de gevallen wordt een visite aan huis afgelegd.[13]

Kwantitatieve gegevens over de hulpvragen waarmee patiënten een arts raadplegen zijn in Nederland niet voorhanden. Bezorgdheid over de oorzaak van de pijn bleek in kwalitatief onderzoek in de huisartsenpraktijk een van de belangrijkste beweegredenen. Met name 'ischias' en 'hernia' waren in dit kader diagnosen waaraan men dacht. Ook de behoefte aan pijnstilling of 'spierverslappers' waren redenen om de huisarts te raadplegen, naast onzekerheid over hoe men met de rugpijn moest omgaan, of welke activiteiten verricht mochten worden. Soms was een concrete wens om doorverwijzing naar een fysiotherapeut of medisch specialist de reden om naar de huisarts te gaan.[14] Een meerderheid van de patiënten met rugpijn consulteert de huisarts eenmalig.[15,16,17] Slechts 1 tot 4% van hen wordt gezien door een specialist, meestal de orthopeed of de neuroloog.[11,13] Veelal is er dan sprake van chronische klachten met disfunctioneren. Spoedverwijzingen zijn zeldzaam.

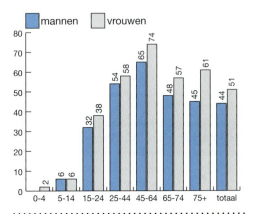

Figuur 1 Incidentie van de klacht lage rugpijn zonder of met uitstraling (contactredenen L03 en L86) aan het begin van een episode in de huisartspraktijk, per 1.000 patiënten per jaar.[11]

4 Pathofysiologie en differentiële diagnose

De pathofysiologie van lage rugpijn is meestal onduidelijk. Men spreekt dan van aspecifieke lage rugpijn. De meest voorkomende specifieke oorzaken worden hieronder besproken. Huidaandoeningen en viscerale aandoeningen moeten bij rugpijn soms in de differentiële diagnose worden opgenomen, maar worden hier niet besproken. Ook zeer zeldzame oorzaken zoals infecties van de wervelkolom worden niet besproken.

ASPECIFIEKE LAGE RUGPIJN

Aspecifieke lage rugpijn wordt ook wel lumbago genoemd. Wanneer het ontstaansmoment acuut is, heet het in de volksmond 'spit'. De pathofysiologie van aspecifieke lage rugpijn is niet opgehelderd. Waarschijnlijk is deze mechanisch van aard; dat wil zeggen dat de pijn veroorzaakt

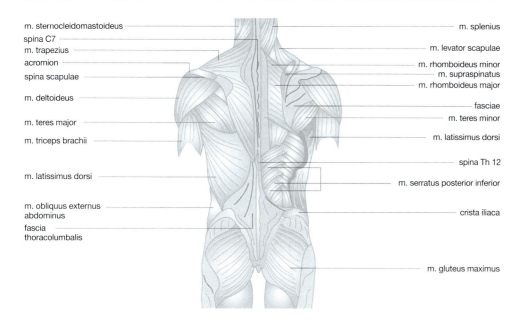

Figuur 2 Spieren van de rug.

Tabel 1	Diagnostisch schema lage rugpijn.	
aspecifieke lage rugpijn		v
lumbosacraal radiculair syndroom	HNP	v
	kanaalstenose/lateraalstenose	s
	caudasyndroom	z
anatomische afwijkingen	osteoporotische inzakkingsfractuur	s
	maligniteit	s
	spondylolisthesis	z
	ziekte van Bechterew	z

v = vaak oorzaak van deze diagnose bij de klacht lage rugpijn in de huisartspraktijk;
s = soms;
z = zelden.
Schuingedrukt: noodzakelijk in elk geval uit te sluiten.

wordt door overbelasting van pijngevoelige structuren in en rond de wervelkolom, zoals disci, gewrichten, botten, spieren, pezen of zenuwen. Mogelijk is er ook een vasculaire oorsprong, maar opgehelderd is dat niet.[18] In de praktijk van alledag wordt desondanks een scala aan verklarende diagnosen gehanteerd. Voor de meeste ervan ontbreekt gedegen wetenschappelijke onderbouwing, en diagnosen zoals SI-blokkade (blokkade van het sacro-iliacaal gewricht), discusinstabiliteit (wisselende uitpuiling van de discus intervertebralis), crista-iliaca-syndroom en facetgewrichtproblematiek hebben weinig diagnostische of therapeutische betekenis.[1,19] Hetzelfde geldt voor andere vermeende oorzaken, zoals stress, milde houdingsafwijkingen[20] en platvoeten,[21] waarvan een causale relatie met rugpijn nooit is aangetoond.

LUMBOSACRAAL RADICULAIR SYNDROOM

Het lumbosacraal radiculair syndroom (LRS) is een klinische symptoomdiagnose, die verschillende onderliggende oorzaken kan hebben. Het beeld presenteert zich als rugpijn in combinatie met uitstralende pijn in één been tot voorbij de knie, de zogenaamde ischialgie. De pijn in het been is meestal heviger dan de rugpijn en verergert bij drukverhogende momenten zoals hoesten, niezen en persen. Daarnaast kunnen sensibiliteitsveranderingen optreden in het aangedane huidsegment in de vorm van hypesthesie of paresthesie of motorische stoornissen waardoor een klapvoet ontstaat, met een onvermogen tot dorsale flexie van de voet.[22]

Het LRS wordt in meer dan 90% van de gevallen veroorzaakt door een uitpuilende discus intervertebralis, die een van de uittredende ruggenmergswortels beknelt;[23] het wordt ook wel hernia nuclei pulposi (HNP) of kortweg hernia genoemd.

Andere oorzaken van het LRS zijn een vernauwing van het wervelkanaal (wervelkanaalstenose) of het zenuwwortelkanaal (laterale stenose). Deze afwijkingen komen vooral boven het 50e levensjaar voor ten gevolge van degeneratieve veranderingen. Zij kunnen zich behalve als een LRS ook presenteren als neurogene claudicatio intermittens. Bij het caudasyndroom raakt de cauda equina met uittredende wortels distaal van het niveau L1 bekneld. Hierdoor ontstaan mictie- of defecatiestoornissen en gevoelloosheid in het rijbroekgebied. Dit vraagt direct operatief ingrijpen.

Als zeldzame oorzaken van het LRS kunnen nog goedaardige en kwaadaardige tumoren genoemd worden, en ontsteking van de zenuwwortel (radiculitis) ten gevolge van diabetes mellitus of infecties, bijvoorbeeld de ziekte van Lyme en herpes zoster.[23] Precieze cijfers over incidentie en prevalentie van deze oorzaken van het LRS zijn niet bekend.

Ook de term 'pseudoradiculair syndroom' wordt nog wel gebruikt. Bedoeld wordt dan het beeld van rugpijn met uitstraling in een been zonder dat aanwijzingen worden gevonden voor een echt radiculair syndroom. In feite betreft dit meestal aspecifieke lage rugpijn met uitstraling. Het gebruik van de term 'pseudoradiculair beeld' wordt daarom ontraden.

MALIGNITEIT

Een metastase of primaire tumor als oorzaak van lage rugpijn is zeldzaam, maar de huisarts moet op zijn hoede zijn wanneer een patiënt ouder is dan 50 jaar en de klachten niet binnen een maand verbeteren met conservatieve therapie. Symptomen als malaise, koorts, nachtelijke pijn of fors gewichtsverlies zijn verdacht, en ook wanneer de patiënt een maligniteit in de voorgeschiedenis heeft, is dat een reden om extra oplettend te zijn.[10,24] Het gaat dan vooral om maligniteiten die bekend zijn om hun metastasering in dit gebied, zoals prostaat- en mammacarcinoom.

ZIEKTE VAN BECHTEREW

De ziekte van Bechterew of spondylitis ankylopoetica is een reumatische aandoening die wordt geassocieerd met de serologische aanwezigheid van het eiwit HLA-B27.[25] Deze aandoening ontstaat meestal voor het 35e levensjaar en komt vaker voor bij mannen dan bij vrouwen. De geschatte prevalentie in de eerste lijn is drie per 1.000 patiënten met lage rugpijn.[26] Chronische rugpijn, vooral ter plekke van de SI-gewrichten, verlies van de lumbale lordose en verminderde lumbale mobiliteit zijn de kernsymptomen. Typisch zijn de ochtendstijfheid en nachtelijke pijn waarvan de patiënt wakker wordt, en die noodzaken tot uit bed gaan.[1,10,27]

OSTEOPOROTISCHE INZAKKINGSFRACTUUR

Osteoporose komt vooral bij postmenopauzale vrouwen vaak voor; vanaf de leeftijd van 50 jaar neemt de botdensiteit met gemiddeld 1% per jaar af en heeft 20 tot 30% van de vrouwen een duidelijk verminderde botdensiteit.[28,29] Er is geen relatie aangetoond tussen radiologische osteoporose en lage rugpijn.[30] Ten gevolge van voortschrijdende osteoporose kunnen inzakkingsfracturen van wervellichamen ontstaan die pijn en verminderde mobiliteit veroorzaken. In de open bevolking heeft op de leeftijd van 85 jaar 25% van de vrouwen en 13% van de mannen één of meer inzakkingsfracturen, het meest frequent op de niveaus Th12 en L1.[31] Er is een duidelijke relatie aangetoond tussen het hebben van een of meer inzakkingsfracturen en lage rugpijn. In meer dan de helft van de gevallen verloopt het proces van fracturering echter symptoomloos.[28,32] De veronderstelling is dat vooral bij een plotseling hoogteverlies van een wervellichaam klachten optreden. Er ontstaat dan acuut heftige lokale pijn rond de wervelkolom, die weken tot maanden kan aanhouden.

SPONDYLOSIS EN SPONDYLOLISTHESIS

Spondylolyse is een defect in het pars interarticularis van een wervellichaam, meestal op het niveau L4 of L5. Dit kan aangeboren zijn of gedurende het leven ontstaan. Een radiologische spondylolyse komt regelmatig voor bij mensen zonder rugpijn: op de leeftijd van 6 jaar bij 4% van de populatie zonder klachten, op volwassen leeftijd bij 6 tot 7%. In meer dan 80% van de gevallen bestaat de afwijking bilateraal.[33-36]

Wanneer er een afschuiving van het wervellichaam plaatsvindt, veelal na een trauma, kunnen er wel klachten ontstaan. Dit wordt spondylolisthesis genoemd. Progressie van een lysis naar een listhesis treedt waarschijnlijk niet vaak op; tijdens een observatieperiode van vijf jaar in ongeveer 3% van de gevallen.[37] Dit gebeurt meestal voor de puberteit; slechts zelden is de afschuiving meer dan 50%. Indien een spondylolisthesis bij volwassenen optreedt, betreft het vrijwel altijd sporters die een typische stressfractuur van de pars interarticularis van L4 hebben opgelopen. Het klinisch beeld van een spondylolisthesis die klachten geeft, lijkt op dat van gewone lage rugpijn, veelal uitstralend in één been. De proef van Lasègue is echter negatief.[10,38,39] De kans op klachten neemt toe met de mate van afglijding; een afglijding van meer dan een centimeter is sterk gecorreleerd met ernstige klachten.[40]

5 Kansverdeling van de diagnosen

Van alle gevallen van lage rugpijn die aan de Nederlandse huisarts worden aangeboden, is 80 tot 90% aspecifiek. De meest voorkomende specifieke oorzaak is het lumbosacraal radiculair syndroom (LRS); andere oorzaken worden slechts zelden gezien (tabel 2).

Met het stijgen van de leeftijd neemt de kans op een ernstige specifieke afwijking, zoals een maligniteit of een osteoporotische inzakkingsfractuur, sterk toe. Bij vrouwen is de kans op een osteoporotische inzakkingsfractuur groter dan bij mannen, bij jonge mannen is de kans op de ziekte van Bechterew groter.

Tabel 2	Kansverdeling van diagnosen bij lage rugpijn.
diagnose	percentages
aspecifieke lage rugpijn	80-90[1,13,17]
lumbosacraal radiculair syndroom	5-15[17,41]
osteoporotische inzakkingsfractuur	1-4[19]
maligniteit	0,7-2[19]
ziekte van Bechterew	0,3[17,19]
spondylolisthesis	0-3[19]

6 Betekenis van de voorgeschiedenis

- Bij patiënten met een maligniteit in de voorgeschiedenis moet de huisarts extra bedacht zijn op mogelijke wervelmetastasen als oorzaak van de rugpijn.
- Bij osteoporose, bijvoorbeeld door langdurig gebruik van corticosteroïden, kunnen wervelfracturen optreden.
- Artritis, iridocyclitis of een inflammatoire darmaandoening in de voorgeschiedenis moeten doen denken aan een spondylartritis, zoals bij de ziekte van Bechterew.
- Recidiverende periodes van aspecifieke lage rugpijn in de voorgeschiedenis maken een specifieke oorzaak minder waarschijnlijk.

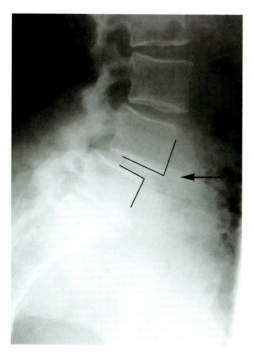

Figuur 3 Spondylolisthesis graad I-II niveau L4-L5.

Tabel 3 Einddiagnosen van de klacht lage rugpijn (L03 en L86) in de huisartspraktijk (a-priorikansen in procenten per leeftijdsgroep).[11]

	0-4	5-14	15-24	25-44	45-64	65-74	75+
lage rugpijn zonder uitstraling	60	57	73	72	74	67	58
spierpijn		10	8	7	5	4	5
LRS		3	3	7	7	7	6
verworven afwijking wervelkolom		10	5	4	2	2	3
artrose/spondylose wervelkolom					1	4	7
afwijkingen in de urinewegen			1	1	1	1	2
restgroep	40	20	10	9	10	15	19

7 Betekenis van de anamnese

Algemeen wordt ervan uitgegaan dat een goede anamnese het belangrijkste diagnostische instrument is om specifieke oorzaken op te sporen. Daarnaast gebruikt de arts de anamnese, vooral wanneer deze in de richting van aspecifieke lage rugpijn wijst, om signalen te herkennen die indicatief zijn voor dreigende chroniciteit.

De arts stelt allereerst een aantal oriënterende vragen. Indien bij inventarisatie aanwijzingen worden gevonden voor een specifieke oorzaak, wordt een aantal aanvullende vragen gesteld.

Cijfers over de voorspellende waarde van gecombineerde anamnestische bevindingen ontbreken, maar er is wel onderzoek gedaan naar de waarde van enkelvoudige anamnestische bevindingen: over het algemeen hebben positieve bevindingen een lage sensitiviteit en specificiteit.[10] Door de lage prevalentie van specifieke oorzaken is de positief voorspellende waarde van enkelvoudige vragen daarom uitgesproken laag.[10,27]

DIAGNOSTISCHE VRAGEN

Uitstralende pijn tot in de voet en paresthesieën van het onderbeen
Dit zijn beide klassieke en veelvoorkomende symptomen van het LRS, waarbij de uitstralende pijn meestal de rugpijn overheerst. Uitstralende pijn en paresthesieën worden echter in mildere mate ook gezien bij aspecifieke lage rugpijn. Uitstralende pijn bij provocaties als hoesten, niezen of persen (intrathecale drukverhoging) is specifieker voor een HNP als oorzaak van het LRS, maar kan in de acute fase ook bij aspecifieke lage rugpijn aanwezig zijn.

Indien sensibiliteitsverlies in het been aanwezig is, is in meer dan de helft van de gevallen de diagnose LRS. Maar de sensibiliteit is bij het LRS meestal niet gestoord.[10,42]

Nachtelijke klachten
Wanneer een jonge man 's nachts uit bed gaat vanwege de rugpijn, is dat verdacht voor de ziekte van Bechterew.[10]

Mictie- of defecatiestoornissen
Mictie- of defecatiestoornissen en gevoelloosheid in het rijbroekgebied doen denken aan het caudasyndroom.

Gewichtsverlies
Gewichtsverlies moet doen denken aan metastasen als mogelijke oorzaak van de rugpijn.

Verdere anamnestische gegevens hebben weinig of geen voorspellende diagnostische waarde.

VRAGEN NAAR ERNST EN CHRONICITEIT

Om bij aspecifieke lage rugpijn tijdig dreigende chroniciteit met disfunctioneren op het spoor te komen, informeert de arts, zeker indien de pijn langer dan zes weken aanwezig is, naar eerdere episodes van rugpijn, pijnbeleving, en naar hinder en beperkingen ten gevolge van de pijn. Anamnestische gegevens die voorspellend zijn voor langdurige klachten met disfunctioneren zijn:

- eerdere episodes met chronische pijn;
- veel beperkingen bij een eerste presentatie;
- overmatige reacties op pijn;
- een overdreven pijnpresentatie;
- ook inadequaat pijngedrag met de neiging om alle pijn te vermijden is prognostisch ongunstig.[18,43,44,45]

Daarnaast kunnen andere factoren bijdragen aan de ontwikkeling van chronische klachten, zoals langdurige stress, een sociale omgeving die vermijdingsgedrag stimuleert, het bestaan van secundaire ziektewinst en een neiging tot depressiviteit.[1,46,47] Werkverzuim en een lage arbeidssatisfactie zijn eveneens ongunstige prognostische factoren waarvan de arts zich op de hoogte dient te stellen.[43,45]

8 Betekenis van het lichamelijk onderzoek

De arts verricht lichamelijk onderzoek om specifieke oorzaken op het spoor te komen en de mate van functionele beperkingen vast te stellen.[1] Slechts recidiverende aspecifieke lage rugpijn bij patiënten jonger dan 50 jaar wordt gezien als een reden om van lichamelijk onderzoek af te zien.[1] Cijfers over sensitiviteit en specificiteit van het lichamelijk onderzoek zijn vooral bekend uit onderzoek in ziekenhuispopulaties. Vanuit de eerste lijn zijn hierover weinig gegevens.[14,48]

BEOORDELING LOOPPATROON

Allereerst wordt het looppatroon beoordeeld. Dit kan antalgisch zijn, dat wil zeggen pijnvermijdend, of er kan een klapvoet worden geconstateerd (LRS).

INSPECTIE BEKKEN EN WERVELKOLOM BIJ STAANDE PATIËNT

Bij de staande patiënt wordt de stand van het bekken en de wervelkolom bekeken. Hierbij kunnen grovere structurele afwijkingen zoals een scoliose of een beenlengteverschil worden vastgesteld. Er is geen verband aangetoond tussen lage rugpijn en milde afwijkingen bij het lichamelijk onderzoek. Dit geldt onder andere voor een licht afwijkende stand van het bekken en de wervelkolom, zoals een kyfose of een scoliose. Ook een beenlengteverschil van minder dan twee centimeter heeft geen klinische betekenis.[1,20,21] [C]

LOKALISATIE VAN DE PIJN

Vervolgens worden de lokalisatie van de pijn en eventuele segmentale uitstraling beoordeeld.
Daarna volgt het functieonderzoek: ante-, retro- en lateroflexie van de lumbale wervelkolom waarbij ook de reactie van de patiënt wordt beoordeeld. Volledig normaal functieonderzoek maakt specifieke diagnosen, zoals LRS en ziekte van Bechterew, onwaarschijnlijk.

PROVOCATIEPROEVEN

Voor de diverse provocatieproeven, zie tabel 4.

PROEF VAN LASÈGUE

De proef van Lasègue is positief wanneer het passief heffen van het gestrekte been gepaard gaat met uitstralende pijn tot voorbij de knie in hetzelfde been. De proef van Lasègue is bijna steeds afwijkend bij een aanwezige discusherniatie, maar ook in geval van aspecifieke lage rugpijn is dat nogal eens het geval. Ook bij patiënten met stijve hamstrings kan pijn optreden. Dit is te omzeilen door lichte knieflexie en extra dorsoflexie van de enkel, waardoor de nervus ischiadicus toch gerekt wordt.

De proef van Lasègue is beter in het uitsluiten van LRS, de gekruiste Lasègue in het aantonen ervan, maar van beide is de waarde zeer beperkt.[41]

Cijfers over de meerwaarde van andere provocatieproeven zijn niet voorhanden, maar de proeven volgens Bragard en Kemp en het teken van Naffziger hebben in de eerste lijn waarschijnlijk geen meerwaarde. Afwijkende bevindingen kunnen bij een verdenking op het LRS de diagnose wellicht waarschijnlijker maken (zie tabel 4).[10,42]

VERDER LICHAMELIJK ONDERZOEK

Tijdens het lichamelijk onderzoek let de arts op de manier waarop de patiënt zich ontkleedt, en op de pijnpresentatie. Overdreven presentatie en uitgesproken pijngedrag tijdens het lichamelijk

Tabel 4	Provocatieproeven bij verdenking op het LRS.		
test	sensitiviteit	specificiteit	uitvoering
proef van Lasègue	hoog	laag	passief heffen van het gestrekte been luxeert uitstralende pijn langs de zijkant of achterkant van het aangedane been; de hoek waaronder pijn ontstaat, wordt aangegeven ('Lasègue positief bij dertig graden')
gekruiste proef van Lasègue	laag	hoog	passief heffen van het niet-aangedane been luxeert uitstralende pijn langs de zijkant of achterkant van het aangedane been
teken van Naffziger	?	?	druk op beide vv jugulares veroorzaakt toename van pijn in het aangedane been door verhoging van de intraspinale liquordruk
proef van Bragard	?	?	bij het passief heffen van het gestrekte been tot het niveau waar de pijn geluxeerd wordt, veroorzaakt dorsiflexie van de voet een toename van pijn
proef van Kemp	?	?	in staande houding wordt de patiënt achterovergebogen en vervolgens in de richting van de aangedane zijde

onderzoek kunnen wijzen in de richting van dreigende chroniciteit.

De waarde van het lichamelijk onderzoek is door de lage prevalentie van specifieke oorzaken beperkt.[27] De huisarts evalueert dan ook meestal combinaties van bevindingen, gespreid over meerdere contacten. Dit lijkt tot een redelijke diagnostische accuratesse te leiden.[27] Alleen voor het aanwezig zijn van radiculopathie als oorzaak van een LRS bestaan gegevens over de waarde van gecombineerde bevindingen: wanneer de huisarts de gegevens van de anamnese combineert, komt hij bij verdenking op het LRS tot een diagnostische accuratesse van 80%, waaraan het lichamelijk onderzoek slechts 3% toevoegt.

Wanneer er na de anamnese verdenking is op een specifieke oorzaak, zal het lichamelijk onderzoek, afhankelijk van de verdenking, worden uitgebreid met de volgende tests.
- Palpatie van de wervelkolom. Bij een spondylolisthesis kan een trapje gevoeld worden van de processus spinosi; hoe vaak is niet bekend. Drukpijn op de sacro-iliacale gewrichten en verminderde laterale beweeglijkheid van de wervelkolom zijn specifiek voor de ziekte van Bechterew, maar weinig gevoelig.[10]
- Onderzoek naar kloppijn van de processus spinosi. De waarde van het vinden van kloppijn bij het lichamelijk onderzoek gericht op het detecteren van wervelmetastasen is onduidelijk. Vooral negatieve bevindingen hebben weinig betekenis.
- Sensibiliteitsonderzoek van de onderste extremiteiten en onderzoek van de reflexen.

Alarmsignalen bij lage rugpijn

- voorgeschiedenis met maligniteit, langdurig corticosteroïdengebruik of osteoporose
- rugpijn op oudere leeftijd voor de eerste maal
- mictie- of defecatiestoornis
- krachtsverlies in been of voet

9 Betekenis van eenvoudig aanvullend onderzoek

Aanvullend onderzoek is alleen zinvol wanneer bij anamnese en lichamelijk onderzoek aanwijzingen worden gevonden voor een specifieke oorzaak.

BSE

De bepaling van de bezinkingssnelheid van de erytrocyten (BSE) is vooral aangewezen wanneer de anamnese en het lichamelijk onderzoek een maligniteit of de ziekte van Bechterew doen vermoeden; een normale BSE sluit deze diagnosen dan grotendeels uit. De BSE is in geval van een maligniteit bij 80% verhoogd, bij de ziekte van

Bechterew bij 70%. De specificiteit is in beide gevallen beduidend lager.[10,49] Ongericht aanvragen in een eerstelijnspopulatie met een lage prevalentie van deze oorzaken zal dan ook frequent leiden tot fout-positieve uitslagen.[27]

HLA-B27

Bepaling van het HLA-B27 om de ziekte van Bechterew aan te tonen heeft, vanwege de geringe incidentie, nauwelijks betekenis. HLA-B27-antilichamen worden gevonden bij 7% van de gezonde bevolking en zijn in zeker 8% van de gevallen van de ziekte van Bechterew afwezig.[50,51]

RÖNTGENONDERZOEK

Ook röntgenonderzoek voegt zelden iets toe aan de bevindingen van anamnese en lichamelijk onderzoek. Hoewel er een relatie is gevonden tussen lage rugpijn en degeneratieve afwijkingen op röntgenfoto's (odds-ratio 1,2-3,3),[10] [E] hebben zichtbare afwijkingen op de foto, zoals osteopenie, haakvorming en tussenwervelschijfversmalling, zelden klinische betekenis, omdat deze afwijkingen zeer vaak worden gezien bij mensen zonder klachten.[10] Er is geen relatie aangetoond tussen aspecifieke rugpijn en röntgenologisch aangetoonde spondylolysis, spondylolisthesis, spina bifida of de ziekte van Scheuermann.[10] In Groot-Brittannië bleek 80% van de patiënten met rugpijn prijs te stellen op een röntgenfoto, maar het maken ervan was niet geassocieerd met een verbeterde prognose; integendeel, de groep waarbij een röntgenfoto werd gemaakt had meer klachten en beperkingen na drie en negen maanden. Ze waren overigens wel meer tevreden over de verleende zorg.[52] Daarom zou een röntgenfoto achterwege moeten blijven indien op grond van anamnese en lichamelijk onderzoek geen specifieke oorzaak voor de rugpijn wordt vermoed.[1] [C]

Bij verdenking op een van de volgende aandoeningen is röntgenonderzoek wel zinvol.[1] [C]
– Inzakkingsfracturen, veelal bij osteoporose. Deze zijn op röntgenfoto's vrijwel altijd zichtbaar.
– Metastasen/bottumoren. Borst-, long- en prostaatcarcinomen zijn de meest voorkomende tumoren met metastasering naar de wervelkolom,[48] waarvan 80 tot 85% zich in het wervellichaam bevindt.[53] Om zichtbaar te zijn op een routine röntgenfoto moet 40 tot 50% van het wervellichaam gedestrueerd zijn.[54] Metastasen kunnen met een röntgenfoto veelal worden aangetoond, maar niet worden uitgesloten. Ter uitsluiting van metastasen is een MRI, botscan of een combinatie van beide geïndiceerd.[54]
– Ziekte van Bechterew. Bij verdenking op de ziekte van Bechterew wordt een röntgenfoto vervaardigd, hoewel specifieke radiologische afwijkingen in het beginstadium kunnen ontbreken.[55]

10 Betekenis van complex aanvullend onderzoek

Complex aanvullend onderzoek is in het geval van lage rugpijn slechts zelden geïndiceerd. Het laten verrichten van specialistische diagnostiek is wel zinvol wanneer er twijfel is over het bestaan van een hernia als oorzaak van het LRS, of wanneer in overleg met de patiënt een operatie voor het LRS overwogen wordt.[23] De meest gebruikte specialistisch diagnostische methoden zijn CT- of MRI-scanning. Hiermee kan de oorzaak van het LRS opgespoord worden. Specialistische diagnostiek naar aanleiding van een osteoporotische inzakkingsfractuur, bijvoorbeeld botdensitometrie, is meestal niet nodig omdat dit geen directe consequenties heeft voor het beleid.

CT-SCAN

Dit onderzoek is voornamelijk geschikt voor het aantonen van benige afwijkingen. De specificiteit van het onderzoek is echter matig doordat in de gezonde bevolking boven de 40 jaar abnormaliteiten als HNP, spinaalstenose of facetafwijkingen bij 50% van de mensen geconstateerd worden.[56] [A] Gecombineerd met myelografie is de CT-scan geschikt om een HNP aan te tonen.

MRI-SCAN

Dit onderzoek is wat betreft sensitiviteit voor het aantonen van een HNP (figuur 4) beter dan een CT-myelogram, en daarom onderzoek van eerste keuze.[57] De MRI-scan is de meest geschikte onderzoeksmethodiek om tumoren en infecties aan te tonen. Ook bij dit onderzoek worden in een gezonde populatie zonder klachten frequent afwijkingen gezien: onder de 60 jaar bij 22% HNP, bij 1% spinale stenose en bij 46% discusdegeneratie; boven de 60 jaar zijn deze percentages respectievelijk 36, 21 en 93.[58] [A] Het is dan ook verleidelijk, maar meestal weinig rationeel, om aspecifieke rugpijnklachten van patiënten toe te schrijven aan de genoemde afwijkingen wanneer deze op een MRI geconstateerd zijn.

botactiviteit, hoewel enkele bottumoren, zoals het multiple myeloom, juist een *cold spot* tonen.

DISCOGRAFIE

Dit onderzoek is alleen geïndiceerd wanneer de specialist een operatie bij discusdegeneratie overweegt. Via een lange naald paralumbaal wordt contrastvloeistof in de betreffende discus gespoten om enerzijds een beter röntgenbeeld te verkrijgen en anderzijds de specifieke pijn van de patiënt te reproduceren (figuur 5). Een positieve uitslag is zeer suggestief voor discuspathologie. Op deze manier is discografie een aanvulling als eerdere diagnostiek niet eenduidig is.

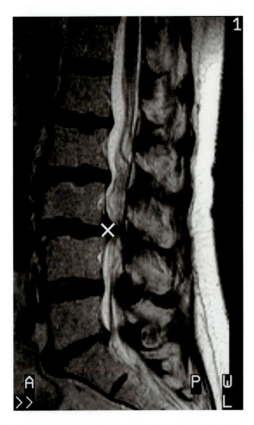

Figuur 4 MRI-scan van een hernia nuclei pulposi.

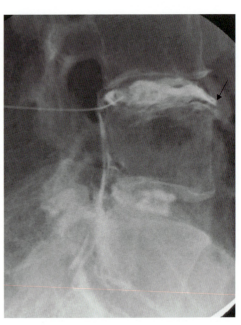

Figuur 5 Discografie. Pijltje is weglekkend contrastmiddel aan ventrale zijde, indicatie voor ruptuur van de anulus met uitpuilende discus intervertebralis.

ISOTOPENONDERZOEK/BOTSCAN

Met dit onderzoek kan het metabolisme van het gehele skelet bestudeerd worden, met name de balans tussen osteoblasten- en osteoclastenactiviteit. Meestal worden Tc^{99m}-scans vervaardigd om plaatsen van verhoogde botproductie, de zogenaamde *hot spots*, aan te tonen. Spondylolyse, een infectie, een actieve sacro-iliitis en de meeste bottumoren kunnen gedetecteerd worden vanwege verhoogde

11 Samenvatting

Lage rugpijn komt in de algemene bevolking zeer veel voor, heeft meestal geen specifieke oorzaak en herstelt vaak weer binnen enkele weken. Een klein aantal mensen heeft langdurige pijnklachten, ervaart frequent recidieven en heeft langdurig functionele beperkingen. Deze kleine groep genereert hoge kosten, vooral door langdurig ziekteverzuim en blijvende arbeidsongeschiktheid. De diagnostiek van lage rugpijn is een alledaagse bezigheid voor de arts. Het is de diagnostische uitdaging om het kaf van het koren te scheiden. Enerzijds moet de arts specifieke oorzaken detecteren, anderzijds moet hij bij aspecifieke lage rugpijn alert zijn op dreigende chroniciteit en disfunctioneren. Meestal volstaan een goede anamnese en zorgvuldig lichamelijk onderzoek. Het doen van aanvullend of specialistisch onderzoek is alleen dan aangewezen wanneer er aanwijzingen zijn voor een specifieke oorzaak van de rugpijn.

Literatuur

1 Chavannes AW, Mens JMA, Koes BW, Lubbers WJ, Ostelo R, Spinnewijn WEM et al. NHG-Standaard Aspecifieke lagerugpijn. Huisarts Wet 2005;48:113-23.
2 Salminen JJ, Erkintalo MO, Pentti J, et al. Recurrent low back pain and early disc degeneration in the young. Spine 1999;24(13):1316-21.
3 Harreby M, Neergaard K, Hesselsoe G, et al. Are radiologic changes in the thoracic and lumbar spine of adolescents risk factors for low back pain in adults? A 25-year prospective cohort study of 640 school children. Spine 1995;20(21):2298-302.
4 Murray PM, Weinstein SL, Spratt KF. The natural history and long-term follow-up of Scheuermann kyphosis. J Bone Joint Surg Am 1993;75(2):236-48.
5 Linden MW, Westert GP, Bakker DH de, Schellevis FG. Tweede Nationale Studie naar ziekte en verrichtingen in de huisartspraktijk. Klachten in de bevolking en in de huisartspraktijk. Utrecht: Nivel, 2004.
6 Frymoyer JW. Back pain and sciatica. N Engl J Med 1988;318(5):291-300.
7 Papageorgiou AC, Croft PR, Ferry S, et al. Estimating the prevalence of low back pain in the general population. Evidence from the South Manchester Back Pain Survey. Spine 1995;20(17):1889-94.
8 Haanen HCM. Een epidemiologisch onderzoek naar lage-rugpijn. Proefschrift. Rotterdam: Erasmus Universiteit, 1984.
9 Lisdonk EH van de. Ervaren en aangeboden morbiditeit in de huisartsenpraktijk. Nijmegen: NUHI, Katholieke Universiteit Nijmegen, 1985.
10 Tulder MW van, Koes BW, Bouter LM. Low back pain in primary care. Effectiveness of diagnostic and therapeutic interventions. Amsterdam: EMGO-Instituut, faculteit der Geneeskunde, Vrije Universiteit, 1996.
11 Okkes IM, Oskam SK, Lamberts H. Van klacht naar diagnose. Bussum: Coutinho,1998.
12 Lisdonk EH van de, Bosch WJHM van den, Lagro-Janssen ALM, Schers HJ. Ziekten in de huisartsenpraktijk. 5e druk. Maarssen: Elsevier Gezondheidszorg, 2008.
13 Schers H, Braspenning J, Drijver R, et al. Low back pain in general practice: Reported management and reasons for not adhering to the guidelines in the Netherlands. Br J Gen Pract 2000;50(457):640-4.
14 Schers H, Wensing M, Huijsmans Z, et al. Implementation barriers for general practice guidelines on low back pain. A qualitative study. Spine 2001;26: E348-53.
15 Chavannes AW, Eijk JThM van, Faas A, et al. Prognostiek van lage-rugpijn. Een secundaire analyse. Huisarts Wet 1997;40(4):151-4.
16 Croft PR, Macfarlane GJ, Papageorgiou AC, et al. Outcome of low back pain in general practice: a prospective study. Br Med J 1998;316:1356-9.
17 Chavannes A, Gubbels J, Post D, et al. Acute lage rugpijn in de praktijk. Huisarts Wet 1983;26(Suppl. H&P 7):32-8.
18 Jayson MI. Why does acute back pain become chronic? Br Med J 1997;314(7095):1639-40.
19 Deyo RA, Rainville J, Kent DL. What can the history and physical examination tell us about low back pain? JAMA 1992;268(6):760-5.
20 Andersson GB. Epidemiology of spinal disorders. In: Frymoyer JW (ed). The adult spine: Principles and practice. New York: Raven Press, 1991.
21 Frymoyer JW, Nachemson A. Natural history of low back disorders. In: Frymoyer JW (ed). The adult spine: Principles and practice. New York: Raven Press, 1991.
22 Mens JMA, Chavannes AW, Koes BW, Lubbers WJ, Ostelo RWJG, Spinnewijn et al. NHG-Standaard Lumbosacraal radiculair syndroom.Huisarts Wet 2005;4:171-8.
23 Gezondheidsraad. Diagnostiek en behandeling van het lumbosacraal radiculairsyndroom. Den Haag: Gezondheidsraad, 1999 (publicatienr. 1999/18).
24 Deyo RA, Diehl AK. Cancer as a cause of back pain: Frequency, clinical presentation, and diagnostic strategies. J Gen Intern Med 1988;3(3):230-8.
25 Ulvestad E. HLA-B27 in Bechterew's disease. Tidsskr Nor Laegeforen 2000;120(11):1317-22.
26 Deyo RA, Tsui-Wu YJ. Descriptive epidemiology of low-back pain and its related medical care in the United States. Spine 1987;12(3):264-8.
27 Hoogen HM van den. Low back pain in general practice. Amsterdam: department of General practice, nursing home medicine and social medicine and the Institute for Research in Extramural Medicine, Vrije Universiteit, 1998.
28 Cooper C. The crippling consequences of fractures and their impact on quality of life. Am J Med 1997; 103(2A):12S-17S.
29 Vogt MT, Nevitt MC, Cauley JA. Back problems and atherosclerosis. The study of osteoporotic fractures. Spine 1997;22(23):2741-7.
30 Nicholson PH, Haddaway MJ, Davie MW, et al. Vertebral deformity, bone mineral density, back pain and height loss in unscreened women over 50 years. Osteoporos Int 1993;3(6):300-7.

31 Johansson C, Mellstrom D, Rosengren K, et al. Prevalence of vertebral fractures in 85-year-olds. Radiographic examination of 462 subjects. Acta Orthop Scand 1993;64(1):25-7.
32 Kanis JA, McCloskey EV. Epidemiology of vertebral osteoporosis. Bone 1992;13 Suppl 2:S1-10.
33 Jones DM, Tearse DS, El Khoury GY, et al. Radiographic abnormalities of the lumbar spine in college football players. A comparative analysis. Am J Sports Med 1999;27(3):335-8.
34 Hald HJ, Danz B, Schwab R, et al. Radiographically demonstrable spinal changes in asymptomatic young men. Rofo Fortschr Geb Rontgenstr Neuen Bildgeb Verfahr 1995;163(1):4-8.
35 Fredrickson BE, Baker D, McHolick WJ, et al. The natural history of spondylolysis and spondylolisthesis. J Bone Joint Surg Am 1984;66(5):699-707.
36 Rossi F, Dragoni S. Lumbar spondylolysis and sports. The radiological findings and statistical considerations. Radiol Med (Torino) 1994;87(4):397-400.
37 Danielson BI, Frennered AK, Irstam LK. Radiologic progression of isthmic lumbar spondylolisthesis in young patients. Spine 1991;16(4):422-5.
38 Moller H, Hedlund R. Surgery versus conservative management in adult isthmic spondylolisthesis: A prospective randomized study: part 1. Spine 2000; 25(13):1711-5.
39 Moller H, Sundin A, Hedlund R. Symptoms, signs, and functional disability in adult spondylolisthesis. Spine 2000;25(6):683-9.
40 Saraste H, Nilsson B, Brostrom LA, et al. Relationship between radiological and clinical variables in spondylolysis. Int Orthop 1984;8(3):163-74.
41 Schers H, Drijver R, Kastein M, et al. Aspecifieke lage rugpijnklachten in de huisartsenpraktijk. Report. Utrecht: LINH, 1998.
42 Vroomen PCAJ, Krom MC de, Wilmink JT, Kester AD, Knottnerus JA. Diagnostic value of history and physical examination in patients suspected of lumbosacral nerve root compression. J Neurol Neurosurg Psychiatry 2002;72:630-4.
43 Coste J, Delecoeuillerie G, Cohen DL, et al. Clinical course and prognostic factors in acute low back pain: an inception cohort study in primary care practice. Br Med J 1994;308(6928):577-80.
44 Vlaeyen JW, Linton SJ. Fear-avoidance and its consequences in chronic musculoskeletal pain: a state of the art. Pain 2000;85(3):317-32.
45 Valat JP, Goupille P, Vedere V. Low back pain: risk factors for chronicity. Rev Rhum Engl Ed 1997;64(3): 189-94.
46 Waddell G, Main CJ, Morris EW, et al. Chronic low-back pain, psychologic distress, and illness behavior. Spine 1984;9(2):209-13.
47 Waddell G, Main CJ. Assessment of severity in low-back disorders. Spine 1984;9(2):204-8.
48 Hammerberg KW. Surgical treatment of metastatic spine disease. Spine 1992;17(10):1148-53.
49 Hoogen HM van den, Koes BW, Eijk JT van, et al. On the accuracy of history, physical examination, and erythrocyte sedimentation rate in diagnosing low back pain in general practice. A criteria-based review of the literature. Spine 1995;20(3):318-27.
50 Rentsch HU, Linden S van der, Gerber N. Diagnosis and approach in suspected ankylosing spondylitis. Schweiz Rundsch Med Prax 1991;80(21):588-90.
51 Gran JT. Pathogenesis of Bechterew disease. Tidsskr Nor Laegeforen 1998;118(29):4537-40.
52 Kendrick D, Fielding K, Bentley E, et al. Radiography of the lumbar spine in primary care patients with low back pain: randomised controlled trial. Br Med J 2001;322(7283):400-5.
53 Harrington KD. Anterior cord decompression and spinal stabilization for patients with metastatic lesions of the spine. J Neurosurg 1984;61(1):107-17.
54 Harrington KD. Metastatic disease of the spine. J Bone Joint Surg Am 1986;68(7):1110-5.
55 Hoffmann A, Brunner R, Barth A, et al. Early diagnostic criteria of ankylosing spondylitis in patients with acute anterior uveitis. Fortschr Ophthalmol 1990;87(6):560-1.
56 Boden SD, McCowin PR, Davis DO, et al. Abnormal magnetic-resonance scans of the cervical spine in asymptomatic subjects. A prospective investigation. J Bone Joint Surg Am 1990;72(8):1178-84.
57 CBO. Richtlijn Lumbosacraal radiculair syndroom. Utrecht: CBO, 2008.
58 Wiesel SW, Tsourmas N, Feffer HL, et al. A study of computer-assisted tomography. I. The incidence of positive CAT scans in an asymptomatic group of patients. Spine 1984;9(6):549-51.

Schouderklachten

J.C. Winters en R.L. Diercks

53

Ga naar de website extras.bsl.nl/alledaagseklachten voor de video bij dit hoofdstuk

1 Inleiding

Ongeveer twee keer per week wordt een huisarts met een normpraktijk geconsulteerd wegens schouderklachten.[1] Na rug- en nekklachten staan schouderklachten op de derde plaats binnen de groep klachten van het houdings- en bewegingsapparaat. De meeste patiënten worden binnen de eerste lijn behandeld; slechts een klein percentage wordt verwezen, meestal naar orthopeed, reumatoloog of revalidatiearts.

Schouderklachten worden gedefinieerd als pijn in rust of bij het bewegen van de bovenarm in een (deel van het) gebied dat loopt van de basis van de nek tot aan de elleboog (zie figuur 1).[1]

Pijn staat bij schouderklachten bijna altijd centraal; er zijn slechts weinig aandoeningen met bewegingsbeperking en/of stijfheid van de schouder die geen pijn geven.

Schouderklachten zijn meestal niet bedreigend, maar wel hinderlijk en soms zelfs invaliderend voor de patiënt. Zij kunnen zonder duidelijke oorzaak ontstaan of zijn gerelateerd aan een gering trauma of overbelasting. Een ernstig trauma kan leiden tot een fractuur van de benige structuren, een luxatie van het acromioclaviculaire of glenohumerale gewricht of een traumatische ruptuur van de pezen rond de humeruskop (de rotator cuff). Deze aandoeningen blijven in dit hoofdstuk buiten beschouwing.

Schouderklachten zijn soms onderdeel van een systeemziekte, zoals reumatoïde artritis of polymyalgia rheumatica. Ook kunnen zij een uiting zijn van een maligniteit of ontstaan als gevolg van *referred pain* vanuit een inwendig orgaan (bijv. myocardinfarct of longembolie). Daarnaast kunnen nekklachten of klachten vanuit de structuren van de cervicothoracale overgang van de wervelkolom zich presenteren als schouderklachten.

Bij het overgrote deel van de patiënten die zich met een nieuwe schouderklacht presenteren, is geen ernstige pathologie aanwezig. De arts dient er echter van op de hoogte te zijn dat schouderklachten (mede) een uiting kunnen zijn van een ernstige aandoening, die direct handelen noodzakelijk maakt. In de paragraaf betekenis van de anamnese worden de alarmsymptomen genoemd.

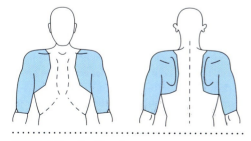

Figuur 1 De schouderregio.

> Om de lezer een indruk te geven van de mate van bewijskracht ter onderbouwing van een aantal belangrijke diagnostische stappen, is deze onderbouwing door de auteurs als volgt aangegeven.
> - [E] = Voldoende bewijskracht; dat wil zeggen meerdere goed opgezette onderzoeken met eensluidende uitkomsten in een vergelijkbare populatie.
> - [A] = Sterke aanwijzingen of indirect bewijs; dat wil zeggen één goed opgezet onderzoek met betrekking tot een vergelijkbare populatie, of meerdere onderzoeken in andere, niet geheel vergelijkbare populaties.
> - [C] = Consensus uit richtlijnen of standaarden met betrekking tot de populatie.

2 De klacht in de bevolking

De prevalentie van schouderklachten binnen de algemene bevolking ligt wereldwijd tussen de 47 tot 467 per 1.000 personen.[2] De grote spreiding van deze getallen wordt vooral verklaard door de gekozen definitie van schouderklachten: van zeer smal (bewegingsbeperkingen) tot zeer breed (klachten in het nek/schoudergebied). In Nederland was in 1998 de prevalentie 210 per 1.000 personen per jaar.[3] Schouderklachten kunnen langdurig zijn en frequent recidiveren. Na zes weken heeft 30% van de patiënten geen klachten meer. Na zes maanden is 50% hersteld. Bij controle na een jaar en na anderhalf jaar blijkt dat 40% weer of nog klachten heeft.[4-6] Ongeveer de helft van deze patiënten zoekt hiervoor niet opnieuw medische hulp.[4,5] De redenen hiervoor zijn niet bekend.[5] Schouderklachten geven in de acute fase vooral hinder en beperkingen bij dagelijkse activiteiten, werken, huishouden en slapen.[6] In hoeverre werk en fysieke belasting oorzakelijke factoren zijn bij het ontstaan en chronisch worden van schouderklachten is nog onduidelijk, omdat bij schouderpijn vele factoren een rol spelen.[7]

3 De eerste presentatie bij de dokter

Veel patiënten zullen voor hun schouderklachten niet direct medische hulp zoeken. De meest recente incidentiecijfers (Tweede Nationale Studie) van schouderklachten in de huisartspraktijk zijn 25 episoden per 1.000 patiënten per jaar.[1,8] De incidentie is voor vrouwen hoger dan mannen en neemt toe tot de leeftijdscategorie 45 tot 64 jaar, om daarna weer iets af te nemen (figuur 2).[9]

Bij alle tot nu toe gedane studies naar schouderklachten in de huisartspraktijk worden globaal steeds dezelfde kenmerken gevonden van patiënten die met een 'nieuwe' schouderklacht bij hun huisarts komen (zie tabel 1).[10,11]

Patiënten met schouderklachten komen meestal met pijnklachten en/of functiebeperkingen van de bovenarm. Een kwart van de patiënten komt met heftige en acute klachten; deze groep consulteert de huisarts binnen een week na aanvang van de klachten. Daartegenover staat een groep die al zes maanden of langer klachten heeft voordat de huisarts wordt geconsulteerd.[10]

Medisch gezien is er bij schouderklachten zelden sprake van urgentie, behalve in geval van duidelijke alarmsymptomen zoals heftige uitstralende pijn, gewrichtsklachten elders en ernstige schouderklachten met andere symptomen als gewichtsverlies, koorts of malaise. Zie het kader Alarmsymptomen.

De belangrijkste hulpvragen van de patiënt zijn: Wat is er aan de hand? Kan ik iets ter verlichting van de pijn krijgen? Moet ik iets doen voor de verbetering van de functie van mijn arm?

Tabel 1	Kenmerken van patiënten met een nieuwe schouderklacht in de huisartspraktijk.[10,11]
gemiddelde leeftijd	48 jaar (SD 15)
vrouw	60%
dominante arm	60%
duur klachten: – 1 week of minder – tussen 1 en 16 weken – meer dan 26 weken	25% 50% 25%
eerder schouderklachten	40%
licht trauma in de anamnese	20%
bijkomende nekklachten	40-50%

4 Pathofysiologie en differentiële diagnose

ANATOMIE

In de figuren 3 en 4 zijn de anatomische verhoudingen van schoudergewricht en schoudergordel weergegeven. Voor het begrip van subacromiale impingement (zie verder) is inzicht in de structuren van de subacromiale ruimte van belang. Deze bevindt zich tussen acromion en kop van de humerus en omvat een deel van het gewrichtskapsel en de rotator cuff (infraspinatus- en supraspinatuspees), de bursa subacromialis en de lange kop van de bicepspees. Zie voor de aanhechting van de supraspinatuspees onder andere figuur 3.

Schouderklachten

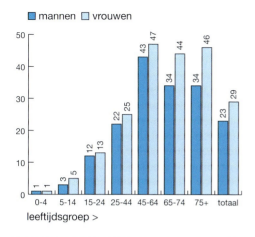

Figuur 2 Incidentie van de klacht schoudersymptomen/klachten, verdeeld over leeftijd en geslacht, aan het begin van een episode in de huisartspraktijk, per 1.000 patiënten per jaar.[9]

Er zijn verschillende onderliggende pathofysiologische mechanismen voor het ontstaan van schouderklachten te onderscheiden. Ze worden verdeeld in intrinsieke en extrinsieke oorzaken.

INTRINSIEKE OORZAKEN

Subacromiale aandoeningen[12]

Om de schouder (en de arm) te kunnen roteren en heffen zitten, er om de kop van de bovenarm vier spieren: de m. subscapularis, de m. supraspinatus, de m. infraspinatus en de m. teres minor (zie figuur 4). Deze spieren kunnen de kop naar alle kanten roteren en hebben een stabiliserende functie als de arm zelf door de m. deltoideus wordt geheven. De pezen van deze spieren verstrengelen zich in de 'rotator cuff' ofwel de rotatorenmanchet. De origo zit vast op de scapula; de pezen lopen onder het acromion over de kop van de schouder naar het tuberculum majus en minus. Zij vormen een eenheid met het kapsel van de schouder.

Aan de craniale zijde, tussen de rotator cuff en het acromion, bevindt zich de bursa subacromialis, de 'glijlaag' waarin de rotator cuff onder het acromion door beweegt (zie figuur 4). In de loop der jaren treedt een degeneratieve tendinopathie van deze cuff op (zie figuur 4), wat leidt tot lokale verdikking en inscheuring. Deze tendinopathie wordt in de hand gewerkt door het feit dat de

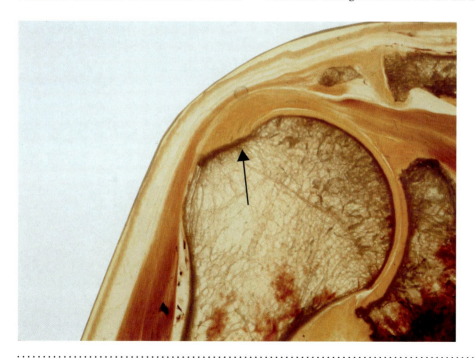

Figuur 3 Aanhechting supraspinatuspees (MRI).

doorbloeding van de supraspinatuspees zeer marginaal is. De hypothese is dat door specifieke anatomische omstandigheden, bijvoorbeeld een nauwe subacromiale ruimte, de subacromiale structuren bij bepaalde bewegingen (abductie en anteflexie) onder druk komen te staan, en dit kan een rol spelen bij het ontstaan van klachten. De opgezette en gedegenereerde rotator cuff en in het bijzonder de supraspinatuspees komt bij de abductiebeweging in de (door degeneratie) versmalde ruimte tussen de humeruskop en het acromion op pijnlijke wijze onder druk te staan, wat de verklaring is van subacromiaal impingement (zie figuur 5). Onder dit impingementmechanisme vallen alle subacromiale structuren. In de literatuur wordt ook wel gesproken over rotator-cufftendinitis, supraspinatus tendinitis en bursitis. Het mechanisme van de subacromiale inklemming tijdens de abductie verklaart ook het bijpassende klinische verschijnsel van de *painful arc*.

Druk op de pees zal ischemie en daardoor irritatie en degeneratie van de pees veroorzaken.[13] De klachten worden door dit mechanisme dus instandgehouden. Scheurt de rotator cuff, acuut of (meestal) door verdergaande degeneratie, dan kan een onvermogen tot abduceren van de arm ontstaan.

Capsulitis adhaesiva (frozen shoulder)

Het criterium voor de diagnose capsulitis adhaesiva is de aanwezigheid van een functiebeperking van het glenohumerale gewricht in alle richtingen, van meer dan 50%, gedurende meer dan drie maanden.[14] Pathologisch-anatomisch is er sprake van een ontstekingsreactie van het gewrichtskapsel van het glenohumerale gewricht, met verkleving van de recessus articularis.[15,16] Capsulitis adhaesiva is een tot nog toe onopgehelderd ziektebeeld dat soms optreedt na een (gering) trauma of een andere gebeurtenis aan dezelfde arm of thoraxhelft, maar meestal is het ontstaan idiopathisch. Een aantal patiënten ontwikkelt enkele jaren na het doormaken van de aandoening aan de ene zijde, de aandoening ook aan de andere zijde. Er is een relatie met diabetes mellitus type 2, wat overigens ook een negatieve prognostische factor is voor de duur van het herstel.

> **Capsulair patroon**
>
> Het begrip capsulair patroon is waarschijnlijk geïntroduceerd door de Engelse orthopeed Cyriax.[17] Uitgangspunt is de veronderstelling dat er bij aandoeningen van het gewricht of het gewrichtskapsel een voor dat type gewricht specifieke functiebeperking ontstaat. Bij de schouder werd oorspronkelijk beschreven dat de exorotatie het meest beperkt is, met daarna de endorotatie en de abductie. Tegenwoordig wordt het capsulaire patroon bij de schouder omschreven als beperkingen in rotaties én in de abductie. De *frozen shoulder* moet worden gezien als een specifieke aandoening die zich uit met een capsulair patroon. Daarnaast kunnen een traumatische artritis of een artrose zich als zodanig presenteren.

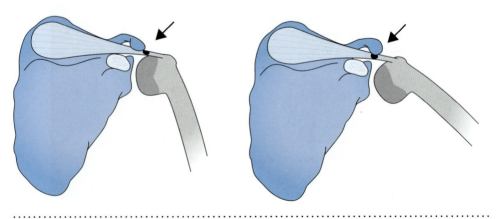

Figuur 4 Impingement supraspinatuspees bij abductie van de arm.

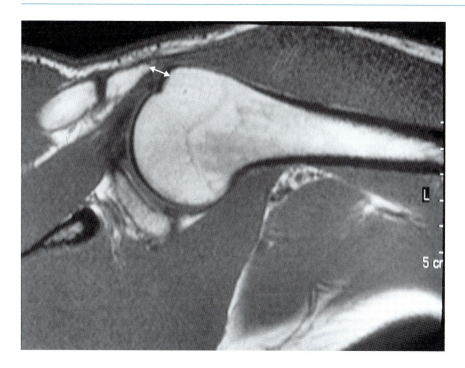

Figuur 5 Compressie supraspinatuspees (MRI).

Aandoeningen van het acromioclaviculaire en sternoclaviculaire gewricht
Degeneratieve aandoeningen en/of aseptische ontstekingen.

Instabiliteit van het schoudergewricht
Instabiliteit van de schouder is het onvermogen van de patiënt om de kop van de bovenarm in de kom te houden. Hierbij worden twee typen instabiliteit onderscheiden: de traumatische, unidirectionele instabiliteit en de atraumatische multidirectionele instabiliteit en hyperlaxiteit.[18]

Bij de eerste groep is er een duidelijk trauma waardoor de arm luxeerde. Als begeleidend letsel kan een bankart-laesie ontstaan. Hierbij is het gewrichtskapsel samen met een deel van het labrum glenoidale afgescheurd van de rand van het benige glenoïd. De klinische verschijnselen zijn afhankelijk van de grootte en plaats van de scheur. Variatie in klachten is mogelijk, van lichte schouderklachten tot ernstige instabiliteit. Bij een traumatische schouderluxatie kunnen meer complicerende letsels ontstaan, zoals fracturen van het tuberculum majus, hill-sachs-laesie (dit is een impressiefractuur in de achterzijde van de kop van de humerus) en rotator-cuffletsel.

Bij de multidirectionele instabiliteit en hyperlaxiteit kan sprake zijn van een congenitale hyperlaxiteit. Hierdoor kunnen spontaan (sub)luxaties ontstaan. Door overbelasting bij sporten met veel bovenhands armgebruik, zoals bij werpsporten en zwemmen, kan door rek (hyper)laxiteit ontstaan.[21] Hierdoor kan secundair subacromiaal impingement ontstaan.

Artrose van het schoudergewricht
Bij artrose van het schoudergewricht treedt kraakbeendegeneratie op en uiteindelijk sclerosering van het gewrichtsoppervlak van het glenohumerale gewricht. Dit is vergelijkbaar met artrose van andere gewrichten. Het betreft meestal wat oudere patiënten en wordt gekenmerkt door pijn en een afname van de beweeglijkheid van de schouder.

Systeemziekten
Schouderklachten kunnen soms onderdeel zijn van een systeemziekte, zoals reumatoïde artritis

of polymyalgia rheumatica. Bij reumatoïde artritis zijn verschillende gewrichten aangedaan (zie het hoofdstuk *Gewrichtsklachten*).

EXTRINSIEKE OORZAKEN

Functiestoornissen van de nek/schoudergordel

De cervicale wervelkolom, het bovenste deel van de thoracale wervelkolom en de aangrenzende ribben vormen de structuren van de schoudergordel, samen met scapula, clavicula en glenohumeraal gewricht. Functiestoornissen van al deze structuren kunnen zich als schouderklachten presenteren.

Zeker 40 tot 50% van patiënten met schouderklachten heeft bijkomende nekklachten.[10,11] In een beschrijvend onderzoek van schouderklachten in de eerste lijn bleek dat bij ongeveer 20% van de patiënten die aangaven schouderklachten te hebben, geen functiestoornissen werden gevonden in de glenohumerale structuren.[20] Bij onderzoek van de overige structuren van de schoudergordel werden functiestoornissen gevonden waarop de klachten bleken te berusten.

De samenhang van schoudergordel en glenohumeraal gewricht komt tot uiting in een abductie- of anteflexiebeweging. Bij het heffen van de arm ontstaat een rotatiebeweging in de cervicothoracale overgang (laagcervicale en hoogthoracale wervelkolom). Hierbij draaien de wervellichamen zich van de zich heffende arm af.[21]

Referred pain

Referred pain betekent dat pijn in een bepaalde structuur gevoeld wordt in het bij dat segment horende dermatoom of myotoom. Voorbeelden hiervan zijn pijn bovenop de schouder bij diafragmaprikkeling door een extra-uteriene graviditeit of maagperforatie of pijn in de ulnaire zijde van de linkerarm bij angina pectoris of myocardinfarct.

Overige pathologische processen

Botmetastasen van een mamma- of prostaatcarcinoom kunnen gelokaliseerd zijn in de benige structuren van de schoudergordel. Schouderklachten kunnen ook het gevolg zijn van pathologische processen in de buurt van het glenohumerale gewricht. Een voorbeeld hiervan is een longtoptumor die schouderpijn kan veroorzaken door doorgroei in de plexus brachialis.

Tabel 2 Diagnostisch schema schouderklachten (zonder trauma).

aandoeningen schoudergewricht	subacromiale aandoeningen (op basis van subacromiaal impingement, tendinitis rotatorenmanchet, bursitis)	v
	capsulitis*	v
	artrose*	v
	reumatoïde artritis*	z
	instabiliteit schoudergewricht	z
functiestoornissen nek/schoudergordel	aandoeningen CWK (artrose, hernia CWK)	v
referred pain	*myocardinfarct*	z
	angina pectoris	z
	diafragmaprikkeling (cholecystitis, miltruptuur,…)	z
	longembolie	z
overige ziekten/processsen	polymyalgia rheumatica	s
	longtoptumor	z
	botmetastase	z

* Glenohumorale aandoeningen.
v = vaak oorzaak van schouderklachten in de huisartspraktijk;
s = soms;
z = zelden.
Schuingedrukt: noodzakelijk in elk geval uit te sluiten.

CLASSIFICATIE

Door de jaren heen zijn diverse indelingen voor de diagnostiek en classificatie van schouderaandoeningen gepubliceerd vanuit de veronderstelling dat een bepaalde pathologisch-anatomische aandoening zich kenmerkt door een vaststaand patroon van anamnestische en fysisch-diagnostische kenmerken. Dat deze redenering niet opgaat, blijkt al uit het feit dat er in de loop van de jaren zeker acht classificaties voor schouderaandoeningen zijn gepubliceerd met nogal uiteenlopende diagnostische criteria en waarbij het aantal te onderscheiden diagnostische categorieën varieert van vier tot acht.[22]

Daarnaast bleek dat er bij de toepassing van twee veelgebruikte diagnostische classificaties (Cyriax en Standaardversie 1990) maar een matige interdokterovereenstemming was.[23-25]

De afgelopen jaren zijn pogingen ondernomen om door middel van statistische analyse van anamnestische en fysisch-diagnostische kenmerken tot een indeling te komen van schouderaandoeningen. Deze analyses laten zien dat schouderklachten alleen maar kunnen worden onderscheiden door het aan- of afwezig zijn van bewegingsbeperkingen van de schouder en de mate daarvan. Specifieke patronen van bewegingsbeperkingen zoals in diverse classificaties wordt gesuggereerd, worden niet gevonden.[22,26,27]

Op grond van deze overwegingen is een functionele en probleemgerichte indeling van niet-traumatische schouderklachten geformuleerd.[28]
- Schouderklachten zonder passieve bewegingsbeperkingen, maar met een pijnlijk abductietraject of pijn aan het einde van de abductie. Het betreft aandoeningen/irritatie van de structuren in de subacromiale ruimte (impingement). Hieronder vallen de bursitis, rotatorcufftendinitiden en aandoeningen van de lange kop van de biceps.
- Schouderklachten met passieve bewegingsbeperkingen. Zo mogelijk kan nog nader worden gekeken naar:
  1 voornamelijk beperking van de abductie;
  2 voornamelijk beperking van de exorotatie;
  3 combinaties van beide; in dat geval probeert men te beoordelen welke bewegingsbeperking het meest op de voorgrond staat.

Bij 1 staan aandoeningen/irritatie van de structuren van de subacromiale ruimte op de voorgrond.
Bij 2 (en 3) staan aandoeningen/irritatie van het gewricht/gewrichtskapsel op de voorgrond, zoals bij capsulitis, *frozen shoulder* en glenohumerale artrose.
Indien bij schouderklachten geen functiestoornissen worden gevonden van de glenohumerale structuren, dient rekening te worden gehouden met 1) functiestoornissen van de schoudergordel, zich uitend in pijn en/of beperkingen bij bewegingen van de cervicale wervelkolom en de cervicothoracale overgang, 2) glenohumerale instabiliteit, 3) aandoeningen van het acromioclaviculaire en sternoclaviculaire gewricht.
Schouderklachten die niet veroorzaakt worden door aandoeningen van de structuren van de schouder. Hierbij dient gedacht te worden aan schouderpijn als *referred pain* en pathologische processen in de buurt van de schouder.

In het beloop van een episode van schouderklachten blijkt er een wisselwerking te kunnen optreden tussen de structuren van de schoudergordel en de glenohumerale structuren.[29] In de loop van de tijd kan er sprake zijn van wisselende klachten, waarbij het accent het ene moment ligt op glenohumerale functiestoornissen en het andere moment op functiestoornissen van structuren van de schoudergordel.

Schouderklachten, van RSI naar CANS

Het begrip repetitivte strain injury (RSI) werd eind jaren negentig geformuleerd als verzamelbegrip van klachtensyndromen gelokaliseerd in nek, schouders en armen, gekenmerkt door pijn, stijfheid, huidverkleuringen, koude- of warmtegevoelens, tintelingen, gevoelsvermindering, krachtsverlies, verminderde coördinatie, onhandigheid of vermoeidheid.[30] In de literatuur werden klachten vanuit de cervicale wervelkolom, het carpaletunnelsyndroom en alle tendinosen van schouder en arm geduid als RSI, maar hierbij gaat het meestal niet om 'injuries'. Dit leidde tot diagnostische spraakverwarring bij behandelaars en patiënten. In 2007 is overeengekomen deze klachten te benoemen als Complaints of the Arm, Neck and/or Shoulder (CANS).[31] CANS is geen diagnose maar een klachtencomplex betreffende klachten van het bewegingsapparaat in arm, nek of schouder, die niet veroorzaakt worden door een acuut trauma of een systemische aandoening. De CANS-classificatie deelt klachten in in specifieke en aspecifieke aandoeningen. De specifieke CANS-aandoeningen zijn te diagnosticeren aandoeningen en worden ook als zodanig behandeld. Indien een klachtencomplex niet als specifieke CANS kan worden gediagnosticeerd, is sprake van aspecifieke CANS.

5 Kansverdeling van diagnosen

In de huisartspraktijk gaat het in 60 tot 70% van de gevallen om aandoeningen in de subacromiale ruimte. Ongeveer 5 tot 20% heeft een capsulaire aandoening en de rest, 10 tot 20%, heeft nek/schoudergordelklachten.[11,20] [E]

In tabel 3 zijn de diagnosen weergegeven die in een specialistische praktijk worden gesteld bij poliklinische patiënten met schouderklachten.[31] [A]

Tabel 3	Einddiagnosen bij schouderklachten op een orthopedische polikliniek (in procenten).[32]
subacromiale impingement	60
capsulitis adhesiva	7
rotator-cuffruptuur	9
instabiliteit schoudergewricht	19
artrose schoudergewricht	6

6 Betekenis van de voorgeschiedenis

Bij maligniteiten in de anamnese (bijv. mamma- of prostaatcarcinoom) moet de arts bedacht zijn op metastasen. Ook aanwijzingen voor gewrichtsaandoeningen als uiting van een systeemaandoening in de voorgeschiedenis kunnen belangrijk zijn.

7 Betekenis van de anamnese

LOCATIE, BEGIN EN BELOOP VAN DE PIJN

De locatie van pijnklachten wordt genoteerd (zie figuur 1). Daarbij stelt men vast dat het een schouderprobleem betreft.
– Zijn er bijkomende nekklachten?
– Hoe lang bestaat de pijn? Langdurig bestaande schouderklachten hebben een slechtere prognose.[5]
– Hoe is het schouderprobleem ontstaan? Ten gevolge van een trauma? Overbelasting in de sfeer van werk of vrijetijdsbesteding?
– Hoe was het beloop van de klachten?
– Hoe was de respons op de behandeling? Indien er een afwijkend beloop is en/of een afwijkende respons op behandeling, kan dat een uiting zijn van een extrinsieke aandoening.

Alarmsymptomen

– bij een duidelijk *trauma* moet men bedacht zijn op een fractuur, luxatie of cuffruptuur
– *acuut ontstane pijn* in de schouder in combinatie met *thoracale drukgevoelens* of *kortademigheid* wijst op een hartinfarct of een longembolie
– pijn in de schouder die gepaard gaat met *buikpijn* wordt gezien bij o.a. een maagperforatie of extra-uteriene graviditeit (referred pain)
– het voorkomen van *andere gewrichts- of spierpijnklachten* kan wijzen op een systeemziekte, bijvoorbeeld reumatoïde artritis of polymyalgia rheumatica
– *gewichtsverlies, malaise of koorts* kunnen wijzen op een infectie (septische artritis) of maligniteit (botmetastase)
– *uitstraling in de arm of naar de hand met tintelingen* duidt mogelijk op een cervicale HNP

ERNST VAN DE KLACHTEN

De antwoorden op de volgende vragen zeggen iets over de ernst van de schouderklachten, maar hebben weinig differentiaaldiagnostische betekenis.
– Hoe heftig is de pijn?
– Pijn bij bewegen of in rust? Hoe meer irritatie/ontsteking van de glenohumerale structuren, des te meer pijn de patiënt heeft bij bewegen.

- Wat wordt in het dagelijks leven als hinderlijk ervaren en in welke mate? Dit is een specificatie van de vorige vraag.
- Is liggen op de aangedane zijde pijnlijk?
  - Is er nachtelijke pijn? Wordt de patiënt wakker van de pijn?
  - Bij lichte tot matige pijnklachten is alleen het liggen op de aangedane zijde pijnlijk.
  - Bij heftiger klachten ontstaan ook nachtelijke pijn en slaapstoornissen door de pijn. Dit duidt meestal op een ontstekingscomponent.

Beloop van schouderklachten

Met behulp van de anamnese is het mogelijk om vast te stellen of er wellicht factoren aanwezig zijn die het beloop van schouderklachten ongunstig beïnvloeden, zoals al lang bestaande klachten bij het eerste consult, heftige pijn, een geleidelijk ontstaan van klachten, bijkomende nekklachten/functiestoornissen van de cervicothoracale wervelkolom en ongunstige werk- en psychosociale factoren.

8 Betekenis van het lichamelijk onderzoek

Met behulp van het fysisch-diagnostisch onderzoek proberen we vast te stellen welke structuur van de schouder verantwoordelijk is voor de klachten. Uit onderzoek blijkt echter dat de meeste fysisch-diagnostische tests die bij schouderaandoeningen worden gebruikt een grote interobservervariatie hebben (zie kader). Zie voor detailinformatie over de wetenschappelijke waarde van het schouderonderzoek het boek *Fysische diagnostiek*.[33]

Indien er bij de afzonderlijke tests van de fysische diagnostiek maar een matige overeenkomst is tussen twee (getrainde) onderzoekers, komt dit de betrouwbaarheid van de verdere diagnostische interpretatie niet ten goede.[23,24] [E] Het is dus de vraag of een fysisch-diagnostisch onderzoek het juiste instrument is om een goede pathologisch-anatomische diagnose te stellen bij schouderklachten.

Interobservervariatie bij fysisch-diagnostisch onderzoek van de schouder[25] **[E]**

In totaal werden 201 patiënten met schouderklachten, niet geselecteerd op ernst of duur van de klachten, door twee fysiotherapeuten onderzocht. In 65% van de onderzochte tests werd een matige overeenkomst gevonden (Kappa 0,40-0,60). De beoordeling van het 'eindgevoel' van de diverse bewegingen scoorde systematisch slecht (Kappa < 0,4). De abductie en rotaties onderscheidden zich nog het meest positief (Kappa respectievelijk 0,74 en 0,58). Meer diagnostische tests hebben geen toegevoegde waarde en geven geen extra diagnostische zekerheid. Bovendien hebben ze geen consequenties voor de therapie.

Met het fysisch-diagnostisch onderzoek kunnen we wel vaststellen of het een probleem in het abductietraject betreft (aandoening van de structuren van de subacromiale ruimte: rotator cuff, bursa of de lange kop van de biceps) dan wel een probleem in de exorotatie van de bovenarm (aandoening van het gewrichtskapsel of glenohumorale gewricht).

Bij het gewrichtsonderzoek betekent de term 'actief' dat de patiënt zelf de beweging uitvoert, en 'passief' dat de onderzoeker dit doet bij de patiënt.

ACTIEVE EN PASSIEVE ABDUCTIE

De arm wordt in exorotatie actief en in tweede instantie passief maximaal geabduceerd. Gelet wordt op pijn in het bewegingstraject en op beperkingen. Pijn in het actieve abductietraject bij 120 tot 160 graden wordt ook wel *painful arc* genoemd. Vergelijking van de aangedane zijde met de gezonde zijde is altijd noodzakelijk. De abductie wordt in exorotatie uitgevoerd om voortijdig inklemmen van het tuberculum majus onder het acromion te voorkomen. Door de exorotatiebeweging draait het tuberculum majus weg, waardoor meer ruimte ontstaat onder het acromion. Een *painful arc* wijst op impingement; dat betekent dat sprake is van een rotator-cufftendinitis of een bursitis.

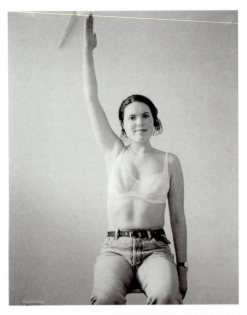

Figuur 6 Schouderonderzoek: actieve abductie.

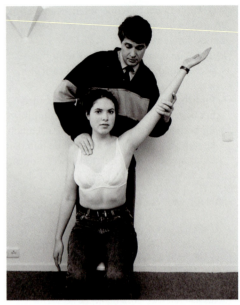

Figuur 7 Schouderonderzoek: passieve abductie.

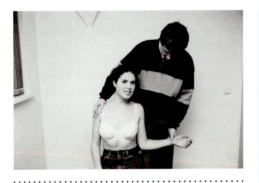

Figuur 8 Schouderonderzoek: exorotatie.

PASSIEVE EXOROTATIE

De in de elleboog gebogen arm wordt met de elleboog gefixeerd tegen de zij. De onderarm wordt dan naar buiten gedraaid. Vergelijk pijn en bewegingsuitslag van pijnlijke zijde en gezonde zijde. Beperking van de passieve exorotatie past bij een capsulitis of aandoening van het glenohumerale gewricht.

Luxaties en rupturen

Een geluxeerde schouder geeft een duidelijk ander beeld bij inspectie en exorotatie is niet mogelijk. Bij een luxatie kan een fractuur of rotator-cuffruptuur optreden, die specialistische behandeling noodzakelijk maakt. Een patiënt met een eenvoudige luxatie moet na een week weer in staat zijn de arm te slingeren en te heffen. Zo niet, dan is er sprake van een 'alarmsymptoom' en is verwijzing op zijn plaats.

De kans op het ontstaan van een habituele luxatie is leeftijdsafhankelijk. Bij jonge patiënten (onder de 30 jaar) krijgt bijna de helft (46%) recidiefluxaties, bij ouderen (> 45 jaar) ongeveer 10%.[34] [E]

Indien een patiënt na een trauma zijn arm niet meer actief kan abduceren terwijl dit passief wel lukt, kan er sprake zijn van een cuffruptuur. Acute verwijzing naar een orthopeed is noodzakelijk.

FUNCTIEONDERZOEK VAN DE CERVICALE WERVELKOLOM

Functieonderzoek van de cervicale wervelkolom (CWK) wordt uitgevoerd wanneer bij de hiervoor beschreven tests geen afwijkingen worden gevonden. Het omvat:
- actieve en/of passieve rotatie van het hoofd naar links en rechts;
- actieve en/of passieve anteflexie/extensie;
- actieve en/of passieve lateroflexie links/rechts.

Men beoordeelt eventuele pijn en bewegingsbeperking en vergelijkt daarbij links en rechts.

NEUROLOGISCH ONDERZOEK

Bij het CWK-onderzoek kunnen aanwijzingen worden gevonden voor zenuwwortelcompressie. Deze uit zich als dermatoomgebonden pijn in de arm/hand die wordt geprovoceerd door nekbewegingen. In dat geval zal verder neurologisch onderzoek moeten worden verricht in de vorm van het testen van de spierkracht, sensibiliteit en de reflexen. We verwijzen hiervoor naar de betreffende leerboeken.

SPECIFIEKE TESTS

Volgens de huidige inzichten zijn de hiervoor genoemde onderzoeken (actieve en passieve abductie, passieve exorotatie en functieonderzoek van de cervicale wervelkolom) voldoende om een functionele huisartsgeneeskundige diagnose te stellen.[28] [C] In de literatuur worden nog veel specifieke tests beschreven voor het aantonen van instabiliteit, labrum laesies, rotator-cufflaesies en impingement. Twee recente reviews geven een vrij complete opsomming van deze tests en hun waarde voor een specifieke diagnose.[35,36] Een beperking is dat al het onderzoek over de waarde van deze diagnostische tests is gedaan in geselecteerde populaties van orthopedische klinieken. Alleen een paar tests voor het aantonen van instabiliteit blijken accuraat.

Een beperkt aantal tests die ook binnen de eerste lijn nog wel worden toegepast, wordt hier besproken.

Palpatie van het acromioclaviculaire gewricht
Het acromioclaviculaire (AC-)gewricht wordt gepalpeerd. Indien palpatie pijnlijk is, kan dit duiden op een irritatie/ontsteking van het AC-gewricht. Geïsoleerde aandoeningen van het AC-gewricht komen weinig voor.

Weerstandstests
Bij de weerstandstests vraagt de onderzoeker de patiënt om met de arm in een bepaalde richting kracht uit te oefenen, waarbij de onderzoeker zodanig tegendruk geeft dat er geen bewegingsuitslag is (isometrische spiercontractie). Achtereenvolgens test men abductie, exorotatie en endorotatie tegen weerstand.

Deze tests zouden informatie geven over specifieke problemen van respectievelijk de pees van de m. supraspinatus, m. infraspinatus en m. subscapularis.

Passief onderzoek van de abductie bij gefixeerde schoudergordel
Deze test geeft meer informatie over de glenohumerale beweeglijkheid.

Passieve horizontale adductie
Deze test zou specifieke informatie geven over het acromioclaviculaire gewricht. Niets is echter minder waar. Bij deze test worden alle structuren van de schouder gerekt of onder druk gezet.

Impingement-sign en -test
Het *impingement-sign* is de pijn die kan worden opgewekt door de geëxoroteerde bovenarm eerst passief te abduceren met gefixeerde scapula en vervolgens met de bovenarm een rotatie of een anteversie/retroversiebeweging te maken. Het *sign* is positief als de patiënt hierbij pijn aangeeft. Dit is een compressietest van de subacromiale structuren. Deze test wordt ook wel de neer-test genoemd. Een aanvulling op deze test is de *impingement-test*.[18] Hierbij wordt, bij een positief impingement-sign, 5 tot 10 ml lidocaïne 1% subacromiaal gespoten. De pijn die eerder met het impingement-sign werd opgewekt, moet bij het hernieuwd testen zijn verdwenen.

Hawkins-kennedy-test
De arm wordt passief in 90° anteflexie gebracht, met een eveneens in 90° gebogen elleboog. Vervolgens wordt de arm geëndoroteerd door de on-

derzoeker. Pijn ontstaat door inklemming van de subacromiale structuren.

Speed-test

De arm wordt in supinatiestand 90° geanteflexteerd. De patiënt probeert de arm in deze positie te houden terwijl de onderzoeker de arm naar beneden duwt. Indien dit pijnlijk is, duidt dit op een mogelijk labrumletsel.

Tests van de stabiliteit van het schoudergewricht

Indien anamnestisch sprake is van mogelijke instabiliteit, moet de stabiliteit van het gewricht worden getest. Hiervoor worden de volgende drie tests aanbevolen.[37]

1 De *apprehensiontest*. De patiënt ligt op de rug. De arm wordt 90° geabduceerd en maximaal geëxoroteerd. In deze positie wordt druk op de kop van de bovenarm naar boven (voren) gegeven. Indien dit pijnlijk is of indien de humeruskop subluxeert, is de test positief.
2 De *relocatietest* is een vervolg op de apprehensiontest. Wordt bij een positieve apprehensiontest weer druk op de kop van de bovenarm naar onderen (achteren) gegeven, dan 'schiet' de humeruskop weer terug of verdwijnt de pijn.
3 De *releasetest* is een vervolg op de vorige twee tests. Na een positieve relokatietest wordt de drukgevende hand weggenomen. Bij instabiliteit zou de humeruskop weer terug naar voren bewegen, waardoor weer pijn of (sub)luxatie zal ontstaan.

De hiervoor beschreven tests zijn een selectie uit de vele fysisch-diagnostische tests die in de literatuur zijn beschreven. Een recente review over fysisch-diagnostische tests laat zien dat de diagnostische waarde van een paar in de orthopedische praktijk veelgebruikte tests beperkt is (neertest, hawkins-kennedy-test en speed-test). Van veel andere tests is de diagnostische waarde nog onduidelijk.[38]

9 Betekenis van eenvoudig aanvullend onderzoek

BLOEDONDERZOEK

Aanvullend bloedonderzoek in de vorm van een BSE heeft bij normale schouderklachten geen zin, alleen bij verdenking op een onderliggende systeemziekte of op een septische artritis.

BEELDVORMEND ONDERZOEK

Aanvullend beeldvormend onderzoek wordt veel aangevraagd, maar heeft in de beginfase van schouderklachten zelden een toegevoegde waarde. Met röntgenonderzoek kunnen subacromiale calcificaties of een glenohumerale artrose worden vastgesteld.

Geadviseerd wordt om bij aanhoudende klachten of een afwijkend beloop aanvullend onderzoek te overwegen.

10 Betekenis van complex aanvullend onderzoek

ECHOGRAFIE, MRI EN CT

Echografie en MRI (magnetic resonance imaging) zijn wat betreft testeigenschappen gelijkwaardig voor het diagnosticeren van volledige cuffrupturen. Echografie is kosteneffectiever, maar is wel meer onderzoekerafhankelijk. Voor het detecteren van partiële cuffrupturen zijn echografie en MRI minder accuraat, maar scoort echografie beter dan MRI.[39,40]

MRI en CT zijn geschikt voor het detecteren van occulte fracturen (bijv. hill-sachs-laesie).

MRI-artrografie heeft de voorkeur bij het vermoeden van afwijkingen van het labrum glenoïdale bij instabiliteit.

Al het onderzoek wat betreft testeigenschappen van echografie, MRI en CT is gedaan in de tweede lijn. De plaats voor dit aanvullend onderzoek als diagnostisch instrument in de eerste lijn is nog onduidelijk.[39,40]

In de praktijk is complexe aanvullende diagnostiek geïndiceerd in geval van verdenking op ernstige afwijkingen, een afwijkend klinisch beloop en het niet goed reageren op adequate therapie. Echografie, MRI- of CT-onderzoek zal meestal, na verwijzing, door de specialist worden aangevraagd.

11 Samenvatting

Schouderklachten komen veel voor in de huisartspraktijk. De oorzaak is meestal in het schoudergewricht of de structuren van de schoudergordel zelf te vinden. Minder vaak zijn ze een gevolg van ernstig trauma (fracturen, luxaties), aandoeningen buiten de schouderregio (pijn door longtoptumor of gerefereerde pijn door hartinfarct, longembolie of acute buikproblemen) of systemische reumatische aandoeningen. Precieze pathologisch-anatomische diagnostiek met behulp van een fysisch-diagnostisch onderzoek lukt vaak niet door de grote interdoktervariatie in de uitvoering en interpretatie daarvan en is voor het therapeutisch beleid ook niet noodzakelijk. Met de functionele meer globale diagnostische indeling is in de huisartspraktijk goed te werken.

Globale indeling:
- Schouderklachten *zonder passieve bewegingsbeperkingen*, maar met een pijnlijk abductietraject of pijn aan het einde van de abductie.
- Schouderklachten *met passieve bewegingsbeperkingen*. Zo mogelijk kan nog nader worden gekeken naar:
  - voornamelijk beperking van de abductie;
  - voornamelijk beperking van de exorotatie;
  - combinaties van beide; in dat geval probeert men te beoordelen welke bewegingsbeperking het meest op de voorgrond staat.

Indien bij aanwezigheid van schouderklachten geen functiestoornissen worden gevonden van de glenohumerale structuren, dient rekening te worden gehouden met functiestoornissen van andere delen van de schoudergordel, zoals de cervic(othorac)ale wervels en oorzaken buiten de schouderregio.

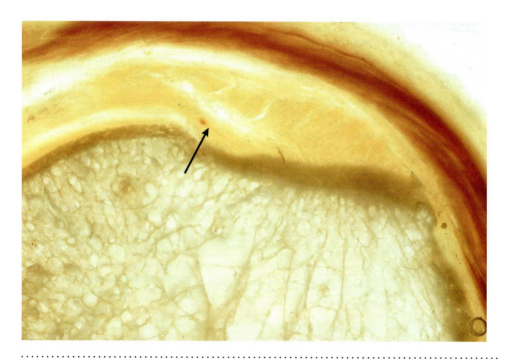

Figuur 9 MRI: partiële ruptuur supraspinatuspees.

Literatuur

1 Bot SD, Waal JM van der, Terwee CB, et al. Incedence and prevalence of complaints in the neck and upper extremity in general practice. Ann Rheum Dis 2005;64(1):118-23.
2 Luime JJ, Koes BW, Hendriksen IJ, et al. Prevalence and incidence of shoulder pain in a general population; a systematic review. Scand J Rheumatol 2004; 33:73-81.
3 Pivacet HS, Schouten JS. Musculoskeletal pain in the Netherlands: prevalences, consequences and risk groups, the DMC(3)-study. Pain 2003;102(1-2):167-78.
4 Windt DAWM van der, Koes BW, Boeke APJ, et al. Shoulder disorders in general practice: prognostic indicators of outcome. Br J Gen Prac 1996;46:519-23.
5 Kuijpers T, Windt DAWM van der, Boeke AJ, et al. Clinical prediction rules for the prognosis of shoulder pain in general practice. Pain 2006;120:276-85.
6 Winters JC, Sobel JS, Groenier KH, et al. De invloed van schouderklachten op het dagelijks functioneren. Huisarts Wet 1995;38:565-70.
7 Windt DAWM van der, Thomas E, Pope DP, et al. Occupational risk factors for shoulder pain: a systematic review. Occup Environ Med 2000;57:433-42.
8 Linden MW van der, Westert GP, Bakker D de, et al. Tweede Nationale Studie naar ziekten en verrichtingen in de huisartspraktijk:klachten en aandoeningen in de bevolking en in de huisartspraktijk. Utrecht: Nivel, 2004.
9 Okkes IM, Oskam SK, Lamberts H. Van klacht naar diagnose. Episodegegevens uit de huisartspraktijk. Bussum: Coutinho, 1998.
10 Sobel JS, Winters JC, Groenier KH, et al. Kenmerken van schouderklachten in de huisartspraktijk. Huisarts Wet 1996;39:169-73.
11 Windt DAWM van der, Koes BW, Jong BA de, et al. Shoulder disorders in general practice: incidence, patient characteristics and management. Ann Rheum Dis 1995;54:959-64.
12 Neer CS. Impingement lesions. Clin Orthop 1983; 173:70-7.
13 Benson RT, McDonnell SM, Knowles HJ, et al. Tendinopathy and tears of the rotator cuff are associated with hypoxia and apoptosis. J Bone Joint Surg Br 2010;92(3):448-53.
14 Lundberg BJ. The frozen shoulder. Clinical and radiological observations. The effect of manipulation under general anesthesia. Structure and glycosaminoglycan content of the joint capsule. Local bone metabolism. Acta Orthop Scan Suppl 1969;119: 1-59.
15 Rockwood CA. The Shoulder. 3rd ed. Philadelphia: Sauders, 2004.
16 Anton HA. Frozen shoulder. Can Fam Physician 1993;39:1773-8.
17 Cyriax J. Textbook of orthopaedic medicine. Volume I. Diagnosis of soft tissue lesions. 8th ed. London, Philadelphia: Baillière Tindall, 1982.
18 Gerber C, Nyffeler RW. Classification of glenohumeral joint instability. Clin Orthop 2002;400:65-76.
19 Jobe FW, Pink M. The athlete's shoulder. J Hand Ther 1994;7:107-10.
20 Sobel JS, Winters JC, Groenier KH, et al. Schouderklachten in de huisartspraktijk. Huisarts Wet 1995: 38:342-7.
21 Stenvers DJ, Overbeek WJ. Bestaat er bij de frozen shoulder toch een benige beperking? Ned Tijdschr Geneeskd 1978;122:1081-7.
22 Groenier KH, Winters JC, Meyboom-de Jong B. Classification of shoulder complaints in general practice by means of non-metric multidimensional scaling. Arch Phys Med Rehabil 2003;84:812-7.
23 Liesdek C, Windt DAWM van der, Koes BW, et al. Soft-tissue disorders of the shoulder. A study of inter-observer agreement between general practitioners and physiotherapists and an overview of physiotherapeutic treatment. Physiotherapy 1997; 83:12-21.
24 Bamji AN, Erhardt CC, Price TR, et al. The painful shoulder: can consultants agree? Br J Rheumatol 1996;35:1172-4.
25 Winter AF de, Jans MP, Scholten RJPM, et al. Diagnostic classification of shoulder disorders: inter-observer agreement and determinants of disagreement. Ann Rheum Dis 1999;58:272-7.
26 Jong AC de. Schouderklachten in de huisartspraktijk. Dissertatie. Rotterdam: Erasmus Universiteit Rotterdam, 1994.
27 Winters JC, Groenier KH, Sobel JS, et al. Classification of shoulder complaints in general practice by means of cluster analysis. Arch Phys Med Rehabil 1997;78:1369-74.
28 Winters JC, Windt DAWM van der, Spinnewijn WEM, et al. NHG-Standaard Schouderklachten. Huisarts Wet 2008;51(11): 555-65.
29 Winters JC, Sobel JS, Groenier KH, et al. The longterm course of shoulder complaints: a prospective study in general practice. Rheumatology 1999;38: 160-3.
30 Gezondheidsraad: RSI. Den Haag: Gezondheidsraad, 2000 (publicatienummer 2000/22).
31 Huisstede BM, Miedema HS, Verhagen AP, et al. Multidisciplinary consensus on the terminology and classification of complaints of the arm, neck and/or shoulder. Occup Environ Med 2007;64(5):313-9.
32 Diagnosecodering. Groningen: afdeling Orthopedie Academisch Ziekenhuis Groningen, 1999-2001.
33 Jongh TOH de, Fysische diagnostiek. Houten: Bohn Stafleu van Loghum, 2010.
34 Hovelius L, Augustini BG, Fredin H, et al. Primary anterior dislocation of the shoulder in young patiënts. A ten-year prospective study. J Bone Joint Surg Am 1996;78:1677-84.
35 Luime JJ, Verhagen AP, Miedema HS, et al. Does this patient have an instability of the shoulder or a labrum lesion? JAMA 2004;292:1989-99.
36 Luime JJ. Shoulder complaints. The occurrence, course and diagnosis. Chapter 6: Diagnostic evaluation of shoulder pain: A systematic review on the accuracy of signs and symptoms related to rotator cuff disorders. Dissertatie. Rotterdam: Erasmus Universiteit, 2004.
37 T'Jonck L, Steas F, Smet L de, et al. De relatie tussen klinische schoudertests en bevindingen van artro-

scopisch onderzoek. Geneeskunde en Sport 2001;34: 15-24.
38 Hegedus EJ, Goode A, Campbell S, et al. Physical examination tests of the shoulder: a systematic review with meta-analysis of individual tests. Sports Med 2008;42:80-92.
39 Shahabpour M, Kichouh M, Laridon E, et al. The effectiveness of diagnostic imaging methods for the assessement of soft tissue and articular disorders of the shoulder and elbow. Eur J Radiol 2008;65(2):194-200.
40 Dinnes J, Loveman J, McIntyre J, et al. The effectiveness of diagnostic tests for the assessment of shoulder pain due to soft tissue disorders: A systematic review. Health Technol Assess 2003;7:1-166.

Ulcus aan het onderbeen en de voet

S.W.M. Corssmit

1 Inleiding

Het ulcus aan het been wordt ook wel 'een open been' genoemd. Het is een defect in de huid van het onderbeen dat reikt tot in de subcutis of dieper en een geringe genezingstendens vertoont (vaak wordt een duur van vier weken of langer aangehouden). Het ulcus aan het onderbeen en de voet is een relatief veelvoorkomende aandoening, die soms jaren duurt. Niet alleen genezen deze ulcera traag, ze vormen ook een risico. Een risico op een infectie van de huid, de subcutis, dieper gelegen structuren, of zelfs een sepsis.

Dit hoofdstuk gaat over de oorzaak van het ulcus en zal verder niet ingaan op de behandeling.

In de literatuur wordt verschillende terminologie gebruikt. Zo wordt vaak gesproken over ulcus cruris, waarmee een ulcus aan het onderbeen (van 'crus') tussen de knie en de voet wordt bedoeld. In dit hoofdstuk wordt verder de term ulcus aan het been gebruikt; hiermee worden zowel ulcera aan het onderbeen als aan de voet bedoeld.

Er zijn enkele veelvoorkomende oorzaken van deze ulcera; aan het onderbeen zijn dit met name veneuze en arteriële insufficiëntie, aan de voet met name diabetes mellitus en decubitus. Er zijn daarnaast vele andere relatief zeldzame oorzaken van deze ulcera, zoals (primaire) infecties en maligniteiten.

2 De klacht in de bevolking

Er zijn geen exacte gegevens bekend met betrekking tot de incidentie van het ulcus van het been in de bevolking in Nederland.

Een ulcus aan het been heeft voor een patiënt veel consequenties: de behandeling is vaak intensief en langdurig. De wond moet iedere week een aantal keer, soms iedere dag, worden behandeld en/of beoordeeld door de huisarts, een wondverpleegkundige, een dermatoloog, een chirurg, of een combinatie van deze hulpverleners. Door de lange duur van de behandeling van een ulcus, de eventuele pijn en isolatie van de patiënt is de kwaliteit van leven van patiënten met een ulcus cruris verminderd.[1,2] Behalve de behandeling van het ulcus zelf en de eventuele complicaties (zoals een infectie), moet het onderliggend lijden worden aangepakt. Het is daarom belangrijk onderscheid te maken tussen deze verschillende oorzaken.

3 De eerste presentatie bij de dokter

Een patiënt kan zich op verschillende manieren met een ulcus aan het been presenteren. Allereerst is er de patiënt die op de hoogte is van de ernst van het probleem, zoals de diabeet die zich op de eerste dag met een wond aan de voet meldt bij de huisarts. Ten tweede is er de patiënt die een hele tijd denkt dat het wondje op het been wel zal genezen, wat vervolgens niet het geval blijkt te zijn.

Bij de snelheid van presentatie speelt de mate van hinder mee. Zo kan een ulcus zeer pijnlijk zijn (zoals typisch bij arteriële insufficiëntie). Patiënten vragen zich vaak af of ze antibiotica moeten gaan gebruiken en soms speelt de angst om hun been te verliezen.

Het chronische huidulcus komt bijna tweemaal zoveel voor bij vrouwen als bij mannen (incidentie man:vrouw 3,7 : 6,2 /1.000/jaar) (zie figuur 1). Mogelijk is dit het gevolg van het bij vrouwen vaker voorkomen van chronisch veneuze insufficiëntie (CVI), de meest voorkomende oorzaak van het ulcus aan het been. Theoretisch zou dit met zwangerschap te maken kunnen hebben, maar het verband tussen (multi)pariteit en CVI wordt in de literatuur zowel bevestigd als tegengesproken.

Het ulcus aan het been is een ziekte die typisch bij ouderen optreedt; onder de 45 jaar komt het slechts zelden voor (zie figuur 1).

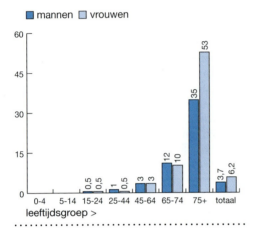

Figuur 1 Chronisch huidulcus (decubitus, doorligwond, drukulcus en ulcus venosum) verdeeld naar geslacht en leeftijd.[3]

4 Pathofysiologie en differentiële diagnose

Een ulcus aan het onderbeen kan door verschillende oorzaken ontstaan: door een trauma, een brandwond, door röntgenbestraling, door druk- en wrijfkrachten op de huid, of door verhoogde capillaire druk ten gevolge van veneuze insufficiëntie. Maar misschien wel belangrijker dan de oorzaak van het ontstaan van een ulcus is de vraag waarom het ulcus blijft bestaan c.q. een slechte genezingstendens vertoont. De oorzaak kan eenduidig zijn, zoals bij een ulcus cruris venosum dat spontaan ontstaat en blijft bestaan vanwege de verhoogde capillaire druk ten gevolge van de CVI. Maar vaak is er een combinatie van factoren verantwoordelijk voor de vertraagde genezingstendens. In tabel 1 worden de verschillende oorzaken (van ontstaan en persisteren) beschreven.

CHRONISCH VENEUZE INSUFFICIËNTIE

Een ulcus cruris venosum is de ernstigste manifestatie van chronisch veneuze insufficiëntie (CVI). De gemiddelde incidentie van een veneus ulcus in de huisartsenpraktijk is voor vrouwen 1,0 (per 1.000 patiëntenjaren) en voor mannen 0,3 (per 1.000 patiëntenjaren). Boven de 75 jaar zijn deze cijfers respectievelijk 8,3 en 2,2.[4]

Het belangrijkste mechanisme om bloed tegen de zwaartekracht in terug naar het hart te pompen is de samenwerking tussen de veneuze kleppen en de kuitspierpomp (ook wel 'het tweede hart' genoemd). Bij bewegen van de benen spant en ontspant de kuitspier zich cyclisch. Door het aanspannen wordt het bloed richting het hart teruggepompt en tijdens het ontspannen tegengehouden door de veneuze kleppen. Wanneer dit mechanisme faalt, ontstaat er (in rechtopstaande positie) reflux van bloed en verhoogde druk in de venen van de onderbenen.

CVI kan het gevolg zijn van insufficiëntie van zowel het oppervlakkige, het perforerende als het diepe veneuze systeem (figuur 2).[5] Varices (spataderen) zijn een uiting van insufficiëntie van het oppervlakkige systeem; klepinsufficiëntie zorgt voor falen van zowel het perforerende systeem als het diepe systeem. Deze klepinsufficiëntie van het diepe systeem kan primair zijn, of secundair aan, oftewel de langetermijncomplicatie van, diepveneuze trombose (DVT). Dit laatste wordt het posttrombotisch syndroom genoemd. Gemiddeld ontwikkelt één op de drie patiënten die een DVT doormaken posttrombotische complicaties in de daaropvolgende vijf jaar.[6] De verhoogde druk in het diepe veneuze systeem ten gevolge van klepinsufficiëntie kan ook leiden tot varices en tot lekkage van bloedbestanddelen uit de capillairen. Dit effect van CVI kan leiden tot (pitting) oedeem, ulceratie (figuur 3) en andere huidafwijkingen: eczema cruris (ook wel: hypostatisch eczeem, op CVI berustende eczemateuze uitslag op het onderbeen), corona phlebectatica (krans van uitgezette adertjes distaal van de mediale malleolus als uiting van CVI), hyperpigmentatie en dermatoliposclerosis (bruinachtige geïndureerde huidgebieden als gevolg van CVI en fibrosering en induratie van cutis en subcutis (figuur 3)); en atrophie blanche (witte atrofische gebieden met centraal sterk verwijde en geoccludeerde capillairen, waarbij

Tabel 1 Oorzaken van vertraagde genezingstendens ulcus aan het been.

oorzaak		diagnose
vasculaire stoornis	chronisch veneuze insufficiëntie perifeer arterieel vaatlijden vasculitis	veneus ulcus arterieel ulcus o.a. henoch-schönlein purpura
neuropathie	diabetes mellitus	diabetisch ulcus
fysisch-chemische beschadiging		decubitus trauma: o.a. brand-/vrieswond en röntgenbestraling
maligniteiten		ulcererende vormen van: basocellulair of spinocellulair carcinoom of melanoom metastasen
infectieuze aandoeningen	primaire (oorzakelijke) infectie	parasitair, o.a. leishmaniasis bacterieel, o.a. syfilis mycotisch
	secundaire wondinfectie	erysipelas en cellulitis, m.n. bacterieel
iatrogeen	geneesmiddelen afhankelijk	o.a. steroïde ulcus
hematologische ziekten		o.a. sikkelcelanemie
stollingsziekten		o.a. factor V Leiden
primair ulcererende huidziekten		o.a. pyoderma gangrenosum
gemengd	o.a. veneus en arterieel	
overig		

door gering trauma pijnlijke ulcera kunnen ontstaan die slecht genezen. Het wordt veroorzaakt door afwijkingen in de veneuze circulatie in de huid (figuur 2).[7]
Het is onbekend hoeveel mensen met CVI ook daadwerkelijk symptomen (zoals hiervoor beschreven) ontwikkelen. Andere symptomen van CVI zijn pijn en vermoeidheid in de benen, typisch ontstaand bij lang stilstaan en verminderend met lopen of omhoog leggen van de onderbenen.

Typische lokalisatie van het veneuze ulcus is de mediale zijde van de enkel, maar het kan ook voorkomen op de laterale zijde van de enkel of (bij een bijzondere vorm van veneuze ulceratie: acroangiodermatitis) aan de voorvoet. Grofweg gezegd: bij lokalisatie

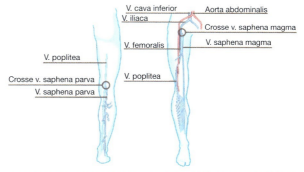

Figuur 2 Het veneuze systeem.
De ongeveer 150 venae perforantes die het oppervlakkige veneuze systeem en het diepe veneuze systeem met elkaar verbinden zijn niet ingetekend. De exacte plaats van de inmondiging van de VSP in het diepe veneuze systeem varieert.

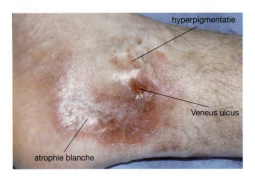

Figuur 3 Veneus ulcus ter hoogte van de mediale malleolus, met hyperpigmentatie en atrophie blanche.

tussen de enkel (ter hoogte van de malleoli) en het proximale gedeelte van de kuit moet in de eerste plaats aan een veneus ulcus gedacht worden.

Veneuze ulcera hebben een slechte prognose en neigen tot recidiveren. Van alle veneuze ulcera geneest 50% binnen vier maanden, 80% binnen twee jaar en 8% is na vijf jaar nog niet genezen.[8] Een groot gedeelte recidiveert. Buitenlandse onderzoeken melden recidivepercentages die (o.a. afhankelijk van de follow-uptijd) variëren tussen de 18 en 67.[9,10] De jaarlijkse recidivekans wordt bij patiënten behandeld met ambulante compressietherapie (zwachtelen van de benen) meer dan 10% geschat.[11] De kans op een recidief is het grootst het eerste jaar na genezing.

De genezingsduur kan in een vroeg stadium van de behandeling voorspeld worden. Als bij een ulcus kleiner dan 10 cm², dat minder dan twaalf maanden oud is, na vier weken behandeling verbetering is opgetreden, is de kans ongeveer 75% dat het ulcus binnen zes maanden geneest.[7]

Risicofactoren voor het ontstaan van een veneus ulcus zijn CVI, DVT, tromboflebitis, varices, langdurig staan en immobiliteit (o.a. door paresen en traumata). Over multipariteit als risicofactor is, zoals in paragraaf 3 gemeld, discussie. Andere comorbiditeit die de kans op een (niet puur veneus) ulcus vergroot, is diabetes mellitus, oedeem in de onderbenen, hartfalen, hypertensie, reumatoïde artritis, trauma (zoals fracturen) en andere huidaandoeningen (zoals eczeem en psoriasis).

De kosten van veneuze ulcera bedragen jaarlijks 240 miljoen euro in Groot-Brittannië en 763 miljoen euro in de Verenigde Staten. De kosten per patiënt met zeer slecht genezende ulcera kunnen oplopen tot 21.000 euro per jaar.[12]

PERIFEER ARTERIEEL VAATLIJDEN (PAV)

Bij perifeer arterieel vaatlijden (PAV, ook wel arteriële insufficiëntie genoemd) gaat het om manifestaties van atherosclerose, in het kader van dit hoofdstuk, distaal van de aortabifurcatie. De pathofysiologie van atherosclerose valt buiten het bestek van dit hoofdstuk. Atherosclerose veroorzaakt stenosering, die kan leiden tot een (relatief) tekort aan zuurstofrijke bloedtoevoer. Dit kan verschillende symptomen veroorzaken: koude benen, een doof gevoel van de benen (paresthesie) en claudicatio intermittens. Claudicatio intermittens is een (spier)pijn die meestal begint in de kuit en later in het dijbeen en de bil, die ontstaat tijdens inspanning en weer verdwijnt in rust. De spierpijn ontstaat doordat er een toegenomen vraag is naar zuurstofrijk bloed, waaraan onvoldoende kan worden voldaan door de arteriële stenosering. Claudicatio intermittens wordt ook wel 'etalagebenen' genoemd, omdat deze patiënten tijdens het lopen genoodzaakt zijn even stil te staan en als tijdverdrijf een etalage bekijken.

Fontaine heeft de ernst van PAV naar aanleiding van de klachten verdeeld in vier stadia:
1 geen typische klachten van claudicatio intermittens;
2 met typische klachten van claudicatio intermittens;
   a loopafstand > 100 meter;
   b loopafstand < 100 meter;
3 ischemische klachten aan voet of been in rust of trofische stoornissen;
4 ulcera of dreigende necrose of gangreen aan de voet.

Een ulcus aan het onderbeen is dus een ernstige uiting van PAV. Arteriële ulcera zijn vaak scherper begrensd, droger, dieper en vooral pijnlijker dan veneuze ulcera en bevinden zich meestal op het onderbeen lateraal en pretibiaal en distaal aan de tenen en op drukplaatsen. Zwarte necrose duidt typisch op een arteriële oorzaak.

Risicofactoren voor PAV zijn roken, diabetes mellitus, hoge bloeddruk, hoge leeftijd, mannelijk geslacht, overgewicht, familiaire belasting en hypercholesterolemie.[13]

NEUROPATHISCH ULCUS

Neuropathie kan leiden tot een ongevoelige voet met een abnormaal looppatroon, en zo tot verhoogde druk- en/of schuifkrachten. Daarnaast kunnen er veranderingen in de schokdempende werking van het subcutaan weefsel optreden. Door autonome neuropathie is er een verminderde zweetsecretie, wat leidt tot een kwetsbare huid met een gestoorde regulatie van de doorbloeding. Dit leidt tot het openblijven van arterioveneuze shunts en dat kan weer leiden tot een warme voet met de neiging tot oedeemvorming. Er kan vervolgens eelt ontstaan, wat weer kan leiden tot een blaar of ulcus, vaak voorafgegaan door een subcutane bloeding.

De meest voorkomende oorzaak van een neuropathisch ulcus is *diabetes mellitus* (DM).[14]
Het ontstaan van voetulcera bij patiënten met DM is multifactorieel. Diabetes mellitus kan leiden tot:
– polyneuropathie en daarmee verminderde sensibiliteit van de voet;
– macroangiopathie (oftewel atherosclerose van de arteriën van de voet);
– PAV (boven de voet);
– 'limited joint mobility' (verminderde beweeglijkheid van de gewrichten);
– verminderd afweersysteem en daarmee een verslechterde wondgenezing.

Bij de meerderheid van de diabetespatiënten speelt neuropathie een centrale rol; meer dan 20% van de diabetespatiënten heeft neuropathie.[15]
Het diabetische ulcus ontstaat, gezien het hiervoor beschreven mechanisme, typisch op druk- en wrijfplaatsen op de voet, vooral onder de enkel.
Drie procent van de totale Nederlandse diabetespopulatie krijgt een voetulcus en bij ongeveer 15% van deze patiënten met een voetulcus moet een amputatie van een deel van het been worden verricht. Voetulcera vormen de hoofdoorzaak (80-90%) van amputaties, meestal omdat een infectie niet meer te bestrijden is.[13]

DECUBITUS

Decubitus is weefselversterf dat ontstaat ten gevolge van druk-, wrijf- en schuifkrachten. De belangrijkste risicofactoren zijn immobiliteit en verminderde activiteit.
Decubitus wordt ingedeeld in vier verschillende graden.
– Graad 1: niet-wegdrukbare roodheid van de intacte huid. Ander mogelijke kenmerken zijn warmte, oedeem, verharding (induratie) en verkleuring van de huid.
– Graad 2: oppervlakkig huiddefect van de epidermis, en mogelijk dermis. Dit uit zich als een blaar of een oppervlakkige ontvelling.
– Graad 3: huiddefect met schade of necrose van de huid en subcutis. Kan zich uitstrekken tot aan de fascie.
– Graad 4: uitgebreide weefselschade of necrose aan spieren, botten of ondersteunende weefsels.

De kans op decubitus is vooral hoog wanneer de bloedvaten die de onderliggende spieren van bloed voorzien worden afgesloten. Spierweefsel is gevoeliger voor druk van buitenaf dan huid. Wanneer spieren op deze manier schade ondervinden door de druk-, wrijf- of schuifkrachten, ontstaat er vrijwel altijd ook schade aan de huid, doordat deze van bloed wordt voorzien door dezelfde bloedvaten. Bij oudere mensen is de weerstand tegen voorgaande krachten verminderd. Dit komt door het normale verouderingsproces, maar ook door een slechtere voedingstoestand en een slechtere doorbloeding (meer PAV). Decubitus ontstaat op de plekken waar de druk het hoogst is, zoals hielen, heupen en stuit. Ook een korte hoge belasting kan leiden tot decubitus. De meeste decubitus ontstaat tijdens de narcose op de operatietafel en op de intensive care. Andere risicofactoren behoudens leeftijd zijn gestoorde sensibiliteit (bijv. narcose, neuropathie), slechte voedingstoestand, diabetes, incontinentie en PAV.

INFECTIES

Alle wonden raken secundair gecontamineerd, bij de meeste wonden heeft deze contaminatie geen consequenties. De wondgenezing wordt er over het algemeen niet nadelig door beïnvloed, behalve wanneer er sprake is van een wondinfectie.

Tabel 2	Typische, onderscheidende karakteristieken van de verschillende oorzaken van het ulcus aan het been.			
	CVI	PAV	neuropathie/DM	decubitus
lokalisatie	meestal boven mediale malleolus	vaak laterale zijde scheenbeen en voet	op de voet, vooral de druk- en wrijfplaatsen van de tenen	op druk- en wrijfplaatsen, vooral hiel en malleoli
begrenzing	grillige wondranden	scherpe wondranden		scherpe wondranden
aspect	onwelriekende geur pitting oedeem	vaak zwarte wondbodem		vaak necrose
begeleidende verschijnselen	- soms nachtelijke pijn (spierkramp) - varices, hyperpigmentatie, atrophie blanche, hypostatisch eczeem, dermatoliposclerose - zwaar, vermoeid gevoel in de benen bij stilstaan, neemt af bij lopen	- vaak pijnlijk, verminderd door afhangen van been - koude, blauw/witte voet, verminderde capillary refill - claudicatio intermittens - zwakke/afwezige perifere pulsaties - EAI < 0,9 (gem. van 3 metingen)	- verminderde sensibiliteit - DM: hyperglykemische klachten: polyurie, polydipsie, nycturie en nachtdorst	- duidelijk verhaal van voorafgaande immobilisatie
risicofactoren	vrouwelijk geslacht, hartfalen, hypertensie, DM, reumatoïde artritis, immobiliteit, langdurig staan, andere huidaandoeningen (zoals eczeem en psoriasis)	roken, DM, hypertensie, hoge leeftijd, mannelijk geslacht, overgewicht, familiaire belasting en hypercholesterolemie	voor neuropathie: DM, slechte voedingstoestand, alcoholmisbruik voor DM: Hindoestaanse, Surinaamse, Turkse, Marokkaanse afkomst, familiaire belasting, zwangerschapsdiabetes	gestoorde sensibiliteit, slechte voedingstoestand, DM, incontinentie en PAV

Een wondinfectie is een klinische diagnose. De meest voorkomende wondinfecties zijn erysipelas en cellulitis. Zeldzamer is het ecthyma ulcus.

Klassieke kenmerken van een wondinfectie zijn koorts en lokaal pijn (dolor), erytheem (rubor), zwelling/oedeem (tumor) en warmte (calor). Andere bekende kenmerken zijn purulent exsudaat (wondafscheiding), vergrote lymfeklieren, vertraagde genezing of zelfs groter worden van het ulcus, vieze geur en abcesvorming onder de wond.[16]

Bij een voetulcus bij DM kan men niet altijd op de typische infectieverschijnselen vertrouwen; door de neuropathie en het PAV kunnen deze symptomen (gedeeltelijk) afwezig zijn. Dit maakt de beoordeling of er sprake is van een (secundaire) infectie bij een voetulcus bij een diabeet dus lastig.

Daarnaast zijn er micro-organismen (bacteriën, virussen, schimmels en parasieten) die direct weefselnecrose en vervolgens een ulcus kunnen veroorzaken, zoals de bètahemolytische streptokok groep A.

VASCULITIS

Vasculitis is een niet-specifieke verzamelnaam voor een heterogene groep aandoeningen waarbij sprake is van een vaatontsteking. De meeste vormen van vasculitis zijn auto-immuunziekten. Cutane vasculitis presenteert zich meestal als purpura, erythema, urticaria, noduli of bullae, en slechts bij uitzondering ontstaan ulcera.

Typische kenmerken voor een ulcus veroorzaakt door vasculitis zijn grillige wondranden, zwarte necrose, rode of blauwpaarse verkleuring rond de wond en andere huidverschijnselen passend bij vasculitis. Histologisch onderzoek kan de diagnose bevestigen.

MALIGNITEITEN

Verschillende soorten carcinomen, waaronder metastasen, kunnen ten grondslag liggen aan een ulcus aan het been. De twee meest voorkomende ulcererende huidmaligniteiten zijn het basaalcelcarcinoom en het plaveiselcelcarcinoom. Deze kunnen overal voorkomen, maar komen vooral voor op de aan zon geëxposeerde gebieden. Daarnaast kunnen maligniteiten ook ten gevolge van een chronisch ulcus ontstaan, vooral als het ulcus lang bestaat.

Zeldzame oorzaken van een ulcus aan het been zijn:
- *primair ulcererende huidziekten* zoals pyoderma gangrenosum;
- *geneesmiddelenafhankelijke ulcera* zoals het steroïde ulcus, vaccinatie-ulcus (BCG) of hydroxyureum (cytostaticum) ulcus;
- *hematologische ziekten*: sikkelcelanemie, thalassemie, sferocytose, trombocytemie of leukemie en *stollingsziekten* zoals factor V Leiden.

Ulcusindeling

Ten behoeve van de (lokale) wondbehandeling van ulcera wordt veel gebruikgemaakt van een indeling naar aspect van het ulcus. Er wordt dan onderscheid gemaakt naar kleur (in volgorde van afnemende ernst): zwart (necrose), geel (debris/wondbeslag) of rood ('gezond' granulatieweefsel). En er wordt onderscheid gemaakt naar mate van vochtigheid: nat, vochtig of droog. Door de combinatie van deze twee verschillende aspecten ontstaan negen soorten wonden (bijvoorbeeld een vochtige, gele wond) op basis waarvan de juiste wondbedekker kan worden gekozen.

Tabel 3 Diagnostisch schema van oorzaken van ulcus aan onderbeen en voet.

chronisch veneuze insufficiëntie		v
perifeer arterieel vaatlijden		v
diabetische neuropathie		s
infectieus	*primair*	z
	secundair (erysipelas, cellulitis)	s
decubitus		s
traumatisch		s
vasculitis		z
maligniteiten	*primair*	z
	secundair	z
primair ulcererende ziekten		z
hematologische ziekten		z
stollingsstoornissen		z
medicamenteus		z

v = vaak voorkomen van deze diagnose bij de klacht ulcus aan het been;
s = soms;
z = zelden.
Schuingedrukte afwijkingen dienen te worden uitgesloten.

5 Kansverdeling van diagnosen

Algemeen wordt aangenomen dat circa 75% van de ulcera cruris (dus de ulcera aan het onderbeen, zonder de voet) van voornamelijk veneuze origine is. Van het totale aantal patiënten met een ulcus cruris heeft 30% PAV.[7] De ulcera kunnen hierbij het gevolg zijn van PAV, of van een combinatie van PAV en veneuze insufficiënte.

Andere bronnen noemen CVI als (enige) oorzaak van 45 tot 60% van de ulcera aan het been, PAV van 10 tot 20%, diabetes van 15 tot 25%, gecombineerd van 10 tot 15% en alle andere oorzaken zijn dus zeldzaam.[11]

Het lifetime risico op het ontwikkelen van een ulcus bij een diabeet is 15%. Bij diabeten zijn 60 tot 70% van de ulcera puur neuropathisch, 15 tot

20% puur PAV en 15 tot 20% een combinatie van beide.[11] Zoals eerder benadrukt, is een ulcus aan het been onder de 45 jaar zeer zeldzaam. Hoe lager de leeftijd bij het ontstaan van een ulcus, hoe groter de kans wordt op zeldzame onderliggende aandoeningen, zoals een primair infectieus ulcus, een vasculitis of een stollingsziekte. Naarmate de leeftijd stijgt, stijgt ook het risico op CVI, PAV, neuropathie en decubitus.

CVI komt vaker voor bij vrouwen, dus bij een ulcus bij een vrouw is de kans op veneuze origine groter dan bij een man. Bij mannen is de kans op arteriële origine van een ulcus groter dan bij vrouwen, ten gevolge van het vaker voorkomen van PAV bij mannen. Maar ook bij mannen is de a-priorikans op een veneus ulcus groter dan op een arterieel ulcus.

6 Betekenis van de voorgeschiedenis

Gezien de relatief hoge recidivekans van het ulcus aan het been en de over het algemeen persisterende onderliggende oorzaken, is het klinisch relevant om te weten of iemand wel eens eerder een ulcus aan het been heeft gehad.

Verder worden de mogelijke oorzaken van een ulcus aan het been nagegaan, zoals CVI, PAV, DM, een (eerder) carcinoom of bijvoorbeeld een stollingsziekte. Voor het diagnostisch proces is de aanwezigheid van risicofactoren (zoals roken voor PAV en immobilisatie voor decubitus) van belang. Wanneer er sprake is van andere atherosclerotische ziekten, zoals status na een myocardinfarct, is de kans op PAV vergroot.

7 Betekenis van de anamnese

ONTSTAAN

De wijze van ontstaan van een ulcus geeft handvatten voor het bepalen van de oorzaak ervan. Is er een trauma aan voorafgegaan, of is het ulcus 'spontaan' ontstaan?

PIJN

Wanneer het ulcus pijnlijk is, wordt de kans groter dat de oorzaak PAV is. Hetzelfde geldt voor een (secundaire) infectie, die erg pijnlijk kan zijn. De kans op CVI als oorzaak voor het ulcus wordt kleiner wanneer er sprake is van pijn, en de kans op neuropathie als oorzaak voor het ulcus wordt dan nog kleiner, aangezien de neuropathie juist zorgt voor verminderde sensibiliteit.

TIJDSVERLOOP

De tijd dat een ulcus al bestaat, zegt iets over de genezingstendens; hetzelfde geldt voor de grootte van het ulcus (zie de paragraaf over CVI). Wanneer de grootte van het ulcus toeneemt, is er een grotere kans op een infectie van het ulcus.

INFECTIE

Wanneer er tekenen zijn van infectie, is het de vraag hoe lang deze tekenen al aanwezig zijn: is er sprake van een primaire infectie (en is hierdoor het ulcus ontstaan) of is er een secundaire infectie (bij een ulcus van andere origine)? In het kader van een infectie is ook de context van belang: denk bijvoorbeeld aan een bezoek aan de tropen. Dit maakt de kans op een tropische infectie (bijv. leishmaniasis) als oorzaak van het ulcus waarschijnlijker.

BEGELEIDENDE VERSCHIJNSELEN

Pijn in de benen bij lang stilstaan, die verdwijnt bij lopen, kan worden veroorzaakt door CVI. Zulke pijn vergroot de kans dat het ulcus wordt veroorzaakt door CVI. Wanneer het tegenovergestelde het geval is, de pijn ontstaat bij inspanning en verdwijnt bij lopen, is er mogelijk sprake van PAV. Wanneer een patiënt lange tijd geïmmobiliseerd is geweest, vergroot dit de kans op decubitus en dus decubitusulcera. Wanneer de patiënt last heeft van paresthesie: een doof, of dood gevoel of tintelingen, kan er sprake zijn van een (poly)neuropathie.

8 Betekenis van het lichamelijk onderzoek

Inspectie is het belangrijkste onderdeel van het lichamelijk onderzoek.

Een ulcus is een defect van de huid van het onderbeen, die reikt tot in de subcutis of dieper. Palpatie van het onderbeen en de voet dient enkele specifieke doelen, zoals hierna wordt beschreven bij begeleidende verschijnselen.

LOKALISATIE VAN HET ULCUS

Wanneer een ulcus is gelokaliseerd op het onderbeen tot aan de enkel, is het meest waarschijnlijk een veneus ulcus. Distaal aan de tenen is een arterieel ulcus waarschijnlijker. Tevens moet dan aan een (diabetisch) neuropathisch ulcus worden gedacht. Denk in eerste instantie aan decubitus wanneer het ulcus zich op andere drukplekken dan de tenen bevindt, maar ook neuropathische/diabetische en arteriële ulcera kunnen op andere drukplekken voorkomen. Een pretibiaal ulcus past wat type betreft het beste bij een arterieel ulcus, maar gezien de hoge incidentie van veneuze ulcera kan dit ook een veneus ulcus zijn, of een ulcus van gemengde (arteriële en veneuze) origine.

ASPECT VAN HET ULCUS

Arteriële ulcera zijn vaak scherper begrensd en dieper dan veneuze ulcera. Zwarte necrose past ook meer bij een arterieel dan bij een veneus ulcus. Bij zwarte necrose is het van belang om te kijken of de necrose fluctueert. Wanneer de zwarte necrose fluctueert, zit daaronder een ontsteking met pus, wat de wondgenezing nadelig beïnvloedt. Zoals hiervoor al is aangegeven, is het onder andere voor de prognose van belang om de grootte van het ulcus te volgen. (Digitale) fotografie kan hierbij een hulpmiddel zijn. Ook ulcera bij een vasculitis hebben vaak grillige randen en zwarte necrose, maar zij komen veel minder vaak voor dan arteriële ulcera.

De diepte van het ulcus is relevant voor de inschatting van de prognose, onder andere om de kans op een diepe infectie te beoordelen, zoals osteomyelitis of ostitis (beenmerg- en botontsteking).

BEGELEIDENDE VERSCHIJNSELEN

Petechiën en purpura kunnen wijzen op een vasculitis als oorzaak voor het ulcus.

Roodheid (matig tot scherp begrensd), (druk)-pijn, warmte en zwelling (pitting oedeem) om het ulcus heen wijzen op een (secundaire) infectie: cellulitis of erysipelas. Soms is er dan ook sprake van pijnlijke, gezwollen lymfeklieren inguïnaal (in de lies) en koorts. Ook een purulent exsudaat of toename van de grootte van het ulcus kunnen wijzen op een wondinfectie.

Pitting oedeem in de onderbenen zonder infectietekenen past bij CVI. Dit geldt ook voor varices (zoals corona phlebectatica). Pitting oedeem kan ook door andere oorzaken ontstaan, zoals (rechts) decompensatio cordis en een nefrotisch syndroom (zie het hoofdstuk *Oedeem, voeten*). Zoals eerder beschreven zijn ook hypostatisch eczeem (onderscheid dit van ander nummulair eczeem, zoals contacteczeem, zie ook het hoofdstuk *Eczeem*), hyperpigmentatie, dermatoliposclerose en atrophie blanche uitingen van CVI.

Koude voeten en een slechte capillaire refill kunnen ontstaan door PAV. Wanneer de perifere arteriën aan de ene zijde niet palpabel zijn of minder hard kloppen dan aan de andere zijde, is dit ook een aanwijzing voor PAV. Men begint met palpatie van de distale arteriën (aa. dorsalis pedis en aa. tibiais posterior); wanneer deze alle vier goed palpabel zijn en de patiënt geen claudicatio intermittens of andere PAV-klachten heeft, is de kans op PAV erg klein en kan worden afgezien van aanvullend onderzoek.[12] Wanneer ze niet goed palpabel zijn, worden de proximaal gelegen arteriën gepalpeerd en wordt tevens geluisterd naar de aa. femoralis (om souffles op te sporen).

De sensibiliteit van de voeten en onderbenen kan met de hand getest worden, of met semmes-weinstein-monofilamenten. Er is sprake van sensibiliteitsverlies door neuropathie als de patiënt het 10-grams semmes-weinstein-monofilament, geplaatst op hallux, MTP-1 en MTP-5, op een van deze plaatsen niet voelt.[17]

Wanneer er sprake is van erytheem om het ulcus, test men of dit wegdrukbaar is (zoals bij een infectie) of niet-wegdrukbaar (zoals bij decubitus of een vasculitis).

Zowel bij een basaalcelcarcinoom als bij een plaveiselcelcarcinoom is er vaak sprake van hyperkeratotisch (verhoornd) weefsel.

> **Alarmsymptomen**
>
> - aanwijzingen voor een wondinfectie
>   - toename van de pijn
>   - toename van de grootte van het ulcus
>   - cellulitis: roodheid, warmte, zwelling (pitting oedeem)
>   - koorts
> - diabetes mellitus en een ulcus
> - leeftijd onder de 45 jaar
> - voorafgaand tropenbezoek

9 Betekenis van eenvoudig aanvullend onderzoek

GLUCOSEMETING

Wanneer er sprake is van polyurie en polydipsie, vooral gedurende de nacht (nachtdorst en nycturie), moet gedacht worden aan een hyperglykemische ontregeling. Op dat moment wordt een (capillaire) glucosemeting verricht om een ernstige ontregeling uit te sluiten. Voor de diagnostiek van diabetes mellitus is een nuchtere veneuze glucose meer betrouwbaar. Dit kan natuurlijk wel in tweede instantie plaatsvinden.

Hoewel een verhoogd CRP en leukocytose aspecifieke parameters zijn (met een relatief lage specificiteit), past dit typisch bij een infectie.
Bij een neuropathie zonder DM moet gezocht worden naar andere oorzaken van de neuropathie, zoals vitaminedeficiënties (B6, B12 en foliumzuur).

ENKEL-ARMINDEX (EAI)

Door middel van een enkel-armindex (EAI) kan onderzoek gedaan worden naar PAV. Bij een EAI wordt de bloeddruk aan de benen gemeten door middel van een dopplerapparaat en bloeddrukmeter. De bloeddruk aan de benen wordt gedeeld door de bloeddruk aan de arm. Dit levert de EAI op. Een EAI kleiner dan 0,8 (eenmalig) of 0,9 (gemiddeld uit drie metingen) geldt als criterium voor PAV. Bij dit afkappunt is de gemiddelde sensitiviteit 82% en de gemiddelde specificiteit 98%. PAV is zo goed als uitgesloten (kans > 99%) wanneer de EAI boven de 1,1 (eenmalig) of boven de 1,0 (gemiddelde uit drie metingen) zit. Uitzondering hierop zijn de patiënten met diabetes mellitus: bij 3 tot 5% van hen zorgen de stuggere vaatwanden voor hoge EAI-waarden (> 1,1), wat het uitsluiten van PAV door EAI onbetrouwbaar maakt. Bij patiënten met DM en verdenking op PAV, maar met een normale of juist hoge EAI, is verder onderzoek daarom aangewezen. Hetzelfde geldt ook voor patiënten met verdenking op PAV en een EAI tussen 0,9 en 1,0 (gemiddeld uit drie metingen).[12]

WONDKWEKEN

Aangezien de meeste ulcera secundair gecontamineerd raken zonder dat dit de wondgenezing nadelig beïnvloedt, heeft routinematig kweken van ulcera geen zin.[7,18] Wanneer er sprake is van een wondinfectie (zoals cellulitis, erysipelas), is kweken wel geïndiceerd. Wanneer de uitslag bekend is, kan dan worden bekeken of de gevonden bacterie ook sensitief is voor de gestarte antibiotica. Bij diabeten met een voetulcus is de klinische beoordeling of er sprake is van een infectie moeilijker en moet er dus bij twijfel ook voor gekozen worden om een wondkweek af te nemen.

10 Betekenis van complex aanvullend onderzoek

VENEUZE DUPLEX ECHOGRAM

De veneuze duplex kan gebruikt worden om reflux in het diepe veneuze systeem vast te stellen (sensitiviteit 79-100%, specificiteit 63-88%) en (vooral) om diepveneuze insufficiëntie vast te stellen (sensitiviteit 79-100%, specificiteit 63-94%).[7]

BIOPT

Bij verdenking op een zeldzame oorzaak van het ulcus, zoals een maligniteit, vasculitis of een tropische infectie (leismaniasis), kan een biopt van het ulcus uitsluitsel geven. Dit biopt wordt beoordeeld door de patholoog-anatoom.

11 Samenvatting

Het ulcus aan het been is een veelvoorkomende aandoening die meer bij vrouwen dan bij mannen voorkomt. Er zijn drie veelvoorkomende oorzaken: in afnemende incidentie zijn dit CVI, PAV en DM. Een vierde, wat minder vaak voorkomende oorzaak is decubitus. Dikwijls is er sprake van een combinatie van deze oorzaken; vooral de combinatie PAV en CVI komt veel voor. Minder vaak voorkomende andere oorzaken zijn infecties (primair en secundair), vasculitis en andere zeldzame oorzaken zoals carcinomen. Door middel van voorgeschiedenis, begeleidende symptomen, inspectie en een enkel-armindex kunnen de meeste oorzaken van elkaar onderscheiden worden. Bij een aspecifiek ulcus, zoals bij voorkomen onder de leeftijd van 45 jaar, moet aan zeldzamere oorzaken gedacht worden en kan een biopt worden genomen.

Literatuur

1 Persoon A, Heinen MM, Vleuten CJ van der, Rooij MJ de, et al. Leg ulcers: a review of their impact on daily life. J Clin Nurs 2004;13:341-54.
2 Franks PJ, Moffatt CJ. Do clinical and social factors predict quality of life in leg ulceration? Int J Low Extrem Wounds 2006;5:236-43.
3 Okkes IM, Oskam SK, Lamberts H. Van klacht naar diagnose. Bussum: Coutinho, 1998.
4 Continue Morbiditeitsregistratie (CMR), 2009.
5 Nicolaides AN. Investigation of chronic venous insufficiency: A consensus statement (France, March 5-9, 1997). Circulation 2000;102:E126-E163.
6 Brandjes DPM, Büller HR, Heijboer H, et al. Randomised trial of effect of compression stockings in patients with symptomatic proximal-vein thrombosis. Lancet 1997;349:759-62.
7 Walma EP, Eekhof JAH, Nikkels J, et al. NHG-Standaard Varices. Huisarts Wet 2009;52(8):391-402.
8 Kwaliteitsinstituut voor de Gezondheidszorg CBO. Richtlijn Diagnostiek en behandeling van het ulcus cruris venosum. Utrecht: CBO, 2005.
9 Finlayson K, Edwards H, Courtney M. Factors associated with recurrence of venous leg ulcers: a survey and retrospective chart review. Int J Nurs Stud 2009; 46:1071-8.
10 Nelson EA, Harper DR, Prescott RJ, et al. Prevention of recurrence of venous ulceration: randomized controlled trial of class 2 and class 3 elastic compression. J Vasc Surg 2006;44:803-8.
11 Hof N van, Balak FSR, Apeldoorn L, Nooijer HJ de, Vleesch Dubois V, Rijn-van Kortenhof NMM van. NHG-Standaard Ulcus cruris venosum. Huisarts Wet 2010;53(6):321-33.
12 Mekkes JR, Loots MAM, Wal AC van der, et al. Causes, investigation and treatment of leg ulceration. Brit J Derm 2003;148:388-401.
13 Bartelink ML, Stoffers HEJH, Boutens EJ, et al. NHG-Standaard Perifeer arterieel vaatlijden. Huisarts Wet 2003;46(14):848-58.
14 Kwaliteitsinstituut voor de Gezondheidszorg CBO. Richtlijn Diabetische voet. Utrecht: CBO, 2006.
15 Partanen J, Niskanen L, Lehtinen J, et al. Natural history of peripheral neuropathy in patients with non-insulin-dependent diabetes mellitus. N Engl J Med 1995;333:89-94.
16 Association of medical microbiologists. Venous leg ulcers: infection diagnosis & microbiology investigation quick reference guide for primary care. Reviewed 2 februari 2009. TRIP-database, mei 2010 (www.tripdatabase.com).
17 Rutten GEHM, Grauw WJC de, Nijpels G, Goudswaard AN, Uitewaal PJM, Does FEE van der, et al. NHG-Standaard Diabetes mellitus type 2. Huisarts Wet 2006;49(3):137-52.
18 Kwaliteitsinstituut voor de Gezondheidszorg CBO. Richtlijn Decubitus. 2e herziening. Utrecht: CBO, 2002.

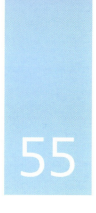

Voetklachten

K.J. Gorter en J.W.K. Louwerens

55

Ga naar de website extras.bsl.nl/alledaagseklachten voor de video bij dit hoofdstuk

1 Inleiding

Voetklachten dienen onderscheiden te worden van voetstoornissen en voetproblemen.

Patiënten melden zich in het algemeen bij een behandelaar vanwege voetklachten, gedefinieerd als subjectieve verschijnselen en sensaties. Men weet of voelt dat er iets niet goed is met de voet. Het gaat om in een voet gelokaliseerde pijn, branderigheid, moe gevoel, tintelingen of klachten over een afwijkende stand van de voet of de tenen.

Voetstoornissen worden in overeenstemming met de ICF-classificatie[1] gedefinieerd als een afwijking van vorm, stand of functie.

Voetproblemen, ten slotte, worden in dit hoofdstuk gedefinieerd als klinisch relevante afwijkingen. Hiermee worden de afwijkingen bedoeld waardoor de voetklacht het beste verklaard kan worden. Deze onderverdeling is van belang, omdat een structurele anatomische stoornis (afwijking) aan de voet op zichzelf niet betekent dat deze ook een relatie heeft met de klacht van de patiënt. Dit heeft consequenties voor de behandeling.

In dit hoofdstuk worden die klachten van het bewegingsapparaat van de voet besproken die niet het directe gevolg zijn van een trauma (posttraumatische beelden komen wel aan de orde). De disciplines die met voetklachten te maken hebben, zijn binnen de eerste lijn de huisarts, podotherapeuten en orthopedisch schoentechnici en binnen de tweede lijn reumatologen, orthopedisch chirurgen en revalidatieartsen. Voetklachten op basis van diabetes, vaatproblemen, huidaandoeningen, neurologische aandoeningen en traumata vallen grotendeels buiten dit hoofdstuk. De klinische verschijnselen ervan komen met het oog op de differentiële diagnose wel aan de orde bij de paragrafen over anamnese en lichamelijk onderzoek. Er is in dit boek een apart hoofdstuk gewijd aan enkelklachten.

Voetklachten komen vaak voor.[2,3] Voetklachten en -problemen hebben een van andere aandoeningen onafhankelijke relatie met beperking van mobiliteit en algemeen welzijn. Dit maakt ze klinisch relevant.[2]

De arts kan vaak een diagnose stellen op basis van het verhaal van de patiënt en een gericht onderzoek van voeten en schoenen. Aandacht voor voettype en comorbiditeit is van belang. Overdiagnostiek dreigt, aangezien mensen met voetklachten gemiddeld 3,2 voetstoornissen hebben tegenover één klinisch relevant voetprobleem.[4]

> Om de lezer een indruk te geven van de mate van bewijskracht ter onderbouwing van een aantal belangrijke diagnostische stappen, is deze onderbouwing door de auteurs als volgt aangegeven.
> - [E] = Voldoende bewijskracht; dat wil zeggen meerdere goed opgezette onderzoeken met eensluidende uitkomsten in een vergelijkbare populatie.
> - [A] = Sterke aanwijzingen of indirect bewijs; dat wil zeggen één goed opgezet onderzoek met betrekking tot een vergelijkbare populatie; of meerdere onderzoeken in andere, niet geheel vergelijkbare populaties.
> - [C] = Consensus uit richtlijnen of standaarden met betrekking tot de populatie.

2 De klacht in de bevolking

VOETKLACHTEN

Voetklachten komen bij 10 tot 24% van de bevolking voor.[2] Bij mensen van 65 jaar en ouder heeft 24% van de vrouwen en 14% van de mannen langer dan vier weken durende voetklachten. Er is een sterke relatie met aandoeningen van het bewegingsapparaat, zowel in de voet zelf gelokaliseerd (bijv. artrose) als elders. Mensen van 75 jaar en ouder en extreem zware mensen (BMI > 30 kg/m^2) hebben geen verhoogd risico op voetklachten in vergelijking met mensen tussen 65 en 74 jaar en mensen met lager gewicht. In 60% van de gevallen betreffen de klachten de voorvoet en in 20% de achtervoet.

In de algemene bevolking zijn de voornaamste voetklachten van mensen van 65 jaar en ouder:
– pijn 60%;
– standafwijkingen van de tenen 20%;
– doof gevoel of tintelingen 12%;
– huidproblemen 8%.[2]

Bij het Nivel-onderzoek rapporteerde 7,5% van de bevolking pijn in één of beide enkel(s) of voet(en).[5] Mensen van 65 jaar en ouder met langer dan vier weken durende voetklachten hebben 70% meer kans op verminderde mobiliteit in vergelijking met mensen zonder dergelijke klachten.[2] Dit is onafhankelijk van andere belangrijke risicofactoren voor beperkte mobiliteit, zoals leeftijd > 75 jaar, extreem overgewicht (BMI > 30), bekende morbiditeit zoals voetartrose en gewrichtsklachten elders. In dezelfde leeftijdsgroep is er ook 30% meer kans op een als slecht ervaren algemeen welzijn.

VOORVOETPROBLEMEN

In de algemene bevolking heeft 21% van de mensen van 45 jaar en ouder langer dan vier weken durende voorvoetproblemen,[4] vrouwen tweemaal zo vaak als mannen. Er is een toename met de leeftijd, maar boven 75 jaar is er enige afname. De puntprevalentie van problemen van het bewegingsapparaat (zoals hallux valgus en metatarsalgie) is 16%. Er is een met de totale groep identieke geslachts- en leeftijdsverdeling. De puntprevalentie van niet tot het bewegingsapparaat behorende problemen zoals tintelingen, oedeem en onychomycose is 5%, onafhankelijk van sekse en toenemend met de leeftijd. Van alle voetklachten is de prevalentie van fasciitis plantaris 11 tot 15%.[6]

Tabel 1	Prevalentie van verschillende categorieën voorvoetproblemen in de algemene bevolking van 45 jaar en ouder (percentages).[4]
hallux valgus	3,3
hallux rigidus	1,5
sesamoïdpijn	0,1
metatarsalgie	7,6
abnormale stand van teen 2-4	1,3
abnormale stand van teen 5	0,5
morton-neuroom	1,0
artritis	0,6
subtotaal bewegingsapparaat	15,9
andere voorvoetproblemen*	2,9
geen voorvoetproblemen in engere zin**	1,7
subtotaal overige	4,6
voetproblemen totaal	20,5

* Voorvoetproblemen zoals onychomycose en bilaterale distale doofheid of tintelen.
** Problemen die niet in de voorvoet zelf zijn gelokaliseerd, zoals fasciitis plantaris en eenzijdige doofheid of pijn na HNP-chirurgie.

3 De eerste presentatie bij de dokter

Voetklachten worden veel op het spreekuur van de huisarts gepresenteerd. In het recente Nivel-onderzoek blijken 14 patiënten per 1.000 per jaar een nieuwe episode van voet-/teensymptomen/-klachten aan de huisarts te presenteren, in het Transitieproject 27.[5,7] In meer dan 80% is pijn de voornaamste aan de huisarts gepresenteerde voetklacht. Meer dan de helft (56%) van de mensen van 65 jaar en ouder met voetklachten zoekt hulp in het (para)medische circuit: 46% gaat naar de huisarts, 18% naar paramedici – vooral podotherapeuten – en 36% komt uiteindelijk bij een medisch specialist – vooral de orthopedisch chirurg.[6] Mensen met voetklachten gaan eerder naar (para)medici wanneer hun mobiliteit erdoor wordt beperkt en/of bij pijn. Oudere mensen met langer dan twaalf maanden durende voorvoetklachten presenteren deze minder vaak aan (para)medici en eerder aan pedicures, in tegenstelling tot jongeren met klachten van metatarsalgie of hallux valgus en ouderen met een elders gelokaliseerde voetklacht.[8]

Niet-traumatische problemen van het bewegingsapparaat van de voet zijn meestal niet spoedeisend. Wel kan een artritis van een van de voetgewrichten acuut opspelen en zeer pijnlijk zijn. De meeste patiënten met voetklachten (80%) komen naar de huisarts voor verlichting van hun pijn.[6] Veel minder mensen komen in verband met problemen om goed passend schoeisel te vinden bij een weinig pijnlijke standafwijking van eerste teen en/of kleine tenen, wegens ongelijk slijtpatroon van de schoenen of wegens tintelingen of doof gevoel.

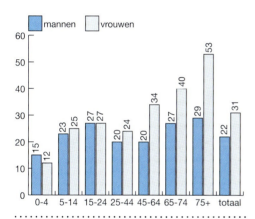

Figuur 1 Incidentie van voetklachten aan het begin van een episode in de huisartspraktijk, per 1.000 patiënten per jaar.[7]

4 Pathofysiologie en differentiële diagnose

PATHOFYSIOLOGIE

De pathofysiologie van voetproblemen is vaak multifactorieel bepaald. Zowel intrinsieke factoren (waarin genetische aspecten of aanleg tot uitdrukking komen), zoals de voetbouw, de kwaliteit van de kapsels en banden, kracht en motoriek, als extrinsieke factoren, zoals het soort schoeisel, het wegdek en de mate van belasting, kunnen een rol spelen.[4,9,10]

Functionele anatomie

Om een voetklacht goed te kunnen diagnosticeren, is kennis van de normale anatomie en de ontwikkeling van de voet essentieel. De voet bestaat uit 26 botten, twee sesambotjes en een variabel aantal accessoire botjes.

De functionele anatomie van de voet is complex. In rust staat de voet in geproneerde stand. Het sprongbeen (talus) rust stabiel op het hielbeen (calcaneus). De voet moet als een rigide hefboom kunnen functioneren, zoals tijdens de afzet bij een sprong. Bij staan en lopen moet de voet enerzijds stabiliteit en balans verzorgen en anderzijds enigszins vervormbaar zijn om zich aan het grondoppervlak aan te passen. In de los (vrij)-hangende situatie is de voet maximaal soepel en in staat subtiel gerichte bewegingen uit te voeren. Bij deze complexe bewegingspatronen speelt een aantal mechanismen een rol (zie kader). Stoornissen in een van deze mechanismen kunnen voetklachten veroorzaken.

Functionele anatomie van de voet

Het talocrurale mechanisme. De enkel bestaat anatomisch uit een vork die door tibia en fibula wordt gevormd en waarin de trochlea van de talus wordt gevat. In belaste neutraalstand moet de talus de enkelvork volgen. De belangrijkste bewegingen die in het enkelgewricht plaatsvinden, zijn dorsale en plantaire flexie van de voet ten opzichte van het onderbeen. Aangezien de trochlea van de talus aan de voorzijde wijder is dan aan de achterzijde, bestaat het beste contact tussen talus en enkelvork in neutrale stand of in dorsiflexie. Juist in plantairflexie is de enkel instabieler, met eerder de neiging tot zwikken. Grote krachten kunnen door de geïsoleerd lopende en relatief dunne laterale enkelbanden moeilijk worden opgevangen.

Het tarsale mechanisme. Hierbij zijn vier gewrichten betrokken: het talocalcaneonaviculaire, subtalaire, calcaneocuboïdale en cuboïdeonaviculaire gewricht. De belangrijkste beweging in deze gewrichten zijn pro- en supinatie. In de vrijhangende openketensituatie kan de voet onafhankelijk van het onderbeen worden bewogen. Bij een gesloten kinematische keten (zoals bij staan) zijn bewegingen van onderbeen en voet aan elkaar gekoppeld. Bij artrose van deze

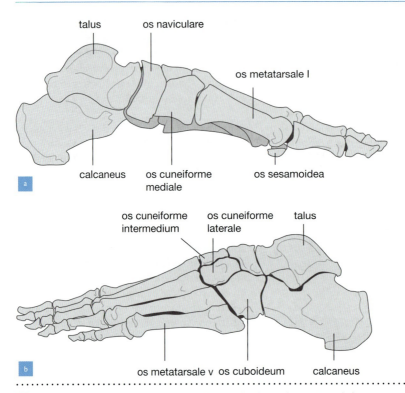

Figuur 2 Anatomie van de voet: a = mediaal aspect; b = lateraal aspect van de botten.

gewricht(en) is er vaak pijn bij lopen op oneffen terrein, bijvoorbeeld op grind.

Het tarsometatarsale mechanisme. Teneinde het contact tussen de voorvoet en zijn steunvlak te handhaven, kan in beperkte mate supinatie van de achtervoet gecompenseerd worden met een pronatore 'verwringing' van de voorvoet. Andersom gaat hyperpronatie van de achtervoet gepaard met naar dorsaal bewegen van de eerste metatarsaal en supinatoire 'verwringing'. De tweede metatarsaal beweegt niet in dit mechanisme en fungeert als een vaste balk. Verstoring kan pijn en/of klachten van moeheid geven.

Het metatarsofalangeale mechanisme. Dit speelt bij het afwikkelen van de voet tijdens het lopen een belangrijke rol. De voet rolt daarbij over de kopjes van de metatarsalia (de bal van de voet). Door aanspanning van de plantaire aponeurose neemt de stugheid van de voet toe en wordt de hefboomfunctie ondersteund. Verstoring kan leiden tot fasciitis plantaris, maar ook tot metatarsalgie.

Indelingen van voetproblemen

Voetproblemen kunnen op verschillende wijzen worden ingedeeld.

Lokalisatie Ten eerste is er de indeling naar de lokalisatie van mechanisch disfunctioneren of van structurele pathologie (zie figuur 2). Veelvoorkomende plaatselijke oorzaken van een pijnlijke hiel bevinden zich in de achtervoet, die bestaat uit calcaneus en talus. Pijn in het midden van de voet zit in de middenvoet, die bestaat uit het cuboïd, de drie cuneiformes, het naviculare en de proximale delen van de vijf metatarsalia. Pijn in het voorste deel van de voet zit in de voorvoet, die bestaat uit de vijf metatarsalia vanaf het midden (diafyse) en de botjes (falangen) van de tenen.

Voettype Ten tweede is er de indeling van voetproblemen naar het met de klacht samenhangende voettype (zie tabel 4). Er kunnen vier voettypen worden onderscheiden:

- cavus, een gesupineerde achtervoet met een hoog mediaal longitudinaal gewelf, 'holvoet';
- normaal, kan binnen fysiologische grenzen normaal bewegen en functioneren;
- planonormaal, met een rechte stand van de achtervoet, een wat laag longitudinaal mediaal gewelf en een (hyper)mobiel mediaal lengtegewelf;
- planovalgus, een geproneerde achtervoet met een laag longitudinaal mediaal lengtegewelf, 'platvoet'. Er is geen mediaal gewelf zichtbaar bij staan op de tenen.

Voetproblemen kunnen enerzijds geassocieerd zijn met een cavus voettype, waarbij er voldoende steun is maar een beperkte schokabsorptie. Anderzijds kunnen zij voorkomen bij een planonormaal of meer extreem een planovalgus voettype, dat zich niet meer kan 'schrap zetten' voor hefboomwerking tijdens lopen, springen en rennen. Medioplantaire structuren overrekken in stand, waardoor moeheid kan ontstaan.

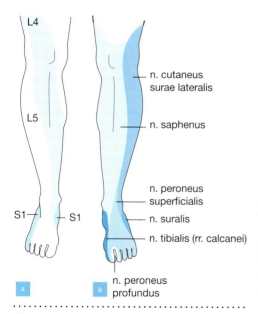

Figuur 3 Sensibiliteit van de voet: a = per dermatoom; b = perifere zenuwen.

Comorbiditeit Ten derde is er de indeling van voetproblemen naar de associatie met comorbiditeit.

Voetproblemen kunnen geassocieerd zijn met ziekten van het bewegingsapparaat, zoals artrose (vooral het subtalaire gewricht en het eerste metatarsofalangeale gewricht), reumatoïde artritis (de voet wordt in een vroeg stadium aangetast), psoriasis (ontstoken 'worst'teen) en ankyloserende spondylitis (peritendinitis van de achillespees, bilaterale fasciitis plantaris).[11]

Ook metabole ziekten zoals diabetes mellitus (bilaterale polyneuropathie en voetulcera[12]) en jicht (vooral in de voet voorkomend; 50-70% van de aanvallen in het eerste metatarsofalangeale gewricht[11]), vasculaire aandoeningen (o.a. ischemie), neurologische aandoeningen (o.a. polyneuropathie en post-HNP-syndroom) en huidaandoeningen (o.a. tinea pedis en onychomycose) kunnen een rol spelen.

Voetproblemen die een (eerste) teken zijn van een systemische aandoening moeten worden herkend, zodat passende behandeling kan worden gegeven. Dit geldt vooral voor reumatoïde artritis, artritis psoriatica en tendinitis op basis van ankyloserende spondylitis.

Standafwijkingen van voet en/of tenen bij een patiënt met diabetes en tevens verlies van beschermende pijnzin (protectieve sensibiliteit) geven eerder aanleiding tot toegenomen eeltvorming. Dit verhoogt de lokale druk met een factor 7. Onder het eelt ontstaat weefselnecrose, een zogenoemd pre-ulcus. Er ontstaat zo een sterk verhoogd risico op een diabetisch voetulcus.[12]

DIFFERENTIËLE DIAGNOSE

Aandoeningen van de achtervoet[13] (tabel 2 en figuur 4)

Calcaneodynie Een doffe pijn, vooral langs de randen van de hiel, als gevolg van een overbelasting van de hielpolstering door te zwaar neerkomen op de hiel (zoals bij voetmisvormingen) of atrofie van het vetkussen (zoals bij ouderen).

Fasciitis plantaris Overbelasting van de voet veroorzaakt een lokale irritatie op de plaats waar de plantaire fascie op de calcaneus aanhecht (mediaal onder de hiel) of waar de korte voetmusculatuur aanhecht op de calcaneus (wat meer naar mediaal boven gelegen). De pijn kan uitstralen naar de mediale zijde van de voorvoet.

Tenosynovitis tibialis posterior Er is pijn en soms crepiteren in het verloop of bij de aanhechting van deze pees, die juist distaal van de tarsale tunnel onder de malleolus medialis loopt naar het os naviculare. De aanhechting op het naviculare kan verdikt zijn. In stand de hielen van de grond lichten is pijnlijk aan de aangedane zijde.

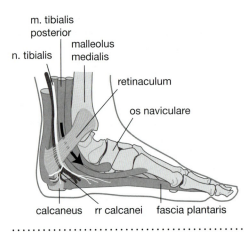

Figuur 4 Mediale zijde van de voet met tarsale tunnel, fascia plantaris en tibialis posterior.

Achillespees tendinosis, peritendinitis en insertietendinitis Tendinosis is een vaak asymptomatische degeneratie van de pees met zwelling van de weke delen (soms met crepitaties) in het verloop van de achillespees proximaal van de calcaneus, geleidelijk ontstaan. Peritendinitis zit op dezelfde lokalisatie, maar is acuter en kan zeer pijnlijk zijn. Insertietendinitis geeft pijn vooral op de aanhechting van de achillespees laag op de calcaneus.

Exostose van Haglund Dit is een pijnlijke, vaste tot harde zwelling ter plaatse van de tuberositas calcanei, juist lateraal van de aanhechting van de achillespees. Deze kan worden veroorzaakt door wrijving tussen een schoen met te harde rand van het contrefort en de hiel.

Hielbursitis Hier gaat het om een zwelling van de subcutane bursa calcanei laag op de hiel waar de achillespees aanhecht. Krap schoeisel kan hiertoe aanleiding geven ('pump bump').

Artrose/artritis Vooral artrose of artritis van de tarsale gewrichtjes kan last geven bij lopen op oneffen terrein.

Aandoeningen van de voorvoet (tabel 3)

Hallux valgus met of zonder bunion Hierbij bestaat er een standafwijking van de eerste teen. Er is een valgusstand van de proximale falanx ten opzichte van het eerste metatarsale gewricht (MT1). Het MT1 staat in een varusstand, de mediale zijde van het MT1-kopje promineert en deze zwelling kan toenemen door lokale bursitis en eeltvorming (bunion). Er ontstaat op deze wijze een brede voet (spreidvoet). Hierdoor past de voet moeilijker in de schoen ('voet-schoen-conflict'), waardoor meer wrijving, zwelling, eeltvorming en pijn ontstaat.

Hallux limitus/rigidus Door artrose van het eerste metatarsofalangeale gewricht ontstaat er een vooral dorsale bewegingsbeperking (hallux limitus) of verstijving (hallux rigidus). Er kan dorsale botvorming (osteofyt) ontstaan en bij het afwikkelen ontstaat er pijn. Patiënten proberen dit te verminderen door meer naar lateraal af te wikkelen.

Sesamoïditis Er is lokale pijn onder het MT1-kopje als gevolg van irritatie van een of beide sesambotjes. Meestal is er sprake van osteochondritis en dit wordt veroorzaakt door overbelasting.

Standafwijkingen tweede tot en met vierde teen Er zijn verschillende standafwijkingen te onderscheiden. Vaak ontstaat er pijn als gevolg van clavi.
- *Hamerteen*. Hierbij is er neutrale of extensiestand in het nog soepele MTP, flexie in het proximale interfalangeale gewricht (PIP) en een neutrale of extensiestand in het distale interfalangeale gewricht (DIP).
- *Klauwteen*. Hierbij is er extensie in het meer verstijfde MTP en flexie in zowel PIP als in DIP.
- *Malletteen*. Hierbij is er neutrale of extensiestand in MTP en PIP en flexie in DIP.

Standafwijking vijfde teen Een varusstand kan leiden tot overlappen van de vierde teen door de vijfde met clavusvorming en pijn als gevolg.

Bunionette Deze zwelling (kleermakersbunion) lateraal van het kopje van MT5 veroorzaakt pijn door ruimteproblemen en frictie in de schoen.

Clavi Clavi of eksterogen ontstaan door lokaal verhoogde druk boven een benige prominentie. Ze zijn pijnlijk. Er zijn harde clavi (meestal plantair) en zachte clavi (meestal interdigitaal). Ze zijn te onderscheiden van hyperkeratose doordat ze circumscript zijn en van een wrat doordat ze op de plaats van biomechanische overbelasting voorkomen en er geen bloedvaatjes zijn na scherpe verwijdering van de hoornlaag.

Metatarsalgie Hierbij is er lokale pijn aan de plantaire zijde van de MT-kopjes ten gevolge van biomechanische overbelasting. Secundair kunnen er ook overmatige eeltvorming of clavi ontstaan. Geen pijn bij passief bewegen van het gewricht.

Morton-neuroom Dit is een entrapment-neuropathie of mechanische overbelasting van de nervus interdigitalis, meestal in de tweede of derde webspace (dit is de ruimte tussen de tenen) (zie figuur 5). Nooit tussen de eerste en tweede teen. Er is voorvoetpijn (DD-metatarsalgie), die in een klassiek geval uitstraalt naar de betreffende tenen, met daarbij een doof gevoel.

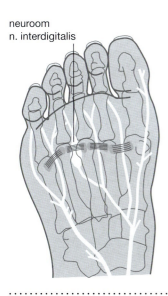

Figuur 5 Morton-neuroom.

Artrose/artritis Hierbij vindt men pijn bij passief bewegen en verdikkingen van MTP-, PIP- of DIP-gewrichten. Aandoeningen van de teengewrichten zijn lokaal of treden op in het kader van een systeemziekte als RA of psoriasis. De ziekte van Freiberg is een osteochondritis van kopje MT2 en veroorzaakt een artritisbeeld van MTP2.

Chronisch benigne pijnsyndroom Van een chronisch benigne pijn syndroom spreekt men als de pijnklachten optreden in een diffuus gebied, continu aanwezig zijn, toenemen bij belasting en met vegetatieve verschijnselen gepaard gaan en er geen specifieke oorzaak gevonden kan worden.

Complex regionaal pijnsyndroom Na een trauma, een fractuur of soms zelfs een heel gering letsel, of na immobilisatie, treden toenemend hevige pijnklachten op, brandend van karakter en gelokaliseerd in voorvoet of gehele voet of onderbeen, in een groter gebied dan passend bij het oorspronkelijke letsel. Er is sprake van een niet goed begrepen ontregeling van het vegetatief systeem ter plaatse en er zijn daarbij passende autonome verschijnselen (paars, blauw, bleek, koud). Spieren atrofiëren, bot ontkalkt en er kan ernstige bewegingsbeperking ontstaan. De posttraumatische vorm werd in het verleden ook wel sudeck-dystrofie genoemd.

Stressfractuur Hierbij is er een pijnlijke voorvoet (DD-metatarsalgie) door een overbelastingsfractuur. Meestal gaat het om het tweede of derde metatarsale gewricht. Er is sprake van een ongewone belasting of van een normale belasting bij osteoporose. Er kan lokaal zwelling dorsaal ontstaan.

5 Kansverdeling van diagnosen

Bij een aan de huisarts gepresenteerde voetklacht is de a-priorikans 24% dat de diagnose aan het einde van de episode op klachtniveau blijft.[7] Dit is vergelijkbaar met knie- en heupklachten. Bij 14% blijkt het om een posttraumatisch voetprobleem te gaan, bij 10% om een verworven stoornis van de extremiteit (onder deze code staan hallux valgus en teenstandafwijkingen zoals hamer- en klauwtenen) en bij 7% om een tendinitis/bursitis.

Tabel 2	Veelvoorkomende lokale oorzaken van niet-traumatische hielpijn.
pijn in de hiel	artritis/artrose van het subtalaire gewricht
pijn onder de hiel	gevoelige hielpolstering (calcaneodynie) apophysitis van de calcaneus (ziekte van Sever; zie kader Voetklachten bij kinderen) fasciitis plantaris
pijn in de hiel mediaal	tarsaletunnelsyndroom tenosynovitis van m. tibialis posterior fasciitis plantaris
pijn hiel achterzijde	aanhechtingstendinitis van de achillespees exostose van Haglund bursitis calcanea (achter de achillespees); 'pump bump'

Tabel 3	Veelvoorkomende lokale oorzaken van niet-traumatische voorvoetpijn.
eerste metatarsale gewricht/eerste teen	hallux valgus (bunion mediaal van MT1-kopje) hallux rigidus (dorsale botvorming) sesamoïditis artritis/artrose MTP, PIP, DIP
tenen 2-5	abnormale stand tenen 2-4 (hamer; klauw; mallet) abnormale stand teen 5 ('curly'; supra-adductus) bunionette (bunion lateraal van MT5-kopje) clavi (hard digitaal; zacht interdigitaal) artritis PIP, DIP
bal van de voet	metatarsalgie morton-neuroom plantaire clavus lokale hyperkeratose wrat artritis/artrose MTP stressfractuur diafyse metatarsalia
diffuus	chronisch benigne pijnsyndroom complex regionaal pijnsyndroom

De resterende 45% blijft e.c.i. of wordt verwezen ter diagnostiek.

De incidentie van hallux valgus is bij mensen van 15 jaar en ouder 0,1%.[7,14,15] Bij vrouwen komt dit zevenmaal vaker voor dan bij mannen. Fasciitis plantaris komt vooral voor bij mensen van 40 tot 60 jaar en op jongere leeftijd bij hardlopers. Een derde deel van de patiënten heeft bilateraal klachten. In meer dan 80% van de gevallen is er binnen twaalf maanden volledig herstel.[6] Gedetailleerde informatie over de incidentie van andere categorieën voetproblemen in de huisartspraktijk is beperkt.

Op het spreekuur van de huisarts worden voetklachten in zes van de tien gevallen door een vrouw gepresenteerd. De incidentie neemt zeer geleidelijk toe met de leeftijd (zie figuur 1).[5]

Voetklachten bij kinderen

Bij de beoordeling van een kindervoet volgt de huisarts eenzelfde patroon als bij de volwassen voet. Men dient echter rekening te houden met een aantal fysiologische veranderingen van de vorm en stand van de voet in de eerste jaren. Dit kan oorzaak zijn van bezorgdheid bij de ouders en verwarring bij de huisarts.

Normale kindervoet. De voet is zeer flexibel, waardoor een 'platte' indruk ontstaat van het mediale longitudinale gewelf en de hiel in eversie (valgus) staat. Als men het kind vraagt op de tenen te lopen, zal er een normaal mediaal longitudinaal gewelf zichtbaar worden. De voorvoet staat in één lijn met de achtervoet en er wordt vanaf de hiel naar de tenen toe afgewikkeld bij lopen. Tegen de leeftijd van 8 jaar heeft de voet de volwassen morfologie.

Abnormale kindervoet. De structuur van de voet is stug en niet flexibel. De hiel staat dikwijls in een nauwelijks corrigeerbare valgusstand. Een coalitio (fibreuze of benige verbinding) binnen de voetwortel kan de oorzaak zijn. Bij een neurologisch lijden past een hoog mediaal longitudinaal gewelf, aangespannen extensoren en moeilijk of traag lopen, rennen of lopen op de tenen. Pijn, zwelling en stijfheid van de gewrichten, standafwijkingen van de kleine tenen en hallux valgus zijn alle abnormaal bij de kindervoet.

Jongens van 8 tot 13 jaar kunnen klagen over een doffe pijn in de hiel die langzaam is ontstaan en toeneemt bij springen. Er is dan sprake van een apofysitis van de calcaneus of ziekte van Sever. Dit is geen avasculaire necrose, maar een teken van mechanische chronische overbelasting van de hiel ten gevolge van te weinig schokabsorptie bij sporten op harde ondergrond. Het is een periostitisbeeld en herstel is mogelijk bij meer rust en meer schokabsorptie (demping).

6 Betekenis van de voorgeschiedenis

Voetproblemen als hallux valgus en standafwijkingen van de vijfde teen zijn soms familiair bepaald en treden dan op relatief jonge leeftijd op. Men spreekt dan van een juveniele hallux valgus.

7 Betekenis van de anamnese

Een waarschijnlijkheidsdiagnose van de oorzaak van gepresenteerde voetklachten kan dikwijls op basis van de anamnese worden gesteld, aangevuld met een gericht lichamelijk onderzoek.[16-18] [C]

AARD VAN DE KLACHT

Meestal gaat het om pijn. Indien de pijn branderig is, kan dit ook bij een (poly)neuropathische pijn passen. Bij een doof gevoel of tintelingen is een neurologische oorzaak waarschijnlijk. Indien tintelingen aan beide voeten constant voorkomen, moet in eerste instantie aan een polyneuropathie worden gedacht. Aanvullende vragen naar aanwezig zijn van diabetes mellitus of vitamine-B_{12}-deficiëntie zijn hier passend. Eenzijdige tintelingen kunnen ook goed passen bij een (status na) radiculair syndroom. Bij tintelingen aan de medioplantaire zijde van de voet wordt vaak ten onrechte een tarsaletunnelsyndroom als oorzaak gezien. Deze aandoening komt zeer zelden voor. Ten slotte kunnen pijnlijke tintelingen in de voorvoet ook door een neuroom van Morton worden veroorzaakt.

LOKALISATIE

Van belang is om het punctum maximum te bepalen en de plaats waar de klachten zijn begonnen. Zie verder de tabellen 2 en 3.

IS DE PIJN NIEUW OF CHRONISCH?

Hoe is de pijn ontstaan? Bij nieuw ontstane pijn is vaak nog een relatie te achterhalen met een mogelijke oorzaak: trauma of overbelasting (ander schoeisel, ander werk, andere sport) of spontaan. Plotseling meer gaan lopen als gevolg van verandering van baan of van sport kan bijvoorbeeld aanleiding geven tot pijn door fasciitis plantaris.

Ook reumatische aandoeningen kunnen zich voor het eerst of tevens in de voet manifesteren.

VERLOOP VAN DE PIJN

Wanneer is de pijn het hevigst? Hoe is het verloop over de dag? Is de pijn meer continu of meer gerelateerd aan belasting of beweging?
– Als men 's morgens veel minder last heeft, past dit bij overbelasting ten gevolge van het soort bezigheden en/of gedragen schoeisel. Dit past bijvoorbeeld bij metatarsalgie, fasciitis plantaris en calcaneodynie. Wanneer voetklachten na een nachtrust minder zijn, pleit dit voor een biomechanische overbelasting, die in de meeste gevallen in ongeveer vier weken tijd spontaan

zal gaan herstellen, mits de belasting wordt aangepast.
- Pijn die ook 's nachts blijft bestaan, kan bij artritis passen, maar moet worden onderscheiden van andere (met name vasculaire en neurologische) oorzaken.
- Als de pijn 's nachts erger wordt, kan dit passen bij een tarsaletunnelsyndroom. Stampen met de voet op de grond geeft soms verlichting. Differentieeldiagnostisch zijn perifere arteriële vaatstoornissen van belang.[19]
- 's Morgens erger. De eerste stappen zijn pijnlijk bij een calcaneodynie, (beginnende) fasciitis plantaris of tendinitis van de achillespees. De pijn zakt na wat langer lopen en komt weer terug, afhankelijk van het belasten.
- Pijn die onvoorspelbaar optreedt, doet denken aan het Morton neuroom. De patiënt geeft aan dat masseren van de voet helpt en dat dan ook alles weer over is. Langer lopen in wat smallere schoenen lijkt dit te provoceren.
- Continue pijn in een diffuus gebied, dag en nacht, in rust, erger door belasten, past bij een chronisch benigne pijnsyndroom.

RELATIE MET SCHOEISEL

Voetklachten die zijn ontstaan *na* het dragen van nieuwe schoenen maken een lokale overbelasting ten gevolge van slechte pasvorm of te weinig schokabsorptie waarschijnlijk.
- Minder last in een stevige schoen met stuggere zool: de op deze wijze verkregen versnelde afwikkeling van de voet werkt goed bij voetklachten op basis van een hallux rigidus en soms bij metatarsalgie. De relatieve immobilisatie door een stevige schoen verlicht ook biomechanisch bepaalde klachten op basis van artrose en tendinitis.
- Meer last bij een niet-verende hak: calcaneodynie en overige voetklachten op basis van een cavusvoettype.
- Minder last bij lopen zonder schoenen als gevolg van minder lokale wrijving: dit komt juist meer voor bij patiënten met hallux valgus (bunion) en een kleermakersbunion (zwelling ter hoogte van MT5-kopje lateraal).

ONDER WELKE OMSTANDIGHEDEN TREEDT DE PIJN OP?

- Tijdens langer staan: passend bij de planusvoettypen.
- Tijdens lopen: passend bij het cavusvoettype (zie tabel 4).
- Meer specifiek bij sporters: alleen bij bepaalde bewegingen (neiging tot zwikken) of ook tussendoor? Wel in staat zijn een activiteit vol te houden, maar erna veel last hebben wijst op artrose of coalitie in de voet of op beginnende tendinitis en bij hardlopers op tendinosis van de achillespees. Last bij lopen op een ongelijke ondergrond duidt op problemen van voetwortel of middenvoet, zoals artrose of artritis.

ANDERE UITLOKKENDE FACTOREN

Bij veranderen van hooggehakt schoeisel naar een lagere hakhoogte verandert de biomechanische belasting in de voet. Een uitgesproken planus voettype zal als gevolg van de hoge hak meer mediale gewelfvorming vertonen (net als bij op de tenen lopen) en wat stabieler kunnen zijn bij lopen. Daarentegen wordt de voorvoet dan juist weer meer belast. Bij overgaan naar een lagere hak vergt dit aanpassing van de achtervoet en de middenvoet, met relatieve overrekking van de kuitspier.

ANDERE VERSCHIJNSELEN

Kleurverandering (cyanotisch of juist bleek) past bij vasculaire oorzaken. Verschil in omvang (in de loop van de dag dikker wordend) past meer bij oedeem. Gewrichtsontsteking buiten de voet of bestaande huidafwijkingen elders op het lichaam (psoriasis) kunnen een aanwijzing zijn voor de oorzaak van de voetklachten.

Over de voorspellende waarde van specifieke anamnestische gegevens zijn geen evidence-based gegevens beschikbaar.

8 Betekenis van het lichamelijk onderzoek [C]

De anamnese geeft richting aan het lichamelijk onderzoek. Het veelvuldig voorkomen bij de voet

Een goede schoen heeft (zie figuur 6):

punten om op te letten		goed
1	sluiting	veters, klittenband
2	schacht	flexibel
3	neus	verstevigd, waardoor vorm- en ruimtebehoud
4	contrefort	stevig, voorkomen van mediaal-lateraal schuiven van de hiel van de voet
5	cambreur	versterking van de vorm van de zool
6	loopzool	leer/synthetisch, niet afsluitend
7	hak	hoogte < 3 cm, oppervlak > 9 cm²
8	lengte/wijdte/hoogte	voldoende ruimte, lengte schoen = lengte voet + 1 cm

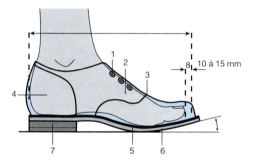

Figuur 6 Anatomie van de schoen (zie ook het volgende kader).

van stand- en vormafwijkingen (stoornissen) zonder klinische relevantie[3] maakt een juiste richting van het onderzoek nog belangrijker. De anatomie van de voet leent zich in het algemeen goed voor inspectie en palpatie (zie figuur 2).

Onderzoek van de schoen geeft additionele informatie. Kennis van de 'anatomie van de schoen' is hierbij noodzakelijk om een diagnose te stellen en bovendien om het (te) gemakkelijk gegeven advies 'Gaat u goede schoenen kopen' ook inhoudelijk te kunnen onderbouwen.

9 Algemeen

Beide voeten moeten worden onderzocht ter vergelijking. Het beste kan de patiënt zowel in staande als in zittende positie worden onderzocht met de beide benen bloot tot de knieën.

GANGPATROON

Er wordt speciaal op gelet of de patiënt tijdens het lopen beide voeten gelijkelijk belast of bijvoorbeeld een antalgisch looppatroon heeft. Dit geeft een eerste indruk van de mate van beperking van mobiliteit en van eventueel lokaal toegenomen eeltvorming als gevolg van het afwijkend looppatroon.

VORM EN STAND

Om een indruk van het voettype te hebben en van daarmee samenhangende voetproblemen (zie tabel 4), wordt gekeken naar de vorm van het mediale longitudinale gewelf, de stand van de calcaneus ten opzichte van de lengteas van het onderbeen en de stand van de voorvoet in relatie tot de achtervoet. De test van Hübscher wordt gebruikt om een indruk te krijgen van de mate van corrigeerbaarheid van een platte voet. Hierbij wordt bij een staande patiënt de grote teen in dorsiflexie gebracht, waarbij er bij een corrigeerbare platvoet een aanspanning optreedt van de plantaire structuren en een toename van het mediale gewelf.

GEWRICHTEN

Naast de totale bewegingsuitslag (*range of motion*, ROM) is het voor het stellen van een juiste diagnose belangrijk om te letten op het bewegingspatroon, de zwelling en lokale pijn en hierbij links en rechts te vergelijken.

Tabel 4	Alledaagse voetproblemen in relatie met het voettype.		
cavusvoet	fysiologie		supinatie; inversie hiel; hoog mediaal gewelf
	anamnese		pijn lateraal, hiel of voorvoet (metatarsalgie)
			klachten nemen toe tijdens lopen
			vaak gevoelige hiel; tenosynovitis van de achillespees
	lichamelijk onderzoek		meer rigide voet met weinig schokabsorptie; neiging tot equinusstand, minder dorsiflexie in de enkel, korte triceps surae (tendinitis van de achillespees door verminderde schokabsorptie)
			hoog en kort mediaal longitudinaal gewelf en inversie van de achtervoet (varuspositie)
			caput tali prominneert meer naar lateraal
			overweeg onderliggend neurologisch lijden met zwakte van de peroneusspieren en de dorsiflectoren
			overbelasting caput MT1; diepstand van MT1
			overbelasting caput MT5, basis MT5 en hiel
			abnormale teenstand (klauw en hamer; dorsale harde clavi)
			in geval van een mobiele voetwortel: tenosynovitis van de peroneusspieren; overbelasting laterale achtervoet; neiging tot enkeldistorsie
	schoenonderzoek		laterale zijde van de schoenzool is afgesleten; hoe meer vervorming van de voet, hoe meer vervorming van de schoen
planusvoet	fysiologie		pronatie; eversie hiel; laag mediaal gewelf; corrigeerbare platvoet
	anamnese		pijn mediaal onder voorvoet (metatarsalgie)
			klachten van moeheid en medioplantaire pijn nemen toe tijdens staan
			fasciitis plantaris; tenosynovitis tibialis posterior spier
	lichamelijk onderzoek		doorzakken van het mediale longitudinale gewelf; neiging tot abductie van de voorvoet in relatie tot de achtervoet; verkorting van het laterale longitudinale gewelf (kolom); too many toes-teken; eversie van de achtervoet (valguspositie); overbelasting van de triceps surae (tendinitis van de achillespees door malalignment)
			caput tali prominneert meer naar mediaal; pronatie van de middenvoet (talonaviculare complex)
			hypermobiel eerste metatarsale gewricht; hoogstand van MT1; onvoldoende dragend
			varuspositie eerste metatarsale gewricht; meer kans op hallux valgus
			overbelasting caput MT2 en MT3 met lokale hyperkeratose/plantaire clavus/metatarsalgie
			abnormale teenstand (hamer; dorsale harde clavus)
	schoenonderzoek		mediale zijde van de schoenzool is afgesleten; hoe meer vervorming van de voet, hoe meer vervorming van de schoen

SPIERKRACHT

Deze wordt links en rechts getest tegen weerstand in het enkelgewricht (plantaire en dorsale flexie), het subtalaire gewricht (inversie en eversie) en op het niveau van de tenen (plantaire en dorsale flexie). Krachtsverlies op basis van spierzwakte en/of pijn kan zo worden opgespoord.

AANWIJZINGEN VOOR OVERBELASTING

Een belangrijke standafwijking, vooral indien gecombineerd met een mobiliteitsbeperking, is een belangrijk risico voor biomechanische overbelasting van huid en subcutis. Patiënten voelen dit veelal het eerst wanneer het pijn gaat doen om met schoenen te lopen.

OVERIGE

Vooral bij ouderen en mensen met comorbiditeit dienen alle hierna genoemde factoren te worden beoordeeld als mogelijke verklaring voor de voetklachten van de patiënt:
- kleur van de huid;
- arteriële pulsaties;
- oedeem;
- capillaire refill;
- littekens;
- huidziekten;
- verlies van sensibiliteit (zie figuur 3).

10 Specifiek

Achtervoet

Zie tabel 2. De lokalisatie van het punctum maximum van de pijn is van belang voor de diagnosestelling.
- *Pijn onder de hiel*. Indien vooral langs de randen: passend bij een calcaneodynie. Indien vooral mediaal en onder: passend bij fasciitis plantaris.
- *Pijn achterzijde hiel*. Bij peritendinitis van de achillespees is er hevige pijn en zwelling van en om de pees (weke delen), soms met crepiteren, vaak met een vrij plotseling begin. Punctum maximum enkele centimeters proximaal van de calcaneus. Bij een degeneratieve tendinosis is er sprake van een vaak asymptomatische verdikking in de achillespees ongeveer vijf centimeter proximaal van de calcaneus. Het is de klassieke plaats van een plotselinge achillespeesruptuur bij piekbelasting. Bij insertietendinitis is de pijn laag op de calcaneus gelokaliseerd, soms met enige zwelling, soms met kalkafzetting.

Voorvoet

Zie tabel 3.
- *Eerste teen*. Bij een hallux rigidus is de dorsiflexie als eerste beperkt; links en rechts vergelijken. Door een verminderde afwikkeling bij een verstijfd MTP1-gewricht wordt er, ter voorkoming van pijn, over lateraal afgewikkeld. De schoen slijt aan de aangedane zijde asymmetrisch af en heeft een schuine plooivorming op het bovenblad.
- *Tenen 2-5*. Een clavus (likdoorn) is secundaire eeltvorming ten gevolge van verhoogde druk op een onderliggend bot. Bij een wrat is er geen relatie met een onderliggend bot en bij afpellen met een scalpel ziet men geen homogeen aspect (clavus) maar een zwart gespikkeld aspect als gevolg van de getromboseerde eindarteriën. Nota bene: ook een dieper liggend corpus alienum of een aberrante benige prominentie kan de oorzaak zijn van lokaal toegenomen eeltvorming.
- *Bal van de voet*. Metatarsalgie kan onderscheiden worden in een primaire (meest voorkomend) en een secundaire vorm. De pijn bij een primaire metatarsalgie is gerelateerd aan mechanische (over)belasting onder de voorvoet ter plaatse van de kopjes van de metatarsalia (MT), met soms reactieve plantaire clavi of hyperkeratose. Onderscheid moet worden gemaakt met een morton-neuroom en een metatarsale stressfractuur. Bij een morton-neuroom is er bij palpatie vooral plantaire pijn tussen de MT-kopjes met – klassiek – uitstralende pijn naar de naastliggende tenen en bij onderzoek verminderde sensibiliteit. Bij een metatarsale stressfractuur is er een geleidelijk ontstane pijn juist proximaal van het MT-kopje, met een zwelling van de dorsale voetrug. Het betreft meestal MT2. Bij metatarsalgie kan de pijn een onderdeel zijn van een systemische ziekte, zoals reumatoïde artritis, jicht of een neurologische aandoening. Bij een artritis is er ook tangentiële drukpijn (bij in dwarse richting comprimeren van de voorvoet) en als gevolg van de zwelling een uit elkaar wijken van de naastliggende tenen (daglichtteken). Ook bij een artritis passen pijn en zwelling dorsaal op het metatarsofalangeale (MTP-)gewricht. Tevens vindt men dan bewegingsbeperking en/of functieverlies van vaak meerdere MTP-gewrichten.

Looppatroon en drukverdeling

Verdere analyse van looppatroon en statische en dynamische drukverdeling (blauwdruk of elektronische drukverdelingmeting op een platform of met een drukmat in de schoen) door een podotherapeut kan een aanvulling zijn voor de diagnostiek. Terughoudendheid om bij elke voetklacht te verwijzen is op zijn plaats.

Over de voorspellende waarde van specifieke bevindingen zijn geen evidence-based gegevens bekend.

11 Betekenis van eenvoudig aanvullend onderzoek [C]

BLOEDONDERZOEK

Er zijn geen harde indicaties. Bij een artritis in de voet, vooral als onderdeel van een systeemziekte, kan een BSE worden bepaald. De diagnose jicht wordt in de acute fase niet door middel van bloedonderzoek gesteld.

RÖNTGENONDERZOEK

In de meerderheid van de gevallen kan de arts zonder beeldvormende diagnostiek tot een (werk)diagnose komen.

Bij een fasciitis plantaris is een gewone röntgenfoto om een hielspoor op te sporen niet zinvol. Veel mensen zonder hielpijn hebben namelijk een dergelijk hielspoor zonder klachten. Tegelijkertijd kan pijn door een fasciitis bestaan zonder veranderingen op de röntgenfoto.

Bij verdenking op een metatarsale stressfractuur is een gewone röntgenfoto pas twee tot drie weken na ontstaan betrouwbaar.

Bij aanhoudende pijn en/of een langdurige herstelperiode na een trauma (zoals een enkeldistorsie) moet de arts denken aan een gemiste fractuur en gericht een CT-scan aanvragen. Voor het aantonen van bijvoorbeeld een osteochondritis dissecans (OD)-haard van de enkel is een MRI geïndiceerd.

Bij verdenking op artrose of reumatoïde artritis kan een röntgenfoto van beide voeten bruikbare informatie geven.

ECHOGRAFIE

Bij verdenking op een morton-neuroom kan in geval van twijfel een gericht aangevraagde echografie of MRI een hulpmiddel zijn om tot de diagnose te komen. Helaas is de uitkomst vaak fout-negatief.

Over de voorspellende waarde van specifieke bevindingen in de populatie van de huisartspraktijk zijn geen evidence-based gegevens beschikbaar.

12 Betekenis van complex aanvullend onderzoek

REUMATOLOGISCH ONDERZOEK

Bij een bilaterale fasciitis plantaris die langer dan twee tot drie maanden duurt, dient een reumatologische aandoening (met name ankyloserende spondylitis, ziekte van Bechterew) te worden uitgesloten. Hetzelfde geldt voor een bilaterale tendinitis van de achillespees. De a-priorikans dat een dergelijke patiënt de ziekte van Bechterew heeft, is 50% bij een positieve familieanamnese en tevens rugklachten. [E] Een aanvullende röntgenfoto van de sacro-iliacale gewrichten en zo nodig een MRI kunnen helpen de diagnose te stellen. Laboratoriumonderzoek op HLA-B27 kan fout-negatief maar ook fout-positief zijn: 8% van de gezonde Nederlanders is positief wat betreft HLA-B27.[20]

NEUROLOGISCH ONDERZOEK

Bij verdenking op een tarsaletunnelsyndroom kan een EMG belangrijke aanvullende informatie geven. Verder neurologisch onderzoek met CT en/of MRI is geïndiceerd bij langerdurende evenwichtsstoornissen, spierdisbalans, toenemende holling van de voet (cavus) met klauwen van de tenen en ontwikkeling van een spitsvoet.

ORTHOPEDISCH ONDERZOEK

Een MRI of CT-scan kan geïndiceerd zijn bij het vaststellen van een aangeboren fibreuze of benige verbinding tussen calcaneus en/of naviculare en/of talus (coalitio) bij een rigide platvoet.

13 Samenvatting

Voetklachten komen veel voor en worden meestal door een alledaags probleem veroorzaakt. Ze beperken de mobiliteit en het algemeen welzijn en zijn daarmee klinisch relevant. Mensen met voetklachten hebben echter gemiddeld ruim drie afwijkingen aan hun voet tegenover één klinisch probleem, waardoor overdiagnostiek dreigt.

Voetklachten bestaan meestal lange tijd. Het gaat vooral om pijn. Ruim de helft van de mensen met voetklachten zoekt hiervoor hulp in het (para)medische circuit. Kennis van anatomie van de voet is noodzakelijk om een goede diagnose te kunnen stellen. Inzicht in de interactie van de voet en de schoen is belangrijk voor begrip van de klachten, maar anamnese en lichamelijk onderzoek bepalen het beleid. Aandacht voor comorbiditeit is noodzakelijk. Mobiliteitbeperkende comorbiditeit, zoals ziekten van het bewegingsapparaat, diabetes mellitus en ernstige hart- en vaatziekten, kan oorzaak zijn van voetproblemen, maar ook kan de door deze aandoeningen veroorzaakte beperking van de mobiliteit versterkt worden door voetpijn.

Vrouwen hebben vaker dan mannen klachten van het bewegingsapparaat van de voet. Een waarschijnlijkheidsdiagnose ten aanzien van de voetklachten kan vaak op basis van de anamnese worden gesteld, aangevuld met een systematisch en gericht lichamelijk onderzoek. De waarde van aanvullend onderzoek door de huisarts is beperkt. Op indicatie kan aanvullend specialistisch onderzoek worden verricht.

Literatuur

1 Anonymous. International Classification of Functioning, Disability and Health.(ICF) Geneva: WHO, 2001.
2 Gorter KJ, Kuyvenhoven MM, Melker RA de. Non-traumatic foot complaints in older people. A populationbased survey of risk factors, mobility, and well-being. J Am Podiatr Med Ass 2000;90:397-402.
3 Dunn JE, Link CL, Felson DT et al. Prevalence of foot and ankle conditions in a multiethnic community sample of older adults. Am J Epidemiol 2004; 159:491-8.
4 Gorter KJ, Kuyvenhoven MM, Melker RA de. Nontraumatic forefoot problems and foot function in people of 45 years and above. Arthr Rheum 2000;43; S129.
5 Linden MW van der, Westert GP, Bakker D de, et al. Tweede Nationale Studie naar ziekten en verrichtingen in de huisartspraktijk: klachten en aandoeningen in de bevolking en in de huisartspraktijk. Utrecht: Nivel, 2004.
6 Buchbinder R. Plantar fasciitis. N Eng J Med 2004; 350:2159-66.
7 Okkes IM, Oskam SK, Lamberts H. Van klacht naar diagnose. Episodegegevens uit de huisartspraktijk. Bussum: Coutinho, 1998.
8 Gorter KJ, Kuyvenhoven MM, Melker RA de. Health care utilisation by older people with nontraumatic foot complaints. What makes the difference? Scand J Prim Health Care 2001;19:191-3.
9 Frey C, Thompson F, Smith J, et al. American orthopaedic foot and ankle society women's shoe survey. Foot Ankle 1993;14:78-81.
10 Dawson J, Thorogood M, Marks SA et al. The prevalence of foot problems in older women: a cause for concern. J Public Health Med 2002;24:77-84.
11 Janssens HJEM, Lagro HAHM, Peet PG van, et al. NHG-Standaard Artritis. Huisarts Wet 2009;52:439-53.
12 Rutten GEHM, Grauw WJC de, Nijpels G, et al. NHG-Standaard Diabetes mellitus type 2. Tweede herziening. Huisarts Wet 2006;49:137-52.
13 Clemow C, Pope B, Woodall HE, et al. Tools to speed up your heel pain diagnosis. J Fam Pract 2008;57: 714-23.
14 Hoogen HJM van den, Huygen FJA, Schellekens JWG, et al. Morbidity figures from general practice. Nijmegen: Nijmegen University, Department of General Practice, 1985.
15 Royal College of General Practitioners. Morbidity Statistics. London, 1977.
16 West SG, Woodburn J. Pain in the foot. BMJ 1995; 310:860-84.
17 Pyasta RT, Panush RS. Common painful foot syndromes. Bull Rheum Dis 1999;48:1-4.
18 Coughlin MJ. Common causes of pain in the forefoot in adults. J Bone Joint Surg 2000;82-B;781-90.
19 Bartelink ML, Stoffers HEJH, Boutens EH, et al. NHG-Standaard Perifeer arterieel vaatlijden. Eerste herziening. Huisarts Wet 2003;46:848-58.
20 Bijlsma JWJ, Voorn ThB (eds). Praktische huisartsgeneeskunde. Reumatologie. Houten: Bohn Stafleu van Loghum, 2000.

Huid

Eczeem

P.C. Dirven-Meijer, L.M. de Jong-Tieben, H.J. Besselink en T.O.H. de Jongh

Ga naar de website extras.bsl.nl/alledaagseklachten voor de video bij dit hoofdstuk

1 Inleiding

Patiënten consulteren de huisarts dagelijks met een diversiteit aan huidafwijkingen. Daarbij neemt eczeem een belangrijke plaats in. Eczeem is een verzamelnaam voor huidaandoeningen die gekenmerkt worden door een klinisch polymorf beeld, dat in de acute fase gepaard gaat met erytheem, oedeem, papels en vesikels en in de chronische fase met schilfering, lichenificatie en eventueel kloofvorming.[1]

In dit hoofdstuk worden de belangrijkste symptomen van de verschillende soorten eczeem besproken.

Aangezien eczeem vooral een klinische diagnose is, valt een strikte indeling niet goed te maken en zijn de verschillende soorten eczeem niet altijd van elkaar te onderscheiden. Meestal wordt een indeling gemaakt op grond van de etiologie en pathogenese (bijv. atopisch eczeem, allergisch contacteczeem, ortho-ergisch contacteczeem, hypostatisch eczeem), op grond van morfologie (bijv. dyshidrotisch eczeem, tylotisch eczeem, nummulair eczeem) of lokalisatie (bijv. intertrigo).[2] Zowel in de Angelsaksische als in de Nederlandse literatuur worden de woorden eczeem en dermatitis soms door elkaar gebruikt.

Jeuk is voor mensen met eczeem vaak een reden om naar de arts te gaan, maar dit hoofdstuk gaat alleen over mensen die met de klacht eczeem bij de arts komen. In het hoofdstuk *Jeuk* wordt de diagnostiek van de klacht jeuk beschreven.

2 De klacht in de bevolking

INCIDENTIE IN DE BEVOLKING

Eczeem komt bij ongeveer 6% van de volwassenen in Nederland voor en is daarmee de meest voorkomende huidaandoening.[3] Met betrekking tot de verschillende soorten eczeem geldt het volgende.

- De prevalentie van constitutioneel eczeem loopt uiteen van 3 tot 10% op kinderleeftijd tot 1 tot 3% op volwassen leeftijd.[4] Constitutioneel eczeem is de meest voorkomende huidziekte bij kinderen in de leeftijd van 0 tot 4 jaar.[5] [C] De incidentie neemt af met het vorderen der leeftijd.
- Seborroïsch eczeem komt bij 2 tot 5% van de bevolking voor,[6] de hoogste frequentie in het eerste levensjaar.
- Dyshidrotisch eczeem komt volgens een studie uit 1982 voor bij 2,8% van de Nederlandse populatie.[7]
- Contacteczeem, waarbij dus geen onderscheid is gemaakt in allergisch en ortho-ergisch eczeem, kwam in 2000 bij 2,5% van de bevolking voor.[8]

Van allergisch contacteczeem is bekend dat ongeveer 10 tot 30% van alle volwassen vrouwen aller-

---

Om de lezer een indruk te geven van de mate van bewijskracht ter onderbouwing van een aantal belangrijke diagnostische stappen, is deze onderbouwing door de auteurs als volgt aangegeven.
- [E] = Voldoende bewijskracht; dat wil zeggen meerdere goed opgezette onderzoeken met eensluidende uitkomsten in een vergelijkbare populatie.
- [A] = Sterke aanwijzingen of indirect bewijs; dat wil zeggen één goed opgezet onderzoek met betrekking tot een vergelijkbare populatie, of meerdere onderzoeken in andere, niet geheel vergelijkbare populaties.
- [C] = Consensus uit richtlijnen of standaarden met betrekking tot de populatie.

gisch is voor nikkel en 2 tot 3% voor cosmetica.[1,9]. Een nikkelallergie is verantwoordelijk voor 7% van alle beroepsziekten.[10]

De vermelde percentages zijn afkomstig uit verschillende bronnen en tijden en daardoor niet geheel vergelijkbaar.

BELEVING VAN DE KLACHT

Bij de meeste vormen van eczeem is jeuk de belangrijkste klacht.[11] De aanwezigheid van jeuk verraadt zich door multipele excoriaties (krabeffecten). Uit onderzoek bij patiënten met atopisch eczeem blijkt dat de vaak heftige jeuk de kwaliteit van het leven van de patiënt en zijn omgeving ernstig kan aantasten, vooral door een verstoring van de nachtrust.[12] Door het krabben kan een secundaire infectie (impetiginisatie) ontstaan, gepaard gaand met pijn en soms koorts.

Een andere klacht is dat de huiduitslag vaak opvallend en cosmetisch storend is. De in het oog springende huidafwijkingen kunnen gevoelens van schaamte en een verminderd zelfvertrouwen tot gevolg hebben. Vooral pubers kunnen psychische problemen ondervinden door hun uiterlijk.

3 De eerste presentatie bij de dokter

De incidentie van de klacht eczeem bij de huisarts is niet precies bekend. Er is een grote discrepantie tussen het aantal mensen dat met de klacht eczeem bij de huisarts komt en het totaal aantal keren dat de huisarts de diagnose eczeem stelt. De contactreden (= klacht) eczeem betekent dat de mensen zelf reeds deze diagnose hebben gesteld. Meestal komen zij met de klacht jeuk of uitslag bij de arts, die dan de diagnose eczeem stelt.

Wanneer de contactredenen seborroïsch eczeem, atopisch eczeem en contacteczeem of andere soorten eczeem worden samengevoegd, komt de incidentie van de klacht eczeem in het Transitieproject op 6,8 per 1.000 patiënten per jaar (figuur 1), terwijl in hetzelfde onderzoek de incidentie van de diagnose eczeem door de huisarts gesteld 46,2 per 1.000 patiënten per jaar bedraagt.[3]

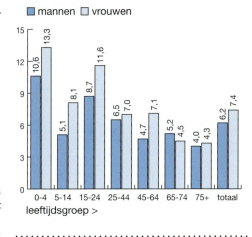

Figuur 1 Incidentie van de klacht eczeem aan het begin van een episode in de huisartspraktijk, per 1.000 patiënten per jaar.[3]

4 Pathofysiologie en differentiële diagnose

PATHOFYSIOLOGIE

Het meest karakteristieke histologische kenmerk van (acuut) eczeem is de spongiose, dat wil zeggen het oedeem (intra- en intercellulair) in de epidermis, waardoor een blaasje (vesikel) kan ontstaan waarin vaak leukocyten en lymfocyten gevonden worden. Niet altijd is dit symptoom bij alle vormen van eczeem volledig ontwikkeld. Afhankelijk van het stadium van eczeem (acuut, subacuut, chronisch) verschilt het morfologisch beeld.

Acuut eczeem wordt gekenmerkt door een polymorf beeld van erytheem, oedeem, papels en vesikels, soms nattend. In het subacute stadium neemt de polymorfie af, wordt de huid droger en ontstaat er meer schilfering. In de chronische fase neemt het erytheem af, wordt de huid dikker en ontstaan er kloven.

DIFFERENTIËLE DIAGNOSE VAN ECZEEMVORMEN

Atopisch eczeem

Atopisch eczeem (figuur 2) wordt in Nederland meestal constitutioneel eczeem genoemd. Er zijn auteurs die menen dat een allergeen-specifiek IgE aantoonbaar moet zijn, voor men de diagnose atopisch eczeem mag stellen.[13] Indien dit niet het geval is, zou men moeten spreken van constitutioneel eczeem. In dit hoofdstuk is constitutioneel eczeem synoniem aan atopisch eczeem.

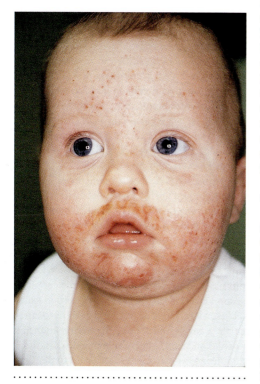

Figuur 2 Atopisch eczeem in het gelaat bij een baby.

Het stellen van de diagnose constitutioneel eczeem gebeurt meestal aan de hand van een aantal kenmerken. Een veelgebruikte diagnostische richtlijn is die van Williams.[14] Volgens deze richtlijn is een jeukende huid het hoofdcriterium. Verder zijn er nevencriteria, waarvan er ten minste drie aanwezig moeten zijn om de diagnose te stellen:
– een voorgeschiedenis van huidafwijkingen in huidplooien, voorzijde enkels, nek, bij kleine kinderen de wangen;
– astma of hooikoorts (kinderen < 4 jaar bij eerstegraads familielid);
– droge huid in het voorafgaande jaar;
– begin van de aandoening < 2 jaar (dit kenmerk vervalt als het kind nog geen 4 jaar is);
– zichtbare afwijkingen in huidplooien (bij kinderen < 4 jaar ook op wangen, voorhoofd en/of strekzijde van de ledematen).

De pathofysiologie is complex.[15] Zowel genetische als omgevingsfactoren zijn hierbij betrokken. [C] Tweelingen- en familieonderzoeken hebben aangetoond dat een predispositie voor constitutioneel eczeem grotendeels erfelijk is bepaald.[16] Voor de bepaling van de ernst van constitutioneel eczeem zijn er klinische scoringssystemen zoals de TIS-score,[17,18] die een indeling maken in mild, matig en ernstig eczeem, op grond waarvan een therapeutisch behandelplan gemaakt kan worden voor de dagelijkse, klinische praktijkvoering. [C]

De kans op het ontwikkelen van astma is groter als het eczeem ernstig is.

De combinatie met een voedselallergie komt soms voor bij zuigelingen met een ernstige vorm van constitutioneel eczeem.[19] Dieetinterventies geven meestal geen verbetering van het eczeem en hebben tot gevolg dat er een onderbehandeling van het eczeem plaatsvindt. Het betreft meestal een koemelkeiwitallergie. Andere belangrijke voedselallergenen bij kinderen zijn kippenei en pinda, en minder vaak tarwe, soja en vis. Op volwassen leeftijd spelen voedselallergenen doorgaans geen rol meer. Aeroallergenen (vooral huisstofmijtallergeen) kunnen via huidcontact eczeem induceren, maar de directe invloed hiervan op het beloop van het eczeem is zeer beperkt.

Ook niet-allergische factoren kunnen een rol spelen: zo betekent een verminderde barrièrefunctie van de huid bij patiënten met constitutioneel eczeem een verhoogde gevoeligheid voor droge lucht, contact met water, zeep en andere irritantia en bepaalde textielsoorten (zoals wol).[20] Uit eczemateuze huidlaesies van de patiënt wordt in 90-100% van de gevallen *Staphylococcus aureus* geïsoleerd.[17] [C] De kolonisatiegraad van *Staphylococcus aureus* is gecorreleerd met de ernst van het eczeem.

Een infectie met herpes simplex kan een dramatische verergering van het eczeem geven (*eczema herpeticum*).

Er wordt onderscheid gemaakt tussen het *vroeg-atopisch eczeem* (dauwworm), dat zich meestal openbaart tussen de 3e en 6e maand, en het *laat atopisch eczeem*, dat optreedt na de leeftijd van ongeveer 2 jaar. Op de zuigelingenleeftijd is er vaak sprake van een acuut nattend eczeembeeld (figuur 2). De aandoening is dikwijls vrij diffuus gelokaliseerd op de wangen (vrijlaten van narcosekapje), voorhoofd, romp en extremiteiten, met name de scheenbenen. Na het tweede jaar treedt er meer lichenificatie op en zien we het eczeem in de holten van ellebogen en knieën, aan de polsen, enkels en in de hals.

De lokalisatie van het eczeem verschilt per leeftijdsklasse (figuur 3).[21]

Seborroïsch eczeem

Seborroïsch eczeem (figuur 4) kan verdeeld worden in twee incidentiepieken: eczema seborrhoicum infantum, dat vaak al kort na de geboorte ontstaat en meestal verdwijnt voor de leeftijd van 6 maanden (figuur 4), en eczema seborrhoicum adultorum, dat na de puberteit begint, een chronisch recidiverend beloop heeft en tot op hoge leeftijd kan voorkomen. De exacte oorzaak van seborroïsch eczeem is onbekend; wel is de aandoening vooral aanwezig op plaatsen met verhoogde talgklierproductie (seborroe) met overgroei van de gist *Pityrosporum ovale*. Gisten floreren in warmte en vocht, zodat een hoofddeksel extra irritatie kan geven. Zon vermindert daarentegen de verschijnselen.[22]

Bij kinderen is het beeld kenmerkend: vettige schilfers, voornamelijk op het behaarde hoofd (berg) en verder vooral in de plooien (hals, oksels, liezen).[6] Bij volwassenen valt de vettige huid op. Een voorkeurslokalisatie van het eczeem is het behaarde hoofd. Indien er slechts sprake is van fijne schilfering zonder erytheem, spreken we van pityriasis capitis (roos). Vaak is er een meer uitgesproken erytheem met geelwitte, vettige schilfertjes, vooral langs de haarranden en retro-auriculair. Door secundaire impetiginisatie kunnen korstjes ontstaan. Andere voorkeurslokalisaties zijn het gelaat (nasolabiaal, mediaal van de wenkbrauwen, baardstreek), de gehoorgangen en presternaal.

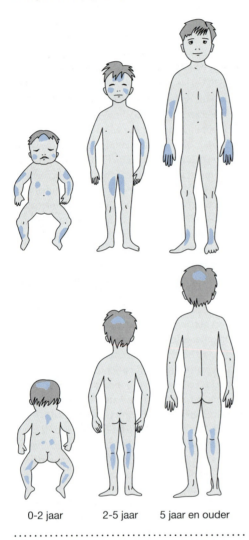

Figuur 3 Voorkeurslokalisaties van constitutioneel eczeem op de kinderleeftijd.

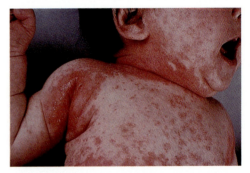

Figuur 4 Zuigeling met seborroïsch eczeem.

Differentiële diagnose tussen seborroïsch eczeem en atopisch eczeem

De diagnose seborroïsch eczeem dient gedifferentieerd te worden van atopisch eczeem, dat meestal langere tijd na de geboorte begint, niet direct op het behaarde hoofd voorkomt en een heftiger beeld geeft met meer jeuk.

Hoewel er diverse overeenkomsten zijn met seborroïsch eczeem, heeft men in de literatuur geen verband kunnen aantonen tussen seborroïsch eczeem en atopisch eczeem.[23]

Nummulair eczeem

De etiologie van nummulair eczeem (in Angelsaksische literatuur ook *discoid eczema*) is onbekend.[24] Op jonge leeftijd is het meestal een uitingsvorm van atopisch eczeem. Nummulair eczeem komt het meest voor op volwassen leeftijd. Sommige onderzoekers wijzen op een allergische reactie op bacteriën of bacterieproducten (kokkogeen eczeem), maar hiervoor is in de literatuur onvoldoende bewijs gevonden. Wel is duidelijk dat de bacteriële kolonisatie van de huid bij deze eczeemvorm een grote rol speelt. Vooral in de acute, nattende fase is er vrijwel altijd sprake van secundaire infectie met *Staphylococcus aureus*.

Het beeld kenmerkt zich door ronde, matig scherp begrensde eczeemlaesies, met een doorsnede van 1 tot 10 cm, opgebouwd uit papels en vesikels. In de acute fase worden nattende en crusteuze laesies gezien. Schilfering en lichenificatie zijn kenmerkend voor de chronische vorm.

Hypostatisch eczeem

Hypostatisch eczeem berust, zoals de naam al suggereert, op een chronische veneuze insufficiëntie van de benen. Secundair kunnen trofische stoornissen van de huid en ulceraties worden gezien.[25] Bij de differentiaaldiagnose moet onder andere rekening worden gehouden met allergisch contacteczeem – wat bij patiënten met chronische veneuze insufficiëntie ook veelvuldig voorkomt – vooral voor allergenen in gebruikte lokale preparaten of bandages.

Contacteczeem

Bij contacteczeem zijn twee vormen te onderscheiden, te weten het allergisch contacteczeem en het ortho-ergisch contacteczeem. Bij 75% van de volwassen eczeempatiënten spelen ortho-ergische factoren een rol en bij 30% allergische factoren.[1] Soms zijn beide factoren van belang. Gezien de verschillen in pathogenese zullen we deze twee vormen apart behandelen.

Allergisch contacteczeem Het belangrijkste pathogenetische kenmerk van het allergisch contacteczeem is een overgevoeligheidsreactie van het vertraagde type (type-IV-reactie volgens Gell en Coombs). Dat wil zeggen dat er een eczemateuze reactie plaatsvindt op een stof waarvan de meeste mensen geen klachten ondervinden, bijvoorbeeld nikkel, bepaalde kleurstoffen of cosmetica (figuur 5). De primaire lokalisatie (80% de handen) is belangrijk, omdat dit een belangrijke aanwijzing is voor de aard van het contactallergeen.

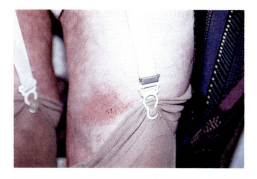

Figuur 5 Allergisch contacteczeem door contact met nikkel in een jarretel.

Het klinisch beeld kan acuut zijn met een vurig erytheem, zwelling van de huid en vesikels, maar er kan ook sprake zijn van een meer chronisch huidbeeld met schilfering, lichenificatie en kloofjes (vooral aan de handen en voeten). Soms zijn op andere plaatsen op de huid strooihaarden zichtbaar.[26]

Ortho-ergisch contacteczeem Ortho-ergisch contacteczeem wordt in de Angelsaksische literatuur *irritant-dermatitis* genoemd en berust op een toxische reactie, die meestal ontstaat door huidirritantia. Een irritans is een agens dat bij contact met de huid in staat is celbeschadiging te veroorzaken, waarbij geen immunologische processen betrokken zijn. Cruciaal is vaak de herhaalde blootstelling aan op zichzelf weinig irritatieve stoffen, zoals zeep, schoonmaakmiddelen, groentesappen en water. Bij hiervoor gevoelige personen leidt dit tot schade aan de huidbarrière. Meestal is er meer schade aan de epidermis dan aan de dermis, waardoor de huid een uitgedroogd aspect vertoont, met schilfering en neiging tot kloofjes.

Huidbelastende beroepen zijn onder andere huisvrouw, kapper, functies in de gezondheidszorg en horeca, schoonmaker en bloemist.

Luieruitslag bij baby's is ook te beschouwen als een vorm van ortho-ergisch contacteczeem.

Dyshidrotisch eczeem

Dyshidrotisch eczeem (synoniem: acrovesiculeus eczeem) (figuur 6 en 7) kenmerkt zich door meestal recidiverende erupties van vesikels aan de handen (laterale zijden van de vingers en handpalmen) en/of voeten (voetzolen en voetranden) (figuur 6 en 7). De aandoening komt vaker voor bij vrouwen dan bij mannen en is zeldzaam bij kinderen.

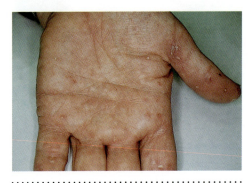

Figuur 6 Dyshidrotisch eczeem aan de hand.

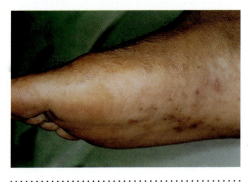

Figuur 7 Dyshidrotisch eczeem aan de voet.

De oorzaak is meestal onbekend, maar er kan een verband bestaan met een atopische constitutie of de aanwezigheid van een dermatomycose aan de voeten (mykide = -'ide'-reactie, dat wil zeggen een strooireactie aan de handen bij een actieve voetschimmel). Ook een contactallergie kan zich uiten als een dyshidrotisch eczeem.

Intertrigineus eczeem

Intertrigineus eczeem, ook wel intertrigo genoemd, komt op alle leeftijden voor, maar vooral bij zuigelingen, adipeuze patiënten en diabetici. Het betreft, zoals de naam al aangeeft, een erytheem in de lichaamsplooien, onscherp begrensd, dat soms wat pijnlijk aanvoelt en lichte jeuk veroorzaakt.

Bij secundaire infectie met een bacterie zien we irritatie van de huid met crusteuze, nattende laesies. Ook treedt nogal eens een secundaire infectie op met *Candida albicans*, gekenmerkt door lamellaire schilfering aan de rand, satellietlaesies (zgn. 'eilandjes voor de kust') en minipusteltjes.

Tylotisch (hyperkeratotisch) eczeem

Tylotisch eczeem (figuur 8) is een eczeem met een chronisch beloop. De aandoening komt het meest voor bij patiënten tussen de 30 en 50 jaar oud. De oorzaak van tylotisch eczeem is onbekend. In sommige gevallen lijkt er een atopische predispositie te bestaan.

Het klinisch beeld manifesteert zich door vorming van hyperkeratotische plekken (eeltvorming) aan handpalmen en voetzolen met slechts weinig ontstekingsreactie (figuur 8). Soms zijn er tekenen van een meer acuut stadium in de vorm van kleine ingedroogde vesikeltjes (vergelijkbaar met dyshidrotisch eczeem). De hyperkeratose bepaalt het beeld echter, waarbij soms vrij forse eeltplekken ontstaan en vaak diepe, pijnlijke kloven.

Asteatotisch eczeem

Asteatotisch eczeem (synoniem voor *eczema craquelatum*) is een droge vorm van eczeem, die vooral wordt gezien aan de onderbenen van oudere patiënten.[27] Het vetgehalte van het stratum corneum vermindert bij het ouder worden en daardoor is de huid extra gevoelig voor uitdroging.

Er is sprake van een monomorf eczeem, meestal gelokaliseerd op het onderbeen, met een kenmer-

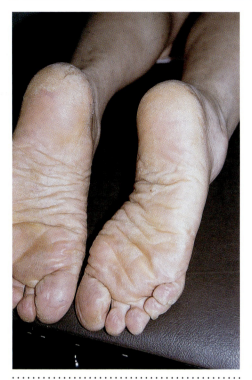

Figuur 8 Hyperkeratotisch eczeem aan de voetzolen.

kend patroon van bleekrode barstjes (craquelé aspect!) bij een overigens droge schilferende huid, soms met krabeffecten.

Lichen simplex

Lichen simplex of neurodermitis circumscripta is een scherp begrensde, sterk jeukende huidaandoening, die gepaard gaat met voortdurend krabben, waardoor ter plaatse een verdikte, gelichenificeerde huid ontstaat. Sommige auteurs menen dat lichen simplex een minimale variant is van atopisch eczeem, maar een atopische constitutie wordt maar bij een beperkt aantal patiënten gevonden.[28] Dikwijls wordt een relatie gelegd met emotionele stress die wordt omgezet in psychovegetatieve stimuli, vergelijkbaar met bijvoorbeeld nagelbijten en kettingroken.

Meestal betreft het een solitaire laesie, soms twee of drie plekken, met als voorkeurslokalisaties het scheenbeen, de enkel of wreef van de voet, de strekzijde van onderarm en pols, de nek, het genitaal gebied (scrotum of vulva) en het sacrum. Het klinisch beeld is dat van een circumscripte dofrode, sterk gelichenificeerde plaque met eventueel wat schilfering en krabeffecten.

Pityriasis alba

Pityriasis alba wordt beschouwd als een niet-specifieke dermatitis, waarvan de precieze oorzaak onbekend is. Uit onderzoek is gebleken dat de prevalentie van pityriasis alba hoger is bij mensen met een atopische constitutie en bij mensen met een donkere huidskleur.[29] De aandoening komt vooral voor bij kinderen tussen de 3 en 16 jaar. Aanvankelijk zijn er ronde of ovale erythemateuze en schilferende laesies, die echter snel genezen, waardoor meestal alleen de resterende fijn schilferende plekken met hypopigmentatie te zien zijn.[30]

Vooral bij patiënten met een donkere huidskleur zijn de laesies opvallend. De voorkeurslokalisatie is het gelaat, vooral op wangen, voorhoofd en op de kin. Bij ongeveer 20% van de patiënten zijn ook de nek, schouders en de strekzijde van de armen aangedaan.

Juveniele plantaire dermatose

Juveniele plantaire dermatose is een erythematosquameuze dermatose, te vinden aan de plantaire zijde van tenen en voorvoet, vooral bij kinderen tussen de 3 en 14 jaar.

Een belangrijke factor is dat deze kinderen meestal een droge huid hebben en vaak een atopische aanleg. Maar ook lokale factoren lijken een rol te spelen, zoals het dragen van sokken van synthetisch materiaal en afsluitend schoeisel, waardoor er een retentie van zweet kan ontstaan en maceratie van de huid.[31] In combinatie met wrijvingsfactoren (sporten e.d.) leidt dit tot ontstekingsverschijnselen in de huid, zich uitend in een irritatief eczeem.

Kenmerkend is de droge perkamentachtige huid met een opvallend glanzend aspect en de neiging tot het vormen van pijnlijke kloofjes.

DIFFERENTIËLE DIAGNOSE VAN ECZEEM

Wanneer een patiënt komt met een klacht die kan passen bij eczeem, is het belangrijk eerst vast te stellen of er niet een andere huidaandoening in het spel is.

De volgende huidaandoeningen geven vaak differentiaaldiagnostische problemen.

Dermatomycosen, vooral infecties met dermatofyten (tinea-infecties) of gisten (bijv. pityriasis versicolor, candidose). Bij eczeem in de huidplooien moet behalve aan seborroïsch eczeem of intertrigineus eczeem ook gedacht worden aan candidiasis (scherp begrensd erytheem met randschilfering, 'eilandjes voor de kust' en soms pustels) of een dermatomycose (scherp begrensd erytheem met papuleuze, schilferende rand en soms folliculaire pustels). Op de hoofdhuid kan seborroïsch eczeem lijken op een dermatomycosis (tinea capitis), vooral wanneer seborroïsch eczeem gepaard gaat met forse schilfering en haaruitval. Aan de voeten kan met name dyshidrotisch eczeem verwarring geven met een dermatomycosis. Een mycose geeft echter minder jeuk, is scherper begrensd en toont geen vesikels (blaasjes), maar soms wel pustels onder de voetzolen.

In twijfelgevallen blijft het sluitstuk van goede diagnostiek een onderzoek onder de microscoop (KOH-preparaat), waarbij gisten en schimmeldraden kunnen worden waargenomen.[32]

Psoriasis. Een aantal vormen van eczeem kan differentiaaldiagnostische problemen geven met psoriasis. Nummulaire eczeemplekken kunnen lijken op psoriasisplaques, tylotisch eczeem kan lijken op psoriasis aan de handen en voeten, intertrigo op een psoriasis inversa en seborroïsch eczeem op een psoriasis van de hoofdhuid en gehoorgangen. In tegenstelling tot nummulair eczeem gaat psoriasis meestal niet gepaard met veel jeuk. Andere differentiaaldiagnostische kenmerken van psoriasis zijn het kaarsvetfenomeen en typische nagelafwijkingen.[33] [C]

Allergische toxicodermie. Bij uitgebreide eczemateuze plekken die vrij plotseling zijn ontstaan, moet gedacht worden aan een op een eczeem gelijkende allergische reactie op een geneesmiddel (eczemateuze toxicodermie). Eczemateuze geneesmiddelenreacties worden gezien na gebruik van diverse antibiotica, β-blokkers, thiazidediuretica en simvastatine.

Behalve de hiervoor genoemde dermatosen zijn er nog enkele huidaandoeningen die specifiek differentiaaldiagnostische problemen geven bij enkele vormen van eczeem.

Hypopigmentaties kunnen, behalve bij pityriasis alba[30], voorkomen als postinflammatoire aandoening en bij vitiligo. Bij postinflammatoire hypopigmentatie blijkt uit de anamnese dat er voorafgaand een eczeemplek is geweest. Bij vitiligo is er sprake van depigmentatie in plaats van hypopigmentatie en zijn de plekken bovendien scherper begrensd en grilliger van vorm.

Een *lichen planusplaque* kan lijken op lichen simplex, maar vaak zijn bij lichen planus ook meer verspreid voorkomende papeltjes aanwezig. Bovendien heeft een lichen planusplek aan het oppervlak een netwerk van kleine witte lijntjes, de zogenaamde striae van Wickham.

Erysipelas of *cellulitis* kan differentiaaldiagnostische problemen geven met hypostatisch eczeem. Hoewel ook bij hypostatisch eczeem roodheid en zwelling kunnen optreden, is de jeuk een belangrijk kenmerk. Bij erysipelas staan roodheid en zwelling meer op de voorgrond en is er minder jeuk. Bovendien is er sprake van een eenzijdig, vrij acuut beeld, dat gepaard gaat met koorts, pijn en een oppervlakkig, vurig, scherp begrensd erytheem. Cellulitis geeft een vergelijkbaar beeld als erysipelas, maar is minder scherp begrensd en geeft meestal minder heftige algemene verschijnselen.

5 Kansverdeling van diagnosen

Slechts van een beperkt aantal soorten eczeem is de incidentie bij de huisarts bekend. De volgende diagnosen worden het meest geregistreerd: contacteczeem (allergisch of ortho-ergisch), constitutioneel/atopisch eczeem en seborroïsch eczeem (zie tabel 1). Van andere eczeemsoorten ontbreken getallen over incidentie bij de huisarts. De genoemde incidentiecijfers hebben betrekking op alle mensen bij wie de diagnose eczeem wordt gesteld, onafhankelijk van de contactreden. Meestal is deze contactreden roodheid of jeuk, slechts bij 10 tot 20% eczeem.[3]

Wanneer gekeken wordt naar de mensen die met de klacht eczeem bij de huisarts komen, is de kans op contacteczeem (allergisch of ortho-ergisch) het grootst (zie tabel 1).[3]

De leeftijd speelt een belangrijke rol bij de differentiaaldiagnose van verschillende soorten eczeem.[3,35]

– Contacteczeem komt op alle leeftijden veel voor.
– Bij eczeem op de zuigelingenleeftijd is kort na de geboorte de kans op seborroïsch eczeem het grootst, bij het ontstaan in de derde maand atopisch eczeem.

Tabel 1	Incidentie van verschillende eczeemsoorten bij de huisarts per 1.000 patiënten per jaar.					
	contacteczeem		atopisch eczeem		seborroïsch eczeem	
	man	vrouw	man	vrouw	man	vrouw
NIVEL-II[34]	21,0	31,8	5,7	6,5	?	?
CMR[35]	45,2	71,3	6,1	6,0	5,3	5,9
transitieproject[3]	24,0	35,5	5,3	4,7	5,1	5,5
Nationaal kompas[36]	20,0	30,0	5,3	6,25	?	?

Tabel 2	Einddiagnosen bij de klacht eczeem in de huisartspraktijk (a-priorikansen in procenten per leeftijdsgroep).[3]							
	totaal	0-4	5-14	15-24	25-44	45-64	65-74	75+
contacteczeem	60	50	41	57	55	73	76	66
atopisch eczeem	13	29	34	12	10	2	2	10
seborroïsch eczeem	7	5	8	9	14	10	9	3
dermatomycose	9	8	3	14	12	9	2	-
rest	11	8	14	8	9	7	11	23

- Bij het ontstaan op kinderleeftijd is de kans op atopisch eczeem het grootst; ook juveniele plantaire dermatose en pityriasis alba worden in deze leeftijdsgroep relatief vaak gezien.
- In de puberteit komt atopisch eczeem nog steeds veelvuldig voor, maar er moet ook gedacht worden aan allergisch contacteczeem. Soms wordt pityriasis alba gezien.
- Op volwassen leeftijd neemt de kans op dyshidrotisch eczeem toe.
- Indien bij ouderen eczeem ontstaat, is de kans op hypostatisch en asteatotisch eczeem groter dan op andere leeftijden.

6 Betekenis van de voorgeschiedenis

ATOPIE

De belangrijkste factor in de voorgeschiedenis is een atopische constitutie. Het atopisch syndroom betreft een aantal ziektebeelden zoals astma, atopisch eczeem en allergische rinitis, waaraan zo goed als zeker een erfelijke aanleg ten grondslag ligt.[15] In de meeste gevallen wordt bij patiënten met een atopisch syndroom een verhoogd IgE in de circulatie aangetroffen. De aanwezigheid van een atopische constitutie bij de patiënt en/of de ouders vergroot aanmerkelijk de kans op de aanwezigheid van atopisch eczeem. Maar ook voor veel andere eczeemvormen geldt dat een atopische voorgeschiedenis een predisponerende factor is. Dit geldt vooral voor dyshidrotisch eczeem, ortho-ergisch eczeem, juveniele plantaire dermatose en pityriasis alba.

ANDERE ZIEKTEN EN AANDOENINGEN

Bij hiv-positieven komt relatief vaak seborroïsch eczeem voor, dikwijls in een ernstiger vorm.[37]

Adipositas, diabetes en incontinentie predisponeren voor intertrigineus eczeem.

Patiënten die langdurig bekend zijn met varicosis of met een trombose in de voorgeschiedenis, hebben een grotere kans op hypostatisch eczeem.[38]

7 Betekenis van de anamnese

Ofschoon eczeem vooral een visuele diagnose is, mag een zorgvuldige anamnese niet ontbreken. In de anamnese dient aandacht besteed te worden aan de kenmerken van het eczeem en de mogelijk uitlokkende factoren.

DUUR VAN HET ECZEEM

Wanneer eczeem vele jaren aanwezig is, met een chronisch recidiverend beloop, pleit dit voor een atopisch eczeem, dyshidrotisch eczeem en in mindere mate voor een seborroïsch eczeem.

Is het eczeem recent en acuut ontstaan, dan is er eerder sprake van een allergisch contacteczeem.

UITLOKKENDE FACTOREN

Bij veel eczeemsoorten speelt *uitdroging* van de huid een rol ten gevolge van water, zeep, irritantia of droge lucht in de winter. Dit geldt onder andere voor atopisch eczeem, asteatotisch eczeem, ortho-ergisch eczeem en tylotisch eczeem.

Ook *stress* kan bij veel eczeemsoorten een verergering geven. Dit wordt gezien bij atopisch eczeem, lichen simplex, nummulair eczeem, seborroïsch eczeem en dyshidrotisch eczeem.

Voeding moet soms als uitlokkende factor worden overwogen bij een zuigeling bij wie een verdenking bestaat op atopisch eczeem.[19,39]

Als gedacht wordt aan een allergisch of ortho-ergisch contacteczeem, is het uiteraard van belang goed uit te vragen met welke *stoffen* iemand in contact komt. Bij zuigelingen met uitslag op de billen is het van belang na te gaan of de huid wellicht te lang wordt blootgesteld aan urine of feces, met maceratie en mogelijk een Candida-infectie tot gevolg.

Veelvoorkomende contactallergenen bevinden zich in cosmetica, sieraden, planten en lokaal toegediende medicijnen. Daarnaast kunnen allergenen op het werk of tijdens het beoefenen van een hobby de oorzaak zijn.

Eczeem aan de voeten wordt verergerd door het dragen van slecht ventilerend *schoeisel* en sokken van synthetisch materiaal. Vooral bij een juveniele plantaire dermatose spelen die factoren een belangrijke rol in het ontstaan van het eczeem.

AANWEZIGHEID VAN JEUK

Jeuk is bij de meeste eczeemsoorten aanwezig, het meest heftig bij atopisch eczeem, nummulair eczeem, allergisch contacteczeem, dyshidrotisch eczeem en lichen simplex.[40] Soms wordt weinig tot geen jeuk ervaren, bijvoorbeeld bij ortho-ergisch eczeem, seborroïsch eczeem en tylotisch eczeem.

8 Betekenis van het lichamelijk onderzoek

De differentiële diagnostiek van eczeem berust, behalve op de anamnese, bij uitstek op de inspectie en is daarom vooral een visuele diagnose. Naast de lokalisatie van de huidafwijking is het zinvol de resterende (gezonde) huid te inspecteren.

Juist bij het lichamelijk onderzoek van een huidafwijking is het van belang een zekere systematiek te hanteren. Een veelgebruikt hulpmiddel is een beoordelingsschema met de term PROVOKE, waarbij elke letter staat voor een deel van het onderzoek: *P*laats, *R*angschikking, *O*mvang, *V*orm, *O*mtrek, *K*leur, *E*fflorescenties.

Hier leggen we de nadruk op de plaats van het eczeem en wordt per onderdeel nog een voorbeeld gegeven.

PLAATS

Hoewel de verschillende eczeemvormen op diverse plaatsen kunnen voorkomen, is er vaak een soortspecifieke voorkeurslokalisatie:
- handen: allergisch contacteczeem, ortho-ergisch contacteczeem, dyshidrotisch eczeem, atopisch eczeem;
- onderbenen: hypostatisch eczeem, asteatotisch eczeem, atopisch eczeem;
- voeten: dyshidrotisch eczeem, juveniele plantaire dermatose, tylotisch eczeem, atopisch eczeem;
- huidplooien: seborroïsch eczeem, intertrigineus eczeem;
- extremiteiten: atopisch eczeem, lichen simplex, nummulair eczeem (symmetrisch);
- gelaat: atopisch eczeem, seborroïsch eczeem, allergisch contacteczeem, pityriasis alba.

RANGSCHIKKING

Met rangschikking wordt de onderlinge samenhang van de laesies aangeduid, bijvoorbeeld confluerend, gegroepeerd, folliculair. Bij dyshidrotisch eczeem worden bijvoorbeeld gegroepeerde kleine vesikels gezien, die conflueren tot forse blaren.

OMVANG

Met de omvang worden het aantal en de grootte van de laesies beschreven, bijvoorbeeld miliair (1-2 mm), nummulair (1-3 cm), handpalmgroot (5-10 cm). Het *aantal* nummulaire laesies is variabel.

VORM

Ook de vorm is voor veel huidaandoeningen typisch. Bijvoorbeeld anulair bij een dermatomycose of polygonaal bij lichen planus.

OMTREK

Met de omtrek wordt de begrenzing bedoeld, zoals scherp of onscherp begrensd. Dit kan een hulpmiddel zijn bij het differentiëren van een eczeem ten opzichte van andere huidafwijkingen. Eczeem is vrijwel altijd *onscherp* begrensd, zoals intertrigineus eczeem, atopisch eczeem en seborroïsch eczeem. Een dermatomycose is daarentegen meestal *scherp* begrensd.

KLEUR

De kleur van eczeem in een acuut stadium is gekenmerkt door *roodheid*, bijvoorbeeld bij allergisch contacteczeem. In het chronische stadium krijgt de huid een *bleker* aspect. In geval van infectie zien we *gelige* crustae, bijvoorbeeld atopisch eczeem met secundaire impetiginisatie.

EFFLORESCENTIES

Efflorescenties zijn de elementen die samen de huidaandoening vormen. Primaire efflorescenties zijn de eerste en meest kenmerkende elementen van een huidaandoening, zoals *maculae, papels* en *vesikels,* te vinden bij een atopisch eczeem in een acuut stadium.

Secundaire efflorescenties ontstaan in een later stadium, bijvoorbeeld door invloeden van buitenaf (excoriaties en crustae).

9 Betekenis van eenvoudig aanvullend onderzoek

In de meeste gevallen zijn de anamnese en het klinisch beeld voldoende om een diagnose te stellen. Aanvullend onderzoek geeft in sommige situaties verdere informatie.

ALLERGIEONDERZOEK

Bij kinderen met atopisch eczeem is een eliminatie-provocatietest de beste methode om een voedselallergie aan te tonen of uit te sluiten. Bij zuigelingen die alleen flesvoeding gebruiken, heeft het zin een hypoallergene voeding aan te bieden, waarbij een verbetering van het eczeem een aanwijzing is voor de diagnose atopisch eczeem op basis van een voedselallergie.[17] [C] RAST-tests, IgE-bepaling, alsmede huidtests hebben slechts een beperkte waarde bij de diagnostiek van voedselallergieën.[17]

Bij verdenking op een contactallergie is het zinvol plakproeven te laten verrichten via de dermatoloog.

10 Betekenis van complex aanvullend onderzoek

Complex aanvullend onderzoek is niet zinvol voor de differentiële diagnostiek van eczeem.

11 Samenvatting

Wanneer een patiënt met de klacht eczeem komt, is het zinvol andere huidafwijkingen uit te sluiten. Ook het differentiëren tussen de diverse eczeemvormen is van belang. De eczeemvorm en het stadium waarin het eczeem zich bevindt (acuut, subacuut, chronisch), of zoals bij constitutioneel eczeem de ernst van dit eczeem (mild, matig, ernstig, volgens de TIS-score),[5,17] bepalen welk behandelplan het best gevolgd kan worden.

De diagnostiek van eczeem is klinisch en berust op de voorgeschiedenis van de patiënt, de anamnese, alsmede het beeld en de lokalisatie van het eczeem. Door het combineren van deze gegevens is het meestal mogelijk een diagnose te stellen. Over de voorspellende waarde van de verschillende diagnostische bevindingen is geen onderzoek bekend. Daarbij speelt ook een rol dat de verschillende eczeemsoorten niet altijd scherp van elkaar zijn te onderscheiden. In dit hoofdstuk is een overzicht gegeven van de belangrijkste kenmerken die men aantreft bij een aantal veelvoorkomende soorten eczeem (zie tabel 3).

Tabel 3 Overzicht van veelvoorkomende eczeemvormen.

naam	leeftijd	lokalisatie	atopie	jeuk	beloop chronisch recidiverend	specifiek kenmerk
atopisch eczeem	meestal na 3 maanden	gelaat, romp, strekzijde, buigzijde, extremiteiten	+++	+++	++	atopische constitutie, familieanamnese
seborroïsch eczeem	6 weken tot 6 maanden na puberteit	gebieden van verhoogde talgklierproductie, plooien	-	±	alleen bij volwassenen	vaak mild beloop
nummulair eczeem	vooral volwassenen, soms kinderen	symmetrisch, extremiteiten	alleen bij kinderen	+++	-	frequente impetiginisatie
hypostatisch eczeem	volwassenen	onderbenen	-	+	+	factoren
allergisch contacteczeem	alle leeftijden, maar vooral volwassenen	divers, vaak handen en gelaat	-	+++	+	klachten afhankelijk van contact
ortho-ergisch contacteczeem	vooral volwassenen	vooral handen	vaker	-	+	samenhang met beroep
dyshidrotisch eczeem	vaker bij vrouwen	handen en voeten	vaker	+++	+	vaak aanvalsgewijs
intertrigineus eczeem	zuigeling, volwassenen	lichaamsplooien	-	±	-	overgewicht en diabetes, frequent secundaire infectie
tylotisch eczeem	30-50 jaar	handpalmen, voetzolen	-	±	+	pijnlijke kloven dd psoriasis
asteatotisch eczeem	ouderen	onderbenen	-	++	+	droge huid
lichen simplex	volwassenen	extremiteit	-	+++	+	stressgerelateerd
juveniele plantaire dermatose	3-14 jaar	plantaire zijde voorvoet	vaker	-	+	droge huid, mechanische stress in afsluitend schoeisel
pityriasis alba	3-16 jaar	vooral gelaat	vaker	-	+	cosmetisch probleem

Literatuur

1. Vloten WA van, Degreef HJ, Stolz E, et al. Dermatologie en venereologie. 3e druk. Maarssen: Elsevier Gezondheidszorg, 2000:103-7.
2. Braun-Falco O, Plewig G, Wolff HH, et al. Dermatology. Berlin, Heidelberg: Springer Verlag, 1991: 316-66.
3. Okkes IM, Oskam SK, Lamberts H. Van klacht naar diagnose. Bussum: Coutinho, 1998.
4. Leung Py, Bieber T. Atopic dermatitis. Lancet 2003; 361;151-60.
5. Dirven-Meijer PC, Glazenburg EJ, Mulder PGH, Oranje AP. Constitutioneel eczeem bij kinderen. Ned Tijdschr Geneeskd 2009;38:1846-49.
6. Vloten WA van, Degreef HJ, Stolz E, et al. Dermatologie en venereologie. 3e druk. Maarssen: Elsevier Gezondheidszorg, 2000:111.
7. Lantinga H, Nater JP, Coenraads PJ. Prevalence, incidence and course of eczema on the hands and forearms in a sample of general population. Contact Dermatitis 1984;10:135-9.
8. Coenraads PJ. Hoe vaak komt contacteczeem voor. VTV, Nationaal Kompas Volksgezondheid. Bilthoven: RIVM, april 2008.
9. Dotterud LK. The prevalence of allergic contact sensitization in a general population in Tromsø, Norway. Int J Circumpolar Health 2007 Sep;66(4): 328-34.
10. Shum KW, Meyer JD, Chen Y, Cherry N, Gawkrodger DJ. Occupational contact dermatitis to nickel: experiences of the British dermatologists (EPIDERM) and occupational physicians (OPRA) surveillance schemes. Occuo Environ Med 2003;60:954-7.
11. Yosipovitch G, Goon ATJ, Wee J, et al. Itch characteristics in Chinese patients with atopic dermatitis using a new questionnaire for the assessment of pruritus. Int J Dermatol 2002;41:212-6.
12. Kiebert G, Sorensen VS, Revicki D, et al. Atopic dermatitis is associated with a decrement in health-related quality of life. Int J Dermatol 2002;41:151-8.
13. Leent EJM van. Development of new treatment modalities for atopic dermatitis. Proefschrift. Amsterdam: Academische pers, 2002.
14. Williams HC, Burney PG, Pembroke AC, Hay RJ. Validation of the UK diagnostic criteria for atopic dermatitis in a population setting. UK Diagnostic Criteria for Atopic dermatitis Working Party. Br J Dermatol 1996;135:12-7.
15. Cleveringa JP, Dirven-Meijer PC, Hartfelt-Faber G, et al. NHG-Standaard Constitutioneel eczeem. Huisarts Wet 2006;49:458-65.
16. Oranje AP, Waard-van der Spek FB de. Handboek kinderdermatologie deel 1. Maarssen: Reed Business, 2005.
17. Kwaliteitsinstituut voor de gezondheidszorg CBO. Richtlijn Constitutioneel eczeem. Utrecht: CBO, 2007.
18. Oranje AP, Glazenburg EJ, Wolkerstorfer A, Waard-van der Spek FB de. Practical issues on interpretation of scoring atopic dermatitis: the SCORAD index, objective SCORAD and the three-item severity score. Br J Dermatol 2007;157:645-8.
19. Wensink M, Timmer C, Brand PLP. Constitutioneel eczeem bij kinderen wordt niet veroorzaakt door voedselallergie. Ned Tijdschr Geneeskund 2008;1:4-9.
20. Williams JR, Burr ML, Williams HC. Factors influencing atopic dermatitis – a questionnaire survey of schoolchildren's perceptions. Br J Dermatol 2004; 150:1154-61.
21. Oranje AP. Aspecten van de kinderdermatologie. 2e druk. Lochem: De Tijdstroom, 1990:28.
22. Eekhof JAH, Knuistingh Neven A, Opstelten W. Kleine kwalen in de huisartsenpraktijk. 5e druk. Maarssen: Elsevier Gezondheidszorg, 2007.
23. Moises-Alfaro CB, Caceres-Rios HW, Rueda M, et al. Are infantile seborrheic and atopic dermatitis clinical variants of the same disease? Int J Dermatol 2002;41:349-51.
24. Gawkrodger J. Dermatology. 2nd ed. London: Churchill Livingston, 1997:34.
25. Rubin E, Farber J. Pathology. 2nd ed. Philadelphia: Lippingot company;1994:495-6.
26. Braun-Falco O, Plewig G, Wolff HH, et al. Dermatology. Berlin, Heidelberg: Springer Verlag, 2000: 470.
27. Graham-Brown R, Burns T. Dermatology. 8th ed. Oxford: Blackwell Science Ltd, 2002:58-66.
28. Hazell M, Marks R. Lichen simplex chronicus and atopy. Br J Dermatol 1983;109(6):701.
29. Blessmann Weber M, Sponchiado de Avila LG, Albaneze R, et al. Pityriasis alba: a study of pathogenic factors. J Eur Acad Dermatol Venereol 2002; 16(5):463-8.
30. Arnold P, Dirven-Meijer PC. Kinderdermatologie: praktisch gezien! 1e druk. Zutphen: Tesink bv, 2002.
31. Brown R, Burns T. Dermatology. 8th ed. Oxford: Blackwell Science Ltd, 2002.
32. Vloten WA van, Degreef HJ, Stolz E, et al. Dermatologie en venereologie. 3e druk. Maarssen: Elsevier Gezondheidszorg, 2000:302.
33. Lantinga H, Ek JW, Nijman FC, et al. NHG-Standaard Psoriasis. Huisarts Wet 2004;47:304-5.
34. Linden MW van der, Westert GP, Bakker DH de, Schellevis FG. Klachten en aandoeningen in de bevolking en in de huisartspraktijk. Tweede Nationale Studie naar ziekten en verrichtingen in de huisartspraktijk, deel 1. Utrecht: NIVEL, 2004.
35. Lisdonk EH van de, Bosch WJHM van de, Lagro-Janssen ALM, Schers HJ. Ziekten in de huisartsenpraktijk.5e druk. Maarssen: Elsevier Gezondheidszorg, 2008.
36. Nationaal Kompas Volksgezondheid (www.nationaalkompas.nl/gezondheid-en-ziekten.2010).
37. Schechtman RC, Midgley G, Hay RJ. HIV disease and Malassezia yeasts: a quantative study of patients presenting with seborrhoeic dermatitis. Br J Dermatol 1997;136(1):138-9.
38. Henry M, Hanks G, Whelan E. A randomized, double-blind therapeutical trial of 0,25% desoxymethasone and 0,1% hydrocortisone 17-butyrate in the treatment of varicose eczema. Current medical research and opinion 1980;6:502-5.

39 Bottcher MF, Jenmalm MC. Breastfeeding and the development of atopic disease during childhood. Clinic and Experim Allergy 2002;32:159-61.
40 Winter J. The differential diagnosis and workup of pruritus. JAAPA 2002 (februari):2-12.

Erytheem (roodheid van de huid)

H.G.L.M. Grundmeijer en J.H. Sillevis Smitt

Ga naar de website extras.bsl.nl/alledaagseklachten voor de video bij dit hoofdstuk

1 Inleiding

Erytheem oftewel roodheid van de huid is een veelvoorkomend symptoom, dat nogal eens verdwenen is voordat de patiënt het aan de arts kan laten zien. Ook al is het vaak onschuldig, soms is het een uiting van een ernstige infectieziekte die snelle behandeling behoeft.

Erytheem kan gegeneraliseerd voorkomen of lokaal. We bespreken hier met name erytheem zonder andere huidverschijnselen, zoals schilfering, blaasjes en noduli. Ook petechiën en hematomen worden buiten beschouwing gelaten. Het gaat in dit hoofdstuk steeds over erythemen op de blanke huid. Het erytheem is op de donkere huid, zie bijvoorbeeld de afbeeldingen in dit hoofdstuk van waterpokken, moeilijk als roodheid zichtbaar.

2 De klacht in de bevolking

Hoe vaak erytheem in de bevolking voorkomt, is niet bekend.

De last die patiënten ervaren bij roodheid kan uiteenlopen van een cosmetisch probleem tot hevige jeuk (geneesmiddelenreactie) of pijn (erysipelas). Ook de gevolgen voor het dagelijks leven variëren: een kind mag bij een gegeneraliseerd erytheem niet naar de crèche vanwege besmettingsgevaar voor andere kinderen, maar er kan ook sprake zijn van een levensbedreigende situatie (bacteriële infecties, allergische reacties).

In tegenstelling tot een virale infectie, die slechts tijdelijk problemen geeft, heeft een allergische reactie levenslang gevolgen en deze diagnose mag dan ook niet zonder steekhoudende argumenten gesteld worden. Zo leven de ouders van een kind met een ernstige allergie voor nootjes met een voortdurende ongerustheid of hun kind op een feestje toch niet iets met nootjes erin zal krijgen. Een patiënt met een allergie voor penicilline mag nooit meer penicilline toegediend krijgen. Een patiënt met een allergie voor wespensteken zal in de wespentijd medicatie bij zich moeten hebben, zodat een anafylactische reactie na een steek direct bestreden kan worden.

3 De eerste presentatie bij de dokter

De klacht *gegeneraliseerde roodheid* is in een normpraktijk ongeveer twaalfmaal per jaar per 1.000 patiënten de aanleiding om de huisarts te consulteren. *Lokale roodheid* komt veel vaker voor: 44/1.000 patiënten per jaar.

Tot welke diagnose roodheid leidt, is onder andere afhankelijk van de leeftijd van de patiënt en van de uitgebreidheid van het erytheem. Gegeneraliseerde roodheid leidt tot andere diagnosen dan wanneer een patiënt met een lokale roodheid komt. Meer dan de helft van de patiënten met gegeneraliseerde roodheid is jonger dan 15 jaar (figuur 1).

Een veelvoorkomende vraag van ouders is of het besmettelijk is. Mag hun kind naar de crèche of naar school? Een vraag kan ook zijn of het gevaarlijk is voor zwangere vrouwen, baby's of voor mensen met een verminderde weerstand (bijv. aidspatiënten of patiënten die een chemokuur krijgen).

4 Pathofysiologie en differentiële diagnose[1,2,3]

Roodheid ontstaat onder invloed van vasodilatatie al of niet, afhankelijk van de oorzaak, in combinatie met een ontstekingsreactie van de huid.

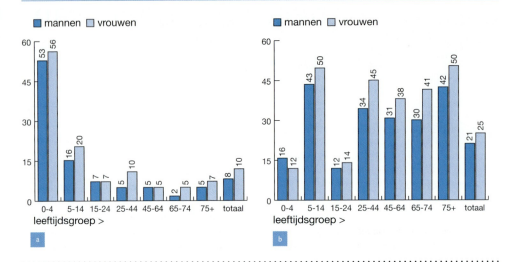

Figuur 1 Contactreden per 1.000 patiënten per jaar in de huisartspraktijk.[4] a gegeneraliseerde roodheid huid; b lokale roodheid huid.

Bij deze ontstekingsreactie komen naast vasoactieve mediatoren (histamine, serotonine en anderen) ook cytokines vrij die niet alleen andere ontstekingscellen aantrekken, maar die met elkaar ook kunnen leiden tot vasodilatatie. Histologisch ziet men in het kader van virale en geneesmiddelenexanthemen lichte perivasculaire gemengdcellige ontstekingsinfiltraten. In het geval van geneesmiddelenreacties vaak ook wat eosinofiele granulocyten.

Roodheid kan door verschillende aandoeningen veroorzaakt worden. Meestal zijn er bijkomende symptomen zoals jeuk, pijn en koorts.

Deze aandoeningen laten zich grofweg in de volgende groepen indelen.

GEGENERALISEERDE ROODHEID

Infectie
Viraal

– *Rode hond* (rubella) wordt veroorzaakt door het rubivirus en komt door de hoge vaccinatiegraad nauwelijks meer voor of verloopt atypisch.[5] De transmissie van het virus verloopt via druppels vanuit de nasofarynx en de kans op het besmetten van een ander is het grootst aan het einde van de incubatieperiode (14-21 dagen) en wordt snel minder na het ontstaan van het exantheem. Het exantheem is fijnvlekkig en begint in het gelaat, waarna het zich verspreidt over het hele lichaam. Rubella begint met één tot twee dagen lichte koorts met daarbij malaise. Vaak zijn de lymfeklieren suboccipitaal en retroauriculair vergroot. Een infectie tijdens het eerste trimester van de zwangerschap geeft een verhoogde kans op aangeboren afwijkingen zoals hartafwijkingen, oogafwijkingen, doofheid en psychomotore retardatie.

– *Vijfde ziekte (erythema infectiosum)* wordt veroorzaakt door een parvovirus B19 en is een door druppels verspreide infectie. De incubatietijd voor het exantheem is vijftien dagen. De patiënt is meestal nauwelijks ziek. Het exantheem begint op de wangen en is vurig rood alsof het kind op de wangen (*slapped cheeks*) is geslagen, waarbij het gebied rond de neus (narcosekapje) vrij blijft (figuur 2). Het erytheem op het lichaam is aanvankelijk maculeus (vlak), later confluerend en door centrale verbleking cirkelvormig. Overigens kan een infectie bij volwassenen tot gewrichtsklachten leiden. Besmetting gedurende het eerste trimester van de zwangerschap leidt bij 10% tot een spontane abortus; in het tweede trimester kan een hydrops foetalis het gevolg zijn.[6]

– *Zesde ziekte (exanthema subitum* of *roseola infantum)* wordt veroorzaakt door humaan herpes-

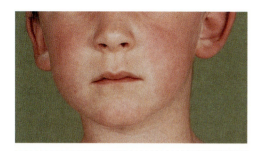

Figuur 2 Karakteristieke 'slapped cheeks' bij jongen met vijfde ziekte (erythema infectiosum).

virus type 6 (HHV-6). De incubatietijd ligt rond de tien tot vijftien dagen en de aandoening begint met hoge koorts gedurende drie dagen. Het exantheem ontstaat als de temperatuur gedaald is. Het maculopapuleus exantheem begint op de romp en breidt zich naar de armen en nek uit. Het komt voornamelijk voor bij zuigelingen (figuur 3). Deze virale infectie verloopt gewoonlijk ongecompliceerd.[7]

- *Waterpokken (varicella)* is een virale infectie die frequent voorkomt, vooral op de kinderleeftijd (figuur 4a en b). Het exantheem doet zich vooral voor in het beginstadium, maar gaat al snel over in blaasjes en uiteindelijk crusteuze laesies. Deze verschillende stadia van de infectie komen tegelijkertijd voor. De koorts duurt één tot twee dagen, waarna de huidafwijkingen nog twee weken kunnen blijven bestaan.[8]

- *Pityriasis rosea* begint met een solitaire laesie, meestal op de romp, ovaal van vorm, licht schilferend, met een doorsnede van twee tot tien centimeter (plaque mère). Binnen twee weken na deze solitaire eruptie ontstaan talrijke erupties op de romp of proximale extremiteiten. Deze erupties zijn vaak ovaalvormig, roze/rood (bij blanken) tot donker (bij negroïden). Bovendien is er een lichte pityriasiforme schilfering aanwezig en volgen de plekken de huidlijnen op de romp. Deze aandoening, die hevig kan jeuken, verdwijnt spontaan binnen één tot drie maanden. De oorzaak is onbekend, maar er zijn aanwijzingen dat het een virale infectie is (figuur 5).

Bacterieel

- *Roodvonk* (tweede ziekte; Engels: *scarlet fever*) wordt veroorzaakt door toxines van de bètahemolytische streptokok uit de lancefield-groep A. De incubatietijd is twee tot vijf dagen, waarna koorts, braken en anorexie de infectie inluiden. Afhankelijk van de porte d'entrée treedt een tonsillitis of bijvoorbeeld een toename van de pijnlijkheid van een wond op. Het exantheem is gegeneraliseerd, maar vooral in de nek, oksel en liezen en vertoont vaak in eerste instantie een folliculair patroon. Het is aanvankelijk kleinvlekkig, maar later confluerend. Klassiek symptoom is de rode tong (frambozen- of aardbeientong). De schilfering van de handen en voeten na het verdwijnen van het exantheem is vaak indrukwekkend en kan bij een gemiste diagnose deze alsnog brengen.[9,10]

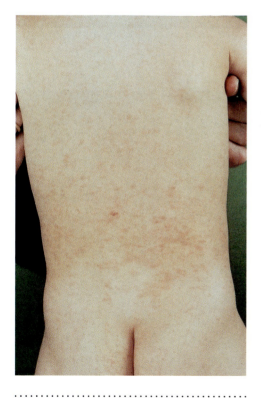

Figuur 3 Exantheem fijnvlekkig tot confluerend bij kind met exanthema subitum.

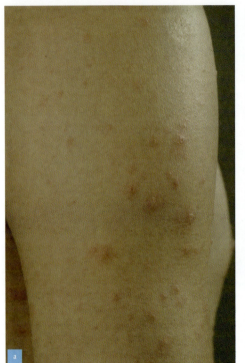
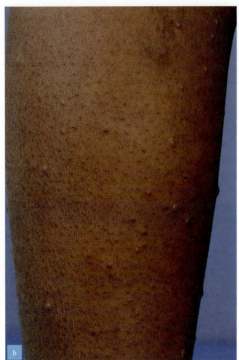

Figuur 4 a en b Waterpokken (varicella) op de blanke en op de donkere huid.

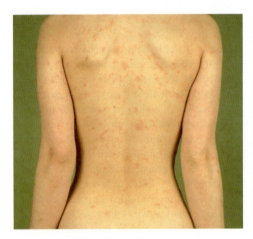

Figuur 5 Pytiriasis rosea (de centrale laesie (de plaque mère) is niet zichtbaar op deze foto).

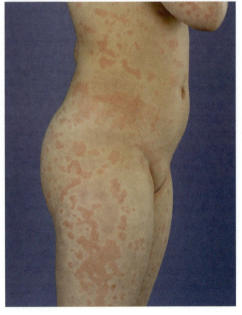

Figuur 6 Kind met urticaria.

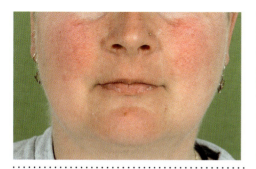

Figuur 7 Lupus erythematodes.

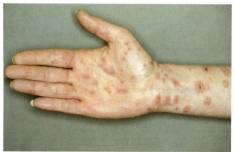

Figuur 8 Erythema exudativum multiforme.

Allergische reactie

Urticaria (netelroos, galbulten) zijn iets verheven erythemateuze vlakke oedeempapels met centrale bleekheid, grillig gevormd en soms heftig jeukend (figuur 6). Het eerste verschijnsel is erytheem, dat heel snel door het oedeem wordt gevolgd. Door het oedeem worden de vaatverwijdingen centraal minder zichtbaar, waardoor hier bleekheid ontstaat. Ze kunnen lokaal voorkomen of gegeneraliseerd. Acute urticaria kan een uiting zijn van een gelokaliseerde allergische reactie na een wespensteek of kan meer gegeneraliseerd zijn na bijvoorbeeld het gebruik van medicijnen of bepaalde voedingsmiddelen. Chronische urticaria (langer dan zes weken) kan ontstaan onder invloed van allerlei factoren, waaronder een mechanische prikkeling van de huid, temperatuurwisselingen (na koude of warmte), voeding en infecties. In ongeveer 60% van de gevallen kan geen oorzaak worden gevonden. Bij deze laatste groep gaat het bij een aantal patiënten om de aanwezigheid van IgG-antistoffen tegen de IgE-receptor op de mestcel en de basofiele granulocyt, of om IgG-antistoffen tegen IgE. Bij deze reacties komen mediatoren vrij, vooral uit de mestcel en de basofiele granulocyt, waardoor vasodilatatie optreedt met oedeemvorming. Het wordt wel beschouwd als een auto-immuunziekte. De acute (allergische) urticariële reacties treden vaker op bij patiënten met een atopische constitutie, in tegenstelling tot chronische urticaria, waarbij mechanische prikkels of infecties meestal de oorzaak zijn.[11]

Zeldzame aandoeningen

- *Lupus erythematodes* (LE) is een systeemziekte die alle organen kan aantasten, maar waarbij de huidverschijnselen op de voorgrond kunnen staan. Het is een auto-immuunziekte die zich klinisch zeer divers kan presenteren, waardoor de diagnose vaak moeilijk te stellen is. Bij de cutane LE beperkt de aandoening zich voornamelijk tot de huid, met een voorkeur voor de aan zonlicht blootgestelde huid. De eruptie is rood van kleur met of zonder papels/schilfering en atrofie. Ook een vlindervormig erytheem in het gelaat kan aanwezig zijn, vooral in het kader van een uitgebreide gesystematiseerde lupus erythematodes (SLE) (figuur 7). Naast het klinisch beeld is histologisch en immunologisch onderzoek onmisbaar voor de diagnose.

- *Erythema exsudativum multiforme* is een acute, nogal eens recidiverende dermatitis waarvan de oorzaak niet altijd duidelijk is. Vaak gaat er een herpes- of *Mycoplasma*-infectie aan vooraf. De eruptie wordt ook wel *target*- of *irisvormig* genoemd (zie figuur 8). Het erytheem is maculopapuleus en symmetrisch verspreid over het lichaam. De erupties kunnen jeuken of branderig zijn. Bij een ernstig verloop kan er een vesiculobulleus beeld ontstaan. Het is waarschijnlijk een toxische of allergische reactie op infecties of medicijnen.

- *Secundaire syfilis* (lues 2) is zeldzaam, maar hoort, mede door migratie vanuit de hele wereld, in de differentiële diagnose thuis bij onbegrepen dermatosen (zie figuur 9). Het exantheem is gegeneraliseerd, symmetrisch en niet

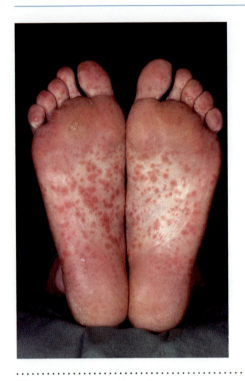

Figuur 9 Secundaire syfilis op de voetzolen.

jeukend. De voorkeursplaatsen zijn de handpalmen, voetzolen en de hals.[12]

GELOKALISEERDE ROODHEID

Infectie
Bacterieel

– *Erysipelas* (belroos of wondroos) wordt gekenmerkt door een scherp begrensde roodheid die veroorzaakt wordt door een infectie met een streptokok van diverse lancefield-groepen (figuur 10). De infectie, die vaak in de dermis en soms ook subcutis van het gelaat of aan de onderbenen optreedt, gaat gepaard met hoge koorts, koude rillingen, algemene malaise, hoofdpijn en braken. Men ziet scherp begrensde gezwollen vuurrode huidveranderingen, die bij palpatie pijnlijk zijn en warm en geïndureerd aanvoelen. Soms zijn blaren aanwezig. In zeldzame gevallen kan het leiden tot de levensbedreigende necrotiserende fasciitis.[13]

De verwekker is meestal een *Streptococcus pyogenes* en minder vaak een stafylokok. De begrenzing bij een stafylokokkeninfectie is vaak

Tabel 1 Gegeneraliseerde roodheid met koorts op kinderleeftijd.[4,14]

diagnose	verspreiding en incubatietijd	verschijningsvorm	andere symptomen	bijzonderheden	mate van voorkomen
rubella	druppelinfectie 2-3 weken	fijnvlekkig, maculopapuleus, vlekjes conflueren op romp en gelaat	2 dagen koorts klieren in hals	riskant voor zwangeren	zeldzaam door vaccinatie
vijfde ziekte (erythema infectiosum)	druppelinfectie 1-2 weken	eerst scherp begrensd, later confluerend, centrale verbleking, rode wangen, neusgebied vrij	nauwelijks koorts	bij volwassen kan het tot gewrichtspijnen leiden	soms
zesde ziekte (exanthema subitum)	druppelinfectie 15 dagen	licht lenticulair, licht confluerend, begint op romp, later op armen	ontstaat na 3 dagen, hoge koorts	voornamelijk bij zuigelingen	soms
roodvonk (scarlet fever)	2-5 dagen	folliculair (kippenvel) kleinvlekkig, later confluerend, begint in lichaamsplooien 'narcosekapje' vrij	koorts, braken na angina of ontstoken wond	rode tong (frambozentong), na exantheem schilfering handen en voeten	soms
waterpokken	10-21 dagen	maculae op romp en gelaat, gaat snel over in blaasjes en crusteuze laesies	2 dagen koorts, conjunctivitis	gaat vaak met jeuk gepaard, na 2 weken zijn laatste laesies restloos genezen	vaak

Erytheem (roodheid van de huid)

Tabel 2	Gegeneraliseerd erytheem bij volwassenen.[4]			
diagnose	verschijningsvorm	lokalisatie	bijkomende symptomen	mate van voorkomen
urticaria	erythemateuze vlakke oedeempapels met centrale bleekheid, grillig gevormd	lokaal of gegeneraliseerd, vaak wisselend van lokalisatie	heftige jeuk, vluchtig	vaak
lupus erythematodes	rood van kleur met of zonder papels/schilfering en atrofie	voorkeur voor de aan zonlicht blootgestelde huid	alle organen kunnen aangedaan zijn, maar vooral de huid	zeldzaam
erythema exudativum multiforme	target- of irisvormig	symmetrisch verspreid over het lichaam	jeukend of branderig, een vesiculobulleus beeld kan ontstaan	zeldzaam
secundaire lues	gegeneraliseerd, symmetrisch, aspecifiek	handpalmen, voetzolen en de hals	geen jeuk	zeer zeldzaam

minder scherp. De porte d'entrée kan een reeds aanwezig huiddefect zijn, zoals een ulcus cruris of een voetmycose, maar ook een onopvallende laesie zoals een insectenbeet. Erysipelas recidiveert gemakkelijk en kan dan door beschadiging van lymfebanen aanleiding geven tot lymfoedeem.

– *Erythema chronicum migrans (ziekte van Lyme)* wordt gekenmerkt door een ronde rode macula die langzaam maar zeker een steeds grotere rode ring wordt rond een denkbeeldig centrum (figuur 11). De laesie ontstaat meestal zeven tot tien dagen na een tekenbeet door een met *Borrelia burgdorferi* geïnfecteerde teek en verdwijnt zonder therapie ook weer binnen acht weken. Behalve de huidafwijkingen kunnen algemene verschijnselen optreden zoals vermoeidheid, spier- en gewrichtspijn, hoofdpijn, koorts, lymfadenopathie en neuropathie. Huisartsen hebben in 2009 bij circa 22.000 mensen in Nederland een rode ringvormige uitslag op de huid vastgesteld, het eerste teken van de ziekte van Lyme. Dat zijn 5.000 mensen meer dan in 2005. Ook het aantal mensen dat de huisarts heeft bezocht vanwege een tekenbeet is toegenomen. Daarmee wordt de stijgende trend voortgezet. Dit blijkt uit een landelijk onderzoek van het RIVM naar het vóórkomen van de ziekte van Lyme in de huisartsenpraktijk.[10]

Schimmel[16]

– *Dermatomycose*. De huidschimmelinfectie veroorzaakt naast erytheem vaak jeukende schilferende plekken en soms pustels. Afhankelijk van de anamnese en van de lokalisatie laat de

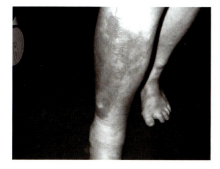

Figuur 10 Scherp begrensd erytheem en oedeem bij patiënt met hoge koorts, duidend op erysipelas.

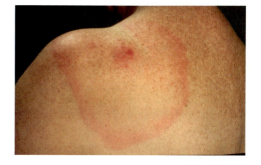

Figuur 11 Ziekte van Lyme (erythema chronicum migrans).

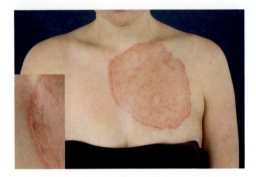

Figuur 12 Dermatomycose. In de inzet is de schilfering goed te zien. De centrale genezing is minder duidelijk.

aandoening zich soms moeilijk onderscheiden van eczeem. Soms is er sprake van een combinatie van beide. Typisch is de vrij scherpe afgrenzing met de gezonde huid, de centrale genezing (ringworm) en 'eilandjes voor de kust': kleine plekjes op enige afstand van de grote schimmelinfectie (figuur 12).

- *Intertrigo* (ten onrechte ook wel een intertrigineus eczeem genoemd) is een schimmelinfectie van de huid waarbij lichaamsplooien, waar de huid warm en vochtig is, aangedaan zijn. Het erytheem is felrood, scherp begrensd, vochtig en de randen zijn schilferend. De veroorzaker is de *Candida albicans*. Deze schimmel kan bij de mens in de darmen of in de mond als commensaal aanwezig zijn. Als de weerstand lokaal (bijvoorbeeld door schuren van de huidplooien of na overdadig zeepgebruik) of algemeen (na antibioticumgebruik) verminderd is, kan er een Candida-huidinfectie ontstaan (figuur 13).

- *Luieruitslag* is het gevolg van inwerken van de urine en feces op de huid en is op zichzelf geen schimmelinfectie. Het erytheem kan droog en licht schilferend zijn. Als het erytheem felrood is en er een wit beslag ontstaat en randactiviteit met eilandjes voor de kust, dan is een Candida meestal een medeoorzaak van de dermatose (figuur 14).

Allergische reactie

- *Urticaria* kunnen zowel gegeneraliseerd als lokaal voorkomen (zie verder onder gegeneraliseerd).

- *Contacteczeem* kan beginnen als lokale roodheid die ongeveer 24-48 uur ontstaat nadat de huid in contact is gekomen met een middel waarvoor men allergisch is. Nikkel en chroom (leer wordt vaak gelooid met chroom) behoren tot de in West-Europa meest voorkomende oorzaken van contact allergische eczemen (figuur 15).

- *Zonneallergie* (polymorfe lichteruptie) komt in het begin van de zomer regelmatig voor. Snel na het blootstaan aan de zon van de onbedekte huid komt de roodheid op, met daarbij een bobbelige, licht jeukende huid. Het wordt zonneallergie genoemd, maar strikt genomen is het geen allergie voor zonlicht maar een allergische reactie op stoffen die onder invloed van gematigd zonlicht in de huid ontstaan. De ontstekingsreactie die optreedt, leidt tot een vaatverwijding met lichte oedeemvorming en soms blaasjes. Het is te onderscheiden van een verbrande huid die iedereen kan krijgen bij te lang zonnen.

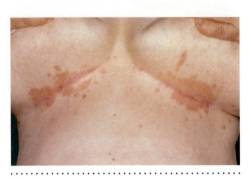

Figuur 13 Intertrigo.

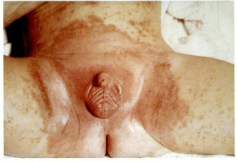

Figuur 14 Luieruitslag.

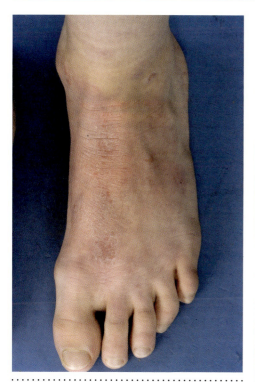

Figuur 15 Chroomallergie ten gevolge van het leer van een schoen.

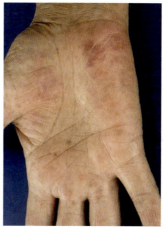

Figuur 16 Erythema palmare bij een patiënt met lupus erythematodes.

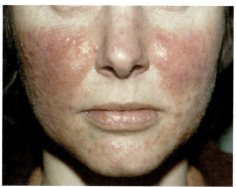

Figuur 17 Rosacea.

Andere erythemen

- *Erythema palmare.* Erytheem aan de handpalmen, dat diffuus, fijnvlekkig of reticulair kan zijn. Soms komt het geïsoleerd voor, maar vaker in de zwangerschap, bij systeemziekten als reumatoïde artritis en lupus erythematodes en in combinatie met spider naevi elders, bij leverziekten (figuur 16).

- *Rosacea* is een onbegrepen symmetrische vlekkige roodheid in het gelaat. Men ziet teleangiëctasieën, maar soms ook papels en papulopustels. Deze ziekte komt vaker bij vrouwen voor (figuur 17).

- *Insectenbeten.* Beten van kattenvlooien (aan de onderbenen), mensenvlooien (op warme plekken, meestal in de onderbroekstreek) en muggenbeten op onbedekte lichaamsdelen zijn meestal jeukend en soms pijnlijk (bijen, wespen). Ze geven vaak een kwaddel rond de insteekopening. Soms worden ze echte bullae. Mensen met een allergie voor de beten kunnen een anafylactische reactie vertonen.

- *Erythema nodosum* uit zich door vast aanvoelende noduli, meestal op de onderbenen (figuur 18). Het is een perivasculaire ontsteking in de subcutis en treedt meestal na een infectie op, maar kan ook bij aandoeningen zoals sarcoïdose, de ziekte van Crohn en colitis ulcerosa voorkomen. De plekken zijn vaak zeer pijnlijk (figuur 18).

Aandoeningen met vluchtige lokale roodheid

- *Zenuwvlekken/blozen* is een roodheid die diffuus of vlekkerig ontstaat in het gelaat en/of de hals.

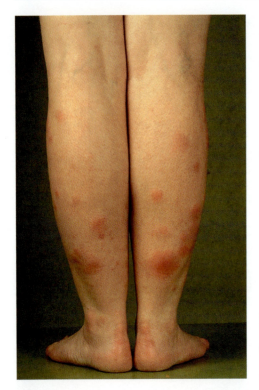

Figuur 18 Erythema nodosum.

Het is een reactie die optreedt bij emoties/stress bij met name jonge mensen.

– *Opvliegers* (*flushes*) is een naam voor de combinatie van acuut ontstane roodheid gepaard gaande met transpireren en warmte bij vrouwen in de overgang. Zeldzame aandoeningen die *flushes* kunnen geven zijn feochromocytoom of carcinoïd.

Welke diagnosen hebben belangrijke consequenties

Consequenties zijn afhankelijk van:
– *mate van ziekzijn*: een virale infectie verloopt meestal mild en gaat vanzelf over. Een bacteriële infectie gaat meestal gepaard met malaiseklachten waarbij soms een antibioticum nodig is. Berucht is de necrotiserende fasciitis waarbij de patiënt zeer ziek is; deze treedt wel op als complicatie van erysipelas. Ook de ziekte van Lyme die het gegeneraliseerde stadium bereikt heeft, is zeer ernstig. Roodvonk was vroeger berucht vanwege de complicaties acute glomerulonefritis en acuut reuma. Deze complicaties zijn tegenwoordig zeer zeldzaam;
– *besmettelijkheid*: de virale infecties zijn wel besmettelijk, maar verlopen meestal mild. De infectie is vaak al besmettelijk voordat het exantheem tot uiting komt. Een besmetting met rode hond is riskant voor de vrucht in de vroege zwangerschap;
– *achterliggende oorzaak*: een allergische reactie kan soms een anafylactische shock veroorzaken. Het kan dan nodig zijn contact te vermijden (bijvoorbeeld een allergische reactie op medicijnen of voedingsmiddelen), te desensibiliseren (bijvoorbeeld bij astmatische reacties op pollen) of altijd medicijnen bij de hand te houden (bijvoorbeeld bij een allergische reactie op wespensteken)

5 Kansverdeling van diagnosen

GEGENERALISEERDE ROODHEID

Bij ongeveer 30% van de patiënten met roodheid is de oorzaak infectieus van aard, meestal viraal, minder vaak bacterieel (tabel 4).

Als allergische of toxische bijwerking van medicatie (8%) kan roodheid optreden. Bij 14% van de patiënten wordt geen diagnose gesteld en blijft het bij een symptoomdiagnose. Opvallend is dat rode hond vaak als diagnose gesteld wordt, terwijl de vaccinatiegraad in Nederland erg hoog is. Wellicht gaat het hier dan ook vaak om een verlegenheidsdiagnose voor een mogelijk viraal exantheem. Als de gestelde diagnose onderverdeeld wordt naar leeftijdsgroepen, is zichtbaar dat de virale infectie vooral bij de groep van 0 tot 4 jaar voorkomt en in mindere mate bij 5- tot 14-jarigen. De gegeneraliseerde roodheid als bijwerking van medicatie komt vaker voor op oudere leeftijd en dat is te begrijpen als gekeken wordt naar het medicijngebruik van ouderen. Roodvonk komt vooral voor bij de groep 5- tot 14-jarigen.

LOKALE ROODHEID

De diagnosen die gesteld worden, verschillen met die van de gegeneraliseerde roodheid. Opvallend is de grote groep contacteczemen. Dit betekent (overigens geldt dat ook voor atopisch eczeem) dat

Tabel 3 Gelokaliseerde roodheid.[4]

naam en oorzaak	vorm	voorkeursplaats	andere symptomen	bijzonderheden	mate van voorkomen
erysipelas	scherp begrensde roodheid, bij palpatie pijnlijk, warm en geïndureerd, soms blaren	het gelaat of de onderbenen	hoge koorts, koude rillingen, algemene malaise, hoofdpijn en braken	recidiveert gemakkelijk, soms leidend tot necrotiserende fasciitis	vaak
erythema chronicum migrans (ziekte van Lyme)	ronde rode macula die langzaam grotere rode ring vormt	vooral op onbeschermde huid	vermoeidheid, spier- en gewrichtspijn, hoofdpijn, koorts, lymfadenopathie, neuropathie	7-10 dagen na een tekenbeet, verdwijnt spontaan na 8 weken	zeldzaam, moet wel uitgesloten worden
intertrigo Candida albicans	felrood, scherp begrensd, vochtig met schilferende randen	lichaamsplooien, waar de huid warm en vochtig is	bijzondere vorm luieruitslag: felrood met wit beslag met randactiviteit en eilandjes voor de kust	ontstaat door verminderde weerstand in huidplooien, na overdadig zeep- of antibioticumgebruik	vaak
contacteczeem	aspecifieke roodheid, vaak met schilfering en in de acute fase blaasjes	altijd in relatie met externe factor, bijvoorbeeld nikkel: sieraden, horloge	jeuk		soms
zonneallergie	papuleuze roodheid, soms wel vesiculae	door zon beschenen lichaamsdelen	jeuk	in het begin van de zomer	vaak
erythema palmare	diffuus, fijnvlekkig of reticulair	handpalmen		bij leverziekten in combinatie met spider naevi	zelden
rosacea	teleangiëctasieën en papels	gelaat	symmetrisch		soms
insectenbeten	rode kwaddels rond insteekopening	kattenvlooien: vaker benen, mensenvlooien: onderbroekstreek	heftige jeuk		vaak
erythema nodosum	rode nodus, is perivasculaire ontsteking in de subcutis	meest onderbenen	pijnlijk	treedt meestal op na infectie, en bij sarcoïdose, de ziekte van Crohn, en colitis ulcerosa	soms

roodheid in deze tabel vaak toch gekoppeld wordt aan andere efflorescenties, zoals schilfering en blaasjes (diverse varianten van eczeem, herpes zoster en impetigo). Hierbij is roodheid wel een van de kenmerken, maar uiteindelijk eigenlijk niet het belangrijkste kenmerk.

Bij 10% blijft het bij een symptoomdiagnose. De tabellen 4 en 5 laten zien dat het al dan niet

Tabel 4 Einddiagnose van episoden die beginnen met contactreden gegeneraliseerde roodheid, in percentages uitgedrukt per leeftijdsgroep.[4]

	0-4	5-14	15-24	25-44	45-64	65-74	75+	totaal
virusziekte	41	17	8	10	5	8	-	21
roodheid e.c.i.	12	12	15	18	22	8	14	14
urticaria	7	12	14	17	12	12	8	13
bijwerking medicatie	3	3	8	10	19	20	35	8
rode hond	10	17	4	1				7
pityriasis rosea	3	18	15	8	4			6
contacteczeem	2	2	6	9	12	16	10	9
roodvonk	6	11	4	1				2
overige	16	8	26	26	26	36	33	20
totaal	100	100	100	100	100	100	100	100

NB: Diagnosen met een totale frequentie lager dan 10 zijn niet weergegeven; percentages zijn afgerond op hele getallen.

gegeneraliseerd voorkomen en de leeftijd belangrijke discriminerende factoren zijn voor de diagnose. Ongeveer 50% van de patiënten met exantheem ten gevolge van een virale infectie zijn jonger dan 14 jaar. Bij patiënten ouder dan 75 jaar wordt de diagnose virusinfectie met exantheem niet meer gesteld. Daarentegen ziet de huisarts roodheid als bijwerking van medicatie vooral bij patiënten die ouder zijn dan 45 jaar.

Tabel 5 Einddiagnose van episoden die beginnen met lokale roodheid, uitgedrukt in percentages per leeftijdsgroep.[4]

	0-4	5-14	15-24	25-44	45-64	65-74	75+	totaal
contacteczeem	15	17	32	26	26	25	18	24
dermatomycose	16	14	22	24	15	14	18	19
lokale roodheid	10	8	8	11	9	11	9	10
andere infectie huid, cellulitis, furunkel	4	7	6	5	7	9	11	7
atopisch eczeem	12	11	3	6	5	4	5	6
seborroïsch eczeem	5	2	4	5	4	3	4	4
andere ziekte huid	2	1	2	3	5	5	4	3
impetigo	6	13	2	1	2			3
herpes zoster	2	2	2	5	5	4		3
urticaria	3	4	3	2	3	1		2
overige	27	21	16	15	19	23	27	19
totaal	100	100	100	100	100	100	100	100

6 Betekenis van de voorgeschiedenis

Een allergie ontwikkelt zich bij mensen met een aanleg daarvoor (bijvoorbeeld in de vorm van een atopische constitutie). Bij verdenking op een allergische reactie is de voorgeschiedenis van belang. Nogal eens zijn deze patiënten (vaker met een atopische achtergrond) bekend met allergische reacties, bijvoorbeeld allergie voor insecten (anafylactische reactie), voedingsmiddelen (galbulten = urticaria), pollen (hooikoorts), huisstofmijt (astma), of in geval van contacteczeem bijvoorbeeld kleurstoffen (kapperseczeem). Hierbij is van belang naar allergische aandoeningen op de kinderleeftijd en in de familie te vragen.

7 Betekenis van de anamnese

In de meeste gevallen kan door het zorgvuldig afnemen van de anamnese een waarschijnlijkheidsdiagnose gesteld worden. De anamnese zal zich in eerste instantie richten op de meest voorkomende oorzaken, zoals virale infecties, bacteriële infecties, allergische reacties op bijvoorbeeld voedingsmiddelen of medicatie.

- Is het erytheem over het gehele lichaam of alleen op bepaalde plaatsen?
    Treedt het erytheem gegeneraliseerd en direct na een koortsperiode op, dan is een virale origine zeer waarschijnlijk. Als het erytheem lokaal is, is een virale infectie niet waarschijnlijk. Een lokale allergische reactie of een lokale bacteriële infectie zijn dan de meest voorkomende oorzaken.
- Is het acuut ontstaan of bestaat het al een tijd?
    De meeste infecties hebben een acuut ontstaan, behalve de schimmelinfecties. Ook geneesmiddelenexanthemen ontstaan meestal acuut.
- Was er een uitlokkende factor?
    Een wondje kan de oorzaak zijn van een erysipelas. Insectenbeten (teken) kunnen erytheem doen ontstaan. Medicijnen kunnen de oorzaak zijn, zowel onlangs gestarte medicatie waarvoor de patiënt na korte tijd gesensibiliseerd geraakt is, als reeds lang gebruikte medicatie die plotseling niet meer verdragen wordt. Ook medicatie die in het verleden zonder problemen werd genomen, kan bij herstart direct leiden tot een reactie. Dit betekent dat de patiënt de vorige keer gesensibiliseerd is geraakt. Een horloge of sieraden kunnen lokale reacties geven, door een vertraagd type allergie waarbij minstens één tot twee dagen zit tussen het dragen en het krijgen van het contactallergisch eczeem.
- Gebruikt u medicijnen?
    Bijwerking medicatie: sommige medicijnen veroorzaken rode uitslag zonder dat er sprake is van een allergische reactie.
- Is er jeuk?
    Jeuk komt bij veel huidaandoeningen voor en is een aspecifiek symptoom. Bij allergische aandoeningen kan de jeuk heftig zijn.
- Is er pijn?
    Pijn past bij een bacteriële infectieoorzaak (m.n. erysipelas) waarbij de roodheid meestal gelokaliseerd zal zijn. Exantheem bij een virale infectie is op zich niet pijnlijk, gordelroos dat begint met segmentaal erytheem daarentegen weer wel.
- Is er koorts?
    Koorts kan passen bij een virale of bacteriële infectie. Bij diverse virale infecties (op kinderleeftijd) komt het exantheem als de koorts al gezakt is. Bij bacteriële infecties, bijvoorbeeld erysipelas (door de bètahemolytische streptokok), is er een temperatuurverhoging tijdens de infectie. Bij roodvonk is er weliswaar sprake van een bacteriële infectie, maar is de roodheid het gevolg van een immuunreactie op de toxinen van de streptokok. De koorts kan gezakt zijn als de roodheid opkomt.
    Ook een geneesmiddelenreactie kan gepaard gaan met koorts.

8 Betekenis van het lichamelijk onderzoek

Het belangrijkste onderdeel van het onderzoek bestaat uit de inspectie.
Diverse aandoeningen geven een specifiek herkenbaar beeld. Samen met de anamnese komt de arts dan tot een werkhypothese. De voorspellende waarde van specifieke bevindingen zijn natuurlijk afhankelijk van de ervaring van de arts. Een urticariële reactie is een specifiek en goed herkenbaar beeld: rozerode oedeempapels, soms tot

plaques versmolten, met centrale bleekheid en een roodheid eromheen.

Roodheid als gevolg van vasodilatatie verbleekt als je erop drukt (met een glaasje). Roodheid als gevolg van bloedingen, zoals petechiën, is donkerder en niet wegdrukbaar. Bijkomende efflorescenties onderscheiden de echte erythemen van de huidaandoeningen die ook wel erytheem geven.

9 Betekenis van eenvoudig aanvullend onderzoek

SEROLOGIE BIJ VIRALE INFECTIES

Als de diagnose na de anamnese en het lichamelijk onderzoek een virale infectie is waarbij het beleid afwachtend zal zijn, is het niet zinvol om door middel van serologisch onderzoek de verwekker te achterhalen. Het is duur onderzoek waarbij de verwekker pas na een herhaald laboratoriumonderzoek kan worden aangetoond. Alleen een titer*stijging* van specifieke antistoffen is bewijzend. Bijna altijd komt de uitslag pas binnen als het exantheem verdwenen is.

SEROLOGIE BIJ BACTERIËLE INFECTIES

– *Erythema migrans* (ziekte van Lyme): bepaling van antistoffen is meestal alleen maar zinvol bij twijfel. Zijn de klinische symptomen gering of afwezig, dan wordt afgeraden serologisch onderzoek te doen, daar positieve serologie niet bewijst dat de klachten berusten op infectie. Ongeveer 5% van de gezonde donorpopulatie in Nederland is positief bij de routineserologie. Bij sterke aanwijzingen voor lymeziekte is bevestiging van positieve serologie niet nodig en riskant vanwege de kans op fout-negatieven, want de serologie is lang niet altijd positief bij een doorgemaakte infectie. Alleen bij twijfel is serologisch onderzoek geïndiceerd. Positieve serologie (ELISA of IFA) moet bevestigd worden met immunoblot. Herhalen van serologisch onderzoek om het effect van de behandeling te beoordelen is niet zinvol, want antistoffen blijven jarenlang aantoonbaar.

Bij een ziekteduur < 6-8 weken is de sensitiviteit van serologie 50 tot 80%. Bij een ziekteduur > 6-8 weken benadert de sensitiviteit de 100%.[17]

– *Streptokokkeninfectie*: de antistreptolysinetiter (AST) toont antistoffen tegen streptolysine O aan, die wordt geproduceerd door de bètahemolytische streptokokken van groep A, C en G. De sensitiviteit en specificiteit zijn afhankelijk van het klinisch beeld. Een titerstijging maakt een recente streptokokkeninfectie waarschijnlijk. Bij acuut reuma (zeer zeldzaam) kan de sensitiviteit 80% zijn. Bij huidinfecties is de AST-stijging vaak minder uitgesproken.

– *Lues* (syfilis) kan worden aangetoond met de serologische test tegen de *Treponema pallidum*. De meest gebruikte testen hiervoor zijn de TPPA (een verbeterde versie van de TPHA), FTA-ABS en de VDRL of de RPR. De TPPA wordt als een screenende test gebruikt. Als deze positief is, wordt de FTA-ABS ter bevestiging gebruikt. De VDRL/RPR wordt gebruikt om onderscheid te maken tussen een actieve en een behandelde infectie. De sensitiviteit is in een later stadium bijna 100%, de specificiteit kan oplopen tot 99%.[18]

KWEKEN

Het afnemen van een huid- of keelkweek heeft in de praktijk zelden zin. De uitslag van kweken laat een aantal dagen op zich wachten. Het percentage gezonde dragers van streptokokken varieert van 15 (keel) tot 25 (vaginaal).[19] Het aantonen van een bepaalde bacterie door middel van een kweek wil dus niet zeggen dat deze bacterie de oorzaak van de infectie is. De sensitiviteit en specificiteit zijn afhankelijk van het klinisch beeld en daardoor wisselend.[20]

TESTEN BIJ ALLERGISCHE AANDOENINGEN

Bij verdenking op type-1-allergische reacties kan het zinvol zijn om het specifieke IgE te laten bepalen. De Phadiatop® is een bepaling waarbij IgE tegen meerdere allergenen tegelijkertijd wordt bepaald. Als deze positief is, kan allergeenspecifiek IgE worden bepaald met bijvoorbeeld de RAST (radio-allergic-sorbent test). Algemene anafylactische reacties (shock) of lokale anafylactische reacties (bijv. urticaria) zijn type-1-allergische reacties waarbij het specifiek IgE verhoogd is en de RAST positief kan zijn. Een negatieve RAST sluit een allergische genese van een exantheem niet uit. Als de RAST positief is, is er wel sprake van een atopie en dit maakt een allergische genese waarschijnlijker. De sensitiviteit van de RAST bij inhalatieallergenen is redelijk goed. De lage specificiteit bij voedingsallergieën is waarschijnlijk het gevolg van kruisreacties.[18]

Een normaal totaal IgE sluit een verhoogd specifiek IgE niet uit. Als het totaal IgE verhoogd is, maar de RAST is negatief, kan het zijn dat er een allergie is voor een stof die niet getest is en dient de anamnese te worden uitgebreid.

HUIDTESTEN

De testeigenschappen van de RAST en van de intracutane huidtesten zijn vergelijkbaar. Afhankelijk van de omstandigheden zal men een keuze maken. Bij verdenking op een contactallergisch eczeem gaat het om een vertraagd type reactie en kan niet met behulp van priktesten worden bepaald of iemand een allergie heeft, maar moeten plakproeven met de verdachte stoffen worden uitgevoerd. Dit is werk voor een dermatoloog.

KOH-PREPARAAT

Bij verdenking op een dermatomycose kan een KOH-preparaat gemaakt worden. Het is simpel en direct af te nemen. Bij een schimmelinfectie worden de draden onder een 400× vergroting zichtbaar. Als de schimmeldraden zichtbaar zijn, is dit het bewijs voor een mycose. Als het KOH-preparaat negatief is, is een mycose niet uitgesloten. Bij een onderzoek bleek 40% van de negatieve KOH-preparaten (bij klinische verdenking op een mycose) een positieve kweek op te leveren.[21]

HEMATOLOGIE

De aanwezigheid van een verhoogd aantal eosinofiele granulocyten kan wijzen op een geneesmiddelenallergie, hoewel dit niet altijd het geval is.

Ter uitsluiting van een bacteriële infectie kunnen een BSE of PSR en leukocytendifferentiatie gedaan worden. Meestal heeft de uitslag geen consequenties voor het beleid en dit onderzoek dient dan ook achterwege te blijven.

10 Betekenis van complex aanvullend onderzoek

Als het exantheem wordt veroorzaakt door een virale infectie, zal er zelden nadere diagnostiek nodig zijn. Wanneer bij onduidelijke beelden aan een allergische reactie wordt gedacht, kan men op zoek gaan naar het antigeen. Bij contacteczeem en urticariële reacties is het vaak moeilijk er anamnestisch achter te komen voor welk middel men allergisch is. Vooral bij bepaalde beroepen (bijv. kapster) kan het belangrijk zijn dit precies te weten. Soms is het zelfs de reden om van baan te veranderen. Bij bepaalde aandoeningen is een biopt zinvol om de diagnose te stellen (bijv. SLE).[18]

11 Samenvatting

Erythemateuze aandoeningen hebben zeer diverse verschijningsvormen en zeer diverse oorzaken. De aandoeningen verlopen meestal mild en gaan vanzelf over (virale infecties), maar kunnen ook een uiting zijn van een systemische aandoening (lupus erythematodes) of op zichzelf een ernstig verloop hebben (bacteriële infecties, allergische reacties).

Wat betreft aanvullende diagnostiek is een afwachtende houding meestal gerechtvaardigd, daar de aandoeningen meestal mild verlopen en vaak vanzelf overgaan. Daar waar de diagnose consequenties heeft voor het beleid, is aanvullend onderzoek soms wel zinvol. Dit is vooral van belang bij ernstige allergische aandoeningen en bij verdenking op een systemische aandoening. Uiteindelijk is klinische ervaring de belangrijkste factor bij het stellen van de diagnose.

Literatuur

1. Habif TP. Clinical dermatology, a color guide to diagnosis and therapy. 5th ed. St Louis: Mosby/Elsevier, 2009 (1985).
2. Harper J, Oranje A, et al. Textbook of pediatric dermatology. Londen: Blackwell Science Ltd, 2000.
3. Burn T, Breatnach S, Cox N, Griffiths C. Rook's textbook of dermatology. Oxford: Wiley-Blackwell, 2010.
4. Okkes IM, Oskam SK, Lamberts H. Van klacht naar diagnose. Bussum: Coutinho, 1998.

5 Weert HCPM van. Rode hond/rubella. In: Eekhof JAH, Knuistingh Neven A, Opstelten W. Kleine kwalen bij kinderen. Amsterdam: Elsevier Gezondheidszorg, 2009.
6 Verhey TJM. Vijfde ziekte/erythema infectiosum. In: Eekhof JAH, Knuistingh Neven A, Opstelten W. Kleine kwalen bij kinderen. Amsterdam: Elsevier Gezondheidszorg, 2009.
7 Bosch WJHM van den. Zesde ziekte/exanthema subitum. In: Eekhof JAH, Knuistingh Neven A, Opstelten W. Kleine kwalen bij kinderen. Amsterdam: Elsevier Gezondheidszorg, 2009.
8 Opstelten W. Waterpokken. In: Eekhof JAH, Knuistingh Neven A, Opstelten W. Kleine kwalen bij kinderen. Amsterdam: Elsevier Gezondheidszorg, 2009.
9 Zwart S. Roodvonk. In: Eekhof JAH, Knuistingh Neven A, Opstelten W. Kleine kwalen bij kinderen. Amsterdam: Elsevier Gezondheidszorg, 2009.
10 Zwart S, Dagnelie CF, Staaij BK van, Balder FA, Boukes FS, Starreveld JS. NHG-Standaard Acute keelpijn. Huisarts Wet 2007;50(2):59-68.
11 Kozel M. Guidelines for the diagnosis of chronic urticaria and angioedema. Dissertatie. Wageningen, 2001.
12 Sillevis Smitt JH, Everdingen JJE van, Starink ThM, Horst HE van der. Dermatovenereologie voor de 1e lijn. 8e druk. Houten: Bohn Stafleu van Loghum, 2009.
13 Verburgh CA, Hendriks WDH, Ligthart J, Berghout A. Necrotiserende fasciitis door ß-hemolytische streptokokken uit groep A. Ned Tijdschr Geneeskd 1993;137:607-8.
14 Opstelten W, Eekhof JAH. Kinderziekten met vlekjes. In: Eekhof JAH, Knuistingh Neven A, Opstelten W. Kleine kwalen bij kinderen. Amsterdam: Elsevier Gezondheidszorg, 2009.
15 Hofhuis A, Harms MG, Giessen JWB van der, et al. Ziekte van Lyme in Nederland 1994-2009: aantal huisartsconsulten blijft toenemen. Is voorlichting en curatief beleid genoeg? Infectieziekten Bulletin 2010;21(3) (www.rivm.nl).
16 NHG-Standaard Dermatomycosen (M64) (februari 2008) (www.nhg.artsennet.nl).
17 Hoogkamp-Kostanje JAA. Laboratoriumdiagnostiek van Lyme-borreliose. Ned Tijdschr Geneeskd 1997; 141:2339-42.
18 Diagnostisch kompas 2003. Diemen: College voor Zorgverzekeringen, 2003.
19 Oppen ACC van, Gerards LJ, Feldman RG, Bruinse HW. Diagnostiek en chemoprofylaxe van perinatale infecties veroorzaakt door ß-hemolytische streptokokken uit groep B. Ned Tijschr Geneeskd 1993;137:583-6.
20 Zwart S. Sore throat, streptococci and penicillin. Dissertatie. Utrecht: Rijksuniversiteit van Utrecht, 1999.
21 Kock CA de, Sampers GH, Knottnerus JA. Diagnosis and management of cases of suspected dermatomycosis in The Netherlands: influence of general practice based potassium hydroxide testing. Br J Gen Pract 1995;45:349-51.

Jeuk

F.G. Pingen en J.R. Mekkes

1 Inleiding

Jeuk (pruritus) wordt over het algemeen gedefinieerd als een gewaarwording die leidt tot krabben of tot de wens om te krabben. Jeuk is een veelvoorkomende huidklacht en vormt voor patiënten een vervelend probleem. De lange duur of de ernst van de klachten is meestal de reden om het spreekuur van de arts te bezoeken.

De jeuk kan samenhangen met een duidelijk zichtbare huidafwijking of aanwezig zijn zonder dat er iets te zien is. Er kan sprake zijn van gelokaliseerde jeuk, zoals anale jeuk (pruritus ani) of van meer gegeneraliseerde jeuk.

In dit hoofdstuk wordt alleen ingegaan op de diagnostiek van gegeneraliseerde jeuk, waarbij er in eerste instantie geen huiduitslag is. Omdat jeuk vaak leidt tot krabben, kan dit wel leiden tot huidafwijkingen als excoriaties (krabeffecten), hyperpigmentatie, hyperkeratose (verhoorning), en lichenificatie (vergroving van het huidreliëf). Lokaal kunnen prurigopapels ontstaan. Deze afwijkingen jeuken ook weer, met als gevolg een vicieuze cirkel van jeuk, krabben, jeuk.[1]

Als er sprake is van gegeneraliseerde jeuk, zonder een duidelijke verklaring in de vorm van een huidziekte of insectenbeten, spreekt men ook wel van pruritus sine materia. Jeuk is voor de dokter vaak een lastig probleem. Er is een groot aantal ziekten dat met jeuk gepaard kan gaan. De arts zal op basis van anamnese en lichamelijk onderzoek moeten besluiten welke aanvullende diagnostiek zinvol is.

2 De klacht in de bevolking

Over het vóórkomen van de klacht jeuk in de bevolking zijn maar beperkt gegevens bekend. Krijgen mensen de vraag voorgelegd naar klachten in de afgelopen veertien dagen, dan blijkt 8,8% klachten te hebben over jeuk; 6,4% van de ondervraagde mannen en 11,9% van de vrouwen klaagt hierover.[2]

De ervaring is dat iedereen wel eens jeuk heeft, meestal gelokaliseerd en vaak zonder enige oorzaak. Omdat dit over het algemeen een klacht van kortdurende aard is die vanzelf weer verdwijnt, is dit geen reden een arts te bezoeken. Zelden zijn mensen gealarmeerd door jeuk. Vaak is de huiduitslag, waarmee jeuk nogal eens gepaard gaat, de aanleiding voor een bezoek aan de huisarts. Als er geen huiduitslag is, staat niet de bezorgdheid op de voorgrond, maar meer de last die iemand ervaart. Elementen die hierbij een rol kunnen spelen, zijn de duur, de ernst en de lokalisatie. Jeuk aan anus en genitaliën ervaren mensen vaak als gênant. Soms kan jeuk zo hevig zijn, dat mensen zich tot bloedens toe krabben, of klagen over slapeloosheid.

3 De eerste presentatie bij de dokter

Jeuk is een veelvoorkomende klacht op het spreekuur van de huisarts. In het Transitieproject is de incidentie van jeuk als ingangsklacht bij de dokter 27 per 1.000 patiënten per jaar.[3]

Vrouwen komen iets vaker met de klacht jeuk dan mannen. Het valt echter vooral op dat het een klacht is van ouderen. Bij patiënten van 75 jaar en ouder is de incidentie 46 per 1.000 per jaar.

Ook opvallend is dat jeuk vaak in de herfst of de winter voorkomt. Een episode met jeuk begint in 19% van de gevallen in het voorjaar, 22% in de zomer, 26% in de herfst en 32% in de winter.

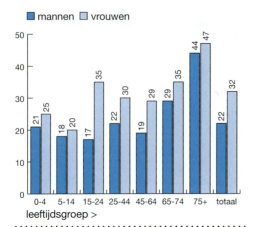

Figuur 1 Incidentie van de klacht jeuk aan het begin van een episode in de huisartspraktijk, per 1.000 patiënten per jaar.[3]

4 Pathofysiologie en differentiële diagnose

PATHOFYSIOLOGIE

De pathofysiologie van jeuk is slechts gedeeltelijk opgehelderd. Bij het ontstaan en de gewaarwording van jeuk spelen verschillende factoren op een aantal niveaus een rol. De precieze betekenis hiervan is maar zeer ten dele bekend.[4,5,6]

Perifeer speelt bij jeuk een groot aantal mediatoren een rol, zoals histamine, prostaglandine, cytokines, endorfinen en serotonine. De werking van deze mediatoren is nog niet goed bekend. De belangrijkste, en tot nu toe de meest onderzochte, is histamine. Zo is bekend dat onder invloed van histamine vasodilatoire peptiden vrijkomen, die via axonale reflexen erytheem opwekken. Onder invloed van intradermaal ingespoten histamine degranuleren mestcellen en provoceren een jeukreactie.

Neurofysiologisch gezien verloopt de sensatie van jeuk via gespecialiseerde C-vezels van de huid naar het centraal zenuwstelsel. Op de grens van dermis en epidermis bevinden zich zenuwuiteinden, nociceptoren genaamd, die direct of indirect worden geprikkeld door mediatoren. De jeukprikkel wordt via langzaamgeleidende ongemyeliniseerde C-vezels naar de achterhoorn van het ruggenmerg geleid en via de tractus spinothalamicus naar de thalamus en van daar naar de somatosensorische cortex. Lang is gedacht dat pijn en jeuk via dezelfde ongemyeliniseerde C-vezels verlopen. Hoewel moeilijk anatomisch te onderscheiden, blijken deze toch functioneel van elkaar te verschillen.

Behalve perifere mediatoren speelt ook een *centraal mechanisme* een rol. Algemeen bekend is dat jeuk minder wordt door krabben. Krabben veroorzaakt pijn. Met experimentele onderzoeken is aangetoond dat pijnprikkels, maar ook koudeprikkels, jeuk voor kortere of langere tijd kunnen onderdrukken. Op het niveau van het ruggenmerg heeft pijn een inhiberend effect op de gewaarwording van jeuk. Dit wordt ook wel de *gate-inhibition*-theorie genoemd, waarbij de ene prikkel de gewaarwording van de andere prikkel onderdrukt.

DIFFERENTIËLE DIAGNOSE

Jeuk is een veelvoorkomend symptoom bij huidziekten. De belangrijkste huidziekten die met jeuk gepaard gaan, zijn urticaria, constitutioneel eczeem en contacteczeem; ook insectenbeten kunnen jeuk geven. Hier wordt verder niet op ingegaan.

Aan gegeneraliseerde jeuk zonder huidafwijkingen (pruritus sine materia) kunnen de volgende oorzaken ten grondslag liggen.

Droge huid

Een belangrijke oorzaak van pruritus is een droge huid, ook wel xerosis genoemd. Bij xerosis senilis (een droge huid bij ouderen) zijn de zichtbare afwijkingen vaak zo minimaal, dat men niet echt kan spreken van een huidziekte. Water (veel en vooral warm douchen en baden) droogt de huid uit, evenals het gebruik van zeep. Bij een droge huid is sprake van minder talgproductie en een toegenomen gevoeligheid van de huid voor histamine. Dit wordt versterkt in droge, koude winterlucht.

Atopie

Mensen die bekend zijn met atopie (bijv. hooikoorts of astma), of bij wie atopie in de familie voorkomt, klagen vaak over jeuk. Er zijn dan geen specifieke afwijkingen zichtbaar; soms een licht uitgedroogde huid.[7]

Zwangerschap

In het derde semester van de zwangerschap kan jeuk (pruritus gravidarum) voorkomen. Dit wordt verklaard door cholestase.

Wormen

Worminfestaties kunnen jeuk veroorzaken.

Geneesmiddelen

Geneesmiddelen kunnen op verschillende manieren jeuk veroorzaken. Lokaal kunnen crèmes of gels de huid uitdrogen. Daarnaast kunnen geneesmiddelen jeukmediatoren als histamine vrijmaken. Gegeneraliseerde jeuk zonder huidafwijkingen is niet een zeer frequent voorkomende bijwerking. In Rotterdam is in huisartspraktijken een onderzoek verricht naar bijwerkingen van antibacteriële middelen. Bij minder dan 0,2% van alle prescripties in de huisartspraktijk werd als bijwerking jeuk als geïsoleerd verschijnsel gemeld.[8]

Psychogeen

Er is onvoldoende grond om te stellen dat als er geen duidelijke oorzaak is, het wel psychisch zal zijn. Uit onderzoeken blijkt niet dat bij mensen met jeuk vaker een psychiatrische diagnose als angst of depressie wordt gesteld; mogelijk wel iets vaker de diagnose obsessieve compulsieve stoornis.[9] De ervaring is over het algemeen wel, dat onder invloed van stress jeuk bij huidziekten erger wordt. Daarnaast melden patiënten vaak dat ze overdag (meer afleiding door werk) minder last van jeuk hebben dan 's avonds.

Systemische ziekten

Een aantal relatief zeldzame interne ziekten kunnen met jeuk gepaard gaan (zie tabel 1).[6,10]

Dat jeuk als ingangsklacht wordt veroorzaakt door een van bovenstaande systemische ziekten is op zichzelf zeldzaam. Het zijn geen ziektebeelden die frequent voorkomen. Jeuk is ook niet een vroeg symptoom, maar kan tijdens het ziekteproces optreden. Een aantal van deze ziektebeelden gaat opvallend vaak met jeuk gepaard. Dit zijn met name uremie bij terminale nierinsufficiëntie, primaire biliaire cirrose, polycythaemia vera en M. Hodgkin. Bij polycythaemia vera is de aquagene pruritus kenmerkend: jeuk die ontstaat na baden of douchen en bij temperatuurwisselingen. Uit onderzoeken komen verschillende cijfers voor de kans op jeuk bij systemische ziekten (tabel 2).[6,11,12,13]

Pruritus wordt in veel leerboeken nog geassocieerd met diabetes mellitus. Uit onderzoeken blijkt dat dit niet terecht is. Bij patiënten met diabetes is geen sprake van gegeneraliseerde jeuk. Wel klagen diabetespatiënten vaak over anogenitale jeuk (ongeveer 19%), waarbij de jeuk bijna altijd wordt veroorzaakt door een mycose ter plaatse.[14]

Tabel 1	Overzicht van systemische ziekten, waarbij pruritus voorkomt.	
uremie (terminale nierinsufficiëntie)		
cholestatische leverziekten	primaire biliaire cirrose hepatitis-C	
hematologische en lymfoproliferatieve ziekten	ijzergebrekanemie hemochromatose polycythaemia vera hodgkin- en non-hodgkinlymfoom maligniteiten	
schildklierafwijkingen	hyperthyreoïdie hypothyreoïdie	
hiv		

Tabel 2	De kans op jeuk bij een aantal interne ziekten.
terminale nierinsufficiëntie	tot 85%
primaire biliaire cirrose	tot 80%
polycythaemia vera	tot 48%
M. Hodgkin	tot 35%

5 Kansverdeling van diagnosen

In het Transitieproject zijn de einddiagnosen genoteerd van episodes die beginnen met de klacht jeuk als contactreden. In het merendeel van de gevallen stelt de huisarts als einddiagnose een huidziekte, met name contacteczeem, atopisch eczeem, urticaria en schimmelinfectie.[3]

In 18% van de gevallen stelt de huisarts als einddiagnose de symptoomdiagnose: jeuk. Bij ouderen boven de 75 jaar is dit in 30% van de gevallen het geval.

De incidentie van jeuk (als einddiagnose gesteld door de huisarts) is 6/1.000 patiënten. Bij ouderen tussen de 65 en 74 jaar is dit 8/1.000 patiënten en boven de 75 jaar: 17/1.000 patiënten.

Deze cijfers worden bevestigd door de cijfers van het Nivel-onderzoek. Bij ouderen boven de 75 jaar is de incidentie 13 voor mannen en 15,5 voor vrouwen. De prevalentie binnen deze groep is 23,9 respectievelijk 32,6. Ook uit cijfers afkomstig van dermatologen blijkt jeuk vooral een probleem van ouderen te zijn. In een dermatologische kliniek was de incidentie van pruritus sine materia bij ouderen boven de 65 jaar 14%. Bij de populatie onder de 65 jaar was dit 4%.[15,16]

Er zijn nauwelijks cijfers bekend hoe vaak bij de klacht jeuk uiteindelijk een systemische ziekte als diagnose wordt gesteld. In de huisartsregistratiesystemen gaat het hierbij om zulke kleine aantallen, dat deze daarin niet zijn terug te vinden. In een studie waarbij patiënten met chronische jeuk zes jaar lang werden gevolgd, werden niet méér maligniteiten gevonden dan in een controlegroep.

Tabel 3	Differentiële diagnose van pruritus voor de praktijk.	
droge huid		v
psychogeen		s
atopie		v
geneesmiddelbijwerking		s
worminfecties		s
zwangerschap		z
systemische ziekten		z

v = vaak als oorzaak van jeuk in de huisartsenpraktijk;
s = soms;
z = zelden.
Schuingedrukte diagnosen dienen te worden uitgesloten

6 Betekenis van de voorgeschiedenis

In de voorgeschiedenis is een aantal elementen van belang om na te vragen.
– Is het een oudere patiënt? Bij deze groep komt een droge huid veel voor.
– Is er sprake van zwangerschap? Bij zwangerschap kan in het derde trimester cholestase optreden.
– Is de patiënt bekend met atopie (hooikoorts, astma, vroeger eczeem gehad), of komt er atopie in de familie voor? Dan gaat het vaker om jeuk door atopie.
– Is de patiënt bekend met een chronische ziekte waarvan bekend is dat er jeuk bij voorkomt?
– Gebruikt de patiënt geneesmiddelen?
– Is de patiënt de afgelopen vijf jaar in de tropen geweest en is er daarmee een risico op (tropische) worminfecties?

7 Betekenis van de anamnese

ZICHTBARE AFWIJKINGEN?

De belangrijkste vraag die gesteld moet worden, is of de jeuk begonnen is met huidafwijkingen die jeukten, of dat er eerst jeuk was en er later pas afwijkingen ontstonden door het krabben.
Meestal kunnen patiënten goed aangeven of eerst de jeuk aanwezig was of eerst de huidafwijking. Bijna alle huidziekten die met jeuk gepaard gaan, beginnen met een opvallende uitslag. Er zijn enkele uitzonderingen zoals gordelroos, waarbij er regelmatig eerst een aantal dagen gelokaliseerde jeuk en/of pijn is en er in tweede instantie pas afwijkingen ontstaan. Ook bij scabies ontstaan de afwijkingen vaak pas later. Dikwijls begint het eerst alleen met jeuk op verschillende plekken. Als anderen in de omgeving ook jeuk hebben, is er een reële kans op het bestaan van scabies.

DUUR VAN DE KLACHTEN

Acuut ontstane jeuk, die pas kort bestaat, duidt meestal op een huidziekte. Pruritus sine materia bestaat vaak lang, is geleidelijk begonnen en wordt over het algemeen steeds erger; deels door de mogelijke oorzaak, maar ook door de vicieuze cirkel van jeuk, krabben en meer jeuk.

RELATIE MET ANDERE FACTOREN

Gaat iemand krabben? Of lukt het om niet te krabben? Krabben veroorzaakt vaak afwijkingen die ook weer jeuken, waardoor er een vicieuze cirkel ontstaat. Als de jeukprikkel door krabben juist erger wordt, moet men denken aan urticaria factitia.

Wat smeert iemand erop? Lokale middelen, zoals mentholgel, een bij jeuk veelgebruikt middel, zijn kortdurend werkzaam tegen de jeuk, omdat ze verkoelend werken. Koeling onderdrukt, evenals pijn, de jeuk. Vervolgens kunnen ze de huid echter weer uitdrogen of anderszins prikkelen, waardoor opnieuw jeuk ontstaat.

Jeuk wordt vaak erger na wassen of temperatuurwisselingen. Dit komt niet alleen bij polycythaemia vera voor, maar is wel kenmerkend voor dit ziektebeeld. Veel (warm) baden en douchen, vooral met zeep, kan de huid uitdrogen en daardoor ook jeuk veroorzaken. Alcohol, warme of gekruide spijzen en temperatuurwisselingen kunnen vasodilatatie veroorzaken en daardoor jeuk.

Is er een relatie met het seizoen? Als de jeuk in de winter erger is, is er vaak een droge huid. De seizoensafhankelijkheid is bij een interne ziekte veel minder duidelijk.

Is de jeuk begonnen na het starten van medicatie?

BIJKOMENDE, MOGELIJK ALARMERENDE KLACHTEN

Omdat jeuk een symptoom kan zijn van een onderliggend ernstig lijden, is het zinvol te vragen naar andere klachten. Men kan gericht vragen naar klachten als algemene malaise, moeheid, afvallen, koorts en nachtzweten. Heeft iemand vergrote lymfeklieren opgemerkt? Zijn er hartkloppingen; hyperthyreoïdie gaat meestal gepaard met een snelle pols. Om te weten of er een risico is op hiv, moet worden gevraagd naar wisselende seksuele contacten en veilig vrijen. Is iemand afkomstig uit een gebied waar hiv/aids veel voorkomt?

RELATIE MET PSYCHISCHE FACTOREN

Vaak merken patiënten zelf dat de jeuk erger is tijdens stress. Omgekeerd veroorzaakt ernstige jeuk ook stress. Anorexia nervosa kan gepaard gaan met jeuk, maar ook hierbij staat waarschijnlijk de droge huid op de voorgrond. Bij uitgebreide gelokaliseerde krabeffecten kan het zinvol zijn na te gaan of er sprake is van automutilatie. In zeldzame gevallen kan er een waan zijn, waardoor de patiënt meent dat er bijvoorbeeld parasieten in de huid zitten.

ERNST VAN DE JEUK

Hoewel niet van belang voor het stellen van de diagnose, is aandacht voor de ernst van de jeuk voor de patiënt wel van belang. Hoeveel last heeft iemand ervan? Verstoort het de nachtrust?

8 Betekenis van het lichamelijk onderzoek

In eerste instantie moet de huid bekeken worden.

Zijn er specifieke huidafwijkingen die, gezien de efflorescentie en de voorkeursplaatsen, duidelijk passen bij een huidziekte? Zijn er aanwijzingen voor insectenbeten? Het is belangrijk gericht op zoek te gaan naar verschijnselen die kunnen duiden op scabies. Patiënten melden deze afwijkingen vaak niet spontaan.

Of bestaan de aanwezige huidafwijkingen alleen uit krabeffecten? Meestal begint dit met lineaire en erosieve krabeffecten (excoriaties). In een later stadium kan dit gepaard gaan met erytheem, hyperkeratose en hyperpigmentatie; lokaal ziet men soms prurigopapels. Het is dikwijls lastig om deze laatste krabeffecten te onderscheiden van een primaire huidziekte. De krabeffecten bevinden zich over het hele lichaam, vooral op plaatsen die goed bereikbaar zijn. Kijk ook naar de nagels; deze kunnen door het krabben opvallend glad en glanzend zijn.

Verder moet gekeken worden of er een droge huid is. Bij atopie en xerosis senilis kunnen de afwijkingen minimaal zijn en niet meteen opvallen. Een droge huid kenmerkt zich door lichte schilfering en bij ernstiger vormen een craqueléaspect.

Bij aanhoudende onverklaarde jeuk of alarmsymptomen wordt een algemeen lichamelijk onderzoek gedaan. Het is erop gericht een, op zichzelf zeldzaam voorkomend, mogelijk ernstig onderliggend lijden op te sporen. Ziet iemand bleek (anemie?), of is er sprake van een rode verkleuring van het gelaat, wat kan duiden op polycythaemia vera? Is er sprake van icterus? Zijn er aanwijzingen voor hyperthyreoïdie (snelle pols, exophthalmus, tremor)? Let ook op de aanwezigheid van lymfeklieren. Is er sprake van een vergrote lever of een vergrote milt?

> **Alarmsymptomen en -klachten**
>
> - algemene malaise
> - moeheid
> - afvallen
> - koorts
> - nachtzweten
> - vergrote lymfeklieren
> - hartkloppingen (hyperthyreoïdie)
> - tremor (hyperthyreoïdie)
> - kans op hiv
> - bleek (anemie)
> - rode verkleuring van het gelaat (polycythaemia vera)
> - icterus
> - vergrote lever of een vergrote milt

9 Betekenis van eenvoudig aanvullend onderzoek

Als er anamnestisch geen aanwijzingen zijn voor een interne ziekte en de huid bij nadere inspectie niet afwijkend blijkt, is het verantwoord om af te wachten. Het is in dat geval zinvol het advies te geven zich minder heet te wassen, het gebruik van zeep te beperken tot oksels en liesgebied en de huid in te vetten. Als de klachten overgaan, maakt dat de diagnose xerosis (droge huid) nog meer waarschijnlijk.

Als er wel andere klachten of symptomen zijn of de jeuk blijft ondanks de juiste maatregelen aanhouden, is een screenend laboratoriumonderzoek of fecesonderzoek zinvol.

BLOEDONDERZOEK

Het is zinvol het bloedonderzoek in eerste instantie te beperken. Men kan het laboratorium vragen het overgebleven serum te bewaren.

Nierinsufficiëntie: bepaal in eerste instantie het creatinine; bedenk bij ouderen dat het zinvol is naar de klaring te kijken.

Cholestase: γ-GT, ASAT, ALAT, AF, bilirubine. Bij hepatitis-C en hemochromatose kan dit normaal zijn. Wanneer er anamnestisch een risico is op hepatitis-C, is het zinvol de serologie aan te vragen.

Hematologische afwijkingen: het Hb is verlaagd bij anemie en verhoogd bij polycythaemia vera. Bij hemochromatose is het serumferritine (soms sterk) verhoogd.

Lymfoproliferatieve afwijkingen/maligniteiten: totaal aantal leuko's en de leukocytendifferentiatie kunnen afwijkend zijn. De bezinking kan verhoogd zijn.

Schildklierafwijkingen: TSH verlaagd bij hyperthyreoïdie en verhoogd bij hypothyreoïdie, als de primaire oorzaak in de schildklier is gelegen.

Infecties: totaal aantal eo's bij worminfecties. Serologie op Strongyloides kan zinvol zijn, indien er anamnestisch een aanleiding voor is. Bij een chronisch verloop zijn deze niet meer in de feces aantoonbaar.

Hiv: als er anamnestisch aanwijzingen voor zijn, kan hiv-serologie worden aangevraagd.

Atopie: een verhoogd totaal aantal eo's kan duiden op atopie, zeker als er sprake is van een atopische voorgeschiedenis (bijv. hooikoorts), of als atopie in de familie voorkomt.

Geneesmiddelen: het totaal aantal eo's kan ook verhoogd zijn bij jeuk ten gevolge van geneesmiddelen.

Alleen bij anogenitale jeuk is het zinvol een nuchtere bloedsuiker te prikken.

> Screenend bloedonderzoek bij jeuk, zonder duidelijke aanwijzingen voor een bepaalde aandoening:
> - creatinine;
> - γ-GT, AF, ASAT, ALAT;
> - Hb, Ht, BSE;
> - aantal leuko's, differentiatie, totaal aantal eo's;
> - TSH.

FECESONDERZOEK

Wanneer iemand naar de tropen is geweest, is het zinvol parasitologisch onderzoek van de feces te verrichten. Eventueel kan dit nog één of twee keer worden herhaald, als het negatief is.

10 Betekenis van complex aanvullend onderzoek

Patiënten met in de voorgeschiedenis een chronisch ziektebeeld dat met jeuk gepaard kan gaan, zijn vaak al bekend bij een specialist (bijv. terminale nierinsufficiëntie).

Indien de anamnese, het lichamelijk onderzoek en beperkt aanvullend laboratoriumonderzoek geen afwijkingen hebben opgeleverd, is nader onderzoek niet geïndiceerd.

Soms is de jeuk zo hevig en onbehandelbaar dat dit toch een reden voor verwijzing kan zijn. De aanvullende diagnostische mogelijkheden voor de specialist zijn beperkt bij patiënten die al op de hiervoor genoemde oorzaken zijn gescreend. Wel zijn er meer opties voor (symptomatische) behandeling.

11 Samenvatting

Jeuk is een veelvoorkomende klacht, die meestal veroorzaakt wordt door een huidziekte. Gegeneraliseerde jeuk zonder huidafwijkingen, pruritus sine materia, wordt vooral gezien bij ouderen. Meestal is dan een droge huid, xerosis senilis, de verklaring voor de jeuk. Een droge huid als oorzaak voor de jeuk moet ook worden overwogen bij patiënten die bekend zijn met een atopie, of bij wie atopie in de familie voorkomt. Hygiënische gewoonten, zoals frequent wassen, vooral met zeep, drogen de huid uit en kunnen daardoor jeuk veroorzaken. Een droge huid gaat vaak met nauwelijks zichtbare afwijkingen gepaard.

In zeer zeldzame gevallen is jeuk een vroeg symptoom van een onderliggende systemische ziekte. Als bij de anamnese geen andere klachten voorkomen en er bij het lichamelijk onderzoek geen andere symptomen zijn, is de kans daarop zeer klein. Bij patiënten die bekend zijn met een ziekte als terminale nierinsufficiëntie, cholestase of polycythaemia vera, komt jeuk frequent voor. Aanvullend diagnostisch onderzoek is van beperkte waarde. Bloedonderzoek wordt verricht als daar anamnestisch aanleiding voor is of bij aanhoudende, onverklaarde jeuk.

Literatuur

1. Bernhard JD. Itch. Mechanism and management of pruritus. New York: McGraw-Hill inc, 1994.
2. Tweede Nationale Studie naar ziekten en verrichtingen in de huisartsenpraktijk. Utrecht, Bilthoven: Nivel, Rijksinstituut voor Volksgezondheid en Milieu, 2004.
3. Okkes IM, Oskam SK, Lamberts H. Van klacht naar diagnose. Bussum: Coutinho, 1998.
4. Schmelz M. Itch – mediators and mechanism. J Dermatol Sc 2002;28:91-6.
5. Drzezga A, e.a. Central activation by histamine-induced itch: analogies to pain processing: a correlational analysis for O-15 H2O positron emission tomography studies. Pain 2001;92:295-305.
6. Streit M, Felbert V von, Braathen LR. Pruritus sine Materia, Pathofysiologie, Abklärung und Therapie.\ Hautarzt 2002;53:830-49.
7. Mekkes JR. Jeuk. Bijblijven 1995;II:10-6.
8. Linden PD van der, Lei J van der, Vlug AE, Stricker BH. Skin reactions to antibacterial agents in general practice. J Clin Epidemiol 1998;51(8):703-8.
9. Sheehan-Dare RA, Henderson MJ, Cotterill JA. Anxiety and depression in patients with chronic urticaria and generalized pruritus. Br J Dermatol 1990;123(6):769-74.
10. Paul R, Jansen CT. Itch and malignancy prognosis in generalized pruritus: a 6-year follow-up of 125 patients. J Am Acad Dermatol 1987;16(6):1179-82.
11. Szepietowski JC, Sikora M, Kusztal M, Salomon J, Magott M, Szepietowski T. Uremic pruritus: a clinical study of maintenance hemodialysis patients. J Dermatol 2002;29(10): 621-7.
12. Glasova H, Beuers U. Extrahepatic manifestations of cholestasis. J Gastroenterol and Hepatol 2002;17: 938-48.
13. Diehn F, Tefferi A. Pruritus in polycythemia vera: prevalence, laboratory and management. Br J Haematol 2001;115:619-21.
14. Neilly JB, Martin A, Simpson N, MacCuish AC. Pruritus in diabetes mellitus: investigation of prevalence and correlation with diabetes control. Diabetes Care 1986;9(3):273-5.
15. Liao YH, Chen KH, Tseng MP, Sun CC. Pattern of skin diseases in a geriatric patient group in Taiwan: a 7-year survey from the outpatient clinic of a university medical center. Dermatol 2001;203(4):308-13.
16. Beauregard S, Gilchrest BA. A survey of skin problems and skin care regiments in the elderly. Arch Dermatol 1987;123(12):1638-43.

Lokale zwelling huid

B. Boode en M.J.E.M. Verhaegh

Ga naar de website extras.bsl.nl/alledaagseklachten voor de video bij dit hoofdstuk

1 Inleiding

In dit hoofdstuk wordt aandacht besteed aan een gelokaliseerd huidprobleem, te weten een knobbeltje of kleurverandering van de huid, met nadruk op de aandoeningen die een actief diagnostisch beleid van de arts vragen: huidkanker en premaligne aandoeningen.

De huid of de onderliggende structuur vertoont een zwelling, zichtbaar of voelbaar. Na inspectie en eventueel palpatie heeft de arts een differentiaaldiagnose en doet wellicht verder onderzoek om de diagnose rond te krijgen. De alertheid van het publiek is, mede door de voorlichting van bijvoorbeeld het Koningin Wilhelmina Fonds (het KWF), de laatste jaren toegenomen.[1] De incidentie van benigne en maligne huidtumoren is echter ook toegenomen, onder andere door veranderd zongedrag.[2,3,4] De ouderwordende huid telt vele (pre)maligne afwijkingen, zodat met de dubbele vergrijzing van de populatie ook deze categorie tumoren meer aandacht vraagt van de dokter. De huidtumoren bij kinderen zullen wellicht meer dan vroeger bij ouders tot de vraag leiden 'er iets aan te doen' met de moderne chirurgische technieken. Er is overigens nog een categorie huidtumoren die door de arts minder vaak wordt gezien, maar waaraan een systeemziekte ten grondslag kan liggen. Ook hiervoor is in dit hoofdstuk aandacht.

Om de lezer een indruk te geven van de mate van bewijskracht ter onderbouwing van een aantal belangrijke diagnostische stappen, is deze onderbouwing door de auteurs als volgt aangegeven.
- [E] = Voldoende bewijskracht; dat wil zeggen meerdere goed opgezette onderzoeken met eensluidende uitkomsten in een vergelijkbare populatie.
- [A] = Sterke aanwijzingen of indirect bewijs; dat wil zeggen één goed opgezet onderzoek met betrekking tot een vergelijkbare populatie, of meerdere onderzoeken in andere, niet geheel vergelijkbare populaties.
- [C] = Consensus uit richtlijnen of standaarden met betrekking tot de populatie.

2 De klacht in de bevolking

VOORKOMEN

Iedereen heeft moedervlekken, gepigmenteerde naevi, wel zo'n tien tot dertig per persoon. De moedervlek komt meestal voor de volwassenheid tot ontwikkeling. Net als alle andere cellen reageren deze cellen ook op hormonale veranderingen, zodat tijdens de puberteit en zwangerschap vaak gemeld wordt dat de moedervlek groeit.[5]

Er zijn enkele studies naar het voorkomen van huidziekten in de algemene populatie.[6] In de HANES-1-studie van de Amerikaanse overheid, bleek ongeveer een derde van de populatie van 1 tot 74 jaar na onderzoek door dermatologen een huidaandoening te hebben die het waard was door een arts gezien te worden. Er werden geen specifieke uitspraken gedaan over (benigne en maligne) tumoren, maar deze categorie stond wel in de topvijf van meest voorkomende aandoeningen in dit onderzoek. Bij recent onderzoek van het Nivel rapporteerde 5% van de Nederlandse bevolking (alle leeftijden) klachten van wratten of lokale/plaatselijke zwelling van de huid in de afgelopen veertien dagen.[7]

BETEKENIS

Het constateren van een tumor in de huid kan iets 'normaals' zijn, maar kan ook onrust veroorzaken. De betekenis van de klacht is beperkt wanneer het een benigne tumor betreft. Meestal wil de patiënt slechts weten of de tumor of huidverkleuring goedaardig is, en accepteert deze dan. Bij een maligne tumor kan echter uitgebreide excisie volgen met plastische reconstructiechirurgie. Bij een enkele diagnose zal sprake blijken van onderliggend lijden. Jaarlijks worden in Nederland ongeveer 25.000 nieuwe gevallen van huidkanker geconstateerd. Daarvan is 80% een basaalcelcarcinoom, ruim 10% een plaveiselcelcarcinoom en een kleine 10% een melanoom. Er overlijden ongeveer 500 patiënten per jaar aan huidkanker (0,3% van de sterfgevallen aan kanker) in Nederland, bijna allen door het melanoom.[1,4] Van alle melanoompatiënten overlijdt 20% aan de aandoening.[1]

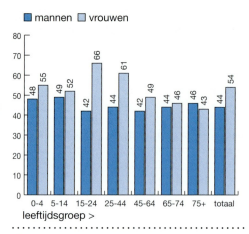

Figuur 1 Incidentie van het symptoom lokale zwelling huid aan het begin van een episode in de huisartspraktijk, per 1.000 patiënten per jaar.[8]

3   De eerste presentatie bij de dokter

De incidentie van een lokale zwelling van de huid bij de huisarts is volgens de gegevens van het Transitieproject 49/1.000/jaar; 44/1.000/jaar voor mannen en 54/1.000/jaar voor vrouwen, zonder verschil in leeftijd (zie figuur 1).[8] De Continue Morbiditeitsregistratie geeft een incidentie van huidtumoren van zes per 1.000 patiëntjaren bij jongvolwassenen tot tien tot zestien bij 40 tot 60-jarigen; daarvan betreft 50% echter een 'lipoom'.[3]

Door voorlichting in de media melden patiënten zich met een nieuw ontdekte zwelling, een verandering in een pigmentvlek, jeuk of bloeding van een bestaande of nieuw gevormde huidtumor. 'Elke knobbel is verdacht' wordt door sommige patiënten ook vertaald naar een onschuldig al jarenlang bestaand wratje. De kans dat de huidafwijking een maligniteit betreft, is zeer klein vanwege het verschil in prevalentie tussen benigne en maligne tumoren. De kunst is ongerustheid terecht weg te nemen, maar ook (pre)maligne afwijkingen te herkennen.

4   Pathofysiologie en differentiële diagnose

PATHOFYSIOLOGIE

We onderscheiden de huidtumoren en kleurveranderingen van de huid per laag van de huid, omdat op die manier met inspectie en palpatie de diverse aandoeningen op klinisch beeld van elkaar te onderscheiden zijn (figuur 2).

Laesies uitgaande van de epidermis kenmerken zich door een voelbare verstoring van het huidoppervlak, in de vorm van ruwheid, schilfers enzovoort. Tumoren uitgaande van de epidermis zijn bijvoorbeeld verruca seborrhoica, tumor uitgaande van talg- of zweetklier, cyste, keratoacanthoom, spinocellulair carcinoom (start in epidermis, het stratum spinosum; uiteindelijk invasieve tumorgroei in de dermis), actinische keratose (carcinoma in situ) en ziekte van Paget.

Laesies uitgaande van de dermis en onderhuids bindweefsel kenmerken zich door een diepere ligging, waardoor bijvoorbeeld kleuren minder helder doorschijnen. De opperhuid is niet onderbroken. Tumoren zijn bijvoorbeeld een lipoom, een dermatofibroom, keloïd, hemangioom en het kaposi-sarcoom. Een aparte groep vormen de tumoren die uitgaan van de melanocyten. Benigne is de naevus, maligne zijn bijvoorbeeld het melanoom en de lentigo maligna (carcinoma in situ).

DIFFERENTIËLE DIAGNOSE

Voor de differentiële diagnostiek kan men de huid op diverse manieren bekijken. De meest gebruikelijke indeling is, met het oog op de consequenties voor de behandeling, niet-cancereuze, precancereuze en cancereuze tumoren. Een andere indeling is die naar efflorescenties: de precieze beschrijving van de morfologie van de huidtumor, met voor de tumoren belangrijke efflorescenties: macula, papel, nodus, tumor en eventueel ook de vesikel, bulla, pustula, ulcus en cyste. Een derde wijze van indeling houdt rekening met de plaats van de laesie in de huid. Hierin worden achtereenvolgens onderscheiden: laesies in de epidermis en de basale membraan, de dermis en de subcutis. In dit boek wordt de eerste indeling aangehouden. Daarbij beperken we ons tot de efflorescenties: macula, papel, nodus en

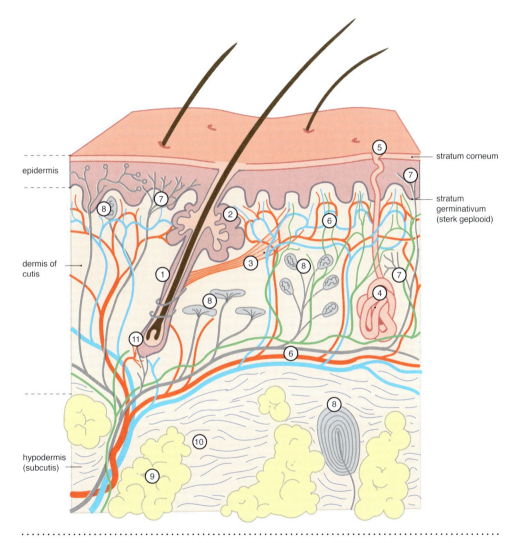

Figuur 2 Schematisch opbouw van de huid. Doorsnede van de huid. Rood = arterie, blauw = vene, grijs = zenuw, groen = lymfebaan. 1 Haarschacht met onderaan om het haarzakje het sensibele zenuwuiteinde; 2 talgklier; 3 musculus arrector pili; 4 zweetklier; 5 uitmonding zweetklierbuisje; 6 bloed- en lymfevaten; 7 vrije sensibele zenuwuiteinden; 8 diverse gevoelszintuigen; 9 subcutaan vetweefsel; 10 elastinevezels; 11 haarzakje.

tumor, met weglating van de vesiculobulleuze aandoeningen. Zowel vesikels als bullae hebben een geheel eigen differentiaaldiagnose en zijn bij inspectie gemakkelijk te onderscheiden van de andere manifestaties van zwelling van de huid. Ook de pustuleuze aandoeningen vallen buiten het kader van dit hoofdstuk (zie het hoofdstuk *Pustulae*). Een hulpmiddel bij de differentiële diagnose kan de probleemgeoriënteerde differentiële diagnose in tabel 1 zijn.

Eerst worden de aandoeningen besproken die onder de neoplasmata vallen, vervolgens komen de overige lokale zwellingen aan de orde.

BENIGNE NEOPLASMATA VAN DE HUID

Naevus
Een naevus is een solitaire, meestal kleine, getinte, platte of verheven tumor in de huid. Het oppervlak kan glad of wratachtig zijn, en er kan haargroei zijn. De kleur is meestal bruin tot zwart, maar kan ook vleeskleurig of geel zijn. Naevi zijn onder te verdelen in een grensvlak- (junction), een samengestelde (compound) en een dermale naevus. Deze indeling verdeelt de naevi naar hun ligging in de diverse huidlagen, wat kleurverschillen oplevert. Hoe dieper de naevus gelegen is, des te minder uitgesproken de kleur zal zijn.

De grensvlaknaevus is tot 1 cm in diameter, heeft een glad oppervlak met doorlopende huidlijnen. De kleur is bruin (licht tot heel donker). De samengestelde naevus is verheven, niet altijd glad. De dermale naevus is meestal huidkleurig (de diepgelegen melanocyten hebben geen melanine meer).

Gemiddeld heeft iemand van 25 jaar de meeste naevi: zo'n dertig tot veertig; bij vrouwen in de zwangerschap kan het aantal naevi, onder invloed van hormonen, nog toenemen. Na het veertigste jaar vervagen ze geleidelijk, zodat op 90-jarige leeftijd de meeste naevi verdwenen zullen zijn. Eén procent van de bevolking heeft aangeboren naevi; de overige zijn dus verworven. Naevi worden soms als verfraaiend (beauty spot), maar meestal als ontsierend ervaren.

Een aparte vorm is de spitz-naevus: een roze of rozerode stevige papel, zonder haar, rond, met zacht oppervlak, dikwijls voorkomend in het gelaat, vooral bij kinderen, maar ook op volwassen leeftijd. Aangeraden wordt deze histologisch te onderscheiden van een vaattumor of melanoom. Een andere vorm is de blauwe naevus: een ronde, gladde nodus, meestal op been of arm, en blauw van kleur.

Atypische naevus
Een atypische naevus is een vlakke of verheven donkere huidtumor, groter dan de gewone moedervlek, niet altijd rond, variërend in kleur van rood, geelbruin tot donkerbruin. Deze naevi kunnen talrijk voorkomen, verschijnen ook nog op middelbare leeftijd, met een voorkeursplaats voor bedekte huiddelen en de hoofdhuid. Als er microscopisch dysplasie gevonden wordt, spreekt men van een dysplastische naevus.

Fibroma molle
Een fibroom is een zachte, kleine huidtumor, meestal vleeskleurig of lichtbruin van kleur, vooral voorkomend in nek, oksels en liezen (figuur 3). Dit tumortje kan gesteeld zijn (fibroma pendulans).

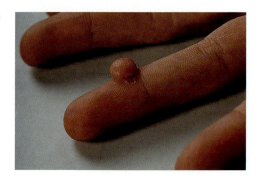

Figuur 3 Fibroom.

Lipoom
Een lipoom is geen tumor van de huid zelf, maar deze bevindt zich in het subcutane weefsel. Het is een afzetting van vet, die een ronde of ovale zwelling veroorzaakt, soms tot wel tien centimeter in diameter. Lipomata komen vaker voor bij vrouwen dan bij mannen; voorkeurslocatie is de bovenarm, romp en nek. De tumor is goed te onderscheiden van een atheroomcyste doordat de huid boven de zwelling goed verschuifbaar is. Sommige patiënten ontwikkelen vele lipomen (lipomatose).

Tabel 1	Probleemgeoriënteerde indeling van zwelling van de huid.[5]		
groep	kenmerk	subcategorie	bijpassende diagnose
1	huidkleurige zwelling		
	A intact epitheel	1 niet-schilferend	vroeg basaalcelcarcinoom, lipoom, molluscum, lipoom, intradermale naevus, keloïd, vroeg plaveiselcelcarcinoom, fibroom, chondrodermatitis nodularis, atheroomcyste, niet-epitheliale maligne tumor, epidermale cyste, miliumcyste, wrat (plat)
		2 schilferend	verruca vulgaris, actinische keratose (keratosis senilis; geelbruin), sommige plaveiselcelcarcinomen, keratoacanthoom
	B intact epitheel met blaarholte		mucoïd cyste
	C epidermis is weg	1 ondiep defect	-
		2 diep defect	chondrodermatitis nodularis van het oor, soms bij keratoacanthoom, basaalcelcarcinoom
2	abnormaal gekleurde zwelling, niet-wegdrukbaar		
	A te weinig of te veel melanine	1 wit	milium, molluscum contagiosum, litteken
		2 bruinzwart	naevus (junction, samengestelde en intradermale), dysplastische naevus, maligne melanoom, verruca seborrhoica, dermatofibroom, fibroma molle, gepigmenteerd basaalcelcarcinoom, bowenoïde papulose, congenitale naevus, dermatofibroom (kleur: roodbruin)
	B bloedpigmentatie buiten vaten	1 niet-palpabele purpura	-
		2 wel palpabele purpura	kaposi-sarcoom, seniel angioom
	C blauwgrijze of gele kleur		kaposi-sarcoom (klassieke type), hemangiomen, granuloma teleangiectaticum, naevus sebaceus (senilis), xanthoom, verruca seborrhoica, cysten
3	wegdrukbare rode zwelling		
	A zonder schilfering	1 vaatafwijkingen	naevus teleangiectatus, naevus flammeus, spider naevus
		2 papels en nodulen	insectenbeet, tubereus hemangioom, vreemdlichaam-granuloom, chondrodermatitis nodularis, kaposi-sarcoom
	B met schilfering		lichen planus, M. Bowen, oppervlakkig basaalcelcarcinoom

- = geen relevant voorbeeld voorhanden.

Atheroomcyste

Een atheroomcyste, ook wel trichilemmale cyste genoemd, is een talgkliercyste in de (hoofd)huid die ontstaat doordat de afvoergang is verstopt met witgele talgresten (kaasachtige substantie). Dikwijls is het propje in de uitvoergang donkergekleurd. De atheroomcyste zit vast aan de opperhuid. De cyste komt voor bij 5 tot 10% van de populatie en kan secundair infecteren. Hoogst zelden is er een maligne ontaarding. Differentiaaldiagnostisch is de atheroomcyste te onderscheiden van een lipoom doordat het verschuiven van de huid bij een atheroomcyste niet zo goed mogelijk is.

Bloedvatgezwellen

Wat betreft de bloedvatgezwellen is het zinvol een onderscheid te maken in oppervlakkig en dieper gelegen vaatanomalieën.
- *Naevus teleangiectaticus* (synoniemen: ooievaarsbeet, naevus van Unna), komt bij ongeveer 30% van alle baby's voor. Het is een lichtroze tele-

angiëctatische afwijking (uitzetting van bloedvaatjes), mediaal en symmetrisch op voorhoofd, sacrum of in de nek. De afwijking verdwijnt in de loop van één tot twee jaar bij ongeveer de helft van de patiënten.
- *Naevus flammeus*, ook wel wijnvlek genoemd, wordt gevormd door een asymmetrische, niet over de middellijn gaande roze tot rode teleangiëctatische afwijking. De afwijking wordt met het stijgen van de leeftijd donkerder en verdwijnt niet spontaan. Soms is de afwijking dermatoomgebonden en onderdeel van een syndroom (M. Sturge-Weber, M. Klippel-Trenaunay). Het verschil met de naevus van Unna is dat deze in de mediaanlijn zit op het voorhoofd of in de nek. Het verschil met een hemangioom is dat deze meestal bij de geboorte al aanwezig is, alleen groeit in eerste levensjaar, meer een papel vormt en spontaan involueert.
- *Spider naevus*, een zeer klein centraal angioompje (speldenknopgroot, verheven rood papeltje), met naar perifeer lopende bloedvaatjes, zodat het op een spin lijkt: naevus araneus. Voorkeursplaatsen zijn nek, gelaat en onderarmen. Tien procent van de bevolking heeft wel een spider naevus, en 40% van de zwangeren. Indien er zeer veel bij gekomen zijn, kan differentiaaldiagnostisch aan leverproblematiek of aan hyperthyreoïdie worden gedacht.
- *Caverneus hemangioom*, een verheven rode of blauwachtige zwelling, subcutaan gelokaliseerd. Het hemangioom (een vasculaire hypertrofie door endotheelproliferatie) kan spontaan gaan bloeden en gaat niet vaak spontaan weg; dit in tegenstelling tot het tubereuze hemangioom. Een caverneus hemangioom bestaat meestal bij de geboorte, maar kan ook op latere leeftijd ontstaan. Gedurende een halfjaar kan dit hemangioom groei vertonen (figuur 4).
- *Tubereus hemangioom*, ook wel 'aardbeivlek' genoemd, komt het meeste voor. Het is een rozerode, zachte zwelling, die aanwezig is bij de geboorte en gedurende de eerste paar maanden groeit. Meer dan 75% verdwijnt spontaan in de loop van vijf tot zeven jaar. Soms ontstaat ulceratie of wordt het zeer groot.
- *Seniel angioom*. Bij bijna alle 60-plussers zijn deze kleine rode tumoren (seniel angiomen) van enkele millimeters doorsnede te vinden.

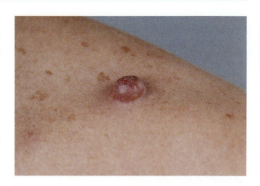

Figuur 4 (Hem)angioom.

Granuloma teleangiectaticum
Na een verwonding van de huid kan in korte tijd een granuloom ontstaan: een paarsblauwe of bruine verhevenheid, waarbij het omliggende weefsel ook zwelling vertoont. Kenmerkend is dat het granuloma teleangiectaticum zich in korte tijd ontwikkelt en ook snel bloedt. Dit laatste omdat de overliggende huid dun is. De anamnese is dus van belang en differentieert hier met een melanoom. Voorkeursplaats: handen, gelaat, mond. De tumor verdwijnt soms vanzelf en moet soms door middel van biopsie en histologisch onderzoek gedifferentieerd worden van een melanoom (amelanotisch melanoom). Een variant ervan is het corpus alienum granuloom.

Verruca seborrhoica
De verruca seborrhoica wordt ook wel seborroïsche wrat genoemd. De tumor is huidkleurig/geel tot bruinzwart en heeft een glimmend, papillomateus of juist schilferend oppervlak. De wrat voelt vettig aan, komt vooral voor vanaf middelbare leeftijd (maar is al vanaf 30 jaar mogelijk) en heeft geen relatie met de ontwikkeling tot een melanoom. De wrat kan jeuk veroorzaken en groei vertonen. Indien er plotseling veel jeukende verrucae seborrhoicae verschijnen, kan dit een paraneoplastisch syndroom zijn (Leser-Trélat).

Dermatofibroom
Het dermatofibroom is een kleine ronde, meestal solitaire roodbruine stevige nodus, tot 3 cm groot, bij voorkeur voorkomend aan de extremiteiten. Bij palpatie geven ze vaak de indruk als een schijfje in de huid te liggen (fibroma en pastille). De nodus kan in omvang toenemen of jeuk ver-

oorzaken. Er is geen relatie met maligne ontaarding. Verwijdering geeft vaak een ontsierend litteken (figuur 5).

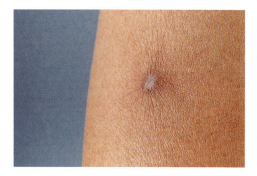

Figuur 5 Dermatofibroom.

Keratoacanthoom

Het keratoacanthoom is een solitaire tumor die in korte tijd ontstaat, meestal vleeskleurig is, stevig en rond. Voorkeurslocatie: gelaat, armen en handen. In zes tot acht weken tijd kan een diameter van wel vier centimeter bereikt worden, waardoor bij deze tumor de anamnese van belang is. Centraal in de tumor bevindt zich hyperkeratotisch weefsel. Het keratoacanthoom groeit sneller dan het plaveiselcelcarcinoom, is symmetrisch en verdwijnt spontaan (in 4-12 maanden), maar helaas wel met achterlating van een ontsierend litteken. Ondanks deze kenmerken is het keratoacanthoom klinisch niet goed te onderscheiden van het plaveiselcelcarcinoom. Ook het histologisch onderscheid is moeilijk. Daarom is excisie in toto in ieder geval noodzakelijk.

Keloïd

Keloïd ontstaat op plaatsen van verwonding. Zacht, roze bindweefsel groeit ter plekke van de verwonding of chirurgische wond, maar soms zonder verwonding als oorzaak. Keloïd is vaak pijnlijk, jeukend, komt met uitlopers buiten het littekengebied en is verheven. Negroïde patiënten zijn gevoeliger voor de ontwikkeling van keloïd. Blanken krijgen relatief vaak keloïd op plaatsen van tractie of huidbeweging. Bij een verwonding op het sternum of tussen de scapulae krijgt vrijwel iedereen keloïd.

Naevus sebaceus

De naevus sebaceus is een congenitale geelroze tumor op het behaarde hoofd of in de nek, met een diameter tot wel tien centimeter. De tumor gaat uit van een talgklier. Er is een geringe kans op maligne ontaarding (basaalcelcarcinoom).

Seniele talgklierhyperplasie

De seniele talgklierhyperplasie is een zeer algemeen voorkomende, slechts enkele millimeters grote gelige tumor. Deze wordt ook wel naevus sebaceus senilis genoemd en komt vooral voor in het gezicht van een oudere patiënt. Ook deze tumor gaat uit van een talgklier. Omdat zich hierbij teleangiëctasieën en een delle kunnen voordoen, is het onderscheid met een basaalcelcarcinoom vaak moeilijk.

Chondrodermatitis nodularis helicis

Chondrodermatitis nodularis helicis is een zeer pijnlijke kleine nodulus op de oorschelp. Er is sprake van circumscripte necrose van het kraakbeen. Het tumortje geneest niet spontaan en verdwijnt pas na excisie van het necrotische deel.

OVERIGE LOKALE ZWELLINGEN VAN DE HUID

Verruca vulgaris

De gewone wrat, verruca vulgaris, komt algemeen voor, met een voorkeurslocatie op extremiteiten, vooral handen en voeten. Verrucae planae zijn plateauvormige, platte verrucae (figuur 6).

Condyloma acuminatum

Condylomata acuminata, wratachtige tumoren, worden net als de verruca vulgaris veroorzaakt door het humaan papillomavirus. Ze zijn gelokaliseerd op de genitalia en perianaal en kunnen worden overgedragen door seksueel contact.

Epidermale cyste

De epidermale cyste is een retentiecyste door een afsluiting van een normale follikel. Vaak gaat deze cyste uit van een comedo, komt vooral voor bij acnepatiënten en op de voorkeursplaatsen voor acne. Meestal zijn er verschillende cysten, maar de epidermale cyste kan ook solitair voorkomen.

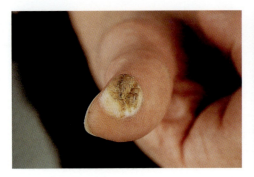

Figuur 6 Verruca vulgaris; na bevriezing met vloeibare stikstof.

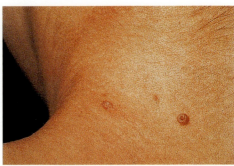

Figuur 7 Molluscum contagiosum.

Miliumcyste
Meestal komen deze zeer kleine miliumcysten (diameter: 1-3 millimeter) in grotere aantallen in het gelaat voor, met een voorkeur voor het gebied rond de ogen. Een miliumcyste kan echter ook solitair voorkomen. De cyste bestaat uit hoornmassa met een epitheliale wand.

Mucoïdcyste
De structuur van de mucoïdcyste lijkt op een cyste, maar is een zwelling uitgaande van een (gewrichts)kapsel. Bij onderzoek vindt men op de dorsale zijde van het uiteinde van de vinger een solitaire tumor. De mucoïdcyste ontleent zijn naam aan de zwelling met de slijmachtige vloeistof in de cyste.

Xanthoom of xanthelasma
Een xanthoom of xanthelasma is een geelwitte zwelling, vaak rond het oog, die gevormd wordt door cholesteroldepositie in de dermis. Een xanthoom kan gerelateerd zijn aan een lipidenstoornis.

Molluscum contagiosum
Mollusca zijn kleine gladde huidkleurige papeltjes (1-5 mm) met een centrale delle (bij een kwart van de laesies), veroorzaakt door een virus. Ze komen het vaakst voor bij jonge kinderen en verspreiden zich gemakkelijk door besmetting. Bij volwassenen komen ze soms solitair voor, bij voorkeur op de genitalia en in de liesstreek, bij kinderen zijn ze meestal gegroepeerd op contactplaatsen, zoals de extremiteiten en het gezicht. Ze genezen spontaan in ongeveer twee jaar, zonder littekens na te laten (figuur 7).

Insectenbeet
Een insectenbeet manifesteert zich als een rode jeukende papel of nodule, waarin centraal de insteekopening herkenbaar is.

PREMALIGNE NEOPLASMATA VAN DE HUID

Grote congenitale naevus/Tierfell-naevus
De grote congenitale naevus of Tierfell-naevus is een aangeboren behaarde naevus met een diameter van minstens twintig centimeter. Deze gaat gepaard met een lifetime risico van 5 tot 20% op maligne ontaarding.

Dysplastische naevus
De dysplastische naevus is niet aangeboren, 0,5 tot 1,5 cm groot, onregelmatig bruin van kleur, asymmetrisch, soms verheven, en heeft een wegdrukbare erythemateuze ondergrond (figuur 8). Indien er meer dan tien voorkomen, is er meestal sprake van het dysplastisch naevussyndroom (DNS). Dit is een aandoening waarbij dysplastische (atypische) naevi en melanomen voorkomen bij de patiënt en diens (naaste) familie. Kenmerkend is het grote aantal atypische moedervlekken, waarvan een aantal groter is dan zes millimeter: de maximale maat van een verworven naevus, vooral voorkomend op de romp. DNS is een genodermatose, met een ontbreken van een tumorsuppressorgen op chromosoom 9. In een aantal families is de aandoening autosomaal dominant. Vanwege de heterogeniciteit (niet altijd is de de-

letie van het gen aanwezig) is er geen indicatie om DNA-diagnostiek te doen. Behalve familiair wil het DNS ook wel eens sporadisch voorkomen. Omdat het relatieve risico van melanoom ongeveer 400 : 1 is, moeten patiënten levenslang ten minste eenmaal per jaar worden gescreend. De screening van de familie is geïndiceerd als er in de familie twee of meer verwanten in de eerste of tweede lijn voorkomen met een melanoom.

MALIGNE NEOPLASMATA VAN DE HUID

Basaalcelcarcinoom (carcinoma basocellulare)

Het basaalcelcarcinoom is een langzaam groeiende lokaal invasieve tumor en is het meest voorkomende neoplasma van de huid bij de mens (figuur 9). De kans op een basaalcelcarcinoom gedurende het leven is voor een patiënt in Nederland ongeveer 10%. Er zijn diverse varianten bekend. Het nodulaire type komt het meest voor: 75%. Dit is een glazig huidkleurig papeltje, met in een later stadium een opgerolde 'parel'rand. Typisch zijn de teleangiëctasieën en de centrale ulceratie. De patiënt zal melden dat het plekje gemakkelijk bloedt, maar door de korstvorming ontstaat tijdelijk de indruk dat het plekje 'geneest'. Ook gepigmenteerde versies kunnen voorkomen: 6%. Het onderscheid tussen deze vorm en het maligne melanoom en de seborroïsche keratose kan moeilijk zijn door de onregelmatige verdeling van de pigmentatie (bruin, blauw of zwart). De derde vorm is het oppervlakkige basaalcelcarcinoom (10%), voorkomend op de romp, als een rode vlek of licht verheven papel met scherpe hoeken. De andere zeldzame typen worden hier niet behandeld. De tumor komt vaker voor bij patiënten met een licht huidtype, bij veel zonexpositie, en heeft een voorkeurslocatie voor hoofd en nek (85%). Voor de therapie moet de tumor histologisch zijn geclassificeerd, om onderscheid te kunnen maken met agressief groeiende basaalcelcarcinomen (sprieterige type). Er treedt zelden metastasering op. Een probleem kunnen de tumoren > 2 cm vormen, tumoren in het gelaat en recidiverende tumoren, vanwege de vaak slecht zichtbare lokale doorgroei. De H-zone (gebied rond oren, jukbeen, voorhoofd, neus en lip) is het gebied van embryonale splijtlijnen, waarin diepe infiltratie in en destructie van omliggend weefsel frequenter optreedt.[9] De differentiaaldiagnose is uitgebreid: onder andere naevus, plaveiselcelcarcinoom en seniele talgklierhyperplasie.

Plaveiselcelcarcinoom (carcinoma spinocellulare)

Het plaveiselcelcarcinoom (carcinoma spinocellulare) is de op een na meest frequent voorkomende maligne huidtumor, met een incidentie van 0,4 per 1.000 patiënten per jaar (figuur 10). Ook hier geldt weer: een grotere kans bij patiënten met een lichter huidtype en op zongeëxposeerde huiddelen.

Onderscheid wordt gemaakt tussen plaveiselcelcarcinoom in situ en het invasief groeiende plaveiselcelcarcinoom. Het carcinoma in situ kent de volgende vier varianten:

1 *Actinische keratose (keratosis senilis).* Op zonbeschenen huiddelen kan deze tumor intra-epitheliaal ontstaan. Het is de meest voorkomende premaligne huidlaesie en eenvoudig vast te stellen door palpatie. Typisch is een geelbruin

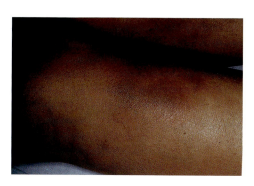

Figuur 8 Dysplatische naevus.

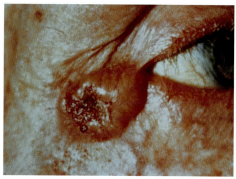

Figuur 9 Basaalcelcarcinoom.

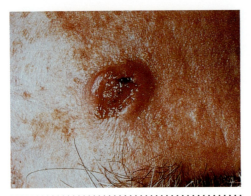

Figuur 10 Plaveiselcelcarcinoom.

schilferend plekje op een rode macula. Voorkeurslocatie: zonexpositieplaatsen zoals gezicht, nek, kale schedel. Hard aanvoelende hyperkeratotische plekjes zijn niet typisch voor actinische keratose, maar verdienen cellulair onderzoek of behandeling vanwege de differentiële diagnose met plaveiselcelcarcinoom. Overigens kunnen ook verruca vulgaris en seborroïsche keratose harde verhoornde plekjes bevatten. Minder dan 20% van de actinische keratosen ontaardt in plaveiselcelcarcinoom. De patiënt met immunosuppressiva heeft echter een sterk verhoogde kans op maligne ontaarding.
2 *M. Bowen* is een scherp begrensde schilferende plek. Differentiële diagnose met psoriasis: Bowen is een solitaire laesie, is langdurig aanwezig (jaren) en verandert bijna niet. Overige differentiële diagnosen: tinea corporis en nummulair eczeem. Bij 5% ontaardt de laesie in een invasief plaveiselcelcarcinoom.
3 *Erytroplakie van Queyrat* is een helderrode fluweelachtige eruptie op de glans penis van een oudere onbesneden man. Het moet behandeld worden als een invasief plaveiselcelcarcinoom.
4 *Bowenoïde papulose* zijn multipele platte huidkleurige papeltjes op de genitalia, geassocieerd met het type-16-humaanpapillomavirus (carcinogeen); differentiële diagnose: condylomata acuminata.

Het invasief groeiend plaveiselcelcarcinoom komt vooral voor op zonbeschenen huiddelen. Het groeit dus vooral op plaatsen met actinische keratose of zonelastose. Verder komt het voort uit littekenweefsel of chronische ulceraties. Het is atypisch van uiterlijk, hyperkeratotisch, onscherp begrensd met verschillen in dikte. Tot 5% metastaseert, maar locaties op de lip (met name de bovenlip), de externe genitalia en littekens metastaseren bij 30%.

Melanoom
Het melanoom is een maligne huidtumor uitgaande van de melanine bevattende pigmentcellen. De incidentie van het melanoom (figuur 11) is de afgelopen jaren gestegen. De grootste incidentie wordt gevonden in Australië, met een grotendeels blanke bevolking rond de evenaar: 0,6 per 1.000 per jaar. Het relatieve risico van melanoom voor mensen die intensief aan zonlicht zijn blootgesteld is 3, maar voor mensen met een lichte huid, rossig haar, een positieve familieanamnese voor melanoom of een patiënt met verschillende atypische naevi, kan dit risico oplopen tot 100.[2,4,10,11] In de Verenigde Staten was het lifetime risico van melanoom in 1930 1 : 1500, in 2000 echter 1 : 75.[12] In Nederland ontwikkelt ongeveer 1 op de 90 personen gedurende zijn leven een melanoom; het lifetime risico is minder dan 1%.

De vijfjaarsoverleving is gestegen tot 83%, maar is afhankelijk van het stadium bij diagnosestelling. Bij 20 tot 50% van de patiënten is de dikte van de tumor bij diagnosestelling meer dan 1,5 mm, wat een minder goede prognose geeft.[13] De groei van ongeveer 25 tot 50% van de melanomen begint in een moedervlek of naevus naevocellularis (figuur 12).

Hoewel de etiologie samenhangt met zonbelasting, is toch de predilectieplaats (bij de vrouw: benen; bij de man: de romp) kenmerkend voor een belangrijker etiologisch gegeven: verbranding.[4,5,14] Dermatologen maken onderscheid in diverse typen melanoom, zoals het nodulair melanoom en het lentigo maligna melanoma. Het laatste is een onregelmatig gepigmenteerde laesie met een grillige rand, vooral voorkomend in het gezicht bij oudere patiënten, met een grote zonlichtexpositie.

Ongeveer 6% van de melanoompatiënten ontwikkelt in de loop van de tijd een nieuwe primaire laesie.

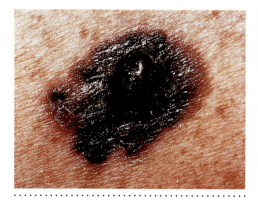

Figuur 11 Maligne melanoom.

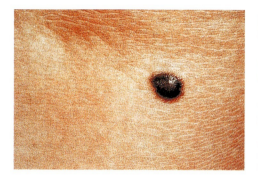

Figuur 12 Naevus naevocellularis.

Tabel 2	Einddiagnosen bij het symptoom lokale zwelling van de huid in de huisartspraktijk (a-priorikansen in procenten).[8]
atheroomcyste	12
benigne neoplasmata	11
symptoomdiagnose lokale zwelling huid	10
furunkel	9
andere infecties huid	6
lipoom	4
wratten	4
vergrote lymfklier	4
ganglion gewricht/pees	3
beet/steek insect	2
geen ziekte	2
aandoening zweetklieren	1
overige aandoeningen (o.a. urticaria)	32
totaal	100

5 Kansverdeling van diagnosen

Het Transitieproject geeft inzicht in de kansverdeling van einddiagnosen bij de contactreden lokale zwelling van de huid.[8] [A] Uit tabel 2 blijkt dat daarbij de atheroomcyste het meest frequent werd vastgesteld (12%), gevolgd door benigne neoplasmata (11%). De kans op een benigne neoplasma liep op van 3% bij 0- tot 4-jarigen tot 14% bij mensen van 75 jaar en ouder. Een maligne neoplasma met de contactreden lokale zwelling van de huid werd bij 1% gevonden. Bij mensen ouder dan 65 jaar was deze kans 4%.

In ons land blijkt op basis van de Nederlandse kankerregistratie het basaalcelcarcinoom de meest voorkomende te zijn, met 71% van alle maligne huidtumoren. Daarna komt plaveiselcelcarcinoom met 16%. Melanoom vormt 11% van de maligne huidtumoren. De incidentie van het melanoom neemt toe met 4% per jaar. Dit betekent een verdubbeling ten opzichte van data vóór 1989.

Lifetime ontwikkelt één op de zes Nederlanders een maligne huidtumor.[15]

LEEFTIJD

In de Continue Morbiditeitsregistratie werd een toename van maligne huidtumoren van 1 per 1.000 patiëntjaren voor 40 tot 60-jarigen tot 7 per 1.000 voor 75-plussers gevonden. Slechts 10% van de maligne huidtumoren komt voor bij patiënten jonger dan 45 jaar.

De incidentie van het basaalcelcarcinoom in de huisartspraktijk is ongeveer 1 per 1.000 patiënten per jaar. De incidentie stijgt echter sterk met de leeftijd.[4,15] [A]

6 Betekenis van de voorgeschiedenis

NAEVI OF HUIDTUMOR IN VOORGESCHIEDENIS

Voor de voorgeschiedenis geldt dat er een grotere kans op het aantreffen van een huidtumor is indien een tumor eerder werd gevonden bij die patiënt. Voor het basaalcelcarcinoom geldt dat er bij 40 tot 50% van de patiënten binnen vijf jaar een nieuw basaalcelcarcinoom kan worden gevonden.[1] Bij een patiënt met een mogelijk melanoom is het van belang te vragen of er op deze plek eerder een moedervlek aanwezig was, omdat ongeveer de helft van de melanomen hierin begint.[5] Ook een voorafgaand maligne melanoom is een risico-indicator. De aanwezigheid van grote naevi, talrijke naevi of minstens drie dysplastische naevi vergroot de kans op een maligne melanoom.[4]

EXPOSITIE AAN ZONLICHT

Langdurige of intensieve (zonverbranding) blootstelling aan de zon gaat gepaard met een verhoogde kans op basaalcelcarcinoom, plaveiselcelcarcinoom en actinische keratose. Dit geldt dus voor mensen met buitenberoepen zoals landbouwer en bouwvakker. Vooral patiënten met een lichte of een zongevoelige, sproeterige huid en mensen met albinisme of vitiligo hebben een verhoogd risico op maligne huidtumoren onder invloed van zonexpositie. Er zijn aanwijzingen dat intensieve blootstelling aan zonlicht vooral schadelijk is op de leeftijd van 0 tot 19 jaar. Dit zou mede gerelateerd zijn aan de kans op het ontwikkelen van een melanoom.[1,4,16] [E] Ook huid die verbrand is geweest, heeft een grotere kans op het ontwikkelen van een melanoom.[16]

LANGDURIGE RÖNTGEN-, LICHTBESTRALING EN PUVA-GEBRUIK OF GEBRUIK VAN IMMUNOSUPPRESSIVA

Langdurige röntgen-, lichtbestraling en PUVA-gebruik of gebruik van immunosuppressiva gaat gepaard met een hogere kans op keratosis actinica, plaveiselcelcarcinoom en basaalcelcarcinoom.[1,4]

FAMILIEANAMNESE

Familiair voorkomen maakt de kans groter op een dysplastische naevus, een basaalcelcarcinoom en een maligne melanoom.[1,17]

7 Betekenis van de anamnese

> **Alarmsignalen**
>
> Door voorlichting worden patiënten attent gemaakt op alarmtekenen die zij zelf kunnen opmerken bij een lokale zwelling of kleurverandering van de huid:[1]
> - groter worden;
> - donkerder worden;
> - ontstekingsverschijnselen;
> - minder egale kleur;
> - bloeding;
> - onderbroken opperhuid/kapotte huid;
> - jeuk;
> - pijn.
>
> Diverse auteurs onderzochten de kenmerken die anamnestisch een duidelijk grotere kans op melanoom gaven: een verandering in een moedervlek, hogere leeftijd, veel moedervlekken op de huid (relatief risico > 10); een matig grote kans gaven een congenitale naevus, blank ras, een eerder melanoom (relatief risico 5-10); enig risico gaven een licht huidtype en excessieve blootstelling aan zonlicht (relatief risico 2-5).[1,5] [A]

BESTAANSDUUR VAN DE HUIDAFWIJKING

Kenmerkend voor een maligniteit is dat de patiënt vermeldt dat de laesie verandert, groeit, ulcereert of dat er steeds opnieuw een korstje op komt ('het wondje wil maar niet genezen').[1,5,14]

8 Betekenis van het lichamelijk onderzoek

INSPECTIE EN PALPATIE

Zie ook figuur 3 tot en met 12.

Ter verbetering van de diagnostiek bij verdenking op maligne melanoom werd de ABCD-regel ontworpen. Bij toepassing blijkt deze een sensitiviteit van 92 tot 100% en een specificiteit van 98% te hebben (de betrouwbaarheidsintervallen waren soms ruim). In de algemene praktijk is de sensitiviteit van het onderzoek (met of zonder ABCD-regel) lager, te weten 50 tot 97%, maar de specificiteit blijft goed: 96 tot 99%.[11] [A] Ook wordt de regel wel aangevuld met 'EF': Evolutie gegevens (verandering in de tijd) en Funny looking ('raar uitziend').[9] De ABCD-regel is verklaard in tabel 3.

Tabel 3	De ABCD-regel bij verdenking op maligne melanoom.	
A	asymmetrie	er is asymmetrie in de vorm; asymmetrie in oppervlak (ook hyperkeratose, ulceratie)
B	'border'	onregelmatigheden van de rand (golvend of met inkeping)
C	'color'	kleurvariatie (een deel is zwart, maar kan ook rood, wit of blauw zijn in een verder gevarieerde bruine macula)
D	diameter	> 6 mm

Een gepigmenteerde vlek is verdacht voor maligniteit wanneer één of meer van deze kenmerken aanwezig zijn. Meestal zijn niet alle kenmerken aanwezig bij melanoom.

Ook werd een 7-puntsschaal ontwikkeld ter verbetering van de diagnose melanoom (tabel 4). Om de diagnose melanoom te kunnen stellen, is een minimum van 3 punten nodig. De sensitiviteit (79-100%) scoort vergelijkbaar met de ABCD-regel, de specificiteit (30-37%) ligt een stuk lager.[1,4,17]

Bij een mogelijk basaalcelcarcinoom zijn typerend: de opgeworpen parelmoerrand, de teleangiëctasieën en de centrale niet-genezende ulceratie met recidiverende korstvorming.

M. Bowen kan erg lijken op een eczeemplekje. Uit de anamnese blijkt dat dit schilferende plekje er al langer zit en toeneemt in omvang.

Voor de andere huidaandoeningen wordt verwezen naar het kader met alarmsymptomen.

Als het gaat om een vermoedelijk maligne tumor, wordt bij de palpatie ook gelet op de beweeglijkheid ten opzichte van de onderlaag.

LOKALISATIE

Zonbeschenen plaatsen zoals de huid van het gelaat en de handen/onderarmen zijn voorkeursplaatsen voor het ontstaan van een basaalcelcarcinoom en plaveiselcelcarcinoom. De carcinoma in situ-voorkeursplaatsen van de erytroplakie van Queyrat en de bowenoïde papulose zijn de geslachtsdelen. Daar zijn ook de benigne condylomata acuminata gelokaliseerd.

De predilectieplaats voor maligne melanoom is bij de vrouw het been en bij de man de romp.

De atypische naevus heeft een voorkeursplaats voor bedekte huiddelen en de hoofdhuid. Het fibroma molle komt vooral voor in nek, oksels en liezen. Een lipoom zit bij voorkeur op bovenarm, romp en in de nek. Een atheroomcyste bevindt zich dikwijls op de schedelhuid. De naevus van Unna zit mediaal op het voorhoofd, over het sacrum of in de nek. Een dermatofibroom bevindt zich bij voorkeur op de extremiteiten. De naevus

Tabel 4	Beoordeling op basis van een 7-puntsschaal bij verdenking op maligne melanoom.			
belangrijk criterium		score	minder belangrijk criterium	score
atypische pigmentatie: onregelmatig verdeelde hyperpigmentatie		2	strepen, radiaal gerangschikt	1
gebied met grijsblauwe kleur		2	vlekkige irreguliere diffuse pigmentatie	1
atypisch vaatpatroon		2	irreguliere vlekjes en rondjes	1
			regressiepatroon: gebiedjes met depigmentatie, eventueel met blauwgrijze puntjes	1

Interpretatie: totaalscore groter of gelijk 3 is verdacht voor melanoon.

sebaceus zit op het behaarde hoofd of in de nek. De epidermale cyste heeft dezelfde voorkeurslocatie als acne. Premaligne neoplasmata hebben geen specifieke voorkeurslocatie.

ONDERZOEK VAN LYMFEKLIEREN

Bij voor maligniteit suspecte afwijkingen moeten de regionale lymfeklierstations worden nagegaan.

9 Betekenis van eenvoudig aanvullend onderzoek

DERMATOSCOPIE

Een nieuwe ontwikkeling is de dermatoscopie: een handmicroscoop waarmee de tumor zo'n tien- tot zelfs veertigmaal wordt vergroot. Na training is de sensitiviteit ongeveer 90% en de specificiteit 80%, zonder training zijn de resultaten slecht![9] Het gebruik in ervaren handen wordt door de CBO-commissie melanoom aanbevolen.[4]

10 Betekenis van complex aanvullend onderzoek

EXCISIEBIOPSIE EN PA-ONDERZOEK

Er zijn vijf verschillende methoden voor huidafname: de ponsbiopsie (met diameter van 4 mm), in- of excisiebiopsie (het weghalen van de gehele laesie), curettage (het afkrabben, wordt toegepast bij wratten), shave biopsie (afschaven van een dunne huidlaag, wordt bij enkele specifieke huidtumoren toegepast) en afknippen (bij gesteelde laesies, bijvoorbeeld een gesteeld fibroom).

Bij verdenking op een melanoom zal de dermatoloog een diagnostische excisie doen met een marge van twee millimeter. Na PA-onderzoek volgt bij de diagnose maligne melanoom een therapeutische re-excisie met een marge die afhangt van de diktemeting volgens Breslow, maar die minimaal een centimeter is. Dan zal ook de schildwachtlymfeklier (eerste regionale klierstation) worden verwijderd.

Bij verdenking op een melanoom heeft een ponsbiopt het risico dat melanoomcellen in de diepere weefsellagen terechtkomen en metastaseren. Een excisie buiten het ziekenhuis heeft het nadeel dat niet ter plekke gecontroleerd kan worden of alle snijvlakken vrij van tumor zijn.

Een vroege diagnose is belangrijk, omdat de prognose afhangt van de lokalisatie van het melanoom: is het nog beperkt tot de epidermis of is er doorgroei in de dermis? Clark publiceerde een stadiëring van I (melanoomcellen beperkt tot de epidermis) met 96% tienjaarsoverleving, tot V (doorgroei in het subcutane weefsel) met 26% tienjaarsoverleving.[4]

De stadiëring volgens Breslow is nauwkeuriger en houdt in dat de dikte van de tumor wordt gemeten van de bovenste laag van het stratum granulosum tot de diepst gelegen tumorcel.

Alarmtekenen bij lokale zwelling van de huid

alarmsymptoom	kan wijzen op
tumor op zonbelast huidgedeelte	basaalcelcarcinoom, lentigo maligna melanoom, melanoom, plaveiselcelcarcinoom, actinische keratose
tumor heeft opgeworpen rand	basaalcelcarcinoom
de laesie is onregelmatig gepigmenteerd	melanoom, lentigo maligne melanoom, dysplastisch naevussyndroom
er is een niet-genezende ulceratie, blijvende schilfering of korstvorming	basaalcelcarcinoom, plaveiselcelcarcinoom, actinische keratose
de laesie is asymmetrisch	melanoom, dysplastisch naevussyndroom
snelle groei	plaveiselcelcarcinoom
onregelmatige rand of onscherpe begrenzing	lentigo, maligne melanoom, melanoom, plaveiselcelcarcinoom

Indien de breslowdikte de 1,5 mm niet overschrijdt, is de kans op tienjaarsoverleving bij mannen 92% en bij vrouwen 94%. Bij meer dan 1,5 mm dikte is de prognose minder gunstig: 40% voor mannen, 60% voor vrouwen. Er is besloten tot een uniforme AJCC-stadiumindeling: I primaire tumor $\leq$ 1 mm dikte met ulceratie of $\leq$ 2 mm zonder ulceratie; II alleen primaire tumor; III regionale metastasen zonder metastasen op afstand; IV metastasen op afstand (AJCC: American Joint Committee on Cancer). Ook andere factoren spelen een rol bij een slechte prognose, zoals de positieve lymfeklieren, lokalisatie op een extremiteit en de leeftijd (> 50) van de patiënt.[1]

11 Samenvatting

De belangrijkste taak van de arts die wordt geconfronteerd met een zwelling of kleurverandering van de huid is in te schatten of er maligne of premaligne kenmerken zijn. Wanneer voorgeschiedenis, anamnese, lichamelijk onderzoek of dermatoscopie aanwijzingen opleveren voor een dergelijke aandoening, is een excisiebiopsie noodzakelijk. Het nemen van een stansbiopsie is riskant, omdat dit bij bepaalde typen maligniteit de kans op uitzaaiing vergroot. Wanneer de arts sterke aanwijzingen heeft dat het gaat om een benigne neoplasma of andere zwelling, is differentiatie daarvan zinvol met het oog op het specifieke beleid.

Literatuur

1 Werkgroep 'Zonnen en huidkanker' van Signaleringscommissie Kanker van de Nederlandse Kankerbestrijding/Koningin Wilhelmina Fonds (KWF). Zonnen en huidkanker. Rapport. Oisterwijk: Uitg van den Boogaard, 2002. Zie ook: www.kankerbestrijding.nl.
2 CBO-richtlijn Behandeling van het basaalcelcarcinoom 2007 (www.cbo.nl).
3 Lisdonk EH van de, Bosch WJHM van den, Lagro-Janssen ALM, Schers HJ. Ziekten in de huisartspraktijk. 5e druk. Maarssen: Elsevier Gezondheidszorg, 2008.
4 CBO-richtlijn Melanoom van de huid (www.cbo.nl/Downloads/322/rl_melanoomvdhuid_2005.pdf).
5 Sams WM, Lynch PJ. Principles and practice of dermatology. New York: Churchill Livingstone, 1996.
6 Rook AJ, Champion RH, Wilkinson DS, Ebling FJG. Textbook of dermatology. Oxford: Blackwell Science, 2010.
7 Linden MW van der, Westert GP, Bakker D de, et al. Tweede Nationale Studie naar ziekten en verrichtingen in de huisartspraktijk: klachten en aandoeningen in de bevolking en in de huisartspraktijk. Utrecht: Nivel, 2004.
8 Okkes I, Oskam SK, Lamberts H. Van klacht naar diagnose. Episodegegevens uit de huisartspraktijk. Bussum: Coutinho, 1998.
9 Giard RWM, Neumann HAM. Diagnostiek van gepigmenteerde huidafwijkingen: hoe een maligne melanoom te onderkennen. Ned Tijdschr Geneeskd 2004;148:2261-7.
10 Naylor MF, Farmer KC. Sun damage and prevention. In: The Electronic Textbook of Dermatology (www.telemedicine.org).
11 Coeberg JWW. Cutaneous melanoma. In: Eindhoven Cancer Registry. Cancer incidence and survival in the southeast of the Netherlands; 1955-94. Report. Integraal Kankercentrum Zuid (IKZ), 1995:48-50.
12 Whited JD, Grichnick JM. Does this patient have a mole or a melanoma? JAMA 1998;279:696-701.
13 Spek-Keijser LM van der, Rhee HJ van der, Toth G, et al. Site, histological type, and thickness of primary cutaneous malignant melanoma in western Netherlands since 1980. Br J Dermatol 1997;136:565-71.
14 Vloten WA van, Degreef HJ, Stolz E, et al. Dermatologie en venereologie. Maarssen: Elsevier Gezondheidszorg, 2009.
15 Holterhues C, Vries E de, Louwman MW, Koljenovic S, NijstenT. Incidence and trends of cutaneous malignancies in the Netherlands, 1989-2005. J Invest Dermatol 2010;130:1807-12.
16 Whiteman DC, Whiteman CA, Green AC. Childhood sun exposure as a risk factor for melanoma: a systematic review of epidemiologic studies. Cancer Causes Control 2001;12:69-82.
17 Healsmith MF, Bourke JF, Osborne JE, et al. An evaluation of the revised seven-point checklist for the early diagnosis of cutaneous malignant melanoma. Br J Dermatol 1994;130:48-50.

Pustulae

R.R. de Vries, R. Hoekzema en H.G.L.M. Grundmeijer

1 Inleiding

Bij een pustuleuze huidaandoening zijn holten in de huid zichtbaar, gevuld met purulent vocht. De holtes bezitten geen eigen wand. Zij zijn per definitie kleiner dan een centimeter.[1] Pustulae (pustels) zijn meestal hoog in de epidermis (subcorneaal) gelegen, maar kunnen ook dieper intra-epidermaal of zelfs dermaal voorkomen. Veelal is er een infectieus agens. Soms ontstaat een pustel secundair uit een vesikel (een zichtbare holte gevuld met helder vocht < 1 cm), zoals bij herpesinfecties van de huid. Voor het onderscheid: een papel is een circumscripte solide verhevenheid uitgaande van de huid, < 1 cm en ontstaan door cel-, weefsel- of vochttoename. Een nodulus is een zwelling in of onder de huid, < 1 cm en bij palpatie dieper gelegen dan een papel. Een nodus is hetzelfde, maar dan > 1 cm. Bij een tiental huidaandoeningen zijn de pustulae het belangrijkste symptoom en deze zijn hier onderwerp van bespreking. Tuberculose, secundaire syfilis, geneesmiddeleneruptie, die alle ook met pustulae gepaard kunnen gaan, vallen buiten het kader van dit hoofdstuk omdat pustulae hierbij doorgaans niet op de voorgrond staan. Pustulae geven de patiënt het gevoel dat hij vies is, waardoor hij zich ongemakkelijk voelt. Er is een wijdverbreid misverstand dat alle pustulae besmettelijk zijn. Het vervelende cosmetische aanzien is de belangrijkste klacht bij acne vulgaris.

2 De klacht in de bevolking

Acne treedt vooral op tijdens de puberteit. Het komt bij vrouwen het meest voor tussen het 14e en 18e jaar en bij mannen tussen het 16e en 19e; respectievelijk 40% en 35%. Op de leeftijd van 40 jaar zijn bij 1% van de mannen en bij 5% van de vrouwen nog acnelaesies aanwezig.[1] In alle etnische groepen is acne een van de meest voorkomende huidaandoeningen. Mensen met een donkere huid hebben een groter risico op postinflammatoire hyperpigmentatie en keloïdvorming.[2]

> Om de lezer een indruk te geven van de mate van bewijskracht ter onderbouwing van een aantal belangrijke diagnostische stappen, is deze onderbouwing door de auteurs als volgt aangegeven.
> - [E] = Voldoende bewijskracht; dat wil zeggen meerdere goed opgezette onderzoeken met eensluidende uitkomsten in een vergelijkbare populatie.
> - [A] = Sterke aanwijzingen of indirect bewijs; dat wil zeggen één goed opgezet onderzoek met betrekking tot een vergelijkbare populatie, of meerdere onderzoeken in andere, niet geheel vergelijkbare populaties.
> - [C] = Consensus uit richtlijnen of standaarden met betrekking tot de populatie.

3 De eerste presentatie bij de dokter

Het vervelende cosmetische aanzien is de belangrijkste reden waarom patiënten met acne vulgaris – de meest frequent voorkomende aandoening met pustulae – naar de arts gaan. De lichte vormen worden vaak met huismiddeltjes behandeld zonder bezoek aan huisarts of dermatoloog. Uitknijpen van comedonen (mee-eters) en overmatig reinigen met zeep verergert de acne. Pustuleuze huidaandoeningen kunnen een schaamtevolle associatie oproepen met een gebrek aan hygiëne. Vooral pubers met acne kunnen een forse drempel ervaren om de arts te raadplegen. Ook bij rosacea klaagt de patiënt over het ontsierende karakter.

Jeuk kan voorkomen bij een folliculitis (een oppervlakkige ontsteking van een haarfollikel en zijn naaste omgeving), varicella (waterpokken) bij kinderen en bij rosacea. Pijn is een symptoom dat voorkomt bij herpes zoster en herpes simplex. Algemene ziekteverschijnselen (koorts, nausea, koude rillingen) kunnen het gevolg zijn van een bacteriële pyodermie door *Streptococcus pyogenes*. Ook de patiënt met gegeneraliseerde psoriasis pustulosa kan zich ernstig ziek voelen.

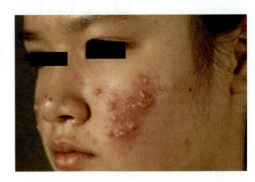

Figuur 1 Acne vulgaris.

4 Pathofysiologie en differentiële diagnose

ACNE VULGARIS (JEUGDPUISTJES)

Tijdens de puberteit neemt de androgeenproductie toe, met als gevolg een toename van de talgproductie en obstructie van de talgfollikels door hyperkeratinisatie (comedonenvorming). Een *comedo* (mee-eter) is een keratineprop die ontstaan is door toegenomen verhoorning van de follikeluitvoergang en hyperproliferatie van het bekledend epitheel. Stase van talg en ophoping van keratine leiden tot volumetoename van de follikeluitvoergang en grotere zichtbaarheid (*whiteheads* of gesloten comedonen), op den duur gevolgd door een verwijding van de follikelmond en donkere verkleuring (*blackheads* of open comedonen). Daarnaast treden veranderingen op in de microbiële flora, waarbij *Propionibacterium acnes* de overhand krijgt. Biochemische en microbiologische processen bewerkstelligen een verandering in samenstelling van de talg. Dit zet een ontstekingsreactie in gang, waarbij de follikels ten slotte scheuren en papulae en pustulae ontstaan, soms ook noduli en cysten. Bij *acné excoriée* (*acné des jeunes filles*) zijn er alleen maar krab- en knijpeffecten zichtbaar. Het gaat meestal om geringe acnelaesies in het gelaat die de patiënten (vaak jonge vrouwen) tot bloedens toe stukmaken.[1] *Acne ectopica* (acne inversa, voorheen: hidradenitis suppurativa) is een moeilijk behandelbare vorm van acne in liezen en oksels (figuur 1).

ACNE CONGLOBATA

Acne conglobata is een ernstige vorm van acne vulgaris, die vrijwel uitsluitend bij mannen voorkomt. Hierbij kunnen in het gelaat en op de nek, rug en billen behalve de reeds genoemde efflorescenties ook dubbel- en reuzencomedonen, infiltraten, abcessen en fistels voorkomen die soms met (hypertrofische) littekens genezen.[3] De diagnose levert in het algemeen weinig problemen op vanwege de specifieke lokalisatie in gelaat en hals met uitbreiding naar schouders en rug en de aanwezigheid van comedonen. De variatie in ernst is groot. Objectieve ernst en subjectief beleven van de aandoening kunnen ver uiteenlopen (figuur 2).

ROSACEA

Rosacea is een chronische huidaandoening die over vele jaren met remissies en exacerbaties verloopt, veroorzaakt door een ontstekingsproces.[4] Het beeld wordt gekenmerkt door erytheem, teleangiëctasieën, papulae en pustulae symmetrisch in het centrale deel van het gelaat. Rosacea begint met blozen (*flushing*) en na verloop van tijd wordt de roodheid blijvend (erytheem) en ontstaan teleangiëctasieën (couperose, blosjes) op de wangen, het voorhoofd en de neus. Hierbij kunnen papulae en pustulae ontstaan. Een onderscheid met acne is dat bij rosacea nooit comedonen aanwezig zijn. Flushing is bij de pathogenese van groot belang, en is een vorm van 'pre-rosacea'. Het erytheem ontstaat waarschijnlijk door een toename van de doorbloeding in de oppervlakkige vaten ten gevolge van een oppervlakkige steriele ontsteking van de huid. De ontsteking kan samen met beschadiging door ultraviolet licht een degeneratie van het dermale bindweefsel geven, waardoor uitzetting van vaatjes optreedt en teleangiëctasieën ontstaan. In een minderheid van de gevallen ontstaat het type dat met papulae en

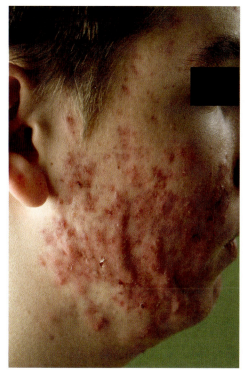

Figuur 2 Acne conglobata.

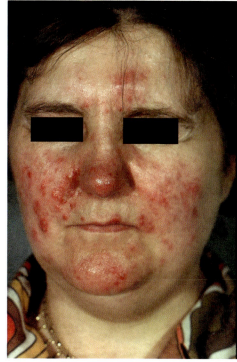

Figuur 3 Rosacea papulopustulosa.

pustulae gepaard gaat. Rhinophyma, een onregelmatige zwelling van de neus, wordt als een variant van rosacea beschouwd.

Een mogelijk aan rosacea verwante aandoening, die vooral bij vrouwen voorkomt en vaak is geassocieerd met gebruik van corticosteroïdhoudende crèmes in het gelaat, is dermatitis perioralis. Hierbij worden rond de mond (soms rond de ogen) talrijke deels folliculaire, erythemateuze papulopusteltjes gezien, zonder comedonen (figuur 3 en 4).

FOLLICULITIS

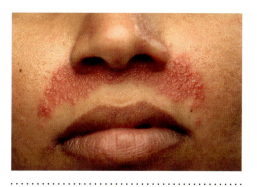

Figuur 4 Dermatitis perioralis.

Een folliculitis is een min of meer oppervlakkige pyodermie rond en in de haarfollikel, in veel gevallen veroorzaakt door een infectie met *Staphylococcus aureus*. Soms is *Streptococcus pyogenes* de veroorzaker of is er een menginfectie. Bij inspectie wordt een erythemateuze papula of papulopustel gezien waaruit een haar kan steken. Een folliculitis kan ook veroorzaakt zijn door de gist *Malasse-* *zia furfur* (voorheen: *Pityrosporon ovale*). Deze Pityrosporon folliculitis wordt vaak gevonden in de seborroïsche regionen. Kenmerken hiervan zijn monomorfe, jeukende kleine papulae en papulopustulae met een erythemateuze hof, vooral op het bovenste deel van de romp. Hierbij zijn er geen comedonen, zoals bij acne vulgaris. Een bij-

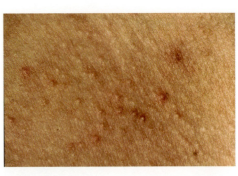

Figuur 6 Pityrosporon folliculitis op de rug.

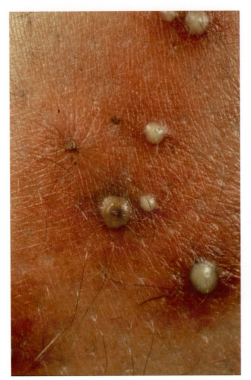

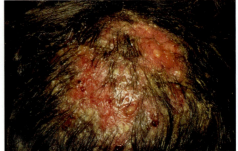

Figuur 5 Superficiële folliculitis door Staphylococcus aureus.

Figuur 7 Pustuleuze tinea capitis ('kerion celsi').

zondere vorm van folliculitis wordt veroorzaakt door *Pseudomonas aeruginosa*. Men ziet deze huidinfectie wel bij mensen die een tijd in een whirlpool hebben doorgebracht waarvan het water, bijvoorbeeld door urine, alkalisch is geworden en Pseudomonas bevat, ook wel 'hot tube' folliculitis genoemd.[5] Bij deze infectie kan men behalve jeukende papulae ook pijnlijke ogen, keelpijn, koorts, malaise en axillaire lymfadenopathie aantreffen. De symptomen verdwijnen meestal binnen tien dagen. Bij kinderen kan een pustuleuze mycotische folliculitis van het behaarde hoofd voorkomen (tinea capitis van het type 'kerion celsi'). Deze zeer besmettelijke dermatofytinfectie kan ontstaan door contact met huisdieren, zoals cavia's (figuur 5, 6 en 7).

IMPETIGO VULGARIS (KRENTENBAARD)

Deze oppervlakkige pyodermie komt vooral voor bij kinderen. De aandoening ontstaat doordat een wondje geïnfecteerd raakt, bijvoorbeeld vanuit de eigen neus(gaten) bij dragers van *Staphylococcus aureus*, door contact met door impetigo aangedane personen of door contact met asymptomatische stafylokokkendragers. Soms veroorzaakt een menginfectie met *Streptococcus pyogenes* een impetigo. Bij een pyodermie uitsluitend door *Streptococcus pyogenes* is het klinisch beeld vaak fulminanter en gaat gepaard met koorts en malaise. Bij impetigo vulgaris krabt en pulkt de patiënt en gaat het beeld er voor de ouders/verzorgers steeds storender uitzien door korstvorming, felle roodheid en pustulae. Impetigo vulgaris komt vooral in het gelaat voor rond neus en mond (krentenbaard) en treedt vaak op in kleine epidemieën met een hoogste prevalentie tussen juli en september. Bij de variant impetigo bullosa ontstaan kwetsbare blaren. Diagnostische verwarring kan ontstaan bij een herpes simplex labialis, vooral het recidief hiervan (figuren 8 en 9).

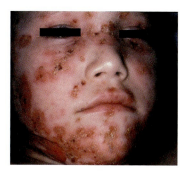

Figuur 8 Impetigo vulgaris.

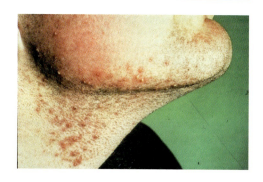

Figuur 10 Sycosis barbae.

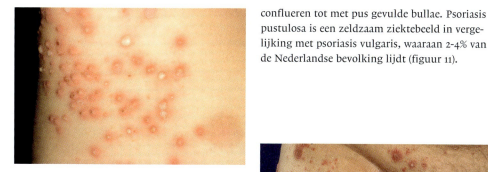

Figuur 9 Pyodermie door Streptococcus pyogenes.

SYCOSIS BARBAE (FOLLICULITIS BARBAE)

Bij deze infectieuze folliculitis over de gehele diepte van de baardfollikel kunnen de erythemateuze, folliculaire papulae en pustulae samenvloeien tot geïndureerde gebieden die pijnlijk kunnen zijn. Bij sycosis barbae is de hele haarfollikel ontstoken door infectie met *Staphylococcus aureus*. Bij mediterrane volken komt dit vaker voor. Dit beeld kan lijken op pseudofolliculitis barbae, waarbij ingegroeide baardharen de ontsteking hebben veroorzaakt (figuur 10).

PSORIASIS PUSTULOSA

In gedissemineerde tot gegeneraliseerde vorm is deze variant van psoriasis (psoriasis pustulosa type Von Zumbusch) een ernstig ziektebeeld met temperatuurverhoging, pijn en algemene malaise (zonder dat er sprake is van een infectieus agens), waarbij grote velden van steriele pustulae kunnen conflueren tot met pus gevulde bullae. Psoriasis pustulosa is een zeldzaam ziektebeeld in vergelijking met psoriasis vulgaris, waaraan 2-4% van de Nederlandse bevolking lijdt (figuur 11).

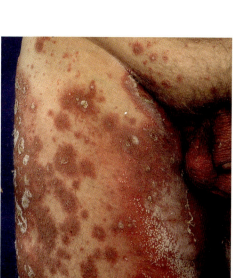

Figuur 11 Psoriasis pustulosa type Von Zumbusch.

PUSTULOSIS PALMARIS ET PLANTARIS

Deze steriele pustuleuze dermatose, ook bekend als de ziekte van Andrews-Barber, wordt wel als een vorm van psoriasis beschouwd. Behalve pustulae in verschillende stadia, symmetrisch aan handpalmen en voetzolen, zijn hierbij erytheem en schilfering aanwezig. Het beeld wordt gekenmerkt door vlakke, 2-5 mm grote, gele tot bruine pustulae. Over het algemeen ontwikkelen deze patiënten geen andere psoriasislaesies. De pustulae gaan niet kapot, maar drogen in tot bruine maculae (figuur 12).

HERPES SIMPLEX

Herpes labialis geeft prodromaal een branderig gevoel en soms jeuk rond de mond, meestal veroorzaakt door het herpes simplex virus type 1 (HSV-1). Ongeveer de helft van de Nederlandse bevolking is drager van dit virus. De in de volksmond gebezigde uitdrukking 'koortslip' (of koortsuitslag) duidt erop dat koorts of een andere oorzaak van (tijdelijk) verminderde weerstand de voorbode kan zijn van de activatie van het virus. Zichtbaar rond de mond ontstaan kleine rode maculae (vlekjes), gevolgd door erythemateuze papulae, vesikels, pustulae, erosies en crustae (korstjes), waarna genezing optreedt. Herpes simplex type 2 (HSV-2) is verantwoordelijk voor ongeveer 80% van alle genitale herpesinfecties.[6] HSV-2 heeft dezelfde prodromale verschijnselen in de regio anogenitalis. Bij de eerste infectie zijn de ontstekingsverschijnselen (pijn, dysurie en afscheiding uit urethra of vagina, koorts, hoofdpijn, spierpijn, fotofobie en gezwollen lymfeklieren) veel ernstiger dan bij latere recidieven. Herpes genitalis valt onder de seksueel overdraagbare aandoeningen. Van de volwassen bevolking is 20-40% seropositief (aantoonbare antistoftiters in serum) voor HSV-2, terwijl slechts een derde van deze groep een klinische herpes genitalis heeft doorgemaakt. Herpes neonatorum is een zeldzame, maar levensgevaarlijke aandoening met 50% kans op sterfte of ernstige afwijkingen. De incidentie is 2-3/100.000 levendgeborenen. Herpes neonatorum ontstaat door contact met iemand met herpes labialis, maar kan ook opgelopen worden tijdens de partus.[7] Differentieeldiagnostisch voor een herpes genitalis komen vooral een primaire syfilis (pijnloos ulcus) en een heftige Candida vaginitis (jeuk en brokkelige fluor als gestremde melk) of een Candida balanitis (jeuk en wit, afpoetsbaar beslag) in aanmerking (figuur 13).

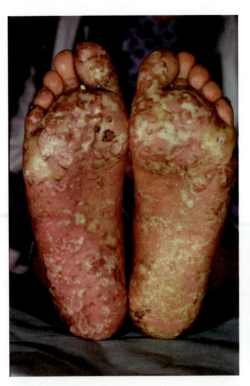

Figuur 12 Pustulosis palmaris et plantaris (ziekte van Andrews-Barber).

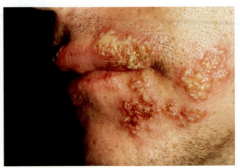

Figuur 13 Herpes simplex labialis.

HERPES ZOSTER (GORDELROOS)

Deze aandoening wordt veroorzaakt door het varicellazostervirus en komt vooral bij oudere mensen voor. Het varicellazostervirus zou sinds de kinderjaren een sluimerend bestaan hebben geleid en gereactiveerd worden bij weerstandsvermindering. De aandoening wordt gekenmerkt door pijn, steken of branden in het betrokken dermatoom (dus altijd unilateraal), soms gepaard met koorts, algemene malaise en spierpijn. Deze verschijnselen (prodromen) kunnen enkele dagen voor de eerste zichtbare afwijkingen, papulae en vesikels – meestal op de romp of in het gelaat – optreden. Bij lokalisatie in het gebied van de nervus ophthalmicus moet men attent zijn op oogcomplicaties. Bij verzwakte afweer (immunosuppressivagebruik, hiv, chronische leukemie) kan een herpes zoster vanuit het aangedane dermatoom secundair dissemineren en dan sterk lijken op varicella (waterpokken) (figuur 14).

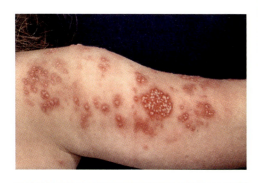

Figuur 14 Herpes (varicella) zoster.

VARICELLA (WATERPOKKEN)

De omschrijving 'waterpokken' is duidelijk, daar de door het varicellavirus veroorzaakte blaasjes er als waterdruppels uitzien. Het ziektebeeld begint met vlekjes, eerst op de romp en snel daarna op hoofd, nek, extremiteiten en – kenmerkend – het behaarde hoofd. De vlekjes gaan over in papulae. Uit de papulae ontwikkelen zich daarna kleine, vast aanvoelende blaasjes die troebel worden en daarmee in pustulae veranderen. Vervolgens breken deze pustulae door en drogen in tot crustae. Kenmerkend is dat er na enkele dagen een mengeling is van maculae, papulae, vesiculae, pustulae en crustae. Varicella komt in epidemietjes op crèches en basisscholen voor. Het klinische beeld is karakteristiek en wordt door de verzorgers herkend wanneer het beeld eerder gezien is. Het gaat vaak gepaard met lichte koorts en waterige secretie in ogen en neus. Strophulus infantum (overgevoeligheidsreactie op ectoparasieten, zoals muggen, of op bepaalde voedingsmiddelen, waarbij de papulae spits zijn met op de top een kleine vesikel of pseudovesikel (oedeemrijke papula omgeven door een rode hof), insectenbeten en herpes simplex kunnen in de beginfase voor diagnostische verwarring zorgen (figuur 15).

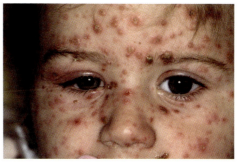

Figuur 15 Varicella.

5 Kansverdeling van de diagnosen

Alarmsymptomen

- koorts bij pustulae kan wijzen op een psoriasis pustulosa of een bacteriële pyodermie door streptokokken
- een patiënt verdacht van een ooginfectie op basis van het varicellazostervirus moet naar de oogarts verwezen worden

6 Betekenis van de voorgeschiedenis

ACNE

Factoren die acne bevorderen, zijn blootstelling aan een combinatie van vochtige warmte en ultraviolet licht (diskjockeys), contact met comedogene chemische stoffen (halogenen en vetten

Tabel 1   Incidentie van pustuleuze aandoeningen in de huisartspraktijk, per 1.000 patiënten per jaar.[6,8-10]

aandoeningen (cijfers verwijzen naar fig. 16)	incidentie	voorkeursleeftijd
acne vulgaris (1)	4,1 bij vrouwen 2,4 bij mannen	puberteit tot 20-30 jaar
rosacea (2)	1,6 (prevalentie)	rond 30^e meer bij vrouwen
folliculitis (3)	6,2 bij meisjes 3,2 bij jongens	bij kinderen en adolescenten
impetigo (4)	16 piekincidentie van 30	tot 15 jaar meer in de herfst bij 1-9 jaar
varicella (5)	3	in leeftijdsgroep 0-4 jaar
herpes simplex (7)	3	
herpes zoster (8)	1-3	oudere leeftijd
herpes genitalis (7)	1,3 bij vrouwen 0,2 bij mannen	15-24 jaar
sycosis barbae (5)	zeldzaam	30-40 jaar
psoriasis pustulosa	zeldzaam	-
pustulosis palmaris et plantaris (6)	zeldzaam	begint op middelbare leeftijd en kan jaren met remissies en exacerbaties blijven bestaan

zoals bij fritesbakkers), mechanische factoren (frequent wassen, manipulaties van comedonen en pustulae), gebruik van cosmetica en bepaalde farmaca zoals corticosteroïden.

Flushing is, zoals gezegd, een vorm van 'pre-rosacea'. Uitlokkende factoren voor rosacea zijn zonlicht, wind, cosmetica en temperatuur.

FOLLICULITIS (PYODERMIE)

De huid van de mens is gekoloniseerd met bacteriën. De vatbaarheid voor een bacteriële pyodermie hangt samen met lokale weerstandsverlagende factoren, zoals pre-existente huidafwijkingen en traumata, naast algemene weerstandsverlaging, bijvoorbeeld als gevolg van diabetes mellitus, immunologische stoornissen waaronder hiv-infectie, maligniteiten of het gebruik van corticosteroïden en immunosuppressiva.

Provocerende factoren voor een folliculitis zijn hyperhidrosis, microtraumata en contact met vetten, oliën, teer en pleister.

PSORIASIS PUSTULOSA

Bij psoriasis pustulosa is er in een aantal gevallen een duidelijke voorgeschiedenis van niet-pustuleuze, min of meer klassieke psoriasis vulgaris. Een ander deel echter ontwikkelt de psoriasis pustulosa schijnbaar 'uit het niets', of na een atypisch verlopende vorm van psoriasis aan acra of plooien.

HERPES

Contact met een persoon die besmet is met HSV-1 of HSV-2 maakt tijdens de prodromale verschijnselen de kans op *herpes simplex* groot. De voorgeschiedenis geeft geen aanwijzing bij *herpes zoster*, daar vrijwel iedereen in zijn of haar jeugd met het waterpokkenvirus besmet is geraakt en bij verminderde weerstand endogeen opnieuw geïnfecteerd kan raken. Dit wordt vooral bij ouderen vaak gezien. Wanneer iemand in de voorgeschiedenis *waterpokken* heeft gehad, treedt nadien (vrijwel altijd) levenslange immuniteit op. Voorwaarden om waterpokken te krijgen, zijn contact

7 Betekenis van de anamnese

ACNE

De anamnese heeft bij pustuleuze aandoeningen maar een beperkte waarde als diagnosticum. Sommige factoren doen de acne bij de ene patiënt verergeren, terwijl zij bij de andere juist een gunstig effect hebben. Dit geldt voor sommige orale anticonceptiva en zwangerschap. Er is ook een seizoensinvloed waar te nemen, in die zin dat zon over het algemeen gunstig werkt. In de (sub)tropen kan acne juist verergeren, wanneer er sprake is van een hoge vochtigheidsgraad. Rosacea verergert tijdelijk door het drinken van alcohol en het eten van warm en/of sterk gekruid voedsel.

FOLLICULITIS

Een folliculitis veroorzaakt door *Pseudomonas aeruginosa* kan ontstaan door een verblijf in een warmwater- of bubbelbad. Bij een mycotische folliculitis kan contact met een huisdier of een patiënt met een schimmelinfectie de bron van de infectie zijn.

IMPETIGO

Bij impetigo vermeldt de anamnese soms meerdere aangedane personen in het gezin of de directe omgeving.

HERPES GENITALIS

De patiënt raakt besmet met herpes genitalis door contact met geïnfecteerde laesies of met secretieproducten zoals bij orogenitaal contact. Condoomgebruik beschermt niet altijd tegen overdracht van het virus daar het condoom niet altijd alle erosies en ulcera bedekt. De anamnese levert lang niet altijd betrouwbare informatie over seksuele contacten. Bij onderdrukking van de cellulaire immuniteit, bijvoorbeeld door trauma, koorts, menstruatie, medicamenten of zonnestraling, kan reactivering (bij 25% van de bevolking) van het virus met klinische verschijnselen optreden. Door orogenitaal contact kan een koortslip tot herpes genitalis leiden.

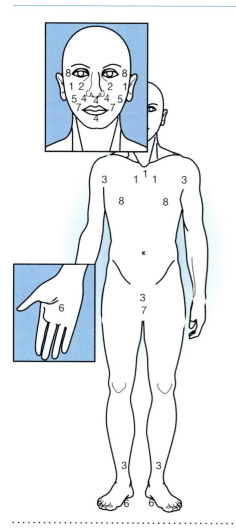

Figuur 16 Voorkeurslokalisaties.
1 acne vulgaris; 2 rosacea; 3 folliculitis; 4 impetigo vulgaris; 5 sycosis barbae; 6 psoriasis palmaris et plantaris; 7 herpes simplex; 8 herpes zoster.

met een met het waterpokkenvirus besmette patiënt en zelf nog nooit waterpokken hebben gehad. Tegenwoordig wordt dit nogal eens gezien bij volwassen (Afrikaanse) immigranten uit gebieden waar waterpokken weinig voorkomt.

WATERPOKKEN

Waterpokken is een zeer besmettelijk virus. Er treden regelmatig epidemieën op bij kinderen op de basisschool. Contact met een patiënt met waterpokken maakt de diagnose waarschijnlijker.

8 Betekenis van het lichamelijk onderzoek

De inspectie van de pustulae is bij pustuleuze aandoeningen vaak voldoende om de diagnose te stellen. Het aspect en vooral de lokalisatie zijn bij een aantal aandoeningen pathognomonisch.

ACNE VULGARIS

Acne vulgaris is een aandoening van de talgklierfollikels. De folliculaire distributie van de laesies en de voorkeurslokalisatie op gelaat, schouders en minder vaak de borst en rug zijn een steun voor de diagnose.

ROSACEA

Rosacea komt symmetrisch in het gelaat voor waarbij vooral het centrale deel van het gelaat is aangedaan, vaak beperkt tot erytheem en teleangiëctasieën.

FOLLICULITIS

Een folliculitis komt alleen voor waar haren zitten en kan geprovoceerd worden door scheren (wangen, nek, oksels, bikinilijn en benen). Handpalmen en voetzolen hebben geen haarfollikels en zijn bij folliculitis dus altijd gespaard.

IMPETIGO

De voorkeurslokalisatie van impetigo is het gelaat, vooral rond de neus en de mond (krentenbaard). Een ernstige impetigo kan echter gedissemineerd of zelfs gegeneraliseerd zijn.

PSORIASIS PUSTULOSA

De aanwezigheid van grillige, fel erythemateuze velden voorzien van talloze speldenknopkleine pustulae, die conflueren en na indroging afschilferen, maakt de diagnose psoriasis pustulosa waarschijnlijk.

PUSTULOSIS PALMARIS ET PLANTARIS

Symmetrische pijnlijke pustulae aan handpalmen en voetzolen zijn pathognomonisch voor pustulosis palmaris et plantaris.

HERPES

De herpes labialis en herpes genitalis komen voor in de aan de slijmvliezen grenzende gebieden bij en naast mond, vagina, penis en anus. De eenzijdige distributie van een huiddermatoom is typisch voor herpes zoster. De gegeneraliseerde aanwezigheid van laesies in verschillende ontwikkelingsstadia, inclusief laesies onder het hoofdhaar, maakt de diagnose waterpokken zeer waarschijnlijk.

9 Betekenis van eenvoudig aanvullend onderzoek

Voor acne vulgaris en rosacea is aanvullend onderzoek meestal niet nodig. Bij folliculitis, sycosis barbae en impetigo kan een direct microscopisch preparaat van de pustelinhoud behulpzaam zijn voor het aantonen van kokken, gistbolletjes of schimmeldraden. Een bacteriële kweek kan *Staphylococcus aureus* of *Streptococcus pyogenes* opleveren. Bij sommige niet-infectieuze vormen van folliculitis en bij de pustuleuze psoriasis en pustulosis palmaris et plantaris is de inhoud van de pustulae steriel. Een steriele kweek kan dus een steun zijn voor deze diagnosen. De diagnose herpes simplex wordt in de regel op het klinische beeld gesteld. Een viruskweek is de gouden standaard. Dit is de meest betrouwbare methode. De specificiteit is vrijwel 100% en de sensitiviteit ten minste 90%.[11] [E] Snelle diagnostiek van de inhoud van vesikels of pustulae of verse erosies is mogelijk met de tzanck-test (epidermale meerkernige reuzencellen in direct preparaat) en tegenwoordig ook door middel van immunofluorescentie.[10] Het herpeszoster- of varicellavirus kan eveneens gekweekt worden, maar de diagnose wordt in de regel op het klinische beeld gesteld.

10 Samenvatting

Aan pustulae kunnen zeer uiteenlopende ziektebeelden ten grondslag liggen. In dit hoofdstuk zijn de tien meest voorkomende behandeld. Hoewel pustulae van oudsher worden geassocieerd met een infectie, zijn lang niet alle pustuleuze huidziekten infectieus of besmettelijk. Door rekening te houden met de voorgeschiedenis van de patiënt, de lokalisatie en symptomatologie van de pustuleuze eruptie en het ziektebeloop kan men in de regel de diagnose op het klinisch beeld stellen.

Literatuur

1. Sillevis Smitt JH, Everdingen JJE van, Starink ThM, Horst HE van der. Dermatovenereologie voor de eerste lijn. Houten: Bohn Stafleu van Loghum, 2009.
2. Calender V. Acne in ethnic skin: Special considerations for therapy. Dermatol Ther 2004;17:184-95.
3. Smeets JGE, Grooten SJJ, Bruinsma M et al. NHG-Standaard Acne. Huisarts Wet 2007;50(6):259-68.
4. Scheinfeld N, Berk T. A review of the diagnosis and treatment of rosacea. Postgraduate Med 2010;122(1): 139-43.
5. Sillevis Smitt, Everdingen JJE van, Starink ThM, Horst HE van der. Dermatovenereologie voor de eerste lijn. Houten: Bohn Stafleu van Loghum, 2009:424-6.
6. Bergen JEAM van, Dekker JH, Boeke AJP et al. NHG-Standard Het soa-consult. Huisarts Wet 2004; 47(13):636-51.
7. CBO-richtlijn Seksueel overdraagbare aandoeningen en herpes neonatorum. Kwaliteitsinstituut voor de Gezondheidszorg CBO, 2002.
8. Lisdonk EH van de, Bosch WJHM van den, Lagro-Janssen ALM, Schers HJ. Ziekten in de huisartspraktijk. Maarssen: Elsevier Gezondheidszorg, 2008:311-3.
9. Groot AC. De behandeling van rosacea. Geneesmiddelenbulletin 1998;32:101-9.
10. Koutsky LA, Stevens CE, Holmes KK, et al. Underdiagnosis of genital herpes by current clinical and viralisolation procedures. N Engl J Med 1992;326: 1533-9.

Psychisch

Angstig voelen

K. van der Meer en T.W.D.P. van Os

Ga naar de website extras.bsl.nl/alledaagseklachten voor de video bij dit hoofdstuk

1 Inleiding

Angst is een normaal en nuttig verschijnsel dat meestal is verbonden met de dreiging van gevaar of onheil. Het helpt voorzichtig te zijn, gevaar te ontvluchten, te bevechten of ons doodstil te houden om niet opgemerkt te worden. Het kan ook helpen om op een situatie te anticiperen en maatregelen te bedenken en te plannen.

Angst kan zich manifesteren in vier domeinen, namelijk in het *gevoelsleven* (een angstig gevoel, een angstige stemming), in het *lichaam* (vegetatieve angstreacties, zoals een versnelde hartslag en versnelde ademhaling), in het *gedrag* (bijvoorbeeld de neiging om te vluchten en vermijdingsgedrag) en in *gedachten of fantasie* (cognitieve angstreacties zoals de vrees of het besef van het gevaar). De angst in een bepaald domein kan op de voorgrond staan, maar een combinatie van angst in meerdere domeinen komt vaak voor. Uitdrukkingen als 'het angstzweet krijgen', 'van schrik verstijven', 'als een bang vogeltje', 'de angst giert door de keel' en 'het bange vermoeden hebben' beschrijven deze reacties.

Er zijn veel klachten die als uitingen van angst zijn op te vatten, maar ook bij een somatische aandoening kunnen passen of bij de combinatie van beide. Buikpijn en hartkloppingen zijn hiervan voorbeelden. Dat maakt de diagnostiek extra moeilijk. De lijdensdruk van patiënten met angst kan groot zijn: de angst kan het hele leven beheersen. Daarnaast kan de angst geen begrip bij de arts of anderen te zullen vinden het sociale leven ernstig beperken.

Angstgevoel en de angstreacties worden als abnormaal beschouwd wanneer de ernst van de angst niet in verhouding staat tot de ernst van de situatie. De ernst wordt bepaald door de intensiteit, de duur, de frequentie en de beïnvloedbaarheid van de angst. De grens tussen normale of reële angst en pathologische angst is arbitrair. Er is een vloeiende overgang van normale naar pathologische angst.

Indien een patiënt met een 'angstig gevoel' bij de arts komt, is het in eerste instantie belangrijk onderscheid te maken tussen normale angst, angst als onderdeel van een somatische afwijking, angst als onderdeel van overspannenheid en pathologische angst. Klachten als buikpijn en hartkloppingen kunnen een uiting van angst zijn, maar ook van een somatische afwijking. Dat maakt de diagnostiek voor de dokter soms moeilijk. Indien er sprake is van pathologische angst, onderzoekt men in tweede instantie of de angst als onderdeel van een angststoornis beschouwd kan worden. Binnen de diagnostische categorie 'angststoornissen' kan een aantal omschreven stoornissen worden onderscheiden. Het maken van dit onderscheid is van belang voor het opstellen van het behandelplan.

Voor de patiënt geeft angst een behoorlijke lijdensdruk. Angst beheerst het (sociale) leven, de patiënt voelt zich snel een 'zeurkous'.

In dit hoofdstuk wordt de abnormale angst besproken.

2 De klacht in de bevolking

Een angstig, gespannen, nerveus gevoel kent iedereen, het hoort bij het leven. Over de incidentie van deze klacht onder de algemene bevolking zijn weinig gegevens bekend. Maar een deel van de mensen met angst gaat daarvoor naar een hulpverlener. Van de incidentie van de klacht angst is niet veel bekend, maar deze zal ongetwijfeld zeer hoog zijn. Bij epidemiologisch onderzoek in de populatie naar psychische stoornissen wordt een jaarprevalentie van 12,4% voor angststoornissen gerapporteerd. 40% van de mensen met een angststoornis heeft in het betreffende jaar contact gehad met een zorginstantie vanwege de angst; 31% heeft de eerstelijnszorg bezocht en 18% de extramurale geestelijke gezondheidszorg.[1,2]

Voor de interpretatie van de klacht angst zijn de begeleidende klachten, de voorgeschiedenis en de psychische en sociale omstandigheden van de patiënt van belang.

Bij een klein deel van de patiënten blijkt sprake te zijn van een somatische diagnose of van een psychische stoornis zoals een depressie of een angststoornis. De kans hierop neemt toe als de klachten langer aanhouden en aanleiding geven tot herhaalconsulten.

> **Terminologie en begrippen bij angst**
>
> Voor het omschrijven van de angst is een aantal begrippen van belang.
> *Verwachtingsangst* of *anticipatieangst* is de angst die al optreedt vóór de confrontatie werkelijk plaatsvindt. Verwachtingsangst kan reëel en irreëel zijn. Indien de angst irreëel is, zijn er drie mogelijkheden. De angst kan gefocust zijn (paniekangst of een fobie) of wisselend (gegeneraliseerde angst).
> Onverwachte *paniekaanvallen* zijn plots optredende aanvallen van heftige paniekangst waarvoor geen duidelijke aanleiding bestaat. Ze kunnen zich bijvoorbeeld ook tijdens de slaap voordoen. Men spreekt van een *fobie* wanneer de patiënt irreëel bevreesd is voor een bepaalde situatie of een specifiek object, en dit tracht te vermijden. De diverse fobieën onderscheiden zich door verschillen in situaties of objecten die gevreesd en vermeden worden. *Gegeneraliseerde angst* is een irreële vrees voor telkens wisselende gevaren.

3 De eerste presentatie bij de dokter

De klacht angstig, nerveus of gespannen gevoel is voor negentien per 1.000 patiënten per jaar de reden van de komst op het spreekuur in de huisartspraktijk. Vrouwen presenteren deze klacht tweemaal zo vaak als mannen. In de huisartspraktijk komt de klacht angst vooral voor bij mensen op middelbare leeftijden en bij ouderen (figuur 1).

Angst voor kanker komt voor bij 14 per 1.000 patiënten en angst voor een andere ziekte bij 75 per 1.000 patiënten per jaar.[3] Bij een ander onderzoek, onder volwassen spreekuurbezoekers, was de reden van de komst voor 30 per 1.000 patiënten een angstig gevoel en voor 26 per 1.000 patiënten angst voor kanker of voor het bestaan van een andere ernstige kwaal.[4]

Vooral de begrijpelijke angst voor borstkanker valt op, evenals de zorg iets aan het hart of de longen te hebben.

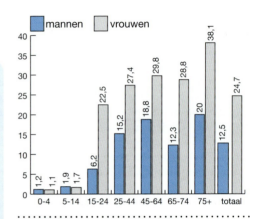

Figuur 1 Incidentie van de klacht angstig/nerveus/gespannen gevoel in de huisartspraktijk aan het begin van een episode, per 1.000 patiënten per jaar.[3]

Ook specialisten hebben veel met klachten te maken die uitingen van angst kunnen zijn, zoals pijn op de borst en hartkloppingen (cardiologen), buikpijn (internisten), globusgevoel en afonie (kno-artsen) en spierpijn (fysiotherapeuten).

Mensen gaan met hun gevoel van angst en gespannenheid naar de dokter omdat ze met hem over de angst en de daarmee samenhangende problemen willen praten, een advies willen hebben, een medicijn willen vragen of gerustgesteld willen worden. Van de patiënten die met een angststoornis de arts consulteren, wordt ongeveer de helft als zodanig gesignaleerd. Belangrijke oorzaken voor het niet-signaleren van de angststoornissen zijn de volgende.
– De patiënt komt met somatische klachten (zie tabel 1) en deze worden noch door de dokter noch door de patiënt aan angst gerelateerd.

Tabel 1 Incidentie reden voor komst per 1.000 patiënten per jaar in het Transitieproject.[3]		
	angst voor kwaadaardigheid van	angst voor andere ziekte van
bloedvormende organen/bloed	0,3	3
maag-darmstelsel	1	4
cardiovasculair		16
bewegingsapparaat	0,4	3
neurologisch	0,6	2
luchtwegen	1	6
huid	3	2
endocrien	0,1	2
urinewegen	0,2	2
mamma, vrouwelijke geslachtsorganen	2,8	3
SOA		1
mannelijk genitaal stelsel	0,2	0,6

- De klachten worden toegeschreven aan de persoonlijkheid van de patiënt. Zij worden dan niet gelabeld als angststoornis maar toegeschreven aan een angstige persoonlijkheid (een zenuwlijder).
- Vaak vertellen mensen niet spontaan over hun angstgevoel. Dit wordt in de samenleving nogal eens als 'kinderachtig' en als 'aanstellerij' beschouwd.

4 Pathofysiologie en differentiële diagnose

PATHOFYSIOLOGIE

Bij de pathofysiologie van angst gaat men enerzijds uit van het concept dat de angstgevoelens en de begeleidende lichamelijke verschijnselen samenhangen met een verhoogde activiteit van het vegetatieve zenuwstelsel als reactie op stress, waarbij met name adrenaline een belangrijke rol

Tabel 2 Klachten en symptomen bij angststoornissen, gerangschikt naar orgaansysteem.	
algemeen	snel vermoeid, meerdere onverklaarde klachten, warme of koude vlagen
maag/darm	droge mond, slikklachten, brok in de keel, maagklachten, misselijkheid
hart/vaten	hartkloppingen, versnelde hartslag, pijn op de borst
motoriek	beven, rillen, spierspanning, spierpijn, rusteloosheid
neurologisch	duizeligheid, licht in het hoofd, paresthesieën (doof, prikkelend gevoel in de handen, rond de mond)
psychisch	rusteloosheid, angstig voor…, bezorgdheid, concentratieproblemen, het gevoel 'op scherp te staan', prikkelbaarheid, schrikreacties, slaapproblemen, angst om dood te gaan of gek te worden, depersonalisatie, generalisatie
ademhaling	kortademigheid, verstikkend gevoel, naar adem happen
huid	transpireren, klamme handen
urogenitaal	frequent plassen

speelt. Anderzijds zouden met name angststoornissen kunnen worden verklaard door stoornissen in de neurotransmissie, waarbij mogelijk het serotonerge en het *GABA*-nerge systeem betrokken zijn.

DIFFERENTIËLE DIAGNOSE

Bij de differentiële diagnose van het gevoel van angst kan men een aantal groepen aandoeningen onderscheiden.

Somatische aandoeningen

Bij een aantal somatische aandoeningen kan een angstgevoel op de voorgrond staan dat vaak reëel is en in enkele gevallen irreëel. Benauwdheid door hartfalen of COPD leidt tot een reële angst te stikken. De hartkloppingen bij hyperthyreoïdie kunnen een angstwekkende ervaring zijn. Voorbeelden van angstgevoelens bij somatische aandoeningen komen in de volgende groepen aandoeningen voor:
- cardiovasculair (bijv. aritmieën, decompensatio cordis);
- respiratoir (bijv. astma, longembolie);
- neurologisch (bijv. epilepsie, multipele sclerose);
- endocrien (bijv. menopauze, hyperthyreoïdie, hypothyreoïdie).

Middelengebruik

Angst kan voorkomen bij het gebruik of de onthouding van middelen. Voorbeelden hiervan zijn cocaïne, amfetaminen, cafeïne, nicotine, XTC, alcohol en antidepressiva.

Sociale problemen

Bij *surmenage* is sprake van (sub)acute psychische decompensatie bij personen die tevoren normaal functioneerden en bij wie geen echte psychopathologie aanwezig is. Deze decompensatie kan voorkomen bij allerlei sociale problemen, zoals problemen op het werk en bij relatieproblemen.[5]

Wanneer de klachten langer dan drie maanden blijven bestaan, is heroverweging van de diagnose nodig.

Soms voldoen de patiënten dan aan de criteria voor angst of depressie.

Angststoornissen

Angststoornissen hebben een multifactoriële etiologie met biologische, psychologische en sociale componenten. Het meest geaccepteerd is het stress-kwetsbaarheidsmodel, dat een psychobiologische aanleg veronderstelt die tot een angststoornis leidt wanneer biologische, psychologische en sociale factoren het evenwicht verstoren.[6]

Biologische factoren
Angststoornissen hebben vaak een familiair voorkomen. De kans op een angststoornis kan ook worden vergroot door een lichamelijke ziekte, zoals hyperthyreoïdie, of door het gebruik van middelen zoals cafeïne en alcohol.

Psychologische factoren
De angst kan worden uitgelokt of worden onderhouden in de volgende gevallen:
- als de angst te veel wordt beloond, zoals in het leertheoretische model wordt aangenomen ('als je bang bent om naar school te gaan, mag je thuisblijven');
- als er verkeerde denkgewoonten bestaan, zoals in het cognitieve model wordt besproken ('als ik morgen examen moet doen, weet ik zeker dat ik niets meer weet');
- als er angst is voor gevaar in de binnenwereld, zoals het psychoanalytisch denken stelt ('als ik aan seks denk, gaat het niet goed met mij');
- als de angst een sleutelrol in de relatiesfeer speelt, zoals de systeemtheoretische benadering aanneemt ('als ik mijn man zijn zin niet geef, loopt hij weg').

Sociale factoren
Soms kan een *life-event* als luxerend moment worden aangewezen voor de angst.

Sociale beperkingen voor de patiënt en ook voor directbetrokkenen zoals gezinsleden en werkverzuim als gevolg van angststoornissen komen veel voor.

Men moet extra bedacht zijn op het bestaan van een angststoornis bij:[2]
- mensen die frequent het spreekuur bezoeken met wisselende klachten;

- aanhoudende aspecifieke klachten of problemen zoals gespannenheid, prikkelbaarheid, slaapproblemen en moeheid;
- patiënten die komen met 'hyperventilatieklachten';
- patiënten die komen met aanhoudende functionele lichamelijke klachten, waarbij de patiënt nauwelijks of slechts gedurende heel korte tijd gerustgesteld kan worden;
- patiënten die komen met het verzoek om slaapmiddelen of kalmerende middelen te krijgen;
- patiënten die met alcohol- en drugsproblemen komen;
- patiënten bij wie de diagnose depressie is gesteld.

In de tegenwoordig gebruikte classificatiesystemen zoals de DSM-IV en de ICD-10 zijn de angststoornissen opgedeeld in meer specifieke beelden op geleide van de symptomatologie[3,8,9] (zie ook tabel 3).

Tabel 3	Indeling van angst naar klinische beelden en het vóórkomen in de huisartspraktijk.	
angst bij lichamelijke klachten		v
angst bij het gebruik of onthouding van middelen		v
angst bij sociale problemen		v
angst bij andere psychische stoornissen		
- hypochondrie		s
- depressie		s
- surmenage		s
angst bij angststoornissen		
- paniekstoornis zonder agorafobie		v
- paniekstoornis met agorafobie		s
- agorafobie zonder paniekstoornis in de voorgeschiedenis		z
- specifieke fobie		s
- sociale fobie		s
- obsessief-compulsieve stoornis (OCS)		s
- posttraumatische stressstoornis (PTSS)		z
- acute stressstoornis		v
- gegeneraliseerde angststoornis		v

v= vaak; s=soms; z=zelden

Paniekstoornis De paniekstoornis wordt gekenmerkt door terugkerende, vaak onvoorspelbare aanvallen van heftige angst in combinatie met een aantal (lichamelijke) klachten. Veelgehoorde klachten zijn angst om dood te gaan, te stikken of gek te worden. De aanvallen beginnen als donderslag bij heldere hemel, dat wil zeggen: bij afwezigheid van een (fobische) prikkel, ze bereiken snel een hoogtepunt en duren meestal enkele minuten, soms langer. Tussen de aanvallen bestaat de vrees voor een nieuwe aanval en/of bezorgdheid over de consequenties van de aanvallen. Vaak bestaat er angst (verwachtingsangst) voor plaatsen waar een paniekaanval optrad of zou kunnen optreden. Deze angst kan dusdanig groot zijn dat de patiënt zich gedwongen voelt deze plaatsen te mijden (vermijdingsgedrag). Deze agorafobische vermijding kan ook zonder een paniekaanval in de voorgeschiedenis voorkomen.

Het voortduren van een hoog angstniveau tussen de aanvallen in bemoeilijkt het onderscheid met een gegeneraliseerde angststoornis. Een Amerikaanse epidemiologisch studie liet zien dat deze patiënten een forse belasting voor het gezondheidszorgsysteem betekenen. Mannen met een paniekstoornis maken 8,2 keer meer gebruik van de gezondheidszorg en vrouwen 5,2 keer meer dan een patiënt zonder psychiatrische stoornis.[10,11]

Agorafobie Agorafobici vrezen situaties waarin ontsnapping naar een veilige plaats (meestal thuis) moeilijk of onmogelijk is en/of waarin hulp niet tijdig geboden kan worden in het geval er iets (meestal een paniekaanval) zou gebeuren. Vervolgens worden de situaties waarin een aanval van angst optrad, of die daarmee in verband worden gebracht, vermeden. De klachten nemen hierdoor af, maar dit gaat meestal gepaard met een forse inperking van de (sociale) actieradius. De vrees is irreëel en de agorafobicus erkent dit ook. De term agorafobie (pleinvrees) is dus eigenlijk niet dekkend en verwarrend.

Vaak wordt vermijdingsgedrag gecamoufleerd: de boodschappen worden gezamenlijk gedaan, op reis blijkt er altijd wel iemand mee te gaan, meerdere uren voor een treinreis wordt niet gegeten of gedronken en vele malen naar het toilet gegaan enzovoort. Hierdoor lijkt het in eerste instantie mee te vallen, maar ernst en omvang blijken pas bij grondig doorvragen. Goedbedoelde hulp van familie en bekenden is een belangrijke factor in het voortbestaan van de agorafobie.

Agorafobie treedt opvallend vaak op na stressvolle gebeurtenissen. De mate van agorafobie lijkt gerelateerd aan de mate waarin iemand meent nog controle te hebben over zijn leven. Hoe machtelozer men zich voelt en hoe meer men meent dat de situatie gereguleerd wordt door externe factoren, hoe heviger de angst.

Specifieke fobie De specifieke fobie, ook wel enkelvoudige fobie genoemd, wordt gekenmerkt door irreële of overmatige vrees en vermijdingsgedrag voor een bepaalde situatie of een bepaald object. Er is sprake van irreële of overdreven angst voor een dier (bijv. een spin), een natuurverschijnsel (bijv. onweer, storm, hoogten), bloed of verwonding en specifieke situaties (bijv. vliegen, tunnels, liften, bruggen). Bij confrontatie met de situatie of het object dat men vreest, volgt een sterke angstreactie die de vorm van een paniekaanval heeft en die kan leiden tot een sterke vermijding van de situatie of het object.

Sociale fobie Sociale fobie wordt gekenmerkt door angst voor situaties met andere mensen. Men is bang voor kritische of negatieve beoordeling of om een flater te slaan. Dit is ook de kern van het vermijdingsgedrag, wat onderscheid mogelijk maakt met agorafobie. Nerveus wauwelen, zichzelf kleineren en zich bij voorbaat excuseren zijn vermijdingsvarianten bij sociale fobie.

Er kunnen twee typen worden onderscheiden. De 'gegeneraliseerde sociale fobie' die betrekking heeft op een groot aantal verschillende situaties en de 'specifieke sociale fobie' die optreedt voor een specifieke situatie, zoals angst om te schrijven of te eten in het bijzijn van anderen, of naar het toilet te gaan bij anderen. Examenangst en podiumangst zijn ook voorbeelden van specifieke sociale fobie.

Obsessief-compulsieve stoornis Deze stoornis wordt gekenmerkt door terugkerende hardnekkige gedachten, ideeën en denkbeelden (obsessies) en/of gedragingen (compulsies). Bij ongeveer 80% van de patiënten met deze stoornis komen dwanggedachten en dwanghandelingen samen voor.

Veelvoorkomende dwanggedachten betreffen angst voor vuil en besmetting (smetvrees) en voor rampen die kunnen gebeuren door nalatigheid van de patiënt. Minder vaak komen gedachten voor om iemand iets aan te doen, of gedachten met een religieuze of seksuele inhoud.

Posttraumatische stressstoornis (PTSS) Een traumatische gebeurtenis die de gebruikelijke menselijke ervaring te boven gaat, kan leiden tot een posttraumatische stressstoornis. Uiteenlopende gebeurtenissen zoals natuurgeweld en geweld dat door mensen is beïnvloed kunnen de aanleiding zijn.

Patiënten met een PTSS kunnen last hebben van indringende herbelevingen van het trauma door terugkerende en verontrustende herinneringen aan de gebeurtenis, terugkerende en verontrustende dromen over de gebeurtenis, het gevoel hebben alsof de traumatische gebeurtenis zich opnieuw voordoet en psychisch lijden bij blootstelling aan zaken die gelijkenis vertonen met de traumatische gebeurtenis.

Verder komt hardnekkige vermijding van situaties die met de traumatische gebeurtenis zijn verbonden voor. Dit kan zich uiten doordat men activiteiten, plaatsen of mensen mijdt die herinneringen aan het trauma oproepen, doordat de belangstelling voor activiteiten afneemt, doordat men geen toekomstperspectief meer ziet in gezin of werk en door emotionele afvlakking.

Daarnaast komen hardnekkige symptomen van toegenomen prikkelbaarheid of hyperactiviteit voor, zoals inslaap- of doorslaapproblemen, prikkelbaarheid, concentratieproblemen, overdreven schrikreacties en toegenomen waakzaamheid.

Acute stressstoornis Bij de acute stressstoornis heeft de patiënt een traumatische gebeurtenis meegemaakt. De symptomen die te maken hebben met het voortdurend herbeleven van het trauma, de vermijding en de verhoogde prikkelbaarheid zijn dezelfde als bij de posttraumatische stressstoornis. Bij de acute stressstoornis komen de volgende symptomen voor: afwezigheid van emotionele reacties, zich verminderd bewust zijn van de eigen omgeving, derealisatie (veranderde beleving van de externe wereld), depersonalisatie (veranderde beleving van zichzelf) en dissociatieve amnesie.

Wanneer de symptomen langer dan een maand aanhouden, moet het bestaan van een posttraumatische stressstoornis worden overwogen.

Gegeneraliseerde angst Patiënten met een gegeneraliseerde angststoornis tobben overmatig over meerdere levensomstandigheden. Ze zijn motorisch gespannen, hebben vaak een scala aan lichamelijke klachten (zie figuur 1) en ze zijn overmatig waakzaam en oplettend. Bij deze patiënten is een vage, diffuse angst voortdurend aanwezig, die zich hecht aan telkens wisselende situaties. Ze zoeken vaak hulp voor een verscheidenheid aan lichamelijke klachten, nervositeit en gespannenheid.

Andere psychische aandoeningen met angstgevoelens

De diagnostiek van angststoornissen kan worden bemoeilijkt doordat er niet alleen een aanzienlijke overlap is tussen de klachten en symptomen van de verschillende angststoornissen onderling, maar ook met de klachten en symptomen van *depressie, hypochondrie, somatoforme stoornissen, psychotische stoornissen, persoonlijkheidsstoornissen* en de hiervoor genoemde somatische aandoeningen.

Hypochondrie Patiënten met hypochondrie hebben een excessieve bezorgdheid over hun gezondheid, bieden jarenlang en bij herhaling lichamelijke klachten aan en vragen dringend om nader onderzoek.[3]

Depressie Patiënten met een depressie hebben vaak ook angstklachten. Ongeveer één op de drie mensen die een depressie hebben, blijkt ook te voldoen aan de criteria die gelden voor angststoornissen. En van de mensen bij wie de diagnose angststoornis kan worden gesteld, is in een derde van de gevallen ook sprake van depressie.

5 Kansverdeling van diagnosen

Indien mensen met de klacht angstig/nerveus/gespannen bij de huisarts komen, leidt dit meestal niet tot een omschreven diagnose aan het eind van de ziekte-episode, terwijl de diagnose angsttoestand vrij zeldzaam is. Praktisch nooit volgt een somatische diagnose.

Angststoornissen ontstaan meestal tussen het vijftiende en het dertigste levensjaar. De lifetimeprevalentie van angststoornissen wordt geschat op ongeveer 15%.[12] De prevalentie van angststoornissen in de huisartspraktijk is ongeveer 5 tot 29 per 1.000 patiënten per jaar.[3,13,14]

De prevalentie van verschillende angststoornissen in de huisartspraktijk[13] is als volgt:
- fobie/paniekstoornis: 15 per 1.000 patiënten per jaar;
- gegeneraliseerde angst: 9 per 1.000 patiënten per jaar;
- obsessief-compulsieve stoornis: 3 per 1.000 patiënten per jaar;
- hypochondrie: 4 per 1.000 patiënten per jaar.

Tabel 4	Einddiagnosen van de contactreden angstig/nerveus/gespannen in de huisartspraktijk (a-priorikansen in procenten per leeftijdsgroep).[3]							
	0-4	5-14	15-24	25-44	45-64	65-74	75+	totaal
angstig/nerveus/gespannen gevoel e.c.i.	17	35	36	33	42	44	41	38
problemen met werksituatie			10	11	7			7
andere psychische stoornis			12	9	3	2	2	6
angsttoestand/ziekelijke angst		12	5	3	4	4	7	4
depressie				3	8	6	2	4
crisis/voorbijgaande stressreactie			3	5	2	4	3	4
hyperventilatie (= paniekstoornis)		6	2	3	2	2	2	2
relatieproblemen met partner		2	4	2				2
problemen met gedrag partner		3	3	2			2	2

Alleen a-priorikansen van 2 of meer zijn vermeld.

Alle angststoornissen komen vaker voor bij vrouwen dan bij mannen. De paniekstoornis komt bijvoorbeeld twee keer vaker voor bij vrouwen dan bij mannen. De obsessief-compulsieve stoornis vormt hierop een uitzondering. Ras, inkomen en opleidingsniveau lijken geen belangrijke invloed op de prevalentie van angststoornissen te hebben.

6 Betekenis van de voorgeschiedenis

De relatie tussen gebeurtenissen in de kindertijd en het ontstaan van angststoornissen is nog onvoldoende opgehelderd. In de praktijk zien we dat angststoornissen vaak familiair voorkomen. Bij sommige angststoornissen, met name de paniekstoornis, is een duidelijke genetische factor aanwezig.[15] Patiënten met een posttraumatische stressstoornis en een acute stressstoornis hebben blootgestaan aan een traumatische gebeurtenis.

7 Betekenis van de anamnese

Aan een patiënt met de klacht angst valt doorgaans niet veel te merken, zelfs als er sprake blijkt te zijn van een ernstige stoornis, tenzij de patiënt zich op dat moment in een voor hem angstwekkende situatie bevindt. De diagnostiek vindt dus vrijwel alleen op grond van de anamnese plaats.

De arts kan het gesprek op angst en angstgevoel brengen door te vragen hoe de patiënt zich voelt en na een eerste antwoord te vragen naar angstgevoel. Een andere mogelijkheid is na de samenvatting van de klachten de patiënt de vraag voor te leggen: 'Bij patiënten met deze klachten komt het vaak voor dat een angstig gevoel ook een rol speelt. Hoe is dat bij u?'

In het geval van reële angst en ook bij angstig gevoel bij surmenage staat de angst in redelijke verhouding tot de situatie waarin de patiënt zich bevindt. De angst heeft dan voor de arts een hoge mate van invoelbaarheid.

Bij pathologische angst staat de ernst van de angst niet in verhouding tot de ernst van de situatie. Na het uitsluiten van een somatische oorzaak voor de angst en de begeleidende lichamelijke klachten volgt een gerichte anamnese om een angststoornis op het spoor te komen.

Maandenlang aanhoudende angst of bezorgdheid betreffende meerdere levensgebieden kan duiden op een gegeneraliseerde angststoornis.

Plotselinge angst in aanvallen, niet gebonden aan bepaalde omstandigheden, met angst om dood te gaan of gek te worden, kan duiden op een paniekstoornis.

Angst om in de belangstelling te staan komt voor bij de sociale fobie.

Angst voor menigten, voor alleen reizen en om hulpeloos te zijn door niet opgemerkt te worden, bij onwel worden, is kenmerkend voor agorafobie.

Angst voor specifieke zaken zoals spinnen, onweer, bloed enzovoort past bij een enkelvoudige fobie.

Voor een stapsgewijze benadering kan het anamneseschema in het kader behulpzaam zijn.[8]

Vraagverheldering en speciële anamnese bij angst

- Is de angst reëel?
- Is er een somatische oorzaak of gebruik van middelen?
- Is er een psychosociale oorzaak?
- Is de angst onderdeel van een psychische stoornis, bijvoorbeeld een depressie?
- Is er pathologische angst als gevolg van een angststoornis?
- Voor het differentiëren van de verschillende angststoornissen vragen naar:
  angst in aanvallen, vrees voor of vermijden van specifieke situaties, aanhoudende gedachten en rituele gedragingen, herbeleving van traumatische gebeurtenissen, aanhoudende angst betreffende meerdere levensomstandigheden.

---

8 Betekenis van het lichamelijk onderzoek

Patiënten met angstklachten melden vaak ook meerdere (vegetatieve) lichamelijke klachten, zoals hartkloppingen, pijn op de borst, ademnood enzovoort. In tabel 1 zijn de klachten en symptomen die bij angst en vrijwel alle angststoornissen kunnen voorkomen gerangschikt naar orgaansysteem.

Bij lichamelijke klachten verwacht de patiënt onderzoek naar deze klachten.

Goed uitgevoerd, gericht onderzoek geeft de

patiënt het gevoel serieus genomen te worden en de uitkomsten van het onderzoek vormen dan uitgangspunt voor verder gesprek. De arts kan dan gefundeerd het verband leggen tussen lichamelijke klachten en angst.

Op geleide van deze bijkomende klachten heeft een gericht lichamelijk onderzoek de functie de patiënt – en ook de dokter – gerust te stellen. Het is van belang de patiënt de onderzoeksgegevens mede te delen in termen van 'gezonde bevindingen' in plaats van 'er is niets gevonden'.

Angstige mensen zijn enerzijds bang een lichamelijke kwaal te hebben, en anderzijds zijn ze bang geen lichamelijke kwaal te hebben en dus als aansteller beschouwd te worden. Uitleg over het vóórkomen van lichamelijke klachten bij angststoornissen en de betekenis van de uitkomsten van het lichamelijk onderzoek is nodig om ervoor te zorgen dat de patiënt zich serieus genomen voelt en niet de indruk krijgt dat alle klachten zo maar op de 'zenuwen' worden geschoven.

Soms kunnen non-verbale signalen van de patiënt, zoals een gespannen houding of rode vlekken in de hals, bij de uitleg worden gebruikt als illustratie van de samenhang tussen angst en lichamelijke reactie.

9   Betekenis van eenvoudig aanvullend onderzoek

De diagnostiek van angststoornissen berust grotendeels op de anamnese. Gericht aanvullend onderzoek van bijvoorbeeld de schildklierfunctie (TSH) is geïndiceerd als de anamnese en het lichamelijk onderzoek daartoe aanleiding geven.[2]

Uitvoerig ongericht aanvullend onderzoek brengt het risico van toevalsbevindingen zonder medisch relevante gevolgen met zich mee en daaraan gekoppeld weer verder onderzoek als consequentie. Dit kan angst en onzekerheid bij patiënt en arts aanwakkeren.

10   Samenvatting

Indien iemand met een angstig gevoel bij de huisarts komt, is het in eerste instantie van belang onderscheid te maken tussen 1 reële angst en angstgevoelens die voortkomen uit psychosociale problemen, 2 angst ten gevolge van surmenage, 3 angst door een somatische oorzaak, 4 angst bij een psychische stoornis, bijvoorbeeld een depressie, en 5 pathologische angst als onderdeel van een angststoornis.

Onder angststoornissen wordt een groep aandoeningen verstaan waarbij buitensporige angst, bezorgdheid, gespannenheid of prikkelbaarheid, meestal gepaard gaande met vegetatieve verschijnselen, aanleiding zijn voor een duidelijke lijdensdruk of beperking in het dagelijks functioneren. Het is belangrijk om bij een patiënt met een pathologische angst een exacte diagnose te stellen, zodat een specifiek behandelplan kan worden opgesteld.

Literatuur

1. Bijl RV, Ravelli A. Psychiatric morbidity, service use and need for care in the general population: Results of the Netherlands mental health survey and Incidence study. Am J Public Health 2000;602-7.
2. Terluin B, Heest FB van, Meer K van der, et al. NHG-Standaard Angststoornissen. (Eerste herziening). Huisarts Wet 2004;47:26-37.
3. Okkes IM, Oskam SK, Lamberts H. Van klacht naar diagnose. Bussum: Coutinho, 1998.
4. Meer K van der. Patiënten met psychische en sociale problemen in de huisartspraktijk. Lelystad: Meditekst, 1993.
5. Terluin B. Overspanning onderbouwd. Zeist: Kerckebosch, 1994.
6. Jenner JA, Meer K van der, Os TWDP van. Psychosociale klachten in de huisartspraktijk. Een trainingsprogramma voor huisartsen. Assen: Van Gorcum, 1995.
7. NHG-standaard Angststoornissen M62 (http://nhg.artsennet.nl).
8. DSM-IV Patiëntenzorg. Diagnostiek en classificatie van psychische stoornissen voor de geneeskunde. Lisse: Swets en Zeitlinger, 1996.
9. Dyck R van, Balkom AJLM van, Oppen P van. Behandelingsstrategieën bij angststoornissen. Houten/Diegem: Bohn Stafleu van Loghum, 1996.
10. Klerman GL, Weissman MM, Ouellette R et al. Panic attacks in the community. Social morbidity and health care utilization. JAMA 1991 Feb 13;265(6):742-6.
11. Simon GE, VonKorff M. Somatization and psychiatric disorder in the NIMH Epidemiologic Catchment Area study. Am J Psychiatry 1991 Nov;148(11):1494-500.
12. Ormel J, Sytema S, Oldehinkel AJ. Epidemiologische aspecten van angst. In: Boer JA den, Westenberg HGM, editors. Leerboek angststoornissen: Een neurobiologische benadering. Utrecht: De Tijdstroom, 1995.

13 Regioproject Nijmegen 2. Psychiatrische morbiditeit in de regio. Nijmegen: Katholieke Universiteit Nijmegen, 1999.
14 Tiemens BG, Brink W van den, Meer K van der, Ormel J. Diagnostiek van depressie en angst in de huisartspraktijk. Huisarts Wet 1998;41(3):109-16.
15 Weissman MM. Family genetic studies of panic disorder. J Psychiatric Research 1993;27:69-78.

Slaapklachten

A. Knuistingh Neven, T.O.H. de Jongh en R.J. Schimsheimer

62

Ga naar de website extras.bsl.nl/alledaagseklachten voor de video bij dit hoofdstuk

1 Inleiding

Slaapklachten zijn een veelvoorkomend probleem. In Nederland heeft een derde van alle volwassenen regelmatig problemen met de slaap.[1] Slechts een klein deel van deze mensen raadpleegt hiervoor zijn arts. Niet alleen huisartsen maar ook verpleeghuisartsen en, in mindere mate, andere specialisten worden met slaapklachten geconfronteerd.

Slaap kan als volgt worden gedefinieerd: 'Slaap is een normale, periodiek optredende toestand van rust van het organisme, die gepaard gaat met een verlaging van het bewustzijn en als gevolg daarvan een afgesloten zijn van de buitenwereld.'[2] In deze toestand komen ook dromen voor. Het kenmerkende van slaap is in ieder geval, ter onderscheiding van coma en narcose, dat men op elk moment gewekt kan worden.

De begrippen 'slaapklacht', 'slaapstoornis' en 'slapeloosheid' worden vaak door elkaar gebruikt. Een *slaapklacht* is elke klacht van de patiënt over de kwaliteit of kwantiteit van de slaap. Bij een *slaapstoornis* is de slaap objectief gestoord. *Slapeloosheid* (insomnia) is de klacht over subjectief slaaptekort, gepaard gaande met klachten over het functioneren overdag, zoals moeheid, slaperigheid, prikkelbaarheid, verminderde concentratie en prestatie. Men spreekt van *vermeende insomnie* of *slaapmisperceptie* (vroeger *pseudo-insomnia*) wanneer er een klacht is over een tekort aan slaap, zonder dat de patiënt hiervan overdag hinder ondervindt.[2]

Er zijn diverse pogingen gedaan om slaapklachten in te delen. Een praktische indeling is het onderscheid in vier groepen:
1 insomnia: te weinig slaap, te vaak wakker;
2 hypersomnie: te veel slaap, slaperig overdag;
3 circadiane slaapklachten: klachten ten gevolge van het slapen op ongewone tijdstippen;
4 parasomnia: storende verschijnselen tijdens de slaap.

De NHG-Standaard *Slapeloosheid en slaapmiddelen* maakt onderscheid tussen kortdurende en langerdurende slapeloosheid, waarbij de grens bij drie weken ligt. In beide gevallen moeten er minstens twee nachten per week slaapklachten zijn.[2]

Behalve de slapeloosheid zelf is vooral het gebruik of misbruik van slaapmiddelen dat ermee samenhangt een belangrijk gezondheidsprobleem.

Classificatie slaapstoornissen

Op basis van etiologische en pathofysiologische criteria presenteerde de International Classification of Sleep Disorders (ICSD) in 1990 een classificatiesysteem voor diagnostiek van slaapstoornissen. In 2005 werd de laatste herziening doorgevoerd. Er worden 89 slaapstoornissen beschreven in de *Diagnostic and coding manual*. Hierin worden acht hoofdcategorieën en diverse subcategorieën onderscheiden.[3]

De DSM-IV-TR (Diagnostic and Statistical Manual of Mental Disorders) volgt de classificatie van de ICSD, met enkele afwijkingen. Deze classificaties zijn geschikt voor wetenschappelijk onderzoek. Voor de diagnostiek in de algemene praktijk zijn ze minder bruikbaar.[4]

2 De klacht in de bevolking

In het Nivel-onderzoek gaf 23,6% van de ondervraagden (mannen 18,1; vrouwen 28,6%) aan de afgelopen twee weken last te hebben gehad van slapeloosheid.[5] Bij kinderen jonger dan 12 jaar was dit 11,5%, voor jongens en meisjes gelijk. Vooral bij ouderen komen relatief frequent slaapklachten voor. Bij vrouwen komt slapeloosheid tweemaal zo vaak voor als bij mannen. Bij de incidentie van slapeloosheid speelt de sociale laag waartoe men behoort een rol.

De belangrijkste sociaaleconomische gevolgen van slapeloosheid worden bepaald door de consequenties overdag, zoals vermoeidheid, gebrek aan energie, concentratieproblemen en irritatie, met als gevolg een verminderde productiviteit. Daarnaast zijn de indirecte gevolgen van slapeloosheid belangrijk, zoals de kosten en mogelijke bijwerkingen van slaapmiddelengebruik.

De huisarts is bijna altijd de eerste hulpverlener op wie een beroep wordt gedaan bij slaapklachten; daarnaast spelen slaapstoornissen een belangrijke rol bij bewoners van verpleeghuizen en bij in het ziekenhuis opgenomen patiënten.

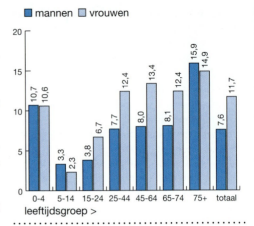

Figuur 1 Incidentie van de klacht slapeloosheid aan het begin van een episode in de huisartspraktijk, per 1.000 patiënten per jaar.[6]

3 De eerste presentatie bij de dokter

De klacht 'ik slaap slecht' kan voor de patiënt verschillende betekenissen hebben: te lang wakker liggen alvorens (opnieuw) in te slapen, te vaak wakker worden, te vroeg wakker worden, niet voldoende uitgerust zijn of gewoon het gevoel hebben 'ik heb niet lekker geslapen'. Slechts 10 tot 20% van de mensen met slaapproblemen uit dit bij de huisarts.[6] Slecht slapen kent een piek bij baby's en kleine kinderen. Na een daling in de puberteit neemt de incidentie met de leeftijd toe. Deze cijfers betreffen vooral de klacht slapeloosheid; over de andere slaapklachten, zoals hypersomnie, circadiane slaapklachten en parasomnia, zijn geen gegevens bekend. Bij baby's en kleine kinderen zijn het meestal de ouders die klagen over slecht slapen, waarbij ongerustheid over de oorzaak en eigen slaapgebrek een rol spelen. Bij het ouder worden speelt zowel de hinder van het wakker liggen in de nacht als het minder goed functioneren overdag een rol bij de beslissing de arts te raadplegen.

4 Pathofysiologie en differentiële diagnose

FYSIOLOGIE VAN DE SLAAP

REM-slaap en non-REM-slaap

In 1953 beschreven Aserinsky en Kleitman als eersten dat de slaap geen uniforme toestand is.[7] Zij namen gedurende de slaap een veranderend EEG-patroon waar, met langzame golven tijdens de diepste slaap (waaruit men het moeilijkst te wekken is) en een patroon met veel snelle activiteit en lage amplitude. Dit laatste EEG-patroon leek op het waak-EEG, terwijl de persoon toch bleek te slapen. Tijdens deze perioden werden ook snelle oogbewegingen waargenomen: de zogenoemde *rapid eye movements*. Later werd deze slaapfase dan ook REM-slaap genoemd. Op basis van EEG-patronen worden diverse slaapstadia onderscheiden.[8,9] Non-REM-slaap wordt verdeeld in lichte slaap en diepe slaap. Lichte slaap bestaat uit stadium 1 (doezelig) en stadium 2 (sluimeren). De overgang van stadium 1 naar stadium 2 is herkenbaar aan 'knikkebollen'. De diepe slaap bestaat uit stadium 3 en stadium 4. Bij toenemende slaapdiepte wordt de spierspanning minder, ademhaling en hartfrequentie nemen af en de bloeddruk daalt. Tijdens de REM-slaap verandert het beeld plotseling. Ademhaling en hartfrequentie worden sneller en onregelmatiger,

Slaapklachten

terwijl de bloeddruk sterke wisselingen vertoont. Er is tijdens deze slaapfase een totale spierontspanning. Droombelevingen worden vooral tijdens de REM-slaap vastgesteld. Andere aanduidingen voor REM-slaap zijn actieve slaap, paradoxale slaap en droomslaap.

Slaapduur en slaapcyclus

De slaapduur wisselt sterk. Onderzoek onder de algemene populatie heeft aangetoond dat de gemiddelde slaaptijd acht uur bedraagt, met een spreiding van vijfenhalf tot tien uur. De grootste groep volwassenen (65%) heeft een slaaptijd van zeven tot acht uur; 8% slaapt echter korter dan vijf uur, terwijl 2% langer dan tien uur slaapt. Kortslapers hebben duidelijk minder slaap nodig om zich weer fit te voelen, terwijl langslapers bijvoorbeeld negen of tien uur moeten slapen om niet geradbraakt aan de volgende dag te beginnen. In hetzelfde onderzoek is ook gebleken dat de gemiddelde inslaaptijd zestien minuten is, met een spreiding van nul tot zelfs 110 minuten.[10] Het is normaal dat men 's nachts een aantal keren (twee- tot driemaal) wakker wordt. Doorgaans is het een kortdurend ontwaken bij de overgang van REM-slaap naar de volgende slaapcyclus en kan men zich dit de volgende dag niet meer herinneren.

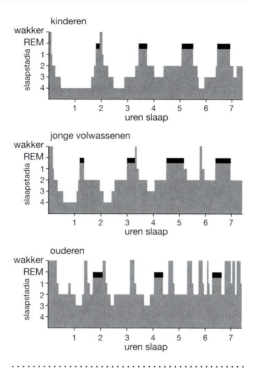

Figuur 2 Hypnogram kinderen, volwassenen en ouderen.

Het aantal slaapcycli loopt uiteen van twee tot zeven per nacht. Bij volwassenen ligt de duur van een slaapcyclus rond de negentig tot honderd minuten. Gedurende de nacht verandert het slaappatroon per slaapcyclus. Gedurende de eerste drie slaapstadia is het aandeel diepe slaap het grootst. Tijdens de volgende cycli wordt de slaap beduidend lichter. Dan overheerst lichte slaap (vnl. stadium 2), met een geleidelijk aan steeds langere REM-periode.

Bij ouderen is de diepe slaap sterk gereduceerd. Dit is fysiologisch: men slaapt dan lichter en korter en wordt ook vaker wakker.

Core sleep en optional sleep

De slaapduur is ook afhankelijk van het tijdstip van naar bed gaan.[11] Gebleken is dat de duur het langst is (acht tot tien uur), wanneer men om ongeveer elf uur 's avonds naar bed gaat. Gaat men daarentegen om zeven uur 's morgens naar

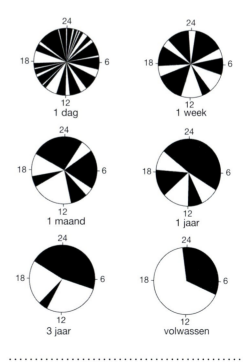

Figuur 3 Slaapduur in de verschillende levensfasen.

bed, dan is de duur kort (vier tot vijf uur). Opvallend is dat de hoeveelheid diepe slaap vrijwel gelijk blijft, ongeacht het tijdstip dat men naar bed gaat. Vooral de lichte slaap en in mindere mate de REM-slaap nemen bij langere slaapduur toe. Stadium 2 (lichte slaap) is de basistoestand tijdens de slaap. Vooral gedurende de eerste periode van de slaap wordt de diepe slaap gezien. Dit belangrijkste eerste gedeelte van de slaap wordt 'core sleep' of 'kernslaap' (4,5-5,5 uur) genoemd.[12] Het in tijdsduur wisselende tweede deel is 'optional sleep' of 'gewenste slaap'. De slaap als geheel heeft voor het organisme een restauratieve functie. Voor cerebraal herstel is diepe slaap van belang; lichamelijk herstel is daarentegen in principe niet afhankelijk van de slaap.

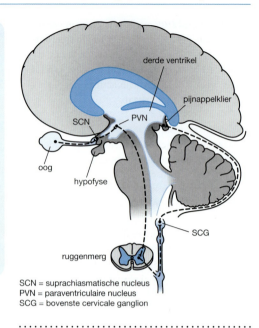

SCN = suprachiasmatische nucleus
PVN = paraventriculaire nucleus
SCG = bovenste cervicale ganglion

Figuur 4 Anatomische structuren betrokken bij de slaap.

De biologische klok

Het circadiaan ritme en daarmee het slaap-waakritme staat onder invloed van het 24-uurs-melatonineritme.[13] De biologische klok in de hypothalamus – de suprachiasmatische kern (SCN) – reguleert deze processen. Dit ritme is afhankelijk van eigenschappen van de biologische klok en van informatie over licht en donker. Licht, fysieke activiteit en melatonine, afgescheiden door de epifyse, spelen een belangrijke rol in de regulatie van het dag-nachtritme. De overgang van licht naar donker en omgekeerd synchroniseert het melatonineritme en daarmee andere circadiane ritmes van het slaap-waak-, temperatuur- en cortisolritme tot een 24-uursritme. Fragmentatie van het 24-uursritme treedt op bij normale veroudering en is in sterke mate aanwezig bij de ziekte van Alzheimer. De meeste mensen hebben een ritmiek van 24,5 uur. Ochtendmensen hebben van nature een iets korter ritme, terwijl uitgesproken avondmensen een beduidend langere 24-uursritmiek (> 25 uur) hebben.

PATHOFYSIOLOGIE

Een tekort aan slaap zal zich op den duur als klacht manifesteren. Vooral het tekort aan diepe slaap veroorzaakt klachten als slaperigheid overdag, moeheid, prikkelbaarheid en concentratiestoornissen.

Slapeloosheid heeft ook een negatieve lading, die de basis is voor het ontstaan van een *negatief conditioneringsproces*. Deze negatieve gevoelens gaan op den duur een eigen leven leiden en roepen als het ware slapeloosheid op. Men onderscheidt interne en externe factoren bij het conditioneringsproces. Met interne factoren wordt de angst om niet te kunnen slapen bedoeld, met als gevolg frustratie, spanning en onrust. Dit leidt tot een vicieuze cirkel: slapeloosheid geeft frustratie en spanning, met als gevolg weer slapeloosheid. De oorzaak van het slechte slapen, bijvoorbeeld een acute stresssituatie, is dan allang voorbij, maar door de negatieve conditionering wordt de slaapstoornis instandgehouden. Slaapkamer en bed roepen spanning en angst op! Bij externe factoren worden de slaapomgeving en situaties rond het slapen in verband gebracht met slapeloosheid. Een bekend voorbeeld van slecht slaapgedrag is het 'bedactivisme'. De patiënt heeft gewoonten in bed ontwikkeld die niet met een toestand van normaal slapen samengaan, zoals tv-kijken, lezen, eten of gewoon wakker liggen. Als men slaapkamer en bed gaat associëren met deze gedragingen, kan slapeloosheid het gevolg zijn. Bovendien werken de reacties op het slechte slapen, bijvoorbeeld lang uitslapen en dutjes overdag, alsmede excessief gebruik van sedativa of stimulantia, het negatieve conditioneringsproces in de hand. Het normale slaap-waakritme wordt op den duur geheel verstoord. Bij alle oorzaken van slapeloosheid kan negatieve conditionering op den duur een rol gaan spelen. Dit probleem is al na relatief korte tijd (enkele weken!) merkbaar.

DIFFERENTIËLE DIAGNOSE

Slaapmisperceptie

Men spreekt van *slaapmisperceptie* of *vermeende insomnie* indien er een klacht is over een tekort aan slaap, zonder dat de patiënt hiervan overdag hinder ondervindt.[2] Voorbeelden zijn slaapklachten bij fysiologische kortslapers, klachten over het inslapen bij te vroeg naar bed gaan en klachten bij bejaarden met de fysiologisch lichtere, kortere en vaker onderbroken slaap.

Tabel 1	Indeling van slapeloosheid.	
	slaapmisperceptie	v
kortdurende slapeloosheid (< 3 weken)	psychosociale problemen	v
	lichamelijke klachten	s
	verstoring dagnachtritme	s
langerdurende slapeloosheid (> 3 weken)	slechte slaapgewoonten	v
	geconditioneerde insomnia	v
	chronische psychosociale aandoeningen	v
	chronische somatische aandoeningen	v
	psychiatrische stoornissen	s
	intoxicaties en bijwerkingen	s
	specifieke slaapaandoeningen	s

v = vaak voorkomen van deze diagnose bij de klacht slecht slapen in de huisartspraktijk;
s = soms;
z = zelden
Schuingedrukt: noodzakelijk in elk geval uit te sluiten.

Psychosociale problematiek

Bij psychosociale problematiek kan een onderscheid worden gemaakt in 'acute emotionele problemen' en 'situationele problematiek'. Acute emotionele problemen betreffen bijvoorbeeld een sterfgeval, bericht van ernstig ziekzijn of plotseling ontslag. Meestal hervindt de patiënt binnen enkele weken een evenwicht. Bij ernstige psychische decompensatie kan de slapeloosheid langer duren. Situationele problematiek treedt bijvoorbeeld op bij examens, verandering van baan of overbelasting op het werk. De problemen zijn over het algemeen minder emotioneel beladen en duren veelal korter in vergelijking tot de eerdergenoemde problemen.

Psychiatrische stoornissen

De meeste psychiatrische stoornissen gaan gepaard met klachten over een gestoorde slaap (tabel 2), waarbij oorzaak en gevolg niet altijd duidelijk zijn.[13] Van de depressieve mensen heeft 90% slaapstoornissen: klachten over inslapen, doorslapen en te vroeg wakker worden. Patiënten met een bipolaire depressie (vitale depressie) hebben vaak dagschommelingen en worden te vroeg wakker. Deze stoornissen zijn ook meetbaar in polysomnografisch onderzoek. Waarschijnlijk kan een slaapstoornis ook een depressie uitlokken. Anderzijds geeft slaaponthouding bij 60% van de mensen met een depressie een (tijdelijke) verbetering.

Dysthymie gaat in 50% van de gevallen gepaard met slaapstoornissen. Een winterdepressie gaat naar schatting in 80% van de gevallen gepaard met hypersomnie. Zowel bij schizofrenie als angststoornissen levert polysomnografisch onderzoek meestal een normaal slaappatroon op, hoewel ernstige slaapklachten aanwezig kunnen zijn door angstige dromen.

Lichamelijke klachten

Diverse lichamelijke verschijnselen en aandoeningen kunnen de slaap verstoren en zich dus (mede) als slaapklacht presenteren.[2] Klachten zijn pijn, jeuk, dorst, pyrosis, hoest, nycturie, dyspneu, neusverstopping, nachtzweten en hartkloppingen. Chronische aandoeningen die slaapverstorend kunnen werken, zijn myocardischemie, hartfalen, perifeer arterieel vaatlijden, CARA, prostaathypertrofie, gastro-oesofageale reflux en artrose. Bij ouderen komen deze aandoeningen vaker voor.

Verstoring van het dag-nachtritme

Wanneer er een verstoring van het dag-nachtritme optreedt, loopt de fysiologische slaap-waakcyclus niet synchroon met de andere biologische 24-uurs ritmes.[14] Dit komt voor bij men-

Tabel 2	Psychiatrische stoornissen die vaak gepaard gaan met slaapklachten.		
met insomnia	schizofrenie		
	stemmingsstoornissen		depressie
			dysthyme stoornissen
			bipolaire stoornissen
			cyclothyme stoornissen
	angststoornissen		paniekstoornissen
			gegeneraliseerde angststoornissen
			obsessieve-compulsieve stoornissen
	andere stoornissen		somatoforme stoornissen
met hypersomnie	bipolaire stoornissen, depressieve gevoelens seizoengebonden depressies		posttraumatische stoornissen

sen in ploegendienst, mensen met een zeer onregelmatige leefwijze en ouderen die overdag slapen. Weekendslapeloosheid berust eveneens op een ontregeling van het natuurlijke ritme. Ook onvoldoende ontspannen voor het slapen gaan en langdurig in bed liggen lezen verstoren het ritme. Ochtendmensen hebben hiervan meer last dan avondmensen. Een minderheid van de uitgesproken avondmensen valt pas laat in de nacht in slaap, waardoor 's morgens vroeg het slaapproces voortijdig wordt onderbroken en klachten optreden. Dit is bij naar schatting 7% van alle adolescenten het geval.

Een *jetlag* is een gevolg van de traagheid waarmee de *biologische klok* zich aanpast aan de nieuwe tijdzone.[15] Na passage van een groot aantal tijdzones kan het tot acht dagen duren voordat de biologische klok zich heeft aangepast; de meeste klachten treden op bij een vlucht oostwaarts ('tegen de klok in').[15]

Bij jongvolwassenen komt nogal eens voor dat de biologische klok als het ware op het verkeerde tijdstip staat ingesteld. In extreme gevallen slapen deze patiënten te laat in en staan dientengevolge ook weer zeer laat op (*delayed sleep phasesyndrome*). De slaapkwaliteit zelf is normaal. Dit is vooral een sociaal probleem (school, werk). Op oudere leeftijd komt de tegenhanger van dit syndroom voor: het zogeheten *advanced sleep phasesyndrome*, waarbij de biologische klok als het ware te vroeg staat ingesteld en men te vroeg wakker wordt. Dit is een zeldzaam syndroom.

Medicatie en intoxicaties

Alcohol verstoort de slaapstructuur al bij meer dan één consumptie en is een vaak voorkomende oorzaak van te vroeg ontwaken. Cafeïne en nicotine werken stimulerend op het centrale zenuwstelsel en belemmeren het inslapen. Lipofiele bètablokkers kunnen aanleiding geven tot nachtmerries. Codeïne en NSAID's kunnen slapeloosheid veroorzaken.

Geconditioneerde slapeloosheid

Negatieve conditionering – de overmatige angst niet te kunnen slapen – is bij langerdurende slapeloosheid een extra oorzaak, als het ware gesuperponeerd op de oorspronkelijke oorzaak. We spreken dan over geconditioneerde insomnia. Door de angst om niet te kunnen slapen en de negatieve associaties met slapen ontstaat spanning, waardoor al na drie weken een vicieuze cirkel kan ontstaan.[16]

Hypersomnie

Het te veel slaap hebben kan optreden in het kader van een depressieve stoornis. Daarnaast kan door een veranderd slaapritme, zoals bij slaapapneu en narcolepsie, overdag een abnormale slaapneiging voorkomen.[17]

Parasomnia

Parasomnia zijn aandoeningen met ongewenste verschijnselen die door de slaap worden uitgelokt versterkt. Ze zijn het gevolg van incomplete wekreacties, waardoor het klinische beeld per soort en diepte van slaap waarin ze optreden, verschillen. Het slaapproces zelf is echter normaal. Parasomnia kan vanuit de non-REM-slaap en vanuit de REM-slaap ontstaan. Ook kan het optreden tijdens de overgang van waken naar slapen.

Non-REM-parasomnia Deze vorm van parasomnia is het gevolg van een bijna wakker worden vanuit de diepe slaap. De gemeenschappelijke kenmerken zijn verwardheid, automatische handelingen, onvermogen te reageren en retrograde amnesie. Vooral in het eerste deel van de nacht komt men het tegen en dan in het bijzonder in de kinderjaren. Voorbeelden zijn slaapwandelen (somnambulisme) en nachtelijke paniekaanvallen (pavor nocturnus, 'sleep terror').[18]

Voorbeelden van parasomnia tijdens de overgang waken/slapen zijn hoofdbonzen (jactatio capitis), praten in de slaap en *hypnic jerks* (trekkingen en schokken). Enuresis nocturna en tandenknarsen (bruxisme) worden gezien bij wisselingen in slaapdiepte.

REM-parasomnia Kenmerkend voor REM-parasomnia is de droomactiviteit en beperkte motorische verschijnselen. Het ontstaat immers vanuit de REM-slaap.[18] Voorbeelden zijn nachtmerries (*nightmares*). De patiënt wordt wakker en heeft zeer heftige, beangstigende dromen. Het kan op elke leeftijd voorkomen en men treft het vooral in de nanacht aan. Het moet duidelijk onderscheiden worden van pavor nocturnus. Een ander verschijnsel is de slaapparalyse. De patiënt is gedurende korte tijd bij het inslapen of bij het ontwaken niet in staat bewust bewegingen uit te voeren. Bij gezonde personen wordt het wel eens aangetroffen. Soms is het een onderdeel van narcolepsie.

Specifieke slaapstoornissen

De meest voorkomende specifieke slaapstoornissen zijn *restless legs* (RLS), *periodic leg movements disorder* (PLMD, vroeger myoclonus nocturnus genoemd), het slaapapneusyndroom en narcolepsie.

RLS en *PLMD* worden beschouwd als stoornissen in het sensomotorische systeem. RLS geeft vooral sensorische verschijnselen met inslaapproblemen en PLMD motorische verschijnselen met doorslaapproblemen. Beide aandoeningen komen frequent samen voor.

Het *slaapapneusyndroom* bestaat uit korte perioden van ademstilstand tijdens de slaap (10-120 sec.), met als gevolg dat de slaap minder diep wordt en de patiënt zich niet uitgerust voelt na een doorgaans normale slaapduur. De oorzaak is in de meeste gevallen een obstructie van de ademhalingswegen. Dit syndroom komt vooral voor bij snurkende, adipeuze, oudere mannen. Kenmerken van het slaapapneusyndroom zijn ademstilstanden tijdens de slaap die gepaard gaan met fragmentatie van de slaap (vaak wakker worden of lichter slapen) en zuurstofdesaturatie van het bloed. Het leidt tot een verhoogd risico op hart- en vaatziekten. In principe bestaan er twee vormen: centraal (door het ontbreken van de prikkel uit het ademcentrum) en obstructief (door collaberen van de bovenste luchtwegen). De obstructieve vorm komt het meest frequent voor. Ook komen mengvormen voor. Snurken, slaperigheid overdag en door de partner gerapporteerde ademstops zijn de trias aan verschijnselen waarbij men aan het obstructieve slaapapneusyndroom moet denken. De incidentie in de bevolking is 0,5 tot 1%.[19]

Narcolepsie is een aandoening die niet vaak voorkomt en vaak niet herkend wordt. Het klassieke beeld bestaat uit klachten van hypersomnolentie, kataplexie (tonusverlies uitgelokt door emoties, zoals lachen en schrikken), levensechte droombelevingen bij het inslapen of wakker worden met slaapverlamming (wakker worden met het gevoel armen en benen niet te kunnen bewegen gedurende seconden tot minuten). Deze vier (hoofd)verschijnselen komen lang niet altijd in dezelfde mate voor; reden te meer waarom de helft van de mensen niet of pas vele jaren later wordt gediagnosticeerd. Vaak is de nachtelijke slaap ook verstoord, waarbij patiënten vooral over doorslaapproblemen klagen. De incidentie in de bevolking is 0,02 tot 0,07%.[20]

> **Slaap en slaapstoornissen bij kinderen**
>
> De slaap bij de pasgeborene begint met de actieve slaap: er zijn snelle bewegingen van de ogen en ledematen. Ook kan er mimiek waarneembaar zijn, bijvoorbeeld glimlachen (*'smile to the angels'*). Na enige tijd gaat de actieve slaap over in de rustige slaap. Het kind is gedurende ongeveer dertig minuten zeer rustig, waarna het weer ontwaakt en aan een volgende actieve slaapfase begint. Een slaapcyclus bij een pasgeborene duurt ongeveer veertig minuten. Na drie maanden begint de cyclus met rustige slaap, gevolgd door actieve slaap. Op de leeftijd van 6 à 7 jaar is de duur van de slaapcyclus negentig minuten geworden.
>
> Slaapstoornissen komen veelvuldig voor bij

kinderen (10-35%), waarbij gedragsstoornissen zeer belangrijk zijn. Alle kinderen worden 's nachts enkele keren wakker. Indien zij afhankelijk worden van ouderlijke aandacht om opnieuw te kunnen inslapen, wordt het een slaapstoornis.

Daarnaast komt bij kinderen frequent parasomnia voor in de vorm van slaapwandelen, pavor nocturnus, bedplassen en jactatio capitis.

Slaap en slaapstoornissen bij ouderen

Met het vorderen van de leeftijd wordt de slaap minder diep. Ouderen slapen korter en lichter en worden bovendien vaker wakker. De totale slaapduur per 24 uur blijft gelijk, mede door dutjes overdag.

Behalve de fysiologische veranderingen van de slaapstructuur spelen een toename van chronische somatische aandoeningen en de mogelijke invloed van medicatie een rol bij het toenemen van de slaapstoornissen bij het ouder worden. Bij dementerende patiënten treedt een verandering van de slaapstructuur op vergeleken bij gezonde bejaarden. Ook kan een verstoring van het circadiane ritme bij demente bejaarden een rol spelen.

5 Kansverdeling van diagnosen

De diagnose slaapstoornis (P06) blijft als afsluiting van een episode in 63,6% van de gevallen ongewijzigd. In de andere gevallen worden diverse andere einddiagnosen genoemd: onder andere crisis/stress, werksituatie, psychische stoornis, depressie en angst.[7] Bij kortdurende slapeloosheid zijn vooral psychosociale problematiek (relatie- en werkproblemen, recent sterfgeval, ontdekking van een ernstige lichamelijke ziekte, examenvrees, verhuizing en dergelijke) en een pijnlijk lichamelijk lijden de oorzaak van het slaapprobleem. Bij langerdurende slapeloosheid worden vaak verschillende oorzaken gevonden, waaronder meestal chronische stress.

Chronisch slaapmiddelengebruik

Naar schatting 3 tot 4% van de bevolking in Nederland gebruikt slaapmiddelen, waarvan de helft chronisch. Er is een toename van het gebruik met de leeftijd.

Bij ongeveer een derde van de mensen met chronisch slaapmiddelengebruik speelden ernstige psychosociale problemen of situationele stress (nog steeds) een belangrijke rol bij het voorschrijven ervan. Bij de rest was het onduidelijk op grond waarvan het middel in het verleden was voorgeschreven.[2]

De effectiviteit van slaapmiddelen na een gebruik van meer dan twee weken is dubieus. Een verminderd prestatievermogen overdag, risico van heupfracturen bij ouderen en retrograde amnesie zijn mogelijke complicaties. Het staken van chronisch slaapmiddelengebruik is door de ontstane gewenning aan het slaapmiddel erg moeilijk.

6 Betekenis van de voorgeschiedenis

Bij de aanwezigheid van psychiatrische of chronische somatische aandoeningen zal een relatie met de slaapstoornis moeten worden overwogen.

7 Betekenis van de anamnese

De anamnese is bij slaapstoornissen het belangrijkste onderzoeksinstrument. Een systematische anamnese is aangewezen. Bij langerdurende slaapproblemen is de aanleiding vaak niet meer bekend of te achterhalen. Bij parasomnia is de anamnese van de bedpartner van groot belang.

Bij de anamnese is het allereerst van belang na te gaan waarom de patiënt ontevreden is over zijn slaap: is de duur verstoord, zijn er klachten 's nachts of heeft de patiënt klachten overdag? Bij klachten over onvoldoende slapen dient *vermeende insomnia* uitgesloten te worden. Bij *vermeende insomnia* is verdere diagnostiek niet opportuun.[2]

Vervolgens wordt geïnformeerd naar de duur van de klacht. Bij slapeloosheid die recent is ontstaan, weet de patiënt vaak zelf de oorzaak: doorgaans betreft het psychosociale problematiek of lichamelijke klachten. De huisarts richt zich op de door de patiënt vermoede oorzaak.

Bij patiënten die niet zelf de oorzaak kunnen aangeven, wordt een systematische anamnese afgenomen. De anamnese richt zich op:
- eventueel stressvolle gebeurtenissen; maak onderscheid in 'acute emotionele problemen' en 'situationele problematiek';
- verstoring van het dag-nachtritme: ziekenhuisopname, onregelmatige leefwijze en overdag slapen, de werksituatie (ploegendiensten, jetlag);
- somatische klachten (o.a. pijn, jeuk, dorst, pyrosis, hoest, nycturie, dyspneu, neusverstopping, nachtzweet en hartkloppingen);
- intoxicaties (geneesmiddelen, drugs, alcohol, stoppen met slaapmiddelen);
- psychiatrische afwijkingen zoals angst of depressie.

Bij langerdurende slaapklachten is het zinvol ook te vragen naar negatieve conditionering (de angst niet te kunnen slapen), slechte slaapgewoonten en chronisch slaapmiddelengebruik.

Gevraagd wordt tevens naar aanwijzingen voor specifieke slaapstoornissen zoals slaapapneu (snurken, slaperigheid overdag, ademstops), narcolepsie (aanvallen van slaperigheid, kataplexie), restless legs (inslaapklachten) en PLMD (trappende bewegingen tijdens de slaap opgemerkt door de bedpartner, moeheid en slaperigheid overdag).

Indien de anamnese onvoldoende duidelijkheid geeft over de aard en/of de oorzaak van de slaapstoornis, kan gebruikgemaakt worden van een schriftelijke registratie (zie kader).

Meten van de slaap: vragenlijsten en de slaap/waakkalender

Het subjectief meten van slaap berust vooral op het gebruik van zelfingevulde vragenlijsten. Ook kan het bijhouden van een slaap/waakkalender gedurende één tot twee weken nuttige informatie verschaffen over het slaapprobleem. Het tijdstip van naar bed en uit bed gaan, het wakker liggen en slapen zowel overdag als 's nachts wordt, evenals het gebruik van alcohol, koffie en medicatie, geregistreerd. Er wordt op deze wijze een beroep gedaan op de eigen verantwoordelijkheid van de patiënt en tevens wordt de slaapklacht serieus genomen. Het gebruik van vragenlijsten en slaaplogboeken is zinvol om op een eenvoudige manier gegevens te verkrijgen over een aantal nachten. De interpretatie van de gegevens is echter beperkt, omdat de subjectieve waarneming centraal staat.

8 Betekenis van het lichamelijk onderzoek

Lichamelijk onderzoek voegt slechts weinig toe aan de diagnostiek bij slaapstoornissen in het algemeen. Indien er (mede) een somatisch probleem is (bijv. pijn, jeuk, dyspneu, mictie), zal hiernaar echter gericht onderzoek moeten worden gedaan.

Bij het slaapapneusyndroom zal de patiënt vaak overgewicht hebben. Bovendien is er een duidelijke relatie met cardiovasculaire aandoeningen, zodat daarop gericht onderzoek op zijn plaats is.

9 Betekenis van eenvoudig aanvullend onderzoek

Gericht eenvoudig aanvullend onderzoek is alleen zinvol indien vermoed wordt dat een somatische aandoening een rol speelt bij de slaapstoornis.

10 Betekenis van complex aanvullend onderzoek

Het doel van complex aanvullend onderzoek is de slapeloosheid te objectiveren of specifieke slaapstoornissen te diagnosticeren. Indicaties voor uitgebreid aanvullend onderzoek in een slaaplaboratorium zijn volgens de NHG-Standaard:[2]
- langer dan drie maanden bestaande slapeloosheid;
- chronisch slaapmiddelengebruik;
- slaapproblemen in het kader van ploegendiensten of in het kader van extreme jetlag;
- slaapproblemen in het kader van stoornissen in de biologische klok;
- snurken en/of optreden van ademstops in de slaap;

- rusteloze benen in de avond in combinatie met in- of doorslaapstoornissen;
- overdreven slaperigheid of slaapaanvallen overdag;
- abnormale bewegingen of abnormaal gedrag in de slaap of tijdens de overgang van waken naar slapen of vice versa.

POLYSOMNOGRAFIE

De belangrijkste methode voor het objectief meten van slaap is polysomnografie (PSG). PSG wordt gezien als het standaardonderzoek bij slaap en bestaat uit het vastleggen van elektrofysiologische signalen afkomstig uit het centrale zenuwstelsel. Minimaal zijn hiervoor vereist een elektro-encefalogram (EEG), een elektro-oculogram (EOG) en een elektromyogram (EMG). Er worden elektroden geplakt op de huid van de schedel, de kin en bij de ogen. Afhankelijk van de vraagstelling kan het onderzoek uitgebreid worden met het meten van de ademhaling, de zuurstofsaturatie, de hartfrequentie en een EMG van de mm. tibialis anteriores. PSG is echter tijdrovend, arbeidsintensief en kostbaar. Automatische analysemethodieken zijn in ontwikkeling, maar nog slechts beperkt toepasbaar. Ambulante PSG, dus slapen in het eigen bed, wordt veelvuldig gebruikt, mede omdat dit een betere weergave van de werkelijke slaap geeft.

ACTOMETRIE

Om stoornissen in het dag-nachtritme (circadiane ritme) in kaart te brengen, is het van belang langere tijd objectieve gegevens vast te leggen. Een registratie met behulp van een actometer gedragen om de pols gedurende bijvoorbeeld vijf dagen is hiervoor zeer geschikt. De actometer is een bewegingsdetector met een ingebouwd geheugen. De correlatie van actometrie met polysomnografie ten aanzien van slaapactiviteit is zeer hoog (voor de totale slaaptijd zelfs 96%). Bij ouderen is actometrie bruikbaar om een verstoord slaappatroon in kaart te brengen, maar ook om het dag-nachtritme zelf te objectiveren.

Ook het meten van de lichaamstemperatuur gedurende 24 uur kan een rol spelen bij het objectiveren van de instelling van de biologische klok.

11 Samenvatting

Indien iemand met slaapklachten bij de arts komt, is het belangrijk eerst vast te stellen wat de slaapklachten precies zijn, zodat onderscheid kan worden gemaakt naar slapeloosheid, hypersomnie, circadiane slaapklachten en parasomnia. Indien slapeloosheid aanwezig is, wordt onderscheid gemaakt tussen pseudo-insomnia en echte slapeloosheid. Bij slaapmisperceptie zijn verdere diagnostiek en therapie niet aan de orde. Bij de diagnostiek van slapeloosheid is het belangrijk oorzakelijke somatische en psychische stoornissen te onderkennen, omdat deze belangrijke therapeutische consequenties kunnen hebben. Bij psychische stoornissen kan het moeilijk zijn oorzaak en gevolg te onderscheiden. Ook bij een verstoring van het dag-nachtritme kan slapeloosheid een belangrijke rol spelen. Bij langerdurende slapeloosheid is het van belang de cognities te onderkennen die mogelijk tot conditionering leiden.

De beschrijving van de slapeloosheidsklachten heeft een geringe voorspellende waarde voor de mogelijke oorzaken; deze zullen gericht moeten worden uitgevraagd. Complex aanvullend onderzoek in een slaaplaboratorium is voor patiënten die de huisarts raadplegen vooral zinvol bij verdenking op specifieke slaapstoornissen zoals slaapapneu en narcolepsie.

Aandacht voor (de preventie van) chronisch slaapmiddelengebruik is bij alle mensen met slapeloosheid van groot belang.

Literatuur

1 Swinkels H. Huisarts en patiënt in cijfers. Enkele gegevens uit de gezondheidsenquête van het CBS. Huisarts Wet 1990;33:504-10 (NIPO).
2 Knuistingh Neven A, Lucassen PLBJ, Bonsema K, Teunissen H, Verduin MM, Bouma M. NHG-Standaard Slaapproblemen en slaapmiddelen. Huisarts Wet 2005;48:402-15.
3 American Academy of Sleep Medicine. International classification of sleep disorders. 2nd ed. Diagnostic and coding manual. Westchester, IL: American Academy of Sleep Medicine, 2005.
4 Buysse DJ, Reynolds CF III, Kupfer DJ, et al. Clinical diagnosis in 216 insomnia patients using ICSD and proposed DSM-IV and ICD-10 categories: a report from the APA/NIHM DSM-IV field trial. Sleep 1994; 17:630-7.
5 Linden MW van der, Wester GP, Bakker DH de,

Schellevis FG. Tweede Nationale Studie naar ziekten en verrichtingen in de huisartspraktijk: klachten en aandoeningen in de bevolking en in de huisartspraktijk. Utrecht, Bilthoven: Nivel/RIVM, 2004.
6. Okkes IM, Oskam SK, Lamberts H. Van klacht naar diagnose. Bussum: Uitgeverij Coutinho, 1998.
7. Aserinski E, Kleitman M. Regularity occurring periods of eye motility, and concomitant phenomena during sleep. Science 1953;18:273-4.
8. Billiard M. Normal sleep. In: Smith HR, Comella CL, Högl B (eds). Sleep medicine. Cambridge: Cambridge University Press, 2008.
9. Carskadon MA, Dement MC. Normal human sleep: an overview. In: Kryger MH, Roth T, Dement WC (eds). Principles and practice of sleep medicine. 3rd ed. Philadelphia: W.B. Saunders Company, 2000.
10. Merica H, Gaillard JM. Statistical description and evaluation of the interrelationships of standard sleep variables for normal subjects. Sleep 1985;8:261-72.
11. Åkerstedt T, Gillberg M. The circadian variation of experimentally displaced sleep. Sleep 1984;4:159-69.
12. Horne J. Why we sleep, the function of sleep in humans and other mammals. Oxford/New York: Oxford University Press, 1988.
13. Kupfer DJ. Pathofysiology and management of insomnia during depression. Ann Clin Psychiatry 1999;1(4):267-76.
14. Faheu CD, Zee PC. Circadian rhythm disorders. In: Smith HR, Comella CL, Högl B (eds). Sleep medicine. Cambridge: Cambridge University Press, 2008.
15. Sack RL. The pathophysiology of jet lag. Travel Med Infect Dis 2009;7(2):102-10.
16. Nowell PD, Buysse DJ, Reynolds CF 3rd et al. Clinical factors contributing to the differential diagnosis of primary insomnia and insomnia related to mental disorders. Am J Psychiatry 1997;154:1412-6.
17. Mayer G. Excessive somnolence disorders. In: Smith HR, Comella CL, Högl B (eds). Sleep medicine. Cambridge: Cambridge University Press, 2008.
18. Declerck AC. Parasomnieën. In: Bemmel AL van, Groen JHM de, Hofman WF (red). Handboek Slaap en slaapstoornissen. Maarssen: Elsevier Gezondheidszorg, 2001.
19. Knuistingh Neven A. Het slaapapneusyndroom in de huisartspraktijk. Proefschrift. Leiden, Delft: Eburon, 1996.
20. Groen JH de, Cluydts R. Dyssomnieën. In: Bemmel AL van, Groen JHM de, Hofman WF (red). Handboek Slaap en slaapstoornissen. Maarssen: Elsevier Gezondheidszorg, 2001.

Sombere stemming

H.W.J. van Marwijk, B. Terluin, H. de Vries en A.T.F. Beekman

1 Inleiding

Een sombere stemming kan een normaal verschijnsel zijn, horend bij een rouwproces en bij verliesverwerking, wanneer het verlies reëel is. Zo is het begrijpelijk dat iemand somber is na het overlijden van een dierbare of wanneer er sprake is van een ernstige somatische ziekte zoals reumatoïde artritis. Normale somberheid staat in een invoelbare verhouding tot de aanwezige verlies- en stressfactoren. Deze depressiviteit vermindert wanneer men erin slaagt het verlies te verwerken en de stressfactoren aan te pakken.

Er is pas sprake van pathologische somberheid of depressie wanneer deze te sterk is of te lang aanhoudt, of wanneer de stemmingsontregeling optreedt bij een stimulus die geen depressiviteit rechtvaardigt.[1,2]

De huisarts staat vaak als eerste voor de taak om met de patiënt in gesprek te komen over diens (al dan niet bewuste) psychische klachten en om het eerdergenoemde onderscheid tussen normale somberheid en pathologische depressiviteit samen met de patiënt te maken.

Het proces van het bespreken, uiteenrafelen en benoemen, begeleiden en in de gaten houden van deze klachten vergt extra aandacht en tijd. Meer dan in een somatisch consult vraagt het ook om op luisteren gerichte consultvaardigheden. Sombere patiënten willen vooral een luisterend oor en lijken minder gebaat bij de aanpak die bij somatische consulten het best werkt.[3] Voor een zo goed mogelijke diagnostische trefzekerheid is het zinvol om de ernst van de klachten herhaaldelijk vast te stellen.[4,5]

Bij depressieve klachten is gerichte diagnostiek aangewezen naar de duur en naar de specifieke aandoening(en).[6,7]

Voor de arts is het lastig dat een sombere stemming bij patiënten vaak gepaard gaat met angstklachten en daarmee met vermijding en ontkenning. Het erkenningsproces vergt tijd en communicatieve vaardigheden. Niet iedereen wenst psychische klachten meteen als zodanig onder ogen te zien.[8] Men komt in het algemeen bij een arts met een somatische vraag, hoewel dat ook een zogeheten alibivraag kan zijn.[9] Het kost soms moeite om depressieve patiënten van het bestaan van die aandoening te overtuigen. Ook het bestaan van somatische ziekten bij sommige patiënten met een gedeprimeerde stemming stelt de arts vaak voor een opgave. Het probleem dat het zwaarst weegt, dreigt in de praktijk namelijk alle aandacht te krijgen.[10] De kans is dan aanwezig dat een somatische ziekte de aandacht zo opeist dat een eveneens aanwezige depressie onbesproken blijft. Specifieke aandacht voor de stemming is ook bij deze patiënten noodzakelijk. Het kan de patiënt helpen het probleem onder ogen te zien en het kan ook specifieke behandelingsmogelijkheden bieden. Daarom is ook bij ernstige en chronische ziekten alertheid op depressie (en andere psychische klachten, zoals angst) gewenst.

Veel disciplines zijn betrokken bij patiënten met ernstige somberheid die niet overgaat: de huisarts, de apotheek bij gebruik van antidepressiva of veel/langdurig benzodiazepinen, het maatschappelijk werk voor sociale of financiële problemen en ondersteuning, de psycholoog voor nadere diagnostiek of begeleiding en psychotherapeutische behandeling, zoals wanneer antidepressiva onvoldoende effect hebben of de patiënt primair wil praten over de problemen, en de psychiater als er onvoldoende herstel is, als er complexe problemen zijn, of de patiënt rechtstreeks naar de psychiater wil. Verder zijn er de instellingen voor geestelijke gezondheidszorg (met onder meer psychiaters).

Om de lezer een indruk te geven van de mate van bewijskracht ter onderbouwing van een aantal belangrijke diagnostische stappen, is deze onderbouwing door de auteurs als volgt aangegeven.
- [E] = Voldoende bewijskracht; dat wil zeggen meerdere goed opgezette onderzoeken met eensluidende uitkomsten in een vergelijkbare populatie.
- [A] = Sterke aanwijzingen of indirect bewijs; dat wil zeggen één goed opgezet onderzoek met betrekking tot een vergelijkbare populatie, of meerdere onderzoeken in andere, niet geheel vergelijkbare populaties.
- [C] = Consensus uit richtlijnen of standaarden met betrekking tot de populatie.

2 De klacht in de bevolking

VOORKOMEN IN DE ALGEMENE BEVOLKING

Depressieve klachten en depressie komen veel voor in de algemene bevolking. Afhankelijk van de ernst en de periode van meten worden in de literatuur getallen aangegeven van 2 tot 19%. Een groot Nederlands onderzoek (Nemesis) liet zien dat in de maand rond het interview 2,7 per 1.000 personen een ernstige depressie hadden, en 1,6 per 1.000 een chronische milde depressie (d.w.z. dat beperkt aantal depressieve symptomen aanwezig was).[11,12] Vrouwen hebben ongeveer twee keer zoveel depressies als mannen.

GEVOLGEN VOOR HET DAGELIJKS LEVEN

Somberheid is niet zelden self-limiting. De mediane duur van een depressieve episode is drie maanden; daarna neemt de kans op herstel af. Na twee jaar is 80% hersteld.[13] Ouderen neigen overigens meer tot chroniciteit.[7] Over de implicaties van depressie is veel bekend. Depressie heeft een grote impact op de mortaliteit, de overige morbiditeit en de kwaliteit van leven van patiënten en is met afstand de belangrijkste determinant voor suïcide.[14] Depressie is dus een chronische aandoening met vaak ernstige gevolgen. Dit wordt geïllustreerd door het gegeven dat bij minstens een derde van de mensen in de Wet werk en inkomen naar arbeidsvermogen (WIA, de vroegere WAO) psychische zaken spelen, waaronder somberheid.

> Het is een mythe dat de meerderheid van de patiënten met depressie geen hulp zoekt of door de huisarts gemist wordt. De meeste mensen met een depressie krijgen in de loop van de tijd een behandeling. Zo ontving in een grote landelijke epidemiologische studie (Nemesis) van de 1.572 respondenten die ooit in hun leven een ernstige depressie hadden gehad (van de 7.076), maar 27% nooit enige professionele hulp vanwege de depressie, 28% was uitsluitend in de eerste lijn behandeld en 45% had enige vorm van gespecialiseerde hulp gehad. Als men behandeld wordt, wordt een meerderheid uiteindelijk verwezen, terwijl een minderheid in de eerste lijn blijft. Met moderne geïntegreerde zorgmodellen ('collaborative care' zoals in Amsterdam met Prezens, zie www.prezens.nl) met ondersteuning van verpleegkundigen in de huisartspraktijk zou die verhouding kunnen omdraaien en worden behandeling en begeleiding bovendien in een eerder stadium mogelijk.[15] Dat is in het belang van de depressieve patiënt.[16]

Er zijn goede argumenten voor vroegtijdige herkenning van depressie. Geïntegreerde behandeling van depressies in de eerste lijn is duidelijk effectief gebleken en er zijn aanwijzingen dat tijdige behandeling chroniciteit kan voorkomen.[17,18]

3 De eerste presentatie bij de dokter

In het Transitieproject werd 'down/depressief gevoel' als contactreden aan het begin van een episode bij 8 per 1.000 ingeschreven patiënten per jaar genoteerd. Voor mannen was de incidentie 5, voor vrouwen 10 per 1.000 patiënten per jaar.

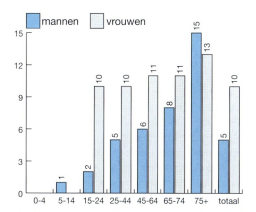

Figuur 1 Incidentie van de klacht 'down/depressief gevoel' aan het begin van een episode in de huisartspraktijk, per 1.000 patiënten per jaar.[19]

4 Pathofysiologie en differentiële diagnose

PATHOFYSIOLOGIE[2]

Beelden waarbij somberheid op de voorgrond staat, waaronder de depressie, zijn meestal multicausaal bepaald. Biologische (genetische), psychologische en sociale factoren spelen in wisselende mate een rol. Welke biologische werkingsmechanismen welke rol bij wie spelen, is nog steeds niet helemaal duidelijk. Ernstige lichamelijke ziekten en sommige medicamenten, zoals corticosteroïden en bètablokkers, kunnen een depressie uitlokken. Ingrijpende levensgebeurtenissen (life events) met een element van verlies of teleurstelling spelen ook vaak een rol, zoals bij de beëindiging van een belangrijke relatie door scheiding of dood. Vroege psychotraumata kunnen resulteren in een persoonlijkheid die verhoogd kwetsbaar is. Ook maatschappelijke problemen en gebrek aan sociale steun of een lage sociale status kunnen medebepalend zijn voor het ontstaan van een depressie. Postpartumdepressies onderscheiden zich niet zozeer door aard of verloop van de ziekte als wel door de omstandigheden waaronder deze zich voordoet. Vooral bij een comorbide psychose is het suïcidierisico van de moeder en de kans op fysiek geweld van de moeder jegens haar baby verhoogd.

De kans op recidieven is bij depressies niet zozeer afhankelijk van de ernst als wel van de leeftijd (eerder op jonge en oude leeftijd) en de familiaire belasting van de aangedane patiënt.

DIFFERENTIËLE DIAGNOSE

De volgende diagnosen kunnen spelen bij de patiënt die zich presenteert met een sombere stemming.

Depressie

Depressie is een syndroomdiagnose. Huisartsen zien 'depressie' echter nogal eens als procesdiagnose en als basis voor een gesprek.[20] Er is sprake van een depressie (een depressieve stoornis als syndroomdiagnose) als er gedurende langere tijd, minstens twee weken bijna iedere dag, minstens vijf depressieve symptomen zijn en belangrijk sociaal disfunctioneren zoals werkverzuim.[2]

Eén ervan moet een kernsymptoom zijn:
– sombere stemming;
– verlies van interesse of plezier.

De andere symptomen zijn:
– besluiteloosheid of concentratieproblemen;
– gevoel van waardeloosheid, schuld of tobberigheid;
– gedachten aan de dood of aan suïcide;
– psychomotore agitatie of remming;
– vermoeidheid of energieverlies;
– slapeloosheid of overmatig slapen;
– veranderde eetlust of gewicht.

Vaak gaat depressie gepaard met diverse lichamelijke verschijnselen en catastrofale manieren van denken, zogeheten negatieve cognities. Hoewel patiënten met een depressie vaak wel erkennen dat hun somberheid irrationeel is, kunnen zij zich er toch niet overheen zetten. De stoornis wordt instandgehouden door vicieuze cirkels waarin negatieve cognities, zelfverstekend gedrag en ineffectieve probleemoplossende strategieën een rol spelen.[21]

Een kleine minderheid van alle depressieve patiënten vertoont psychotische symptomen, vooral wanen. Kenmerkend voor de wanen is dat zij stemmingscongruent zijn: de inhoud past bij de depressieve stemming. Vaak zijn het paranoïde, hypochondrische of nihilistische wanen. Dit beeld wordt alleen bij zeer ernstige depressies gezien. Deze patiënten melden de wanen meestal niet spontaan.

Psychosociale problemen met down/depressief gevoel

Hiermee wordt gedoeld op gevoelens van somberheid en stress die in de context van de patiënt invoelbaar zijn en die niet aan de criteria voor een depressie voldoen (symptomen, ernst en duur) en waarbij geen sprake is van belangrijk sociaal disfunctioneren (in dat geval is namelijk een psychiatrische diagnose van toepassing).

Een voorbeeld van een probleem met down/depressief gevoel is de normale rouw of een reactie op andere verlieservaringen. Ook bij andere psychosociale problemen (in gezin, relaties of werk) zijn patiënten wel somber. Kenmerkend is dat de verlaagde stemming focaal is, dat wil zeggen gericht op het verlies of het probleem en niet generaal (in alle omstandigheden). De patiënt is wel afleidbaar, er zijn minder negatieve cognities en er is een geringere kans op suïcidaliteit dan bij een depressie.

Overspanning/surmenage

Deze benaming heeft een sterke overlap met het concept aanpassingsstoornis. Er is bij deze beelden een relatie tussen de somberheid en een specifieke stressvolle gebeurtenis. Aanpassingsstoornis is een veelal door psychiaters gestelde diagnose. Huisartsen benoemen overeenkomstige beelden wel als overspanning, surmenage of 'crisis of voorbijgaande stressreactie'. Er is een multidisciplinaire richtlijn overspanning en burn-out, gedragen door huisartsen (NHG), bedrijfsartsen (NVAB) en eerstelijnspsychologen (LVE). Daarin wordt overspanning gedefinieerd als een situatie waarin er sprake is van spanningsklachten (distress), gevoelens van controleverlies in relatie tot het hanteren van stress (falende coping dus) en daardoor sociaal disfunctioneren. De diagnose overspanning kan ook gesteld worden in aanwezigheid van een psychiatrische stoornis zoals een depressie.

Dysthymie

Een vorm van depressie waarvoor de laatste jaren meer aandacht komt, is de dysthymie. Dit is een mild chronisch beeld. De patiënt heeft het grootste deel van de dag, meer dagen wel dan niet en ten minste gedurende twee jaar, een gedeprimeerde stemming in combinatie met minstens twee van de eerdergenoemde neurovegetatieve symptomen. Deze verschijnselen zijn gedurende twee jaar niet langer dan twee maanden afwezig geweest. De verschijnselen mogen niet verklaard worden door middelengebruik, somatische ziekte of rouw, en ze verstoren het functioneren van de persoon op belangrijke gebieden.

Bipolaire stoornis

Kenmerkend is de afwisseling van depressieve episoden en manische perioden. De laatste zijn gekenmerkt door onrust, ernstige slapeloosheid en tekortschietend oordeelsvermogen en zelfinzicht, vaak leidend tot onverantwoorde besluiten. Bipolaire stoornissen zijn in belangrijke mate genetisch bepaald en komen bij mannen net zo vaak voor als bij vrouwen. Deze stoornissen zijn overigens relatief zeldzaam.

Alcoholmisbruik en andere verslavingen

Deze leiden niet zelden tot depressieve verschijnselen, inclusief suïcidaliteit.

Beginnende dementie

Mensen met beginnende dementie hebben vaak depressieve klachten, als reactie op de afbrokkeling van mentale vermogens. Bij een aantal patiënten treden subcorticale vasculaire afwijkingen op, bijvoorbeeld multipele kleine infarcten, met verschijnselen van zowel depressie als dementie. Naast cognitieve verschijnselen staat hierbij traagheid op de voorgrond.

Somatische ziekten

Chronische somatische aandoeningen kunnen aanleiding geven tot een sombere stemming of een uitgesproken depressie. Dit geldt onder meer voor een hartinfarct of bypassoperatie, nierdialyse, endocriene stoornissen zoals hypo- en hyperthyreoïdie en neurologische stoornissen als CVA, ziekte van Parkinson en multipele sclerose. Ook bij vitaminedeficiënties, hiv/aids, auto-immuunziekten, kanker (in het bijzonder pancreascarcinoom) en ernstige anemieën worden depressies niet zelden gezien.[18]

Angststoornissen

Depressieve beelden gaan vaak samen met angststoornissen, een vorm van psychiatrische comorbiditeit die deels te verklaren is door een overlap in symptomen (bijv. slapeloosheid, moeheid, prikkelbaarheid, concentratieproblemen).[18] Een paniekaanval voorspelt een toekomstige depressie. De combinatie van angst en depressie leidt tot grotere beperkingen van het functioneren.[22] Bij een zuivere angststoornis vindt men geen anhedonie of gedachten aan de dood.[18] Door het vermijdingsgedrag dat angst oproept, heeft angst veel impact op de relatie met de arts, het heeft veel effect op de attitude van de patiënt en beïnvloedt de kans op herstel negatief.

Tabel 1	Diagnostisch schema sombere stemming.	
psychosociale problemen met down/depressief gevoel		v
overspanning met depressieve stemming		v
depressie		v
angststoornis		v
dysthymie		v
bipolaire stoornis		z
alcoholmisbruik		s
beginnende dementie		z
somatische ziekten		s

v = vaak oorzaak van sombere stemming in de huisartspraktijk;
s = soms;
z = zelden.

5 Kansverdeling van diagnosen

In het Transitieproject zijn de einddiagnosen genoteerd van episoden die beginnen met de contactreden 'down/depressief gevoel'. In 39% van de gevallen werd geen nadere diagnose gesteld, terwijl bij 27% een depressie gediagnosticeerd werd. Psychosociale problemen (verlies of overlijden van naasten, levensfaseproblemen, problemen met de werksituatie, rond de ziekte van een partner, gedragsproblemen van een kind of relatieproblemen) vormden bij 13% de einddiagnose. Bij 5% werd een andere psychische stoornis vastgesteld (niet nader gedifferentieerd) en bij 2% was er een crisis/voorbijgaande stressreactie.[19] Bij epidemiologisch onderzoek blijkt de prevalentie van depressie in de huisartspraktijk 2 tot 5% te zijn.[2] Van alle patiënten die contact hebben met de praktijk heeft 10% mildere depressieve klachten.[2]

Depressie komt bij vrouwen ongeveer twee keer vaker voor dan bij mannen.[2] Mildere vormen van depressiviteit komen vooral voor bij ouderen boven de 55 jaar en hangen samen met veranderingen in het rolmatig functioneren.

Tabel 2	Einddiagnosen bij de klacht down/depressief gevoel in de huisartspraktijk (a-priorikansen in procenten).[19]
symptoomdiagnose down/depressief gevoel	39
depressie	27
psychosociale problemen	13
andere psychische stoornis	5
crisis/voorbijgaande stressreactie	2
overige aandoeningen	14
	----
totaal	100

6 Betekenis van de voorgeschiedenis

De huisarts kent patiënten vaak lang en heeft daarom meestal een goed inzicht in de voorgeschiedenis (en de familiegeschiedenis) van een patiënt. Dit verschilt overigens per regio. In bijvoorbeeld Amsterdam, met zijn mobiele populatie en zijn hoge verhuisfrequentie, kent de huisarts de voorgeschiedenis minder goed uit eigen ervaring dan op het platteland. Goede verslaglegging en overdragen van dossiers kan dit deels ondervangen. De volgende punten zijn van belang.[2,6] [C]
– Eerdere depressieve episodes of een suïcidepoging in het verleden verhogen de kans op een nieuwe depressieve episode.
– Ook (eerstegraads) familieleden met ernstige depressie of suïcidepogingen maken deze kans groter.
– Andere psychiatrische ziekten in de voorgeschiedenis brengen een groter risico van comorbide depressie met zich mee. Manische episoden passen bij een bipolaire stoornis.
– Ernstige lichamelijke ziekten gaan gepaard met een verhoogde kans op een depressie.
– Ernstige levensgebeurtenissen (incest of andere trauma's) verhogen de kans op een depressie.

Omdat dit soort zaken maatschappelijk gezien steeds meer bespreekbaar wordt, wordt ook de huisarts steeds vaker geconfronteerd met patiënten die over de etiologie van hun stemmingsproblemen vragen hebben.
– Alcoholmisbruik in het verleden of misbruik van middelen wijst ook op een zekere kwetsbaarheid voor psychische problemen. Een actueel problematisch alcoholgebruik kan op zichzelf depressieve klachten veroorzaken.
– Verder spelen ook de draagkracht en de persoonlijkheidsopbouw van patiënten en het hun omringende (steun)systeem een belangrijke rol.

7 Betekenis van de anamnese

De arts exploreert in de intakefase van ieder consult met een sombere patiënt eerst de achtergronden en daarna ernst van het probleem (sociaal disfunctioneren) en de hulpvraag. Het ontwikkelen van een therapeutische relatie met een depressieve patiënt vergt specifieke aandacht. Dit is een proces, een in eerste instantie explorerende zoektocht naar een actief door de patiënt zelf te formuleren verzoek om hulp, geruststelling enzovoort. Als er een duidelijke hulpvraag is rond depressiviteit of rond als lichamelijk beleefde klachten waarbij volgens de arts geen lichamelijke ziekte in het spel is, bijvoorbeeld moeheid, of als de arts zelf een mogelijke depressie signaleert op grond van bijvoorbeeld de sombere indruk die iemand maakt, vindt een diagnostisch gesprek plaats. Het doel van dit gesprek is dat de patiënt de klachten bespreekt met de arts, probeert ze te interpreteren, dat er een uitspraak komt welke diagnose bij het beeld past, door onder meer de criteria voor een depressie (symptomen, duur) na te gaan, en de ernst te bepalen, eventuele aanleidingen en oplosbare problemen op te sporen en (voorzover mogelijk) andere aandoeningen aan te tonen (comorbiditeit).

WERKWIJZE BIJ HET DIAGNOSTISCH GESPREK

De aard van de depressiviteit maakt dat mensen moeilijk informatie opnemen. Er is vaak veel voor te zeggen om het gesprek over meerdere consulten te verdelen. Hierbij moet men goed doorvragen en geen genoegen nemen met vage antwoorden.[23] De diagnostiek bij de patiënt met een sombere stemming heeft een interactief en communicatief karakter. De wijze waarop de patiënt reageert en het gevoel dat de huisarts krijgt, zijn mede van invloed. Om een goed beeld van de stemmingsontregeling te krijgen, is het van belang om een haastige indruk te vermijden en de patiënt niet te interrumperen. Vooral het gedoseerd gebruik van stilten en gevoelsreflecties kan het gesprek met een depressieve patiënt faciliteren.

Een korte stilte kan aanmoedigend werken, maar het gebruik vergt enige oefening. Veel mensen zijn geneigd te snel wat te zeggen als er even een stilte valt. Vooral na het stellen van een vraag zal men vervolgvragen gaan stellen als de patiënt niet meteen reageert. Dit niet-reageren kan echter een reden hebben (zoals depressiviteit). Een goede vuistregel is dan ook om na het stellen van een vraag drie tot vijf seconden te wachten op een reactie alvorens een aanvullende vraag te stellen. Een nog betere is minder vragen te stellen en vooral te luisteren.[24]

Een gevoelsreflectie is als de arts reageert op gevoelsuitingen van de patiënt.[25] Reflecteren van gevoel betekent letterlijk spiegelen van gevoel. Het zijn korte opmerkingen, al dan niet in vragende vorm, die het accent leggen op de gevoelens die de arts hoort of waarneemt. De reflectie kan dus betrekking hebben op de gevoelens die de patiënt zelf noemt, maar ook op gevoelens die de arts als non-verbale boodschap in de onderstroom of op betrekkingsniveau denkt waar te nemen. Het kan helpen het vermoeden van een depressie te bevestigen.

SPECIFIEKE ANAMNESEVRAGEN[2] [C]

Met behulp van de volgende vragen probeert men symptomen van een depressie (of dysthymie) op te sporen of uit te sluiten.

Kernsymptomen
1 Sombere stemming. Mogelijke vragen:
   – 'Hoe is het met uw stemming?'
   – 'Bent u de laatste tijd somber of zit u in de put?'
   – 'Vinden anderen u de laatste tijd zwaar op de hand?'
2 Verlies van interesse en plezier. Mogelijke vragen:

- 'Kunt u niet meer genieten van de gewone dingen van het leven?'
- 'Lacht u nog wel eens?'

Andere symptomen van depressie
1 Besluiteloosheid of concentratieproblemen. Mogelijke vragen:
   - 'Kunt u moeilijk beslissingen nemen of knopen doorhakken?'
   - 'Heeft u moeite om zich te concentreren?'
2 Gevoelens van waardeloosheid of schuld. Mogelijke vragen:
   - 'Voelt u zich waardeloos of overbodig?'
   - 'Voelt u zich schuldig?'
3 Gedachten aan de dood of aan suïcide. Zie het kader.
4 Agitatie of remming. Vragen:
   - 'Bent u snel geïrriteerd?'
   - 'Voelt u zich opgejaagd of rusteloos?'
   - 'Kunt u moeilijk stilzitten?'
   - 'Hebt u het gevoel dat alles trager verloopt of dat het langzamer gaat?'
5 Vermoeidheid of energieverlies. Vraag:
   - 'Bent u erg moe of futloos de laatste tijd?'
6 Slapeloosheid of overmatig slapen. Vraag:
   - 'Hebt u problemen met slapen of slaapt u meer dan anders?'
7 Verandering van eetlust of gewicht. Vragen:
   - 'Hoe is de eetlust?'
   - 'Bent u aangekomen of afgevallen?'

Bij één of meer positieve antwoorden worden de beschreven symptomen verder uitgediept. De arts houdt bij het inventariseren van het aantal symptomen rekening met een mate van onzekerheid bij het tellen van symptomen.[26]

Duur en beloop
Als er aanwijzingen zijn voor de aanwezigheid van depressieve kernsymptomen bij de patiënt, wordt gevraagd naar de duur en het beloop (minstens twee weken bijna dagelijks?).

> **Exploreren van suïcidaliteit**
>
> Suïcidale uitingen verdienen aparte aandacht in de anamnese bij patiënten met een sombere stemming. De arts gaat na of er een (verhoogd) risico van suïcide aanwezig is, met vragen als: 'Bent u de laatste tijd wel eens zo ten einde raad dat u denkt: ik wou dat ik niet meer leefde of op een ochtend niet meer wakker werd?' (gedachten aan de dood), of: 'Denkt u wel eens: ik maak er een eind aan?' (suïcidegedachten).

Bij een bevestigend antwoord op de laatste vraag tracht de arts het suïciderisico te beoordelen. Hoe sterk is de doodswens, hoe dwingend zijn de suïcidegedachten, is er een uitgewerkt suïcideplan, komen er suïcidepogingen in de familie voor en/of heeft de patiënt in het verleden reeds suïcidepogingen gedaan? Naarmate een poging meer recent heeft plaatsgevonden, neemt de kans op een nieuwe poging toe. Het suïciderisico wordt mede bepaald door de ernst en oplosbaarheid van de eventuele psychosociale problematiek. De aard van de suïcidegedachten, het bestaan van een suïcideplan en het aantal ernstige levensproblemen zijn medebepalend voor het feitelijke suïciderisico.

Het openlijk vragen naar suïcidaliteit is belangrijk voor de opsporing ervan.

Vaststellen van de ernst van de depressiviteit
Hierbij gaat het in de eerste plaats om de mate van sociaal disfunctioneren. Aan het criterium 'sociaal disfunctioneren', dat nodig is voor de diagnose depressie, is voldaan wanneer er sprake is van volledige uitval van functioneren (bijv. niet kunnen werken) of wanneer de patiënt er in flinke mate door gehinderd wordt bij het functioneren in sociale rollen. Ook de door patiënt en omgeving ervaren ernst van de klachten is van belang.

Ingrijpende levensgebeurtenissen en sociale omstandigheden
De arts gaat na of er in het verleden ingrijpende levensgebeurtenissen (life-events) zijn voorgevallen. Tevens wordt geïnformeerd naar de leef- en werkomstandigheden en eventuele problemen of veranderingen daarin. Belangrijke aspecten zijn relatie- of werkproblemen, stoppen van activiteiten, vermindering van sociale contacten en ziekmelding. De mate van sociale steun en veranderingen daarin zijn van belang, bijvoorbeeld verminderde mantelzorg bij een chronisch zieke.

Andere psychische klachten

De arts gaat bij de patiënt of diens naasten na of er manische episoden zijn geweest, hallucinaties of wanen (in verband met een bipolaire stoornis of een psychotische depressie) en alcohol- of drugsproblemen.

Klachten passend bij somatische ziekten

Men gaat de klachten na die passen bij hypothyreoïdie, dementie en de ziekte van Parkinson.

GEBRUIK VAN VRAGENLIJSTEN IN DE HUISARTSPRAKTIJK

Vragenlijsten voor het vaststellen van de ernst van de psychische klachten zoals bij een depressie kan de patiënt zelf invullen in de wachtkamer, voor het consult, of thuis na een consult voor bijvoorbeeld moeheid. Deze lijstjes kunnen helpen om de diagnose depressie te stellen of uit te sluiten. Het gebruik van vragenlijsten kan verschillende doelen dienen.

Diagnostiek

Voor aanvulling van de diagnostiek kan een zelfinvulvragenlijst zoals de Vierdimensionele klachtenlijst (4DKL) worden gebruikt. De 4DKL maakt onderscheid tussen stresssymptomen, depressie, angst en somatisatie. Met de 4DKL en het bijbehorende scoreformulier kan de patiënt ook zelf inzicht krijgen in de klachten. Een andere optie is de CES-D (Centre for Epidemiologic Studies Depression Scale). Een gestructureerd en kort psychiatrisch interview zoals met behulp van de vragen van de NHG-Standaard voldoet ook.

Beloop vervolgen

Een zelfinvulvragenlijst kan helpen om de depressiviteit in de tijd te vervolgen en de effecten van behandeling te evalueren. Vragenlijsten bestaan uit vragen die de criteria van de DSM-IV-PC uitvragen conform de NHG-Standaard: twee kernsymptomen (sombere stemming en anhedonie) en een aantal andere symptomen, zoals schuldgevoelens en concentratieproblemen.

In Groot-Brittannië wordt hierbij een ezelsbruggetje gebruikt, 'in sad cages':
– INsufficiëntie;
– Slaapproblemen;
– Anhedonie;
– Dysforie (stemmingsontregeling);
– Concentratieproblemen;
– Affectieve ontregeling;
– Guilt (schuldgevoelens);
– Suïcidaliteit.

VOORSPELLENDE WAARDE VAN SPECIFIEKE ANAMNESTISCHE GEGEVENS

Williams et al. evalueerden vragenlijsten om patiënten met depressie op te sporen. Ze vonden in 38 studies 16 instrumenten, variërend van één tot dertig vragen, met een gemiddelde invultijd van twee tot zes minuten. De mediane sensitiviteit voor depressie was 85% (50-97%); de mediane specificiteit was 74% (51-98%).[27] Er werden geen significante verschillen tussen instrumenten gevonden. De Patiënt Health Questionnaire (2 items) vraagt naar de frequentie van depressieve stemming en anhedonie de laatste twee weken, met een score van 0 ('helemaal niet') tot 3 ('bijna iedere dag'). Een PHQ-2 score van 3 of meer had een sensitiviteit van 83% en een specificiteit van 92% voor depressie.[28,29] Frequent spreekuurbezoek, vage klachten en klachten van de tractus digestivus verhogen de kans dat van een depressie sprake is.[2] De diagnostiek is meer een interactief proces dan een kwantitatief uiteen te rafelen model.

8 Betekenis van het lichamelijk onderzoek

Deze is beperkt tot het bevestigen van vermoedens over somatische ziekten op basis van anamnestische bevindingen.[2] [C]

9 Betekenis van eenvoudig aanvullend onderzoek

Als er geen verdenking is op lichamelijk lijden, kan screenend bloedonderzoek (BSE, Hb, TSH, glucose) soms helpen om de patiënt gerust te stellen dat er geen ernstige lichamelijke kwaal speelt.

10 Betekenis van complex aanvullend onderzoek

Onderzoek en behandeling door een psychiater zijn aangewezen bij recidiverende, niet op behandeling in de eerste lijn reagerende depressie bij psychotische kenmerken, bij suïcidaliteit of ernstige zelfverwaarlozing, als er ook manische episoden zijn, of als er in de behandeling een noodzaak ontstaat voor psychotherapeutische ondersteuning (na onderzoek) en bij complexe comorbiditeit (bijv. persoonlijkheidsstoornis).[2]

11 Samenvatting

Bij een sombere stemming is het van belang in gesprek te komen en met de patiënt een onderscheid te maken tussen enerzijds een down/depressief gevoel, bijvoorbeeld bij psychosociale problemen of in het kader van overspanning, en anderzijds de depressie, een syndroomdiagnose met specifieke criteria en met specifieke therapieën. Een afzonderlijke categorie vormen de patiënten met een milde chronische vorm van somberheid: dysthymie. Een depressie gaat incidenteel gepaard met psychotische kenmerken (vooral wanen).

Depressies kunnen ook optreden binnen een bipolaire stoornis, waarbij er tevens sprake is van perioden van manieën. Soms staan bij een beginnende dementie depressieve symptomen op de voorgrond. Ook een aantal somatische aandoeningen kan tot een sombere stemming leiden, onder meer schildklierfunctiestoornissen, een cerebrovasculair accident en de ziekte van Parkinson.

Het belangrijkste diagnosticum van de arts is het gesprek, de anamnese. Hierbij moet men goed doorvragen en geen genoegen nemen met vage antwoorden. Het onderscheid tussen gedeprimeerde stemming bij problemen en depressie zit vooral in ernst- en duurcriteria. De arts gaat altijd met behulp van gerichte vragen na of er een (verhoogd) risico van suïcide aanwezig is. De diagnostiek bij somberheid kan complex zijn als patiënten met een somatische uiting komen en niet altijd gemakkelijk van een coïncidente depressie te overtuigen zijn.

Depressie, stress, angst en alcohol- of middelenmisbruik zijn vaak met elkaar verweven en ook nogal eens gekoppeld aan gevoelens van schaamte en schuld. Patiënten presenteren zich in de eerste lijn vaak met onvolledige en atypische beelden, die al dan niet samenhangen met stress. Deze psychische aandoeningen gaan per definitie gepaard met veel negativisme en gevoelens van schuld en waardeloosheid en een gebrek aan concentratie. Dit kan met zich meebrengen dat deze patiënten terughoudend zijn met het vragen van hulp. Dit type problemen vergt daarom een actievere benadering van de arts.

Literatuur

1. Balkom T van. Richtlijnherziening van de Multidisciplinaire richtlijn Depressie. Eerste revisie. Richtlijn voor de diagnostiek, behandeling en begeleiding van volwassen patiënten met een depressieve stoornis. Utrecht: Trimbos-instituut, 2009.
2. Marwijk H van, Grundmeijer H, Bijl D, Gelderen M van, Haan M de, Weel-Baumgarten E van et al. NHG-Standaard Depressieve stoornis (depressie). Eerste herziening. Huisarts Wet 2003;46:614-23.
3. Fassaert T, Dulmen S van, Schellevis F, Jagt L van der, Bensing J. Raising positive expectations helps patients with minor ailments: A cross-sectional study. BMC Family Practice 2008;9:38.
4. Bakker IM, Terluin B, Marwijk HW van, Mechelen W van, Stalman WA. Test-retest reliability of the PRIME-MD: limitations in diagnosing mental disorders in primary care. Eur J Public Health 2009; 19(3):303-7.
5. Terluin B, Brouwers EP, Marwijk HW van, Verhaak PF, Horst HE van der. Detecting depressive and anxiety disorders in distressed patients in primary care; comparative diagnostic accuracy of the Four-Dimensional Symptom Questionnaire (4DSQ) and the Hospital Anxiety and Depression Scale (HADS). BMC Fam Pract 2009;10:58.
6. Mitchell AJ, Vaze A, Rao S. Clinical diagnosis of depression in primary care: a meta-analysis. Lancet 2009;374(9690):609-19.
7. Licht-Strunk E, Marwijk HW van, Hoekstra T, Twisk JW, Haan M de, Beekman AT. Outcome of depression in later life in primary care: longitudinal cohort study with three years' follow-up. BMJ 2009; 338:a3079.
8. 'You're depressed'; 'no I'm not': GPs' and patients' different models of depression. UMDS MSc in General Practice Teaching Group. Br J Gen Pract 1999;49(439):123-4.
9. Karlsson H, Lehtinen V, Joukamaa M. Psychiatric morbidity among frequent attender patients in primary care. Gen Hosp Psychiatry 1995;17(1):19-25.
10. Nutting PA, Rost K, Smith J, Werner JJ, Elliot C. Competing demands from physical problems: effect on initiating and completing depression care over 6 months. Arch Fam Med 2000;9(10):1059-64.

11 Bijl RV, Zessen G van, Ravelli A. [Psychiatric morbidity among adults in The Netherlands: the NEMESIS-Study. II. Prevalence of psychiatric disorders. Netherlands Mental Health Survey and Incidence Study]. Ned Tijdschr Geneeskd 1997;141(50):2453-60.
12 Bijl RV, Ravelli A, Zessen G van. Prevalence of psychiatric disorder in the general population: results of The Netherlands Mental Health Survey and Incidence Study (Nemesis). Soc Psychiatry Psychiatr Epidemiol 1998;33(12):587-95.
13 Spijker J, Graaf R de, Bijl RV, Beekman AT, Ormel J, Nolen WA. Duration of major depressive episodes in the general population: results from The Netherlands Mental Health Survey and Incidence Study (Nemesis). Br J Psychiatry 2002;181:208-13.
14 Heeringen C van. Handboek suïcidaal gedrag. Utrecht: De Tijdstroom, 2006.
15 Have M ten, Graaf R de, Vollebergh W, Beekman A. What depressive symptoms are associated with the use of care services? Results from the Netherlands Mental Health Survey and Incidence Study (Nemesis). J Affect Disord 2004;80(2-3):239-48.
16 Gilbody S, Bower P, Fletcher J, Richards D, Sutton AJ. Collaborative care for depression: a cumulative meta-analysis and review of longer-term outcomes. Arch Intern Med 2006;166(21):2314-21.
17 Simon GE, Katon W, Rutter C, VonKorff M, Lin E, Robinson P et al. Impact of improved depression treatment in primary care on daily functioning and disability. Psychol Med 1998;28(3):693-701.
18 Steenbergen-Weijenburg KM van, Feltz-Cornelis CM van der, Horn EK, Marwijk HW van, Beekman AT, Rutten FF et al. Cost-effectiveness of collaborative care for the treatment of major depressive disorder in primary care. A systematic review. BMC Health Serv Res 2010;10:9.
19 Okkes I, Oskam S, Lamberts H. Van klacht naar diagnose. Episodegegevens uit de huisartspraktijk. Bussum: Coutinho, 1998.
20 Buntinx F, De Lepeleire J, Heyrman J, Fischler B, Vander Mijnsbrugge D, Akker M van den. Diagnosing depression: what's in a name? Eur J Gen Pract 2004;10(4):162-5, 168.
21 Moore JD, Bona JR. Depression and dysthymia. Med Clin North Am 2001;85(3):631-44.
22 Ballenger JC. Comorbidity of panic and depression: implications for clinical management. Int Clin Psychopharmacol 1998;13 Suppl 4:S13-S7.
23 Kessler D, Bennewith O, Lewis G, Sharp D. Detection of depression and anxiety in primary care: follow up study. BMJ 2002;325(7371):1016-7.
24 Rubak S, Sandbaek A, Lauritzen T, Christensen B. Motivational interviewing: a systematic review and meta-analysis. Br J Gen Pract 2005;55(513):305-12.
25 Wouda J, Wiel H van de, Vliet K van. Medische communicatie. Gespreksvaardigheden voor de arts. Utrecht: De Tijdstroom, 1997.
26 Terluin B, Hout HP van, Marwijk HW van, Ader HJ, Meer K van der, Haan M de, et al. Reliability and validity of the assessment of depression in general practice: the Short Depression Interview (SDI). Gen Hosp Psychiatry 2002;24(6):396-405.
27 Williams JW Jr, Pignone M, Ramirez G, Perez SC. Identifying depression in primary care: a literature synthesis of case-finding instruments. Gen Hosp Psychiatry 2002;24(4):225-37.
28 Spitzer RL, Kroenke K, Williams JB. Validation and utility of a self-report version of PRIME-MD: the PHQ primary care study. Primary care evaluation of mental disorders. Patient Health Questionnaire. JAMA 1999;282(18):1737-44.
29 Kroenke K, Spitzer RL, Williams JB. The Patient Health Questionnaire-2: validity of a two-item depression screener. Med Care 2003;41(11):1284-92.

Vergeetachtigheid

A.W. Wind, H. de Vries en Y.A.L. Pijnenburg

1 Inleiding

Vergeetachtigheid is een klacht die vaker dan vroeger geuit wordt bij de huisarts, omdat men niet meer zomaar aanneemt 'dat het bij het ouder worden hoort'. Vergeetachtigheid kan op zichzelf voorkomen, maar is ook dikwijls geassocieerd met andere cognitieve problemen, zoals traagheid, afasie, moeilijkheden met het uitvoeren van motorische functies of met abstract denken.

De belangrijkste specifieke oorzaak van vergeetachtigheid is dementie, een syndroom dat meestal bij ouderen voorkomt. Veel mensen zijn bang om dement te worden, zeker als zij dit in de familie van dichtbij hebben meegemaakt. Het is van groot belang om de klacht 'vergeetachtigheid' serieus te nemen, te proberen hem te objectiveren en een eventuele dementie in een relatief vroeg stadium vast te stellen. Op dat moment kan de onzekerheid worden weggenomen en kan worden gestart met een anticiperend beleid, gericht op het handhaven van het functioneren en het voorkomen en beperken van gedragsstoornissen.

Anderzijds is het de taak van de arts die wordt geconfronteerd met vergeetachtigheid om beelden als depressie en delier te differentiëren van dementie en om de minder vaak voorkomende reversibele somatische oorzaken uit te sluiten.

2 De klacht in de bevolking

Hoe vaak de klacht vergeetachtigheid voorkomt in de algemene bevolking is niet precies bekend. De vijfjaarsincidentie van dementie was in een cohort binnen het Framingham-onderzoek 7 per 1.000 bij 65 tot 70-jarigen tegen 118 per 1.000 bij 85 tot 90-jarigen.[1] De incidentie van dementie blijkt in Europese studies bij 65 tot 70-jarigen 3-6/1.000 personen at risk per jaar te zijn en 31-35/1.000/jaar bij 80 tot 85-jarigen.[2,3] De prevalentie van dementie in een groot Canadees onderzoek onder de algemene bevolking bij mensen van 65 jaar en ouder was 8%, terwijl 17% lichte cognitieve afwijkingen had.[4] In een Italiaanse studie bij mensen van 65 tot 85 jaar in de algemene populatie bleek 11% cognitief licht afwijkend te scoren.[5] In een onderzoek met de *Mini Mental-State Examination* (MMSE, zie par. 7) in negen Londense huisartspraktijken had 13% van de daar ingeschreven 75-plussers lichte cognitieve afwijkingen en voldeed 6% aan de criteria voor dementie.[6]

Angst voor dementie is sterk aanwezig in onze maatschappij. Dit heeft te maken met angst voor ontluistering en voor verlies van autonomie. Angst voor dementie kan ertoe leiden dat huisartsen te maken krijgen met ongerustheid terwijl er nauwelijks sprake blijkt van vergeetachtigheid, maar ook dat huisartsen pas in een gevorderd stadium met dementie geconfronteerd worden.

Voldoende ernstige vergeetachtigheid, stoornissen in andere cognitieve functies en eventuele gedragsveranderingen hebben gevolgen voor het functioneren. Deze gevolgen zijn in de eerste plaats afhankelijk van de achterliggende aandoening. In geval van een delier is het dagelijks functioneren van de patiënt ernstig gestoord gedurende de dagen of weken dat de somatische oorzaak ervan nog niet voldoende onder controle is. Bewustzijnsverlaging, eventuele hallucinaties en (nachtelijke) onrust staan zelfstandig functioneren in de weg en maken intensief toezicht en in sommige gevallen interventie met psychofarmaca noodzakelijk. Aan de andere kant zullen de gevolgen van een dementie zich veelal geleidelijk manifesteren. Men kan hobby's (bijv. handwerken, knutselen) steeds minder goed uitvoeren, trekt zich terug uit sociale activiteiten (clubs), kan de eigen administratie (financiën) niet meer goed bijhouden enzovoort. Uiteindelijk ontstaan ook beperkingen in de zelfzorg (boodschappen doen, koken, wassen, kleden). Er blijkt toezicht nodig op deze activiteiten, later begeleiding bij de uitvoering en ten slotte het overnemen van taken door anderen.

Ook de stemming kan lijden onder de vergeetachtigheid en andere cognitieve beperkingen. Vooral in het beginstadium van dementie doen zich wel depressies en angstsyndromen voor.

Bij alle ernstige vormen van vergeetachtigheid kunnen er op sociaal terrein problemen ontstaan, enerzijds doordat de patiënt zich terugtrekt uit sociale activiteiten, anderzijds doordat de vergeetachtigheid of de gedragsproblemen en het verlies van normbesef tot sociaal minder geaccepteerde situaties kunnen leiden (decorumverlies).

Niet alleen dementie, maar ook *mild cognitive impairment* (zie par. 4) bleek met een hogere mortaliteit geassocieerd te zijn.[7-9] Dit gold vooral voor de patiënten onder de 80 jaar met een recente achteruitgang in cognitief functioneren.[9]

3 De eerste presentatie bij de dokter

Volgens de gegevens van het Transitieproject wordt de huisarts door één per 1.000 ingeschreven patiënten per jaar geraadpleegd in verband met geheugen- of concentratiestoornis als contactreden aan het begin van een episode. De incidentie van deze klachten in de huisartspraktijk neemt toe met de leeftijd: bij 65 tot 75-jarigen is deze drie per 1.000 per jaar en vijf bij mensen ouder dan 75 jaar.[10]

De incidentie van dementie vastgesteld door Britse huisartsen is 3-4/1.000 60-plussers per jaar, voor 60 tot 70-jarigen is dat gemiddeld 0,5, voor 70 tot 80-jarigen gemiddeld 4 en voor 80-plussers gemiddeld 11 tot 12 nieuwe patiënten per 1.000 per jaar.[11] Bij vrouwen ouder dan 70 jaar was de incidentie 33 tot 50% hoger dan bij mannen. Een lagere sociaaleconomische status bleek bij 60 tot 70-jarigen een risico-indicator voor dementie te zijn.[11]

IJsbergfenomeen, screening en vroege diagnostiek

In de literatuur wordt dikwijls gewezen op de grote discrepantie tussen de in de algemene bevolking aanwezige, betrekkelijk grote aantallen mensen met ernstige cognitieve beperkingen en het deel daarvan dat bij de huisarts bekend is.[2,3,11-14] Ook in Nederlands onderzoek in huisartspraktijken bleek dat niet alle demente patiënten bij de huisarts bekend zijn: de huisarts gaf van alle demente patiënten aan dat bij een derde sprake was van dementie, bij een derde van mildere 'cognitieve stoornissen' en een derde van de demente patiënten was niet als zodanig bekend bij de huisarts, ofwel omdat er in langere tijd geen contact geweest was ofwel omdat de huisartsen in een gewoon contact de dementie niet herkenden.[15]

Er is discussie over het nut van screening op cognitieve stoornissen in de algemene bevolking.[16,17] Een argument voor screening is het tijdig opsporen van behandelbare oorzaken. Deze zijn echter maar bij een kleine minderheid te vinden. Een belangrijke beperking van screening is gelegen in de gebrekkige sensitiviteit van veelgebruikte instrumenten. Een ander argument tegen screening is het feit dat voor de meest voorkomende vorm van dementie (ziekte van Alzheimer) de prognose slecht is en geen echt effectieve behandeling beschikbaar is. Een praktische benadering is vroegtijdige diagnostiek in de huisartspraktijk, door bij patiënten op hogere leeftijd steeds alert te zijn op geheugen- en andere klachten over cognitieve functies en op functiebeperkingen in het dagelijks leven (zie ook tabel 1).[18] Met betrekking tot het inzetten van nadere diagnostiek neemt men daarbij over het algemeen het standpunt in dat dit gebeurt bij hulpvragen van patiënt en/of verzorgers, en dat bij afwezigheid van hulpvragen een terughoudender beleid wordt gevoerd.

Soms is het moeilijk om vergeetachtigheid bespreekbaar te maken, vooral wanneer de omgeving van de patiënt (partner, kinderen, buren, maar ook de wijkverpleegkundige of de huisarts) de problemen opmerkt, maar de patiënt zelf deze ontkent. Het kan voorkomen dat de partner zijn of haar zorgen aan de dokter toevertrouwt waar de patiënt niet bij is. Als de beschreven problemen van voldoende ernst zijn, zal de huisarts hier wel op ingaan, juist door het gebrek aan ziekte-inzicht bij de patiënt.

Het is ook bekend dat de problemen pas in bepaalde situaties duidelijk worden, bijvoorbeeld als de partner wegvalt of tijdens een verblijf in een vreemde omgeving (vakantie, ziekenhuis).

Over het algemeen is er geen haast bij de diagnostiek. Juist het beloop van de symptomen in de tijd is een belangrijk diagnostisch gegeven. Het is ook niet goed de zaak op zijn beloop te laten: de kans op reversibiliteit is het grootst als een specifiek behandelbare oorzaak (bijv. een hypothyreoïdie) vroeg in het proces weggenomen kan worden. Ook het serieus nemen van de vragen van de familie vergt een actieve opstelling van de huisarts. In het geval van een mogelijk subduraal hematoom als oorzaak van cognitieve stoornissen is snelle verwijzing naar een neuroloog noodzakelijk.

De vragen waarmee de huisarts geconfronteerd wordt, zijn vaak vaag: 'Het gaat niet meer zo goed', 'Hij gaat zo achteruit'. In andere gevallen wordt vergeetachtigheid wel expliciet genoemd, waaronder het moeilijker op namen komen en veel dingen moeten opschrijven. Bijna altijd speelt angst voor dementie een rol. Het is goed om dit als huisarts te benoemen of ernaar te vragen, zodat het bespreekbaar wordt.

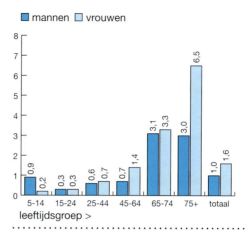

Figuur 1 Incidentie van de klacht geheugen/concentratiestoornis aan het begin van een episode in de huisartspraktijk, per 1.000 patiënten per jaar.[10]

4 Pathofysiologie en differentiële diagnose

Bij veel mensen met klachten over vergeetachtigheid of andere cognitieve problemen wordt in de huisartspraktijk uiteindelijk geen objectief ver-

Tabel 1	Vroege symptomen van dementie.[19,20]		
cognitie	geheugen		moeite met leren, onthoudt geen nieuwe informatie, vergeet afspraken, vergeet recente gesprekken en gebeurtenissen, is vaak dingen kwijt, valt in herhaling
	taal		woordvindingsstoornissen, kan moeilijker op namen komen, moeite zich uit te drukken en een conversatie te volgen, taalverarming, vergissingen in de uitspraak
	ruimtelijk inzicht		moeite de weg te vinden, problemen met autorijden, desoriëntatie in nieuwe omgeving
	complexe handelingen		moeite met ingewikkelde taken zoals financiën en koken, problemen met het handelen in nieuwe situaties, overzichtsverlies, apraxie
	oordeelsvermogen		verminderd begrip en abstractievermogen, verminderd vermogen situaties te beoordelen en zich aan te passen, gestoord tijdsbesef
psychologische en gedragsveranderingen	denkinhoud en perceptie		achterdocht, misidentificaties, hallucinaties en wanen
	stemming		affectlabiliteit, depressie en angst
	gedrag		onzekerheid, afhankelijk gedrag, initiatiefverlies, interesseverlies, apathie, traagheid, prikkelbaarheid, rigiditeit of egocentriciteit, façadegedrag, onhandigheid, slordigheid, sociaal minder aangepast gedrag, ontremming, confabuleren, veranderd uiterlijk en zelfverwaarlozing, verandering in eetlust en slaappatroon

minderd prestatieniveau vastgesteld. In dat geval blijft het bij de symptoomdiagnose.[10]

Voor vergeetachtigheid en andere cognitieve stoornissen zijn de volgende pathologische oorzaken bekend. Hierbij gaat het deels om specifieke aandoeningen (bijv. somatische ziekten), deels betreft het syndroomdiagnosen (bijv. dementie of depressie).

DEMENTIESYNDROOM

Men spreekt van een dementiesyndroom indien er geheugenstoornissen aanwezig zijn en één of meer andere cognitieve functies gestoord zijn:[18] afasie, apraxie, agnosie en/of stoornissen in de uitvoerende functies. Daarnaast kan er sprake zijn van vertraging van handelen en denken.

De cognitieve stoornissen moeten verworven zijn en ze moeten zo ernstig zijn dat ze tot duidelijke beperkingen leiden in het sociaal en beroepsmatig functioneren. Naast deze stoornissen in cognitieve functies kunnen er niet-cognitieve verschijnselen aanwezig zijn:
– problemen met de stemming (depressie, prikkelbaarheid, euforie);
– gedragsveranderingen (ontremd gedrag, apathie);
– psychiatrische symptomen (hallucinaties en wanen);
– problemen met de motoriek.

Aan het dementiesyndroom kunnen verschillende aandoeningen ten grondslag liggen, waarvan de ziekte van Alzheimer en vasculaire dementie de meest voorkomende zijn en vooral ouderen treffen. Frontotemporale dementie is zeldzamer en begint vaak al vóór het 65e jaar. Volgens de definitie van dementie hoeven de geheugenproblemen niet op de voorgrond te staan. Dat is bij de meeste dementiesyndromen overigens wel het geval. Alleen frontotemporale dementie uit zich in het begin vooral door gedragsverandering.

De CBO-richtlijn[21] hanteert geen algemeen dementiebegrip, maar gaat van het principe uit dat altijd gezocht moet worden naar de nosologische ziekte die het dementiesyndroom veroorzaakt, bijvoorbeeld de ziekte van Alzheimer, vasculaire dementie en andere.

Dementie van het alzheimertype

Deze is gedefinieerd als een klinisch syndroom dat moet voldoen aan de volgende DSM-IV-criteria:[22]
– geheugenstoornissen die zich kenmerken door een verminderd vermogen om nieuwe informatie te leren of zich eerder geleerde informatie te herinneren;
– daarnaast minstens één van de volgende cognitieve stoornissen:
  • afasie (taalstoornis);
  • apraxie (verminderd vermogen motorische handelingen uit te voeren ondanks intacte motorische functies);
  • agnosie (onvermogen objecten te herkennen ondanks intacte sensorische functies);
  • stoornis in de uitvoerende functies (abstraheren, logische gevolgtrekkingen maken, organiseren, plannen maken, doelgericht handelen);
– de vastgestelde stoornissen veroorzaken elk afzonderlijk een duidelijke beperking in het sociaal en eventueel het beroepsmatig functioneren, vooral ten opzichte van het vroegere niveau van functioneren;
– de stoornissen komen niet uitsluitend voor tijdens een delirium;
– het beloop wordt gekarakteriseerd door een geleidelijk begin en een voortgaande cognitieve achteruitgang.

Naast deze inclusiecriteria is een aantal exclusiecriteria geformuleerd, zoals:
– geen andere aandoeningen van het centrale zenuwstelsel;
– geen andere lichamelijke of psychiatrische ziekte die de symptomen kan veroorzaken.

Pathofysiologie De hersenen van patiënten met dementie van het alzheimertype zijn kleiner en lichter; er is afbraak en schrompeling van cellen. Microscopisch is er neerslag van het bèta-amyloïdeiwit in de vorm van plaques tussen de neuronen en worden neurofibrillaire *tangles* (kluwentjes) in de neuronen gevonden, die grotendeels uit het tau-eiwit bestaan. Het interactiemechanisme tussen deze factoren is nog niet opgehelderd. Er zijn aanwijzingen dat de eerste pathologische veranderingen optreden in de mediale temporaalkwab. De hier gelegen anatomische structuren, zoals de hippocampus, spelen een belangrijke rol bij het geheugen.

Vasculaire dementie

Van vasculaire dementie (voorheen multi-infarctdementie) wordt gesproken indien het dementiesyndroom wordt veroorzaakt door vasculair bepaalde hersenschade. Hierbij moet er een relatie in tijd zijn tussen het ontstaan van de cerebrovasculaire aandoening en het dementiesyndroom, of een plotseling begin of stapsgewijze verergering van de cognitieve stoornissen.[21,23] Er zijn veelal kenmerkende afwijkingen in cerebro op een CT- of MRI-scan. Dementie na een CVA valt hieronder. Dementie komt voor bij 14 tot 26% van de CVA-patiënten.

Het klinische beeld van de vasculaire dementie is iets anders dan dat van dementie van het alzheimertype: er is een duidelijker begin aan te wijzen en er is geen globale maar een meer lacunaire cognitieve beperking (op sommige terreinen meer uitgesproken beperkingen dan op andere); de achteruitgang is niet geleidelijk maar meer stapsgewijs. Welke functies het meest achteruitgaan, hangt af van de aangedane locaties in de hersenen. Het klinische beeld kan behoorlijk wisselen; het functioneren is de ene dag beter dan de andere. Dit maakt het omgaan met patiënten met vasculaire dementie bijzonder moeilijk. De omgeving (partner) kan bijvoorbeeld het gevoel hebben 'in de maling genomen te worden'. Ook doen zich bij deze patiënten relatief vaak depressies voor.[24] Er zijn eigenlijk altijd risicofactoren voor hart- en vaatziekten aanwezig: hypertensie, diabetes, roken, hypercholesterolemie. Het zorgvuldig vaststellen hiervan is een belangrijk onderdeel van de diagnostiek met het oog op secundaire preventie. [A]

Mengvormen tussen dementie van het Alzheimertype en vasculaire dementie komen ook veel voor; regelmatig kan men geen duidelijk onderscheid maken. De CBO-richtlijn[21] pleit ervoor om niet te spreken over mengvormen, maar toch ofwel de ziekte van Alzheimer, ofwel vasculaire dementie als hoofddiagnose te gebruiken, met daarnaast eventueel een nevendiagnose.

Pathofysiologie Er zijn verschillende manieren waarop vasculair bepaalde hersenschade kan ontstaan en niet elke vasculaire hersenschade leidt tot een dementiesyndroom. Zowel de uitgebreidheid als de plaats van de schade is van belang. Meestal treedt hersenschade op als gevolg van neuronenverlies door infarcering. Het kan hierbij om grote corticale infarcten gaan, maar ook om kleinere infarcten in de basale kernen of om ischemie van de dieper gelegen witte stof; vandaar de benaming 'subcorticale dementie'. Een enkele maal kan een klein maar 'strategisch' gelegen infarct, bijvoorbeeld een thalamusinfarct, een dementiesyndroom veroorzaken.

Andere dementiesyndromen

Er zijn nog vele andere dementiesyndromen, zoals de genoemde frontotemporale dementie, dementie in het kader van de ziekte van Parkinson, dementie met lewy-lichaampjes, creutzfeldt-jakob-syndroom, aidsdementie enzovoort. De bespreking hiervan valt buiten het bestek van dit boek.

Korsakov-syndroom

Bij het korsakovsyndroom is er sprake van soms ernstige geheugenstoornissen met confabulaties, onvermogen om anderen in te schatten en zelfoverschatting. Omdat andere cognitieve stoornissen ontbreken, is er geen sprake van dementie. Het is een langetermijngevolg van overmatig alcoholgebruik, ontstaat door vitamine B_1-gebrek en is vaak geassocieerd met het syndroom van Wernicke.

MILD COGNITIVE IMPAIRMENT (MCI)

Dit is een lichte vorm van cognitieve achteruitgang. Men onderscheidt verschillende vormen.[25] Als het geheugen enigszins gestoord is en de andere cognitieve functies intact zijn, spreekt men van *amnestic* MCI, als andere functies ook zijn aangedaan van multiple-domain MCI en als het geheugen intact is, maar juist andere cognitieve functies niet, van *single non-memory domain* MCI.[25] Het dagelijks functioneren wordt bij MCI niet beperkt door de vergeetachtigheid. Er is dus geen sprake van dementie. De prestaties bij de MMSE zijn minder goed dan men op grond van de leeftijd en opleiding zou verwachten. De kans op het ontwikkelen van dementie is wel verhoogd.[26] *Mild cognitive impairment* wordt vaker gezien bij mensen met een minder goede lichamelijke gezondheid.[5,27] Dit is bijvoorbeeld het geval bij ouderen met diabetes mellitus of chronische bronchitis.[28] Ook is er een duidelijk hogere mortaliteit bij patiënten met *mild cognitive impairment* aangetoond.[7-9] Het is belangrijk bij deze groep patiënten de geheugenklachten te objectiveren, waarbij een goede heteroanamnese en follow-up van belang zijn.

Mild cognitive impairment

Mild cognitive impairment werd in het verleden ten onrechte wel vertaald als 'goedaardige ouderdomsvergeetachtigheid'. Door verschillen in methodologie en definities werden in verschillende prospectieve onderzoeken wisselende uitkomsten gevonden.[29-31] De prognose is echter vaker dan men tot voor kort aannam ongunstig. Het gaat blijkbaar om een soort tussenstadium tussen normale en pathologische vergeetachtigheid. De kans op het ontwikkelen van dementie verschilt per vorm van MCI en neemt toe met de leeftijd. Gebleken is dat bij follow-up gedurende tien jaar iedereen met een *amnestic* MCI in de leeftijdsgroep ouder dan 70 jaar een dementie ontwikkelt.[25,32-34] Aandacht voor het fenomeen *mild cognitive impairment* zal kunnen leiden tot een vroege herkenning van dementie en de behandelingsmogelijkheden doen toenemen.

SOMATISCHE OORZAKEN

Er is een lange lijst van somatische ziekten die gepaard gaan met cognitieve stoornissen en vergeetachtigheid. Een deel ervan is vrij zeldzaam. Relatief frequent komen voor:[35,36]
- intern geneeskundige aandoeningen: schildklierfunctiestoornissen (m.n. hypothyreoïdie), hart- en longafwijkingen, anemie, diabetes, nierfunctiestoornissen, elektrolytstoornissen en vitaminegebrek (m.n. vitamine B_{12} en foliumzuur);
- excessief alcoholgebruik kan via leverfunctiestoornissen en vitaminegebrek leiden tot cognitieve stoornissen en kan een amnestisch syndroom veroorzaken (syndroom van Korsakov);
- ten slotte leidt een aantal neurologische aandoeningen tot cognitieve afwijkingen, waaronder de ziekte van Parkinson, CVA, subduraal hematoom en NPH (= normale druk hydrocephalus, gekenmerkt door de trias cognitieve stoornissen, loopstoornissen en incontinentie).

Delier

Een delier wordt gekenmerkt door verwardheid bij een gedaald of wisselend bewustzijn, vaak gepaard gaande met motorische onrust. Verscheidene van de eerdergenoemde somatische aandoeningen kunnen een delier veroorzaken. Problemen met zintuigen zoals gehoor en visus kunnen tot schijnbaar cognitieve stoornissen leiden; de omgeving denkt dat de patiënt het niet meer goed weet, terwijl hij het gewoon niet verstaan heeft.

Onderzoek naar een mogelijk somatische oorzaak is van groot belang om een behandelbare aandoening op het spoor te komen.

DEPRESSIE

Vergeetachtigheid kan heel goed optreden in het kader van een depressie. Door gebrek aan aandacht is dan het inprenten van nieuwe informatie gestoord en door onvoldoende interesse is de recall van opgeslagen informatie beperkt.

Andersom kan beginnende dementie gepaard gaan met stemmingsstoornissen. Depressieve klachten blijken cognitieve achteruitgang te voorspellen.[37] Tegenwoordig worden vasculaire aandoeningen van de witte stof en basale kernen als gemeenschappelijke oorzaak beschouwd van zowel depressie als dementie.[24] Soms is het onmogelijk om vast te stellen wat de oorzaak is. Men kan overwegen om een proefbehandeling met antidepressiva te geven.

OVERIGE PSYCHISCHE EN SOCIALE PROBLEMEN

Vergeetachtigheid of concentratiestoornissen worden niet zelden gemeld in het kader van een surmenage of functionele klachten. Kenmerkend is de afwezigheid van een objectieve vermindering van het cognitief prestatieniveau.

Tabel 2	Diagnostisch schema vergeetachtigheid of andere cognitieve klachten.			
indeling	*diagnosen*			
dementiesyndroom	dementie van het alzheimertype			v
	vasculaire dementie			v
	frontotemporale dementie			z
	dementie in het kader van de ziekte van Parkinson			z
	dementie met lewy-lichaampjes			z
	creutzfeldt-jakob-syndroom			z
	aidsdementie			z
mild cognitive impairment				v
somatische oorzaken, eventueel *delier**	infectieziekten*	urineweginfecties e.v.a.		s
	intern geneeskundige aandoeningen*	schildklierfunctiestoornissen		s
		hart- of longafwijkingen		z
		anemie		z
		diabetes mellitus		s
		nierfunctiestoornissen		z
		elektrolytstoornissen		s
		vitaminegebrek		z
	middelengebruik*	alcoholabusus		s
	neurologische aandoeningen	ziekte van Parkinson		s
		CVA		s
		subduraal hematoom		s
		normal pressure hydrocephalus (NPH)		z
		hersentumor		z
psychische oorzaken	depressie*			s
	psychische en sociale problemen*			s
goedaardige ouderdomsvergeet-achtigheid				v
onverklaarde vergeetachtigheid				s

* = aandoening komt vaker voor als comorbiditeit bij dementie.
v = vaak oorzaak van vergeetachtigheid of andere cognitieve klachten in de huisartspraktijk;
s = soms;
z = zelden.
Schuingedrukt: noodzakelijk in elk geval uit te sluiten.

5 Kansverdeling van diagnosen

Uit gegevens afkomstig uit het Transitieproject blijkt dat de huisarts bij geheugen/concentratiestoornissen aan het begin van de episode dikwijls geen andere diagnose stelt dan de symptoomdiagnose (60%). Wanneer de contactreden geregistreerd werd in het vervolg van een episode, werd bij 28% een dementie of organische psychose (waarschijnlijk delier) gevonden.[10] Over een meer gedetailleerde verdeling van de oorzaken van vergeetachtigheid gepresenteerd in de huisartspraktijk zijn geen gegevens uit onderzoek voorhanden.

Dementie van het alzheimertype maakt circa 70% uit van alle dementiesyndromen, gevolgd door vasculaire dementie en mengvormen tussen die twee.[38] Een hogere leeftijd is de grootste risicofactor: de prevalentie van dementie onder 65-

plussers bedraagt in Europees bevolkingsonderzoek 6,3%.[39] Ze varieert van 1% bij 60 tot 64-jarigen tot 32% bij 90 tot 94-jarigen. Ook de incidentie neemt sterk toe met de leeftijd. Uitgaande van deze cijfers en rekening houdend met verpleeghuisbewoners heeft een huisarts met een normpraktijk met gemiddelde leeftijdsopbouw circa zeventien demente patiënten in zijn praktijk en ziet hij drie à vier nieuwe demente patiënten per jaar.

6 Betekenis van de voorgeschiedenis[18]

Met het oog op een mogelijke vasculaire dementie en dementie van het alzheimertype is het van belang na te gaan of er hart- en vaatziekten of cardiovasculaire risicofactoren in de voorgeschiedenis aanwezig zijn. Een voorgeschiedenis van overmatig alcoholgebruik verdient aandacht. Een eerder doorgemaakte depressie maakt de kans op het bestaan van vergeetachtigheid in het kader van een nieuwe depressie iets groter. Vroeger doorgemaakte hoofdtraumata kunnen de kans op dementie iets vergroten. Een recent doorgemaakt hoofdtrauma maakt dat men rekening moet houden met het bestaan van een subduraal hematoom. Ook de ziekte van Parkinson en aids zijn van belang.

7 Betekenis van de anamnese

Bij vergeetachtigheid is het van wezenlijk belang om naast een anamnese ook een *heteroanamnese* af te nemen. Alleen dan krijgt men voldoende betrouwbare informatie en een compleet beeld.[18] [C]

AARD VAN DE GEHEUGENKLACHTEN

Gevraagd wordt naar de aard van de geheugenklachten: waaraan kan men het merken? Betreft het namen van personen veraf of dichtbij, afspraken, boodschappen? Is de patiënt vaak dingen kwijt? Vergist de patiënt zich in de tijd of in de weg? Betreft het relevante zaken of bijzaken? Schiet het op een ander moment wel te binnen? Hoe was het geheugen voorheen? Hoe zijn de aandacht en de concentratie? Belemmeren de klachten het functioneren?

Men kan de geheugenfunctie het beste peilen met gerichte vragen: welke dag hebben we vandaag, wat heeft u gisteren gedaan/gegeten, nieuwsitems en gebeurtenissen enzovoort.

ANDERE COGNITIEVE FUNCTIES

Tevens vraagt men in de (hetero)anamnese naar klachten over andere cognitieve functies: begrip, overzicht, oordelen, taal, handelen, ruimtelijk inzicht. Hierbij gaat het ook weer over veranderingen ten opzichte van het eerdere functioneren. Zijn er veranderingen in het taalgebruik opgevallen? Vergist de patiënt zich bij het maken van zinnen of in de uitspraak van woorden of worden woorden verhaspeld?

DUUR EN BELOOP

Vervolgens probeert men een beeld te krijgen omtrent de duur en het beloop: is er een begin aan te geven? Soms wordt het begin gekoppeld aan een bepaalde gebeurtenis (bijv. een ziekenhuisopname), waarvan het nog maar de vraag is of er een etiologisch verband bestaat. Het kan zijn dat de patiënt of diens omgeving door de gebeurtenis zich bewust is geworden van de al langer bestaande klachten. Is er langzame achteruitgang of zijn er hele periodes van stilstand of zelfs verbetering van de klachten?

> **Klagen over het geheugen**
>
> Er werd wel gedacht dat wie zelf klaagde over zijn geheugen niet dement was (maar bijv. depressief), omdat de patiënt bij dementie geen ziekte-inzicht heeft en zelf niet merkt dat hij slecht onthoudt. Dit blijkt niet op te gaan. Mensen die klagen over hun geheugen hebben meer kans om dement te worden.[40,41] [A] In een vroeg stadium van dementie heeft men vaak zelf in de gaten dat er dingen misgaan. Toch zal de kans op dementie groter zijn indien de omgeving (partner) van de patiënt klaagt over het geheugen van de patiënt, vooral indien het dagelijks functioneren gestoord is.[42] Bovendien bleek de aanwezigheid van geheugenklachten bij patiënten met gestoorde cognitieve functies een voorspeller te zijn van de mate van cognitieve achteruitgang.[43]

PRAKTISCH EN SOCIAAL FUNCTIONEREN

Men moet vragen naar praktisch en sociaal functioneren. Indien de patiënt functies neerlegt 'omdat het niet meer gaat', vraag dan door naar wat er niet meer gaat. Indien de patiënt nog wel handwerkt of knutselt, vraag dan of dit op hetzelfde niveau gaat als voorheen. Houdt men vast aan bekende patronen of maakt men gebruik van nieuwe? Hoe is het praktisch handelen? Heeft de patiënt meer moeite met nieuwe apparatuur in huis? Zijn er veranderingen in het taalgebruik opgevallen?

SOMATISCHE ALGEMENE EN TRACTUSANAMNESE

Voor de differentiatie van oorzaken van vergeetachtigheid zijn de somatisch gerichte algemene en tractusanamnese van belang. Ten eerste om oorzaken van een delier op te sporen en om somatische oorzaken van een dementie uit te sluiten. Met name bijkomende klachten kunnen de arts op het spoor zetten van een neurologische oorzaak of van zogeheten exogene organische aandoeningen met diffuus-cerebrale effecten, zoals infecties, metabole of endocriene aandoeningen. In de tweede plaats kan de arts hierbij eventuele comorbiditeit op het spoor komen die enerzijds kan bijdragen aan verergering van een dementie en anderzijds implicaties heeft voor de behandeling en begeleiding.

OVERIGE (NIET-COGNITIEVE) PSYCHISCHE FUNCTIES

Ten slotte probeert men zich een beeld te vormen van eventuele veranderingen in de overige (niet-cognitieve) psychische functies, zoals de stemming en het gedrag (m.n. apathie, interesseverlies, prikkelbaarheid). Zijn er psychiatrische symptomen (wanen en hallucinaties)? Is er achterdocht? Is de patiënt angstig of somber? Gaat hij of zij anders om met emoties? Naast de genoemde gedragsveranderingen kan het ook gaan om onzekerheid, afhankelijkheid, traagheid, rigiditeit, ontremming en façadegedrag.

Een vermoeden van dementie als oorzaak van cognitieve problemen kan men niet in één consult bevestigen. Er zijn meerdere contacten nodig, waaronder ten minste eenmaal een huisbezoek.[18]

COGNITIEVE FUNCTIETESTS

Het afnemen van een cognitieve functietest zoals de MMSE heeft een aantal voordelen.
- Verschillende cognitieve functies worden getest.
- Er bestaan normen voor de interpretatie (afhankelijk van leeftijd en opleiding).
- Men kan het beloop objectiveren door de test na een tijd te herhalen.

Het afnemen van de test vergt niet veel tijd en vraagt geen specifieke vaardigheden. Ook het door de patiënt laten tekenen van een klok met de wijzers conform bepaalde tijdstippen is een eenvoudig toepasbare en aanbevolen test.[44]

De mini mental-state examination (MMSE)[45]

Deze veelgebruikte screeningtest is in vijf à tien minuten af te nemen en bevat vragen die verschillende cognitieve functies testen: oriëntatie, concentratie, taal, rekenen, geheugen en ruimtelijke oriëntatie.

De sensitiviteit is matig (31-85%), de specificiteit goed (80-100%).[46-51] [E] De uitkomst van de test wordt onder andere beïnvloed door het opleidingsniveau van de patiënt en zijn leeftijd. Er zijn leeftijdsafhankelijke normen opgesteld.[51-54] In het algemeen wijst een somscore lager dan 24 op cognitieve stoornissen. Ook culturele verschillen hebben invloed op de uitkomst.[55] [A] De test is niet geschikt voor het opsporen van vroege vormen van dementie.[47]

Alarmsymptomen

bewustzijnsdaling	denk aan delier
recent hoofdtrauma	denk aan subduraal hematoom
neurologische uitval	denk aan TIA/CVA of hersentumor

8 Betekenis van het lichamelijk onderzoek

Het lichamelijk onderzoek is gericht op het vinden van somatische oorzaken die de vergeetachtigheid kunnen verklaren, maar ook om een indruk te krijgen van de vorm van een eventuele dementie en of er sprake is van comorbiditeit. De NHG-Standaard *Dementie* raadt aan in alle gevallen het volgende onderzoek te verrichten:[18] [C]
– inspectie van huid en slijmvliezen (evt. anemie);
– bloeddruk, auscultatie van hart en longen (evt. vasculaire dementie);
– oriënterend neurologisch onderzoek: looppatroon, gezichtsveld, motoriek gelaat en extremiteiten (intracraniële afwijkingen, ziekte van Parkinson).

Daarnaast kan het onderzoek worden uitgebreid als de anamnese of de bevindingen daartoe aanleiding geven (visus, gehoor, e.d.). Vooral een combinatie van aanwijzingen voor atherosclerose en focale afwijkingen bij het neurologisch onderzoek kan wijzen op het bestaan van vasculaire dementie. Bij dementie van het alzheimertype zijn er geen specifieke bevindingen bij het lichamelijk onderzoek.

9 Betekenis van eenvoudig aanvullend onderzoek

Ook het aanvullend onderzoek wordt verricht om somatische oorzaken voor de vergeetachtigheid op te sporen en is gericht op comorbiditeit. De aanbevelingen op dit gebied, die in verschillende nationale richtlijnen te vinden zijn, berusten voornamelijk op consensus en zijn niet gebaseerd op empirisch onderzoek. Dit is een argument voor het selectief, dat wil zeggen op indicatie inzetten van laboratoriumonderzoek.[56] De NHG-Standaard raadt aan om in ieder geval de volgende bepalingen te verrichten:[18,21] [C]
– Hb;
– Ht;
– MCV;
– BSE;
– glucose;
– TSH;
– creatinine.

Ofschoon hypothyreoïdie bij ouderen veel voorkomt en dikwijls niet bekend is, is het de vraag in hoeverre dit tot cognitieve problemen leidt. In een Israëlisch onderzoek bij 801 personen tussen 65 tot 92 jaar in de algemene bevolking werd geen associatie gevonden tussen met behulp van de MMSE vastgestelde cognitieve stoornissen en onbehandelde hypothyreoïdie (bij 14% aanwezig!).[57] [A] Een recente Engelse richtlijn beveelt routinematig onderzoek van serumcalcium en urine aan.[44] [C] Overig aanvullend onderzoek geschiedt op indicatie.[18] [C] Zo bepaalt men bijvoorbeeld bij diureticagebruik het natrium en kalium, bij deficiënte voeding of alcoholmisbruik foliumzuur, de vitamines B_{12} en B_1 en leverenzymen. Voor vitaminedeficiënties is niet aangetoond dat correctie ervan leidt tot verbetering van het mentaal functioneren.[18,21]

Afhankelijk van de bevindingen bij lichamelijk onderzoek zal een X-thorax en/of een ECG aangevraagd worden (met het oog op ernstige longafwijkingen of hartfalen).

10 Betekenis van complex aanvullend onderzoek

Een deel van het specialistisch onderzoek is gericht op de nadere differentiatie van oorzaken van de vergeetachtigheid (ziektegerichte diagnostiek), een ander deel op het verkrijgen van een compleet beeld van het functioneren van de patiënt en diens omgeving met het oog op de behandeling en begeleiding (zorggerichte diagnostiek).

ONDERZOEKSMETHODEN

Beeldvormende diagnostiek
Beeldvormende diagnostiek van het cerebrum (CT-scan, MRI) wordt bij vergeetachtigheid in elk geval verricht als er aanwijzingen zijn voor een behandelbare intracraniële oorzaak, zoals subduraal hematoom of NPH. Dit is onder meer het geval bij een snel progressief beloop. Ook het optreden van cognitieve stoornissen bij patiënten jonger dan 65 jaar is een indicatie voor beeldvormend onderzoek.[18] [C]

CT-onderzoek is vooral van belang voor het uitsluiten van behandelbare oorzaken, terwijl MRI-onderzoek geschikt is om positieve aanknopingspunten te vinden voor een bepaalde vorm van dementie, zoals hippocampusatrofie bij de ziekte van Alzheimer. [E] Voor het stellen van de diagnose vasculaire dementie is formeel beeldvormend onderzoek van de hersenen nodig. Indien de diagnose echter al duidelijk is, heeft het verrichten van een scan nauwelijks meerwaarde. Beeldvormende diagnostiek is voor het stellen van de diagnose dementie van het alzheimertype formeel niet nodig. Deze diagnose wordt gesteld op grond van het klinische beeld, waarbij geldt dat hoe meer dit beeld voldoet aan de klassieke criteria voor dementie van het alzheimertype en de patiënt geen bijkomende aandoeningen heeft, des te minder reden er is voor aanvullende diagnostiek.

Neuropsychologisch onderzoek

Dit heeft meerdere functies. Bij twijfel over de onderliggende aandoening kan neuropsychologisch onderzoek hierover aanwijzingen verschaffen.[21] Verder kan met behulp van gericht neuropsychologisch onderzoek precies vastgelegd worden welke functies aangedaan zijn en welke functies behouden zijn. Dit geeft meer zekerheid over de diagnose en ook handreikingen voor de praktijk: kan iemand nog verhuizen, een reis maken, zijn eigen medicatie beheren?

INSTELLINGEN

Geheugenpolikliniek

Op een geheugenpolikliniek beschikt men over verschillende mogelijkheden voor aanvullende diagnostiek. De belasting van het onderzoek voor oudere patiënten is soms aanzienlijk, al probeert men om het diagnostisch traject in één of twee dagen af te ronden. Ook kan in veel gevallen de diagnostische onzekerheid maar ten dele worden weggenomen. Zeker in vroege stadia van de dementie is namelijk het verdere beloop bepalend voor de uiteindelijke diagnose. Op een geheugenpoli wordt in een multidisciplinair team gewerkt, met onder meer psychiaters, neurologen, neuropsychologen en maatschappelijk werkenden. Dit is ook op een aantal geriatrische afdelingen van ziekenhuizen het geval.

Afdeling Ouderen van de GGZ/(thuis)zorginstellingen

In veel regio's is er een samenwerkingsverband tussen (thuis)zorginstellingen en de afdeling Ouderen van de GGZ, ook wel onder de naam 'geheugenpoli'. De kracht van zo'n samenwerkingsverband ligt in de ketenzorg: er wordt ziektegerichte diagnostiek verricht, alsmede zorggerichte diagnostiek om optimale begeleiding van de patiënt en diens familie te kunnen bieden. De oorzaak van eventuele gedragsproblemen wordt nagegaan. Ook hier wordt gewerkt met een multidisciplinair team, waarin de specialisten ouderengeneeskunde en psychologen samenwerken met sociaalpsychiatrisch verpleegkundigen, gespecialiseerde thuiszorgmedewerkers en ouderenadviseurs van gemeenten. Per cliënt wordt een *casemanager* aangewezen, die het eerste aanspreekpunt vormt voor patiënt en familie en die zorgt voor het tijdig inschakelen van verdere zorg (mantelzorgondersteuning, dagopvang, respijtzorg, etc.). Goede afstemming en informatie-uitwisseling met huisartsen zijn van belang.

11 Samenvatting

De grote lijn van de diagnostiek bij vergeetachtigheid en andere cognitieve stoornissen bestaat uit:
- vaststellen of er sprake is van cognitieve stoornissen;
- uitsluiten van behandelbare oorzaken, zoals depressie en somatische oorzaken;
- vaststellen of er sprake is van dementie;
- nadere diagnostiek bij dementie, gericht op comorbiditeit (somatisch en psychiatrisch), functionele beperkingen en de vorm van de dementie.

De verschillende richtlijnen voor de diagnostiek berusten voor het grootste deel op consensus. Voorheen was dementie van het alzheimertype een diagnose die *per exclusionem* gesteld werd. De laatste jaren neigt men er meer toe om deze diagnose op 'positieve' gronden te stellen: aan de hand van specifieke kenmerken die bij de ziekte passen. Dit vindt men terug in de criteria voor alzheimerdementie. Alert zijn op vroege symptomen komt tijdige opsporing van dementie ten goede.

Bij het vaststellen van cognitieve stoornissen en voor het differentiëren tussen de verschillende oorzaken nemen anamnese en heteroanamnese en het afnemen van eenvoudige *bedside* cognitieve functietests zoals de MMSE of kloktekenen een centrale plaats in.

Lichamelijk onderzoek en eenvoudig laboratoriumonderzoek dienen om behandelbare somatische oorzaken van vergeetachtigheid op te sporen. De CT-scan is vooral bedoeld om behandelbare intracraniële oorzaken op te sporen; met behulp van MRI kan men specifieke aandoeningen aantonen. Hippocampusatrofie past bij de ziekte van Alzheimer en infarcten passen bij vasculaire dementie. De geïnteresseerde arts kan ver komen met de diagnostiek bij vergeetachtigheid en kan specialisten vragen specifieke diagnostische vragen te beantwoorden. Daarbij is een onderscheid tussen ziektegerichte respectievelijk zorggerichte diagnostiek van belang.

Literatuur

1. Bachman DL, Wolf PA, Linn RT, et al. Incidence of dementia and probable Alzheimer's disease in a general population: the Framingham Study. Neurology 1993;43:515-9.
2. Anderson K, Launer NJ, Dewey ME, Letenneur L, Ott A, Copeland JR, et al. Gender differences in the incidence of AD and vascular dementia: the EURODEM studies 1999;53:1992-7.
3. Matthews F, Brayne C. Medical Research Council cognitive function and ageing study investigators. The incidence of dementia in England and Wales: finding from the five identical sites of the MRC CFA study. Plos Med 2005;2:e193.
4. Graham JE, Rockwood K, Beattie BL, et al. Prevalence and severity of cognitive impairment with and without dementia in an elderly population. Lancet 1997;349:1793-6.
5. Di Carlo A, Baldereschi M, Amaducci L, et al. Cognitive impairment without dementia in older people: prevalence, vascular risk factors, impact on disability. The Italian Longitudinal Study on Aging. J Am Geriatr Soc 2000;48:775-82.
6. Iliffe S, Booroff A, Gallivan S, et al. Screening for cognitive impairment in the elderly using the Mini-Mental State Examination. Br J Gen Pract 1990;40:277-9.
7. Kelman HR, Thomas C, Kennedy GJ, et al. Cognitive impairment and mortality in older community residents. Am J Public Health 1994;84:1255-60.
8. Dewey ME, Saz P. Dementia, cognitive impairment and mortality in persons aged 65 and over living in the community: a systematic review of the literature. Int J Geriatr Psychiatry 2001;16:751-61.
9. Bassuk SS, Wypij D, Berkman LF. Cognitive impairment and mortality in the community-dwelling elderly. Am J Epidemiol 2000;151:676-88.
10. Okkes IM, Oskam SK, Lamberts H. Van klacht naar diagnose. Episodegegevens uit de huisartspraktijk. Bussum: Coutinho, 1998.
11. Rait G, Walters K, Bottomley C, Petersen I, Iliffe S, Nazareth I. Survival of people with clinical diagnosis of dementia in primary care: cohort study. BMJ 2010 Aug 5;341:c3584.
12. Bowers J, Jorm AF, Henderson S, et al. General practitioners' detection of depression and dementia in elderly patients. Med J Aust 1990;153:192-6.
13. Cooper B, Bickel H, Schaufele M. The ability of general practitioners to detect dementia and cognitive impairment in their elderly patients: A study in Mannheim. Int J Geriatr Psychiatry 1992;7:591-8.
14. O'Connor DW, Fertig A, Grande MJ, et al. Dementia in general practice: The practical consequences of a more positive approach to diagnosis. Br J Gen Pract 1993;43:185-8.
15. Eefsting JA, Boersma F, Brink W van der, et al. Differences in prevalence of dementia based on community survey and general practitioner recognition. Psychol Med 1996;26:1223-30.
16. Brodaty H, Clarke J, Ganguli M, et al. Screening for cognitive impairment in general practice: Toward a consensus. Alzheimer Dis Assoc Disord 1998;12:1-13.
17. Boustani M, Peterson, Hanson L, et al. Screening for dementia in primary care: A summary of the evidence for the U.S. Preventive Services Task Force. Ann Intern Med 2003;138:927-37.
18. Wind AW, Gussekloo J. Vernooy-Dassen MJFJ, et al. NHG-Standaard Dementie. Utrecht: Nederlands Huisartsen Genootschap, 2003.
19. Wind AW. Mogelijkheden om dementie in een vroeg stadium te herkennen. Huisarts Wet 1997;40:589-92.
20. Gezondheidsraad. Dementie. Den Haag: Gezondheidsraad, 2002 (publicatienr. 2002/04).
21. CBO. Richtlijn Diagnostiek en medicamenteuze behandeling van dementie. Utrecht: CBO, 2005.
22. APA. Beknopte handleiding bij de diagnostische criteria van de DSM-IV. Lisse: Swets & Zeitlinger, 1995;120-32.
23. Kwa IH, Hijdra A, Gool WA van. Nieuwe diagnostische criteria voor vasculaire dementie; mijlpaal of struikelblok? Ned Tijdschr Geneeskd 1993;137:2412-4.
24. Verhey FR, Ponds RW, Rozendaal N, et al. Depression, insight and personality changes in Alzheimer's disease and vascular dementia. J Geriatr Psychiatry Neurol 1995;8:23-7.
25. Petersen RC, Stevens JC, Ganguli M, et al. Practice parameter: early detection of dementia: Mild cognitive impairment (an evidence based review). Report of the Quality Standards Subcommittee of the American Academy of Neurology. Neurology 2001;56: 1133-43.
26. Manly JJ, Tang MX, Schupf N, et al. Frequency and course of mild cognitive impairment in a multiethnic community. Ann Neurol 2008;63:494-9.
27. Frisoni GB, Fratiglioni L, Fastbom J, et al. Mild cognitive impairment in the population and physical health: Data on 1,435 individuals aged 75 to 95. J Geront A Biol Sci Med Sci 2000;55:M322-8.
28. Boxtel MP van, Buntinx F, Houx PJ, et al. The relation between morbidity and cognitive performance

29 Hanninen T, Hallikainen M, Koivisto K, et al. A follow-up study of age-associated memory impairment: neuropsychological predictors of dementia. J Am Geriatr Soc 1995;43:1007-15.
30 Richards M, Touchon J, Ledesert B, et al. Cognitive decline in aging: Are AAMI and AACD distinct entities? Int J Geriatr Psychiatr 1999;14:534-40.
31 Goldman WP, Morris JC. Evidence that age-associated memory impairment is not a normal variant of aging. Alzheimer Dis Assoc Disord 2001;15:72-9.
32 Visser PJ, Kester A, Jolles J, Verhey F. Ten-year risk of dementia in subjects with mild cognitive impairment. Neurology 2006;67:1201-7.
33 Bowen J, Teri L, Kukull W, et al. Progression to dementia in patients with isolated memory loss. Lancet 1997;349:763-5.
34 Bozoki A, Giordani B, Heidebrink JL, et al. Mild cognitive impairments predict dementia in nondemented elderly patients with memory loss. Arch Neurol 2001;58:411-6.
35 Siu AL. Screening for dementia and investigating its causes. Ann Intern Med 1991;115:122-32.
36 Walstra GJM, Teunisse S, Gool WA van, et al. Reversibele dementie bij bejaarde patiënten verwezen naar een polikliniek voor geheugenstoornissen. Ned Tijdschr Geneeskd 1997;141:376-80.
37 Yaffe K, Blackwell T, Gore R, et al. Depressive symptoms and cognitive decline in nondemented elderly women: a prospective study. Arch Gen Psychiatry 1999;56:425-30.
38 Rocca WA, Hofman A, Brayne C, et al. Frequency and distribution of Alzheimer's disease in Europe: A collaborative study of 1980-1990 prevalence findings. Ann Neurol 1991;30:381-90.
39 Hofman A, Rocca WA, Brayne C, et al. The prevalence of dementia in Europe: A collaborative study of 1980-1990 findings. Int J Epid 1991;20:736-48.
40 Schmand B, Jonker C, Hooijer C, et al. Subjective memory complaints may announce dementia. Neurology 1996;46:121-5.
41 Geerlings MI, Jonker C, Bouter LM, et al. Association between memory complaints and incident Alzheimer's disease in elderly people with normal baseline cognition. Am J Psychiatry 1999;156:531-7.
42 Schofield PW, Jacobs D, Marder K, et al. The validity of new memory complaints in the elderly. Arch Neurol 1997;54:756-9.
43 Schofield PW, Marder K, Dooneief G, et al. Association of subjective memory complaints with subsequent cognitive decline in community-dwelling elderly individuals with baseline cognitive impairment. Am J Psychiatry 1997;154:609-15.
44 Eccles M, Clarke J, Livingston M, et al. North of England evidence based guideline for the primary care management of dementia. BMJ 1998;317:802-8.
45 Folstein MF, Folstein SE, McHuhg PR. Mini Mental-State, a practical method for grading the cognitive state of patients for the clinician. J Psychiatr Res 1975;12:189-98.
46 O'Connor DW, Pollitt PA, Hyde JB, et al. The reliability and validity of the Mini Mental-State in a British community survey. J Psychiat Res 1989;23:87-96.
47 Tombaugh TN, McIntyre NJ. The Mini Mental-State Examination: A comprehensive review. J Am Geriatr Soc 1992;40:922-35.
48 Ponds RWHM, Verhey FRJ, Rozendaal N, et al. Dementie-screening: validiteit van de Cognitieve Screeningtest (CST) en de Mini Mental-State Examination (MMSE). Tijdschr Gerontol Geriatr 1992;23:94-9.
49 Eefsting JA, Boersma F, Tilburg W van, et al. Bruikbaarheid van de 'Mini mental-state examination' voor het vaststellen van dementie; onderzoek naar de criteriumvaliditeit in een Nederlandse plattelandspopulatie. Ned Tijdschr Geneeskd 1997;141:2066-70.
50 Brooke P, Bullock R. Validation of a 6 item cognitive impairment test with a view to primary care usage. Int J Geriatr Psychiatry 1999;14:936-40.
51 Tierney MC, Szalai JP, Dunn E, et al. Prediction of probable Alzheimer disease in patients with symptoms suggestive of memory impairment. Value of the Mini Mental-State Examination. Arch Fam Med 2000;9:527-32.
52 Heeren ThJ, Lagaay AM, Beek WCA van, et al. Reference values for the Mini Mental-State Examination (MMSE) in octo- and nonagenarians. J Am Geriatr Soc 1990;38:1093-6.
53 Crum RM, Anthony JC, Bassett SS, et al. Population-based norms for the Mini Mental-State Examination by age and education level. J Am Med Ass 1993;269:2386-91.
54 Kempen GIJM, Brilman EI, Ormel J. De Mini Mental-State Examination. Normeringsgegevens en een vergelijking van een 12- en 20-item versie in een steekproef ouderen uit de bevolking. Tijdschr Geront Geriatr 1995;26:163-72.
55 Black SA, Espino DV, Mahurin R, et al. The influence of noncognitive factors on the Mini Mental-State Examination in older Mexican-Americans: findings from the Hispanic EPESE. Established Population for the Epidemiologic Study of the Elderly. J Clin Epidemiol 1999;52:1095-102.
56 Frank C. Dementia workup. Deciding on laboratory testing for the elderly. Can Fam Physician 1998;44:1489-95.
57 Luboshitzky R, Oberman AS, Kaufman N, et al. Prevalence of cognitive dysfunction and hypothyroidism in an elderly community population. Isr J Med Sci 1996;32:60-5.

Nuttige websites

Stichting Alzheimer Nederland (www.alzheimer-nederland.nl).
Vilans (www.zorgprogrammadementie.nl).
Kwaliteitsinstituut voor de gezondheidszorg CBO (www.CBO.nl).
Nederlands Huisartsen Genootschap (www.NHG.org).

Verwardheid

K. van der Meer en T.W.D.P. van Os

1 Inleiding

Verwardheid is een verstoring van het psychisch functioneren waarbij ongeordendheid in het gedrag van de patiënt centraal staat. Een patiënt die in de war is, kan zijn aandacht niet bij het gesprek houden, is onsamenhangend in zijn denken en doen, gedesoriënteerd in plaats en/of persoon en is vaak angstig en onrustig. Het beeld ontwikkelt zich dikwijls in korte tijd. Het is een indrukwekkende gebeurtenis voor de patiënt en zijn omgeving. De arts wordt geconfronteerd met een emotionerende en onoverzichtelijke toestand. Voor de arts is het meestal ook een moeilijke situatie. Men verwacht van hem dat hij handelend optreedt, terwijl hij nog in onzekerheid verkeert over wat er precies aan de hand is. Ook zijn eigen gevoelens van onzekerheid en machteloosheid spelen een rol van betekenis.[1] Wat te doen?

Aandoeningen waarbij verwardheid voorkomt zijn delier, dementie, intoxicaties met alcohol en drugs en acute psychose.

Uit onderzoek blijkt dat vooral bij oudere patiënten het herkennen van een delier niet altijd gemakkelijk is.[2] Bij een derde van de in het ziekenhuis opgenomen patiënten wordt de diagnose ten onrechte niet gesteld.[3] Dit geldt waarschijnlijk ook voor de afdeling Spoedeisende Hulp van het ziekenhuis en de huisartspraktijk.

2 De klacht in de bevolking

Verwardheid van de patiënt leidt vaak tot grote onrust van de omgeving. Soms kan het gedrag van de patiënt gevaar voor zichzelf en voor anderen opleveren.

Over het vóórkomen van verwardheid als symptoom in de bevolking zijn geen cijfers bekend.

In een Amerikaans onderzoek werd het voorkomen van delier in de bevolking geschat op 0,4% en bij personen boven de 55 jaar op 1,1% per jaar.[4]

Ouderen (65+) die in een algemeen ziekenhuis worden opgenomen, ongeacht de reden waarom, blijken frequent een delirant beeld te krijgen. Percentages rond de 20 worden gemeld.[5]

Patiënten met een delirant beeld zijn mensen die ernstig ziek zijn. De kans op overlijden en blijvende beperking is vooral bij ouderen hoog. Van de patiënten die met een delier in het ziekenhuis werden opgenomen, kwam 26% te overlijden. Van de mensen die weer naar huis konden, was na vijf jaar nog eens de helft overleden.[6]

Patiënten die voor een delier worden opgenomen, hebben een hoger risico op overplaatsing naar een verpleeghuis dan andere geriatrische patiënten die opgenomen zijn.[7]

Om de lezer een indruk te geven van de mate van bewijskracht ter onderbouwing van een aantal belangrijke diagnostische stappen, is deze onderbouwing door de auteurs als volgt aangegeven.
- [E] = Voldoende bewijskracht; dat wil zeggen meerdere goed opgezette onderzoeken met eensluidende uitkomsten in een vergelijkbare populatie.
- [A] = Sterke aanwijzingen of indirect bewijs; dat wil zeggen één goed opgezet onderzoek met betrekking tot een vergelijkbare populatie, of meerdere onderzoeken in andere, niet geheel vergelijkbare populaties.
- [C] = Consensus uit richtlijnen of standaarden met betrekking tot de populatie.

3 De eerste presentatie bij de dokter

Een patiënt met verwardheid zal zich niet vaak uit eigen beweging bij de arts melden vanwege deze klacht. Meestal leggen de partner, familie, verzorgenden (als de patiënt in een verzorgingshuis verblijft) of de politie (als de patiënt op straat is) het probleem aan de arts voor.

Het betreft dikwijls patiënten bij wie het vermogen de aandacht vast te houden achteruitgaat. Deze klachten gaan gepaard met andere stoornissen in de cognitie en de waarneming. Dit maakt het moeilijk een gesprek te voeren.

Het eerste doel in het contact is het creëren van een overzichtelijke situatie. Daarbij moet de hulpverlener een inschatting maken van eventueel gevaar voor zichzelf of voor anderen.

4 Pathofysiologie en differentiële diagnose

PATHOFYSIOLOGIE

Bij verwardheid is er sprake van een organische of functionele ontregeling van het cerebraal functioneren. Organische oorzaken zijn delier, dementie en middelenmisbruik, van functionele stoornissen is sprake bij schizofrenie, manie en ernstige psychosociale problemen. Bij de pathofysiologie van verwardheid bij ouderen is er meestal een al bestaande kwetsbaarheid.[8] Deze predisponerende factoren zijn:
- dementie;
- alcoholabusus;
- psychiatrische stoornissen;
- polyfarmacie;
- gehoor- en visusbeperking;
- hoge leeftijd;
- slaaptekort;
- ondervoeding en voedingsstoornissen (vitamine B_1, B_{12}, foliumzuurdeficiëntie).

Uitlokkende factoren voor het optreden van verwardheid in het algemeen zijn:
- intoxicaties (anticholinergica, sedativa salicylaten, alcohol);
- onttrekkingsreacties (alcohol, sedativa, tranquillizers);
- endocriene stoornissen (hyperthyreoïdie, hyperparathyreoïdie, hypoglykemie);
- metabole stoornissen (bijvoorbeeld uremie, leverinsufficiëntie, nierinsufficiëntie, elektrolytstoornissen);
- infecties (sepsis, pneumonie, bronchitis);
- trauma capitis;
- epilepsie;
- cerebrovasculaire stoornissen (beroerte);
- intracraniële processen (tumor, abces, subduraal hematoom);
- anoxia cerebri (door bronchopneumonie, decompensatio cordis, bloedverlies).

DIFFERENTIËLE DIAGNOSTIEK

In de differentiële diagnose van verwardheid kan men een aantal beelden onderscheiden.

Delier[9]

Het delier wordt gekarakteriseerd door een in korte tijd (uren tot dagen) ontstane daling van het bewustzijn. Ook kan er een wisselend bewustzijn optreden, of heeft de patiënt – meer subtiel – een verminderd vermogen de aandacht vast te houden of te richten. Daarnaast zijn er andere stoornissen in cognitie en waarneming. Desoriëntatie komt regelmatig voor. Het kortetermijngeheugen is vaak gestoord. Agitatie komt vooral tijdens de nacht voor wanneer externe prikkels ontbreken. Er kunnen hallucinaties optreden, die meestal visueel van aard zijn. De symptomen fluctueren vaak over het etmaal. Men onderscheidt een onrustige, hyperactieve vorm en een apathische, hypoactieve vorm. Combinaties daarvan komen overigens veel voor bij ouderen. Het delier is een uiting van een acute, diffuse cerebrale ontregeling.

In de huisartspraktijk wordt dit beeld vooral gezien bij oudere patiënten. Veelvoorkomende uitlokkende factoren zijn infecties (urineweginfecties, pneumonie), bijwerkingen van medicatie, in het bijzonder psychofarmaca en opiaten, een acuut trauma en urineretentie. Ook bij jongere patiënten met een ernstige hypoglykemie, alcoholonthouding of drugsgebruik (XTC) komt het delier voor. Verwardheid in het kader van een delier kan ook veroorzaakt worden door cerebrale afwijkingen (encefalitis, meningitis, contusio cerebri).

Delier volgens de DSM[10]

a Bewustzijnsstoornissen (gedaald bewustzijn of gedaald besef van de omgeving) met verminderd vermogen de aandacht te richten, vast te houden of te wisselen.
b De stoornis geeft aanleiding tot een verandering in het functioneren.
c Bovendien is er sprake van veranderingen in de cognitieve functies, zoals geheugenstoornis, desoriëntatie, taalstoornis en waarnemingsstoornis, die niet zijn toe te schrijven aan een eerdere zich ontwikkelende dementie.
d De stoornis ontwikkelt zich in korte tijd, meestal uren tot dagen, en heeft de neiging in de loop van de dag te fluctueren.
e Vermoeden uit anamnese, lichamelijk onderzoek of laboratoriumgegevens dat de stoornis wordt veroorzaakt door een of verschillende lichamelijke ziekten, geneesmiddelenintoxicaties of onttrekking van medicatie of alcohol.

Dementie

Een patiënt met dementie heeft vrijwel altijd een geheugenstoornis en heeft vooral problemen met het leren van nieuwe gegevens. Mensen met dementie hebben vaak weinig inzicht in de ernst van hun aandoening. Dementie is een chronisch probleem, maar er kunnen acute gedragsproblemen ontstaan in de vorm van een delier. Een dementiesyndroom predisponeert voor het ontstaan van een delier. Zie tabel 1 voor het onderscheid tussen delier en dementie. In het hoofdstuk *Vergeetachtigheid* wordt verder ingegaan op de diagnostiek van dementie.

Dementie volgens DSM[10]

a Geheugenstoornis (onvermogen nieuwe informatie te leren of zich eerder geleerde informatie te herinneren).
b Cognitieve stoornis zoals afasie (taalstoornis), apraxie (onvermogen motorische handelingen uit te voeren ondanks intact begrip en intacte motorische functies), agnosie (onvermogen objecten te herkennen of thuis te brengen ondanks intacte sensorische functies) en stoornissen in uitvoerende functies (bijvoor-

beeld plannen maken, organiseren, opeenvolgend handelen, abstraheren).
c De cognitieve stoornis veroorzaakt een belangrijke beperking in het sociaal en/of beroepsmatig functioneren, betekent een belangrijke achteruitgang ten opzichte van het vroegere hogere niveau van functioneren en komt niet uitsluitend voor tijdens het beloop van een delirium.

Tabel 1	Onderscheid tussen delier en dementie.	
	delier	*dementie*
ontstaan	relatief snel	langzaam
duur	kort	langer
bewustzijn	verlaagd	helder
aandacht	snel afgeleid	meestal goed
oriëntatie	gestoord	wisselend
geheugen	beperkt	korte termijn verminderd
denken	incoherent verward	verarmd
waarneming	hallucinaties	zelden hallucinaties

Schizofrenie

Schizofrenie is een chronische psychiatrische stoornis die wordt gekenmerkt door een karakteristieke verstoring van de waarneming, het denken en het voelen. Kenmerkende symptomen zijn wanen, hallucinaties, onsamenhangende spraak, ernstig chaotisch of katatoon gedrag en negatieve symptomen zoals vervlakking van het affect, spraakarmoede of apathie.
De symptomen van schizofrenie in combinatie met het veelvuldig voorkomend gebrek aan ziektebesef kunnen ertoe leiden dat de patiënt in disharmonie leeft met de buitenwereld.

Middelengebruik

Zeer veel geneesmiddelen kunnen verwardheid veroorzaken. Bekend zijn de opiaten en hun afgeleiden en de anticholinerge preparaten. Ook het gebruik van alcohol en XTC kan tot verwardheid leiden.

Verwardheid kan tevens optreden als onthoudingsverschijnsel bij alcohol- en benzodiazepinegebruik.

Manie

Verschijnselen van het manisch syndroom zijn, behalve de gestegen stemming (uitgelaten, ontremd), toegenomen interesse en ondernemingslust, toegenomen zelfwaardering met zelfoverschatting, kritiekloos gedrag en ontremming. Deze patiënten kunnen een verwarde, niet te volgen indruk maken.

Dit manisch syndroom kan onderdeel zijn van een bipolaire stoornis, maar kan ook worden uitgelokt door medicijngebruik (steroïden, antidepressiva).

Sommige verschijnselen van het manisch syndroom, zoals de grootheidswanen en de paranoïde wanen, kunnen sterk lijken op de symptomen van schizofrenie.

Depressie met psychotische kenmerken

Depressies komen veel voor bij ouderen, incidenteel met psychotische kenmerken. Er is sprake van meestal wanen, soms hallucinaties. De inhoud van de wanen is vaak in overeenstemming met de negatieve gevoelens in het kader van de depressie: zich slecht voelen, falen, dood, schuld en nihilisme. Bij een verwarde oudere is het soms niet eenvoudig om het onderscheid te maken tussen een delier, dementie en een (psychotische) depressie. Een eventueel herhaalde grondige (hetero)anamnese brengt de kenmerkende symptomen van een depressie aan het licht.

Psychosociale stress

Als gevolg van traumatische gebeurtenissen zoals geweld en plotseling verlies kunnen mensen psychisch decompenseren, met als symptoom bijvoorbeeld verwardheid.

Mensen met een verstandelijke handicap kunnen in de war raken bij voor hen ingrijpende gebeurtenissen zoals overlijden van een geliefd persoon of een verhuizing.

Epilepsie

Bij patiënten die een absence doormaken en ook bij patiënten met temporale epilepsie kan verwardheid als symptoom optreden.

Tabel 2 Diagnostisch schema verwardheid.

delier	infectieziekten	v
	metabole stoornissen	s
	cerebrale afwijkingen	z
dementie		v
psychosen	schizofrenie	s
	manie	z
depressie met psychotische kenmerken		z
middelengebruik		v
psychosociale stress		v
epilepsie		z

v = vaak oorzaak van verwardheid in de huisartspraktijk;
s = soms;
z = zelden.
Schuingedrukt: noodzakelijk in elk geval uit te sluiten.

5 Kansverdeling van diagnosen

De verdeling van oorzaken van verwardheid als ingangsklacht in de huisartspraktijk is niet bekend.

De indruk in de praktijk is dat men bij jongeren vooral schizofrenie, middelengebruik en alcoholonthouding ziet. Voor schizofrenie wordt de huisarts zeer zelden geraadpleegd: ongeveer voor twee nieuwe episoden per 1.000 patiënten per jaar, globaal even vaak voor mannen als vrouwen in de leeftijdsgroep van 25 tot 45 jaar.[11-14] [E]

Een delier kan op elke leeftijd optreden. Uit studies blijkt dat ouderen een veel grotere kans hebben een delier te ontwikkelen. Van de ouderen die in een ziekenhuis zijn opgenomen, blijkt ongeveer 20% een delier te ontwikkelen.[3,5,15-20] [E]

Postoperatief treedt vooral bij ouderen een delier op. Percentages rond de 30 worden gemeld. De aard van de toegepaste anesthesie is daarbij van ondergeschikt belang.[21-26] [E]

Ook patiënten die een beroerte hebben doorgemaakt, hebben een verhoogde kans een delier te krijgen. In een onderzoek vanuit de kliniek werd een percentage van 28 gemeld.[27] [A]

Dementie is typisch een ziekte van de oude dag, vooral van patiënten ouder dan 75 jaar.

Het ijlen, zoals dat voorkomt bij koortsende aandoeningen, wordt op alle leeftijden gezien.

Bij patiënten in de terminale fase van een maligne aandoening ontwikkelt zich frequent een delier.[28-31]

6 Betekenis van de voorgeschiedenis

Bij de delirante patiënt zijn gegevens uit de voorgeschiedenis van groot belang om achter de oorzaak van het delier te komen (zie kader).

Reeds aanwezige aandoeningen en het gebruik van geneesmiddelen zijn bij ouderen vaak de oorzaak van het optreden van een delier. Bovendien is de aanwezigheid van een dementiesyndroom predisponerend voor het ontstaan van een delier.[32]

Predisponerende factoren voor delier[9,33-37]

1 psychiatrische aandoeningen
   - persoonlijkheidsstoornis
   - dementie
   - psychose
2 middelengebruik: alcohol, drugs
3 somatische ziekten
   - hersenziekten (beroerte, tumor, infectie, epilepsie) of ernstig slaaptekort
   - metabole stoornissen (elektrolytenstoornissen, nier-, leverinsufficiëntie, anemie, vitamine B_{12}-deficiëntie); eventueel ten gevolge van tekort aan voeding of vocht
   - hormonale stoornissen (zoals hyperthyreoïdie, parathyreoïdie, diabetes mellitus)
   - infecties (luchtwegen, urinewegen)
4 visus- of gehoorbeperking
5 recent(e) trauma of ingreep
6 medicatie: psychofarmaca, vooral met anticholinerge werking, digitalis, diuretica, corticosteroïden

---

7 Betekenis van de anamnese

De anamnese dient ervoor de problemen van de patiënt in kaart te brengen en verder om aanwijzingen te vinden voor een delier, een psychiatrische of somatische aandoening. Dikwijls kan men bij verwardheid als hoofdprobleem niet zonder een heteroanamnese, omdat de patiënt zelf geen betrouwbare informatie kan leveren.

In een gesprek met de patiënt en de sleutelfiguren uit diens omgeving wordt beoogd (heteroanamnese):[1]
- een inventarisatie te maken van wat er gebeurd is en wat de problemen zijn;
- een overzicht te krijgen van de klachten;
- de problemen te ordenen;
- de hulpvraag van de patiënt en zijn omgeving vast te stellen;
- de urgentie van de medische problemen vast te stellen.

Men stelt hiertoe eenduidige, concrete vragen over:
- begin en beloop van de huidige symptomen: acuut ontstaan, duur, wisselend aanwezig;
- bekende somatische en psychiatrische aandoeningen en de behandeling hiervoor;
- recent medicijngebruik, alcohol, drugs: aanwijzingen voor intoxicatie of onthouding;
- acute stressoren.

Bij de anamnese kunnen de volgende symptomen bij de verwarde patiënt op een delier duiden:
- stoornissen van inprenting en geheugen;
- persoonsmiskenningen en vooral illusionaire vervalsing en hallucinaties;
- stoornissen in het denken: versneld, vertraagd of gefragmenteerd;
- ongerichte waandenkbeelden, vooral paranoïde;
- angst, radeloosheid of somberheid;
- geprikkeldheid, motorische onrust of apathie;
- klachten passend bij een somatische oorzaak van delier, zoals koorts, hoesten, dyspneu, pijn op de borst, acute buikpijn, mictieklachten en krachtsvermindering.

Van veel geneesmiddelen zijn bijwerkingen zoals verwardheid en delier beschreven[36]

- psychofarmaca
- analgetica: aspirines, opiaten
- antirheumatica: indometacine, naproxen, chloroquine

- bloedglucoseverlagende middelen (delier als gevolg van hypoglykemie)
- antihypertensiva: bètablokkers
- antiparkinsonmiddelen
- corticosteroïden
- cytostatica
- antihistaminica
- digitalis

8 Betekenis van het lichamelijk onderzoek[9]

Bij het onderzoek van de verwarde patiënt tracht men aanwijzingen te vinden voor een lichamelijke oorzaak. Het onderzoek richt zich vooral op de psychische toestand van de patiënt, op circulatiestoornissen, infecties en cerebrale aandoeningen en objectieve aanwijzingen voor middelengebruik:

- uitwendig letsel of tekenen van een fractuur;
- psychische toestand: verminderd of wisselend bewustzijn, gestoord affect, stoornissen in het denken, afwijkend gedrag;
- tekenen van cerebrale aandoeningen: verminderd bewustzijn, lateralisatieverschijnselen (pupillen, kracht, reflexen), meningeale prikkelingsverschijnselen, hoge bloeddruk (i.v.m. beroerte, hersentumor, subduraal hematoom, encefalitis, meningitis, contusio cerebri);
- tekenen van middelengebruik: alcoholfoetor, ataxie, spuitplekken (heroïne), ontstoken neus (cocaïne snuiven);
- voedings- en hydratietoestand (bij ouderen te beoordelen aan de orale slijmvliezen);
- tekenen van infectie: zieke indruk, koorts, eventueel hoge koorts met ijlen, dyspneu, longafwijkingen, peritoneale prikkelingsverschijnselen, drukpijnlijke nierloges (i.v.m. infecties van luchtwegen, urinewegen, sepsis);
- circulatiestoornissen/hypoxie: kleur bleek of cyanotisch, koud zweet, koude acra, snelle of irregulaire pols, lage bloeddruk, verminderde turgor, droge slijmvliezen, oedemen, derde harttoon, souffles (i.v.m. dehydratie, myocardinfarct, hartfalen, grote bloeding, ernstig astma/COPD, ernstige anemie);
- afwijkingen bij het buikonderzoek: onder meer een overvulde blaas.

Door een algemeen lichamelijk en neurologisch onderzoek kan men op het spoor komen van somatische oorzaken van een delier. Hierbij hoort ook het onderzoek van de inhoud van de medicijnkast.

9 Betekenis van eenvoudig aanvullend onderzoek[9]

Op grond van klachtenpatroon, leeftijd van de patiënt, chronische aandoeningen, medicijngebruik, trauma en de bevindingen bij lichamelijk onderzoek kan het volgende aanvullend onderzoek zinvol zijn.

BLOEDONDERZOEK

De arts bepaalt bij verdenking op delier meteen aan het bed de bloedglucosewaarde. Aangevraagd worden BSE, Hb, leukocyten, ALAT, gammaGT, creatinine, natrium, kalium, calcium, TSH, eventueel CD-tect (met het oog op alcoholgebruik). Bij verdenking op een myocardinfarct zijn enzymbepalingen geïndiceerd: CK-MB-fractie, troponine en eventueel LDH.

URINEONDERZOEK

Bij verdenking op delier wordt altijd meteen de urine onderzocht op tekenen van infectie, met behulp van de nitriettest eventueel gevolgd door een dipslide of urinekweek.

X-THORAX

Een thoraxfoto is gebruikelijk bij in het ziekenhuis opgenomen patiënten (i.v.m. pneumonie, andere longafwijking, tekenen van linker hartfalen).

ECG

Bij verdenking op een myocardinfarct is een ECG geïndiceerd.

10 Betekenis van complex aanvullend onderzoek

Vaak is er sprake van complexe problematiek. Nadere specialistische evaluatie van het beeld is dan aangewezen. Het hangt af van de ernst van het beeld, de (vermoedelijk) onderliggende somatische problematiek, de draagkracht van de mantelzorg en de zorgbehoefte van de patiënt of opname in het ziekenhuis is geïndiceerd.

Of in het geval van een oudere patiënt een algemene afdeling Interne geneeskunde van een ziekenhuis of een psychogeriatrische afdeling daarbij de voorkeur heeft, is geen uitgemaakte zaak.[7,38-46]

Wanneer geen somatische problematiek aanwijsbaar is voor de verwardheid, wordt in geval van een acute psychose een psychiater in consult gevraagd.

Bij alcohol- en drugsproblematiek is het consultatiebureau voor alcohol en drugs een verwijsinstantie voor verdere zorggerichte diagnostiek.

Bij verdenking op een hersenaandoening kan nader neurologisch onderzoek, onder meer met behulp van een CT- of MRI-scan, geïndiceerd zijn.

11 Samenvatting

Verwardheid is een indrukwekkend symptoom waarachter een groot aantal aandoeningen kan schuilgaan: bij jongeren vooral schizofrenie, middelengebruik en alcoholonthouding. Zeker bij ouderen moet men uitgaan van een multifactoriële conditie waarbij onderscheid kan worden gemaakt tussen verschillende predisponerende factoren (hoge leeftijd, dementie, polyfarmacie, psychiatrische stoornissen) en luxerende factoren (infecties, alcohol, farmaca, metabole en endocriene ziekten, trauma, cerebrale aandoeningen, cardiovasculaire aandoeningen).

Vooral bij ouderen heeft het delier een minder gunstig beloop, met een verhoogde kans op blijvende hulpbehoevendheid of overlijden.

Literatuur

1 Westing IFM van, Vries H de, Feyen W, et al. Acute psychiatrie in de huisartspraktijk: Angst en onrust. Modern Medicine 2000;3:110-6.
2 Lipowski ZJ. Delirium in the eldery patient. N Engl J Med 1989;20:578-82.
3 Inouye SK. Delirium in hospitalized older patients. J Geriatr Psychiatry Neurol 1998;11:118-25.
4 Folstein MF, Bassett SS, Romanoski AJ, et al. The epidemiology of delirium in the community: the Eastern Baltimore Mental Health Survey. Int Psychogeriatr 1991;3:169-76.
5 Martin NJ, Stones J, Young JE, et al. Development of delirium: a prospective cohort study in a community hospital. Int Psychogeriatr 2000;12:117-27.
6 Hemert AM van, Mast RC van der, Hengeveld MW, et al. Excess mortality in general hospital patients with delirium: a 5-year follow-up of 519 patients seen in psychiatric consultation. J Psychosom Res 1994;38:339-46.
7 Albronda T, Bruijns E, Willekens FLA. Diagnosen en ontslagbestemmingen van patiënten opgenomen wegens psychisch disfunctioneren op een afdeling geriatrie. Ned Tijdschr Geneeskd 1996;140:1993-6.
8 Olde Rikkert MGM, Lisdonk EH van de. ABC voor analyse van acute verwardheid bij ouderen. Huisarts Wet 2001;44:291-6.
9 Weele GM van der, Dijk A van, Eekhof JAH, Olde Rikkert MGM, Scholtes ABJ, Veehof LJG, et al. NHG-Standaard Delier bij ouderen. Huisarts Wet 2003;46(3):141-6.
10 DSM-IV Patiëntenzorg. Diagnostiek en classificatie van psychische stoornissen voor de geneeskunde. Lisse: Swets en Zeitlinger, 1996.
11 Werf GTh van der, Smith RJA, Stewart RE, et al. Spiegel op de huisarts. Groningen: Rijksuniversiteit Groningen, Disciplinegroep Huisartsgeneeskunde, 1998.
12 Lisdonk EH van, Bosch WJHM van den, Huygen FJA, Lagro-Janssen ALM, Schers HJ. Ziekten in de huisartspraktijk. Maarssen: Elsevier Gezondheidszorg, 2008.
13 Afdeling Sociale Geneeskunde, afdeling Psychiatrie, afdeling Huisartsgeneeskunde. Regioproject Nijmegen 2: Psychiatrische morbiditeit in de regio. Nijmegen: Katholieke Universiteit Nijmegen, 1999.
14 Okkes IM, Oskam SK, Lamberts H. Van klacht naar diagnose. Bussum: Coutinho, 1998.
15 Francis J, Martin D, Kapoor WN. A prospective study of delirium in hospitalized elderly. JAMA 1990; 263:1097-101.
16 Litaker D, Locala, FK, Bronson DL, et al. Preoperative risk postoperative delirium. Gen Hosp Psychiatry 2001;23:84-9.
17 Elie M, Cole MG, Primeau FJ, et al. Delirium risk factors in elderly hospitalized patients. J Gen Intern Med 1998;13:204-12.
18 Schor JD, Levkoff SE, Lipsitz LA, et al. Risk factors for delirium in hospitalized elderly. JAMA 1992;26: 827-31.

19 Elie M, Rousseau F, Cole M, et al. Prevalence and detection of delirium in elderly emergency department patients. CMAJ 2000;163:977-81.
20 Levkoff SE, Evans DA, Liptzin B, et al. J. Delirium. The occurrence and persistence of symptoms among elderly hospitalized patients. Arch Intern Med 1992; 152:334-40.
21 Marcantonio ER, Flacker JM, Wright RJ, et al. Reducing delirium after hip fracture: a randomized trial. J Am Geriatr Soc 2001;49:516-22.
22 Williams-Russo P, Sharrock NE, Mattis S, et al. Cognitive effects after epidural vs general anesthesia in older adults. A randomized trial. JAMA 1995;274: 44-50.
23 Dai YT, Lou MF, Yip PK, et al. Risk factors and incidence of postoperative delirium in elderly Chinese patients. Gerontology 2000;46:28-35.
24 Pfitzenmeyer P, Musat A, Lenfant L, et al. Postoperative cognitive disorders in the elderly. Presse Med 2001;30:648-52.
25 Crul BJ, Hulstijn W, Burger IC. Influence of the type of anaesthesia on post-operative subjective physical well-being and mental function in elderly patients. Acta Anaesthesiol Scand 1992;36:615-20.
26 Williams-Russo P, Urquhart BL, Sharrock NE, et al. Post-operative delirium: predictors and prognosis in elderly orthopedic patients. J Am Geriatr Soc 1992; 40:759-67.
27 Martin M, Figiel G, Mattingly G, et al. ECT-induced interictal delirium in patients with a history of a CVA. J Gertiatr Psychiatry Neurol 1992;5:149-55.
28 Verhagen EH, Eliel MR, Graeff A de, et al. Sedatie in de laatste levensfase. Ned Tijdschr Geneeskd 1999; 143:2601-3.
29 Lawlor PG, Gagnon B, Mancini IL, et al. Occurrence, causes and outcome of delirium in patients with advanced cancer: a prospective study. Arch Intern Med 2000;160:786-94.
30 Weinrich S, Sarna L. Delirium in the older person with cancer. Cancer 1994;74(Suppl):2079-91.
31 Breibart W, Strout D. Delirium in the terminally ill. Clin Geriatr Med 2000;16:357-72.
32 Rahkonen T, Luukkainen-Markkula R, Paanila S, et al. Delirium episode as a sign of undetected dementia among community dwelling elderly subjects: a 2 year follow up study. J Neurol Neurosurg Psychiatry 2000;69:519-21.
33 Marcantonio ER, Juarez G, Goldman I. The relationship of postoperative delirium with psychoactive medications. JAMA 1994;272:1518-22.
34 Tune LE, Bylsma FW. Benzodiazepine-induced and anticholinergic-induced delirium in the elderly. Int Psychogeriatr 1991;3:397-408.
35 Young BK, Camicioli R, Ganzini L. Neuropsychiatric adverse effects of antiparkinsonian drugs. Drugs Aging 1997;1:367-83.
36 Gray SL, Lai KV, Larson EB. Drug-induced cognition disorders in the elderly: incidence, prevention and management. Drug Saf 1999;21:101-22.
37 Moore AR, O'Keeffe ST. Drug-induced cognitive impairment in the elderly. Drugs Aging 1999;15:15-28.
38 Waard JA van, Mast RC van der. Een delirium? Opname in het algemeen ziekenhuis, niet in het psychiatrische. Ned Tijdschr Geneeskd 2000;144: 913-5.
39 Stroomer-van Wijk AJM, Kamperman KM. Ned Tijdschr Geneeskd 2000;144:1422-3.
40 Mensink HJ, Heeren TJ. Delier in het verpleegtehuis. Ned Tijdschr Geneeskd 1995;139:257-9.
41 Rahkonen T, Luukkainen-Markkula R, Paanila S, et al. R. Systematic intervention for supporting community care of elderly people after a delirium episode. J Neurol Neurosurg Psychiatry 2000;69: 519-21.
42 Zayas EM, Grossberg GT. The treatment of psychosis in late life. J Clin Psychiatry 1998;59 Suppl 1:5-10.
43 Flacker JM, Marrcantonio ER. Delirium in the elderly. Optimal management. Drugs Aging 1998;13: 119-30.
44 Carter GL, Dawson AH, Lopert R. Drug-induced delirium. Incidence, management and prevention. Drug Saf 1996 Oct;15(4):291-301.
45 Bross MH, Tatum NO. Delirium in the elderly patient. Am Fam Physician 1994;50:1325-32.
46 Francis J, Kapoor WN. Prognosis after hospital discharge of older medical patients with delirium. J Am Geriatr Soc 1992;40:601-6.

Bronvermelding afbeeldingen

Duizeligheid
Figuur 2: NTvG 1998; 142(49): 2671.

Horen, slechter
Figuur 2: M.C. Smith, H.R. Cable, J.F. Wilmot, Pure tone audiometry: Comparison of general practice and hospital services. J R Coll Gen Pract 1988 Dec; 38(317): 552-5.

Nekpijn
Figuur 2: A.H.M. Lohman, Vorm en beweging. Houten/Diegem: Bohn Stafleu van Loghum, 2000.
Figuur 3 en 4: Orthopedische casuïstiek, Houten/Diegem: Bohn Stafleu van Loghum, 2002.

Ooglidklachten
Figuur 4a, 4b, 5a, 6, 7 en 8: J.S. Stilma, Th.B. Voorn, Oogheelkunde. Houten: Bohn Stafleu van Loghum; 2008.

Rood oog
Figuur 2 t/m 11: dr. M.J.W. Zaal, VU medisch centrum Amsterdam, afdeling Oogheelkunde.

Stemklachten
Figuur 14: NTvG 2001;145(21): 985-989.

Visusdaling, acute
Figuur 2, 3 en 4: J.S. Stilma en Th.B. Voorn, Oogheelkunde. Houten: Bohn Stafleu van Loghum, 2008.

Visusdaling, geleidelijke
Figuur 2 t/m 6: J.S. Stilma en Th.B. Voorn, Oogheelkunde. Houten: Bohn Stafleu van Loghum, 2008.

Kortademigheid
Figuur 3: T.R.J. Schermer, H.T.M. Folgering, B.J.A.M. Bottema, et al, The value of spirometry for primary care: asthma and COPD. Prim Care Respir J2000; 9(3): 51-55.

Amenorroe/oligomenorroe
Figuur 3: World Health Organization. WHO Manual for standardized investigation and diagnosis of the infertile couple. Cambridge: Cambridge University Press; 1993.

Buikpijn, acute
Figuur 5: dr. D. de Jongh, VU medisch centrum Amsterdam, afdeling Heelkunde.

Buikpijn, chronische
Figuur 1, 2, 3, 4, 6 en 7: dr. M.E. Craanen, VU medisch centrum Amsterdam, afdeling Gastroenterologie.

Dyspareunie
Figuur 4: Supplerende atlas til Dermatologi og Venerologi 3. Kopenhagen: FADL's forlag, 1999.

Hand- en polsklachten
Figuur 4: F.C. Breedveld en J. Dequeker, Leerboek Reumatologie, Houten/Zaventem: Bohn Stafleu van Loghum, 1992.

Oedeem, voeten
Figuur 2: J.N. Keeman, Casuïstische heelkunde in beeld. Pitting oedeem. Houten: Bohn Stafleu van Loghum, 1998.

Schouderklachten
Figuur 3, 5 en 9: dr. A. de Gast, VU medisch centrum Amsterdam, afdeling Orthopedie.
Figuur 6 t/m 8: dr. J.C. Winters, RU Groningen, afdeling Huisartsgeneeskunde.

Ulcus aan het onderbeen en de voet
Figuur 2 en 3: J.H. Sillevis Smitt, J.J.E. van Everdingen, Th.M. Starink, H.E. van der Horst, Dermatovenereologie voor de eerste lijn. Houten: Bohn Stafleu van Loghum, 2009.

Voetklachten
Figuur 5: J.M. Okkes, S.K. Oskam, H. Lamberts, Van klacht naar diagnose. Episodegegevens uit de huisartspraktijk. Bussum: Coutinho, 1998.

Lokale zwelling huid
Figuur 8 en 11: H.E. Fokke, De huid, huidziekten en huidcorrecties. Houten/Zaventem: Bohn Stafleu van Loghum, 1993.
Figuur 3, 4, 5, 10 en 12: Capaciteitsgroep Dermatologie, Academisch Ziekenhuis Maastricht.

Register

A

aambeien	384
aangezichtspijn, neuralgische	141
aanpassingsstoornis	834
aanvullend onderzoek	23
abces, dentogeen	173
abdomen	
–, gootsteengeruisen	517
–, onderzoek	492
–, röntgenonderzoek	508
abortus	756
ACE-remmer	314
achalasie	393
achillespees	600
–, peritendinitis	735
–, -ruptuur	735
acne	801, 803
–, conglobata	796
–, ectopica	796
–, excoriée	796
–, rosacea	221
–, vulgaris	795, 796
–, vulgaris, donkere huid	795
acromioclaviculaire gewricht, palpatie	705
actometrie	828
acusticusneurinoom	30, 250
adams-stokes-aanval	295
ademcentrum	340
ademdruk	256
ademhaling	339
–, regulatie	339
adenoïdhypertrofie	240
adhesies	429, 431
adrenogenitaal syndroom	372
advanced sleep phase-syndrome	824
afonie	255
aften	164, 175
–, keelpijn	164
afweer	
–, cellulaire	95
–, humorale	95
agorafobie	813, 816
alcohol	46
–, -misbruik	834
alibivraag	831
allergie	200, 755
–, spermadodende middelen	458
allochtone vrouw	368
Alzheimer, ziekte van	822
amandelen	70
amaurosis fugax	268
amblyopie	277
amenorroe	367
–, criteria voor verwijzing	379
–, functionele	367, 372, 375
–, fysiologie	369
–, primaire	367, 371
–, secundaire	367
American Joint Committee on Cancer-stadiumindeling	793
amslerkaartje	286
anale klacht	383
–, differentiële diagnose	386
–, huidaandoening	387
anamnese	22
Andrews-Barber, ziekte van	800
anemie	31, 110, 340, 346, 358, 426
–, ferriprieve	552
angina abdominalis	428
angina pectoris	353, 358, 700
–, ECG	359
–, instabiele	353, 358
angineuze pijn, niet-	351
angiodysplasie	525, 526
angiografie	531
angioom, seniel	784
angst	28, 809
–, abnormale	809
–, bij sociale problemen	812
–, en middelengebruik	812
–, gegeneraliseerde	810
–, -gevoel bij somatische aandoening	812
–, indeling naar klinische beelden	813
–, -klachten	831
–, pathofysiologie	811
–, pathologische	816
–, reële	816
–, -stoornis	32, 297, 300, 812, 815, 834
–, gegeneraliseerde	815, 816
–, niet-signaleren	810
–, prevalentie	355, 809
anisocorie	214
anomanometrie	388
anorectaal functieonderzoek	518
anorexia nervosa	53, 372, 515
–, prognose	54
–, somatische gevolgen	54
anorexie	53
anosmie	372
antiarrhythmica	297, 302

antibioticumgebruik	762
anticipatieangst	810
anticonceptie	
–, bijwerkingen	554
–, hormonale	45
anticonceptiva, orale	460
antidepressiva, tricyclische	45
antidepressivum	372
anti-DNAse-B-test	617
anti-emeticum	372
antihypertensivum	372
antinucleaire antistof (ANA)	616
antinucleaire factor (ANF)	616
antipsychoticum	372
antistreptolysinetiter (AST)	617
anus	
–, carcinoom	387
–, pijn in de	383
aorta thoracalis, dissectie	354
aortaklepstenose	353, 358
apathie	70
appendicitis	71, 405
–, acute	408
apprehension sign	646
apprehensiontest	706
a-priorikans	22
arteria centralis retinae, afsluiting	268
arteriële afsluiting	674
arteriitis temporalis	80, 87, 141, 145
artritis	603, 610, 671
–, alarmsignalen	615
–, bacteriële	611
–, bij M. Crohn	613
–, differentiële diagnose	613
–, e.c.i.	613
–, familiaire belasting	613
–, huidmanifestaties	615
–, juveniele	613, 672
–, M. Sjögren	613
–, psoriatica	613
–, reactieve	611, 612, 613
–, reumatoïde	80, 207, 611, 615, 618, 623, 625, 628, 671, 700
–, ACR-criteria	612
–, levensverwachting	610
–, röntgenonderzoek	617, 630
–, septisch	603
–, septische	611
artrose	596, 603, 609, 610, 611, 615, 618, 622, 624, 634, 671
–, duim	627
–, en obesitas	615
–, kwaliteit van leven	610
–, posttraumatische	601
–, voet	728
arytenoïdluxatie	259
Asherman, syndroom van	374, 379
asthenopie	282
astigmatisme	279
astma	312, 317, 339, 743
–, allergisch	320
–, voorgeschiedenis	315
atelectase	339
atheroomcyste	100, 326, 783
atherosclerose	29, 673, 714
–, auscultatie	676
atopie	342, 772, 776
atopisch syndroom	749
atrioventriculaire re-entry tachycardie	294
atriumfibrilleren	297, 298
atrophie blanche	712
audiogram	157, 158, 253
–, spraak-	158
audiometrie	37
auditieve verwerkingsproblematiek	159
aura	140
auscultatoire afwijkingen	309
auto-immuunziekte	80
automaticiteit, abnormale	294
automutilatie	775
AV-dissociatie	295
AV-knoop	293
AV-nodale re-entry	294
AV-nodale re-entry tachycardie	297
avulsiefractuur	598
axiale pijn	615

B

bacteriële overgroei	446
bacteriëmie	407
baker-cyste	638
balanitis	458, 462, 489
ballen, blauwe	459
bankart-laesie	699
bartholinitis	462
basaalcelcarcinoom	785, 787, 790, 791
Bechterew, ziekte van	686, 691
bedactivisme	822
beenarterie, afsluiting	674
beenlengteverschil	689
beenmergdepressie	95
beenpijn	667
–, alarmsignalen	678
–, neurologisch onderzoek	677
–, oorzaken bij kinderen	674
–, reflexen	677
Behçet, syndroom van	175
bekkenbodem	
–, beschadiging	579
–, functiestoornis	512
–, fysiologie	579
–, -spieren, onderzoek	546
–, -syndroom, spastisch	514
bell-parese	224
belroos	760
benigne paroxismale positieveranderingsduizeligheid (BPPD)	29, 30, 32
beperking, functionele	609
berg	744
bernstein-test	400
bètablokker	45, 314
beweging, vermijden van	28
bewegingsdrang	412
bewegingsonzekerheid	29, 32
bewijskracht	21
–, mate van	18

bewustzijnsverlies	124	–, laboratoriumdiagnostiek	400
bipolaire stoornis	834	–, maligniteit	394
blaas		–, niet-acute	391
–, -atonie	477	bovenbuikpijn, inspanning	413
–, -contractiliteit, verminderde	542	bovensteluchtweginfectie	239, 262
–, -ontsteking	486	–, aspecifieke	162
–, -percussie	480	–, laboratoriumonderzoek	201
–, -pijnsyndroom, chronisch	488	–, roken	243
–, -steen	477	Bowen, ziekte van	788, 791
–, -syndroom, overactieve	541	braakcentrum	501
blefaritis	221	braaksel, aard van het	505
–, squamosa	221	bradycardie	295
–, ulcerosa	221	brain natriuretic peptide	346
blefarospasme	224	brain-gut axis	424
blindheid, psychogene	269	brainstem electric response audiometry	159
bloed		braken	499, 501
–, -kweek	72, 89	–, alarmsignalen	507
–, -onderzoek	72	–, anticipatoir	504
–, bij koorts	89	–, beïnvloedende factoren	505
–, suiker, nuchter	776	–, buikoperatie	505
–, -verlies		–, buikpijn voorafgaand aan	507
–, intermenstrueel	551, 557	–, gewichtsverlies	507
–, irregulier	558	–, medicijngebruik	506
–, postmenopauzaal	551	–, nicotineovermaat	506
–, rectaal	57	–, wijze van	505
–, tussentijds	558	–, zuigelingen en kleine kinderen	500
bloedgasanalyse	348	BRCA1-gen	327
bloeding, subarachnoïdale	141	BRCA2-gen	327
bloedingsneiging, verhoogde	559	Breslow, tumorstadiëring volgens	792
bloedinkjes onder de nagel	87	bronchiëctasieën	312
blozen	763	bronchiolitis	310
body mass index (BMI)	41	bronchitis	
boezem		–, acute	310
–, -fibrilleren	294, 300, 303	–, bacteriële verwekker	311
–, -flutter	294	–, chronische	312
–, -tachycardie	294	–, virale verwekker	310
bone-criteria	78	bronchoscopie	321
Bonnet, stand van	643	Brudzinski, teken van	70
Bordetella pertussis	311	brughoektumor	30, 153
borst		BSE-bepaling, onderscheidend vermogen van	116
–, -kanker	42	buik	
–, familiaire belasting	327	–, défense musculaire	416
–, risicofactoren	329	–, drukpijn	416
–, screening	327, 328	–, loslaatpijn	416
–, pijn op de	351	–, -omvang, absolute	41
–, alarmsignalen	359	–, onderzoek van de	415
–, koorts	357	–, -overzichtsfoto	518
–, lokale drukpijn	358	–, percussiepijn	416
–, psychiatrische aandoening	353	–, regio-indeling	423
–, refluxziekte	354	–, verklevingen	424
–, skelet en spierstelsel	352	–, -vet	42, 49
–, vaststellen van ernst	358	–, wandpijn	408, 429
–, voorgeschiedenis	355	buikpijn	
–, X-thorax	360	–, acute	403
–, -voeding	458	–, aard van de pijn	411
–, -zelfonderzoek, systematisch	325	–, alarmsymptomen	415
botdensiteit	686	–, beeldvormend onderzoek	419
bouchard-noduli	622, 624, 629	–, bloedonderzoek	418
bovenbuik, echo	508	–, braken	414
bovenbuikklachten	391, 392	–, CT-scan	419
–, alarmsymptomen	398	–, differentiële diagnose	406
–, differentiaal diagnose	393	–, echografie	419
–, echografie	400	–, intensiteit	412

–, intoxicatie	415
–, koorts	414
–, laparoscopie	419
–, lokalisatie	412
–, palpatie	415, 416
–, pathofysiologie	404
–, tijdsbeloop	412
–, urineonderzoek	418
–, zwangerschapsreactie	418
–, bij kinderen	425
–, chronische	423, 426
–, aanvullend onderzoek	434
–, aard van de pijn	431
–, alarmsignalen	432
–, anamnese	431
–, buikonderzoek	433
–, coloscopie	436
–, defecatie	432
–, familieanamnese	431
–, kinderen	424
–, medicatie	432
–, pathofysiologie	424
–, rectaal toucher	433
–, rectosigmoïdoscopie	436
–, urogenitale klachten	432
–, vaginaal toucher	434
–, voeding	432
–, waterstofademtest	436
–, scoresystemen	418
buis van Eustachius, buis van, acute disfunctie	152
bunionette	729
bursitis	638, 698, 703
–, olecrani	591, 593
–, prepatellaris	638
–, retrocalcanea	600, 603

C

calcaneodynie	727
calorie-inname, verhoogde	44
candida	455
Candida albicans	762, 765
Candida-infectie	259, 462
candidiasis	748
–, vaginalis	569
–, medicatie	572
candidose	172, 177
cannon wave	302
CANS	591, 592, 701
capillairy refill	677
capsulair patroon	698
capsulitis	704
–, adhaesiva	698
caput medusae	659
carcinoma	
–, basocellulare	787
–, spinocellulare	787
carcinoom	
–, colorectaal	427
–, cytologie/hystologie	334
–, mond-keelholte	164
cardiovasculaire aandoeningen	827
carnett-test	399
carotismassage	131

carpaletunnelsyndroom	612, 621, 623, 626
–, menopauze	623
–, Phalen-test	629
–, sensibiliteitsonderzoek	629
–, teken van Tinel	629
–, tintelingen	627
–, zwangeren	623
case-control design	21
cataract	280
caudasyndroom	686, 688
CBO-richtlijn	19
cellulitis	222, 671, 716, 748
centorcriteria	168
centraal zenuwstelsel	369
centraalveneuze druk	345
–, meting van	658
cerumen	152, 227, 228
–, overmatig	231
cervicale wervelkolom	
–, functieonderzoek	705
–, neurologisch onderzoek	705
cervicitis	462
cervix	
–, aandoeningen van	554
–, -carcinoom	462, 554
–, -poliep	462
–, -uitstrijk	463, 560
chalazion	222, 223
charcot-voet	600
cheilitis actinica	177
chemoreceptor trigger zone	504
Chlamydia	
–, -infectie	408
–, trachomatis	554
–, -infectie	569
cholecystitis, acute	408
cholestase	776
cholesteatoom	34, 153, 239, 250
chondrodermatitis nodularis helicis	242, 785
chromosoomonderzoek	379
chronisch veneuze insufficiëntie	712
chronischevermoeidheidssyndroom, criteria	110
circulatie, stoornis in de	340
cirkeltachycardie	295
claudicatio	
–, intermittens	600, 667, 669, 674, 714
–, neurogene	670, 686
–, vasculaire	670
clinical impression scale	72
close fist sign	629
Clostridium difficile	85
clusterhoofdpijn	139, 140, 144
coeliakie	394, 426, 430, 433, 446
–, antistoffenbepaling	58
coïtus	
–, man, fysiologie	456
–, man, pijnlijke	456
–, vrouw, fysiologie	456
colitis	526
–, infectieuze	427
–, ischemische	428, 524
–, na radiotherapie	524
–, ulcerosa	427, 430, 524, 763

collaps, vasovagale	29, 31
colon	
–, acute ischemie	526
–, -inloopfoto	533
–, -inlooponderzoek	518
–, -motiliteit, stoornis	512
–, -oscopie	518
–, -perforatie	405
colorectaal carcinoom	524, 529
–, risicogroepen	528
coloscopie	59, 464, 531, 533, 562
coma	121
comedo	796
commissura, nauwe	457
Complaints of the Arm, Neck and/or Shoulder (CANS)	625, 701
compressietherapie	714
conditioneringsproces, negatief	822
condyloma acuminatum	386, 570, 785
conjunctiva	
–, bloeding	204
–, corpus alienum	206
–, follikel	213
–, papil	213
–, vasodilatatie	204
conjunctivitis	203, 205, 612
–, allergische	203, 205, 209
–, bacteriële	205
–, door geneesmiddelen	212
–, virale	205
consensusafspraak	19
contactallergie	231
contactbloeding	551, 558
contacteczeem	745, 750, 762, 764, 765
–, allergisch	745
–, ortho-ergisch	745
contactlenzen, complicaties	212
contactreden	16
contactulcus	259
continentie	
–, mechanisme	384
–, urine	539
Continue Morbiditeits Registratie	17, 367
controleverlies	609
contusie	636
conversie	256
COPD	311, 312, 317, 338, 341
–, roken	314
cornea	
–, aandoeningen van	279
–, -erosie	207, 209
corona phlebectatica	712
coronair syndroom, acuut	353
coronairangiogram	361
corpus luteum	369
corticosteroïdgebruik	603
Costen, syndroom van	242
Courvoisier, wet van	399
coxartrose	674
Coxiella burnetii	312
coxsackievirus	78
craniofaryngioom	373
C-reactief proteïne	168, 320
crepitatie	310
Crohn, ziekte van	175, 427, 430, 524, 763
Cushing, syndroom van	367
CVA	29
cyclus, anovulatoire	372
cyste	334
–, epidermale	785
–, milium-	786
cystische fibrose	314
cystitis	407, 486
–, interstitiële	488
–, radiatie-	488
–, verworven anatomische afwijkingen met afvloedbelemmering	487
cystokèle	491, 541, 580
cystometrie	548
cystoscopie	482, 496, 548
cytokines	756
cytomegalievirus	78, 103
cytostaticum	373

D

dagboekonderzoek	16
dag-nachtritme, verstoring	823
darmobstructie	409
dauwworm	743
D-dimeerfragment	662
d-dimeertest	347, 359
decompensatio cordis	47, 48, 314, 318
decubitus	715
–, indeling	715
–, risicofactoren	715
defecatie	
–, -patroon, veranderd	56
–, -reflex	512
–, -verandering	387
defecografie	388
dehydratie	65, 448, 449, 515
delayed sleep phase-syndrome	824
delier	841, 846, 855, 856
–, bloedonderzoek	860
–, en dementie, onderscheid	857
–, lichamelijk onderzoek	860
–, predisponerende factoren	859
–, symptomen	859
–, uitlokkende factoren	856
–, urineonderzoek	860
–, volgens de DSM	857
dementie	57, 857
–, angst voor	841
–, beginnende	834
–, cognitieve functietest	849
–, frontotemporale	844
–, lichamelijk onderzoek	850
–, met lewy-lichaampjes	845
–, reversibiliteit	843
–, subcorticale	845
–, -syndroom	844
–, van het alzheimertype	844
–, DSM-IV-criteria	844
–, pathofysiologie	844
–, vasculaire	845
–, na CVA	845

–, pathofysiologie 845
–, secundaire preventie 845
–, volgens DSM 857
–, vroege symptomen 843
dependency syndrome 653
depotprogestagenen 373, 554
depressie 815, 846
  –, anamnesevragen 836
  –, bio-psycho-sociaal bepaald 833
  –, chronische aandoeningen 834
  –, diagnostisch gesprek 836
  –, gemaskeerde 110
  –, implicaties 832
  –, indicaties voor verwijzing 839
  –, kans op recidieve 833
  –, met psychotische kenmerken 858
  –, negatieve cognities 833
  –, slaapstoornissen 823
  –, symptomen 833
  –, voorgeschiedenis 835
  –, vragenlijsten 838
depressiviteit 609
dermatitis 741
  –, perioralis 797
dermatofibroom 784
dermatoliposclerose 712
dermatomycose 747, 761
dermatoscopie 792
dermatose, juveniele plantaire 747
descemet
  –, -beslag 214
  –, -stippen 207
descensus uteri 491, 580
desequilibrium 27, 29, 32
diabetes mellitus 42, 43, 54, 56, 395, 478, 515, 569, 600, 601, 623, 686, 698
  –, blaasfunctiestoornis 487
  –, jeuk 773
  –, visusdaling 282
diagnose, kansverdeling 21
diagnosticeren 23
diagnostiek
  –, betekenis van de 22
  –, hypothesegestuurd 15
  –, opbrengst van de 23
diagnostisch schema 21
diarree 441
  –, acute 441, 444
  –, alarmsymptomen 449
  –, chronische 441, 445
    –, functionele achtergrond 446
    –, organische oorzaken 445
    –, parasitologische oorzaak 450
  –, differentiaaldiagnose 447
  –, endoscopie 451
  –, exsudatieve 444
  –, incidentie 442
  –, infectieuze 443
  –, osmotische 444
  –, paradoxale 445
  –, prevalentie 442
  –, secretoire 444

diepveneuze trombose 668, 674, 675, 712
  –, bloedonderzoek 678
  –, echografie 678
  –, roodheid 675
difterie 164
digitalis 302
dioptrie 279
discografie 692
discopathie 184
discusherniatie 670
discusprotrusie 184
disfunctioneren, sociaal 837
distorsie 636
diuretica 31
diverticulitis 408, 426, 430
diverticulose 426
divertikel 524, 526
dix-hallpiketest 36
doofheid, perceptie- 157
doorbraakbloeding, oestrogene 553
Down, syndroom van 166
  –, visusdaling 282
down/depressief gevoel 834
draaiduizeligheid 27, 28, 30
droogte, vaginale, medicatie 457, 460
droombelevingen 821
drop attack 127
druktrauma 241
dubbelzien 284
duimgewricht, functieonderzoek 628
duizeligheid 27
  –, aard van de klacht 33
  –, alarmsignalen 34
  –, chronische 32
  –, medicatie 32
  –, ouderen 32
  –, testen 35
duplex echogram, veneuze 720
duplexonderzoek 678
Dupuytren, contractuur van 625, 628
dwanggedachte 814
dwanghandeling 814
dysenterie 442
dysfagie 394, 398
dyspareunie 455, 541
  –, alarmsymptomen 462
  –, anamnese 460
  –, diepe 455, 458, 462
  –, oppervlakkige 455
  –, schaamte 461
  –, stress 460
  –, tijdelijke 461
  –, traumatische oorzaken 460
  –, vrouwen 455
dyspepsie 392, 393, 395, 397
  –, functionele 407
dyspneu
  –, acuut ontstaan 342
  –, d'effort 656
dysthymie 834
dysurie 485

E

ECG
- -, geautomatiseerd vastleggen — 304
- -, -registratie, ambulante — 303
- -, rust- — 303
- echo onderbuik — 463
- echocardiografie — 347
- echografie, vaginale of rectale — 548
- echogram — 330
- echoscopie
  - -, transvaginale — 561
  - -, vaginale — 378
- ectropion — 223
- eczeem — 741
  - -, acuut — 742
  - -, asteatotisch — 746
  - -, atopisch — 742, 745, 764
  - -, chronische fase — 742
  - -, constitutioneel — 742
  - -, dyshidrotisch — 746, 748
  - -, hypostatisch — 745
  - -, incidentie — 742
  - -, intertrigineus — 746, 748, 762
  - -, nummulair — 745, 748
  - -, perianaal — 385
  - -, seborroïsch — 221, 744, 745, 748
  - -, subacuut stadium — 742
  - -, tylotisch — 748
  - -, tylotisch (hyperkeratotisch) — 746
- eczema
  - -, craquelatum — 746
  - -, cruris — 712
  - -, herpeticum — 743
- eetbuistoornis — 47
- eetgedrag, problematisch — 47
- eetstoornis — 54
- eilandjes voor de kust — 762
- ejaculatio praecox — 470
- ejectiefractie — 347
- ejectiesouffle — 344
- eksteroog — 729, 735
- elektrocardiogram — 303, 346
- elektrocochleografisch onderzoek — 159
- elektromyografie, blaas — 548
- elektronystagmografie (ENG) — 37, 254
- elephantiasis — 657
- eliminatie-provocatietest — 751
- elleboog
  - -, functieverlies — 590
  - -, -klachten — 589
  - -, pijn — 590, 592
- embolie — 670
- emotionele problemen, acute — 823
- endocarditis lenta — 79
- endometriose — 429, 462
- endometritis — 408
- endometrium — 369
  - -, carcinoom — 557
  - -, poliep — 554
- energiegebruik, verlaagd — 45
- energie-inname — 44
- energieverbruik, man — 44
- energieverbruik, verhoogd — 54, 55, 57

enkel
- -, alarmsymptomen — 606
- -, -armindex — 678, 720
  - -, diabetes mellitus — 720
- -, artritis — 599
- -, artrose — 599
- -, -banden, ruptureren — 596
- -, -bandruptuur, werkverzuim — 595
- -, bewegingsonderzoek — 604
- -, contusie — 598
- -, dikke — 652
- -, -distorsie — 596, 598, 601, 603
- -, echo-onderzoek — 606
- -, fractuur — 603
- -, ganglion — 596
- -, gewrichtspunctie — 606
- -, impingement — 598
- -, instabiliteit — 598
- -, -klachten — 595, 596
  - -, ALTIS — 602
- -, Maisonneuve fractuur — 599, 604, 606
- -, MRI-onderzoek — 606
- -, oedeem — 596
- -, ontstekingsproces — 597
- -, röntgenfoto — 605
- -, slotklachten — 598
- -, snapping sensation — 598
- -, stabiliteitstest — 604
- -, tendinitis — 598
- -, tendinopathie — 599
- -, weerstands- en rektesten — 605
- -, zwelling — 596
- enthesopathie — 638
- entropion — 223
- enuresis — 537
- eosinofilie — 80
- epicondylitis — 592
  - -, lateralis humeri, diagnosecriteria — 593
  - -, lateralis humeri (tenniselleboog) — 590, 591
  - -, medialis (golferselleboog) — 590
- epididymitis — 462, 489
- epifysiolyse — 672
  - -, heupkop — 675
- epilepsie — 126
- episcleritis — 206, 208
- episodegewijs registreren — 17
- epispadie — 477
- epstein-barr-virus — 162, 168
- erectie
  - -, mechanisme — 467
  - -, -meting — 471
  - -, -stoornis — 466
    - -, disfunctionele vicieuze cirkel — 468
    - -, medicatie — 467
- erectiele disfunctie — 465
  - -, lichaamsbeweging — 469
  - -, medicatie — 469
  - -, onderdiagnostiek — 466
  - -, oorzaken — 470
  - -, prevalentie — 469
  - -, psychosociale factoren — 469
  - -, roken — 469
  - -, seksuologische anamnese — 471

–, somatische aandoeningen	469
erysipelas	88, 654, 671, 675, 716, 748, 755, 760, 765
erytheem	755, 796
–, anamnese	767
erythema	
–, chronicum migrans	765
–, exsudativum multiforme	759
–, infectiosum	756, 760
–, multiforme	761
–, nodosum	763, 765
–, palmare	763, 765
erytroleukoplakie	174
escaperitme	296
Eustachius, buis van	152
event-recorder	304
–, continuous event recorder	304
evidence-based medicine	16
ewingsarcoom	673
exantheem, fijnvlekkig	167
exanthema subitum	756, 760
excisie, diagnostische	792
excisiebiopsie	792
exostose van Haglund	600
exsudaat, keel	166
extrasystolen	298, 300, 303

F

failure to thrive	51, 516
familiair polyposis (FAP)	428
familiaire adenomateuze polyposis	527
faryngitis	161
fasciitis	
–, necroticans	88
–, necrotiserende	764
–, plantaris	727
febris	
–, e.c.i.	80, 82, 90
–, factitia	80, 87
fecaal-occult-bloedtest	530
feces	
–, analyse	450
–, kweek	67, 72, 89, 450
–, onderzoek	776
–, verhoogd vetgehalte	450
feedback, positieve	369
feminisatie, testiculaire	380
feochromocytoom	764
fertiliteitsprobleem	367
fiberendoscoop	263
fibroadenoom	326, 334
fibroom	174, 782
filariasis	653
Finkelstein, proef van	629
fissura ani	385, 523, 527
flexor hallucis longus	600
flick sign	629
floppy eyelid syndroom	224
flow-volumecurve	346
fluisterspraaktest	156
–, uitvoering	156
fluor	573
–, aminetest	573
–, fysiologisch-zoutpreparaat	573

–, kweek	463
–, onderzoek	462
–, zuurgraadmeting	573
fluorescentieangiogram	273
flushing	796
fobie	297, 810
–, sociale	814, 816
–, specifieke	814, 816
folliculaire fase	369
folliculitis	796, 797, 802, 803
–, barbae	799
–, mycotische	798
–, whirlpool	798
follikel, Graafse	369
follikelstimulerend hormoon (FSH)	369
fontanel, bomberende	70
fossa parapatellaris	643
fovea centralis	282
frambozentong	757
Freiberg, ziekte van	729
frenulum	469
–, te kort	458
frequentieverdeling	18
frog-sign	302
frozen shoulder	698
FSH	378
–, -spiegel	561
fundoscopie, indirecte	287

G

galactorroe	372
galblaasaandoening	43
galsteenkoliek	408
galstenen	394
ganglion	599, 625, 626
gastro-enteritis	67, 407, 502, 524
–, bacteriële	425
–, fecesonderzoek	508
gastrofaryngeale reflux	258
gastro-oesofageale reflux	258, 361
–, ziekte (GERD of GORD)	392
gastroscopie	398, 400
gate-inhibition-theorie	772
gebit, keelpijn	164
geheugenpolikliniek	851
gehoor	
–, -gang	
–, anatomie	228
–, corpus alienum	242
–, furunkel	242
–, herpes zoster	242
–, jeuk	227
–, onderzoek	245
–, ontzwellen	233
–, -klachten	
–, acuut begin	155
–, geleidelijke ontwikkeling	155
–, -onderzoek, consultatiebureau	150
–, -orgaan, indeling	229
–, -verlies	229, 250
–, acuut idiopathisch	153
–, eenzijdig	155
–, ouderen	150

Register

–, progressief	253
–, tweezijdig	155
–, werking	151
geleidingsdoofheid	149, 151, 153, 157
geleidingsstoornissen	296
geneesmiddel	
–, -allergie	90
–, -gebruik	776
–, jeuk	773
–, -reactie	755
genitalia externa van de man, onderzoek	493
genitalia interna, organische afwijkingen	555
geslachtsziekte	95
get up and go-test	36
gevoelsreflectie	836
geweld, seksueel	461
gewicht	
–, categorieën, indeling	41
–, toename	41
–, anamnese	48
–, medicijngebruik	45
–, primaire	46
–, secundaire	46
–, verlies	688
–, bijkomende klachten	56
–, bloedonderzoek	58
–, CT-scan	59
–, echografie	59
–, infectieziekte	54
–, lichamelijk onderzoek	57
–, maligniteit	54
–, mortaliteit	52
–, objectiveren en kwantificeren	56
–, onbedoeld	51
–, ouderen	52
–, pathologisch	51
–, toegenomen eetlust	54, 57
–, X-thorax	58
gewricht	
–, aandoening	702
–, inflammatoire en niet-inflammatoir	614
–, klachten	609, 756
–, incidentie	610
–, kraken	615
–, onderzoek, algemeen	615
–, punctie	612, 617
–, standsafwijking	615
gezichtsveld	282
–, -defect, CVA	269
–, onderzoek	379
–, volgens Donders	271, 284
–, -uitval	282
GGZ, afdeling Ouderen	851
gingivitis	173
glasvochtbloeding	268, 270
glaucoma simplex	281
glaucoom	281
–, acuut	141, 208, 210, 280, 504
–, secundair	208
glenohumerale gewricht	704
glenohumerale instabiliteit	701
glucose	379
glucosurie	54
golfurselleboog	590
gonadotrophin-releasing hormone (GnRH)	369
gonokokkenartritis	614
gonorroe	570
gordelroos	767, 774
granuloma teleangiectaticum	784
Graves, ziekte van	58, 653
graviditeit, extra-uteriene	700
gravity sign	645
groeipijn	672
gynaecologisch onderzoek	492

H

H. pylori-infectie	397
haarcellen, degeneratie	153
haemarthros	596, 602, 635, 641
haematemesis	398, 505
Haglund, exostose van	728
hallux	
–, limitus/rigidus	728
–, rigidus	735
–, valgus	728
halo	210, 283
halslymfeklieren	167, 262
halsvenen, inspectie	302
handartrose	626
hand/pols	
–, functieonderzoek	628
–, -klachten	621
–, alarmsymptomen	630
–, overbelasting	627
–, palpatie	628
–, zwelling	628
handvibratiesyndroom	623
–, sensibiliteitsonderzoek	629
hart	
–, auscultatie van het	303
–, blok	295
–, bonzen	298, 300
–, echografie	319
–, elektrofysiologisch onderzoek	304
–, en vaatziekten	42, 43, 467
–, -falen	58, 314, 353, 654, 660
–, chronisch	338
–, echocardiografie	662
–, elektrocardiogram	662
–, -frequentie	293
–, -infarct	353
–, laboratoriumonderzoek	359
–, ischemie	294
–, -kloppingen	291
–, leeftijdsafhankelijk	292
–, werkverzuim	292
–, -minuutvolume (HMV)	29
–, pompfalen	340
–, prikkelvorming en geleiding	293
–, -ritmestoornis	31, 33, 353
–, -toon, derde	344, 659
hawkins-kennedy-test	705
heberden-noduli	622, 624, 629
heesheid	166, 262
–, functionele	256
Helicobacter pylori	393

hemangioom		–, chronisch, psychogeen	314
–, caverneus	784	–, duur van het	316
–, tubereus	784	–, en hartfalen	309
hematologische afwijkingen	776	–, fasen	309
hematoom met koorts	79	–, incidentie	308
hematurie	477	–, langdurig	342
hemianopsie	284	–, nachtelijk	656
hemicrania, chronische paroxismale	140	hoffitis	639
hemofilie	635	holtercardiograaf	303
hemoglobinemeting	530	holter-registratie	131
hemoptoë	57, 262	Homan, teken van	677
hemorroïden	384, 522, 527	hoofd-halstumoren, CT-scan, MRI	264
–, acute bloeding	525	hoofdpijn	137
–, indeling	385, 522	–, acute	146
–, symptomen	522	–, alarmsymptomen	144
–, trombosering	384	–, anamnese	143
hepatitis	312, 394	–, bij kinderen	142
hepatojugulaire test	659	–, bij vaataandoening	141
hereditaire non-polyposis coli carcinoom		–, bijwerking medicatie	140
(HNPCC)	428	–, cervicogene	190
hernia		–, chronische	146
–, femoralis	409	–, clusterhoofdpijn	140
–, inguinalis	409	–, contactredenen	138
–, nuclei pulposi	686	–, CT- of MRI-scan	146
–, cervicaal	702	–, door aangezichtsstructuren	141
–, CT-scan	691	–, door infectie of tumor	141
–, MRI-scan	691	–, hypertensie	144
herpes	802	–, metabole aandoening	141
–, genitalis	570, 800, 803	–, middelengeïnduceerde	140
–, -infectie	462, 759	–, na een hoofdtrauma	141
–, labialis	177, 800	–, niet-cerebrale infectie	141
–, neonatorum	800	–, prevalentie	137
–, simplex	167, 800	–, primaire	139
–, -infectie	173	–, secundaire	139, 142
–, zoster	242, 354, 357, 358, 686, 801	–, ziekteverzuim	137
heteroanamnese	859	–, zonder anatomische afwijkingen	140
hiatus hernia	393, 396	hordeolum	221
hielbursitis	728	–, externum	222, 223
hielpijn, niet-traumatische	730	–, internum	222, 223
hill-sachs-laesie	699	hormonale disregulatie	554
Hirschprung, ziekte van	516	Horner, syndroom van	224
histamine	772	Horton, neuralgie van	140
hiv	776	Hübscher, test van	733
–, /aids	57	huid	
–, -infectie	448	–, -afname	792
HLA-B27	612, 616	–, droge	772
Hodgkin, ziekte van	95, 98	–, -kanker	779
–, biopsie	104	–, lichamelijk onderzoek	775
–, cytologie	104	–, -test	769
hoest	307	–, -tumor	
–, acute	307	–, indeling	780
–, chronische	307	–, morfologie	781
–, klachten, thoraxfoto	319	–, uitdroging	750
–, -mechanisme	309	–, -uitslag	166
–, -prikkel	309	–, -ulcus, chronisch	711
–, -receptoren	308, 309, 313	–, verminderde barrièrefunctie	743
–, -reflex	308	huisstofmijtallergie	197
–, subacute	307	humaan herpesvirus	757
hoesten		hydrops foetalis	756
–, aard van het	316	hyfen	462
–, afweersysteem	308	hymen imperforatus	371
–, alarmsymptomen	318	hypercalciëmie	515
–, chronisch, oorzaken	315	hyperemesis gravidarum	500

Register

hyperglykemie	54
hypergonadotroop	371
hyperlipidemie	42
hypermetropie	279
–, bij kinderen	277
hyperprolactinemie	373
hyperprolactinemisch	371
hyperreactiviteit, bronchiale	312
hypersomnie	819, 824
hypertensie	42, 43, 358
–, veneuze	668
hyperthermie	64, 78
hyperthyreoïdie	56, 297, 358, 367, 450
hyperurikemie	612
hyperventilatie	32, 341
–, -syndroom	29
hyphaema	214
hypochondrie	815
hypofyse	369
–, -beschadiging	373
hypoglykemie	32, 127, 297
hypogonadotroop	371
hypokaliëmie	515
hypopigmentatie	748
hypopyon	214
hypospadie	477, 480
hyposphagma	204
hypotensie	
–, initiële orthostatische	124
–, orthostatische	29, 30, 124, 126, 130
hypothalamus	369
–, -hypofysegebied, MRI	379
–, tumor	373
hypothyreoïdie	46, 367, 373, 515, 561
hypoxemie	346
hysterectomie	582
hysteroscopie	562

I

ICP-codes	613
icterus	415
–, stille	394
ileus	412
iliotibiale bandsyndroom	638
immobiliteit	653
immunochemische reumafactor (RF)	616
immunosuppressiva	788
impetigo	803
–, bullosa	798
–, vulgaris	798
impingement	603
–, -sign	705
–, subacromiaal	696
–, secundair	699
–, -syndroom	599
incidentie	16
incontinentie	
–, functionele	537, 542
–, overloop-	542
–, reflex-	542
–, stress-	541
–, urologische oorzaken	542
indextest	396
infectie	54
–, acute bacteriële	79
–, bloedonderzoek	79
–, chronische	79
–, verpleeghuispatiënten	82
–, virale	78
infectieziekte	
–, aangifteplicht	443
–, bacteriële	66
–, tropen	98
–, virale	65
–, zonder koorts	78
infiltraat, peritonsillair	164
inflammatory bowel disease (IBD)	427, 445
influenza	78
insectenbeet	761, 763, 765, 786
inslaaptijd	821
inspanningstest met ECG-registratie	131
insuline	45
–, -resistentie	42, 374
intertrigo	762, 765
intra-articulaire druk	625
intubatiegranuloom	260
inversietrauma	602
inzakkingsfractuur	686, 691
iridocyclitis	207, 208
iris bombans	214
iritis	214
irritable bowel syndrome (IBS)	394, 406, 425
ischemie, pijn bij	357
ischialgie	685
IUD	572

J

jetlag	824
jeuk	742, 750, 755, 771
–, alarmsymptomen en -klachten	776
–, anale	386
–, bloedonderzoek	776
–, centraal mechanisme	772
–, diabetes mellitus	773
–, gegeneraliseerde	99
–, geneesmiddelen	773
–, huidafwijking	774
–, incidentie	771
–, onderliggend lijden	775
–, perianale	383
–, perifere mediatoren	772
–, psychogeen	773
–, systemische ziekten	773
–, worminfestatie	773
jicht	599, 600, 601, 603, 606, 612, 618
–, knie	637
–, röntgenonderzoek	617

K

kaakklem	164
kallmann-syndroom	372
kanker	42
kantelproef	131
Kaposi-Stemmer, teken van	657
karyotypering	379
kattenkrabziekte	95, 100

keel
-, klachten, incidentie 162
-, -kweek 169
-, -ontsteking 161
   -, bacterieel 163
   -, groep-A-streptokokken 164
-, -pijn
   -, acute 161, 162
   -, alarmsymptomen 168
   -, bloedonderzoek 168
   -, chronische 161, 164
   -, chronische irritatie 164
   -, cytostatica 166
   -, gewichtsverlies 166
   -, irritatie zuigtabletten 166
   -, leefgewoonten 166
   -, refluxoesofagitis 164
   -, tandvlees 162
   -, titerbepaling 168
   -, viraal 162
   -, visgraat 164
   -, uitstrijkje 168
keloïd 785
keratitis 207
-, dendritica 207
keratoacanthoom 785
keratoconjunctivitis 205
-, sicca 207
keratoconus 279
keratose, actinische 787
Kernig, teken van 70
kieuwboogcyste 94
kinkhoest 311
klacht
   -, definitie 20
   -, incidentie 20
   -, presentatie van de 20
   -, voorkomen in de bevolking 20
klapvoet 686
klepdisfunctie 652
klepinsufficiëntie 712
klok, biologische 822
knie
   -, alarmsignalen 647
   -, anatomie 634
   -, artroscopie 647
   -, artrose 637
   -, belastbaarheid 642
   -, beweeglijkheid 644
   -, botscan 648
   -, echoscopie 647
   -, fractuur uitsluiten 643
   -, functiebeperking 636
   -, gewrichtspunctie 647
   -, -holte, bursa in 635
   -, hydrops 635
   -, instabiliteit 636
   -, -klachten 633, 644
   -, prevalentie 633
   -, voorgeschiedenis 639
   -, kruisbandletsel 637
   -, lokale zwelling 635, 643
   -, MRI-onderzoek 647

-, -onderzoek 642
-, pijn 634, 641
   -, lokalisatie 641
   -, referred pain 635
   -, uitlokkende factoren 642
-, röntgenfoto 647
-, slotstand 636, 642
-, stabiliteitstests 645
-, zwelling 640
knobbel in de borst 325
-, aanvullend onderzoek 330
-, stroomdiagram 335
KOH-preparaat 769
kokerzien 284
koliekpijn 407
koorts 63, 64, 75, 76
-, alarmsignalen bij kinderen 69
-, alarmsymptomen bij kinderen 71
-, allergie 80, 85
-, anamnese 85, 86
-, bij immuungecompromitteerden 82
-, bij maligniteit 80
-, bij ouderen 82
-, convulsie 65
   -, atypische 72
-, diercontact 84
-, e.c.i. 67
-, familiaire mediterrane 85
-, functie 77
-, gevolgen van 76
-, huid 87
-, in het kraambed 82
-, incidentie 64
-, lichamelijk onderzoek 69, 85
-, lokaliserende klachten 85
-, proefbehandeling 90
-, -stuip 65
   -, atypische 65
   -, typische 65
-, telefonische anamnese 68
-, trombose en longembolie 80
-, vitale functies 86
korsakovsyndroom 845
kortademigheid 337
-, acute 338
-, alarmsymptomen 345
-, auscultatie 344
-, bij inspanning 338
-, cardiovasculaire risicofactoren 342
-, hartfalen 343
-, heftige 358
-, incidentie 338
-, subjectieve ervaring 338
koude rilling 77
krentenbaard 798
kriebelhoest 310
-, nachtelijke 314
kristalartropathie 612
kuit
-, -omvang meten 677
-, palpatie 676

L

labrumletsel	706
labyrint	30
labyrintitis	30
lachman-test	645
–, uitvoering	646
lactatie	372
lactose-intolerantie	426, 430, 445
laesies, erythemateuze	462
lage rugpijn	
–, chroniciteit	688
–, maligniteit	686
lagereluchtweginfectie, sputumkweek	320
landkaarttong	176
laryngitis	
–, acute	257
–, chronische	257
–, subglottica	310
laryngoscopie	169, 263
–, directe	263
–, indirecte	263
laryngostroboscopie	264
larynx	
–, -carcinoom	260, 262
–, chronische irritatie	262
–, -(helft)verlamming	260
–, -papilloom, juveniel	259
Lasègue	
–, gekruiste	689
–, proef van	677, 687, 689
lawaai	
–, -doofheid	153, 155
–, -trauma	241
laxantiamisbruik	448
leptine	44
leukemie	
–, acute lymfatische	95
–, chronische lymfatische	95
–, menorragie	554
leukoplakie	174
levensgebeurtenissen, ingrijpende	837
levercirrose	658, 659
LH-spiegel	379
libidoverlies	460
lichaamsbeweging	44
lichaamstemperatuur	64
–, meten van	63, 87
lichamelijk onderzoek	23
lichen	
–, planus	175
–, -plaque	748
–, sclerosus	463
–, et atroficans	458
–, simplex	747
lichtschuwheid	210
liesbreuk	409
likelihood ratio	22, 396
lipomatose	782
lipoom	100, 326, 782
lokale zwelling van de huid	
–, alarmtekenen	792
–, voorkeursplaatsen	791
long	
–, aandoening	
–, chronisch	56
–, obstructieve	339
–, restrictieve	339
–, -afwijkingen, interstitiële	313
–, auscultatie	318
–, -carcinoom	58, 313
–, -embolie	340, 343, 354, 356, 669
–, laboratoriumonderzoek	359
–, -fibrose	313
–, percussie	318
–, -toptumor	700
loopmonitor	131
looppoor	227
lower esophageal sphincter (LES)	393
lower urinary tract symptoms	473, 475
luchtweg	
–, -infectie	308, 309
–, -klachten, bijkomende klachten	316
–, kolonisatie	308
luchtwegen, obstructie van hogere	340
lues	
–, secundaire	759, 761
–, serologie	768
luierpijn	70
luieruitslag	762
lumbaalpunctie	72
lumbago	683, 684
lumbosacraal radiculair syndroom	670, 683, 685, 688
–, provocatieproeven	690
lupus erythematodes	759, 761, 763
–, gesystematiseerde, biopt	769
–, gesystematiseerde (SLE)	759
luteale fase	369
luteïniserend hormoon	369
Lyme, ziekte van	614, 686, 761, 764, 765
–, kniepijn	637
–, serologie	617, 768
lyme-borreliose	611
lymfadenitis colli	98, 100
lymfadenopathie	163
–, thoraxfoto	103
lymfangiografie	664
lymfeklier	95
–, lokalisatie	94
–, met de omgeving vergroeid	100
–, -pakket	100
–, -stelsel, maligniteit	99
–, vergrote	93
–, alarmsymptomen	101
–, anamnesevragen	99
–, biopsie	104
–, consistentie	100
–, cytologie	104
–, echoscopie	103
–, geneesmiddelen	96, 100
–, grootte	100
–, hematologie	102
–, incidentie	94
–, infecties	95
–, lokalisatie en drainage	101
–, maligniteit	95
–, oorzaken	97

–, supraclaviculair	100
lymfeoedeem	653
–, aanvullend onderzoek	664
lymfescintigrafie	664
lymfoïde organen	
–, primaire	95
–, secundaire	95
lymfoproliferatieve afwijkingen	776
Lynch, syndroom van	527

M

maag	
–, -functie, gestoorde	502
–, -klachten	407
–, -ontledigingsonderzoek	508
–, -perforatie	407, 700
macroangiopathie	715
macroprolactinoom	373
maculadegeneratie	279, 281
magnetic resonance angiography	679
malabsorptie	442
–, -syndroom	445
malaria	79
–, tertiana	85
maligniteit	56
mamma	
–, -carcinoom	326, 686
–, alarmsymptomen	330
–, lobulair	331
–, metastasen	700
–, -cyste	326
–, echogram	331
–, inspectie	328
–, palpatie	328
–, -screening, MRI-scan	334
mammografie	
–, sensitiviteit	331
–, specificiteit	331
mammogram	330
–, veelgebruikte termen	331
manisch syndroom	858
mantouxreactie	89
Marfan, ziekte van	354
marisken	384
mastoïditis	229, 240, 246
mastopathie	326
Mayer-Rokitansky-Küster, syndroom van	371
McMurray, test van	645
–, uitvoering	646
meckel-divertikel	525
Medical Research Council-score	339
medicatieovergebruikshoofdpijn	140
Meibom, klier van	220, 222
melaena	32, 398, 521
melanocyt	780
melanoom	780, 784, 788, 790
–, 7-puntsschaal	791
–, ABCD-regel	791
–, maligne	177
–, PA-onderzoek	792
melatonine	822
menarcheleeftijd	367
Ménière	
–, syndroom van	30
–, ziekte van	28, 30, 33, 153, 251
meningeale prikkeling	86
–, symptomen	70
meningitis	66, 184, 222
–, bacteriële meningitis	66
–, virusmeningitis	66
meningokokken	
–, -meningitis	67
–, -sepsis	67, 87
meniscus	
–, gescheurd	636
–, -letsel	637
–, -tests	645
menopauze	42, 458
menorragie	551, 557
–, door medicatie	554
–, stollingsstoornis	554
–, zwangerschapscomplicaties	554
menstruatie	52
–, -kalender of -scorelijst	558
–, pijn bij	413
menstruele cyclus	
–, fysiologie	552
–, hormonaal regelsysteem	369
mentholgel	775
metabool syndroom	42, 43, 374
metamorfopsie	282, 283
metatarsale stressfractuur	735
metatarsalgie	729, 735
metformine	409
metoclopramide	187
metrorragie	551
métrorrhagie des vierges	552
microprolactinoom	373
mictie	
–, -cysto-urethrografie	495
–, -dagboek	545
–, -functie	539
–, -klachten, urineonderzoek	583
–, moeilijke	473
–, alarmsignalen	479
–, kinderen	473
–, medicamenten	477
–, neurogene oorzaak	477
–, pathofysiologisch schema	476
–, plasdagboek	478
–, stress	477
–, normale	475
–, pijnlijke	485
–, bloedonderzoek	495
–, buikoverzichtsfoto	495
–, echografie	495
–, incidentie	485
–, psychogene oorzaak	489
–, uro-CT	495
–, residuvorming	475, 477
–, sensorische problemen	475
middel-heupratio	41
middenoorontsteking	237, 239
–, acute	238, 245
–, door virus	240
–, zuigelingen	238

Register

–, chronische	240
–, met effusie	240
–, peuters	238
–, recidieven	239
–, risicogroepen	243
migraine	139, 140, 142
–, abdominale	142, 500
–, bij kinderen	142
mild cognitive impairment	845
mini mental-state examination	849
miosis	225
misselijkheid	499, 501
–, en braken	391
–, bloedonderzoek	508
–, buikonderzoek	507
–, endocriene en metabole oorzaken	504
–, medicatie en toxische stoffen	503
–, psychische en psychiatrische oorzaken	504
–, stoornissen in het centrale zenuwstelsel	503
–, stoornissen in het evenwichtsorgaan	503
–, stoornissen in het maag-darmkanaal	502
–, zwangerschap	504
–, hartinfarct	507
–, incidentie	499
MMSE	57
moedervlek, hormonale verandering	779
moeheid	107, 110
–, als neveneffect behandeling	113
–, anamnesevragen	114
–, attributies	107
–, begin en beloop	114
–, bij kankerpatiënten	109
–, bij ouderen	107, 115
–, bijkomende klachten	114
–, -dagboek	115
–, extreme	113
–, fysiologische	109
–, laboratoriumonderzoek	115
–, niet-fysiologisch	109
–, onverklaarde	110
–, postvirale	163
–, psychische en sociale aandoeningen	110
–, somatische aandoeningen	109
–, /zwakte, incidentie	108
molluscum contagiosum	786
mond	
–, -branden	176
–, -holte, zwelling in	179
–, -kanker	174
–, -klachten	171
–, alarmsymptomen	180
–, biopsie	181
–, pathofysiologisch schema	172
–, -onderzoek	180
monoartritis, acute	612
mononucleosis infectiosa	78, 98, 102, 103, 162, 168
monosticon-test	168
morbiditeitsgegeven	17
morton-neuroom	729, 735
MRI	379
mucoïdcyste	786
mucokèle	176
mucoviscidose	314
mucusplug	339
multipele sclerose	269
myasthenia gravis	224
Mycoplasma-infectie	759
myeloperoxidase	309
myocardinfarct	700
–, ECG	360
myoglobine	359
myopie	279
myringitis	152, 241
myxoedeem	653

N

nachtmerrie	825
nachtzweten	78
naevus	782
–, atypische	782
–, blauwe	782
–, dermale	782
–, dysplastische	786
–, flammeus	784
–, grensvlak-	782
–, grote congenitale	786
–, naevocellularis	788
–, samengestelde	782
–, sebaceus	785
–, spider	784
–, spitz-	782
–, -syndroom, dysplastisch	786
–, teleangiectaticus	783
–, Tierfell-	786
narcolepsie	825
nauwehoekglaucoom	279
necrose, zwarte	714
neer-test	705
nek	
–, beweeglijkheid van de	191
–, dwangstand	190
–, facetgewrichten	184
–, -hernia	185, 186
–, -klachten	702
–, -pijn	183
–, aard, ernst en lokalisatie van de pijn	188
–, alarmsymptomen	190
–, aspecifieke	185
–, bijkomende klachten	189
–, bloedonderzoek	192
–, botscan	192
–, discografie	192
–, lichamelijk onderzoek	190
–, maligniteiten	187
–, MRI	192
–, ontstaan en beloop	189
–, open-mondfoto	192
–, prevalentie	183
–, prognostische factoren	190
–, retrolisthesis	192
–, reumatoïde artritis	187
–, röntgenfoto	192
–, subarachnoïdale bloedingen	187
–, torticollis	187
–, trauma	184
–, -stijfheid	70, 145

–, zenuwwortelcompressie	705
nervus opticus, neuritis	269
netvliesloslating	268
neuralgie, intercostale	352
neuritis	
–, optica, multipele sclerose	273
–, retrobulbaris	269
–, vestibularis	29, 30
neurodermitis circumscripta	747
neuropathie	
–, autonome	29
–, perifere	29, 670
–, sensibiliteitsverlies	719
neus	
–, allergie	196
–, -bloeding	199
–, -holte	195
–, onderzoek van	200
–, -poliep	198
–, -uitstrijk	201
–, -verstopping	195
–, acetylsalicylzuur	198
–, acute	197, 199
–, alarmsignalen	200
–, anatomische afwijking	200
–, chronische	199
–, corpus alienum	197
–, deformiteit neusseptum	198
–, incidentie	199
–, neusdruppels	198
–, pathofysiologisch schema	197
–, virusinfectie	196
NHG-Standaard	19
nier	
–, -insufficiëntie	116, 776
–, -loges, slagpijn	71
–, -stenen	428
nitriettest	493
nitroglycerine	360
nodulus	795
nodus	795
non cardiac chest-pain	395
non-alcoholic fatty liver disease (NAFLD)	42
non-hodgkinlymfoom	95, 177
non-specific abdominal pain (NSAP)	408
normogonadotroop	371
NSAID-gebruik	393, 397
nycturie	656
nystagmus	35

o

obesitas	41, 42
–, hormonale afwijking	45
–, psychologische gevolgen	42
obsessief-compulsieve stoornis	814
obstipatie	407, 426, 511, 527, 541
–, alarmsymptomen	516
–, anamnesevragen	515
–, functionele	513
–, geneesmiddelen	515
–, incidentie	512
–, kinderen	511
–, kinderen, anamnese	516

–, neurologische ziektebeelden	514
–, onderzoek abdomen	517
–, organische	513
–, psychische factoren	515
–, sclerodermie	513
–, uitstelgedrag	513
–, zwakke buikpers	513
obstructie holle organen	405
ochtendstijfheid	614, 627
oedeem	46, 340, 651
–, bilateraal	656
–, bloeddruk	658
–, bloedonderzoek	661
–, bursting	657
–, centraalveneuze druk	658
–, hartfalen	654, 656
–, idiopathisch	653
–, incidentie	652
–, inspectie buik	659
–, lymfoedeem	654, 657
–, medicatiegebruik	657
–, non-pitting	651, 653, 657
–, onderzoek benen	659
–, onderzoek hart en longen	658
–, pitting	651, 652, 657
–, pre-eclampsie	657
–, restless legs	657
–, schildklierafwijking	655
–, unilateraal	656
–, urineonderzoek	662
–, varices	654
–, veneuze insufficiëntie	654, 657, 660
–, voelen van de pols	658
–, voorgeschiedenis	654
–, zwangerschap	655
oesofagogastroduodenoscopie	508
oesofagogastroscopie	59
oesofagusspasme	354
oestradiol	378
olecranon, zwelling	590
olfactogenitaalsyndroom	372
oligomenorroe	367, 372
oligurie	78
omeprazoltest	360
onderbuikpijn, chronische	
–, bij vrouwen	425
–, vaginale echoscopie	437
ondergewicht	41
onderzoekspopulatie	16, 21
ontlastingspatroon	441
oog	
–, -afwijkingen, degeneratieve	277
–, -bol	
–, contusie	208
–, palpatie	215
–, -perforatie	209
–, -drukmeting	286
–, fysiologie	276
–, -leden, anatomie	220
–, -lidafwijkingen	219
–, alarmsignaal	225
–, cosmetisch aspect	219
–, floppy eyelid syndroom	224

Register

–, huidoverschot	224
–, indeling	221
–, melanoom	281
–, -onderzoek	284
–, spleetlamp	287
–, rood	203
–, afscheiding	211
–, alarmsignalen	210
–, aspect en lokalisatie	213
–, begin en beloop	211
–, corpus alienum	207
–, diagnostisch schema	208
–, enkel- of dubbelzijdig	210
–, fluoresceïneonderzoek	213
–, huidafwijkingen	212
–, irritatie	211
–, jeuk	211
–, onderzoek	212
–, pijnklachten	210
–, recidiverend	211
–, SOA	212
–, systeemziekten	209
–, vaatinjectie, conjunctivaal	204
–, vaatinjectie, pericorneaal	205
–, -vocht, kweek	215
oor	
–, afscheiding	228
–, contra-indicaties uitspuiten	234
–, CT-scan	234
–, jeuk of afscheiding	227
–, -pijn	237
–, cariës	242
–, gerefereerde	242
–, incidentie en prevalentie	237
–, maligniteit	243
–, mogelijke oorzaken	238
–, orthopantomogram	246
–, uitspuiten	245
–, -schelp, onderzoek	245
–, -suizen	151
–, uitwendige	228
opdrukpijn bij rectaal toucher	417
openhoekglaucoom	281
opticusatrofie	281
opticusneuropathie, ischemische	269
opvliegers	764
opwinding, seksuele	467
opwindingsstoornis	457
orbitafractuur	215
orthopneu	340, 656
os scaphoideum, fractuur	625
Osgood-Schlatter, ziekte van	638, 672
osteochondritis dissecans	598, 637
osteochondrose	599
osteofyt	598
osteoporose	367
osteosarcoom	673
otitis externa	241
–, anamnesevragen	245
–, bacteriële of schimmelinfectie	230
–, contactallergie	243
–, eczeem	231
–, maligna	231

otitis media	70
–, acuta	152, 155
–, cholesteatoma	229, 234
–, chronica	229
–, met effusie	152, 154
–, met trommelvliesperforatie	228
–, onderscheid met otitis externa	233
otoakoestische emissie	159
–, uitvoering van	159
otosclerose	153
otoscopie	156, 233, 252
ototoxische medicatie	250
Ottawa ankle rules	604
Ottawa knie regel	643
ouderdomsslechthorendheid	154
ovariële dysgenesie	371
ovarium	369
–, -carcinoom	554
–, laparotomie	562
–, -cyste	429
–, -tumor	429
overgewicht	41, 827
–, alarmsignalen	48
–, arbeidsongeschiktheid	42
–, genetische factoren	46
–, kinderen	48
–, laboratoriumonderzoek	49
–, prevalentie	41
overspanning	834
oxyuriasis	386

P

painful arc	698, 703
pancreasinsufficiëntie	446
pancreatitis	
–, acute	413
–, chronische	394
paniek	
–, -aanval	29, 32, 300, 353, 810, 834
–, -stoornis	344, 813, 816
panuveïtis	207
papel	795
papillitis	269
papiloedeem	281, 508
papulose, bowenoïde	788
paracentese	152
paraneoplastisch syndroom	784
parasomnia	819, 824
–, non-REM-	825
–, REM-	825
pariëtale pijn	405
Parkinson, ziekte van	846
parodontitis	173
patellaluxatie	646
patellofemoraal syndroom	637
Patiënt Health Questionnaire	838
pavor nocturnus	825
PCR	463
Pel-Ebstein, koortstype van	80
pelvic inflammatory disease (PID)	205, 408, 429, 489, 492, 570
pelvic organ prolaps qualification system	584
peptisch ulcus	396, 397

perceptiedoofheid	149, 151
perianaal abces	386
perianaal eczeem	385
perianale gebied, inspectie	529
pericarditis	353, 356, 358
–, acute	353
–, pijn bij	357
perichondritis	242
perifeer arterieel vaatlijden	669, 674, 675, 714
–, begeleidende verschijnselen	719
–, digitale subtractieangiografie	679
–, huid	675
–, indeling van Fontaine	714
–, MRA	679
–, risicofactoren	715
perimetrie	288, 379
periodic leg movements disorder	825
periostalgie	652
peristaltiek	415
peritoneale prikkeling	416
peritonitis	405
perlèche	177
peroneuspees	600
petechiën	70
–, palatum	167
peyronie	458
–, ziekte van	469
Pfeiffer, ziekte van	162
phimosis	458, 462, 468, 473, 476, 480, 487, 489
pigmentatie	787
pigmentatie, bruine	659
pijnsyndroom, complex regionaal	729
pitting oedeem	712
–, onderbenen	719
pityriasis	
–, alba	747
–, capitis	744
–, rosea	757
Pityrosporum ovale	744
pivotshifttest, uitvoering	646
plakbandproef	386
plaque, atherosclerotische	670
plaveiselcelcarcinoom	98, 174, 177, 785, 787
pneumonie	67, 311, 355
–, atypische	317
–, bacteriële verwekker	312
–, legionella	312
–, Q-koorts	312
–, recidiverende	57
pneumothorax	340, 354, 356, 358
poliep	524
–, -ectomie, bloeding na	525
–, erfelijkheid	527
–, tubulaire adenomateuze	524
pols	
–, deficit	303
–, palpatie van de	302
polyartritis	612
polycysteus ovariumsyndroom (PCOS)	374
polycythaemia vera	775
polymerase chain reaction	321
–, test	570
polymyalgia rheumatica	80

polyneuropathie	670, 715
polysomnografie	828
polyurie	302
ponsbiopsie	792
porfyrie	515
posteriorkans	22
postmenopauze	372, 554
postnasal drip	200, 309
postpartumdepressie	833
postpilamenorroe	372
posttraumatische stressstoornis (PTSS)	814
posttrombotisch syndroom	669, 712
prader-willi-syndroom	46
prednison	45
premaligne aandoening	779
prematuur ovarieel falen	374
preputium, vernauwd	468
presbyacusi	153
presbyopie	279
presyncope	29, 33
prevalentie	16
–, gegeven	17
prikkelbaredarmsyndroom (PDS)	394, 406, 425, 430, 446, 513
–, criteria voor diagnose	425
–, diagnostiek van	432
prikkelvorming, ectopische	294
prikpil	372
probleemgeoriënteerd denken	15
probleemoplossen, medisch	22
proctalgia fugax	386
proctitis, bestralings-	524
proctologie	383
proctoscopie	388, 531
proctosigmoïdoscopie	532
proefexcisie	175
progesteron	369
–, -belastingtest	378
prolactine	378
prolaps	577
–, uterovaginale	462
proliferatieve fase	369
prostaat	
–, carcinoom	686
–, metastasen	700
–, echografie	483, 496
–, -hyperplasie, benigne	475
–, Internationale Prostaat Symptoom Score	479
–, -kanker	476, 481
–, rectaal toucher	480
–, uitvoering rectaal toucher	480
prostatitis	462, 476, 489
–, acute	492
–, chronische	491
protein-losing enteropathy	54
PROVOKE, beoordelingsschema	750
pruritus	771
–, aquagene	773
–, gravidarum	773
–, sine materia	771, 774
pruritus ani	386
PSA-test	476, 481
pseudo-epilepsie	127

Register

pseudohermafroditisme	372
pseudojicht	606, 612
pseudokroep	310
psoasfenomeen	417
psoriasis	231, 615, 748, 788
psoriasis pustulosa	796, 799, 802
psychiatrische medicatie	300
pterygium	206
ptosis	224
pulsoximetrie	346
pupilonderzoek	214
pupilverschil	145
pustels	795
–, aanvullend onderzoek	804
–, alarmsymptomen	801
–, inspectie	804
pustulosis palmaris et plantaris	800
pyelonefritis	407, 488
pylorusstenose	500
pyrogenen	76

Q

Q-koorts	84
QT-syndroom, lang	31, 294
Quervain, morbus De	623, 629
queteletindex (QI)	41
Queyrat, erytroplakie van	788

R

radiaal tunnelsyndroom	590
radiculitis	686
radiculopathie	690
ranula	176
RAST	215, 768
rate	20
Raynaud, ziekte van	623
recidiverende buikpijn (RBP)	425
recruitment	150
rectaal bloedverlies	521
–, alarmsymptomen	529
–, anamnesevragen	528
–, begeleidende verschijnselen	528
–, diagnostiekschema	534
–, geneesmiddelen	525
–, lokalisatie	528
–, obstipatie	524
–, rectaal toucher	529
–, traumatische laesie	525
rectaal toucher	388, 517, 546
–, bij de man	493
rectokèle	580
rectosfincterische reflex	512
rectosigmoïdoscopie	59
rectushematoom	417
re-entry	294
referentietest	21, 396
referred pain	405
–, schouder	700
reflexsyncope	124
–, uitlokkende factoren	125
reflux	
–, gastro-oesofageale	312
–, -oesofagitis	358
–, -ziekte	354, 393, 396
–, pijn bij	357
–, zure	392
refractieafwijking	279
registratie, buitenlandse	16
regurgitatie	414, 499
reinke-oedeem	258
reisziekte	30
Reiter, syndroom van	612
reizigersdiarree	441
releasetest	706
relocatietest	706
REM-slaap	820
–, non-	820
repetitive strain injury (RSI)	625, 701
reproductieve stelsel vrouw	369
respiratoir syncytieel virusinfectie (RS)	310
restless legs syndroom	671, 825
retentieblaas	480
retinitis pigmentosa	281
retinopathie, diabetes	280
retrosternale pijn	357
reuma	206
–, acuut	612
–, -factoren	630
–, -knobbel	615
reumatoïde artritis	600, 601, 603, 637, 763
rhinophyma	797
rhonchi	310
richtlijn	19
–, internationale	19
rigiscan	471
ringworm	762
rinitis	
–, acute virale	197
–, allergische	197, 309
–, allergische, Phadiatop	201
–, allergische, RAST-test	201
–, atrofische	198
–, hyperreactieve	198
–, medicamenteuze	198
rinomanometrie	201
rinosinusitis	197, 199
–, CT-scan	201
–, diagnostiek	197
risicoafweging	23
ritmestoornissen	124, 294
–, alarmklachten en symptomen	303
–, erfelijke	300, 302
–, klinisch relevante	302
–, pathologische	300
–, soorten	300
–, ventriculaire	294
rode hond	756
roken	42, 46
–, passief	314
rokershoest	314
Rome-criteria	392
Rome-III-criteria	426, 511
ROME-studie	625
roodheid	
–, gegeneraliseerd	755, 756
–, lokale	755

roodvonk	166, 757, 760
rookgedrag	316
roos	744
rosacea	209, 763, 765, 795, 796, 802, 803
roseola infantum	756
rotator cuff	
–, -letsel	699
–, -ruptuur	704
–, -tendinitis	698, 703
–, tendinopathie	697
Rotterdam criteria	374
Rovsing, teken van	417
rubella	756, 760
rugpijn, lage	683
–, alarmsignalen	690
–, aspecifieke	684
–, botscan	692
–, BSE	690
–, röntgenonderzoek	691
ruimte-innemende processen	139
rumineren	499

s

sacraal syndroom	547
salpingitis	408
sarcoïdose	763
scabies	774
scaphoideumfractuur, röntgenonderzoek	630
scheefzien	283
schildklier	
–, -afwijkingen	776
–, -functie	817
schilfering	757
schirmer-test	216
schizofrenie	857
schoen, goede	733
schouder	
–, en nekklachten, specifieke tests	705
–, geluxeerd	704
–, -gewricht	
–, artrose	699
–, instabiliteit	699, 706
–, habituele luxatie	704
–, -klachten	695
–, abductietraject	703
–, alarmsymptomen	696, 702
–, beloop	703
–, classificatie	701
–, CT	706
–, echografie	706
–, exorotatie van bovenarm	703
–, fysisch-diagnostisch onderzoek	703
–, MRI	706
–, MRI-artrografie	706
–, niet-traumatische	701
–, röntgenonderzoek	706
schuifladetest	645
–, voorste- uitvoering	646
scintigrafie	531
scleraperforatie	206
scotoom, centraal	269
screeningaudiometrie	157
–, uitvoering	157

secretorische fase	369
seks, taalgebruik	466
seksarche	461
seksueel overdraagbare aandoeningen, diagnostiek	494
seksuele responscyclus	465
selectieproces	21
selective serotonin reuptake inhibitor (SSRI)	29
sensibiliteitsverlies been	688
sepsis	78
serologie	768
serumlipiden	379
serumtestosteron	379
serumurinezuur	616
sesamoïditis	728
Sever, ziekte van	599, 731
Sheehan, syndroom van	373
shocksyndroom, menstruele toxische	79
shocksyndroom, streptokokken toxische	79
sick-sinus syndrome	295, 297
sigmoïdoscopie	388, 518
Sinding-Larsen-Johansson, ziekte van	638
sinus cavernosus thrombosis	223
sinus maxillaris	162
sinus tarsi syndrom	600
sinuscaroticussyndroom	125, 131
sinusitis	141
sinusknoop, zieke	295
sinustachycardie	297, 300
situationele problematiek	823
Sjögren, syndroom van	176, 207
slaap	819
–, -apneusyndroom	825, 827
–, obstructieve	225
–, bij kinderen	825
–, bij ouderen	821, 826
–, -cyclus	821
–, -duur	821
–, in verschillende levensfasen	821
–, gewenste	822
–, kern-	822
–, -klachten	819
–, circadiane	819
–, indeling	819
–, meten van	827
–, -middelengebruik, chronisch	826
–, -misperceptie	819, 823
–, -paralyse	825
–, -stoornissen	819
–, alcohol	824
–, bij kinderen	825
–, bij ouderen	826
–, depresse	823
–, dysthymie	823
–, indicaties voor onderzoek	827
–, medicatie	824
–, -waakritme	822
slagpijn	407
slapeloosheid	819, 822
–, anamnesevragen	826
–, indeling	823
–, negatieve conditionering	824
SLE	618

slecht zien, wisselend	284	–, oorzaken	256
slechthorendheid		–, reflux	264
–, alarmsignalen	156	stemvorkproeven	
–, blijvend of voorbijgaand	153	–, uitvoering	157
–, geneesmiddelen	154	–, volgens Rinne en Weber	156, 246, 252
–, jonge kinderen	150	stenopeïsche opening	286
–, objectief	149	sternberg-reedreuscellen	95
–, subjectief	149	stollingsonderzoek, oriënterend	561
slijmretentiecyste	176	strangurie	485
slijmvlies		streptest	169
–, -atrofie, vaginaal	492	Streptococcus pyogenes	760
–, -verwonding	174	streptokokkeninfectie, serologie	768
–, -zwelling oor, wisselende	240	streptokokkenkeelontsteking	163
slikklachten	166, 262	stress	750
slikstoornis	263	–, -incontinentie	580
slingerpijn	408	–, jeuk	775
smetvrees	814	–, -kwetsbaarheidsmodel	812
snuifdoosje, pijn	629	–, -model	109
SOA	386, 571	–, -stoornis	
–, man	462	–, acute	814
somatisatiestoornis	115, 297	–, posttraumatische	814
somberheid	831	stridor, inspiratoire	310
–, pathologische	831	subacromiaal impingement	698
spanningshoofdpijn	139, 140, 142	subconjunctivale bloeding	206, 209
–, bij kinderen	142	subduraal hematoom	843
spanningspneumothorax	358	sufheid	70
spataderen	712	suïcidaliteit, exploreren	837
spectrum bias	21	surmenage	109, 846
speculumonderzoek	417, 583	sycosis barbae	799
speed-test	706	syfilis, secundaire	759
speekselkliertumor	177	symptoomdiagnose	21
spider naevi	763	syncope	29, 121
spirometrie	345	–, ritmestoornis	126
spit	683, 684	–, vasovagale	124
spondylartritis	687	syndroomdiagnose	21
spondylartropathie	612	synoviitis	615
spondylitis ankylopoetica	614, 618, 686	synoviumbiopsie	617
spondylolisthesis	185, 186, 687	systemic inflammatory response syndrome	
spondylolyse	686	(SIRS)	78
spongiose	742		
sporthart	295	T	
spotting	554	tachyaritmie	296
spraak-taalonderzoek	158	–, supraventriculaire	300
springersknie	638	tachycardie	296, 300
spruw	172, 180	–, continue	300
Spurling, test van	191	–, indeling	298
sputum		–, onregelmatige	297
–, groen	309	–, regelmatig continue	297
–, purulent	310	–, regelmatige	297
SSRI-gebruik	393	–, ventriculaire	302
starling-evenwicht	652	tachypneu	70
steatorroe	57, 426	talgklierhyperplasie, seniele	785
stemband		tamponziekte	79
–, anatomie	256	tand, uitgeslagen	173
–, -cyste	259	tandvlees, keelpijn	164
–, -granuloom	259	tarsaletunnelsyndroom	600
–, -knobbels	259	teen, standafwijkingen	728
–, -poliep	259	temporomandibulaire disfunctie	242
–, -spiegelen	263	tendinitis	590, 622
stemgebruik, verkeerd	262	–, supraspinatus	698
stemklachten	255	tendinopathie	590, 603
–, alarmsymptomen	263	–, achillespees	599
–, jongens	256	tendinosis voet	728

tendovaginitis	590, 622, 623
–, echografie	630
tenniselleboog	589, 590, 592
tenosynovitis tibialis posterior	728
test	18
testeigenschap	18
testiculaire feminisatie	371
testkarakteristiek	21
testosterongehalte	471
Thompson, test van	605
thorax	
–, -foto	89, 312, 347
–, röntgenfoto van	72
–, stille	344
TIA	127
tibialis	
–, anterior	600
–, posterior	600
tinea capitis	798
tinnitus	249
–, aanvullend onderzoek	253
–, alarmsignalen	253
–, arteriosclerose	251
–, ernst van	249
–, idiopathische	250
–, objectieve	253
–, oorzaken	250
TIS-score	743
tong	176
–, -branden	176
tonsil	162
–, zwelling van een	167
tonsillitis	161, 757
tophus	615
torus palatinus	172
toxicodermie, allergische	748
toxinesyndroom	79
toxoplasmose	98, 99
–, congenitale	103
traagheid	834
traanvochttest	216
trachoom	205
Transitieproject	16, 17, 20
transvaginale echografie, testkenmerken	562
transvaginale echoscopie	583
trichiasis	223
Trichomonas vaginalis	569
–, SOA	569
trichomonasinfectie	462
trigeminusneuralgie	141
triggered activity	294
triggervinger	623
trismus	164, 166, 167
tromboflebitis	668
trombose	358, 600
–, acute arteriële	670
–, -been	660
–, echodoppleronderzoek	662
–, diepe veneuze, eerstelijnsbeslisregel	661
–, veneuze	668
trombusvorming	668
trommelvlies	
–, -perforatie	229, 239, 241
–, rood	246
tropen, verblijf in de	84
troponine	359
TSH	378
tubadisfunctie	251
tuberculose	79, 100, 321
tuberculostatica	270
tumor	48
–, bekken-	489
–, maligne nasofaryngeale	198
Turner, syndroom van	371, 380
Tweede Nationale Studie	16, 17
tweede ziekte	757
tympanometrie	158
tzanck-test	804

U

uitslag, ringvormig	761
ulcus	
–, aan het been	
–, arterieel	714
–, aspect	719
–, begeleidende verschijnselen	718
–, diabetes mellitus	715
–, glucosemeting	720
–, lokalisatie	719
–, maligniteiten	717
–, neuropathisch	715
–, oorzaken	712
–, tropenbezoek	718
–, veneus	713
–, vertraagde genezingstendens	713
–, zeldzame oorzaken	717
–, cruris	
–, alarmsymptomen	720
–, venosum	712
–, in duodenum of dunne darm	525
–, indeling naar aspect	717
–, -klachten	407
ulcus cruris	659, 711, 761
ultrasonografie	273
unhappy triad van O'Donoghue	639
urethraobstructie	478
urethravernauwing	476
urethritis	478, 488, 612
urethrogram, retrograad	496
urge-incontinentie	541
urge-klachten	538
urine	
–, -continentie	475
–, -incontinentie	537
–, alarmsymptomen	547
–, anamnesevragen	545
–, bekkenbodemspierzwakte	542
–, bij chronische aandoeningen	544
–, bij kinderen	544
–, decubitus	538
–, depressie	538
–, gemaskerde	548
–, geneesmiddelen	542
–, indicaties voor verwijzing	547
–, leak-point pressure tests	548
–, psychogeriatrische patiënten	545

–, vraagverheldering	539	–, SOA	569
–, -kweek	89	–, zwangerschap	569
–, -onderzoek	71, 480, 493, 547	vagusstimulering	301
–, bij koorts	89	valgusstresstest	645
–, dipslide	480, 493	valpolikliniek	37
–, leukotest	493	varicella	757, 796, 801, 804
–, nitriettest	480	varices	654, 659, 668
–, residumeting	482	varusstresstest	645
–, sediment	480	vasculitis	716
–, urinekweek	494	–, begeleidende verschijnselen	719
–, urinesediment	494	vasodilatatie	755
–, -temperatuur	87	vena centralis retinae, afsluiting	268
–, -verlies kwantificeren	545	veneuze insufficiëntie	668, 673, 674
–, -weginfectie	67, 476, 478	–, chronische	668
–, aangeboren anatomische afwijkingen	487	ventrikeltachycardie	295, 297, 303
–, anamnesevragen	490	Verbiest, syndroom van	189
–, chronische	428	vergeetachtigheid	841
–, geslachtsverkeer	487	–, alarmsymptomen	849
–, kinderen	486	–, anamnesevragen	848
–, neurogeen blaaslijden	487	–, beeldvormende diagnostiek	850
–, postmenopauzale fase	487	–, cognitieve klachten, diagnostisch schema	847
–, recidief	72	–, heteroanamnese	848
–, recidiverende	478	–, labonderzoek	850
–, spermaticide middelen	491	–, neuropsychologisch onderzoek	851
–, zwangerschap	487	–, somatische oorzaken	846
–, -zuur	605	–, zorggerichte diagnostiek	851
urodynamisch onderzoek	482, 495	verkoudheid	197
uroflowmetrie	481, 495, 548	vermijdingsgedrag	813
urolithiasis	407, 488	verruca seborrhoica	784
urosepsis	88, 407	verruca vulgaris	785
urticaria	759, 761	verwachtingsangst	810, 813
–, chronische	759	verwardheid	855
urticaria factitia	775	–, anamnesevragen	859
uterus	369	–, en delier, bijwerking van medicatie	859
–, -myomen	429, 557	–, epilepsie	858
–, -verzakking	578	–, middelengebruik	857
uveïtis	280	–, predisponerende factoren	856
		–, psychosociale stress	858
V		–, X-thorax	860
vaatinjectie	204	verzakking	
vagina	369	–, anamnesevragen	582
–, inspectie	572	–, bevalling	582
–, vochtproductie	569	–, defecatieklachten	578
vaginaal bloedverlies		–, dyspareunie	579
–, abnormaal	551	–, -gevoel	
–, anamnesevragen	557	–, alarmsymptomen	583
–, erfelijke stollingsstoornis	556	–, contrastradiografie	585
–, functioneel	553	–, drukverhogende momenten	582
–, histologisch onderzoek	562	–, gynaecologisch onderzoek	583
–, laboratoriumonderzoek	560	–, MRI	585
–, lichamelijk onderzoek	559	–, graden van	584
–, subjectief en objectief	558	–, klachten	581
vaginaal toucher	377, 417, 517, 546, 560, 583	–, mictieklachten	578
vaginale klachten	567	–, van de vaginatop	580
–, indicatiestelling labonderzoek	575	vetverdeling	41, 46
–, microbiologisch labonderzoek	575	vetzucht	
–, odds ratio	571	–, appelvormig	41
vaginale milieu	568	–, peervormig	41
vaginale slijmvlies, atrofie	462	Vierdimensionele klachtenlijst	838
vaginisme	457	vijfde ziekte	756, 760
vaginitis	462, 488	vincent-test	70
–, atrofische	554	viscerale pijn	405
vaginose, bacteriële	462, 569	visus, daling	

–, anamnesevragen	282	–, focale	457
–, medicatie	284	vulvovaginitis	457
visusbepaling			
–, door refractioneren	285	**w**	
–, techniek van	285	waarschijnlijkheidsdiagnose	23
visusdaling		wanen	833
–, acute	267	warmteregulatiecentrum	64
–, alarmsymptomen	270	waterpokken	757, 760
–, amslerkaartje	272	waterstofademtest	451
–, anamnesevragen	270	weerstandstest	705
–, fundoscopie	272	weerstandsvermindering	52
–, fundusreflex	271	wegraking	121
–, gezichtsveldonderzoek	273	–, alarmsignalen	129
–, kleurenzien	273	–, bij/na het bijkomen	129
–, overzicht	272	–, bloeddruk	130
–, pupilreactie	271	–, ECG	130
–, visusonderzoek	272	–, epilepsie	124
–, geleidelijke	275	–, evaluatie	130
–, indicaties voor verwijzing	286	–, functioneel	126
visusonderzoek	215	–, na inspanning	126
vitiligo	748	–, prodromale verschijnselen	129
vleesetende bacterie	79	–, puberteit	123
voeding	750	–, syncope	124
voedingsstoffen		–, uitlokkende factoren	129
–, onvoldoende opname	54, 55, 57	–, verschijnselen tijdens	129
–, verlies van	54, 55, 57	–, vragenlijsten	129
voedselallergie	743	–, zwangerschap	127
voedselinname, onvoldoende	53, 55, 57	Wells, klinische beslisregel volgens	343
voedselvergiftiging	442, 445	wervel	
voet		–, -fractuur	687
–, artritis	735	–, -kanaalstenose	670, 674
–, beeldvormende diagnostiek	736	–, MRI/CT	679
–, functionele anatomie	725	–, -metastase	687, 691
–, -klachten	723	westley croup-score	311
–, anamnesevragen	731	whiplash	183, 185, 186
–, bij kinderen	730	–, bijkomende klachten	186
–, echografie	736	–, prognostische factoren	190
–, MRI, CT-scan	736	Wickham, striae van	175
–, neurologisch onderzoek	736	wijnvlek	784
–, relatie met schoeisel	732	Wolff-Parkinson-White, syndroom van	295
–, -mycose	761	wondinfectie	715
–, onderzoek	733	–, kweken	720
–, onderzoek achtervoet	735	wondroos	760
–, onderzoek voorvoet	735	worminfestatie	776
–, problemen	723	–, jeuk	773
–, comorbiditeit	727		
–, relatie met voettype	734	**x**	
–, reumatologisch onderzoek	736	xanthoom	786
–, -stoornissen	723	xerosis	772
–, stressfractuur	729	–, senilis	772
–, tintelingen	731		
–, -typen	726	**z**	
–, -ulcus	715	Zeis, klier van	222
voorgeschiedenis	22	zenuwaandoening	674
–, cardiovasculaire	299	zenuwgeleidingsonderzoek	630
voorste schuifladetest	604	zenuwvlekken	763
voorvoetpijn, niet-traumatisch	730	zesde ziekte	756, 760
vragenlijst	16	ziekte van Perthes	672
Vragenlijst voor eetgedrag, Nederlandse	47	ziekte van Pfeiffer, moeheid en depressie	113
vrijen, pijn bij het	455	ziektediagnose	21
vulva, inspectie	572	zonexpositie	790
vulvacarcinoom	462, 554	zonneallergie	762, 765
vulvitis	488	zorgmodel, geïntegreerd	832

zuurbranden	392
zuurremming, 'step up'	400
zwangerschap	372, 377, 569, 673, 763
–, Candida-infectie	572
–, jeuk	773
–, -test	561
zweetklier, ontstoken	100
zwelling	
–, in de mond	180
–, intra-articulair	622
–, kleurverandering lokale van de huid, alarmsignalen	790
zweverigheid	29